# PSICOTERAPIAS

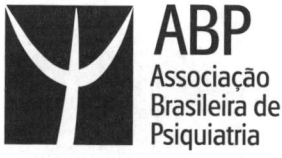
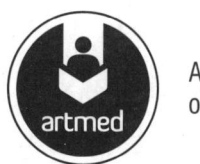

A Artmed é a editora
oficial da ABP

**Nota**

A medicina é uma ciência em constante evolução. À medida que novas pesquisas e a experiência clínica ampliam o nosso conhecimento, são necessárias modificações no tratamento e na farmacoterapia. Os autores desta obra consultaram as fontes consideradas confiáveis, em um esforço para oferecer informações completas e, geralmente, de acordo com os padrões aceitos à época da publicação. Entretanto, tendo em vista a possibilidade de falha humana ou de alterações nas ciências médicas, os leitores devem confirmar estas informações com outras fontes. Por exemplo, e em particular, os leitores são aconselhados a conferir a bula de qualquer medicamento que pretendam administrar, para se certificar de que a informação contida neste livro está correta e de que não houve alteração na dose recomendada nem nas contraindicações para o seu uso. Essa recomendação é particularmente importante em relação a medicamentos novos ou raramente usados.

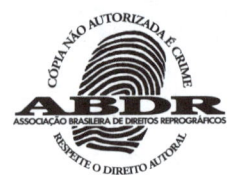

P974    Psicoterapias : abordagens atuais / Organizadores, Aristides Volpato Cordioli, Eugenio Horacio Grevet. – 4. ed. – Porto Alegre : Artmed, 2019.
xxiii, 765 p. ; 25 cm.

ISBN 978-85-8271-527-7

1. Psicoterapia. I. Cordioli, Aristides Volpato. II. Grevet, Eugenio Horacio.

CDU 615.851

Catalogação na publicação: Karin Lorien Menoncin – CRB 10/2147

ARISTIDES VOLPATO **CORDIOLI**
EUGENIO HORACIO **GREVET**

ORGANIZADORES

# PSICOTERAPIAS

ABORDAGENS ATUAIS

4ª edição

Reimpressão

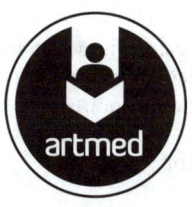

2019

© Grupo A Educação S.A., 2019.

Gerente editorial: *Letícia Bispo de Lima*

**Colaboraram nesta edição:**

Coordenadora editorial: *Cláudia Bittencourt*

Capa: *Paola Manica*

Preparação de originais: *Lisandra Cássia Pedruzzi Picon*

Leitura final: *Camila Wisnieski Heck*

Editoração: *TIPOS – design editorial e fotografia*

Reservados todos os direitos de publicação ao GRUPO A EDUCAÇÃO S.A.
(Artmed é um selo editorial do GRUPO A EDUCAÇÃO S.A.)
Av. Jerônimo de Ornelas, 670 – Santana
90040-340 – Porto Alegre – RS
Fone: (51) 3027-7000 Fax: (51) 3027-7070

Unidade São Paulo
Rua Doutor Cesário Mota Jr., 63 – Vila Buarque
01221-020 – São Paulo – SP
Fone: (11) 3221-9033

É proibida a duplicação ou reprodução deste volume, no todo ou em parte, sob quaisquer formas ou por quaisquer meios (eletrônico, mecânico, gravação, fotocópia, distribuição na Web e outros), sem permissão expressa da Editora.

SAC 0800 703-3444 – www.grupoa.com.br

IMPRESSO NO BRASIL
*PRINTED IN BRAZIL*

# Autores

**Aristides Volpato Cordioli**
Psiquiatra. Professor aposentado da Universidade Federal do Rio Grande do Sul (UFRGS). Mestre e Doutor em Ciências Médicas: Psiquiatria pela UFRGS.

**Eugenio Horacio Grevet**
Psiquiatra. Professor do Departamento de Psiquiatria e do Programa de Pós-graduação (PPG) em Psiquiatria e Ciências do Comportamento da Faculdade de Medicina (Famed) da UFRGS. Mestre em Bioquímica pela UFRGS. Doutor em Psiquiatria pela UFRGS.

---

**Adriana Zanonato**
Psicóloga clínica. Professora e supervisora dos Cursos de Especialização em Terapias Cognitivo-comportamentais, Terapia Cognitivo-comportamental na Infância e Adolescência e Sistêmico-cognitivo de Famílias e Casais do InTCC – Ensino, Pesquisa e Atendimento Individual e Familiar. Certificada pela EMDR International Association (EMDRIA) e pela EMDR Brasil.

**Alexandre Annes Henriques**
Psiquiatra contratado do Serviço de Dor e Medicina Paliativa do Hospital de Clínicas de Porto Alegre (HCPA) da UFRGS. Coordenador do Programa de Psiquiatria e Dor (Prodor) do HCPA/UFRGS. Professor convidado do Curso de Especialização em Tratamento da Dor e Medicina Paliativa da Famed/UFRGS. Preceptor das Residências Médicas de Dor, de Psiquiatria e de Medicina Paliativa do HCPA/UFRGS. Mestre em Ciências Médicas pela UFRGS.

**Alice C. M. Xavier**
Psiquiatra. Mestranda em Ciências da Saúde na Universidade Federal de Ciências da Saúde de Porto Alegre (UFCSPA).

**Ana Cristina Tietzmann**
Psiquiatra. Preceptora do Programa de Residência Médica em Psiquiatria e Psiquiatria da Infância e da Adolescência do Hospital Materno Infantil Presidente Vargas (HMIPV)/UFCSPA. Associada ao Laboratório de Pesquisa em Bioética e Ética na Ciência (Lapebec) do HCPA/UFRGS. Psicoterapeuta de Orientação Analítica pelo Centro de Estudos Luís Guedes (CELG). Mestre em Ciências Médicas pela UFRGS.

**Ana Cristina Wesner**
Enfermeira. Professora substituta da disciplina de Saúde Mental do Departamento de Assistência e Orientação Profissional (DAOP) da Faculdade de Enfermagem da UFRGS. Pesquisadora colaboradora do Grupo de Pesquisas em Transtornos do Pânico do HCPA/UFRGS. Especialista em Saúde Mental pela Escola de Enfermagem (EENF) da UFRGS. Mestre em Ciências Médicas: Psiquiatria pela UFRGS. Doutoranda em Enfermagem na UFRGS.

**Ana Soledade Graeff-Martins**
Psiquiatra. Professora adjunta do Departamento de Psiquiatria e Medicina Legal da Famed/UFRGS. Especialista em Psiquiatria da Infância e da Adolescência pela UFRGS. Mestre em Psiquiatria pela UFRGS. Doutora em Psiquiatria pela Universidade Federal de São Paulo (Unifesp).

**Analise de Souza Vivan**
Psicóloga. Especialista em Psicoterapias Cognitivo-comportamentais pela Universidade do Vale do Rio dos Sinos (Unisinos). Mestre em Psicologia Clínica pela Pontifícia Universidade Católica do Rio Grande do Sul (PUCRS). Doutora em Ciências Médicas: Psiquiatria pela UFRGS.

**Analuiza Camozzato de Padua**
Psiquiatra. Professora adjunta de Psiquiatria da UFCSPA.

**André Luiz Schuh Teixeira da Rosa**
Médico. Residente em Psiquiatria do HCPA/UFRGS.

**Andressa Henke Bellé**
Psicóloga. Professora e psicóloga do Instituto do Comportamento. Especialista em Terapias Cognitivo-comportamentais pela Unisinos. Mestre em Psicologia pela UFRGS.

**Andressa S. Behenck**
Enfermeira psiquiátrica do Serviço de Enfermagem Ambulatorial do HCPA/UFRGS. Especialista em Saúde Mental Coletiva pela UFRGS. Mestre em Enfermagem: Saúde Mental pela UFRGS. Doutoranda em Enfermagem na UFRGS.

**Antônio Augusto Schmitt Júnior**
Médico. Residente em Psiquiatria do HCPA/UFRGS.

**Bernard Rangé**
Psicólogo. Especialista em Terapia Cognitiva pelo Beck Institute, Filadélfia, Estados Unidos. Mestre em Psicologia Teórico-experimental pela PUC-Rio. Doutor em Psicologia pela Universidade Federal do Rio de Janeiro (UFRJ).

**Camila Piva da Costa Cappellari**
Psicóloga. Especialista em Psicoterapia Psicanalítica da Infância e Adolescência e Adultos pelo Contemporâneo: Instituto de Psicanálise e Transdisciplinaridade (CIPT). Mestre em Psiquiatria pela UFRGS. Doutoranda em Psiquiatria na UFRGS.

**Carmita H. N. Abdo**
Psiquiatra. Professora associada do Departamento de Psiquiatria da Faculdade de Medicina da Universidade de São Paulo (FMUSP). Doutora em Psiquiatria e Livre-docente pela FMUSP. Fundadora e coordenadora do Programa de Estudos em Sexualidade (ProSex) do Instituto de Psiquiatria (IPq) do Hospital das Clínicas (HC) da FMUSP. Presidente da Associação Brasileira de Psiquiatria (ABP).

**Carolina Benedetto Gallois**
Psiquiatra. Especialista em Psicoterapia de Orientação Analítica pelo CELG.

**Carolina Blaya Dreher**
Psiquiatra. Professora adjunta de Psiquiatria da UFCSPA e da UFRGS. Especialista, Mestre e Doutora em Psiquiatria pela UFRGS.

**Christian Haag Kristensen**
Psicólogo. Professor titular do PPG em Psicologia da PUCRS. Diretor da Pós-graduação na Pró-reitoria de Pesquisa e Pós-graduação da PUCRS. Coordenador do Grupo de Pesquisa Cognição, Emoção e Comportamento e do Núcleo de Estudos e Pesquisa em Trauma e Estresse (Nepte) da PUCRS. Especialista em Neuropsicologia pelo Conselho Regional de Psicologia do Rio Grande do Sul (CRPRS). Mestre e Doutor em Psicologia do Desenvolvimento pela UFRGS.

**Christian Kieling**
Psiquiatra. Professor do Departamento de Psiquiatria e Medicina Legal da Famed/UFRGS. Coordenador do Programa de Depressão na Infância e na Adolescência (ProDIA) do HCPA/UFRGS. Especialista em Psiquiatria da Infância e da Adolescência pelo HCPA/UFRGS. Mestre e Doutor em Ciências Médicas: Psiquiatria pela UFRGS.

**Cinthia D. A. Vasconcelos Rebouças**
Psicóloga. Residência em Onco-hematologia no HCPA/UFRGS. Especialista em Psicoterapia de Orientação Analítica pelo CELG. Mestranda em Psiquiatria na UFRGS.

**Claudia Godinho**
Neurologista. Especialista em Neurofisiologia Clínica com área de atuação em Eletroencefalografia pela Sociedade Brasileira de Neurofisiologia Clínica. Doutora em Ciências Médicas pela UFRGS.

**Cláudio Laks Eizirik**
Psiquiatra e psicanalista. Professor emérito da UFRGS. Membro efetivo e analista didata da Sociedade Psicanalítica de Porto Alegre (SPPA).

**Conceição Reis de Sousa**
Psicóloga do Serviço-Escola de Psicologia da Unifesp. Terapeuta Cognitivo-comportamental certificada pela Federação Brasileira de Terapias Cognitivas (FBTC). Mestre em Psicossociologia pela UFRJ. Doutoranda no PPG Interdisciplinar em Ciências da Saúde da Unifesp.

**Cristiano Nabuco de Abreu**
Psicólogo. Coordenador do Grupo de Dependências Tecnológicas do Programa dos Transtornos do Impulso (Pro-Amiti) do IPq-HCFMUSP. Formação em Emotion Focused Therapy (EFT) pela Universidade de Toronto, Canadá. Mestre em Psicologia pela PUC-SP. Doutor em Psicologia Clínica pela Universidade do Minho, Portugal. Pós-doutorado no Departamento de Psiquiatria do HCFMUSP.

**Cristiano Tschiedel Belem da Silva**
Psiquiatra. Professor de Medicina da Unisinos. Pesquisador do Programa de Atendimento dos Transtornos de Ansiedade (Protan) do HCPA/UFRGS. Doutor e pós-doutorado em Psiquiatria e Ciências do Comportamento pela UFRGS.

**Daniela Tusi Braga**
Psicóloga. Coordenadora, professora e supervisora do Curso de Formação em Terapia Cognitivo-comportamental do CELG. Professora e supervisora do Curso de Especialização em Terapias Cognitivo-comportamentais do InTCC. Mestre e Doutora em Ciências Médicas: Psiquiatria pela UFRGS.

**Daniela Zippin Knijnik**
Psiquiatra. Especialista em Terapia Cognitiva pelo Beck Institute, Filadélfia, Estados Unidos. Mestre em Clínica Médica pela UFRGS. Doutora em Psiquiatria pela UFRGS. Supervisora em Terapia Cognitiva pela Academy of Cognitive Therapy (ACT). *Founding Fellow* da ACT.

**David Simon Bergmann**
Psiquiatra contratado do Serviço de Psiquiatria da Infância e da Adolescência do HCPA/UFRGS. Professor convidado do CELG. Especialista em Psiquiatria da Infância e da Adolescência pela UFRGS. Especialista em Psicoterapia pela ABP. Membro graduado da SPPA.

**Diego dos Santos Alano**
Psicólogo clínico. Coordenador do Programa de Terapia Comportamental Dialética (DBT) do Instituto do Comportamento. Especialista em Terapia Cognitivo-comportamental pelo Instituto da Família de Porto Alegre (Infapa). Formação em Terapia Comportamental Dialética pelo Behavioral Tech, Estados Unidos.

**Dora Sampaio Góes**
Psicóloga clínica e hospitalar. Psicóloga voluntária do Pro-Amiti/IPq-HCFMUSP. Especialista em Terapias Cognitivas pela FBTC.

**Eliane Mary de Oliveira Falcone**
Psicóloga. Professora do PPG em Psicologia Social da Universidade Estadual do Rio de Janeiro (UERJ). Especialista em Terapia Cognitiva pelo Beck Institute, Filadélfia, Estados Unidos. Certificada em Terapia Cognitivo-comportamental pela FBTC. Mestre em Psicologia Clínica pela PUC-Rio. Doutora em Psicologia Clínica pela USP. Ex-presidente da FBTC (2013-2015).

Fundadora da *Revista Brasileira de Terapias Cognitivas*.

**Elizeth Heldt**
Enfermeira psiquiátrica. Professora associada da EENF/UFRGS. Mestre e Doutora em Psiquiatria pela UFRGS.

**Fabiana Ritter**
Psiquiatra. Especialista em Psiquiatria da Infância e da Adolescência pela UFRGS. Especialista em Psicoterapia de Orientação Analítica pelo CELG. Membro aspirante da SPPA.

**Fabiano Alves Gomes**
Psiquiatra. Coordenador do Ambulatório de Transtornos do Humor do Hospital Universitário de Brasília (HUB) da Universidade de Brasília (UnB). Especialista em Psicoterapia de Orientação Analítica pela UFRGS e em Psicodinâmica do Trabalho pela UnB. Mestre e Doutor em Psiquiatria pela UFRGS.

**Felix Kessler**
Psiquiatra. Professor adjunto do Departamento de Psiquiatria e Medicina Legal da Famed/UFRGS. Especialista em Dependência Química pela UFRGS. Doutor em Psiquiatria e Ciências do Comportamento pela UFRGS.

**Fernanda Lucia Capitanio Baeza**
Psiquiatra contratada do HCPA/UFRGS. Especialista em Psicoterapia de Orientação Analítica pelo CELG. Doutora em Psiquiatria e Ciências do Comportamento pela UFRGS.

**Fernando M. Schneider**
Psiquiatra. Mestre em Clínica Médica pela UFRGS.

**Flávio Milman Shansis**
Psiquiatra. Professor assistente nível II da Unisinos e professor adjunto da Universidade do Vale do Taquari (Univates). Especialista em Psicoterapia de Orientação Analítica pelo CELG e em Psicoterapia Cognitivo-comportamental pelo Beck Institute, Filadélfia, Estados Unidos. Mestre em Ciências Biológicas: Bioquímica pela UFRGS. Doutor em Medicina pela UFRGS.

**Flavio Pechansky**
Psiquiatra. Diretor do Centro de Pesquisa em Álcool e Drogas do HCPA/UFRGS. Professor titular da Famed/UFRGS. Chefe do Serviço de Psiquiatria de Adição do HCPA/UFRGS. Especialista em Dependência Química pela UFRGS. Mestre e Doutor em Ciências Médicas pela UFRGS.

**Gabriela Lotin Nuernberg**
Psiquiatra e psicoterapeuta. Médica contratada do HCPA/UFRGS. Membro do Serviço de Psiquiatria do Hospital Moinhos de Vento (HMV). Especialista em Psicoterapia de Orientação Analítica pelo CELG. Doutora em Psiquiatria e Ciências do Comportamento pela UFRGS.

**Giovanni Abrahão Salum Júnior**
Psiquiatra. Professor adjunto do Departamento de Psiquiatria da Famed/UFRGS. Doutor em Psiquiatria pela UFRGS.

**Gisele Gus Manfro**
Psiquiatra. Professora associada do Departamento de Psiquiatria e Medicina Legal da Famed/UFRGS. Coordenadora do Programa de Transtornos de Ansiedade do HCPA/UFRGS. Pesquisadora 1D do CNPq. Doutora em Ciências Biológicas: Bioquímica pela UFRGS. *Research Fellow*, Psychopharmacology Unit do Massachusetts General Hospital, Harvard Medical School, Estados Unidos.

**Guilherme Kirsten Barbisan**
Psiquiatra. Especialista em Psicoterapia Psicodinâmica pelo CELG. Mestrando em Psiquiatria na UFRGS.

**Gustavo Ramos Silva**
Psicólogo integrante do Nepte/PUCRS. Mestre em Cognição Humana pela PUCRS.

**Gustavo Schestatsky**
Psiquiatra. Professor da Residência Médica em Psiquiatria do Hospital Psiquiátrico São Pedro. Mestre em Psiquiatria pela UFRGS.

**Hermano Tavares**
Psiquiatra. Professor associado do Departamento de Psiquiatria da FMUSP. Especialista em Psiquiatria pelo IPq-HCFMUSP. Doutor em Psiquiatria pela USP.

**Igor Alcantara**
Psiquiatra. Professor e supervisor do Curso de Especialização em Psicoterapia de Orientação

Analítica do CELG. Mestre em Ciências Médicas pela UFRGS. Membro graduado da SPPA.

**Ilana Andretta**
Psicóloga clínica. Professora do PPG em Psicologia Clínica da Unisinos. Coordenadora do Grupo de Pesquisa Intervenções Cognitivo-comportamentais. Especialista em Terapia Cognitivo-comportamental pela PUCRS. Mestre em Psicologia Clínica pela PUCRS. Doutora em Psicologia pela PUCRS.

**Ives Cavalcante Passos**
Psiquiatra. Professor adjunto de Psiquiatria da Famed/UFRGS. Pesquisador do Laboratório de Psiquiatria Molecular da UFRGS. Doutor em Psiquiatria e Ciências do Comportamento pela UFRGS. Pós-doutorado em Psiquiatria na University of Texas Health Science Center (UTHealth), Houston, Estados Unidos.

**Jader Piccin**
Psiquiatra. Especialista em Psiquiatria da Infância e da Adolescência pelo HCPA/UFRGS. Mestrando em Psiquiatria na UFRGS.

**José Roberto Goldim**
Biólogo. Professor adjunto da Escola de Medicina da PUCRS. Professor convidado da Famed/UFRGS. Mestre em Educação pela UFRGS. Doutor em Medicina: Clínica Médica pela UFRGS.

**Julia Luiza Schäfer**
Psicóloga. Especialização em andamento em Terapia Cognitivo-comportamental pela PUCRS. Formação em Terapia Comportamental Dialética pelo The Linehan Institute/Behavioral Tech. Mestre em Cognição Humana pela PUCRS.

**Júlia Medeiros Huber**
Psiquiatra. Mestre em Psiquiatria pela UFRGS.

**Júlia Schneider Protas**
Psicóloga. Coordenadora do Curso de Psicologia do Instituto Superior Meridional (IMED), *campus* Porto Alegre. Psicoterapeuta de Orientação Psicanalítica em Formação pelo Estudos Integrados de Psicoterapia Psicanalítica (ESIPP). Mestre e Doutora em Ciências Médicas pela UFRGS.

**Juliana Unis Castan**
Psicóloga contratada do HCPA/UFRGS, atuando na Internação Psiquiátrica, Centro de Atenção Psicossocial, Programa de Identidade de Gênero e Neuroepilepsia. Preceptora da Residência Integrada Multiprofissional do HCPA/UFRGS na área de Saúde Mental. Mestre em Counseling and Personnel Services pela University of Maryland, Estados Unidos.

**Karen Jansen**
Psicóloga. Professora adjunta da Universidade Católica de Pelotas (UCPel). Professora permanente do PPG (mestrado e doutorado) em Saúde e Comportamento e do Mestrado Profissional em Saúde da Mulher, Criança e Adolescente. Doutora em Saúde e Comportamento pela UCPel. Pós-doutorada na UTHealth.

**Katiane Silva**
Psicóloga. Professora do Curso de Psicologia da Cesuca. Pesquisadora do Programa de Déficit de Atenção e Hiperatividade (ProDAH-Adultos) do HCPA/UFRGS. Formação analítica pelo Centro de Estudos Psicanalíticos de Porto Alegre (CEPdePA). Mestre e Doutora em Psiquiatria e Ciências do Comportamento pela UFRGS. Pós-doutorada em Genética na UFRGS. Membro da Federação Latino-americana de Associações de Psicoterapia Psicanalítica e Psicanálise (FLAPPSIP).

**Katiúscia Gomes Nunes**
Psicóloga. Especialista em Psicoterapia Cognitivo-comportamental pelo Instituto WP e em Neuropsicologia pela UFRGS. Formação em Reabilitação Neuropsicológica pelo HCFMUSP. Mestre em Psiquiatria e Ciências do Comportamento pela UFRGS.

**Leandro Timm Pizutti**
Psiquiatra. Preceptor do Programa de Residência Médica em Psiquiatria do HMIPV/UFCSPA. Pesquisador no Laboratório de Cronobiologia e Sono do HCPA/UFRGS. Especialista em Psicoterapia Psicanalítica pelo CEPdePA e em Terapia Comportamental Dialética pelo Linehan Behavioral Tech. Instrutor de Mindfulness pela Breathworks Foundation. Mestre em Ciências da Saúde pela UFCSPA. Doutorando em Psiquiatria e Ciências do Comportamento na

UFRGS. Membro-fundador do Núcleo de Psiquiatria e Espiritualidade do Rio Grande do Sul (NUPE-RS).

**Letícia M. K. Forster**
Psicóloga. Professora dos Cursos de Especialização em Neuropsicologia da UFRGS, da FEEVALE, do Instituto Paranaense de Psicoterapia e do Centro Cultural Projecto. Formação em Psicoterapia Cognitivo-comportamental pelo Infapa. Mestre em Farmacologia pela UCSPA. *Fellowship* em Neuropsicologia e Neuroimagem Funcional no Instituto Neurológico de Montreal, Canadá.

**Ligia Ito**
Psicóloga clínica. Doutora em Terapia Cognitivo-comportamental pela Universidade de Londres, Inglaterra.

**Liseane Carraro Lyszkowski**
Psicóloga. Especialista em Terapia Cognitivo-comportamental na Infância e Adolescência pelo InTCC.

**Lisia von Diemen**
Psiquiatra. Professora adjunta do Departamento de Psiquiatria e Medicina Legal da Famed/UFRGS. Vice-diretora do Centro de Pesquisas em Álcool e Drogas do HCPA/UFRGS. Mestre e Doutora em Psiquiatria pela UFRGS.

**Lívia Hartmann de Souza**
Psiquiatra. Doutora em Psiquiatria pela UFRGS.

**Lorenna Sena T. Mendes**
Psiquiatra. Doutoranda em Psiquiatria na UFRGS.

**Lucas Lovato**
Psiquiatra contratado do HCPA. Mestre em Psiquiatria pela UFRGS.

**Lucas Primo de Carvalho Alves**
Psiquiatra. Doutorando em Psiquiatria na UFRGS.

**Lucia Helena Machado Freitas**
Psiquiatra. Professora associada do Departamento de Psiquiatria e Medicina Legal da Famed/UFRGS. Professora colaboradora do PPG em Psiquiatria da UFRGS. Supervisora da Residência do Serviço de Psiquiatria do HCPA/UFRGS. Cocoordenadora do Núcleo de Estudos e Tratamento do Trauma Psíquico (NET-Trauma) do HCPA/UFRGS. Professora do Curso de Especialização em Psicoterapia do CELG. Especialista em Psiquiatria pela UFRGS. Mestre em Saúde Pública pela Harvard School of Public Health, Boston, Estados Unidos. Doutora em Clínica Médica pela UFRGS. Membro graduado da SPPA.

**Lucianne Valdivia**
Psicóloga. Especialista em Psicoterapia pelo ESIPP. Mestre em Psiquiatria pela UFRGS.

**Luciano Dias de Mattos Souza**
Psicólogo. Professor adjunto da UCPel. Pesquisador associado ao PPG em Saúde e Comportamento da UCPel. Especialista em Terapia Cognitivo-comportamental pelo Infapa. Mestre em Saúde e Comportamento pela UCPel. Doutor em Psicologia pela PUCRS.

**Luciano Isolan**
Psiquiatra. Especialista em Psiquiatria da Infância e da Adolescência pelo HCPA/UFRGS e em Psicoterapia de Orientação Analítica pelo CELG. Mestre e Doutor em Psiquiatria pela UFRGS. Membro aspirante da SPPA.

**Lúcio Cardon**
Psiquiatra. Professor do Programa de Pesquisa e Ensino de Transtornos de Humor (Propesth) do Hospital Psiquiátrico São Pedro. Professor de Transtornos de Humor da Fundação Universitária Mario Martins (FUMM). Especialista em Psicoterapia pelo HCPA/UFRGS e pelo CELG.

**Luis Augusto Rohde**
Psiquiatra. Professor titular de Psiquiatria da UFRGS. Professor da Pós-graduação em Psiquiatria da USP. Especialista em Psiquiatria da Infância e da Adolescência. Mestre e Doutor em Clínica Médica pela UFRGS.

**Luís Francisco Ramos-Lima**
Psiquiatra. Especialista em Psicoterapias pelo HCPA/UFRGS. Doutorando em Psiquiatria e Ciências do Comportamento na UFRGS.

**Luis Souza Motta**
Psiquiatra da Unidade Psiquiátrica do Hospital São Lucas da PUCRS. Colaborador da Residência Médica e do Curso de Especialização em Psiquiatria da PUCRS. Pesquisador associado à Seção de Afeto Negativo e Processos Sociais do HCPA/UFRGS.

**Luiz Carlos Prado**
Psiquiatra. Professor dos Cursos de Especialização em Terapia Familiar e de Casais e de Terapias Cognitivo-comportamentais do InTCC. Especialista em Terapia de Casais e Famílias pelo Centro de Estudos e Pesquisa da Infância e Adolescência (Ceapia) e em Terapias Cognitivo-comportamentais pelo Infapa.

**Marcelo Montagner Rigoli**
Psicólogo. Professor e supervisor clínico do InTCC. Supervisor e pesquisador do Nepte/PUCRS. Especialista em Terapias Cognitivo-comportamentais pela Wainer Psicologia Cognitiva (WP). Mestre em Cognição Humana pela PUCRS. Doutorando em Cognição Humana na PUCRS.

**Marcelo Pio de Almeida Fleck**
Psiquiatra. Professor titular de Psiquiatria do Departamento de Psiquiatria e Medicina Legal da Famed/UFRGS. Bolsista de Produtividade em Pesquisa do CNPq. Mestre e Doutor em Ciências Médicas pela UFRGS.

**Maria Cristina Garcia Vasconcellos**
Psiquiatra. Psicanalista pela SPPA. Mestre em Antropologia Social pela UFRGS.

**Maria do Céu Salvador**
Psicóloga. Professora associada da Faculdade de Psicologia e de Ciências da Educação da Universidade de Coimbra (FPCEUC), Portugal. Especialista, Mestre e Doutora em Psicologia Clínica Cognitivo-comportamental pela FPCEUC.

**Maria Lucrécia Scherer Zavaschi**
Psiquiatra e psicanalista de crianças e adolescentes. Professora jubilada do Departamento de Psiquiatria e Medicina Legal da Famed/UFRGS e do Departamento de Psiquiatria da Infância e da Adolescência do HCPA/UFRGS. Mestre e Doutora em Psiquiatria pela UFRGS. Analista didata do Instituto de Psicanálise da SPPA.

**Marianna de Abreu Costa**
Psiquiatra. Doutoranda em Psiquiatria e Ciências do Comportamento na Famed/UFRGS.

**Marianna de Barros Jaeger**
Psiquiatra. Mestranda em Psiquiatria e Ciências do Comportamento na UFRGS.

**Mário Tregnago Barcellos**
Psiquiatra. Especialista em Psicoterapias pelo HCPA/UFRGS e em Psicoterapia de Orientação Analítica pelo CELG. Membro da SPPA.

**Matheus X. Provin**
Médico. Residente em Psiquiatria do HCPA/UFRGS.

**Mirella Martins de Castro Mariani**
Psicóloga. Diretora de Gestão do Programa Ambulatorial do Jogo Patológico do IPq-HCFMUSP. Mestre em Distúrbios do Desenvolvimento pela Universidade Presbiteriana Mackenzie.

**Miriam G. Brunstein**
Psiquiatra contratada do HCPA/UFRGS. Coordenadora do Programa de Transtornos Alimentares em Adultos do HCPA/UFRGS. Especialista em Transtornos Alimentares pelo HCPA/UFRGS. Mestre em Clínica Médica pela UFRGS. Doutora em Bioquímica pela UFRGS.

**Nathália Janovik da Silva**
Psiquiatra e psicoterapeuta. Especialista em Dependência Química pelo HCPA/UFRGS e em Terapia Comportamental Dialética pelo Linehan Institute. Doutoranda em Técnicas Avançadas de Neuromodulação na UFRGS.

**Neusa Sica da Rocha**
Psiquiatra. Professora adjunta do Departamento de Psiquiatria e Medicina Legal da Famed/UFRGS. Professora permanente do PPG em Psiquiatria e Ciências do Comportamento da Famed/UFRGS. Coordenadora da Residência Médica em Psicoterapia do HCPA/UFRGS. Especialista em Psicoterapia Psicanalítica pelo CELG. Mestre em Ciências Médicas: Psiquia-

tria pela UFRGS. Doutora em Ciências Médicas: Psiquiatria pela UFRGS com período sanduíche na Universidade de Edimburgo, Reino Unido. Pós-doutorado Júnior-CNPq e Prodoc-Capes/HCPA/UFRGS.

**Nuno Pereira Castanheira**
Filósofo. Especialista em Ética e Política pela Universidade de Lisboa (ULisboa), Portugal. Doutor em Filosofia Política pela ULisboa. Pesquisador de Pós-doutorado no Departamento de Filosofia da UFRGS.

**Pedro Beria**
Psiquiatra. Pesquisador do Programa de Transtornos de Ansiedade do HCPA/UFRGS. Especialista em Terapia Cognitivo-comportamental pelo Beck Institute, Filadélfia, Estados Unidos. Mestrando em Psiquiatria e Ciências do Comportamento na UFRGS.

**Pricilla Braga Laskoski**
Psicóloga. Especialista em Psicoterapia Psicanalítica pela FUMM. Mestre em Filosofia pela PUCRS. Doutora em Psiquiatria pela UFRGS.

**Regina Margis**
Psiquiatra e médica do tráfego. Vice-coordenadora do Departamento de Medicina do Sono da ABP. Coordenadora do Departamento de Medicina do Sono da Associação Brasileira de Medicina de Tráfego do Rio Grande do Sul (Abramet-RS). Especialista em Psiquiatria pela ABP. Certificada em Medicina do Sono pela ABP e pela Associação Brasileira do Sono. Mestre em Ciências Biológicas: Bioquímica pela UFRGS. Doutora em Ciências Médicas pela UFRGS.

**Rodrigo Grassi-Oliveira**
Psiquiatra. Professor permanente do PPG em Psicologia e do PPG em Pediatria e Saúde da Criança da PUCRS. Pesquisador do Instituto do Cérebro (Inscer). Pesquisador Produtividade 1D do CNPq. Mestre e Doutor em Psicologia pela PUCRS. Livre-docente em Psiquiatria pela Unifesp.

**Sandra Machado Wolffenbüttel**
Psiquiatra. Especialista em Psicoterapia de Orientação Analítica pelo CELG. Membro da SPPA.

**Saulo Gantes Tractenberg**
Psicólogo. Professor de Psicologia da Faculdades Integradas de Taquara/RS (FACCAT). Psicólogo e professor da Wainer Psicologia Cognitiva. Especialista em Psicoterapia Cognitivo-comportamental pela PUCRS. Mestre em Psicologia pela PUCRS. Doutorando em Psicologia na PUCRS.

**Sidnei S. Schestatsky**
Psiquiatra. Professor titular aposentado de Psiquiatria da Famed/UFRGS. Professor do Instituto de Psicanálise da SPPA. Mestre em Saúde Pública pela Harvard School of Public Health. Doutor em Psiquiatria pela UFRGS.

**Silvia Bassani Schuch Goi**
Psiquiatra da Prefeitura Municipal de Porto Alegre. Especialista em Psicoterapia de Orientação Analítica pelo CELG. Doutoranda em Psiquiatria e Ciências do Comportamento na UFRGS.

**Simone Hauck**
Psiquiatra. Professora adjunta do Departamento de Psiquiatria da Famed/UFRGS. Professora permanente do PPG em Psiquiatria e Ciências do Comportamento da UFRGS. Preceptora do Programa de Residência Médica em Psiquiatria do HCPA/UFRGS. Especialista em Psicoterapia pelo CELG. Mestre e Doutora em Psiquiatria pela UFRGS. Presidente do CELG.

**Stefania Pigatto Teche**
Psiquiatra contratada e preceptora da Residência Médica em Psiquiatria do HCPA/UFRGS. Especialista em Psicoterapia de Orientação Analítica pela UFRGS. Mestre em Psiquiatria e Ciências do Comportamento pela UFRGS. Doutoranda em Psiquiatria e Ciências do Comportamento na UFRGS.

**Tais Silveira Moriyama**
Psiquiatra da infância e da adolescência. Coordenadora do Centro Integrado de Desenvolvimento da Infância e da Adolescência do Instituto Bairral. Mestre e Doutora em Ciências pela Unifesp.

**Tiago Pires Tatton-Ramos**
Psicólogo. Especialista e Mestre em Ciência da Religião pela Universidade Federal de Juiz de

Fora (UFJF/MG). Doutor em Psicologia pela UFRGS. Pós-doutorado em Psiquiatria na UFRGS.

**Tiago Zanatta Calza**
Psicólogo. Mestre em Psicologia pela UFRGS. Doutorando em Psicologia na UFRGS.

**Victor Mardini**
Psiquiatra contratado do Serviço de Psiquiatria da Infância e da Adolescência do HCPA/UFRGS. Professor convidado do CELG. Especialista em Psiquiatria da Infância e da Adolescência pela UFRGS e em Pediatria pela Sociedade Brasileira de Pediatria. Doutor em Ciências Médicas: Psiquiatria pela UFRGS. Membro graduado da SPPA.

# Prefácio à 4ª edição

É com grande satisfação que apresentamos aos nossos leitores a aguardada 4ª edição do livro *Psicoterapias: abordagens atuais*, dando continuidade a uma trajetória de sucesso iniciada com o lançamento da 1ª edição, em 1992. Em todos esses anos, esta obra teve um importante papel na formação de muitos psicólogos, residentes em psiquiatria e estudantes de psicologia e medicina, bem como no aprimoramento de profissionais da área da saúde mental. Foi adotado como livro-texto oficial em disciplinas de mais de 30 faculdades de psicologia e em muitos programas de residência em psiquiatria. Serviu, também, como base fundamental de informação atualizada para muitos profissionais e estudantes, em um campo em que ainda há muita desinformação e desconhecimento. Nesta nova edição, buscamos continuar preenchendo essa lacuna, descrevendo e discutindo de forma crítica as principais psicoterapias em uso na atualidade, apontando claramente seus alcances e suas limitações como instrumentos terapêuticos para os problemas emocionais e os transtornos mentais que perturbam as pessoas em diferentes fases do ciclo vital. Para tanto, demos prioridade absoluta às evidências de eficácia e efetividade disponíveis na literatura atual.

Um dos objetivos desta 4ª edição é possibilitar que o leitor desenvolva uma visão crítica em relação aos diferentes modelos de psicoterapia disponíveis, a fim de que, diante do paciente que o procura e à luz dos conhecimentos atuais, possa escolher o método de tratamento mais apropriado para cada caso. Ou seja, instrumentá-lo para eleger o método mais efetivo, mais viável e de menor custo. Para atender a esse objetivo, são descritos, para cada modelo de psicoterapia ou aplicação prática, o embasamento teórico e a fundamentação empírica com base nas referências bibliográficas essenciais, destacando-se as indicações com evidências de eficácia já consolidadas e as que ainda não apresentam essa condição, as lacunas de cada modelo, bem como seus alcances e limites.

Esta edição mantém a tradição das anteriores e descreve as psicoterapias mais comuns, que, em razão de sua efetividade comprovada, vêm tendo seu uso consolidado. Dessa forma, faz jus ao seu título, retratando o panorama atual das psicoterapias.

Para tanto, considerando os avanços ocorridos na área nos últimos anos, foi necessário modificar significativamente a estrutura do livro em relação às edições anteriores. Queríamos que ele tivesse uma estrutura didática e de fácil compreensão desse complexo campo que são as psicoterapias. Contamos, nessa missão, com a inestimável participação de um grupo de psicoterapeutas de diferentes idades e experiências clínicas. Esse grupo de trabalho, do qual fizeram parte os colegas Katiane Silva, Marianna de Abreu Costa, Stefania Pigatto Teche, Igor Alcantara e Lucas Lovato, liderados por Eugenio Horacio Grevet, coorganizador desta edição, trabalhou durante mais de dois anos, planejando minuciosamente a estrutura do livro e os conteúdos abordados. Eles também foram responsáveis pela elaboração das diretrizes, dos modelos e das normas que serviram como orientação para os autores dos diferentes capítulos, no intuito de que fossem mantidas uma uniformidade e uma sequência racional e integrada das diferentes partes que compõem o livro. Além disso, assumiram a tarefa de convidar uma centena de psicoterapeutas altamente capacitados, reconhecidos por seu conhecimento e por sua experiência, para escrever os 46 capítulos desta edição. Coube-lhes, ainda, o trabalho de revisar cuidadosamente os rascunhos dos textos, à medida que iam sendo elaborados, e de importunar seus autores quando pequenos detalhes não estavam em consonância com o modelo geral proposto. Somente graças a esse tremendo esforço é que foi possível chegar a um novo *Psicoterapias*, completamente remodelado.

A presente edição é dividida em quatro partes:

- Parte I – Conceitos gerais sobre psicoterapia
- Parte II – Os principais modelos de psicoterapia
- Parte III – Aplicações das psicoterapias relacionadas ao ciclo vital
- Parte IV – Aplicações das psicoterapias no tratamento dos transtornos mentais

Foram incluídos 15 capítulos inéditos, abordando temas como as raízes históricas das psicoterapias; as psicoterapias e as funções cerebrais; as psicoterapias nas deficiências intelectuais e no autismo; as psicoterapias no transtorno de ansiedade generalizada; questões da modernidade, como o uso da psicoterapia no tratamento da dependência de internet e do transtorno do jogo; terapias inovadoras e baseadas em novos paradigmas, como as terapias contextuais (*mindfulness*, DBT, aceitação e compromisso), a EMDR e a mentalização; e um capítulo exclusivo sobre o detalhado exame das evidências de eficácia/efetividade das psicoterapias. Foi acrescentado, ainda, um capítulo prático sobre o consultório do terapeuta: sua arquitetura, sua organização e seu funcionamento, bem como dicas práticas visando a privacidade e o adequado e necessário ambiente para a delicada prática da psicoterapia. Vale ressaltar que a Parte III – Aplicações das psicoterapias relacionadas ao ciclo vital, composta por quatro capítulos que descrevem os focos de atenção nas diferentes fases do ciclo vital (na infância, na adolescência, na fase adulta e no idoso), é nova nesta edição.

Assim, *Psicoterapias; abordagens atuais*, em sua 4ª edição, mantém a tradição de ser uma obra voltada para a solução dos problemas do dia a dia da prática clínica, mas que não descuida da base teórica sólida e do embasamento na pesquisa. Como em suas edições anteriores, foi escrita em estilo simples, claro e didático, trazendo inúmeros exemplos clínicos e destaques gráficos, o que torna sua leitura fácil e agradável.

Cabe destacar as inovações do projeto gráfico levado adiante pela equipe editorial da Artmed. Um agradecimento especial a Cláudia Bittencourt e sua equipe, pelo belo e funcional projeto gráfico e pelo minucioso trabalho de revisão. Seu apoio logístico foi crucial para a coordenação e o sucesso de tarefa tão complexa. Nossos agradecimentos à Adriane Kiperman, diretora editorial da Artmed Editora, pelo apoio irrestrito e pelo incentivo permanente.

Finalmente, nossos agradecimentos aos autores de capítulos, pela dedicação e a disponibilidade em dividir seus conhecimentos, e, em especial, aos colegas Katiane Silva, Marianna de Abreu Costa, Stefania Pigatto Teche, Igor Alcantara e Lucas Lovato, cujas ideias e sugestões possibilitaram a ampla reformulação da presente edição, pela dedicação, apoio e amizade.

**Aristides Volpato Cordioli e
Eugenio Horacio Grevet**
Organizadores

# Prefácio da 3ª edição

As psicoterapias, na atualidade, fazem parte do plano de tratamento de praticamente todos os transtornos mentais, além de serem reconhecidamente eficazes no auxílio a pessoas que estejam passando por problemas emocionais, dificuldades em relações interpessoais ou toda sorte de crises existenciais. Esse reconhecimento se traduziu, na prática, na proposição de novos métodos para a abordagem de condições até bem pouco tempo consideradas de difícil tratamento, bem como na realização de inúmeras pesquisas buscando a comprovação de sua eficácia.

Desse modo, importantes mudanças ocorreram desde o lançamento da 2ª edição deste livro, há 10 anos, o que nos levou a fazer uma ampla revisão de seu conteúdo. Nesta 3ª edição de *Psicoterapias: abordagens atuais*, além da inclusão de 18 novos capítulos e da atenta revisão dos demais, buscou-se uma abordagem mais crítica de todos os modelos de psicoterapia e de suas aplicações, retratada pela discussão de aspectos como evidências de eficácia, questões em aberto e perspectivas futuras. Também são apresentados, de forma destacada, conceitos importantes e exemplos clínicos, facilitando a leitura e a busca rápida de informações e tópicos relevantes.

O resultado de tudo isso é uma edição completa, profundamente revisada e ampliada, que de forma didática, clara e objetiva põe o leitor em contato com o que há de mais atual e efetivo na área. Essa ampliação se expressa também pelo aumento no número de colaboradores, representantes de diferentes regiões do País e até do exterior, reconhecidos por sua longa experiência nos temas que abordaram. Sua participação resultou em textos que aliam a fundamentação teórica e o embasamento em pesquisas à experiência clínica.

Se o presente livro conseguir ajudá-lo a escolher, para cada paciente, o método mais apropriado de tratamento (isto é, o mais efetivo, o mais viável e o de menor custo), nosso esforço terá valido a pena.

**Aristides Volpato Cordioli**

# Sumário

## Parte I: Conceitos gerais sobre psicoterapia

**Capítulo 1** | Aspectos conceituais e raízes históricas das psicoterapias ........................................ 3
*Nuno Pereira Castanheira, Eugenio Horacio Grevet, Aristides Volpato Cordioli*

**Capítulo 2** | As principais psicoterapias: fundamentos teóricos, técnicas, indicações e contraindicações ........................................ 25
*Aristides Volpato Cordioli, Lucas Primo de Carvalho Alves, Lucianne Valdivia, Neusa Sica da Rocha*

**Capítulo 3** | As psicoterapias modificam o funcionamento cerebral? ........................................ 46
*Lorenna Sena T. Mendes, Luis Souza Motta, Giovanni Abrahão Salum Júnior*

**Capítulo 4** | Fatores comuns e específicos das psicoterapias ........................................ 64
*Luciano Isolan, Lívia Hartmann de Souza, Aristides Volpato Cordioli*

**Capítulo 5** | O paciente e a escolha da terapia ........................................ 78
*Aristides Volpato Cordioli, Stefania Pigatto Teche, Fabiano Alves Gomes*

**Capítulo 6** | A relação terapêutica e a aliança de trabalho nos principais modelos de psicoterapia ........................................ 96
*Igor Alcantara, Katiane Silva, Leandro Timm Pizutti*

**Capítulo 7** | Questões cruciais para o início, o curso e o término da psicoterapia ........................................ 109
*Katiane Silva, Marianna de Barros Jaeger, Lucia Helena Machado Freitas, Aristides Volpato Cordioli*

**Capítulo 8** | O local onde ocorrem as psicoterapias: descrevendo os diferentes *settings* psicoterápicos ................................................................................. 122
*Eugenio Horacio Grevet, Fernando M. Schneider, Gabriela Lotin Nuernberg, Gustavo Schestatsky, Aristides Volpato Cordioli*

**Capítulo 9** | Evidências em psicoterapia ................................................................................. 135
*Mário Tregnago Barcellos, Lúcio Cardon, Christian Kieling*

**Capítulo 10** | Psicoterapias e bioética ................................................................................. 151
*Ana Cristina Tietzmann, José Roberto Goldim, Júlia Schneider Protas*

# Parte II: Os principais modelos de psicoterapia

**Capítulo 11** | Terapia comportamental no tratamento dos transtornos mentais ................................................................................. 171
*Aristides Volpato Cordioli, Marianna de Barros Jaeger*

**Capítulo 12** | Terapia racional-emotiva, cognitiva e do esquema ................................................................................. 187
*Bernard Rangé, Conceição Reis de Sousa, Eliane Mary de Oliveira Falcone*

**Capítulo 13** | Terapias contextuais comportamentais: *mindfulness*, terapia de aceitação e compromisso, terapia comportamental dialética, terapia metacognitiva e terapia focada na compaixão ................................................................................. 204
*Marianna de Abreu Costa, Tiago Pires Tatton-Ramos, Leandro Timm Pizutti*

**Capítulo 14** | Psicanálise e psicoterapia de orientação analítica ................................................................................. 222
*Cláudio Laks Eizirik, Simone Hauck, Camila Piva da Costa Cappellari*

**Capítulo 15** | Psicoterapia baseada na mentalização ................................................................................. 236
*Christian Kieling, Simone Hauck*

**Capítulo 16** | Terapia interpessoal: bases para sua prática e resultados dos principais estudos ................................................................................. 250
*Antônio Augusto Schmitt Júnior, Lívia Hartmann de Souza, Neusa Sica da Rocha, Marcelo Pio de Almeida Fleck*

**Capítulo 17** | Dessensibilização e reprocessamento por movimentos oculares e hipnose ................................................................................. 265
*Daniela Tusi Braga, Matheus X. Provin, Lucas Primo de Carvalho Alves*

**Capítulo 18 | Psicoterapias em grupo** ..........................................................................................282
*Elizeth Heldt, Andressa S. Behenck, Ana Cristina Wesner*

**Capítulo 19 | Terapias de famílias e casais** ...................................................................................298
*Luiz Carlos Prado, Adriana Zanonato*

## Parte III: Aplicações das psicoterapias relacionadas ao ciclo vital

**Capítulo 20 | Focos de atenção na infância** .................................................................................321
*Maria Lucrécia Scherer Zavaschi, Victor Mardini, David Simon Bergmann, Fabiana Ritter*

**Capítulo 21 | Focos de atenção na adolescência** .......................................................................347
*Jader Piccin, Ana Soledade Graeff-Martins, Luciano Isolan, Christian Kieling*

**Capítulo 22 | Focos de atenção na fase adulta** ...........................................................................363
*Simone Hauck, Ives Cavalcante Passos, Pricilla Braga Laskoski, Luís Francisco Ramos-Lima*

**Capítulo 23 | Focos de atenção no idoso** .....................................................................................382
*Julia Luiza Schäfer, Marcelo Montagner Rigoli, Christian Haag Kristensen*

## Parte IV: Aplicações das psicoterapias no tratamento dos transtornos mentais

**Capítulo 24 | Deficiências intelectuais e transtorno do espectro autista** ..............................401
*Tais Silveira Moriyama, Tiago Zanatta Calza, Ana Soledade Graeff-Martins*

**Capítulo 25 | Terapia cognitivo-comportamental no transtorno de déficit de atenção/hiperatividade** ....................................................................................................................411
*Katiane Silva, Liseane Carraro Lyszkowski, Luis Augusto Rohde, Eugenio Horacio Grevet*

**Capítulo 26 | Transtornos neurocognitivos maiores (demências)** ..........................................428
*Claudia Godinho, Letícia M. K. Forster, Analuiza Camozzato de Padua*

**Capítulo 27 | Psicoterapias em transtornos psicóticos** ............................................................440
*André Luiz Schuh Teixeira da Rosa, Juliana Unis Castan, Fernanda Lucia Capitanio Baeza*

**Capítulo 28** | Psicoterapias no tratamento dos transtornos por uso de substâncias:
álcool e outras substâncias ..................................................................................................457
*Lisia von Diemen, Silvia Bassani Schuch Goi, Felix Kessler, Flavio Pechansky*

**Capítulo 29** | Transtorno do jogo.................................................................................................. 471
*Mirella Martins de Castro Mariani, Hermano Tavares*

**Capítulo 30** | Dependência de internet ....................................................................................... 484
*Dora Sampaio Góes, Cristiano Nabuco de Abreu*

**Capítulo 31** | Transtornos depressivos: terapias cognitivo-comportamentais ........................ 494
*Carolina Blaya Dreher, Alicia C. M. Xavier, Pedro Beria*

**Capítulo 32** | Psicoterapias nos transtornos depressivos:
terapia interpessoal e terapia psicodinâmica ............................................................................... 510
*Guilherme Kirsten Barbisan, Cinthia D. A. Vasconcelos Rebouças,
Marcelo Pio de Almeida Fleck, Neusa Sica da Rocha*

**Capítulo 33** | Intervenções psicoterápicas para o tratamento do transtorno bipolar ............ 522
*Ives Cavalcante Passos, Karen Jansen, Luciano Dias de Mattos Souza, Flávio Milman Shansis*

**Capítulo 34** | Terapia cognitivo-comportamental do transtorno de ansiedade
social (fobia social) .......................................................................................................................... 537
*Daniela Zippin Knijnik, Maria do Céu Salvador, Ligia Ito*

**Capítulo 35** | Terapia cognitivo-comportamental do transtorno de pânico ............................ 554
*Gisele Gus Manfro, Elizeth Heldt, Carolina Blaya Dreher*

**Capítulo 36** | Terapia comportamental no tratamento das fobias específicas ........................ 569
*Aristides Volpato Cordioli, Cristiano Tschiedel Belem da Silva, Ilana Andretta*

**Capítulo 37** | Psicoterapias no tratamento de pacientes com transtorno de ansiedade
generalizada ..................................................................................................................................... 585
*Marianna de Abreu Costa, Carolina Benedetto Gallois, Stefania Pigatto Teche*

**Capítulo 38** | Terapia cognitivo-comportamental no tratamento dos transtornos
relacionados a trauma e a estressores .......................................................................................... 601
*Saulo Gantes Tractenberg, Gustavo Ramos Silva, Christian Haag Kristensen, Rodrigo Grassi-Oliveira*

**Capítulo 39** | Terapia cognitivo-comportamental no transtorno
obsessivo-compulsivo ............................................................................................................. 619
*Aristides Volpato Cordioli, Analise de Souza Vivan, Daniela Tusi Braga*

**Capítulo 40** | Psicoterapias no tratamento dos transtornos relacionados ao
transtorno obsessivo-compulsivo ........................................................................................ 636
*Lucas Lovato, Gabriela Lotin Nuernberg, Aristides Volpato Cordioli*

**Capítulo 41** | Psicoterapias dos transtornos alimentares ............................................ 651
*Miriam G. Brunstein, Andressa S. Behenck, Júlia Medeiros Huber, Katiúscia Gomes Nunes*

**Capítulo 42** | Terapia cognitivo-comportamental no tratamento do
transtorno de insônia ............................................................................................................. 667
*Regina Margis*

**Capítulo 43** | Psicoterapia das disfunções sexuais ...................................................... 681
*Carmita H. N. Abdo*

**Capítulo 44** | Transtornos de sintomas somáticos e transtornos relacionados ...... 696
*Alexandre Annes Henriques, Maria Cristina Garcia Vasconcellos, Sandra Machado Wolffenbüttel*

**Capítulo 45** | Psicoterapia psicodinâmica nos transtornos da personalidade ........ 712
*Sidnei S. Schestatsky*

**Capítulo 46** | Transtornos da personalidade: terapia dos esquemas e terapia
comportamental dialética ...................................................................................................... 730
*Diego dos Santos Alano, Andressa Henke Bellé, Nathália Janovik da Silva, Felix Kessler*

Índice ............................................................................................................................................ 747

# PARTE I

# CONCEITOS GERAIS SOBRE PSICOTERAPIA

# Aspectos conceituais e raízes históricas das psicoterapias

Nuno Pereira Castanheira
Eugenio Horacio Grevet
Aristides Volpato Cordioli

As psicoterapias têm suas raízes na história da filosofia, da medicina, da psiquiatria e da psicologia. Neste capítulo, descrevemos a evolução do conhecimento que nos permitiu ter um conceito de mente ligada ao funcionamento cerebral, passo essencial para o surgimento de intervenções psicoterapêuticas racionais para o tratamento dos transtornos mentais. São abordados conceitos como mente, dualismo, monismo e método científico. Dessa forma, o leitor poderá ter uma visão sucinta dos pressupostos filosóficos e científicos que são as bases teóricas das diferentes formas de psicoterapia. Entender tais pressupostos é essencial para uma leitura crítica dos capítulos que se seguem a este, assim como para iniciar a construção de uma racionalidade mínima, necessária para o exercício do papel de psicoterapeuta. Também são descritas as origens históricas das principais correntes de psicoterapia – a psicanálise, a terapia comportamental, a terapia cognitivo-comportamental (TCC) e a terapia existencial.

---

Traçar um histórico claro das psicoterapias não é uma tarefa fácil. Há poucas publicações sobre o assunto, e muitas das existentes não apresentam uma linha temporal muito clara. É possível que essa quase inexistência de recursos bibliográficos seja devida não tanto à dificuldade do tema e do levantamento de fontes historiográficas, mas ao fato de as abordagens filosófica e científica não terem sofrido uma separação clara até o final do século XIX. Antes disso, os escritos sobre a psique manifestam, em geral, algum tipo de dependência de posicionamentos ou terminologias metafísicas ou teológicas, que seriam rejeitados de imediato pelos atuais praticantes de uma psicologia orientada em âmbito científico, como também privilegiam temáticas marcadamente filosóficas.

Entre esses temas podemos encontrar: (1) a natureza da alma ou da mente, incluindo perspectivas substancialistas e não substancialistas, dualistas e monistas, etc.; (2) a natureza da relação entre a alma e/ou a mente e o corpo; (3) os fundamentos da diferenciação entre estados mentais – sensações, percepções, etc.; (4) a determinação e a análise das faculdades do ego pensante, uma psicologia racional distinta de uma psicologia empírica; (5) a natureza da relação dos diferentes estados mentais e sua influência sobre os estados físicos, dada a sua aparente capacidade de influenciar o comportamento; (6) a natureza e os fundamentos da consciência; e (7) muitos outros tópicos que atravessam os campos da ontologia, da teologia, da ética e da epistemologia.

Não deixa de ser significativo que, ainda hoje, a reflexão filosófica acerca da psique retome muitos desses temas, justamente porque boa parte deles continua a habitar o espaço de indistinção entre filosofia e ciência. Prova disso são as diferentes perspectivas que povoam o campo da filosofia da mente. Considerando a relativa novidade da separação entre as abordagens filosóficas da psicologia e a abordagem atualmente classificada como científica da psique, qualquer tentativa de falar de psicoterapia em momentos históricos prévios a esse predomínio da visão científica terá forçosamente que assumir a forma da analogia.

Sabe-se que alguns autores, referindo-se a momentos históricos mais distantes, costumam sugerir que formas primitivas de psicoterapias sempre existiram, fazendo alusões a curandeiros ou xamãs como psicoterapeutas primordiais.[1] Tal tipo de analogia só é possível porque a empatia, o entendimento e a necessidade de darmos e recebermos auxílio são elementos fundamentais do gregarismo humano e do processo civilizatório. Não obstante, dificilmente poderemos falar, nesses casos, de psicoterapia senão à custa da neutralização das especificidades da visão de mundo de cada um desses momentos históricos.

Seguindo essa mesma linha de raciocínio analógico, alguns autores veem um paralelo entre os efeitos benéficos sobre o sofrimento existencial de certos rituais religiosos ou manifestações culturais e aquilo a que atualmente chamaríamos de seus efeitos psicoterapêuticos.[2] Na Grécia Antiga, a representação teatral tinha como um de seus objetivos a produção de uma reação emocional catártica grupal, entendida como purificadora da alma.[3] Outro exemplo ilustrativo é o sacramento da confissão da religião católica, no qual o pecador obtém alívio de seu sofrimento ao confessar seus pecados a um sacerdote consagrado, que o ajuda a atingir um padrão cristão de virtude.[4]

Por fim, há os que preferem vincular o surgimento das psicoterapias ao surgimento da medicina. Esses autores advogam que, na antiguidade, quando não havia muitos tratamentos eficazes, o efeito terapêutico era obtido pela qualidade da relação médico-paciente. Contudo, ao traçar uma associação direta entre a relação médico-paciente e as psicoterapias, estamos superestimando os efeitos de fatores inespecíficos como causa de seu funcionamento e desvalorizando a efetividade e a relevância histórica e conceitual que tiveram os idealizadores das diferentes técnicas psicoterapêuticas (ver Cap. 4).

Cabe ressaltar também que, até o final do século XIX, quando começaram a surgir intervenções eficazes para as infecções, fazia pouca diferença quem estivesse a cargo do tratamento de uma pessoa doente. Todos tinham pouco a oferecer de concreto, diferindo apenas em termos conceituais, independentemente da racionalidade ou irracionalidade dos argumentos utilizados. Além disso, esses exemplos nunca consideram que tipo de sofrimento está sendo aliviado, tornando vaga a pertinência de tais afirmações. Temos de convir que há enormes diferenças entre tratar câncer terminal, pneumonia, dor de dente, ataques de pânico, sofrimento existencial e questões da espiritualidade pessoal. Levando-se em conta que existe uma distância enorme entre esses exemplos e as intervenções psicoterapêuticas reais, podemos concluir que eles servem apenas como elementos pictóricos, úteis para demonstrar que as relações interpessoais são importantíssimas para dirimir o sofrimento físico e psíquico.[5]

Dessa forma, para compreender como surgiram as psicoterapias, não basta fazermos conjecturas históricas simplistas, que apenas criam mitos sobre seu surgimento. Pelo contrário, acreditamos que o mais importante é entender o longo caminho epistemológico que nos permitiu abandonar explicações míticas para os fenômenos mentais e chegarmos a sistemas explicativos racionais e científicos.[6] Devemos esse processo, que é por vezes chamado "do mito ao *logos*", mais à filosofia do que à medicina. Assim, descrevê-lo permite contextualizar o leitor conceitualmente, o que também facilita a compreensão dos eventos históricos que circundaram o surgimento da psicanálise, a primeira forma de psicoterapia estruturada, que, de forma consistente, pode ser considerada o fato histórico que dá início à profissão.

## RAÍZES FILOSÓFICAS DAS PSICOTERAPIAS

Conforme mencionado, antes de descrevermos os fatos históricos específicos às psicoterapias, precisamos entender o longo caminho que percorreu o conhecimento humano até o encontro de uma visão racional do homem e de seu espírito. Esse conhecimento foi conquistado por meio de um doloroso processo que intercalou revoluções e estagnações e que custou a vida de muitos de seus defensores. Na cultura ocidental, na qual estão inseridas as psicoterapias, esse processo se iniciou na Grécia Antiga há aproximadamente 3 mil anos, perdurando até hoje.

## Antiguidade: os filósofos gregos

Etimologicamente, a palavra "psique" tem origem no termo grego *psukhe*, que assumiu diversos sentidos inter-relacionados, dependendo dos contextos em que era utilizado, mas que podem ser sintetizados como: "sopro vital", "vida", "espírito", "princípio vital", "alma", "si mesmo" e "pessoa".[7]

O processo que conduziu de uma visão mítica do mundo e da mente a uma visão racional e científica teve seu início na Grécia Antiga (1100 a.C. a 146 a.C.), período durante o qual diferentes pensadores propuseram que estudos sistemáticos e racionais constituíam a melhor forma para se chegar a conceitos mais próximos da verdade sobre o universo, o homem e sua psique, que constituem as diferentes escolas filosóficas.

Aristóteles,[8] em seu influente tratado *Sobre a alma* (*Peri psukhes*, no original grego, mas mais conhecido por sua nômina latina *De anima*), afirma que as opiniões de seus predecessores se assentam na ideia de que a psique é aquilo que distingue um ente animado de um ente inanimado em dois aspectos: o movimento (ação) e a percepção sensível (relativa ao que chamaríamos atualmente de funções cognitivas da mente ou da consciência). A *psukhe* era considerada, portanto, como aquilo que faz mover e constituía, naquele período, o correlato psíquico do corpo enquanto unidade ou agregado físico de seus diversos membros e partes.

Os filósofos pré-socráticos ou fisiólogos[9] – os predecessores a que Aristóteles se refere – são assim chamados devido ao fato de buscarem fundamentos naturais para os fenômenos, nomeadamente nos chamados elementos primordiais: a terra, o fogo, a água e o ar. Embora a designação "filósofos pré-socráticos" seja usada em ampla escala, ela não é exatamente rigorosa, uma vez que alguns desses pensadores foram contemporâneos de Sócrates. Ela será utilizada aqui para designar aqueles pensadores da Grécia Antiga que não foram influenciados por Sócrates. Entre esses pensadores, encontram-se Heráclito (535-475 a.C.), Anaxágoras (500-428 a.C.), Demócrito (460-370 a.C.) e Epicuro (341-271 a.C.).

Anaxágoras acreditava que a alma era constituída por ar, e Heráclito considerava que a alma "[...] é a exalação a partir da qual tudo se constitui [...]",[8] permanecendo de vigília e participando do processo cognitivo durante o sono, quando os demais sentidos estão adormecidos. Já Epicuro acreditava que o universo fora constituído pela ação das forças da natureza, regidas pelo acaso. Essa ação não premeditada e randômica teria permitido à matéria assumir as formas conhecidas, inclusive a do homem. Refutava a ideia de existir algum motivo predeterminado (teleológico) ou metafísico (além da matéria) para a existência humana, sustentando que o espírito humano era um produto direto do corpo físico e que sua existência estava atrelada aos limites existenciais deste. Muitos tinham uma interpretação ou visão unicista e monista da relação entre a alma (mente) e o corpo,[10] que ainda é a visão preponderante nas neurociências da atualidade.

Para aqueles que, como Demócrito, acreditavam em que a realidade era constituída por átomos e por vazio – os atomistas –, a alma era a fonte de todo o movimento, sendo constituída por um agregado de átomos esféricos semelhantes ao fogo – os quais eram os mais móveis e capazes de ser causa de movimento.[8] Sendo um princípio primordial, o fogo não só é causa do movimento de outras coisas, mas também causa do próprio movimento, sendo, portanto, imortal. Disso resulta uma dificuldade básica para os atomistas, para os quais a alma é uma combinação da capacidade de mover e da capacidade de conhecer: a relação alma-corpo e a relação alma-mente.[11]

Outros, como os pitagóricos, consideravam que todas as coisas – inclusive a alma como princípio de movimento e a alma como percepção sensível – eram redutíveis ao número, o qual seria o princípio primordial de tudo aquilo que é. Para os pitagóricos, a alma tem uma natureza divina e sobrevive à morte do corpo,[9] fundando o antagonismo entre alma e corpo que atravessará os mais de 25 séculos da cultura ocidental.

As filosofias de Sócrates (470-399 a.C.), Platão (427-347 a.C.) e Aristóteles (384-322 a.C.) marcam um distanciamento relativo de visões fisiológicas e mecanicistas da mente, dando início ao Período Clássico. Neste, mantiveram-se e desenvolveram-se os aspectos da filosofia natural, porém foram colocados em segundo plano em relação às questões centradas na ética e na política, que também incluem a poética, a história, a retórica e, em muitos aspectos, a lógica, a psicologia e a metafísica.

Antes de abordarmos alguns elementos das teorias da alma do Período Clássico, é importante mencionar um aspecto da filosofia de Sócrates que influenciou diretamente a psicoterapia: a maiêutica, o método utilizado pelo filósofo nos diálogos com seus concidadãos e que está presente nos textos que nos deixou Platão. Os diálogos socráticos começam, em geral, com opiniões cuja verdade é pressuposta sem que seus fundamentos sejam questionados. Afirmando metodicamente sua ignorância – o célebre "Só sei que nada sei" –,[12] Sócrates apresenta-se sempre diante de seus interlocutores despojado de doutrinas prévias, conduzindo-os, por meio da inquirição, ao exame das próprias opiniões, as quais invariavelmente revelam ser infundadas. Se inicialmente todos parecem saber o que são a justiça, a felicidade, a coragem ou a beleza, por exemplo, logo seu conhecimento se revela infundado, o que promove uma nova procura pela verdade dessas e de outras noções.[13]

A perplexidade ou aporia com que terminam os diálogos socráticos não é, por parte daqueles que deles participam, uma constatação resignada de sua ignorância, mas uma intensificação de sua vida. Efetivamente, para Sócrates, uma vida que não é sujeita a exame é uma vida que não está sendo plenamente vivida, que se petrificou e que ficou prisioneira de noções sem sentido, diríamos, hoje, alienadas da realidade. Assim, esse método de exame faz os concidadãos de Sócrates tornarem-se mais virtuosos, pois só a consciência da sua ignorância permitirá retomar o movimento em busca de um sentido para o seu estar vivo, um sentido que se descobre sempre dialogicamente.[14] Estar consciente da própria ignorância é já uma forma de saber, uma dimensão crucial da inscrição "Conhece-te a ti mesmo" no frontispício do templo de Apolo, deus da harmonia, no santuário de Delfos, e que serviu de inspiração a Sócrates.

Esse método teve enorme influência em técnicas psicoterapêuticas atuais. O diálogo racional como método de tratamento por meio da correção de crenças erradas ou distorcidas é adotado até hoje na terapia comportamental racional e emotiva e na TCC.

Agora, vamos retomar as teorias acerca da natureza da psique. As reflexões de Platão a respeito da natureza da alma procuram reconciliar um conjunto de noções que estão associadas ao fato de a alma ser a causa da vida orgânica, inclusive do ser humano, e de ser responsável pelas faculdades cognitivas, assim como pelas virtudes morais. A concepção platônica de alma é devedora da perspectiva pitagórica, uma vez que Platão concebe a alma como uma unidade de natureza divina e, portanto, imortal que reencarna ciclicamente em um corpo mortal, o qual, estando sujeito a necessidades, era responsável por todos os males de que ela era acometida. O corpo físico era considerado um mero receptáculo da alma e responsável por todo desvio ético (ação a serviço do bem comum). O corpo e seus desejos eram entendidos como obstáculos a serem transpostos ou domesticados.[15]

Portanto, a filosofia era, para Platão, um processo de catarse ou de purificação que preparava o ser humano para a morte e para o regresso da alma a sua condição natural. Esse processo possibilita também o acesso do ser humano às formas, os princípios de tudo aquilo que é, por via da anamnese,[12] uma vez que a alma partilha com aqueles a imortalidade e a imaterialidade.

Se, no *Fédon*, Platão apresenta uma perspectiva da alma principalmente separada dos sentidos e associada a funções exclusivamente cognitivas, já na *República* e no *Fedro*,[12] a alma integra também funções somáticas e está dividida em partes, as quais correspondem a cada uma de suas funções: racional, espiritual e apetitiva. O resultado disso é que todas as funções psicológicas descobrem na alma a sua unidade: a alma constitui a unidade mental, sendo responsável não só pelo pensamento ou pelo desejo, mas também por funções vitais, como as nutritivas e as reprodutivas.[11] O modo de relação da alma com as funções vitais é um aspecto da teoria platônica que fica por clarificar, o que contribuirá para a crítica dirigida por Aristóteles.

O tratado *De anima*, de Aristóteles, apresenta a mais completa teoria sobre a natureza e as funções da alma da Antiguidade, fornecendo uma síntese entre a noção da alma como princípio de movimento e como princípio responsável pelos diferentes tipos de experiência dos seres vivos, inclusive a experiência mental humana em suas diversas manifestações. Para Aristóteles, a alma é um tipo peculiar de natureza, um princípio que dá conta a mudança e repouso nos corpos vivos, plantas, animais não humanos e seres humanos.[8]

A teoria aristotélica das entidades é caracterizada pelo hilomorfismo, isto é, pela relação entre um princípio formal e um princípio material,[16] e a alma não é exceção: todos os corpos vivos devem ser compreendidos de acordo com essa relação. A alma é, portanto, o princípio formal de todo o corpo vivo, determinando até mesmo sua função distintiva. A função de uma entidade é aquilo que a torna completa. Por exemplo, para Aristóteles, a função do ser humano é ser *eudaimon*, termo que normalmente se traduz por "felicidade", e o Estagirita define essa função como "uma atividade da alma engendrada de acordo com a virtude".[17]

Na linha do que Platão já havia feito, Aristóteles também parte de uma divisão da alma. No entanto, não fala de partes, e sim de potências (*dunameis*), faculdades ou capacidades que colocam em movimento um conjunto de funções vitais que organismos deste ou daquele tipo naturalmente realizam. Essas potências ou capacidades da alma são a nutritiva (comum a plantas, animais não humanos e seres humanos), a perceptiva e a desiderativa (animais não humanos e seres humanos), e a locomotiva e raciocinativa (seres humanos). Cada uma dessas potências pressupõe a potência situada em um nível mais abaixo, ou seja, a interdependência das potências constituintes da alma implica que seu exercício demanda algum tipo de vínculo ao corpo.[8]

Em suma, para Aristóteles, e ao contrário do que acontece para Platão, a alma não tem existência além do corpo, e atividades mentais como a percepção e até o pensamento são passíveis de explicação por meio dos mesmos princípios que explicam os fenômenos naturais.[11]

Isso implica, também, que não há lugar para a imortalidade pessoal em Aristóteles, pois a alma não sobrevive à separação do corpo.

Um aspecto interessante relacionado com a teoria aristotélica da alma aparece no tratado intitulado *Poética*[3] e diz respeito à noção de catarse, a qual Aristóteles associa a experiências de tipo religioso ou médico. A catarse é uma maneira de purificação da alma produzida pela descarga de uma dor emocional gerada por um trauma ou acontecimento trágico.

Diferentemente do que se possa pensar, essa purificação não constitui apenas uma libertação emocional. Uma vez que as emoções, para Aristóteles, são respostas de base cognitiva à experiência e ocupam um lugar central em sua ética, a catarse desencadeia um processo de compreensão dos acontecimentos que se revela psicológica e eticamente benéfico.[3] Sua doutrina da catarse ensinava, por exemplo, que os temores podem ser transferidos ao herói da tragédia – ideia que muito mais tarde veio formar uma das teses da psicanálise e da terapia do jogo. Como podemos perceber, devemos muito conceitos que são utilizados nas psicoterapias modernas aos filósofos socráticos.

## Os estoicos

No que se refere às raízes das psicoterapias, um destaque especial deve ser feito aos filósofos estoicos. Para eles, as emoções negativas resultavam de erros de julgamento, e uma pessoa sábia era aquela que não deixava que as emoções guiassem seu comportamento, tentando viver em sintonia com o que o destino oferecesse e, dessa forma, em harmonia com as leis da natureza (o cosmos). Para Epicteto (55-135 d.C.), "o que perturba as pessoas não são as coisas em si, mas o que elas pensam sobre as coisas". Os estoicos pregavam a indiferença (apatia) como caminho para se ter uma vida feliz e a serenidade como atitude, tanto diante de tragédias como de coisas boas. Uma pessoa que agisse dessa forma atingiria a "perfeição intelectual e moral" e se tornaria um sábio. Para Epicteto, um exemplo sábio teria sido Sócrates, que, mesmo diante da possibilidade de fugir depois de ter sido julgado e condenado à morte, se recusou e, com calma, enfrentou a morte por envenenamento ingerindo cicuta, afirmando, por fim, que mais se prejudica aquele que comete do que quem sofre a injustiça, proferindo, segundo Platão, tranquilamente suas últimas palavras: "Críton, devo um galo a Asclépio" (i.e., "Lembra-te de saldar minha dívida").

A escola cognitiva moderna se apropriou da afirmativa de Epicteto, utilizando sua máxima e tendo como princípio que as emoções perturbadoras são decorrentes de erros de avaliação e percepção, levam a crenças disfuncionais e, quando corrigidas, possibilitam o desaparecimento dos sintomas. Também, terapias da "terceira onda" cognitivista, como a de aceitação e compromisso, preconizam que pensamentos estoicos são úteis para enfrentar momentos difíceis que não podemos modificar. Além disso, em suas reuniões, os Alcoólicos Anônimos (AA) utilizam a Oração da Serenidade, que diz: "Senhor, dai-me a serenidade para aceitar as coisas que eu não posso mudar, coragem para mudar as coisas que eu possa e sabedoria para que eu saiba diferenciar entre uma e outra: vivendo um dia a cada vez, aproveitando um momento de cada vez; aceitando as dificuldades como um caminho para a paz".

## Idade Média

A Idade Média é normalmente tida como um período de trevas e de uma ignorância avessa à inquirição racional promovida por seu vínculo à mundividência cristã. Tais posições negligenciam o fato de se tratar de uma época plural que atravessa cerca de 1.500 anos – a época em que nos encontramos tem apenas 500 anos –, durante a qual surgiram diversas e sofisticadas posições em todos os campos do conhecimento humano, algumas das quais são objeto de interesse e de discussão ainda hoje.

A psicologia é um desses campos, no sentido clássico de inquirição acerca da natureza e da função da psique, próximo daquilo a que atualmente se chama de filosofia da mente.

> Um exemplo da relevância atual do pensamento medieval para a psicologia e para a filosofia da mente é a noção de intencionalidade, a ideia de que o pensamento ou a consciência são sempre a respeito de algo e envolvem um tipo de relação que não é meramente redutível às relações físicas.

Tal noção foi desenvolvida por Tomás de Aquino (1225-1274) e contribuiu de forma decisiva para o desenvolvimento de uma das correntes filosóficas mais influentes do século XX, a fenomenologia, primeiro com sua apropriação por parte de Franz Brentano (1838-1917) – no quadro de sua psicologia descritiva – e, posteriormente, por Edmund Husserl (1859--1938).[18,19] É também importante ressaltar que Agostinho foi um pensador profundamente original e importante para a construção do conceito de mente por ter forjado o conceito de "mundo interior".

O texto de referência no campo das inquirições a respeito da natureza da psique foi, para os autores medievais, o *De anima*, o tratado de psicologia de Aristóteles. No entanto, foram Agostinho de Hipona (354-430 d.C.) e Boécio (480-525 d.C.), autores de influência platônica e neoplatônica, que introduziram duas noções dualistas cruciais para compreender a psicologia da Idade Média e que ainda ressoam nos debates atuais relativos à constituição da pessoa humana: respectivamente, a noção de que a alma humana é uma substância racional que governa o corpo e a noção de que uma pessoa é uma substância individual de natureza racional.[20]

Aristóteles foi redescoberto na Alta Idade Média (séculos XI a XIII), uma retomada que foi promovida pelas novas traduções de seus trabalhos para o latim – entre as quais, do *De anima* –, e isso contribuiu para o desenvolvimento da pesquisa em psicologia, nomeadamente por intermédio de autores da escolástica, como Tomás de Aquino. A perspectiva mais naturalista do texto aristotélico levou os autores medievais – profundamente vinculados a crenças religiosas e dependentes de doutrinas teológicas a respeito da criação da alma por Deus e de sua eternidade – a debates cujo objetivo era reconciliar a recém-redescoberta teoria aristotélica da alma com o dualismo agostiniano, nomeadamente no que diz respeito à determinação da natureza das pessoas humanas.[20]

Conforme já mencionado, a obra de Aristóteles é caracterizada pelo hilomorfismo, isto é, para ele, todas as entidades são constituídas pelo binômio matéria-forma, dois aspectos de uma e apenas uma entidade. De modo simplificado, uma pessoa é composta por um corpo – sua matéria – e uma alma – a forma que faz ela ser aquilo que é. Nesse sentido, parece que alma e corpo são dependentes entre si e que a primeira não pode sobreviver sem o segundo.

Tal perspectiva tendencialmente monista parece incompatível com o dualismo de inspiração agostiniana, de acordo com o qual alma e corpo são elementos distintos e as pessoas são almas que usam os corpos. A necessidade de compatibilização da perspectiva aristotélica com as doutrinas teológicas produziu um conjunto diferenciado de teses a respeito dessa questão. Boaventura afirma o dualismo alma/corpo, ao mesmo tempo que defende que a alma resulta da composição de forma e matéria espiritual.

Já Tomás de Aquino adota uma posição distinta da posição de Boaventura, preservando o hilomorfismo aristotélico ao mesmo tempo que afirma a subsistência da alma independentemente do corpo, embora de modo incompleto, pois a alma é apenas a forma da matéria-corpo. Para compatibilizar o hilomorfismo com o dualismo, Tomás de Aquino defende que as pessoas são entidades possuidoras de almas racionais e que a alma é uma entidade subsistente por si mesma. No entanto, alma em si mesma, enquanto forma separável do corpo, não constitui uma pessoa – já que esta é uma entidade psicofísica –, e sim uma espécie de subjetividade mínima.[20]

## Idade Moderna: Racionalismo Filosófico e Descartes

Os desenvolvimentos medievais das teses de Aristóteles, particularmente por parte da escolástica, foram sujeitos à crítica no Renascimento (séculos XIV a XVI), coincidindo com um interesse renovado em Platão e seus seguidores.

Essas críticas foram acompanhadas por descobertas revolucionárias nas ciências naturais, entre as quais se destacam o heliocentrismo de Nicolau Copérnico (1473-1543) e as experiências de Galileu Galilei (1564-1642), que conduziram a dúvida cética acerca do real que orienta tradicionalmente a iniciativa científica à sua mais radical implicação ontológica, pondo em questão tudo aquilo que até ali era tido como verdadeiro.

O que mudou com Galileu não foi só a ciência, mas a própria articulação fundamental que guiava a compreensão da realidade. Ao apontar o telescópio para os céus, Galileu descobriu que, diferentemente do que afirmavam antigos e medievais, o céu não era imutável, as suas verdades não eram eternas. Diferentemente do que acontecia na Grécia Antiga, o ser não é mais aquilo que aparece por si mesmo sem necessidade de interferência, mas um processo em devir contínuo no qual ele mesmo nunca aparece, sendo representável em relações matemáticas, obtidas por intermédio da experiência e de dispositivos de medição.[14] Isso conduziu à chamada "matematização do real", a qual governa ainda hoje a visão científica do mundo, e a uma recusa dos princípios imateriais de organização e de causação que orientam a escolástica de inspiração aristotélica.

O projeto filosófico de René Descartes (1596-1650) deve ser compreendido no contexto dessa revolução. O projeto cartesiano é, portanto, um projeto de refundação das ciências e da própria metafísica, e o texto mais representativo desse ímpeto refundador cartesiano são as *Meditações sobre filosofia primeira*.[21] No centro desse projeto, encontra-se a dúvida hiperbólica, cuja finalidade é suprimir a mais inabalável das certezas a respeito da realidade e de seu conhecimento – desde os dados dos sentidos à geometria e à aritmética –, permitindo, assim, a reconstrução das ciências a partir de novas fundações.[21]

> A dúvida cartesiana constitui a resposta filosófica à nova realidade revelada pelas descobertas de Galileu, uma realidade descoberta por uma nova ciência para a qual todas as mudanças de estado dos corpos são explicáveis por meio de relações mecânicas. O ponto arquimediano sobre o qual se apoia tal reconstrução do conhecimento é o *Cogito, ergo sum* (i.e., "Penso, logo existo").[22]

Não obstante a sua crítica à filosofia da Idade Média, nomeadamente à escolástica, a obra de Descartes foi influenciada, quer ele reconheça ou não, pela obra de Agostinho de Hipona. De fato, o *Cogito, ergo sum* descobre um precedente na filosofia medieval, a saber, no *Si fallor sum* (i.e., "Se me engano, é porque existo") de Agostinho.[23]

Para Descartes, posso duvidar da existência de tudo exceto de que eu próprio existo, uma vez que o duvidar – tal como o crer, o imaginar, o conhecer, etc. – é uma modalidade do pensamento, e este último tem de existir em uma substância ou coisa pensante (*res cogitans*) que os subjaz – que é o seu *subiectum*, o seu sujeito – e reúne tais processos em uma unidade consciente de si mesma, em um eu (*ego*). Em oposição à coisa pensante – como seu *obiectum*, como seu objeto, como aquilo que faz frente e resiste ao ego e à dúvida –, está o mundo, caracterizado como coisa extensa (*res extensa*), cuja natureza é a extensão.[21]

Essa é, muito resumidamente, a base do dualismo cartesiano, de acordo com o qual é possível a mente e o corpo existirem de forma independente, uma vez que são substâncias de natureza distinta. Para garantir que a mente é, de fato, uma natureza distinta do corpo e que suas percepções são verdadeiras, e não apenas ilusões produzidas pela própria atividade, Descartes vê-se obrigado a introduzir uma terceira instância, um Deus omnipotente e infinitamente bom que funda o ser das substâncias finitas.[21]

Apesar de ser uma visão dualista, que concebe a mente como algo totalmente separado do corpo (cérebro), a visão cartesiana foi revolucionária, pois permitiu que todos os aspectos da vida mental consciente, inclusive sentimentos, desejos, pensamentos e comportamentos, pudessem vir a ser estudados pelo método científico.[24]

O dualismo cartesiano é o mais importante representante do interacionismo, o qual afirma que mente e corpo são fundamentalmente distintos, mas capazes de interagir um sobre o outro.[25] O problema central do dualismo interacionista reside justamente na determinação do modo de relação entre mente e corpo. Descartes aborda essa questão em seu *Tratado sobre as paixões da alma*, dizendo que os seres humanos têm uma alma racional capaz de receber sensações a partir do cérebro, agindo, por sua vez, sobre o cérebro e controlando o corpo por meio da vontade. A relação entre mente e cérebro é mediada pela glândula pineal, localizada no centro do cérebro.[26]

Essa tese foi já rejeitada em termos científicos, permanecendo em aberto esclarecer que tipo de nexo causal possibilitaria a interação entre a mente – uma entidade não física, do ponto de vista cartesiano – e o corpo – uma entidade física –, sem violar as leis da física.[25] No entanto, isso abriu portas para o estudo das manifestações da mente como parte do mundo físico, as quais devem ser entendidas e estudadas levando-se em conta as leis naturais.

Descartes é considerado um dos principais filósofos do racionalismo, corrente filosófica que privilegia a razão como principal instrumento para se chegar ao conhecimento verdadeiro. Como critério de verdade, propôs, em seu *Discurso do método*, a ideia clara e distinta: "Se eu duvido, eu penso; se penso logo existo", o famoso *Cogito, ergo sum*. Seu racionalismo afirma que tudo o que existe tem uma causa inteligível, mesmo que essa causa não possa ser demonstrada. Contudo, como caminho para o conhecimento, dá prioridade à introspecção em detrimento da experiência. Considera a dedução um método superior à indução. Seu racionalismo filosófico teve influência marcante nas terapias que usam a introspecção, o raciocínio lógico e a dedução como métodos para se chegar ao conhecimento e à cura. Sua influência é particularmente importante na terapia cognitiva, sobretudo na terapia racional emotiva, que acredita no poder da razão e da lógica e no exame das evidências (questionamento socrático) para corrigir crenças disfuncionais e, consequentemente, alterações emocionais e comportamentais.

Em relação ao estudo da mente e da psicologia, a principal vantagem que essa mudança paradigmática trouxe foi possibilitar que os estudiosos da mente pudessem manter suas convicções religiosas sem perderem a objetividade científica. Os fenômenos mentais saudáveis e patológicos passaram a ser considerados como resultantes de uma relação intrincada e inseparável que a mente tem com o corpo físico. O comportamento humano passou a ser entendido como determinado pelo livre-arbítrio, resultante de uma luta constante entre a vontade e a capacidade reflexiva. As afecções mentais passaram a ser entendidas como alterações neurológicas, que afetam funções na esfera da mente e da subjetividade. Dessa forma, um paciente com esquizofrenia não seria mais considerado possuído por uma entidade sobrenatural quando referia estar ouvindo vozes do demônio; tal fenômeno passou a ser entendido como um sintoma neurológico (alucinação auditiva).

Embora o trabalho filosófico de Descartes tenha ocorrido em um período histórico que resultou no abandono gradual da visão teológica e dogmática em vários campos do conhecimento, a já referida Revolução Científica (1543-1687), seu método só foi introduzido no estudo da psicologia no final do século XIX, dando origem à psicologia científica por oposição à psicologia filosófica, que usava a introspeção no estudo das funções mentais.

No âmbito da psicoterapia, a nova metodologia teve forte influência no estudo do comportamento humano e, posteriormente, no desenvolvimento da terapia comportamental, que adotou muitos de seus princípios.

## O empirismo inglês

A partir do século XVIII, uma escola filosófica ganhou prestígio na Inglaterra: o empirismo. O empirismo defendia a experiência como fonte de todo o conhecimento e era representado, principalmente, pelos filósofos John Locke (1632-1704) e David Hume (1711-1776).

Locke, que também estudou medicina e ciências naturais, postulou que a mente era uma tábua rasa ou folha em branco, onde seriam gravadas as sensações e percepções captadas do mundo externo pelos sentidos.[27] Para Locke, a experiência levava ao aprendizado, que era a fonte do conhecimento humano, o qual advinha da experiência captada pelos sentidos. Um dos maiores contributos de Locke para a psicologia e a filosofia da mente foi sua teoria da identidade pessoal.

> Para Locke, o ser humano distingue-se da pessoa, uma vez que a constituição física do humano não é suficiente para dar conta da pessoa, a qual apresenta características de ordem psicológica, em particular a memória, que criam a continuidade temporal das experiências subjetivas. A constituição física permite que sejamos identificados como seres pertencentes à espécie humana, mas não como pessoas.[27,28]

A perspectiva de Locke assenta-se em sua concepção de identidade, na qual substância, ser humano e pessoa assumem significados distintos: falamos de uma e a mesma massa quando seus átomos permanecem em conjunto; falamos de um e o mesmo ser humano – ou de um e o mesmo animal – quando estamos na presença de um mesmo corpo vivo organizado cuja vida é transmitida às diferentes partes de matéria que o constituem; e falamos de uma e a mesma pessoa quando nos referimos a um ser possuidor de razão e reflexão capaz de consciência de si, isto é, capaz de ser para si mesmo uma e a mesma coisa pensante em diferentes tempos e lugares.[27] A identidade pessoal é constituída, para Locke, por essa mesmidade de consciência.

Hume também contribuiu para a teoria da identidade pessoal, mas não parte do princípio, como faz Locke, de que a identidade pessoal é algo real, fundada em uma substância. Para Hume, pelo contrário, a identidade pessoal é uma ficção resultante de ilusões do pensar fundadas nos princípios gerais de associação que estão na base da sua teoria do conhecimento,[29] particularmente da crítica ao princípio de causalidade.[29]

De acordo com Hume, a conexão necessária, constitutiva do princípio de causalidade, entre um acontecimento A (causa) e um acontecimento B (efeito), não pode ser descoberta a partir de dados empíricos. Aquilo a que nós assistimos na experiência é apenas a sucessão de acontecimentos – primeiro A e depois B –, sem que a conexão entre ambos seja dada de modo necessário. Ilustrando sua posição de fundo, Hume diz que o fato de o Sol ter nascido hoje e de o ter feito todos os dias até este momento não nos permite afirmar que é absolutamente necessário que nasça amanhã.[30] Esses são os termos gerais daquilo que ficou conhecido, em epistemologia, como o problema da indução ou da inferência indutiva.

Assim, embora todos os nossos raciocínios acerca daquilo que existe factualmente estejam fundados na experiência passada, a afirmação de um nexo causal e, portanto, da necessidade futura da conexão entre A e B é efeito daquilo a que Hume chama de costume.[30]

O costume consiste em uma disposição do entendimento humano para inferir a existência de objetos a partir da experiência repetida de uma conjunção de acontecimentos, na qual um acontecimento (efeito) se segue ao outro (causa). O costume é um princípio da natureza humana, uma espécie de instinto natural que não encontra fundamento último nas coisas. Isso significa que o raciocínio provável é o único meio e descobrirmos algo a respeito do mundo, obrigando-nos a regressar sistematicamente à experiência para testar nossas hipóteses.

O mesmo pode ser afirmado relativamente a uma noção de identidade pessoal que se assente em uma concepção do ego como substância (ver posição cartesiana) e não apenas como uma ilusão que reúne um conjunto de experiências mentais aparentemente similares, ainda que distintas entre si. Hume é um proponente da seguinte posição: a identidade pessoal se constitui um conjunto de experiências assentes no costume.[29] A convicção a respeito da realidade/substancialidade da identidade pessoal nasce dessa identidade ficcional, criada a partir do costume, a expectativa de regularidade constitutiva do aparato cognitivo humano.

Hume abriu, assim, a possibilidade de que todo conhecimento pudesse ser repensado e modificado por uma nova experiência, como ocorre nas psicoterapias bem-sucedidas. Tais teorias foram utilizadas na década de 1950 por psicoterapeutas como justificativa para a indicação de abordagens psicoterapêuticas, processos que seriam curativos por representarem uma nova experiência emocional corretiva.

## Immanuel Kant e a crítica transcendental

O projeto crítico de Immanuel Kant (1724--1804) tem início com a *Crítica da razão pura* (Kant, 1994) e é parcialmente inspirado pelas teses apresentadas por Hume acerca do conhecimento. Embora Kant tenha reconhecido a pertinência das objeções de Hume ao princípio de causalidade, em particular quando dirigidas aos dogmas do racionalismo, afirmando, inclusive, que este o havia despertado do seu sono dogmático, ele não se identificou com a resposta cética encontrada por Hume no costume, uma vez que ela parecia pôr em questão a validade de todo o conhecimento.[31]

Assim, Kant dispõe-se a realizar uma crítica da faculdade cognitiva de modo a evitar a tendência da razão humana a fazer afirmações que transcendem aquilo que é permitido pela experiência, isto é, a fazer afirmações de tipo metafísico. Para tanto, decide realizar uma revolução copernicana no modo de olhar para a atividade cognitiva, assumindo a perspectiva transcendental, a qual consiste na determinação das condições de possibilidade de todo o conhecimento com origem na experiência, independentemente de considerações de ordem metafísica.[31]

O primeiro passo nesse processo foi a distinção entre conhecer, uma operação da faculdade do entendimento, e pensar, uma operação da faculdade da razão (Kant, 1994, Bxxv-xx--vii), vinculando o primeiro aos dados espaço--temporais, isto é, aos fenômenos recebidos pela sensibilidade, e o segundo, à atividade especulativa que ultrapassa os limites da experiência possível.

A consequência da posição kantiana no que diz respeito ao conhecimento com origem na experiência é uma espécie de relação bidirecional: só há experiência e, consequentemente, conhecimento para o ser humano porque seu aparato cognitivo estabelece as condições de aparecimento dos objetos da experiência. No entanto, esse conhecimento não é arbitrário, porque os fenômenos se dão no espaço e no tempo, isto é, sensivelmente, uma vez que o ser humano não cria a realidade, sendo apenas capaz de a acolher de acordo com os limites impostos por sua constituição mental.[31]

Tal perspectiva tem implicações na psicologia e no conhecimento da alma, reunindo em um só o problema da relação entre mente e corpo e a questão da identidade pessoal. Tal como acontece em Descartes, também em Kant, todos os pensamentos ou representações devem ser acompanhados pelo ego, constituindo-se, assim, a unidade da autoconsciência.

Contudo, essa unidade é, em Kant, apenas uma condição formal do conhecimento, não sendo possível afirmar com certeza cognitiva sua existência como substância – como uma *res cogitans*, conforme em Descartes.[31] Podemos, contudo, pensar e dar sentido a essa unidade pessoal como possibilidade, cuidando sempre para não chegarmos a conclusões a seu respeito que confundam conhecer e pensar e que, assim, ultrapassem os limites impostos pela experiência, isto é, conclusões metafísicas acerca de sua existência.

Esse tipo de posição crítica do conhecimento da identidade pessoal é importante, pois permite, em psicoterapia, manter uma posição de neutralidade relativa sobre as teorias predominantes que fundamentam seu funcionamento. Tal tipo de visão não deixa de ser uma releitura da máxima socrática "Só sei que nada sei", a qual também deveria ser a postura crítica de todo psicoterapeuta.

## O positivismo

A partir do século XIX, a abordagem filosófica e científica dos fenômenos mentais, como a percepção, a memória, a inteligência e a aquisição do conhecimento, também passaram por uma mudança profunda, com o abandono gradual do método analítico e da introspecção. Defendendo ideias ainda mais radicais que os empiristas ingleses, positivistas como Augusto Comte (1798-1857) passaram a defender que tudo deveria ser provado e verificado, inclusive a existência de Deus, taxando aquilo que não pudesse ser verificado como um conhecimento teórico e não científico. Os positivistas se opunham ao idealismo e ao romantismo, que valorizava as emoções e a subjetividade, e propunham como único método geral de aquisição do conhecimento a observação dos fenômenos e a primazia da experiência, única capaz de produzir, a partir dos dados concretos (positivos), a verdadeira ciência, subordinando a imaginação à observação e tomando como base apenas o mundo físico ou material.

> O positivismo coincidiu com um momento de grande sucesso da ciência e do método científico, os quais ajudaram a desvendar vários questionamentos da física, da química e da biologia. Por exemplo, nessa época, Darwin propôs sua teoria sobre as origens e a evolução das espécies com base em suas observações cuidadosas, afrontando com argumentos científicos as teorias criacionistas defendidas pela Bíblia há milênios. A metodologia que teve tanto sucesso nas ciências naturais também passou a ser empregada na medicina, ajudando a desvendar as funções dos diferentes órgãos e revelando as causas das doenças e seu tratamento.

Esse clima favorável criou as condições para o surgimento da psicologia científica, que se deu com a fundação do primeiro laboratório de pesquisa na área, criado por Wilhelm Wundt (1832-1920), em 1879, na Alemanha. Wundt foi um dos primeiros psicólogos de orientação científica que seguiam a teoria evolucionista de Darwin, defendendo que o comportamento humano e o comportamento animal eram regidos pelas mesmas leis naturais, contrariando a visão idealista e superior que se tinha do psiquismo humano (*anima nobili* ou animal racional) sobre as demais espécies (*anima vili* ou irracionais).

Tal concepção abria a possibilidade de aplicar em humanos conhecimentos adquiridos em experimentos com animais. Um bom exemplo prático dessa transposição de achados laboratoriais em animais para a clínica foi o surgimento da psicoterapia comportamental, que baseava suas técnicas nos experimentos de condicionamento aprendido em cães realizados por Pavlov.

## Fenomenologia

O termo "fenomenologia" surgiu no século XVIII, aparecendo, por exemplo, nas obras de Immanuel Kant e de Georg Wilhelm Friedrich Hegel (1770-1831). No entanto, a fenomenologia assume, no século XX, outra dimensão, chegando a tornar-se para alguns de seus proponentes não apenas uma parte da filosofia, mas a própria prática filosófica.

Edmund Husserl foi o fundador do movimento fenomenológico, inspirando-se na psicologia descritiva de Franz Brentano, seu professor. Para Brentano, os fenômenos são tudo aquilo que se dá à consciência: fenômenos mentais, isto é, os atos de consciência – volições, percepções, juízos, emoções, etc. – e seus conteúdos; e fenômenos físicos, isto é, objetos da percepção externa, como cores ou formas. De acordo com Brentano, todo fenômeno mental ou ato de consciência se dirige a um objeto, e nisso se constitui a intencionalidade da consciência, a qual constitui o centro da sua psicologia descritiva (noção que, como já vimos, tem sua origem em Tomás de Aquino). A psicologia descritiva tinha como tarefa definir e classificar os diferentes tipos de fenômenos mentais.[18]

A fenomenologia husserliana surge como resposta ao desafio epistemológico colocado pelo positivismo no campo das ciências, particularmente no campo da psicologia. Em nossa atividade cognitiva, usamos formas lógicas, como o princípio de identidade e o princípio de não contradição, que servem de fundamento e de garantia para a validade do conhecimento. Mas quais são os fundamentos das próprias formas lógicas?[19] Será que são meras generalizações de relações particulares dadas empiricamente, meras representações simbólicas? Se assim for, com que legitimidade podemos afirmar que são necessariamente válidas para todos os casos, e não apenas para os casos concretos a partir dos quais foram abstraídas?

A proposta fenomenológica de Husserl procura determinar as fundações experimentais das condições de possibilidade de todo ato cognitivo, de modo que descobre antecedentes em Descartes e Kant. Husserl se propõe a realizar uma refundação radical do conhecimento, o que exigirá um conjunto de tarefas infinitas de análise no campo da consciência. Isso requer uma mudança radical de ponto de vista, implicando aquilo a que Husserl – seguindo Descartes – chama de *epoché*, uma suspensão dos juízos a respeito do mundo e da crença na existência do mundo que põe entre parênteses tudo aquilo que existe.³²

Nessa perspectiva, encontra-se a redução fenomenológica, um processo que reconduz toda experiência à esfera de certeza da subjetividade transcendental, ao ego transcendental. Tal como em Descartes, apenas o eu pensante, a consciência, resiste à dúvida; mas, diferentemente de Descartes e de forma semelhante a Kant, o ego transcendental não é uma substância, é apenas uma estrutura formal e vazia de conteúdo que acompanha todos os atos conscientes.¹⁹

A fenomenologia vira-se, portanto, para a vida da consciência, propondo estabelecer-se como uma ciência da consciência, das estruturas intencionais dos atos conscientes e de seus correlatos objetivos. Diferentemente do que acontecia em Descartes e em seu dualismo *res cogitans/res extensa*, a fenomenologia supera a divisão sujeito/objeto por meio da intencionalidade, concebida como uma unidade entre o sujeito, os atos conscientes e os objetos desses atos. Tal unidade constitui a vivência intencional ou, dito de outro modo, o fenômeno,¹⁹ o qual deve ser compreendido no modo de seu aparecimento à consciência, evitando a imposição de pressupostos de qualquer natureza. O objetivo é reavivar nosso contato com a realidade apelando a um retorno à vida do sujeito vivo, a uma experiência humana concreta que tente captar a vida enquanto a vivemos.

Sob tal ponto de vista, a fenomenologia é a ciência das vivências ou dos conteúdos de consciência dos indivíduos, e, desse modo, ela define a psicologia moderna. Essa ciência baseia-se na intencionalidade, de acordo com a qual todo fenômeno psíquico se refere a um conteúdo, se dirige a um objeto.¹⁹ A consciência é, portanto, um modo de referência a um conteúdo. Independentemente da existência real do objeto do ato intencional, o próprio ato tem um conteúdo e um sentido; abre-se, assim, um novo domínio de análise, o dos significados dos atos conscientes e de seus conteúdos, suas interconexões e leis vinculativas (como é o caso dos princípios lógicos de identidade e de não contradição).

Além disso, uma vez que todo ato consciente é acompanhado de sentido, todo ato consciente é dotado por uma intenção de comunicação, explícita ou implícita, de um falante para um ouvinte. Superando a dicotomia sujeito/objeto, todo ato intencional – todo fenômeno – mostra ser constitutivamente intersubjetivo, funcionando como signo de vivências que manifestam a intenção do falante ao ouvinte.¹⁹

Embora com algumas diferenças que não poderemos abordar aqui, pode-se dizer que essa estrutura correlacional se estende à esfera da subjetividade: por um lado, temos o ego transcendental, meramente formal e vazio de conteúdo, que reúne os diversos atos de consciência no feixe da vida consciente; por outro lado, temos o ego empírico, o sujeito com seus conteúdos experienciais significativos, o qual é para si próprio um fenômeno, estando exposto, assim, enquanto sujeito concreto, à análise fenomenológica.³²

A fenomenologia fornece acesso privilegiado à experiência vivida na primeira pessoa, na qual a subjetividade deve ser compreendida como inseparavelmente envolvida no processo de constituição da objetividade. Tal questão, bem como o lugar central da intencionalidade na fenomenologia, foi sujeita a debate e reformulação pelas diferentes figuras do movimento fenomenológico, entre as quais se encontram Martin Heidegger (1889-1976), responsável pela viragem existencial da fenomenologia, Max Scheler (1874-1928), Jean-Paul Sartre (1905-1980), Emmanuel Lévinas (1905-1995), Maurice Merleau-Ponty (1908-1961) e Hannah Arendt (1906-1975).

Os conceitos da fenomenologia foram utilizados por Karl Jaspers (1883-1969), psiquiatra e filósofo alemão, para criar um sistema descritivo da psicopatologia com base em princípios existencialistas de se colocar na pele do outro, no intuito de perceber a realidade a partir de sua perspectiva. Além disso, usou a fenomenologia para dar forma psicopatológica a fenômenos mentais abstratos, em seu famoso tratado *Psicopatologia geral*.³³

O existencialismo e a fenomenologia foram importantes influências para Carl Rogers (1902-1987) desenvolver uma forma de psicoterapia humanística, centrada no aqui e agora do paciente e que usava elementos de psicoeducação. Além disso, a correlação apoiada no binômio falante-ouvinte é central para a fenomenologia e revelou-se particularmente relevante para a terapia psicanalítica, tendo sido apropriada e desenvolvida por Melanie Klein (1882-1960), Donald Winnicott (1896-1971), Wilfred Bion (1897-1979), entre outros psicanalistas.

## Pós-modernismo

Essas ideias pavimentaram a estrada para o que viria a ser denominado pós-modernidade e que se consolidou como corrente filosófica a partir da segunda metade do século XX, para a qual contribuíram filósofos como Friedrich Nietzsche (1844-1900), Martin Heidegger (1889-1976), Michel Foucault (1926-1984) e Jacques Derrida (1930-2004).

Michel Foucault é particularmente relevante para uma apreciação histórica do campo da psicoterapia, considerando suas teses relativas à constituição das subjetividades, as quais partem justamente da superação da dicotomia sujeito/objeto e do dualismo cartesiano.

Efetivamente, a virada existencial no campo da fenomenologia levada a cabo por Heidegger inscreveu a estrutura correlacional constitutiva do fenômeno – previamente limitada à esfera da consciência – no campo das relações materiais de um sujeito situado no mundo, imerso em uma cultura, em uma linguagem, em discursos, em normas, em um tempo e em um lugar. Assim, a história e a política tornam-se fundamentais para uma compreensão da subjetividade e de sua constituição.

Em vez de se fundar em princípios meramente formais – como, por exemplo, uma subjetividade transcendental –, o sujeito pós-moderno é um sujeito "encarnado", passível de ser controlado e administrado por diversas técnicas de sujeição à norma.

As dicotomias mente/corpo e sujeito/objeto são superadas por uma correlação que manifesta esses tópicos fenomenicamente em suas codependência e inter-relação, isto é, em sua constituição mútua. Agora, abre-se espaço para analisar essa mesma correlação, desconstruí-la em seus elementos e questioná-la em seu sentido. Essa correlação traduz-se no fato de estar vivo, na própria vida. E é essa vida que se torna o foco da inquirição. Uma das figuras de tal correlação abordada por Foucault em sua obra é o sexo, nomeadamente o sexo a partir do século XVII até nosso tempo, momento em que, para o autor, a Idade da Repressão tem origem.[34]

A tese moderna ou tradicional sobre a repressão do sexo assenta-se na premissa da necessidade de recondução de toda a força de trabalho dissipada futilmente para o trabalho, no contexto de um modo de produção capitalista. Consequentemente, os prazeres advenientes do sexo deveriam ser reduzidos a um mínimo capaz de garantir a reprodução da força de trabalho.[34] Daí teria resultado a remissão do sexo ao quarto do casal, uma certa injunção de silêncio sobra a prática sexual, e a associação da transgressão da norma a toda atividade sexual que excede o horizonte reprodutivo.[34]

Entretanto, Foucault apresenta uma hipótese alternativa ou complementar à hipótese repressiva tradicional. E se a repressão do sexo e sua proibição fora dos domínios reconhecidos pela norma estivessem acopladas à sensação de transgressão produzida pelo mero falar sobre sexo? E se os discursos sobre o sexo trouxessem consigo certa subversão relativamente ao poder instituído, certa promessa de revolta, de liberdade e de felicidade por vir?[34]

Em vez de mera repressão, teríamos um reforço recíproco de repressão e de discurso sobre o sexo, um reforço recíproco de poder e de sexo ou, melhor, de poder e de discurso/saber sobre sexo. Para Foucault, parece mesmo haver, em nossa sociedade, uma superabundância de discurso sobre sexo, de tal forma que já não há quem o escute, tendo o ouvinte de ser procurado, também ele, no mercado de trocas e pago por seus serviços.[34]

Temos aqui, portanto, o aparente paradoxo de uma sociedade composta por indivíduos que se revoltam contra a opressão falando sobre sexo e que, em virtude de sua loquacidade, acabam falando sozinhos, votados a um isolamento extremo e cada vez mais expostos e sujeitos ao controle dos dispositivos de subjetivação do poder vigente. O objetivo primordial de Foucault não é, portanto, demonstrar a falsidade da hipótese repressiva, mas reconsiderá-la em uma economia dos discursos sobre sexo.[34]

A valorização do discurso sobre o sexo – isto é, sua transformação em medida das relações sociais – teve efeitos de deslocamento e de intensificação do próprio desejo.[34] Isso não só estendeu o domínio daquilo que pode ser dito sobre o sexo, mas constituiu dispositivos autônomos de produção discursiva que se estenderam às mais diversas áreas do saber, ampliando as relações de poder sobre os prazeres e as técnicas de sua administração.

Para Foucault, da medicina e da psiquiatria, passando pela etiologia das doenças mentais e terminando na justiça penal,[34] foram desenvolvidos conjuntos de controles sociais e de administração fundamentados na produção não de um silêncio, como na hipótese repressiva, mas de muitos silêncios que servem de outros tantos pontos de apoio aos mais diversos discursos e a seus processos de normalização e institucionalização.[34]

Foucault chama de "biopolítica" esse domínio aberto pela administração da vida e por sua sujeição ao cálculo, um domínio no qual o binômio poder-saber se constitui em agente de transformação da vida humana.[34] Diz Foucault: "O homem, durante milênios, permaneceu o que era para Aristóteles: um animal vivo e, além disso, capaz de existência política; o homem moderno é um animal, em cuja política, sua vida de ser vivo está em questão".[34]

Surgiu, dessa forma, no campo da medicina, uma série de patologias orgânicas, funcionais e mentais com origem nas práticas sexuais, bem como a classificação e a gestão dos prazeres. Não se impõe o silêncio sobre o sexo, mas o controle das manifestações de prazer e da vida por via da produção de discursos e da disseminação dos diferentes silêncios. O discurso sobre sexo e seu ímpeto normalizador procura incorporar nos indivíduos e em seus comportamentos aquilo que neles escapa a toda a norma por via de um mecanismo de dupla incitação: o poder persegue o prazer e afirma-se neste último; o prazer intensifica-se por escapar ao poder, ao mesmo tempo que se realiza no exercício deste último.[34]

Tal visão filosófica propiciou o aparecimento de movimentos alternativos dentro da saúde mental a partir da década de 1960, servindo como base teórica para o surgimento da antipsiquiatria, movimento que se opunha ferozmente ao diagnóstico psiquiátrico, aos tratamentos farmacológicos, às internações e aos manicômios. Esse movimento considera que as doenças mentais não existem e são apenas rótulos fictícios utilizados para excluir indivíduos com comportamentos indesejados do convívio social. Tal concepção social das doenças mentais serviu como catalisadora de importantes mudanças na abordagem em saúde mental, como a desinstitucionalização, a ressocialização e o atendimento concentrado em centros multidisciplinares e comunitários, apoiados por internações de curta duração em hospitais gerais.

Além disso, ideias libertárias desses movimentos ajudaram a corrigir erros históricos, fazendo a Associação Americana de Psiquiatria (1972) e a Associação Americana de Psicologia (1973) retirarem o rótulo patológico da homossexualidade. Todavia, quando os defensores desse tipo de ideias tiveram a oportunidade de gerenciar os serviços de saúde mental, propiciaram muito mais um estado de tensão e luta de poder do que o desenvolvimento de abordagens racionais e efetivas para os grupos de pessoas que sofrem de doenças mentais graves.

Esse tipo de pensamento filosófico também possibilitou o surgimento de psicoterapias que se contrapunham aos modelos tradicionais, como a terapia centrada no cliente de Carl Rogers, a terapia humanista, ou logoterapia, de Viktor Frankl, a terapia sistêmica e de grupos e a teoria dos fatores comuns. Esta última propõe que fatores comuns a todas as terapias seriam os ingredientes críticos para a mudança terapêutica, e não as técnicas propostas pelas diferentes escolas ou modelos de psicoterapia. Contudo, muitas dessas técnicas nunca comprovaram sua efetividade, não se consolidando como métodos psicoterapêuticos bem estabelecidos.

## Teorias da localização anatômica da mente

Outro assunto de intenso debate entre filósofos e médicos helênicos foi o da localização anatômica da alma. Se, na atualidade, não temos dúvida de que a atividade mental é um fenômeno resultante da atividade cerebral, durante milênios essa associação não era tão óbvia, tendo havido propostas de inúmeras localizações, entre elas nos pulmões, no timo, no coração, no cérebro e nos intestinos.

Entretanto, duas escolas polarizaram o debate que duraria séculos, dividindo-se entre aqueles que defendiam o coração e aqueles que defendiam o cérebro como o "assento da alma humana".[35] Entre os defensores da teoria cardiocêntrica, encontravam-se Aristóteles, Diócles (375-295 a.C.) e Zenão (333-264 a.C.), enquanto Alcmeão (século VI a.C.), Pitágoras (569-475 a.C.), Hipócrates (460-370 a.C.) e Platão eram defensores da teoria encefalocêntrica.[36]

Filósofos naturalistas ou pré-socráticos defendiam que existiam vários tipos de almas, com funções distintas e compostas por diferentes elementos naturais, como a terra, o fogo, a água e o ar, os quais estariam localizados em diferentes partes do corpo. Por exemplo, Anaxímenes (588-524 a.C.) acreditava que o princípio primordial (*arkhé*) era o ar e que a alma também era feita dessa substância e estaria localizada nos pulmões; no advento da morte, seria expelida por pequenos poros existentes na pele (o último suspiro). Já Empédocles (495--435 a.C.) sustentava que a alma se sentava no sangue que circulava ao redor do coração, produzindo os pensamentos. As ideias unitárias da existência de uma única alma passaram a predominar com Aristóteles, um crítico do pensamento animista pré-socrático, mas que defendia o coração como o local anatômico da alma.[35]

Os defensores da teoria encefalocêntrica basearam muito de suas conclusões em observações de mudança de comportamento em pessoas que sofriam lesões cranianas ou em experimentos com animais. O médico Alcmeão, usando possivelmente técnicas de dissecção, percebeu que os órgãos do sentido direcionavam suas terminações nervosas ao crânio e que entravam nele por orifícios, ligando-se anatomicamente com a massa cerebral. Da mesma forma, Hipócrates defendia o cérebro como centro da mente e afirmava que as afecções neurológicas, como a epilepsia e as doenças mentais, não eram causadas por entidades demoníacas, mas que tinham causas naturais. Além disso, seus tratados contêm descrições de lesões cerebrais em áreas específicas que acarretavam perda de função em áreas distantes do corpo, dando início à localização e à especificidade de diferentes funções cerebrais. No Renascimento, Leonardo da Vinci (1452-1519) ajudou a resolver o impasse milenar ao realizar seus famosos estudos anatômicos, provando que a função cardíaca era bombear o sangue ao longo do sistema circulatório, enquanto relacionou o cérebro com os movimentos, os sentimentos e a cognição.[36]

## A visão dualista e monista nos dias atuais

Apesar de não haver mais dúvidas sobre a localização cerebral da mente, diversos debates sobre concepções monistas e dualistas ainda persistem no campo teórico das psicoterapias. O modelo monista ganhou força hegemônica a partir dos resultados inquestionáveis de trabalhos clássicos do final do século XIX, como os de Paul Broca (1824-1880), que determinou a região do córtex responsável pela fala; John Hughlings Jackson (1835-1911), que propôs um sistema de controle hierárquico das áreas inferiores do cérebro por regiões corticais superiores, fundamentando suas conclusões nos déficits ocasionados por focos epiléticos em diferentes partes do córtex cerebral; e Alois Alzheimer (1864-1915), que descreveu as lesões neurofibrilares como causadoras dos quadros de demência que atualmente levam seu nome.

No final da primeira metade do século XX, foram produzidos fármacos que têm ação direta no sistema nervoso central (SNC) e conseguem esbater sintomas dos transtornos mentais. Ainda, no final do século XX e início do século XXI, surgiram os estudos de neuroimagem funcional, que demonstraram a ação central das psicoterapias, com efeitos neurofisiológicos semelhantes aos demonstrados pelos psicofármacos.[37] Mais recentemente, no século XXI, casos de depressão resistente e de transtorno obsessivo-compulsivo (TOC) grave puderam ser tratados com eletrodos implantados profundamente no cérebro dos pacientes, sendo que seu efeito pode ser observado em tempo real.*

Contudo, concepções dualistas persistem até os dias de hoje no campo das psicoterapias pelo valor heurístico (prático), por permitirem, conceitualmente, que trabalhemos no âmbito da subjetividade dos indivíduos. Na prática diária, não precisamos, a todo tempo, pensar no efeito cerebral que nossas intervenções estão exercendo no SNC. Além disso, quando são idealizados modelos de intervenções específicas, ninguém pensa, *a priori*, qual área cerebral ou tipo de receptor eles atingirão.

Entretanto, se, na prática, podemos trabalhar em psicoterapia como se a mente fosse uma dimensão separada de sua neurofisiologia subjacente, sempre devemos ter em mente que a ação das psicoterapias ocorre, necessariamente, das alterações que produzem conexões neuronais que se dão por mecanismos semelhantes aos das intervenções educacionais de aprendizado.[39]

---

* Ver reportagem da CNN publicada no Youtube.[38]

## AS PSICOTERAPIAS MODERNAS

### Fatos históricos relevantes às psicoterapias

Durante a Idade Média e parte do Renascimento (século XIV ao XVI), os "loucos" ou os "alienados" eram considerados seres que viviam em uma existência próxima à de animais por terem perdido a razão, que, desde os tempos aristotélicos, era considerada o elemento determinante (*sine qua non*) da condição humana. Sob essa prerrogativa teórica desumanizante, pessoas com quadros de doenças mentais graves eram afastadas do convívio social e encarceradas em masmorras com prisioneiros comuns ou queimadas por serem acusadas de praticantes de bruxaria. Somente no século XVIII, quando o ideário humanístico da Revolução Francesa (1789-1799) passou a predominar culturalmente na Europa, ocorreu uma transformação na abordagem das doenças mentais, que passaram a ser encaradas como entidades médicas.

A famosa cena de Philippe Pinel (1745-1826) tirando os grilhões dos pacientes internados no Hospital da Salpêtrière é uma espécie de "Liberdade", de Eugène Delacroix (1798-1863), da psiquiatria moderna. As propostas de Pinel marcam uma inflexão humanística no tratamento dos doentes mentais. Pinel propunha que os "alienados" deveriam ser tratados humanamente, porque eram pessoas que sofriam de doenças médicas, defendendo que essas patologias deveriam ser estudadas da mesma forma que eram estudadas as outras doenças na medicina. Advogava que a observação clínica, a descrição detalhada e a classificação dos fenômenos e das doenças ajudariam a traçar o curso e o prognóstico dos transtornos mentais, além de indicar a melhor forma de tratamento.

Ele tinha uma visão moralista e idealista das doenças mentais, usando o homem racional como a normalidade a ser alcançada. Considerava que as causas psicológicas e sociais eram as mais importantes, propondo que era necessário coletar uma história pessoal detalhada para se obter os elementos cruciais para o diagnóstico, assim como para guiar o tratamento correto. Os tratamentos propostos por Pinel consistiam geralmente em uma abordagem muito semelhante a uma psicoterapia, deixando medicamentos, contenções mecânicas e isolamento para casos extremos e não responsivos.

O tratamento psicossocial que propunha envolvia ensinar os padrões moralmente aceitáveis de amor, ternura, compaixão e autocontrole de comportamentos disruptivos ou não aceitáveis no âmbito social. Em resumo, sua visão pode ser considerada humanística do ponto de vista institucional, observacional e médica na esfera nosológica e psicossocial na esfera terapêutica. Tal visão inspirou gerações de psiquiatras das duas principais escolas europeias de psiquiatria do século XIX, a escola francesa e a escola alemã.

A escola alemã, encabeçada por psiquiatras e neurologistas como Karl Wernicke (1848-1905), Alois Alzheimer, Arnold Pick (1851-1924) e Emil Kraepelin (1856-1926), focou os aspectos neurológicos e descritivos de doenças graves como as demências e psicoses. Já a escola francesa, representada por Jean Esquirol (1772-1840), Jean-Martin Charcot (1825-1893) e Pierre Janet (1859-1947), centrou-se nos determinantes sociais e psicológicos das doenças menos graves, por exemplo, as histerias e os transtornos somatoformes. Dessa forma, enquanto a primeira foi o modelo dominante no que diz respeito ao tratamento médico de pacientes graves e que necessitavam de internações hospitalares, a escola francesa foi o modelo de abordagem para os pacientes ambulatoriais e, consequentemente, para as psicoterapias.

Por exemplo, o austríaco Sigmund Freud (1856-1939), formado na mais pura tradição médica alemã, interessou-se tanto pelo trabalho de Charcot com histéricos que, em 1885, fez um estágio em Paris com o médico francês. Freud era médico do ambulatório de pacientes psicossomáticos do Hospital Geral de Viena, onde trabalhava com histéricos com quadros de cegueira, paralisias e mutismos e para os quais as abordagens com hipnotismo de Charcot se mostravam muito úteis. A estada francesa de Freud se mostraria essencial para os primeiros *insights* daquilo que viria a ser sua maior obra e que pode ser considerada a primeira psicoterapia estruturada da história.

### Origens do termo psicoterapia

Muitas das tentativas de intervenções psicológicas ocorreram na transição do século XVIII para o século XIX, e quase todas estavam na esfera ou muito próximas do charlatanismo. A mais famosa delas foi a do magnetismo animal, proposta pelo médico austríaco Franz Anton Mesmer (1734-1815). Ele defendia que a doença mental surgia a partir de um desequilíbrio do campo magnético corporal, que desregulava os elementos, como ferro, contidos no sangue, o qual podia ser revertido com o uso de pedras com propriedades magnéticas. Junto com o método magnético, Mesmer também utilizava longas sessões catárticas grupais que envolviam técnicas hipnóticas. Rapidamente, suas técnicas foram usadas por médicos e leigos ao longo de toda a Europa, o que desencadeou uma forte reação dos meios acadêmicos, que acusaram seus praticantes de pseudocientíficos e charlatães.

O uso da sugestão e da hipnose de modo heurístico foi a inspiração para cunhar o termo "psicoterapêutico", empregado pelo médico inglês Daniel Hack Tuke em um capítulo de seu livro intitulado *Illustrations of the Influence of the Mind upon the Body in Health and Disease: Designed to Elucidate the Action of the Imagination*, de 1872. Tuke argumentava que a ciência e a medicina deveriam estudar o efeito curativo de técnicas que usavam a sugestão e a hipnose, porque era evidente que elas poderiam auxiliar no tratamento de determinadas afecções. O elemento revolucionário de Tuke encontra-se no fato de propor que haveria uma comunicação evidente entre a mente (psique) e o corpo que deveria ser desvendada.[40]

O termo popularizou-se quando Hippolyte Bernheim (1837-1919), famoso professor da escola médica de Nancy, citou, em seu famoso livro, as ideias de Tuke.[40] Entretanto, é importante ressaltar que, enquanto o termo era utilizado por Tuke no sentido que hoje chamaríamos de placebo, Bernheim empregou o termo mais próximo do sentido de "psicoterapia". Isso ocorreu porque, além do uso de hipnose, Bernheim sugeriu o emprego de longas sessões de conversas com pacientes como abordagem terapêutica. Médicos respeitados, como Jean-Martin Charcot (1825-1893) e Pierre Janet (1859-1947), aprimoraram o uso da hipnose em quadros dissociativos, tornando a técnica menos suspeita e aceita no meio médico no final do século XIX.

## A explosão das psicoterapias no século XX

Em 2017, 174 tipos diferentes de psicoterapias são citados na Wikipédia.[41] Contudo, se as psicoterapias fossem agrupadas de acordo com suas orientações teóricas, encontraríamos seis modelos gerais: (1) o **modelo psicanalítico**, criado por Freud, que leva em conta o determinismo dos conflitos psíquicos inconscientes e dos mecanismos de defesa do ego sobre os sintomas mentais e a conduta humana; (2) o **modelo comportamental**, que foca as formas de comportamento aprendido e condicionado de Pavlov, Watson, Skinner, Wolpe e Bandura; (3) o **modelo cognitivo**, desenvolvido por Ellis e Aaron Beck, que enfatiza o papel de cognições disfuncionais como fator responsável pelos sintomas, principalmente depressivos e ansiosos; (4) o **modelo existencial/humanista/centrado na pessoa**, de Carl Rogers e Viktor Frankl, que, fundamentado na fenomenologia e no existencialismo, propõe que o sofrimento humano decorre da perda de significado existencial; (5) o **modelo dos fatores comuns ou não específicos**, proposto por Jerome Frank, que preconiza que a boa relação, a empatia e o calor humano com o paciente são suficientes para melhorar os sintomas; e (6) o **modelo dos fatores biopsicossociais**, proposto originalmente por George Engel (1913-1999), que preconiza que fatores biológicos, psicológicos e sociais determinam todas as doenças mentais e que fundamentou intervenções específicas para os diferentes fatores, como a terapia interpessoal, a terapia familiar e a terapia de grupo.

## O modelo psicodinâmico ou a psicanálise: o primeiro modelo de psicoterapia estruturada

Em 1886, depois de abandonar sua carreira como neurocientista e professor assistente de psiquiatria na Universidade de Viena por causa do baixo salário, Freud passou a trabalhar na clínica privada junto com um colega mais velho e bem estabelecido chamado Josef Breuer (1842-1925). Breuer e Freud atendiam a comunidade judaica abastada de Viena, e seus pacientes eram, geralmente, mulheres que apresentavam quadros neuróticos e psicossomáticos, as quais eram tratadas com longas conversas e sessões de hipnose. Como muitas delas relatavam vivências traumáticas que tinham acontecido na infância, ou pouco antes de desenvolver seus sintomas, Freud passou a defender a ideia de que, além da biologia constitucional, fatores psicológicos e eventos traumáticos eram os responsáveis pelo surgimento de sintomas histéricos. Além disso, como muitos desses eventos traumáticos eram de âmbito sexual (p. ex., abuso, iniciação precoce da sexualidade, assédio por uma pessoa mais velha), Freud concluiu que a sexualidade era um tema central na etiologia das neuroses.

Como seus pacientes não se lembravam dos fatos que revelavam sob hipnose, Freud propôs que uma dimensão mental inconsciente influenciava dinamicamente o estado de consciência humano. Contudo, após anos de prática, convenceu-se de que o tratamento hipnótico dos quadros neuróticos não era efetivo, porque muitos pacientes não entravam em estado dissociativo ou se recusavam a ser hipnotizados. Em virtude disso, Freud passou a desenvolver um método que consistia basicamente em forçar as memórias reprimidas do inconsciente a se tornarem conscientes pela rememoração forçada.

> Percebendo que esse método também não era muito eficaz, Freud passou a solicitar a seus pacientes que tentassem falar tudo o que vinha a sua cabeça sem censura, criando uma técnica que passaria a ser chamada de associação livre. Freud notou que, por meio desse método, os pacientes contavam sonhos, cometiam atos falhos ou faziam associações que ajudavam a desvendar o conteúdo inconsciente de suas mentes sem a necessidade da hipnose. O resultado final foi um método terapêutico que ele chamou de psicanálise.

Apesar de a psicanálise sofrer críticas e forte resistência nos meios acadêmicos da Europa continental, na Inglaterra e nos Estados Unidos, ela rapidamente encontrou adeptos e se propagou como técnica psicoterapêutica, tornando-se um modelo quase hegemônico de psicoterapia até a primeira metade do século XX. Na Inglaterra, a fundação da Sociedade Psicanalítica Britânica por Ernest Jones (1879-1958), em 1913, e a tradução das obras de Freud por James Strachey (1887-1967), em 1925, contribuíram enormemente para a rápida difusão da psicanálise na língua inglesa. Outro fator determinante para seu crescimento na Grã-Bretanha foi o fato de Jones auxiliar inúmeros psicanalistas do continente europeu a se exilarem na Inglaterra durante a Segunda Guerra Mundial, entre eles Sigmund Freud, Anna Freud (1895-1982) e Melanie Klein (1882-1960). Anna Freud e Melanie Klein tiveram um papel importantíssimo na propagação das ideias psicanalíticas no mundo anglo-saxão. Além disso, a visita que Freud fez aos Estados Unidos, em 1911, foi de fundamental importância para a divulgação de sua obra e a difusão de sua técnica no continente norte-americano.

Pouco tempo depois de sua visita aos Estados Unidos, ocorreu a fundação da Associação Psicanalítica de Nova York (1911) e da Associação Psicanalítica Americana (1912), esta última criada por Ernest Jones. Diferentemente do que ocorreu na Europa, a psicanálise conseguiu um lugar de destaque nas grandes universidades norte-americanas, o que determinou o domínio de suas teorias na psiquiatria durante toda a primeira metade do século XX. Independentemente do problema conceitual que isso possa ter significado para outras formas de entendimento das doenças mentais, foi um fator cabal para a difusão das psicoterapias como método terapêutico em todo o mundo.

Contudo, o declínio da psicanálise como método hegemônico ocorreu a partir da segunda metade do século XX, quando descobertas no campo das neurociências e da medicina passaram gradualmente a dominar os modelos teóricos e conceituais das doenças mentais. Além disso, somaram-se críticas devido ao longo tempo de formação, ao custo dos tratamentos e à baixa efetividade da psicanálise em certas patologias, como na depressão recorrente. Esses problemas fizeram muitos terapeutas, como Aaron Beck (1921), que originalmente tinham formação psicodinâmica, pensarem em formas mais objetivas de psicoterapia. Essas novas modalidades psicoterapêuticas cognitivistas e comportamentais, que lidavam apenas com aspectos conscientes da personalidade, eram mais fáceis de ser aprendidas, além de preconizarem tratamentos de curta duração e focados na redução dos sintomas. Da mesma forma, essas psicoterapias eram "manualizadas", adaptando-se muito mais facilmente ao modelo empírico da medicina e ao ensaio clínico randomizado (ECR). Essas características permitiram que, rapidamente, dados empíricos embasassem sua eficácia, o que acarretou indicações precisas e custeio por seguros de saúde nos Estados Unidos.

Como reação a esses entraves, formas mais curtas de tratamentos psicodinâmicos foram propostas, e escolas com modelos mais simplificados de psicanálise surgiram, como a escola da psicologia do ego, defendida por Anna Freud, e a escola americana ou a mentalização, de Peter Fonagy (1952). Ainda, a Associação Mundial de Psicanálise passou a apoiar intensamente a pesquisa em psicoterapia de orientação analítica e a interlocução entre a psicanálise e a psiquiatria, promovida por figuras de destaque na Associação Americana de Psiquiatria, como Glen Gabbard (1949).

## A terapia comportamental

Com suas raízes datadas do final do século XIX, o behaviorismo, ou comportamentalismo, teve seu início com os trabalhos teóricos e experimentais do russo Ivan P. Pavlov (1849-1936), que, por meio de pesquisas com cães, descobriu o reflexo condicionado, e do norte-americano Edward L. Thorndike (1874-1949), que propôs a "lei do efeito", segundo a qual os efeitos de um comportamento afetam a probabilidade de que ele ocorra novamente, tendendo a ser repetido se acompanhado por recompensa ou evitado se seguido por um castigo. Posteriormente, em experimentos que seriam considerados completamente antiéticos nos dias de hoje, John Watson (1878-1958) usou o modelo pavloviano de aprendizagem para desenvolver fobias em crianças e comprovar que não havia necessidade de trauma no passado para o aparecimento dos sintomas. Na contramão desses experimentos, Mary Covers Jones (1897-1987) usou as mesmas ideias para desenvolver um método para curar as fobias.

Ainda, usando as ideias de Thorndike que propunham que o meio ambiente exercia pressão para que ocorresse o aumento ou a extinção de comportamentos humanos por meio do condicionamento operante, Burrhus F. Skinner (1904-1990) criou uma forma de psicoterapia chamada de behaviorismo radical. Esses comportamentalistas radicais, como Watson e Skinner, consideravam que apenas poderíamos levar em conta em psicologia fatos observáveis, negando qualquer papel às cognições e às emoções sobre o comportamento humano.

Nos anos de 1950, Joseph Wolpe (1915-1997), um médico sul-africano, desenvolveu uma técnica de dessensibilização sistemática para tratar fobias produzidas em gatos por meio de condicionamento clássico, que depois eram eliminadas com a exposição gradual. Essa técnica teve enorme sucesso também no tratamento de fobias em seres humanos, até ser substituída pela exposição *in vivo*. Muitos comportamentalistas menos radicais passaram a propor que era inegável que a cognição determinava ou influenciava o comportamento, o que propiciou o desenvolvimento de técnicas mistas denominadas cognitivo-comportamentais.

## Terapia existencial/humanista e centrada na pessoa

Nos anos de 1950, também como alternativa à psicanálise, surgiu uma técnica centrada na pessoa que valorizava fatores inespecíficos das psicoterapias, como a pessoa do terapeuta, a empatia, o calor humano e a autenticidade, desenvolvida por Carl Rogers (1902-1987). Na mesma época, Viktor Frankl propôs uma forma de psicoterapia existencial-humanista inspirada no existencialismo, que salientava o valor da liberdade de escolha. Frankl, que foi prisioneiro de campo de concentração durante a Segunda Guerra Mundial, estabeleceu que o objetivo de sua psicoterapia (logoterapia) era a descoberta de um sentido para a vida, defendendo que devemos encontrar um motivo para a realização pessoal mesmo nas condições mais adversas. Para ele, o desespero e o suicídio seriam a saída escolhida por aqueles indivíduos que não encontram significado para a vida. Frankl se contrapôs a Sartre, que considerava a vida um absurdo que deveria ser suportado heroicamente. Há uma entrevista em que o próprio Frankl explica esses princípios.[42]

Apesar de altamente atrativas do ponto de vista filosófico, as psicoterapias focadas na pessoa e existencialista tiveram pouco sucesso como métodos efetivos. Contudo, as terapias da "terceira onda", as cognitivo-comportamentais, também usam muitos dos conceitos da aceitação e da realização pessoal.

## O modelo cognitivo e as terapias cognitivas e cognitivo-comportamentais

A TCC surgiu em razão do descontentamento que existia com a psicanálise e com o behaviorismo radical nos Estados Unidos, no final dos anos de 1950. Seus principais idealizadores, Albert Ellis (1913-2007) e Aaron Beck (1921), criaram uma psicoterapia baseada no poder das cognições (pensamentos e crenças) e crenças em provocar emoções adequadas ou perturbadoras e induzir comportamentos adaptativos ou patológicos. Na terapia cognitiva, o alvo terapêutico encontra-se nos aspectos conscientes do indivíduo, por meio de um vínculo de trabalho com o paciente e focado em problemas do aqui e agora. A terapia cognitiva, por trabalhar com os aspectos conscientes e mensuráveis da mente, possibilita o teste empírico de suas hipóteses teóricas, além de permitir aferir de forma mais confiável a eficácia de suas técnicas.

As psicoterapias cognitivas não são necessariamente um corpo unificado de psicoterapias, sendo possível que variações em sua técnica sejam incorporadas por diferentes grupos de trabalho. Nesse sentido, a incorporação de técnicas comportamentais foi fundamental para o sucesso terapêutico em transtornos de ansiedade. Tal associação de técnicas passou a ser chamada de terapia cognitivo-comportamental. Entretanto, historicamente, Ellis e Beck devem ser destacados como seus maiores idealizadores. Ellis fundou a terapia racional-emotiva comportamental (TREC), que defende que o pensamento e as emoções são determinados pelos sistemas de crenças básicas e irracionais das pessoas e continuamente ativados em situações do dia a dia.

> A TREC tem como objetivo identificar e desafiar as crenças irracionais e substituí-las por outras mais realistas. Utiliza o poder da razão e da argumentação lógico-empírica, o desafio e o debate racional para tal finalidade, o que, por sua vez, acarreta mudanças no comportamento.

Aaron Beck era um psicanalista que tentava comprovar a teoria de Freud sobre a depressão, descrita em *Luto e melancolia*, em pacientes clínicos. De acordo com a referida teoria, a melancolia seria decorrente da raiva contra o objeto, retrofletida contra si mesmo, traduzindo-se em culpa excessiva, depressão e desejos de morte. Ao atender pacientes deprimidos, em vez de confirmar as ideias de Freud, Beck teve sua atenção voltada para a forma negativa de pensar e interpretar a realidade desses pacientes: visão negativa de si mesmo (sou inferior, sou incompetente, não tenho valor) visão negativa do mundo (injusto, hostil) e visão negativa do futuro (desesperança, fracasso). Formulou a hipótese de que o humor deprimido seria a consequência não de conflitos inconscientes, mas de pensamentos negativos característicos da depressão que estavam à margem da atividade mental consciente e que eram facilmente acessíveis. É uma reformulação do princípio estoico de que o que perturba não são as coisas em si, mas o que as pessoas pensam sobre as coisas. Beck também acreditava, como os racionalistas, no poder da razão, da argumentação lógica, para modificar comportamentos, e do questionamento de evidências como forma de corrigir crenças disfuncionais e melhorar os sintomas depressivos, que eram consequência de visões negativas de si próprio, do mundo e do futuro. Em homenagem a Sócrates, essa técnica é denominada de questionamento socrático. A TCC de Beck também incorporou fundamentos teóricos (aprendizagem) como métodos e procedimentos da terapia comportamental, como a prescrição de tarefas de casa, a estruturação das sessões e metas para cada sessão (agenda) e para o longo prazo, maior atividade por parte do terapeuta e mensuração sistemática de variáveis e desfechos. Por ser uma técnica de duração breve e estruturada, foi possível desenvolver protocolos e manuais que permitiram a reprodução de pesquisas e de ensaios clínicos, tornando-se a terapia com maiores estudos e evidências de eficácia da atualidade.

## O modelo interpessoal, a terapia sistêmica e a terapia de grupo

Nos anos de 1970, surgiu a terapia interpessoal de Weissman e Klerman, na esteira de autores muito influentes, como Adolf Meyer e Harry S. Sullivan, os quais passaram a valorizar os aspectos sociais (p. ex., perdas, mudanças de papéis, conflitos de papéis), mais especificamente as relações interpessoais, como fatores que influenciam tanto a gênese quanto a manutenção de transtornos como a depressão. A correção de problemas nessa área pode contribuir para a melhora dos sintomas. Na mesma linha, as terapias de grupo e de família, embora com enfoque psicodinâmico ou cognitivo-comportamental, valorizam a contribuição de fatores sistêmicos para os transtornos do indivíduo e da família e dos fatores de grupo como aspectos terapêuticos.

## Fatores comuns ou não específicos

Apesar da profusão de técnicas e enquadramentos teóricos, um fato interessante é a observação empírica de que a eficácia das diferentes psicoterapias é relativamente semelhante.[43] Isso já havia sido levantado de forma teórica em um artigo clássico de Saul Rosenzweig (1907-2004),[44] no qual era proposto que os benefícios de várias terapias eram decorrentes de fatores comuns a todas elas, e não das técnicas específicas que elas utilizavam. Rosenzweig defendeu que qualquer terapia, desde que praticada por um terapeuta competente e que acreditasse em seu método de tratamento, resultaria em desfechos semelhantes. Ele usou a metáfora do veredito do pássaro Dodô, personagem do livro *Alice no País das Maravilhas*, que, ao interromper a corrida de diferentes animais, proclamou "Todos venceram e todos devem ganhar prêmios" para se referir a essa semelhança de resultados. Desde essa época, a eficácia semelhante das diferentes psicoterapias tem sido conhecida como "o veredito do pássaro Dodô". Tal veredito tem sido utilizado como suporte empírico àqueles, como Jerome Frank,[45] que acreditam em que os fatores comuns seriam os verdadeiros responsáveis pela eficácia das psicoterapias. Esses fatores também são chamados de não específicos (em oposição aos específicos) e seriam comuns a todas as terapias. (Esse tópico foi ampliado no Cap. 4, "Fatores comuns e específicos das psicoterapias".)

## CONSIDERAÇÕES FINAIS

As psicoterapias são fruto de um processo histórico, ligado à própria construção do conhecimento científico, que tem aproximadamente 3 mil anos. Durante esse período, passamos de uma visão mítica e fantasiosa dos processos mentais e seus determinantes para uma em que as relações complexas entre o ser humano (sua biologia, seus ideais, seus sentimentos e sua conduta) e seu meio ambiente (familiar, social, político e ecológico) são determinantes para a saúde ou a doença. Sob tal contexto de extrema complexidade é que trabalhamos com as diferentes técnicas existentes para dirimir o sofrimento emocional. Nesse sentido, para podermos extrair todo o potencial que essas técnicas têm, precisamos, como terapeutas, ter em mente essa complexidade e fazer um esforço constante de racionalidade.

## REFERÊNCIAS

1. Wallerstein, R. S. Psicanálise e psicoterapia de orientação analítica: raízes históricas e situação atual. In: Eizirik, CL,; Aguiar RW,, Schestatsky SS. Psicoterapia de orientação analítica: fundamentos teóricos e clínicos. 2. ed. Porto Alegre: Artmed; 2005.
2. Costa-Rosa A. Práticas de cura místico-religiosas, psicoterapia e subjetividade contemporânea. Psicol USP. 2008;19(4):561-90.
3. Aristoteles, Pseudo-Longinus, Demetrius. Poetics. Cambridge: Harvard University; 1995.
4. Jung CG. Psychology and religion: the terry lectures. New Haven: Yale University; 1938.
5. William B. The history of medicine: a very short introduction. Oxford: Oxford University; 2008.
6. Bunge M, Ardila R. Philosophy of psychology. New York: Springer; 1987.
7. Peters FE. Greek philosophical terms: a historical lexicon. New York: New York University; 1967. p. 166-76.
8. Aristoteles. De anima. Oxford: Clarendon; 2016. p. 24-6.
9. Kirk GS, Raven JE, Schofield M. Os filósofos pré-socráticos: história crítica com selecção de textos. 7. ed. Lisboa: Fundação Calouste Gulbenkian; 2010.
10. Waterfield R. The first philosophers: the presocratics and sophists. Oxford: Oxford University; 2000.
11. Lorenz H. Ancient theories of soul. Stanford Encyclopedia of Philosophy; 2009.
12. Plato, Cooper JM, Hutchinson DS. Complete works. Indianapolis: Hackett; 1997.
13. Arendt H. The promise of politics. New York: Schocken Books; 2005.
14. Castanheira NP. Estar em casa no mundo: Hannah Arendt, crise do sentido e ser do humano [dissertação]. Lisboa: Faculdade de Letras da Universidade de Lisboa; 2015.
15. Zilioli U. From the Socratics to the Socratic Schools: classical ethics, metaphysics and epistemology. London: Routledge; 2015.
16. Aristóteles. Metafísica. Martinez TC, tradutor. Madrid: Gredos; 1994. p.26-27.
17. Aristoteles, Griechenland P. The Nicomachean ethics. Rackham H, tradutor. London: William Heinemann; 1962.
18. Moran D. Introduction to phenomenology. London: Routledge; 2013.
19. Hussel E. Investigações lógicas: investigações para a fenomenologia e a teoria do conhecimento. Parte II. Panzer U, editora, Morujão CA, Alves PMS, tradutores. Lisboa: Centro de Filosofia da Universidade de Lisboa; 2007.
20. Guttenplan SD, organizador. A Companion to the philosophy of mind. Oxford: Blackwell Publishers; 1995.
21. Descartes R, Adam CE, Tannery P, editores. Oeuvres de Descartes: VII meditationes de prima philosophia. Paris: J Vrin; 1973.

22. Descartes R, Adam CE, Tannery P, editores. Oeuvres de Descartes: VI discours de la méthode et essais. Paris: Cerf; 1902.
23. Agostinho. A Cidade de Deus. 2. ed, vol. II. Pereira JD, tradutor. Lisboa: Fundação Calouste Gulbenkian; 2000.
24. Machamer P, McGuire JE. Descartes's changing mind. Stud Hist Phil Sci. 2006;37:398-419.
25. Chalmers DJ. Philosophy of mind: classical and contemporary readings. New York: Oxford University; 2002.
26. Descartes R, Adam CE, Tannery P, editors. Oeuvres de Descartes: XI le monde; description du corps humain; passions de l'âme; anatomica; varia. Paris: Cerf; 1909.
27. Locke J. An essay concerning human understanding. Nidditch PH, editor. Oxford: Clarendon; 1975.
28. Beckert C. Ética. Lisboa: Centro de Filosofia da Universidade de Lisboa; 2012.
29. Hume D. A treatise of human nature. Selby-Bigge LA, editor. Oxford: Clarendon; 1960.
30. Hume D. An enquiry concerning human understanding. Millican P, editor. Oxford: Oxford University; 2007.
31. Kant I. Crítica da razão pura. Santos MP, Morujão AF, tradutores. Lisboa: Fundação Calouste Gulbenkian; 1994.
32. Husserl E. Méditations cartésiennes: introduction à la phénoménologie. Levinas E, Peiffer G, tradutores. Paris: J Vrin; 1966.
33. Jaspers K. General psychopathology. Baltimore: Johns Hopkins University; 1997. v.1.
34. Foucault M. História da sexualidade I: a vontade de saber. 13. ed. Albuquerque MTC, Albuquerque JAG, tradutores. Rio de Janeiro: Graal; 1999.
35. Crivellato E, Ribatti D. Soul, mind, brain: Greek philosophy and the birth of neuroscience. Brain Res Bull. 2007;71(4):327-36.
36. Doty RW. Alkmaion's discovery that brain creates mind: a revolution in human knowledge comparable to that of Copernicus and of Darwin. Neuroscience. 2007;147(3):561-8.
37. Schwartz JM, Stoessel PW, Baxter LR Jr, Martin KM, Phelps ME. Systematic changes in cerebral glucose metabolic rate after successful behavior modification treatment of obsessive-compulsive disorder. Arch Gen Psychiatry. 1996;53(2):109-13.
38. Hamman S. Deep Brain Stimulation for depression CNN presents special with Dr. Sanjay Gupta. Youtube. 2012. [capturado em: 18 dez 2017]. Disponível em: https://www.youtube.com/watch?v=Lq5rIILcVgA&feature=youtu.be.
39. Kandel ER. A new intellectual framework for psychiatry. Am J Psychiatry. 1998;155(4):457-69.*
40. Shamdasani S. Psychotherapy: the invention of a word. Hist Hum Sci. 2005;18(1):1-22.
41. List of psychotherapies. Wikpedia. 2017. [capturado em: 18 dez 2017]. Disponível em: https://en.wikipedia.org/wiki/List_of_psychotherapies.
42. Entrevista com Viktor Frankl: o sentido da vida. Youtube. 2014. [capturado em: 18 dez 2017]. Disponível em: https://www.youtube.com/watch?v=ryQj4BIfimE.
43. Luborsky L, Singer B, Luborsky L. Comparative studies of psychotherapies. Is it true that "everywon has one and all must have prizes"? Arch Gen Psychiatry. 1975;32(8):995-1008.
44. Rosenzweig S. Some implicit common factors in diverse methods of psychotherapy. Am J Ortopsychiatry. 1936;6(3):412-5.
45. Frank JD, Frank JB. Persuasion and healing: a comparative study of psychotherapy. 3 ed. Baltimore: Johns Hopkins University; 1991.

## LEITURAS RECOMENDADAS

Cloninger CR. A new conceptual paradigm from genetics and psychobiology for the science of mental health. Aust N Z J Psychiatry. 1999;33(2):174-86.

Freud S. Recomendações aos médicos que exercem a Psicanálise. In: Freud S. Obras psicológicas completas de Sigmund Freud: edição standard brasileira. Rio de Janeiro: Imago; 1996.

Levin TT, White CA, Kissane DW. A review of cognitive therapy in acute medical settings. Part I: therapy model and assessment. Palliat Support Care. 2013;11(2):141-53.

Wampold BE. The basics of psychotherapy: an introduction to theory and practice. Washington, DC : American Psychological Association; 2010.

# As principais psicoterapias:
## fundamentos teóricos, técnicas, indicações e contraindicações

Aristides Volpato Cordioli
Lucas Primo de Carvalho Alves
Lucianne Valdivia
Neusa Sica da Rocha

Este capítulo apresenta um breve panorama da psicoterapia e seus diversos tipos na atualidade, incluindo a origem, a evolução, o conceito e os elementos que caracterizam esse importante método de tratamento de problemas emocionais e transtornos mentais. Aqui, são descritos os principais modelos, os fundamentos teóricos e técnicas, bem como as indicações e as contraindicações da psicoterapia.

Originalmente chamada de cura pela fala, a psicoterapia tem suas origens na medicina antiga, na religião, na filosofia, na cura pela fé e no hipnotismo. Foi, entretanto, no final do século XIX que ela passou a ser usada como método de tratamento dos transtornos mentais, com um referencial teórico, uma técnica ou um método aplicado por um terapeuta treinado e adepto de um modelo definido. Com base no modelo médico e nas teorias e nos métodos de tratamento desenvolvidos por Freud, as terapias de orientação analítica e, em especial, a psicanálise floresceram sobretudo na primeira metade do século passado. Além de obterem ampla aceitação, disseminaram-se por todo o Ocidente. Suas dificuldades, entretanto, eram a longa duração do tratamento e o alto custo, aspectos que as tornavam inacessíveis para o grande público. Um obstáculo adicional foi o fato de que muitos de seus construtos teóricos eram difíceis de operacionalizar e comprovar por meio de pesquisa. Por esses motivos e, principalmente, pelo fato de se revelarem ineficazes para muitos transtornos mentais, no pós-guerra e, sobretudo, na segunda metade do século, houve um grande esforço para o desenvolvimento de novos métodos que, ao mesmo tempo, fossem mais efetivos, de duração menor, de custo mais baixo, e que, com isso, proporcionassem acesso a muito mais pessoas. Com esses objetivos, surgiram as terapias comportamentais, as terapias breves dinâmicas, as terapias cognitivas e cognitivo-comportamentais, as terapias interpessoais e, mais recentemente, as terapias contextuais ou comportamentais contextuais, como terapia dialética, *mindfulness*, aceitação e compromisso, entre outras. Também mostraram grande desenvolvimento as terapias de grupo, de casal e de família, ampliando em muito os transtornos ou problemas de vida abordados. Como resultado desses esforços, há, hoje, uma grande variedade de psicoterapias que integram protocolos de tratamento da maioria dos transtornos mentais. Para muitas condições, configuram-se como primeira escolha, enquanto, para outras tantas, são utilizadas associadas a medicamentos.

Este capítulo oferece ao leitor um panorama das psicoterapias mais comuns e em uso na atualidade. Inicia-se propondo um conceito de psicoterapia para, em seguida, descrever as psicoterapias mais comuns, seus fundamentos teóricos e técnicas e suas indicações e contraindicações.

## O QUE É A PSICOTERAPIA

Em todas as sociedades humanas, sempre existiram indivíduos que procuravam dar conforto psicológico a seus semelhantes, especialmente em situações em que as pessoas se sentiam ameaçadas por doenças, por condições naturais, como terremotos ou outras situações, que dizimavam grande parte das populações, ou mesmo diante de problemas pessoais. Movidos pela compaixão, sacerdotes, médiuns, pais e mães de santo, curandeiros e xamãs, por meio de orações, rituais religiosos, como a imposição de mãos e a invocação de espíritos ou santos, procuravam oferecer ajuda, consolar e dar e apoio aos que sofriam. Entre os que ofereciam conforto psicológico, encontravam-se os médicos que, diante dos poucos recursos de que dispunham para curar boa parte das doenças, desde a mais remota antiguidade e, muitas vezes, sem o saber, como diria Freud, exerciam a psicoterapia. Em todos esses exemplos, há um efeito psicoterápico de ações humanas que ocorre também no desabafo com um amigo em um culto religioso ou no efeito catártico buscado nas encenações das tragédias gregas, e não da psicoterapia entendida hoje como uma atividade profissional. Então, o que é a psicoterapia propriamente dita?

A psicoterapia como profissão teve início no final do século XIX e no início do século XX. Em seus primórdios, era chamada de terapia pela conversa (*talk therapy*), destacando-se o aspecto da comunicação verbal como sua principal característica. Como profissão, ela teria começado depois de uma famosa conferência de Freud em 1909, na Clark University, em que divulgou, pela primeira vez na América, suas teorias sobre a mente humana, sobre as origens das "neuroses" e seu método para tratá-las. Essa conferência teve grande repercussão nos Estados Unidos, e, em pouco tempo, a psicanálise passou a ser o método de psicoterapia predominante, conquistando também a simpatia do público americano. Desde então, passou a ser uma atividade praticada por profissionais com formação mais ou menos prolongada, com uma variedade de enfoques teóricos e de técnicas. Sociedades se formaram para divulgar os métodos da psicoterapia por meio de publicações e congressos e para proporcionar a formação de novos terapeutas. Independentemente dos métodos (técnicas) que propõem, as psicoterapias apresentam em comum algumas características.

Em uma definição geral, é possível dizer que a psicoterapia é um método de tratamento que utiliza meios psicológicos, em especial a comunicação verbal, mediante os quais um profissional treinado – o terapeuta – busca deliberadamente influenciar um cliente ou paciente, que o procura com a finalidade de obter alívio para um sofrimento de natureza psíquica.

O termo "paciente" está relacionado ao modelo médico, no qual a psicoterapia tem uma de suas raízes. Tal modelo é o mais comumente utilizado, sobretudo em serviços de saúde. Também é empregado o termo "cliente" para designar a pessoa que busca o atendimento. Na verdade, a psicoterapia distingue-se de outras modalidades de tratamento por ser muito mais uma atividade colaborativa entre o paciente e o terapeuta do que uma ação, predominantemente unilateral, exercida por alguém sobre outra pessoa, como ocorre com outros tratamentos médicos (p. ex., a cirurgia).

A psicoterapia também tem-se preocupado com objetivos que extrapolam o âmbito da psicopatologia e do sofrimento psíquico propriamente ditos ao procurar estimular o desenvolvimento pessoal e o melhor aproveitamento das capacidades pessoais do indivíduo, em especial no âmbito das relações humanas, com o objetivo de atingir um grau maior de aprimoramento e de satisfação pessoal.

▶ **Em resumo**

A psicoterapia:

- É um método de tratamento que utiliza meios psicológicos com a finalidade de aliviar um desconforto ou sofrimento psíquico, eliminar sintomas de um transtorno definido, resolver problemas

- pessoais de natureza emocional ou psicológica ou estimular o desenvolvimento pessoal.
- O método é utilizado por um profissional treinado, que, de forma deliberada e intencional, busca ajudar um cliente ou paciente que o procura com a finalidade de obter alívio para um sofrimento de natureza psíquica.
- O método é fundamentado em um racional ou uma teoria que oferece uma explanação para os sintomas e embasa uma técnica para sua remoção.
- É realizada em um contexto interpessoal – a relação terapêutica – e em um *setting* profissional.
- Utiliza a comunicação verbal como principal recurso.
- É uma atividade eminentemente colaborativa entre paciente e terapeuta.

As psicoterapias distinguem-se quanto a seus objetivos, fundamentos teóricos, frequência das sessões, tempo de duração, treinamento exigido dos terapeutas e condições pessoais que cada método exige de seus eventuais candidatos. O termo abrange desde as psicoterapias breves de apoio ou intervenções em crises, destinadas a auxiliar o paciente a superar dificuldades momentâneas, até formas mais complexas, como a psicanálise ou a terapia de orientação analítica, que se propõem a modificar aspectos mais ou menos amplos da personalidade. Embora todas utilizem a comunicação verbal no contexto de uma relação interpessoal, os diferentes modelos divergem quanto ao racional ou à explicação que propõem para justificar a ocorrência dos sintomas e as mudanças que almejam obter em seus pacientes por meio de seus métodos específicos. Por exemplo, para as terapias psicodinâmicas, o *insight* é considerado o principal ingrediente terapêutico; para as terapias comportamentais, as novas aprendizagens; para as terapias cognitivas, a correção de pensamentos ou crenças disfuncionais; para as terapias familiares, a mudança de fatores ambientais ou sistêmicos; e, para as terapias de grupo, o uso de fatores grupais.

Para a psicoterapia ser efetiva, ela depende, além do uso de técnicas específicas, de fatores que são considerados comuns a todas as terapias. Ela exige do terapeuta capacidade de empatia, autenticidade, calor humano, traços positivos de caráter (honestidade, interesse genuíno pelo paciente, facilidade de comunicação e de relacionar-se com outras pessoas), além de competência e conhecimento técnico sobre o problema ou transtorno a ser abordado. Por parte do paciente, requer a capacidade de estabelecer uma relação terapêutica, de se vincular afetivamente e de se comunicar de forma honesta com o terapeuta, bem como de ter confiança e desejo sincero de fazer mudanças. Essas condições são necessárias para todos os modelos de terapia.

## As psicoterapias são tratamentos eficazes?

Não há dúvida de que as psicoterapias são eficazes, visto que elas compartilham o mesmo *status* de evidência de muitas intervenções para outras condições em saúde, entre as quais medicamentos e procedimentos intervencionistas. Uma revisão sistemática que avaliou o tamanho de efeito das diversas modalidades de psicoterapia foi publicada por Huhn e colaboradores[1] e encontrou valores estatisticamente significativos entre 0,17 (tamanho de efeito pequeno) para a terapia cognitivo-comportamental (TCC) para abuso de álcool e 1,37 (efeito grande) para a TCC para transtorno obsessivo-compulsivo. Desse modo, fica evidente que a resposta ao tratamento é muito variável de acordo com a técnica e situação avaliadas.

Entretanto, vale ressaltar que, apesar de a psicoterapia ser uma intervenção com riscos mínimos e que visa ao bem-estar e à qualidade de vida do paciente, a avaliação das evidências mostra que muitas críticas feitas à indústria farmacêutica, por conflito de interesses, também cabem aos pesquisadores em psicoterapia. Além disso, na publicação de resultados das psicoterapias, pode haver um viés (tendência na publicação somente de resultados positivos ou que corroborem determinado modelo ao qual o autor se afilia, em detrimento de resultados nulos), o que pode aumentar artificialmente a eficácia da psicoterapia para um desfecho específico (p. ex., depressão maior). Assim, embora já esteja estabelecido que as psicoterapias são tratamentos eficazes, ainda é um assunto com grande espaço para novos estudos e melhor compreensão dos fatores que influenciam os resultados.

## PSICOTERAPIAS BASEADAS NA TEORIA PSICANALÍTICA – PSICANÁLISE E PSICOTERAPIA DE ORIENTAÇÃO ANALÍTICA

Várias modalidades de psicoterapia fundamentam-se na teoria psicanalítica: a psicanálise, a psicoterapia de orientação analítica, a psicoterapia breve dinâmica, além da terapia de grupo e algumas formas de terapia familiar.

### Psicanálise e psicoterapia de orientação analítica

**Fundamentos teóricos**

A psicanálise teve início nas experiências de Breuer e Freud ao tratarem pacientes com sintomas conversivos por meio de hipnose. Ao observarem que os sintomas desapareciam durante o transe hipnótico, Freud e Breuer propuseram como hipótese explicativa que o afastamento de impulsos inaceitáveis da consciência, por meio da repressão, era o responsável pelo caráter patogênico e que o ato de trazê-los de volta à consciência produzia a perda de tal característica e, por conseguinte, o desaparecimento dos sintomas. Freud desenvolveu outras formas de acessar os conteúdos mentais inconscientes: a livre associação – também chamada de regra fundamental da psicanálise –, a interpretação dos sonhos e a análise da transferência, até hoje utilizadas para tal fim.

No campo teórico, as ideias iniciais de Freud tiveram inúmeros desdobramentos, destacando-se a psicologia do ego, liderada por Anna Freud, a teoria das relações de objeto, produzida por Melanie Klein, a psicologia do *self*, desenvolvida por Heinz Kohut, a teoria do apego, fruto do trabalho de Bowlby e Bion,[2] o processo de separação e individuação de Margaret Mahler, entre outras teorias.[2]

De acordo com a psicologia do ego, o mundo intrapsíquico é caracterizado por conflitos entre três instâncias: o ego, o id e o superego. O conflito se manifesta por meio da ansiedade, que, por sua vez, mobiliza os mecanismos de defesa do ego. Os sintomas representam soluções de compromisso entre a expressão plena dos impulsos (ou sentimentos) e sua repressão ou seu manejo pelos mecanismos de defesa e moldam o caráter da pessoa. A análise das defesas, que surgem como resistência ao tratamento, é o foco da psicoterapia à luz da psicologia do ego.[2]

A teoria das relações de objeto parte do princípio de que as relações são internalizadas muito precocemente a partir dos primeiros meses de vida e envolvem as representações do *self* e do objeto e os afetos que ligam essas representações. Dissociação e projeção são os mecanismos de defesa mais utilizados nessa fase primitiva do desenvolvimento.[2]

Para Kohut (psicologia do *self*), os pacientes narcisistas, em vez de conflitos, teriam déficits de uma relação empática com a mãe, que os deixaria muito vulneráveis em questões de autoestima. Em sua formação, o *self* começaria sob a forma de núcleos fragmentados que adquiririam coesão como consequência de respostas empáticas dos pais.[2]

Além desses teóricos, também outros fizeram importantes contribuições para a teoria psicanalítica, como Bion, Winnicott, entre outros. Dependendo da orientação teórica ao qual é afiliado, o analista pode dar ênfase maior ou menor a cada um desses enfoques.

### A técnica da psicanálise

Na psicanálise, o analista adota uma atitude neutra, sentando-se às costas do paciente, não havendo, portanto, um contato visual direto. O paciente é orientado a expressar livremente e sem censura seus pensamentos, sentimentos, fantasias, sonhos, imagens, assim como as associações que ocorrem, sem prejulgar sobre sua relevância ou seu significado (regra fundamental da livre associação). O terapeuta, sentado atrás do divã, mantém uma atitude de curiosidade e de ouvinte atento. De tempos em tempos, interrompe as associações do paciente, fazendo-o observar determinadas conexões entre fatos de sua vida mental (interpretação), particularmente emoções ou fantasias relacionadas com a pessoa do terapeuta (transferência), que passam despercebidas, e refletir sobre seu significado subjacente (inconsciente).

Em virtude da neutralidade, da repetição frequente das sessões e do divã, são estabelecidas uma regressão e uma relação transferencial por parte do paciente, que passa a deslocar para a pessoa do terapeuta pensamentos e sentimentos voltados originariamente para indivíduos importantes de seu passado, repetindo padrões primitivos de relacionamento. Dessa forma, o passado se torna presente na chamada neurose de transferência. Por intermédio das interpretações, centradas na análise e na resolução da referida neurose transferencial, o paciente pode obter *insight* sobre tais padrões primitivos e desadaptados de relações interpessoais, compreender a origem de traços patológicos de seu caráter, reviver emoções perturbadoras associadas a figuras do passado (pai, mãe, irmãos), modificá-las e livrar-se dos sintomas. Um princípio básico da psicanálise é a elaboração. A interpretação repetitiva, a observação, a confrontação e a verbalização permitem ao paciente elaborar seus conflitos, ou seja, adquirir domínio sobre os conflitos internos e as emoções perturbadoras a eles associadas.

O terapeuta é neutro, uma vez que evita fazer julgamentos sobre os pensamentos, desejos e sentimentos do paciente. Apenas procura compreendê-los. Outrossim, é abstinente, pois evita gratificar os desejos transferenciais do paciente, de que ele se comporte como pessoas de seu passado. O terapeuta não revela detalhes de sua vida pessoal ou de sua família. A proposição tradicional de que o terapeuta deveria ser uma tela em branco evoluiu para a proposição atual de que ele deve ser natural, espontâneo, facilitando-se, assim, a relação terapêutica, e não frio, distante e silencioso.[2,3]

A psicanálise utiliza habitualmente quatro sessões por semana, podendo variar de 3 até 5 sessões semanais, que duram de 45 a 50 minutos. As sessões ocorrem sempre em horários preestabelecidos, e o tratamento pode durar vários anos. Em razão de aspectos práticos, como custo e disponibilidade de tempo, alguns psicanalistas utilizam um número menor de sessões por semana.

### A técnica da psicoterapia de orientação analítica

Na terapia de orientação analítica, as associações não são tão livres como na psicanálise, pois habitualmente são dirigidas pelo terapeuta para questões-chave da terapia, na busca, a princípio, de intervenção em áreas circunscritas ou problemas delimitados. Dentro da área selecionada (foco), o paciente é estimulado a explorar seus sentimentos, ideias e atitudes em suas relações com figuras importantes de sua vida atual, do passado e com o próprio terapeuta, a fim de obter *insight*. São interpretadas as defesas, mas as interpretações transferenciais são menos frequentes. É feito uso maior de esclarecimento, assinalamento e até mesmo de técnicas comportamentais (reforços) do que na psicanálise. Sem a utilização de divã, com um uso menor da associação livre e com sessões menos frequentes, a regressão é menor e a transferência não se desenvolve com a mesma intensidade, o mesmo primitivismo e a mesma rapidez do que na psicanálise.[3] A psicoterapia de orientação analítica envolve de 1 a 3 sessões semanais, e o paciente senta-se em uma poltrona de frente para o terapeuta. O tratamento pode durar vários meses ou até anos.

▶ **Indicações da psicanálise e da psicoterapia de orientação analítica**

- Transtornos da personalidade, especialmente os do grupo C (evitativa, dependente e obsessivo-compulsiva), e transtorno da personalidade *borderline*.
- Traços de personalidade ou caráter disfuncionais.
- Conflitos não resolvidos nas relações com os pais, que são responsáveis por dificuldades nas relações interpessoais, inclusive sexualidade.
- Atrasos ou lacunas em tarefas evolutivas (p. ex., aquisição de identidade própria, independência, autonomia, capacidade de se envolver afetivamente).

▶ **Condições exigidas do paciente**

É necessário que o candidato à terapia psicodinâmica:

- Tenha capacidade de introspecção razoável.
- Tenha motivação necessária para modificar aspectos de sua pessoa e interesse em aumentar sua compreensão sobre si mesmo.
- Seja capaz de experimentar afetos intensos sem externalizá-los na conduta.
- Seja capaz de desenvolver um bom vínculo com o terapeuta e uma aliança terapêutica e de comunicar-se de forma honesta com o terapeuta, predominantemente em palavras, e não por meio de ações.

- Disponha de tempo e condições financeiras para arcar com os custos. Em geral, essas duas condições definem a modalidade de terapia a ser escolhida: se psicanálise ou terapia de orientação analítica.

▶ **Contraindicações da terapia de orientação analítica**

A terapia de orientação analítica está, a princípio, contraindicada:

- No caso de transtornos mentais para os quais existem tratamentos efetivos mais breves e de menor custo (p. ex., fobias, ansiedade social, transtorno de ansiedade generalizada, transtorno de estresse pós-traumático, transtornos do humor, transtornos alimentares, depressão, entre outros).
- Na presença de problemas de natureza aguda e que exigem solução urgente (p. ex., depressão, transtorno de estresse agudo, transtorno de pânico, etc.).
- Na ausência de um ego razoavelmente integrado e cooperativo (p. ex., psicose, transtornos da personalidade graves, dependência de substâncias, transtornos mentais de origem cerebral, transtornos neurocognitivos, deficiência intelectual).
- No caso de pacientes impulsivos que não toleram níveis, mesmo que pequenos, de frustração (p. ex., indivíduos altamente narcisistas e centrados em si mesmos ou voluntariosos).
- No caso de transtornos da personalidade que dificultam o estabelecimento de um vínculo (p. ex., esquizoide, esquizotípica, antissocial) e que dificilmente se enquadram na estrutura do tratamento analítico.
- No caso de transtornos psiquiátricos agudos graves (p. ex., psicoses ou transtornos do humor em crise aguda, depressão maior, etc.).
- No caso de pacientes gravemente comprometidos e, portanto, sem condições cognitivas para trabalhar na busca de *insight*.
- No caso de pacientes comprometidos cognitivamente (p. ex., deficiência intelectual, transtornos do espectro autista, transtornos neurocognitivos maiores [demências]).
- No caso de pacientes com pouca capacidade para introspecção (alexitimia) ou com pouca sofisticação psicológica.
- Na ausência de motivação para terapia de *insight* ou de interesse em um trabalho introspectivo.

Aparentemente, não existem mais contraindicações em razão da idade, embora, em princípio, a psicanálise não seja recomendada para pacientes com mais de 50 anos.

### Evidências de eficácia e efetividade

A psicoterapia de orientação analítica é eficaz tanto de longo como de curto prazo. Leichsenring e Rabung[4] publicaram, na revista *JAMA*, uma metanálise que avaliou terapia psicodinâmica de longo prazo (pelo menos um ano de duração ou 50 sessões). Encontraram, para transtornos mentais complexos (definidos como transtornos da personalidade, transtornos mentais crônicos – com duração maior que um ano –, vários transtornos mentais ou transtornos ansiosos e depressivos complexos), um tamanho de efeito impressionante de 1,8 com baixa heterogeneidade entre os estudos. Esse estudo foi atualizado pelos mesmos autores em 2011[4] e apresentou resultados semelhantes. Uma metanálise recente publicada na *JAMA Psychiatry* também encontrou que terapias psicodinâmicas são eficazes para sintomas do transtorno da personalidade *borderline* e problemas relacionados.[5]

Já a terapia psicodinâmica breve costuma ser indicada para conflitos ou sintomas pontuais, nos quais um foco de natureza psicodinâmica foi facilmente identificado. Em 2014, uma revisão sistemática da Cochrane[6] identificou que essa modalidade de terapia psicodinâmica pode ser eficaz para sintomas psiquiátricos gerais, depressivos e ansiosos, de ajustamento social ou de natureza interpessoal.

## TERAPIA INTERPESSOAL

A terapia interpessoal (TIP) é uma psicoterapia de tempo limitado desenvolvida por Gerald Klerman e Myrna Weissman, na década de 1970, para o tratamento de depressão. Esses autores tiveram sua atenção despertada para o fato de que a maioria das depressões ocorria em mulheres e de que, além dos fatores de ordem biológica, aspectos de ordem interpessoal também interferiam no quadro. A origem dessa modalidade psicoterapêutica situa-se no enfoque interpessoal e psicossocial de Adolf Meyer e Harry Stack Sullivan, que valorizava a relação do paciente com o grupo social e com as pessoas mais próximas como determinante dos problemas mentais, contrastando com o enfoque intrapsíquico e com a valorização de experiências do passado da psicanálise. Fundamenta-se também na teoria do apego de John Bowlby.[7]

## Fundamentos teóricos

A ideia subjacente à TIP é simples: os transtornos psiquiátricos, embora multideterminados em suas causas, sempre surgem em um contexto social ou interpessoal, tais como mudança em alguma relação interpessoal importante (p. ex., divórcio, separação, início de um novo relacionamento), alteração em papéis sociais (p. ex., novo cargo, casamento, nascimento de um filho), perda de uma pessoa muito próxima por morte (luto), isolamento social. De fato, as evidências de que as pessoas ficam deprimidas quando passam por situações de luto complicado, de conflitos interpessoais ou de mudanças de vida são muito fortes. Os sintomas podem ocorrer particularmente quando há mudança de papéis na ausência de apoio social.

## Técnica

O objetivo da TIP é obter alívio dos sintomas pela abordagem de problemas interpessoais que possam estar contribuindo para a origem ou manutenção dos sintomas. A TIP tenta intervir no efeito dos sintomas no ajustamento social e nas relações interpessoais, focando os problemas atuais conscientes e pré-conscientes. Em geral, esses problemas envolvem conflitos com pessoas significativas do presente ou familiares, frustrações, ansiedades ou desejos experimentados nas relações interpessoais. A ênfase é conseguir que o paciente faça mudanças e não apenas compreenda e aceite as condições de vida atuais. Embora a TIP reconheça a importância do inconsciente, ele não é abordado na terapia. A influência de experiências passadas, particularmente das ocorridas na infância, é reconhecida, mas o enfoque é no aqui e agora, sem estabelecer a ligação de experiências atuais com as do passado. A depressão é encarada como uma doença médica, com os fatores etiológicos sendo levados em conta, inclusive os de natureza biológica, e a ênfase situa-se no tratamento dos sintomas e na melhora das condições sociais.[7] Muitas vezes, a terapia é realizada em associação com psicofármacos.

▶ **A TIP apresenta quatro focos bem definidos:**

- Perdas complicadas (luto)
- Transições de papéis ou mudanças de vida (p. ex., casamento, formatura, aposentadoria, diagnóstico de doença médica incapacitante, perda de *status*)
- Disputas por papéis ou conflitos interpessoais (p. ex., conflitos conjugais)
- Déficits interpessoais (p. ex., isolamento, falta de apoio social)

Na avaliação do paciente, é feito um levantamento dos sintomas e é estabelecido o diagnóstico do transtorno. Na depressão, por exemplo, são identificados problemas interpessoais e sua possível relação com o quadro depressivo. O enfoque interpessoal e os procedimentos da TIP (foco nos problemas interpessoais como forma de vencer a depressão) são apresentados a seguir. É feito o contrato psicoterápico envolvendo a estrutura e a duração do tratamento. Na fase final, os ganhos são consolidados, a independência é estimulada, os riscos de recaídas são discutidos e, se necessário, uma terapia de manutenção é proposta.[7]

A TIP é uma terapia breve focal, de tempo limitado – de 12 a 20 sessões –, por meio da qual o paciente é estimulado a identificar as emoções (raiva, frustração) sentidas em suas relações e a expressá-las no contexto social. As dificuldades de comunicação (p. ex., entre o casal) também são trabalhadas. Embora o terapeuta dê atenção a pensamentos distorcidos, isso não é feito de forma sistemática como na terapia cognitiva.

O terapeuta é ativo e, às vezes, diretivo. Utiliza um conjunto de técnicas cognitivas, comportamentais, psicoeducacionais, de apoio e psicodinâmicas, bem como emprega a clarificação e o *role-playing*, para estimular a expressão de emoções, aconselha, sugere e levanta alternativas para as interpretações do paciente sobre o que acontece nas interações sociais. O objetivo é mudar padrões de relações interpessoais e focar menos nas cognições. O terapeuta não utiliza interpretações transferenciais, e o objetivo maior é o alívio dos sintomas.

As sessões são semanais, e o foco está no presente, nas dificuldades atuais que aparecem no contexto social e nas disfunções sociais decorrentes da depressão. Se o problema é um luto complicado, o terapeuta estimula o paciente a enfrentar o luto e a reassumir suas atividades. Se a dificuldade recai na disputa de papéis (com o cônjuge ou com outras pessoas significativas), o terapeuta procura explorar a natureza do conflito e auxilia na busca de alternativas. Se forem questões envolvendo transições de papéis, como início ou fim de carreira, promoção, aposentadoria, término de uma relação ou diagnóstico de uma doença grave, o paciente é auxiliado a enfrentar as mudanças, de modo a perceber os aspectos positivos e negativos delas. Quando os déficits nas habilidades sociais constituem o problema, o terapeuta pode utilizar técnicas comportamentais e de apoio (p. ex., treino de assertividade, *role-playing*) ou fornecer sugestões de busca de recursos existentes na comunidade.[8]

## Evidências de eficácia e indicações da terapia interpessoal

A TIP foi elaborada e está indicada primariamente para transtornos depressivos. A eficácia da TIP para essa condição já foi comprovada em diversos ensaios clínicos, e pelo menos duas metanálises bem conduzidas confirmaram que o tratamento combinado de TIP e medicamento é superior à farmacoterapia isolada.[9] Esses resultados empíricos, combinados com a praticidade da técnica, elegeram a TIP como tratamento de primeira linha para depressão nas principais *guidelines* do mundo, entre elas o National Institute for Health and Care Excellence (NICE, Inglaterra), a Canadian Network for Mood and Anxiety Treatments (Canadá), a American Psychiatric Association (Estados Unidos) e o Institute of Quality and Efficiency in Health Care (Alemanha). Extrapolações do método tiveram resultados significativos em ensaios clínicos randomizados para o tratamento de depressão bipolar, depressão pós-parto, bulimia nervosa e transtorno de compulsão alimentar. Outros transtornos, como ansiedade com foco interpessoal claro, fobia social e transtorno de estresse pós-traumático, estão sendo estudados, porém não têm o mesmo nível de evidência que a depressão.

### ▶ Indicações da terapia interpessoal

Evidências consistentes:

- Depressão maior
- Profilaxia de depressão maior recorrente
- Depressão em pacientes geriátricos e adolescentes
- Depressão em pacientes soropositivos (vírus da imunodeficiência humana [HIV])
- Depressão pré e pós-parto
- Bulimia
- Transtorno de compulsão alimentar
- Adjuvante na depressão em transtorno bipolar

Evidências incompletas:

- Transtornos de ansiedade com foco interpessoal claro
- Transtorno de estresse pós-traumático
- Transtorno depressivo persistente (distimia)

É necessário que os pacientes tenham boa capacidade de introspecção, algum grau de sofisticação psicológica e motivação para examinar padrões de relacionamento e que consigam estabelecer um bom vínculo com o terapeuta.

### Contraindicações

A TIP não é recomendada a pacientes depressivos com sintomas psicóticos ou quando não são identificados padrões disfuncionais de relações interpessoais.

## TERAPIA COMPORTAMENTAL

### Fundamentos teóricos

A terapia comportamental (TC) baseia-se nas teorias e nos princípios da aprendizagem para explicar o surgimento, a manutenção e a eliminação dos sintomas. Entre esses princípios, destacam-se: o condicionamento clássico (Pavlov), o condicionamento operante (Skinner), a aprendizagem social (Bandura), a extinção e a habituação.

De acordo com o condicionamento clássico, estímulos neutros (uma sineta, um metrônomo) repetitivamente emparelhados com um estímulo incondicionado (comida) ocasionam a mesma resposta obtida pelo estímulo incondicionado: a sineta ou o metrônomo passam a produzir salivação, tornando-se estímulos condicionados, e a salivação ao toque da sineta ou do metrônomo, uma resposta condicionada. Acredita-se que esse fenômeno possa explicar o surgimento de sintomas como as reações de medo a estímulos neutros nas fobias específicas, a agorafobia em pacientes com pânico, particularmente as revivescências de sintomas fóbicos e sua generalização no estresse pós-traumático, a "fissura" em usuários de álcool ou drogas, entre outros sintomas. No condicionamento operante, as consequências de um comportamento podem determinar o aumento ou a diminuição de sua frequência. Por exemplo, a esquiva fóbica alivia sintomas de ansiedade, e acredita-se que, por esse motivo, seja adotada sistematicamente. Às vezes, os sintomas de ansiedade podem ter início mediante condicionamento clássico (fobias, estresse pós-traumático) e ser posteriormente mantidos por um condicionamento operante (esquiva fóbica). Na aprendizagem social, o comportamento pode ser adquirido pela simples observação de outros indivíduos: uso de substâncias, tabagismo e aquisição ou perda de certos medos. A habituação é um fenômeno natural que ocorre em praticamente todos os seres vivos (p. ex., insetos, moluscos, outros animais, seres humanos), em razão do qual a ansiedade ou o desconforto ativados por objetos ou situações não nocivos diminuem com o passar do tempo se o indivíduo permanece em contato com o estímulo pelo período necessário. A neurofisiologia da habituação foi bem estabelecida por Kandel em seus estudos com o molusco *Aplysia californica*. A exposição é a principal estratégia utilizada pela TC e a contribuição mais notável dela para o tratamento dos transtornos mentais. Fala-se em extinção quando uma resposta condicionada desaparece em razão de não existir mais o emparelhamento com o estímulo incondicionado (p. ex., depois do condicionamento, se a sineta toca sem a apresentação do alimento, ela perde, com o passar do tempo, a propriedade de produzir salivação). O fenômeno da habituação e a extinção constituem a base teórica e empírica para explicar o desaparecimento dos sintomas nas terapias comportamentais.

A tendência atual é integrar a TC com a cognitiva, e o termo "terapia cognitivo-comportamental" vem sendo cada vez mais empregado para designar uma modalidade de terapia que utiliza os dois tipos de abordagem. Por razões didáticas, vamos apresentar separadamente os dois enfoques.

## Técnica

▶ **A TC utiliza uma variedade de técnicas:**

- *Exposição*: pode ser *in vivo* ou na imaginação, gradual ou instantânea (inundação) e assistida pelo terapeuta ou em grupo. Tem sido utilizada a exposição virtual quando a exposição *in vivo* é difícil ou impossível.
- *Prevenção de respostas*: abster-se de realizar rituais (verificações, lavação das mãos).
- *Modelação*: demonstração de um comportamento desejável pelo terapeuta.
- *Reforço positivo*: tornar um evento agradável contingente a um comportamento desejável (p. ex., dar atenção, elogiar, recompensar, etc.).
- *Reforço negativo*: remoção de algo desagradável como forma de estimular o comportamento desejável (p. ex., remoção da sonda nasogástrica em indivíduos com anorexia ou da imobilização em pacientes agitados).
- *Terapia aversiva*: pareamento de um estímulo aversivo com um comportamento indesejável (p. ex., dissulfiram e álcool).
- *Relaxamento muscular e treino da respiração*.
- *Biofeedback*.
- *Reversão de hábitos*.
- *Treino de habilidades sociais, treino de assertividade*.

A TC exige do paciente alta motivação para aderir ao tratamento, boa capacidade de tolerar o aumento da ansiedade e o desconforto, inerentes ao fato de se expor a situações promotoras de ansiedade, além de boa aliança de trabalho para levar adiante as tarefas estabelecidas em comum acordo com o terapeuta.

## TERAPIA COGNITIVA E TERAPIA COGNITIVO-COMPORTAMENTAL

A terapia cognitiva foi proposta inicialmente por Aaron T. Beck no início dos anos de 1960 para tratamento da depressão. Mais recentemente, ela incorporou teorias e técnicas da TC, passando a ser designada como TCC. Beck teve sua atenção despertada pela visão negativa que os pacientes deprimidos tinham em relação a si mesmos, ao mundo a sua volta e a seu futuro (tríade de Beck) e sugeriu que essa visão negativa seria o aspecto responsável pelos sintomas depressivos. Beck propôs o uso de estratégias para corrigir tais distorções, as quais se revelaram efetivas no tratamento dos quadros depressivos. Posteriormente, a terapia cognitiva foi estendida, com as devidas adaptações, para o tratamento de transtornos de ansiedade, alimentares, da personalidade, dependência química, entre outros transtornos. Seu foco de atenção é a atividade mental consciente ou pré--consciente – pensamentos automáticos, crenças subjacentes e suas consequências: emoções, comportamentos ou reações físicas.

### Teoria

A terapia cognitiva tem a premissa básica de que a maneira como as pessoas interpretam suas experiências determina como elas sentem e como se comportam. A afirmativa do filósofo estoico Epicteto (60-117 d.C.) de que "Os homens se perturbam não pelas coisas, mas pela visão que têm delas", expressa a ideia central do modelo cognitivo. De acordo com o modelo, existem erros no processamento da informação (de lógica) sob a forma de **pensamentos disfuncionais**, distorções cognitivas responsáveis pelos sintomas, em vários transtornos mentais: nos transtornos de ansiedade, transtornos da personalidade, transtornos alimentares, depressão, entre outros. Por exemplo, na depressão, como citado anteriormente, há uma visão negativa de si mesmo, da realidade a sua volta e em relação ao futuro; na mania, uma visão exageradamente otimista de si mesmo, da realidade e do futuro; no pânico e nas fobias, antecipações e interpretações catastróficas; no transtorno obsessivo-compulsivo, avaliação irreal do risco e da responsabilidade; além de **esquemas disfuncionais**, nos transtornos da personalidade e nas relações conjugais e familiares. De acordo com o modelo cognitivo, determinadas situações ativam pensamentos automáticos negativos ou catastróficos coerentes com crenças ou esquemas cognitivos disfuncionais subjacentes. Essas distorções cognitivas associadas a avaliações e interpretações distorcidas têm como consequências alterações no humor, sintomas físicos e mudanças de comportamento.

Entre as **distorções cognitivas**, destacam--se a inferência arbitrária (concluir ao contrário das evidências ou sem o necessário suporte de evidências), a abstração seletiva ou o filtro mental (concluir baseando-se apenas em uma pequena parte dos dados), a magnificação e a minimização (avaliar distorcidamente a importância relativa dos eventos, de um atributo pessoal ou de uma possibilidade futura), a personalização (relacionar eventos externos à própria pessoa, quando não há base suficiente para tal), o pensamento dicotômico ou absolutista (classificar as pessoas ou a si mesmo em categorias rígidas e estanques: bom ou mau, tudo ou nada, preto ou branco) e o pensamento catastrófico (prever o pior desfecho possível, ignorando as alternativas).

### Técnica

A terapia cognitiva geralmente é breve, com duração entre 10 e 20 sessões. Em algumas situações, como no tratamento de transtornos da personalidade, pode se estender por mais tempo. A terapia é uma descoberta guiada por meio de um trabalho colaborativo entre paciente e terapeuta (empiricismo colaborativo). A função do terapeuta é auxiliar o paciente a usar os próprios recursos para identificar erros de lógica, pensamentos e crenças errôneos ou disfuncionais e, posteriormente, corrigi-los mediante exame das evidências, testes comportamentais e geração de pensamentos alternativos. Utiliza sessões estruturadas, com uma sequência de tópicos predeterminada, e suas marcas registradas são as tarefas para casa, as autoavaliações constantes e os *feedbacks* tanto do terapeuta como do paciente.

No início da terapia, o paciente é treinado a identificar e a registrar seus pensamentos automáticos e crenças subjacentes para, em um segundo momento, utilizar diversas intervenções destinadas a corrigi-los mediante o exame de evidências por meio de técnicas como o questionamento socrático, a "descatastrofização", o exame das vantagens e desvantagens, a reatribuição ou ressignificação, a geração de pensamentos alternativos, entre outras. A terapia cognitiva também utiliza técnicas tipicamente comportamentais: exposição, prevenção de rituais, modelação, *role-playing*, treino de assertividade, técnicas de relaxamento muscular e controle respiratório, planilhas de atividades e ensaio de comportamentos. Como já comentado, por esse motivo, a tendência atual é designar a terapia cognitiva de TCC.

A TCC utiliza registros de pensamentos disfuncionais para, posteriormente, submetê-los ao exame de evidência. Também faz o monitoramento constante do curso da terapia mediante a aplicação de escalas e autoavaliações. A TCC utiliza também a psicoeducação com explanações sobre os mecanismos que perpetuam a doença, bem como estimula leituras e a busca do conhecimento sobre o transtorno que o paciente apresenta. Na sessão, é comum o uso de caneta e papel, desenhos, figuras e esquemas, a fim de ilustrar o modelo cognitivo e a inter-relação entre os diferentes elementos cognitivos e comportamentais: situação ativadora, pensamentos disfuncionais e consequências (humor, comportamento, reações físicas) – modelo ABC.

## Condições do paciente para a TCC

A experiência clínica sugere que são candidatos ideais para a terapia cognitiva pacientes que não tenham problemas caracterológicos graves (p. ex., personalidade antissocial, esquizotípica ou *borderline*), que tenham estabelecido vínculos afetivos fortes e de confiança com pessoas significativas no passado, que são curiosos e inquisitivos sobre si mesmos, com boa capacidade de introspecção (boa capacidade de identificar pensamentos disfuncionais e comunicá-los), com disfunções cognitivas claramente identificadas, com sintomas leves ou moderados e que, no momento presente, apresentam boa qualidade de vida. Também é de grande ajuda ter inteligência média ou acima da média. No caso de pacientes que não apresentam essas características, a terapia cognitiva pode ser flexibilizada, adaptando-se ao nível sociocultural e à linguagem do paciente.

## Eficácia e efetividade da terapia cognitivo-comportamental

Não há dúvidas de que a TCC é o modelo de terapia mais estudado empiricamente pela ciência contemporânea, apresentando uma diversidade de aplicações clínicas eficazes. Parte disso se deve à capacidade de manualização da técnica, que, consequentemente, permite a replicabilidade em diversos contextos com maior precisão. Atualmente, há centenas de metanálises de ensaios clínicos que comprovam a eficácia da TCC.[10]

As principais *guidelines* do mundo indicam a TCC e suas vertentes como abordagens terapêuticas de primeira linha para uma diversidade de transtornos mentais. A lista a seguir é baseada em relatórios do NICE, da Cochrane Library, da Canadian Agency for Drugs and Technologies in Health (CADTH) e do Institute of Quality and Efficiency in Health Care (Alemanha).

▶ **Indicações de técnicas cognitivas e comportamentais de acordo com a apresentação clínica:**

1. Depressão maior
   - TCC
   - Ativação comportamental
   - TC de casal
   - Terapia cognitiva baseada em *mindfulness*
2. Transtorno bipolar
   - TCC para prevenção de recaída
3. Transtornos de ansiedade e transtorno obsessivo-compulsivo (TOC)
   - De forma geral e para todos os transtornos de ansiedade: TCC
   - Técnicas específicas:
     – Ansiedade generalizada – técnicas comportamentais aplicadas de relaxamento
     – TOC – exposição e prevenção de resposta
     – Transtorno de pânico – técnicas comportamentais aplicadas de relaxamento; na agorafobia, exposição *in vivo*
     – Fobia social – exposição e reestruturação cognitiva
4. Transtorno de estresse pós-traumático (TEPT)
   - TCC focada no trauma

5. Transtornos alimentares (bulimia e anorexia)
6. Primeiro episódio psicótico e esquizofrenia
   - TCC associada a tratamento medicamentoso
7. Abuso e dependência de álcool
   - TCC
   - TC de casal
   - TC
   - TCC para prevenção de recaídas
8. Cessação de tabagismo
9. Transtornos somatoformes

▶ **TCC, em princípio, é contraindicada a pacientes com:**

- Doença mental orgânica que implique comprometimento cognitivo (p. ex., transtornos neurocognitivos maiores)
- Psicose aguda
- Níveis de ansiedade muito elevados ou incapacidade de tolerar aumento dos níveis de ansiedade (p. ex., transtorno da personalidade *borderline*, transtorno da personalidade histriônica)
- Pacientes com problemas caracterológicos graves, incapazes de estabelecer vínculo e de ser honestos com o terapeuta (p. ex., personalidade esquizoide ou esquizotípica, antissocial) ou de se comprometer com as tarefas da terapia
- Ausência de motivação

## Dessensibilização e reprocessamento por movimentos oculares

A dessensibilização e reprocessamento por movimentos oculares, ou *eye movement desensitization and reprocessing* (EMDR), é uma modalidade de terapia que, nos últimos 15 anos, está chamando atenção devido à técnica peculiar e aos inúmeros estudos científicos com resultados positivos publicados na literatura. Basicamente, o tratamento consiste no reprocessamento de memórias perturbadoras, pensamentos e emoções negativos associados aos eventos traumáticos por meio de movimentos bilaterais, os quais podem ser oculares, auditivos ou táteis. A EMDR tem como principal expoente a psicóloga Francine Shapiro, pois foi ela quem descobriu, em 1987, a associação entre os movimentos dos olhos e o alívio de pensamentos perturbadores. Desde então, inúmeros estudos realizados por ela e outros pesquisadores vêm mostrando eficácia no tratamento do TEPT.[11]

## Fundamentação teórica e técnica

Embora careça de estudos tanto clínicos quanto oriundos da ciência básica que comprovem a teoria, a EMDR parte do pressuposto de que, assim como outros sistemas do corpo humano, há um sistema de processamento de informações que forma nossas experiências e memórias. Quando um evento traumático acontece, devido aos sentimentos negativos intensos ou dissociações que surgem na ocasião, o processamento pode tornar-se incompleto ou distorcido, dificultando a conexão com informações e memórias mais adaptativas que ajudem a lidar com o estresse. Assim, a memória mal processada seria armazenada, e sua lembrança pode configurar a revivência do acontecimento. Por meio de técnicas de EMDR, essa memória poderia ser reprocessada e reconectada a lembranças adaptativas.

A técnica envolve, principalmente, movimentos oculares horizontais, que podem ser facilitados pelo terapeuta por meio de um estímulo visual, como a ponta do dedo em movimentos horizontais ou uma barra luminosa. Entretanto, outras formas de estimulação bilateral estão sendo testadas, como aparelhos que vibram e produzem uma estimulação bilateral tátil e estímulo auditivo bilateral com auxílio de fone de ouvido.

A EMDR apresenta oito fases. As fases iniciais começam por identificação dos eventos traumáticos e sessões de psicoeducação. Nas fases intermediárias, são realizados os movimentos bilaterais concomitantes a estímulo de lembranças de imagens vívidas do evento traumático, as cognições negativas acerca de si mesmo e as emoções e sensações corporais associadas. Já nas fases finais, é proposto ao paciente um registro da semana, para relembrar as técnicas, e o *feedback*, enfatizando-se a presença de sintomas residuais e a avaliação da manutenção dos efeitos positivos do tratamento. O Capítulo 17 deste livro explica mais detalhadamente as oito fases da EMDR.

## Indicações da dessensibilização e reprocessamento por movimentos oculares

A principal indicação da EMDR é para TEPT. A maioria das metanálises aponta resultados positivos, embora algumas não. Uma revisão da Cochrane Library de 2013 concluiu que a EMDR tem evidência de eficácia igual à da TCC focada no trauma e da TCC não focada no trauma na fase aguda do TEPT. Entretanto, a longo prazo, a EMDR e a TCC focada no trauma tiveram resultados superiores à TCC não focada no trauma. Essa evidência foi suficiente para que as principais *guidelines,* como o NICE e a CADTH, considerem a EMDR como tratamento de primeira linha para TEPT, recomendando que a técnica seja aplicada em todos os indivíduos que sofram dessa condição.

Quanto a outras indicações da EMDR, em 2016, a CADTH realizou revisão em que encontrou apenas quatro ensaios clínicos que avaliaram a EMDR para condições não associadas a trauma – dois para ansiedade, um para depressão pós-infarto agudo do miocárdio e um para TOC. Portanto, pode-se dizer que esses relatos são anedóticos e que ainda não há evidências completas de eficácia para outras condições que não TEPT.

## TERAPIAS CONTEXTUAIS--COMPORTAMENTAIS: *MINDFULNESS*, TERAPIA COMPORTAMENTAL DIALÉTICA, TERAPIA DE ACEITAÇÃO E COMPROMISSO

### Psicoterapias baseadas em *mindfulness*

Com a introdução da *mindfulness* (atenção plena) no contexto da saúde, no final da década de 1970, por Jon Kabat-Zinn por meio do programa *Mindfulness-Based Stress Reduction* (MBSR), um protocolo originalmente idealizado para o tratamento de pacientes com dor crônica, o interesse pela inclusão de novas abordagens clínicas das práticas e dos princípios da *mindfulness* aumentou consideravelmente.

A partir de então, surgiram abordagens psicoterapêuticas baseadas nos princípios da técnica de *mindfulness* e do contextualismo. Tais abordagens consideram as funções dos fenômenos psicológicos e o contexto e dão ênfase às estratégias de mudança, nas quais se busca a construção de repertórios amplos, flexíveis e efetivos, a partir do aumento da consciência não julgadora do que ocorre na experiência do aqui e agora, e o direcionamento dos comportamentos de acordo com os valores pessoais.

### Fundamentos teóricos

A abordagem *mindfulness* envolve um estado da atenção, uma consciência profunda e não julgadora sobre o que acontece no momento presente. Trata-se do cultivo dessa habilidade que permite às pessoas serem menos reativas às experiências tal qual elas acontecem, sejam elas agradáveis ou não.

De acordo com Germer,[12] na psicoterapia, o conceito de *mindfulness* inclui três elementos: **consciência, momento presente** e **aceitação**. Supõe uma consciência plena, que parte do terapeuta e envolve também o paciente, de estar atento de maneira intencional, curiosa e não julgadora ao que acontece no momento presente: às emoções presentes, às percepções, às sensações físicas e aos pensamentos. O objetivo é proporcionar um espaço para se observar tudo o que acontece sem reagir, com a intenção de notar as experiências de forma acolhedora, com a abertura de quem está vendo o que ocorre pela primeira vez.

As psicoterapias baseadas em *mindfulness* têm o propósito de cultivar uma relação diferente da pessoa com os sintomas, com o sofrimento e suas causas. Essa nova forma de relação requer a percepção de que as sensações, as emoções e os pensamentos vêm e vão. Requer permitir esse movimento fluido do que acontece conosco, por mais desagradável que seja, sem se apegar ou querer evitar, o que, na maior parte das vezes, é a tendência, aumentando-se o conflito e, consequentemente, o sofrimento. As abordagens psicoterapêuticas baseadas em *mindfulness* trabalham no sentido da aceitação desse paradoxo de que "tudo ao que se resiste, persiste". Quando se tenta lutar contra as experiências e a forma de se relacionar com elas, o sofrimento psicológico aumenta, ao passo que quando se observa a experiência do que ocorre sem reagir de maneira a tentar afastar ou evitar, mas consciente da impermanência do fluxo dos acontecimentos internos e externos, uma nova relação se estabelece.

Quando se está diante de uma situação externa ou interna que causa sofrimento, a tentativa de evitá-la ou de resolvê-la ganha força, muitas vezes pelo fato de que a pessoa se identifica com o que ocorre, ocasionando o que se chama de fusão cognitiva. O simples fato de alguém não cumprimentar o sujeito na rua pode levá-lo a uma torrente de pensamentos que giram em torno de algo como "Não sou amado". As abordagens psicoterapêuticas baseadas em *mindfulness* funcionam no sentido de aproximar a pessoa da experiência, descrevê-la tal como acontece, sem julgamentos, estimulando a observação objetiva do que ocorre: "A pessoa não cumprimentou, eu me senti triste, pensei que ela não gosta de mim, senti meu coração bater mais forte".

Dessa forma, a consciência que a prática das técnicas de *mindfulness* traz conduz a um tipo de *insight* do "*self* como um processo", direcionando à experimentação do que acontece, sem querer modificar, evitar ou se apegar à experiência, seja um pensamento, uma emoção, seja uma memória ou mesmo o fato em si.

### Terapia cognitiva baseada em *mindfulness*

A terapia cognitiva baseada em *mindfulness*, ou *Mindfulness-Based Cognitive Therapy* (MBCT), foi desenvolvida por Zindel Segal, Mark Williams e John Teasdale no início dos anos de 1990, quando os autores decidiram incorporar os princípios da MBSR, idealizada por Jon Kabat-Zinn, ao subsistema cognitivo interativo (ICS, na sigla em inglês). O ICS é fundamentado na premissa de que a mente humana apresenta diferentes modos de recepção e processamento de informação, sendo os dois principais os **"modo de ser"** e o **"modo de fazer"**. O modo de ser se refere às ações contemplar, sentir e estar, e o modo de fazer, por sua vez, compreende ações como analisar, organizar e sintetizar. O modelo sugere que a manutenção de saúde mental ocorre por meio de um equilíbrio entre esses dois modos com base na percepção clara do que ocorre no momento presente.[13]

A MBCT combina técnicas da TCC com as estratégias de *mindfulness*, a fim de auxiliar os pacientes a conhecer, compreender e, consequentemente, lidar melhor com seus pensamentos e emoções. De maneira geral, a MBCT se propõe a ensinar as ferramentas necessárias para combater os sintomas da depressão assim que eles se iniciam. Os pacientes aprendem a utilizar técnicas cognitivas e práticas de *mindfulness* para notarem e interromperem os pensamentos automáticos que geralmente estão associados ao início da depressão.

Pensamentos negativos, humor depressivo e algumas sensações físicas, como fraqueza e cansaço, costumam estar presentes durante um episódio depressivo. Mesmo depois que a pessoa se recupera do episódio, essa gama de conexões ainda está presente e, quando acionada, pode atuar como gatilho para um novo episódio depressivo. É o que os autores chamam de espiral depressiva, na qual o paciente, ao experimentar novamente uma tristeza decorrente de determinada situação de vida, remonta lembranças e pensamentos negativos do passado e preocupações com o futuro, o que acaba direcionando-o para um novo quadro de depressão. Conforme o paciente aprende a reconhecer esses sinais e a diferenciá-los do que acontece no mundo dos fatos, que muitas vezes é diferente do que ele interpreta em seus pensamentos e emoções, ele consegue se reequilibrar.

A MBCT ajuda os pacientes a reconhecer a si mesmos como diferentes do que eles pensam ou de seus estados de humor, ou seja, o processo de pensar e de sentir é algo que ocorre no indivíduo, mas não o define. Essa separação pode ajudar as pessoas a se libertarem de seus padrões de pensamento em que as mesmas mensagens negativas ficam passando ininterruptamente. Quando desenvolvem esse senso de consciência sobre suas emoções, pensamentos e sensações físicas, os pacientes conseguem perceber que esses processos são qualitativamente diferentes do *self*.

A MBCT é realizada por meio de encontros semanais, em grupo, ao longo de oito semanas. Cada sessão semanal dura cerca de 2 horas e envolve a realização de tarefas de casa diárias por cerca de 45 minutos. Essas tarefas consistem em realizar as práticas de *mindfulness* guiadas, por meio da escuta dos áudios das práticas de meditação e respiração, escaneamento corporal, movimentos com atenção plena e exercícios de ioga, além das práticas informais de *mindfulness* na vida diária. Os pacientes também aprendem conceitos cognitivos, como a associação entre pensamento, emoção e percepção, a fim de compreender melhor sua condição.[14]

### Terapia comportamental dialética

A terapia comportamental dialética, ou *Dialectical Behavior Therapy* (DBT), é uma TCC que foi desenvolvida e validada por Marsha Linehan para o tratamento de pacientes com transtorno da personalidade *borderline* e com comportamentos de risco. A DBT é estruturada nos conceitos de *mindfulness*, de atenção ao momento presente e ao que ocorre interna e externamente ao paciente, treinando-se uma observação consciente e descritiva das situações.

Essa psicoterapia aborda a intenção de manter o **equilíbrio** entre **aceitação** e **mudança**, reconhecendo-se a **tensão dialética** que se estabelece entre esses dois polos. É justamente nesse reconhecimento da situação presente que a prática de *mindfulness* entra como eixo central da DBT.

O modelo teórico biossocial adotado para a compreensão da desregulação emocional parte do pressuposto de que existe uma interação entre uma disposição biológica do sujeito para a **vulnerabilidade emocional** associada a um **ambiente invalidante** e de que ambos se impactam mutuamente, o que ocasiona uma aprendizagem deficiente para lidar com as situações. Ambientes invalidantes são aqueles em que há, ao longo do desenvolvimento da criança, a presença sistemática de respostas inapropriadas e erráticas pelos pais e/ou cuidadores, que julgam negativamente a forma como a criança experiencia seus pensamentos, sensações e emoções.

As estratégias de *mindfulness* entram no tratamento como uma forma de aproximar a pessoa do que ocorre na experiência, discriminando-se as situações externas de seus pensamentos, muitas vezes condicionados automaticamente, para que, a partir daí, haja a possibilidade de lidar de forma diferente com o que acontece.

A partir de então, pode-se ensinar novas estratégias para que o paciente consiga responder de maneira mais habilidosa. O treinamento de habilidades da DBT inclui *mindfulness*, regulação emocional, tolerância ao mal-estar e aceitação. Na terapia individual, são trabalhados os objetivos do paciente de maneira hierarquizada, primando-se inicialmente pela manutenção da vida, seguida pelo empreendimento de fatores que possam interferir na condução da terapia e por questões que influenciem negativamente a qualidade de vida do paciente.

O objetivo maior da DBT é engajar o paciente a direcionar-se para uma vida valiosa, consciente do que ocorre, mantendo o equilíbrio dialético entre as situações que se pode modificar e aquilo que necessita de aceitação ativa, por meio do fornecimento de habilidades para lidar com os eventos da vida.[15]

## Terapia de aceitação e compromisso

A terapia de aceitação e compromisso, ou *Acceptance and Commitment Therapy* (ACT), é baseada na teoria dos quadros relacionais (RFT, na sigla em inglês), uma abordagem relacionada ao campo de pesquisa da cognição e linguagem humanas. A RFT diz respeito à forma relacional e arbitrária que a cognição e a linguagem humanas condicionam o comportamento, pois as habilidades racionais utilizadas pela mente humana para resolver problemas podem ser ineficazes para auxiliar as pessoas a lidar com a dor psicológica. Com base nisso, a ACT foi desenvolvida com o objetivo geral de proporcionar flexibilidade psicológica, aceitando que sentimentos, pensamentos, memórias e sensações desagradáveis são fatos que acontecem para todos e que podemos aprender maneiras diferentes de viver de forma saudável e valiosa, ampliando o modo como nos relacionamos com esses eventos.

O modelo de psicopatologia da ACT compreende que a tentativa de controle de situações e experiências pessoais julgadas negativas (eventos privados), a esquiva experiencial e a fusão cognitiva (quando a pessoa se identifica com o que pensa e sente, acreditando ser o que pensa em termos de *self*, p. ex., "Sou um fracasso") promovem sofrimento e dor psicológica. Para lidar com isso, a ACT utiliza técnicas de *mindfulness*, aceitação e metáforas, a fim de aumentar o contato com o presente, diminuir a esquiva experiencial e fazer a distinção entre o *self* conceitual e o *self* como contexto, incrementando habilidades no paciente para a realização de ações comprometidas com seus valores. Essas ferramentas proporcionam o aumento da **flexibilidade psicológica**, que é a habilidade de experienciar plena e conscientemente o momento presente e, com base no que a situação apresenta, mudar ou persistir no comportamento que melhor direcione a pessoa no sentido de seus valores de vida.[16]

## Evidências de eficácia e indicações

De acordo com uma revisão das abordagens psicológicas para tratamento da depressão realizada pela Canadian Network for Mood and Anxiety Treatments (CANMAT), a MBCT aparece como intervenção de primeira linha para a prevenção de recaída da depressão e de segunda linha para a depressão aguda.

Resultados de um número cada vez maior de ensaios clínicos randomizados, combinados com boa relação de custo-efetividade, das principais psicoterapias baseadas em *mindfulness* garantiram lugar dessas abordagens na lista de tratamentos indicados nas principais *guidelines* do mundo, entre elas o NICE (Inglaterra), a CANMAT (Canadá), a American Psychological Association – Division 12 e o National Institute of Mental Health (Estados Unidos).

▶ **Indicações das psicoterapias baseadas em *mindfulness*:**

1. MBCT:
   - Prevenção da recaída de pacientes eutímicos que sofreram diversos episódios de depressão maior
2. ACT:
   - Dor crônica
   - Depressão
   - Ansiedade
   - TOC
   - Transtornos alimentares
3. DBT:
   - Transtorno da personalidade *borderline*
   - Prevenção do suicídio
   - Depressão
   - Abuso de substâncias
   - Condutas autolesivas sem intencionalidade suicida

Para maior aprofundamento sobre as terapias contextuais, consultar o Capítulo 13.

## TERAPIA FAMILIAR E DE CASAL

### Fundamentos teóricos

A terapia familiar originou-se da insatisfação de muitos clínicos com a evolução muito lenta de pacientes quando tratados individualmente ou da frustração com o fato de que, muitas vezes, os progressos terapêuticos eram neutralizados por outros membros da família. A partir dessas constatações, os terapeutas passaram a considerar não apenas o indivíduo, mas a família como o foco para compreender o surgimento e a manutenção da psicopatologia. Nesse novo marco conceitual, a atenção é voltada para o contexto familiar no qual um problema individual ocorre, para as consequências sobre os demais indivíduos e para a maneira como cada membro influencia os demais e por eles é influenciado. Os problemas psicopatológicos individuais devem ser entendidos no contexto familiar, que pode reforçá-los, criando verdadeiros círculos viciosos, ou pelo fato de o referido contexto ter um papel importante em sua solução.

O terapeuta de família dá atenção simultaneamente à **estrutura familiar**, como ela se constitui, se organiza e se mantém, assim como a seus **processos**: como a família se adapta e evolui ao longo do tempo. É um sistema vivo em evolução, organizado de forma complexa, durável, cujo todo é mais do que a simples soma de suas partes.

A terapia familiar tem seus fundamentos na teoria geral dos sistemas (do biólogo alemão Bertalanffy), na teoria da comunicação, dos pequenos grupos, na teoria psicodinâmica (relações de objeto) e na teoria cognitivo-comportamental, entre outras. Bowen introduziu conceitos da teoria dos sistemas em seu trabalho com famílias. Por **"sistema"**, compreende-se um conjunto de elementos, direta ou indiretamente relacionados, que funcionam como uma unidade em determinado ambiente. Dentro desse enfoque, uma família pode ser considerada um sistema parcialmente aberto, que interage com seu ambiente biológico e sociocultural.[17]

Diversos enfoques teóricos embasam a terapia familiar. Ackerman foi quem cunhou o termo "terapia familiar", na década de 1950, e introduziu a ideia de trabalhar com a família nuclear utilizando-se métodos psicodinâmicos. O foco desse autor era predominantemente **psicodinâmico** com ênfase nos mecanismos de defesa grupais (p. ex., projeção, identificação projetiva, dissociação) e nos conceitos da teoria das relações de objeto. O objetivo era a obtenção de *insight*, ou a abordagem dos **conflitos transgeneracionais** (Bowen) – diferenciação, triangulação e rupturas –, ou **experiencial** (Satir, Whitaker), com a proposição de envolver duas ou mais gerações na terapia. Ao longo do tempo, diversos outros enfoques foram sendo propostos: **estrutural/sistêmico** (Minuchin), a partir do estudo de jovens delinquentes provenientes de famílias hierarquicamente desorganizadas, com problemas de limites generacionais entre os vários subsistemas; **estratégico** (Haley, Ackerman), para os problemas decorrentes dos arranjos hierárquicos e dos papéis, bem como as reações em suas mudanças; **comportamental** (Patterson, Margolin), para problemas que podem ser mantidos ou estimulados pelas atitudes da família, para padrões de relações simétricas ou complementares e nas disfunções de **comunicação** (Bateson); e **psicoeducacional** (Anderson, Goldstein), para manejo de doenças crônicas, redução do estresse e administração de crises. Mais recentemente, tem sido proposta também a terapia familiar com enfoque **cognitivo-comportamental**.[17]

As sessões são semanais, com todos ou com parte dos membros presentes, podendo, posteriormente, tornarem-se quinzenais ou até mensais (subsistema). Tem por objetivos gerais melhorar a comunicação entre os membros, desenvolver a autonomia e a individualização dos diferentes indivíduos, descentralizar e tornar mais flexíveis os padrões de liderança e de tomada de decisão, reduzir os conflitos interpessoais, minimizar os sintomas, além de melhorar o desempenho individual.

Da mesma forma que a terapia familiar, a terapia de casal considera que existem possibilidades e vantagens de se resolver de forma mais rápida os conflitos que surgem na vida de um casal na abordagem conjunta do que na abordagem individual separada. Ela se baseia na teoria psicodinâmica – relações de objeto –, na teoria da comunicação e na teoria dos contratos conjugais.

## Indicações da psicoterapia familiar e de casal

Os terapeutas de família e casal, por não focarem no indivíduo, e sim em relações interpessoais dentro do núcleo familiar, não costumam apresentar indicações tão categóricas das psicoterapias, devido às diversas particularidades de relações que se estabelecem entre os indivíduos. Assim, costuma-se dividir as indicações em grandes temas, o que dificulta a pesquisa formal quantitativa baseada em ensaios clínicos. Não obstante, há tendência de crescimento do estudo empírico do tema por parte dos pesquisadores, com algumas indicações já bem estabelecidas na literatura, apesar da resistência das principais *guidelines* do mundo em elevarem essa modalidade como tratamento de primeira linha para algumas condições. Em 2014, a CADTH lançou um relatório reconhecendo problemas conjugais como uma questão de saúde pública e sugeriu o emprego da terapia de casal como uma solução para tal, uma atitude certamente pioneira entre as principais agências de avaliação de evidências no mundo.[18] Mesmo assim, apesar das dificuldades citadas, hoje é indiscutível que a terapia familiar e a terapia de casal apresentem soluções importantes para uma diversidade de situações.

▶ **Grandes áreas de atuação da terapia familiar e de casal:**[19]

- Transtornos da conduta de um dos familiares
- Abuso de substâncias
- Psicoeducação para doenças mentais
- Problemas conjugais, inclusive insatisfação e disfunções sexuais
- Alcoolismo
- Educação de relacionamento
- Depressão em um dos membros da família
- Transtornos de crianças e adolescentes
- Doença crônica de algum familiar
- Violência interpessoal

▶ **Contraindicações da terapia familiar e de casal**

- A família nega que estejam ocorrendo problemas familiares.
- Um dos membros da família é paranoide, psicótico, agressivo ou agitado.
- Situações nas quais membros importantes da família não podem estar presentes (p. ex., doença física ou mental, falta de motivação, etc.).
- Tendência irreversível à ruptura familiar (p. ex., divórcio, separação).
- Crenças religiosas ou culturais muito fortes impedem intervenções externas na família.
- A intervenção familiar não teria qualquer efeito no problema atual.
- O equilíbrio familiar é tão precário que a terapia pode provocar a descompensação de um ou mais membros (p. ex., confrontar um adulto que abusou sexualmente de uma criança com sua vítima).
- Os problemas conjugais são egossintônicos.

- A individuação de um ou mais membros ficaria comprometida com a terapia ou exige tratamento separado.
- Existem problemas individuais que necessitam previamente de outros tratamentos (p. ex., desintoxicação).
- A terapia familiar é usada para encobrir responsabilidades individuais.
- Situações nas quais um ou ambos os cônjuges não são honestos, mentem, têm segredos (p. ex., infidelidade, homossexualidade, desonestidade nos negócios) que se revelados acarretariam a ruptura imediata da família.
- Um dos cônjuges tem transtorno do caráter grave, especialmente se for conduta antissocial ou desvio sexual.[20]

## PSICOTERAPIA DE GRUPO

As psicoterapias de grupo surgiram a partir da necessidade de se estender as possibilidades de atendimento psicoterapêutico a um número maior de pessoas. Os primeiros grupos dos quais há notícias foram os organizados por Pratt.[21] Pratt reunia de 20 a 30 pacientes com tuberculose e palestrava para eles de 1 a 2 vezes por semana. Addler, Bion, Foulkes e Moreno se destacaram no estudo dos grupos. Contudo, foi particularmente durante a Segunda Guerra Mundial, período em que os problemas psiquiátricos eram avassaladores e as equipes hospitalares eram limitadas, que o tratamento em grupo teve grande desenvolvimento. Além das vantagens de uma relação custo-benefício mais favorável, a terapia em grupo faz uso de ingredientes terapêuticos próprios que inexistem na terapia individual: os chamados fatores grupais.

### Fatores terapêuticos na terapia de grupo

▶ Yalom[22] propôs 11 fatores terapêuticos na terapia de grupo:

- Instilação da esperança
- Universalidade do problema
- Compartilhamento de informações
- Altruísmo
- Socialização
- Comportamento imitativo
- Catarse
- Recapitulação corretiva
- Fatores existenciais
- Coesão grupal
- Aprendizagem interpessoal

Para uma descrição mais detalhada dos fatores grupais propostos por Yalom, consultar o Capítulo 18.

### Técnica

Os grupos podem se distinguir quanto ao *setting*: podem ser compostos por pacientes internos ou externos a uma clínica; podem ter duração limitada ou ser abertos e permanentes; quanto aos objetivos: podem ser ambiciosos, como a modificação de aspectos do caráter, ou mais limitados, como treino de habilidades sociais, manutenção do funcionamento psicossocial; podem ser informativos sobre o uso de medicamentos (p. ex., grupo de indivíduos com transtorno bipolar), especializados em doenças médicas (p. ex., indivíduos com diabetes, bolsa de colostomia, paraplegia, vigilantes do peso, usuários de drogas, alcoólicos anônimos) ou, ainda, apresentar uma meta de curto prazo, como parar de fumar. Os grupos variam ainda quanto à orientação teórica, que pode ser psicodinâmica, e o terapeuta foca suas intervenções na análise dos fenômenos transferenciais, na interpretação das defesas e na resistência, que podem ser grupais. Entretanto, os grupos de orientação cognitivo-comportamental se voltam para o tratamento de condições definidas: fobia social, transtorno de pânico, dor, TOC, fobias específicas, entre outras.

A técnica utilizada nos grupos é muito variada e depende do *setting*, dos objetivos, da duração, da forma como é feito o agrupamento, se o grupo é aberto ou fechado e da orientação teórica que é seguida. Os **grupos de orientação psicanalítica** podem seguir enfoques distintos: psicanálise no grupo – na qual o psicanalista trabalha de forma muito semelhante à psicanálise individual, focando os fenômenos transferenciais e os mecanismos de defesa, ou como o grupo se comporta à luz da psicanálise e de seus princípios; psicanálise do grupo – na qual o grupo é visto como um todo e são trabalhados os chamados supostos básicos de Bion (dependência, luta e fuga e acasalamento); psicanálise por meio do grupo – que enfoca as comunicações inconscientes ou conscientes, verbais ou não verbais dos participantes; ou eventualmente ter um enfoque mais eclético.

Grupos com **enfoque cognitivo-comportamental** têm objetivos claros, são estruturados à semelhança das sessões da terapia individual e voltados para o tratamento de determinados problemas ou sintomas ou para o manejo de situações médicas específicas. As ações nesse tipo de enfoque incluem verificação inicial do humor ou dos sintomas, revisão das tarefas de casa, utilização da psicoeducação, proposta de exercícios e tarefas para casa, estimulação de registro e automonitoramento, além de aprendizagem social por meio de troca de experiências e depoimentos. As sessões podem ser semanais, quinzenais ou mensais.

Os grupos de autoajuda têm por objetivo prestar auxílio psicológico a pacientes ou seus familiares que têm um problema ou uma situação em comum, bem como oferecer apoio mútuo para superar sentimentos de angústia, depressão e desadaptações provocadas pela doença. Nesse tipo de grupo, é enfatizada a difusão de informações sobre cuidados gerais e alternativas para lidar com limitações ou complicações decorrentes da doença ou situação (p. ex., recursos existentes na comunidade). Os grupos de autoajuda utilizam psicoeducação, técnicas comportamentais, técnicas cognitivas, aconselhamento, sugestão, catarse, depoimento de outros pacientes ou familiares e, sobretudo, os chamados fatores grupais.

▶ **Indicações das psicoterapias de grupo**

**Psicoterapias de grupo de orientação dinâmica**

- Padrões de relacionamento interpessoal considerados desadaptativos
- Aspectos do caráter desadaptativos

**Psicoterapias cognitivo-comportamentais**

- Ansiedade ou fobia social
- TOC
- Ansiedade generalizada
- Insônia
- Transtorno de pânico (terapia complementar)
- Fobias específicas
- Estresse pós-traumático
- Dor crônica
- Síndrome do intestino irritável

**Grupos de autoajuda**

- Pacientes internados em hospitais psiquiátricos: na preparação da alta, no uso de medicamentos psiquiátricos (p. ex., manejo dos efeitos colaterais, doses), no acompanhamento de egressos
- Usuários de drogas e alcoolistas (AAs): na prevenção de recaídas, na psicoeducação de pacientes e seus familiares com transtornos psiquiátricos relacionados ao uso de substâncias, no auxílio para controle do peso e reeducação alimentar em pacientes com transtornos alimentares, etc.
- Situações de crise, estresse agudo ou pós-traumático (vítimas de desastres naturais, situações coletivas de violência) ou em fases do ciclo vital (adolescentes, idosos, gravidez e nascimento dos filhos, aposentadoria)
- Manejo de doenças ou problemas médicos: diabetes, obesidade, hipertensão, tabagismo, transplante, preparação para cirurgia cardíaca, pós-infarto, colostomia, mastectomia, próteses, uso de aparelhos médicos de reabilitação, amputações, transtornos alimentares, etc.
- Em situações de conflito institucionais (mudanças institucionais, situações de conflito interno, demissões)

▶ **Contraindicações da terapia de grupo**

- Incompatibilidade com as normas do grupo
- Pacientes que não toleram o *setting* grupal (fobia social)
- Incompatibilidade grave com um ou mais membros do grupo
- Tendência a assumir papel desviante dos demais membros do grupo
- Ausência de controle de comportamentos agressivos, fortes tendências destru-

tivas e de expressar na conduta suas ansiedades (p. ex., pacientes com transtornos da personalidade *borderline*, histriônica, antissocial)
- Ansiedade, depressão ou sintomas psicóticos graves (p. ex., indivíduos com transtorno bipolar em fase aguda, com esquizofrenia delirante ou com alucinações)
- Dificuldades graves para ter empatia em relação aos demais membros ou de se expor (p. ex., pacientes com transtornos da personalidade esquizotípica, narcisista ou paranoide)
- Incapacidade de estabelecer relação honesta e laços afetivos e de lealdade com o grupo (p. ex., indivíduos com personalidade antissocial)

## CONSIDERAÇÕES FINAIS

Na atualidade, as psicoterapias fazem parte do planejamento terapêutico de praticamente todos os transtornos mentais, seja como tratamento de primeira escolha, seja como abordagem coadjuvante de psicofarmacoterapia. Embora as controvérsias e as disputas sejam ainda comuns, um panorama mais claro vem gradualmente se delineando, com alguns modelos se consolidando em razão de sua efetividade comprovada em pesquisas, da manutenção de seus resultados no longo prazo, de uma relação custo-benefício mais favorável, da satisfação de seus clientes e da aceitação pela comunidade. Em um contexto no qual modelos tradicionais deixaram de ser hegemônicos e novas abordagens de menor custo, mais breves e igualmente efetivas se tornaram disponíveis, cabe aos profissionais da saúde mental conhecê-las, habilitarem-se a utilizá-las e saber indicar o tratamento mais adequado para cada paciente. Entre as novas abordagens, a EMDR e as terapias contextuais representam os avanços mais recentes nas intervenções psicoterapêuticas disponíveis na atualidade.

## REFERÊNCIAS

1. Huhn M, Tardy M, Spineli LM, Kissling W, Förstl H, Pitschel-Walz G, et al. Efficacy of pharmacotherapy and psychotherapy for adult psychiatric disorders. JAMA Psychiatry. 2014;71(6):706-15.
2. Gabbard GO. Major modalities: psychoanalytic/psychodynamic. In: Gabbard GO, Beck JS, Holmes J. Oxford textbook of psychotherapy. New York: Oxford University; 2005. p. 3-14.
3. Person ES, Cooper AM, Gabbard GO. Compêndio de psicanálise. Porto Alegre: Artmed; 2007.
4. Leichsenring F, Rabung S. Long-term psychodynamic psychotherapy in complex mental disorders: update of a meta-analysis. Br J Psychiatry. 2011;199:15-22.
5. Cristea IA, Gentili C, Cotet CD, Palomba D, Barbui C, Cuijpers P. Efficacy of psychotherapies for borderline personality disorder. JAMA Psychiatry. 2017;74(4): 319-28.
6. Abbass A, Kisely SR, Town JM, Leichsenring F, Driessen E, De Maat S, et al. Short-term psychodynamic psychotherapies for common mental disorders. Cochrane Database Sys Rev. 2014;7(CD004687):1-75.
7. Blanco C, Weissman MM. Interpersonal psychotherapy. In: Gabbard GO, Beck JS, Holmes J. Oxford textbook of psychotherapy. New York: Oxford University; 2005. p. 27-34.
8. Weissman MM, Markovitz JC. Interpersonal psychotherapy: current status. Arch Gen Psychiatry. 1994;51: 599-606.
9. Cuijpers P, Geraedts AS, van Oppen P, Andersson G, Markowitz JC, van Straten A. Interpersonal psychotherapy for depression: a meta-analysis. Am J Psychiatry. 2011;168(6):581-92.
10. Hofmann SG, Asnaani A, Vonk IJJ, Sawyer AT, Fang A. The efficacy of cognitive behavioral therapy: a review of meta-analyses. Cognit Ther Res. 2012;36(5):427-40.
11. Shapiro F. Eye Movement desensitization and reprocessing (EMDR): basic principles, protocols, and procedures. 2. ed. New York: The Guilford; 2001.
12. Germer CK, Siegel RD, Fulton PR. Mindfulness e psicoterapia. Porto Alegre: Artes Médicas; 2015.
13. Crane R. Mindfulness based cognitive therapy: distinctive features. London: Routledge; 2008.
14. Segal ZV, Williams JMG, Teasdale JD. Mindfulness based cognitive therapy for depression. New York: The Guilford; 2013.
15. Linehan MM, Wilks CR. The course and evolution of dialectical behavior therapy. Am J Psychother. 2015;69(2):97-110.
16. Hayes SC, Pistorello J, Biglan A. Terapia de aceitação e compromisso: modelo, dados e extensão para a prevenção do suicídio. Rev Bras Terapia Comport Cognitiva. 2008;10(1):81-104.
17. Bloch S, Harari E. Family therapy. In: Gabbard GO, Beck JS, Holmes J. Oxford textbook of psychotherapy. New York: Oxford University; 2005. p. 57-66.
18. Canadian Agency for Drugs and Technologies in Health. Couples therapy for adults experiencing relationship distress: a review of the clinical evidence and guidelines. Otawa: Canadian Agency for Drugs and Technologies in Health; 2014.
19. Sprenkle DH. Intervention research in couple and family therapy: a methodological and substantive re-

view and an introduction to the special issue. J Marital Fam Ther. 2012;38(1):3-29.
20. Fields L, Morrison TL, Beels CC. Couple and family therapy. In: Hales RE, Yudofsky SC. Textbook of clinical psychiatry. 4. ed. Washington: The American Psychiatric; 2003. p. 1373-97.
21. Pratt JH. The principles of class treatment and their application to various chronic diseases. Hospital Social Service 1922;(6)404-10.
22. Yalom ID, Leszcz M. Psicoterapia de grupo: teoria e prática. 5. ed. Porto Alegre: Artmed; 2006.

## LEITURAS RECOMENDADAS

Cuijpers P, Dekker J, Hollon SD, Andersson G. Adding psychotherapy to pharmacotherapy in the treatment of depressive disorders in adults. J Clin Psychiatry.2009;70(9):1219-29.

Leichsenring, F. Effectiveness of long-term psychodynamic psychotherapy. JAMA. 2008;300(13):1551-65.

Ravindran AV, Lam RW, Filteau MJ, Lespérance F Kennedy SH, Parikh SV, et al. Canadian Network for Mood and Anxiety Treatments (CANMAT) Clinical guidelines for the management of major depressive disorder in adults: complementary and alternative medicine treatments. Can J Psychiatry. 2016;61(9):524-39.

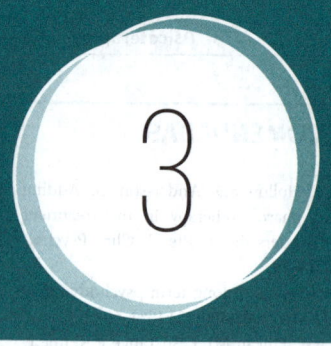

# As psicoterapias modificam o funcionamento cerebral?

Lorenna Sena T. Mendes
Luis Souza Motta
Giovanni Abrahão Salum Júnior

As psicoterapias modificam o funcionamento cerebral dos pacientes? Este capítulo tem a intenção de discutir essa questão. Para tanto, o capítulo é dividido em três partes. Na primeira, fazemos uma breve discussão sobre a relação mente-cérebro, uma vez que diversos pressupostos das seções subsequentes terão relação direta com esse tema. Na segunda parte do capítulo, apresentamos as perspectivas teóricas de como as psicoterapias poderiam modificar o cérebro dos pacientes. Por fim, na terceira parte, abordamos as evidências da ação da psicoterapia em quatro importantes transtornos psiquiátricos a partir dos exames de neuroimagem.

---

A psicoterapia pode ser definida como uma intervenção para modificar problemas de natureza emocional, cognitiva e comportamental. Dessa forma, a psicoterapia como campo de estudo assume que o homem é passível de modificação e transformação. Ainda assim, quais transformações biológicas no corpo podem explicar as mudanças nos estados mentais e que fatores do ambiente podem modificar os estados mentais? Essa pergunta sempre intrigou a humanidade.

Na Grécia antiga, Hipócrates proclamava que o cérebro era a sede dos prazeres, das alegrias e das risadas, bem como das dores, dos lutos e das lágrimas. Filósofos posteriores a ele, como Aristóteles, atribuíram ao coração a função de gerar nossos estados mentais. A sugestão da importância do cérebro nos estados mentais voltou a ser aceita na modernidade. Com o advento da psicoterapia, vários autores propuseram modelos pelos quais a experiência com o mundo exterior e a psicoterapia influenciariam o funcionamento cerebral e o ser humano. Um desses autores foi Freud, que quis explicar os conceitos psicoterapêuticos em termos biológicos, mas foi limitado pelos conhecimentos neurocientíficos restritos da época.

Com o desenvolvimento desse conhecimento, vários princípios biológicos foram propostos como explicação para as formas pelas quais a psicoterapia poderia modificar o funcionamento cerebral. Para o entendimento de tais explanações, é necessário compreender a relação entre o cérebro e a mente. Por isso, neste capítulo, os conceitos relacionados a essa questão são abordados. Em seguida, vamos discutir a capacidade que o cérebro tem de se modificar e se adaptar a partir de sucessivas interações com o ambiente. Também é proposto que, assim como vivências na infância e no decorrer da vida influenciam o funcionamento cerebral, a psicoterapia também pode interferir no cérebro.

A influência que a psicoterapia exerce sobre o cérebro tem sido amplamente estudada por métodos psicológicos e sociais, como, por exemplo, por meio da avaliação de sintomas ou da análise de funcionamento social. Entretanto, atualmente, é possível investigar a atuação da psicoterapia também por meio de técnicas de neuroimagem. A revisão de estudos de neuroimagem sobre esse assunto está presente neste capítulo com o objetivo de investigar as evidências da ação da psicoterapia no funcionamento cerebral.

## A RELAÇÃO COMPLEXA ENTRE MENTE E CÉREBRO

Há pelo menos duas posições filosóficas distintas que se dedicam a conceituar a relação complexa entre mente e cérebro. A primeira, o dualismo, entende a mente e o cérebro como estruturas totalmente separadas. A segunda, o monismo, considera as duas estruturas como uma só ou a mente como produto da atividade do cérebro. Além dessa divisão conceitual, pode-se ainda classificar as perspectivas que abordam tal questão como: dogmática, eclética, pluralista e integralista.[1] Os dogmáticos assumem que só há uma possibilidade de explicação: ou uma teoria psicológica esclarece totalmente a relação mente-cérebro, ou uma teoria biológica a justifica. O materialismo eliminativo é um exemplo desta última categoria que propõe que a única realidade mental existente é aquela das conexões neuronais no cérebro. Os ecléticos defendem que não é possível definir uma abordagem totalmente psicológica ou totalmente biológica, podendo haver uma mistura de ambas para abordar a questão mente-cérebro. Um exemplo dessa perspectiva é o modelo biopsicossocial, que assume que determinado transtorno mental pode ser explicado em termos biológicos, mas também pode ser justificado em termos psicossociais. Os pluralistas reconhecem que não há uma única abordagem que permita a total compreensão da relação mente-cérebro, mas são contrários à mistura de diferentes abordagens em uma mesma análise. Para eles, cada perspectiva deve ser estudada de forma separada da outra. Os integralistas buscam descrever uma abordagem única que conecte o espaço entre mente e cérebro. Para eles, a mente e o cérebro têm linguagens próprias, mas elas podem ser conectadas por meio de um racional comum.

Estamos longe de entender a relação complexa entre mente e cérebro. A despeito disso, na seção seguinte, vamos descrever alguns fundamentos teóricos sob uma perspectiva integralista, como um exercício para ajudar o leitor a contemplar as possibilidades de como a psicoterapia pode exercer efeitos no funcionamento do cérebro.

## FUNDAMENTOS TEÓRICOS DOS MECANISMOS BIOLÓGICOS DE AÇÃO DA PSICOTERAPIA SOB A PERSPECTIVA INTEGRALISTA

Eric Kandel é considerado por alguns teóricos como um expoente do integralismo. A relação entre a mente, o cérebro, o aprendizado e a psicoterapia foi resumida por ele em cinco princípios, que são delineados a seguir.

### Princípio 1: Todos os processos mentais derivam de operações do cérebro

Kandel[2] expõe que o que comumente chamamos de mente é o conjunto de funções desempenhadas pelo cérebro. Apesar de esse princípio ser amplamente aceito pela neurociência, os detalhes de como o cérebro origina os diversos fenômenos mentais não são conhecidos.

### Princípio 2: O material genético exerce grande influência sobre o comportamento

Como os comportamentos são originados no cérebro, e este é construído em grande medida a partir de um programa genético, então todos os comportamentos têm uma influência genética.[2] As evidências que corroboram essa proposição vêm dos estudos genéticos familiares, de gêmeos de adoção e dos estudos genéticos de associação.[2] Entretanto, é fundamental frisar que isso não apoia o determinismo genético, já que mesmo esses estudos genéticos mostram que ainda há muita variabilidade no comportamento humano que não é explicada pela variabilidade genética dos indivíduos e que emerge de uma relação complexa com aspectos ambientais.

## Princípio 3: Fatores sociais podem modificar o comportamento por meio de alterações na expressão gênica

Fatores sociais, desenvolvimento, aprendizado e estresse podem agir sobre o cérebro e alterar a expressão gênica (i.e., processo pelo qual o código genético de um gene orienta a síntese de proteínas) e, assim, mudar os padrões de conexões neuronais. Um conceito importante que pode ser utilizado para explicar a relação entre fatores sociais, aprendizado e cérebro é o de **neuroplasticidade**. A neuroplasticidade pode ser entendida como a habilidade que o cérebro tem de se modificar e se adaptar a partir das sucessivas interações e desafios impostos pelo ambiente e pela experiência.[3] O âmbito da neuroplasticidade é amplo, envolvendo o comportamento e o aprendizado no topo da hierarquia até níveis mais baixos da hierarquia, como o enfraquecimento ou o fortalecimento de sinapses (conexões entre neurônios) e até a neurogênese (formação de novos neurônios).[4]

> A neuroplasticidade está intimamente relacionada ao conceito de epigenética, que se refere, de forma simplificada, à regulação da estrutura e da função do material genético de um ser vivo sem mudar a sequência de seu DNA. Isso inclui, por exemplo, definir se determinada porção de DNA será expressa ou não. É por meio dos mecanismos moleculares da epigenética que vários fatores externos ambientais e internos esculpem e moldam o material genético no cérebro e nos tecidos periféricos de um ser vivo durante toda sua vida.[5]

Esses fatores externos ambientais envolvem um amplo repertório: desde a experiência que um indivíduo tem com seus pais (tipo de apego, negligência e abuso parental) até relações interpessoais posteriores. Variações na qualidade do apego entre um indivíduo e suas figuras de apego podem estar associadas tanto a resiliência quanto a psicopatologia.[6] Por exemplo, há evidências consistentes de que maus-tratos na infância precoce deixam uma espécie de "carimbo genético" na regulação epigenética de vários genes, como naqueles que orientam a formação de receptores de glicocorticoides, o que resulta em mudanças que podem aumentar o risco para depressão e suicídio.[7] A **Figura 3.1** ilustra a relação entre adversidades na infância e alteração na expressão do gene do receptor de glicocorticoide. É necessário lembrar que vários genes podem ter sua expressão modificada diante de estresse crônico e que a Figura 3.1 exemplifica um dos genes que já foram associados a essa situação de forma bastante simplificada, sem ilustrar outros passos moleculares, que não fazem parte do objetivo do capítulo. Além disso, o resultado de desenvolver ou não um transtorno mental após um estressor depende de fatores de resiliência do próprio sujeito e de fatores ambientais protetores.

## Princípio 4: Alterações na expressão genética induzidas pelo aprendizado promovem mudanças nas conexões neurais

Uma pergunta que surge após a exposição do princípio 3 é: como a experiência e o aprendizado podem promover mudanças na expressão gênica? Uma forma disso ocorrer é por meio da **plasticidade sináptica**. A plasticidade sináptica pode ser definida como fortalecimento ou enfraquecimento de uma sinapse dependendo de sua atividade.[8] Para exemplificar esse conceito, vamos imaginar a sinapse entre um neurônio A e um neurônio B. Caso o neurônio A dispare logo antes do B, provocando um potencial de ação em B, ao longo do tempo, haverá fortalecimento na conexão entre os dois, ou seja, fortalecimento dessa sinapse. Evidências de tal princípio podem ser observadas nos estudos com o invertebrado *Aplysia*. Nesses estudos, os animais submetidos a aprendizado gerador de memória de longo prazo tiveram aumento no número de suas sinapses equivalente ao dobro das sinapses dos animais que não receberam treinamento.[9] Outra evidência da transformação que o aprendizado promove no cérebro está presente nos estudos sobre alteração morfológica no cérebro de músicos após vários anos de prática[10] e no cérebro de taxistas de Londres, que necessitam de grande memória espacial.[11]

Dessa forma, é possível concluir que não só a sequência do material genético de um ser humano, mas também as experiências pelas quais ele passa, exercem influência importante para o desenvolvimento de seu comportamento.

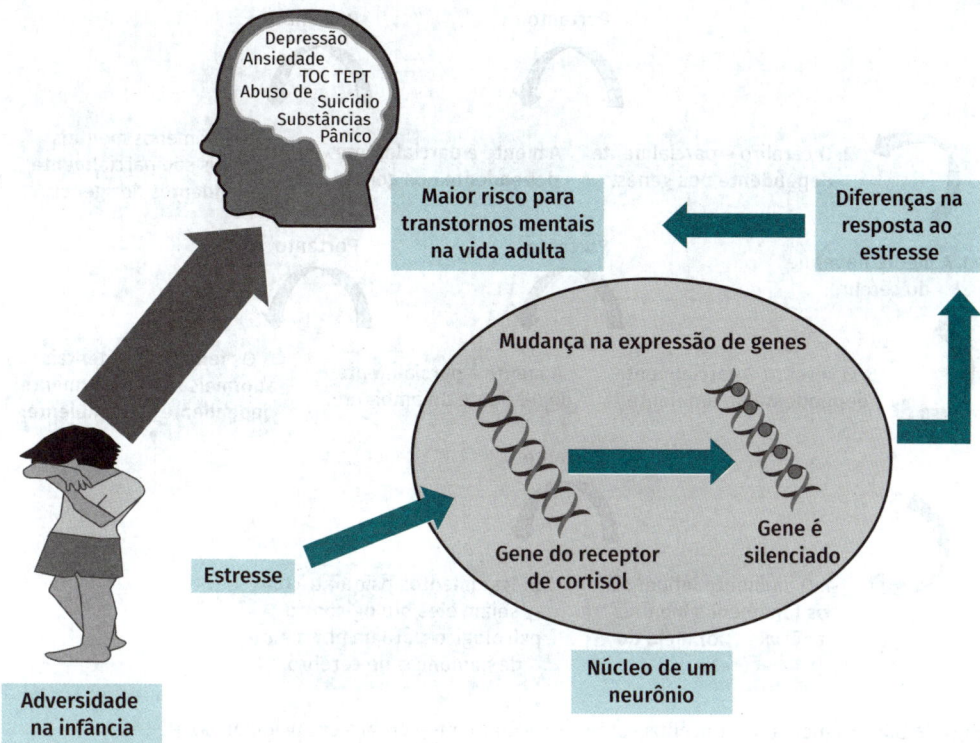

**Figura 3.1** | Relação simplificada entre adversidade na infância e alterações na expressão gênica.

## Princípio 5: A psicoterapia altera a expressão gênica e, assim, a forma e a função cerebrais

Kandel[2] sugere que a psicoterapia, por ser efetiva em trazer mudanças substanciais no comportamento humano, deve realizar tais mudanças por meio de alterações na expressão de genes que levam a modificações no cérebro. Evidências preliminares desse fato começam a surgir. Por exemplo, assim como experiências de maus-tratos precoces na infância podem alterar a expressão genética de receptores de glicocorticoide no cérebro, um estudo[12] que avaliou alteração na expressão genética em células sanguíneas antes e após psicoterapia de exposição prolongada em pacientes com transtorno de estresse pós-traumático (TEPT) demonstrou que, após a terapia, houve alteração na expressão do gene FKBP5, que orienta a produção de uma proteína envolvida na transmissão de mensagem intracelular do gene de receptores de glicocorticoide. Essa alteração se correlacionou com melhora clínica. Tal achado oferece evidência preliminar do efeito da psicoterapia na regulação da expressão genética em transtornos mentais.

Para sumarizar as contribuições teóricas de Kandel para o entendimento da relação entre mudança psíquica e tratamento para as doenças psiquiátricas, é apresentado o esquema da **Figura 3.2**.

## EVIDÊNCIAS DA AÇÃO DA PSICOTERAPIA A PARTIR DE EXAMES DE IMAGEM EM DIFERENTES TRANSTORNOS PSIQUIÁTRICOS

O surgimento da neuroimagem tornou possível a investigação concreta e não invasiva dos efeitos neuroplásticos da psicoterapia. Portanto, para além dos pressupostos teóricos, a neuroimagem forneceu instrumentos para investigar a ação das psicoterapias do ponto de vista empí-

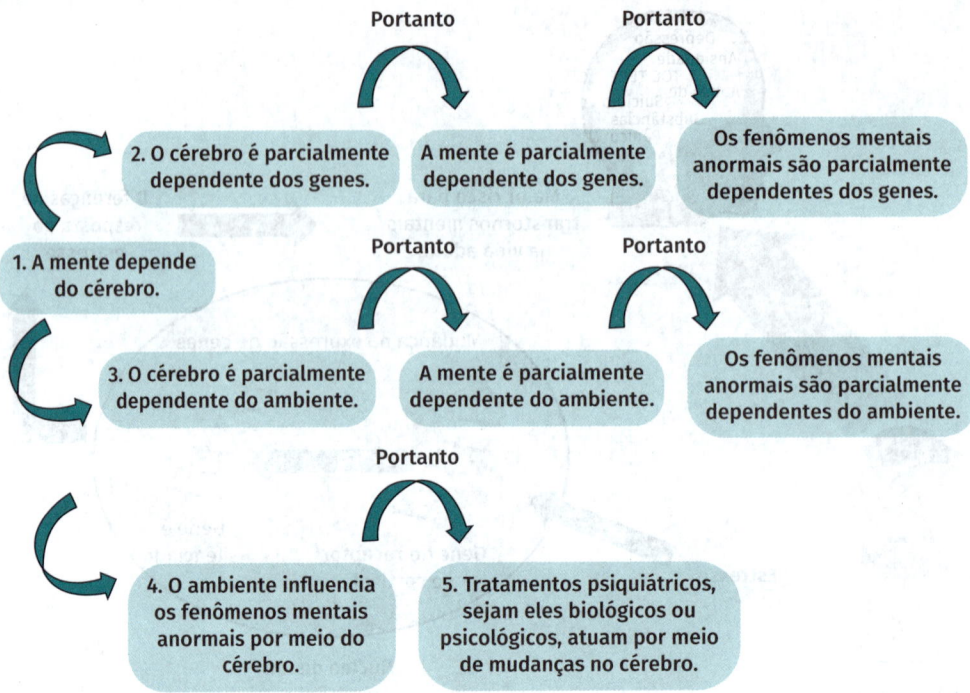

**Figura 3.2** | Esquema de conceitos sobre a relação mente-cérebro em psiquiatria.

rico. Isso permite um debate a respeito da questão: há evidências de que as psicoterapias modificam a estrutura e/ou a função do cérebro?

Vamos revisar a evidência disponível a respeito das alterações associadas com a abordagem psicoterapêutica de quatro grupos de transtornos psiquiátricos para os quais a psicoterapia configura-se como tratamento de escolha ou como tratamento adjuvante: o transtorno obsessivo-compulsivo (TOC), o transtorno de pânico, o TEPT e a depressão maior.

## Transtorno obsessivo-compulsivo

**Neuroimagem funcional de repouso.** A maior parte dos estudos que abordou as alterações no funcionamento cerebral associadas à psicoterapia no TOC por meio de ressonância magnética funcional (RMf) de repouso evidenciou normalização – redução da hiperativação/do hipermetabolismo em áreas relacionadas ao processamento afetivo. O principal relato (**Tab. 3.1**) foi de redução da hiperativação da cabeça do núcleo caudado, do córtex orbitofrontal, do córtex pré-frontal e do córtex do cíngulo anterior, seguido por relatos de alterações no tálamo e nos córtices temporal e occipital.

**Neuroimagem com tarefas neurocognitivas ou de provocação de sintomas.** Os estudos[13-15] que avaliaram pacientes com TOC pós-psicoterapia por meio de RMf realizada durante tarefa de provocação de sintomas ou tarefa neurocognitiva evidenciaram redução da ativação/do metabolismo do córtex orbitofrontal esquerdo, do núcleo caudado direito, do córtex do cíngulo anterior bilateral, do giro supramarginal bilateral, do giro fusiforme esquerdo, do giro hipocampal bilateral e do lobo parietal esquerdo.

**Interpretação dos achados.** Os estudos revisados sugerem que as psicoterapias alteram o padrão de funcionamento cerebral, e esse efeito é mais evidente naqueles pacientes que mostram resposta clínica ao tratamento.[16] Além disso, nesses estudos, os efeitos da psicoterapia e da farmacologia são comparáveis qualitativamente.[17-20]

**Tabela 3.1** | Estudos sobre a influência da psicoterapia na atividade cerebral de pacientes com diagnóstico de TOC

| ESTUDO | | | RESULTADO |
|---|---|---|---|
| Baxter e colaboradores[19] | TIPO DE PSICOTERAPIA (Nº) | TCC (9) | Redução do metabolismo da cabeça do caudado à direita. Apenas o grupo de farmacoterapia apresentou redução do metabolismo do córtex do cíngulo anterior e do tálamo esquerdo. |
| | MEDICAMENTO (Nº) | Fluoxetina (9) | |
| | GRUPO-CONTROLE | 4 | |
| | MÉTODO DE NEUROIMAGEM | PET | |
| Schwartz e colaboradores[21] | TIPO DE PSICOTERAPIA (Nº) | TCC (9) | Redução do metabolismo da cabeça do caudado à direita. Redução na correlação no pós-tratamento entre as atividades do núcleo caudado direito, do córtex orbitofrontal e do tálamo. |
| | MEDICAMENTO (Nº) | | |
| | GRUPO- CONTROLE | | |
| | MÉTODO DE NEUROIMAGEM | PET | |
| Saxena e colaboradores[22] | TIPO DE PSICOTERAPIA (Nº) | TCC breve (10) | Redução bilateral do metabolismo talâmico e aumento do metabolismo do córtex do cíngulo anterior. Controles demonstraram diminuição do metabolismo do córtex do cíngulo anterior. |
| | MEDICAMENTO (Nº) | | |
| | GRUPO-CONTROLE | 12 | |
| | MÉTODO DE NEUROIMAGEM | PET | |
| Apostolova e colaboradores[18] | TIPO DE PSICOTERAPIA (Nº) | TCC (9) | Participantes de ambos os grupos apresentaram aumento da atividade no caudado à direita associado à melhora clínica. |
| | MEDICAMENTO (Nº) | Paroxetina (7) | |
| | GRUPO-CONTROLE | | |
| | MÉTODO DE NEUROIMAGEM | PET | |
| Nakatani e colaboradores[23] | TIPO DE PSICOTERAPIA (Nº) | TCC (31) | Somente 22 participantes permaneceram no estudo, dos quais 21 também receberam tratamento farmacológico. Redução do fluxo sanguíneo na cabeça do caudado à direita nos sujeitos com resposta ao tratamento. |
| | MEDICAMENTO (Nº) | | |
| | GRUPO-CONTROLE | 31 | |
| | MÉTODO DE NEUROIMAGEM | Xe-TC | |
| Nakao e colaboradores[20] | TIPO DE PSICOTERAPIA (Nº) | TCC (6) | Aumento da atividade no córtex pré-frontal dorsolateral, no putame bilateral e no cerebelo durante a tarefa de Stroop em blocos incongruentes. Após tratamento, o grupo de TCC apresentou diminuição da ativação no córtex frontal e no occipital bilateralmente, no tálamo, no cerebelo, no córtex do cíngulo anterior esquerdo e no córtex temporal. |
| | MEDICAMENTO (Nº) | Fluvoxamina (4) | |
| | GRUPO-CONTROLE | | |
| | MÉTODO DE NEUROIMAGEM | RMf | |
| Nabeyama e colaboradores[24] | TIPO DE PSICOTERAPIA (Nº) | TC (11) | No pós-tratamento, pacientes apresentaram diminuição da ativação no córtex orbitofrontal, no giro frontal médio esquerdo, no giro fusiforme esquerdo, no giro hipocampal bilateralmente e no lobo parietal esquerdo durante os testes incongruentes da tarefa. |
| | MEDICAMENTO (Nº) | | |
| | GRUPO-CONTROLE | 19 | |
| | MÉTODO DE NEUROIMAGEM | RMf na tarefa de Stroop | |

Continua

**Tabela 3.1** | Estudos sobre a influência da psicoterapia na atividade cerebral de pacientes com diagnóstico de TOC

| ESTUDO | | | RESULTADO |
|---|---|---|---|
| Freyer e colaboradores[25] | TIPO DE PSICOTERAPIA (Nº) | TCC (10) | No pós-tratamento, pacientes apresentaram diminuição da atividade no córtex orbitofrontal e no putame direitos associada a aumento da atividade no núcleo caudado durante mudança de estratégia na tarefa. Melhora clínica se correlacionou com maior estabilidade da ativação no globo pálido. |
| | MEDICAMENTO (Nº) | | |
| | GRUPO-CONTROLE | 10 | |
| | MÉTODO DE NEUROIMAGEM | RMf na tarefa de aprendizagem reversa | |
| Yamanishi e colaboradores[26] | TIPO DE PSICOTERAPIA (Nº) | TCC (45) | No pós-tratamento, pacientes com resposta clínica tiveram diminuição do fluxo sanguíneo no giro frontal medial esquerdo, no córtex pré-frontal direito medial direito e no córtex orbitofrontal direito e aumento da ativação no giro fusiforme ipsilateral direito, no cúneo e no giro angular. O fluxo sanguíneo regional não se alterou nos não respondedores. Melhora clínica se correlacionou com diminuição da atividade no córtex orbitofrontal. |
| | MEDICAMENTO (Nº) | | |
| | GRUPO-CONTROLE | | |
| | MÉTODO DE NEUROIMAGEM | SPECT | |
| Baioui e colaboradores[14] | TIPO DE PSICOTERAPIA (Nº) | TCC (12) | Pacientes apresentaram diminuição da ativação no *nucleus accumbens* bilateralmente e no giro supramarginal esquerdo durante provocação personalizada de sintomas. Provocação padronizada foi associada a diminuição da ativação no córtex orbitofrontal esquerdo, no caudado direito, no córtex pré-frontal esquerdo e no giro supramarginal bilateralmente. |
| | MEDICAMENTO (Nº) | | |
| | GRUPO-CONTROLE | 12 | |
| | MÉTODO DE NEUROIMAGEM | RMf na tarefa de indução de sintomas | |
| Morgiève e colaboradores[15] | TIPO DE PSICOTERAPIA (Nº) | TCC (31) | No pós-tratamento, pacientes apresentaram diminuição da atividade no córtex do cíngulo anterior bilateralmente e no córtex orbitofrontal esquerdo em provocação individualizada. Provocação padronizada foi associada a menor ativação no córtex orbitofrontal esquerdo, no caudado direito, no córtex pré-frontal esquerdo e no giro supramarginal bilateral. |
| | MEDICAMENTO (Nº) | | |
| | GRUPO-CONTROLE | | |
| | MÉTODO DE NEUROIMAGEM | RMf na tarefa de indução de sintomas padronizada e individualizada | |
| Shiepek e colaboradores[16] | TIPO DE PSICOTERAPIA (Nº) | TCC (9) | Pacientes apresentaram maior mudança na atividade cerebral durante fases de transição do tratamento, especialmente no córtex do cíngulo anterior, na área motora suplementar, no córtex pré-frontal dorsolateral bilateral e na ínsula direita. |
| | MEDICAMENTO (Nº) | | |
| | GRUPO-CONTROLE | 9 | |
| | MÉTODO DE NEUROIMAGEM | RMf na tarefa de indução de sintomas | |

PET: tomografia por emissão de pósitrons; RMf: ressonância magnética funcional; SPECT: tomografia computadorizada por emissão de fóton único; TC: terapia comportamental; TCC: terapia cognitivo-comportamental; TOC: transtorno obsessivo-compulsivo; Xe-TC: tomografia computadorizada com xenônio.

## Transtorno de pânico

**Neuroimagem funcional de repouso.** A tomografia por emissão de pósitrons (PET) e a tomografia computadorizada por emissão de fóton único (SPECT) também foram utilizadas para avaliar o efeito da psicoterapia no transtorno de pânico em três estudos. Como descrito na Tabela 3.2, o resultado da psicoterapia não foi consistente ao longo dos estudos. Em síntese, as principais alterações em comum dos estudos após psicoterapia foi o aumento de ativação em estruturas frontais no hemisfério esquerdo.[21, 27, 28]

**Neuroimagem funcional com tarefas de condicionamento do medo ou indução de sintomas.** Muitas pesquisas sobre a influência da psicoterapia no transtorno de pânico foram realizadas com pacientes do estudo multicêntrico PANIC-NET, que arrolou inicialmente

**Tabela 3.2** | Estudos sobre a influência da psicoterapia na atividade cerebral de pacientes com diagnóstico de TP

| ESTUDO | | | RESULTADO |
|---|---|---|---|
| Prasko e colaboradores[27] | TIPO DE PSICOTERAPIA (Nº) | TCC (6) | Diminuição da atividade no hemisfério direito: giro temporal inferior, giro frontal superior e inferior. Aumento da atividade no hemisfério esquerdo: giro frontal inferior, giro temporal médio e ínsula. |
| | MEDICAMENTO (Nº) | Antidepressivo (6) | |
| | LISTA DE ESPERA | | |
| | GRUPO-CONTROLE | | |
| | MÉTODO DE NEUROIMAGEM | PET UDG18 | |
| Sakai e colaboradores[28] | TIPO DE PSICOTERAPIA (Nº) | TCC (12) | Diminuição da atividade no hipocampo direito, no córtex do cíngulo anterior esquerdo, no cerebelo esquerdo e na ponte. Aumento da atividade no córtex pré-frontal medial bilateralmente. |
| | MEDICAMENTO (Nº) | | |
| | LISTA DE ESPERA | | |
| | GRUPO-CONTROLE | | |
| | MÉTODO DE NEUROIMAGEM | PET UDG18 | |
| Beutel e colaboradores[29] | TIPO DE PSICOTERAPIA (Nº) | Terapia psicodinâmica (9) | No pós-tratamento, pacientes apresentaram normalização do padrão pré-tratamento de hiperativação na área motora suplementar e hiperativação hipocampal durante a demanda motora inibitória. |
| | MEDICAMENTO (Nº) | | |
| | LISTA DE ESPERA | | |
| | GRUPO-CONTROLE | 18 | |
| | MÉTODO DE NEUROIMAGEM | RMf na tarefa *go/no go* com estímulo emocional | |
| Kircher e colaboradores[30] | TIPO DE PSICOTERAPIA (Nº) | TCC (42) | No pós-tratamento, pacientes apresentaram diminuição da ativação no giro frontal inferior para a resposta condicionada, o que se correlacionou com redução de sintomas. Os pacientes também apresentaram maior conectividade entre o giro frontal inferior, a ínsula e o córtex do cíngulo anterior ao longo do tempo. |
| | MEDICAMENTO (Nº) | | |
| | LISTA DE ESPERA | | |
| | GRUPO-CONTROLE | 42 | |
| | MÉTODO DE NEUROIMAGEM | RMf na tarefa de condicionamento do medo | |

Continua

**Tabela 3.2** | Estudos sobre a influência da psicoterapia na atividade cerebral de pacientes com diagnóstico de TP

| ESTUDO | | | RESULTADO |
|---|---|---|---|
| Lueken e colaboradores[31] | TIPO DE PSICOTERAPIA (N°) | TCC (49) | Tratamento bem-sucedido foi associado a aumento da atividade hipocampal direita ao processar contingências do estímulo e a pareamento funcional inibitório entre o córtex do cíngulo anterior e a amígdala. |
| | MEDICAMENTO (N°) | | |
| | LISTA DE ESPERA | | |
| | GRUPO-CONTROLE | | |
| | MÉTODO DE NEUROIMAGEM | RMf na tarefa de condicionamento do medo | |
| Seo e colaboradores[32] | TIPO DE PSICOTERAPIA (N°) | TCC (14) | Aumento do fluxo sanguíneo cerebral no giro frontal inferior esquerdo e aumento do fluxo sanguíneo regional na ponte à esquerda. Melhora clínica não se correlacionou com alteração no exame de imagem. |
| | MEDICAMENTO (N°) | | |
| | LISTA DE ESPERA | | |
| | GRUPO-CONTROLE | | |
| | MÉTODO DE NEUROIMAGEM | SPECT | |
| Straube e colaboradores[33] | TIPO DE PSICOTERAPIA (N°) | TCC (42) Autoguiada = 20 e terapeuta-guiada = 22 | Na pós-terapia, o grupo de pacientes com TCC guiada pelo terapeuta apresentou maior ativação no hipocampo, que foi correlacionada positivamente com o resultado do tratamento, e, no pós-tratamento, menor conectividade entre o giro frontal inferior e o hipocampo. |
| | MEDICAMENTO (N°) | | |
| | LISTA DE ESPERA | | |
| | GRUPO-CONTROLE | 42 | |
| | MÉTODO DE NEUROIMAGEM | RMf na tarefa de condicionamento do medo | |
| Grambal e colaboradores[34] | TIPO DE PSICOTERAPIA (N°) | TCC (22) | Correlação negativa no sinal BOLD e melhora na escala de ansiedade. Correlação positiva entre melhora na escala de gravidade e os diferentes ROIs. Pacientes não responsivos apresentaram maior ativação pré-tratamento no córtex pré-frontal dorsolateral bilateralmente, no córtex orbitofrontal esquerdo, no campo frontal ocular esquerdo, no lobo parietal direito e na amígdala esquerda. |
| | MEDICAMENTO (N°) | | |
| | LISTA DE ESPERA | | |
| | GRUPO-CONTROLE | | |
| | MÉTODO DE NEUROIMAGEM | RMf na tarefa de estímulo emocional | |
| Liebscher e colaboradores[35] | TIPO DE PSICOTERAPIA (N°) | TCC autoguiada n = 29; terapeuta-guiada n = 22 | O grupo guiado pelo terapeuta apresentou maior diminuição da atividade bilateral da amígdala, assim como maior redução dos sintomas. |
| | MEDICAMENTO (N°) | ISRS/INS n = 28 | |
| | LISTA DE ESPERA | 15 | |
| | GRUPO-CONTROLE | | |

Continua

**Tabela 3.2** | Estudos sobre a influência da psicoterapia na atividade cerebral de pacientes com diagnóstico de TP

| ESTUDO | | RESULTADO |
|---|---|---|
| | MÉTODO DE NEUROIMAGEM | RMf na tarefa de indução de sintomas (Westphal-Paradigm) |

BOLD: sinal dependente da taxa de oxigênio no sangue; INS: inibidor de norepinefrina e serotonina; ISRS: inibidores seletivos da recaptação de serotonina; PET: tomografia por emissão de pósitrons; RMf: ressonância magnética funcional; ROI: região de interesse; SPECT: tomografia computadorizada por emissão de fóton único; TCC: terapia cognitivo-comportamental; TP: transtorno de pânico.

369 participantes. Essas pesquisas[29-32] evidenciaram, no pós-tratamento, aumento da ativação do hipocampo direito durante a tarefa de condicionamento do medo, bem como redução da atividade no giro frontal inferior, na amígdala bilateralmente e na conectividade entre o giro frontal inferior e a amígdala, além de maior pareamento inibitório do córtex do cíngulo anterior à amígdala. Essas alterações se correlacionaram com melhora dos sintomas clínicos.

**Interpretação dos achados.** Os estudos revisados sugerem que as psicoterapias alteram o funcionamento cerebral em áreas límbicas e pré-frontais. Essas mudanças se correlacionam com melhora clínica e podem ser consideradas comparáveis às alterações promovidas pelo tratamento com psicofármacos.

## Transtorno de estresse pós-traumático

**Neuroimagem funcional de repouso.** Pacientes com TEPT submetidos à terapia cognitiva baseada em *mindfulness* (TEBM) apresentaram no pós-tratamento aumento da conectividade funcional de repouso entre o córtex pré-frontal dorsolateral e o córtex do cíngulo dorsal.[35] Além disso, o aumento da conectividade funcional de repouso entre o córtex do cíngulo posterior e o córtex dorsolateral se correlacionou com a melhora dos sintomas de TEPT.

**Neuroimagem com tarefas de condicionamento do medo, indução de sintomas e cognição social.** Dois estudos[36,37] avaliaram o efeito da psicoterapia no TEPT com a técnica de SPECT durante uma tarefa de indução de sintomas. As mudanças no padrão de funcionamento cerebral após psicoterapia se correlacionaram com melhora clínica. Em comum, os dois estudos mostram aumento da ativação em áreas frontais nos pós-tratamento. Os demais estudos de neuroimagem de psicoterapia no TEPT utilizaram RMf durante tarefas de cognição social ou tarefas com conteúdo emocional, como indução de estímulo afetivo, indução de sintoma, Teste de Stroop com carga emocional, tarefa de condicionamento do medo e uma tarefa sem conteúdo emocional: o Stop Signal Test. A variedade de técnicas de psicoterapia e de tarefas durante a RMf dificulta a comparação e a padronização dos resultados, entretanto é possível nomear tendências gerais dos resultados. A maior parte dos resultados mostra associação entre melhora clínica e aumento da atividade no córtex do cíngulo anterior e em áreas frontais e redução da atividade na amígdala e na ínsula anterior.

**Interpretação dos achados.** Há vários estudos que sugerem mudanças no funcionamento cerebral após psicoterapia no TEPT. Entretanto, há inconsistências e diferenças entre os resultados dos exames, que podem ser consequência da variedade de técnicas de psicoterapia e da variedade de tarefas durante os exames de imagem empregados. A compilação dos resultados sugere certa sobreposição entre as áreas alteradas no pré-tratamento e sugeridas nos modelos explicativos para TEPT e as áreas modificadas após psicoterapia (**Tab. 3.3**).

**Tabela 3.3** | Estudos sobre a influência da psicoterapia na atividade cerebral de pacientes com diagnóstico de TEPT

| ESTUDO | | | RESULTADO |
|---|---|---|---|
| Farrow e colaboradores[38] | TIPO DE PSICOTERAPIA (Nº) | TCC (13) | Aumento da ativação no giro temporal médio no pós-tratamento em julgamentos empáticos e aumento da atividade no giro do cíngulo posterior no pós-tratamento em julgamentos de perdão. Mudança do padrão de neuroimagem foi associada com melhora clínica. |
| | LISTA DE ESPERA | | |
| | GRUPO-CONTROLE | | |
| | MÉTODO DE NEUROIMAGEM | RMf na tarefa de cognição social | |
| Felmingham e colaboradores[39] | TIPO DE PSICOTERAPIA (Nº) | TE (8) | Aumento da atividade no córtex do cíngulo anterior rostral bilateralmente. Diminuição da atividade na amígdala durante a tarefa. Essas mudanças se associaram a melhora clínica. |
| | LISTA DE ESPERA | | |
| | GRUPO-CONTROLE | | |
| | MÉTODO DE NEUROIMAGEM | RMf na tarefa de exposição a estímulo afetivo | |
| Peres e colaboradores[38] | TIPO DE PSICOTERAPIA (Nº) | TE (16 pacientes sintomas subclínicos) | Aumento da atividade nos lobos parietais, no hipocampo esquerdo, no tálamo e no córtex pré-frontal esquerdo durante indução de sintoma. Melhora clínica se associou a aumento da ativação no córtex pré-frontal esquerdo. |
| | LISTA DE ESPERA | 11 | |
| | GRUPO-CONTROLE | | |
| | MÉTODO DE NEUROIMAGEM | SPECT na indução de sintoma | |
| Lindauer e colaboradores[40] | TIPO DE PSICOTERAPIA (Nº) | PEB (10) | Diminuição da atividade no giro frontal medial direito em comparação com sujeitos da lista de espera. Melhora clínica se correlacionou à ativação no giro temporal superior esquerdo e no giro frontal superior/médio bilateralmente. |
| | LISTA DE ESPERA | 10 | |
| | GRUPO-CONTROLE | 15 | |
| | MÉTODO DE NEUROIMAGEM | SPECT na indução de sintoma | |
| Roy e colaboradores[41] | TIPO DE PSICOTERAPIA (Nº) | TERV (7) TE (8) | Normalização do padrão pré-tratamento de hiperativação na amígdala direita e no córtex pré-frontal lateral e da hipoativação no córtex do cíngulo anterior. |
| | LISTA DE ESPERA | | |
| | GRUPO-CONTROLE | 4 | |
| | MÉTODO DE NEUROIMAGEM | RMf na tarefa afetiva de Stroop | |
| Peres e colaboradores[42] | TIPO DE PSICOTERAPIA (Nº) | TCC (12) | Aumento da atividade no córtex pré-frontal medial foi associado à diminuição da atividade na amígdala durante lembrança do evento traumático no grupo de pacientes com sintomas de TEPT no pós-tratamento. Esses achados se correlacionaram com melhora clínica. |
| | LISTA DE ESPERA | 12 | |
| | GRUPO-CONTROLE | 12 sem sintoma | |
| | MÉTODO DE NEUROIMAGEM | RMf na indução de sintoma | |
| Simmons e colaboradores[43] | TIPO DE PSICOTERAPIA (Nº) | TE (24) | Diminuição da atividade na ínsula anterior em pacientes que tiveram remissão dos sintomas durante a tarefa de antecipar imagem negativa. |
| | LISTA DE ESPERA | | |
| | GRUPO-CONTROLE | | |

Continua

**Tabela 3.3** | Estudos sobre a influência da psicoterapia na atividade cerebral de pacientes com diagnóstico de TEPT

| ESTUDO | | | RESULTADO |
|---|---|---|---|
| Helpman e colaboradores[44] | MÉTODO DE NEUROIMAGEM | RMf na antecipação de afeto negativo | Diminuição da atividade no córtex do cíngulo anterior rostral à direita durante fase de extinção e aumento da coerência funcional entre o córtex do cíngulo anterior e o córtex pré-frontal ventromedial. Melhora clínica foi associada a aumento da atividade no córtex do cíngulo anterior subgenual e para-hipocampal durante a tarefa. |
| | TIPO DE PSICOTERAPIA (N°) | TCC (16) | |
| | LISTA DE ESPERA | | |
| | GRUPO-CONTROLE | 16 | |
| | MÉTODO DE NEUROIMAGEM | RMf na tarefa de condicionamento do medo, extinção e recuperação | |
| King e colaboradores[36] | TIPO DE PSICOTERAPIA (N°) | MBCT (14) x TG (9) | Aumento da conectividade funcional entre a *default-mode network* e o córtex pré-frontal dorsolateral e a parte dorsal do córtex do cíngulo anterior. |
| | LISTA DE ESPERA | | |
| | GRUPO-CONTROLE | | |
| | MÉTODO DE NEUROIMAGEM | RMf em repouso | |

MBCT: terapia cognitiva baseada em *mindfulness*; PEB: psicoterapia eclética breve; RMf: ressonância magnética funcional; SPECT: tomografia computadorizada por emissão de fóton único; TCC: terapia cognitivo-comportamental; TCG: terapia cognitiva em grupo com psicoeducação; TE: terapia de exposição; TERV: terapia de exposição por realidade virtual; TG: terapia de grupo; TP: tratamento-padrão.

## Depressão

**Neuroimagem funcional de repouso.** Como exposto na Tabela 3.4, há várias inconsistências entre os achados dos diferentes estudos mesmo entre aqueles que utilizam a mesma modalidade terapêutica e a mesma técnica de imagem. Por um lado, existem relatos de redução do metabolismo no córtex pré-frontal à direita, no cíngulo posterior,[45] no córtex orbitofrontal bilateralmente e no córtex pré-frontal medial esquerdo.[46] Por outro lado, também há relatos de aumento do metabolismo no córtex do cíngulo posterior e dorsal,[47,48] no hipocampo, nos núcleos da base à direita e nas porções ventrais, dorsais e mediais do córtex pré-frontal[48] e aumento da homogeneidade no córtex pré-frontal ventromedial e no giro do cíngulo posterior.[49]

Outros achados do efeito da psicoterapia no funcionamento cerebral incluem: aumento da densidade de receptor 5-HT1A no córtex pré-frontal, no córtex do cíngulo anterior, no giro temporal inferior e no giro angular no período de pós-intervenção[50] e mudança nas propriedades de difusão da substância branca cerebral dos pacientes com depressão após sessões de terapia guiada por imagem.[51]

**Neuroimagem funcional com tarefas com estímulo emocional.** Os principais achados reportados foram redução da ativação na amígdala[52-54] e no hipocampo[52,55] e redução do recrutamento no giro paracingulado, no córtex orbitofrontal, no polo frontal direito, no giro supramarginal,[56] no córtex do cíngulo subgenual,[55] no cíngulo ventral[57] e no córtex pré-frontal medial[56,57] durante as tarefas com processamento de estímulo emocional após a psicoterapia. Entre os estudos revisados, há algumas inconsistências quanto ao padrão de ativação/redução de ativação do que foi descrito anteriormente. Por exemplo, existem outros estudos que relatam aumento da atividade no cíngulo anterior e posterior, no giro frontal superior[52] e na amígdala[58] durante tarefas de processamento emocional após psicoterapia.

**Tabela 3.4** | Estudos sobre a influência da psicoterapia na atividade cerebral de pacientes com diagnóstico de depressão

| ESTUDO | | | RESULTADO |
|---|---|---|---|
| Martin e colaboradores[48] | TIPO DE PSICOTERAPIA | TIP (13) | Aumento do metabolismo no córtex do cíngulo posterior direito no grupo da TIP. Os dois grupos mostraram aumento do metabolismo nos núcleos da base à direita. |
| | MEDICAMENTO | Venlafaxina (15) | |
| | GRUPO-CONTROLE | | |
| | MÉTODO DE NEUROIMAGEM | SPECT | |
| Broody e colaboradores[46] | TIPO DE PSICOTERAPIA | TIP (14) | Ambos os grupos apresentaram diminuição do metabolismo no córtex pré-frontal bilateral (paroxetina) e à direita (TIP), diminuição do metabolismo no giro do cíngulo posterior esquerdo e aumento da ativação no lobo temporal esquerdo. |
| | MEDICAMENTO | Paroxetina (10) | |
| | GRUPO-CONTROLE | 16 | |
| | MÉTODO DE NEUROIMAGEM | PET | |
| Goldapple e colaboradores[49] | TIPO DE PSICOTERAPIA | TCC (14) | Melhora clínica no grupo de TCC foi associada a aumento do metabolismo no hipocampo e no córtex do cíngulo dorsal e aumento do metabolismo no córtex frontal dorsal, ventral e medial. No grupo da paroxetina foram observados aumento do metabolismo pré-frontal e diminuição do metabolismo hipocampal e no cíngulo subgenual. |
| | MEDICAMENTO | Paroxetina (13) | |
| | GRUPO-CONTROLE | | |
| | MÉTODO DE NEUROIMAGEM | PET | |
| Kennedy e colaboradores[47] | TIPO DE PSICOTERAPIA | TCC (12) | Melhora clínica em ambos os grupos foi associada a diminuição do metabolismo no córtex orbitofrontal e no córtex pré-frontal medial esquerdo e aumento do metabolismo no córtex têmporo-occipital direito. Houve diferenças entre os dois grupos na área do cíngulo pós-subgenual direito, que apresentou redução do metabolismo somente no grupo da venlafaxina. |
| | MEDICAMENTO | Venlafaxina (12) | |
| | GRUPO-CONTROLE | | |
| | MÉTODO DE NEUROIMAGEM | PET | |
| Fu e colaboradores[53] | TIPO DE PSICOTERAPIA | TCC (16) | Não houve diferenças significativas entre os grupos no *scan* final. Atividade no córtex do cíngulo anterior dorsal no pré-tratamento predisse melhora clínica subsequente. |
| | MEDICAMENTO | | |
| | GRUPO-CONTROLE | 16 | |
| | MÉTODO DE NEUROIMAGEM | RMf na tarefa de avaliação emocional de faces tristes | |
| Dichter e colaboradores[57] | TIPO DE PSICOTERAPIA | TAC (12) | Redução da atividade na amígdala direita na fase de seleção de recompensa. Aumento da atividade estriatal dorsal durante antecipação da recompensa no pós-tratamento. Na fase de *feedback* de recompensa, houve redução da ativação no núcleo caudado direito e no giro paracingulado esquerdo. |
| | MEDICAMENTO | | |
| | GRUPO-CONTROLE | 15 | |
| | MÉTODO DE NEUROIMAGEM | RMf na tarefa de roda da fortuna | |
| Dichter e colaboradores[55] | TIPO DE PSICOTERAPIA | TAC (12) | Redução do recrutamento no giro paracingulado, no córtex orbitofrontal, no polo frontal direito, no giro de Heschl |

*Continua*

**Tabela 3.4** | Estudos sobre a influência da psicoterapia na atividade cerebral de pacientes com diagnóstico de depressão

| ESTUDO | | | RESULTADO |
|---|---|---|---|
| | **MEDICAMENTO** | | esquerdo, no polo occipital esquerdo, nos giros pré e pós-centrais bilateralmente, nos giros temporais superior e médio esquerdos e inferior posterior direito e no giro supramarginal anterior direito no pós-tratamento na tarefa de controle cognitivo. |
| | **GRUPO-CONTROLE** | 15 | |
| | **MÉTODO DE NEUROIMAGEM** | RMf na tarefa de identificação de um alvo durante exposição a faces tristes e neutras | |
| Karlsson e colaboradores[51] | **TIPO DE PSICOTERAPIA** | TPDc (8) | A densidade dos receptores 5-HT1A aumentou no grupo da psicoterapia quando comparado com o grupo da fluoxetina no pós-tratamento no giro angular, no córtex pré-frontal dorsolateral, no córtex insular, no giro temporal inferior, no córtex pré-frontal medial, no córtex orbitofrontal, no giro supramarginal, no giro temporal superior, no córtex cingular ventral anterior e no córtex pré-frontal ventrolateral. |
| | **MEDICAMENTO** | Fluoxetina (15) | |
| | **GRUPO-CONTROLE** | 4 | |
| | **MÉTODO DE NEUROIMAGEM** | PET | |
| Hirvonnen e colaboradores[59] | **TIPO DE PSICOTERAPIA** | TPDc (8) | Não houve diferenças na disponibilidade do receptor D2/3 no estriado ventral ou em outras subdivisões do estriado. O grupo da fluoxetina apresentou aumento do perfil de ligação do radioligante no tálamo lateral, mas isso não se correlacionou com melhora clínica. |
| | **MEDICAMENTO** | Fluoxetina (14) | |
| | **GRUPO-CONTROLE** | 5 | |
| | **MÉTODO DE NEUROIMAGEM** | PET | |
| Buchheim e colaboradores[56] | **TIPO DE PSICOTERAPIA** | TPDl (16) | O sinal associado ao processamento de material pessoal relacionado ao apego variou nos pacientes do tempo de base ao seguimento, mas não se modificou nos controles. Pacientes mostraram maior ativação no hipocampo anterior/na amígdala, no cíngulo subgenual e no córtex pré-frontal medial no pré-tratamento, bem como ativação nessas áreas no pós-tratamento. |
| | **MEDICAMENTO** | | |
| | **GRUPO-CONTROLE** | 17 | |
| | **MÉTODO DE NEUROIMAGEM** | RMf na tarefa de exposição a cenas com conteúdo emocional de apego com frases personalizadas e cenas neutras | |
| Yoshimura e colaboradores[58] | **TIPO DE PSICOTERAPIA** | TCC (23) | Pacientes apresentaram aumento da atividade no córtex pré-frontal medial e no córtex do cíngulo ventral durante processamento autorreferencial de estímulos positivos e redução da atividade nessas áreas na exposição a estímulos negativos. Melhora clínica se correlacionou negativamente com a atividade no córtex do cíngulo anterior ventral durante processamento autorreferencial de estímulo negativo. |
| | **MEDICAMENTO** | | |
| | **GRUPO-CONTROLE** | 15 | |
| | **MÉTODO DE NEUROIMAGEM** | RMf na tarefa de processamento autorreferencial | |

*Continua*

**Tabela 3.4** | Estudos sobre a influência da psicoterapia na atividade cerebral de pacientes com diagnóstico de depressão

| ESTUDO | | | RESULTADO |
|---|---|---|---|
| Wang e colaboradores[52] | TIPO DE PSICOTERAPIA | TGI (21) | Pacientes tiveram aumento da integridade no giro frontal superior esquerdo (área motora suplementar) e redução da anisotropia no giro angular direito no pós-tratamento. O tratamento não produziu mudanças nas propriedades de difusão da substância branca em áreas alteradas no pré-tratamento, mas sim em outras áreas. |
| | MEDICAMENTO | | |
| | GRUPO-CONTROLE | 22 | |
| | MÉTODO DE NEUROIMAGEM | ITD | |
| Wiswede e colaboradores[54] | TIPO DE PSICOTERAPIA | TPD (18) | No pré-tratamento, os pacientes apresentaram, quando comparados com o grupo-controle, aumento da ativação em várias regiões límbicas, inclusive na amígdala e nos gânglios da base, durante exposição ao estímulo emocional. No pós-tratamento, as diferenças na atividade cerebral entre pacientes e controles não foi relevante. |
| | MEDICAMENTO | | |
| | GRUPO-CONTROLE | 17 | |
| | MÉTODO DE NEUROIMAGEM | RMf na tarefa de imaginar-se em situações neutras ou emocionais com pessoas significativas | |
| Klein e colaboradores[60] | TIPO DE PSICOTERAPIA | TASCC (10) | Pacientes mostraram aumento da atividade na amígdala esquerda no processamento emocional implícito no pós-tratamento. Não foi achado efeito significativo para o cíngulo. Somente a amígdala e o cíngulo foram avaliados. |
| | MEDICAMENTO | | |
| | GRUPO-CONTROLE | 10 | |
| | MÉTODO DE NEUROIMAGEM | RMf na tarefa de processamento emocional implícito e explícito | |
| Huang e colaboradores[50] | TIPO DE PSICOTERAPIA | TGI (23) | No pós-tratamento, pacientes apresentaram aumento da homogeneidade regional no córtex pré-frontal ventromedial e no giro do cíngulo anterior. Maior homogeneidade no pré-tratamento no giro do cíngulo dorsal foi positivamente correlacionada a melhor resposta à terapia. |
| | MEDICAMENTO | | |
| | GRUPO-CONTROLE | 20 | |
| | MÉTODO DE NEUROIMAGEM | RMf em repouso – método analítico funcional regional | |

ITD: imagem por tensor de difusão; PET: tomografia por emissão de pósitrons; RMf: ressonância magnética funcional; SPECT: tomografia computadorizada por emissão de fóton único; TAC: terapia de ativação comportamental; TASCC: terapia de análise de sistema cognitivo-comportamental; TCC: terapia cognitivo-comportamental; TGI: terapia guiada por imagens; TIP: terapia interpessoal; TPDc: terapia psicodinâmica curta; TPDl: terapia psicodinâmica longa.

**Interpretação dos achados.** É possível dizer que a psicoterapia está associada a um padrão de mudanças de ativação/metabolismo em diversos sistemas e regiões no cérebro que se associam com melhora clínica. Entretanto, o nível dessa evidência não é robusto, uma vez que o tamanho das amostras não é grande e existem inconsistências entre os achados.

## QUESTÕES EM ABERTO E PERSPECTIVAS FUTURAS

A evolução da neurociência tem fornecido diversas ferramentas que permitem uma investigação mais profunda sobre a influência da psicoterapia no cérebro. Com base nos estudos revistos, é possível afirmar que existe evidência preliminar de que os vários tipos de psicoterapia modificam o funcionamento cerebral. Entretanto, a qualidade dessa evidência é prejudicada por algumas limitações das pesquisas realizadas nessa área, que serão citadas a seguir.

Em primeiro lugar, a comparação dos resultados de diferentes estudos de neuroimagem é uma tarefa difícil, porque, na maior parte deles, não há padronização das tarefas executadas pelos pacientes durante o exame de imagem. Em segundo, as amostras dos estudos costumam ser pequenas, o que dificulta a extrapolação dos resultados. Em terceiro, não é possível equiparar os resultados dos diferentes estudos, já que, em muitos casos, o tipo de psicoterapia utilizado é diferente e, em outros, a técnica de neuroimagem usada também é diferente. Por último, em alguns transtornos, como na depressão, por exemplo, boa parte dos estudos não utiliza um grupo-controle sob farmacoterapia para comparar com o grupo que foi submetido somente à psicoterapia.

A investigação da relação entre a psicoterapia e o funcionamento cerebral é importante e promissora tanto para o estudo científico dos transtornos mentais quanto para a prática clínica. A identificação dos padrões mais comuns de exame de imagem para determinado transtorno e para sua melhora clínica pode trazer indícios sobre mecanismos fisiopatológicos subjacentes e pistas para orientar o desenvolvimento de novos tipos de terapia e intervenções terapêuticas.

## CONSIDERAÇÕES FINAIS

Discutimos dois níveis pelos quais se pode abordar a questão "a psicoterapia modifica o funcionamento cerebral?". Em um nível teórico, debatemos que essa questão tem vínculo direto com o modelo de relação mente-cérebro que adotamos. Dessa forma, partindo-se de uma perspectiva integralista, assume-se que a psicoterapia altera o comportamento por meio de modificações no cérebro. Em um nível empírico, revisamos a literatura de neuroimagem para buscar evidência de modificação no cérebro após a psicoterapia. É possível dizer que há evidências preliminares de que a psicoterapia modifica o funcionamento cerebral, no entanto as variações metodológicas entre os estudos e o pequeno tamanho amostral nos impedem de tecer conclusões maiores acerca das evidências funcionais da ação das psicoterapias.

## REFERÊNCIAS

1. Freud S, Mosbacher E, Strachey J. Project for a scientific psychology. In: Bonaparte M, Freud A, Kris E, editors. The origins of psycho-analysis: letters to Wilhelm Fliess, drafts and notes: 1887-1902. New York: Basic Books; 1954. p. 347-445.
2. Kandel ER. A new intellectual framework for psychiatry. Am J Psychiatry. 1998;155(4):457-69.
3. Kendler KS. What psychiatric genetics has taught us about the nature of psychiatric illness and what is left to learn. Mol Psychiatry. 2013;18(10):1058-66.
4. Gulyaeva NV. Molecular mechanisms of neuroplasticity: an expanding universe. Biochemistry. 2017;82(3):237-42.
5. Shaw CA, Lanius RA, van den Doel K. The origin of synaptic neuroplasticity: crucial molecules or a dynamical cascade? Brain Res Brain Res Rev. 1994;19(3):241-63.
6. Akbarian S, Nestler EJ. Epigenetic mechanisms in psychiatry. Neuropsychopharmacol. 2013;38(1):1-2.
7. Kundakovic M, Champagne FA. Early-life experience, epigenetics, and the developing brain. Neuropsychopharmacol. 2015;40(1):141-53.
8. Zhang TY, Labonté B, Wen XL, Turecki G, Meaney MJ. Epigenetic mechanisms for the early environmental regulation of hippocampal glucocorticoid receptor gene expression in rodents and humans. Neuropsychopharmacol. 2013;38(1):111-23.
9. Ghaemi SN, McHugh PR. The concepts of psychiatry: a pluralistic approach to the mind and mental illness. Baltimore: Johns Hopkins University; 2007.
10. Hughes JR. Post-tetanic potentiation. Physiol Rev. 1958;38(1):91-113.
11. Münte TF, Altenmüller E, Jäncke L. The musician's brain as a model of neuroplasticity. Nat Rev Neurosci. 2000;3(6):473-8.
12. Maguire EA, Gadian DG, Johnsrude IS, Good CD, Ashburner J, Frackowiak RS, et al. Navigation-related structural change in the hippocampi of taxi drivers. Proc Natl Acad Sci U S A. 2000;97(8):4398-403.
13. Yehuda R, Daskalakis NP, Desarnaud F, Makotkine I, Lehrner AL, Koch E, et al. Epigenetic biomarkers as predictors and correlates of symptom improvement following psychotherapy in combat veterans with PTSD. Front Psychiatry. 2013;4:118.
14. Baioui A, Pilgramm J, Merz CJ, Walter B, Vaitl D, Stark R. Neural response in obsessive-compulsive washers depends on individual fit of triggers. Front Hum Neurosci. 2013;7:143.
15. Morgiève M, N'Diaye K, Haynes WIA, Granger B, Clair A-H, Pelissolo A, et al. Dynamics of psychotherapy-related cerebral haemodynamic changes in obsessive compulsive disorder using a personalized exposure

task in functional magnetic resonance imaging. Psychol Med. 2014;44(7):1461-73.
16. Schiepek G, Tominschek I, Heinzel S, Aigner M, Dold M, Unger A, et al. Discontinuous patterns of brain activation in the psychotherapy process of obsessive-compulsive disorder: converging results from repeated FMRI and daily self-reports. PloS One. 2013;8(8):e71863.
17. Barsaglini A, Sartori G, Benetti S, Pettersson-Yeo W, Mechelli A. The effects of psychotherapy on brain function: a systematic and critical review. Prog Neurobiol. 2014;114:1-14.
18. Apostolova I, Block S, Buchert R, Osen B, Conradi M, Tabrizian S, et al. Effects of behavioral therapy or pharmacotherapy on brain glucose metabolism in subjects with obsessive-compulsive disorder as assessed by brain FDG PET. Psychiatry Res. 2010;184(2):105-16.
19. Baxter LR, Schwartz JM, Bergman KS, Szuba MP, Guze BH, Mazziotta JC, et al. Caudate glucose metabolic rate changes with both drug and behavior therapy for obsessive-compulsive disorder. Arch Gen Psychiatry. 1992;49(9):681-9.
20. Nakao T, Nakagawa A, Yoshiura T, Nakatani E, Nabeyama M, Yoshizato C, et al. A functional MRI comparison of patients with obsessive-compulsive disorder and normal controls during a Chinese character Stroop task. Psychiatry Res. 2005;139(2):101-14.
21. Schwartz JM, Stoessel PW, Baxter LR, Martin KM, Phelps ME. Systematic changes in cerebral glucose metabolic rate after successful behavior modification treatment of obsessive-compulsive disorder. Arch Gen Psychiatry. 1996;53(2):109-13.
22. Saxena S, Gorbis E, O'Neill J, Baker SK, Mandelkern MA, Maidment KM, et al. Rapid effects of brief intensive cognitive-behavioral therapy on brain glucose metabolism in obsessive-compulsive disorder. Mol Psychiatry. 2009;14(2):197-205.
23. Nakatani E, Nakgawa A, Ohara Y, Goto S, Uozumi N, Iwakiri M, et al. Effects of behavior therapy on regional cerebral blood flow in obsessive-compulsive disorder. Psychiatry Res. 2003;124(2):113-20.
24. Nabeyama M, Nakagawa A, Yoshiura T, Nakao T, Nakatani E, Togao O, et al. Functional MRI study of brain activation alterations in patients with obsessive-compulsive disorder after symptom improvement. Psychiatry Res. 2008;163(3):236-47.
25. Freyer T, Klöppel S, Tüscher O, Kordon A, Zurowski B, Kuelz A-K, et al. Frontostriatal activation in patients with obsessive-compulsive disorder before and after cognitive behavioral therapy. Psychol Med. 2011;41(1):207-16.
26. Yamanishi T, Nakaaki S, Omori IM, Hashimoto N, Shinagawa Y, Hongo J, et al. Changes after behavior therapy among responsive and nonresponsive patients with obsessive-compulsive disorder. Psychiatry Res. 2009;172(3):242-50.
27. Prasko J, Horácek J, Záleský R, Kopecek M, Novák T, Pasková B, et al. The change of regional brain metabolism (18FDG PET) in panic disorder during the treatment with cognitive behavioral therapy or antidepressants. Neuro Endocrinol Lett. 2004;25(5):340-8.

28. Sakai Y, Kumano H, Nishikawa M, Sakano Y, Kaiya H, Imabayashi E, et al. Changes in cerebral glucose utilization in patients with panic disorder treated with cognitive-behavioral therapy. NeuroImage. 2006;33(1):218-26.
29. Beutel ME, Stark R, Pan H, Silbersweig D, Dietrich S. Changes of brain activation pre-post short-term psychodynamic inpatient psychotherapy: an fMRI study of panic disorder patients. Psychiatry Res. 2010;184(2):96-104.
30. Kircher T, Arolt V, Jansen A, Pyka M, Reinhardt I, Kellermann T, et al. Effect of cognitive-behavioral therapy on neural correlates of fear conditioning in panic disorder. Biol Psychiatry. 2013;73(1):93-101.
31. Lueken U, Straube B, Reinhardt I, Maslowski NI, Wittchen H-U, Ströhle A, et al. Altered top-down and bottom-up processing of fear conditioning in panic disorder with agoraphobia. Psychol Med. 2014;44(2):381-94.
32. Seo H-J, Choi YH, Chung Y-A, Rho W, Chae J-H. Changes in cerebral blood flow after cognitive behavior therapy in patients with panic disorder: a SPECT study. Neuropsychiatr Dis Treat. 2014;10:661-9.
33. Straube B, Lueken U, Jansen A, Konrad C, Gloster AT, Gerlach AL, et al. Neural correlates of procedural variants in cognitive-behavioral therapy: a randomized, controlled multicenter FMRI study. Psychother Psychosom. 2014;83(4):222-33.
34. Grambal A, Tüdös Z, Hok P, Kamarádová D, Divéky T, Hluštík P, et al. Predictors of poor treatment response to additional CBT in real panic disorder patients: The role of DLPF, orbitofrontal cortex, parietal lobule, frontal eye field and amygdala in PD. Neuro Endocrinol Lett. 2015;36(3):269-81.
35. Liebscher C, Wittmann A, Gechter J, Schlagenhauf F, Lueken U, Plag J, et al. Facing the fear - clinical and neural effects of cognitive behavioural and pharmacotherapy in panic disorder with agoraphobia. Eur Neuropsychopharmacol. 2016;26(3):431-44.
36. King AP, Block SR, Sripada RK, Rauch S, Giardino N, Favorite T, et al. Altered Default Mode Network (DMN) resting state functional connectivity following a mindfulness-based exposure therapy for Post-traumatic Stress Disorder (PTSD) in combat veterans of Afghanistan and Iraq. Depress Anxiety. 2016;33(4):289-99.
37. Peres JFP, Newberg AB, Mercante JP, Simão M, Albuquerque VE, Peres MJP, et al. Cerebral blood flow changes during retrieval of traumatic memories before and after psychotherapy: a SPECT study. Psychol Med. 2007;37(10):1481-91.
38. Farrow TFD, Hunter MD, Wilkinson ID, Gouneea C, Fawbert D, Smith R, et al. Quantifiable change in functional brain response to empathic and forgivability judgments with resolution of posttraumatic stress disorder. Psychiatry Res. 2005;140(1):45-53.
39. Felmingham K, Kemp A, Williams L, Das P, Hughes G, Peduto A, et al. Changes in anterior cingulate and amygdala after cognitive behavior therapy of posttraumatic stress disorder. Psychol Sci. 2007;18(2):127-9.
40. Lindauer RJL, Booij J, Habraken JBA, van Meijel EPM, Uylings HBM, Olff M, et al. Effects of psychotherapy on

regional cerebral blood flow during trauma imagery in patients with post-traumatic stress disorder: a randomized clinical trial. Psychol Med. 2008;38(4):543-54.
41. Roy MJ, Francis J, Friedlander J, Banks-Williams L, Lande RG, Taylor P, et al. Improvement in cerebral function with treatment of posttraumatic stress disorder. Ann N Y Acad Sci. 2010;1208:142-9.
42. Peres JFP, Foerster B, Santana LG, Fereira MD, Nasello AG, Savoia M, et al. Police officers under attack: resilience implications of an fMRI study. J Psychiatr Res. 2011;45(6):727-34.
43. Simmons AN, Norman SB, Spadoni AD, Strigo IA. Neurosubstrates of remission following prolonged exposure therapy in veterans with posttraumatic stress disorder. Psychother Psychosom. 2013;82(6):382-9.
44. Helpman L, Marin M-F, Papini S, Zhu X, Sullivan GM, Schneier F, et al. Neural changes in extinction recall following prolonged exposure treatment for PTSD: A longitudinal fMRI study. NeuroImage Clin. 2016;12:715-23.
45. Lindauer RJL, Vlieger E-J, Jalink M, Olff M, Carlier IVE, Majoie CBLM, et al. Effects of psychotherapy on hippocampal volume in out-patients with post-traumatic stress disorder: a MRI investigation. Psychol Med. 2005;35(10):1421-31.
46. Brody AL, Saxena S, Stoessel P, Gillies LA, Fairbanks LA, Alborzian S, et al. Regional brain metabolic changes in patients with major depression treated with either paroxetine or interpersonal therapy: preliminary findings. Arch Gen Psychiatry. 2001;58(7):631-40.
47. Kennedy SH, Konarski JZ, Segal ZV, Lau MA, Bieling PJ, McIntyre RS, et al. Differences in brain glucose metabolism between responders to CBT and venlafaxine in a 16-week randomized controlled trial. Am J Psychiatry. 2007;164(5):778-88.
48. Martin SD, Martin E, Rai SS, Richardson MA, Royall R. Brain blood flow changes in depressed patients treated with interpersonal psychotherapy or venlafaxine hydrochloride: preliminary findings. Arch Gen Psychiatry. 2001;58(7):641-8.
49. Goldapple K, Segal Z, Garson C, Lau M, Bieling P, Kennedy S, et al. Modulation of cortical-limbic pathways in major depression: treatment-specific effects of cognitive behavior therapy. Arch Gen Psychiatry. 2004;61(1):34-41.
50. Huang X, Huang P, Li D, Zhang Y, Wang T, Mu J, et al. Early brain changes associated with psychotherapy in major depressive disorder revealed by resting-state fMRI: evidence for the top-down regulation theory. Int J Psychophysiol. 2014;94(3):437-44.
51. Karlsson H, Hirvonen J, Kajander J, Markkula J, Rasi-Hakala H, Salminen JK, et al. Research letter: psychotherapy increases brain serotonin 5-HT1A receptors in patients with major depressive disorder. Psychol Med. 2010;40(3):523-8.
52. Wang T, Huang X, Huang P, Li D, Lv F, Zhang Y, et al. Early-stage psychotherapy produces elevated frontal white matter integrity in adult major depressive disorder. PloS One. 2013;8(4):e63081.
53. Fu CHY, Williams SCR, Cleare AJ, Scott J, Mitterschiffthaler MT, Walsh ND, et al. Neural responses to sad facial expressions in major depression following cognitive behavioral therapy. Biol Psychiatry. 2008;64(6):505-12.
54. Wiswede D, Taubner S, Buchheim A, Münte TF, Stasch M, Cierpka M, et al. Tracking functional brain changes in patients with depression under psychodynamic psychotherapy using individualized stimuli. PloS One. 2014;9(9):e109037.
55. Dichter GS, Felder JN, Smoski MJ. The effects of Brief Behavioral Activation Therapy for Depression on cognitive control in affective contexts: An fMRI investigation. J Affect Disord. 2010;126(1-2):236-44.
56. Buchheim A, Viviani R, Kessler H, Kächele H, Cierpka M, Roth G, et al. Changes in prefrontal-limbic function in major depression after 15 months of long-term psychotherapy. PloS One. 2012;7(3):e33745.
57. Dichter GS, Felder JN, Petty C, Bizzell J, Ernst M, Smoski MJ. The effects of psychotherapy on neural responses to rewards in major depression. Biol Psychiatry. 2009;66(9):886-97.
58. Yoshimura S, Okamoto Y, Onoda K, Matsunaga M, Okada G, Kunisato Y, et al. Cognitive behavioral therapy for depression changes medial prefrontal and ventral anterior cingulate cortex activity associated with self-referential processing. Soc Cogn Affect Neurosci. 2014;9(4):487-93.
59. Hirvonnen J, Hietala J, Kajander J, Markkula J, Rasi-Hakala H, Salminen JK, et al. Effects of antidepressant drug treatment and psychotherapy on striatal and thalamic dopamine D2/3 receptors in major depressive disorder studied with [11C]raclopride PET. J Psychopharmacol Oxf Engl. 2011;25(10):1329-36.
60. Klein JP, Becker B, Hurlemann R, Scheibe C, Colla M, Heuser I. Effect of specific psychotherapy for chronic depression on neural responses to emotional faces. J Affect Disord. 2014;166:93-7.

# 4
## Fatores comuns e específicos das psicoterapias

Luciano Isolan
Lívia Hartmann de Souza
Aristides Volpato Cordioli

As psicoterapias são um importante recurso para o tratamento dos transtornos mentais e de problemas de natureza emocional. Em algumas situações, são o método de escolha; em outras, um importante coadjuvante a outras abordagens de tratamento, como a farmacoterapia. Questionadas no passado, hoje as psicoterapias são amplamente aceitas como tratamentos eficazes para uma grande variedade de condições psiquiátricas e psicológicas. Além da eficácia, diversas pesquisas vêm tentando elucidar a forma como ocorrem as mudanças promovidas pela psicoterapia, bem como quais são os fatores envolvidos nesse processo. Até a segunda metade do século passado, havia um debate acerca de quais seriam os verdadeiros fatores responsáveis pelas mudanças obtidas com a psicoterapia: os fatores específicos, ou seja, as técnicas, em oposição aos não específicos, também chamados de fatores comuns, ou seja, a pessoa do terapeuta, o contexto, o tipo de relação estabelecido e as condições do paciente. Na atualidade, existe relativo consenso de que ambos os grupos de fatores têm importante peso nos resultados.

Este capítulo descreve os resultados gerais das psicoterapias, os processos de mudança em psicoterapia e os diferentes fatores envolvidos em tal processo.

## RESULTADOS EM PSICOTERAPIAS

Após várias décadas de pesquisa, a controvérsia sobre o resultado geral das psicoterapias foi encerrada com a publicação de diversas metanálises que têm evidenciado a eficácia de diferentes psicoterapias no tratamento de diversas condições psicológicas e psiquiátricas. Metanálises iniciais comprovaram a eficácia das psicoterapias de modo geral, comparando pacientes que recebiam tratamento com aqueles que não recebiam, sem discriminar quais as técnicas ou quais os transtornos estavam sendo avaliados.[1] Esses primeiros estudos encontraram tamanhos de efeito grandes, por exemplo, $d$ de Cohen igual a 0,85.[2] Posteriormente, os estudos foram migrando para questões mais específicas e refinadas, discriminando técnicas e transtornos. Hoje, há um convincente corpo de evidências que comprova a eficácia de várias técnicas psicoterapêuticas para inúmeros transtornos psiquiátricos. Muitas metanálises vêm sendo publicadas compilando os dados de ensaios clínicos que avaliam as diferentes psicoterapias no tratamento dos transtornos mentais, tanto como em monoterapia quanto em abordagens combinadas. Eis as mais estudadas: a terapia cognitivo-comportamental (TCC), comprovadamente eficaz para transtornos de ansiedade, depressivos[3] e alimentares; a terapia interpessoal (TIP), comprovadamente eficaz também para transtornos de ansiedade, depressivos e alimentares;[4] as terapias psicodinâmicas, eficazes para depressão[5] e transtorno da personalidade *borderline*;[6] entre outras. Essas metanálises mais recentes não encontraram tamanhos de efeito tão robustos quanto as iniciais, possivelmente por terem sido mais criteriosas na avaliação da qualidade e da heterogeneidade dos estudos incluídos.[1] Considerando o efeito das psicoterapias para depressão, por exemplo, o tamanho de efeito caiu de $d = 0,74$ para 0,22 depois de ajustado para a qualidade dos estudos.[7] Ainda que os resultados não sejam tão expressivos como inicialmente, a eficácia da psicoterapia é, hoje, inquestionável, com o tamanho de efeito geral em torno de 0,6 (0,4 a 0,8), o que significa dizer que 65% dos pacientes tratados têm um desfecho positivo em comparação a 35% dos indivíduos não tratados.[1]

Evidências adicionais que comprovam a eficácia das psicoterapias provêm de estudos comparativos entre as diferentes abordagens psicoterapêuticas. Muitas revisões antigas chegaram à instigante conclusão de que as psicoterapias não apresentavam diferenças significativas entre si. Esse paradoxo de equivalência reflete o enigma de que os resultados das diversas técnicas psicoterapêuticas parecem semelhantes, mesmo que seus postulados teóricos e técnicos sejam bastante diferentes entre si.[8] A eficácia uniforme das psicoterapias já havia sido enfatizada no subtítulo de um artigo clássico de Rosenzweig,[9] que apresentava a proposta de que talvez os benefícios de várias terapias eram decorrentes de fatores comuns a todas elas. Também apontou que todas as terapias, desde que praticadas por um terapeuta competente e que acredita em seu método de tratamento, apresentariam resultados semelhantes. Rosenzweig usou a metáfora do veredito do pássaro Dodô, personagem do livro *Alice no País das Maravilhas*, que, ao interromper a corrida de diferentes animais, proclamou "Todos venceram e todos devem ganhar prêmios" para se referir a essa semelhança de resultados. Desde essa época, a eficácia similar das diferentes psicoterapias tem sido conhecida como "o veredito do pássaro Dodô". Tal veredito tem sido empregado como suporte empírico àqueles que acreditam que os fatores comuns seriam os verdadeiros responsáveis pela eficácia das psicoterapias.

A metáfora persiste graças a um trabalho seminal de Luborsky e Singer de 1975,[8] que usaram a frase como subtítulo de um trabalho que publicaram que teve grande repercussão na época por oferecer evidências de pesquisa de que Rosenzweig talvez estivesse correto. A proposta foi retomada por diversos autores, como Carl Rogers e, mais especificamente, Jerone Frank, Judd Marmor, Sol Garfield e, recentemente, Duncan e colaboradores.[10] Aqui é importante ressaltar que fatores comuns não devem ser considerados não específicos no sentido de serem benefícios não intencionais da terapia (como o efeito placebo). Na verdade, a maioria dos pesquisadores que defendem a teoria dos fatores comuns considera que esses fatores coletivamente formam um modelo teórico sobre mecanismos de mudança em psicoterapia.[10]

Algumas revisões de metanálises demonstram vantagem dos modelos de psicoterapias cognitivo-comportamentais sobre as psicoterapias de orientação analítica, processuais e interpessoais.[12] Porém, outras metanálises observaram que a relativa superioridade de algumas psicoterapias sobre outras se devia a vieses metodológicos como, por exemplo, as preferências do investigador e a gravidade dos casos.[12] E, quando foram incluídos apenas estudos de maior qualidade, a diferença entre as técnicas desaparecia. Em relação a uma comparação específica entre terapia psicodinâmica e TCC no tratamento do transtorno depressivo maior, por exemplo, dois ensaios importantes recentemente comprovaram a não inferioridade da primeira sobre a segunda.[13] Tornando a questão ainda mais complexa, Cuijpers publicou um estudo interessante e concluiu que, sob uma avaliação criteriosa que minimiza risco de vieses, os ensaios clínicos de psicoterapia no tratamento de transtornos depressivos publicados até o momento não têm poder estatístico suficiente para detectar tamanhos de efeito clinicamente relevantes. Portanto, apesar do grande número de ensaios publicados, ainda não está claro se há diferença clínica significativa entre as técnicas psicoterapêuticas.[14]

A equivalência das psicoterapias pode ser explicada de três formas: 1) terapias diferentes podem atingir desfechos semelhantes por meio de processos distintos; 2) os desfechos são diferentes, mas a diferença não é detectada com as estratégias de pesquisa adotadas; 3) diferentes terapias incorporam fatores comuns que são curativos, embora não enfatizados pela teoria de mudança central das técnicas psicoterapêuticas em particular.[1]

## PROCESSOS DE MUDANÇA EM PSICOTERAPIA

Tentando explicar como as psicoterapias atuam, Luborsky[8] dividiu os fatores responsáveis pelas mudanças em dois grandes grupos: 1) *as técnicas utilizadas (ou fatores específicos)*, que são particulares de cada modelo de psicoterapia e englobam as diferentes intervenções do terapeuta, bem como a forma como são estruturadas e conduzidas as sessões; e 2) *a relação paciente-terapeuta (ou fatores não específicos)*, que envolve os fenômenos transferenciais, os aspectos lógicos e racionais (aliança terapêutica) e os aspectos reais da relação (entre eles o vínculo afetivo com o terapeuta), os quais seriam os fatores comuns a todas as psicoterapias.

Karasu[15] sintetizou os agentes de mudança comuns às diversas psicoterapias nos seguintes itens: a) *experiência afetiva*, ou seja, o clima favorável para expressar e compartilhar emoções e realizar a catarse tornaria o paciente mais passível de ser influenciado pelo terapeuta por meio da quebra de mecanismos de defesa e resistências; b) *aumento das habilidades cognitivas* pela aquisição e integração de novos padrões de pensamentos e de percepção e promoção do autoconhecimento; c) *regulação do comportamento*: em toda psicoterapia existiria, concomitantemente, algum tipo de aprendizagem de controle de ações, de regulação emocional e hábitos e, por conseguinte, mudanças de comportamento.

Aos agentes de mudança citados por Karasu, poderíamos acrescentar um quarto grupo, no qual seriam incluídos os fatores sociais (interpessoais), grupais ou sistêmicos. Em maior ou menor grau, as diferentes modalidades de psicoterapia procuram obter mudanças por meio de intervenções que visam modificar o ambiente social ou familiar no qual o paciente vive (o sistema), suas formas de interagir com outros indivíduos, ou, ainda, utilizam os chamados fatores grupais como ingredientes terapêuticos.

Esses agentes de mudança são postos em ação por intermédio de intervenções terapêuticas. A maioria das psicoterapias utiliza mais de um desses agentes, embora um deles possa se constituir como o principal recurso ou estratégia do modelo e, consequentemente, seu foco.

Em uma revisão baseada em mais de cem estudos, Lambert e Barley[16] fundamentaram um modelo explicativo de melhora em psicoterapia como uma função de diversos fatores terapêuticos.

▶ **Segundo os autores:**

- cerca de 40% da melhora poderia ser explicada por fatores extraterapêuticos, como variáveis diagnósticas, qualidade de suporte social e eventos estressantes
- cerca de 30% da melhora poderia ser atribuída aos fatores comuns, como a qualidade da relação terapêutica, a empatia, o afeto e a consideração positiva
- cerca de 15% da melhora seria decorrente do efeito placebo ou da expectativa
- cerca de 15% da melhora seria resultante da utilização de técnicas específicas de cada modelo teórico

Apenas recentemente, a base empírica do impacto dos fatores comuns na melhora do paciente foi testada. Uma metanálise com 31 estudos avaliou o tratamento de pacientes deprimidos. Essa metanálise incluiu um grupo que recebeu intervenção psicoterapêutica apenas com fatores comuns (também chamada de terapia suportiva não diretiva), outro grupo que recebeu tratamento ativo e um terceiro grupo que não recebeu tratamento (lista de espera). Os resultados sugeriram que o paciente e seu ambiente foram responsáveis por 33,3% da melhora (parcela avaliada no grupo que não recebeu tratamento); fatores comuns, por 49% da melhora; enquanto fatores específicos contribuíram para 17,1% da mudança nos sintomas depressivos.[17] Diante da comprovação da importância dos fatores comuns, entre os mais relevantes a relação paciente-terapeuta, autores e diretrizes têm enfatizado a necessidade de treinamento do comportamento e habilidades do terapeuta em tal quesito.[1] Nesse sentido, "aprender como engajar o paciente em um processo colaborativo é mais central para desfechos positivos do que qual processo (teoria de mudança) é utilizado".[1]

## FATORES ESPECÍFICOS DE MUDANÇA EM PSICOTERAPIA

Os principais fatores específicos propostos para diferentes formas de psicoterapia são apresentados a seguir.

### Fatores cognitivos: psicoeducação, reestruturação cognitiva e *insight*

De modo geral, há consenso de que, em todas as psicoterapias, ocorre ampliação das habilidades cognitivas do paciente pela aquisição de novas percepções, pela correção de interpretações distorcidas sobre si mesmo e sobre a realidade e pelo aumento do autoconhecimento e da capacidade de introspecção, tornando o paciente capaz de identificar os diferentes fenômenos mentais (pensamentos, emoções, impulsos, lembranças) e de estabelecer ligações entre eles (*insight*). Esse conjunto de habilidades permite que o paciente lide melhor com seus pensamentos, comportamentos, emoções e relações interpessoais, bem como tenha maior controle sobre seus impulsos e comportamentos, tornando-se mais efetivo no planejamento de sua vida e na tomada de decisões. É suposto, ainda, que tais elementos racionais organizem e integrem os diferentes aspectos da vida mental do paciente, mobilizando recursos bloqueados que possam colaborar com a melhora de seus sintomas.

A capacidade de ser introspectivo (de pensar psicologicamente) é um recurso essencial para lidar com conflitos psicológicos, associar eventos da vida mental (pensamentos, emoções, condutas), perceber e avaliar de forma realista a realidade externa e ter empatia em relação aos outros. Trata-se de uma condição importante para as psicoterapias, e o exercício repetido dessa atividade, auxiliado pelo terapeuta, possibilita a internalização, por parte do paciente, da capacidade introspectiva do terapeuta.[18]

Vamos dar destaque aos seguintes fatores cognitivos, que são utilizados como estratégias de mudança por diferentes psicoterapias: a psicoeducação, a reestruturação cognitiva e o *insight*.

### Psicoeducação

O primeiro objetivo da psicoeducação é aumentar o conhecimento do paciente sobre o transtorno mental que apresenta: informando sobre seus sintomas, sobre os mecanismos envolvidos na origem e na perpetuação do transtorno, sobre como prevenir recaídas, sobre os recursos existentes para lidar com os déficits resultantes da doença, sobre os tratamentos disponíveis e seus efeitos colaterais. O segundo objetivo é familiarizar o paciente com o modelo de terapia e com os mecanismos e estratégias utilizados para remover os sintomas. A psicoeducação é uma estratégia indispensável para a prevenção de recaídas (transtorno bipolar, transtorno de déficit de atenção/hiperatividade [TDAH], transtornos de ansiedade, drogadição). Durante as sessões, o terapeuta educa o paciente sobre seu transtorno e como vencê-lo, podendo utilizar gráficos e desenhos como recursos auxiliares. Além disso, o terapeuta pode fornecer folhetos explicativos, orientar leituras e consultas à internet, tanto ao paciente quanto a seus familiares. A psicoeducação é uma intervenção essencial à terapia cognitiva, à terapia comportamental, à TIP, aos grupos de autoajuda e às terapias de apoio.

### Reestruturação cognitiva

As TCCs utilizam a correção de distorções cognitivas, de percepções e interpretações erradas ou distorcidas como forma de modificar o comportamento e as emoções, em um processo chamado de reestruturação cognitiva. Espera-se que, ao longo da terapia, ocorram duas mudanças essenciais: dos pensamentos automáticos e das crenças subjacentes (crenças intermediárias ou crenças nucleares), bem como de esquemas cognitivos disfuncionais. Pensamentos automáticos são ideias prontamente disponíveis sobre um acontecimento ou uma situação, cujo conteúdo pode ser realístico ou distorcido. Neste último caso, tendem a ser disfuncionais (catastróficas, negativas), pois geram emoções e comportamentos perturbadores, como a esquiva fóbica, pois geram emoções perturbadoras e comportamentos destinados a neutralizá-los.

As crenças subjacentes, também denominadas de crenças nucleares ou esquemas cognitivos, são estruturas cognitivas organizadas desde a infância, que formam um corpo coeso de afirmativas (crenças nucleares), suposições ou regras (crenças intermediárias) a respeito de si próprio, da realidade e do futuro, guiando as percepções e as interpretações da realidade, dos fatos e a tomada de decisões, norteando, assim, atitudes, decisões e comportamentos. As distorções cognitivas nem sempre são percebidas pelo indivíduo e, com muita frequência, são as responsáveis por emoções e comportamentos desadaptativos. Modificá-las é a ação estratégica utilizada para remover os sintomas.

## Insight

O termo *insight* é empregado em um sentido mais superficial para designar o grau de consciência e de entendimento que o paciente tem em relação a seus problemas. O *insight* representa, portanto, uma ampliação do autoconhecimento e da capacidade de observação e uma aproximação maior da verdade sobre si mesmo, pelo aumento da capacidade de perceber as conexões entre emoções e comportamentos do presente e emoções e comportamentos do passado, sobretudo com pessoas significativas da vida do paciente.

O *insight* é um tipo específico de habilidade cognitiva essencial, principalmente, às psicoterapias de orientação analítica e à psicanálise. Considerando que tais abordagens visam aumentar o conhecimento que o indivíduo tem de si mesmo, o *insight* seria o momento da tomada de consciência de algo significativo a respeito da vida psíquica durante o tratamento. A capacidade do paciente de ter *insight* é um importante preditor de resposta à psicoterapia.

As diferentes intervenções do terapeuta, em especial a interpretação de aspectos inconscientes que se manifestam sob a forma de emoções, fantasias, impulsos e desejos deslocados para a pessoa do terapeuta na transferência, visam, em última análise, à obtenção de *insight* sobre aspectos da vida mental até então inacessíveis ao paciente. Isso faz parte de um processo mais geral chamado de *elaboração*, por meio do qual o paciente se dá conta de associações entre fatos de sua vida mental, como memórias, emoções associadas, comportamentos e emoções de sua vida atual, com fatos, pessoas e relacionamentos de sua vida passada. Ao dar-se conta, o paciente modifica as próprias narrativas e memórias sobre tais fatos e pessoas e, com isso, adquire domínio sobre conflitos internos e emoções de natureza patogênica a eles associados.

O *insight* é obtido por meio de intervenções terapêuticas específicas, como a observação, a confrontação e a interpretação. Observação é uma intervenção na qual o terapeuta chama a atenção do paciente para um comportamento ou uma emoção, sem tentar identificar os motivos. O objetivo desse tipo de intervenção é motivar o paciente a explorar o significado de tais fatos, a ser mais introspectivo e a prestar mais atenção aos pensamentos e emoções que o perturbam e às possíveis relações entre eles. A observação prepara o terreno para a interpretação, para o *insight* e para a elaboração.

Confrontações são tentativas de levar o paciente a se defrontar com algo que está sendo evitado, em razão das emoções desagradáveis que podem ser trazidas à tona. Embora tenha uma conotação agressiva, é importante que a confrontação seja feita de uma forma gentil e não redunde em aumento de defesas.

Interpretações são intervenções feitas pelo terapeuta por meio da proposta de novas explicações a sintomas, emoções, pensamentos, comportamentos e motivações. O objetivo é tornar conscientes desejos, fantasias, impulsos, emoções reprimidas e mecanismos de defesa até então inconscientes. A manifestação desse material na relação transferencial é de especial interesse à psicanálise: tal manifestação é vista como uma oportunidade de trabalhar com esse material ao vivo na relação terapêutica. O trabalho com ênfase na transferência e na contratransferência é uma das características essenciais da orientação psicanalítica.

## Fatores comportamentais: aprendizagens

A escola comportamental tem oferecido uma importante contribuição para o tratamento de diversos transtornos mentais ao formular hipóteses testáveis sobre o surgimento e a manutenção dos sintomas de várias psicopatologias. Tanto os comportamentos "normais" quanto os "patológicos" são entendidos como resultantes dos diversos processos de aprendizagem e das leis que os regem. A escola comportamental tem dado importância a algumas formas definidas de aprendizagem: o condicionamento clássico, o condicionamento operante, a aprendizagem social e o fenômeno da habituação e da extinção.

O *condicionamento clássico* explica certas mudanças de comportamento, especialmente respostas do sistema nervoso autônomo, como consequência de emparelhamentos entre estímulos e emoções muito intensas e desagradáveis, como ocorre, por exemplo, em situações de grande estresse, em ataques de pânico, no enfrentamento de objetos ou situações fóbicos ou no estresse pós-traumático. Em consequência de tais emparelhamentos, estímulos que até então eram neutros (um túnel, um elevador, um automóvel, um inseto ou outro animal, uma torneira de banheiro) se tornam condicionados, isto é, passam a provocar a resposta condicionada. Acredita-se que os sintomas autonômicos (taquicardia, hiperventilação, tonturas, sudorese) e a hipervigilância, típicos de tais quadros, sejam consequência de tais emparelhamentos.

O *condicionamento operante* ou *instrumental* talvez seja a explicação mais simples para o mecanismo responsável pela manutenção dos sintomas e a perpetuação de muitos transtornos, como as fobias, a agorafobia e os rituais obsessivo-compulsivos. Condicionamento operante significa o reforço ou a extinção de algum tipo de comportamento em razão dos efeitos que produz sobre o meio ambiente. O *reforço positivo* aumenta a frequência de um comportamento – por exemplo, um elogio, um prêmio, uma boa nota, a satisfação da fome ou da sede. Entretanto, comportamentos são mantidos e perpetuados porque removem um desconforto ou impedem o surgimento de emoções desagradáveis. Nesse caso, o comportamento que produz esse efeito chama-se *reforço negativo*. Os exemplos típicos são a esquiva fóbica e os rituais do transtorno obsessivo-compulsivo (TOC), pois reduzem a ansiedade. Quando os efeitos sobre o meio ambiente são negativos ou desagradáveis, como uma multa de trânsito, uma nota ruim em uma prova ou a perda de algo prazeroso, trata-se de uma punição. A punição leva à diminuição ou à extinção de um comportamento. Geralmente, os terapeutas usam reforçadores, muitas vezes de forma sutil, como, por exemplo, dar mais ou menos ou não dar atenção a um tipo de relato do paciente ou elogiar suas conquistas.

A aprendizagem social é um processo no qual emoções e comportamentos podem ser aprendidos (e desaprendidos) pela observação de outros indivíduos. Nesse âmbito, citamos as clássicas experiências de Mineka com filhotes de macacos que adquiriam rapidamente medo de cobras ao observarem seus pais demonstrando temor. Considerando esse tipo de aprendizagem, o terapeuta, em qualquer modalidade de psicoterapia, serve como um modelo de pensamento, de comportamento e de relacionamento ao paciente, que, em grande parte, acaba adquirindo tais formas de interpretar a realidade e de agir perante ela pela simples observação do terapeuta.

A *extinção e a habituação* são duas outras modalidades de aprendizagem com especial importância para a remoção de sintomas. Na *extinção*, uma resposta condicionada (medo, nojo ou ansiedade) diminui e se extingue quando a pessoa, de forma repetida, tem contato com o estímulo condicionado (local, objeto, situação) sem a presença do estímulo incondicionado (acidente, ataque de pânico, assalto) – por exemplo, passar repetidamente em um local onde o indivíduo sofreu um acidente de carro sem que o acidente ocorra de novo. A repetição, sem que o estímulo produza a reação ou que, pelo menos, a provoque em intensidade cada vez menor, faz as reações de medo progressivamente desaparecerem. Trata-se do principal mecanismo responsável pelo enfraquecimento e desaparecimento de respostas aprendidas por condicionamento (emparelhamento de estímulos). É, também, um dos mecanismos que está por trás das várias técnicas de exposição. A extinção é considerada uma nova forma de aprendizagem e deve ser distinguida do esquecimento, que ocorre com a simples passagem do tempo.[19]

A *habituação* designa um processo natural em razão do qual ocorre diminuição espontânea e progressiva das respostas da pessoa a um estímulo não nocivo (som, ruído, cheiro, dor, aflição) quando permanece em contato o tempo necessário ou quando o contato com o referido estímulo é repetido. Reações autonômicas relacionadas ao medo, ao nojo ou ao desconforto desaparecem rapidamente, muitas vezes em poucos minutos, em pacientes com fobia que entram em contato com o objeto ou a situação fóbicos ou em indivíduos com TOC que se abstêm de executar rituais, se expõem a situações ou tocam em objetos que evitam. A cada repetição de tais exercícios de exposição ou prevenção da execução de rituais, o grau de desconforto é menor, até desaparecer por completo.

Nem sempre é fácil distinguir entre extinção e habituação. Para muitos autores, esses fatores comportamentais se confundem. Caso tenha ocorrido condicionamento na origem dos sintomas, o termo mais apropriado para seu desaparecimento é a extinção. Nas demais situações, nas quais o contato suficientemente prolongado com um estímulo não nocivo leva ao desaparecimento de reações físicas, estamos diante do fenômeno da habituação. Mais modernamente, fala-se em aprendizagem da regulação emocional, mas o conceito necessita de uma definição operacional mais adequada.

As diferentes modalidades de aprendizagem deram origem a uma enorme gama de intervenções e técnicas que têm-se mostrado efetivas no tratamento de diversos sintomas e transtornos, como a esquiva fóbica nas fobias específicas, no transtorno de pânico e na agorafobia; os sintomas obsessivo-compulsivos no TOC; os déficits em habilidades sociais na ansiedade social; a adição a substâncias; as evitações no transtorno de estresse pós-traumático (TEPT), os comportamentos evitativos e compulsivos nos transtornos alimentares (bulimia); e as disfunções sexuais, para citar os mais comuns. Uma característica das intervenções comportamentais é o fato de serem focadas em sintomas específicos e, quando utilizadas, de apresentarem objetivos claramente definidos.

## Fatores sociais, grupais ou sistêmicos

Várias psicoterapias, como as terapias de grupo e a terapia familiar, partem do pressuposto de que os problemas psicopatológicos individuais sofrem forte influência do contexto social, familiar e das relações interpessoais atuais, que podem perpetuá-los ou exercer papel importante em sua solução. Como estratégia, utilizam intervenções destinadas a modificar o ambiente. O objetivo é empregar tais influências no sentido de auxiliar os indivíduos em seu crescimento emocional e na superação de suas dificuldades.

O conceito central das psicoterapias familiares sistêmicas é o reconhecimento da família como um *sistema* no qual um membro influencia os demais e é por eles influenciado, tanto no sentido da saúde e da maturidade como no da doença e da regressão. Sob tal concepção, a conduta de cada membro não pode ser entendida como separada da conduta dos demais membros. Logo, a família é mais que a mera união de seus componentes (o princípio sistêmico de que "o todo é mais que a soma das partes"). A partir dessas constatações, os terapeutas passaram a considerar a família como o foco das intervenções. Em um enfoque muito semelhante, a psicoterapia de casal se preocupa com as influências que um indivíduo exerce sobre o outro. O terapeuta pode embasar suas intervenções em diferentes referenciais teóricos – estrutural, sistêmico, comportamental, psicoeducacional ou psicodinâmico –, utilizando intervenções específicas oriundas de cada modelo.

A terapia em grupo valoriza o contexto grupal como fator de mudança. Na situação de grupo, ocorrem diversos mecanismos psicológicos que podem influenciar seus membros: identificação, tanto projetiva como introjetiva, com os demais membros e com o líder; comportamento imitativo e aprendizagem interpessoal, pela observação dos outros participantes (aprendizagem social); correção de percepções distorcidas, por meio de uma visão mais realista, pela constatação da universalidade de seus problemas e pelo compartilhamento de informações; catarse, pela possibilidade de obter alívio com a ventilação de emoções e com a instilação da esperança; desenvolvimento do altruísmo (vontade de ajudar os outros); apoio decorrente do fato de se sentir parte de um grupo (coesão grupal) e ter afinidade com seus membros e com as tarefas; melhora da autoestima; socialização desenvolvida pelo convívio em grupo (contato visual, aperto de mãos). Além dos fatores grupais, podem ocorrer fenômenos típicos das terapias individuais, como *insight* sobre aspectos inconscientes e fenômenos transferenciais.

A situação de grupo favorece, ainda, fenômenos que nas terapias individuais ficariam mais difíceis de ser percebidos, na medida em que a situação grupal pode favorecer a recapitulação de situações vividas em família, trazendo à tona questões que envolvem inveja, ciúmes e rivalidades. Tais recapitulações de situações e conflitos vividos em família podem ser utilizadas pelo terapeuta com vistas ao seu *insight* e ao seu controle.

A TIP valoriza o contexto social e procura alterá-lo como forma de modificar os sintomas. Parte do princípio de que problemas que envolvem as relações interpessoais influenciam o ajustamento social e podem contribuir para a ocorrência de quadros depressivos. Quatro áreas de problema são exploradas com maior ênfase: luto por morte de pessoa significativa; mudança de papel (p. ex., casamento, aposentadoria, diagnóstico de doença médica); disputa interpessoal (conflitos conjugais); e déficit interpessoal (isolamento social). Como estratégia básica, a TIP identifica a área problemática que mais se relaciona ao quadro depressivo atual e procura melhorar a capacidade do paciente de lidar com ela. As intervenções terapêuticas são semelhantes às utilizadas por outros modelos de terapia: ventilação de emoções (catarse), exame de alternativas, confrontação, solução de problemas e apoio.

## FATORES COMUNS E OS DIFERENTES MODELOS DE PSICOTERAPIA

Atualmente, há consenso de que, além das técnicas específicas de cada modelo de psicoterapia, fatores que são comuns a todas elas têm grande importância para a mudança terapêutica. A noção de fatores comuns foi retomada nos anos de 1960 por meio do trabalho de Jerome Frank. Para Frank, toda psicoterapia, para ser considerada como tal, deve ter os seguintes fatores comuns:

1) uma relação emocionalmente carregada e de confiança entre o terapeuta e o paciente; 2) o contexto onde ocorre a terapia: o terapeuta é um profissional percebido como efetivo e que desenvolve seu trabalho no melhor interesse do paciente; 3) um racional que ofereça uma explanação convincente (teoria) para os problemas, que seja aceita pelo paciente e que aponte a forma como pode haver uma solução para eles; 4) um procedimento, ritual ou conjunto de práticas consistente com o racional proposto.[20]

Existem várias definições e classificações dos fatores comuns às psicoterapias na literatura, além da proposta por Frank em seu trabalho original.[1,21,22]

Uma das conceituações apresentadas é a de Miller e colaboradores,[22] que diferenciam os fatores responsáveis pela mudança em psicoterapia em quatro áreas independentes: 1) fatores do paciente; 2) fatores da relação terapêutica; 3) placebo, esperança e expectativa positiva; e 4) fatores técnicos. Para esses autores, os *fatores do paciente* (p. ex., motivação e capacidade para estabelecer boa relação terapêutica) são os que exercem a maior influência nos resultados da psicoterapia. Os *fatores da relação terapêutica* são considerados como o segundo aspecto mais importante para a mudança em psicoterapia, seguidos dos *fatores como placebo, esperança e expectativa positiva* e dos *fatores técnicos*. Estes dois últimos têm atribuição similar. Tais fatores, provavelmente, têm maior impacto quando determinadas características do paciente estão presentes (p. ex., motivação) e a relação terapêutica mostra-se saudável e produtiva.

Greencavage e Norcross[23] revisaram várias publicações relacionadas aos fatores comuns na literatura e elaboraram uma classificação em cinco categorias:

- Características do paciente: expectativa positiva e esperança de mudança.
- Características do terapeuta: traços de caráter como honestidade, integridade, calor humano, empatia, entusiasmo e capacidade de escuta terapêutica e de incutir expectativas positivas sobre a terapia.
- Processos de mudança em psicoterapia: oportunidade para catarse e ventilação, aquisição e prática de novos comportamentos, formulação de uma base lógica, aprendizado emocional e interpessoal, teste de realidade e sugestão.
- Aspectos da estrutura do tratamento: uso adequado de técnicas, foco nas experiências emocionais, *setting* curativo e comunicação verbal e não verbal.
- Elementos da relação terapêutica: desenvolvimento da aliança paciente-terapeuta, envolvimento emocional e reações transferenciais.

Em outro modelo, proposto por Lambert,[1] os fatores comuns são divididos em três categorias sequenciais: apoio, aprendizagem e ação. O **Quadro 4.1** mostra as variáveis que fazem parte de cada uma das categorias.

Conforme exposto, os fatores comuns têm sido qualificados e quantificados das mais diferentes formas. Aqui, dividiremos os fatores comuns em: 1) fatores do paciente, 2) fatores

**Quadro 4.1** | Fatores comuns das psicoterapias

### FATORES COMUNS DAS PSICOTERAPIAS

| APOIO | APRENDIZAGEM | AÇÃO |
|---|---|---|
| Catarse/alívio de tensão | Aconselhamento | Enfrentamento de medos |
| Diminuição do isolamento | Reexperienciação afetiva | Domínio cognitivo |
| Estruturação/organização | Assimilação de experiências problemáticas | Encorajamento para experimentação de novos comportamentos |
| Relação positiva | Aprendizagem cognitiva | Assumir riscos |
| Reasseguramento | Experiência emocional corretiva | Modelagem |
| Ambiente seguro | *Feedback* | Regulação comportamental/ emocional |
| Identificação com o terapeuta | *Insight* | Resolução de problemas |
| Aliança terapêutica | Racionalização | |
| Participação ativa paciente/terapeuta | Exploração da referência interna | |
| Reconhecimento da competência do terapeuta | Mudança da expectativa de autoeficácia | |
| Respeito, empatia, aceitação e autenticidade do terapeuta | Reformulação de autopercepções | |
| Confiança/abertura exploração | | |

*Fonte*: Lambert.[1]

do terapeuta e 3) fatores da dupla terapeuta-paciente.

## Fatores do paciente

Há consenso de que o paciente que obtém mudanças por meio da psicoterapia é aquele que apresenta sofrimento psíquico suficiente para motivá-lo ao tratamento e capacidade de estabelecer vínculo e aliança de trabalho com o terapeuta. Todavia, um grau de sofrimento elevado é diretamente associado com a intensidade da psicopatologia, o que pode comprometer a aliança terapêutica.[1] Pacientes com diagnóstico de psicose e de transtorno da personalidade *borderline* apresentam capacidade limitada de lidar com estresses agudos, toleram pouco a confrontação de defesas e manifestam alto risco de tentativa de suicídio em situações de estresse agudo.[1]

A motivação é o desejo e a disposição consciente de fazer mudanças na vida. O paciente motivado busca espontaneamente o tratamento, e não por imposição de outras pessoas, reconhecendo sua responsabilidade, e não só a do terapeuta, no desfecho da psicoterapia.

A capacidade de estabelecer vínculo e aliança de trabalho com o terapeuta é outro fator relacionado ao paciente fundamental para o bom andamento da psicoterapia. Do paciente, exige-se que tenha interesse em falar com a outra pessoa, em ser ouvido, valorizado e compreendido.[24]

Frank[25] enfatizou o papel das expectativas do paciente na resposta ao tratamento psicoterapêutico. Ele observou que as crenças ou expectativas do paciente sobre a psicoterapia podem influenciar o resultado do tratamento e que, quanto maior forem o sofrimento psíquico e a expectativa de cura, maiores serão as possibilidades de melhora. Greencavage e Norcross[23] verificaram, em revisão de 50 publicações, que a expectativa positiva era citada por 26% dos autores, sendo, entre os fatores relacionados à melhora, o mais citado. Outras características do paciente associadas aos resultados em psicoterapia são a qualidade das relações de objeto[26] e a qualidade das relações interpessoais.[27]

Frank[28] acreditava que o estilo da personalidade do paciente poderia ser um fator limitante do tratamento. Orientava que os terapeutas identificassem fatores no paciente que aumentassem a resposta psicoterapêutica. Isso incluía a facilidade de estabelecer relação terapêutica, a habilidade de resolução de problemas e o grau de reatividade emocional. Algumas características de personalidade poderiam tornar os pacientes quase inacessíveis à intervenção psicoterapêutica. A combinação de pouca motivação, baixa tolerância à ansiedade e déficits nas relações interpessoais indicaria prognóstico ruim.[1] História de trauma na infância, inclusive abuso sexual, e traços de psicopatia e narcisismo também seriam preditores de pior resposta à psicoterapia. São cruciais, ainda, a capacidade do paciente de ser honesto em suas comunicações, de confiar no terapeuta e de ser capaz de compartilhar segredos e emoções íntimas dos quais tem vergonha. Também é essencial que o paciente tolere reviver emoções desagradáveis como ansiedade, culpa ou tristeza e que tenha disposição tanto para examinar fatos relevantes de sua vida atual e passada como para abandonar formas erradas de lidar com medos e ansiedades, como, por exemplo, os comportamentos evitativos.

## Fatores do terapeuta

Os componentes terapêuticos da psicoterapia certamente incluem as atitudes e os comportamentos do psicoterapeuta. Uma das proposições da teoria dos fatores comuns é a de que a pessoa do terapeuta é um dos ingredientes críticos para os resultados da psicoterapia. Ficou comprovado que terapeutas cognitivo-comportamentais e interpessoais, mesmo tendo sido selecionados por sua capacidade técnica, treinados em determinado manual e supervisionados durante a realização das terapias, produzem melhores resultados do que outros. Isso em pesquisa. Na prática clínica, contexto em que não ocorrem a manualização, o treinamento e a supervisão, provavelmente essas diferenças sejam ainda maiores.

Também tem ficado mais evidente que a forma como o terapeuta põe em prática determinado método de tratamento é mais importante do que o método em si e é o que faz a diferença. Mais do que fatores como idade, sexo, escolha do tipo de intervenção, personalidade, valores pessoais, grau de experiência, o aspecto que realmente conta é a habilidade do terapeuta de formar uma relação terapêutica colaborativa. Algumas habilidades sociais são importantes nesse sentido, como a de perceber o estado emocional do paciente e a de expressar e modular as próprias emoções.[20]

Rogers[29] talvez seja o autor que mais tenha valorizado os fatores do terapeuta.

Sugeriu que a empatia, o calor humano e a autenticidade por parte do terapeuta seriam as condições necessárias e suficientes para a mudança terapêutica.

Sendo assim, criou a psicoterapia centrada no cliente, ou humanista.

A *empatia* pode ser definida como o entendimento do ponto de vista do paciente e sua visão de mundo. A empatia pode ser expressa de muitas maneiras, como, por exemplo, repetindo o que o paciente disse em palavras diferentes, acrescentando, assim, significado ou profundidade, ou formulando perguntas. Uma metanálise baseada em 47 estudos, que incluíam um total de 3.026 pacientes, verificou que o tamanho de efeito relacionado à empatia superava os tamanhos de efeito médio dos estudos relacionados à aliança terapêutica.[16] O *calor humano* envolve as atitudes de aceitação, respeito, afirmação, apoio, compaixão, carinho e elogios por parte do terapeuta. A *autenticidade* envolveria tanto autoconsciência por parte do terapeuta quanto disposição para compartilhar essa consciência. Os conceitos relacionados à autenticidade incluem a coerência, a honestidade, a transparência e a sinceridade, as quais permitem que o paciente exponha suas ideias e seus sentimentos.

A proposta de Rogers[29] foi reforçada pela dificuldade das pesquisas em encontrarem diferenças quanto aos resultados alcançados por diferentes métodos psicoterapêuticos e pela comprovação de que terapeutas "leigos", com boa capacidade de relacionamento e empatia, podiam obter resultados semelhantes aos de terapeutas mais experientes quando procuravam auxiliar outras pessoas em dificuldades, valendo-se apenas de suas capacidades pessoais e da própria intuição.

Beutler, Malik e Alimohamed[16] afirmam que o poder dos bons terapeutas é maior do que qualquer contribuição terapêutica de suas teorias. Na verdade, parece claro que a contribuição do terapeuta é maior, também, quando o perfil do paciente é mais responsivo ao tratamento. Assim, os estudos dos fatores terapêuticos em psicoterapia apresentam dificuldade de discriminar qual aspecto é o mais importante. Todavia, apesar da importância dos fatores do terapeuta no desfecho psicoterapêutico, há escassez de estudos que avaliem o papel das diferenças entre os terapeutas. Há algumas evidências sugerindo que os melhores terapeutas, além de formarem uma boa relação terapêutica, seriam aqueles que proporcionam um tratamento que seja condizente com as expectativas e as preferências dos pacientes, que são criativos e percebem novas formas de lidar com os problemas dos pacientes, além de serem bem integrados em âmbito pessoal.[16]

Frank[25] ressaltou que o terapeuta deve servir como modelo para seus pacientes, agindo de forma mais madura que eles, e não ter uma distância sociocultural muito grande. Este último aspecto diz respeito ao que o terapeuta possa ter compartilhado de experiências de vida semelhantes às do paciente. O autor enfatizou um modelo bastante ativo de intervenção, destacando aspectos como persuasão e postura dominante.

Strupp[30] ressaltou a existência de reações negativas por parte do paciente, o que sinalizaria resistência ao tratamento. A hostilidade do paciente costuma ocasionar respostas imediatas de frieza, rejeição passiva e distanciamento no terapeuta. Em tais situações, é importante que o terapeuta reavalie os próprios padrões de exigência, perfeccionismo e necessidade de aprovação. Além disso, é importante reavaliar as próprias expectativas de autonomia e de "cura terapêutica" dos pacientes, muitas vezes irrealistas em curto prazo.

### Fatores decorrentes da dupla terapeuta-paciente

Uma boa relação entre o par paciente-terapeuta é essencial para alcançar mudanças em qualquer técnica de psicoterapia. Os seres humanos têm a necessidade de se vincular a seus semelhantes e de poder compartilhar algum tipo de intimidade, como antídoto para o isolamento e para a solidão, e o terapeuta deve ter características pessoais que facilitem tais vínculos.[24]

A relação entre o paciente e o terapeuta é o fator comum mais mencionado na literatura sobre psicoterapia. Estudos clássicos sobre a relação terapêutica confirmaram sua influência nos processos e nos resultados de psicoterapias.[31] Tais autores sugerem que a natureza da relação terapêutica na fase inicial da psicoterapia seja o melhor preditor de resposta ao tratamento. Os diferentes modelos de psicoterapia variam, entretanto, na forma de utilizar a relação terapêutica como agente de mudança.

A escola psicanalítica desenvolveu o conceito de aliança terapêutica, referindo-se à colaboração e à aliança que devem ocorrer para o bom desenvolvimento da terapia. Para as psicoterapias de orientação psicanalítica, a observação dos aspectos transferenciais na relação terapêutica é a principal fonte de informações sobre padrões de relacionamento do paciente, uma vez que padrões primitivos de relações de objeto se repetem com o terapeuta. A interpretação sistemática de tais deslocamentos possibilitaria sua modificação.

Embora as definições de aliança terapêutica tenham origem na psicanálise, ela está presente também em outras abordagens psicoterapêuticas. A aliança supõe pelo menos três componentes: 1) vínculo entre o paciente e o terapeuta; 2) concordância quanto aos objetivos da terapia; e 3) concordância quanto às tarefas da terapia. Quanto maior a aliança em uma sessão inicial da terapia, melhores os resultados. Com exceção da gravidade dos sintomas do paciente, não há outra variável que possa ser avaliada no início da terapia que seja melhor preditora do resultado final do que a aliança terapêutica.[20]

Recentemente, houve valorização do estudo da aliança terapêutica por outros modelos de terapia, como a TCC. Embora os terapeutas cognitivo-comportamentais não se detenham na relação terapêutica, ressaltam sua importância no processo psicoterapêutico. O modelo proposto por Beck[32] destaca um estilo colaborativo (empiricismo colaborativo) que inclui empatia e calor humano, além da solicitação frequente de *feedbacks* por parte do terapeuta e da realização de pequenos sumários destacando os pontos mais importantes, o que contribui para a construção de um bom vínculo terapêutico, o qual possibilitaria as mudanças.

Uma metanálise com 79 estudos de psicoterapia verificou haver associação significativa entre o tipo de relação que se formava entre o paciente e o terapeuta e o desfecho da psicoterapia. Além disso, apontou que as associações entre a relação terapêutica e os resultados eram independentes da medida utilizada para avaliar a relação terapêutica.[33] Tais estudos demonstraram que a relação terapêutica era um fator preditor importante dos resultados e que o mesmo fenômeno ocorre em várias modalidades de tratamento.

A teoria dos fatores comuns ressalta que a colaboração ativa entre o paciente e o terapeuta é fundamental na relação terapêutica. Ryan e Cichetti[34] destacaram que as pesquisas relacionadas ao tema demonstraram, em suma, os seguintes achados: a qualidade da relação terapêutica, além de ser fator preditor de sucesso na terapia, geralmente se mantém estável durante o tratamento; a capacidade da aliança terapêutica da dupla terapeuta-paciente costuma ser estabelecida até a terceira sessão; e as características do paciente são mais importantes para a formação da aliança terapêutica do que as do terapeuta.

## QUESTÕES EM ABERTO E PERSPECTIVAS FUTURAS

Diversas evidências comprovam que as psicoterapias são eficazes, porém ainda há poucas evidências sugerindo de que forma e quais são os elementos responsáveis por seus efeitos. Entre as várias psicoterapias, cada uma com sua teoria e suas técnicas específicas, os resultados encontrados até o momento não demonstram a superioridade inequívoca de uma abordagem sobre a outra, mas também não há elementos suficientes, no momento, para afirmar que tais diferenças inexistem, especialmente se for levado em conta o uso das psicoterapias em transtornos definidos.

Embora simpática por um lado, já que proporciona uma interação amistosa entre diferentes abordagens, por outro, a teoria dos fatores comuns trouxe problemas, uma vez que tais fatores passaram a ser considerados como os únicos responsáveis pelas melhoras obtidas em psicoterapia, desprezando o valor das técnicas específicas. Isso levou ao que Omer[35] chamou de "equivalência paralisadora" de todas as psicoterapias, que consiste na crença de que esforços para aprimorar qualquer método teriam um efeito mínimo sobre os resultados, já que o que importa é a capacidade de estabelecer uma boa relação humana, o que dependeria basicamente de condições pessoais do terapeuta. Há de se reconhecer que, embora os fatores comuns sejam importantes em todas as psicoterapias, não há estudo que indique que eles sejam suficientes para promover a mudança. Para se fazer oposição a essa "equivalência paralisadora", deve-se empreender esforços nas tentativas de desenvolver novos modelos e compreender melhor os modelos já existentes. Talvez o debate entre fatores comuns e específicos seja uma distração da real questão que ainda está em aberto: qual o mecanismo de ação das psicoterapias?

Mulder e colaboradores[11] sugerem quatro estratégias para avançar no campo da pesquisa em psicoterapia: 1) abordagem de tratamento transdiagnóstico; 2) estudos da eficácia dos diferentes componentes das psicoterapias; 3) papel das psicoterapias virtuais; e 4) integração com outras áreas das ciências psicológicas.

Os tratamentos transdiagnósticos enfatizam os fatores em comum dos transtornos mentais e usam protocolos unificados em vez de separá-los por transtornos. Entre esses fatores comuns, estão os componentes de regulação emocional, reavaliação cognitiva e treinamento de conscientização emocional. Tal protocolo já se mostrou efetivo em ansiedade generalizada, pânico, agorafobia, ansiedade social e depressão.

Os estudos dos componentes identificam se e em quais circunstâncias os ingredientes específicos contribuem para o desfecho. Eles podem ser de desmantelamento ou de adição. No primeiro desenho, o tratamento completo é comparado ao tratamento com pelo menos um elemento removido. No segundo desenho, um componente é adicionado a um tratamento existente para ver se isso modifica o desfecho.

A pesquisa em psicoterapia historicamente enfatizou o desfecho (se a psicoterapia funciona), deixando as questões de processo ainda em aberto (como e por que a psicoterapia funciona).

## CONSIDERAÇÕES FINAIS

O debate entre fatores comuns e específicos não está esgotado; pode-se dizer que ainda não há evidência empírica suficiente para isso. De qualquer modo, um olhar mais conciliador permite concluir que as duas teorias são menos divergentes do que aparentam e possibilita um debate menos dicotômico. Atualmente, todos reconhecem a importância dos fatores comuns e dos fatores específicos no sucesso das psicoterapias. Os treinamentos das técnicas específicas, por exemplo, incluem módulos de aliança terapêutica. Além disso, existe consenso, mesmo entre os defensores da teoria dos fatores comuns, de que algumas técnicas específicas são mais eficazes para alguns transtornos específicos do que outras, como as técnicas baseadas em exposição para alguns transtornos de ansiedade, como as fobias.[11]

Hoje, temos uma compreensão mais abrangente do contexto em que ocorrem as mudanças em psicoterapia, seus determinantes e os diferentes recursos utilizados pelo terapeuta para capacitar o paciente a efetuar modificações em sua vida. Temos, ainda, um entendimento maior dos processos que ocorrem no íntimo do paciente e do terapeuta, independentemente da abordagem psicoterapêutica utilizada. Esses processos, na maior parte das vezes, são desenvolvidos intencionalmente e são objetivos das psicoterapias, fazendo parte do contrato terapêutico e da própria técnica que o terapeuta se propõe a utilizar. Outros podem ocorrer de forma tão sutil que nem seus participantes o percebem e, assim como podem ser benéficos, podem também ter consequências prejudiciais. O terapeuta, além de criar o clima propício para uma relação terapêutica de boa qualidade, de modo a poder utilizar os diferentes instrumentos técnicos de que dispõe, é também um modelo de identificação, razão pela qual suas características pessoais e seu caráter são tão importantes, ao lado de uma sólida formação teórica e prática que proporcionam o conhecimento, a experiência e a competência profissional necessários, bem como o domínio dos métodos psicoterapêuticos que pretende usar.

## REFERÊNCIAS

1. Lambert MJ, editor. Bergin and Garfield's handbook of psychotherapy and behavior change. 6. ed. New York: John Wiley & Sons; 2013.
2. Smith ML, Glass GV. Meta-analysis of psychotherapy outcome studies. Am Psychol. 1977;32(9):752-60.
3. Cuijpers P, Cristea IA, Karyotaki E, Reijnders M, Huibers MJH. How effective are cognitive behavior therapies for major depression and anxiety disorders? A meta-analytic update of the evidence. World Psychiatry. 2016;15(3):245-58.
4. Cuijpers P, Donker T, Weissman MM, Ravitz P, Cristea IA. Interpersonal psychotherapy for mental health problems: a comprehensive meta-analysis. Am J Psychiatry. 2016;173(7):680-7.
5. Driessen E, Hegelmaier LM, Abbass AA, Barber JP, Dekker JJM, Van HL, et al. The efficacy of short-term psychodynamic psychotherapy for depression: a meta-analysis update. Clin Psychol Rev. 2015;42:1-15.
6. Cristea IA, Gentili C, Cotet CD, Palomba D, Barbui C, Cuijpers P. Efficacy of psychotherapies for borderline personality disorder: a systematic review and meta-analysis. JAMA Psychiatry. 2017;74(4):319-28.
7. Cuijpers P, van Straten A, Bohlmeijer E, Hollon SD, Andersson G. The effects of psychotherapy for adult depression are overestimated: a meta-analysis of study quality and effect size. Psychol Med. 2010;40(2):211-23.
8. Luborsky L, Singer B, Luborsky L. Comparative studies of psychotherapies. Is it true that "everywon has one and all must have prizes"? Arch Gen Psychiatry. 1975;32(8):995-1008.
9. Rosenzweig S. Some implicit common factors in diverse methods of psychotherapy. Am J Ortopsychiatry. 1936;6(3):412-5.
10. Duncan LB, Miller SD, Wampold BE, Hubble, MA. The Heart and Soul of Chance: delivering what works in therapy. Washington: American Psychological Association; 2010.
11. Mulder R, Murray G, Rucklidge J. Common *versus* specific factors in psychotherapy: opening the black box. Lancet Psychiatry. 2017;4(12):953-62.
12. Joyce AS, Wolfaardt U, Sribney C, Aylwin AS. Psychotherapy research at the start of the 21st century: the persistence of the art *versus* science controversy. Can J Psychiatry Rev. 2006;51(13):797-809.
13. Connolly Gibbons MB, Gallop R, Thompson D, Luther D, Crits-Christoph K, Jacobs J, et al. Comparative effectiveness of cognitive therapy and dynamic psychotherapy for major depressive disorder in a community mental health setting: a randomized clinical noninferiority trial. JAMA Psychiatry. 2016;73(9):904-11.
14. Cuijpers P. Are all psychotherapies equally effective in the treatment of adult depression? The lack of statistical power of comparative outcome studies. Evid Based Ment Heal. 2016;19(2):39-42.
15. Karasu TB. The specificity *versus* nonspecificity dilemma: toward identifying therapeutic change agents. Am J Psychiatry. 1986;143(6):687-95.
16. Norcross JC. Psychotherapy relationships that work: therapist contributions and responsiveness to patients. New York: Oxford University; 2002.
17. Cuijpers P, Driessen E, Hollon SD, van Oppen P, Barth J, Andersson G. The efficacy of non-directive supportive therapy for adult depression: a meta-analysis. Clin Psychol Rev. 2012;32(4):280-91.
18. Fonagy P, Target M. Playing with reality: I. Theory of mind and the normal development of psychic reality. Int J Psychoanal. 1996;77(2):217-33.
19. Cammarota M, Bevilaqua LRM, Vianna MRM, Medina JH, Izquierdo I. The extinction of conditioned fear: structural and molecular basis and therapeutic use. Rev Bras Psiquiatr. 1999;29(1):80-5.

20. Wampold BE. The great psychotherapy debate: model, methods, and findings. Mahwah: Lawrence Erlbaum Associates; 2001.
21. Frank JD, Frank J. Persuasion and healing: a comparative study of psychotherapy. 3. ed. Baltimore: Johns Hopkins University; 1991.
22. Miller SD, Duncan BL, Hubble MA. Escape from Babel: toward a unifying language for psychotherapy practice. New York: Norton; 1997.
23. Greencavage LM, Norcross JC. Where are the commonalities among the therapeutic common factors? Prof Psychol Res Pract. 1990;21(5):372-8.
24. Jackson SW. The listening healer in the history of psychological healing. Am J Psychiatry. 1992;149(12):1623-32.
25. Frank JD. Eleventh Emil A. Gutheil memorial conference. Therapeutic factors in psychotherapy. Am J Psychother. 1971;25(3):350-61.
26. Piper WE, Azim HF, McCallum M, Joyce AS. Patient suitability and outcome in short-term individual psychotherapy. J Consult Clin Psychol. 1990;58(4):475-81.
27. Høglend P. Suitability for brief dynamic psychotherapy: psychodynamic variables as predictors of outcome. Acta Psychiatr Scand. 1993;88(2):104-10.
28. Frank JD. Psychotherapy: the restoration of morale. Am J Psychiatry. 1974;131(3):271-4.
29. Rogers CR. The necessary and sufficient conditions of therapeutic personality change. J Consult Psychol. 1957;21(2):95-103.
30. Strupp HH. Psychoanalysis, "focal psychotherapy," and the nature of the therapeutic influence. Arch Gen Psychiatry. 1975;32(1):127-35.
31. Strupp HH, Hadley SW. Specific vs nonspecific factors in psychotherapy. A controlled study of outcome. Arch Gen Psychiatry. 1979;36(10):1125-36.
32. Beck JS. Terapia cognitiva: teoria e prática. Porto Alegre: Artmed; 1997.
33. Martin DJ, Garske JP, Davis MK. Relation of the therapeutic alliance with outcome and other variables: a meta-analytic review. J Consult Clin Psychol. 1975;68(3):438-50.
34. Ryan ER, Cicchetti DV. Predicting quality of alliance in the initial psychotherapy interview. J Nerv Ment Dis. 1985;173(12):717-25.
35. Omer H. Specifics and nonspecifics in psychotherapy. Am J Psychother. 1989;43(2):181-92.

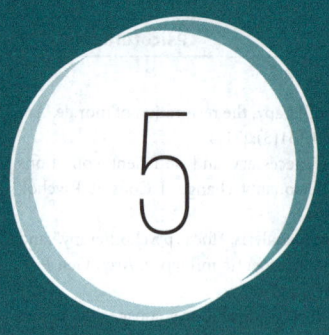

# O paciente e a escolha da terapia

Aristides Volpato Cordioli
Stefania Pigatto Teche
Fabiano Alves Gomes

Este capítulo descreve como é feita a escolha da psicoterapia com maior chance de resultados positivos baseando-se na questão: "Para quem e em quais circunstâncias?". Nessa perspectiva, aborda a avaliação do paciente para esclarecer os aspectos decisivos nessa escolha, que incluem o diagnóstico, as características pessoais e o contexto social. Além disso, apresenta as evidências de eficácia e de resultados das pesquisas em psicoterapia que auxiliam na tomada de decisão.

---

As psicoterapias constituem, assim como os psicofármacos, um dos principais recursos dos quais dispõem os profissionais da saúde para o tratamento de transtornos mentais e problemas emocionais. Em algumas situações, a terapia é o método mais efetivo e de escolha preferencial; em outras, é um importante coadjuvante de outros tratamentos, como os medicamentos.

A eficácia das psicoterapias foi muito questionada no passado, mas, na atualidade, está bem estabelecida para várias modalidades e é utilizada, cada vez mais, nos cenários mais diversificados. Ensaios clínicos bem conduzidos e metanálises recentes têm confirmado a referida eficácia[1-3] e mostrado redução de custos na saúde pública em países que implementaram a terapia em larga escala.[4]

A evolução dos critérios diagnósticos permitiu a realização de pesquisas com amostras mais homogêneas e a realização de ensaios clínicos de eficácia com diferentes métodos de tratamento. O resultado foi um incrível aumento da pesquisa em psicoterapia e a proposição de novas intervenções terapêuticas. Como consequência, na atualidade, existe amplo leque de opções de técnicas psicoterapêuticas, fazendo o terapeuta se defrontar com a difícil tarefa de escolher o tratamento mais apropriado dentro do princípio ético de oferecer ao paciente o método de melhor relação de custo-benefício e que seja adequado a condições pessoais dele.

Para aumentar as chances de sucesso do tratamento, é necessária uma avaliação cuidadosa do paciente e dos problemas ou condições que o perturbam. Muitos pacientes apresentam mais de um transtorno ou problema de modo simultâneo (comorbidades), os quais podem exigir intervenções diferentes, eventualmente envolvendo outros profissionais ou terapeutas, a família, o cônjuge ou até grupos de autoajuda. É comum a necessidade de integrar diferentes abordagens terapêuticas, como, por exemplo, associar a psicoterapia individual com psicofármacos, com terapia familiar e terapia em grupo. Outros pacientes, ainda, podem não apresentar um transtorno mental definido, e a busca da terapia se dá em razão de problemas ou condições pessoais (focos de atenção) na família, nos relacionamentos interpessoais ou no trabalho, que estão causando sofrimento ou interferindo na vida pessoal, familiar, no rendimento acadêmico, na vida social ou no trabalho, para os quais buscam ajuda.

O sucesso de uma terapia depende de vários fatores: da competência profissional do terapeuta no uso de determinada técnica e de qualidades humanas, entre as quais se destaca a habilidade em estabelecer uma relação caracterizada por empatia, compaixão, calor humano e autenticidade.

Neste capítulo, descrevemos a avaliação do paciente com a perspectiva de indicar o tratamento psicoterapêutico mais adequado para os problemas ou transtorno(s) que apresenta, levando em conta as condições pessoais e as exigências das diferentes modalidades de terapia, bem como os aspectos práticos e de realidade, como disponibilidade de tempo, condições financeiras e acessibilidade.

## AVALIAÇÃO DO PACIENTE

A entrevista é o principal recurso de que o terapeuta dispõe para avaliar o paciente. Por meio dela, é coletada a maioria das informações de que o profissional necessita para fazer o diagnóstico psiquiátrico e indicar a terapia mais adequada. Pode ser complementada por entrevistas com os familiares (no caso de crianças, adolescentes, idosos, pessoas com transtornos neurocognitivos, dependência química), testagens psicológicas, exames de laboratório ou de imagem cerebral, aplicação de escalas, instrumentos de avaliação e consultorias com outros profissionais.

As entrevistas de avaliação geralmente são estruturadas ou semiestruturadas e seguem um roteiro preestabelecido. Costumam durar de 45 a 90 minutos. Eventualmente, são necessárias duas ou mais entrevistas para o profissional poder completar a avaliação e obter um panorama mais definido do(s) problema(s) do paciente. A primeira consulta geralmente demanda um tempo maior do que as consultas de seguimento. É interessante marcá-la em um horário no qual será possível se estender um pouco mais do que o habitual, caso houver necessidade. O terapeuta deve dispor do tempo necessário para o paciente se sentir à vontade, acolhido e compreendido. Temas mais íntimos ou delicados só devem ser abordados depois de o paciente desenvolver confiança no profissional em ser ouvido com atenção, interesse genuíno, calor humano e sem julgamento. Para que isso aconteça, é necessário que haja um mínimo de tempo, sem o qual esse contato não será estabelecido e o paciente sairá frustrado da consulta.

As entrevistas de avaliação se encerram com uma comunicação por parte do terapeuta de suas conclusões sobre a natureza do problema ou do transtorno do paciente (diagnóstico), se esse for o caso, sobre os sintomas, os prováveis fatores etiológicos (predisposição genética, fatores ambientais), os tratamentos disponíveis, qual ou quais indicaria e quais as possibilidades de melhora. Se determinada modalidade de psicoterapia é a abordagem preferencial, com o uso ou não de medicamentos, e, em princípio, o paciente tem as condições necessárias para fazê-la, esse é o momento de sugeri-la, esclarecer as dúvidas e auxiliar o paciente a vencer as inevitáveis resistências e tomar sua decisão. Na avaliação do paciente, tendo em vista a perspectiva de indicar alguma modalidade de terapia, algumas questões precisam ser esclarecidas, pois elas influenciam a escolha.

▶ **Questões que devem ser avaliadas:**

1. Quais são os motivos da procura do tratamento?
2. Os sintomas ou os problemas que o paciente apresenta produzem sofrimento psíquico? Interferem em seu trabalho, no desempenho acadêmico, na vida familiar ou nas relações interpessoais?
3. Qual o diagnóstico do paciente? Apresenta comorbidades?
4. Levando-se em conta apenas o(s) diagnóstico(s), qual técnica psicoterapêutica seria a preferencial?

▶ **Condições pessoais do paciente para as diferentes psicoterapias:**

1. O paciente tem *insight* sobre sua doença e está motivado para se tratar?

2. O paciente estabeleceu uma relação com o terapeuta? Firmou vínculo e aliança de trabalho?
3. O paciente tem capacidade de *insight* e de pensar psicológico?
4. O paciente tem tolerância à frustração e consegue controlar os impulsos?
5. Levando-se em conta as condições pessoais do paciente, qual técnica psicoterapêutica seria a mais indicada?
6. Qual é a terapia preferencial considerando-se o diagnóstico e as condições pessoais e de realidade do paciente?

## PRIMEIRA QUESTÃO: QUAIS SÃO OS MOTIVOS DA PROCURA DO TRATAMENTO?

A avaliação do paciente começa pelo esclarecimento do problema ou dos motivos que determinaram a busca do tratamento. A primeira preocupação do profissional é esclarecer se o paciente apresenta ou não um transtorno mental definido, como psicose, transtorno do humor, depressão, transtorno de ansiedade, ou se o motivo é uma das tantas condições que fazem parte da vida, como problemas relacionados com as fases do ciclo vital, conflitos familiares, luto normal e dificuldades nas relações interpessoais ou no trabalho.

A quinta edição do *Manual diagnóstico e estatístico de transtornos mentais* (DSM-5) acrescentou, ao final da classificação dos transtornos mentais, uma extensa lista de condições que podem ser foco de atenção (V61.20 a V62.89) e incluiu problemas como dificuldades de relacionamento entre pais e filhos, maus-tratos e negligência infantil ou abuso psicológico com cônjuge ou parceiro, por exemplo, e que não são propriamente transtornos mentais ou psiquiátricos.

Muitas vezes, o paciente tem clareza sobre quais são seus problemas e os motivos que o levam a buscar tratamento, o que é um indicativo de que já refletiu sobre eles e já tem algum grau de compreensão e de *insight*. Outras vezes, faz seu relato de forma vaga ou confusa, restringindo-se a descrever sintomas físicos, sem atentar para a verdadeira natureza (ou causa) de tais manifestações – por exemplo, dor no peito e formigamento nos braços depois de uma discussão com o chefe no trabalho ou após desentendimento com o cônjuge. Uma paciente, por exemplo, sofreu paralisia nas pernas depois de uma violenta discussão com o marido, que a ameaçou de agressão física. No entanto, ela não percebia que um fato poderia ter relação com o outro e, muito menos, com a raiva que sentira na ocasião e que reprimira totalmente. Portanto, a primeira questão a ser esclarecida é o motivo da consulta. Perguntas como: "Em que posso ajudar?", "O que trouxe você aqui?" ou "O que está havendo com o senhor (a senhora)?" podem constituir o início da conversa. E uma das primeiras questões a serem esclarecidas é se o paciente apresenta ou não um transtorno psiquiátrico, informação crucial para uma primeira definição do tratamento a ser indicado.

Capacidade de ser introspectivo, pensar psicologicamente e ter *insight*, tolerar frustrações e ter controle sobre seus impulsos são indispensáveis para quem deseja fazer psicanálise, terapia de orientação psicanalítica ou mesmo TCC.

Muitas vezes, o paciente se autodiagnostica ou vem encaminhado por outro profissional que diagnosticou determinado transtorno psiquiátrico e deseja fazer a terapia e/ou o tratamento farmacológico. É prudente que, em ambas as situações, o terapeuta faça sua avaliação e forme a própria opinião. Caso siga com dúvidas, pode ainda solicitar uma terceira opinião a um colega que tenha experiência no transtorno em questão.

Em resposta à pergunta inicial, em geral o paciente começa a avaliação descrevendo os sintomas que o perturbam ou mencionando quem o encaminhou, muitas vezes sem ter claro o motivo do encaminhamento. Alguns começam a narrar seus problemas desde a infância, sugerindo possíveis etiologias em situações de estresse ou traumáticas ocorridas naquela fase, sem ter sequer descrito de forma clara e detalhada os sintomas atuais. No entanto, seguir essa linha pode dispersar o foco, perdendo-se, assim, um tempo precioso que deveria ser dedicado a esclarecer a questão principal: "O que perturba o paciente hoje?". Portanto, o profissional não deve prosseguir para o passado sem esclarecer o presente.

## SEGUNDA QUESTÃO: OS SINTOMAS OU OS PROBLEMAS QUE O PACIENTE APRESENTA PRODUZEM SOFRIMENTO PSÍQUICO? INTERFEREM EM SEU TRABALHO, NO DESEMPENHO ACADÊMICO, NA VIDA FAMILIAR OU NAS RELAÇÕES INTERPESSOAIS?

Para indicar psicoterapia, é necessário que o paciente apresente sofrimento psíquico ou que seus sintomas causem prejuízo no trabalho, no desempenho acadêmico, na vida familiar ou nas relações interpessoais ou que tomem demasiado tempo de seu dia a dia. Se não há sofrimento psíquico, em princípio não há indicação para psicoterapia. Sem essa condição, dificilmente o paciente irá aderir a um tratamento que requer sacrifícios, disponibilidade de tempo, desejo de mudança e que, muitas vezes, é longo, difícil e oneroso. Todavia, é nos momentos de crise, e em razão do desequilíbrio emocional que ocorre nessas ocasiões, que as pessoas se sentem mais desamparadas, estão mais dispostas a aceitar e a buscar ajuda e são mais suscetíveis a mudanças.

Entende-se por sofrimento psíquico a presença de algum grau, maior ou menor, de desconforto psíquico, muitas vezes físico, em decorrência de sintomas desagradáveis, como ansiedade, inquietude, preocupação excessiva, depressão, ou de alterações fisiológicas (no sono, na alimentação, na atividade motora, na sexualidade). O sofrimento psíquico é consequência da gravidade dos sintomas e pode ser avaliada clinicamente por meio de instrumentos, como por exemplo, a Escala de Impressão Clínica Global (CGI) ou escalas específicas para cada transtorno (p. ex., o Inventário de Ansiedade de Beck [BAI], o Inventário de Depressão de Beck [BDI], a Escala de Fobia Social de Liebowitz, a Escala de Sintomas Obsessivo-compulsivos de Yale-Brown [Y-BOCS]).

A presença de sofrimento psíquico também pode ser avaliada de forma indireta, verificando-se se os sintomas estão causando prejuízo nas atividades profissionais ou acadêmicas, nas relações pessoais ou familiares, nas atividades sociais e de lazer ou se tomam muito tempo ao longo do dia. São exemplos desses quadros a esquiva fóbica, as inibições, os rituais compulsivos, a demora na realização de tarefas por excesso de perfeccionismo, os esquecimentos por falta de atenção ou a impulsividade, o baixo rendimento escolar devido ao transtorno de déficit de atenção/hiperatividade (TDAH), a queda na produtividade por depressão, entre outros, nem sempre percebidos como anormais ou considerados desadaptativos pelo paciente ou seus familiares.

Os sintomas podem ainda oferecer algum grau de alívio, como os comportamentos evitativos, cuja remoção implicaria aumento da ansiedade (p. ex., enfrentamento de situações fóbicas, exposição em indivíduos com ansiedade social, tomada de decisões de forma autônoma em indivíduos com personalidades dependentes). Em outras situações, os sintomas estão associados a gratificação ou prazer (p. ex., parafilias, uso de substâncias, comprar compulsivo, jogo patológico). Nem sempre o paciente está disposto (motivado) a livrar-se de sintomas que produzem algum tipo de prazer ou que produzem alívio momentâneo (p. ex., execução de rituais em pacientes com transtorno obsessivo-compulsivo [TOC], uso de substância por indivíduos com dependência química), embora eles sejam desadaptativos. A remoção de sintomas egossintônicos (em harmonia com as próprias normas ou convicções) ou que se expressam predominantemente na conduta (atuações) ou sob a forma de sintomas físicos (somatizações) ou que produzem algum tipo de prazer ou alívio é mais difícil e muitas vezes exige entrevistas motivacionais previamente à terapia.

Embora ocorra mais raramente, o fato de um paciente ter sido encaminhado para tratamento ou ter buscado de modo espontâneo a terapia não significa que necessite dela de fato, sobretudo se não foi caracterizado um problema ou a presença de sofrimento psíquico na avaliação. Nessas circunstâncias, deve-se considerar a opção de não indicar qualquer tratamento como a decisão mais lógica e honesta.

## TERCEIRA QUESTÃO: QUAL O DIAGNÓSTICO DO PACIENTE? APRESENTA COMORBIDADES?

Para responder a essa questão, é indispensável a coleta de boa história clínica ou anamnese, que podem ser subdivididas em história da doença atual (HDA) e história passada.

## História da doença atual

A HDA é uma descrição cuidadosa e fidedigna dos sintomas atuais, objetivos como os comportamentos observáveis ou subjetivos como são relatados pelo paciente ou como são observados por outras pessoas; das circunstâncias em que surgiram e de como evoluíram ao longo da vida; se houve ou não algum estressor que desencadeou ou agravou o quadro (mudança de emprego, conflitos nas relações interpessoais, etc.); do curso da doença desde o início, se contínuo ou com flutuações, e de como está no momento presente.

A maioria dos transtornos mentais é crônica, e a ocorrência de outros episódios do mesmo transtorno ao longo da vida é comum. Há grande probabilidade de o episódio atual ter ocorrido em épocas anteriores e essa ser a primeira vez que o paciente procura ajuda. No entanto, se já ocorreram episódios anteriores, é provável que o paciente já tenha feito outros tratamentos – terapia ou medicamentos. Nesse caso, é importante esclarecer se houve outras intervenções anteriores e quais foram; o tempo de duração e os resultados obtidos; se apresentou dificuldades em psicoterapias anteriores que determinaram interrupções e abandonos e quais foram essas dificuldades. Uma terapia malsucedida pode levar à rejeição de determinado modelo. No tratamento medicamentoso, ocorre algo semelhante: um medicamento que foi eficaz no passado, com um mínimo de reações adversas, pode ser a primeira escolha no presente episódio; ou, se provocou reações adversas muito intensas que determinaram a interrupção, deve, em princípio, ser excluído.

## História passada

Além dos sintomas que o paciente apresenta de episódios anteriores da mesma ou de outras doenças, é interessante repassar as diferentes etapas evolutivas e investigar a presença de transtornos e problemas típicos de cada fase: fobia social ou TDAH na infância; abuso de álcool e drogas, timidez, *bullying*, déficits de aprendizagem, depressão e tentativas de suicídio, TOC, dificuldades de relacionamento social, afetivo e sexual na adolescência; como foi a escolha da profissão e a realização profissional, constituição da família e filhos, vida social, amizades e lazer, divórcio, na idade adulta; aposentadoria, perdas, depressão e doenças na velhice.

Um tópico relevante para todas as terapias são as vivências da infância: a vida em família e a relação com os pais e irmãos, com atenção especial para abuso e negligência, experiências traumáticas, perdas, ansiedade de separação, estilo de educação e padrões de relacionamento (p. ex., superproteção ou negligência, rigidez ou ausência de regras, etc.).

O terapeuta deve sempre investigar a presença de doença mental em outros membros da família. A história de doença mental na família pode auxiliar no diagnóstico do paciente, mas, sobretudo, pode indicar a predisposição dele para determinado transtorno (p. ex., depressão, esquizofrenia, transtorno bipolar, TOC, entre outros).

## Comorbidades

Muitos pacientes que buscam tratamento não apresentam apenas um único transtorno psiquiátrico ou problema emocional. É comum, e praticamente a regra, que o paciente manifeste dois ou mais transtornos psiquiátricos simultaneamente (p. ex., transtorno de ansiedade e depressão; dependência de substâncias e depressão; ansiedade social e alcoolismo; transtorno de ansiedade generalizada [TAG] e depressão; problemas sexuais e conflitos conjugais). Com muita frequência, transtornos como ansiedade social, fobias específicas ou TOC passam despercebidos na primeira entrevista de avaliação, simplesmente porque o profissional não fez perguntas a esse respeito, ou até mesmo o fato de o paciente ter sido usuário de drogas ou álcool ou, em algum momento de sua vida, ter apresentado sintomas psicóticos, para citar alguns exemplos. Para que não ocorram essas lacunas, que podem eventualmente alterar o planejamento terapêutico, recomenda-se que o profissional, mais ao final da anamnese, faça uma ou duas perguntas repassando as principais categorias diagnósticas (p. ex., "Alguma vez você já ouviu vozes?", "Teve épocas em que sentiu muita tristeza, falta de energia e de prazer com as coisas, vontade de morrer ou de se matar?", "Você lava muito as mãos ou verifica as coisas o tempo todo?", "Você já teve períodos de euforia ou de irritabilidade intensa que duraram mais de uma semana?", "Você tinhas muita dificuldade em prestar atenção na aula e depois não lembrava nada do que a professora havia falado?"). Além disso, o terapeuta pode aplicar instrumentos padronizados, como o Miniexame do Estado Mental (MMSE) ou a Entrevista Clínica Estruturada para o DSM (SCID). Este último exige treinamento especial, e, por isso, seu uso restringe-se quase exclusivamente à pesquisa.

## Por onde começar?
Apresentar ou não um transtorno mental definido é uma informação essencial para a escolha do tratamento mais apropriado: quais medicamentos e psicoterapias (p. ex., psicoeducação, remediação cognitiva, terapia familiar, etc.). Para alguns transtornos, as psicoterapias podem ser a opção terapêutica preferencial, como é o caso das fobias, das disfunções sexuais ou dos transtornos da personalidade. Entretanto, para a maioria dos transtornos mentais, a combinação do uso de medicamentos e alguma modalidade de psicoterapia é, em geral, a abordagem mais indicada.

A presença de comorbidades levanta uma questão prática: por onde começar ou o que tratar em primeiro lugar, ou é possível tratar mais de um transtorno simultaneamente? É necessário avaliar caso a caso. Eventualmente, é priorizado o transtorno cujos sintomas são mais graves ou interferem mais no trabalho e no desempenho da família. Por exemplo, se o paciente está com depressão grave e tem uma fobia específica ou TOC, recomenda-se tratar primeiro a depressão com antidepressivos e ativação comportamental para depois iniciar a terapia comportamental para esses transtornos, ou, no caso da depressão propriamente dita, iniciar com medicamentos e ativação comportamental para depois empregar a terapia cognitivo-comportamental (TCC) ou a terapia interpessoal (TIP). É comum também que a depressão seja secundária ao transtorno principal, como acontece no TAG, no TOC ou no transtorno de ansiedade social. Nesses casos, pode-se começar tratando o transtorno principal, pois a diminuição de seus sintomas pode ocasionar melhora dos sintomas do transtorno secundário. A escolha é, sobretudo, uma questão de bom senso.

## Doenças físicas e dor psicogênica
Várias doenças físicas produzem sintomas psíquicos, muitas vezes indistinguíveis dos sintomas desencadeados por transtornos mentais ou problemas de natureza emocional. Entre essas doenças, estão presentes os distúrbios metabólicos, endocrinológicos (hiper ou hipotireoidismo) e hormonais, câncer (falta de energia ou de interesse pelas coisas), transtornos mentais orgânicos (alterações de memória e da consciência, alucinações), etc. O uso de medicamentos (p. ex., hormônios, anti-hipertensivos, antiparkinsonianos, corticosteroides, agentes quimioterápicos, etc.) e/ou de outras substâncias de abuso (p. ex., anorexígenos, benzodiazepínicos, álcool, drogas ilícitas, etc.) deve ser investigado na anamnese e descartado *a priori* como provável causador dos sintomas que o paciente refere (p. ex., os antiparkinsonianos podem induzir compulsão pelo jogo [transtorno do jogo]; os antipsicóticos atípicos podem causar sintomas obsessivo-compulsivos; os antidepressivos tricíclicos podem promover quadros de *delirium* em idosos).

Deve-se ter cuidado especial com o paciente cuja queixa principal é dor rotulada de "psicogênica" ou com sintomas físicos que mantêm certa regularidade e persistência ao longo do tempo. Se houver necessidade, ainda nessa etapa, devem ser solicitados exames complementares para fazer o diagnóstico diferencial ou consultoria de outros colegas ou profissionais.

## Funções psíquicas e exame do estado mental
Geralmente, com a coleta da anamnese, é possível obter boa noção das funções psíquicas ou pelo menos indícios de que possam estar alteradas. Eventualmente, pode-se fazer testes que avaliam mais especificamente funções como a consciência, a atenção, o senso de percepção, a orientação, a memória, a inteligência, os afetos, os pensamentos e crenças, o juízo de realidade, o juízo crítico e o *insight* sobre a doença. A presença de alterações da sensopercepção, como alucinações e delírios, acende o alerta para a possibilidade de transtornos mais graves, como as psicoses (p. ex., esquizofrenia, transtorno bipolar, transtorno delirante), ou mesmo para a possibilidade de uso de substâncias, que, em princípio, contraindica psicoterapias como a psicanálise e a terapia psicodinâmica. Alterações da consciência e da orientação alertam para a possibilidade de transtornos cerebrais de natureza orgânica e intoxicações medicamentosas ou por substâncias de abuso, os quais podem contraindicar o emprego de psicoterapias como primeira opção de tratamento. Também apontam para a importância de identificar a causa e removê-la. A deficiência intelectual e

a de memória (transtornos neurocognitivos) exigem abordagens específicas (ver Caps. 24 e 26). Fogem aos objetivos deste capítulo o aprofundamento do exame do estado mental e a descrição das manifestações clínicas dos transtornos mentais.

Em suma, depois de esclarecer os motivos da consulta e colher a anamnese, o profissional deve ser capaz de fazer o diagnóstico psiquiátrico do paciente – e, se for o caso, das comorbidades –, formular hipóteses quanto à etiologia (psicológica, neurológica ou social) dos transtornos ou problemas que ele apresenta e, com base no conhecimento atual disponível, articular um plano terapêutico.

## Aspectos sadios do paciente

> O sucesso da terapia também depende muito de fatores do paciente, como sua capacidade de estabelecer relação e vínculo com o terapeuta, de estar apresentando sofrimento psíquico, de ter *insight* sobre sua doença e motivação para fazer o tratamento. Da mesma forma, depende do diagnóstico psiquiátrico e de comorbidades que o paciente apresenta.

Na coleta da história clínica do paciente, é interessante investigar os aspectos sadios de sua personalidade. Pacientes que, apesar de terem transtornos mentais ou problemas emocionais, apresentam aspectos sadios em sua personalidade não comprometidos pela doença, como bom nível educacional, vida familiar organizada, boa qualidade de vida, e assumem a responsabilidade por suas dificuldades e não acusam os outros ou as circunstâncias têm mais recursos pessoais para enfrentar situações desafiadoras como perdas ou conflitos interpessoais sem o risco de desequilíbrios maiores. Tais pacientes, de modo geral, têm mais chances de manifestar sucesso com a terapia. Essas capacidades são importantes especialmente para as terapias com maiores níveis de exigência, como a psicanálise, as terapias psicodinâmicas e as terapias cognitivas. Os indicadores da presença de aspectos sadios da personalidade são:

- O paciente é capaz de prover suas necessidades básicas de alimentação, saúde, moradia, educação, autonomia, independência financeira e autocuidado.
- O paciente tem boas relações familiares, de amizade e sociais.
- O paciente tem suas necessidades de afeto e sexuais atendidas.
- O paciente apresenta interesse, prazer e satisfação pelo trabalho e em atividades de lazer, os quais estão pouco comprometidos pela doença.
- O paciente apresenta boa qualidade de vida: saúde física, saúde psicológica, ambiente salutar (vida familiar, social).

## QUARTA QUESTÃO: LEVANDO-SE EM CONTA APENAS O(S) DIAGNÓSTICO(S), QUAL TÉCNICA PSICOTERAPÊUTICA SERIA A PREFERENCIAL?

A escolha de uma das diferentes modalidades de psicoterapia deve levar em conta, antes de quaisquer outros fatores, as evidências de eficácia em relação ao diagnóstico do transtorno que o paciente apresenta. Existem inúmeros ensaios clínicos e metanálises que demonstram a eficácia das psicoterapias em diversos transtornos. Eventualmente, a escolha de uma abordagem não exclui as demais. Além do diagnóstico clínico/nosográfico, devem ser consideradas as comorbidades e as condições psicológicas e de realidade do paciente. Na **Tabela 5.1**, estão incluídos os principais diagnósticos psiquiátricos, segundo o DSM-5, e as modalidades que atualmente apresentam evidência de eficácia na literatura científica.

Nas crises vitais, como atrasos ou déficits no desenvolvimento em processos evolutivos definidos (aquisição da autonomia, estabelecimento da identidade pessoal e da autoimagem) e dificuldades nas relações interpessoais, e nos transtornos de adaptação, há evidências de eficácia das terapias psicodinâmicas (TPDs) e da TIP.[5,6] Nas depressões de leves a moderadas, há eficácia da terapia cognitiva, da TCC, das TPDs e a da TIP;[6,7] nas depressões graves, apenas a ativação comportamental apresenta evidência de eficácia.

Em relação aos transtornos de ansiedade, há evidências consistentes de eficácia das psicoterapias como tratamento único. No transtorno de pânico, algumas metanálises não encontraram diferença entre o uso de terapia associada a psicofármacos e o uso de terapia isolada, e

**Tabela 5.1** | Transtornos psiquiátricos e psicoterapias e técnicas psicoterapêuticas com evidência de eficácia

| DIAGNÓSTICOS | | TERAPIAS COM EVIDÊNCIA DE EFICÁCIA |
|---|---|---|
| Esquizofrenia, psicoses, déficit intelectual e neurocognitivo | | Psicoeducação, treinamento de habilidades sociais, terapia de remediação cognitiva, manejo comportamental |
| Transtorno do humor bipolar | | Psicoeducação, TCC, terapia familiar, terapia de ritmo social com psicoterapia interpessoal |
| Depressão | Leve a moderada | TCC, TPD, TIP |
| | Grave | TCC + farmacoterapia, TIP + farmacoterapia, ativação comportamental |
| | Crônica | TPD longo prazo, *mindfulness* |
| Transtorno de pânico | | TCC |
| TAG | | TCC, TPD, *mindfulness*, terapia de aceitação e compromisso |
| Ansiedade social | | TCC, treinamento de habilidades sociais, técnicas de relaxamento, *mindfulness*, TPD |
| TOC e fobias | | TCC, terapia de exposição e prevenção de resposta, terapia de exposição (*in vivo*, virtual), modificação do viés atencional |
| TEPT | | TCC focada no trauma, terapia do processamento cognitivo, exposição prolongada, EMDR, TIP |
| Transtorno dissociativo e somatoforme | | TCC, TPD |
| Transtornos alimentares | | TCC, TPD, TIP, mentalização, DBT, terapia familiar |
| Insônia | | TCC, higiene do sono, terapia de restrição de sono, terapia de controle de estímulos, técnicas de relaxamento, terapia cognitiva, *mindfulness* |
| Disfunções sexuais | | TCC, TPD, terapia de casal, *mindfulness* |
| Transtorno por uso de substâncias, jogos e internet | | TCC, entrevista motivacional, manejo de contingências, prevenção de recaída, DBT, *mindfulness*, terapia familiar, grupos de autoajuda |
| TDAH | | TCC, DBT |
| Transtorno da personalidade | Grupo B | DBT, terapia de esquemas, TPD, mentalização |
| | Grupo C | Psicanálise, TPD, terapia de esquemas, técnicas de exposição em comportamentos evitativos |

TCC: terapia cognitivo-comportamental; TIP: terapia interpessoal; TPD: terapia psicodinâmica; TEPT: transtorno de estresse pós-traumático; EMDR: dessensibilização e reprocessamento por movimentos oculares; DBT: terapia comportamental dialética; TDAH: transtorno de déficit de atenção/hiperatividade.

apenas psicoterapia,[8] bem como entre as diferentes psicoterapias. A TCC reúne o maior número de estudos e apresentou tamanho de efeito maior quando a condição de controle foi a lista de espera.[6,9] Em transtornos como o TAG, a ansiedade social e o transtorno de estresse pós-traumático (TEPT), há evidências de eficácia tanto para TCC, TIP e TPD quanto para tratamento medicamentoso, o que permite maior liberdade de indicação terapêutica, muitas vezes com base na escolha da preferência do paciente e na disponibilidade da técnica.[6,7,10] No caso do TEPT, em particular, foram constatadas evidências de eficácia para a dessensibilização e reprocessamento por movimentos oculares (EMDR), bem como para a TCC.

Para as fobias e o TOC, há evidências de maior efetividade para a terapia comportamental de exposição, para a terapia de exposição e prevenção de resposta (EPR) e para a TCC.[11] Nas disfunções sexuais de natureza psicológica, a terapia comportamental, a TCC, a terapia de casal e a TPD, em uma abordagem integrada, mostraram eficácia.[12]

No tratamento dos transtornos da personalidade, várias técnicas são efetivas.[2] Não há estudos consistentes para definir a melhor técnica para transtornos do Grupo A. Para o tratamento de transtornos do Grupo B, a terapia comportamental dialética (DBT), a mentalização e a TPD são as mais estudadas.[13,14] Para os transtornos do Grupo C, a escolha preferencial recai sobre psicanálise, psicoterapias de orientação analítica, psicoterapia cognitiva focada em esquemas; técnicas comportamentais são utilizadas no tratamento do transtorno da personalidade evitativa.[15]

Estudos recentes têm demonstrado que as psicoterapias utilizadas em combinação com psicofármacos podem ser particularmente úteis, muitas vezes de forma superior a cada um dos tipos de tratamento isoladamente. Metanálises recentes apontaram a superioridade do tratamento combinado de TIP e TCC associado a medicamento antidepressivo no transtorno depressivo maior.[16]

As terapias combinadas são amplamente utilizadas também no tratamento dos transtornos relacionados ao uso de substâncias e dos transtornos alimentares. Intervenções motivacionais breves e TCC são recomendadas como importantes no tratamento por abuso de álcool e outras substâncias.[17] Ensaios clínicos e metanálises têm demonstrado a eficácia da TCC e da TIP no tratamento dos transtornos alimentares.[7]

No caso do transtorno bipolar, os medicamentos têm papel bem definido no tratamento das crises agudas e de manutenção, e as psicoterapias, como psicoeducação e terapia cognitiva, têm sido apontadas como tratamentos adjuvantes importantes na adesão ao esquema medicamentoso e na prevenção de novos episódios.[18]

Da mesma forma, nas psicoses agudas e na esquizofrenia – incluindo os estados prodrômicos[19] nos transtornos neurocognitivos[20] e de deficiência intelectual –,[21] a psicoeducação, a terapia de remediação cognitiva e a terapia psicossocial exercem papel fundamental na diminuição dos sintomas e na reabilitação do paciente.

## Condições psicológicas do paciente e a escolha da terapia

Além do diagnóstico, de problemas de natureza emocional ou psicológica e da presença de sofrimento psíquico, algumas condições do paciente – como a capacidade de estabelecer uma relação terapêutica, o *insight* sobre a doença e a motivação para o tratamento, a capacidade para *insight* e pensar psicológico, a tolerância à frustração e a capacidade de controlar os impulsos – são cruciais para obter resultados com uma terapia. Algumas dessas condições são indispensáveis para todas as terapias, como, por exemplo, a presença de sofrimento psíquico, o *insight* sobre a doença e sobre a natureza de seus problemas e a motivação para fazer mudanças. Outras condições, como capacidade para *insight* e pensar psicológico, tolerância à frustração e controle dos impulsos, constituem quesitos essenciais para abordagens como a psicanálise e as terapias cognitivas.

## QUINTA QUESTÃO: O PACIENTE TEM *INSIGHT* SOBRE SUA DOENÇA E ESTÁ MOTIVADO PARA SE TRATAR?

É positivo o fato de o paciente procurar o tratamento por vontade própria. Significa que provavelmente percebe que está sofrendo, reconhece a natureza psíquica de seus problemas e está se dando conta de que eles estão interferindo em seu trabalho e suas relações interpessoais e familiares. É, em princípio, um indicativo de que está motivado para se tratar, o que é um dos fatores de bom prognóstico mais bem estabelecidos. É um mau começo quando a procura do tratamento ocorreu em razão da insistência ou coação da família ou dos amigos ou, ainda, quando há ganho secundário (p. ex., manutenção de mesada, não ser abandonado pelo cônjuge) e o paciente não manifesta desejo genuíno de tratar-se, pois não reconhece que tenha problemas. Trata-se de um indicativo de falta de *insight* e de motivação, e tal questão deve ser abordada como prioridade na avaliação inicial. Esse tipo de problema é muito comum em pacientes com personalidade antissocial, transtornos parafílicos ou transtorno de acumulação, por exemplo. Nesses casos, se o paciente apresenta de fato problemas que não reconhece (falta de *insight*), antes de iniciar qualquer modalidade de terapia, podem ser feitas algumas entrevistas motivacionais, na tentativa de reverter a situação. Também não é raro o paciente dizer, na entrevista inicial, que só quer um medicamento que o deixe mais aliviado e não quer fazer terapia. Motivação, portanto, é o desejo consciente de realizar mudanças de vida, inclusive a disposição em fazer os investimentos e em implementar as ações necessárias para essa finalidade.

▶ **São indicadores de motivação:**

- A iniciativa de escolher o terapeuta e de pessoalmente marcar a primeira consulta.
- A expressão de *insight* sobre sua doença ou sobre a natureza psicológica de seus problemas.
- A decisão explícita de fazer terapia.
- O desejo consciente e manifesto de mudar, conhecer-se melhor e experimentar.
- A presença de expectativas realistas sobre si mesmo e a terapia.
- A adesão diligente aos exercícios e tarefas de casa propostos na terapia.
- A disposição para fazer os arranjos e os investimentos necessários de tempo e dinheiro.

Para se iniciar um movimento em relação a um objetivo, é necessário acreditar que é possível atingi-lo por meio de determinada forma ou estratégia. Muitas vezes, por não perceber a natureza patológica do transtorno, por desconhecer a existência de tratamentos efetivos ou seus custos, pela "desmoralização" produzida pelos sintomas ou, ainda, por ter fracassado em tratamentos já realizados, o paciente não acredita nas eventuais possibilidades de livrar-se deles e em realizar mudanças em sua vida. Duas estratégias têm sido propostas para manejar a situação de pacientes pouco motivados: a entrevista motivacional e a psicoeducação.

### Entrevista motivacional

Uma visão dicotômica da motivação (presente/ausente) dificultava a abordagem de um grande grupo de pacientes – aqueles com dependência química; pensava-se que esses indivíduos, em razão do efeito euforizante das drogas ou do álcool, dificilmente teriam motivação para abandonar a adição. Uma compreensão melhor dos estágios de mudança permitiu conceitualizar a motivação dentro de um *continuum* entre vários estágios, que incluem a pré-contemplação, a contemplação, a preparação, a ação e a manutenção. Esse modelo tem-se revelado útil para a obtenção de mudança de comportamento em uma série de condições, como cessação do tabagismo, interrupção do uso de álcool ou drogas, interrupção do jogo compulsivo, controle de peso, abandono de dietas gordurosas, mudança de comportamento adolescente delinquente, prática de sexo seguro, uso de preservativos, uso de protetor solar, programa de atividades físicas, realização de mamografias e outras práticas preventivas de saúde. O valor preditivo do modelo, entretanto, é questionado, pois nem sempre o paciente necessariamente passa de um estágio para o seguinte. Podem ocorrer retrocessos em períodos muito curtos de tempo e, eventualmente, por razões as mais diversas. O modelo, todavia, não deixa de ter valor prático, pois permite avaliar a prontidão maior ou menor de um paciente para iniciar o tratamento e, eventualmente, tratar de modo preliminar essa questão. A entrevista motivacional, por meio de estudos e metanálises, revelou-se uma estratégia efetiva para induzir mudanças de comportamento, inclusive em casos psicossomáticos.[22]

### Psicoeducação

Muitos pacientes não percebem que os sintomas que apresentam são manifestações de determinado transtorno e desconhecem as soluções (tratamentos) existentes, o quanto e de que forma uma terapia pode ajudá-los, bem como as possibilidades de sucesso. Informar essas questões é fundamental para a decisão do paciente. As terapias, em especial a TCC, e os grupos de autoajuda têm cada vez mais incluído a psicoeducação em seus protocolos. Recursos como livros, folhetos, *sites*, aplicativos e vídeos estão disponíveis em quantidade cada vez maior e de modo mais acessível.

## SEXTA QUESTÃO: O PACIENTE ESTABELECEU UMA RELAÇÃO COM O TERAPEUTA? FIRMOU VÍNCULO E ALIANÇA DE TRABALHO?

A psicoterapia é uma modalidade de tratamento que se dá em um contexto interpessoal de uma relação terapêutica. Há unanimidade entre os diferentes autores de que uma boa relação do paciente com o terapeuta é essencial para o aproveitamento em qualquer forma de terapia. Talvez seja o fator com maiores evidências de associação com resposta favorável às terapias em todas as suas modalidades. Portanto, uma relação terapêutica de boa qualidade é uma condição *sine qua non* para todas as terapias, como já ressaltavam Malan,[23] Kernberg e colaboradores,[24] Luborsky[25] e, recentemente, Del Re.[26]

De acordo com a teoria psicanalítica, o paciente tende a repetir com o terapeuta os padrões de relacionamento que teve com pessoas importantes de sua vida, como os pais, os amigos, o cônjuge ou pessoas em posição de autoridade. Tais padrões são chamados de relações de objeto e predizem, de alguma forma, o que irá acontecer na relação com o terapeuta. O termo "objeto" refere-se, portanto, a qualquer pessoa que tenha sido importante na vida de um indivíduo, e a expressão "relações de objeto" retrata as atitudes, os sentimentos e as condutas em relação a essas pessoas. Investigar como foram essas relações permite prever como o paciente se relacionará com o terapeuta. São ingredientes da relação terapêutica o vínculo com o terapeuta e a aliança terapêutica, ou aliança de trabalho.

### O vínculo com o terapeuta

Freud considerava o primeiro objetivo do tratamento fazer o paciente se vincular à pessoa do médico. Para ele, sem essa condição, não poderiam ser aplicados os procedimentos técnicos da psicanálise. Determinadas psicopatologias podem dificultar o estabelecimento de vínculo e de relação de confiança com o terapeuta, como transtornos da personalidade esquizoide, paranoide, esquizotípica, *borderline* (alta instabilidade), antissocial ou narcisista, transtorno do espectro autista, entre outros.

Na avaliação clínica da capacidade de estabelecer uma relação terapêutica, o terapeuta deve levar em conta informações e dados colhidos na anamnese para analisar os padrões e a qualidade dos relacionamentos. São eles:

- O padrão predominante de relações interpessoais do paciente: com seus pais e irmãos, com outras pessoas significativas ao longo da vida.
- Se o paciente foi capaz de fazer amigos e de mantê-los ao longo da vida.
- Se o paciente foi capaz de se envolver afetivamente e se teve pelo menos uma relação afetiva marcante.
- Se o paciente apresentou estabilidade, gratificação e mutualidade em tais relações ou em pelo menos em uma delas.
- Se as relações interpessoais ao longo do tempo são marcadas por sentimentos intensos e sustentados ou se são caracterizadas por conflitos não resolvidos, instabilidade, distanciamento, desonestidade ou agressividade.
- Independência nos relacionamentos ou necessidade de controlar os outros em consequência de medo de abandono, perda ou ansiedade de separação.
- Se o paciente é honesto ou não em suas relações.
- Se o paciente tem capacidade de expressar sentimentos de amor, ódio, gratidão e de resolver os conflitos conforme surgem.
- O tipo de pessoa preferentemente escolhida para se envolver, bem como as características das pessoas com quem mantém relações de amizade.

Essas informações podem predizer se o paciente será ou não capaz de estabelecer vínculo com o terapeuta, o tipo de vínculo e se será honesto. Também irão prever quais serão as características das manifestações transferenciais e o quanto o paciente será capaz de manter o vínculo com o terapeuta.

### Capacidade de estabelecer boa aliança terapêutica

Aliança terapêutica designa a relação racional, não neurótica, do paciente com seu terapeuta. Greenson[27] descreveu os elementos básicos da aliança terapêutica: o desejo racional e consciente em colaborar com o terapeuta, bem como a aptidão em seguir as instruções e compreensões dele. Pressupõe que o paciente, independentemente de seus aspectos doentios, apresenta aspectos racionais preservados, que se aliam a aspectos semelhantes do terapeuta para levar adiante as tarefas psicoterapêuticas, tornando-se, dessa forma, um colaborador ativo. Em termos simples, a aliança terapêutica designa a capacidade de o paciente e o terapeuta trabalharem colaborativamente e de forma objetiva para atingirem objetivos estabelecidos em comum e de se conectarem em âmbito emocional. A aliança terapêutica é uma variável crucial para todas as formas de terapia. É fundamental que a aliança terapêutica seja estabelecida precocemente na terapia, em especial nas terapias breves, e seja mantida durante todo o tratamento. Em geral, ela se estabelece nas primeiras sessões. Também é importante salientar que a aliança terapêutica não é estática – ela pode sofrer flutuações ao longo de toda a terapia.

Na avaliação da capacidade de estabelecer uma boa aliança terapêutica, o terapeuta deve levar em conta se o paciente:

- Adere precocemente às tarefas terapêuticas propostas pelo modelo específico de terapia (faz associações livres, procura compreender seus sintomas e suas dificuldades, faz os temas de casa).
- Tem expectativas realistas de obter sucesso e resolver seus problemas com a terapia.
- Demonstra interesse e estar comprometido com a terapia: cumpre o contrato psicoterapêutico, é pontual, não falta às sessões e faz os pagamentos nas datas combinadas.
- Tem iniciativa, considera-se responsável pelas mudanças ou responsabiliza os outros ou a realidade externa.

Uma metanálise concluiu que os resultados de eficácia das TPDs dependiam essencialmente de dois aspectos: o uso competente das técnicas e o desenvolvimento de aliança terapêutica.[15]

A aliança terapêutica é um fator preditivo crucial em todas as psicoterapias. Pacientes com transtornos da personalidade do Grupo A (esquizotípica, esquizoide e paranoide) apresentam dificuldades acentuadas em estabelecer relações interpessoais duradouras, portanto isso deve ser trabalhado para a construção da aliança. Pacientes com transtornos da personalidade do Grupo B (antissocial, *borderline*, histriônica e narcisista) estão associados à falta de limites. O terapeuta deve estar atento a não ultrapassar barreiras terapêuticas buscando a aliança, porque pacientes com transtorno da personalidade narcisista apresentam correlação negativa com a aliança forte e precoce. Pacientes com transtornos da personalidade do Grupo C (evitativa, dependente e obsessivo-compulsiva) tendem a ser inibidos emocionalmente e avessos aos conflitos interpessoais. Essas caraterísticas podem ajudar na construção da aliança terapêutica.[28]

## SÉTIMA QUESTÃO: O PACIENTE TEM CAPACIDADE DE *INSIGHT* E DE PENSAR PSICOLÓGICO?

A palavra *insight* é utilizada em diversas áreas – filosofia, psicologia, psiquiatria, neuropsicologia, psicodinâmica – e com vários significados – consciência, autoconhecimento, intuição, conhecimento e/ou entendimento que o paciente tem de seus sintomas e de sua doença. É sinônimo de julgamento crítico (p. ex., sobre a própria doença). A capacidade de *insight* do paciente apresenta como indícios: a tendência a ser introspectivo, a disposição em explorar conflitos ou pensamentos disfuncionais nas diferentes situações da vida diária e a relação com emoções ou sentimentos e comportamentos associados, a busca por entender as vinculações de tais sentimentos e emoções com circunstâncias de sua vida passada, a capacidade de reviver situações e lembranças muitas vezes dolorosas e comunicá-las ao terapeuta, além da preocupação em ser honesto consigo mesmo e de buscar a verdade sobre si próprio. Hoglend e colaboradores[29] propuseram critérios operacionais para a avaliação da capacidade de *insight* do paciente. Eles sugerem que o terapeuta observe se o paciente apresenta ou não as seguintes habilidades:

- Reconhece que apresenta um transtorno definido? Reconhece a natureza emocional de seus problemas?
- Reconhece componentes intrapsíquicos (p. ex., emoções, pensamentos) ou dificuldades nos relacionamentos interpessoais do presente e do passado e consegue relacioná-los com seus problemas atuais?

- Consegue identificar e experimentar emoções, como tristeza, raiva, angústia, medo, e desejos e é capaz de comunicá-los verbalmente ao terapeuta?
- Prevê suas reações emocionas diante de situações de estresse?
- Reconhece o caráter disfuncional de comportamentos, hábitos e padrões de relacionamento?
- Tem percepção realista de suas responsabilidades pelos próprios sentimentos, escolhas e ações, em especial nas relações interpessoais?

O pensar psicológico designa o interesse e a capacidade do paciente de pensar o significado e as motivações de suas experiências internas e externas e no próprio comportamento e no dos outros, de olhar preferentemente para dentro de si na direção de motivações psicológicas do que apenas para fatores ambientais e de ser capaz de identificar as relações entre pensamentos, sentimentos e ações. Designa, portanto, a capacidade e o interesse em ser introspectivo.

A capacidade para *insight* ou para o pensar psicológico é uma qualidade essencial para psicoterapias como psicanálise, psicoterapia de orientação analítica ou psicoterapia breve dinâmica, bem como para terapias cognitivas, de família e de grupo. Para que o paciente tenha essa qualidade, é necessário que apresente certo grau de inteligência, mas não obrigatoriamente de instrução formal. O resultado das terapias cognitivas pode ser prejudicado pela ausência ou pela deficiência do pensar psicológico. Indivíduos com algum grau de retardo mental ou de comprometimento neurocognitivo, por exemplo, podem não ser capazes de demonstrar raciocínio lógico envolvido na reestruturação cognitiva. Para esses indivíduos, os métodos comportamentais podem ser mais apropriados do que as estratégias cognitivas.

Pacientes com transtorno da personalidade *borderline* (TPB) apresentam dificuldades em tolerar frustrações, controlar os impulsos e desenvolver o pensar psicológico. A DBT e a terapia de mentalização têm-se mostrado efetivas para pacientes com esse transtorno.[13,14] Pacientes com transtorno da personalidade antissocial são incapazes de manter laços afetivos duradouros, de manifestar honestidade e sinceridade com as outras pessoas, além de não apresentarem *insight* e motivação para fazer mudanças na personalidade. Por esse motivo, são candidatos contraindicados para todas as modalidades de terapia. Pacientes com transtornos psicóticos têm como características a percepção e o juízo de realidade alterados. A psicoeducação em relação à doença e sobre como lidar com os estressores e com os sintomas tem-se mostrado efetiva para esses pacientes.[18,19]

## OITAVA QUESTÃO: O PACIENTE TEM TOLERÂNCIA À FRUSTRAÇÃO E CONSEGUE CONTROLAR OS IMPULSOS?

É a capacidade de enfrentar situações que gera estresse, ansiedade ou tristeza. Essa capacidade inclui a consciência e a diferenciação dos afetos e a habilidade de suportá-los sem que ocorram desequilíbrios maiores e sem apelar para condutas que não levam à solução do problema e, eventualmente, contribuem para seu agravamento ou sua perpetuação, como, por exemplo, as agressões físicas e verbais, as evitações, as automutilações, as tentativas de suicídio ou o uso de substâncias, como acontece em pacientes com transtorno da personalidade *borderline*. Envolve também a capacidade de modular a expressão das emoções (autorregulação). A capacidade de tolerar frustrações pode ser observada nas formas como o paciente reage diante de situações de estresse, dificuldades nas relações interpessoais, perdas e separações, fracassos pessoais, opiniões contrárias, e se consegue enfrentar essas situações sem desequilíbrios maiores, como episódios psicóticos ou condutas de risco.

O controle dos impulsos é a capacidade de postergar impulsos e desejos para serem expressos ou postos em prática em situações adequadas. A falta de autocontrole e de capacidade de autorregulação abrange ações intempestivas sem avaliar as consequências, impulsos agressivos contra si e contra os outros, descontrole de impulsos sexuais e busca descontrolada de satisfação em comida, jogo e uso de substâncias. Os resultados das terapias não são imediatos e exigem que o paciente possa enfrentar situações de mudança que são desconfortáveis. Tolerar esse período inicial requer o enfrentamento de alguns momentos difíceis, nos quais as gratificações devem ser adiadas.

## NONA QUESTÃO: LEVANDO-SE EM CONTA AS CONDIÇÕES PESSOAIS DO PACIENTE, QUAL TÉCNICA PSICOTERAPÊUTICA SERIA MAIS INDICADA?

A presença de sofrimento psíquico, a motivação para a mudança e a capacidade de estabelecer uma aliança terapêutica são condições necessárias para todas as terapias.[5,30] Ter um bom *insight* sobre a doença favorece a adesão ao tratamento e é um preditor de boa resposta.[31]

Construindo-se uma visão geral das principais condições psíquicas de cada paciente, pode-se indicar a técnica que mais contemple as necessidades específicas de cada um e acompanhar os resultados ao longo do processo. Para tanto, a Tabela 5.2, apresentada a seguir, serve como guia e parâmetro.

Nas terapias comportamentais, a motivação significa a disposição para o abandono de determinadas "soluções" desadaptativas, como, por exemplo, a evitação, o uso de rituais para a eliminação momentânea da aflição, a disposição em enfrentar níveis crescentes de ansiedade na realização das tarefas e o emprego de exercícios programados.

Nas terapias cognitivas, é importante o paciente demonstrar curiosidade sobre si mesmo e capacidade de identificar pensamentos e crenças disfuncionais, comunicá-los ao terapeuta e estar disposto a questioná-los e a substituí-los por pensamentos alternativos, mudando suas convicções. Nas TCCs, uma aliança terapêutica satisfatória se traduz na realização dos registros, das leituras sugeridas ou de outras tarefas solicitadas (p. ex., exposições, automonitoramento e exercícios cognitivos).

Nas TPDs, são necessários capacidade para introspecção, pensar psicológico e habilidade para aplicar na vida prática os *insights* obtidos, além de iniciativa de trazer espontaneamente material novo para as sessões, a ser analisado com o terapeuta, e de expressar sem censura tudo o que passa por sua mente (método chamado de associação livre).

## DÉCIMA QUESTÃO: QUAL A TERAPIA PREFERENCIAL CONSIDERANDO-SE O DIAGNÓSTICO E AS CONDIÇÕES PSICOLÓGICAS E DE REALIDADE DO PACIENTE?

Por fim, o terapeuta deve levar em conta as condições de realidade do paciente, como disponibilidade de tempo, dinheiro, acesso físico e existência de problemas externos insolúveis, para chegar à decisão final de qual terapia é a mais apropriada para o paciente naquele momento e naquelas circunstâncias.

A maioria dos pacientes tem emprego, com horários restritos, e a ida ao consultório implica interrupção sistemática de atividades, o que nem sempre é viável e nem deve ser interpretado como resistência ao tratamento. O terapeuta deve propor frequência e horários de sessões viáveis, pelo tempo que for necessário, para que se estabeleça um contrato que possa ser cumprido. Nem sempre a terapia sugerida está dis-

Tabela 5.2 | *Checklist* das principais condições psíquicas do paciente para aproveitamento em psicoterapia

| CONDIÇÕES PSÍQUICAS | | | |
|---|---|---|---|
| Sofrimento psíquico | Pequeno | Moderado | Intenso |
| Motivação | Pequena | Moderada | Intensa |
| Capacidade de estabelecer relação terapêutica | Restrita | Moderada | Adequada |
| Pensar psicológico | Insuficiente | Moderado | Satisfatório |
| *Insight* | Insuficiente | Moderado | Satisfatório |
| Tolerância e controle dos impulsos | Insuficientes | Moderados | Satisfatórios |
| Aspectos sadios (família, amigos, lazer, trabalho, qualidade de vida) | Ausentes | Moderados | Presentes |

ponível na localidade onde o paciente reside, obrigando-o a fazer deslocamentos que requerem afastamentos periódicos da família, privações de seu convívio, além de despesas com transporte e estada, devendo tais aspectos também ser considerados. É falta de sensibilidade e de empatia apontar uma solução impraticável para as condições de realidade do paciente.

Outro aspecto a ser considerado é o apoio da família. A falta desse apoio pode tornar o tratamento impraticável em pessoas dependentes. Do mesmo modo, quando as mudanças advindas entram em conflito com os interesses de algum(ns) familiar(es), ele(s), por se sentir(em) ameaçado(s), pode(m) tentar impedi-las, o que afeta também a prática do tratamento. No caso de o cônjuge, ou eventualmente os pais, financiarem o tratamento, eles deverão estar de acordo com a abordagem terapêutica estabelecida para o paciente.

Uma vez concluída a avaliação, o terapeuta deve comunicar ao paciente sua opinião sobre os problemas que ele apresenta (p. ex., se apresenta ou não um transtorno, se apresenta comorbidades, etc.) e as alternativas existentes de tratamento em razão do diagnóstico (ver Tab 5.1). Esse é um momento importante, no qual o terapeuta deve demonstrar flexibilidade, em particular quando há dificuldades reais por parte do paciente para adotar o tratamento sugerido (custo, tempo disponível, acessibilidade), e realizar, dentro do possível, as adaptações necessárias.

Muitos pacientes necessitam de algum tempo para pensar e tomar a decisão, outros aceitam de imediato o parecer do profissional. É importante que o próprio paciente tome a decisão e consiga comunicá-la de forma clara ao terapeuta antes de iniciar a terapia.

Por fim, é possível existir mais de uma opção levando-se em conta o diagnóstico, as condições psicológicas e a realidade do paciente. A **Tabela 5.3** apresenta as modalidades de psicoterapias mais comuns, suas indicações, suas contraindicações e as principais condições do paciente necessárias para seu aproveitamento.

**Tabela 5.3** | Indicações e contraindicações das principais psicoterapias

| PSICOTERAPIA | INDICAÇÕES | CONTRAINDICAÇÕES | CONDIÇÕES PESSOAIS* |
|---|---|---|---|
| Psicanálise | Transtornos e traços de personalidade e do caráter disfuncionais; conflitos interpessoais, inclusive sexualidade e atrasos evolutivos; desejo de melhorar aspectos definidos da personalidade | Psicose, transtorno bipolar em episódio agudo, transtorno da personalidade antissocial, deficiência intelectual, transtornos neurocognitivos | Capacidade de pensar psicológico e de *insight*, interesse em se conhecer melhor, tolerância a frustrações, disponibilidade de tempo e dinheiro |
| Terapia psicodinâmica (TPD) | Depressão, transtornos de adaptação, TAG, traços de personalidade dos Grupos B e C, bulimia, transtornos dissociativos e crises vitais | Psicose, episódio agudo de transtorno bipolar, transtornos da personalidade (Grupos A e B) graves, ausência de capacidade de *insight* | As exigências são menores quanto a motivação, o pensar psicológico e a disponibilidade de tempo e dinheiro em relação à psicanálise. Boa capacidade de pensar psicológico e de *insight*, defesas não muito rígidas, motivação para mudança, definição do foco |
| Terapia interpessoal (TIP) | Depressão, dificuldade nas relações interpessoais, situações de luto, perdas, mudança de papel social, transtorno alimentar, TAG, ansiedade social, TEPT e TPB | Depressão com sintomas psicóticos, transtornos da personalidade, psicoses em geral e ausência de conflitos interpessoais | Capacidade e motivação para examinar e modificar padrões de relacionamentos interpessoais |

*Continua*

**Tabela 5.3** | Indicações e contraindicações das principais psicoterapias

| PSICOTERAPIA | INDICAÇÕES | CONTRAINDICAÇÕES | CONDIÇÕES PESSOAIS* |
|---|---|---|---|
| Mentalização | TPB | Não foram encontradas contraindicações na literatura | Aumentar a capacidade de pensamento, a regulação do afeto e fortalecer as relações interpessoais |
| Terapia cognitivo-comportamental (TCC) | Depressão leve e moderada, transtorno bipolar, transtorno de ansiedade, TOC, pânico, TAG, TEPT, fobias, transtornos alimentares, TUS, insônia, esquizofrenia e transtorno somatoforme | Ausência de déficit cognitivo, transtornos da personalidade (Grupo A) graves, transtorno mental orgânico, psicoses | Boa capacidade de pensar psicológico, motivação para mudança, aliança terapêutica satisfatória para identificar pensamentos disfuncionais e comunicá-los ao terapeuta |
| Terapia comportamental<br><br>Ativação comportamental | Fobias, TOC, pânico, TEPT, transtornos alimentares, disfunções sexuais, TUS<br>Esquizofrenia, autismo, deficiência intelectual, TDAH, insônia e depressão grave | Ansiedade muito intensa, depressão grave, transtorno da personalidade esquizoide, intolerância a níveis elevados de ansiedade | Motivação, capacidade para tolerar níveis altos de ansiedade, de vincular-se ao terapeuta e de executar as tarefas programadas |
| *Mindfulness* | Depressão crônica, alívio de sintomas depressivos residuais e prevenção de recorrência de episódios depressivos | Quadros agudos de psicose, ideação suicida, pânico, mania, despersonalização | Aceitar com curiosidade e sem julgamento seus pensamentos, comportamentos e sensações corporais com foco no momento presente |
| Terapia comportamental dialética (DBT) | TPB, TUS, transtornos alimentares, transtorno depressivo maior e transtorno bipolar | Não foram encontradas contraindicações para DBT na literatura | Pacientes com dificuldades para diferenciar e regular estados emocionais, além de reagir com ações não adequadas a determinadas situações |
| Dessensibilização e reprocessamento por movimentos oculares (EMDR) | TEPT, TOC, depressão pós-IAM, dependência química, transtornos de ansiedade | Não foram encontradas contraindicações para EMDR na literatura; limitações com pacientes resistentes ao tratamento comum de TEPT | A memória do medo precisa ser ativada, e informações com elementos incompatíveis com o medo são associadas. Por meio da exposição, novos elementos são associados para que uma nova memória possa ser formada |
| Psicoeducação | Praticamente em todos os transtornos, mas, em especial, na esquizofrenia, no transtorno bipolar, nos transtornos de ansiedade, no TOC, nos TUS e nos transtornos neurocognitivos | Todos os pacientes podem obter ganhos terapêuticos com essas intervenções | Teste de realidade prejudicado, baixa capacidade de *insight*, motivação e de controle dos impulsos, ausência de pensar psicológico |

*Continua*

**Tabela 5.3** | Indicações e contraindicações das principais psicoterapias

| PSICOTERAPIA | INDICAÇÕES | CONTRAINDICAÇÕES | CONDIÇÕES PESSOAIS* |
|---|---|---|---|
| Terapia de família e de casal | Crises evolutivas de família ou de casal, famílias e casais disfuncionais, conflitos intergeracionais, divórcio, doença crônica grave na família, disfunções sexuais | Psicose, transtorno da personalidade grave em um dos familiares, impossibilidade de estar presente, segredos que não podem ser revelados, tendência irreversível de ruptura | Honestidade nas comunicações, algum grau de coesão entre os membros, motivação para mudança dos padrões disfuncionais, flexibilidade |
| Terapia de grupo | Fobia social, TOC, TAG, pânico, fobia específica, TEPT, insônia, dor crônica, dificuldades nas relações interpessoais, cessação do tabagismo, autoajuda e psicoeducação em diversas condições médicas | Incompatibilidades com normas, *setting* grupal ou algum membro, tendência a ser desviante, sintomas psicóticos, ansiedade ou fobia social grave, destrutividade grave e fora de controle | Capacidade de vincular-se ao grupo e seguir as normas, ego com alguma estrutura |

TAG: transtorno de ansiedade generalizada; TEPT: transtorno de estresse pós-traumático; TPB: transtorno da personalidade *borderline*; TUS: transtorno por uso de substâncias; TOC: transtorno obsessivo-compulsivo; TDAH: transtorno de déficit de atenção/hiperatividade; IAM: infarto agudo do miocárdio.

## QUESTÕES EM ABERTO E PERSPECTIVAS FUTURAS

Apesar dos importantes avanços no tratamento dos transtornos mentais, a questão de definir qual a melhor abordagem para determinado paciente continua um desafio, pois tal decisão leva em conta um complexo conjunto de fatores e critérios. Alguns deles só serão conhecidos melhor com o andamento da terapia, e outros poderão ser modificados. Em grande parte, isso se deve a várias razões. Em primeiro lugar, deve-se destacar o fato de que, na maioria dos transtornos mentais, suas verdadeiras causas ainda são desconhecidas – o que dificulta uma intervenção mais específica com a finalidade de eliminar um fator etiológico definido. Outro aspecto é o fato de que o resultado das psicoterapias depende de vários tipos de componentes: do diagnóstico e das condições pessoais do paciente, da técnica utilizada, da competência do terapeuta em utilizar a técnica que é comprovadamente efetiva e de um conjunto de fatores chamados de fatores comuns ou não específicos. A questão também se torna complexa porque, frequentemente, surgem novas modalidades de terapia, e muitas estão longe de terem seus alcances e limites definidos. As novas tecnologias também estão inseridas nesse contexto, já que há novas formas de se realizar a psicoterapia, como, por exemplo, pela internet e aplicativos de comunicação, o que abre a possibilidade de se oferecer psicoterapia em situações nas quais o paciente e o terapeuta não têm condições de estar no mesmo ambiente físico para realizarem um encontro presencial.

Em razão de tantas questões em aberto, há grande quantidade de assuntos a serem pesquisados: definir com maior precisão os alcances e os limites de cada modelo de psicoterapia, os ingredientes essenciais para as mudanças e as características do paciente que seriam importantes para que ele possa se beneficiar de determinada técnica. Também é questão em aberto verificar a efetividade de psicoterapias realizadas a distância por meio da internet ou com a ajuda de aplicativos.

## REFERÊNCIAS

1. Shedler J. The efficacy of psychodynamic psychotherapy. Am Psychol. 2010;65(2):98-109.
2. Dixon-Gordon KL, Turner BJ, Chapman AL. Psychotherapy for personality disorders. Int Rev Psychiatry. 2011;23(3):282-302.
3. Abbass AA, Kisely SR, Town JM, Leichsenring F, Driessen E, De Maat S, et al. Short-term psychodynamic psy-

chotherapies for common mental disorders. Cochrane Database Syst Rev. 2014;(7):CD004687.
4. Gratzer D, Goldbloom D. Making Evidence-Based Psychotherapy More Accessible in Canada. Can J Psychiatry. 2016;61(10):618-23.
5. Town JM, Diener MJ, Abbass A, Leichsenring F, Driessen E, Rabung S. A meta-analysis of psychodynamic psychotherapy outcomes: evaluating the effects of research-specific procedures. Psychotherapy (Chic). 2012;49(3):276-90.
6. Cuijpers P, Donker T, Weissman MM, Ravitz P, Cristea IA. Interpersonal psychotherapy for mental health problems: a comprehensive meta-analysis. Am J Psychiatry. 2016;173(7):680-7.
7. Driessen E, Smits N, Dekker JJ, Peen J, Don FJ, Kool S, et al. Differential efficacy of cognitive behavioral therapy and psychodynamic therapy for major depression: a study of prescriptive factors. Psychol Med. 2016;46(4):731-44.
8. Imai H, Tajika A, Chen P, Pompoli A, Furukawa TA. Psychological therapies *versus* pharmacological interventions for panic disorder with or without agoraphobia in adults. Cochrane Database Syst Rev. 2016;10:CD011170.
9. Pompoli A, Furukawa TA, Imai H, Tajika A, Efthimiou O, Salanti G. Psychological therapies for panic disorder with or without agoraphobia in adults: a network meta-analysis. Cochrane Database Syst Rev. 2016;4:CD011004.
10. Garfinkle EJ, Behar E. Advances in psychotherapy for generalized anxiety disorder. Curr Psychiatry Rep. 2012;14(3):203-10.
11. Storch EA, Mariaskin A, Murphy TK. Psychotherapy for obsessive-compulsive disorder. Curr Psychiatry Rep. 2009;11(4):296-301.
12. Recordon N, Köhl J. Sex therapy for sexual dysfunctions. Rev Med Suisse. 2014;10(422):651-3.
13. Cristea IA, Gentili C, Cotet CD, Palomba D, Barbui C, Cuijpers P. Efficacy of psychotherapies for borderline personality disorder: a systematic review and meta-analysis. JAMA Psychiatry. 2017;74(4):319-28.
14. Jørgensen CR, Freund C, Bøye R, Jordet H, Andersen D, Kjølbye M. Outcome of mentalization-based and supportive psychotherapy in patients with borderline personality disorder: a randomized trial. Acta Psychiatr Scand. 2013;127(4):305-17.
15. Löffler-Stastka H, Bartenstein M, Schlaff G. Preparing for DSM 5 – assessment of personality pathology during psychoanalytic and psychiatric treatments. Wien Klin Wochenschr. 2011;123(9-10):276-84.
16. Karyotaki E, Smit Y, Holdt Henningsen K, Huibers MJ, Robays J, de Beurs D, et al. Combining pharmacotherapy and psychotherapy or monotherapy for major depression? A meta-analysis on the long-term effects. J Affect Disord. 2016;194:144-52.
17. Huh D, Mun EY, Larimer ME, White HR, Ray AE, Rhew IC, et al. Brief motivational interventions for college student drinking may not be as powerful as we think: an individual participant-level data meta-analysis. Alcohol Clin Exp Res. 2015;39(5):919-31.
18. Oud M, Mayo-Wilson E, Braidwood R, Schulte P, Jones SH, Morriss R, et al. Psychological interventions for adults with bipolar disorder: systematic review and meta-analysis. Br J Psychiatry. 2016;208(3):213-22.
19. Buckley LA, Maayan N, Soares-Weiser K, Adams CE. Supportive therapy for schizophrenia. Cochrane Database Syst Rev. 2015;(4):CD004716.
20. Cheston R, Ivanecka A. Individual and group psychotherapy with people diagnosed with dementia: a systematic review of the literature. Int J Geriatr Psychiatry. 2017;32(1):3-31.
21. Flynn AG. Fact or faith?: on the evidence for psychotherapy for adults with intellectual disability and mental health needs. Curr Opin Psychiatry. 2012;25(5):342-7.
22. Forstmeier S, Rueddel H. Improving volitional competence is crucial for the efficacy of psychosomatic therapy: a controlled clinical trial. Psychother Psychosom. 2007;76(2):89-96
23. Malan DH. As fronteiras da psicoterapia breve. Porto Alegre: Artes Médicas; 1981.
24. Kernberg OF, Coyne L, Horwitz L, Appelbaum A, Burstein ED. Psychotherapy and psychoanalysis. The application of facet theory and the multidimensional scalogram analysis to the quantitative data of the psychotherapy research project. Bull Menninger Clin. 1972;36(1):87-275.
25. Luborsky L, Singer B, Luborsky L. Comparative studies of psychotherapies: is it true that "everybody has won and all must have prizes"? Proc Annu Meet Am Psychopathol Assoc. 1976;(64):3-22.
26. Del Re AC, Flückiger C, Horvath AO, Symonds D, Wampold BE. Therapist effects in the therapeutic alliance-outcome relationship: a restricted-maximum likelihood meta-analysis. Clin Psychol Rev. 2012;32(7):642-9.
27. Greenson RR. A técnica e a prática da psicanálise. v.1. Rio de Janeiro: Imago; 1981.
28. Smith SW, Hilsenroth MJ, Fiori KL, Bornstein RF. Relationship between SWAP-200 patient personality characteristics and patient-rated alliance early in treatment. J Nerv Ment Dis. 2014;202(5):372-8.
29. Høglend P, Engelstad V, Sørbye O, Heyerdahl O, Amlo S. The role of insight in exploratory psychodynamic psychotherapy. Br J Med Psychol. 1994;67(4):305-17.
30. Wergeland GJ, Fjermestad KW, Marin CE, Bjelland I, Haugland BS, Silverman WK, et al. Predictors of treatment outcome in an effectiveness trial of cognitive behavioral therapy for children with anxiety disorders. Behav Res Ther. 2016;76:1-12.
31. Johansson P, Høglend P, Ulberg R, Amlo S, Marble A, Bøgwald KP, et al. The mediating role of insight for long-term improvements in psychodynamic therapy. J Consult Clin Psychol. 2010;78(3):438-48.

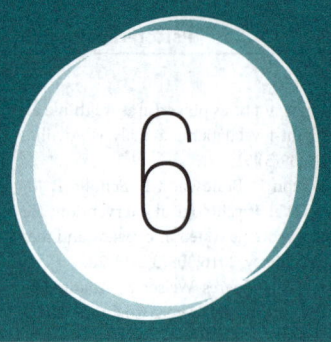

# A relação terapêutica e a aliança de trabalho nos principais modelos de psicoterapia

Igor Alcantara
Katiane Silva
Leandro Timm Pizutti

A psicoterapia é um método de tratamento que utiliza meios psicológicos para auxiliar pacientes a modificar problemas emocionais, cognitivos e comportamentais. Ela é realizada no contexto de uma relação interpessoal, a relação terapêutica, que as evidências têm apontado ser tão relevante quanto as técnicas utilizadas para o sucesso de todas as psicoterapias. A relação terapêutica depende de aspectos do paciente e da pessoa do terapeuta para que se estabeleça e sustente o tratamento. Alguns desses fatores ficaram conhecidos como fatores não específicos, fatores rogerianos ou fatores comuns e são determinantes dos resultados de todas as terapias, especialmente as terapias cognitivo-comportamentais (TCCs). Para as terapias psicodinâmicas, a relação terapêutica assume uma importância ainda maior, uma vez que o paciente repete, na relação com o terapeuta, padrões de relacionamentos primitivos, o que permite sua identificação e seu tratamento. Neste capítulo, vamos abordar os vários aspectos da relação terapêutica: neutralidade e abstinência, transferência e contratransferência, aliança terapêutica e relação real, bem como os fatores do paciente e do terapeuta que influenciam o estabelecimento da relação terapêutica. Vamos descrever também as evidências da pesquisa que comprovaram a importância da relação terapêutica para os resultados das psicoterapias.

A relação terapêutica envolve todos os elementos, sentimentos, pensamentos e atitudes que ocorrem a partir do momento em que se forma uma dupla terapeuta-paciente. A aliança de trabalho diz respeito aos aspectos mais maduros e colaborativos de cada dupla e, quando bem construída, cria o campo para que os elementos da relação terapêutica sejam examinados e utilizados como instrumentos para a mudança psíquica. Em psicoterapia, além de técnicas específicas de cada escola psicoterapêutica, os fenômenos que ocorrem na relação entre terapeuta e paciente são determinantes para que se consiga atingir os objetivos propostos.

A sessão de psicoterapia é um encontro estruturado, com objetivos específicos e papéis distintos e definidos. Cabe ao terapeuta aplicar determinadas técnicas e oferecer-se como objeto para que o paciente possa projetar seus conflitos e experimentar uma vivência distinta da que habitualmente encontra em seus relacionamentos. Terapeuta e paciente trabalham em colaboração com vistas a atingir os objetivos do paciente, desde aqueles conscientes e bem definidos até os que possam emergir ao longo do processo terapêutico. No entanto, não podemos ignorar que se trata de uma relação humana, em que ambas as partes são, felizmente, passíveis de emoções e limitações.

Antes de abordarmos as especificidades técnicas que devem pautar a boa relação terapêutica, vale ainda lembrar que o encontro terapêutico envolve assimetria de papéis, na qual o terapeuta deve sentir-se responsável pelo processo, estar focado nas necessidades de seu paciente e criar um ambiente de acolhimento para que ele possa se manifestar com liberdade e sem temer julgamentos. A organização psíquica de cada pessoa, o modo de entender a si mesmo e ao mundo a seu redor, bem como suas capacidades e dificuldades de relacionamento, são o resultado de características herdadas e da história de vida e representam o melhor arranjo que aquele indivíduo conseguiu desenvolver até então.

O objetivo deste capítulo é descrever os principais conceitos que caracterizam a relação terapêutica, recorrendo-se a ilustrações clínicas e aos principais resultados de pesquisa na área. De forma resumida, considerando-se a abrangência do tema, pretendemos abordar esses elementos desde os conceitos psicanalíticos e sua aplicação nas psicoterapias dirigidas ao *insight* até os aportes da TCC.

## ALIANÇA TERAPÊUTICA

### O conceito e sua evolução

A aliança terapêutica representa o componente do relacionamento entre o paciente e seu terapeuta não impactado pela transferência; corresponde aos elementos da relação real que atuam na direção dos objetivos terapêuticos.

> A aliança terapêutica é um elemento determinante e comum a todas as formas de psicoterapias e refere-se ao vínculo estabelecido entre paciente e terapeuta, o qual é fundamental para o trabalho psicoterapêutico.

Em suas recomendações aos médicos que exercem a psicanálise, Freud[1] descreveu o surgimento espontâneo de um sentimento afetuoso amigável da parte saudável do paciente por seu médico, se ele apresentasse interesse e adotasse certos cuidados pelo paciente. Isso ocorre possivelmente pela associação do médico a imagens de pessoas das quais havia recebido atenção no passado. Em 1937, Bibring[2] descreve que a situação terapêutica representa uma "nova relação de objeto", qualitativamente diferente das experiências de primeira infância, chamando-a de aliança terapêutica. A tarefa do terapeuta é convidar o paciente a refletir sobre as discrepâncias entre os elementos de realidade do relacionamento e as distorções que, porventura, ocorram em sua percepção.

Na década de 1960, Greenson[3] introduz o termo "aliança de trabalho", correspondendo à "habilidade do paciente de trabalhar na situação analítica", situando-a entre a relação transferencial e a relação real com o terapeuta. Seu trabalho focou o aspecto colaborativo da aliança, sendo sua base a confiança e a boa vontade desenvolvidas pela discussão aberta e direta da relação terapêutica, bem como dos objetivos, métodos e propósitos do trabalho psicanalítico com os pacientes. O termo "aliança de trabalho" se refere somente à capacidade do paciente de participar do tratamento, porém seus exemplos apontam também a habilidade do terapeuta de trabalhar com o paciente.

▶ **De acordo com Greenson,[4] as bases para a aliança de trabalho são:**

1. a motivação do paciente para superar sua doença
2. sua sensação de desamparo
3. sua disposição consciente e racional para cooperar e
4. sua capacidade de seguir as instruções e os *insights* do analista, disposições que são favorecidas se o paciente apresentar vivências de relacionamentos de objetos de boa qualidade em sua história

Para Bordin,[5] a aliança de trabalho é elemento comum a todas as técnicas psicoterapêuticas, e há diferentes maneiras de como se espera que terapeuta e paciente trabalhem juntos, de acordo com cada abordagem teórica. Para que esse trabalho seja efetivo e a mudança esperada seja alcançada, a força da aliança é um determinante.

▶ **A aliança é composta por três elementos essenciais:**

1. o desenvolvimento de vínculo pessoal composto por sentimentos positivos recíprocos
2. o acordo sobre os objetivos do tratamento
3. o acordo sobre as tarefas que cabem ao terapeuta e ao paciente no processo psicoterapêutico

## Manifestações da aliança terapêutica

De acordo com a teoria de Carl Rogers,[6] o relacionamento entre terapeuta e paciente é central para o processo de mudança na psicoterapia. É esperado que o paciente esteja em um estado de incongruência ou desconforto em sua maneira de ser ou estar no mundo e que um relacionamento seja estabelecido entre ele e o terapeuta com a finalidade de modificar isso. É esperada do terapeuta uma atitude de autenticidade na relação e que apresente uma postura não julgadora de acolhimento, compreensão empática e sentimentos positivos em relação ao paciente. Se essas condições são minimamente atingidas, a habilidade natural de mudança que o paciente apresenta é reforçada pela atitude empática, congruente e de consideração positiva por parte do terapeuta, mecanismo considerado central em todas as formas de psicoterapia por Rogers.

Pode-se perceber uma importante diferença entre a técnica psicoterapêutica e a aliança; a técnica é baseada e norteada pela teoria clínica que referencia o tratamento, enquanto a aliança representa o quão terapeuta e paciente estão conseguindo caminhar juntos no processo terapêutico. Sob esse ponto de vista, é um elemento comum a todas as técnicas psicoterapêuticas, devendo receber intervenções específicas nos momentos em que algo da relação está dificultando o trabalho colaborativo, como já foi levantado pelas observações de Freud[1] e Greenson.[3,4]

A qualidade da aliança pode sofrer interferência de fatores internos ao terapeuta, como a percepção do progresso da terapia, da relação que o terapeuta tem com a teoria que norteia sua prática e com a adesão a essa técnica. Essa relação pode se tornar mais difícil em momentos nos quais o terapeuta se depara com a necessidade de abordar eventos carregados de afeto, em que o uso da técnica demanda ingresso em terreno desafiador para as habilidades terapêuticas e para a capacidade de acolher e metabolizar as emoções evocadas.

Da parte do paciente, o vínculo se relaciona ao processo de avaliação, com base nas ideias sobre o que a terapia deve proporcionar e de como o terapeuta deve se comportar, à experiência de ser atendido e à confiança no terapeuta. Essa experiência é emocional, mas também é uma avaliação das intenções do terapeuta e do valor de seu método, podendo incorporar a contribuição do paciente para a forma como a terapia deve ser conduzida (p. ex., se para um paciente com fobia a exposição *in vivo* é desconfortável, pode-se iniciar com a técnica de visualização ou de exposição na imaginação).

## A relação terapêutica na TCC

A TCC direciona seus esforços para a redução direta dos sintomas; seu pressuposto é o de que a terapia deve instrumentalizar o paciente para lidar com suas dificuldades na ausência do terapeuta. Talvez por se basear na teoria do aprendizado, a relação terapêutica não foi descrita como fator terapêutico, além de servir de base para operacionalizar esse aprendizado. Na década de 1970, contudo, foi descrito o proveito de o terapeuta agir de forma calorosa e empática com seu paciente e de ser percebido como um ser humano honesto e confiável, com bons valores sociais e éticos.[7] Para Wilson e Evans,[8] a relação proporciona reforço social, abrindo espaço para a mudança de comportamento do paciente em sessão, aumenta a eficácia do terapeuta, permitindo que sirva de modelo, e melhora a expectativa terapêutica.

Na TCC, a aliança é vista de forma diferente, enfatizando-se a colaboração e o trabalho conjunto, em um modelo de "empiricismo colaborativo". Porém, mesmo dentro dessa visão, pode-se identificar um papel importante também dos chamados fatores não específicos do tratamento. Provavelmente, quando perguntarmos aos pacientes que completaram a TCC o que os ajudou a superar seus problemas, eles responderão: "Conversar com alguém que escuta e entende".[9]

## Pesquisas sobre aliança terapêutica

Uma revisão de literatura[10] sobre os fatores que influenciam o desfecho em psicoterapia apontou que personalidade mais funcional do paciente, ausência de patologia do grupo das psicoses, boa motivação e/ou expectativa, nível de inteligência satisfatório, afetos presentes (principalmente ansiedade e depressão), recursos educacionais e sociais e a experiência das primeiras sessões são preditores de melhor desfecho do tratamento. Da parte do terapeuta, são fatores a experiência clínica, a atitude e/ou o interesse pelo paciente, a empatia e a similaridade entre paciente e terapeuta. Os fatores relativos ao tratamento revelaram um fator principal: o número de sessões. Em publicação posterior, Luborsky[11] descreve dois tipos de aliança que podem ser estabelecidos: um tipo em que o paciente percebe o terapeuta como oferecendo ajuda e suporte, e ele mesmo como receptivo, e outro tipo em que o paciente se percebe trabalhando em conjunto com o terapeuta pelo objetivo terapêutico, descrevendo esse segundo tipo como uma aliança mais efetiva em produzir a mudança desejada.

Em seu estudo, Marziali e colaboradores[12] encontraram que os pacientes que estabelecem e mantêm uma atitude positiva em relação ao terapeuta e ao tratamento obtêm benefícios maiores, sem conseguir detectar atitudes por parte do terapeuta que ensejaram uma aliança ineficiente. Apontaram o estudo de possíveis atitudes do terapeuta em momentos nos quais o paciente desenvolve reações negativas ao tratamento como um dos caminhos para modificar esses desfechos, possibilitando reverter essas reações.

Em 1993, Horvath e Luborsky[13] descrevem uma relação positiva entre uma boa aliança e resultados bem-sucedidos da psicoterapia em uma variedade de diferentes terapias, sendo a aliança no início da terapia um preditor de prognóstico. Além disso, as flutuações na aliança, particularmente na fase intermediária, parecem refletir o ressurgimento dos padrões de relacionamento disfuncional do paciente. Uma descoberta relacionada é que os padrões ou capacidades de interação do paciente (e talvez do terapeuta) antes do tratamento influenciam, mas não determinam, o desenvolvimento da aliança. Quando os componentes da relação entre paciente e terapeuta são avaliados, diferenciar o papel das variáveis atreladas à pessoa real do terapeuta (p. ex., estilo interpessoal, personalidade), das condições facilitadoras (p. ex., empatia, calor, congruência) e da aliança terapêutica muitas vezes não é possível, por serem fenômenos interdependentes e sobrepostos.[14] As pesquisas sobre a relação entre o processo e os resultados da psicoterapia têm tentado explicar os chamados fatores não específicos, também conhecidos como fatores comuns a todas as terapias, teorizados por Jerome Frank[15] e, posteriormente, por Strupp e Hadley.[16] Esses fatores podem exercer impacto significativo no resultado de diferentes técnicas psicoterapêuticas. Mais recentemente, Strupp[17] demonstrou que o resultado de um processo psicoterapêutico é muitas vezes influenciado por fatores chamados não específicos, como as características pessoais do terapeuta e os sentimentos positivos evocados no paciente pela relação.

Em estudos recentes que investigaram fatores em comum a várias abordagens terapêuticas, foi demonstrado que a aliança terapêutica tem um papel central no desfecho dos tratamentos, independentemente da técnica empregada. No estudo de Krupnick,[18] foi identificada relação significativa entre a aliança terapêutica e o desfecho da intervenção, seja ela terapia interpessoal (TIP), seja ela TCC ou farmacoterapia (ativa ou com placebo). De forma complementar, foi demonstrado, mediante metanálise,[19] que os resultados dos tratamentos analisados podem ser substancialmente associados aos componentes comuns a todas as modalidades de psicoterapia bem conduzidas, como a aliança terapêutica, o contexto terapêutico, a crença na eficácia do tratamento e o desenvolvimento de sensação de autoeficácia.

## NEUTRALIDADE E ABSTINÊNCIA

Os conceitos de neutralidade e abstinência foram inicialmente desenvolvidos por Freud e, portanto, norteiam a técnica psicoterapêutica dirigida ao *insight*. Quanto mais dirigida ao *insight* for a psicoterapia (psicanálise ou psicoterapia de orientação analítica [POA]), mais importantes serão esses elementos. Quanto mais suportiva e objetiva for a psicoterapia (psicoterapia de apoio ou TCC), menos relevantes esses elementos serão, e mais ativo será o papel do terapeuta (chamado de empiricismo colaborativo).

A neutralidade do terapeuta, inclusive um grau possível de abstinência durante a sessão, não significa distanciamento; objetiva criar um campo em que o que irá se manifestar é o mundo interno do paciente, inclusive os fenômenos transferenciais e contratransferenciais.

Neutralidade não deve ser confundida com distanciamento e indiferença em relação ao paciente. O objetivo de uma postura neutra é estimular o paciente a mobilizar recursos próprios para a solução de problemas, evitando uma postura regressiva e dependente em relação ao terapeuta. Ou seja, em vez de permitir que o paciente permaneça em um papel passivo, o terapeuta o estimula para uma busca colaborativa na solução de problemas.

Por exemplo, se um paciente traz dúvidas a respeito de uma mudança em sua atividade profissional, o terapeuta evita emitir juízos, mas propõe um exame da situação com o paciente. Em uma linha psicodinâmica, podem examinar sentimentos ligados às relações de trabalho e aos conflitos relacionados. Em uma terapia cognitiva, ambos podem fazer uma avaliação objetiva do mercado de trabalho e dos prós e contras daquela decisão que o paciente está pensando em tomar.

O terapeuta deve, portanto, ser neutro no sentido de não fazer julgamentos, e não no sentido de evitar proximidade e empatia com o paciente.

A abstinência diz respeito à postura adotada pelo terapeuta no intuito de não interferir diretamente naquilo que está ocorrendo na sessão. É um conceito bem articulado com o conceito de neutralidade, ou seja, o terapeuta se abstém de fazer julgamentos e de revelar impressões de sua vida pessoal, com o objetivo de que os assuntos que aparecem na sessão tenham origem no mundo interno do paciente.

Freud, utilizando uma descrição de Leonardo da Vinci, considerava que a psicanálise se dá *per via di levare*, como a escultura, na qual os excessos são removidos para se chegar ao essencial do mundo interno do paciente, em oposição à *via de porre*, característica da pintura, em que os elementos são colocados na tela em branco.[20] Tais diretrizes são ideais para nortear a boa técnica da terapia psicodinâmica e psicanalítica. Na prática, nenhum terapeuta é totalmente neutro ou abstinente. Quando faz qualquer intervenção, mesmo que de conteúdo neutro, a maneira de vestir, cumprimentar, o tom de voz, o momento em que resolveu intervir, o tópico que resolveu interpretar revelam algo do terapeuta ao paciente.

Na TCC, diferentemente da terapia psicodinâmica, a ferramenta de trabalho utilizada com mais frequência é a reestruturação cognitiva, bem como a análise de comportamento e a validação experiencial. Sob tal contexto, a autorrevelação de acontecimentos da vida pessoal do terapeuta pode ser útil em alguns momentos, quando a função dessa estratégia é evidenciar que compartilhamos experiências comuns à natureza humana. Essa é uma estratégia que tem a função específica de validar as emoções e sensações que determinadas vivências evocam no paciente, sem sugerir de que maneira ele irá lidar com elas. Cabe ao terapeuta verificar o grau em que aquele determinado paciente tolera uma postura mais neutra e abstinente do terapeuta e os momentos em que se requer uma atitude de apoio ou de esclarecimentos.

Criar um ambiente neutro, isento de julgamentos e centrado nas características do paciente tem por objetivo favorecer o surgimento e a abordagem de dois elementos fundamentais da relação terapêutica: a transferência e a contratransferência.

## TRANSFERÊNCIA

### O conceito e sua evolução

"Transferência" foi o termo utilizado por Freud para indicar que os pacientes em psicoterapia vão trazer para o relacionamento com o terapeuta (transferir) seu modo de ser e agir em seus relacionamentos habituais, especialmente nos relacionamentos primordiais de suas vidas. A transferência ocorre em diversas formas de relações humanas, mas, na psicoterapia, é estudada e explorada de maneira a fornecer elementos do funcionamento mental do paciente.

Dewald[21] define a transferência como um deslocamento para um objeto da atualidade de todos os impulsos, defesas, atitudes, sentimentos e respostas experimentados nas relações com os primeiros objetos da vida de um indivíduo. A transferência é uma repetição de situações cujas origens se encontram no passado.

Greenson[22] descreve as reações transferenciais como inconscientes e inadequadas ao contexto atual, bem como repetições de um relacionamento objetal do passado, em geral com pessoas significativas dos primeiros anos de vida.

O objetivo do terapeuta deve ser oferecer-se como continente para essas transferências, criando um ambiente no qual todos os sentimentos do paciente são bem-vindos para posterior abordagem pela dupla. Aqui, é retomada a importância do conceito de neutralidade, ou seja, da capacidade terapêutica de não emitir julgamentos sobre aquilo que o paciente está trazendo para o *setting*, propiciando, assim, que ele traga cada vez mais espontaneamente o seu livre pensar, sobretudo o que está sentindo e percebendo na relação com o terapeuta.

A dificuldade reside no fato de que, uma vez estabelecido o *setting* psicoterapêutico, ou seja, um tratamento de alta frequência e proximidade, o terapeuta fica continuamente exposto às manifestações da transferência, o que requer grande capacidade continente para não devolver precocemente ao paciente a intensidade de suas projeções.[23]

## Manifestações da transferência

Na prática, como podemos observar o aparecimento do fenômeno transferencial? Vamos observar o exemplo a seguir, que ilustra as respostas de pacientes em relação à situação de atraso:

**Terapeuta**: Hoje, foi difícil chegar aqui no horário?
**Paciente A**: É verdade. Estes assuntos que a gente vem examinando aqui são muito difíceis para mim, talvez eu não tenha vontade de vir algumas vezes e acabe me atrasando.
**Paciente B**: Por que você não valoriza que eu estou aqui? Está sempre ligado nas minhas falhas e não me escuta quando digo que o trânsito estava muito congestionado.
**Paciente C**: Silêncio. Você não quer mais me atender? Não sei por que venho aqui.

Vamos lembrar que o terapeuta apenas sinalizou um fato: o paciente se atrasou. Entretanto, a resposta de cada paciente demonstra uma maneira própria de se relacionar com os objetos. Ainda podemos considerar que os três pacientes são a mesma pessoa em diferentes momentos de um tratamento. Também se pode pensar que o paciente A é alguém que foi bem cuidado, respeitado e atendido em suas necessidades; o paciente B, alguém que foi muito exigido e que geralmente não era escutado, tinha apenas que cumprir suas tarefas; e o paciente C, alguém que foi abandonado pelo pai e agora transfere para o terapeuta a expectativa de sofrer novo abandono, relembrando ainda que ele também ameaça abandonar, no conhecido mecanismo psíquico de reviver de modo ativo um trauma que foi vivido passivamente.

Realizada a "colheita da transferência",[24] o terapeuta vai abordando progressivamente o tema com o paciente, de acordo com as metas e a profundidade do tratamento e de acordo com a tolerabilidade do paciente.

O paciente A provavelmente esteja em condições de suportar a investigação, de tolerar inclusive o silêncio do terapeuta (abstinência) e continuar fazendo livres associações. O objetivo é que consiga se dar conta de que evita temas desagradáveis, e que tais evitações acabam comprometendo seu desempenho em várias áreas de sua vida.

O paciente B estaria transferindo para o terapeuta sentimentos que antes pertenciam à imago dos pais, que exigiam boas notas, puniam severamente suas falhas e não atentavam para suas necessidades. Nesse caso, antes de falar de agressividade na relação terapêutica, seria importante o terapeuta demonstrar que enxerga todo o esforço que o paciente faz no sentido de cumprir com seus compromissos, como estar ali semanalmente, e que escuta com atenção seu paciente.

O paciente C ameaça trazer para o campo psicoterapêutico toda a destrutividade que carrega consigo decorrente do desinvestimento afetivo vivido no abandono pelo pai. Abandonado no início da vida, não consegue acreditar que um relacionamento passe por frustrações sem que ocorra novo abandono. Para esse paciente, é necessário reassegurar a importância do vínculo e da continuidade do relacionamento psicoterapêutico para que as terríveis vivências de solidão sejam tratadas.

Mostrar ao paciente que ele enxerga nas pessoas que o cercam elementos que, na verdade, são seus permite que ele possa retificar a imagem dessas pessoas. Quando o terapeuta consegue mostrar ao paciente que não está com raiva e que este é um sentimento dele (paciente), a figura do terapeuta já se modificou para ele. O paciente passa, então, a reavaliar seus outros relacionamentos – por exemplo, "Talvez meu chefe também não sinta raiva e esteja apenas cobrando que eu entregue meu trabalho". Dessa forma, os relacionamentos do paciente vão sendo liberados de conflitos.

Seguindo nessa linha de retificação dos relacionamentos interpessoais, outro ganho das psicoterapias ocorre quando o paciente percebe que a mesma pessoa que o frustra é aquela que o gratifica. Por meio da relação terapêutica, o terapeuta irá frustrar seu paciente, por exemplo, ao encerrar as sessões no horário, não apresentar soluções mágicas ou confrontar o paciente com seus comportamentos prejudiciais. Ao mesmo tempo, irá gratificar o paciente mostrando-se interessado, empático e honesto, cumprindo com suas obrigações de terapeuta e sendo receptivo com as dificuldades trazidas para a sessão.

Em seguida, com esclarecimentos, o terapeuta ajuda o paciente a integrar essas duas circunstâncias da relação e verificar que, assim como nos demais relacionamentos interpessoais, uma dupla atravessa diversas situações na relação que não corresponde às expectativas iniciais, mas que o relacionamento pode ter força para superar essas circunstâncias e manter a colaboração. Progressivamente, o paciente vai enxergando as pessoas de forma mais total, com elementos positivos e negativos, e, assim, diminuindo o impacto das situações de conflito que ocorrem nas relações.

Conhecer os fenômenos da transferência dentro de qualquer abordagem psicoterapêutica é importante também para poder empatizar com o sofrimento sentido pelo paciente, percebendo o quão disfuncional pode ser a colocação em ato desses fenômenos nas relações interpessoais em seu cotidiano. A avaliação sistemática da sequência de pensamentos, sensações e emoções, seguida da tomada de decisão para ação ou simplesmente reação impulsiva, faz parte do trabalho das abordagens cognitivo-comportamentais, com a intenção de estabelecer uma relação de causa e efeito entre os eventos mentais e os comportamentos. Conhecer essa sequência permite ao paciente escolher qual o comportamento mais alinhado com seu conjunto de valores e, pela continuidade de escolhas niveladas com eles, encontrar mais satisfação e menos sofrimento na vida cotidiana.

Uma vez que a transferência representa modelos de relacionamento característicos de cada paciente, os tipos de transferência que encontramos em nossa clínica diária são diversos (Quadro 6.1).

Qualquer um dos tipos de transferência descritos pode predominar de acordo com cada paciente, a interação com seu terapeuta e o momento do tratamento. O mesmo paciente pode transitar pelos diferentes tipos de transferência ao longo do tratamento. Uma transferência positiva geralmente predomina no início do tratamento, favorecendo a aliança terapêutica, mas, no decorrer da psicoterapia, é também

**Quadro 6.1** | Tipos de transferência

| | |
|---|---|
| Transferência positiva | Sentimentos positivos em relação ao terapeuta. |
| Transferência negativa | Sentimentos negativos em relação ao terapeuta. |
| Transferência especular | Os pacientes com falhas básicas de maternagem têm necessidade de que o terapeuta funcione como um espelho para que sintam que existem e são valorizados. |
| Transferência idealizadora | Transferência para o terapeuta da "imago parental idealizada", característica de uma etapa do desenvolvimento emocional primitivo. |
| Transferência erótica | Transferência de sentimentos sexuais em que o paciente aceita os limites do *setting* e, por meio de sublimações, estabelece uma dupla criativa com o terapeuta. |
| Transferência erotizada | Forma intensa e maligna de transferência erótica em que predominam o ódio e o desejo de posse do terapeuta por parte do paciente, que não se satisfaz com gratificações psíquicas e exige contato físico. |
| Transferência perversa | Tentativas de perverter a natureza do encontro psicoterapêutico. O paciente tenta deslocar o terapeuta de seu lugar e suas funções. |
| Psicose de transferência | Distorção mais intensa da figura do terapeuta de forma transitória e articulada ainda com uma percepção mais realista dele. Risco importante de interrupção do tratamento. |

*Fonte:* Adaptado de Zimerman.[25]

importante que surjam sentimentos transferenciais negativos e que a dupla suporte esses momentos em busca da integração dos objetos e de uma nova experiência para o paciente, a fim de ampliar sua capacidade relacional. Mais do que o tipo de transferência que se encontra no campo de trabalho, o transcorrer e o desfecho da psicoterapia estão mais relacionados à capacidade do paciente de transitar entre esses diferentes tipos de sentimentos.

## CONTRATRANSFERÊNCIA

### O conceito e sua evolução

Mencionado por Freud, pela primeira vez, em 1910,[26] o termo "contratransferência" surgiu em analogia ao conceito de transferência e se refere às respostas psicológicas do terapeuta ao paciente, como resultantes de conflitos neuróticos a serem superados. Para lidar com esses desdobramentos na mente do terapeuta do material oriundo da mente do paciente, era indicado o tratamento pessoal do terapeuta. Atualmente, é consenso que o tratamento pessoal auxilia o terapeuta a identificar e superar as dificuldades relacionadas aos sentimentos contratransferenciais.

Após essa visão inicial, em que a contratransferência é considerada apenas como obstáculo a ser superado, os trabalhos de Heimann[27] e Racker[28] ampliaram a interpretação do conceito e sua importância. A partir de então, a contratransferência passa a ser vista como importante fonte de informação a respeito do paciente. Ou seja, ao experimentar determinado sentimento ou pensamento na presença de seu paciente, o terapeuta deve se questionar se o que está experimentando é algo apenas seu (p. ex., "estou com sono porque dormi mal") ou se tem conexão com algum material proveniente do paciente (p. ex., "estou com sono porque estamos nos aproximando de temas difíceis de ser abordados"). Se for um sentimento contratransferencial, oriundo daquele paciente naquele momento, deverá ser utilizado como informativo do estado emocional do paciente.

Sandler, Holder e Dare[29] propõem que a contratransferência seja entendida como "o conjunto de respostas emocionais específicas, despertadas no terapeuta pelas qualidades específicas de seu paciente", que visa a excluir os aspectos gerais da personalidade e da estrutura psicológica do terapeuta, presentes no trabalho com todos os seus pacientes (conceito específico).

Obviamente, existem reações no terapeuta que fazem parte de sua personalidade e seu modo de reagir com cada tipo de paciente. Por exemplo, determinado terapeuta não tolera atender pacientes alcoolistas e se sente impotente quando os atende. Apesar de ter relação com a personalidade do paciente, essa informação não tem utilidade relevante no tratamento; trata-se mais de uma característica do terapeuta do que de um elemento a ser abordado na psicoterapia. Esse é um elemento contratransferencial que só funciona como obstáculo. Entretanto, quando uma paciente relata que tem um novo encontro marcado via aplicativo e o terapeuta sente angústia e preocupação além do habitual, pode investigar melhor com a paciente se ela não está com medo de correr riscos ao marcar um encontro com um desconhecido.

Racker[28] classifica ainda a contratransferência em duas categorias distintas: a contratransferência normal (concordante), útil para o trabalho terapêutico, informativa, que propicia experiência de aprendizagem e crescimento para paciente e terapeuta, e a contratransferência perturbadora ou patológica (complementar). Esta última pode ter origem nos conflitos não superados pelo terapeuta e, enquanto permanecer inconsciente, irá funcionar como obstáculo para o trabalho terapêutico. O terapeuta pode deixar de interpretar tudo o que poderia sentir e compreender por meio da contratransferência normal e, perdido nas próprias dificuldades, posicionar-se mais em relação a elas do que em função das necessidades do paciente. Por exemplo, um terapeuta envolvido com sentimentos contratransferenciais intensamente erotizados pode deixar de reconhecer a fragilidade e o desamparo de sua paciente e imaginar que, com sua beleza, ela deveria sentir-se capaz e segura de si.

É importante salientar que as transformações sofridas com os avanços teóricos ao longo do tempo conduziram à ideia de que o terapeuta não está ileso no processo psicoterapêutico. O conceito da contratransferência tem sua origem na psicanálise, mas se estende a diversas abordagens teóricas, tornando-se um dispositivo clínico fundamental na condução das psicoterapias e até de abordagens não psicoterapêuticas. A partir de seu reconhecimento, é necessário que o terapeuta se mantenha atento às suas reações emocionais e comportamentais, pois a compreensão delas é muito útil para a relação terapêutica.

## Manifestações da contratransferência

A relação paciente-terapeuta proporciona a seus participantes uma gama completa de pensamentos, fantasias e sentimentos. Assim, a contratransferência é, hoje, vista como parte legítima e fundamental da relação terapêutica. Ou seja, os elementos contratransferenciais devem ser utilizados pelo terapeuta em sua comunicação com o paciente.

O terapeuta não precisa estar convicto de que sua impressão é verdadeira; havendo uma boa relação terapêutica, ele pode verificar isso com seu paciente. Por exemplo, em uma sessão com vários momentos de silêncio, o paciente alega, na volta de um feriado, que seu carro está engasgando e que ele pensa em trocar por um outro mais confiável; o terapeuta sente uma ameaça na relação terapêutica e interpreta que deixou o paciente engasgado, sem poder falar no feriado. O paciente pode concordar ou não, pode alegar que viajou no feriado, ficou na estrada com a família e teve medo de não fazer o carro funcionar. Ambos continuam o trabalho psicoterapêutico; aquela interpretação, naquele momento, não se mostrou informativa, mas foi abordada pela dupla e poderá retornar ou não ao longo daquela ou das próximas sessões.

De acordo com Eizirik, Libermann e Costa,[30] as reações contratransferenciais podem fazer determinado terapeuta selecionar de modo inconsciente seus pacientes, escolhendo preferencialmente algumas entidades diagnósticas, determinado sexo, faixa etária específica, certos atrativos físicos, graus de inteligência, etc. Além disso, outros podem escolher apenas pacientes que se tornarão extremamente dependentes, enquanto alguns podem evitá-los, buscando aqueles que se mantêm distantes e indiferentes ao vínculo terapêutico. Um terapeuta iniciou avaliação de um paciente ansioso que não conseguiu esperar pela próxima consulta agendada e acabou comparecendo ao consultório quando não conseguiu falar com o terapeuta por telefone. Irritado, o terapeuta indicou hospitalização psiquiátrica, aos cuidados de um colega, como única forma de controlar as crises de ansiedade do paciente.

Assim como a transferência, a reação contratransferencial pode ser valiosa fonte de informação quando é identificada. Todavia, pode representar um entrave na relação terapêutica quando não é reconhecida e abordada. Quando um terapeuta se surpreende pensando demasiadamente em algum paciente fora do *setting*, deve ficar atento ao sentimento que está experimentando. Uma contratransferência positiva intensa, como aguardar ansiosamente para atender tal paciente, pode indicar dificuldades tão importantes quanto o contrário, uma sensação desagradável e o desejo de evitar o paciente. Assim como o paciente pode necessitar da figura do terapeuta para saber que existe, o terapeuta também pode viver contratransferencialmente a sensação de que depende de seus pacientes, ou de algum paciente em especial, para certificar-se de sua identidade. Também pode idealizar pacientes, que podem ser muito capazes e destacados em suas profissões ou mesmo no meio social. Um terapeuta pode sentir-se embevecido por atender alguém famoso, por exemplo, e descuidar dos limites do *setting* no sentido de agradar aquele paciente especial. Pode, ainda, sentir-se atraído sexualmente pelo paciente ou até ter desejos perversos, como estimular pacientes a relatarem detalhes de sua vida sexual ou comentar fora do *setting* fatos íntimos da vida dos pacientes.

Como a contratransferência é um fenômeno inicialmente inconsciente, a princípio o terapeuta não pode reconhecê-la em sua totalidade, mas apenas seus derivados conscientes. Por exemplo, uma jovem terapeuta, ao atender em plantão noturno um paciente com funcionamento psicopático, experimenta sensação de impotência ou sono. Isso pode ser considerado um primeiro sinal da contratransferência e já indica que algo vai mal naquele encontro terapêutico.

Após um segundo momento de reflexão, sem a presença do paciente, ou em uma sessão de supervisão, ou, ainda, em sua análise pessoal, é possível que ela verifique que a primeira reação contratransferencial que experimentou (até então inconsciente) foi, na verdade, o medo. Nesse caso, é possível verificar que sensações indefinidas, como a impotência ou o sono, podem ser apenas o derivado consciente de uma representação inconsciente ainda mais informativa sobre o funcionamento psicopático do paciente em questão. Para essa terapeuta, foi mais acessível conscientizar o sono ou a impotência do que perceber que estava amedrontada, o que poderia ser incapacitante naquela situação de plantão noturno. Da mesma forma, é possível que uma contratransferência de excitação sexual seja percebida apenas como raiva do paciente, e assim por diante, dependendo, então, do psiquismo de cada integrante da dupla e do momento que estão compartilhando.

Money-Kyrle[31] adverte que a descoberta da utilidade da contratransferência não elimina a possibilidade de que ela venha a se tornar um obstáculo ao trabalho terapêutico, quando o terapeuta não consegue discriminar seus sentimentos. Exemplificando esse risco, Dewald[20] cita casos em que o terapeuta utiliza seus pacientes para gratificar impulsos inconscientes, como necessidade de amor e aprovação, voyeurismo, curiosidade, agressão, necessidades masoquistas, necessidades de controle e manipulação.

Do estudo e da reflexão sobre a contratransferência resulta a constatação de que, identificada pelo terapeuta, ela pode ser parte importante das forças que conduzem ao *insight*, à mudança interior e à maturidade, tanto no paciente como no terapeuta. Caso contrário, permanece como obstáculo ao andamento da psicoterapia.

## Pesquisas sobre contratransferência

Em metanálise sobre o tema, Hayes, Gelso e Hummel[32] encontraram associação entre manejo eficaz da contratransferência (reconhecer os sentimentos contratransferenciais e manejá-los de forma adequada para evitar conflitos que comprometam os avanços terapêuticos) e melhores resultados em psicoterapia. Os autores identificaram que atributos específicos do terapeuta podem auxiliar no manejo (p. ex., autoconsciência), assim como aspectos específicos de determinados pacientes podem dificultar o manejo da contratransferência em diferentes analistas, como no caso de pacientes com transtorno da personalidade *borderline* (TPB). Pacientes instáveis, sedutores, desafiadores, opositores, que estão frequentemente desrespeitando o contrato ou ignorando a dedicação do terapeuta tendem a despertar reações contratransferenciais intensas. Nesses casos, é importante que o terapeuta se abstenha de tomar novas atitudes, como mudar o medicamento, orientar hospitalização ou chamar familiares, enquanto está no "calor" da presença do paciente e suas projeções.

Sobre a relação da contratransferência com a aliança terapêutica, Machado e colaboradores[33] identificaram que reações contratransferenciais intensas se relacionam com baixa aliança terapêutica na fase inicial da terapia psicodinâmica, sobretudo em relação à capacidade de trabalho do paciente.

Também tem sido preconizado o uso da contratransferência em outros contextos ligados à saúde, não se restringindo exclusivamente à psicoterapia. Ao estudar o tema, Moukaddam e colaboradores[34] alertam que a contratransferência é frequentemente identificada como causa para intercorrências nos cuidados de saúde, em especial em grupos de pacientes com problemas de saúde mental, dependência, alta utilização de serviços, não adesão ao tratamento médico, doenças graves ou mortalidade iminente. Ou seja, esse grupo de pacientes é mais frequentemente rechaçado em seu atendimento pelos serviços de saúde, graças a uma contratransferência negativa.

## A RELAÇÃO REAL

Embora o trabalho psicoterapêutico deva ser embasado em procedimentos técnicos que foram abordados neste capítulo, é inegável a influência da pessoa real do terapeuta no processo terapêutico. Além da postura profissional, da compreensão da transferência e da contratransferência e dos fatores que influenciam a aliança terapêutica, o terapeuta não deixa de ser percebido como a pessoa que ele realmente é. O modelo de um terapeuta impessoal, que atua como uma tela em branco ou um espelho que apenas reflete as projeções do paciente, além de ser pouco realista, pode ser usado defensivamente para alimentar a fantasia de que é possível controlar a interferência de fatores reais na condução das terapias.

As características singulares de cada terapeuta, como sexo, idade, raça, situação conjugal, vida social, religião, ideologia política e aspectos culturais, influenciam a escolha do terapeuta e o curso do tratamento, independentemente da linha teórica seguida. A forma peculiar de ser de cada terapeuta está implícita em seu modo de falar e de se vestir, na decoração de seu consultório, bem como na maneira de tratar de assuntos relacionados a contrato terapêutico, pagamento e férias, entre outros. Por exemplo, um terapeuta mais maleável pode flexibilizar algumas combinações de trabalho, enquanto um mais rígido pode determinar que as mesmas combinações sejam cumpridas sem possibilidade de rearranjos.

Da mesma forma, o terapeuta pode passar por crises vitais, gestações, doenças e perdas que interferem diretamente e de forma real na relação terapêutica, em alguns casos levando a licenças ou interrupção do tratamento. Cabe ressaltar as implicações envolvidas em função de o terapeuta ser o próprio instrumento de trabalho, que desafiam o manejo clínico. Sobre isso, Zimerman[35] aponta a necessidade de colocar a pessoa real em suspenso no trabalho terapêutico, a partir de uma "dissociação útil do ego", a qual cria um espaço mental para o paciente sem a invasão das crenças, dos desejos e dos sentimentos do terapeuta.

Outro fator da atualidade muito presente nas terapias é a busca dos pacientes por informações sobre a vida dos terapeutas na internet. Não é incomum que pacientes fiquem curiosos sobre seus terapeutas, investiguem suas vidas e façam convites para as redes sociais. A forma de manejar essas questões depende da linha teórica e da própria personalidade de cada terapeuta. Enquanto, para alguns, isso pode ser encarado com naturalidade, e as redes sociais servem como instrumento de trabalho e comunicação, para outros, trata-se de uma questão a ser trabalhada nas consultas a fim de se investigar os fatores psicológicos envolvidos nessa busca de informações.

É importante salientar que as características pessoais podem ser usadas a favor ou contra o tratamento, dependendo da postura ética do terapeuta. A consideração da interferência de fatores reais não deve autorizar a utilização deles como modelos na psicoterapia. Por exemplo, um terapeuta com determinada ideologia política ou religião não deve sugestioná-la nem as impor aos pacientes. Se utilizados de forma inapropriada, os fatores reais podem levar a impasses, que, quando irreversíveis, resultam na interrupção do tratamento. Portanto, nos casos de má evolução da terapia, além dos fatores próprios à psicopatologia, cabe considerar em que medida os aspectos reais do terapeuta e do paciente podem estar envolvidos e necessitam ser trabalhados.

Para maior efetividade da terapia, é fundamental unir a precisão técnica à forma de ser do terapeuta, pois estas são indissociáveis na prática clínica. Um terapeuta essencialmente técnico descaracteriza a relação humana presente nas psicoterapias, enquanto um terapeuta que baseia seu trabalho em seus atributos pessoais não reconhece o método de tratamento psicoterapêutico.

A importância de reconhecer a existência de aspectos reais do terapeuta e do paciente está no fato de alertar os terapeutas a não caírem no reducionismo, que consiste em considerar todas as manifestações emocionais e de conduta como projetivas e transferenciais. Há algo de pessoal no terapeuta e no paciente que modula o encontro de cada dupla terapêutica e a faz ser única. Cassorla[36] lembra que "muitas vezes será o paciente quem nos ajudará a identificar aspectos que nós mesmos não havíamos percebido, e isso somente será possível se deixarmos de lado qualquer pretensão de superioridade em relação ao paciente".

## QUESTÕES EM ABERTO E PERSPECTIVAS FUTURAS

Atualmente, verifica-se que as psicoterapias alcançaram *status* de terapêutica com eficácia cientificamente comprovada e comparável aos demais tratamentos disponíveis para o sofrimento mental. Uma vez que a psicoterapia se vale, além de técnicas específicas de cada escola, de relacionamento humano (a relação terapêutica) para atingir seus objetivos, surgem as seguintes questões: o que funciona para cada paciente? Que elementos de uma psicoterapia são fundamentais para que determinado paciente atinja seus objetivos?

Pesquisas futuras poderão analisar separadamente os diversos elementos componentes do encontro psicoterapêutico na tentativa de elucidar a importância de cada um deles no sucesso da psicoterapia. Ainda assim, restará sempre um fator humano de difícil mensuração no desfecho de cada tratamento.

Outra questão é o crescente uso de terapias a distância, com auxílio da tecnologia de informação, via Skype, MSN e demais formas de comunicação virtual. Além de fontes de estudo sobre as características especiais da relação terapêutica nesse tipo de trabalho, sessões registradas em tal modalidade de encontro podem oferecer informação detalhada sobre o comportamento de paciente e terapeuta (p. ex., pequenos gestos, desvio do olhar) para posterior análise.

## CONSIDERAÇÕES FINAIS

Freud[1,20] valorizou extraordinariamente a relação terapêutica, seja no aspecto do vínculo, seja, sobretudo, no que se refere ao significado das manifestações transferenciais, cuja análise possibilita o acesso a conflitos inconscientes do paciente, uma vez que repete tais conflitos na relação com o terapeuta. Outros autores psicanalíticos, como Heimann,[27] Racker[28] e Greenson,[4] destacaram outros aspectos da relação terapêutica, como a aliança terapêutica ou de trabalho e a contratransferência.

Todavia, autores ligados à terapia existencial ou humanista propuseram que fatores comuns ou não específicos seriam os responsáveis pelas mudanças na terapia. Entre esses fatores, destacados especialmente por Carl Rogers,[6] aspectos da personalidade do terapeuta, como a empatia, a autenticidade e o calor humano, seriam cruciais para o estabelecimento de uma relação terapêutica e para o sucesso da terapia. Jerome Frank[15] foi outro autor que destacou o papel dos chamados fatores comuns que a pesquisa tem demonstrado serem tão importantes quanto as técnicas para o sucesso da psicoterapia na maioria dos transtornos mentais. Entre esses fatores, o estabelecimento de uma relação terapêutica, sem dúvida, é o ingrediente de maior importância para todas as modalidades de terapia.

A construção de aliança terapêutica requer postura de seriedade, disponibilidade e responsabilidade do terapeuta na condução do processo, aliada ao respeito em relação à maneira peculiar de cada paciente sentir-se e relacionar-se com os demais.

> Cada escola psicoterapêutica tem seus postulados originais, sua maneira de entender o ser humano, seus procedimentos técnicos e a pesquisa que os embasa. No entanto, além desses pressupostos teóricos, o fator humano de respeito e consideração com cada paciente é fundamental para o desfecho de qualquer modalidade de psicoterapia.

## REFERÊNCIAS

1. Freud S. Sobre o início do tratamento: novas recomendações sobre a técnica da psicanálise. In: Freud S. Obras completas. v. 12. Rio de Janeiro: Imago; 1996. p.137-60.
2. Bibring E. On the theory of the results of psychoanalysis. Int J Psychoanal. 1937;18:170-89.
3. Greenson RR. Explorations in psychoanalysis. New York: International Universities; 1965. p. 202.
4. Greenson RR. The technique and practice of psychoanalysis. New York: International Universities; 1967. p.102
5. Bordin ES. The generalizability of the psychoanalytic concept of the working alliance. Psychother. 1979;16(3):252-60.
6. Rogers CR. The necessary and sufficient conditions of therapeutic personality change. J Consult Psychol. 1957;21(2):95-103.
7. Brady JP, Davison GC, Dewald PA, Egan G, Fadiman J, Frank JD, et al. Some views on effective principles of psychotherapy. Cognit Ther Res. 1980;4:271-306.
8. Wilson GT, Evans IM. The therapist-client relationship in behavior therapy. In: Gurman AS, Razin AM. Effective psychotherapy: a handbook of research. New York: Pergamon; 1977. p. 309-30.
9. Keijsers GP, Schaap CP, Hoogduin CA. The impact of interpersonal patient and therapist behavior on outcome in cognitive-behavior therapy. A review of empirical studies. Behav Modif. 2000;24(2):264-97.
10. Luborsky L, Chandler M, Auerbach AH, Cohen J, Bachrach HM. Factors influencing the outcome of psychotherapy: a review of quantitative research. Psychol Bull. 1971;75(3):141-83.
11. Luborsky L. Helping alliance in psychotherapy. In: Cleghhorn JL. Successful psychotherapy. New York: Brunner; 1976. p. 92-116.
12. Marziali E, Marmar C, Krupnick J. Therapeutic alliance scales: development and relationship to psychotherapy outcome. Am J Psychiatry. 1981;138(3):361-4.
13. Horvath AO, Luborsky L. The role of the therapeutic alliance in psychotherapy. J Consult Clin Psychol. 1993;61(4):561-73.
14. Lambert MJ, Barley DE. Research summary on the therapeutic relationship and psychotherapy outcome. Psychother Ther Res Pract Train. 2001;38(4):357-61.
15. Frank JD, Frank J. Persuasion and healing: a comparative study of psychotherapy. Baltimore: John Hopkins University; 1993.
16. Strupp HH, Hadley SW. Specific *versus* non specific factors in psychotherapy: a controlled study of outcome. Arch Gen Psychiatry. 1979;36(10):1125-36.
17. Strupp HH. Implications of the empirically supported treatment movement for psychoanalysis. Psychoanal Dialogues. 2001;11:605-19.

18. Krupnick JL, Sotsky SM, Simmens S, Moyer J, Elkin I, Watkins J, et al. The role of the therapeutic alliance in psychotherapy and pharmacotherapy outcome: findings in the national institute of mental health treatment of depression collaborative research program. J Consult Clin Psychol. 1996;64(3):532-9.
19. Ahn H, Bruce EW. Where oh where are the specific ingredients? A meta-analysis of component studies in counseling and psychotherapy. J Couns Psychol. 2001;48(3):251-7.
20. Freud S. Sobre a psicoterapia. In: Freud S. Obras completas. v. 7. Rio de Janeiro: Imago; 1996. p. 243-54.
21. Dewald PA. Psicoterapia: uma abordagem dinâmica. Porto Alegre: Artes Médicas; 1981.
22. Greenson R. A transferência. In: Greenson RR. A técnica e a prática da psicanálise. Rio de Janeiro: Imago; 1981. p.167-247.
23. Grinberg L. A transferência é temida pelo psicanalista? In: Livro anual de psicanálise. São Paulo: Escuta; 1997. p.11-22.
24. Meltzer D. O processo psicanalítico. Rio de Janeiro: Imago; 1967.
25. Zimerman DE. Fundamentos Psicanalíticos: teoria, técnica e clínica – uma abordagem didática. Porto Alegre: Artmed; 1999.
26. Freud S. As perspectivas futuras da terapêutica psicanalítica. In: Freud S. Obras completas. v. 11. Rio de Janeiro: Imago; 1996. p.145-56.
27. Heimann P. On Counter-transference. Int J of Psychoanal. 1950;31:81-4.
28. Racker H. Estudos sobre técnica psicanalítica. Porto Alegre: Artes médicas; 1982.
29. Sandler J, Holder A, Dare C. Basic psychoanalytic concepts: IV. Countertransference. Br J Psychiatry. 1970;117(536):83-8.
30. Eizirk, CL, Libermann, Z, Costa, F. A relação terapêutica: transferência, contratransferência e aliança terapêutica. In: Cordioli AV. Psicoterapias: abordagens atuais. Porto Alegre: Artmed; 2008. p. 74-84.
31. Money-Kyrle RE. Normal countertransference and some of its deviations. Int J Psychoanal. 1956;37(4-5): 360-6.
32. Hayes JA, Gelso CJ, Hummel AM. Managing Countertransference. Psychotherapy (Chic). 2011;48(1): 88-97.
33. Machado Dde B, Teche SP, Lapolli C, Tavares BF, de Almeida LS, da Silva GB, et al. Countertransference and therapeutic alliance in the early stage of adult psychodynamic psychotherapy. Trends Psychiatry Psychother. 2015;37(3):133-42.
34. Moukaddam N, Tucci V, Galwankar S, Shah A. In the blink of an eye: instant countertransference and its application in modern healthcare. J Emerg Trauma Shock. 2016;9(3):95-6.
35. Zimerman DE. Manual de técnica psicanalítica: uma revisão. Porto Alegre: Artmed; 2008.
36. Cassorla RMS. Do baluarte ao enactment: o "não sonho" no teatro da análise. Rev Bras Psicanál. 2007;41(3): 51-68.

# Questões cruciais para o início, o curso e o término da psicoterapia

Katiane Silva
Marianna de Barros Jaeger
Lucia Helena Machado Freitas
Aristides Volpato Cordioli

Neste capítulo, são discutidas as questões essenciais do início, do curso e do término da psicoterapia, considerando-se as principais abordagens terapêuticas, com o objetivo de sistematizar as informações encontradas na literatura e identificar os procedimentos recomendados. Os aspectos comuns e as especificidades das diferentes abordagens são descritos em cada uma das fases, sem perder de vista a compreensão do processo terapêutico como um todo.

A origem da psicoterapia, se considerada como um tipo especial de interação humana, remete a civilizações bastante remotas. Os curandeiros, figuras presentes em diversas culturas primitivas e reconhecidos por sua empatia, sabedoria e maturidade, ofereciam alívio ao sofrimento por meio da palavra falada.[1] Posteriormente, Freud descreveu a "cura pela fala", e esse conceito de proporcionar alívio para problemas psíquicos por meio da palavra pode ser considerado como nuclear para as diferentes modalidades de psicoterapia.

Ao longo dos séculos, o estudo e o desenvolvimento da psicoterapia como tratamento de dificuldades emocionais e transtornos mentais permitiram que os papéis do terapeuta e do paciente, assim como a importância da relação terapêutica, fossem descritos e delimitados de forma mais acurada. Um dos aspectos fundamentais dessa caracterização é o entendimento das fases do processo terapêutico. Da **fase inicial**, destacam-se a compreensão do problema e a conceitualização ou formulação de uma hipótese explicativa para a gênese e a manutenção do problema. Ademais, tal fase envolve o estabelecimento do contrato terapêutico, essencial para assegurar a relação profissional e uma aliança terapêutica consistente e estável. Da **fase intermediária**, destacam-se os sinais de um andamento efetivo da terapia e os diferentes obstáculos que podem surgir. E, do **término**, destacam-se a importância da decisão conjunta sobre o fim do tratamento e o encerramento de uma relação profissional e dos encontros psicoterapêuticos, enfatizando-se os ganhos e os aprendizados da jornada de tratamento.

## O INÍCIO DA PSICOTERAPIA

### ▶ Tópicos de destaque do início da psicoterapia

- Identificação dos motivos que levaram o paciente a buscar a psicoterapia, confirmação do diagnóstico clínico e avaliação da presença de comorbidades e das condições do paciente para o tratamento psicoterapêutico.

- Compreensão dos problemas sob a forma de conceitualização ou hipótese explicativa que aponte para o método de tratamento mais adequado.
- Psicoeducação do paciente sobre as características do transtorno que apresenta, o tratamento e o papel da terapia (como ela atua).
- Estabelecimento de aliança de trabalho e vínculo com o terapeuta.
- Orientações sobre psicoterapia e psicofármacos.
- Contrato terapêutico.

## Identificação dos motivos da busca do tratamento e confirmação diagnóstica

De modo geral, as expectativas e as motivações dos pacientes podem ser de várias naturezas: com ou sem sofrimento psíquico, mágicas ou realísticas, positivas ou negativas, grandiosas ou, até mesmo, quase inexistentes. Nem sempre o que o paciente espera e pretende com a terapia coincide com as possibilidades reais do tratamento, o que demonstra a importância de se trabalhar os objetivos e as expectativas apresentados, pois eles são reconhecidamente fatores preditivos dos resultados terapêuticos.[2]

Dessa forma, é importante, na fase inicial, identificar os motivos que determinaram a busca do tratamento; como e quem encaminhou o paciente; qual o problema básico apresentado; se o paciente apresenta ou não um transtorno psiquiátrico definido para o qual existem abordagens mais ou menos eficazes (eventualmente o uso de psicofármacos é o tratamento mais efetivo); o que o paciente pretende resolver ou modificar com a terapia; quais são suas expectativas quanto aos resultados; como ele imagina que ocorrerão as modificações; quais são suas condições para fazer psicoterapia (p. ex., motivação, capacidade para *insight*, capacidade de estabelecer vínculo com o terapeuta e aliança terapêutica); e, por fim, o que ele espera do terapeuta. É possível que alguns pacientes busquem tratamento por motivações externas, como a insistência de algum familiar que sofre com os sintomas que ele apresenta. Esse tipo de motivação está mais fadado a comprometer o andamento da psicoterapia, por não se tratar de uma motivação interna voltada para as mudanças.

Todo paciente que procura tratamento traz consigo uma "teoria" sobre a natureza de seus sintomas e problemas que é, muitas vezes, uma convicção arraigada, envolvendo crenças equivocadas e mecanismos de defesa. Dessa forma, podem estar presentes desde negação, responsabilização dos outros por seus problemas, projeção, dissociação, anulação, racionalização e sublimação até interpretações enganosas sobre os motivos de seus conflitos e uma visão negativa sobre si mesmo, as pessoas ou seu futuro.

Muitos pacientes relutam em admitir a natureza psicológica ou emocional de seus problemas e, mais ainda, sua vinculação a conflitos de natureza inconsciente ou a aprendizagens erradas e crenças disfuncionais. Com frequência, insistem em atribuir a doenças físicas ou a fatores orgânicos a origem de suas dificuldades, mesmo quando a natureza emocional ou psicológica é evidente. Elucidar essas questões permite ao terapeuta verificar se o paciente reconhece os motivos reais da busca por tratamento e o quanto é permeável ao estabelecimento de novos objetivos e à substituição de sua visão mágica por uma mais realística do processo de psicoterapia.

## Hipótese explicativa sobre a natureza dos sintomas

É fundamental, ainda no início da terapia, que o terapeuta consiga elaborar uma hipótese explicativa sobre a gênese e a manutenção dos sintomas, que pode ser psicodinâmica, comportamental, cognitiva, sistêmica ou interpessoal. Após a escuta atenta das "teorias" e concepções do paciente sobre seus problemas, o terapeuta formula uma hipótese, com base nos fatos narrados, na qual vincula o início dos sintomas a algum evento significativo de vida, estressores ambientais, conflitos de natureza interpessoal ou, até mesmo, crenças ou modo de interpretar os fatos do paciente. Em casos de suspeita de um transtorno específico, como, por exemplo, transtorno bipolar, depressão, esquizofrenia, o terapeuta deve investigar a existência de casos na família, considerando a possível herdabilidade dessas psicopatologias.

A hipótese explicativa propõe mecanismos responsáveis pela gênese e pela manutenção dos sintomas ou transtornos. É sobre eles que as intervenções psicoterápicas devem recair a fim de eliminá-los ou modificá-los. Trata-se de uma explicação inicial, muitas vezes incompleta, mas que norteia a compreensão teórica e a escolha da técnica mais adequada para a intervenção. É ela que orienta as intervenções do terapeuta, podendo, conforme a terapia avança e em razão do maior conhecimento do paciente, ser modificada, ampliada ou, até mesmo, abandonada. Ela deve ser coerente com o modelo de terapia proposto e testada e ampliada ao longo do tratamento.

## Psicoeducação

▶ **Questões que devem ser abordadas na psicoeducação**

1. O diagnóstico do paciente: as características do transtorno que apresenta, os sintomas e o prejuízo em seu funcionamento.
2. Quais são as possíveis causas ou fatores que contribuíram para a gênese e a manutenção dos sintomas (hipótese explicativa).
3. O que é necessário fazer para removê-los ou minimizá-los – os tratamentos disponíveis (p. ex., terapia, medicamentos, psicoeducação).
4. O papel da terapia e como ela exerce seus efeitos, quais são as responsabilidades do paciente e qual é o papel do terapeuta.

Uma questão crítica do início da terapia é a motivação e a adesão ao tratamento proposto.

Um recurso de que o terapeuta dispõe é oferecer uma explicação psicoeducativa ao paciente, na qual ele aborda os possíveis mecanismos envolvidos na gênese e na manutenção dos sintomas ou transtorno apresentados, em termos simples e sem uso de jargão técnico.

As explicações devem ser honestas, claras, em linguagem compreensível e apropriadas ao nível intelectual e cultural de cada paciente, bem como demonstrar coerência entre o problema apresentado e a modalidade de tratamento indicada para resolvê-lo. Por exemplo, é importante o paciente compreender como comportamentos evitativos perpetuam uma fobia específica, uma agorafobia ou o transtorno obsessivo-compulsivo (TOC) e como a exposição *in vivo* pode eliminar esses sintomas, ou, ainda, como inseguranças e dependência na vida adulta em relação a figuras de apego podem estar associadas a ansiedade de separação na infância, ou como a depressão atual pode estar relacionada a perdas, abuso e negligência na infância. Falhas em fornecer explicações adequadas ou na forma de comunicá-las podem levar a uma relação fria, intelectualizada, confusa e, eventualmente, a falta de confiança na competência do terapeuta, o que pode atrapalhar o estabelecimento da aliança terapêutica, dificultar a adesão ao tratamento e, muitas vezes, determinar seu abandono precoce.

## Relação terapêutica

Uma boa relação terapêutica é um dos fatores fundamentais para o êxito de todas as modalidades de terapia, e seu estabelecimento come-

---

### EXEMPLO CLÍNICO

A., 53 anos, casado, engenheiro, buscou psicoterapia depois de ter consultado diversos médicos devido a cefaleia, que piorou há cerca de dois anos. Recebeu o diagnóstico de cefaleia tensional, provavelmente associada a estresse, porém disse que não concordava com os médicos. Na primeira consulta, explicou que procurou a terapia após insistência da família, mas que não acreditava muito que ela pudesse promover qualquer mudança ou alívio de sua cefaleia, porque "tudo em sua vida estava indo bem", exceto por algum estresse no trabalho. Ao longo da avaliação, ficou claro que A. apresentava diversos sintomas de transtorno de ansiedade generalizada (TAG), sendo a cefaleia um deles. A terapeuta de A. realizou uma longa psicoeducação, explicando as manifestações e o impacto que esse transtorno causa na vida dele, o que acabou por motivá-lo a prosseguir na terapia cognitivo-comportamental (TCC), à qual se adaptou com certa facilidade.

ça a ser definido desde os primeiros encontros. A formação de vínculo afetivo e de confiança que leve o paciente a sentir-se acolhido, aceito incondicionalmente e compreendido em suas dificuldades tem efeito terapêutico. Na prática clínica, observa-se melhora significativa dos sintomas após a primeira consulta. Um mínimo de idealização do terapeuta e de impressão positiva preliminar sobre ele é necessário para que condições favoráveis ao trabalho terapêutico sejam criadas.

### ▶ Atitudes do terapeuta que facilitam o vínculo

- Disponibilidade de tempo suficiente para escutar de modo atento o paciente e para que ele possa relatar seus problemas o mais livremente possível em um ambiente de privacidade.
- Atenção integral ao paciente; curiosidade e interesse genuínos em ouvi-lo.
- Capacidade de entender os motivos que determinaram a procura de tratamento.
- Cuidado em não emitir julgamentos ou conclusões apressadas.
- Integridade e honestidade na comunicação.
- Empatia, cordialidade e sensibilidade para responder a perguntas e dúvidas iniciais.
- Tranquilidade e maturidade para não se perturbar e não fazer julgamentos por mais assustadoras que sejam as revelações.
- No caso do terapeuta cognitivo-comportamental, abertura para compartilhar sua conceitualização da doença ou dos problemas e o plano de tratamento, solicitando o *feedback* do paciente e tomando decisões de modo colaborativo.

A primeira impressão, favorável ou desfavorável, muitas vezes é formada antes da primeira consulta, não só em razão de aspectos do mundo interno do paciente, mas em decorrência de aspectos como a forma de encaminhamento, as experiências de tratamentos anteriores, as informações obtidas sobre o terapeuta ou alguma palavra no primeiro contato. O destino dessas expectativas e impressões prévias depende também da compreensão e do manejo por parte do profissional, que pode fazer perguntas e assinalamentos que estimulem sua revelação.

Na psicoterapia de orientação analítica (POA), a relação terapêutica é marcada pela transferência e pela contratransferência, que ocupam papel de destaque já nos primeiros contatos e no vínculo inicial. O padrão de relacionamentos do paciente, estabelecido ao longo de seu desenvolvimento, tende a se repetir com o terapeuta, ou seja, na relação transferencial. Por exemplo, aqueles pacientes cujas relações primitivas foram marcadas por medo, negligência, expectativa de serem maltratados e desconfiança tendem a desenvolver com o terapeuta o mesmo tipo de relação e apresentam mais dificuldade em sentir confiança, bem como em seguir as recomendações e se dedicar ao trabalho terapêutico. É imprescindível que o profissional esteja atento ao tipo de relação proposto pelo paciente a cada momento (quem ou qual objeto interno o terapeuta representa em determinado momento para seu paciente) e interfira prontamente no sentido de diminuir resistências que comprometam o curso da terapia. O vínculo costuma se intensificar conforme a transferência é estabelecida, levando a dupla a se unir na construção do processo terapêutico, superando as resistências no trabalho de acesso ao inconsciente. Cabe ao terapeuta estar atento aos próprios sentimentos despertados pelos relatos e atitudes do paciente, que podem fornecer pistas importantes sobre problemas psicopatológicos específicos e, em especial, sobre conflitos com figuras parentais. Suas reações podem ser intensas, perturbadoras, desproporcionais e por motivos que o próprio terapeuta, em um primeiro momento, não identifica. Tais reações, se não forem precocemente identificadas, compreendidas e manejadas, podem comprometer o andamento da terapia.

Em comparação com outras terapias, a relação terapêutica na TCC, nas terapias contextuais e na terapia interpessoal (TIP) difere por ser orientada para um alto grau de colaboração, por seu foco fortemente empírico e pelo uso de intervenções direcionadas para a ação.[3] O terapeuta e o paciente trabalham juntos na avaliação de hipóteses sobre a acurácia ou o valor de enfrentamento de uma série de cognições, desenvolvendo, assim, um estilo mais saudável de pensamentos e comportamentos. Os pacientes também são incentivados a assumir responsabilidades na relação terapêutica,[4] sendo solicitados a dar *feedback* ao terapeuta, a ajudar a estabelecer a programação para as sessões de terapia e a trabalhar na prática das intervenções da TCC em situações da vida cotidiana.

## Terapia e psicofármacos

Para o tratamento de muitos transtornos mentais, é comum a associação de tratamento farmacológico às psicoterapias, como, por exemplo, nos transtornos depressivos e de ansiedade. O psicoterapeuta deve conhecer tais indicações e, caso não esteja habilitado a prescrever medicamentos, encaminhar o paciente para um profissional que esteja. Em caso de diferentes profissionais, é fundamental que eles se comuniquem entre si, troquem informações sobre o caso em questão e integrem as abordagens terapêuticas.

## Contrato terapêutico

O contrato terapêutico é um marco importante e que faz parte do início de todas as terapias. Trata-se de procedimentos estruturantes que devem ser explicitados e que, com pequenas variações, existem em todos os modelos de terapia.

O contrato serve como uma referência importante a partir da qual é possível identificar eventuais desvios do curso da terapia. A forma como o paciente cumpre ou não o contrato pode sinalizar aspectos de sua personalidade e do padrão de relacionamento que será estabelecido com o terapeuta. As tentativas de modificá-lo devem ser entendidas à luz da transferência, da contratransferência, das resistências ou mesmo da realidade objetiva. Assim, o contrato é um elemento racional essencial para o estabelecimento da aliança terapêutica e para a adesão ao tratamento, uma vez que o paciente também participa dele e com ele concorda explicitamente.[5]

▶ **Questões que devem ser abordadas no contrato terapêutico**

- Frequência, horário e duração das sessões
- Responsabilidade pelas sessões
- Possibilidade ou não de haver sessões extras
- Faltas e atrasos
- Impossibilidades de comparecer às sessões (p. ex., compromissos pessoais, doença, viagens)
- Mudanças de horários
- Férias e interrupções passageiras
- Formas de se comunicar com o terapeuta (p. ex., telefone, *e-mails*, WhatsApp, Skype) e horários em que é possível a comunicação telefônica
- Duração do tratamento: número de sessões previstas ou indefinição do prazo para o término
- Tarefas para casa (no caso da terapia comportamental e da TCC)
- Envolvimento ou não de outros membros da família
- Sigilo
- Honorários: o preço das sessões, ocasião do pagamento e aspectos burocráticos quando existe a intermediação de convênios

Dependendo do modelo de terapia, tais combinações ou aspectos do contrato são mais rígidos ou mais flexíveis. Cabe ao terapeuta ter essa questão clara em função do modelo que pratica e de seu estilo pessoal.

Além disso, nesse momento, avalia-se se o paciente é capaz de assumir a responsabilidade pelo trabalho psicoterapêutico e pelos resultados, bem como seu papel na terapia, renunciando à fantasia mágico-infantil de ser cuidado e transformado exclusivamente pelos esforços do terapeuta. Os pacientes que compreendem que as mudanças dependem mais de seu trabalho do que de forças externas, que assumem para si a responsabilidade para fazer mudanças e, portanto, não responsabilizam os outros por seus problemas tendem a obter resultados mais positivos na psicoterapia.[6] Da mesma forma, o terapeuta, sem adotar uma postura rígida, deve estar atento a mudanças de objetivos que possam surgir na evolução da terapia, como alteração do foco terapêutico ou, até mesmo, troca da modalidade terapêutica escolhida no início, se necessário.

É importante avaliar a disponibilidade de tempo do paciente, pois esse é um fator que interfere na escolha da abordagem terapêutica. Para um indivíduo que busca o tratamento com um foco definido, que prioriza a redução dos sintomas apresentados em um tempo limitado, a TCC é a mais indicada. Em contrapartida, para aqueles cujas evidências apontam para a gênese de seus problemas em situações conflitivas vividas na infância, que seguem na vida adulta com conflitos não adequadamente resolvidos nas relações com suas figuras paternas e que demonstram curiosidade em investigar as raízes mais primitivas de seus conflitos e tratá-los sem tempo previamente definido, a POA pode ser a melhor opção, se o paciente tem as condições psicológicas exigidas (capacidade de *insight*, tolerância à frustração, interesse em se conhecer melhor) e dispõe de tempo e dos recursos financeiros necessários.

O contrato deve também levar em conta aspectos da realidade cada vez mais frequentes no dia a dia da prática psicoterapêutica, como o pagamento feito por planos de saúde ou o atendimento gratuito em instituições públicas que estabelecem suas regras para que o paciente possa se beneficiar da assistência à qual tem direito. É importante que tais regras e limites das referidas agências sejam explicados com clareza no início e façam parte do contrato inicial.

### Especificidades do contrato nos diferentes modelos de psicoterapia

Um dos instrumentos fundamentais de todas as psicoterapias é a comunicação verbal de pensamentos, sentimentos e emoções a outra pessoa, no caso o terapeuta. Na POA, em particular, o paciente é orientado no contrato sobre a importância de comunicar, da forma mais honesta possível, sentimentos, emoções, inclusive aquelas relacionadas ao terapeuta, sonhos, lembranças e ideias associadas que surgem durante as sessões, sem censura e sem fazer seleção do que parece mais ou menos relevante. É a chamada "regra fundamental", de grande relevância na terapia psicanalítica. Falando sem censura, ocorre a livre associação, a qual permite o acesso ao inconsciente e à percepção de aspectos que, até então, eram desconhecidos.[7] Como regra, nessa modalidade de terapia, a iniciativa de começar a falar nas consultas é sempre do paciente, cabendo ao terapeuta, no início de cada sessão, aguardar alguns instantes até que ele se manifeste verbalmente e de forma livre. O sentido implícito é estimular a autonomia, fazer o paciente se sentir responsável pelo trabalho psicoterapêutico e facilitar a livre associação, que ficaria prejudicada caso o terapeuta iniciasse as sessões introduzindo assuntos que ele seleciona e com os quais ele (o terapeuta) está preocupado. O terapeuta pode tomar a iniciativa, quando pertinente, se o paciente demonstrar dificuldades em começar a falar. Tentando compreender o silêncio como uma forma de comunicação, à luz dos conflitos do paciente, o terapeuta pode utilizar esse entendimento como ferramenta para formular intervenções que parecerem facilitadoras da comunicação, aumentando as chances de verbalização, de acordo com cada momento de seu paciente.

Na TCC e nas terapias contextuais, é importante que o paciente compreenda o racional no qual está embasado o tratamento, como, por exemplo, a mudança de emoções perturbadoras ou a melhora do humor pela correção de pensamentos e crenças distorcidas ou o desaparecimento das reações de medo e ansiedade como consequência da exposição e dos fenômenos de habituação ou extinção. Ele deve aceitar as estratégias propostas como lógicas e racionais, dispondo-se a implementá-las por meio de envolvimento ativo nas tarefas e nos temas para casa, como a realização de exercícios de enfrentamento de situações fóbicas (exposição) ou de registros de pensamentos disfuncionais, uma vez que as mudanças ocorrem muito mais em consequência dos exercícios que o paciente pratica nos intervalos das sessões do que nas sessões em si. Deve, sobretudo, estar disposto a suportar o aumento inicial da ansiedade, que é inevitável, porém passageiro, em decorrência dos exercícios de exposição gradual, prevenção de respostas, experimentos comportamentais, etc. O paciente, em geral, leva algum tempo para se habituar à proposta de registros de pensamentos disfuncionais, tarefas de casa, uso de escalas, agenda e avaliação da sessão e conseguir ter um "bom desempenho", pois nem sempre tais tarefas fazem parte de sua cultura.

## O CURSO DA PSICOTERAPIA

▶ **Destaques do curso da psicoterapia**

- Sinais de andamento efetivo
- Obstáculos do terapeuta: pontos cegos, compreensão a respeito de si, do paciente e da terapia
- Obstáculos do paciente: não adesão aos exercícios e às tarefas de casa, queda na motivação, atrasos, faltas e atuações
- Obstáculos na aliança terapêutica: erotização do vínculo, risco de estabelecer uma relação pessoal, tentativas de controle e agressividade

- Obstáculos da realidade externa: interferência familiar, questões financeiras, mudança de moradia
- Importância do tratamento pessoal e supervisão

Depois de estabelecida uma aliança terapêutica razoável, inicia-se a fase intermediária da terapia, a qual se estende até a ocasião em que, devido à diminuição da intensidade dos sintomas, uma proposta de término possa ser discutida entre paciente e terapeuta.[8] O objetivo dessa etapa é examinar, analisar, explorar e, quando possível, resolver os sintomas e as dificuldades emocionais, as cognições e os comportamentos disfuncionais dos pacientes.

Nessa fase, o trabalho é centrado nas questões que o paciente traz para discutir nas sessões. No caso da POA, as temáticas trazidas possibilitam o acesso aos conflitos intrapsíquicos, às fantasias inconscientes e às memórias perdidas no tempo. Conforme o paciente vai se sentindo mais à vontade, seus relatos passam a ser mais espontâneos, e o terapeuta vai identificando os momentos em que pode intervir para interpretar o conflito inconsciente subjacente àqueles relatos. Na TCC, o respeito à agenda da sessão facilita o entendimento do paciente sobre a natureza focal do tratamento, priorizando situações relacionadas aos objetivos a serem alcançados, os quais foram estipulados na fase inicial. Além disso, os registros de pensamentos, emoções e comportamentos permitem a visualização de como esses aspectos interagem entre si no cotidiano, para que o paciente possa, com o terapeuta, identificar os erros de pensamento mais comuns e um padrão de comportamentos disfuncionais (p. ex., os comportamentos evitativos), a fim de, gradualmente, modificá-los.

Quando tudo corre bem no processo da POA, pode-se esperar a alternância de fases de muito trabalho psicoterapêutico, que dá origem a *insights* importantes, seguidos de períodos de maior resistência, em que o trabalho parece estagnar, e assim sucessivamente. Indícios importantes de que a psicoterapia está evoluindo bem são o estabelecimento da auto-observação sobre os sintomas, comportamentos, pensamentos e emoções; a ampliação da capacidade de *insight*; o abandono de defesas imaturas ou mal-adaptativas; e o consequente reconhecimento de sua implicação nas dificuldades apresentadas. Indicativos de êxito no processo da TCC e das terapias contextuais são o engajamento do paciente nas tarefas de casa, o enfrentamento das situações evitadas, o relato e a observação, por parte do terapeuta, do alívio dos sintomas e a percepção de que o paciente está assumindo cada vez mais uma postura ativa no tratamento.

Entretanto, obstáculos à evolução adequada da terapia frequentemente acabam surgindo. As causas mais frequentes relacionadas ao estancamento do progresso terapêutico ou de sua interrupção prematura, independentemente da abordagem terapêutica seguida, incluem fatores do terapeuta, do paciente, da aliança terapêutica e da realidade externa, que são mais bem descritos nos tópicos a seguir.

## Obstáculos relacionados ao terapeuta

O terapeuta pode apresentar problemas contratransferenciais que o impedem de trabalhar adequadamente o material que o paciente traz. Podem ser pontos cegos, conluios narcisistas, necessidade de ser maltratado ou de maltratar o paciente, problemas financeiros, entre outros. Do ponto de vista da TCC, cognições do terapeuta a respeito de si, do paciente e da terapia podem interferir negativamente no processo.

## Obstáculos relacionados ao paciente e a motivação para a terapia

O paciente pode apresentar resistências identificadas por meio de atrasos, faltas e realização ou não das tarefas propostas, as quais podem sinalizar redução da motivação para a terapia. A motivação para a terapia depende de inúmeras variáveis e é essencial para o sucesso do tratamento; por esse motivo, deve ser constantemente monitorada.

Um aspecto relevante da motivação para a terapia envolve a disposição do paciente para a mudança. Nesse sentido, foram descritas algumas estratégias motivacionais das quais o terapeuta pode lançar mão, como fornecer orientação oportuna e a favor da mudança, identificar e superar os fatores que inibem os esforços para a mudança, proporcionar escolhas, esclarecer objetivos e fornecer *feedbacks*.[9]

Na perspectiva psicodinâmica, atrasos, faltas e outras atuações podem manifestar o medo das mudanças ou das fantasias relacionadas a elas, assim como o temor ao sofrimento e angústias que determinadas memórias possam

## EXEMPLO CLÍNICO

F., 28 anos, psiquiatra, está iniciando sua formação em TCC. Atende M., 25 anos, que procurou tratamento para TOC. Após seis sessões, percebe que M. não parece motivado a realizar os exercícios de casa propostos nas últimas sessões, o que acaba por estagnar o tratamento. Em sua supervisão, F. é orientada a observar os próprios pensamentos automáticos a respeito das sessões, do paciente e de seu trabalho como terapeuta. Percebe, então, que pensamentos como "o paciente não consegue se expressar de maneira sucinta" e "não consigo interromper o paciente" são recorrentes. Com sua supervisora, conclui que está apresentando dificuldades em estruturar as sessões e que acaba não dedicando tempo suficiente para explicar de que maneira os exercícios de casa podem ajudar o paciente, nem para adequar melhor sua prescrição a ele. F., então, passa a focar a estrutura das sessões com M., reservando mais tempo para discutir as tarefas de casa e tomando decisões colaborativamente, o que acaba aumentando a adesão do paciente aos exercícios.

trazer à tona quando escapam da repressão. Na TCC e nas terapias contextuais, essas manifestações podem ser consideradas como sinalizadoras da dificuldade em entender a razão e de colocar em prática os exercícios no dia a dia, de dificuldade em tolerar o aumento da ansiedade que os exercícios produzem e em abandonar soluções que impedem o surgimento de tais desconfortos, como a realização de rituais e as evitações. Também podem ser consideradas como resistência em assumir uma postura mais ativa na terapia, o que inclui o fornecimento de *feedbacks* honestos sobre cada sessão e sobre a evolução do processo terapêutico como um todo.

### Obstáculos na aliança terapêutica

A monitoração da evolução da aliança terapêutica é fundamental para que o processo terapêutico possa se desenvolver bem. No curso das psicoterapias, especialmente as de longo prazo, a ação de forças inconscientes pode levar a envolvimentos indevidos entre terapeuta e paciente, caracterizados pela violação de fronteiras físicas e mentais. Um dos principais problemas que comprometem a aliança terapêutica é a erotização do vínculo, quando o paciente se declara apaixonado pelo terapeuta e este não consegue lidar adequadamente com a situação. Nesses casos, deve-se considerar a possível reedição de conflitos infantis do paciente na relação terapêutica, que, ao serem compreendidos e trabalhados, podem contribuir para o avanço do tratamento. Quando a erotização é muito intensa, persistente e não se soluciona com as interpretações, o terapeuta deve contemplar a possibilidade de interrupção do tratamento e encaminhar o paciente a um colega.

Além disso, é preciso cuidar para que os encontros terapêuticos não sejam transformados em uma relação social, caracterizada pela troca de informações e conselhos que desviem o foco do tratamento. Outros fatores, como a irrupção de sentimentos agressivos, tentativas de controle ou de exploração, tanto por parte do terapeuta como do paciente, são obstáculos que podem surgir ao longo da psicoterapia e devem ser identificados e manejados a fim de não comprometer o bom andamento do trabalho.

Em um artigo sobre ética em POA, os autores compreendem a falha ética como um ato de violência que prejudica e impede o tratamento, salientando o papel do terapeuta como "guardião do *setting*".[10] Dessa forma, a observação do interjogo das reações transferenciais-contratransferenciais, particularmente na POA, além de ser uma fonte de elementos importantes para a compreensão do paciente, permite aferir o andamento do próprio processo psicoterapêutico. A contratransferência, tanto em seu entendimento quanto manejo, é decisiva para um desfecho favorável em psicoterapia.[11] Sob essa perspectiva, qualquer perturbação em tal aliança deve ser compreendida de imediato dentro da relação transferencial, sendo particularmente útil o uso de interpretações transferenciais nesses momentos.

Para a TCC e as terapias contextuais, os problemas na aliança terapêutica podem sinalizar a dificuldade no desenvolvimento de uma característica colaborativa do tratamento. Portanto, é essencial atenção à visão do paciente sobre a terapia e o terapeuta, à adequação das tarefas combinadas, à honestidade quando o paciente assume e se compromete em realizá-las e às reações do próprio terapeuta.

### Obstáculos da realidade externa

Situações da realidade externa como questões de ordem financeira e indisponibilidade de tempo frequentemente produzem perturbações que o terapeuta precisa identificar junto a seu paciente, para que este possa enfrentá-las. Cônjuges ou pais do paciente podem ter participação importante nessas dificuldades, como, por exemplo, o marido que se nega a continuar pagando o tratamento da esposa desde que percebeu mudanças em suas atitudes que o desagradam. Os familiares podem se beneficiar dos sintomas ou do transtorno do paciente e, conforme ele vai melhorando, podem se sentir ameaçados e sabotar o tratamento, de maneira inconsciente e sutil ou, até mesmo, consciente e francamente hostil, como no exemplo citado anteriormente. Cabe ao terapeuta auxiliar o paciente a compreender essas dinâmicas e, assim, escolher mais conscientemente que posição ocupar nessas configurações familiares e se prevenir de eventuais "boicotes" ou "sabotagens".

Questões de ordem financeira também interferem no andamento da terapia, podendo, inclusive, determinar seu término precoce, como, por exemplo, se, no curso do tratamento, o paciente é despedido do emprego ou sua empresa vai à falência.

Na atualidade, é bastante comum que os pacientes mudem de local de moradia ou que viajem para estudar no exterior, o que não raro impede a continuação da terapia pela forma tradicional: o encontro pessoal em determinada frequência. Eventualmente, nessas circunstâncias, o tratamento pode continuar por meio de encontros pela internet. Terapeuta e paciente devem abordar o que havia sido contratado inicialmente e decidir por adaptar ou não o combinado, levando em conta as especificidades de cada caso.

### A importância do tratamento pessoal e da supervisão

Como as ameaças à boa evolução do processo da terapia, em sua etapa intermediária, são originárias de fatores do terapeuta, do paciente, da aliança terapêutica ou da realidade externa, a realização de tratamento pessoal e de supervisão, independentemente da abordagem terapêutica, permite que o terapeuta tenha uma perspectiva diferente do tratamento, podendo identificar e buscar soluções para essas barreiras.

## O TÉRMINO DA PSICOTERAPIA

▶ **Destaques do término da psicoterapia**

- Decisão conjunta
- Indicadores clínicos de melhora dos sintomas ou de solução dos problemas
- Avaliação dos ganhos e dos aprendizados
- Risco de comportamentos regressivos
- Prevenção de recaída

O final da psicoterapia é um momento crucial, uma vez que muitos tratamentos podem não ter um término bem-sucedido por estarem em jogo diversos fatores, tanto do paciente quanto do terapeuta, que, em algumas situações, culminam em impasses e interrupções traumáticas.

### Decisão conjunta

Para que o término do tratamento se dê de forma adequada, é importante que terapeuta e paciente façam uma avaliação criteriosa do processo psicoterapêutico e estejam de acordo sobre o momento de finalizá-lo. É comum que conteúdos relacionados a avaliação da terapia, reconhecimento de ganhos e condições de lidar com a problemática inicial que ocasionou a busca do tratamento sejam trazidos pelo paciente e trabalhados conjuntamente com o terapeuta, levando à decisão do término. A partir desse momento, são feitas combinações sobre a data da última consulta, se haverá espaçamento entre elas e necessidade de consultas de seguimento. Cabe ressaltar que, em alguns casos específicos, o terapeuta deve introduzir o tema, pois alguns pacientes podem apresentar traços mais dependentes e dificuldades com separação. Nesses casos, o terapeuta deve dar início ao processo de término da psicoterapia, trabalhando os sentimentos associados a esse momento e estimulando a autonomia do paciente.

Se o paciente faz uso prolongado ou contínuo de medicamentos para a prevenção de recaída, essa questão deve ser discutida e abordada com clareza, mesmo quando não é o terapeuta quem os prescreve. Em transtornos como esquizofrenia, bipolar e depressão recorrente, essa é uma medida que faz a diferença entre ter ou não novos episódios da doença, entre necessitar ou não de internações ou de poder ou não conviver com a família.

## Indicadores clínicos

Uma das questões críticas relacionadas ao término da terapia refere-se a como identificar esse momento, de forma que não seja precipitado ou postergado. Alguns indicadores clínicos podem ser utilizados como balizas que auxiliam o terapeuta a reconhecer que o término se aproxima e a conduzi-lo adequadamente.

▶ **Indicadores de que é o momento para o término da psicoterapia**

- Menção do paciente sobre os ganhos alcançados e o desejo de encerramento da psicoterapia
- Falta de "assunto" ou de "material" para as sessões e indícios de que os problemas foram adequadamente resolvidos
- Redução dos sintomas apresentados no início do tratamento (avaliada clinicamente ou com escalas específicas)
- Resolução da transferência identificada a partir da diminuição da idealização do terapeuta (no caso da POA)
- Correção de crenças disfuncionais (negativas, catastróficas) e sua substituição por avaliações e interpretações dos fatos mais realistas (no caso da TCC)
- Relações interpessoais mais saudáveis
- Maior capacidade para o trabalho
- Maior capacidade de lidar com a realidade e de tolerar frustrações

Há uma diferença conceitual importante entre interrupção e término da psicoterapia, e vários fatores contribuem para os diferentes desfechos. Jung e colaboradores[2] realizaram um estudo com o objetivo de compreender os aspectos associados com o término unilateral e a conclusão da POA e sugeriram que a natureza dos objetivos e das expectativas (mais amplo vs. focal), a menor resistência à mudança, a satisfação com tratamentos anteriores, os níveis mais elevados de *insight* e a preponderância de transferência positiva sobre a negativa estão associados com o término bem-sucedido da terapia. Já experiências negativas com psicoterapias prévias, resistência, baixa capacidade de *insight*, expectativas do tratamento e discrepâncias entre psicoterapeutas e pacientes sobre objetivos favorecem a desistência (interrupção).

## Avaliação dos ganhos e aprendizados

Em casos de términos resultantes da concordância entre terapeuta e paciente, é comum que se faça uma avaliação dos ganhos e dos aspectos que ainda necessitam de cuidados, relacionados a objetivos não alcançados ao longo do tratamento, com os quais o paciente terá que conviver.[9] Cabe ressaltar que a psicoterapia não tem o poder de resolver plenamente os conflitos apresentados, sendo um de seus objetivos possibilitar ao paciente uma convivência mais pacífica com seus sintomas e limitações.

Um dos ganhos importantes advindos do processo psicoterapêutico é o desenvolvimento da função de autoanálise, caracterizada pela capacidade que o paciente adquire, a partir da experiência de tratamento, de estar em observação constante das manifestações de seu inconsciente em suas emoções e seus comportamentos. Nesse sentido, a POA é considerada "interminável".[12] Também se preconiza que, nessa etapa, haja diminuição da idealização do terapeuta, processo que não se restringe à última sessão, mas engloba o período final do tratamento, ou seja, pode seguir acontecendo após o último encontro. A transferência deixa de ser vivenciada como uma relação real e passa a ser simbólica, o que aumenta a capacidade do indivíduo de lidar com a realidade pela ampliação de seus recursos, e não pela dependência do terapeuta.[13]

É importante destacar que a POA é prolongada, eventualmente com várias sessões semanais que se estendem muitas vezes por anos a fio. Esse tratamento longo favorece o desenvolvimento de vínculos afetivos intensos do paciente com seu terapeuta (e do terapeuta em relação ao paciente). O encerramento da relação terapêutica implica término desses vínculos, pelo menos no que diz respeito aos aspectos reais de gratificação obtida nos encontros. A imagem internalizada e a lembrança do terapeuta podem persistir por longo tempo como uma figura que foi de grande importância em momentos decisivos de vida.

Na TCC e nas terapias contextuais, a revisão de quais objetivos foram alcançados pode se dar mediante uma avaliação colaborativa entre o paciente e o terapeuta ou a aplicação de escalas para avaliar a gravidade dos sintomas. De qualquer maneira, espera-se que o paciente tenha conseguido identificar e questionar, ao longo do tratamento, seus padrões de comportamento, crenças e emoções, modificando-os de maneira a interpretar e agir de maneira mais funcional e com menor sofrimento.

### Risco de comportamentos regressivos

Apesar dos progressos que levam o paciente ao término da psicoterapia, não é incomum que essa etapa seja marcada por comportamentos regressivos relacionados à resistência ao momento de separação. Nesse sentido, pacientes satisfeitos com os avanços alcançados podem voltar a apresentar sintomas do início do tratamento, os quais devem ser interpretados devidamente.

É importante salientar que, embora existam recomendações técnicas e indícios clínicos relacionados ao final do tratamento, a análise desse momento deve ser feita caso a caso, respeitando a subjetividade de cada paciente. Por exemplo, o trabalho de final de tratamento com um paciente com traços de personalidade dependente requer cuidados diferentes daquele que mantém postura mais autônoma, exigindo do terapeuta maleabilidade e acurácia na análise de cada caso.

### Prevenção de recaídas

Na TCC e nas terapias contextuais, depois que o paciente obteve a redução dos sintomas, aprendeu habilidades básicas, fez os devidos enfrentamentos e demonstra uma percepção mais realista dos conflitos, o terapeuta e o paciente podem, colaborativamente, combinar de reduzir a terapia de maneira gradual, a título de experiência, de semanal para quinzenal e, depois, para uma sessão a cada 3 a 4 semanas. Além disso, o paciente é incentivado a programar sessões de "reforço" em aproximadamente 3, 6 e 12 meses após o término.

Ao se aproximar o término da terapia, certas técnicas aprendidas ao longo de todo o tratamento devem ser reforçadas para facilitar a prevenção de recaídas. Ao paciente caberá a responsabilidade pela manutenção dos ganhos terapêuticos e pelo uso das ferramentas/técnicas aprendidas na terapia nos momentos críticos, a fim de se impedir retrocessos no futuro. Deve, por um bom tempo, se manter em estado

### EXEMPLO CLÍNICO

P., 40 anos, solteira, advogada, buscou tratamento por apresentar sintomas de ansiedade que prejudicaram sua vida pessoal e profissional, chegando, em alguns momentos, a extrema angústia, que a levava a comportamentos dependentes. Por sentir-se insegura quanto a sua competência, buscava constantemente auxílio de familiares e colegas de trabalho para tomar decisões, com dificuldades de reconhecer o que, de fato, queria e sustentar seu desejo. Durante quatro anos de POA, esse tema foi trabalhado, a partir da repetição de tal funcionamento na relação transferencial, e P. alcançou progressos importantes em relação a autoestima, autonomia e independência emocional. A própria paciente começou a falar sobre a possibilidade do término do tratamento, satisfeita com sua experiência. Entretanto, quando o encerramento foi combinado, ela regrediu a um nível de funcionamento anterior e voltou a apresentar atitudes de extrema dependência da terapeuta, como mandar mensagens pedindo ajuda em situações que já era capaz de enfrentar sozinha (o que não acontecia há muito tempo). Esse funcionamento foi interpretado pela terapeuta e compreendido pela paciente como medo de não conseguir lidar com suas demandas sozinha, como ocorreria daquele momento em diante. Nessa ocasião, foi possível trabalhar a importância da autonomia que P. conquistou com o tratamento e que levaria consigo mesma com o término da psicoterapia.

de "prontidão" para perceber sinais de recaída e adotar os recursos aprendidos.

▶ **Técnicas e ferramentas comuns que podem ser usadas durante e depois do tratamento na TCC e nas terapias contextuais[14]**

- Dividir os grandes problemas em componentes manejáveis
- Fazer *brainstorm* de soluções para os problemas
- Identificar, testar e responder aos pensamentos automáticos e às crenças
- Usar os registros de pensamentos
- Monitorar e programar atividades
- Fazer exercícios de relaxamento
- Usar as técnicas de distração e refocalização
- Criar hierarquia de tarefas ou situações evitadas
- Escrever listas de méritos
- Identificar as vantagens e as desvantagens (de pensamentos específicos, crenças, comportamentos ou escolhas ao tomar uma decisão)

## QUESTÕES EM ABERTO E PERSPECTIVAS FUTURAS

A psicoterapia deve se adaptar às mudanças culturais da hipermodernidade. Assim, o estudo e o desenvolvimento de técnicas mais adequadas aos pacientes mostram-se de extrema necessidade, sendo muito importante identificar e adequar as mudanças nos limites da relação terapêutica e os desafios ao processo trazidos pelo surgimento de novas formas de comunicação, como por celular, WhatsApp, Skype e *e-mail*, por exemplo.

É cada vez mais comum o *status on-line*, e mais indivíduos estão realizando atividades do cotidiano por meio da *web*, inclusive psicoterapias.[15] Ao mesmo tempo que aumenta o acesso aos terapeutas, exigindo-se o estabelecimento de novos limites, o uso da internet possibilita integrar ferramentas tecnológicas com técnicas e protocolos clínicos tradicionais, aumentando, em muitos casos, a efetividade da psicoterapia, com o potencial de maior alcance e menor custo. Uma metanálise de 2008 avaliou diferentes intervenções psicológicas por meio da internet e encontrou tamanho de efeito bastante similar ao atribuído às psicoterapias tradicionais.[16]

Portanto, o estudo das psicoterapias está em constante desenvolvimento, havendo a necessidade de mais pesquisas que auxiliem na identificação dos fatores relacionados ao processo terapêutico e de como e por que se dá a mudança em psicoterapia, tanto no que se refere aos aspectos dos pacientes como aos dos terapeutas, em suas diferentes fases.

## CONSIDERAÇÕES FINAIS

Na psicoterapia, paciente e terapeuta levam a si mesmos – origem, cultura, personalidade, psicopatologia, expectativas, vieses, defesas, resistências – para essa relação.[17] Devido à complexidade de tal encontro, é fundamental que o terapeuta identifique as possibilidades e os limites de cada paciente, bem como os próprios, a fim de viabilizar o processo psicoterapêutico. A avaliação inicial é de suma importância, tendo em vista que muitas interrupções se devem a falhas nessa fase, que podem levar a indicações inadequadas. Nesse momento, a indicação da psicoterapia deve considerar as diferentes abordagens existentes e as particularidades e necessidades de cada paciente, buscando-se a mais adequada para cada caso (p. ex., terapia de família para paciente que apresenta dificuldades advindas do contexto familiar, *mindfulness* ou terapia interpessoal para pacientes com depressão ou terapia comportamental dialética [DBT] para indivíduos com transtorno da personalidade *borderline*).

O terapeuta, como guardião do tratamento, deve estar atento aos fatores que interferem no curso das psicoterapias, com apropriado manejo técnico e, sobretudo, ético das situações que ameaçam a aliança de trabalho e colocam o tratamento em risco. Não é demais ressaltar a importância do tratamento pessoal e da supervisão para aumentar as possibilidades de êxito na condução da intervenção.

Sobre o término, destaca-se a necessidade de reconhecer os indicadores clínicos que levam a esse momento e a compreensão de que as psicoterapias objetivam a ampliação dos recursos psíquicos para enfrentar a realidade, conduzindo o paciente à autonomia e à independência.

Por fim, é sabido que os resultados positivos das psicoterapias estão mais relacionados com a qualidade da relação terapêutica do que com a abordagem técnica utilizada.[18] Portanto, para além do refinamento teórico e técnico, empatia, honestidade, ausência de julgamentos morais e disponibilidade para escutar são essenciais para o bom andamento das fases das psicoterapias.

## REFERÊNCIAS

1. Stone MH. História da Psicoterapia. In: Eizirik CL, Aguiar RW, Schestatsky SS, organizadores. Psicoterapia de orientação analítica: fundamentos teóricos e clínicos. 2. ed. Porto Alegre: Artmed; 2005.
2. Jung SI, Serralta FB, Nunes MLT, Eizirik CL. Desistência e conclusão em psicoterapia psicanalítica, um estudo qualitativo de pacientes de Porto Alegre, Brasil. Rev Bras Psicoter. 2015;17(1):25-40.
3. Beck AT, Rush J. Cognitive therapy. In: Kaplan H, Sadock BJ. Comprehensive textbook of psychiatry. 6. ed. Baltimore: Williams & Wilkins; 1995.
4. Wright, JH, Basco MR, Thase ME. Aprendendo a terapia cognitivo-comportamental: um guia ilustrado. Porto Alegre: Artmed; 2008.
5. Lucion NK, Knijknik L. Contrato. In: Eizirik CL, Aguiar RW, Schestatsky SS, organizadores. Psicoterapia de orientação analítica: fundamentos teóricos e clínicos. 2. ed. Porto Alegre: Artmed; 2005.
6. Delsignore A, Schnyder U. Control expectancies as predictors of psychotherapy outcome: a systematic review. Br J Clin Psychol. 2007;46(4):467-83.
7. Freud S. Sobre o início do tratamento. In: Freud S. Obras completas. v. 12. Rio de Janeiro: Imago; 1996. p.136-71.
8. Luz AB. Fases da psicoterapia. In: Eizirik CL, Aguiar RW, Schestatsky SS, organizadores. Psicoterapia de orientação analítica: fundamentos teóricos e clínicos. 2. ed. Porto Alegre: Artmed; 2005. p.254-67.
9. Miller WR, Rollnick S. Entrevista motivacional: preparando as pessoas para a mudança de comportamentos adictivos. Porto Alegre: Artmed; 2001.
10. Cruz JG, Golbert SI. Ética em psicoterapia de orientação analítica. Rev Bras Psicoter. 2005;7(1):61-72.
11. Eizirik C, Lewkowicz S. Contratransferencia. In: Eizirik CL, Aguiar RW, Schestatsky SS, organizadores. Psicoterapia de orientação analítica: fundamentos teóricos e clínicos. 2. ed. Porto Alegre: Artmed; 2005.
12. Freud S. Análise terminável e interminável. In: In: Freud S. Obras completas. v. 23. Rio de Janeiro: Imago; 1996. p.231-70.
13. Nasio, JD. Nos limites da transferência. Campinas: Papirus; 1987.
14. Beck, J. Terapia cognitivo-comportamental: teoria e prática. 2. ed. Porto Alegre: Artmed; 2013. p.414.
15. Castelnuovo G, Gaggioli A, Mantovani F, Riva G. New and old tools in psychoterapy: the use of technology for the integration of traditional clinical treatments. Psychother Theory Res Pract Train. 2003;40(1-2):33-44.
16. Barak A, Hen L, Boniel-Nissim M, Shapira N. A Comprehensive review and a meta-analysis of the effectiveness of internet-based psychotherapeutic interventions. J Tech Human Serv. 2008;26(2-4):109-60.
17. Norcross JC, Wampold, BE. Evidence-based therapy relationships: research conclusions and clinical practices. Psychotherapy. 2011;48(1):98-102.
18. Lambert MJ, Barley MK. Research summary on the therapeutic relationship and psychotherapy outcome. In: Norcross JC, editor. Psychotherapy relationships that work. Oxford: Oxford University; 2002. p.17-32.

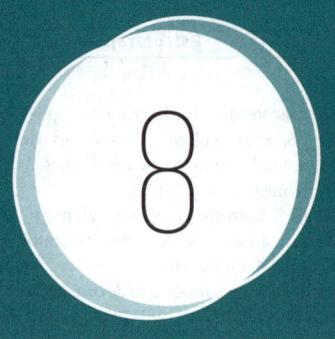

# O local onde ocorrem as psicoterapias:
## descrevendo os diferentes *settings* psicoterápicos

Eugenio Horacio Grevet
Fernando M. Schneider
Gabriela Lotin Nuernberg
Gustavo Schestatsky
Aristides Volpato Cordioli

Neste capítulo, abordamos os limites físicos onde os diferentes tipos de psicoterapias ocorrem. Primeiramente, vamos descrever aspectos arquitetônicos e construtivos gerais que estão associados a melhora no estado emocional do paciente e a resultados mais satisfatórios das psicoterapias. Entre essas características, tratamos de elementos como acessibilidade, cores do ambiente, iluminação e mobília. Posteriormente, caracterizamos os espaços físicos onde os principais tipos de psicoterapias ocorrem, à luz das necessidades técnicas dessas diferentes modalidades. Nesse sentido, expomos as características de salas destinadas ao atendimento grupal, familiar, de crianças e adolescentes, assim como daqueles espaços destinados aos dois principais tipos de psicoterapias individuais, a terapia cognitivo-comportamental (TCC) e a psicoterapia de orientação analítica (POA). Além disso, especificamos alguns aspectos do consultório das psicoterapias no espaço virtual.

Todos concordam que as psicoterapias precisam de um palco apropriado para acontecer. Independentemente da técnica praticada, esse espaço deve facilitar ao paciente o relaxamento, a introspecção, a reflexão e a privacidade. Ainda, deve fornecer aos psicoterapeutas, que passam longos períodos dentro de seu consultório, conforto para exercer sua atividade. Apesar de sua importância, esse tema raramente é tratado nos livros-texto ou durante a formação de psicoterapeutas e, quando ocorre, é feito de forma pouco sistemática.

Normas construtivas modernas têm sido propostas para que os edifícios hospitalares sejam mais um instrumento terapêutico a facilitar a recuperação do paciente. Apesar disso, raramente esse tipo de tecnologia é pensado para os prédios comerciais onde a maioria dos consultórios está inserida. Isso ocorre porque esses edifícios são destinados para diferentes tipos de finalidades comerciais, seguindo requisitos mínimos de acessibilidade dos espaços comuns e deixando a cargo dos proprietários o projeto interno das salas.

A maioria das informações disponíveis a respeito do efeito do ambiente sobre as pessoas provém de estudos realizados em grandes empresas. Esses estudos demostraram que as características físicas do local de trabalho ou do atendimento ao público influenciam a produtividade e a satisfação de funcionários e clientes.[1] Da mesma forma, os aspectos físicos do consultório também interferem na impressão que os pacientes têm de seu terapeuta e do tratamento.[2]

Quando pensamos nas características que o consultório deve ter, devemos levar em conta fatores que vão além da distribuição do espaço e da decoração. Sabe-se que aspectos como ordem e organização influenciam positivamente a impressão dos pacientes,[3] e a simples exposição de diplomas ou fotografias de familiares pode exercer forte influência sobre os pacientes,[4] parecendo que as impressões que eles têm do consultório do terapeuta são bastante convergentes e distantes da população atendida.[5] Entretanto, devemos pensar nas características demográficas dos pacientes atendidos para estabelecer as características arquitetônicas dos consultórios.[6]

Mais recentemente, com o advento da internet de alta velocidade e da tecnologia de comunicação de voz por banda larga (VoIP), as psicoterapias encontraram um novo cenário, que as deslocou do consultório para o espaço virtual. Essa nova forma de contato entre terapeuta e paciente permitiu o tratamento de pessoas que enfrentavam dificuldades de mobilidade urbana ou daquelas que moravam a grandes distâncias desses profissionais. O ambiente virtual exigiu que as psicoterapias passassem por um processo de regulamentação e adaptação importante.

Cabe ressaltar que muitas das características arquitetônicas mencionadas neste capítulo não são decisivas para que uma psicoterapia seja exercida de forma adequada, podendo ser consideradas fatores inespecíficos à técnica. Entretanto, há outros aspectos decorativos que podem ser considerados decisivos para seu funcionamento. Por exemplo, um psicanalista precisa tomar cuidado com objetos como fotografias pessoais e diplomas, comuns em consultórios de outras especialidades, em decorrência da neutralidade pessoal que a técnica exige. Entretanto, esses cuidados não precisam ser tão rígidos para profissionais que exercem técnicas cognitivas e comportamentais, nas quais a figura real do terapeuta pode ser usada como modelo.

## ASPECTOS ARQUITETÔNICOS INESPECÍFICOS À TÉCNICA DO AMBIENTE PSICOTERAPÊUTICO

Entre os detalhes arquitetônicos importantes para a satisfação dos pacientes, o primeiro a ser observado é a acessibilidade. Medidas especiais, como rampas e aberturas para cadeirantes e elevadores que permitam a entrada de macas, podem ser necessárias dependendo da população atendida. Contudo, raramente os edifícios comerciais têm esse tipo de facilidade, cabendo ao dono de um consultório pensar nesses aspectos de acessibilidade quando for o caso.

Nesse sentido, o tamanho da sala de espera e do local de atendimento deve ser pensado levando-se em conta a população de pacientes atendidos. Terapeutas de família ou grupos necessitam de espaços maiores do que aqueles que tratam individualmente. Da mesma forma, terapeutas que atendem crianças precisam reservar um espaço considerável para brinquedos e pinturas, além de espaços que permitam o uso de materiais como argila e água. É importante lembrar que espaços muito restritos podem dar uma sensação de confinamento, principalmente na área de saúde mental.[7] Sensações claustrofóbicas podem dificultar o estabelecimento de intimidade e a revelação de conteúdos íntimos.

> Sabe-se que a personalidade do paciente influencia na percepção do espaço. A literatura mostra que indivíduos que são menos reservados falam menos de si em espaços pequenos, enquanto indivíduos mais reservados não parecem sensíveis ao tamanho do espaço. Alguns autores sugerem que este último achado ocorra pelo fato de tais pacientes estarem com a atenção muito dirigida a seus estados internos, negligenciando aspectos do espaço externo.[7]

Ademais, a necessidade de espaço pode estar também relacionada a questões culturais. Latinos adaptam-se mais à proximidade física e a ambientes menores, enquanto culturas do norte da Europa precisam de espaços interpessoais maiores.

Ainda com relação ao espaço físico, preconiza-se que a distância entre o paciente e o terapeuta deva ser o suficiente para permitir a proximidade, porém com a distância necessária para o paciente se sentir confortável. Da mesma forma, o terapeuta deve pensar na distância em relação ao paciente como uma medida de segurança, principalmente em se tratando de indivíduos agressivos, reservando seu lugar durante a consulta o mais próximo da saída e, para o paciente, o lugar mais distante. Essa regra pode ser considerada com flexibilidade em casos específicos, como no tratamento de pacientes com fobias ou psicose, que não representem risco ao terapeuta. Nesses casos, o terapeuta pode permitir ao paciente sentar-se no local onde se sinta mais seguro.

## O isolamento acústico

O isolamento acústico é outro aspecto ao qual o terapeuta deve estar muito atento no momento de projetar o espaço interno de um consultório. Salas destinadas ao atendimento psicoterapêutico necessitam de um tratamento acústico superior ao de consultórios de outras especialidades. Como o tamanho das salas é geralmente exíguo, o vazamento do som de um ambiente para outro pode ocorrer com facilidade, não sendo incomum que pacientes sentados na sala de espera escutem murmúrios advindos da sala de consulta, ou que o paciente e o terapeuta escutem ruídos ou vozes advindos da sala de espera. Esse tipo de situação gera importantes problemas de confiança no paciente sobre a capacidade que a estrutura física do consultório tem de preservar sua confidencialidade.

Algumas medidas podem ser muito úteis, se pensadas de antemão, para garantir o isolamento acústico. Quanto às aberturas, deve-se priorizar o uso de portas maciças, deixando, quando possível, um espaço vazio entre a porta da sala de espera e a da sala de consultas (câmara de ar). Quando isso não é possível, o uso de portas duplas pode ser uma solução. Também, o uso de isolamentos de borracha ou feltros nas frestas dos marcos das portas é uma medida eficiente para diminuir o vazamento de som. Cuidados com as paredes ou divisórias também devem ser tomados. As paredes das divisórias de tijolos maciços costumam ser bastante seguras, mas podem deixar o som vazar quando sua espessura não é adequada. A colocação de carpetes, tecidos ou papel de parede pode minimizar esse problema. Em paredes feitas de gesso ou *drywall*, o uso de camadas duplas, com um espaço vazio entre elas, costuma oferecer excelente tratamento acústico. O isolamento pode ser aumentado com a colocação de uma camada de lã de vidro preenchendo o espaço vazio entre as placas.

Algumas medidas extras podem ser necessárias quando as medidas anteriormente citadas não puderem ser tomadas ou quando, apesar delas, persistirem vazamentos acústicos. Uma delas é a colocação de uma caixa de som na sala para reproduzir música e que pode ser muito útil para abafar o som advindo da sala de consulta. Contudo, como a sala de espera deve funcionar como uma espécie de câmara de descompressão, facilitando ao paciente entrar em um estado reflexivo, o volume e o tipo de som a ser reproduzido devem ser relaxantes e fornecer poucos estímulos.

## As cores

Há enorme quantidade de mitos sobre o poder das cores de modificar o sentimento e a conduta das pessoas. Nesse sentido, ambientes pintados de vermelho são associados com a produção de sentimentos negativos e o aumento da agressividade, enquanto a cor rosa teria um efeito calmante. Ao amarelo, é atribuído um efeito de aumento do ânimo, enquanto o laranja elevaria a resposta motora e a produtividade. Além disso, há certo consenso popular de que cores quentes ativam e cores frias e suaves acalmam.[8]

Um exemplo pictórico dessa convicção que as pessoas têm no poder das cores sobre a psique humana ocorreu nos Estados Unidos e no Canadá, na década de 1970, onde muitas prisões foram pintadas de cor de rosa, no intuito de diminuir a agressividade dos apenados. Com o tempo, essa medida se mostrou inócua, servindo mais como instrumento de humilhação aplicado aos apenados.

Lamentavelmente, nenhuma dessas propriedades terapêuticas das cores foi comprovada,[8] sendo pertinente pensar nelas como mais um elemento decorativo que ajuda a tornar o ambiente do consultório mais agradável. Nesse sentido, a preferência na maioria dos consultórios tem sido por tons azulados e claros.[9]

## A iluminação

Quanto à iluminação, a luz natural é considerada um fator importante de conforto ambiental dos usuários. Porém, em locais onde a intensidade da luz solar é muito intensa, sua incidência direta pode ser desconfortável, aumentando o incômodo visual e térmico. Nesses casos, a utilização de cortinas translúcidas e de materiais que bloqueiam os raios ultravioleta pode ser necessária. No que se refere à luz artificial, há preferência por iluminação indireta e suave, já que esse tipo de tratamento da luz facilita a intimidade, o relaxamento e a conversação.[1,10] Entretanto, é necessária a colocação de iluminação mais intensa quando técnicas em que os pacientes precisam produzir materiais escritos ou requerem leitura de materiais educativos são aplicadas. De modo geral, luzes fluorescentes e de cor branca brilhante devem ser evitadas. Dessa forma, como o mesmo ambiente pode ser utilizado para abordagens com diferentes necessidades de luz, o uso de diferentes tipos de lâmpadas ou de *dimmers* (potenciômetros) pode ser muito útil.

## A climatização

A climatização também é outro detalhe a ser pensado, principalmente em regiões que apresentem extremos climáticos. Sabe-se que temperaturas muito altas fazem as pessoas ficarem impacientes ou sonolentas, enquanto as muito baixas propiciam a contração muscular e o alerta. Por isso, o controle da temperatura em níveis agradáveis é fundamental para o relaxamento e o processo de interiorização. Esse estado é atingido quando a temperatura se situa entre os 22 e os 24 graus centígrados. Apesar de haver vários modelos de ar-condicionado, os mais utilizados são os *splits*, porque são mais silenciosos do que os de parede e têm eficiência maior. Outro detalhe relevante é o cuidado com a economia de energia, que pode representar um custo substancial na manutenção mensal do consultório. Evitar aparelhos únicos de refrigeração central que sempre estão ligados, independentemente da necessidade, é uma boa medida de economia. Dar preferência à tecnologia *inverter* pode ser outra medida eficiente nesse sentido.

## A decoração

Quanto à mobília, características de conforto/personalização e de ordem/organização parecem influenciar positivamente a satisfação do usuário.[3] Em relação ao conforto e à personalização, as pesquisas demonstram que, para que um consultório seja sentido como confortável, suas superfícies e texturas devem ser macias. Essas mesmas características também facilitam o relaxamento. Além disso, a distribuição da mobília deve lembrar, dentro do possível, um ambiente residencial. Objetos decorativos pessoais podem ser incorporados ao ambiente, lembrando que isso reflete a personalidade e o gosto pessoal do profissional, assim como seu dinamismo.[11] Os estudos demonstram que os pacientes se sentem mais seguros quando objetos pessoais são expostos, já que esses detalhes diminuem a impessoalidade do ambiente. Em relação a quadros ou fotografias, os pacientes preferem paisagens naturais complexas, com elementos como vales, montanhas e campos.[12]

Apesar de haver muitas controvérsias a respeito, estudos demonstram que a fixação de diplomas e títulos é bem-vista pelos pacientes. Em um estudo de Devlin e colaboradores,[4] o número de diplomas afixados foi associado a impressões positivas quanto à qualificação profissional do terapeuta, inclusive sua habilidade, seu treinamento, sua experiência e sua assertividade. Além disso, o número de diplomas afixados esteve associado a sentimentos com relação ao profissional que se referiam mais a qualidades pessoais, como ser ativo, arrojado, assertivo, interessado, bondoso e receptivo, e que não se relacionavam diretamente com seu grau de formação. Profissionais que praticam técnicas que precisam de maior neutralidade devem evitar expor objetos que façam referência direta à vida pessoal.

## Recepcionista, secretária eletrônica, telefone

Outro detalhe importante no planejamento da estrutura física do consultório, em especial do isolamento acústico, é o local onde vai estar localizada o recepcionista, já que este precisa atender o telefone, fazer chamadas, recepcionar os pacientes, cuidar de aspectos burocráticos, como preenchimento de fichas, contato com planos de saúde ou pagamentos, etc. É fundamental que sua voz não seja ouvida na sala de consultas. Também é importante algum sistema de comunicação entre o terapeuta e o recepcionista para avisar que um paciente chegou, que outro irá faltar à consulta ou que um terceiro necessita de agendamento. O ideal é que o próprio terapeuta convide o paciente a entrar na sala de consultas, cumprimente-o de forma cordial e com aperto de mãos. São pequenos detalhes que são interpretados pelo paciente como aceitação e acolhimento, aspectos cruciais para o início da relação terapêutica.

Muitos terapeutas não dispõem de recepcionista e se valem da secretária eletrônica para receber recados. Tal máquina pode ser outra fonte de problemas, principalmente quando esquecida em volume alto. Nessa situação, as informações das pessoas que deixam seu recado podem ser ouvidas pelos próprios pacientes na sala de espera ou na sala de consultas, o que gera dúvidas nos pacientes quanto à privacidade. Como regra, a campainha do telefone, o telefone celular e o som da secretária eletrônica devem ser desligados durante a consulta, e o terapeuta não deve interromper a sessão para atender essas solicitações. Sua atenção deve voltar-se de forma plena para o paciente e seu relato, sem que ocorram interferências externas.

Caso o terapeuta não disponha de recepcionista, deve ter uma sinalização de que está em consulta e de que o paciente precisa aguardar ou então tocar a campainha, que pode ser desligada assim que se iniciar um atendimento, novamente com o intuito de evitar interrupções. Reservar um intervalo entre uma consulta e outra para atender chamados de colegas, responder a mensagens no WhatsApp ou MSN ou eventualmente fazer ligações para pacientes, sobretudo em situações de urgência, é uma boa prática. É importante que os pacientes possam comunicar-se rapidamente com seu terapeuta quando necessitam e saibam como fazê-lo, e em horários adequados, sem que interfiram no trabalho do profissional.

## ASPECTOS ARQUITETÔNICOS DO CONSULTÓRIO E DO *SETTING* RELACIONADOS À TÉCNICA PSICOTERAPÊUTICA

Cada técnica psicoterapêutica tem especificações arquitetônicas que são fundamentais para seu adequado funcionamento. A melhor ilustração do que falamos é o divã.

> Freud instituiu o divã porque tinha dificuldade de manter o olhar direto em seus pacientes ao longo do dia. Ele preferia fazer o trabalho analítico sem ter a mirada do paciente sobre si. Com o tempo, percebeu que o divã também era um instrumento que facilitava a associação livre, a regressão e a transferência do paciente, tornando-se um instrumento da psicanálise.

Já o terapeuta cognitivo-comportamental precisa ter um contato mais direto com seu paciente, principalmente quando são abordados aspectos de psicoeducação. Nesses momentos, há necessidade de encontro frente a frente, interposto a uma escrivaninha. Esse tipo de psicoterapia também pode requerer que o paciente e o terapeuta tenham acesso a materiais utilizados em salas de aula, como quadros-negros, papéis, computador, internet, agendas ou projetores. Essas diferenças arquitetônicas devem ser respeitadas quando o consultório é projetado.

## O consultório da psicoterapia de orientação analítica

Na POA – bem como, obviamente, na psicanálise – considera-se o consultório, ou *setting* (na versão inglesa), uma parte constituinte do processo terapêutico. O ambiente físico não é tão somente o local onde o terapeuta trabalha, mas tem um papel que influencia o processo, podendo interferir na relação entre paciente e terapeuta. A interferência não precisa significar problema, mas deve ser levada em conta quando o terapeuta busca compreender o material oferecido pelo paciente durante as sessões. Nas palavras de Pechansky,[13] "(o *setting*) é considerado um espaço dinâmico a serviço do bom andamento de toda terapia, na qual se envolvem paciente e terapeuta. É o ambiente que se estabelece a fim de propiciar as melhores condições para a instalação de um bom clima de trabalho". Assim, todos os elementos presentes nesse ambiente têm um papel, e o que se busca é que sua interferência não impeça o "bom clima de trabalho".

As preocupações com o *setting* geralmente levam em conta os fatores relacionados à atitude do terapeuta para o estabelecimento dele, o *setting*. Na POA, essa atitude implica neutralidade e abstinência – conceitos importantes para que o processo se instaure adequadamente. Há outro elemento significativo envolvido, o anonimato, que talvez represente o mais desafiador diante dos aspectos de realidade.

> O consultório do terapeuta inevitavelmente traz elementos que exprimem aspectos de sua personalidade. Não fosse assim, existiria um "projeto único" de consultório, no qual bastaria entrar e trabalhar, e nada do ambiente revelaria os gostos e interesses dos terapeutas. Toda-

via, esse ambiente padronizado por si só transmitiria algo a respeito dos terapeutas: uma postura artificial, estranha, inflexível e destituída de personalidade.

Então, como pensar o ambiente físico para que aspectos da vida do terapeuta permaneçam, dentro do possível, ausentes do *setting*? Como pensar o anonimato nos tempos de sociedade digital? Em primeiro lugar, reconhecendo que hoje o anonimato é, de fato, impossível e que necessitamos de bom senso para administrar o grau de exposição ao qual o paciente vai ter acesso. Sabemos que informações pessoais do terapeuta estão mais disponíveis do que nunca: basta uma consulta rápida no Google para que uma série de informações se apresente ao paciente. Qualquer pessoa pode ter acesso fácil a notícias sobre o terapeuta, sua participação em congressos, conferências, imagens ou mesmo processos na justiça. Isso fica ainda mais evidente se o terapeuta é participante ativo de alguma rede social, como o Facebook. Considerando esse fato do século XXI, não se deveria discutir como o *setting* é influenciado pela existência de um avatar do terapeuta, uma expressão da pessoa dele no mundo digital? Por mais que o participante da rede possa determinar o grau de publicidade de suas publicações, é uma ilusão imaginar que, uma vez publicado algo, isso não possa chegar ao conhecimento de algum de seus pacientes – muitos deles participantes de redes sociais também.

O consultório é pensado e montado pelo terapeuta de acordo com seus gostos, e o mobiliário vai refletir isso impreterivelmente. O psicanalista terá um divã invariavelmente. Alguns terapeutas podem optar por ter cadeiras auxiliares ou um sofá. Sobretudo, se o terapeuta é psiquiatra, prescreve medicamentos e faz atendimentos clínicos e, ainda, eventualmente, também atende pacientes com seus familiares. Todas essas informações estão presentes, junto de outros elementos que vão refletir a natureza da atividade profissional exercida ali, diminuindo o grau de neutralidade do *setting*. Ainda, se o terapeuta também atende crianças, e se não há uma sala específica para isso, os móveis de atendimento infantil podem estar presentes na mesma sala de atendimento de pacientes adultos. O mesmo pode ocorrer se o terapeuta atende grupos e conta com apenas uma sala para todos os seus atendimentos. Esses tópicos serão retomados mais adiante, neste mesmo capítulo.

Esses aspectos são inevitáveis e oferecem informações até certo ponto "neutras" quanto à pessoa do terapeuta, já que informam mais sobre sua atividade profissional. No entanto, o mobiliário pode mostrar mais do que isso em seu estilo, na decoração, nos elementos pessoais presentes: quadros, esculturas, fotografias. Entre estes, as fotografias são mais explícitas quando feitas pelo próprio terapeuta e revelam seus familiares, amigos, viagens e interesses. Tais informações estão presentes já na sala de espera, conforme ela é mobiliada ou decorada. Se a sala do terapeuta dispõe de apenas uma porta para entrada e saída, contatos entre diferentes pacientes podem ocorrer. Como se pode depreender, inevitavelmente o consultório vai revelar elementos da personalidade do terapeuta. Todos esses elementos reais representam, em princípio, desafios adicionais para a manutenção do *setting* adequado aos tratamentos dinamicamente orientados, uma vez que influenciam as fantasias em relação ao terapeuta, informando o paciente sobre a pessoa dele.

## O mundo digital na constituição do *setting* psicanalítico

Nas últimas décadas, uma mudança cultural importante foi a disseminação do acesso à internet e às redes sociais digitais. Como ferramentas de comunicação, os diferentes programas e aplicativos propiciaram uma revolução em diversas áreas, facilitando a comunicação e a troca de informações. Essa revolução virtual trouxe novos desafios técnicos ao trabalho do terapeuta psicodinâmico.

Um desses aspectos é a presença do terapeuta em alguma rede social. As redes sociais disseminaram-se e tornaram-se elementos influenciadores na cultura, na política e na vida social em si. Pessoas de todas as faixas etárias e estratos socioeconômicos fazem parte e constroem sua rede social digital, estabelecendo relações anteriormente impossíveis, já que as oportunidades de contato no mundo físico são muito mais limitadas.

Há diversas redes, com diferentes propósitos: profissionais, científicos e sociais. Embora, evidentemente, não seja obrigatório a qualquer pessoa participar de qualquer uma delas, a não participação torna-se um fato surpreendente de modo geral. Na cultura atual, quase equivale a não fazer uso de telefonia móvel – uma ferramenta de comunicação comum.

Entre os diversos aspectos a considerar quando pensamos no impacto do mundo digital sobre o *setting*, há dois que faremos menção neste momento: o anonimato do terapeuta e a possibilidade de constituição de um *setting* digital. Se o terapeuta participa de alguma rede social, as informações ali disponíveis são, em maior ou menor grau, públicas. A maioria das redes permite que o usuário controle o grau de publicidade de seus registros: se vai limitar-se a alguns de seus contatos, a todos os seus contatos ou, até mesmo, se os registros estarão completamente públicos, acessíveis a qualquer pessoa que pertença àquela rede, mesmo não sendo parte dos contatos do usuário. No entanto, a maioria dos aparelhos utilizados para acesso às redes dispõe de recursos de captura de imagem, o que torna o controle de disseminação do conteúdo publicado impossível na prática. Além disso, muitas das imagens publicadas podem ser reproduzidas sem que o usuário assim o determine: basta uma consulta em um programa de busca que surgem registros diversos, até mesmo não publicados pela pessoa: homenagens realizadas, posse em cargos de instituições, existência de processos na justiça, menção à pessoa feita por terceiros, fotografias publicadas, artigos na imprensa, etc.

Se muitas dessas informações estão disponíveis mesmo que o terapeuta não participe de redes sociais, sua participação inevitavelmente amplia o volume desses dados. O tipo de participação que o terapeuta tem determina o quanto de seu anonimato é preservado ou não. Uma forma de participar é por meio de indicadores profissionais, que contêm informações para contato e agendamento, ou da reprodução de textos educativos. Há que se ter o cuidado de seguir as orientações para que tais publicações se atenham às determinações éticas dos conselhos profissionais. Pode-se entender tais espaços como semelhantes aos das participações que os profissionais da saúde com frequência fazem nos órgãos de imprensa – em princípio, destinadas à disseminação de informações úteis à população em geral, mas que, obviamente, veiculam a imagem do profissional às informações dadas.

Nas páginas que não têm cunho profissional, o impacto sobre o anonimato pode ser muito maior, já que a exposição é pessoal.

Mais uma vez, quanto mais o terapeuta se expõe, maior o prejuízo a seu anonimato e maior o desafio para o estabelecimento do *setting* terapêutico. Pela própria natureza da técnica, é recomendável muito cuidado nas publicações de cunho pessoal, nas quais o terapeuta manifesta suas posições e opiniões (p. ex., políticas, religiosas, preferências esportivas) e invade a relação terapêutica com informações que podem ser percebidas de diferentes formas pelo paciente, o que representa riscos à neutralidade desejável. O *setting* deve ser pensado também levando em conta o mundo digital, que se articula com a relação estabelecida dentro do consultório.

Uma das evidências disso são os contatos fora da sessão, facilitados pelos aplicativos de comunicação. Uma vez que o número do celular do terapeuta torne-se público e que ele participe de algum desses aplicativos (p. ex., WhatsApp), facilmente os pacientes (e até mesmo os futuros pacientes) tendem a fazer contato mediante esse meio, disseminado, simples e prático de se usar. Para a maioria das pessoas, há naturalidade em seu uso, e talvez a questão que se apresenta não seja a de se utilizar ou não, e sim como lidar com essa ferramenta, incluindo-se no contrato terapêutico as regras para seu uso.

Outra questão significativa que diz respeito ao *setting* digital é a experiência dos psicoterapeutas com atendimento a distância. Muitas vezes, esses atendimentos são motivados pelo afastamento temporário do paciente, que deseja manter seu tratamento enquanto está distante. Habitualmente, são pacientes em psicoterapia, que se sentem à vontade com a ideia de manterem contatos regulares com seus terapeutas por meio dos recursos tecnológicos disponíveis para tal. Há diversos programas e aplicativos que permitem transmissão de som e imagem e que podem ser usados para esse fim.

As preocupações em relação a esse meio são de ordem ética: como garantir o sigilo necessário para as informações transmitidas via internet? Alguns programas são protegidos por encriptação dos dados antes da transmissão e correspondente "desencriptação" no aparelho receptor. Isso, em tese, diminui o risco de que, de alguma forma, o sigilo necessário seja rompido.

As combinações referentes a essa modalidade de atendimento são similares às dos atendimentos presenciais: horários, tempo de sessão, pagamentos – todos esses elementos do contrato habitual estão presentes. O paciente precisa garantir um local com as devidas condições de privacidade e o acesso a alguma rede de alta velocidade para poder falar à vontade. Ao terapeuta, cabe ter também acesso de alta velocidade, a fim de que a transmissão não sofra interrupções por motivos técnicos.

A experiência mais comum nessa modalidade é a de tratamentos temporários, com um par paciente-terapeuta que já tenha a aliança terapêutica estabelecida previamente de forma presencial. Isso assegura que tal parâmetro não prejudique o processo, já que alguns elementos desse tipo de contato tornam-se limitados, como a percepção da linguagem corporal, por exemplo.

Essa ferramenta pode ser interessante quando o paciente não dispõe de recursos próximos de sua localidade e precisa buscar tratamento a distância. No entanto, alguns terapeutas podem sentir-se desconfortáveis com uma modalidade de tratamento inteiramente conduzida dessa forma, já que o contato pessoal sempre fornece muitos subsídios sobre a pessoa real, nos detalhes de comportamento perceptíveis, de modo consciente ou não, pelo terapeuta no processo avaliativo e ao longo da intervenção.

> O *setting* é um aspecto integrante fundamental nas terapias psicodinâmicas, e o cuidado com sua integridade é responsabilidade do terapeuta. Recomenda-se que o terapeuta mantenha as devidas condições para que o processo terapêutico sofra interferência externa mínima. O ambiente físico faz parte do *setting*, e o terapeuta precisa ter claro que a forma como organiza seu consultório expressa aspectos de sua personalidade e, portanto, deve estar atento para o impacto que o ambiente tem sobre o paciente, suas fantasias e reações. Esses mesmos cuidados aplicam-se à presença do terapeuta em redes sociais, das quais a maioria das pessoas participa.

## O *setting* e o consultório das terapias cognitivo--comportamentais

A TCC apresenta uma estrutura um pouco diferente em termos de *setting* (p. ex., quando comparada à POA expressiva, em que a sessão segue a livre associação do paciente). É dito que os terapeutas cognitivo-comportamentais substituíram o divã pelo quadro-negro, destacando a importância que a TCC dá à psicoeducação.

Na TCC, o paciente é ativamente encorajado a trabalhar seus problemas. Para que esse trabalho possa se desenvolver de maneira mais interativa e eficaz, são utilizados materiais escritos por parte de ambos, terapeuta e paciente – o paciente é estimulado a tomar notas em seu "caderno de terapia". Esse material é essencial no processo terapêutico. Acredita-se que o uso de diversas ferramentas durante o trabalho terapêutico aumente a retenção dos conteúdos trabalhados em terapia. Muitas vezes, também são utilizados manuais de tratamento, com o objetivo de estruturar e guiar as sessões. Esses manuais geralmente apresentam duas versões – a do paciente e a do terapeuta. Mesmo com essa postura mais ativa, o terapeuta deve estar em constante autoavaliação para permanecer com uma postura não julgadora, interferindo o mínimo possível na vontade e nos desejos do paciente.[14]

O terapeuta deve incentivar que a terapia funcione como um trabalho de grupo, colaborativo, entre o paciente e o terapeuta. Juntos, eles devem decidir uma série de questões: quais os pontos que trabalharão em cada sessão, com que frequência será a terapia e o que será listado como tarefa de casa. Sugere-se que o grau de autonomia e iniciativa para essas decisões esteja de acordo com o quadro clínico do paciente – por exemplo, pacientes que estão deprimidos de modo grave provavelmente serão menos ativos na terapia e, por conseguinte, necessitarão de mais apoio, ativação comportamental e mais atitude por parte do terapeuta. No entanto, conforme o quadro clínico melhora, encoraja-se a participação mais ativa do paciente.[15]

Nesse sentido, quando o assunto é a disposição do consultório, sugere-se que ele apresente uma estrutura que garanta ao paciente os aspectos básicos necessários a um bom atendimento psicoterapêutico, como privacidade, conforto, acessibilidade e individualidade. Na sala de atendimento e na sala de espera, além dos espaços com os assentos em que se acomodam paciente e terapeuta, é necessário pensar que familiares ou outras pessoas de seu convívio podem comparecer em algum momento ao consultório – por exemplo, para realizar uma anamnese objetiva, para algum comunicado ou combinação de tratamento (especialmente no caso de crianças, adolescentes e pacientes mais graves) – ou, até mesmo, em alguma sessão. Assim, é importante disponibilizar pelo menos um assento adicional (ou mais, se possível).

Um aspecto específico relacionado a essa modalidade de tratamento é que o local onde paciente e terapeuta se acomodam deve facilitar o uso de papéis/cadernos/caneta, já que é uma necessidade da técnica. Uma alternativa simples é disponibilizar o uso de pranchetas para folhas de papel (que apresentem superfície dura). Outra sugestão é ter canetas e folhas de papel em um móvel auxiliar. Como a TCC tem caráter psicoeducativo, a sala de espera pode oferecer revistas, folhetos e/ou livros educativos. Além disso, caso o terapeuta utilize outros dispositivos (p. ex., quadro, projetor de imagens, computador) durante a consulta, deve-se planejar um espaço adequado.

A TCC, assim como as outras psicoterapias, apresenta tradicionalmente formato de contato individual, frente a frente, em que a troca de informações ocorre por meio do diálogo. As sessões de TCC geralmente ocorrem no escritório do terapeuta. No entanto, algumas sessões podem ser realizadas em outros locais, caso haja indicação. Um exemplo desse *setting* específico é a sessão que ocorre na casa de pacientes que estão em protocolo de tratamento para transtorno de acumulação. O objetivo dessa sessão em casa é promover a seleção e o descarte de objetos,[16] uma vez que essa tarefa é a que os pacientes apresentam em geral maior dificuldade. Outro exemplo de *settings* específicos é o caso de pacientes com diagnóstico de transtorno de ansiedade social. Nesses casos, existe a possibilidade de fazer sessões em locais públicos, cujo objetivo principal é o treinamento de habilidades. Portanto, pode-se combinar de terapeuta e paciente irem a uma loja, saírem para comer em ambientes públicos, e assim por diante. Nesses *settings*, é possível trabalhar situações sociais que ocorrem na vida do paciente fora das sessões de psicoterapia. Além disso, a observação do paciente em situações "próximas" da realidade permite que o terapeuta trabalhe as reações do paciente em um campo extremamente prático, menos intelectualizado.

## TCC pela internet

Diferentes modalidades de TCC foram desenvolvidas e demonstraram eficácia e efetividade com o passar do tempo: em grupo, em grandes *workshops*, por meio da utilização de livros (manuais), por telefone e via internet. Esses métodos refletem a necessidade de aumentar o alcance da técnica para mais pessoas, seja por redução de custos, seja por economia de tempo. Assim, a tecnologia digital pode ser uma maneira de viabilizar esse "ganho em escala".[17] Nesse sentido, uma possibilidade que alguns estudos levantam é a TCC via internet orientada pelo terapeuta (do inglês *Therapist-guided Internet-based Cognitive Behavior Therapy* [CBT]).[18] No entanto, é necessário fazer uma avaliação clínica completa e cuidadosa, uma vez que esse tipo de tratamento é contraindicado para pacientes com ideação suicida, transtornos graves (transtorno bipolar ou psicoses), transtorno da personalidade ou com comorbidades, cujo quadro clínico possivelmente interfira no tratamento (p. ex., TCC para transtorno de escoriação em paciente com diagnóstico de transtorno da personalidade *borderline* com automutilação).

Além disso, outras questões devem ser levadas em conta. É importante observar as normas do conselho federal de cada profissão. O Conselho Federal de Psicologia reconhece o atendimento a distância a pacientes desde que algumas normas, dispostas na Resolução nº 011/2012,[19] sejam seguidas. Essa resolução afirma que os serviços de orientação psicológica devem ser pontuais, informativos e focados no tema proposto, sem ultrapassar 20 sessões. Já o Conselho Federal de Medicina veda ao médico consultar, diagnosticar ou prescrever por qualquer meio de comunicação de massa (artigo 114 do Código de Ética Médica).[20]

Além das sessões realizadas a distância, outra possibilidade de contato do paciente com o terapeuta (dentro e fora das sessões) ocorre por meio das redes sociais. No momento atual, as redes de relacionamento mais utilizadas são o Facebook, o Instagram, o LinkedIn (rede voltada para relacionamentos profissionais), o Twitter e o WhatsApp. Essas ferramentas ampliam a possibilidade de contato com o terapeuta e podem ser utilizadas no processo terapêutico. Nesse sentido, sugere-se que o terapeuta crie um perfil específico voltado para sua atividade profissional, diferente de seu perfil pessoal. Assim, o profissional evita sua exposição pessoal excessiva, desnecessária, na maioria das vezes, para o processo terapêutico. Caso terapeuta e paciente considerem adequado o uso dessas ferramentas, é importante tratar, durante as sessões, seu objetivo, assim como as condições para seu uso que o terapeuta julgue necessárias. Dependendo do paciente, pode ser importante salientar que as comunicações por essas vias não têm caráter de urgência.

## O ESPAÇO FÍSICO DAS PSICOTERAPIAS COM CRIANÇAS E ADOLESCENTES

O local de atendimento de crianças e adolescentes apresenta algumas particularidades que precisam ser abordadas. Quando o psicoterapeuta de crianças e adolescentes pensa sobre como será seu escritório, sugere-se que a ideia mais importante em mente é que esse local deverá ser voltado para esses tipos de pacientes. Nesse sentido, alguns autores defendem a ideia de que a funcionalidade é muito mais importante do que a decoração.[21] No entanto, como outras pessoas também frequentarão o local, o consultório necessita ser pensado ainda sob o ponto de vista das necessidades do próprio terapeuta e dessas outras pessoas (p. ex., familiares, pacientes adultos, outros profissionais, como secretária(o) e pessoal da limpeza). O local é basicamente composto pelos seguintes elementos: sala de espera, sanitário, sala de atendimento.

A sala de espera é o local onde os pacientes (e seus acompanhantes) aguardam a sessão com o psicoterapeuta. É muito importante que a sala de espera apresente alguma atividade ou um elemento de distração para as crianças, já que é praticamente improvável que elas fiquem quietas e sentadas todo o momento. No entanto, é essencial garantir que sejam atividades limpas, seguras, práticas e de fácil manejo. Revistas e livros apropriados para cada idade são exemplos de atividades muito simples, baratas e fáceis. Outra possibilidade que alguns autores citam é passar filmes (apropriados para todas as idades) na sala de espera, uma vez que são atividades calmas e silenciosas para todas as idades, inclusive para adultos. Ainda, é importante colocar a televisão em local seguro, de preferência impossibilitando o acesso da criança ao controle remoto ou aos botões do volume. Além disso, também é de grande utilidade a sala de espera apresentar móveis *child-friendly* e lixeiras grandes. Esses móveis devem ser mais resistentes, seguros, de fácil limpeza e com superfícies impermeáveis, de preferência.

Além de cumprir sua função objetiva, a sala de espera também pode servir para observação e, até mesmo, prática clínica. Nela, o terapeuta pode analisar comportamentos e interações do paciente e dos familiares, além de realizar intervenções práticas em tempo real. Caso questões problemáticas sejam detectadas na sala de espera, como comportamentos inaceitáveis por parte da criança sem a intervenção efetiva dos pais (porque não estabelecem limites ou porque lutam para consegui-lo), essa é uma oportunidade ímpar para o terapeuta mostrar um modelo de intervenção adequada aos pais e criar um relacionamento saudável com a criança.

Assim, à medida que a criança observa e aprende que o terapeuta tem habilidade para o manejo de comportamentos adequados na sala de espera, ela pode aprender como adultos saudáveis interagem com as crianças.

Outra questão que alguns autores defendem é a disponibilização de alimentos e bebidas na sala de espera.[21] Sugere-se, caso o terapeuta concorde com essa conduta, oferecer pequenos sacos de pipoca ou biscoitos. Muitas vezes, a criança pode chegar para o atendimento logo após o colégio e necessitar de algum lanche e/ou bebida para ter energia e concentrar-se para a próxima atividade. Entretanto, ter água em grande quantidade, em local não supervisionado, pode provocar acidentes na sala de espera. Crianças adoram apertar botões e jogar coisas no chão (p. ex., coisas quebráveis como garrafas de vidro), pular nos sofás ou colocar os pés (calçados) e mãos nas paredes, o que eventualmente causa danos aos móveis e às paredes do consultório. E nem sempre os pais estão atentos. Assim, uma alternativa é fornecer água em copos descartáveis pequenos, o que previne grandes derramamentos do líquido, bem como outras bebidas (porque disponibilizar água reduz a necessidade de os pacientes trazerem outras bebidas ao consultório).

Além disso, os terapeutas também precisam decidir e informar se vão permitir que sejam consumidos alimentos e bebidas trazidos de fora, lembrando que isso aumenta a possibilidade de acidentes, a necessidade de locais/dispositivos para o consumo de alimentos e a deposição de sujeira, podendo inclusive atrair insetos. Ao disponibilizar o alimento à criança, pode ser interessante comentar sobre seu comportamento. Quando o paciente agradece, se limpa e cuida daquele ambiente, o terapeuta pode dizer que percebe que o paciente gostou do lanche e que, ao comportar-se assim, está valorizando seu gesto.

Além dos elementos próprios do consultório de crianças, saber quem vai estar na sala de espera também é um pré-requisito importante para um consultório seguro e *child-friendly*. Nesse sentido, é necessário garantir um ambiente seguro (supervisionado ou sem a presença de outros pacientes/familiares) se determinado paciente apresenta comportamentos sexualizados com outras crianças ou até mesmo com adultos, por exemplo. Outro exemplo dessa necessidade é quando o profissional atende crianças, adolescentes ou adultos com comportamento delinquente.

O banheiro também deve ser adaptado para uso por crianças, e o ideal é que haja um banheiro com acesso da sala de espera. É importante disponibilizar acesso a pia (se necessário, colocar um degrau seguro para a criança alcançá-la), toalha de papel em grande quantidade e *dispenser* de sabão adequado.

Na sala de atendimento, devem estar disponíveis atividades para a criança, com brinquedos, bonecos, jogos, material de desenho e pintura. Outras sugestões de ferramentas para as crianças se movimentarem, melhorarem seu foco e sua consciência corporal são bolas de ginástica/ioga e pranchas de equilíbrio. Aqui, mais uma vez, ressalta-se a importância de o consultório ter superfícies laváveis e resistentes, assim como a de escolher brinquedos práticos, adequados e seguros para cada idade. Muitas vezes, o terapeuta pode disponibilizar um espaço para o paciente guardar seus brinquedos e seu material de uso particular, que não são compartilhados com outros pacientes. Esse espaço pode variar desde simples caixas de papel (p. ex., caixas de arquivo morto) a armários projetados, com chaves. Para mais conforto e facilidade (principalmente do terapeuta), no caso de utilização de jogos e determinados brinquedos, é necessário ter uma mesa de trabalho.

Ainda, evidências indicam que indivíduos prestam mais atenção e aprendem mais por apresentações com multimídia do que por simples mensagens verbais, o que corrobora o uso de tecnologias digitais como ferramenta terapêutica. Devido a sua popularidade entre crianças e adolescentes, diferentes tecnologias, como computadores, celulares, *tablets* e *videogames*, têm sido muito utilizadas tanto no consultório como fora dele, como em programas preventivos (p. ex., para prevenção de violência juvenil).[22]

Por fim, como muitas vezes é necessário espaço para comportar mais pessoas na sala de atendimento, como pais e familiares, é preciso disponibilizar assentos confortáveis e adequados. Sob tais circunstâncias, uma possibilidade é a utilização de um sofá no lugar da clássica poltrona do paciente, já que muitos profissionais podem oferecer atendimento familiar.

## O ESPAÇO FÍSICO DAS PSICOTERAPIAS EM GRUPO E DE FAMÍLIA

As psicoterapias de grupo e as que envolvem familiares, pelo simples fato de incluírem um número maior de participantes, requerem adaptações do espaço físico que diferem das necessidades de espaço de qualquer tipo de atendimento individual. Evidentemente, para ambos os tipos de atendimento, são necessários espaços mais amplos, a fim de agrupar de modo confortável um número de indivíduos que pode chegar a 10 no caso de grupos terapêuticos.[23] Em geral, uma área de 15 a 20 metros quadrados é suficiente para essa finalidade.

Essa não é uma necessidade que visa meramente ao conforto dos participantes. Considerando-se que, no campo grupal, circulam ansiedades que podem ser de natureza persecutória, depressiva, confusional, de aniquilamento, engolfamento, perda de amor ou de castração,[24] é preferível que o ambiente grupal não seja muito exíguo. Esse cuidado é particularmente importante no caso de grupos que contenham indivíduos com predomínio de defesas mais primitivas, como é o caso de pacientes com transtorno da personalidade *borderline* ou psicose.

> Assim como no *setting* psicanalítico o divã tem suas finalidades (p. ex., facilitar a associação livre), na psicoterapia de grupo, o posicionamento dos pacientes também tem seus propósitos. Habitualmente, os assentos são dispostos de modo circular, a fim de possibilitar contato face a face

entre todos os participantes. Essa disposição dos móveis facilita a interação entre todos os indivíduos, favorecendo a livre ocorrência dos diversos fenômenos grupais inconscientes que são tanto inevitáveis como necessários para a evolução do tratamento.[24,25]

No caso da psicoterapia de família ou de casal, que habitualmente envolvem um menor número de participantes, 3 a 4 assentos adicionais às poltronas do terapeuta e do paciente, ou mesmo um pequeno sofá, são, em geral, suficientes para a acomodação adequada de todos os envolvidos. Uma atividade típica desse tipo de psicoterapia, durante as sessões iniciais, é a elaboração, por parte do terapeuta, de um genograma familiar, com a participação ativa dos familiares ou do casal. Essa atividade pode ser mais adequadamente executada com a utilização de um cavalete para bloco de papel, a fim de facilitar a visualização por todos os participantes.

Enfim, percebe-se que o espaço físico das psicoterapias em grupo e de familiares apresenta particularidades relacionadas à amplitude do espaço de atendimento, bem como à quantidade, ao tipo e à disposição do mobiliário. No entanto, é importante salientar que os princípios gerais da constituição do *setting* físico apontados anteriormente também se aplicam a esses ambientes, sempre a fim de favorecer a privacidade e o conforto de todos os participantes do processo terapêutico.

## CONSIDERAÇÕES FINAIS

Os aspectos físicos dos consultórios são fundamentais para o bom funcionamento das psicoterapias, especialmente no que se refere à criação de um clima que favoreça a privacidade e o estabelecimento de uma relação terapêutica caracterizada pela confiança, pelo sentimento de ser aceito e pela oportunidade de falar de problemas íntimos e difíceis sem interferências. Não levar em conta esses aspectos físicos pode significar, para o terapeuta, problemas que desgastam sua satisfação e seu conforto, colaborando muito para seu *burnout*. Da mesma forma, os pacientes se ressentem da falta de comodidade do consultório, o que interfere na adesão ao tratamento. Essas perturbações ao bom funcionamento das psicoterapias podem ser evitadas quando o terapeuta planeja corretamente o palco no qual elas ocorrerão.

## REFERÊNCIAS

1. An M, Colarelli SM, O'Brien K, Boyajian ME. Why we need more nature at work: effects of natural elements and sunlight on employee mental health and work attitudes. PLoS One. 2016;11(5):e0155614.
2. Ajiboye F, Dong F, Moore J, Kallail KJ, Baughman A. Effects of revised consultation room design on patient-physician communication. HERD. 2015;8(2)8-17.
3. Nasar JL, Devlin AS. Impressions of psychotherapists' offices. J Couns Psychol. 2011;58(3):310-20.
4. Devlin A, Donovan S, Nicolov A, Nold O, Packard A, Zandan G. "Impressive?" Credentials, family photographs, and the perception of therapist qualities. J Environ Psychol. 2009;29(9):503-12.
5. Backhaus KL. Client and therapist perspectives on the importance of the physical environment of the therapy room: a mixed methods study [dissertation]. Denton: Texas Woman's University; 2008.
6. Glenn NM, Clark M. A PIECE OF MY MIND. When accommodation gets complicated. JAMA. 2015;314(15): 1567-8.
7. Okken V, van Rompay T, Pruyn A. Exploring space in the consultation room: environmental influences during patient-physician interaction. J Health Commun. 2012;17(4):397-412.
8. Kwallek N. Color in Office Environments. Informe Design. 2005;5(1):1-5.
9. Gururaj GP, Math SB, Reddy JY, Chandrashekar CR. Family burden, quality of life and disability in obsessive compulsive disorder: an Indian perspective. J Postgrad Med. 2008;54(2):91-7.
10. Niwa Y, Hanyu H. The effects of interior design on communication and impressions of a counselor in a counseling room. Environ Behav. 2006; 38:484-502.
11. Reddy SM, Chakrabarti D, Karmakar S. Emotion and interior space design: an ergonomic perspective. Work. 2012;41(1):1072-8.
12. Pressly PK, Heesacker M. The physical environment and counseling: a review of theory and research. J Couns Dev. 2001;79(2):148-60.
13. Pechansky I. Setting psicoterápico: neutralidade, abstinência e anonimato. In: Eizirik CL, Aguiar RW, Schestatsky SS. Psicoterapia de orientação analítica: fundamentos teóricos e clínicos. 3. ed. Porto Alegre: Artmed; 2015. p.224-37.
14. Davidson K. Cognitive therapy for personality disorders: a guide for clinicians. 2. ed. New York: Routledge; 2008.
15. Beck J. Cognitive behavior therapy: basics and beyond. 2. ed. New York: The Gilford; 2011.
16. Tolin DF, Frost RO, Steketee G, Muroff J. Cognitive behavioral therapy for hoarding disorder: a meta-analysis. Depress Anxiety. 2015;32(3):158-66.

17. Vacheron-Trystram MN, Cheref S, Gauillard J, Plas J. A case report of mania precipitated by use of DHEA. Encephale. 2002;28(6):563-6.
18. Ye YY, Chen NK, Chen J, Liu J, Lin L, Liu YZ, et al. Internet-based cognitive-behavioural therapy for insomnia (ICBT-i): a meta-analysis of randomised controlled trials. BMJ Open. 2016;6(11):e010707.
19. Conselho Federal de Medicina C. Resolução CFP N° 011/ 2012: Conselho Federal de Psicologia; 2012 [capturado em: 22 dez 2017]. Disponível em: <https://site.cfp.org.br/wp-content/uploads/2012/07/Resoluxo_CFP_nx_011-12.pdf>.
20. Conselho Federal de Medicina C. Código de Ética Médica: Resolução do CFM no. 1931. Brasília: Conselho Federal de Medicina; 2010. [capturado em: 22 dez 2017]. Disponível em: <http://www.cremers.org.br/pdf/codigodeetica/codigo_etica.pdf>.
21. Adler-Tapia R. Child psychotherapy: integrating developmental theory into clinical practice. 1 ed. New York: Springer; 2012. p.293.
22. Rutter M. Rutter's child and adolescent psychiatry. 5. ed. Malden: Blackwell; 2008. p.1230.
23. Bernard H, Burlingame G, Flores P, Greene L, Joyce A, Kobos JC, et al. Clinical practice guidelines for group psychotherapy. Int J Group Psychother. 2008;58(4):455-542.
24. Zimerman DE. Psicoterapia analítica de grupo. In: Zimerman DE. Fundamentos psicanalíticos: teoria, técnica e clínica: uma abordagem didática. Porto Alegre: Artmed; 1999.
25. Yalom ID, Leszcz M. The theory and practice of group psychotherapy. 5. ed. New York: Basic Books; 2005.

# Evidências em psicoterapia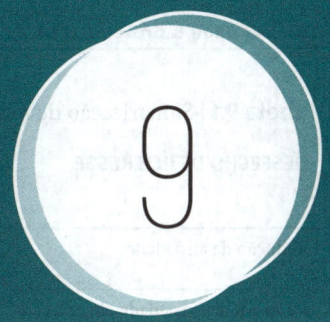

Mário Tregnago Barcellos
Lúcio Cardon
Christian Kieling

Por meio de uma revisão de aspectos clínicos, de pesquisa e de evidências referentes ao campo das psicoterapias, este capítulo busca fornecer substrato para uma melhor compreensão do processo de construção do conhecimento científico psicoterápico. Esse mergulho, ainda que parcial, tendo em vista a imensidão do tema, pode ajudar a fazer de nós não apenas leitores e consumidores de publicações e evidências, mas leitores críticos e consumidores criteriosos capazes de identificar o que pode ser realmente transferido da literatura para o dia a dia da atividade clínica.

Hoje, há um número crescente de intervenções psicoterápicas, bem como uma série de subdivisões técnicas e teóricas dentro das formas clássicas de psicoterapia. Essa realidade, associada aos diversos campos do conhecimento interessados na psicoterapia e ao aumento de pesquisadores e publicações que abordam a eficácia dos tratamentos, torna praticamente inviável a realização de uma catalogação de todos os estudos e revisões.[1] O montante de literatura sobre o assunto, bem como a escassez paradoxal de boas evidências, dificulta, de certa forma, responder à pergunta frequentemente formulada: "Qual a melhor técnica de psicoterapia para cada transtorno mental?".

Neste capítulo, não temos a pretensão de elucidar essa indagação. Desejamos, porém, instrumentalizar o leitor com o objetivo de que ele possa fazer por conta própria uma leitura e uma análise mais aprofundadas e meticulosas da literatura científica sobre as psicoterapias. Um detalhamento das evidências será visto em capítulos específicos de cada transtorno. Apenas a título de ilustração, a **Tabela 9.1** fornece um compilado recente de metanálises com evidência consistente de eficácia de diversas psicoterapias para o tratamento de vários sintomas e condições.

## CLÍNICA, PESQUISA E EVIDÊNCIA EM PSICOTERAPIA

Psicoterapeutas e pesquisadores da área partilham um propósito central: aumentar a efetividade, a relevância e a segurança dos tratamentos psicoterápicos. Achados de pesquisa podem ampliar o campo de visão dos clínicos, minimizando as influências de indícios parciais e de experiências seletivas recentes. Além disso, a pesquisa auxilia os clínicos e os próprios pesquisadores a se distanciar de seus inexoráveis vieses, a melhorar a validade das impressões derivadas do dia a dia, a esclarecer processos e a propiciar evidências que confirmem ou refutem a sabedoria acumulada.

**Tabela 9.1** | Sumarização de metanálises com evidência convincente (nível I) em psicoterapias

| DESFECHO DE INTERESSE | NÚMERO TOTAL DE PARTICIPANTES | TIPO DE PSICOTERAPIA | TAMANHO DE EFEITO (IC 95%) |
|---|---|---|---|
| Redução da ansiedade | 2.181 | Terapia de meditação vs. LE/OT | 0,52 (-0,62 a -0,41) |
| Remissão de ansiedade em crianças | 1.434 | TCC vs. LE | 0,22 (0,15 a 0,30) |
| Sintomas de ansiedade | 1.369 | TCC vs. PL | 0,73 (0,56 a 0,90) |
| Remissão/resposta em depressão (6-8 semanas de tratamento) | 1.189 | PT mista + med vs. med | 1,75 (1,40 a 2,18) |
| Sintomas de depressão | 2.313 | PT mista vs. PL/TP | 0,22 (0,13 a 0,31) |
| Pensamentos disfuncionais ligados à depressão | 1.371 | TCC vs. TP/LE/PL | 0,51 (0,39 a 0,63) |
| Qualidade de vida global | 2.647 | PT mista vs. LE/TP/PL/OPT | 0,33 (0,25 a 0,41) |
| Resposta em longo prazo em depressão | 1.256 | PT mista + med vs. med | 2,93 (2,16 a 4,00) |
| Zumbido | 1.770 | TCC vs. LE/TP/OT | 0,62 (0,48 a 0,74) |
| Sintomas emocionais em SCI | 1.656 | PT mista vs. C | 0,41 (0,29 a 0,54) |
| Funcionamento diário em SCI | 1.355 | PT mista vs. C | 0,43 (0,30 a 0,55) |
| Funcionamento cognitivo em esquizofrenia | 1.229 | RC vs. TP/OT | 0,42 (0,29 a 0,54) |
| Cessação do tabagismo | 4.375 | TCC vs. AP | 1,95 (1,57 a 2,41) |
| Incidência de abstinência ao parar de fumar | 8.223 | Aconselhamento vs. TP (telefone) | 1,52 (1,31 a 1,75) |
| Sintomas depressivos na insônia | 1.852 | TCC computadorizada vs. LE | -0,39 (-0,54 a -0,25) |

SCI: síndrome do cólon irritável; IC: intervalo de confiança; PT: psicoterapia; TCC: terapia cognitivo-comportamental; RC: reabilitação cognitiva; LE: lista de espera; med: medicamento; TP: tratamento-padrão; AP: ajuda própria; OT: outros tratamentos; OPT: outras psicoterapias; PL: placebo; C: controle (grupo ativo e inativo misto).
**Fonte:** Adaptada de Dragioti e colaboradores.[2]

Para ter a chance de obter esses ganhos a partir da pesquisa, é preciso conhecer – ao menos em parte – os meandros dos métodos científicos aplicados. Isso significa entender o que são e como são construídas as evidências que devem servir de alicerce para a prática.

Uma maior aproximação entre a prática psicoterápica e os métodos de pesquisa sobre a efetividade e a eficácia de intervenções terapêuticas tem viabilizado a avaliação criteriosa dos diversos modelos de tratamento atualmente disponíveis. O conhecimento sobre os princípios básicos que norteiam a geração de evidências científicas permite que o clínico possa avaliar criticamente o crescente número de estudos disponíveis na literatura. Diferentes delineamentos de pesquisa permitem abordagens quantitativas e qualitativas, bem como a avaliação de aspectos como processos e desfechos em psicoterapia.

Uma evidência, em síntese, é a base para determinada convicção. Convicções podem emanar de diversas fontes. Na área da saúde, duas fontes relevantes são a experiência clínica pessoal e a pesquisa científica. A prática baseada em evidências reconhece a existência de muitas formas de evidência – como ensaios clínicos de metodologia rigorosa, estudos menos rigorosamente conduzidos, séries de casos e opiniões de especialistas. No entanto, impõe também uma hierarquia de confiabilidade que estabelece que evidências de nível hierárquico inferior só devem ser utilizadas na ausência de evidências de nível mais alto.

Por meio da familiaridade com os meios de construção e classificação das evidências, torna-se possível refletir de forma mais fundamentada acerca do que realmente acontece em uma psicoterapia (em termos de resultados e processos) e dos motivos para que as coisas assim ocorram.

A experiência clínica psicoterápica constitui um tipo de evidência: toda sessão representa um experimento. Há interações, intervenções e indicadores de processo, e o que se passa é revisado e avaliado para que os efeitos do que foi ou não foi feito possam ser compreendidos, sempre em busca de melhores desfechos. A pesquisa representa a sistematização e a multiplicação dos experimentos: procura, por meio do estudo de maior número de indivíduos em um contexto mais controlado e idealmente desprovido de influências subjetivas, alcançar resultados que sejam representativos, relevantes e rigorosos. O objetivo é claro: instrumentalizar os clínicos para trabalharem de forma mais efetiva e segura com seus pacientes.

Espera-se que este capítulo possa auxiliar o leitor a entender melhor alguns aspectos teóricos básicos das evidências e da pesquisa em psicoterapia.

## Pesquisa sobre processo e pesquisa sobre desfecho

A primeira subdivisão das pesquisas em psicoterapia a ser tratada aqui parte de seu objetivo central: processo ou desfecho. Com as pesquisas sobre processo, busca-se responder à pergunta: como a psicoterapia funciona? Já com as pesquisas sobre desfecho, a questão a ser examinada é: o quanto e em que circunstâncias a psicoterapia funciona?

### Pesquisa sobre processo

Nesse ramo da pesquisa, o interesse recai sobre o que ocorre durante a sessão de psicoterapia, à procura de entender o que torna o tratamento útil. Os processos da psicoterapia incluem os processos de mudança do paciente e como esses processos podem resultar de intervenções do terapeuta e das interações terapeuta-paciente. Embora essa definição seja relativamente simples, as dinâmicas não são óbvias: a mudança do paciente pode ou não ocorrer durante a sessão e pode ou não ser explicitada por meio da palavra. Além disso, o que ocorre durante o encontro terapêutico pode ajudar, prejudicar ou não ter relação com a mudança.

▶ **Ante tais complexidades, a pesquisa sobre processo apresenta quatro objetivos centrais:**

1. entender o mecanismo da psicoterapia, isto é, quais os ingredientes específicos da melhora clínica dos indivíduos em tratamento
2. melhorar a qualidade da psicoterapia por meio da descoberta dos aspectos do tratamento que são mais e menos motivadores de mudança
3. contribuir – como uma espécie de *feedback* – para o desenvolvimento e o aprimoramento das teorias que servem de base para o trabalho psicoterápico, confirmando ou refutando o entendimento teórico que sustenta a efetividade potencial de um tratamento
4. auxiliar no treinamento de psicoterapeutas, pois o estudo sobre o que tem maior ou menor impacto terapêutico apresenta implicações claras sobre o que deve ser ensinado aos iniciantes.

No campo da pesquisa sobre processo, já foram descritos três subtipos: descritivo, teste de hipótese e construção teórica.[3] Embora sejam descritos como subtipos distintos, fazem parte de um mesmo caminho lógico e progressivo: inicia-se com a observação e coleta de dados, passa-se à construção e à avaliação de hipóteses com os dados adquiridos e, por fim, partindo-se do que o exame das hipóteses indica, fundamenta-se a teoria. De forma mais detalhada:

**Estudos descritivos.** Buscam expor comportamentos e procedimentos observáveis durante uma psicoterapia sem propor causalidade. O foco observacional permite que os fenômenos e os padrões da interação entre paciente e terapeuta possam ser detectados e analisados.

**Estudos de teste de hipótese.** Representam a maioria dos estudos de processo e procuram predizer desfechos a partir de determinadas variáveis, fornecendo evidências relativas a diversos aspectos do encontro terapêutico.

**Estudos de construção teórica.** A partir da associação entre os processos da psicoterapia e as teorias de mudança terapêutica, têm como objetivo examinar como a mudança psíquica ocorre. Utilizam como ponto de partida majoritariamente modelos ainda em fase de desenvolvimento. Muitos dos modelos construídos apresentam origem teórica multidimensional, ou seja, partem do princípio de que há inúmeros caminhos geradores de mudança, a qual é influenciada por fatores internos e externos.

Outra subdivisão da pesquisa sobre processo com grande potencial de aproveitamento clínico é entre o macroprocesso e o microprocesso.

**Macroprocesso.** Parte de questões amplas a respeito de como os sujeitos envolvidos vivenciam o processo terapêutico. Utilizando uma metáfora fotográfica, pode-se dizer que captura a cena como um todo e obtém uma visão panorâmica do processo com um grau baixo de resolução. Geralmente, os dados são coletados por meio de entrevistas qualitativas e questionários abertos e, depois, examinados em seu conteúdo. Por exemplo, como paciente e terapeuta se sentem a respeito do uso de interpretações transferenciais em uma terapia psicodinâmica? São úteis? São recebidas de modo satisfatório? Contribuem para o processo como um todo?

**Microprocesso.** Parte de questões mais específicas, detalhadas e imediatas, com o foco na maneira como pacientes e terapeutas organizam suas experiências durante as sessões. Retornando à metáfora fotográfica, a cena é mais restrita, mas a resolução é maior. Em geral, as informações são obtidas por meio de gravação e posterior transcrição de sessões de psicoterapia. Então, esse material é analisado em sua estrutura. Por exemplo, como o paciente reagiu a determinada interpretação transferencial durante uma sessão de terapia psicodinâmica? Qual foi o material associativo? A intervenção possibilitou *insight*? Ou gerou resistência?

A metodologia utilizada na pesquisa sobre processo depende da pergunta a ser respondida por cada estudo específico. Não há um correlato para a pesquisa sobre processo do que representa o ensaio clínico randomizado para a pesquisa sobre desfecho. Métodos tanto qualitativos como quantitativos podem ser produtivos. O fato de as medidas empregadas serem diversas e frequentemente pouco confiáveis, com validade externa questionável, representa uma limitação importante: de certo modo, fica restrita à possibilidade de comparação entre estudos e acúmulo de conhecimento na área. Há ainda outros possíveis problemas metodológicos que, apesar de frequentes, não são inerentes a esse tipo de pesquisa: o uso de amostras pequenas e pouco representativas, a não especificação da teoria subjacente à pesquisa, a ausência de grupos de controle ou comparativos e a pouca consideração do contexto interpessoal (com ênfase nas atitudes do terapeuta).

Mesmo com as limitações descritas, a pesquisa sobre processo merece atenção especial, pois geralmente é sobrepujada em número, atenção, prestígio e notoriedade pela pesquisa sobre desfecho. No entanto, é possível que os mais numerosos e importantes questionamentos sobre a prática da psicoterapia só possam ser respondidos justamente por meio da análise minuciosa do processo terapêutico (Quadro 9.1).

## Pesquisa sobre desfecho

Com pesquisas sobre desfecho, procura-se investigar se um tratamento psicoterapêutico produz os resultados clínicos desejados, mensurando-os por meio de medidas predominantemente quantitativas. Embora exista aparente simplicidade nesse sistema, duas questões bastante diretas trazem à tona a complexidade da área: (1) quais são os resultados clínicos desejados e (2) como medi-los.

Quanto aos resultados, a questão não se resume a se e o quanto uma psicoterapia funciona, incluindo ainda as circunstâncias desse funcionamento. Por exemplo, quais áreas do funcionamento humano são afetadas? Quem são os indivíduos beneficiados? Qual a duração do efeito terapêutico? Quantas sessões são necessárias para atingir mudanças?[6] Essas questões – e outras tantas – que estão intrinsecamente ligadas à efetividade de técnicas psicoterapêuticas específicas precisam ser cotejadas com as condições nas quais a psicoterapia é realizada. Assim, as características dos pacientes, o tipo de transtorno mental e as características do tra-

## Quadro 9.1 | Exemplos de pesquisa sobre processo

Tang e DeRubeis[4] estudaram pacientes em terapia cognitivo-comportamental (TCC) para depressão. Muitos pacientes haviam experimentado melhora súbita (responsável por cerca de 50% da melhora total dos pacientes ao longo do tratamento) no intervalo entre duas sessões específicas. Esse grupo de pacientes apresentou menos depressão que os demais pacientes ao fim do estudo, diferença que permaneceu após 18 meses. Os pesquisadores identificaram mudanças cognitivas consideráveis nas sessões de terapia que precederam as melhoras súbitas e poucas alterações cognitivas nas demais sessões, o que sugere que as mudanças cognitivas agiam como gatilho das melhoras súbitas. Também notaram melhores alianças terapêuticas nas sessões prévias às melhoras súbitas, assim como mudanças cognitivas adicionais após as melhoras, o que sugere um modelo de três etapas para a recuperação dos pacientes: preparação – sessão crítica/melhora súbita – espiral de evolução.

Høglend e colaboradores[5] pesquisaram os efeitos em longo prazo de interpretações transferenciais por meio de ensaio clínico randomizado (ECR) com cem pacientes que buscaram psicoterapia para depressão, ansiedade, transtornos da personalidade e problemas interpessoais. Todos os pacientes receberam sessões semanais de terapia psicodinâmica durante um ano, mas um dos grupos recebia interpretações transferenciais, e o outro, não. Ambos os grupos tiveram melhora significativa durante o tratamento e após seu término. No entanto, pacientes com história de más relações objetais se beneficiaram mais da psicoterapia com interpretações transferenciais, efeito que se manteve durante os quatro anos de acompanhamento. Os autores concluíram que as inteprretações transferenciais parecem especialmente importantes para pacientes com problemas interpessoais mais graves e de longa duração.

---

tamento em si são variáveis centrais a serem examinadas. Em virtude de tais particularidades, embora todas as pesquisas possam gerar tentativas de generalização para políticas de saúde e para a prática clínica, as limitações inerentes delas devem ser reconhecidas.

Quanto a como medir os desfechos da psicoterapia, está claro que não há um instrumento ou um conjunto de procedimentos que possa ter abrangência universal. Portanto, técnicas psicoterapêuticas díspares aplicadas a populações distintas e com objetivos específicos definidos vão requerer, a priori, diferentes medidas de desfecho. A mensuração de efeitos comportamentais, por exemplo, pode ser apropriada para aferir terapias comportamentais, mas inadequada para terapias psicodinâmicas. Ainda assim, pensa-se que muitos dos efeitos das psicoterapias são sobrepostos, havendo esforços no sentido de criar e utilizar ferramentas que incluam variáveis de naturezas distintas e permitam, inclusive, a comparação entre estudos.

A utilidade das medidas de desfecho depende de sua confiabilidade e validade. Uma medida confiável fornece os mesmos resultados quando usada repetidas vezes e por diferentes pesquisadores – partindo do pressuposto de que não houve alteração da variável. Uma medida válida afere de fato os desfechos que deve mensurar, tornando os dados encontrados consistentes e generalizáveis. É importante ressaltar que os conceitos de confiabilidade e validade são relativos e dependem dos efeitos terapêuticos específicos em questão. Por exemplo, uma escala de sintomas de ansiedade pode ser confiável e válida para o transtorno de pânico, mas não para o transtorno bipolar.

Outro aspecto a se considerar é que os desfechos não têm o mesmo significado para todos os envolvidos no tratamento: a validade, portanto, depende da perspectiva adotada para avaliar o instrumento de medida. A diminuição de um ponto na Escala de Depressão de Hamilton de uma semana para outra, por exemplo, pode aparentemente não ter significado para um observador externo que tem acesso apenas ao resultado final. No entanto, se essa diminuição de um ponto refere-se ao item de suicídio e simboliza que o indivíduo em tratamento deixou de pensar que a vida não vale a pena ser vivida, certamente é de grande relevância para paciente e terapeuta.

O exemplo recém-utilizado mostra a impossibilidade de desenvolver uma ferramenta que tenha a capacidade de refletir isoladamente os efeitos das psicoterapias. Outros fatores também contribuem para tornar os achados das pesquisas em psicoterapia sujeitos a equívocos de interpretação, como a variabilidade do comportamento, do pensamento e das emoções humanas, além do fato de os pacientes poderem ser afetados por diferentes fatores, que não a psicoterapia, durante os estudos – podendo, assim, haver várias explicações alternativas para as melhoras aparentemente propiciadas pelo trabalho psicoterápico. Essas explicações alternativas podem ser minimizadas, ainda que nunca eliminadas, pelo delineamento cuidadoso da pesquisa e pela inclusão de condições de controle que tornem os elementos extrapsicoterápicos o mais constantes possível (Quadro 9.2).

## Pesquisas qualitativas e quantitativas

Para todo estudo em psicoterapia, seja o foco em processo, seja em desfecho, há duas formas básicas de coletar e medir e dar significado aos dados: a qualitativa e a quantitativa. Em síntese ampla e pragmática, é possível dizer que a pesquisa qualitativa se baseia na linguagem para atingir seus objetivos, enquanto a quantitativa fundamenta-se em números.

A polarização qualitativa/quantitativa é bastante empregada por sua conveniência didática e será aqui utilizada, mas deve-se ressaltar que os processos de pesquisa são mais precisamente localizados em um *continuum* do que de forma dicotômica. Análises de interpretação de texto, por exemplo, teoricamente qualitativas, contam amiúde com o apoio de cálculos de frequência, assim como dados numéricos, teoricamente quantitativos, devem ser conceitualizados antes que se conduza sua análise estatística e sua interpretação.

### Pesquisa qualitativa

É a pesquisa baseada na classificação e na interpretação de material linguístico. Incorpora observações, percepções e experiências sem necessariamente condensá-las em números. A análise qualitativa costuma envolver a combinação de avaliações gerais do material (p. ex., perspectivas, condensações, sumários) com avaliações pormenorizadas (p. ex., categorizações, identificação de estruturas). O objetivo final é ajudar a compreender determinados fenômenos com ênfase no sentido, na experiência e na atitude dos participantes.

Esse formato de pesquisa é primariamente exploratório e lança mão de técnicas de coleta de dados não estruturadas ou semiestruturadas. O enfoque é essencialmente indutivo, ou seja, os achados e conclusões derivam-se diretamente dos dados coletados. O tamanho da amostra é normalmente pequeno, com base na disponibilidade de participantes e na viabilidade da coleta de dados, e não em cálculos de poder estatístico. Há, no entanto, algumas condições que indicam quantos indivíduos incluir em um estudo qualitativo, como o número de participantes de estudos prévios similares e a saturação, ou seja, o número necessário para obter as informações desejadas e a partir do qual os dados passam a ser redundantes.

Outro aspecto importante que diz respeito à amostra em pesquisas qualitativas é a técnica de amostragem proposital (*purposeful sampling*) para a identificação e o recrutamento de participantes: a escolha de indivíduos que possam contribuir ao máximo para os objetivos do estudo. Essa estratégia busca potencializar as informações a serem obtidas de cada participante, compensando o tamanho normalmente pequeno da amostra.[9]

Em psicoterapia, a pesquisa qualitativa (Quadro 9.3) é utilizada na tentativa de entender alguns dos processos e desfechos mais complexos, assim como as maneiras como os pacientes experimentam de forma específica seu tratamento. Há relação íntima entre pesquisa qualitativa e pesquisa sobre processo psicoterápico. Tendo em vista que o processo da psicote-

---

**Quadro 9.2** | Exemplos de pesquisa sobre desfecho

Stefini e colaboradores[7] compararam, por meio de ECR, a TCC com a terapia psicodinâmica para o tratamento de bulimia em 81 adolescentes do sexo feminino. O desfecho primário foi a proporção de indivíduos em remissão ao final do tratamento. Após uma média de 36,6 sessões de terapia, as taxas de remissão foram de 33,3% para a TCC e de 31% para a terapia psicodinâmica, sem diferença estatisticamente significativa entre ambas. Tal melhora se manteve estável por 12 meses após o término das terapias nos dois grupos. Na comparação dos desfechos secundários, houve pequena diferença a favor da TCC quanto à compulsão alimentar periódica e quanto à purgação, enquanto a terapia psicodinâmica mostrou-se mais eficaz em reduzir as preocupações relativas à alimentação.

Souza e colaboradores[8] investigaram a efetividade da terapia interpessoal (TIP) como estratégia adjunta ao tratamento habitual (farmacoterapia escolhida livremente pelo médico assistente) em indivíduos com depressão resistente. Um dos grupos da randomização recebeu TIP associada à farmacoterapia, enquanto o outro recebeu apenas farmacoterapia. Após 24 semanas de acompanhamento, ambos os tratamentos levaram à melhora clínica, sem diferenças estatisticamente significativas entre os grupos quanto aos desfechos estipulados – melhora dos sintomas depressivos e da qualidade de vida.

**Quadro 9.3** | Exemplo de pesquisa qualitativa

Khazaie e colaboradores,[11] com o objetivo de ajudar a compreender e desenvolver intervenções para diminuir o abandono de tratamento, exploraram as razões pelas quais pacientes desistiram de suas psicoterapias. A amostra incluiu 15 participantes: 7 pacientes que abandonaram psicoterapia e 8 psicoterapeutas cujos pacientes abandonaram o tratamento. Uma entrevista semiestruturada foi utilizada para a coleta dos dados. As entrevistas foram gravadas e depois transcritas. Realizou-se análise de conteúdo com o material obtido, e quatro categorias principais emergiram como razões para o abandono do tratamento: insatisfação com a qualidade da psicoterapia, problemas financeiros, despreparo do contexto sociocultural da psicoterapia (p. ex., um paciente imigrante que não se sente compreendido pelo terapeuta não imigrante) e psicoterapia como tratamento de difícil adesão. Adicionalmente, subcategorias dentro de cada categoria principal foram documentadas. Os autores concluíram que há, no contexto pesquisado, diferentes razões para o abandono, as quais devem ser abordadas no início do tratamento para que não sirvam de empecilho para a continuidade das psicoterapias.

---

rapia abrange tudo que ocorre nas ou entre as sessões de tratamento, inclusive pensamentos, emoções, percepções, intenções e ações de terapeuta e paciente, além da relação entre ambos, a pesquisa qualitativa é um método apropriado para investigar os detalhes desse processo e sua contribuição para os desfechos.

Uma crítica recorrente à pesquisa qualitativa é a ausência de rigor científico, reprodutibilidade e generalizabilidade. Há quem a considere pouco mais do que uma coleção de impressões pessoais desprovida de confiabilidade e validade. Entretanto, da mesma forma que a pesquisa quantitativa, o nível de verdade científica e o valor dos achados sempre dependem das capacidades do pesquisador, da adequação da questão posta e dos métodos utilizados para respondê-la. Nesse sentido, alguns quesitos particulares são propostos como oportunos para julgar a qualidade das conclusões de uma pesquisa qualitativa.[10] São eles:

- **Credibilidade**: Os resultados e as interpretações feitas pelos pesquisadores são plausíveis para os sujeitos envolvidos no estudo?
- **Transferibilidade**: As conclusões alcançadas podem ser generalizadas? São transferíveis para outro contexto?
- **Consistência**: O método da pesquisa é consistente e pode ser seguido por outros investigadores? Ou seja, é fidedigno?
- **Confirmabilidade**: A pesquisa é razoavelmente livre de vieses? Se outra pessoa fizesse o mesmo estudo, confirmaria os resultados e as conclusões?

## Pesquisa quantitativa

É a pesquisa baseada em números, costumeiramente acompanhada de análises estatísticas. Focaliza a medida e o exame de relações causais entre variáveis. A coleta de dados é habitualmente realizada por meio de métodos padronizados como questionários, escalas ou entrevistas estruturadas, os quais são aplicados a amostras mais numerosas. São empregadas amostras majoritariamente randômicas, a fim de minimizar vieses e fatores de confusão.

O enfoque é essencialmente dedutivo, isto é, os dados são reunidos com o objetivo específico de testar ideias e hipóteses preestabelecidas. Inferências causais são realizadas a partir tanto da observação direta quanto das associações estabelecidas por meio de análises estatísticas.

Os métodos quantitativos são mais efetivos quando seu conteúdo é tão restrito ou controlado a ponto de que os eventos estudados sejam livres de qualquer influência indefinida. Sob tais condições, a reprodutibilidade é elevada e os resultados têm alta probabilidade de predizer de forma confiável o desfecho futuro dos mesmos eventos.

As pesquisas quantitativas podem ser de natureza experimental ou não experimental (descritiva). O delineamento experimental é caracterizado pela inserção de alguma variável – como um tratamento – e pela posterior comparação dos desfechos com um grupo de controle ou com outra variável – como outro tipo de tratamento. Um exemplo do delineamento experimental é o ensaio clínico randomizado (ECR). Já no delineamento não experimental (descritivo), os dados são colhidos a partir de grupos preexistentes, ou seja, não há inclusão de variável alguma. Um exemplo do delineamento não experimental (descritivo) é o estudo de prevalência.

Os achados da pesquisa quantitativa (**Quadro 9.4**) contribuem para o estudo das complexas interações entre paciente, terapeu-

**Quadro 9.4** | Exemplo de pesquisa quantitativa

Bögels e colaboradores[14] compararam os efeitos da TIP e da TCC em indivíduos com diagnóstico de transtorno de ansiedade social. Foram randomizados 47 pacientes para um dos grupos de intervenção. Ambas as psicoterapias envolveram até 36 sessões. O desfecho primário foi a melhora nos escores de escalas sintomáticas validadas de ansiedade social. Nos indivíduos em lista de espera, as aferições foram realizadas após 12 e 24 semanas do início do estudo e, nos indivíduos em psicoterapia, imediatamente após o tratamento e três meses e um ano depois de seu término. Os indivíduos em lista de espera não apresentaram melhora. Já os *tratamentos psicoterápicos* foram altamente eficazes, com taxas de remissão acima de 50% nos três momentos de aferição distintos. Não houve diferença estatisticamente significativa de eficácia entre as modalidades *psicoterápicas*.

---

ta e processo de psicoterapia, ajudando a delinear o panorama dos resultados das psicoterapias e dos fatores associados a mudanças positivas. São, assim, úteis para auxiliar na escolha das melhores condutas para quem está em tratamento ou à procura de um.[12]

Para a pesquisa qualitativa, foram citados como quesitos de avaliação de qualidade e rigor científico a credibilidade, a transferibilidade, a consistência e a confirmabilidade. Para a pesquisa quantitativa, são sugeridos critérios análogos:[13]

- **Validade:** Os resultados são precisos? Refletem o que está ocorrendo a partir da variável introduzida ou são devidos a outro elemento?
- **Confiabilidade**: Os dados coletados podem ser reproduzidos em outro contexto utilizando-se as mesmas medidas?
- **Generalizabilidade**: Os achados são aplicáveis a outros locais, contextos e pessoas?
- **Objetividade**: Os resultados são livres de contaminação subjetiva? Ou são influenciados, de alguma maneira, pelos pesquisadores?

## Medidas de desfecho

No processo de construção de uma pesquisa, assim como no momento de interpretação de seus resultados, é de suma importância a consideração do diagnóstico que foi estipulado como critério de inclusão e das medidas de desfecho selecionadas e utilizadas pelos pesquisadores.

Como este livro apresenta capítulos específicos relativos a diferentes transtornos mentais e que abordam de forma aprofundada cada transtorno e as evidências concernentes a eles, não será feita aqui uma descrição pormenorizada da associação entre diagnóstico e medidas de desfecho. Portanto, em vez de saturar o tema, serão abordados aspectos gerais alusivos à relação entre o diagnóstico-alvo e as medidas de desfecho empregadas pelos investigadores.

**Escolha da medida**. O desfecho da psicoterapia dificilmente pode ser mensurado por meio

---

**Tabela 9.2** | Características predominantes das pesquisas qualitativas e quantitativas

|  | QUALITATIVA | QUANTITATIVA |
|---|---|---|
| Dados | *Verbais* | *Numéricos* |
| Formato | *Exploratório* | *Experimental ou descritivo* |
| Coleta de dados | *Não estruturada ou semiestruturada* | *Validada e estruturada* |
| Enfoque | *Indutivo* | *Dedutivo* |
| Tamanho da amostra | *Menor* | *Maior* |
| Seleção da amostra | *Proposital* | *Randômica* |
| Critérios de qualidade | *Credibilidade, transferibilidade, consistência e confirmabilidade* | *Validade, confiabilidade, generalizabilidade e objetividade* |
| Em psicoterapia | *Processo* | *Desfecho* |

de um instrumento único. Idealmente, as medidas deveriam abarcar perspectivas distintas (do paciente, de amigos ou familiares, do terapeuta e de observadores independentes), domínios sintomáticos distintos (p. ex., afeto, cognição e comportamento) e domínios de funcionamento distintos (p. ex., trabalho, relacionamento social e familiar e qualidade de vida). No entanto, há dificuldades práticas óbvias em atingir esse ideal dentro de um contexto de pesquisa. Assim, sobram como alternativas razoáveis medidas isoladas para aferir os resultados terapêuticos.

Buscam-se medidas que sejam, ainda que isoladas, robustas e pertinentes para a questão que configura o objeto de estudo. Como raramente há consenso sobre quais medidas são as mais robustas e pertinentes, em geral são encontradas dificuldades na análise comparativa entre estudos.

A maior parte dos estudos mede desfechos em um nível sintomático ou diagnóstico a partir de avaliações categóricas e dimensionais. Escalas de gravidade de sintomas, por exemplo, são muito usadas por terem validação prévia e por facilitarem a comunicação entre a comunidade científica. Tais escalas, contudo, nem sempre são boas informantes: ainda que os sintomas sejam indicadores confiáveis de processos patológicos, não estão necessariamente ligados ao problema subjacente (p. ex., sintomas depressivos em alguém com dificuldades crônicas em relações interpessoais).[15] Tendo em vista que muitas das psicoterapias exibem efeitos não apenas sobre os sintomas, mas também sobre os problemas de funcionamento subjacentes, alguns dos impactos mais importantes e consistentes dos tratamentos podem não ser medidos.

**Calendário de avaliação.** Outra consideração importante na análise do desfecho e que se segue à escolha da medida é o calendário de avaliação, ou seja, a definição de quando os participantes serão aferidos. Os ECRs tradicionalmente lançam mão de medidas logo antes e depois da intervenção em estudo, com outra medida algum tempo após o fim do tratamento para mensurar a manutenção dos efeitos benéficos em longo prazo. No entanto, modelos estatísticos mais recentes têm permitido medidas múltiplas ao longo do tempo, tornando possível observar, por exemplo, as trajetórias de mudança clínica.[16]

**Utilidade clínica.** A utilidade clínica é, ao lado da eficácia, elemento fundamental na apreciação dos resultados das pesquisas em psicoterapia. Ela demonstra o quanto a intervenção pode ser efetiva no local onde é aplicada, independentemente da eficácia demonstrada no contexto de pesquisa. Há associação próxima entre diagnóstico, medidas de desfecho e análise da utilidade clínica. Só é possível avaliar se determinada intervenção é útil e clinicamente aplicável em diferentes contextos se a medida de desfecho que indicou sua eficácia foi selecionada e aplicada de modo adequado.

### Eficácia *versus* efetividade

Ao fazermos uma leitura crítica dos estudos, necessitamos saber claramente a distinção entre eficácia e efetividade. A eficácia é o resultado atingido no contexto e sob as condições de um ensaio clínico, o que confere maior rigor e controle em relação a vieses. Busca-se alta validade interna, ou seja, que aqueles resultados sejam corretos para aquela amostra de pacientes estudados. A validade interna é condicionada à qualidade do planejamento e da execução do ensaio. Ela também é uma condição necessária, porém não suficiente, para que um estudo possa ter utilidade prática. Caso a validade interna seja baixa ou questionável (p. ex., em um estudo com muitos vieses potenciais), a credibilidade dos resultados obtidos fica comprometida. Na busca pela validade interna, pode-se lançar mão de técnicas como a inclusão apenas de pacientes altamente selecionados e homogêneos (p. ex., indivíduos sem comorbidades) e monitorar de modo intenso tanto o progresso do paciente quanto a técnica de terapia usada. Tal rigor, entretanto, coloca em risco a validade externa – isto é, o grau de aplicabilidade ou de generalização do estudo.

Quando falamos em validade externa, ou seja, no possível desfecho da terapia pesquisada na prática clínica, automaticamente nos voltamos para a efetividade. Toda tentativa de maximizar a validade externa – enquanto é mantido um nível adequado de validade interna – é um esforço pela efetividade. Estudos que buscam efetividade costumam localizar-se em serviços psicoterápicos já em andamento usando terapeutas que rotineiramente já fazem aquele trabalho com pacientes que foram referenciados para aquele serviço.[17] É a procura, em suma, pela aproximação com o mundo real.

A aparente demanda contrária da validade interna e externa abre um dilema para o pesquisador: aumentando muito o controle sobre vieses, há aumento da validade interna; no entanto, há redução concomitante da capacidade de extrapolar o resultado para a prática. Essa tensão não pode ser resolvida simplesmente realocando a pesquisa para um contexto clínico, visto que as vantagens em validade externa seriam contrabalanceadas por ameaças à validade interna.

### Hierarquia de evidência

A hierarquia nas evidências serve para distinguir estudos de acordo com sua suscetibilidade a vieses. De forma geral, considera-se um delineamento hierarquicamente superior aquele que prioriza a validade interna sobre a externa, ficando o rigor metodológico da pesquisa à frente de considerações clínicas. Entretanto, dependendo do escopo da pesquisa, delineamentos de hierarquia inferior podem ser mais apropriados. Para estudar o processo psicoterápico, por exemplo, ECRs, teoricamente superiores aos demais delineamentos, muitas vezes não são a melhor opção. Assim, é possível concluir que não existe um desenho de estudo universal e ideal, devendo o delineamento da pesquisa ser individualizado para cada situação conforme os objetivos do ensaio e as condições oferecidas pelo contexto de pesquisa.

### Tipos de delineamento

#### Revisão sistemática e metanálise

A revisão sistemática é um delineamento planejado para responder a uma pergunta específica com a utilização de métodos explícitos e sistemáticos para identificar, selecionar, compilar e avaliar criticamente os estudos e para coletar e analisar os dados dos estudos incluídos na revisão. Por meio dessa estruturação, a revisão sistemática busca evitar vieses em cada uma de suas partes.

O método estatístico que pode ser utilizado na revisão sistemática para sumarizar os resultados dos estudos incluídos é a metanálise. O termo também é empregado de forma mais ampla para se referir a revisões sistemáticas que utilizam a metanálise.

A metanálise é uma poderosa ferramenta capaz de integrar estudos individuais que foram inconclusivos e fazer estimativas de resultados de forma mais precisa e com significância estatística. Um possível efeito terapêutico previamente escondido em virtude de baixo poder estatístico de um ensaio clínico pode vir à tona com o agregado de outros estudos do mesmo tópico. Um possível problema que vem dessa fusão de resultados é a heterogeneidade dos estudos contidos nela. É importante que haja homogeneidade entre os estudos incluídos em dimensões como tempo de tratamento, gravidade dos transtornos, tempo de formação dos terapeutas, técnica utilizada e características de base dos pacientes. Uma revisão ou metanálise passa a ser inapropriada quando reúne estudos muito diferentes entre si.

É necessário proceder com cautela ao tirar conclusões a partir de revisões/metanálises. Um agregado de pequenos artigos com metodologias questionáveis e que não seriam boas evidências pode, em alguns casos, surgir como um aparentemente belo e consistente artigo de revisão com técnicas metanalíticas sofisticadas. Por isso, ao analisarmos esses compilados, é recomendável que se revise também cuidadosamente os artigos que deram origem à revisão/metanálise. Uma revisão, por mais bem escrita que seja, não será uma evidência robusta se for baseada em estudos falhos. Um ECR bem desenhado, com número adequado de pacientes e com seguimento apropriado, pode fornecer uma evidência melhor do que a compilação de diversos estudos de curta duração e mal conduzidos.[18]

Ao analisarmos estudos de psicoterapia, devemos ter em mente que metanálises negligenciam dados da individualidade dos pacientes, pois são baseadas em taxas de resposta e valores médios. Isso mascara heterogeneidades importantes que são comumente reveladas por uma análise de investigações individuais.[19]

Outra possível limitação das metanálises é o viés de publicação. Sabe-se que é mais fácil publicar um ECR com resultados positivos. Diversos estudos que mostrariam falta de superioridade de determinado método deixam de ser publicados. Como muitas revisões e metanálises baseiam-se apenas nos artigos que foram de fato publicados, alguns autores sugerem que o viés de publicação pode ser responsável pelos geralmente positivos achados dos desfechos nesses estudos.[20] Atualmente, com o objetivo de evitar esse viés, diversas metanálises já estão procurando utilizar também dados de estudos não publicados.

## Ensaio clínico randomizado

Os ECRs comparam duas ou mais formas de tratamento por meio da randomização dos pacientes para diferentes intervenções. Essa forma de alocação visa controlar – e minimizar – possíveis diferenças entre os grupos, como variabilidade demográfica e gravidade de sintomas. A randomização garante que cada participante do estudo tenha a mesma probabilidade de ser alocado nos diferentes grupos. Entretanto, nem sempre a randomização gera igualdade entre os grupos quanto às características dos pacientes incluídos. Quando isso ocorre, pode-se lançar mão de métodos estatísticos para tornar a análise dos grupos mais fidedigna.

Pesquisadores costumam usar grupos de controle para avaliar o real impacto do tratamento em estudo. O objetivo é diferenciar os efeitos da intervenção propriamente dita das mudanças acarretadas por outros fatores, como a expectativa de mudança pelo paciente, a passagem do tempo e a atenção dada pelo terapeuta ou pela equipe. Ao estudar um medicamento, pode-se utilizar placebo. Já em psicoterapias, diversas formas de controle podem ser usadas, entre elas o não tratamento, a lista de espera, a atenção-placebo ou o tratamento-padrão habitual.[21]

O uso do não tratamento apenas observa outro grupo de pacientes sem intervenção. Qualquer mudança significativa vista nos pacientes tratados comparados aos não tratados é creditada ao tratamento. O não tratamento, quando usado, ajuda a controlar fatores do tipo remissão espontânea, regressão à média e efeitos por amadurecimento. Contudo, não controla fatores inespecíficos de qualquer terapia, como melhora do paciente apenas por receber cuidado e atenção.

A lista de espera pode ser considerada uma variante do não tratamento. No entanto, os pacientes em lista de espera sabem que, depois de certo período, vão receber tratamento. Essa expectativa pode, por si só, antecipar mudanças que afetam seus sintomas. Nesse caso, quando existe uma diferença entre os grupos, ela pode ser creditada ao tratamento em si, e não à expectativa. Um fator de confusão é o fato de pacientes em lista de espera ficarem insatisfeitos em ter que esperar o tratamento e, por isso, acabarem apresentando alguma piora sintomática. Outra limitação é a questão ética de deixar pacientes sintomáticos em espera sem receber tratamento.

Na atenção-placebo (ou tratamento por fatores inespecíficos), há controle para possíveis melhoras causadas pelo simples encontro e/ou pela atenção destinada por um terapeuta. Esse terapeuta não utiliza nenhuma técnica específica que comprovadamente dê resultados. Ao se empregar essa forma de controle, estudos comparativos conseguem supor que o efeito da técnica da terapia em análise é ou não eficaz *per se*, sem a interferência de fatores inespecíficos de nenhuma terapia.

Uma das formas mais utilizadas de comparação é o tratamento-padrão habitual (em inglês, *treatment as usual* [TAU]). Esse método consiste em comparar a técnica em estudo com outra que, de fato, já se utiliza de rotina na prática clínica de determinado local. Nesse caso, a questão ética de deixar pacientes sem tratamento (como nos outros controles citados) seria resolvida, assim como ficaria teoricamente equalizado o resultado por fatores inespecíficos das terapias, já que, nos dois grupos, há passagem do tempo, expectativa de mudanças pelos pacientes, atenção designada por terapeuta, avaliações de sintomas seriados e regressão à média.

## Outros delineamentos

Nos estudos de coorte, pacientes com e sem exposição ao fator em estudo são observados ao longo de um período determinado. Nesses estudos observacionais, o resultado pode dar indícios preliminares de associação entre o fator em estudo e o desfecho.[22] Nos estudos de caso-controle, pacientes com desfechos similares são agrupados e uma busca retrospectiva é feita para saber qual fator contribuiu para determinado desfecho. Já os estudos de caso podem ser úteis para demonstrar o refinamento de alguma técnica, especialmente em se tratando de novas técnicas psicoterápicas. Esses outros delineamentos mencionados possibilitam a formulação de hipóteses, as quais devem ser colocadas à prova posteriormente por meio de ECRs.

## LIMITAÇÕES DAS EVIDÊNCIAS EM PSICOTERAPIA

A leitura atenta e criteriosa da evidência científica disponível tornou-se uma ferramenta não apenas desejável, mas indispensável à boa prática clínica ao longo das últimas décadas. Os desafios na transposição dos achados de um artigo científico para a o dia a dia dos consultórios ainda são muitos, de modo que o impacto clínico dos tratamentos nem sempre reflete as promessas das pesquisas. Como mencionado, as condições ideais geradas em ambientes de ECRs (grupos homogêneos de pacientes, terapeutas bem treinados e bem supervisionados, adesão cautelosa a protocolos de intervenção) podem inflar os efeitos observados das intervenções.

Uma das principais discrepâncias entre o mundo da pesquisa e o mundo da clínica, por exemplo, diz respeito ao uso de critérios diagnósticos formais (geralmente a partir do *Manual diagnóstico e estatístico de transtornos mentais* [DSM]) para inclusão de pacientes nos diferentes tipos de estudo. A despeito dos enormes avanços na psiquiatria proporcionados por critérios diagnósticos operacionalizados, há que se reconhecer que, na prática clínica, a indicação de uma intervenção psicoterapêutica não costuma requerer a identificação da presença de um diagnóstico formal. Nesse sentido, pacientes com apresentações subsindrômicas ou com diversas comorbidades, por exemplo, apesar de extremamente frequentes nos consultórios de psicoterapeutas, raras vezes estão representados nos ECRs. Mais do que isso, mesmo categorias nosológicas tradicionais, como depressão, apresentam importante heterogeneidade, de modo que a melhora de um sintoma, como sentimentos de culpa, por exemplo, pode ser relevante para um subgrupo de pacientes e, ao mesmo tempo, não ter maior importância para outro. Cabe destacar, entretanto, que a exigência de critérios formais de inclusão muitas vezes é originada nos órgãos financiadores de pesquisa, de modo que investigadores costumam ter liberdade limitada para a utilização de critérios mais flexíveis, compatíveis com a prática diária da maioria dos psicoterapeutas.

Outra limitação importante na avaliação crítica de evidências em psicoterapia diz respeito à possibilidade de viés de publicação. Não há como comparar a facilidade que um pesquisador tem em publicar um "achado positivo" (geralmente significando uma diferença estatística entre o tratamento ativo e o grupo de controle) com as dificuldades em se publicar um "achado negativo" (quando não se encontra tal diferença entre os grupos). Desse modo, há sobrerrepresentação, nos periódicos científicos, de achados que confirmam a superioridade dos tratamentos investigados. As consequências de tal distorção vão muito além do estudo individual, pois, quando se busca fazer uma revisão sistemática da literatura (ou mesmo uma síntese metanalítica), o que muito provavelmente se observará é um quadro mais favorável do que a realidade. Nesse sentido, quando se busca compreender a eficácia ou a efetividade de determinada técnica psicoterapêutica, a procura por resultados não publicados (muitas vezes apresentados sob forma de comunicação oral ou pôsteres) torna-se fundamental. Uma recomendação importante é que todo estudo seja registrado, antes de seu início, em uma base de dados pública (p. ex., a www.clinicaltrials.gov), de modo a permitir sua identificação independentemente de publicações em revistas especializadas.

Quando e como medir os desfechos são duas questões de extrema relevância no delineamento de um estudo de intervenção – e talvez mais importante ainda em ensaios clínicos de psicoterapia, dada a natureza do fenômeno em foco. Em contraste com a cronicidade característica da maioria dos transtornos mentais (medida em anos), os estudos que avaliam intervenções psicofarmacológicas e psicoterápicas geralmente são de curta duração (medida em semanas). Desse modo, a fidelidade aos resultados obtidos torna necessário que reconheçamos que pouco se sabe sobre os efeitos de intervenções além do curto e do médio prazo. Infelizmente, os custos operacionais e a dificuldade de manter pacientes vinculados em acompanhamentos por longo prazo costumam inviabilizar tais seguimentos. Mesmo quando realizadas, essas análises nem sempre são muito informativas, pois podem sofrer de limitações como a retenção de subgrupos específicos de pacientes (p. ex., é possível que aqueles que melhorem mais sejam mais abertos a seguir participando do estudo por períodos maiores) e o uso de outras formas de tratamento (sejam psicoterápicas ou psicofarmacológicas) concomitantemente.

A forma como os desfechos são mensurados também é de grande relevância na interpretação de achados de um estudo em psicoterapia. Como mencionado anteriormente, pesquisas de desfecho em geral lançam mão de instrumentos como escalas de sintomas e avaliações sistematizadas pelo clínico para avaliar a melhora de determinado paciente. Nesse sentido, também são colocadas questões relativas ao estabelecimento de critérios de melhora (p. ex., resposta, definida como redução – em geral percentual, como 30%, 50%, 70% – nos sintomas presentes no início do tratamento; remissão, definida como ausência – ou níveis mínimos – de sintomas em determinada escala). No que diz respeito a estudos que adotam o critério "resposta" como desfecho principal, cabe destacar que, em diversos ECRs, mesmo havendo redução de sintomas em comparação com o início do tratamento, ao término da intervenção, muitos pacientes seguem apresentando sintomatologia suficiente para serem novamente incluídos no estudo. Sob tal perspectiva, a utilização de indicadores de remissão, apesar de mais dificilmente atingíveis, representa um desfecho mais robusto no âmbito clínico.

Talvez um dos aspectos mais problemáticos no que diz respeito aos estudos sobre a eficácia/efetividade de intervenções psicoterápicas seja o cegamento nos ensaios clínicos. Tradicionalmente, em estudos de fármacos, utiliza-se como principal forma de controle o placebo – geralmente com paciente e clínico cegados acerca do real conteúdo do comprimido/da cápsula. Dada a natureza das intervenções psicoterápicas, torna-se impossível cegar o psicoterapeuta em relação à intervenção que está sendo oferecida. No mesmo sentido, também costuma ser impraticável impedir que o paciente saiba o formato de tratamento que está recebendo. Assim, sempre que possível, recomenda-se a inclusão de um terceiro agente, este sim cego para a informação sobre a intervenção realizada, que ficaria responsável pela avaliação antes, durante e depois do tratamento. A adoção de tal estratégia não exclui a coleta de dados pelo clínico e/ou o uso de questionários de autorrelato, mas agrega uma fonte adicional de informação, corroborando os achados de modo mais independente. Tal procedimento também auxilia na minimização de eventuais conflitos de interesse, pois muitas vezes o terapeuta, adepto de determinada corrente teórica, mesmo que inconscientemente, pode estar enviesado a avaliar de modo positivo os resultados de sua própria técnica.

Outro ponto que deve ser levado em consideração na avaliação crítica de evidências diz respeito à validade externa dos achados em termos do contexto/da cultura em que o estudo foi conduzido e onde se pretende aplicar o conhecimento gerado. Sabe-se, de outras áreas da medicina, que evidências geradas no mesmo local onde são aplicadas apresentam um potencial muito maior de modificar de fato a prática de profissionais de saúde. Nesse sentido, a carência de estudos conduzidos em países de baixa e média renda (como o Brasil) torna as lacunas de conhecimento sobre a eficácia e a efetividade das diferentes psicoterapias ainda maior. Apenas como exemplo, uma revisão sistemática de ECRs que avaliava intervenções de saúde mental para crianças e adolescentes identificou que apenas 10% dos estudos eram conduzidos em países de baixa e média renda (apesar de 90% dos indivíduos abaixo dos 18 anos do planeta morarem nesses países).[23] Além disso, revisões sistemáticas e metanálises algumas vezes adotam critérios de inclusão/exclusão com base no idioma de publicação, de modo que trabalhos escritos em línguas que não a inglesa muitas vezes são deixados de fora.

> Várias limitações metodológicas, muitas delas inerentes ao método psicoterápico, ainda representam obstáculos na avaliação das diferentes intervenções atualmente disponíveis. Nesse sentido, há grande demanda por inovação na pesquisa em psicoterapia. Cabe ao clínico, em última análise, integrar a melhor evidência disponível aos conhecimentos advindos da prática psicoterápica, com o objetivo último de oferecer a forma de tratamento mais adequada para cada paciente.

## FUTURO DA PESQUISA EM PSICOTERAPIA

Uma das preocupações centrais do avanço do conhecimento científico em saúde mental é a redução do impacto negativo dos transtornos psiquiátricos sobre o indivíduo e a sociedade. Em um momento em que a eficácia das psicoterapias parece, para boa parte dos problemas de saúde mental, próxima de um consenso, pode ser hora de duas mudanças de rumo: por um lado, refinar a eficácia e buscar aumentar as taxas de sucesso das psicoterapias; por outro, focar a efetividade dos tratamentos.[24]

Ao pensar em melhorar o que já atinge resultados favoráveis, um dos caminhos pode ser o estudo de componentes. Isso significa dividir a técnica de determinada psicoterapia em fragmentos e, por meio de somas e subtrações de intervenções específicas, descobrir o que pode ajudar mais ou menos os pacientes. Na TCC para o transtorno de pânico, por exemplo, será que a respiração diafragmática como técnica para lidar com a ansiedade de fato melhora o desfecho do tratamento? Ou, na psicoterapia de orientação analítica, será que interpretações transferenciais são benéficas para todos os pacientes?

São questões muitas vezes debatidas, mas cujas respostas frequentemente não são encontradas na literatura. É possível que haja espaço ainda para estabelecer os componentes que realmente fazem a diferença para os pacientes em psicoterapia – ou, ainda, identificar se determinados componentes são mais importantes para alguns pacientes e menos para outros.

Todavia, podemos transladar o foco da eficácia para a efetividade. Uma das formas de aumentar a efetividade é simplificar a oferta das modalidades psicoterápicas e, por conseguinte, o treinamento de psicoterapeutas. Nesse sentido, uma estratégia que vem sendo testada é a abordagem transdiagnóstica. Nela, em vez de protocolos específicos para cada transtorno, é utilizado um protocolo unificado que enfatiza fatores que são comuns a diferentes transtornos. As técnicas específicas postas em prática são aquelas que transcendem categorias diagnósticas, como regulação emocional, reavaliação cognitiva e treinamento de consciência emocional. A abordagem transdiagnóstica facilita a formação de psicoterapeutas, visto que não exige o conhecimento de diversos protocolos de tratamento, e torna mais racional o campo psicoterápico como um todo, pois ressalta as semelhanças entre as distintas modalidades e os fatores comuns que são os maiores responsáveis pelos desfechos positivos buscados.

## CONSIDERAÇÕES FINAIS

Não há dúvidas a respeito do avanço nas investigações científicas sobre psicoterapias ao longo das últimas décadas. Entretanto, é fundamental reconhecer o atual estado da pesquisa em psicoterapia: o que quer dizer, por exemplo, a presença de determinada técnica em diretrizes clínicas ou listas de terapias com "eficácia comprovada"? Se determinada intervenção psicoterápica foi testada e se mostrou ineficaz (p. ex., não superior à lista de espera), é possível concluir que ela não está indicada para certa condição. Entretanto, se tal intervenção ainda não foi testada, seria precoce afirmar que ela não funciona para certa finalidade. Seguindo uma máxima da medicina baseada em evidências, "ausência de evidência não significa evidência de ausência". Enquanto a ausência de evidência não exclui a possibilidade de eficácia, não há como negar que um vácuo de evidência acaba por reduzir a credibilidade de determinado tratamento.

Apesar de ainda haver algum debate sobre a compatibilidade entre os métodos empregados pelas diferentes formas de psicoterapia e os delineamentos de pesquisa contemporâneos, parece ser cada vez mais consensual que a aplicação de princípios da medicina baseada em evidências pode avançar no conhecimento acerca das diferentes técnicas psicoterápicas. Espera-se que o estudo sistemático de intervenções psicoterápicas possa nos informar a respeito de processos e desfechos, o que, em última instância, permitirá a identificação de quais técnicas são indicadas para quais pacientes (e em quais momentos). Entretanto, mesmo com a disponibilidade de tal informação, a tradução e a efetiva implementação de tais achados na prática clínica representam outro grande desafio.

De fato, os avanços de pesquisa percorrem um longo caminho até chegarem (ou não) à prática clínica: ao contrário do que talvez muitos gostariam, não se pode esperar que as evidências falem por si. Diversas razões podem atuar nesse sentido; entre elas, podemos citar o interesse reduzido que achados de pesquisa despertam em muitos clínicos; a resistência de terapeutas – especialistas em suas respectivas áreas de atuação – em buscar conhecimentos que gerem mudanças em seu modo de trabalhar ou até mesmo contradigam pressupostos teóricos nos quais se baseiam; e o modo de organização dos serviços de saúde, nem sempre aberto a inovações.

Seguindo o modelo médico aplicável a doenças infecciosas, ou mesmo em casos cirúrgicos, muitos serviços de saúde se organizam a partir do paradigma curativo, no qual, após uma intervenção, o paciente está livre do problema e não requer mais acompanhamento. Infelizmente, uma das características centrais de boa parte dos transtornos mentais é a cronicidade, portanto um planejamento para eventuais novas intervenções, mesmo após a obtenção da melhora clínica, deve ser considerado.

Como sugerem Roth e Fonagy,[15] pode ser tentador assumir que a simples utilização de tratamentos manualizados nos consultórios garanta uma prática clínica baseada em evidências. Entretanto, cabe lembrar que manuais geralmente são desenvolvidos com o objetivo de ser utilizados em ECRs, buscando maximizar a especificidade de técnica em estudo em relação a outras abordagens. Desse modo, não são necessariamente a melhor escolha para a prática rotineira ou para o treinamento de psicoterapeutas – cabendo, nesses contextos, uma avaliação sobre a adequação do material a ser utilizado.

A prática clínica é muito mais complexa e heterogênea do que qualquer manual pode prever, de modo que não se pode esquecer que, em última instância, cabe ao terapeuta aliar o conhecimento científico com o contexto e com as demandas do paciente. Dito de modo sumarizado, não se pode esquecer a definição de Sackett, considerado um dos pais da chamada medicina baseada em evidências: "Medicina baseada em evidências é a integração da melhor evidência de pesquisa com a experiência clínica e com os valores dos pacientes".[25]

Por fim, não há como não se reconhecer certa ironia no fato de que, apesar da crescente demanda por embasamento em evidências, não há – até o momento – uma avaliação sistemática acerca dos benefícios da adoção de diretrizes baseadas em evidências em serviços de psicoterapia. Desse modo, a implementação dos achados de pesquisa, apesar de seguir uma lógica plausível, permanece não testada do ponto de vista científico. Como argumentam Roth e Fonagy,[15] deve-se ter em mente ainda que, independentemente da força de uma evidência, o método psicoterápico de escolha representa apenas uma parcela da variância observada nos desfechos clínicos e que implementar a prática de uma psicoterapia baseada em evidências ignorando o componente "arte" da terapia pode acabar reduzindo a capacidade criativa e, por conseguinte, o potencial de avanço da técnica.

## REFERÊNCIAS

1. Lambert MJ. The efficacy and effectiveness of psychotherapy. In: Lambert MJ, editor. Bergin and Garfield's handbook of psychotherapy and behavior change. 6. ed. Hoboken: Wiley; 2013. p.139-93.
2. Dragioti E, Karathanos V, Gerdle B, Evangelou E. Does psychotherapy work? An umbrella review of meta-analyses of randomized controlled trials. Acta Psychiatr Scand. 2017;136(3):1-11.
3. Gelo OCG, Pritz A, Rieken B. Psychotherapy research: foundations, process, and outcome. Wien: Springer-Verlag; 2015.
4. Tang TZ, DeRubeis RJ. Sudden gains and critical sessions in cognitive-behavioral therapy for depression. J Consult Clin Psychol. 1999;67(6):894-904.
5. Høglend P, Bøgwald KP, Amlo S, Marble A, Sjaastad MC, Sørbye Ø, et al. Transference interpretations in dynamic psychotherapy: do they really yield sustained effects? Am J Psychiatry. 2008;165(6):763-71.
6. Timulak L. Research in psychotherapy and counselling. London: Sage; 2008.
7. Stefini A, Salzer S, Reich G, Horn H, Winkelmann K, Bents H, et al. Cognitive-behavioral and psychodynamic therapy in female adolescents with bulimia nervosa: a randomized controlled trial. J Am Acad Child Adolesc Psychiatry. 2017;56(4):329-35.
8. Souza LH, Salum GA, Mosqueiro BP, Caldieraro MA, Guerra TA, Fleck MP. Interpersonal psychotherapy as add-on for treatment-resistant depression: A pragmatic randomized controlled trial. J Affect Disord. 2016;193:373-80.
9. Palinkas, L. Qualitative Methods in Mental Health Services Research. J Clin Child Adolesc Psychol. 2014;43(6):851-61.
10. Lincoln YS, Guba EG. Naturalistic inquiry. Newbury Park: Sage; 1985.
11. Khazaiea H, Rezaiea L, Shahdipourb N, Weaverc P. Exploration of the reasons for dropping out of psychotherapy: a qualitative study. Eval Prog Plann. 2016;56:23-30.

12. Lutz W, Hill CE. Quantitative and qualitative methods for psychotherapy research: Introduction to special section. Psychother Res. 2009;19(4-5):369-73.
13. Robson C, McCartan K. Real world research: a research for users of social research methods in applied settings. 4. ed. Oxford: Blackwell; 2016.
14. Bögels SM, Wijts P, Oort FJ, Sallaerts SJ. Psychodynamic psychotherapy *versus* cognitive behavior therapy for social anxiety disorder: an efficacy and partial effectiveness trial. Depress Anxiety. 2014;31(5):363-73.
15. Roth A, Fonagy P. What works for whom? a critical review of psychotherapy research. New York: Guilford; 2006. p.661.
16. Consoli AJ, Beutler LE, Bongar B. Comprehensive textbook of psychotherapy: theory and practice. New York: Oxford University; 2017.
17. Hunsley J, Elliott K, Therrien Z. The efficacy and effectiveness of psychological treatments. Ottawa: Canadian Psychological Association; 2013.
18. Gray GE, Taylor CB. Searching for answers. In: Taylor CB. How to practice evidence-based psychiatry: basic principles and case studies. Whashington: American Psychiatric; 2010. p.21-34.
19. Fonagy P. The effectiveness of psychodynamic psychotherapies: an update. World Psychiatry 2015; 14(2): 137-50.
20. Sohn D. Publication bias and the evaluation of psychotherapy efficacy in reviews of the research literature. Clin Psychol Rev. 1996;16(2):147-56.
21. Comer JS, Kendall PC. Methodology, design, and evaluation in psychotherapy research. In: Lambert MJ, editor. Bergin and Garfield's handbook of psychotherapy and behavior change. Hoboken: Wiley; 2013.
22. Gold C. Quantitative psychotherapy outcome research: methodological issues. In: Gelo OCG, Pritz A, Rieken B. Psychotherapy research: foundations, process, and outcome. Wien: Springer-Verlag; 2015.
23. Kieling C, Baker-Henningham H, Belfer M, Conti G, Ertem I, Omigbodun O, et al. Child and adolescent mental health worldwide: evidence for action. Lancet. 2011;378(9801):1515-25.
24. Mulder RT, Murray G, Rucklidge JJ. The common *versus* specific factors debate: opening the black box of psychotherapy. Lancet Psychiatry. 2017;4(12):953-62.
25. Sackett DL, Straus SE, Richardson WS, Rosenberg W, Haynes RB. Evidence-based medicine: how to practice and teach. 2nd. ed. Edinburg: Churchill Livingstone; 2000. p.280.

# Psicoterapias e bioética

Ana Cristina Tietzmann
José Roberto Goldim
Júlia Schneider Protas

As psicoterapias são um campo fértil para reflexões bioéticas. Frequentemente, há confusão e desconhecimento relativos aos conceitos e à importância desse tipo de reflexão na prática profissional. A qualidade da interação entre terapeuta(s) e paciente(s) e a adequação ética de suas ações e consequências precisam ser pensadas cotidianamente. Neste capítulo, após a introdução dos aspectos históricos e alguns referenciais básicos do campo da bioética, são discutidas questões relacionadas a prática da psicoterapia, formação e exercício profissional, consentimento informado, confidencialidade, privacidade em tempos de internet, entre outras, uma vez que configuram aspectos importantes no processo psicoterápico.

## BIOÉTICA

A palavra bioética (*bioethik*) foi utilizada pela primeira vez em um artigo publicado em alemão.[1] O autor caracterizou a bioética como o reconhecimento de obrigações éticas não apenas em relação ao ser humano, mas em relação a todos os seres vivos. Esse texto, encontrado por Rolf Löther, da Universidade Humboldt, de Berlim, e divulgado por Eve-Marie Engel, da Universidade de Tübingen, também da Alemanha, antecipa o surgimento do termo "bioética" em 44 anos.[2] No final de seu artigo, Jahr propõe um imperativo da bioética: "Respeita todo ser vivo essencialmente, como um fim em si mesmo, e trata-o, se possível, como tal".[1]

Anteriormente, a criação do termo "bioética" era atribuída a Potter,[3] caracterizando-se como a ciência da sobrevivência. Na primeira fase, Potter qualificou a bioética como uma ponte, no sentido de estabelecer uma interface entre as ciências e as humanidades, que garantiria a possibilidade do futuro.

Atualmente, é possível entender a bioética como uma reflexão compartilhada, complexa e interdisciplinar sobre a adequação das ações que envolvem a vida e o viver. A bioética é compartilhada porque só ocorre quando feita entre indivíduos que trocam saberes e opiniões, é complexa por não se basear apenas em relações lineares entre possíveis causas e seus efeitos e é interdisciplinar por reconhecer a existência de competências específicas, mas que podem ter inúmeras interfaces que permitem diálogos entre conhecimentos aparentemente não relacionados. De acordo com essa perspectiva, uma bioética complexa é vista não como uma disciplina, mas como um campo de encontro interdisciplinar, no qual se busca fazer a reflexão sobre as ações humanas envolvidas nas questões da vida, no sentido biológico, e do viver, em um

## O QUE É ÉTICA?

A ética existe em todas as sociedades humanas. De acordo com Singer,[5] a ética é o estudo sistemático da argumentação sobre como devemos agir. Segundo Clotet,[6] o objetivo da ética é facilitar "que o ser humano chegue a realizar-se como pessoa" (p. 85), ou seja, é uma reflexão sobre a ação humana. Complementando, Veatch[7] dá uma boa definição operacional de ética ao propor que ela é "a realização de uma reflexão disciplinada das intuições morais e das escolhas morais que as pessoas fazem".

A palavra "ética" tem sido utilizada também como adjetivo, com a finalidade de qualificar uma pessoa ou uma instituição como boa, adequada ou correta. Esse uso pode ter sido influenciado pela definição de ética proposta por Moore,[8] ou seja, ética é "a investigação geral sobre aquilo que é bom". A ética também pode fazer uma reflexão sobre o mal, complementarmente ao bem. Dessa forma, a utilização de ética como adjetivo pode ser ambígua. O ideal é sempre utilizá-la na forma adverbial, ou seja, ela própria merecendo ser qualificada: eticamente adequada, eticamente inadequada, eticamente correto, eticamente incorreto, etc.

Muitas vezes, as palavras "ética", "moral" e "direito" são usadas de forma confusa ou ambígua. A moral, de acordo com Piaget,[9] é um sistema de regras, e a essência de toda a moralidade consiste no respeito que o indivíduo sente por tais regras. O direito baseia-se em uma legislação que se relaciona a uma comunidade em particular, bem determinada e delimitada por uma fronteira geográfica. A lei é sempre coercitiva, gerando obrigações ou proibições ao indivíduo.

> Em resumo: a ética é a reflexão que busca uma justificativa para a ação humana; a moral e o direito estabelecem regras que tornam essa ação previsível.

sentido mais biográfico. Entre as várias disciplinas envolvidas, a filosofia, em particular a ética, contribui de maneira fundamental.[4]

## REFERENCIAIS ÉTICOS PARA UMA REFLEXÃO BIOÉTICA

Vários referenciais éticos podem ser utilizados na abordagem de problemas e conflitos em diferentes áreas. No campo das psicoterapias, dois referenciais teóricos podem ser úteis: a ética dos princípios e a ética dos direitos humanos.

### Ética dos princípios

O referencial fundamentado em princípios, também conhecido como principialismo, é um dos mais difundidos e utilizados na bioética. É um referencial que tem grande aplicação didática, facilitando o enquadramento de casos em algumas categorias vinculadas aos princípios associados.

Frankena[10] propôs que os princípios são deveres *prima facie*; são obrigações que devem ser cumpridas, a menos que entrem em conflito, em uma situação particular, com outros deveres de igual ou maior porte. Caso isso ocorra, deve haver ponderação entre esses deveres e priorização para sua aplicação, que se restringe a essa situação específica. Sob tal perspectiva, dois princípios devem ser observados: a beneficência e a justiça. Segundo o autor:

> O princípio da beneficência não nos diz como distribuir o bem e o mal. Só nos manda promover o primeiro e evitar o segundo. Quando se manifestam exigências conflitantes, o mais que ele pode fazer é nos aconselhar a conseguir a maior porção possível de bem em relação ao mal.[10]

O princípio da justiça estabelece que o relacionamento entre as pessoas deve ser imparcial. O princípio da beneficência é o que tem o apelo mais intuitivo para todos os profissionais da saúde.

Beauchamp e Childress[11] publicaram a primeira edição do livro *Principles of Biomedical Ethics*, que consagrou o uso dos princípios na abordagem de dilemas e problemas bioéticos. Esses autores utilizavam quatro princípios fundamentais: **autonomia, não maleficência, beneficência** e **justiça**. O princípio da autonomia substituiu o do respeito às pessoas, enfatizando a autodeterminação como característica-chave.

**Princípio da autonomia**
A pessoa autônoma é aquela capaz de decidir quais são seus objetivos e agir em sua consecução. A autonomia pressupõe o respeito às opiniões e escolhas individuais, a menos que elas sejam gravemente prejudiciais para o próprio indivíduo ou para outras pessoas. O não reconhecimento da autonomia do indivíduo nessa situação caracterizaria o paternalismo fraco. Já o paternalismo forte se caracteriza por não levar em consideração a autonomia do indivíduo, independentemente de sua capacidade ou situação. Essa desconsideração pode se manifestar de três formas diferentes: não respeitar as escolhas do paciente, impedir sua liberdade de ação ou, ainda, não fornecer as informações necessárias para que ele tome as próprias decisões.

A rigor, quando se fala em autonomia, se está falando em autodeterminação, ou seja, no exercício da autonomia, entendida como capacidade. A autodeterminação é a expressão concreta da capacidade para tomar decisões – que é a autonomia.[12]

**Princípio da beneficência e da não maleficência**
O princípio da não maleficência, com o enfoque de evitar o mal, quando considerado de forma isolada, é um desdobramento do princípio da beneficência, que ficaria restrito à obrigação moral de agir em benefício dos outros. O desdobramento do princípio da beneficência pode ser questionado. Hipócrates, em torno do ano 430 a.C., propôs aos médicos, no parágrafo 12 do primeiro livro de sua obra *Epidemia*: "Pratique duas coisas ao lidar com as doenças: auxilie ou não prejudique o paciente". Essa talvez seja a citação correta da famosa frase a ele atribuída: *primum non nocere*, que não consta em nenhum texto da obra hipocrática. O juramento hipocrático insere obrigações de não maleficência e de beneficência: "Usarei meu poder para ajudar os doentes com o melhor de minha habilidade e julgamento; abster-me-ei de causar danos ou de enganar a qualquer homem com ele".[13]

A beneficência, no contexto das psicoterapias, é o dever de agir com o melhor interesse em relação ao paciente, visando ao bem dele, preservando sua privacidade, garantindo a confidencialidade de suas informações, tendo por pressuposto a veracidade e o encorajando no sentido de desenvolver sua autonomia.

**Princípio da justiça**
Beauchamp e Childress[11] entendem o princípio da justiça como a expressão da justiça distributiva. Compreende-se por justiça distributiva a distribuição justa, equitativa e apropriada na sociedade, de acordo com normas que estruturam os termos da cooperação social. Uma situação de justiça, de acordo com essa perspectiva, está presente sempre que uma pessoa receber benefícios ou encargos decorrentes de suas propriedades ou circunstâncias particulares.

Aristóteles propôs a justiça formal, afirmando que os iguais devem ser tratados de forma igual, e os diferentes, de forma diferente. Entretanto, essa proposição necessita de uma explicação e suscita algumas questões.

- Quem é igual e quem não é igual?
- Quais considerações justificam afastar-se da distribuição igual?
- Podem ser utilizados os critérios de merecimento, de necessidade, de esforço individual, de contribuição à sociedade, de mérito pessoal ou de recursos patrimoniais ou todos os indivíduos devem receber benefícios e encargos iguais?

Outra visão dos princípios foi proposta por Kemp.[14] Esse autor utilizou quatro princípios, não como deveres *prima facie*, mas sim como diretrizes de ação das pessoas. Os quatro princípios são: liberdade, dignidade, integridade e vulnerabilidade. O princípio da liberdade, também denominado de autonomia, propõe que cada um de nós é livre para tomar as próprias decisões, sem interferência de outras pessoas. A contrapartida desse princípio é reconhecer que todas as demais pessoas têm dignidade, ou seja, que elas também têm sua liberdade de ação. O princípio da integridade é aquele que orienta as ações no sentido de preservar o próprio corpo, suas informações pessoais e seu espaço pessoal. Todavia, o princípio da vulnerabilidade reconhece que nem todas as pessoas têm condições de exercer sua liberdade, nem preservar sua integridade. Essa carência de condições, em qualquer dimensão humana, é que torna alguém vulnerável, ou seja, sem condições de exercer plenamente os demais princípios.

## Direitos humanos

O modelo baseado em princípios pode remeter a outro, que o complementa, que é o modelo baseado nos direitos humanos. Esse modelo busca analisar as questões a partir da perspectiva dos direitos, e não dos deveres associados.[15] Os deveres tornam objetiva uma necessidade, enquanto os direitos a compreendem. É muito mais simples operacionalizar e entender as ações humanas a partir de deveres do que de direitos, porém estes últimos é que dão o caráter mais profundo de humanidade a todos nós. Os direitos humanos podem ser caracterizados em três grandes grupos, de acordo com a abrangência de suas propostas: direitos humanos individuais, direitos humanos coletivos e direitos humanos transpessoais.

### Direitos humanos individuais

Os direitos humanos individuais, ou de primeira geração, surgidos no final do século XVIII, dão destaque ao direito à vida, à liberdade, à privacidade e à não discriminação. Vale lembrar que não apenas o paciente é detentor desses direitos, mas também o terapeuta. O direito à integridade de sua vida e à liberdade pode ser utilizado para justificar, quando necessário, o não atendimento de determinado paciente. Um exemplo disso pode ser o de um terapeuta que teve uma situação pregressa de violência perpetrada por um paciente que é designado para atendimento em uma instituição. Caso ele seja o único profissional disponível para atender esse paciente específico e haja uma clara situação de necessidade, esse direito de não atender pode ser contraposto ao dever de atender um paciente em situação de risco. Da mesma forma, a privacidade de cada pessoa merece ser respeitada independentemente do papel que ela está desempenhando. No modelo dos princípios, a não discriminação é um dever de justiça para com todas as pessoas; no modelo de direitos humanos, esse é um direito individual de cada pessoa.

### Direitos humanos coletivos

Os direitos humanos coletivos, ou de segunda geração, surgidos no início do século XX, incluem questões referentes a saúde, educação e assistência social como bens comuns a todos os seres humanos. Muitas vezes, esses direitos coletivos têm sido utilizados para justificar demandas individuais. O direito à saúde é de todos, é da coletividade. Devem ser dadas garantias de que a sociedade está sendo atendida em suas demandas coletivas. O que pode ocorrer é um conflito entre o direito individual à vida e o direito coletivo à saúde. Isso ocorre quando uma demanda individual pode acarretar prejuízo a todo um grupo social. Nessas situações, pode e deve ser utilizada a ponderação entre essas demandas, analisadas de acordo com as características peculiares que cercam a situação.

### Direitos humanos transpessoais

Os direitos humanos transpessoais, ou de terceira geração, surgidos no final do século XX, se caracterizam pelos direitos ambientais e pela solidariedade, que transcendem a noção de país e de Estado e dizem respeito ao conjunto das ações necessárias à sobrevivência. Em situações de catástrofe, várias regras e exigências podem ser deixadas de lado, no sentido de atender a esse direito fundamental de solidariedade.

## Bioética e responsabilidade

A noção de responsabilidade das ações humanas deixou de ser associada apenas aos deveres entre seres humanos contemporâneos e geograficamente próximos. Houve expansão da discussão sobre direitos e deveres que inclui todos os seres vivos, mesmo os ainda não existentes. A noção ecológica, presente nos referenciais da bioética, leva em conta as consequências diretas e indiretas das ações, não apenas de uma perspectiva individual, mas no conjunto da natureza.[4]

## Bioética, humildade e competência intercultural

A noção de que trabalhamos com os conhecimentos disponíveis em determinada época, de que existe sempre um grau de incerteza a respeito dos fenômenos e de que o tempo é uma variável fundamental que provoca mudanças apresenta influência considerável na visão contemporânea de ciência. Segundo Potter, a afirmação "Posso estar errado" traz como consequência a humildade,[4] que é uma característica fundamental na bioética.

Humildade, tolerância e respeito entre diferentes grupos e culturas são valores que a bioética assume para atingir uma perspectiva intercultural de compreensão da realidade a fim de ser utilizada de forma consequente e abrangente. Em todos os países, existem peculiaridades culturais regionais, mas também elementos básicos que podem ser utilizados para diferenciar ou igualar as culturas nacionais: a relação com a autoridade; a relação do próprio indivíduo com a sociedade; o conceito individual de masculinidade e feminilidade; e as formas de lidar com conflitos e incertezas e a perspectiva de longo prazo.[4] É importante ter em mente que não existe apenas um modo correto de encarar a realidade, e a pluralidade deve ser respeitada sem, contudo, cair em um relativismo no qual tudo é possível quando respaldado por uma cultura local.

## BIOÉTICA NAS PSICOTERAPIAS

Por se tratar de um tratamento que pressupõe grande intimidade e exposição, com base em uma relação de confiança com importantes componentes afetivos, as psicoterapias tornam-se um campo no qual as reflexões bioéticas são fundamentais. Nesse relacionamento com características especiais que se estabelece entre pacientes e terapeutas está a força das psicoterapias, bem como sua fraqueza.[16] São muitos os fatores envolvidos, desde as características pessoais de pacientes e terapeutas, as teorias e técnicas utilizadas, o contexto no qual ocorre o processo, suas vicissitudes e, por fim, as consequências positivas ou negativas para além do processo psicoterápico.

Os aspectos bioéticos relacionados às psicoterapias precisam ser pensados cotidianamente como parte integrante do processo psicoterapêutico.

O modelo geral de psicoterapias,[17-19] para o estudo e as pesquisas em psicoterapias, fornece uma perspectiva "panorâmica" do processo psicoterápico independentemente de linhas teóricas e técnicas (**Fig. 10.1**). Os componentes envolvidos são separados em fatores determinantes (*input*), fatores do processo terapêutico e, por fim, as consequências (*output*).

O modelo pressupõe a interconexão dos fatores em um sistema complexo. Por apresentar-se como um modelo aberto a novos componentes e compatível com uma perspectiva de complexidade, ele será utilizado como base para a discussão dos diferentes aspectos bioéticos

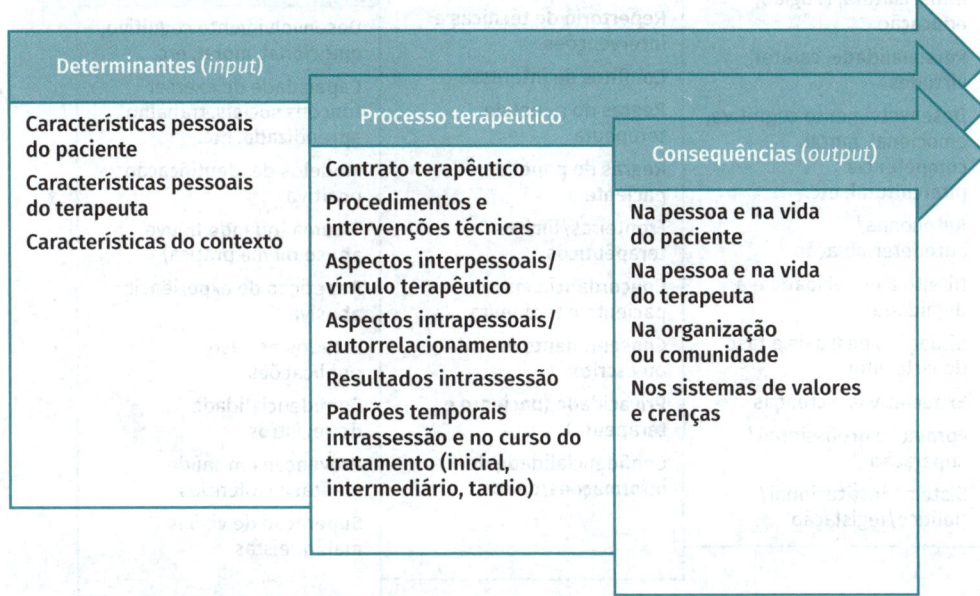

**Figura 10.1** | Componentes do modelo geral de psicoterapias.

que podem estar relacionados aos tratamentos psicoterápicos antes, durante e mesmo depois que o processo termina (Fig. 10.2).

## Bioética, determinantes e o processo psicoterápico

Quando pacientes e terapeutas se encontram a fim de iniciar uma avaliação para tratamento, trazem consigo suas características pessoais, sua forma de ver o mundo e de relacionar-se com os outros, experiências de educação prévia, características de personalidade e nível de desenvolvimento emocional e moral. Enfim, capacidades e deficiências de ambos os lados. Inseridos em um sistema institucional ou não, estão sujeitos a normas sociais, culturais, legislações vigentes e uma série de fatores que exercem influência direta ou indireta na forma como se estabelecer a relação e o processo terapêuticos. Por parte do paciente, há necessidade e maior vulnerabilidade. Por parte do terapeuta, conhecimento que confere poder. O profissional precisa estar ciente de sua responsabilidade e dos problemas inerentes ao processo. Deve estar apto, ou ser orientado, a agir no melhor interesse do paciente. Como resultado da formação, o terapeuta deve seguir regras de conduta profissional.

## O exercício profissional

A prática profissional tem relações estreitas com a ética. Muitas vezes, os profissionais ficam com a impressão de que basta cumprir as regras estabelecidas no código de ética profissional. Vale lembrar que os códigos de ética são, na verdade, códigos de conduta, pois estabelecem as regras para o exercício profissional considerado adequado, e não as justificativas para tais condutas. Os diferentes códigos profissionais se encarregam de salvaguardar os interesses dos diferentes profissionais e de seus pacientes. Quando uma atividade pode ser exer-

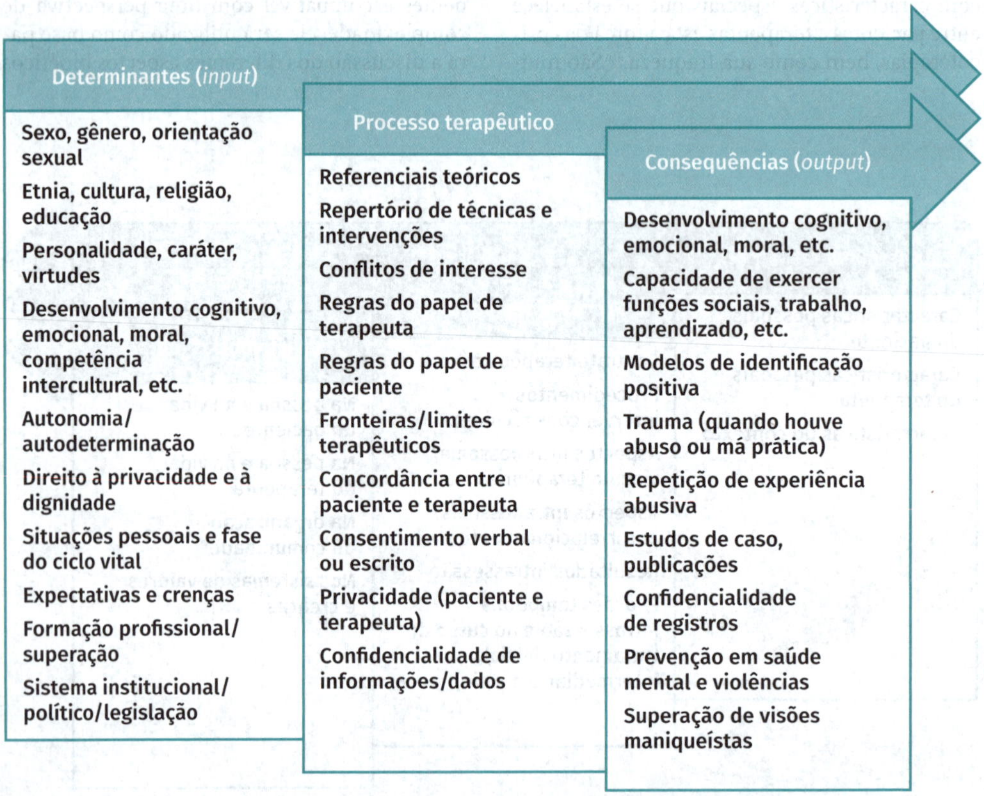

| Determinantes (input) | Processo terapêutico | Consequências (output) |
|---|---|---|
| Sexo, gênero, orientação sexual | Referenciais teóricos | Desenvolvimento cognitivo, emocional, moral, etc. |
| Etnia, cultura, religião, educação | Repertório de técnicas e intervenções | Capacidade de exercer funções sociais, trabalho, aprendizado, etc. |
| Personalidade, caráter, virtudes | Conflitos de interesse | Modelos de identificação positiva |
| Desenvolvimento cognitivo, emocional, moral, competência intercultural, etc. | Regras do papel de terapeuta | Trauma (quando houve abuso ou má prática) |
| Autonomia/autodeterminação | Regras do papel de paciente | Repetição de experiência abusiva |
| Direito à privacidade e à dignidade | Fronteiras/limites terapêuticos | Estudos de caso, publicações |
| Situações pessoais e fase do ciclo vital | Concordância entre paciente e terapeuta | Confidencialidade de registros |
| Expectativas e crenças | Consentimento verbal ou escrito | Prevenção em saúde mental e violências |
| Formação profissional/superação | Privacidade (paciente e terapeuta) | Superação de visões maniqueístas |
| Sistema institucional/político/legislação | Confidencialidade de informações/dados | |

**Figura 10.2** | Aspectos relacionados à bioética inseridos no modelo geral de psicoterapias.

cida por pessoas de diferentes formações, as questões que envolvem aspectos éticos e deontológicos podem se agravar. A psicoterapia vem sendo exercida, tradicionalmente, por médicos e psicólogos. Com o passar do tempo, outras profissões foram se somando a esse núcleo inicial. Algumas correntes de psicoterapia se organizaram no sentido de habilitar e credenciar profissionais. Contudo, outras propostas terapêuticas são utilizadas, muitas vezes por pessoas não qualificadas profissionalmente, sem que haja garantia de respaldo ético e científico.

Segundo Clotet,[6] a ética profissional, ou deontologia, é uma fração da ética, pois trata dos problemas vinculados à prática do exercício de determinada profissão e é uma salvaguarda aos interesses coletivos. A ética profissional vai muito além do simples estabelecimento e cumprimento de regras; busca, isto sim, as justificativas para esses deveres e comportamentos. É fundamental que o psicoterapeuta em formação receba orientação adequada para entender as justificativas para tais regras. Muitas vezes, o verdadeiro entendimento só acontece com o desenvolvimento emocional e moral resultante do tratamento pessoal e da supervisão, considerados componentes importantes da formação dos psicoterapeutas. Estudos têm demonstrado a importância dos componentes emocionais, tanto quanto os racionais, sobre o processo de tomada de decisão nos seres humanos.[20] Fatores relacionados à personalidade dos terapeutas tornam-se muito importantes quando a capacidade de reflexão e autoconhecimento é necessária para o exercício adequado da profissão.

Em alguns países, como a Áustria, por exemplo, propostas têm sido feitas para que sejam estabelecidos órgãos nacionais de credenciamento de psicoterapeutas. Esses órgãos, de caráter multiprofissional, estabeleceriam os critérios mínimos exigidos para que um profissional pudesse exercer atividades nessa área sem criar uma profissão específica de psicoterapeuta.

## Erros profissionais

Para muitos, quando se aborda a questão dos problemas relativos ao exercício profissional, é feita associação direta com os aspectos que envolvem a má prática profissional. A ética profissional permite distinguir o erro profissional da má prática profissional. Martin[21] propõe que o profissional sempre será responsável por seus atos, porém nem sempre será culpado. Esse autor diferencia claramente responsabilidade de culpabilidade.

## Imperícia

A imperícia ocorre quando um profissional não devidamente qualificado assume a responsabilidade pela condução de um caso. O simples fato de ser titulado não é garantia de qualificação. Esse é um exemplo de reflexão sobre a não maleficência, pois uma formação inadequada pode comprometer o atendimento prestado ao paciente. É um dos deveres do terapeuta buscar o aprimoramento pessoal e profissional.

Em algumas modalidades, tem sido verificada formação indiscriminada de psicoterapeutas. Isso pode ser um elemento facilitador para a ocorrência de casos de imperícia. Muitas vezes, é possibilitado que uma pessoa atenda pacientes sem o devido cuidado na verificação dos pré-requisitos pessoais e profissionais e sem o acompanhamento adequado durante o período de qualificação. Um terapeuta deve ter condições de fazer um diagnóstico clínico adequado, conhecer as indicações e limitações das diferentes modalidades terapêuticas e decidir, com o paciente, quando possível, qual terapia se adapta melhor à situação em particular.

A imperícia também pode ocorrer quando novos procedimentos, modalidades ou técnicas são utilizados, por alguns profissionais, sem o conhecimento, a compreensão e a experiência necessárias. Isso também pode ser observado em modalidades consagradas, quando é feita uma simplificação conceitual, em que a técnica é utilizada sem a devida atenção a todas as suas peculiaridades e seus pressupostos.

As diferentes formas de psicoterapia não estão isentas de riscos. Muitas técnicas podem propor procedimentos que são adequados em algumas situações, mas que podem ser iatrogênicos em outras. A imprudência pode ser caracterizada pela exposição do paciente a riscos desnecessários; é ir além do previsto ou do preconizado.

## Imprudência

A prudência, segundo Comte-Sponville,[22] supõe a existência da incerteza, do risco, do acaso e do desconhecido. O antigo sentido dado à prudência deve ser resgatado; ela não deve ser vista apenas como precaução ou cautela. Aristóteles e Epicuro afirmavam que a prudência determina o que é necessário escolher e o que é necessário evitar. A prudência (*phronésis*, em grego) é a virtude do risco e da decisão, presença constante em todas as ações dos profissionais da saúde, em especial dos psicoterapeutas.

Muitas vezes, a imprudência ocorre quando o terapeuta, abandonando sua humildade e os limites inerentes à técnica, supõe ter domínio pleno da situação, negando a possibilidade de que o imprevisto possa ocorrer. Um importante fator de atenuação para a imprudência são as atividades de supervisão. A discussão de casos com profissionais mais experientes e qualificados pode alertar para os riscos de situações desse tipo e capacitar o terapeuta para a tomada de decisão adequada.

## Negligência

A negligência é a falta de observação aos deveres profissionais. Normalmente, a negligência ocorre em situações de omissão, isto é, quando um paciente necessita de atendimento ou procedimento e não é atendido.

Os limites impostos pelo atendimento pago por terceiros, como planos de saúde ou seguros-saúde, podem gerar situações de negligência. Dependendo da circunstância, o tempo de espera para ser atendido, devido aos limites físicos de atendimento, pode se constituir em um fator de negligência institucional ou imposta pelo sistema de saúde.

Por exemplo, algumas instituições limitam o tratamento a 10 atendimentos. Apesar da necessidade de o paciente continuar em atendimento, o tratamento é interrompido por razões estritamente relacionadas ao contrato estabelecido entre o paciente e a fonte pagadora. Essa atitude profissional pode ser interpretada como negligente, quando, na realidade, é uma restrição contratual da instituição financiadora. Uma atitude prudente, por parte do profissional, é a de conhecer antecipadamente os limites impostos e esclarecer ao paciente as possíveis situações que poderão decorrer deles.

## Autonomia e autodeterminação de pacientes e terapeutas

Na relação entre psicoterapeuta e seu paciente, a autonomia e a autodeterminação de ambos é um dos pressupostos éticos fundamentais. Isso deve ser observado mesmo quando ocorre restrição na capacidade de autonomia do paciente. O terapeuta deve sempre ter como objetivo resgatar a autodeterminação possível de seu paciente, isto é, deve tornar a relação cada vez mais colaborativa. Essas diferentes formas de relacionamento podem ser justas, na medida em que adequadas ao conjunto de circunstâncias, alternativas e consequências a elas associadas. O estabelecimento de regras, limites e condutas para o tratamento feito de forma unilateral pode, em alguns momentos, ser percebido como uma forma de coerção. É importante lembrar que, independentemente da técnica utilizada, a relação psicoterapêutica envolve o poder de aspectos "transferenciais e contratransferenciais" que influenciam a forma como os pacientes e terapeutas interagem. O estabelecimento de estilos mais autoritários ou colaborativos também pode depender desses fatores, por vezes inconscientes, aos quais o terapeuta deve estar atento.

A relação terapeuta-paciente é, por definição, uma relação assimétrica. Essa assimetria se baseia, essencialmente, nos conhecimentos e nas habilidades que o terapeuta detém. A assimetria pode propiciar o surgimento de uma relação paternalista, na qual a autonomia do paciente fica comprometida. Brace e Vandecreek[23] ressaltaram a importância do direito de o paciente consentir com o tratamento e defenderam que, em inúmeras situações, as ações paternalistas são eticamente inadequadas, porém, em outras, podem ser aceitas com base no próprio processo terapêutico.

A autonomia pode estar reduzida devido ao estágio do ciclo vital no qual o indivíduo se encontra, por perda parcial ou total dessa capacidade, em decorrência de doenças orgânicas ou mentais ou circunstâncias sociais que restrinjam sua liberdade. As crianças, os adolescentes e os idosos não têm sua autonomia respeitada plenamente; os primeiros, pela imaturidade, e os últimos, pela fragilização decorrente da idade. Ambas as justificativas são questionáveis e não devem ser utilizadas como critérios absolutos. Tal restrição de autonomia como capacidade, e de autodeterminação, como exercício, pode ser enquadrada no princípio de vulnerabilidade.

A autonomia das crianças e dos adolescentes é legalmente restrita, porém diferentes autores caracterizam idades muito precoces, como 7 anos, para que esses indivíduos já possam tomar decisões com base em critérios morais. No Brasil, o Estatuto da Criança e do Adolescente (ECA) reconhece que o menor com 12 anos já dispõe de capacidade para decidir questões que envolvam a adoção, por exemplo. A partir dos 16 anos, de acordo com o Código Civil brasileiro, o menor passa a ser assistido, mas não mais representado por um adulto. Entretanto, vale lembrar que muitos dos grandes líderes mundiais, ao longo da história, eram pessoas com idade avançada, que tiveram que tomar decisões de extrema importância com repercussões para grandes populações. As condições de saúde disponíveis na atualidade permitem ao indivíduo atingir, com plena capacidade, idades progressivamente mais avançadas.

Outras situações, que independem da idade, também podem afetar a autodeterminação do indivíduo. A hospitalização, a institucionalização ou a prisão de uma pessoa podem se constituir em restrição a sua capacidade de tomada de decisão voluntária. Essas situações, por diferentes motivos e circunstâncias, são determinadas por causas ou fatores externos ao indivíduo. A restrição de autodeterminação também pode ocorrer de forma voluntária, quando o indivíduo opta por participar de grupos com forte estrutura hierárquica, como congregações religiosas ou corporações militares. Dessa forma, autonomia é a vontade individual exercida em um conjunto de oportunidades e restrições existentes. Eventualmente, podem surgir situações nas quais o próprio terapeuta se sinta tolhido em sua autonomia. Nesses casos, poderá encaminhar o paciente para outro profissional, mantendo-se vigilante para que essa situação não se configure como abandono terapêutico.

## O PROCESSO DE CONSENTIMENTO INFORMADO

O processo de consentimento informado tem sido um importante elemento na prática dos profissionais da saúde. O consentimento informado, segundo Clotet,[24] não é apenas uma doutrina legal, mas um direito moral dos pacientes que gera obrigações morais para os médicos e outros profissionais da saúde.

O consentimento informado, de acordo com English,[25] só é considerado válido quando quatro elementos são contemplados: capacidade de decisão, fornecimento de informações, compreensão e consentimento propriamente dito.

A validade moral e legal do consentimento informado depende da capacidade que o indivíduo tem de tomar decisões. Os pacientes autônomos organizam sua vida com base em um conjunto pessoal de valores, interesses, objetivos e crenças. O exercício da autonomia depende da capacidade do indivíduo, que se baseia em diversas habilidades, como a capacidade de se envolver com o assunto, de compreender ou avaliar o tipo de alternativas propostas e a capacidade de comunicar uma preferência. A capacidade pressupõe voluntariedade, isto é, liberdade do indivíduo para tomar suas decisões. As pessoas doentes, por estarem fragilizadas, são mais facilmente manipuláveis no processo de obtenção de consentimento informado. A validade do consentimento depende da garantia de que não houve coerção nesse processo. A voluntariedade pode ser afetada pela restrição parcial ou total da autonomia da pessoa ou por sua condição de vulnerabilidade.

### Componente de informação

As informações fornecidas aos pacientes devem contemplar os riscos, os benefícios, os desconfortos e as implicações econômicas dos procedimentos assistenciais ou experimentais. Essa etapa do processo de consentimento informado poderia ser utilizada para esclarecer as restrições ao atendimento impostas pelas empresas de prestação de serviços de saúde. Poderiam ser estabelecidos, previamente, quais os limites do atendimento, quem estabeleceu essas normas e quais as possíveis alternativas em caso de haver necessidade de prolongar o tratamento após terem sido esgotadas essas possibilidades. O importante é que as informações postas à disposição do paciente estejam acessíveis ao nível de compreensão dele. A compreensão, segundo Piaget, é o segundo estágio do conhecimento. Ela ocorre quando o indivíduo se apropria da informação. Conforme English,[25] a melhor maneira de avaliar a compreensão de uma pessoa sobre as informações prestadas é perguntando: "O que o terapeuta, ou pesquisador, disse que iria ocorrer?".

A compreensão exige tempo. Em situações de pesquisa, o investigador deve dispor de tempo para informar, explicar e permitir uma interação real com a pessoa que está sendo convidada a participar do projeto de pesquisa. É importante encorajar a pessoa a perguntar a respeito dos procedimentos e das intervenções que serão realizados. De acordo com o grau de complexidade do projeto, pode ser necessário realizar mais de uma entrevista antes de obter o consentimento propriamente dito.

## Componente de consentimento

O consentimento propriamente dito não é uma simples aceitação dos termos propostos; é uma autorização ativa e prévia aos procedimentos, baseada na reflexão sobre as informações prestadas e nas possíveis repercussões. É um ato que expressa a vontade do indivíduo.

O consentimento informado não se relaciona apenas com o princípio da autonomia, como muitos afirmam, mas emana de todo o conjunto de princípios éticos. É respeito à autonomia, pela liberdade que propicia ao indivíduo consentir, isento de coerções, assim como é respeito à beneficência, por não expor o indivíduo a riscos desnecessários nem a danos intencionais, e é, por fim, respeito à justiça, por reconhecer o direito à proteção dos indivíduos com autonomia reduzida ou daqueles pertencentes a grupos vulneráveis ou que estejam em situação de vulnerabilidade.

A utilização de consentimento informado em situação clínica de psicoterapia é questionada em seu aspecto formal. Porém, na maioria das diferentes modalidades de psicoterapias, existe o estabelecimento de um "contrato terapêutico" unicamente de caráter verbal. A prática de estabelecer pontos básicos no início do tratamento, comum em psicoterapia, tem sido utilizada como modelo para outras áreas clínicas. O emprego de um documento específico para registrar esse processo ainda não é uma prática corrente em nosso meio. Do ponto de vista moral, o importante é que o terapeuta garanta que haja um processo adequado de consentimento do paciente, e não a simples assinatura de um documento.

Nas situações de pesquisa, pelo contrário, o uso do termo de consentimento é obrigatório, afora algumas exceções que devem ser justificadas pelo pesquisador e aprovadas por um comitê de ética em pesquisa. É importante que o pesquisador documente o processo de obtenção da autorização do participante na pesquisa.

É importante, também, que o profissional esteja atento a formas sutis de pressão para que a pessoa dê seu consentimento. Em situações de pesquisa, quando houver a previsão de retribuir a participação no projeto, cuidados especiais devem ser tomados. As retribuições, como dinheiro, medicamentos para pacientes com doenças crônicas, acesso a serviços de saúde, entre outras, não devem interferir na liberdade de escolha do indivíduo.

## PRIVACIDADE

> A privacidade é o direito de toda pessoa de limitar o acesso às suas informações, bem como o acesso a sua pessoa e a sua intimidade. É o direito de preservar o anonimato e de preservar suas informações, de manter-se afastado ou de permanecer só, assim como é o direito que o paciente tem de não ser observado sem autorização.

Todo paciente tem o direito de acessar seus próprios dados pessoais. O dilema ético, na realidade, não está situado entre revelar ou não o diagnóstico, ou qualquer outra informação relevante ao paciente, e sim na forma de revelar. Vale salientar que a veracidade, isto é, a garantia recíproca de comunicar a verdade e de não ser enganado, é um dos princípios básicos sobre os quais se estabelece a relação terapeuta-paciente.

## CONFIDENCIALIDADE

A preservação das informações é um compromisso de todos. A confidencialidade é a garantia do resguardo das informações dadas em confiança e a garantia da proteção contra a revelação não autorizada dessas informações.

Muitos autores e códigos utilizam indistintamente os termos "sigilo" ou "segredo profissional". A noção de sigilo, ou segredo, atribui às informações a característica de não revelação. Na atual estrutura de atendimento aos pacientes, na qual inúmeros profissionais estão envolvidos e necessitam ter acesso aos dados dos pacientes no sentido de melhor atendê-los, essa característica fica impossibilitada. O direito à privacidade do paciente deve ser reconhecido, assim como o dever de confidencialidade dos profissionais, que a ele se associa. O dever dos pesquisadores é garantir a confidencialidade das informações, podendo compartilhá-las com quem necessitar, desde que essas informações se mantenham preservadas. A confidencialidade é uma característica presente desde os primórdios das profissões de saúde. O juramento hipocrático, do século V a.C., estabelecia que "Qualquer coisa que eu veja ou ouça, profissional ou privadamente, que não deva ser divulgada, conservarei em sigilo e contarei a ninguém".[13]

A confidencialidade não é uma prerrogativa dos pacientes adultos; ela se aplica a todas as faixas etárias. As crianças e os adolescentes têm o mesmo direito de preservação de suas informações pessoais que um adulto, de acordo com sua capacidade, mesmo em relação aos pais ou responsáveis. Com relação aos pacientes idosos, especial atenção deve ser dada à revelação de informação aos familiares e, especialmente, aos cuidadores. Eles devem receber apenas as informações necessárias ao desempenho de suas atividades.

O termo "confidencialidade" tem origem na palavra "confiança", que é a base para um vínculo terapêutico satisfatório. O paciente confia em que seu terapeuta irá preservar tudo que for relatado, tanto que revela informações "delicadas" que outras pessoas com as quais convive nem sequer supõem existir.

A revelação para outras pessoas que necessitam saber dessas informações para melhor atender ao próprio paciente é uma possibilidade prevista na confidencialidade. A supervisão é um elemento fundamental no aprendizado em psicoterapia. O importante é ressaltar que os pacientes atendidos durante a etapa de formação do terapeuta não devem ser vistos apenas como um instrumento didático, mas como a finalidade dessa atividade. O uso de informações confidenciais, por parte do terapeuta, deve ser feito com extrema cautela. As situações envolvidas em supervisões devem ser cercadas de cuidados formais em relação ao comprometimento do supervisor na preservação dessas informações. O objetivo de revelar as informações a um supervisor, além do aprendizado com o caso, deve ser o de prestar o melhor atendimento possível ao paciente. A questão da revelação ou não para o paciente de que seu terapeuta está sendo supervisionado é ainda controversa. Alguns autores se posicionam no sentido de que o paciente tem o direito de sempre ser informado dessa situação, outros acham que a supervisão é inerente ao processo terapêutico e, como tal, não necessita ser informada ao paciente. A base ética para o primeiro posicionamento são os direitos à privacidade e à verdade, enquanto, para o segundo, é o dever de beneficência e não maleficência.

Outra situação de risco para a confidencialidade é o registro de informações no prontuário do paciente. O profissional tem o dever de manter um registro atualizado sobre o tratamento que está sendo prestado ao paciente. Porém, quais informações podem ser registradas e quais devem ser omitidas é uma questão importante. O mais adequado é registrar de forma objetiva as ocorrências verificadas, baseando-se, preferencialmente, em evidências. Na área de psicoterapia, isso é difícil, porém não é impossível de ser realizado. Os terapeutas devem estar atentos para registrar marcos importantes na evolução dos pacientes como forma de preservar o histórico do atendimento. O registro adequado das informações dos pacientes é a melhor forma de resguardo do profissional diante de eventuais demandas judiciais.

O registro de informações de atendimentos individuais em prontuários de família, prática utilizada em algumas instituições, pode trazer alguns riscos adicionais à confidencialidade. Um deles é o compartilhamento indevido de informações de diferentes membros da família entre os terapeutas, mesmo que em momentos distintos. Outro risco refere-se ao estabelecimento de critérios de acesso dos pacientes aos registros de seus atendimentos. Os pacientes, como já foi abordado anteriormente, têm esse direito, porém a questão é saber quem pode ter uma cópia do prontuário de família e qual o risco de abrir determinadas questões, que foram trazidas em um contexto terapêutico, fora dele. Essa é a fronteira da confidencialidade com a privacidade.

### Quebra de confidencialidade

A quebra de confidencialidade corresponde ao uso indevido de informações privilegiadas surgidas no contexto terapêutico. A quebra de confidencialidade pode ocorrer em situações muito comuns e frequentes entre os profissionais da saúde, como comentários sobre pacientes em elevadores, corredores, restaurantes, cantinas ou refeitórios. Também são exemplos disso as entrevistas dadas por terapeutas ou ex-terapeutas sobre personalidades públicas com o objetivo de ganhar notoriedade. Todo cuidado deve ser tomado para evitar que pessoas não envolvidas no processo de atendimento recebam informações sobre os pacientes. A política a ser seguida deve tomar por base a questão: "Quem necessita saber profissionalmente, o quê e de quem?".

> Um paciente tem o direito de poder expor sua vida pessoal publicamente, porém o terapeuta continua com o dever de preservar as informações privilegiadas a que teve acesso em âmbito profissional.

Outra situação de risco é a utilização de dados para exemplificar situações clínicas. Isso pode ser necessário no desempenho de atividades de ensino. Nesses casos, o professor deve ter o cuidado de descaracterizar plenamente a identificação do paciente, preservando a confidencialidade. Nas atividades de pesquisa, muitas vezes, são utilizados dados constantes em prontuários e bases de dados. Essa utilização deve ser resguardada e permitida apenas para projetos que tenham sido aprovados previamente por um comitê de ética em pesquisa. Nesses projetos, o pesquisador deve formalizar essa obrigação de preservação das informações por meio de um termo de compromisso para a utilização de dados.

## A preservação das informações

A informação é o material básico da maioria das psicoterapias. O acesso à informação traz consigo alguns deveres morais por parte do terapeuta, os quais são fundamentais à prática profissional adequada. As informações que surgem e são utilizadas dentro de uma relação terapeuta-paciente podem assumir quatro formas básicas: desconhecidas, escondidas, "cegas" ou compartilhadas. Uma informação é considerada desconhecida quando nem o paciente nem o terapeuta a têm. Por sua vez, é considerada escondida a informação que o paciente conhece, mas ainda não comunicou ao terapeuta. No início da relação, todas as informações estão escondidas para o terapeuta, salvo o paciente que tenha sido encaminhado por outro profissional. As informações "cegas" são aquelas que o terapeuta detém e não revela ao paciente. Por fim, a informação compartilhada é aquela que ambos têm.

Sob o ponto de vista do paciente, o processo de psicoterapia é, na maioria das vezes, um compartilhamento contínuo de informações escondidas. No início do processo diagnóstico, as informações são desconhecidas. Primeiramente, o diagnóstico se revela ao terapeuta, que pode mantê-lo "cego" para o paciente até sua comprovação ou por motivos de estratégia terapêutica. Quando ocorre a comunicação do diagnóstico, essa informação passa a ser compartilhada. Todo compartilhamento de informações gera deveres, especialmente de preservação de sigilo.

As informações que os pacientes fornecem, quando em atendimento ambulatorial ou em internação hospitalar, seja em uma instituição pública, seja em privada, assim como os diagnósticos, evoluções terapêuticas e resultados de exames e procedimentos, são de propriedade deles. Os profissionais e as instituições são apenas seus fiéis depositários.

A garantia da preservação das informações, além de ser obrigação legal contida no Código Penal e na maioria dos códigos de ética profissional, é um dever *prima facie* de todos os profissionais e das instituições. Contudo, há situações que claramente constituem exceções à preservação das informações devido ao risco de vida associado ou ao benefício social que pode ser obtido.

## Preservação institucional de informações

As instituições têm a obrigação de manter um sistema seguro de proteção aos documentos que contenham registros com informações de seus pacientes. As normas e rotinas de restrição de acesso aos prontuários e de utilização de senhas de segurança em sistemas informatizados devem ser continuamente aprimoradas. O acesso de terceiros envolvidos no atendimento, como seguradoras e outros prestadores de serviços, também deve receber atenção especial.

Na área da psicoterapia, é muito comum a prática da observação por meio de janelas espelhadas com visão unidirecional. O paciente tem o direito de ser informado sobre essa observação por terceiros. Previamente, deve ser solicitada autorização para que esse tipo de atividade ocorra. O fato de o atendimento ser realizado em uma instituição de ensino não pressupõe a autorização implícita para a observação.

Da mesma forma, a utilização de registros de atendimentos por meio de gravações em áudio ou vídeo deve ser expressamente autorizada. As gravações devem ter sua finalidade previamente estabelecida, inclusive com a indicação do destino que será dado ao material após esse uso. As gravações em vídeo, assim como as fotografias ou outros métodos de registro de imagem pessoal, devem ser realizadas após a obtenção de autorização para uso de imagem, que é semelhante a um termo de consentimento. Caso um projeto preveja utilizar esse instrumento, a obtenção das imagens, sua utilização, assim como o destino dos registros, devem constar, de forma explícita, entre os procedimentos que serão realizados.

A utilização de vídeos, em especial, requer alguns cuidados adicionais. Nas fichas de arquivamento dos materiais, as pessoas não devem ser identificadas pelos próprios nomes ou por qualquer outra forma que possa ser decodificada como tal, como, por exemplo, iniciais, números de registros ou outras características pessoais peculiares. A preservação da identidade pessoal no próprio vídeo pode ser feita por meio de processos de edição, que, quando utilizados de modo adequado, não descaracterizam a situação a ser apresentada. A citação de terceiros deve ser igualmente descaracterizada, pois eles não foram consultados a respeito, e, se tivessem sido, isso, por si só, caracterizaria uma situação inadequada no âmbito da ética. Devem ser fornecidos apenas os dados necessários à compreensão da situação que será apresentada, preservando-se todas as demais informações. Não devem ser permitidas cópias dos vídeos para qualquer outra pessoa, mesmo alunos em processo de formação, salvo quando isso tenha sido previamente autorizado pelos pacientes, de forma explícita, indicando a finalidade específica de tal procedimento. Os cuidados devem ser redobrados quando são utilizados serviços de outros profissionais em qualquer das etapas de produção dos vídeos. Esses profissionais também têm deveres em relação à preservação da privacidade dos pacientes, sendo obrigação do pesquisador ou terapeuta enfatizar tais obrigações. Da mesma forma, esses vídeos não podem ser utilizados como demonstração ou propaganda dos serviços prestados por tais profissionais.

Essas recomendações também são válidas para digitadores e datilógrafos contratados por tarefa. Muitas vezes, os terapeutas e, principalmente, os alunos em formação ou estágio supervisionado utilizam-se de tais serviços na transcrição de atendimentos psicoterápicos e na formatação de relatórios. Os digitadores não têm, habitualmente, formação profissional para lidar com o conteúdo desses relatórios. Sua leitura pode despertar graus variados de ansiedade, caracterizando, até mesmo, uma situação de risco para essas pessoas. O ideal é que terapeutas e alunos digitem, eles mesmos, seus relatos de atendimento. Quando isso não for possível, devem ser enfatizados os cuidados de preservação do sigilo, aliados a um apoio ao profissional encarregado dessa tarefa. Vale lembrar que David Hume já afirmava, no século XVIII, que ninguém fica indiferente à felicidade ou ao sofrimento dos outros.

## Exceções à preservação de informações

A exceção à preservação de informações pode existir, desde que por justa causa e com amparo na legislação. Um exemplo disso é a comunicação à autoridade competente da ocorrência de doença de informação compulsória. A comunicação de suspeita ou de constatação de maus-tratos ou abuso em crianças, adolescentes ou idosos é obrigatória de acordo com o ECA e com o Estatuto do Idoso. Nessas situações, o profissional fica desobrigado de cumprir o dever de confidencialidade, com o objetivo de beneficiar a sociedade como um todo. É o exemplo de quando um dever maior se sobrepõe a um dever *prima facie*.

Outro dilema que pode surgir, dentro desse mesmo contexto, durante a realização de psicoterapia é a revelação de que outro profissional está violando gravemente as normas profissionais. Vários deveres estão em jogo: o dever de proteger o indivíduo ameaçado e tolhido de sua liberdade (autonomia), o de impedir a ocorrência de situações danosas à integridade do paciente (não maleficência) e o de buscar uma solução para a situação (beneficência). Alguns autores propõem que o psiquiatra seja moral e legalmente obrigado a denunciar tal situação. Porém, a decisão não é tão simples, pois podem estar presentes outras informações ocultas ou pode estar sendo relatada uma situação "construída" pelo paciente. O mais adequado seria solicitar consultoria com um membro de uma comissão de ética médica, que há em todas as instituições de saúde, ou com um membro de um comitê de bioética, quando existir, a fim de se refletir, de forma ainda confidencial, sobre essa situação.

A partir do *Caso Tarasoff*, Junkerman e Schiedermayer,[26] da Universidade de Wiscon-

## EXEMPLO CLÍNICO: CASO TARASOFF

Em 27 de outubro de 1969, Prosenjid Poddar, um estudante indiano, matou Tatiana Tarasoff. Ela era apenas sua amiga, mas ele tinha entendido erradamente, devido a questões culturais, que ela estava interessada nele. Ela se afastou, explicando que não tinha nenhum interesse em manter uma relação afetiva com ele. O impacto dessa notícia o fez procurar apoio psicológico em virtude de sua depressão.

Em 20 de agosto de 1969, Poddar, que era paciente ambulatorial voluntário do Hospital Cowell Memorial, informou a seu terapeuta que iria matar uma garota quando ela retornasse de suas férias de verão no Brasil. Apesar de não citar o nome, a descrição permitia facilmente identificar a possível vítima como Tatiana. O terapeuta, com a concordância de seu supervisor, que tinha feito a avaliação inicial do paciente, e do assessor do chefe do serviço de psiquiatria decidiu que o paciente deveria ficar em observação em um hospital psiquiátrico. O terapeuta notificou verbalmente a dois agentes de segurança do *campus* que iria solicitar a internação compulsória. Ele mandou uma carta ao chefe da segurança solicitando o auxílio para garantir a internação compulsória de Poddar por 72 horas.

Os agentes levaram Poddar em custódia, mas, convencidos de que ele estava mentalmente competente, libertaram-no com a condição de que ficasse longe de Tatiana. O chefe do serviço de psiquiatria do hospital solicitou a devolução da carta do terapeuta, ordenando que todas as cópias da carta as anotações realizadas pelo próprio terapeuta fossem destruídas, além de ordenar que "não fosse tomada qualquer ação no sentido de colocar Prosenjid Poddar em uma unidade de tratamento e avaliação por 72 horas". Após esse episódio, o paciente abandonou o tratamento.

Poddar persuadiu o irmão de Tatiana a dividir com ele seu apartamento, próximo à casa da moça. Logo após o retorno de Tatiana do Brasil, Poddar foi à residência dela e a matou. Primeiro deu um tiro, ao qual ela resistiu e ainda conseguiu fugir. Ele a alcançou e a esfaqueou, e ela morreu. Ele próprio chamou a polícia. Os pais de Tatiana entraram na justiça alegando "falha de notificação de perigo de um paciente perigoso", pois os agentes de segurança negligentemente permitiram a liberação de Poddar da custódia, e os profissionais não tiveram o cuidado de "notificar os pais de Tatiana Tarasoff de que sua filha estava em situação de grave perigo por Prosenjid Poddar". O caso foi julgado, e os juízes da suprema corte da Califórnia dividiram-se: dois votaram pela revelação da situação de risco para a família e um votou pela preservação da privacidade do paciente e pela manutenção das informações apenas no âmbito da relação terapêutica. O primeiro voto, pela revelação, baseou-se no critério de que a defesa da vida é um dever prioritário, que ultrapassa o dever de confidencialidade. O segundo voto, que se posicionou pela preservação da informação, baseou-se no direito inalienável do paciente a sua privacidade. Poddar foi julgado por homicídio em segundo grau e condenado. Houve apelação, e ele foi libertado e retornou à Índia.

sin, nos Estados Unidos, estabeleceram critérios que devem ser observados para lidar com situações de revelação não autorizada de informações que envolvem risco a terceiros.

▶ **A revelação não autorizada de informações obtidas em confiança somente é eticamente admissível quando:**

- houver alta probabilidade de ocorrência de dano físico grave a uma pessoa identificável e específica (não maleficência)
- um benefício real resultar dessa quebra de confidencialidade (beneficência)
- se for o último recurso, após ter sido utilizada persuasão ou outras abordagens (autonomia)
- esse procedimento for generalizável, ou seja, ele será novamente utilizado em

outra situação com características idênticas, independentemente da posição social do paciente envolvido (justiça)

Mesmo quando esses quatro critérios estiverem contemplados, é prudente apresentar o caso ao comitê de bioética, se houver, ou a um colega, em situação formal de consultoria, esclarecendo-se adequadamente os fatos e a situação.

## VIOLAÇÕES GRAVES DE FRONTEIRAS: MÁ PRÁTICA PROFISSIONAL

A intersubjetividade presente na relação terapeuta-paciente deve se basear em uma relação equilibrada entre a autonomia e a dependência, tendo a prudência como base. O terapeuta deve assumir o papel de observador imparcial, mas não o de espectador insensível. A imparcialidade não elimina a compaixão como elemento dessa relação. Outra característica, igualmente decorrente da prudência, é o autodomínio. O princípio da abstinência, preconizado por Freud[27] desde o início de seus escritos técnicos, visava preservar não apenas os limites éticos do relacionamento, mas também sua eficácia terapêutica.

A má prática profissional ocorre, segundo Martin,[21] quando um terapeuta faz uso de sua profissão para atentar contra a dignidade das pessoas, rompendo com o equilíbrio existente e necessário em sua relação com o paciente. Isso pode ocorrer no contexto de relacionamentos sociais e sexuais entre terapeutas e pacientes.

Strasburger, Jorgenson e Sutherland,[28] utilizando o referencial proposto por Gabbard, propuseram que envolvimentos sexuais eticamente inadequados entre terapeutas e pacientes têm sua gênese na própria relação terapeuta-paciente. Na maioria das vezes, o envolvimento sexual surge a partir de pequenas "transgressões" dos limites dessa relação. A qualificação do terapeuta, a restrição de autonomia do paciente e as manifestações transferenciais e contratransferenciais são elementos importantes que devem ser levados em consideração. Frequentemente, a sequência dessas transgressões é a seguinte: utilização de apelidos, conversas pessoais do terapeuta no *setting*, contatos corporais (p. ex., batidas nos ombros, massagens progredindo para abraços), passeios, sessões durante o almoço, algumas vezes com bebidas alcoólicas, jantares, cinemas ou outros acontecimentos sociais e, por fim, relações sexuais. Isso caracteriza, claramente, uma situação de *slippery slope*. Esse termo, ainda carecendo de tradução de uso corrente em português, refere-se às situações em que um ato particular, aparentemente inocente quando tomado de forma isolada, pode levar a um conjunto futuro de eventos de crescente malefício.

Relatos sobre relacionamentos sexuais entre terapeutas e pacientes são frequentes. Borrusso[29] analisou diversas pesquisas a esse respeito e salientou o fato de que, apesar de os códigos profissionais proibirem taxativamente tais condutas, elas são frequentes e ficam à margem das ações legais cabíveis. Isso se deve, muitas vezes, à relação desigual de poder que se estabelece entre o terapeuta e seu paciente. Estudos demonstram que os limites tolerados pelos profissionais para os contatos sociais e sexuais em uma relação terapêutica variam conforme a orientação seguida e o tempo de experiência profissional. Esse relativismo ético pode propiciar situações que favoreçam a ocorrência de abusos em algumas modalidades de psicoterapias.

Outro modo de má prática profissional é a preservação do vínculo de dependência do paciente, de forma indevida, pelo terapeuta, com o objetivo de preservar os rendimentos financeiros ou obter benefícios por meio de influência política ou social.

## FRONTEIRAS TERAPÊUTICAS E TECNOLOGIAS DIGITAIS

As mudanças sociais que têm ocorrido com a crescente invasão na vida privada das pessoas pela presença constante dos meios de comunicação, pelas novas tecnologias e pelo apelo à espetacularização podem criar situações difíceis de lidar na relação psicoterapêutica. O uso massivo de redes sociais e da internet traz os desafios de preservar os papéis de terapeutas e pacientes em tempos de Facebook e WhatsApp.

No intuito de orientar os psicoterapeutas nesse sentido, alguns códigos de conduta têm sido elaborados. Gabbard, Kassaw e Perez-

-Garcia[30] sugerem algumas recomendações para a manutenção das fronteiras terapêuticas *on-line*, apresentadas no **Quadro 10.1**.

O surgimento de novas maneiras de se fazer psicoterapia, como por meio de correio eletrônico ou interativamente pela internet, tem levantado algumas questões que podem se enquadrar dentro do princípio da não maleficência:

- Qual o referencial a ser utilizado para entender esse tipo de *setting* terapêutico?
- Esse tipo de abordagem pode enfatizar ainda mais comportamentos de isolamento social tanto do paciente quanto do terapeuta?
- Em uma situação de risco, como ideação suicida em um paciente gravemente deprimido, constatada em uma sessão de psicoterapia interativa via internet, qual a possibilidade de ação do terapeuta?
- Qual a garantia de qualificação do terapeuta que presta tais serviços?
- Quais as responsabilidades desse terapeuta diante de seu paciente?

Essas são algumas questões que têm sido discutidas, não no sentido de desqualificar a inovação tecnológica, mas de verificar sua adequação. Quando um conhecimento novo gera esse tipo de questionamento, a melhor forma de solucioná-lo é gerando mais conhecimento sobre o tema por meio de pesquisas de qualidade.

Todavia, é uma questão ética das mais relevantes o uso de técnicas não consagradas na pesquisa em psicoterapia. A pesquisa desse tipo de procedimento deve seguir os mesmos critérios da introdução de qualquer inovação, ou seja, escalonar o nível de intervenção utilizando-se um balanço adequado de danos e benefícios. As pesquisas devem ser feitas, inicialmente, em pequenos grupos de pacientes, que

**Quadro 10.1** | Recomendações para a manutenção das fronteiras terapêuticas *on-line*

1. Psiquiatras e outros profissionais da saúde mental que usam redes sociais devem ativar todas as ferramentas de privacidade disponíveis.

2. Pesquisas na *web* devem ser realizadas periodicamente para monitorar informações falsas ou fotografias "preocupantes". Se esses itens forem descobertos, o administrador do *website* deve ser contatado a fim de remover as informações indevidas.

3. Os seguintes itens não devem ser incluídos em *blogs*, *sites* e redes sociais:
   – (a) informações de pacientes ou outro material confidencial; (b) comentários desprezando colegas ou grupos de pacientes; (c) qualquer comentário sobre ações judiciais, casos clínicos ou ações administrativas em que o profissional esteja envolvido, pois podem, potencialmente, comprometer sua defesa; (d) fotografias que possam afetar a imagem profissional (p. ex., poses sexualizadas, consumindo ou intoxicado por álcool ou drogas, etc.).

4. Embora procurar informações sobre pacientes na internet não seja eticamente inadequado, já que se trata de um ambiente público, profissionais que optarem por fazê-lo devem refletir sobre potenciais complicações e seu manejo adequado na relação terapêutica. Alguns pacientes podem sentir o interesse do terapeuta na busca de informações como quebra de fronteira ou comprometimento da confiança.

5. Deve-se evitar tornar-se "amigo de Facebook" ou outro relacionamento dual na internet com pacientes. Uma estratégia é ter perfis separados para papéis distintos (pessoal vs. profissional).

6. Não se deve supor que conteúdos postados de forma anônima na internet permanecerão anônimos, porque *posts* podem ser rastreados até suas fontes. Psiquiatras e profissionais da saúde mental que desejem mostrar disponibilidade em *sites* de encontro/namoro devem estar preparados para a possibilidade de reações intensas de pacientes.

7. Instituições de treinamento e ensino devem instruir seus alunos sobre as questões relativas a profissionalismo, limites/fronteiras nas relações terapêuticas e novas tecnologias.

8. Todas as instituições de ensino em saúde devem desenvolver políticas para o manejo do profissionalismo em atividades na internet.

9. Treinamentos em psicoterapia devem incluir considerações sobre os dilemas clínicos apresentados em redes sociais, *blogs* e ferramentas de busca na internet e suas questões relativas a limites/fronteiras do *setting* terapêutico.

irão sendo ampliados de modo progressivo, caso os resultados indicarem segurança e alguma eficácia. Essas técnicas somente poderão ser utilizadas em um projeto de pesquisa para avaliar sua eficácia quando o investigador tiver dados suficientes para avaliar sua segurança e realizar uma comparação com outras técnicas já consagradas. Não é admissível deixar de tratar um paciente, de forma deliberada, para fins de observação ou para constituir um grupo de controle livre de tratamento para fins de comparação quando um tratamento eficaz está disponível.

## CONSIDERAÇÕES FINAIS

A capacitação e o aprimoramento pessoal são elementos fundamentais na busca da adequação ética no exercício da psicoterapia. Docentes, preceptores, supervisores e alunos em formação têm obrigações recíprocas nesse processo. Formar um profissional implica repassar, além dos conhecimentos e habilidades necessários, os valores envolvidos no exercício de cada profissão. Tornar-se profissional é ir além da simples incorporação de conhecimentos e habilidades técnicas, é compreender a adequação e os limites de sua atuação.

As questões éticas envolvidas nas diferentes formas de psicoterapia são diversas e vão muito além das que foram até aqui discutidas. O importante é ter consciência de que esses problemas existem e manter a disposição para buscar soluções alternativas que sejam as mais adequadas para cada caso, porém mantendo-se coerência ética em sua abordagem. Essas novas questões devem ser abordadas por meio de uma reflexão compartilhada, complexa e interdisciplinar. É sempre importante lembrar que a relação terapeuta-paciente ou pesquisador-participante é uma copresença ética. O respeito à pessoa do paciente é fundamental, especialmente no que se refere a sua autodeterminação, privacidade e vulnerabilidade. A relação terapêutica, com seus potenciais dilemas e problemas éticos, pode ser analisada em sua singularidade como parte de um contexto mais amplo das relações humanas em interdependência com a sociedade e a natureza. As condutas danosas podem ter consequências não só para os pacientes, mas, indiretamente, para seu ambiente familiar, social e comunitário. Entretanto, há muitos desfechos positivos das psicoterapias bem conduzidas, como o desenvolvimento emocional e moral que leva a capacidade aumentada para o pensamento reflexivo, melhor integração da própria identidade ou *self* e noção de alteridade com a percepção do outro como um ser separado e com necessidades próprias que devem ser respeitadas, aspectos que influenciam a qualidade das interações sociais e a sociedade como um todo. Nesse sentido, psicoterapeutas responsáveis e capazes de propiciar a seus pacientes experiências de tratamento eticamente adequadas são também produtores de paz e desenvolvimento social.

## REFERÊNCIAS

1. Jahr F. Wissenschaft von Leben und Sittenlehre. Die Mittelschule Zeitschrift für das gesamte mittlere Schulwes. 1926;40:604-5.
2. Goldim JR. Revisiting the beginning of bioethics: the contribution of Fritz Jahr (1927). Perspect Biol Med. 2009;52(3):377-80.
3. Potter VR. Bioethics, the science of survival. Perspect Biol Med. 1970;14:127-53.
4. Goldim JR. Bioética: origens e complexidade. Rev HCPA. 2006;26(2):83-92.
5. Singer P. Ethics. Oxford: Oxford University; 1994. p.4-6.
6. Clotet J. Una introducción al tema de la ética. Psico. 1986;12(1):84-92.
7. Veatch RM. Medical ethics. 2. ed. Sudbury: Jones and Bartlett; 2000.
8. Moore GE. Princípios éticos. São Paulo: Abril Cultural; 1975.
9. Piaget J. El juicio moral en el niño. Madrid: Beltrán; 1935. p.9-11.
10. Frankena WK. Ética. Rio de Janeiro: Zahar; 1981. p.61-73.
11. Beauchamp TL, Childress JF. Principles of biomedical ethics. 4. ed. New York: Oxford; 1994.
12. Bajotto AP, Goldim JR. Case-report: autonomy and self determination of an elderly population in south Brazil. J Clin Res Bioeth. 2011;2(2):109-11.
13. Hippocrates. Hippocratic writings. London: Penguin; 1983. p.94.
14. Kemp P. The globalization of the world. In: Kemp P. Philosophical problems today. Berlin: Springer; 2004.
15. Bandman EL, Bandman B. Bioethics and human rights: a reader for health professionals. Boston: Little Brown; 1978.
16. Karasu TB. The ethics of psychotherapy. Am J Psychiatry. 1980;137(12):1502-12.
17. Orlinsky DE. The "Generic Model of Psychotherapy" after 25 years: evolution of a research-based metatheory. Journal of Psychotherapy Integration. 2009;19(4): 319-39.

18. Orlinski DE, Howard KI. A generic model of psychotherapy. J Eclet Integr Psychother. 1987;6:6-27.
19. Isolan L, Pheula G, Cordioli AV. Fatores comuns e mudança em psicoterapia. In: Cordioli AV, organizador. Psicoterapias: abordagens atuais. 3. ed. Porto Alegre: Artmed; 2008. p.58-73.
20. Bechara A, Damasio H, Damasio AR. Emotion, decision making and the orbitofrontal cortex. Cereb Cortex. 2000;10(3):295-307.
21. Martin LM. O erro médico e a má prática nos códigos brasileiros de ética médica. Bioética. 1994;2(2):163-73.
22. Comte-Sponville A. Pequeno tratado das grandes virtudes. São Paulo: Martins Fontes; 1995. p.39.
23. Brace K, Vandecreek L. The justification of paternalistic actions in psychotherapy. Ethics Behav. 1991;1(2):87-103.
24. Clotet J. O consentimento informado nos Comitês de Ética em Pesquisa e na prática médica: conceituação, origens e atualidade. Rev Bioética. 1995;3(1):51-9.
25. English DC. Bioethics: a clinical guide for medical students. New York: Norton; 1994. p.33-5.
26. Junkerman C, Schiedermayer D. Practical ethics for resident physicians: a short reference manual. Wisconsin: MCW; 1993.
27. Freud S. Observações sobre o amor transferencial: novas recomendações sobre a teoria da psicanálise III. In: Freud S. O caso Schreber, artigos sobre técnica e outros trabalhos. v.12. Rio de Janeiro: Imago; 1969. p.207-23.
28. Strasburger LH, Jorgenson L, Sutherland P. The prevention of psychotherapist sexual misconduct: avoiding the slippery slope. Am J Psychother. 1992;46(4):544-55.
29. Borrusso MT. Sexual abuse by psychotherapists: the call for a uniform criminal statute. Am J Law Med. 1991;17(3):289-311.
30. Gabbard GO, Kassaw KA, Perez-Garcia G. Professional boundaries in the era of the internet. In: Sisti DA, Caplan AL, Greenspan HR, editors. Applied ethics in mental health care: an interdisciplinary reader. Cambridge: The MIT; 2013.

# PARTE II

# OS PRINCIPAIS MODELOS DE PSICOTERAPIA

## PARTE II

## OS PRINCIPAIS MODELOS DE PSICOTERAPIA

# Terapia comportamental no tratamento dos transtornos mentais

Aristides Volpato Cordioli
Marianna de Barros Jaeger

Inicialmente, neste capítulo, será apresentado um breve histórico do desenvolvimento da terapia comportamental (TC), destacando-se os principais autores e suas contribuições. Além disso, serão descritas as teorias da aprendizagem mais relevantes, que embasam tanto modelos etiológicos como as principais técnicas comportamentais usadas no tratamento dos transtornos mentais. Será abordado brevemente como é a TC, as etapas do tratamento, suas indicações e contraindicações e as evidências de eficácia. O capítulo se encerra com a discussão da TC e de suas limitações, bem como das perspectivas futuras dessa modalidade de psicoterapia.

A psicologia científica iniciou-se com a fundação do primeiro laboratório de pesquisa em Leipzig, por Wundt, em 1879. Até então, a psicologia era considerada um ramo da filosofia (psicologia filosófica), e fenômenos mentais ou psicológicos, como a percepção, a memória, a inteligência e a aquisição do conhecimento, eram estudados com o uso da introspecção, método sujeito a erros por ser essencialmente subjetivo. Com a criação do laboratório, Wundt introduziu o método científico próprio das ciências naturais (física, biologia) no estudo do comportamento humano e dos fenômenos mentais por meio da observação. Havia ainda uma premissa básica, derivada da teoria evolucionista de Darwin da continuidade entre as espécies, de que tanto o comportamento humano quanto o comportamento animal eram regidos pelas mesmas leis: as leis da aprendizagem, o que abria a possibilidade da experimentação em animais e a posterior transposição dos resultados para os humanos. A Escola Comportamental, ou Behaviorismo, surgiu em decorrência desse novo enfoque. Trata-se de um ramo da psicologia científica que valoriza a observação, a mensuração de variáveis, a testagem de hipóteses, a formulação de leis gerais e de teorias como método de construção do conhecimento.

A aplicação do método científico, em substituição à introspecção, permitiu separar gradualmente a psicologia da filosofia, e a primeira adquiriu o *status* de ciência. Assim, a psicologia do final do século XIX e início do século XX foi marcadamente caracterizada pela fundação de laboratórios de experimentação (Helmoltz, Stanley Hall, Ebbinghaus, Binet) e pelo uso de uma metodologia rigorosa na observação do comportamento e na mensuração de variáveis associadas. O foco passou a ser o comportamento observável e a identificação das leis que regiam suas mudanças, as leis da aprendizagem. Entre esses primeiros pesquisadores, e pelas repercussões que seus experimentos tiveram para a prática clínica, destacam-se Ivan Pavlov (condicionamento clássico),[1] J.B. Watson[2] (fundador do Behaviorismo e uso do condicionamento para a aquisição de medos), Thorndike[3] (lei do efeito), Skinner[4] (condicionamento operante), Wolpe[5] (pioneiro da TC) e Albert Bandura[6] (aprendizagem social). A TC é o principal produto prático e de aplicação clínica das teorias da aprendizagem.

Ainda no início do século XX, alguns representantes do Behaviorismo, utilizando-se do referencial do condicionamento clássico de Pavlov, se voltaram para o estudo de problemas clínicos como a aquisição de medos, verificando se eles também poderiam ser extintos. Os experimentos com bebês constituíram uma prática comuns nesses estudos. Uma vez confirmada a primeira possibilidade, o foco passou a ser o desenvolvimento de técnicas comportamentais para eliminar os medos adquiridos, objetivo no qual se destacou o trabalho pioneiro de Mary C. Jones, cujos métodos e técnicas seriam aplicados e reinventados por outros pesquisadores nas décadas seguintes, dando origem à TC moderna. Determinados tipos de aprendizagem, como o contracondicionamento, a inibição recíproca, a extinção, a habituação, a remoção de fatores reforçadores e a aprendizagem por observação, foram invocados como os mecanismos subjacentes às técnicas psicoterápicas comportamentais e seriam os responsáveis pela remoção dos sintomas.

Este capítulo tem por objetivo fornecer um panorama da TC, de seus fundamentos e das técnicas comportamentais, enfatizando sua contribuição para o tratamento dos transtornos mentais.

## FUNDAMENTOS DA TERAPIA COMPORTAMENTAL

### O condicionamento clássico ou pavloviano e a extinção

Ivan Pavlov (1849-1936), neurofisiologista russo que recebeu o prêmio Nobel de Fisiologia ou Medicina em 1904, foi pioneiro em estudar, de forma objetiva e em laboratório, as influências do cérebro sobre o aparelho digestório. Com uma cânula introduzida nos dutos de saída das glândulas salivares de cães, Pavlov observava a influência de vários estímulos na quantidade de saliva produzida. Sua atenção foi despertada por um fato casual: os cães produziam saliva quando ouviam os passos do pesquisador – estímulo que nada tinha a ver com o reflexo da salivação. Para Pavlov, a salivação deveria estar ocorrendo porque os passos do pesquisador estavam associados, na memória do cão, ao alimento, e, depois de esse emparelhamento ocorrer diariamente, bastava o cão ouvir os passos para produzir saliva, um reflexo que era inato. Para testar essa hipótese, emparelhou estímulos que eram neutros, como tocar uma sineta, acionar um metrônomo ou acender uma luz, com a oferta de comida. Depois de alguns emparelhamentos, verificou que esses estímulos produziam salivação, mesmo na ausência da comida. Esse fenômeno ficou conhecido como reflexo condicionado ou condicionamento clássico (ou condicionamento pavloviano ou, ainda, condicionamento respondente).

O condicionamento clássico é, portanto, um processo de aprendizagem por meio da associação. Sua essência é o emparelhamento de dois estímulos – um estímulo neutro (luz, tom, sineta), que não produz nenhuma resposta relacionada com a que irá ser aprendida (estímulo condicionado), e um estímulo incondicionado (choque, comida), que geralmente produz a resposta – um reflexo, de forma intensa. Depois de alguns emparelhamentos, o estímulo neutro se torna condicionado e passa a produzir (emitir) a resposta condicionada – o reflexo condicionado (RC), que é um reflexo inato e que se modificou em razão do emparelhamento.[7]

O RC é uma forma de aprendizagem importante para a compreensão da gênese (e da extinção) de emoções de nosso dia a dia, como o medo, a ansiedade, o nojo, o prazer e a raiva, as quais surgem após o emparelhamento com acontecimentos, lugares ou pessoas que antes eram neutros. As reações de medo e de ansiedade, como a taquicardia e a sudorese, que se mantêm depois de um estresse agudo, transformando-se, eventualmente, em estresse pós-traumático, podem ser explicadas pelo condicionamento clássico. O RC está presente também na gênese de muitas fobias, como medo de dirigir, de altura, de insetos, de pequenos animais e de dentista, bem como nojo de substâncias ou cheiros, e em transtornos que surgem muitas vezes depois de uma experiência de estresse intenso ou pânico. Em pessoas com dependência química, é muito comum que lugares, objetos ou pessoas associadas ao uso de substâncias despertem a "fissura pela droga": a simples visualização do pó branco de giz ou de uma parede branca pode provocar salivação e "fissura" em indivíduos com dependênca de cocaína.

▶ **Exemplos de condicionamento clássico na origem de sintomas:**

- LC, 12 anos, teve reações adversas (náuseas e vômitos) intensas às sessões de quimioterapia à qual tivera que se submeter em razão de leucemia aguda. Meses depois, apresentava esses mesmos sintomas sempre que passava na rua onde se situava o hospital em que realizara a quimioterapia.
- TR, 75 anos, ex-combatente da Segunda Guerra, até hoje tem ataques de pânico quando ouve o ruído da descarga de uma motocicleta passando ao lado de sua janela porque lembra o som de uma metralhadora.

A propaganda utiliza muito a associação em produtos de que pretende aumentar o consumo (p. ex., determinada cerveja com imagens ou cenas de conteúdo sexual). Ademais, o condicionamento pavloviano está presente na formação de hábitos (p. ex., fumar um cigarro depois de tomar um cafezinho ou comer uma sobremesa ao final da refeição).

O condicionamento clássico tem também inúmeras aplicações práticas no tratamento de quadros psiquiátricos. Ainda no final dos anos de 1920, foi utilizado no tratamento do alcoolismo por meio da associação do consumo de bebida alcoólica com um efeito desagradável (náuseas, vômitos) que pode ser obtido com a ingestão do dissulfiram (efeito antabuse). Foi usado ainda no tratamento da enurese noturna: nesse método, em desuso na atualidade, chamado de *bell and pad*, um sensor elétrico é colocado nas fraldas e, caso seja molhado pela urina, conduz eletricidade e dispara uma campainha que acorda a criança, que pode ir ao banheiro ou trocar a fralda ou os lençóis.

**Extinção (aprendizagem inibitória)**

A extinção, ou aprendizagem inibitória, é o processo pelo qual as respostas a um estímulo condicionado diminuem, podendo desaparecer por completo, porque ele é apresentado na ausência do estímulo incondicionado. A consequência é uma nova aprendizagem, que se contrapõe ao condicionamento inicial. Assim, o estímulo condicionado volta a ser neutro e não produz mais a resposta condicionada.[8] É importante esclarecer, contudo, que a extinção não é apenas a perda de uma resposta condicionada, mas um novo aprendizado com base na nova associação do estímulo condicionado com a ausência do estímulo incondicionado, o qual acaba por debilitar o acesso à memória inicial.[9]

A extinção fundamenta o uso de técnicas comportamentais, como, por exemplo, o contracondicionamento, a dessensibilização sistemática e a exposição, nas quais o indivíduo é exposto de forma gradual ao objeto ou à situação fóbicos sem que ocorra (seja eliciada) a resposta condicionada (o medo), que acaba desaparecendo. Baseando-se na efetividade de tais técnicas e na observação de que alguns indivíduos adquirem sintomas graves após uma experiência amedrontadora, enquanto outros não, foi levantada a hipótese de que a raiz de muitos transtornos mentais poderia ser um déficit na capacidade de extinguir memórias de medo. Estudos demonstraram que a espessura do córtex pré-frontal ventromedial e do córtex orbitofrontal se correlaciona com a capacidade de extinguir em humanos.[9] Diversos estudos descreveram, também, um papel central do córtex pré-frontal ventromedial na extinção, além de apontarem para a necessidade da expressão de genes e de sínteses de proteínas desde o início do processo, seja no córtex entorrinal, seja no hipocampo, na amígdala basolateral ou no córtex insular.[9]

Deve-se ter em mente, no entanto, que a extinção é apenas uma das formas de aprendizagem que envolvem a expressão de uma memória já consolidada, sendo a reconsolidação de igual importância.[10] A reconsolidação é o processo pelo qual as memórias, após serem evocadas, devem passar para persistirem, o que envolve a reestabilização dependente de síntese proteica. O objetivo de tal processo é atualizar uma informação previamente armazenada de acordo com as mudanças ambientais ou do indivíduo, determinando sua persistência.[11]

Os processos de reconsolidação e de extinção estão relacionados funcionalmente, pois ambos se baseiam na aquisição de informação sobre o que acontece no momento da expressão de memórias, informação que, por sua vez, está associada ao aprendizado original. Contudo, eles apresentam mecanismos distintos: a extinção envolve um novo aprendizado que debilita o acesso à memória inicial, enquanto a reconsolidação permite a modificação de um aprendizado por meio da adição de uma nova informação presente no momento da reativação.[10]

## A aquisição e a extinção de medos de acordo com a Escola Comportamental: J.B. Watson, M.C. Jones e J. Wolpe

### John B. Watson

J.B. Watson, professor da Universidade John Hopkins, é considerado o fundador do Behaviorismo, ou Escola Comportamental. Watson rompeu com a filosofia e rejeitou a introspecção como método válido de aquisição do conhecimento na psicologia. Em 1913, proferiu uma conferência e publicou um artigo com o título *A psicologia como os behavioristas a veem*, que ficou conhecido como o manifesto behaviorista, cuja data é considerada como a da fundação do Behaviorismo. Para esse movimento, o objeto da psicologia como ciência é o comportamento observável e passível de uma descrição objetiva, que passa a ser visto como uma resposta (função) aos estímulos ou eventos do ambiente que o antecedem. Watson acreditava que o comportamento e suas modificações eram resultantes exclusivamente do ambiente e que era passível de ser previsto e controlado. Para ele, qualquer pessoa, independentemente de sua natureza, poderia ser treinada para ser qualquer coisa, o que era uma ideia muito democrática e estava em consonância com os ideais da época.

Com base no condicionamento pavloviano, Watson fez experimentos com bebês sobre a aprendizagem de medos e sua extinção, os quais, hoje, seriam considerados antiéticos e até cruéis. Um desses experimentos ficou conhecido como o do pequeno Albert. Watson emparelhou um barulho forte e desagradável, que ele mesmo produzia batendo com um martelo em uma haste de metal, e que provocava medo e choro no bebê, com um rato branco com o qual a criança brincava. A partir do emparelhamento, o bebê passou a apresentar medo do rato branco. Esse medo se generalizou para outros objetos com alguma semelhança, como objetos de pelúcia, coelhos, cachorros e os cabelos brancos de Watson, como previa o modelo do condicionamento de Pavlov. O experimento era uma comprovação de que o medo poderia ser aprendido.[12]

### Mary Cover Jones

M.C. Jones recebeu o título de mãe da TC por seus estudos pioneiros e por ter-se interessado em desenvolver métodos para a eliminação dos medos adquiridos pelos bebês. Descobriu que o medo podia realmente ser removido mediante o uso, em ambiente experimental, de técnicas que denominou de condicionamento direto ou contracondicionamento e imitação social. Jones conseguiu fazer os medos de coelhos de uma criança, adquiridos por meio do condicionamento clássico, desaparecerem se a criança fosse alimentada enquanto se aproximava, de forma gradual, de um coelho. Essas técnicas podem ser consideradas precursoras da dessensibilização sistemática de Wolpe (teoria da inibição recíproca), da exposição *in vivo* e da aprendizagem social de Bandura.

### Joseph Wolpe

Ao final dos anos de 1940 e na década de 1950, um médico sul-africano, Joseph Wolpe, um behaviorista radical, retomou os experimentos de Watson e Jones e se tornou o grande precursor da TC. Com base nos princípios do condicionamento clássico, Wolpe conseguiu produzir "neuroses" (fobias) artificialmente em animais em laboratório, por meio da administração de choques elétricos nos locais em que eram alimentados. Depois de receberem os choques, os animais (gatos) se recusavam a entrar nas gaiolas para alimentar-se, mesmo estando famintos. Desenvolveu, posteriormente, métodos para eliminar esses comportamentos evitativos. Um desses métodos era a exposição gradual dos animais aos locais nos quais haviam recebido os choques e que acabavam evitando, embora famintos e mesmo que não recebessem mais choques e houvesse comida disponível. A partir desses experimentos, Wolpe desenvolveu uma técnica para tratamento de indivíduos com fobias, em que emparelhava a exposição ao objeto temido com o efeito agradável do relaxamento profundo (contracondicionamento), técnica que ele denominou de dessensibilização sistemática.[5,13] Essa técnica se baseava na teoria da inibição recíproca, segundo a qual as pessoas não conseguem sentir duas emoções opostas ao mesmo tempo; ou, no caso dos gatos, o medo de levar choques prevalecia sobre a fome e, por ser o mais forte, inibia o impulso de entrar na gaiola para apanhar o alimento. A teoria da inibição recíproca não se manteve, porém a dessensibilização sistemática se mostrou efetiva como método de tratamento das fobias e foi precursora da principal contribuição da Escola Comportamental para a intervenção de problemas clínicos: a exposição *in vivo*.

## O condicionamento operante

O condicionamento pavloviano ou respondente explica a modificação de reflexos inatos (incondicionados), como a salivação, ou de emoções, como o medo e o nojo, em razão de emparelhamentos com estímulos ambientais que os antecedem. Uma nova linha de pensamento procurou identificar as leis que regiam o comportamento voluntário. Seus proponentes partiram do princípio de que um comportamento se modifica em razão não de seus antecedentes, mas de suas consequências sobre o ambiente. Ou seja, os comportamentos são afetados por suas consequências. Essa forma de aprendizagem foi chamada de condicionamento operante. Dois autores afiliados considerados neobehavioristas se destacaram: E.L. Thorndike e B.F. Skinner.

### E.L. Thorndike: a lei do efeito

Thorndike verificou que um gato com fome, quando colocado em uma caixa fechada da qual poderia escapar, fazia, inicialmente, várias tentativas de destravar a tranca de um alçapão, até conseguir abri-la. Observou, ainda, que o comportamento que levava o gato a destravar e abrir o alçapão ocorria cada vez mais rápido. Chamou as tentativas iniciais de ensaio e erro. Segundo Thorndike, as tentativas bem-sucedidas eram reforçadas em razão do resultado, e as que não eram recompensadas eram suprimidas, o que chamou de lei do efeito, segundo a qual os efeitos de um comportamento afetam a probabilidade de que ele ocorra novamente. Essas caixas se tornaram populares para o estudo da aprendizagem, ficando conhecidas como "caixas de Skinner".

### B.F. Skinner: aprendizagem pelas consequências

Skinner é o fundador do movimento denominado Behaviorismo Radical, que propunha que o comportamento observável deveria ser o único foco da psicologia científica, com ênfase em seus determinantes ambientais. Ampliou e desenvolveu as ideias de Thorndike e estabeleceu as leis do condicionamento operante; é, sem dúvida, um dos psicólogos de maior destaque e mais influentes da história da psicologia. Para Skinner, comportamentos são selecionados, reforçados ou extintos não por seus antecedentes, como propunha o condicionamento clássico, mas por suas consequências. Um animal é levado a pressionar uma alavanca se descobrir que dessa forma pode obter comida (a obtenção de comida reforça o comportamento de pressionar a alavanca). **Operante** é o comportamento que, atuando (operando) sobre o ambiente, gera consequências para o indivíduo. **Condicionamento operante** é uma forma de aprendizagem na qual a frequência de um comportamento é alterada em razão de consequências negativas ou positivas. **Reforço** é o estímulo que aumenta a probabilidade do comportamento que o precede: comida, água, sexo, dinheiro, dominação, aprovação, afeição. **Reforço positivo** é o estímulo que, quando apresentado, aumenta a intensidade ou a frequência do comportamento que o antecede (alimento, água, efeito euforizante das drogas, elogio). **Reforço negativo** é o aumento da intensidade ou da frequência de um comportamento pela remoção de um estímulo desagradável ou aversivo que estava presente (a esquiva fóbica é mantida por seu efeito de afastar a ansiedade que ocorreria no contato com o objeto fóbico). **Punição** é todo estímulo que diminui a frequência e/ou a intensidade de um comportamento; pode ser **positiva**, quando o resultado do contato com um estímulo desagradável é a diminuição da intensidade de determinado comportamento; ou **negativa**, quando a diminuição de um comportamento ocorre pela remoção do acesso a reforços positivos (privação do acesso a algo agradável, como, por exemplo, assistir à televisão, usar o celular ou a internet ou perder o passeio do fim de semana). Reforços e punições são muito utilizados na educação (notas, prêmios, *feedbacks*) e nos esportes (cartão amarelo e vermelho, multas).

A teoria do condicionamento operante teve grande influência no estabelecimento de modelos para os transtornos mentais, como o proposto por O.H. Mowrer, e no desenvolvimento de métodos de abordagem de pacientes com diferentes psicopatologias, como transtorno por uso de substâncias, transtorno obsessivo-compulsivo (TOC), transtornos de ansiedade, depressão, entre outras. Técnicas como a economia de fichas (*token economy*) e a administração de contingências têm seus fundamentos no condicionamento operante.

### O.H. Mowrer: o modelo dos dois fatores para a ansiedade e as fobias

Em 1947, O.H. Mowrer propôs a teoria de dois fatores ou duas fases, combinando os princípios do condicionamento clássico e os do condicionamento operante para explicar a gênese e a manutenção das fobias. Em uma primeira fase (ou um primeiro fator), um estímulo neutro seria emparelhado a um estímulo temido e, em razão do condicionamento clássico, passaria a desencadear as respostas de medo. Em uma segunda fase (ou segundo fator), o indivíduo lançaria mão de comportamentos que, em razão do alívio que produzem, seriam reforçados, o que contribuiria para a perpetuação dos medos e da ansiedade fóbica. No entanto, nem sempre na origem de uma fobia ou da ansiedade se encontra uma experiência de condicionamento clássico. Parece bastante óbvio o papel do condicionamento operante (reforço negativo) na perpetuação de sintomas como os comportamentos evitativos. A supressão desse segundo fator, por meio de técnicas comportamentais como a exposição e a prevenção de respostas, leva ao desaparecimento e à extinção dos comportamentos evitativos. Esse modelo e, em especial, a compreensão do papel de reforços dos comportamentos evitativos e de segurança constituem a base das terapias de exposição.

### Habituação

É a diminuição espontânea e progressiva das respostas a um estímulo não nocivo (som, ruído, cheiro, dor, aflição), quando se permanece em contato o tempo necessário ou quando ele é repetidamente apresentado.

Em estudos clássicos realizados no molusco *Aplysia californica*, com o intuito de esclarecer a neuroquímica da habituação, Squire e Kandel[14] demonstraram que a estimulação repetida levava a diminuição da quantidade de neurotransmissor liberado na fenda sináptica. Ocorria também diminuição da atividade dos interneurônios. A habituação pode ser observada em praticamente todos os animais: moscas, vermes, baratas, moluscos e ser humano. É a forma mais simples de aprendizagem implícita e não associativa. Ela explicaria o desaparecimento espontâneo observado com a exposição ao vivo em quadros fóbicos e, em especial, durante a terapia de exposição e prevenção de rituais no TOC.

### Aprendizagem social e autoeficácia

As teorias de Bandura da aprendizagem social e da autoeficácia representam uma transição entre o Behaviorismo Radical e a ciência cognitiva. Como os demais comportamentalistas, Bandura valorizou a influência do ambiente sobre o comportamento. Considerou, no entanto, essa influência uma função de processos cognitivos considerados sem interesse pelo Behaviorismo Radical, rejeitando a teoria do condicionamento para explicar mudanças de comportamento. Para ele, tanto o condicionamento clássico como o operante são apenas fontes de informações preditivas das relações entre eventos. O reforço é uma fonte de informação e de orientação, que antecipa desfechos e, por esse motivo, funciona e induz mudanças de comportamento. Sua ênfase encontra-se nas teorias da aprendizagem social que já haviam sido valorizadas por Mary C. Jones.[15]

Dois conceitos desenvolvidos por Bandura têm, até hoje, grande aceitação e aplicação no campo da TC e da terapia cognitivo-comportamental (TCC): a **aprendizagem social** e a **autoeficácia**. De acordo com Bandura, aprende-se observando. As pessoas (e os animais) aprendem observando os outros (modelação) e imitando-os intencional ou acidentalmente. Em outras palavras, o comportamento pode ser modificado pela simples observação. Bandura derivou sua teoria da aprendizagem social da observação em laboratórios de primatas, em que filhotes de macacos, que haviam nascido sem nenhum medo de cobras, aprendiam a ter medo desses animais observando suas mães se comportando com medo de cobras. Percebeu, ainda, que os animais podiam perder esses medos adquiridos simplesmente observando outros macacos (modelos) que não apresentavam tais medos.[16] Portanto, comportamentos e medos podem ser adquiridos e extintos pela simples observação, sem a necessidade de reforçadores. A aprendizagem social é utilizada na TC nas técnicas de modelação e de *role-playing*, as quais serão descritas posteriormente.

A propaganda investe pesado na apresentação de modelos que exibem os comportamentos (usar uma roupa específica, um calçado, dirigir um novo modelo de automóvel) que eles desejam que determinado público passe a imitar.

Um segundo conceito, muito relacionado à motivação, é a **autoeficácia**. Para Bandura, as pessoas, a partir de experiências, têm maior ou menor capacidade de atribuir seus problemas a si mesmas e não a razões externas, com diferentes aptidões para resolvê-los. Essa capacidade expressa-se por **expectativas de eficácia**, que definem o grau de confiança que uma pessoa tem de manejar de forma efetiva uma situação em particular. As expectativas de autoeficácia fazem as pessoas iniciarem (ou não) comportamentos para solucionar problemas, mesmo diante de obstáculos. Uma ação em determinada direção ou objetivo não é iniciada sem que a pessoa tenha uma **expectativa de resultados**. A previsão de resultados futuros é o que gera a motivação para iniciar e manter um comportamento. Tais percepções e previsões dependem de experiências prévias e, portanto, da memória do indivíduo. Ainda segundo Bandura, o desempenho na prática é o mais poderoso modificador da autoeficácia. Na proposição de tarefas de casa, o terapeuta comportamental costuma perguntar ao paciente o quanto ele acredita ser capaz de realizar determinada tarefa. Ele sabe que, se o escore for muito baixo, o paciente certamente não executará a tarefa. Nesse caso, é mais prudente substituí-la por outra tarefa, a qual o paciente acredite, pelo menos 80%, que será capaz de executar.

## PRINCIPAIS TÉCNICAS COMPORTAMENTAIS

### Exposição

No contexto da TC, o termo "exposição" refere-se à confrontação repetida e prolongada a objetos, situações ou quaisquer estímulos que provocam ansiedade ou desconforto (nojo, queda de pressão) em um contexto terapêutico e que não são verdadeiramente perigosos. Para ser efetiva, a exposição deve produzir ansiedade, medo ou nojo, o que o comportamento evitativo busca eliminar. O tempo de exposição deve ser longo o suficiente para permitir o aumento crescente da ansiedade até o máximo percebido, com sua redução natural posterior, o que viabilizará, após sucessivas exposições, os processos de habituação e extinção.[8]

A exposição pode ser *in vivo*, na imaginação, interoceptiva ou virtual. Quanto à intensidade, pode ser gradual ou total, sendo esta última chamada de inundação, a qual é menos utilizada porque produz desconforto intenso.

Na prática, o paciente estabelece, com o terapeuta, uma lista de situações, sensações ou objetos evitados e uma hierarquia quanto ao desconforto gerado tanto por tempo de exposição quanto pela proximidade em relação ao objeto fóbico. Pode-se utilizar escalas para medir o desconforto, como a Subjective Units of Distress Scale (SUDS), cujos valores variam de 0 (nenhuma ansiedade) a 100 (pior ansiedade experimentada ou imaginada). A dupla escolhe um dos itens e planeja o exercício de exposição, o qual pode ser feito durante a própria sessão. Combina-se que o paciente permanecerá em contato com o objeto fóbico até o surgimento e o desaparecimento da ansiedade, registrando o tempo, a frequência e a intensidade do desconforto em cada exercício.

A exposição é indicada para o tratamento de fobias específicas, transtorno de ansiedade social, transtorno de pânico, agorafobia, TOC e transtorno de estresse pós-traumático (TEPT).

### Role-playing

Consiste em representar com o paciente cenas curtas ou situações difíceis do dia a dia. O paciente interpreta o próprio papel, e o terapeuta,

---

**EXEMPLO CLÍNICO DE EXPOSIÇÃO**

Em pacientes com fobia específica de aviões, pode-se indicar, inicialmente, a exposição na imaginação, solicitando que o paciente descreva em detalhes a situação, paralelamente registrando os pensamentos e os sentimentos despertados com o exercício. Após, pode-se orientar que assista a vídeos na internet, progredindo, eventualmente, para uma viagem de curta distância.

o papel da pessoa em relação a qual ele refere medo, ansiedade ou inibição. É uma forma de exposição.

Durante o exercício, são estimuladas respostas cada vez mais sinceras, observando-se o tom de voz, as palavras, a emoção associada, o contato visual e os movimentos corporais. Pode ser gravado um vídeo para análise pelo próprio paciente.

A técnica de *role-playing* é indicada a pacientes com muita ansiedade antecipatória ou que têm dificuldade em encontrar as palavras adequadas, como na ansiedade social.

## Treino de habilidades sociais

Habilidades sociais são importantes para o início e a manutenção das relações interpessoais. São necessárias para, por exemplo, iniciar e manter uma conversa, manejar conflitos, negociar, manter amizades, começar uma paquera ou manter um namoro. Pacientes com transtornos como ansiedade social, do espectro autista ou esquizofrenia podem apresentar importantes déficits nessas habilidades, o que causa prejuízos em termos de convívio com familiares, amigos e colegas de trabalho.

A base do treino de habilidades sociais é derivada da teoria de aprendizagem social e do condicionamento operante.[17] Em particular, o treino de habilidades enfatiza a importância de determinar expectativas claras com instruções específicas, guiando o indivíduo por meio do uso frequente de incentivos, do emprego de modelagem e da utilização de *role-playing* ou ensaios comportamentais, oferecendo *feedback* positivo e valorizando pequenas melhoras no comportamento social. O treino inclui ainda ensinar uma percepção social adequada, inclusive as normas, regras e expectativas dos outros com quem o indivíduo estará interagindo.

Na prática do treino de habilidades sociais, primeiramente se discute a definição de habilidades sociais, utilizando-se experiências prévias do paciente. Depois, os déficits e os comportamentos que prejudicam as interações sociais do paciente são investigados. Passa-se para a observação ao vivo, com treinamentos dentro (*role-play*, modelagem) e fora da sessão (treino de conversação em frente ao espelho). Na etapa final, combina-se o treino em situações sociais.

▶ **Treinamento de habilidades de negociar – etapas:**

1. Explique seu ponto de vista brevemente.
2. Ouça o ponto de vista da outra pessoa.
3. Repita o ponto de vista da outra pessoa.
4. Sugira uma solução de compromisso que concilie os dois pontos de vista.

## Treino de assertividade

O comportamento assertivo possibilita à pessoa agir a favor de seus interesses, tomar partido de si mesmo sem ansiedade indevida, expressar suas opiniões e sentimentos de forma confortável e exercer os próprios direitos sem negar o direito dos outros. Exemplos de situações que exigem tal comportamento são saber afastar amigos chatos ou indesejáveis, devolver uma mercadoria com defeito ou não ceder diante de exigências descabidas ou não razoáveis.

A técnica consiste em buscar com o paciente suas áreas de dificuldade, identificando ideias, desejos, convicções próprias e receios em expressá-las. Procura-se identificar também os pensamentos automáticos e as crenças (negativas, catastróficas) ligados a tais receios, questionando-os. Além disso, as consequências, as vantagens e as desvantagens da não expressão ou da expressão de ideias próprias são analisadas, e um objetivo concreto para que o paciente ponha em prática sua assertividade é estabelecido.

---

### EXEMPLO CLÍNICO DE *ROLE-PLAYING*

Em pacientes com transtorno de ansiedade social que evitam participar de festas ou reuniões, pode-se encenar como eles iniciariam uma conversa ou se aproximariam de pessoas nessas situações.

O treino de assertividade é indicado para aprimorar habilidades sociais e de comunicação no caso de transtornos como ansiedade social, transtorno da personalidade evitativa, transtorno da personalidade obsessivo-compulsiva ou transtorno da personalidade dependente.

▶ **Etapas do treino de assertividade:**

1. Escolher uma situação problema, como, por exemplo, "alguém furou a fila na minha frente".
2. Definir o que é comportamento assertivo e não assertivo.
3. Fazer *role-playing* das diferentes alternativas de como enfrentar a situação, treinando habilidades sociais e de comunicação.
4. Quando possível, programar exercícios práticos com situações consideradas menos difíceis, em que há boa chance de sucesso.

## Solução de problemas

Consiste em treinar o paciente em reconhecer respostas eficazes e a escolher aquela que parece mais adequada para cada tipo de situação, em tomar decisões em situações difíceis e em lidar com a ansiedade.[18] Na prática, inicialmente, o paciente descreve o problema em detalhes, inclusive como, quando e o que aconteceu, quem estava envolvido e quais os sentimentos despertados. Depois, realiza-se uma "tempestade" de ideias sobre soluções alternativas. Se o problema não for modificável, discute-se a melhor maneira de lidar com ele. Escolhe-se uma solução considerando-se consequências a curto e a longo prazos. Os obstáculos e as barreiras para sua implementação são previstos, bem como o modo de enfrentá-los (p. ex., utilizar lembretes, listas e cartões de enfrentamento). Por fim, o paciente implementa a solução escolhida na prática e avalia, junto com o terapeuta, o resultado dela.

▶ **Etapas da técnica de solução de problemas:**

- Psicoeducação
- Identificação, definição e detalhamento do problema-alvo
- Definição de objetivos alcançáveis
- Busca de soluções
- Avaliação e escolha das soluções exequíveis
- Implementação da solução escolhida
- Avaliação do resultado

As aplicações da técnica são diversas e incluem terapia de casal, tratamento para problemas de saúde, tratamento da depressão e dificuldades de relações interpessoais, desamparo e ideação suicida.

## Modificação de hábitos

Hábitos são comportamentos automáticos que envolvem uma cadeia de atos, podendo ser desencadeados por um estímulo interno ou por comportamentos que os precedem na cadeia. Com o tempo, contudo, esses comportamentos acabam por tornar-se independentes dos estímulos. Eles podem ser benéficos, como uso de medicamento, prática de exercícios e terapia, ou prejudiciais, como roer as unhas e arrancar os cabelos.

Apesar de automáticos, os hábitos podem ser modificados ou iniciados. Para aprender um novo hábito, é sugerido que ele seja associado a

---

**EXEMPLO CLÍNICO**

**Reversão do hábito de roer as unhas**
- Realizar o treino de conscientização.
- Realizar registros diários.
- Provocar a situação que desencadeia o hábito (p. ex., estar com as mãos desocupadas).
- Adotar um comportamento incompatível (como apertar o punho, segurar um lápis, alisar uma superfície áspera com uma lixa) durante 1 a 3 minutos.
- Adotar um comportamento reparatório (como pentear e alisar os cabelos).

## EXEMPLO CLÍNICO DE ADMINISTRAÇÃO DE CONTINGÊNCIAS

No tratamento da dependência química, desenvolvem-se novas contingências com reforçadores arbitrários (p. ex., receber prêmios) contingentes a comportamentos-alvo específicos (p. ex., comprovação objetiva da abstinência).

No caso da utilização de contingências para a educação de crianças, utiliza-se a estratégia da economia de fichas, em que se estabelece com a criança as recompensas diárias e/ou semanais que poderá obter se acumular determinado número de pontos, os quais serão contabilizados somando-se o cumprimento de tarefas ou comportamentos estabelecidos pelos pais. Por exemplo, se a criança faz o tema de casa diariamente, acumulará pontos que poderão ser trocados por um passeio no parque no fim de semana.

um hábito anterior, como tomar café ou escovar os dentes, por exemplo. Já para desaprender um hábito, é importante interromper o comportamento no início da cadeia, repetindo-o da forma desejada até executá-lo corretamente (p. ex., escovar os dentes sem a sequência ritualizada em pacientes com TOC). A reversão de hábitos é indicada para hábitos disfuncionais como roer as unhas, arrancar os cabelos, estalar os dedos e beliscar-se, assim como para tiques, gagueira e compulsões automáticas.

Na prática, inicialmente, é importante que o paciente perceba as características específicas do hábito que deseja modificar. Para isso, é realizado um treino de conscientização, no qual o paciente descreve pormenorizadamente o comportamento, fazendo uma demonstração para o terapeuta, o qual solicita que o paciente a interrompa em qualquer ponto da cadeia, com o intuito de compreender a sequência. Depois desse treino inicial, o paciente é orientado a identificar o estímulo desencadeante e o comportamento que inicia o hábito, fazendo registros diários. Quando o paciente demonstra ser capaz de identificar e caracterizar seu hábito, pode-se iniciar o treino de respostas incompatíveis com os hábitos e os comportamentos reparadores.

## Administração de contingências

A administração de contingências deriva diretamente da teoria do condicionamento operante de Skinner e dos estudos experimentais desenvolvidos no campo da farmacologia comportamental.[19] Na linguagem comportamental, a relação funcional que existe entre o comportamento e as consequências geradas por ele é chamada de contingência. Algumas consequências podem ser reforçadoras, aumentando (reforço positivo ou negativo) ou reduzindo (punição positiva ou negativa), respectivamente, a probabilidade de que determinado comportamento se repita. Assim, uma das maneiras de motivar a mudança de comportamentos seria apresentar contingências que reforcem os comportamentos desejáveis ou que sejam incompatíveis com os indesejáveis e, por esse motivo, os inibam.

A administração de contingências está indicada no tratamento do transtorno por uso de substâncias, do transtorno de déficit de atenção/hiperatividade (TDAH), dos transtornos de oposição desafiante e da conduta, dos transtornos depressivos, bem como para educação de crianças e para pacientes institucionalizados com diagnósticos de autismo, esquizofrenia e demência.

## EXEMPLO CLÍNICO DE TERAPIA AVERSIVA OU CONTRACONDICIONAMENTO

Orientar o paciente a imaginar uma situação em que faz uso do álcool enquanto está sendo exposto a algo desagradável, como odor ruim.

## EXEMPLO CLÍNICO DE PREVENÇÃO DE RESPOSTAS

Orientar o paciente a abster-se de lavar as mãos depois de tocar em objetos "contaminados" ou de verificar o gás e o fogão antes de sair de casa.

## Terapia aversiva (contracondicionamento)

A terapia aversiva consiste na associação da indução de ansiedade ou de reações fisiológicas desagradáveis a comportamentos indesejáveis. Depois de vários desses pareamentos, o estímulo neutro por si só provoca a mesma reação do estímulo aversivo. É utilizada no tratamento do alcoolismo, mediante o uso do dissulfiram, e de desvios sexuais. Contudo, está sendo abandonada devido a sua ineficácia e razões éticas.[20]

## Prevenção de respostas

Consiste em bloquear ou inibir uma resposta comportamental aprendida, como executar um ritual, evitar o contato com um objeto, local, pessoa, animal, etc. que provoca medo e/ou desconforto, e que é executada com a finalidade de reduzir ou eliminar tais emoções desagradáveis. No TOC, é o ato de abster-se de realizar rituais ou outras manobras destinadas a produzir o alívio da ansiedade, do desconforto ou do nojo associados às obsessões.[8] Abster-se de praticar tais atos (prevenção da resposta), por um lado, gera aumento da ansiedade e do desconforto, mas, por outro lado, dá margem ao desaparecimento espontâneo de tais reações pelo mecanismo da habituação.

## Ativação comportamental

Técnica comportamental utilizada no tratamento da depressão, desenvolvida por Neil Jacobson e colaboradores, que envolve a utilização de níveis crescentes de atividade no dia a dia do paciente e que podem ter como resultado o reforço do meio ambiente. Em geral, é associada à terapia cognitiva. Seu objetivo é proporcionar o contato com reforçadores positivos, dos quais o paciente se encontra afastado em razão da inatividade característica da depressão.[8] Na prática, significa a prescrição de atividades que podem ser prazerosas, como exercício físico, atividades de lazer, atividades sociais (p. ex., receber uma visita, telefonar para um amigo) ou mesmo trabalho, em uma planilha com a linha de tempo da semana (envolvendo os três turnos), que o paciente acredita ser capaz de realizar, assumindo o compromisso de pô-las em prática. Pacientes deprimidos, em geral, não sentem motivação para sair da cama e iniciar uma atividade. Pode-se usar o lembrete "A ação precede a motivação", dando a entender que a ação resultará em algum prazer ou aumento de energia e, com isso, poderá ser encerrado o ciclo de falta de energia e de interesse e humor deprimido.

## EXEMPLO CLÍNICO DE ATIVAÇÃO COMPORTAMENTAL

Em pacientes gravemente deprimidos, pode-se orientar, no início, que levantem da cama e realizem atividades relacionadas ao autocuidado, como tomar banho. Gradualmente, conforme o paciente apresenta melhora dos sintomas, pode-se orientar a realização de exercícios físicos, inserindo na rotina algumas atividades de lazer como fazer caminhadas, assistir a determinado programa na TV ou ligar para um amigo. Essas atividades geralmente são planejadas com antecedência e inseridas em uma grade que contém os dias da semana, os respectivos turnos e atividades a serem feitas em cada turno.

## Treino de relaxamento e controle da respiração

O paciente é orientado a identificar os sinais e sintomas que indicam aumento de sua ansiedade e a utilizar exercícios respiratórios ou de relaxamento com o objetivo de não permitir que a ansiedade aumente ainda mais de intensidade.[21] Ambos os exercícios são largamente utilizados no transtorno de ansiedade generalizada, no transtorno de pânico e no transtorno de ansiedade social.

O exercício respiratório visa diminuir a hiperventilação e alcançar uma respiração mais profunda. Orienta-se que o paciente realize esse exercício ao longo do dia, independentemente de apresentar sintomas ou sinais de ansiedade, o que facilita sua aplicação em momentos críticos.

As técnicas de relaxamento, em geral, são úteis na diminuição da ansiedade basal e favorecem a percepção do autocontrole da ansiedade, sendo muito utilizadas em associação com exposições *in vivo*. A mais empregada é a de Jacobson, na qual se orienta que o paciente observe cada grupo muscular, identificando a tensão e propiciando o relaxamento do músculo.

## Modelagem

É a aprendizagem de um novo comportamento pela observação de outros indivíduos realizando aquele mesmo comportamento. É amplamente utilizada no tratamento de pacientes com TOC, fobias específicas, ansiedade social, na reversão de hábitos, entre outros quadros. Pode ser de duas formas: execução de exposições diante do paciente, como tocar em dinheiro, na torneira do banheiro, nos sapatos e/ou na lixeira e não lavar as mãos, na terapia de exposição do TOC; ou modelação de comportamentos (p. ex., lavar as mãos, escovar os dentes), que pode ser assistida pelo terapeuta para ver se o paciente cumpre os tempos estabelecidos e executa de acordo com o recomendado.

## A TERAPIA COMPORTAMENTAL NA PRÁTICA (AVALIAÇÃO, ETAPAS, REGRAS PARA TER SUCESSO)

Alguns dos fatores cruciais para o sucesso da TC são os mesmos de outros modelos de terapia.

▶ **Da parte do paciente, são essenciais:**

1. motivação para procurar e realizar o tratamento
2. capacidade e disposição para tolerar o aumento dos níveis de ansiedade que ocorrem na realização das tarefas de casa
3. capacidade para estabelecer vínculo com o terapeuta e aliança terapêutica

Da parte do profissional, é importante que seja capaz de proporcionar, especialmente nos primeiros contatos, um clima de aceitação, cordialidade, empatia, calor humano, interesse genuíno (autenticidade) e honestidade; que demonstre conhecimento, experiência e familiaridade com os sintomas que o paciente apresenta; que consiga incutir confiança e instilar esperança de que os sintomas podem ser vencidos; e que seja capaz de negociar tarefas compatíveis com os níveis de dificuldade (crenças de autoeficácia) do paciente. Essas condições são necessárias para que o paciente se vincule ao terapeuta e aceite fazer tarefas como o enfrentamento de medos por meio de exposições ao vivo, que, até então, pareciam impossíveis.

As sessões da terapia obedecem à estruturação clássica das sessões da TCC: revisão do humor e dos sintomas, ponte para a sessão anterior, revisão das tarefas de casa, estabelecimento da agenda da sessão, discussão e debate dos

### EXEMPLO CLÍNICO DE CONTROLE DA RESPIRAÇÃO

Orienta-se o paciente a inspirar, contando até três e levando o ar para a região abdominal, e, depois, expirar lentamente, contando até quatro ou cinco.

tópicos da agenda, estabelecimento das novas tarefas para casa e resumo da sessão pelo terapeuta, destacando-se as combinações e as tarefas para casa, e avaliação da sessão pelo paciente. Durante a sessão, é comum o terapeuta fazer pequenos sumários, reforçar tópicos da psicoeducação, eventualmente realizar demonstrações de exercícios (modelação) e de automonitoramento, oferecer *feedbacks* constantes, bem como discutir de modo permanente as dificuldades, sempre atento a eventuais faltas de motivação.

## Etapas do tratamento

### Etapa inicial
- Avaliação do paciente: duração, intensidade e frequência dos sintomas; grau de sofrimento e interferência na vida da pessoa; evento desencadeante dos sintomas; fatores que antecedem e consequências do comportamento-problema; sintomas físicos e emoções associadas; vulnerabilidades biológicas.
- Diagnóstico pelo *Manual diagnóstico e estatístico de transtornos mentais, quinta edição* (DSM-5), quando for o caso, e exclusão de doenças físicas e efeitos de substâncias.
- Avaliação da motivação para o tratamento.
- Formulação de um modelo explicativo (conceitualização) de acordo com os diferentes modelos comportamentais (condicionamento clássico, operante ou aprendizagem social) da doença ou dos sintomas.
- Estabelecimento de uma lista hierarquizada de exercícios (exposição na imaginação, virtual, interoceptiva) pelo grau de dificuldade e escolha em conjunto das tarefas para casa.
- Formação da aliança terapêutica.

### Etapa intermediária
- Realização de tarefas comportamentais no consultório (modelação) e combinação de tarefas para casa durante o intervalo até a próxima sessão.
- Reestruturação cognitiva, quando for o caso.
- Monitoramento dos progressos e das dificuldades, reforços na psicoeducação.

### Etapa final
- Combinações sobre a alta e sessões de reforço.
- Prevenção de recaída: identificação de "gatilhos", situações de risco e técnicas de autocontrole.

## Indicações e contraindicações

### Indicações
- Fobias específicas
- Ansiedade social
- TOC
- Transtorno de pânico e agorafobia
- TEPT
- Disfunções sexuais
- Anorexia nervosa e bulimia
- Déficits de habilidades sociais: comunicação, sociabilidade
- Transtorno da personalidade evitativa
- Transtorno por uso de substâncias: na retirada de drogas e na prevenção de recaída
- Cessação do tabagismo
- Depressão (associada à terapia cognitiva)
- Insônia
- Problemas clínicos: reabilitação de doentes crônicos, obesidade, hipertensão arterial sistêmica, câncer, asma, dor crônica, enxaqueca, preparação para grandes intervenções

OBS.: Na maioria dessas indicações e, em especial, quando estão presentes pensamentos automáticos e crenças disfuncionais, a TC é associada à terapia cognitiva.

### Contraindicações
- Personalidade esquizoide ou transtorno esquizotípico
- Ausência de motivação e não adesão às tarefas
- Incapacidade de estabelecer aliança terapêutica e vínculo com o terapeuta
- Incapacidade de suportar níveis elevados de ansiedade

## EVIDÊNCIAS DE EFICÁCIA

As evidências mais recentes derivam de estudos que avaliam o efeito da TC associada à terapia cognitiva. De acordo com a revisão de metanálises de Hofmann e colaboradores,[22] a TCC, da qual técnicas comportamentais fazem parte, tem evidência de eficácia nas seguintes psicopatologias:

- Fobia específicas
- TOC
- Esquizofrenia
- Transtorno por uso de substâncias
- Transtorno bipolar
- Transtornos depressivos
- Transtorno de pânico
- Transtorno de ansiedade social
- Transtorno de ansiedade generalizada
- TEPT
- Transtornos somatoformes
- Bulimia
- Insônia
- Manejo da raiva e da agressividade

## QUESTÕES EM ABERTO E ÁREAS DE PESQUISA

Críticos caracterizam o modelo comportamental como reducionista e mecanicista, observando que as teorias da aprendizagem são insuficientes para explicar todo o leque de mudanças do comportamento humano.[23] Além disso, apontam que o modelo deixou de lado a memória declarativa e a influência dos processos cognitivos no comportamento e fatores neurobiológicos como a genética e outras diferenças individuais. Por fim, indicam que a TC isoladamente não considera a importância dos fatores não específicos ou fatores comuns, como a pessoa do terapeuta e a relação terapêutica, nas mudanças.

Atualmente, percebe-se menor preocupação com a adesão irrestrita e com a pureza de um modelo, como propunha o Behaviorismo Radical; há integração cada vez maior com a neurobiologia, a farmacologia e o modelo cognitivo.

O uso de medicamentos ou outros agentes químicos como potencializadores de intervenções comportamentais, por exemplo, tem ganhado bastante espaço no meio científico, conforme se compreende melhor os mecanismos envolvidos na memória e nos processos de aprendizagem. Estudos pré-clínicos sugerem que o aprendizado por extinção em animais pode ser aumentado com a D-cicloserina, um agonista parcial dos receptores glutamatérgicos N-metil-D-aspartato (NMDA).[24] Partindo-se desse pressuposto, foram testadas intervenções clínicas com o objetivo de otimizar o efeito das técnicas de exposição, largamente utilizadas no tratamento de transtornos de ansiedade, como as fobias específicas, o transtorno de pânico e a ansiedade social, e do TEPT. Contudo, evidências em modelos animais indicam que, além de fortalecer a extinção de memórias, a D-cicloserina pode ser utilizada para fortalecer a reconsolidação de memórias relacionadas ao medo. Isso sugere que, na prática, o medicamento pode não só melhorar as exposições "boas", como piorar as "ruins", devendo ser administrado idealmente após a sessão de exposição. Uma revisão recente encontrou um efeito potencializador modesto da D-cicloserina na TCC.[25]

Outro exemplo importante de estudos que relacionam conhecimentos neurobiológicos a técnicas comportamentais são aqueles que investigam a possibilidade de modificar memórias de medo já consolidadas por meio da interferência no processo de reconsolidação. Foi observado que existe um período após a evocação de memórias em que elas ficam mais sensíveis a mudanças na reconsolidação (chamado de janela da reconsolidação). Pesquisadores comprovaram que a extinção após a evocação de uma memória foi mais efetiva durante a janela de reconsolidação, o que ocasionou o desenvolvimento de um método comportamental chamado de extinção pós-evocação, que pode vir a ter aplicações clínicas, especialmente no tratamento de ansiedade, TEPT e transtorno por uso de substâncias.[26]

As pesquisas na área da TC, portanto, têm-se focado em desvendar as lacunas dos modelos teóricos e em desenvolver modelos e técnicas de intervenção cada vez mais específicos e efetivos para cada transtorno, de modo a embasar sua eficácia em evidências empíricas e no conhecimento crescente da neurobiologia.

## CONSIDERAÇÕES FINAIS

A Escola Comportamental, ao desvendar as leis da aprendizagem, teve grande impacto nos sistemas educacionais da época. Além disso, fez contribuições importantes para a compreensão da gênese e da manutenção dos transtornos mentais e para o desenvolvimento de novos métodos para seu tratamento. A TC é o principal produto dessa escola, destinado à solução de problemas clínicos. É uma terapia ativa e diretiva que foca a remoção de sintomas específicos e a mudança de comportamentos disfuncionais por meio de exercícios e tarefas de casa. Técnicas comportamentais como a exposição, em suas diversas modalidades, a prevenção de respostas, a ativação comportamental, a solução de problemas e o *role-playing* são ferramentas efetivas no tratamento dos mais diversos transtornos. É a psicoterapia que tem mais apoio em evidências científicas se comparada com outros tratamentos psicológicos. Sua eficácia foi comprovada para um leque bastante grande de transtornos mentais e condições médicas.[8]

Por ser uma terapia breve e estruturada, a TC serviu como objeto de pesquisas e para ser testada em ensaios clínicos bem delineados, do ponto de vista da metodologia. Inovou ao estabelecer a uniformização dos métodos de tratamento por meio de protocolos padronizados e do desenvolvimento de instrumentos que permitissem a mensuração, de forma confiável, das variáveis em estudo e dos desfechos associados, na utilização de controles, nos métodos de análise estatística e no controle da integridade dos tratamentos. O resultado da introdução dessa metodologia foi o extraordinário incremento da pesquisa da segunda metade do século passado até os dias de hoje. Todavia, a integração com a teoria e a terapia cognitivas (TCC) deu origem a um dos modelos de psicoterapia com maiores evidências de efetividade e mais aceitos na atualidade.

# REFERÊNCIAS

1. Pavlov IP. Conditioned reflexes: an investigation of the physiological activity of the cerebral córtex (1927). Ann Neurosci. 2010;17(3):136–41.
2. Watson JB. Psychology as the behaviorist views it. Psychol Rev. 1913;20:158-77.
3. Thorndike EL, Forlano G. The influence of increase and decrease of the amount of reward upon the rate of learning. J Edu Psychol. 1933;24:401-11.
4. Skinner BF. The operant side of behavior therapy. J Behav Ther Exp Psy. 1988;19(3):171-9.
5. Wolpe J. Psychotherapy by reciprocal inhibition. Stanford: Stanford University; 1958.
6. Bandura A. Principles of behavior modification. New York: Holt, Rinehart & Wiston; 1969.
7. Oliveira K. O cão de Pavlov legendado. Youtube. 2010. [capturado em: 26 dez 2017]. Disponível em: https://www.youtube.com/watch?v=C40cXKi4c3Y.
8. Antony MM, Roemer L. Behavior therapy. Baltimore: American Psycological Association; 2011.
9. Cammarota M, Bevilaqua LRM, Vianna MRM, Medina JH, Izquierdo I. The extinction of conditioned fear: structural and molecular basis and therapeutic use. Rev Bras Psiquiatr. 2007;29(1):80-5.
10. Radiske A. Caracterização dos processos bioquímicos e farmacológicos da reconsolidação da memória de extinção [Dissertação]. Porto Alegre: PUCRS; 2011.
11. Cammarota M, Bevilaqua LR, Kerr D, Medina JH, Izquierdo I. Inhibition of mRNA and protein synthesis in the CA1 region of the dorsal hippocampus blocks reinstallment of an extinguished conditioned fear response. Eur J Neurosci. 2003;23(3):737-41.
12. Boteco Behaviorista. O 'pequeno Albert" de Watson (legendado). Youtube. 2006. [capturado em: 26 dez 2017]. Disponível em: <https://www.youtube.com/watch?v=-g4gmwQ0vw0A>.
13. Wolpe J. The practice of behavior therapy. New York: Pergamon; 1969.
14. Squire RL, Kandel ER. Memória: da mente às moléculas. Porto Alegre: Artmed; 2003.
15. Jones MC. The elimination of children's fears. J Exp Psychol. 1924;7:382-90.
16. O'Donohue W, K*rasner L. Theories of behavior therapy: exploring behavior change. Washington: American Psychological Association; 1995.
17. Liberman RP, Martin T. Social Skills Training for people with serious mental illness. Los Angeles: University of California at Los Angeles; 2002.
18. Guimarães SS. Técnicas cognitivas e comportamentais. In: Rangé B, organizador. Psicoterapias cognitivo-comportamentais: um diálogo com a psiquiatria. 2. ed. Porto Alegre: Artmed; 2011.
19. Miguel AQC. Manejo de contingência. In: Diehl A, Cordeiro DC, Laranjeira R. Dependência química: prevenção, tratamento e políticas públicas. Porto Alegre: Artmed; 2011.
20. Rachman S, Teasdale J. Aversion therapy and behaviour disorders: an analysis. Coral Gables: University of Miami; 1969.
21. Ito LM, Roso MC. Terapia cognitivo-comportamental no tratamento da fobia social. In: Cordioli AV. Psicoterapias: abordagens atuais. 3. ed. Porto Alegre: Artmed; 2008.
22. Hofmann SG, Asnaani A, Vonk IJJ, Sawyer AT, Fang A. The efficacy of cognitive behavioral therapy: a review of meta-analyses. Cognit Ther Res. 2012;36(5):427–40.
23. Lazarus AA. Behavior therapy & beyond. New York: McGraw-Hill; 1971.
24. Hofmann SG, Otto MW, Pollack MH, Smits JA. D-cycloserine augmentation of cognitive behavioral therapy

for anxiety disorders: an update. Curr Psychiatry Rep. 2015;17(1):532.
25. Mataix-Cols D, Fernández de la Cruz L, Monzani B, Rosenfield D, Andersson E, Pérez-Vigil A, et al. D-cycloserine augmentation of exposurebased cognitive behavior therapy for anxiety, obsessive-compulsive, and posttraumatic stress disorders: a systematic review and meta-analysis of individual participant data. JAMA Psychiatry. 2017;74(5):501-10.
26. Kredlow MA, Unger LD, Otto MW. Harnessing reconsolidation to weaken fear and appetitive memories: a meta-analysis of post-retrieval extinction effects. Psychol Bull. 2016;142(3):314–36.

# Terapias racional-emotiva, cognitiva e do esquema

Bernard Rangé
Conceição Reis de Sousa
Eliane Mary de Oliveira Falcone

Este capítulo tem como objetivo abordar três métodos psicoterápicos desenvolvidos a partir dos modelos cognitivos, ou seja, cuja base é a noção de que são as interpretações que os pacientes fazem que estão na origem de suas perturbações emocionais, seus comportamentos problemáticos e seu funcionamento desajustado.

A primeira versão de um modelo cognitivo foi a de Epicteto, no século I d.C., que afirmava que os homens se perturbam não pelos fatos em si, mas pelas opiniões que têm sobre os fatos. Já a primeira versão moderna de um modelo cognitivo foi a de Albert Ellis, que, desencantado com a psicanálise, concebeu um modelo de psicoterapia que se baseava em conceitos de crenças racionais *versus* irracionais, envolvendo uma distinção entre exigências e preferências. A segunda versão foi a de Aaron T. Beck. Ele criou um modelo cognitivo para o tratamento da depressão que depois passou a ser aplicado em outros quadros clínicos, como transtornos de ansiedade, transtornos alimentares, esquizofrenia, etc. Jeffrey Young desenvolveu um modelo integrativo derivado do modelo de Beck e fortemente calcado no conceito de esquema, ao qual deu o nome de terapia do esquema, que, no início, foi usado em transtornos da personalidade, mas hoje pode ser aplicado em uma variedade de condições mentais. Este capítulo abordará esses três modelos de terapia cognitiva.

## TERAPIA RACIONAL-EMOTIVA COMPORTAMENTAL

A terapia racional-emotiva comportamental (TREC) foi fundada por Albert Ellis, em 1955, e foi designada, inicialmente, como "psicoterapia racional". Ela foi o primeiro modelo de terapia cognitiva. A ideia central é a de que a filosofia de vida da pessoa tem papel determinante nos transtornos psíquicos. A teoria foi constituída a partir de contribuições das filosofias estoica, kantiana e popperiana, bem como do existencialismo. Ellis também sofreu a influência de semanticistas como Korzybski e admitiu que mudanças na forma de pensar e de usar a linguagem impactam as emoções e os comportamentos. A TREC também se apoiou em conceitos derivados das teorias de Karen Horney e Alfred Adler, respectivamente nos conceitos de "tirania do eu deveria" e da "centralidade dos objetivos, propósitos, valores e significados atribuídos pelo homem em sua saúde psíquica". O trabalho de Ellis também buscou o conhecimento sobre as técnicas nas terapias comportamentais.[1] Em virtude do reconhecimento da importância dos aspectos cognitivos, emocionais e comportamentais, a última designação do modelo, em 1993, passou a ser TREC.

## A concepção de ser humano

De acordo com a TREC, o ser humano seria orientado pelo hedonismo responsável, ou seja, o fim maior da vida seria a busca da felicidade e a evitação do desprazer. Essa procura deveria ser norteada pela racionalidade, a fim de evitar um hedonismo inconsequente e imediatista. Então, seria aceitável optar pelo desprazer, se seu fim fosse um prazer maior, ou seja, seria preciso ponderar entre objetivos e propósitos de curto e longo prazos. Assim, escolhas racionais seriam aquelas que facilitassem a consecução de alguns objetivos e propósitos mais imediatos sem comprometer a realização daqueles de longo prazo.

O modelo da TREC considera que há uma tendência inata a pensar de modo irracional, embora sejam necessárias mais pesquisas que comprovem essa predisposição biológica. No entanto, também é reconhecida a contribuição dos processos de socialização na propensão das pessoas a transformar suas "preferências" em "demandas absolutistas" sobre si mesmas, os outros e o mundo. Tal inclinação do ser humano produziria sofrimento em virtude da insatisfação de seus desejos tornados exigências. A orientação biológica do indivíduo também permitiria reconhecer e alterar crenças irracionais, ajudando na realização dos objetivos de vida de longo prazo.[2]

## O modelo ABC

A TREC se baseia no modelo ABC (Fig. 12.1).

A separação é apenas didática, visto que crenças, emoções e consequências se influenciam mutuamente e estas últimas podem se tornar eventos ativadores.

Pessoas saudáveis não estão felizes o tempo todo e nem realizam todas as suas vontades. Elas experimentam emoções como tristeza ou decepção, sem que isso as impeça de fazer mudanças e adaptações necessárias para continuar a buscar a realização de seus objetivos básicos de vida. É possível fazer uma distinção entre emoções negativas saudáveis (p. ex., tristeza ou preocupação) e aquelas prejudiciais (p. ex., depressão ou ansiedade). A filosofia de vida orientada por "preferências" (em oposição à "tirania dos deverias") promove a saúde e envolve a capacidade de não catastrofizar, tolerar as frustrações e aceitar a si, os outros e o mundo.[1]

O sofrimento ocorre pela forma distorcida de interpretar as situações, mas o modelo da TREC destaca que a origem das distorções está na adoção da filosofia das obrigações ("tirania dos deverias"). A partir desta, surgiriam outras formas irracionais de pensar, como "catastrofização" ("ser terrível"), baixa tolerância à frustração ("não aguentar") e depreciação de si e/ou outros (desmerecimento feito pelo indivíduo quando faz algo "que não deveria" ou não fez aquilo "que deveria"). O sofrimento psíquico pode ser classificado em dois grandes blocos: (a) as perturbações do ego, nas quais a pessoa se deprecia em virtude de exigências impostas a si mesmo, aos outros e ao mundo: o indivíduo avalia como "ser terrível" quando não faz as coisas "direito" e/ou não é aprovado por outros, como, supostamente, deveria ser; e (b) as perturbações do desconforto, nas quais ocorre a avaliação de que o próprio "conforto" (a "vida") está ameaçado se as exigências que faz a si mesmo e/ou aos outros não forem atendidas. Nesse caso, quando as coisas não se apresentam como "deveriam", seria uma catástrofe (mais do que apenas desconfortável e desvantajoso). De acordo com Dryden e Ellis,[1] um dos diferenciais da TREC em relação a outras terapias cognitivas é a centralidade do conceito de "ansiedade por desconforto".

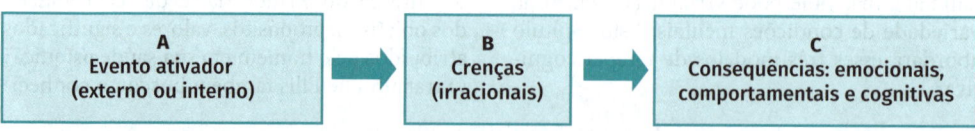

**Figura 12.1** | Modelo ABC da terapia racional-emotiva comportamental.

Pessoas saudáveis responsabilizam-se pela própria felicidade, sem deixar de cooperar com os outros, e aceitam que nem sempre os outros (o mundo) correspondem às suas expectativas. A tolerância consigo mesmo e com os outros tende a crescer conforme aceitamos que todo ser humano é falível.[2] Assim, a TREC estimula o desenvolvimento da autoaceitação, em vez de da autoestima, pois esta última envolve autoavaliações condicionais. O exemplo a seguir ilustra como as pessoas podem atribuir valor a si mesmas a partir de avaliações globais externas.

## EXEMPLO CLÍNICO

J. ingressou na universidade cheia de entusiasmo. Seu desempenho acadêmico chamava a atenção de professores e colegas. Ela realizou um trabalho em grupo e logo se destacou por seu rigor com detalhes. Ficou responsável por cuidar da apresentação do grupo e planejou cada pequena minúcia, mas as colegas não seguiram suas orientações e fizeram pouco caso de sua preocupação com a urgência das providências. Ela também recebeu críticas da professora e logo "sentiu" que as coisas não sairiam como ela havia previsto. J. teve uma crise de choro durante um dos encontros, e as colegas se irritaram com ela. Ela voltou para casa aos prantos e disse aos pais que não iria mais à universidade. Seus pais ouviram toda a história, mas não entendiam o porquê da desistência. Passaram-se dias, e seu humor foi piorando; ela foi deixando de falar com colegas, perdeu o período de provas e decidiu que não iria mais às aulas. Os pais pediram que ela iniciasse uma terapia, e, com certa relutância, ela foi ao encontro do terapeuta. Depois de superar a dificuldade para estabelecer o vínculo, J. resolveu falar de suas relações na universidade.

**Terapeuta**: O que aconteceu na época em que você decidiu deixar de ir às aulas?
**J.**: Não sei... Eu era boa aluna... Sempre fui a primeira da classe... Também gostava de apresentar os trabalhos... Fiquei responsável pela apresentação, e foi um desastre! Elas não estavam nem aí, tive que correr atrás de tudo sozinha e, depois, ainda acharam ruim e não fizeram o que tinham que fazer! Foi a briga com as minhas amigas que me deixou assim!
**Terapeuta**: O que você pensou sobre tudo isso na época?
**J.**: Nada! Não pensei nada! Só senti raiva porque ia parecer que eu é que não fiz minha parte. E a professora também não entendeu e ficou dizendo que eu tinha que "dar meu jeito". E quando chorei, todo mundo fez pouco caso.
**Terapeuta**: E depois?
**J.**: Aí fiquei com vergonha... Elas tinham que me pedir desculpas... Mas ninguém nem se importou comigo. Fiquei sem cabeça para estudar, não fui fazer as provas e perdi o prazo das substitutivas... Daí achei melhor ficar em casa.
**Terapeuta**: O que a incomodou mais em tudo isso?
**J.**: Eu não conseguir fazer o que tinha que ser feito... Eu devia ter resolvido tudo!
**Terapeuta**: Não ter resolvido significa que...?
**J.**: Eu tinha que dar um jeito das meninas fazerem as coisas! Foi horrível quando vi que elas ficaram pondo obstáculos em tudo que eu propunha.
**Terapeuta**: E por que foi tão "horrível", e não apenas "chato", que elas não fizessem o que você propunha?
**J.**: Não sei, acho que me senti falhando em uma tarefa simples que eu deveria dar conta!
**Terapeuta**: E falhar nessa tarefa mostra o que sobre você?
**J.**: Sei lá! Só não quero que as pessoas pensem que sou uma fracassada, que não sei fazer nada direito! Quando era criança, eu tinha que mostrar sempre para meu pai que eu sabia fazer as coisas tão bem quanto minha irmã mais velha, eu consegui! Não aceito que, por causa das colegas, todo mundo vai achar que ficou tudo uma droga!
**Terapeuta**: Você está me dizendo que não pode suportar o desconforto de não ter sucesso absoluto na tarefa que se propôs a fazer?

> **J.:** Não suporto a ideia de que todo mundo vai pensar que eu fracassei, que não sirvo para nada!
> **Terapeuta:** Você está me dizendo que o desempenho em uma tarefa é o que define seu valor?
>
> O questionamento da crença irracional prosseguiu em outras sessões, visto que uma das crenças dogmáticas da paciente envolvia a não aceitação de que o valor do ser humano independe de suas realizações.

## O processo terapêutico

Ellis e Grieger[3] propuseram que a fase de conceitualização envolve a identificação dos sintomas primários, das crenças irracionais e das consequências emocionais e comportamentais que resultam dessas crenças. Essa é uma etapa importante, porque, muito frequentemente, as pessoas buscam terapia em virtude das consequências emocionais e comportamentais de suas crenças irracionais. O terapeuta deve focar a mudança de filosofia de vida, e não apenas o manejo dos sintomas. É importante que o paciente tenha o *insight* de que a causa real dos problemas são as crenças irracionais, e não os eventos em si, de que é a própria pessoa que mantém as crenças; por fim, deve entender que a mudança da filosofia de vida está relacionada a novos modos de pensar e se comportar ao longo de toda a vida.

Avaliar em termos absolutistas as rejeições, os fracassos, as frustrações, as "injustiças" e as perdas produz sofrimento para o ser humano. É fundamental para a promoção e a manutenção da saúde mental pensar de forma flexível e não confundir preferências e necessidades. Essa distinção nem sempre é clara para o paciente, como pode ser visto no exemplo a seguir.

Frequentemente, as demandas irracionais das pessoas são reforçadas socialmente e tratadas como "necessidades". Em tais situações, é preciso debater com a pessoa sobre a transformação de uma preferência (que, no exemplo há pouco descrito, nem "asseguraria" o futuro da filha) em uma exigência, bem como sobre a ideia de que seu valor como mãe, por exemplo, passaria por critérios externos como conseguir, ou não, pagar a "escola perfeita".

## Debate das crenças irracionais e consolidação das mudanças filosóficas

Desenvolver uma nova filosofia de vida envolve debater as ideais irracionais e fortalecer os novos modos de pensar, sentir e agir. O debate

> **EXEMPLO CLÍNICO**
>
> **Paciente:** Minha filha tem que estudar nesta escola, pois é a melhor para garantir seu futuro. O mínimo que devo fazer é garantir que a educação dela permita que ela tenha tranquilidade no futuro.
> **Terapeuta:** E se isso não acontecer?
> **Paciente:** Isso seria terrível! Eu não aguentaria vê-la sofrendo porque não ofereci o que ela precisava.
> **Terapeuta:** Lembra sobre o que conversamos sobre preferências e necessidades?
> **Paciente:** Sim, mas, neste caso, uma boa formação é uma necessidade básica de todo ser humano!
> **Terapeuta:** Sim, mas o que é uma boa formação? E por que deveria incluir esta escola especificamente?
> **Paciente:** Porque eu deveria ser uma boa mãe e poder pagar a melhor escola! É o que todas as minhas amigas fazem!
> **Terapeuta:** Você pode estar novamente transformando uma preferência em "tirania"?

pode ocorrer por meio de técnicas cognitivas, emocionais e/ou comportamentais.

*Técnicas cognitivas.* O debate sobre os pensamentos rígidos ocupa lugar central na TREC; contestar a forma dogmática de pensar pode ser feito por meio de:

- Questionamento ("Qual é a evidência de que você não aguentará se seu desejo não se concretizar?", "O que aconteceria se você não fizesse o que "deveria"?" ou "Esta crença é produtiva ou autodestrutiva?")
- Biblioterapia (para promover psicoeducação, contestar pensamentos irracionais ou reforçar nova filosofia racional)
- Registros escritos (para identificar e "debater" crenças irracionais)

*Técnicas emocionais.* A imaginação racional-emotiva e as dramatizações, por exemplo, podem funcionar como um ensaio do novo pensamento e de suas consequências emocionais e comportamentais.

*Técnicas comportamentais.* Essas técnicas podem ser empregadas com o objetivo de facilitar a mudança filosófica, contestando-se a irracionalidade das crenças por meio de mudança do comportamento (p. ex., dessensibilização e inundações *in vivo*), ou de desenvolver repertório que possibilite viver de forma mais racional.

## Evidências de eficácia da terapia racional-emotiva comportamental

David, Szentagotai e Macavei[4] apontaram que duas metanálises quantitativas revelam que a TREC tem mostrado eficácia em vários diagnósticos clínicos, tanto no formato individual quanto no de grupo. Os bons resultados incluem população clínica e não clínica, ambos os sexos e desde crianças (9 anos) a idosos (70 anos). Processos conduzidos por terapeutas mais experientes e/ou maior número de sessões apresentam melhores resultados. Ainda são necessárias mais pesquisas que elucidem quais e como as intervenções da TREC produzem mudanças na forma dogmática de pensar.[5]

## TERAPIA COGNITIVA

A terapia cognitiva (TC) é um método psicoterapêutico fundamentado no modelo cognitivo, segundo o qual a emoção e o comportamento são influenciados pela forma como o indivíduo interpreta os acontecimentos. Embora o elemento central na compreensão dos problemas do indivíduo seja a cognição, a TC reconhece a interação recíproca entre pensamentos, emoções, comportamentos, reações físicas e o ambiente.

A TC foi desenvolvida por Aaron T. Beck no início da década de 1960. Buscando uma base empírica para a teoria da melancolia de Freud, Beck atendeu pacientes com depressão, e sua atenção foi despertada pelas características negativas do pensamento depressivo. Aos poucos, Beck foi estruturando um modelo cognitivo da depressão[6,7] que resultou posteriormente no livro *Terapia cognitiva da depressão*.[8] Nesse livro, Beck e colaboradores propuseram que, independentemente das causas, a depressão poderia ser concebida como uma perturbação no pensamento consciente; isto é, seus sintomas seriam decorrentes de um processamento cognitivo pessimista. Sendo de natureza consciente, a ocorrência dos sintomas não estaria fora do controle do paciente, pois seu estado de humor e seu comportamento seriam consequência de uma visão distorcida de si, dos outros e do mundo. O tratamento consistiria na modificação desses pensamentos disfuncionais.

Tendo em vista que a TC e a terapia comportamental apresentam similaridades nos aspectos metodológicos, como a orientação objetiva, empírica e experimental, a preocupação com a efetividade e com a manutenção dos resultados e o uso de técnicas comportamentais e cognitivas de forma complementar, bem como compartilham práticas similares orientadas para serem baseadas em evidências, elas passaram a ser chamadas de terapias cognitivo-comportamentais (TCCs).

## Princípios básicos da terapia cognitiva

Algumas características básicas diferenciam a TC de outras intervenções terapêuticas.

▶ **Beck[9] afirma que a TC é, então, uma abordagem:**

- Ativa, pois paciente e terapeuta estão constantemente agindo de forma cooperativa no sentido de solucionar os problemas, de modo a permitir que o próprio paciente aprenda a identificar e modificar seus pensamentos.
- Diretiva, pois é dirigida aos problemas apresentados no "aqui e agora", trabalhando pensamentos, sentimentos e comportamentos atuais do paciente, usando os dados da história passada apenas quando contribuem para uma compreensão mais acurada das crenças do paciente.
- Psicoeducativa, pois o terapeuta ensina ao paciente o modelo cognitivo, a natureza de seu(s) problema(s), o processo terapêutico e a prevenção de recaída.
- Estruturada, pois a terapia estabelece uma sequência de sessões previamente estabelecida.
- Breve, pois, de forma geral, após 16 a 20 sessões, já ocorre melhora visível nos transtornos. O número de sessões necessárias para o tratamento completo varia conforme o tipo, a gravidade e a quantidade de problemas, as características do paciente e a experiência do terapeuta. Sabe-se que os casos de transtornos da personalidade exigem um número maior de sessões.
- Que utiliza tarefas de casa como atividade integrada ao processo terapêutico. Elas consistem na realização de exercícios e experimentos entre as sessões com o objetivo de aumentar a efetividade e a generalização dos efeitos da terapia.
- Que utiliza técnicas cognitivas e/ou comportamentais para a modificação das crenças do paciente.

## Principais conceitos

A noção de que são as interpretações – e não os fatos em si – que trazem sofrimento ao indivíduo é central para compreender a psicopatologia. A forma como os eventos são percebidos é expressa por meio dos pensamentos automáticos (PAs). Estes são pensamentos que coexistem com o fluxo de pensamentos mais conscientes. Os PAs são avaliações espontâneas, geralmente não muito conscientes, que podem ser mais ou menos correspondentes com a realidade. Assim, por exemplo, em uma situação em que há duas pessoas em um elevador que, de repente, para, a primeira pensa "Droga, vou chegar atrasado ao dentista" e experimenta alguma irritação, enquanto a outra pensa "Não vou conseguir respirar!", o que a faz experimentar medo intenso.

A origem dos PAs, disfuncionais ou não, são as crenças nucleares, que são muito arraigadas, precoces, supergeneralizadas e absolutistas em relação a si mesmo, aos outros e ao mundo. Elas representam o nível mais profundo do processamento cognitivo e são desenvolvidas a partir da infância, como uma tentativa de organização dos dados provenientes do mundo externo e interno. As crenças nucleares, quando desenvolvidas a partir de experiências favoráveis, permitem o surgimento de conceitos positivos de si, como "Sou atraente" ou "Sou competente"; caso contrário, surgem crenças negativas, como "Sou indesejável" ou "Sou inadequado".

A partir das crenças nucleares, desenvolvem-se outros grupos de crenças, denominadas *crenças intermediárias* ou *condicionais*, que incluem crenças, regras e atitudes. As crenças intermediárias frequentemente são expressas na forma de "Se... então..." e revelam estratégias compensatórias por meio das quais a pessoa imagina que suas crenças mais negativas não se manifestarão ou não serão descobertas.[9] As regras são estruturadas de forma ampla, como "Tenho que fazer tudo certo" ou "Não devo confiar nas pessoas".

A compreensão desse grupo de crenças permite que o terapeuta entenda melhor o emprego de certas estratégias comportamentais (mecanismos que visam ocultar ou compensar crenças negativas) do paciente. As estratégias comportamentais são desenvolvidas desde a infância e podem continuar a ser usadas na vida adulta sem que a pessoa reconheça seu emprego inadequado.

Apesar de evidências contrárias, as crenças disfuncionais podem ser mantidas ao longo da vida pelas distorções cognitivas, que filtram os dados da realidade e selecionam apenas aqueles que confirmam a crença disfuncional. As principais distorções são as de pensamento dicotômico, inferência arbitrária, leitura mental e catastrofização.

## Processo terapêutico
A eficácia da terapia depende do estabelecimento de um plano de tratamento claro.

▶ **O plano de tratamento deve incluir:**

1. conceitualização do problema
2. educação do paciente sobre o modelo cognitivo
3. desenvolvimento de relação colaboradora
4. fortalecimento da motivação para o tratamento
5. estabelecimento de metas
6. várias intervenções cognitivas e comportamentais
7. esforços para prevenção de recaídas

Com o objetivo de facilitar a compreensão das etapas do processo terapêutico, elas serão ilustradas por meio de um exemplo clínico.

Existem diversas formas por meio das quais o terapeuta pode ajudar o paciente a reconhecer suas crenças disfuncionais e modificá-las. Deve-se ressaltar a importância de educar o paciente sobre a forma como as informações são processadas e como isso pode contribuir para a manutenção ou modificação de suas crenças nucleares. Apesar da diversidade de estratégias para trabalhar essas crenças, é preciso considerar que essa é uma etapa particularmente difícil e que exige esforço contínuo do paciente e do terapeuta.

### EXEMPLO CLÍNICO

R., 38 anos, casada, três filhos (18, 15 e 12 anos), secretária, procurou psicoterapia por indicação do psiquiatra com quem fazia tratamento há um mês sem obter melhora dos sintomas.

1. O processo terapêutico inicia-se com a elaboração da conceitualização cognitiva. A conceitualização cognitiva consiste em uma explicação lógica sobre o surgimento e a manutenção do problema do paciente, que começa a ser desenvolvida na primeira entrevista e vai sendo aprimorada ao longo das demais sessões. Esse processo pode ser orientado pelas seguintes perguntas:

Qual o diagnóstico da paciente?
A paciente apresentava transtorno depressivo maior.
Quais são seus problemas atuais, como esses problemas se desenvolveram e como eles são mantidos?
A paciente queixava-se de falta de energia para realizar as tarefas diárias, crises de choro, redução na capacidade de se concentrar, dores musculares por todo o corpo, falta de ar, palpitações e insônia. Os sintomas já estavam presentes havia cerca de dois meses, desde que ela soube que o filho (15 anos) havia se envolvido com drogas. Que pensamentos e crenças disfuncionais estão associados aos problemas; quais reações (emocionais, fisiológicas e comportamentais) estão associadas a seu pensamento?
Apresentava pensamentos automáticos do tipo "Não mereço ser feliz", "Nada vai dar certo", "Perdi o controle". Seus pensamentos eram acompanhados por reações emocionais, como intensa tristeza e ansiedade, e comportamentais, como evitar o contato com outras pessoas e ficar deitada na cama quase o dia inteiro.
Que aprendizagens e experiências antigas (e talvez predisposições genéticas) talvez contribuam para seu problema atual?
Desde sua infância, a mãe exigia que ela assumisse muitas tarefas, sem dar oportunidade para atividades prazerosas. Os pais eram pouco afetuosos com ela. A mãe era muito preocupada com a avaliação dos outros.

Quais são suas crenças subjacentes (inclusive atitudes, expectativas e regras) e pensamentos?
Crença nuclear: "Não sou amada, não mereço ser feliz".
Crenças intermediárias:

- Atitude: "É terrível não ser amada".
- Suposições condicionais:
  - Positiva: "Se fizer o que os outros querem, então as pessoas irão gostar de mim e serei feliz".
  - Negativa: "Se contrariar as pessoas, então serei rejeitada e infeliz".
- Regras: "Devo evitar conflitos com os outros", "Devo resolver tudo sozinha".

Como a paciente enfrenta suas crenças disfuncionais? Quais mecanismos cognitivos, afetivos e comportamentais, positivos e negativos, ela desenvolveu para enfrentar suas crenças disfuncionais? Como ela via (e vê) a si mesma, os outros, seu mundo pessoal e seu futuro?

Evitava expor suas ideias e necessidades. Não se opunha a nenhum pedido, mesmo que fosse desagradável; entretanto sentia-se incapaz de solicitar favores.

Que estressores contribuíram para seus problemas psicológicos ou interferiram em sua habilidade para resolver esses problemas?

O envolvimento do filho com drogas parece ter ativado a crença "Não mereço ser feliz".

2. Educação da paciente. A relação terapêutica também se caracteriza por um aspecto pedagógico. A paciente é ensinada a identificar, manejar e modificar seus pensamentos e comportamentos com o objetivo de tornar-se sua terapeuta ao final da terapia. A paciente recebeu explicações sobre o modelo cognitivo e seu problema específico (depressão). Foram discutidos também o surgimento dos sintomas de ansiedade e o manejo desse sintoma.

3. Relação colaboradora. A adesão ao processo terapêutico manifesta-se pelo estabelecimento de uma relação colaboradora entre terapeuta e paciente. O trabalho conjunto envolve avaliação da validade das cognições e da funcionalidade do comportamento. Inicialmente, o terapeuta é muito ativo e transfere ao paciente, de modo gradativo, a responsabilidade pelo andamento do processo terapêutico. O paciente é incentivado, desde o início, a utilizar os recursos aprendidos na terapia em seu cotidiano. Neste caso, por exemplo, inicialmente o planejamento de atividades diárias foi feito durante as sessões, e a paciente assumiu de modo gradativo a responsabilidade dessa tarefa.

4. Motivação do paciente. É necessário que o paciente se sinta motivado para aderir às técnicas terapêuticas. R. inicialmente considerava difícil a realização de pequenas tarefas, como, por exemplo, fazer uma caminhada. É importante também discutir as expectativas do paciente em relação à terapia. Essa paciente esperava que os sintomas desaparecessem sem nenhum tipo de trabalho ativo de sua parte.

5. Conceitualização do caso. Essa é uma etapa fundamental no processo terapêutico, pois a conceitualização cognitiva permite compreender o funcionamento do paciente e fazer um planejamento das intervenções terapêuticas. O preenchimento do Diagrama de Conceituação Cognitiva (Tab. 12.1) permite relacionar emoções, comportamentos, pensamentos automáticos e crenças intermediárias e centrais. Geralmente, esse diagrama começa a ser preenchido pelo próprio paciente, que registra exemplos de situações, bem como os pensamentos, sentimentos e comportamentos a elas associados, e a forma como foram interpretadas (significados, crenças), os significados que adquiriram ou o que ativaram na ocasião. A partir de então, é realizada uma referência às experiências de vida do paciente, de onde surgiram suas crenças centrais ou nucleares, as crenças condicionais positivas e negativas e os comportamentos habituais.

Os pais de R. tiveram diversas dificuldades financeiras, e, desde cedo, ela e os irmãos foram privados de vários pequenos confortos, sendo que R. considerava que ela havia passado por maiores privações. O pai era autoritário, e a mãe se submetia a ele para evitar conflitos. R. cresceu achando que a mãe dava maior importância aos desejos do pai dela do que aos dela. A mãe era muito exigente e dificilmente expressava afeto por ela. R. desenvolveu crenças centrais disfuncionais como "Não sou amada", "Não mereço ser feliz", "Os outros são insensíveis às minhas necessidades" e o "O mundo é um lugar cheio de dificuldades". Para lidar com essas crenças, R. desenvolveu crenças condicionais como "Se fizer tudo o que os outros querem, posso conseguir ser feliz" e regras como "Devo evitar conflitos". Ao longo da vida, R. procurou corresponder às expectativas dos pais e, depois, do marido e dos filhos, mas nunca se sentiu estimada. Aos 19 anos, engravidou acidentalmente e foi muito criticada e pressionada por seus pais a se casar. Após o casamento, o marido passou a fazer uso abusivo de álcool e tornou-se verbalmente agressivo com ela. Ele sentia muito ciúme e exigia que ela se afastasse das amigas. Tentou se separar, mas os pais e os irmãos não a apoiaram. O comportamento do marido era visto pela paciente como prova de seu descaso com ela e de que não poderia ser feliz. Quando o filho se envolveu com drogas, o marido a acusou de ter errado na educação dos filhos. R. assumiu a acusação como um fato, e não uma interpretação dos fatos. Esse evento veio confirmar para ela que não merecia mesmo ser feliz. Passou a apresentar sintomas de ansiedade, como falta de ar e palpitações, que eram interpretados como mais uma infelicidade a ser vivida. Nesse período, adoeceu e não recebeu ajuda da mãe ou dos irmãos, o que novamente foi interpretado como um sinal de que não era estimada por ninguém. As limitações provocadas pela doença foram interpretadas como nova ameaça, o que intensificou os sintomas de ansiedade.

6. As metas do tratamento foram:
- Planejar e realizar atividades agradáveis.
- Aprender a manejar a ansiedade para reduzir o desconforto físico.
- Fazer reestruturação cognitiva de pensamentos negativos.
- Questionar crenças disfuncionais.
- Desenvolver sua assertividade.

7. As intervenções realizadas foram:
Inicialmente, foi realizado o planejamento de atividades, pois o nível de concentração da paciente era muito baixo para que ela se envolvesse na aprendizagem de reestruturação cognitiva. O aumento de atividades agradáveis e do senso de competência melhorou seu estado de humor.

Para o manejo da ansiedade, foram feitas intervenções no nível cognitivo – (a) foram fornecidas explicações sobre a fisiologia da ansiedade, enfatizando-se a relação entre os pensamentos, as avaliações de perigos e o surgimento dos sintomas de ansiedade; (b) realizou-se questionamento socrático de pensamentos ansiogênicos, como "Vou perder meu filho" – e no nível fisiológico: (c) treino de relaxamento muscular e respiratório.

Uma vez que houve redução dos sintomas depressivos e da ansiedade, foi iniciado o trabalho de identificação e modificação de crenças centrais disfuncionais. A técnica da seta descendente foi empregada para obter acesso à crença nuclear. Ao usar essa técnica, o terapeuta pergunta, sucessivamente: "E se isso fosse verdadeiro, qual seria o significado?".

Na etapa seguinte, a paciente foi orientada sobre as crenças nucleares, destacando-se a noção de que essas crenças são ideias, e não verdades absolutas. A paciente também foi ensinada a buscar evidências que apontassem se suas crenças eram ou não 100% verdadeiras. Depois, a paciente foi orientada a construir crenças alternativas menos absolutas e negativas. Para lidar com a crença de que os outros eram insensíveis às suas necessidades, foram realizados treinos de assertividade, por meio dos quais a paciente aprendeu a recusar pedidos e expressar desejos e ideias contrários aos de terceiros.

**Tabela 12.1** | Diagrama de Conceituação Cognitiva de R.

Dados relevantes da infância:
Pais exigentes e pouco afetuosos. A família passou por dificuldades financeiras.

Crença central:
"Não mereço ser feliz", "Ninguém se importa comigo" e "Não sou amada".

Crenças condicionais:
Positiva: "Se fizer o que os outros querem, as pessoas irão se importar comigo e serei feliz".
Negativa: "Se contrariar as pessoas, serei deixada de lado e infeliz".

**ESTRATÉGIAS COMPORTAMENTAIS: EVITAR CONFLITOS. TENTAR RESOLVER PROBLEMAS SEM PEDIR AJUDA. ISOLAR-SE.**

| Situação 1 | Situação 2 | Situação 3 |
|---|---|---|
| Discutindo com o filho sobre o problema de drogas. | Adoeceu e precisou da ajuda da mãe ou dos irmãos, mas ninguém se ofereceu para ajudar. | Discutindo com o marido embriagado. |
| Pensamentos automáticos "Devo ter errado na educação dele para ele agir assim." | Pensamentos automáticos "Ninguém se importa com minhas necessidades." | Pensamentos automáticos "Estou cheia dele, mas não posso ir embora." |
| Significado "Não mereço ser feliz." | Significado "Não mereço ser feliz." | Significado "Vou ter que ficar nesta situação para sempre: não mereço ser feliz." |
| Emoção Tristeza | Emoção Raiva | Emoção Desânimo |
| Comportamento Isolar-se em seu quarto | Comportamento Fazer um enorme esforço para se cuidar sozinha | Comportamento Calar-se para evitar que a discussão continue |

## A fase final e a alta da terapia

Na fase final da terapia, a frequência das sessões é gradualmente reduzida. Nesse momento, é importante discutir pontos como (a) a responsabilidade do paciente por seus progressos e (b) as possíveis oscilações no futuro do estado de humor, uma revisão de técnicas que devem ser constantemente utilizadas em eventuais recaídas, etc.

A alta em TC é dada quando o paciente se mostra capaz de utilizar os recursos adquiridos na terapia para solucionar problemas cotidianos e quando está apto a identificar seus pensamentos e crenças disfuncionais e substituí-los por outros mais realistas.

## Evidências de eficácia da terapia cognitivo-comportamental

A TCC, desde de seu início, mostrou preocupação com a realização de pesquisas com o objetivo de fundamentar a efetividade das intervenções específicas propostas para cada problema. Foram realizados inúmeros estudos controlados para avaliar a eficácia da TCC.[10,11] É importante que os psicoterapeutas estejam cientes das pesquisas para que possam fazer suas escolhas baseadas em evidências científicas.

O National Institute for Health and Care Excellence (NICE) da Grã-Bretanha recomenda o uso da TCC para os quadros de depressão de moderada e grave com antidepressivos; depressão leve e moderada em tratamento individual ou em grupo; transtorno de pânico; transtorno de ansiedade social; transtorno de ansiedade generalizada; transtorno obsessivo-compulsivo (TOC); transtorno de estresse pós-traumático (TEPT); e transtornos alimentares como bulimia e anorexia.[12]

O Institut National de la Santé et de la Recherche Médicale (INSERM), assim como o NICE, reconhece a TCC como efetiva para esquizofrenia em fase aguda com uso de medicamentos e em fase manutenção para tratamento dos sintomas negativos; para transtorno bipolar com medicamentos, transtorno depressivo maior e transtorno distímico com ou sem medicamentos; todos os transtornos de ansiedade (transtorno de pânico, agorafobia, transtorno de ansiedade generalizada, transtorno de ansiedade social, TOC, TEPT, fobias específicas); transtornos alimentares; transtornos por uso e dependência de álcool; transtornos da personalidade *borderline* e evitativa; e quadros ansiosos e depressivos em crianças e adolescentes.[13]

## TERAPIA DO ESQUEMA

Apesar da reconhecida eficácia da TCC no tratamento de diversos transtornos mentais, sua utilização com pacientes difíceis, especialmente aqueles que manifestam transtorno crônico e da personalidade, tem sido acompanhada por baixo nível de adesão.[14] A partir dos desafios de adesão terapêutica observados no trabalho com essa população de pacientes, Young desenvolveu um sistema teórico e de tratamento sistemático e estruturado, acessível à compreensão de seus pacientes, o qual integra vários modelos de psicoterapia, como as abordagens cognitivo-comportamental, construtivista, psicodinâmica, de relações objetais e da Gestalt.[15] Assim, surge a terapia do esquema (TE), para aumentar a abrangência da TCC-padrão, a partir da ênfase em um modelo desenvolvimental e de técnicas vivenciais (especialmente na forma de diálogos) e do foco na relação terapêutica.[15]

A TE tem sido aplicada no tratamento de indivíduos com conflitos conjugais difíceis, transtornos alimentares, abuso de substâncias, bem como de agressores criminosos,[15] idosos,[16] indivíduos com transtorno da personalidade *borderline*,[17,18] TEPT, transtorno do humor e transtornos de ansiedade.[19] Por fim, a aplicação da TE no formato de grupo (TEG) se constitui como uma nova fase dessa abordagem e é consistente com os princípios das intervenções individuais.[16,20]

> Há crescente interesse em pesquisas sobre a efetividade de programas de TCC em grupo (TCCG), e, recentemente, foi lançado o primeiro livro de pesquisas brasileiras sobre TCCG.[27]

### Modelo conceitual da TE

De acordo com a TE, os indivíduos são programados a ter necessidades emocionais (vínculos seguros, base estável, previsibilidade, amor, carinho, atenção, aceitação, elogio, empatia e limites realistas) e a buscar a satisfação dessas necessidades, a fim de se desenvolverem e de manterem relações com os outros de forma saudável. Quando essas necessidades emocionais são frustradas de forma consistente e/ou traumática (padrões parentais erráticos ou disfuncionais), o indivíduo constrói esquemas desadaptativos remotos (EDRs), os quais representam formas autoderrotistas de funcionamento interpessoal[21,22]

Diante de estímulos semelhantes aos vivenciados na infância, o indivíduo pode experimentar emoções e sensações corporais associadas a essas experiências infantis. Por exemplo, uma criança que sofre abuso físico e verbal pode desenvolver o esquema de subjugação, com o propósito de se adaptar ao ambiente, livrando-se das punições. No entanto, os EDRs assumem caráter desadaptativo na vida adulta, uma vez que a pessoa se manterá, ao longo de seu desenvolvimento, se subjugando aos outros para evitar retaliação, sofrendo, como consequência, insatisfação, raiva e até depressão. Assim, os EDRs produzem emoções intensas, somatizações e comportamentos autodestrutivos, os quais impedem a obtenção das necessidades básicas de autodeterminação, independência, relação interpessoal, validação, espontaneidade e limites realistas.[15]

Young encontrou 18 EDRs. Posteriormente, mais um esquema (indesejabilidade social) foi identificado.[22] Os 19 EDRs, com seus temas subjacentes e sentimentos negativos, são apresentados na **Tabela 12.2**.

Quando um esquema é ativado, ele provoca sentimentos dolorosos, levando o indivíduo a construir estratégias chamadas de estilos de enfrentamento, as quais se repetem ao longo da vida, fortalecendo os esquemas e mantendo a frustração das necessidades não atendidas. Elas incluem resignação, evitação e supercompensação e são utilizadas com o objetivo de obter alívio em curto prazo (p. ex., evitar relacionamentos amorosos para não sofrer o abandono), criando e/ou mantendo as dificuldades inerentes aos esquemas (p. ex., manter uma vida solitária para evitar perdas, confirmando, assim, o abandono).[15] A **Tabela 12.3** apresenta cada estilo de enfrentamento em termos comportamentais, cognitivos e afetivos.

O conceito de estilos de enfrentamento é incorporado ao conceito de modos de esquemas, os quais são compreendidos como "estados emocionais, cognitivos e comportamentais

**Tabela 12.2** | Os EDRs, suas necessidades emocionais centrais não atendidas, seus temas subjacentes e sentimentos relacionados

| EDR | NEC NÃO ATENDIDAS | TEMAS SUBJACENTES | SENTIMENTOS |
|---|---|---|---|
| Privação emocional | Acolhimento, afeição, empatia, proteção, orientação, compartilhamento de experiência pessoal | Expectativas de jamais atingir necessidades de apoio, cuidado, empatia e proteção | Isolamento e solidão |
| Abandono/ instabilidade | Figuras de apego emocional estáveis | Expectativas de ser abandonado por indivíduos significantes; os outros são imprevisíveis e não disponíveis | Mágoa, ansiedade e raiva |
| Desconfiança/abuso | Honestidade, confiabilidade, lealdade e ausência de abuso | Expectativas de ser humilhado, prejudicado ou abusado | Estado de alarme, ansiedade, raiva |
| Isolamento social/ alienação | Inclusão e aceitação por uma comunidade que compartilhe interesses e valores | Crenças de estar de fora do grupo | Ansiedade |
| Defectividade/ vergonha | Aceitação e amor incondicionais, ausência de crítica e/ou de rejeição, encorajamento para compartilhar dúvidas e sentimentos, em vez de escondê-los | Crença de ser defeituoso, mau e indigno/inferior | Vergonha e ansiedade |
| Indesejabilidade social | *** | Crença de não ser atraente fisicamente, incapaz socialmente, tolo e chato | Ansiedade |
| Fracasso | Apoio e orientação no desenvolvimento de competências e na escolha de áreas de conquista | Senso de ser incapaz de desempenhar bem em relação aos pares | Sentimento de ser estúpido e medíocre |
| Dependência/ incompetência | Apoio e orientação no confronto com desafios diários, tomadas de decisão, sem ajuda excessiva | Incapacidade de funcionar de forma autônoma, como de tomar decisões | Ansiedade e tensão |
| Vulnerabilidade a danos/doenças | Modelo que equilibra preocupações razoáveis com enfrentamento de riscos, sem preocupação ou superproteção indevidas | Expectativas de ser destruído, ou seus familiares, por catástrofes, e de ter sido ser incapaz de preveni-las | Ansiedade |
| Emaranhamento/ *self* subdesenvolvido | Promoção e aceitação de uma identidade separada e de direção na vida, respeito aos limites pessoais | Envolvimento e proximidade excessivos com pessoas significantes; incapacidade de desenvolver a própria identidade | Ansiedade |
| Subjugação | Liberdade de expressão das necessidades, dos sentimentos e das opiniões nas relações, sem medo de punição ou rejeição | Submissão aos outros por medo de conflito e punição | Ansiedade, raiva |
| Autossacrifício | Equilíbrio na importância das necessidades de cada pessoa, sem uso da culpa como controle da expressão e da consideração com os outros | Foco excessivo nas necessidades dos outros para evitar a culpa | Culpa, raiva |

Continua

**Tabela 12.2** | Os EDRs, suas necessidades emocionais centrais não atendidas, seus temas subjacentes e sentimentos relacionados

| EDR | NEC NÃO ATENDIDAS | TEMAS SUBJACENTES | SENTIMENTOS |
|---|---|---|---|
| Busca de aprovação | *** | Busca excessiva de atenção, reconhecimento e aprovação | Ansiedade |
| Inibição emocional | Figuras significativas que estimulem e ajam com espontaneidade, que falem de sentimentos e encorajem expressões de emoções | Expectativa de que a expressão de sentimentos e a espontaneidade levam a embaraço e retaliação | Inibição de emoções/ racionalidade excessiva |
| Padrões inflexíveis/ crítica exagerada | Orientação apropriada no desenvolvimento de padrões e ideais, assim como equilíbrio nas metas e no desempenho; valorização de saúde, intimidade, lazer, assim como o perdão ante os erros e imperfeições | Busca excessiva de perfeição, hipercrítico com os outros e consigo, abandono do lazer em prol das obrigações | Ansiedade |
| Negativismo/ pessimismo | *** | Foco excessivo nos aspectos negativos da vida, ignorando os positivos | Ansiedade e estado de alerta |
| Postura punitiva | *** | Expectativas de que os erros devem ser punidos; agressividade, intolerância, impaciência | Irritabilidade |
| Merecimento/arrogo | Orientação e limite empático para o aprendizado da empatia com a perspectiva, os direitos e as necessidades dos outros, bem como do respeito a da igualdade | Crença de ser superior e de ter mais direitos do que os outros | Raiva |
| Autocontrole/ autodisciplina insuficientes | Orientação e limite empático com relação às competências diárias de rotina, responsabilidades e metas de longo prazo; limites ante expressões descontroladas de emoções ou de impulsividade | Intolerância à frustração e incapacidade para controlar impulsos | Raiva |

NEC: necessidades emocionais centrais.
*Fonte:* Extraída de Falcone,[21] com permissão do autor.

em que uma pessoa se encontra em determinado momento".[20]

▶ **Os modos são agrupados em quatro categorias**

- Modos primários ou inatos da criança (criança vulnerável, criança com raiva e criança impulsiva), desenvolvidos quando as necessidades emocionais da criança (segurança, confiança e autonomia) não são atingidas.
- Modos parentais disfuncionais (pais punitivos ou pais exigentes): representam internalização seletiva dos aspectos negativos de figuras de apego, ou seja, o indivíduo pode agir de forma crítica ou exigente consigo mesmo (a voz dos pais ou cuidadores torna-se a própria voz deles).
- Modos desadaptativos de enfrentamento (render-se, evitar ou supercompensar), correspondentes aos três estilos de enfrentamento que visam proteger da dor, da ansiedade ou do medo.

**Tabela 12.3** | Manifestações cognitivas, afetivas e comportamentais dos estilos de enfrentamento

| ESTILOS DE ENFRENTAMENTO | COMPORTAMENTO | PENSAMENTOS | SENTIMENTOS |
| --- | --- | --- | --- |
| Resignação ao esquema (entregar-se ao esquema e adaptar-se a ele) | Repetir os padrões interacionais da infância, escolhendo pessoas semelhantes a seus cuidadores | Processamento seletivo, vendo as informações que confirmam o esquema e ignorando as que desconfirmam | A dor emocional do esquema é sentida diretamente |
| Evitação do esquema (esquiva de atividades que disparam o esquema, impedindo experiências corretivas) | Evitação ativa e passiva de situações disparadoras do esquema | Negação de eventos ou de memórias, despersonalização ou dissociação | Encobrir ou negar sentimentos |
| Supercompensação do esquema (ações opostas ao tema central do esquema para não ser atingido por ele; superestimativa da influência do esquema; atitude excessivamente assertiva, agressiva ou independente) | Comportar-se de forma opositora ao esquema (geralmente exagerada) | Os pensamentos são opositores ao esquema; negação do esquema | Mascarar sentimentos desconfortáveis relacionados ao esquema (p. ex., arrogância para esconder sentimento de inferioridade) |

*Fonte:* Extraída de Falcone,[21] com permissão do autor.

- Modos do adulto saudável (pensamentos e comportamentos funcionais, assim como habilidades para atingir as próprias necessidades) e da criança feliz (fonte de atividades prazerosas de jogos e diversões).

## Estratégias de tratamento

O objetivo da TE é ajudar os pacientes a mudar seus padrões de vida disfuncionais e a atingir suas necessidades centrais de forma adaptativa, por meio da mudança de esquemas e modos.[15,20] Na fase de avaliação e educação, são identificados e analisados os esquemas que respondem pelos problemas do paciente, assim como os padrões disfuncionais de comportamento que mantêm os esquemas.[23] Esses padrões são identificados a partir dos problemas que motivaram a busca pela terapia, da história de vida e dos problemas de relacionamento e temperamento.[15]

Após a conceitualização, as estratégias de mudança são iniciadas, começando pelas cognitivas, seguidas pelas experienciais e finalizadas com as comportamentais. As estratégias cognitivas visam promover distanciamento cognitivo dos esquemas. Nessa fase, o indivíduo com esquema de defectividade, por exemplo, consegue perceber, em um nível ainda intelectual, que ele não é defeituoso como acha que é, mas que tal percepção é formada a partir de suas experiências infantis, quando seu pai o repreendia e tolhia suas manifestações espontâneas.[15,23] A confrontação empática é muito utilizada nessa fase (o terapeuta é empático com o estilo desadaptativo de enfrentamento do paciente, porém utiliza a confrontação, ajudando-o a avaliar os prós e contras de manter seu padrão disfuncional de enfrentamento).[23]

Para que as mudanças possam ocorrer em nível emocional, é necessária a utilização das intervenções experienciais, quando as emoções do paciente são ativadas a partir de lembranças revividas em imagens mentais e diálogos na imagem. As imagens vivenciadas na infância são ligadas àquelas da vida presente do indivíduo, de modo a ajudá-lo a expressar suas emoções e a declarar suas necessidades emocionais não atingidas no passado. As intervenções experienciais contribuem fortemente para distanciar o esquema de modo emocional.[15]

Após o domínio das estratégias cognitivas e experienciais, a fase comportamental tem início. Nela, são focalizados para mudança os estilos desadaptativos de enfrentamento, ou seja, padrões de comportamento guiados pelo esquema, como a resignação (p. ex., comentários autodepreciativos pela ativação do esquema de defectividade), a evitação (esquiva da convivência em resposta ao esquema de isolamento social) ou a supercompensação (comportamento controlador em resposta ao esquema de abandono). Em síntese, o objetivo é substituir esses padrões por estilos mais saudáveis de enfrentamento.[15,23]

A relação terapêutica subjaz a todas as fases das estratégias de mudança, assim como à avaliação. A forma como o paciente se comporta na relação com seu terapeuta constitui material rico para identificar e apontar esquemas ativados naquele momento. Por exemplo, o paciente com esquema de abandono tende a querer prolongar a sessão para evitar a separação do terapeuta; já o paciente com esquema de desconfiança/abuso pode suspeitar das intenções do terapeuta; e assim por diante. No contexto da relação com o paciente, o terapeuta identifica também os próprios esquemas e emoções que podem interferir na intervenção construtiva.[15,23]

### Evidências de eficácia

Evidências de eficácia da TE têm sido demonstradas no tratamento de indivíduos que apresentam conflitos conjugais difíceis, transtornos alimentares, abuso de substâncias, bem como de agressores criminosos[15] e de indivíduos com transtorno da personalidade *borderline*.[17,18] A TE também se mostrou superior à TCC-padrão no tratamento do TEPT, embora ambas as intervenções tenham sido efetivas.[19] A aplicabilidade da TE no tratamento dos transtornos do humor e da ansiedade tem sido evidenciada, assim como as fortes correlações entre os esquemas e esses transtornos.[19]

### Questões em aberto e áreas de pesquisa

Algumas questões em aberto na TE incluem o aprimoramento dos estudos de validação dos questionários de esquemas e das medidas de estilos de enfrentamento e de modos.[15] Mais estudos de evidências de eficácia são também necessários para o tratamento dos transtornos da personalidade, assim como de ansiedade e do humor.

## CONSIDERAÇÕES FINAIS

As TCs são marcadas pela busca de validação, por meio de pesquisa, de sua teoria e de suas técnicas. Esse caráter empírico das TCs não torna a aplicação clínica do modelo algo mecânico. Como qualquer outro modelo, o sucesso da terapia depende da capacidade do terapeuta de compreender o funcionamento cognitivo do paciente e, a partir dele, selecionar os métodos clínicos mais indicados para o problema. O domínio da teoria e das técnicas não exclui a necessidade de estabelecer uma relação terapêutica colaboradora que permita que o próprio paciente desenvolva a capacidade de usar os recursos terapêuticos, aprendidos na terapia, ao longo de sua vida.

As TCs podem ser desenvolvidas com pacientes de diversas idades (inclusive crianças e idosos), realizadas individualmente ou em grupo e com indivíduos com diferentes níveis educacionais, econômicos ou culturais.[9] Isso permite que o modelo seja útil não apenas para aqueles que atuam na clínica privada, mas também para aqueles que trabalham em outras áreas, inclusive com populações de baixa renda.[24] O ponto comum no tratamento de todos os transtornos psicológicos inclui a identificação e a modificação dos pensamentos e das crenças disfuncionais, que afetam o estado de humor, o afeto e o comportamento dos indivíduos. Embora esse enfoque possa ser aplicado a diferentes grupos de pacientes, os que mais se beneficiam de tal abordagem são aqueles que apresentam relativa capacidade analítica, que realizam as "tarefas de casa" e que generalizam o uso dos novos recursos terapêuticos aprendidos na terapia para situações cotidianas.

Há necessidade de desenvolvimento de pesquisas sistemáticas que apontem a efetividade das TCs nesses campos mais recentes de aplicação.

Sabe-se que, apesar da flexibilidade do modelo, existem processos terapêuticos básicos, como a colaboração, a descoberta guiada e a estrutura, que estão sempre presentes.[25] Portanto, terapeutas cognitivos devem preparar-se para estabelecer relações interativas que possibilitem ao paciente explorar, por meio de questionamento socrático ou de experimentos, novas formas de interpretar a realidade.

Há 30 anos, Norcross, Hedges e Prochaska[26] vêm fazendo estudos com reconhecidos psicoterapeutas que indicam possíveis mudanças na psicoterapia no futuro próximo. As terapias que irão se consolidar serão aquelas que apresentarem eficiência comprovada por evidências científicas, forem breves e focadas em problemas específicos e apresentarem melhor relação custo-benefício. As intervenções terapêuticas que tendem a crescer são aquelas em que o paciente assume um papel mais ativo na mudança, como, por exemplo, as abordagens que envolvam reestruturação cognitiva e "lições de casa" e as intervenções que usem tecnologia de computador. O modelo da TC é bastante compatível com tais diretrizes e poderá mostrar, por meio de pesquisas futuras, uma relação custo-benefício vantajosa.

# REFERÊNCIAS

1. Dryden W, Ellis A. A terapia comportamental racional-emotiva. In: Dobson KS. Manual de Terapias Cognitivo-comportamentais. Costa RC, tradutor. 2. ed. Porto Alegre: Artmed; 2006.
2. Ellis A, Bernard ME. Clinical aplications of racional-emotive therapy. New York: Plenun; 1986.
3. Ellis A, Grieger R. Manual de terapia racional-emotiva. Bilbao: Desclée de Bouwer; 1990.
4. David D, Szentagotai A, Eva K, Macavei B. A synopsis of rational emotive behaviour therapy (REBT); Fundamental and applied research. J Rat Emot Cog Behav Ther. 2005;23 (3):75–221.
5. Matta A, Bizarro L, Reppold CT. Crenças irracionais, ajustamento psicológico e satisfação de vida em estudantes universitários. Psicol USF. 2009;14(1):71-81.
6. Beck AT. Depression: causes and treatment. Philadelphia: University of Pennsylvania; 1967.
7. Beck AT, Alford BA. Depressão: causas e tratamento. 2. ed. Porto Alegre: Artmed; 2011.
8. Beck AT, Rush AJ, Shaw BF, Emery G. Terapia Cognitiva da depressão. Fillmann AE, tradutor. Porto Alegre: Artmed; 1997.
9. Beck JS. Terapia cognitivo-comportamental. Porto Alegre: Artmed; 2013.
10. Hofmann SG, Asnaani A, Vonk IJJ, Sawyer AT, Fang A. The efficacy of cognitive behavioral therapy: a review of meta-analyses. Cognit Ther Res. 2013;36(5):427–40.
11. Butler AC, Chapman JE, Forman EM, Beck AT. The empirical status of cognitive-behavioral therapy: a review of meta-analyses. Clin Psychol Rev. 2006;26(1):17-31.
12. Layard R, Clark DM. Thrive: the power of evidence-based psychological therapies. New Jersey: Princeton University; 2014.
13. Institut National de Services et Réserche Médicale. Psychothérapie, trois approches évaluées. Paris: Inserm; 2004.
14. Beck AT, Freeman A. Terapia cognitiva dos transtornos de personalidade. Porto Alegre: Artmed; 1993.
15. Young JE, Klosko JS, Weishaar ME. Schema therapy: a practitioner's guide. New York: Guilford; 2003.
16. Falcone EMO, Krieger S, Plácido MG. Aplicação da TCC de esquemas com idosos. In: Freitas ER, Barbosa AJG, Neufeld CB, organizadores. Terapias cognitivo-comportamentais com idosos. Porto Alegre: Sinopsys; 2016.
17. Arntz A, Klokman J, Sieswerda S. An experimental test of the schema mode model of borderline personality disorder. J Behav Ther Exp Psy. 2005;36(3):226-39.
18. Gude T, Hoffart A. Change interpersonal problems after cognitive agoraphobia and schema-focused therapy *versus* psychodynamic treatment as usual of inpatients with agoraphobia and Cluster C personality disorder. Scand J Psychol. 2008;49(2):195-9.
19. Hawke LD, Provencher MD. Schema theory and schema therapy in mood and anxiety disorders: a review. J Cognitive Psycho Int Quart. 2011;25(4):257-76.
20. Farrell JM, Reiss N, Shaw IA. The schema therapy clinician's guide: a complete resource for building and delivering individual, group and integrated schema mode treatment programs. Malden: Wiley-Blackwell; 2014.
21. Falcone EMO. Terapia do esquema. In: Melo WV, organizador. Estratégias psicoterápicas e a terceira onda em terapia cognitiva. Porto Alegre: Sinopsys; 2014.
22. Genderen HV, Rijkeboer M, Arntz A. Theoretical model: schemas, coping styles, and modes. In: van Vreeswijk M, Broersen J, Nadort M, organizadores. The Wiley-Blackwell handbook of schema therapy: theory, research, and practice. Malden: Wiley-Blackwell; 2012.
23. Falcone EMO. Terapia do esquema. In: Rangé B, organizador. Psicoterapias cognitivo-comportamentais: um diálogo com a psiquiatria. 2. ed. Porto Alegre: Artmed; 2011.
24. Muñoz RF, Mendelson T. Toward evidence-based interventions for diverse populations: the San Francisco General Hospital prevention and treatment manuals. J Consult Clin Psychol. 2005;73(5):790-9.
25. Padesky CA. Desenvolvendo competências do terapeuta cognitivo: modelos de ensino e supervisão. In: Salkovskis PM, organizador. Fronteiras da terapia cognitiva. São Paulo: Casa do Psicólogo; 2004. p.235-55.
26. Norcross JC, Pfund RA, Prochaska JO. Psychotherapy in 2022: a delphi poll on its future. Prof Psychol Res Pr. 2013;44(5):363–70.

27. Neufeld CB, Rangé BR. Terapia cognitivo-comportamental em grupos: das evidências à prática. Porto Alegre: Artmed; 2017.

## LEITURAS RECOMENDADAS

Kendall PC, Haaga DA, Ellis A, Bernard M, DiGiuseppe R, Kassinove H. Rational–emotive therapy in the 1990s and beyond: current status, recent revisions, and research questions. Clin Psychol Rev. 1995;15:169-85.

Wright J, Turkington D, Kingdon DG, Basco MR. Terapia cognitivo-comportamental para doenças mentais graves. Porto Alegre: Artmed; 2010.

Young JE. Cognitive therapy for personality disorders: a schema-focused approach. Sarasota: Professional Resource; 1994.

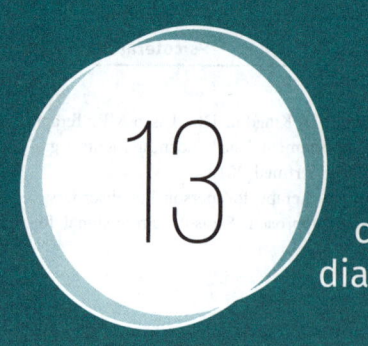

# Terapias contextuais comportamentais:
*mindfulness*, terapia de aceitação e compromisso, terapia comportamental dialética, terapia metacognitiva e terapia focada na compaixão

Marianna de Abreu Costa
Tiago Pires Tatton-Ramos
Leandro Timm Pizutti

Este capítulo aborda a definição e a base teórica das chamadas terapias contextuais e *mindfulness*. Também apresenta, de forma mais detalhada, a terapia de aceitação e compromisso (ACT) e, de forma mais resumida, a terapia comportamental dialética (DBT) e as técnicas de terapia metacognitiva e a terapia focada na compaixão. Ainda, este capítulo revisa, de forma sucinta, as principais indicações dessas técnicas baseando-se na literatura atual e traz alguns exemplos práticos.

Nas últimas décadas, vimos o surgimento das chamadas "terapias de terceira onda", "terapias contextual-comportamentais" ou simplesmente "terapias contextuais".[1] Apesar de elas emergirem associadas às tradições comportamental ("primeira onda") e cognitivo-comportamental ("segunda onda"), Hayes sugere que parece haver um distanciamento teórico, justificando, assim, uma nova classificação dentro das terapias cognitivo-comportamentais (TCCs).[1] No entanto, alguns autores sugerem que a "terceira onda" não representa uma ruptura com a TCC tradicional, mas uma nova roupagem teórica e prática para elementos já presentes nas demais "ondas".[2]

> É teoricamente mais adequado utilizar o termo "terapias contextuais" do que "terceira onda".

As terapias contextuais são caracterizadas pelo foco em ajudar o indivíduo a perceber a relação – e não necessariamente o conteúdo – que se estabelece entre seus eventos privados e públicos (repertórios comportamentais, pensamentos, linguagem, emoções, etc.).[3] Assim, o objetivo do trabalho terapêutico não é a mudança a partir da avaliação da validade, da frequência e do conteúdo de comportamentos e cognições "disfuncionais", tal como ocorre na TCC tradicional. Se, por exemplo, um paciente apresenta sofrimento sob a forma de um pensamento constante de que "tudo sempre vai dar errado", o terapeuta contextual está interessado em explorar a perspectiva do paciente acerca dos contextos associados a esse pensamento, em vez de em realizar questionamento socrático que visa avaliar sua validade. O objetivo não é conduzir uma reestruturação cognitiva, mas permitir que o indivíduo desenvolva menos evitação experiencial e, consequentemente, maior flexibilidade. Outros elementos, como ênfase experiencial, aceitação, desfusão cognitiva (distanciar-se dos pensamentos), valores, *mindfulness* (atenção ao momento presente) e relação terapeuta-paciente, caracterizam também um modelo psicoterapêutico como contextual.[3] De forma geral, podemos dizer que as técnicas empregadas em terapias contextuais têm como objetivo a construção de um padrão de funcionamento psicológico mais flexível.

As terapias contextuais visam a promoção de saúde por meio da mudança em processos, e não em conteúdos.

Por apresentarem caráter amplo, as terapias contextuais têm aplicações mais frequentemente transdiagnósticas (p. ex., focar o processo de regulação emocional) do que em transtornos propriamente ditos. Ou seja, o terapeuta também deve desenvolver as habilidades no próprio processo pessoal, conforme também desenvolve uma atitude de aceitação, focada no momento presente e conectada a seus valores.[3] Além disso, por sua aplicabilidade ampla, é importante ressaltar que esse modelo permite explorar questões mais profundas, como propósitos maiores da vida e espiritualidade.[3] Na **Figura 13.1**, é apresentado um esquema sobre o desenvolvimento histórico dessas terapias, as quais serão abordadas separadamente ao longo deste capítulo.

## MINDFULNESS

### Fundamentos teóricos

*Mindfulness* é um substantivo da língua inglesa com tradução imprecisa para o português. O termo "atenção plena" tem sido utilizado como sinônimo. No entanto, talvez a tradução mais adequada possa ser "atenção cuidadosa", no sentido de que, em *mindfulness*, ocorre um monitoramento receptivo da atenção (que inclui os momentos em que a atenção se perde, i.e., em que ocorre uma distração). Assim, a técnica de *mindfulness* pode ser entendida, em um primeiro momento, como um estado psicológico de monitoramento receptivo e cuidadoso da atenção.

A definição mais popular de *mindfulness* vem de Kabat-Zinn, biólogo molecular e praticante de ioga e meditação, professor emérito da Universidade de Massachusetts, que, nos anos de 1980, descreveu *mindfulness* como "a consciência que emerge quando prestamos atenção, com propósito, momento a momento e sem julgamentos ao que acontece conosco no momento presente". Kabat-Zinn embasa sua definição na filosofia budista, mas procura secularizar a definição, fornecendo uma aplicabilidade prática por meio da criação de um programa de medicina comportamental. Ele denominou esse programa de *Mindfulness-Based Stress Reduction* (MBSR). O MBSR não é uma psicoterapia, e sim um programa para manejo do estresse. O programa pode ser conduzido por profissionais que não são da área da saúde mental, como instrutores de educação física e fisioterapeutas.

Já Ellen Langer, professora de Harvard, situa a técnica de *mindfulness* dentro da tradição psicológica e social. Ela define *mindfulness* como "um processo psicológico ativo, que acontece momento a momento, em que ocorre a distinção de novas informações". Para Langer, o estado de *mindfulness* é uma condição psicológica na qual a atenção se alterna entre estados onde está "viva", lúcida e receptiva às informações do ambiente, e uma condição semelhan-

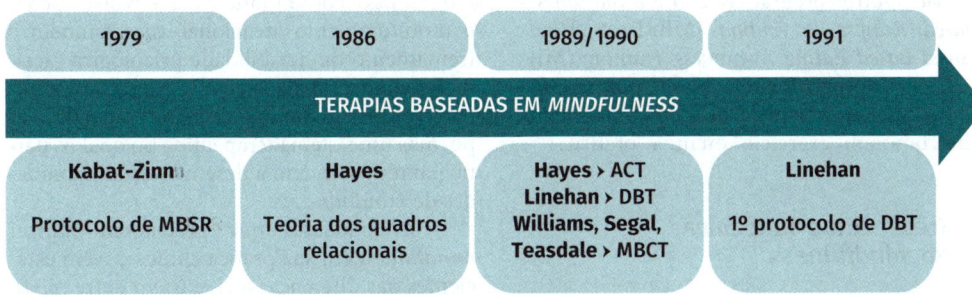

**Figura 13.1** | Desenvolvimento histórico das terapias contextuais.

MBSR: *Mindfulness-Based Stress Reduction*; ACT: terapia de aceitação e compromisso; DBT: terapia comportamental dialética; MBCT: terapia cognitiva baseada em *mindfulness*.

te ao "piloto automático", em que as informações são processadas de modo implícito e pouco acurado.

A técnica de *mindfulness* é compreendida tanto como um estado psicológico (com característica mais passageira) quanto como um traço (perfil mais duradouro). Na qualidade de traço, denota que todo ser humano tem a habilidade de monitorar a atenção. Na qualidade de estado, *mindfulness* é volátil e pode estar aumentada ou diminuída dependendo do momento no qual o indivíduo se encontra. Praticar um exercício de atenção na respiração, por exemplo, pode elevar temporariamente os níveis de *mindfulness*. Entretanto, caso não seja praticado com regularidade, esse aumento não se sustenta. É importante salientar que tal estado ou condição pode ser desenvolvido de diversas formas; há estudos que demonstram que ações como dançar, praticar esportes ou escutar música clássica podem desenvolver o estado de *mindfulness*. Ainda assim, sugere-se que a participação em um programa de intervenção com base em *mindfulness* ou a utilização de exercícios de *mindfulness* na clínica psicológica sejam os modos mais eficientes para promover esse estado.

As intervenções baseadas em *mindfulness* (MBIs), como o programa MBSR de Kabat-Zinn e a terapia cognitiva baseada em *mindfulness* (MBCT), desenvolvida na Universidade de Oxford, se apresentam como protocolos manualizados, geralmente com oito semanas de duração, e são aplicadas em grupos de, no máximo, 20 pacientes. Essas MBIs podem ter diferentes objetivos. O MBSR é um programa destinado ao manejo do estresse, enquanto a MBCT é direcionada para prevenção de recaída da depressão. Outros programas, como *Mindfulness-Based Relapse Prevention* (MBRP) e *Mindfulness-Based Eating Awareness Training* (MB-EAT), têm propósitos diversos. Com isso, introduzimos aqui a ideia de *mindfulness* também como um "exercício" ou uma "prática".

### ▶ Três facetas da técnica de *mindfulness*

1. um estado psicológico
2. um traço
3. um tipo específico de prática, exercício ou conjunto de práticas

Um paciente que passa pela MBI aprende, em geral ao longo de oito encontros (uma vez por semana com aproximadamente 1h30min de duração), uma série de exercícios para desenvolver o estado de *mindfulness*. Além dos exercícios, também pode ser fornecida psicoeducação sobre as causas de sofrimento da condição clínica do paciente (seja estresse crônico, seja depressão, ansiedade, etc.). Assim, na MBCT, por exemplo, é oferecida psicoeducação específica sobre os mecanismos psicológicos da depressão. Já os exercícios práticos são semelhantes entre os programas e utilizam princípios de consciência corporal (escaneamento corporal, movimentos de ioga executados de maneira lenta e atenta) e de práticas contemplativas (meditação em posição sentada, caminhada meditativa, etc.). Após cada exercício, os participantes debatem com o grupo sobre a experiência que tiveram, e o instrutor facilita o debate por meio do processo de *enquiry* (pergunta/resposta/orientação/generalização). Ao final de cada encontro, os participantes recebem tarefas para realizarem ao longo da semana. Em geral, são oferecidos material impresso e áudios com as práticas. Todos são orientados a praticar diariamente os exercícios por um tempo determinado, que pode variar de 10 até 40 minutos. Os participantes também são orientados a integrar, informalmente, as qualidades de *mindfulness* em seu dia a dia em situações corriqueiras, como na escovação dos dentes, em caminhadas e nos momentos de alimentação.

Importante salientar que, em uma MBI, os exercícios envolvem não apenas o treino de "monitoramento da atenção", mas também uma qualidade de "abertura", "curiosidade", "paciência" e "gentileza" com a experiência. Portanto, *mindfulness*, como prática, não envolve apenas o monitoramento atencional, mas também o treinamento da flexibilidade psicológica (aceitação, autocompaixão, etc.). Ainda, as MBIs não constituem um tipo de psicoterapia de grupo, mas um sistema terapêutico no qual os participantes aprendem a desenvolver as habilidades de *mindfulness*.

Psicoterapeutas que pretendem utilizar *mindfulness* em sua prática clínica devem estar cientes das diferenças que existem entre *mindfulness* como protocolo e *mindfulness* como ferramenta psicoterapêutica no consultório, além de terem treinamento qualificado. Como *mindfulness* é uma habilidade experiencial, além do treinamento formal, espera-se comprometimento do profissional com uma prática diária, de modo que possa desenvolver as habilidades que pretende ensinar a seus pacientes. Se *mindfulness* é experiencial em essência, uma compreensão meramente intelectual do conceito é incapaz de promover o cultivo desse estado, seja no instrutor, no terapeuta, seja nos participantes de grupos e pacientes.

> As técnicas de *mindfulness* podem ser treinadas e desenvolvidas – majoritariamente – por meio de protocolos como MBSR e MBCT e psicoterapias como ACT e DBT.

## Mecanismos de funcionamento

A pergunta a ser feita neste momento é: por que desenvolver técnicas de *mindfulness* pode promover melhor saúde física e mental? Os benefícios de *mindfulness* estão amplamente validados por mais de três décadas de pesquisa. Sabe-se que as mudanças positivas promovidas pelo cultivo do estado de *mindfulness* têm causa multifatorial e favorecem a diminuição do estresse, o aumento da consciência corporal e a modificação de perspectiva sobre si mesmo.[4,5] Os resultados mais estabelecidos destacam o desempenho positivo de *mindfulness* como estratégia de autorregulação do comportamento e das emoções.[6] Alguns dos mecanismos centrais que subjazem à autorregulação são a diminuição dos índices de ruminação e de preocupação e o aumento da autoconsciência de comportamentos automatizados. Estudos de neuroimagem demonstram que os aumentos nos níveis de *mindfulness* promovem alterações neuroanatômicas e neurofisiológicas associadas a respostas mais adaptativas e funcionais, mesmo em cenários interpretados como problemáticos ou estressantes. Esses dados indicam que aumentar os níveis de *mindfulness* produz no praticante um conjunto de incrementos na atividade autorregulatória, ou seja, os indivíduos se tornam mais eficazes em modular a qualidade de seus comportamentos, pensamentos e afetos.

Os mecanismos de *mindfulness* que contribuem mais diretamente para a aquisição dessas habilidades são o treino atencional e o treino de aceitação ou flexibilidade psicológica. O monitoramento atencional é importante, já que de 30 a 50% do período em que estamos em vigília nos encontramos em estado de devaneio, ou seja, não estamos presentes naquilo que fazemos.[7] Evidências apontam correlação entre devaneio e infelicidade, bem como estados emocionais negativos, ruminação, disforia, acidentes de trânsito, além de envelhecimento celular precoce. O desenvolvimento da capacidade de aceitação do processo de devaneio – e dos conteúdos presentes nesse processo – é também fundamental, pois permite que o indivíduo tenha maior autoconhecimento e "autonomia" comportamental, cognitiva e emocional.

> O desenvolvimento do monitoramento atencional e da aceitação psicológica é o elemento central do treinamento de *mindfulness*.

Também é importante entender que o treinamento de atenção em *mindfulness* não é algo como "esvaziar a mente" ou "evitar os pensamentos ruins", mas o oposto disso, ou seja, perceber toda e qualquer experiência que ocorra no campo atencional, inclusive aquelas com conteúdos difíceis. Exercícios de atenção focada são utilizados para o monitoramento atencional em conjunto com treinos atencionais de "monitoramento aberto", que serão exemplificados ao longo do capítulo. Além disso, as práticas de *mindfulness* visam ao treinamento de uma atitude de aceitação e curiosidade com a natureza elaborativa e julgadora do *self*.[8,9] Desse modo, quem pratica *mindfulness* é instruído a não se perturbar contra os processos de devaneio (*mind wandering*) – compreendidos como uma condição "natural" da cognição –, mas a desenvolver maior atenção a tal processo, de modo que isso ocorra, cada vez mais, de modo consciente. Em outras palavras, no treino atencional de *mindfulness* não há "luta" para permanecer no aqui e agora, superando a tendência do indivíduo de entrar em devaneio, e sim o reconhecimento da desatenção e de onde a atenção vai quando ele se distrai. Há um treino de "aceitação".

A variável de autocompaixão é muitas vezes descrita como um conceito correlato à aceitação psicológica e como uma espécie de antídoto à "evitação experiencial". A autocompaixão, na qualidade de aceitação, oferece uma alternativa radical ao excesso de autocrítica e autocontrole, aos sentimentos inapropriados de vergonha, inadequação e de padrões autoimpostos de rigidez, que estão presentes em diversas condições psicopatológicas.[10] Em um estudo, Van Dam, Sheppard, Forsyth e Earleywine[11] demonstraram que os escores em autocompaixão previram qualidade de vida melhor do que *mindfulness*.

### Descrição da técnica

Exercícios e práticas de *mindfulness* variam bastante de acordo com o protocolo a ser usado e se estão sendo empregados em um sistema terapêutico (MBSR, MBCT, etc.) ou psicoterapêutico (ACT, DBT, etc.). De modo geral, podemos dividir as técnicas entre práticas formais e informais e de atenção focada e monitoramento aberto.

**Práticas formais:** apresentam uma estrutura de forma, tempo e objetivos bastante delimitada e incluem exercícios – em geral – mais longos e que exigem maior preparação.

**Práticas informais:** são marcadas pela intenção de manter a qualidade de *mindfulness* (atenção plena e gentileza) em práticas cotidianas como tomar banho, escovar os dentes, preparar uma refeição, etc.

**Práticas de atenção focada:** trabalham o foco e a regulação da atenção por meio do uso de um ponto como âncora atencional. Inicialmente, as técnicas de atenção focada são mais fáceis de praticar.

**Práticas de monitoramento aberto:** não trabalham em cima de um único foco (p. ex., a respiração), mas sobre toda a experiência consciente, que surge no aqui e agora (p. ex., pensamento, sensações corporais, emoções, etc.).

O propósito dos exercícios é aumentar a capacidade de monitoramento e regulação da atenção, assim como fomentar flexibilidade psicológica. A seguir, são descritas duas técnicas formais de atenção focada (uva-passa e *mindfulness* da respiração) e uma técnica formal de monitoramento aberto.

*Exercício da uva-passa*. O objetivo desse exercício é demonstrar a diferença entre fazer algo (no caso da uva-passa, comer) de modo *mindful* (consciente, atento) e no piloto automático (de modo desatento). Quando fazemos algo com atenção, podemos perceber mais detalhes sobre a experiência. A pressa sugere desatenção. A ideia do exercício é proporcionar uma experiência e a capacidade de generalizar a experiência da uva-passa para todas as outras experiências de nossa vida. Fazemos tudo de modo desatento e, portanto, não processamos as informações adequadamente. Além disso, esse é um exercício de atenção focada. Na MBCT, algumas vezes, a uva-passa é substituída por chocolate. Na DBT, a exploração atenta de uma folha de árvore, utilizando-se os cinco sentidos, durante cinco minutos, também é empregada com o mesmo propósito.

### ■ EXERCÍCIO DA UVA-PASSA

Coloque uma uva-passa em sua mão. Se você não tem passas, tente com qualquer outro alimento rico em detalhes que caiba em sua mão.

Imagine que você acabou de chegar de um planeta distante, onde não existe esse alimento. Agora, com este objeto na mão (você não sabe que é uma uva-passa, lembra?!), você pode começar a explorá-lo com todos os seus sentidos.

Olhe para o objeto como se você nunca tivesse visto nada parecido antes. Toque-o, explorando cada parte dele, como se nunca tivesse visto uma coisa dessas antes. Gire o alimento ao redor com seus dedos e observe quais cores pode perceber.

Observe as dobras e onde a superfície reflete a luz ou fica mais escura.

Em seguida, explore a textura, sentindo qualquer suavidade, dureza ou aspereza.

Enquanto você está fazendo isso, se surgirem pensamentos como "por que estou fazendo este exercício estranho?", "como isso vai me ajudar?" ou " odeio esse objeto", então veja se você pode simplesmente reconhecer e acolher esses pensamentos. Deixe que eles simplesmente estejam presentes, acolhendo-os, e então traga sua consciência de volta para o objeto.

Aproxime o objeto a um dos ouvidos, aperte-o, rode-o e ouça se ele tem algum som. Tente. Depois, aproxime o objeto das narinas e tente descobrir se ele tem algum cheiro.

Então, comece a levar de modo lento o objeto até a boca, percebendo como o braço sabe exatamente onde ir. Encoste o objeto nos lábios e veja se sua mente cria algo ou sente pressa em colocar na boca só porque você tocou com os lábios no objeto. Então, coloque o objeto dentro da boca, sobre a língua, mas sem mordê-lo. Talvez sua boca fique tomada de saliva, e você sinta pressa para morder o objeto.

Não morda ainda. Explore por mais alguns segundos. Aos poucos, dê apenas uma mordida no objeto e tente descobrir se há algo, como um líquido ou partículas, que sai de dentro do objeto enquanto você morde. Dê outra mordida. E outra. Observe como os músculos da face reagem a essa ação.

Quando você se sentir pronto(a) para engolir, conscientemente perceba a intenção de engolir, então note as sensações de engolir o objeto, sentindo suas partes se deslocando até o fundo da garganta e em seu esôfago, a caminho de seu estômago.

Tire um momento para felicitar-se por tomar esse tempo para experimentar a ação de comer de modo consciente.

*Exercício de mindfulness da respiração*. O objetivo desse exercício é treinar o monitoramento da atenção. Há um foco definido para repousar a atenção (respiração), mas é importante saber que haverá distrações diversas (sons, cheiros, pensamentos, etc.). Perceber quando a atenção se perdeu da respiração é tão importante quanto tentar manter gentilmente a atenção na respiração. O objetivo não é, portanto, não se distrair, mas perceber quando ocorreu uma distração.

### ■ EXERCÍCIO DE *MINDFULNESS* DA RESPIRAÇÃO

Encontre uma posição confortável para colocar seu corpo. Você pode praticar sentado(a) em uma cadeira, no chão sobre uma almofada ou até mesmo de pé ou deitado(a). É importante manter as costas eretas, mas não sob tensão. Descanse as mãos onde for confortável, como sobre as coxas. Você pode fechar os olhos ou mantê-los semiabertos, olhando para um ponto qualquer no chão.

Aos poucos, conforme se aquieta um pouco, tente perceber a forma de seu corpo, o seu peso. Relaxe um pouco, mas sem perder a postura ereta, e torne-se curioso sobre seu corpo, aqui e agora, com as sensações que experimenta de toque, de conexão com o chão ou com a cadeira. Solte um pouco as áreas de aperto ou tensão, mas não relaxe demais. Este é um exercício de atenção, não de relaxamento. Apenas respire.

Aos poucos, inclua sua respiração na atenção que está tendo em relação ao corpo. Não é preciso fazer algo com a respiração, apenas notá-la em seu ritmo natural. Sinta o fluxo natural de ar entrando e saindo do corpo. Não é uma respiração longa, nem lenta, apenas natural. Observe onde você sente sua respiração em seu corpo. Pode ser em seu abdome. Pode ser em seu peito, em sua garganta ou em suas narinas. Note onde as sensações são mais proeminentes e procure manter sua atenção nesse ponto. Perceba as sensações da respiração, uma respiração de cada vez. Quando uma respiração termina e quando a próxima respiração começa.

Enquanto tenta prestar atenção somente na respiração, você pode notar que sua mente pode começar a vagar. Você pode começar a pensar em outras coisas, ou um som de onde está pode atrair sua atenção. Se isso acontecer, não é um problema. É muito natural. Apenas perceba que sua mente vagou. Em seguida, delicadamente redirecione sua atenção de volta para a respiração.

Fique nesse processo por 5 a 10 minutos. Observe a respiração, em silêncio. De tempos em tempos, você vai se perder em pensamentos ou distrações quaisquer. Não é um problema. Em seguida, retorne a sua respiração. Depois de alguns minutos, mais uma vez observe seu corpo, todo o seu corpo, sentado(a) aqui e agora. Aos poucos, vá finalizando esta prática e trazendo sua atenção de volta para o mundo exterior. Assim que finalizar, observe como seu corpo recebeu esta prática. Todas as experiências são bem-vindas. Não é necessário se sentir legal ou super-relaxado(a). Se você ficou ansioso(a) ou teve dificuldade de focar a atenção, tudo bem. Que bom que você está consciente disso. Isso é *mindfulness*. Estar consciente.

*Exercício de mindfulness dos sons e pensamentos (uma versão).* O objetivo deste exercício é treinar o monitoramento aberto, e não a atenção focada. É uma prática atencional sem objeto específico de atenção. Então, temos como objetivo apenas monitorar o que nossa atenção está fazendo, para onde ela foi capturada. Pode ser um som, um pensamento, um incômodo corporal, etc. Pode ser mais interessante fazer este tipo de técnica depois de muito treinamento com técnicas de atenção focada, pois, no começo, é difícil detectar a movimentação da atenção.

### Indicações e contraindicações

*Mindfulness* é uma estratégia de promoção de saúde baseada no treino atencional e de aceitação psicológica (autocompaixão, flexibilidade). Sabe-se que tanto disfunções no processamento atencional quanto rigidez psicológica são variáveis que contribuem para a emergência, a perpetuação e a piora em diversas condições psi-

### ■ EXERCÍCIO DE *MINDFULNESS* DOS SONS E PENSAMENTOS

Inicialmente, encontre uma posição confortável, mas atenta, para colocar seu corpo. Você pode praticar sentado(a) em uma cadeira, no chão sobre uma almofada ou até mesmo de pé ou deitado(a). É importante manter as costas eretas, mas não sob tensão. Descanse as mãos onde quer que seja confortável, como sobre as coxas. Você pode fechar os olhos ou mantê-los semiabertos, olhando para um ponto qualquer no chão.

Aos poucos, conforme se aquieta um pouco, tente perceber o que surge, momento a momento, em sua experiência. Você não precisa prestar atenção a algo em particular, apenas estar atento(a) para onde sua atenção se encontra. Pode ser um som do ambiente, pode ser que surja um pensamento, ou até mesmo um desconforto no corpo. Apenas observe.

Se sua experiência ficar fixa em um ponto, perceba que isso aconteceu e veja se é possível, gentilmente, abri-la de novo, tornando-a receptiva a todos os estímulos que surgem. Um som aqui, um pensamento acolá. Uma sensação corporal, e um pensamento de novo. Observe por mais alguns minutos.

Quando notar que sua atenção foi capturada por um único estímulo, lembre-se: não é um problema. Em seguida, abra novamente sua atenção. Aos poucos, vá trazendo sua atenção para o corpo, todo o seu corpo, sentado aqui e agora. Sem pressa, vá finalizando esta prática e trazendo sua atenção de volta para o mundo exterior. Assim que finalizar, observe como seu corpo recebeu esta prática. Todas as experiências são bem-vindas. Não é necessário se sentir legal ou super-relaxado(a). Se você ficou ansioso(a) ou teve dificuldade de focar a atenção, tudo bem. Que bom que você está consciente disso. Isso é *mindfulness*. Estar consciente.

copatológicas. Desse modo, o treinamento em *mindfulness* pode impactar positivamente condições nas quais essas limitações estejam presentes de modo mais ostensivo.[12] Há evidências mais robustas acerca dos benefícios da prática de *mindfulness* para algumas condições específicas, mas também como estratégia preventiva de qualidade de vida para indivíduos saudáveis. Atualmente, há protocolos de *mindfulness* para intervenções com diferentes populações de crianças, adultos e terceira idade.

Em geral, a segurança de participação em um grupo de *mindfulness* está bem estabelecida, e os resultados de efetividade e eficácia são positivos. O programa MBSR foi inicialmente desenvolvido como uma intervenção capaz de auxiliar na redução do estresse, mas já demonstrou benefícios para condições diversas, como pacientes com câncer e quadros imunossupressivos. Uma metanálise com indivíduos saudáveis demonstrou que o MBSR é moderadamente eficaz na redução do estresse, da depressão, da ansiedade e da angústia e na melhora da qualidade de vida. A MBCT foi inicialmente desenvolvida para prevenir a recaída da depressão, mais especificamente em pacientes com histórico de três ou mais episódios de recaída. Kuyken e colaboradores[13] publicaram uma revisão na qual demonstraram que a participação em um grupo de MBCT realmente reduz o risco de recaída depressiva dentro de um período de seguimento de 60 semanas em comparação com aqueles que não receberam MBCT. O efeito permanece mesmo quando controlado com grupos ativos de comparação. Kocovski e MacKenzie,[14] em uma revisão sobre mecanismos de funcionamento, encontraram evidências de que variáveis cognitivas, como atenção, preocupação, metacognição e autocompaixão, estão associadas a reduções no risco de recaída e sintomas depressivos e, portanto, podem ser mecanismos de ação para os efeitos positivos da MBCT. Apesar de limitada, a literatura tem sugerido que *mindfulness* pode ser uma intervenção útil em pacientes com transtorno de déficit de atenção/hiperatividade (TDAH).[15]

A experiência clínica sugere que *mindfulness* pode ser especialmente útil para tratar condições de sofrimento associadas à evitação experiencial e padrões de inflexibilidade psicológica. Pacientes que não respondem adequadamente às estratégias de reestruturação cognitiva podem se beneficiar de técnicas associadas a *mindfulness*. Muitas pesquisas demonstram benefícios, porém esses benefícios parecem não ser exclusivos do treinamento de *mindfulness*, podendo ser comuns a outras intervenções com formato semelhante.

Contudo, é fundamental compreender que apenas indivíduos clinicamente estáveis devem ser expostos a exercícios ou intervenções baseadas em *mindfulness*. A prática de *mindfulness* é contraindicada a indivíduos que se encontram em fases agudas e/ou a populações subdiagnosticadas. Dessa forma, todo participante deve ser previamente avaliado antes de iniciar uma sessão de exercícios ou um grupo de *mindfulness*, uma vez que há evidências que sugerem que mesmo indivíduos saudáveis podem desenvolver efeitos adversos, como aumento da ansiedade. Quadros de despersonalização, psicose com delírios, alucinações e discurso desorganizado, aumento do risco de convulsões, perda de apetite e insônia também já foram relatados em pacientes com condições de muita vulnerabilidade e sem acompanhamento adequado.

## TERAPIA DE ACEITAÇÃO E COMPROMISSO

### Fundamentos teóricos

A ACT (pronunciada como a palavra "act", e não A-C-T, para diferenciar da sigla da eletroconvulsoterapia – "ECT") é uma forma de psicoterapia comportamental que utiliza estratégias de *mindfulness* e aceitação junto com estratégias de mudança de comportamento e compromisso com valores para aumentar a flexibilidade psicológica.

A ideia de que experiências de sofrimento ou desconforto estão presentes ao longo da vida fica implícita na abordagem da ACT, e não é o objetivo da terapia eliminar essas experiências de maneira generalizada, mas apenas modificar o sofrimento que advém dos comportamentos que nos separam de nossos valores de vida. A ACT também tem como objetivo identificar o sofrimento decorrente da reação às contingências (coisas que não podemos mudar), para abrir espaço a uma nova forma de se relacionar com elas de maneira mais adaptativa.

A ACT nasceu dentro da abordagem chamada de contextualismo funcional. Ela se baseia na teoria comportamental skinneriana e na teoria dos quadros relacionais (*Relational Frame Theory*, ou RFT), uma teoria que relaciona a linguagem e a cognição como uma das causas do sofrimento e da perda de contato com a experiência que se desenrola momento a momento. Dentro dessa teoria, a cada momento, atribuímos arbitrariamente, por meio da linguagem, símbolos aos eventos, tanto exteriores como interiores (como pensamentos), criando relações entre os eventos e os símbolos, utilizando, como descreve Hayes, a "habilidade aprendida e controlada contextualmente de arbitrariamente relacionar eventos mutuamente e em combinação e de mudar a função de eventos específicos baseando-se em suas relações com outros eventos".[16]

Nesse processo, tal atribuição pode se estender a elementos relacionados em outros contextos – por exemplo, se A é maior do que B, e B é maior do que C, então automaticamente A é maior do que C e C é menor do que A, mesmo que ambos nunca tenham sido considerados conjuntamente. Também são criadas relações de reflexão de A com A, B com B e C com C, o que permite a articulação simbólica de A, B e C (**Fig. 13.2**).

Outra descrição do processo do pensamento seria a de criar relações arbitrárias entre símbolos, e essa propriedade abre um leque muito grande de possibilidades, tanto de aprendizagem quanto de falsas conexões, uma vez que algumas dessas extrapolações geradas pelas relações já existentes não se confirmam na observação ou são contraproducentes no planejamento ou na execução de comportamentos.

O mesmo ocorre com a ligação entre memória dos fatos e emoções vivenciadas, criando associações entre eventos e determinadas emoções que depois são extrapoladas para novas si-

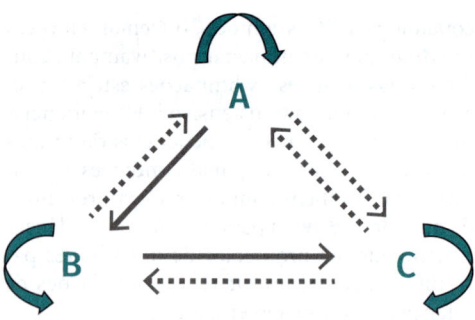

**Figura 13.2** | Teoria dos quadros relacionais da terapia de aceitação e compromisso.

*Fonte*: Saban.[17]

tuações em contextos semelhantes, porém diferentes.

Na situação de J., ocorreu um pareamento de apresentar algo para um grupo com sentir-se ridículo, com um comportamento de esquiva de novas situações de apresentação como resultado. Como essa crença não é desafiada, tende a se aplicar a todas as novas situações de possíveis apresentações, gerando ansiedade e comportamento evitativo recorrente. Na ACT, a pessoa é convidada a olhar para o cenário atual, notando o que os pensamentos informam e o que é percebido, ou seja, é convidada a promover a **desfusão cognitiva** (separação entre pensamento e percepção externa), aceitando a experiência de ansiedade que surge na eminência do enfrentamento. Por meio da observação não julgadora do momento presente, cria-se o espaço para olhar para a ansiedade e para os outros elementos do contexto, como: "tenho conhecimento sobre o que vou falar, conhecimento do público que estará presente e tenho possibilidades de usar estratégias para lidar com a ansie-

### EXEMPLO CLÍNICO

J., 14 anos, estudante, procurou ajuda, acompanhado pela mãe, por piora da ansiedade para apresentar trabalhos na escola e para se relacionar com os pares. Queixa-se de dores de barriga e tremores toda vez que tem que apresentar um novo trabalho ou a professora chama ao quadro. Declara à mãe que não deseja mais ir à escola. Relata que sempre foi um menino um pouco mais tímido e retraído do que seus colegas, mas os sintomas pioraram após cometer um engano durante a apresentação de um trabalho na escola, que gerou risada de seus colegas.

dade e para criar uma interação produtiva com o público". Esse processo culmina com a ação comprometida com valores, que é falar ao público sobre o assunto proposto, por essa fala ser importante para os valores de vida da pessoa que irá falar.

Portanto, o modelo psicopatológico da ACT se baseia em eventos cotidianos normais que, pelo contexto ou forma que ocorrem, se tornam problemáticos. A cultura em que vivemos ensina que sentimentos desagradáveis costumam sinalizar que algo que está ocorrendo deveria ser diferente, pois sentir desconforto está associado a algo estar errado, o que necessidade de fazer alguma coisa para controlar esses sentimentos. Pode ser desencadeado, então, um processo de evitação experiencial, quando o evento desencadeante do desconforto pode ser evitado. Se estivermos falando de um evento público ao qual não há necessidade de exposição, como dar comida na boca de um urso polar, isso é perfeitamente resolutivo. Porém, quando se aplica a eventos privados, como pensamentos e emoções, ou eventos públicos que estão alinhados com os valores do indivíduo, como falar em público para uma pessoa que quer difundir uma ideia original, a estratégia da esquiva experiencial é contraproducente.

Os eventos privados (emoções e pensamentos) não costumam ser passíveis de um controle eficiente, e, quando se tenta exercer controle sobre eles, outros problemas podem surgir. Se uma pessoa pensa que não deve pensar em "A", nessa tentativa existe uma contradição, pois a regra criada viola a si própria, ao apresentar "A" em seu enunciado. Da mesma forma, as emoções costumam guardar relação com a cena presente, tanto no contexto como em sua descrição mental. Todavia, se a descrição mental ocorre de maneira muito intensa e impermeável ao contexto, pode gerar uma reação emocional inflexível e relacionada ao temor de sentir desconforto, o que costuma amplificar o desconforto.

No curso do tratamento, a ACT emprega seis princípios fundamentais direcionados a modificar os elementos que compõem o modelo psicopatológico, de modo a ajudar os pacientes a desenvolver flexibilidade psicológica (modelo unificado de mudança).

### EXEMPLO CLÍNICO

Pode ser que J., ao perceber que seus colegas riram quando ele errou durante a apresentação de seu trabalho, tenha apresentado pensamentos do tipo "sou um ridículo mesmo", "meus colegas me acham um burro", "não sirvo para essas coisas", "nunca vou ser alguém na vida". No processo de desfusão cognitiva, o terapeuta incentiva J. a se distanciar desses pensamentos e a entender que eles são apenas pensamentos e que não refletem necessariamente a realidade ou o que ocorreu. O terapeuta pode também instigar J. a adotar uma **atitude de aceitação** e curiosidade da experiência e de seus pensamentos, e explorá-los, com o objetivo de mudar sua forma de se relacionar com os pensamentos, mas não modificar o conteúdo em si. Pode pedir a J. que narre os pensamentos como se narrasse uma corrida de cavalos ou como se fosse um telejornal sensacionalista, como estratégia de **desfusão**, e depois perguntar como J. se percebe no aqui e agora (**contato com o momento presente**), questionando se essa situação ainda se faz presente, objetivando a compreensão de que talvez o J. daquela situação é apenas uma parte de si (*self* **contextual**).

Ainda, o terapeuta pode questionar os valores de J. e, ao perceber que a ideia de ser um bom advogado no futuro é algo que dá sentido a sua vida (**valores**), questionar se não ir à aula e evitar apresentar os trabalhos está de acordo com esses valores para, juntos, concluírem que retomar os estudos de forma comprometida é importante para que J. possa ir em busca daquilo que ele tem como um valor para si (**ação comprometida**). Para complementar, o terapeuta pode utilizar a técnica do epitáfio (descrita mais adiante), questionando J. se ele gostaria de ser lembrado como alguém que enfrentou seus medos para ser um bom profissional ou como alguém que desistiu dos estudos por sintomas fóbicos.

▶ **Princípios fundamentais da ACT**

1. **Desfusão cognitiva.** Aprendizado de que os pensamentos não são sinônimos da realidade externa; eles podem, inclusive, em algumas situações, se distanciar muito dela e estar mais ligados a memórias e relações desenvolvidas em outras situações da vida, carreando essas ligações e emoções para o momento presente.
2. **Aceitação experiencial.** Deixar de lutar com a presença do conteúdo mental e dos pensamentos para desenvolver uma atitude de curiosidade e observação deles, para escolher a maneira como se relacionar com eles.
3. **Contato com o momento presente.** Observação do aqui e agora, com abertura, interesse e não julgamento.
4. *Self* **contextual.** Um sentido transcendente do eu, sabendo-se que está observando uma parte de si que forma uma ideia da experiência e um sentido de vida.
5. **Valores.** A descoberta do que é mais importante para si mesmo, do que dá sentido à vida.
6. **Ação comprometida.** Viver de acordo com os valores de vida e ir em busca deles de maneira responsável e comprometida.

Esses princípios podem ser representados graficamente por meio de um hexágono, o hexaflex (**Fig. 13.3**), que, se for considerado em seu sentido inverso, pode descrever o modelo de psicopatologia. Cada um desses componentes tem um papel na direção de promover a flexibilidade psicológica.

Eles também podem ser descritos como abertura (aceitação e desfusão cognitiva), centramento (*mindfulness* ou momento presente e *self* como contexto) e engajamento (valores e ação comprometida).

### Descrição da técnica

A ACT é empregada por meio do uso de metáforas e de exercícios, havendo um objetivo em cada metáfora utilizada, de acordo com o mo-

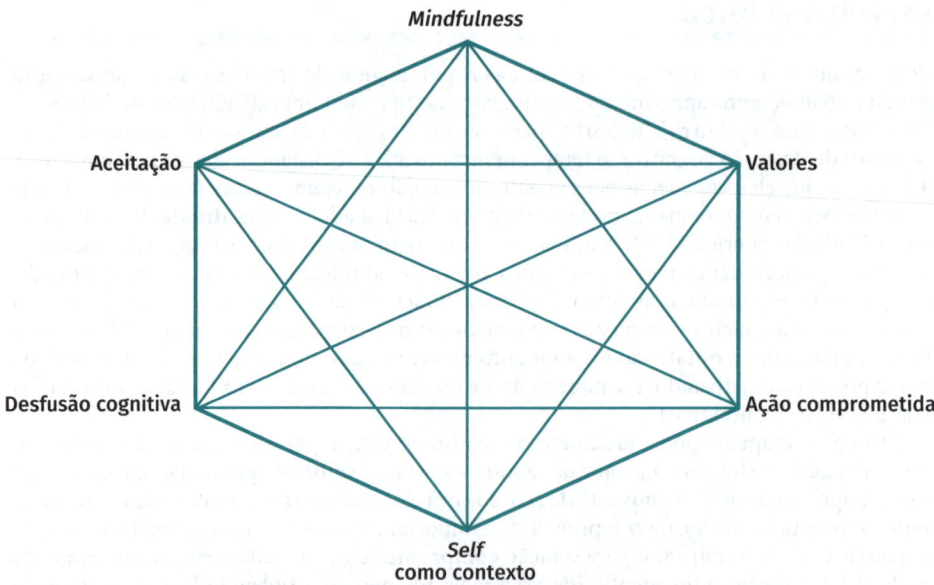

**Figura 13.3** | O hexaflex.

*Fonte: Copyright Steven C. Hayes. Utilizada com permissão.*

## EXEMPLOS DE METÁFORAS

**Para desfusão cognitiva:** podemos observar os pensamentos e os sentimentos como se estivessem escritos em folhas, que caem de uma árvore e são levadas pelas águas de um rio. Identificar os processos cognitivos ("estou tendo o pensamento de que não vou conseguir" ou "estou pensando que todos devem estar me olhando e me achando ridículo"). A intenção principal desses exercícios é modificar a repercussão do pensamento, mesmo que não modifique sua ocorrência.

**Para cultivar a aceitação experiencial:** podemos utilizar a metáfora dos passageiros no ônibus, quando descrevemos o indivíduo como motorista de um ônibus e suas emoções e seus pensamentos como os passageiros. Os passageiros podem importunar ou ameaçar o motorista, e, por isso, muitas vezes ele acaba modificando o trajeto pelo qual dirige o ônibus, porém a direção sempre estará com o motorista, o que lhe permite decidir direcionar a vida de forma alinhada com os valores a despeito do desconforto que isso possa gerar. Podem ser utilizadas práticas de *mindfulness* com a intenção de observar a natureza do desconforto e propiciar a desfusão cognitiva com a expectativa de desconforto.

**Para mudança de estratégia:** podemos utilizar a metáfora da pá, em que a estratégia comportamental que o paciente utiliza é comparada a uma pá e a inflexibilidade pode levá-lo a usar essa estratégia mesmo em momentos nos quais ela não é efetiva, afastando-o de seus valores. Ou seja, essa situação é comparada com cair em um buraco, no qual o uso da pá somente aumentará a distância da saída dele. Para modificar a situação, é preciso utilizar um preceito chamado de desesperança criativa, que descreve o deixar de utilizar uma estratégia que se tem mostrado ineficaz (perder a esperança nela) para criar a oportunidade de usar uma estratégia nova, que pode trazer um resultado diferente. Outra maneira de descrever metaforicamente é: "Se a chave que você está usando não abre a porta que você quer entrar, abandone essa chave e procure outra".

**Para o alinhamento com valores:** podemos utilizar a metáfora do epitáfio, na qual o paciente é convidado a pensar em como gostaria que seu epitáfio o descrevesse e o quão alinhado com essa descrição ele está vivendo.

delo psicopatológico. Quando abordamos a fusão cognitiva, são empregados métodos de desfusão, com o objetivo de alterar o contexto funcional dos eventos internos.[18,19]

### Indicações e contraindicações

A ACT tem evidência com grau forte para dor crônica e[20] com grau modesto para depressão,[21] transtornos mistos de ansiedade,[22] transtorno obsessivo-compulsivo (TOC)[23] e psicose.[24]

## TERAPIA COMPORTAMENTAL DIALÉTICA

### Fundamentos teóricos

A DBT é um tipo de TCC que foi desenvolvida e validada por Marsha Linehan para o tratamento de pacientes com comportamento autolesivo e/ou suicida diagnosticados com transtorno da personalidade *borderline*.[25] Para esses pacientes, um tratamento direcionado somente à **mudança** pode trazer muito desconforto, por gerar constantemente a sensação de **invalidação** ("Meu comportamento está errado, tenho que fazer diferente, nada que faço dá certo, não tenho conserto..."). Entretanto, focar somente a **aceitação** também parece igualmente insuportável, pois os pacientes sofrem muito com a vida da maneira como ela está no momento.

A importância de poder contemplar a necessidade de mudança e, ao mesmo tempo, a de **validação** da experiência psíquica individual deu origem à DBT. Como o nome diz, a dialética é uma parte essencial da terapia, sendo preciso, por parte do terapeuta, aceitar o paciente como ele é e buscar mudanças significativas em sua maneira de agir e viver. Esse balanço entre mudança e aceitação foi incorporado da junção da psicoterapia tradicional com a psicologia budista, ancorada no *zen*, buscando o equilíbrio entre aceitação e mudança. O estilo de comunicação do terapeuta pode ser expresso como irreverência ou atitude mais pragmática em relação às condutas autolesivas, complementada por uma postura afetiva, compreensiva, acolhedora e sensível no contato terapêutico.

Um dos diferenciais da DBT é a estruturação do tratamento por meio de hierarquia de metas, que determina a ordem na qual os problemas são abordados. Nesse aspecto, ela se diferencia da TCC, que utiliza protocolos de atendimento com roteiro em sequência do conteúdo a tratar por sessão. A DBT é guiada por princípios que determinam quais comportamentos são abordados em cada sessão de terapia e quais as técnicas mais apropriadas para realizar essa abordagem.

▶ **Metas de tratamento na DBT em ordem de prioridade**

- **Comportamentos que ameaçam a vida.** Em primeiro lugar, são abordados os comportamentos que oferecem risco à vida, como autolesões suicidas ou parassuicidas, comunicações de natureza suicida e outros comportamentos com finalidade de causar danos corporais.
- **Comportamentos que interferem na terapia.** Qualquer comportamento do paciente ou do terapeuta que interfira na realização do tratamento de forma efetiva, como chegar tarde às sessões, cancelar compromissos ou não ser colaborativo no trabalho em direção aos objetivos terapêuticos.
- **Comportamentos que prejudicam ou interferem na qualidade de vida.** Comportamentos que interfiram em uma qualidade de vida razoável, como sintomas psiquiátricos, problemas de relacionamento e desorganização financeira.
- **Aquisição de habilidades.** Práticas destinadas ao aprendizado de novos comportamentos pelo paciente, como substituir ações que os prejudicam por comportamentos eficazes para atingir seus objetivos.

Essa hierarquia parte do princípio de que o tratamento falhará se o paciente morrer ou não comparecer às sessões da terapia. Ainda, para o paciente ser incluído em tratamento com DBT, deve concordar em permanecer no programa terapêutico pelo período mínimo de um ano, quando participará de **terapia individual** e do **grupo de treinamento de habilidades** e receberá **consultoria telefônica** em momentos de crise. Na fase inicial do tratamento, são identificados, em conjunto com o paciente, seus objetivos com o tratamento, sempre em prol de viver uma vida que valha a pena ser vivida. Isso significa que, durante esse ano, o paciente não deve cometer suicídio, pois ele se comprometeu a estar em tratamento pela DBT por esse período mínimo.

A resolução de problemas é enfocada de maneira ativa por meio da análise em cadeia, abrangendo os comportamentos disfuncionais do paciente dentro e fora das sessões de forma sistemática. Na análise, hipóteses sobre os elementos que influenciam o comportamento problemático são formuladas, possibilidades de comportamentos alternativos são desenvolvidas, e a colocação em prática dessas possibilidades é programada. Tal processo é desenvolvido na terapia individual e no grupo de treinamento de habilidades, nos quais a **atenção plena** (*core mindfulness*), a **regulação emocional**, a **efetividade interpessoal** e a **tolerância ao mal-estar** (ou sobrevivência a crises) são abordadas em sequência.[26]

Como estratégia para prevenir o esgotamento dos terapeutas e facilitar a permanência da característica dialética, é preconizado que os terapeutas trabalhem em equipe, com reuniões semanais, chamadas de **reuniões de consultoria**. As reuniões são iniciadas com uma prática de atenção plena, seguindo-se a agenda de assuntos administrativos e discussão de casos, dentro da hierarquia de tratamento da DBT: primeiro, pacientes com comportamentos de risco à vida; depois, pacientes com comportamentos de risco à terapia; e, então, pacientes com comportamentos que comprometem a qualidade de vida.

## Descrição da técnica

A DBT é composta pela terapia individual e pelo grupo de treinamento de habilidades. A seguir, essas técnicas são abordadas de forma sucinta. (Para um entendimento mais profundo, consultar o Cap. 46.)

## Terapia individual

As estratégias de tratamento da DBT incluem os princípios, os procedimentos e as técnicas que fazem parte dessa abordagem, agrupados em quatro categorias principais:

1. dialética
2. estratégias estilísticas
3. estratégias nucleares
4. manejo de caso

As estratégias **dialéticas** são a base do tratamento e envolvem equilibrar as tensões entre a aceitação da situação atual e a mudança buscada e desejável. Dentro da sessão, o terapeuta busca o equilíbrio entre a tensão excessiva e a estagnação, utilizando a alternância entre o tipo de comunicação (alternância estilística), as estratégias nucleares em uso e o foco nas habilidades ou no manejo de contingências. A modelagem do comportamento dialético é muito importante; é a principal mensagem que chega ao paciente (em palavras simples, "Pregar o que é praticado").

A DBT utiliza dois **estilos de comunicação interpessoal** de forma a manter o movimento: a **comunicação irreverente** e a **comunicação recíproca**. A irreverência tem o objetivo de desequilibrar uma situação que parece rígida em termos de comportamento e cognição, gerando o movimento necessário para a mudança. A comunicação irreverente deve ser empregada de forma sensível, não depreciativa, sem invalidar. Já a comunicação recíproca, por sua vez, é o estilo empático, caloroso e responsivo ao sofrimento do paciente.

Como **estratégias nucleares** da DBT temos a **validação** e a **solução de problemas**, e todas as demais técnicas e estratégias são desenvolvidas em torno delas. A **validação** consiste em identificar e comunicar ao paciente que suas sensações, emoções, pensamentos e respostas são compreensíveis e fazem sentido dentro do contexto em que ele se encontra. É importante considerar que devem ser validados os componentes que são válidos, ou seja, se determinado comportamento, como a automutilação, ocorre, a validação deve ser feita sobre as sensações, as emoções e o desejo intenso de modificar esse estado, sendo compreensível o pensamento de se automutilar como estratégia de alívio, porém sem validar o comportamento em si. A **solução de problemas** consiste em identificar os comportamentos que são desadaptativos e desenvolver comportamentos mais eficazes. Essas estratégias devem ser equilibradas, para não haver falta de estímulo à mudança ou amplificação do processo de autoinvalidação.

O **manejo de caso** é uma estratégia que equilibra a responsabilização do paciente por desenvolver habilidades ou alcançar melhoras, sendo o terapeuta um consultor que auxilia no desenvolvimento das habilidades de regulação emocional, relacionamento interpessoal e tolerância ao mal-estar, com estratégias voltadas a modificar situações problemáticas no ambiente que circunda o paciente.

▶ **Técnicas específicas da dialética**

1. penetrar no paradoxo
2. uso de metáforas
3. advogado do diabo
4. expandir
5. ativar a mente sábia
6. fazer dos limões uma limonada

Um paradoxo inicial na DBT é o de que o paciente está fazendo o melhor que pode em sua vida diária e que deve aprender a fazer ainda mais, ou seja, o **paradoxo** entre a aceitação e a mudança. Um exemplo de paradoxo é: "Saiba quem você é e seja o que você sabe", em que existe o convite para percepção interna e, ao mesmo tempo, para a ação no mundo exterior. Essa estratégia também tem a intenção de afastar a ideia de que quando uma pessoa está certa, a outra está errada, criando espaço para que ideias contrárias possam coexistir e ser válidas, mesmo que sejam opostas.

O **uso de metáforas** ou de histórias tem um papel importante; elas são mais suaves do que um apontamento mais direto e geram, assim, menos resistência no paciente. Na **técnica do advogado do diabo**, o terapeuta assume temporariamente a argumentação de defesa dos comportamentos menos habilidosos com a intenção de que o paciente assuma a defesa de comportamentos comprometidos com a terapia e com a mudança. Essa técnica é indicada a pacientes que são opositores, criando o equilíbrio dialético no direcionamento para a mudança. **Expandir** é o equivalente emocional da estratégia do advogado do diabo; é utilizada em situações nas quais o paciente está utilizando o efeito de suas emoções como tentativa de controlar o ambiente ou quando ele não espera ser levado a sério.

Já a **mente sábia** é ativada por meio de práticas destinadas a trazer equilíbrio entre a "mente racional" (lógica, racional e intelectualizada) e a "mente emocional" (avalia tudo de acordo com o teor emocional do momento). Para **fazer dos limões uma limonada**, quando uma situação problemática é apresentada, o terapeuta ou o treinador de habilidades a utilizam como uma oportunidade de aprendizado.

Dessa forma, a avaliação dialética tem a intenção de olhar para o que ocorre na vida do paciente com uma visão integrativa, considerando as questões individuais, como a vulnerabilidade emocional e os padrões de resposta aprendidos, para que ele aprenda a agir de maneira transacional com o ambiente e o contexto no qual está inserido. Além das mudanças pessoais que o paciente pode buscar, também é destacado o tipo de mudança que ele pode gerar no ambiente ou qual alteração ambiental pode ser benéfica.

## Grupo de treinamento de habilidades

O grupo de treinamento de habilidades apresenta a sequência ilustrada na **Figura 13.4**; cada módulo tem duração de aproximadamente quatro encontros, o que representa um período de cerca de seis meses para completar todos os módulos. É feito um acordo com os pacientes de que eles farão o tratamento pelo período mínimo de um ano, ou seja, realizarão o programa do grupo de treinamento de habilidades duas vezes.

A técnica de *mindfulness* é considerada uma fundação para as outras habilidades ensinadas em DBT, porque ajuda os participantes a conhecer, aceitar e tolerar as emoções que podem sentir quando tentam modificar seus hábitos ou expõem-se às situações da vida de outra maneira. Diz respeito a como viver no momento, experimentando as emoções e os sentidos plenamente, mas com perspectiva. É dividida em habilidades "o que" (observar, descrever e participar) e "como" (sem julgar, com atenção e efetivamente).

▶ **Habilidades em *mindfulness***

- **Observar:** não julgar o ambiente interno ou interno, somente olhar para a experiência constantemente no presente, com o objetivo de entender o que está acontecendo.
- **Descrever:** habilidade de expressar o que foi observado, sem manifestar julgamento, com a função de informar aos outros aquilo que foi observado.
- **Participar:** envolver-se na atividade que está fazendo de maneira integral, com a mente presente.

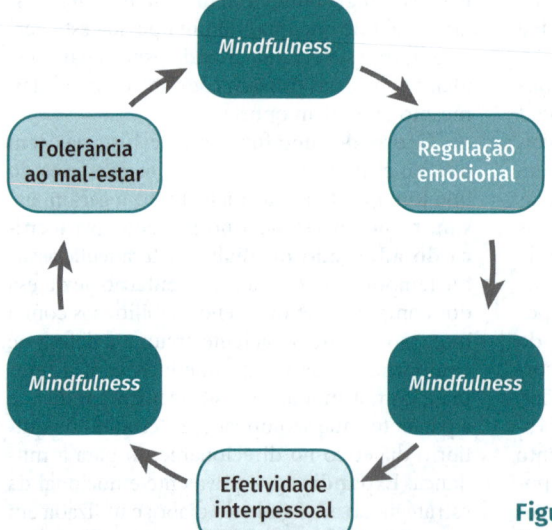

**Figura 13.4** | Sequência de módulos do grupo de treinamento de habilidades.

- **Sem julgar:** simplesmente descrever os fatos, sem pensar em "bom" ou "ruim", "justo" ou "injusto". Essa forma ajuda a expor seu ponto de vista de maneira eficaz sem acrescentar um julgamento que pode gerar discordância.
- **Com atenção:** manter a mente no que está ocorrendo ou sendo feito, sem se deixar desviar por emoções.
- **Efetivamente:** é simplesmente fazer o que funciona, sem obstinação com ideais ou senso de justiça.

As habilidades de **regulação emocional** têm a intenção de auxiliar na modulação da intensidade e labilidade emocionais. Os pacientes são ensinados a reconhecer e rotular emoções, identificar obstáculos à mudança emocional, reduzir a vulnerabilidade à mente emocional, aumentar os eventos emocionais positivos, aumentar a percepção das emoções no presente e realizar técnicas de ação oposta (fazer algo que traduza a emoção oposta àquela sentida). No módulo de **efetividade interpessoal**, são ensinadas estratégias eficazes para pedir o que se precisa, dizer "não" e lidar com o conflito interpessoal. As habilidades de **tolerância ao mal-estar** objetivam tornar o indivíduo capaz de reconhecer as situações negativas e seu impacto, permitindo que ele tome decisões sábias sobre se e como agir, em vez de reagir de maneira impulsiva. A **aceitação radical** implica aceitar a experiência atual tal qual ela é no momento, de maneira ampla e irrestrita, tendo por base que rejeitar a realidade não a modifica e que para mudar a realidade é preciso aceitá-la primeiro.

### Indicações e contraindicações

A DBT foi desenvolvida e tem um robusto corpo de evidências para o tratamento de pacientes com transtorno da personalidade *borderline*.[27] A capacidade de regulação emocional está muitas vezes comprometida em indivíduos com transtorno bipolar, tendo sido testado um programa de treinamento de grupo de habilidades de 12 semanas com base na DBT.[28]

A DBT para adolescentes (DBT-A) foi comparada ao tratamento habitual, mas a DBT-A mostrou-se superior na redução da automutilação, da ideação suicida e dos sintomas depressivos. Logo, a DBT-A é uma intervenção mais eficaz para reduzir condutas autolesivas, ideação suicida e depressão em adolescentes com comportamento autolesivo repetitivo.[29]

Investigações demonstram que existem resultados potencialmente significativos em âmbito clínico quando a DBT é utilizada para tratar a raiva e a agressão em várias amostras. Uma revisão sugere que os tratamentos, mesmo quando modificados, mostram impacto positivo na redução da raiva e dos comportamentos agressivos.[30]

## OUTRAS TÉCNICAS

### Terapia metacognitiva

Essa abordagem objetiva alterar a relação do indivíduo com seus pensamentos disfuncionais em vez de focar a mudança de seus conteúdos.[3] Há evidência de eficácia em ensaio clínico randomizado com controle ativo para o tratamento de transtorno de ansiedade generalizada, alguns processos emocionais do TOC e TEPT,[31] mas esses estudos ainda são iniciais e limitados devido a seu pequeno tamanho amostral. Estudos também iniciais têm investigado a eficácia da terapia metacognitiva no transtorno dismórfico corporal[32] e na depressão.[33]

### Terapia focada na compaixão

A terapia focada na compaixão foi desenvolvida para indivíduos com alto autocriticismo e vergonha.[34] É uma abordagem integrada, baseada na psicologia evolutiva, social e desenvolvimental, no budismo e na neurociência, composta por treinamentos que enfatizam o sistema de vínculo por meio do treinamento da mente compassiva com o objetivo de regular as emoções de modo mais adequado.[3] Há ensaios clínicos randomizados comparados a controle ativo para transtorno do espectro esquizofreniforme com sintomas psicóticos, tabagismo e transtorno alimentar, e estudos observacionais com amostras compostas por transtornos graves (p. ex., transtornos da personalidade, bipolar, psicóticos e de ansiedade) demonstram resultados iniciais animadores.[35]

## QUESTÕES EM ABERTO E ÁREA DE PESQUISA

Apesar de alguns protocolos de *mindfulness*, da ACT e da DBT terem comprovação científica de eficácia, mais pesquisas são necessárias para identificar os elementos que realmente promovem efetividade nas MBIs. Estudos que definam melhor os níveis de segurança, os elementos ou as variáveis que contribuem especificamente para determinadas melhoras, os processos e as características psicopatológicas que se beneficiam ainda devem ser produzidos. Por fim, também é imprescindível a realização de estudos que comparem essas questões com controles ativos bem desenhados.

Apesar de os resultados de pesquisa demonstrarem efeitos gerais positivos, a indicação das técnicas de *mindfulness* é limitada como programa de prevenção e intervenção, tendo evidência bem estabelecida apenas para o tratamento de recaída de depressão, por meio de MBCT, e promoção de qualidade de vida e dor crônica, por meio do MBSR.

# REFERÊNCIAS

1. Hayes SC. Acceptance and commitment therapy, relational frame theory, and the third wave of behavioral and cognitive therapies – republished article. Behav Ther. 2016;47(6):869-85.
2. Hofmann SG, Sawyer AT, Fang A. The empirical status of the "new wave" of cognitive behavioral therapy. Psychiatr Clin North Am. 2010;33(3):701-10.
3. Hayes SC, Villatte M, Levin M, Hildebrandt M. Open, aware, and active: contextual approaches as an emerging trend in the behavioral and cognitive therapies. Annu Rev Clin Psychol. 2011;7:141-68
4. Shapiro SL, Carlson LE, Astin JA, Freedman B. Mechanisms of Mindfulness. J Clin Psychol. 2006;62(3):373-86.
5. Davidson RJ, Kabat-Zinn J, Schumacher J, Rosenkranz M, Muller D, Santorelli SF, et al. Alterations in brain and immune function produced by Mindfulness meditation. Psychosom Med. 2003;65(4):564-70.
6. Williams JM. Mindfulness and psychological process. Emotion. 2010;10(1):1-7.
7. Killingsworth MA, Gilbert DT. A wandering mind is an unhappy mind. Science. 2010;330(6006):932.
8. Bishop SR, Lau MA, Shapiro S, Carmody J, Anderson ND, Segal ZV, et al. Mindfulness: a proposed operational definition. Clin Psychol Sci Pr. 2004;9(3):76-80.
9. Paulson S, Davidson R, Jha A, Kabat-Zinn J. Becoming conscious: the science of Mindfulness. Ann N Y Acad Sci. 2013;1303:87-104.
10. Germer CK, Neff KD. Self-compassion in clinical practice. J Clin Psychol. 2013;69(8):856-67
11. Van Dam NT, Sheppard SC, Forsyth JP, Earleywine M. Self-compassion is a better predictor than Mindfulness of symptom severity and quality of life in mixed anxiety and depression. J Anxiety Disord. 2011;25(1):123-30.
12. Ludwig DS, Kabat-Zinn J. Mindfulness in medicine. JAMA. 2008;300(11):1350-2.
13. Kuyken W, Warren FC, Taylor RS, Whalley B, Crane C, Bondolfi G, et al. Efficacy of Mindfulness-based cognitive therapy in prevention of depressive relapse: an individual patient data meta-analysis from randomized trials. JAMA Psychiatry. 2016;73(6):565-74.
14. MacKenzie MB, Kocovski NL. Mindfulness-based cognitive therapy for depression: trends and developments. Psychol Res Behav Manag. 2016;9:125-32.
15. Modesto-Lowe V, Farahmand P, Chaplin M, Sarro L. Does mindfulness meditation improve attention in attention deficit hyperactivity disorder? World J Psychiatry. 2015;5(4):397-403.
16. Hayes SC, Luoma JB, Bond FW, Masuda A, Lillis J. Acceptance and commitment therapy: model, processes and outcomes. Behav Res Ther. 2006;44(1):1-25.
17. Saban MT. Introdução à terapia de aceitação e compromisso. São Andre: ESETec; 2011.
18. Hayes SC, Levin ME, Plumb-Vilardaga J, Villatte JL. Acceptance and commitment therapy and contextual behavioral science: examining the progress of a distinctive model of behavioral and cognitive therapy. Behav Ther. 2013; 44(2):180-198.
19. Hayes SC, Kirk DS, Kelly G. Acceptance and commitment therapy: the process and practice of mindful change. 2. ed. New York: Guilford; 2012.
20. Hann KE, McCracken, LM. A systematic review of randomized controlled trials of acceptance and commitment therapy for adults with chronic pain: outcome domains, design quality, and efficacy. J Context Behav Sci. 2014;3(4):217-27.
21. Forman EM, Herbert JD, Moitra E, Yeomans PD, Geller PA. A randomized controlled effectiveness trial of acceptance and commitment therapy and cognitive therapy for anxiety and depression. Behav Modif. 2007;31(6):772-99.
22. Arch JJ, Eifert GH, Davies C, Plumb Vilardaga JC, Rose RD, Craske MG. Randomized clinical trial of cognitive behavioral therapy (CBT) *versus* acceptance and commitment therapy (ACT) for mixed anxiety disorders. J Consult Clin Psychol. 2012;80(5):750-65.
23. Twohig MP, Hayes SC, Plumb JC, Pruitt LD, Collins AB, Hazlett-Stevens H, Woidneck MR. A randomized clinical trial of acceptance and commitment therapy *versus* progressive relaxation training for obsessive-compulsive disorder. J Consult Clin Psychol. 2010;78(5):705-16
24. Bach P, Hayes SC, Gallop R. Long-term effects of brief acceptance and commitment therapy for psychosis. Behav Modif. 2012;36(2):165-81.
25. Linehan M, Terapia Cognitivo-comportamental para transtorno de personalidade borderline: guia do terapeuta. Porto Alegre: Artmed; 2010.
26. Linehan MM. DBT® Skills training manual. 2. ed. New York: Guilford; 2014.

27. Panos PT, Jackson JW, Hasan O, Panos A. Meta-analysis and systematic review assessing the efficacy of dialectical behavior therapy (DBT). Res Social Work Prac. 2014;24(2):213-23.
28. Eisner L, Eddie D, Harley R, Jacobo M, Nierenberg AA, Deckersbach T. Dialectical behavior therapy group skills training for bipolar disorder. Behav Ther. 2017;48(4):557-66.
29. Mehlum L, Tørmoen AJ, Ramberg M, Haga E, Diep LM, Laberg S, et al. Dialectical behavior therapy for adolescents with repeated suicidal and self-harming behavior: a randomized trial. J Am Acad Child Adolesc Psychiatry. 2014;53(10):1082-91.
30. Frazier SN, Vela J. Dialectical behavior therapy for the treatment of anger and aggressive behavior: A review. Aggress Violent Beh. 2014;19(2):156-63.
31. Sadeghi R, Mokhber N, Mahmoudi LZ, Asgharipour N, Seyfi H. A systematic review and meta-analysis on controlled treatment trials of metacognitive therapy for anxiety disorders. J Res Med Sci. 2015;20(9):901-09.
32. Rabiei M, Mulkens S, Kalantari M, Molavi H, Bahrami F. Metacognitive therapy for body dysmorphic disorder patients in Iran: acceptability and proof of concept. J Behav Ther Exp Psychiatry. 2012;43(2):724-9.
33. Groves SJ, Porter RJ, Jordan J, Knight R, Carter JD, McIntosh VV, et al. Changes in neuropsychological function after treatment with metacognitive therapy or cognitive behavior therapy for depression. Depress Anxiety. 2015;32(6):437-44.
34. Gilbert, P. Introducing compassion-focused therapy. Adv Psychiatric Treat. 2009;15:199-208.
35. Leaviss J, Uttley L. Psychotherapeutic benefits of compassion-focused therapy: an early systematic review. Psychol Med. 2015;45(5):927-45.

# 14
## Psicanálise e psicoterapia de orientação analítica

Cláudio Laks Eizirik
Simone Hauck
Camila Piva da Costa Cappellari

A psicanálise e a psicoterapia de orientação analítica (POA) têm suas raízes no trabalho realizado por Sigmund Freud, que, a partir da observação de pacientes psiquiátricos e da aplicação sistemática do método psicanalítico, fundou a psicanálise como ciência no início do século XX. Uma grande variedade de abordagens terapêuticas foi desenvolvida desde então para o tratamento de psicopatologias e perturbações de natureza emocional. No entanto, a POA se caracteriza por buscar ampliar a capacidade da mente e as possibilidades de escolha do indivíduo, além da melhora dos sintomas. Metanálises recentes evidenciam que diversos modelos de psicoterapia fundamentados na teoria psicanalítica são tão eficazes quanto outras psicoterapias tradicionalmente consideradas como "baseadas em evidências" no tratamento de uma série de transtornos mentais. Neste capítulo, apresentaremos a história da elaboração teórica e técnica da psicanálise e da POA a partir dos estudos de Freud, os desenvolvimentos posteriores de maior relevância e os aspectos que caracterizam o método psicanalítico. Serão também revisadas evidências disponíveis de sua eficácia.

O método psicanalítico instituiu-se como ciência a partir da investigação empírica de Sigmund Freud sobre a vida mental de pacientes psiquiátricos e daqueles em sofrimento psíquico. Ao longo dos anos, a evolução dos conceitos teóricos descobertos por Freud e dos preceitos técnicos por ele propostos propiciou um extenso conhecimento sobre os processos mentais, com a aquisição de ferramentas importantes para alívio de sintomas, diminuição do sofrimento, melhora da qualidade das relações interpessoais, desenvolvimento da criatividade e aumento da capacidade de adaptação dos pacientes. Embora a extensa experiência clínica valide plenamente o método, estudos em psicanálise estão disponíveis, mas ainda são incipientes.[1] Entretanto, o mesmo não é verdade em relação à POA, cuja eficácia foi também comprovada por uma série de ensaios clínicos controlados.[2-6]

Atualmente, não faz sentido argumentar que os tratamentos de orientação psicanalítica não são baseados em evidência, pois vários estudos, inclusive ensaios clínicos, revisões sistemáticas e metanálises, demonstram que eles são tão eficazes quanto as psicoterapias ditas "baseadas em evidência", com alguns estudos apontando uma potencial vantagem das abordagens psicanalíticas no *follow-up*.

O surgimento de alternativas terapêuticas comprovadamente eficazes, entre elas a psicofarmacologia e os diversos tipos de psicoterapias, levanta a questão de qual tratamento funciona melhor para determinado paciente.

Os objetivos de tratamento nas terapias psicanalíticas são mais abrangentes. Além da diminuição de sintomas, espera-se que o paciente desenvolva maior consciência de suas dificuldades interpessoais, sociais, profissionais, intrapessoais, de personalidade, entre outras.

Essa abrangência se deve à própria forma como a terapia é estruturada, focando os afetos e a expressão das emoções, a exploração de sentimentos e pensamentos, a identificação de padrões repetitivos, a discussão de experiências do passado, o entendimento das relações interpessoais e da relação com o terapeuta e o estudo de desejos e fantasias.[3]

O progresso nas terapias psicanalíticas envolve a reativação do processo de desenvolvimento normal. As experiências na relação terapêutica contribuem para revisões construtivas do *self*, que se expressa por meio de mudanças nas representações de si e dos outros a partir do aprimoramento de habilidades reflexivas. Os tratamentos bem-sucedidos propiciam maior liberdade interna, aumento da segurança na exploração de pensamentos e sentimentos complexos, otimização das capacidades adaptativas e maior habilidade em utilizar recursos internos.[7]

O entendimento do referencial teórico e dos objetivos da técnica é importante para que a indicação do tratamento leve em consideração tanto as metas do paciente quanto o investimento necessário para alcançar essas metas.

## A ORIGEM DA PSICANÁLISE

Desde de sua origem, a partir de Freud, a psicanálise e os tratamentos fundamentados na teoria psicanalítica vêm sendo aplicados, gerando novos desenvolvimentos da teoria e da técnica.

Já reconhecido por seu trabalho investigativo no campo da fisiologia, Freud se interessou pelo método da hipnose, em 1882, por meio dos relatos do neurologista Breuer sobre sua paciente Ana O. Breuer relatou a Freud que a recordação de situações traumáticas ocorridas no passado, por meio do estado hipnótico, produzia alívio significativo dos sintomas, o que denominou de abreação ou catarse. A existência de fatos que não podiam ser recordados pela simples vontade do indivíduo, mas que geravam sintomas e interferiam no comportamento, levou Freud a estabelecer, posteriormente, a existência do que denominou de *inconsciente*. Essa parte da vida mental, autônoma e em constante movimento, determinaria em grande medida as decisões do dia a dia. A partir desses conceitos, postulou outra noção fundamental da psicanálise: o *princípio do determinismo psíquico*.

Em 1885, Freud foi ao encontro de Charcot, eminente neurologista da clínica Salpêtrière, em Paris, com a intenção de aprender o método da hipnose. No entanto, ao utilizá-la no tratamento de suas pacientes histéricas, Freud percebeu que era um mau hipnotizador, e a busca pela situação traumática que teria originado a *neurose* levou ao desenvolvimento de estratégias alternativas para ter acesso ao que estava fora da consciência. A *livre associação de ideias* passou a ser usada na tentativa de acessar as memórias reprimidas. No processo de buscar ferramentas que propiciassem o acesso ao inconsciente, Freud notou que as forças que se opunham à recordação (*resistências*) eram profundas e arraigadas, manifestando-se alheias à vontade do indivíduo. Além da livre associação, ele descobriu que os *sonhos* eram um caminho para o inconsciente. Aliás, em sua expressão, eram a estrada real, apresentando de forma mascarada *desejos* e *fantasias* reprimidos, especialmente de cunho sexual, sendo dirigidos ao genitor do sexo oposto. Da mesma forma que as situações traumáticas vividas de fato, desejos e fantasias eram mantidos fora da consciência por meio de poderosos mecanismos de defesa.

Com a elaboração da *teoria topográfica*, Freud descreveu a divisão da mente em *inconsciente*, *pré-consciente* e *consciente*, assim como o jogo entre as forças opostas do inconsciente (desejos e impulsos) e a parte consciente do indivíduo. Nasce um preceito-chave da psicanálise: *tornar consciente o inconsciente*. A partir daí, o conflito psíquico (inconsciente), representado simbolicamente pelos sintomas, passou a ser concebido como o embate entre as forças instintivas e as forças repressoras. Institui-se, então, a psicanálise como uma nova ciência, com referenciais teóricos e técnicos próprios, específicos e consistentes.

Embora o "trauma real" tenha lugar indiscutível na origem da psicanálise, constituindo a primeira teoria elaborada por Freud, a teoria do trauma, que considerava situações traumáticas impostas pela realidade externa como causadoras diretas dos sintomas, ele cedeu lugar ao entendimento das fantasias e dos desejos do paciente na gênese da neurose, possibilitando desenvolvimentos importantes na teoria e na técnica psicanalítica. É necessário salientar, no entanto, que o próprio Freud passou a reconsiderar a importância do trauma real ao observar as "neuroses de guerra". De fato, a recordação do trauma tem lugar de destaque na psicanálise atual, mas não apenas com uma função catártica, e sim como uma possibilidade de *ressignificar o passado*. Afinal, não é possível esquecer-se de algo que não se consegue lembrar, mas que, mesmo "esquecido", é fonte causadora de sintomas e sofrimento.

Consciente da força da resistência como inimiga implacável da evolução do tratamento psicanalítico e, portanto, parte imprescindível dele, Freud passou a utilizar a *interpretação* como instrumento para trazer à consciência do paciente desejos e fantasias até então "proibidos". A explicitação da natureza e da finalidade das resistências possibilita a transposição desse obstáculo no caminho da "conscientização".

A partir das dificuldades enfrentadas no famoso "caso Dora", Freud reconhece a importância da *transferência* como resistência e como instrumento de trabalho, incluindo seu entendimento e sua "resolução" como fundamentais no tratamento analítico. Em 1914, Freud afirmou, inclusive, que um tratamento analítico seria definido como aquele que considera o trabalho das resistências e da transferência como centrais no processo terapêutico. Mesmo com a finalidade primária de *repetir para não lembrar*, a relação transferencial passou a ser concebida como mais uma forma de recordar o passado, uma vez que se tratava da repetição, na relação com o analista, dos sentimentos e das fantasias dirigidas a figuras importantes na história do paciente.[8]

Na busca da reedição do conflito primário, nasceu o conceito de *neutralidade*, uma vez que a relação terapêutica deveria "*refletir, como um espelho*", o conflito do paciente com suas figuras primárias, e não a relação com o analista como pessoa real. O *setting* (do qual fazem parte o divã, a frequência das sessões e a própria neutralidade) viria ao encontro desse objetivo ao propiciar aumento na intensidade da relação entre paciente e analista, ao mesmo tempo que "limparia" o *campo analítico* da influência da pessoa real do terapeuta. No entanto, com a evolução da teoria psicanalítica, principalmente a partir dos desenvolvimentos de Bion, o conceito de neutralidade sofreu algumas transformações. Surge a ideia de *neutralidade possível*, já que sempre haverá alguma influência da pessoa do terapeuta na configuração desse campo.[9]

Em 1923, Freud elaborou a *teoria estrutural*, que introduziu as diferentes instâncias psíquicas: *ego, id* e *superego*. O id, inconsciente, depositário dos instintos, pulsões, desejos e fantasias; o ego, parte inconsciente e parte consciente, possuidor de funções como teste de realidade, controle dos impulsos, inteligência, mecanismos de defesa, entre outras; e o superego, que dita consciente e inconscientemente o que se deve fazer/corresponder e o que é expressamente vetado. Foram descritas as batalhas permanentes entre id e ego, paralelas a tentativas integradoras do ego em busca da sobrevivência psíquica e da adaptação ao mundo real, contando com a participação do superego de um ou de outro lado do conflito. A interação permanente do mundo interno com a realidade externa é descrita com o ego sendo a "figura mediadora" entre as demandas do id e a realidade. Outra contribuição importante de Freud foi a definição da *clivagem* como defesa inter e intrassistêmica, ou seja, não apenas entre as diferentes instâncias psíquicas, mas também dentro do próprio ego.[8]

## EVOLUÇÃO DA TEORIA PSICANALÍTICA

Muitos dos conceitos originais e recomendações técnicas permaneceram inalterados ao longo dos anos, mas inúmeras contribuições possibilitaram a evolução da psicanálise e a expansão de seu alcance e de sua indicação. Entre os autores que mais contribuíram nesse sentido estão Klein e Bion.

> Alguns conceitos fundamentais da psicanálise se mantêm desde que foram concebidos por Freud. Entre eles, estão o in-

consciente, a livre associação, a resistência, a transferência, a contratransferência, a neutralidade e a interpretação como ferramenta de trabalho. Alguns dos principais desenvolvimentos vieram a partir de Melanie Klein, que inaugurou a escola das relações de objeto por meio da introdução do conceito de identificação projetiva, ampliado por Bion, que incluiu o entendimento de sua função de comunicação tanto no desenvolvimento normal quanto no processo terapêutico.

## Melanie Klein

A partir da análise de crianças, Klein introduziu a ideia de que as relações do bebê com seus *objetos* (figuras externas e suas representações internas) existiriam desde o nascimento e constituiriam a base da vida mental. É, de fato, uma teoria em que não existe vida mental fora da relação com o outro. A mente é descrita como um palco povoado de personagens que se relacionam entre si e são coloridos e construídos a partir do jogo de *projeção* e *introjeção* que ocorre desde o início da vida. Quando nasce, o bebê interpreta a realidade externa a partir da projeção de seus *impulsos amorosos e agressivos* sobre as figuras importantes. Ou seja, o cuidador é percebido como possuidor de parte desses impulsos (que são originalmente do bebê), e a mistura dessa percepção com a reação "real" do *objeto externo* (cuidador) é internalizada como uma representação daquele objeto no *mundo interno*. A partir disso, as percepções subsequentes são baseadas na projeção dessa representação sobre os objetos externos, modificadas por eles, reintrojetadas como novas representações e/ou como modificações da representação original, e assim sucessivamente. Os objetos do mundo interno, por projeção, dão significado à realidade externa. As *pulsões de vida e de morte* (de amor e de agressão) estão misturadas e se ordenam em torno das relações de objeto, com as fantasias e angústias associadas a elas.[10,11]

Em outras palavras, poderíamos pensar o bebê como um sujeito dotado de imensa capacidade perceptiva que, inicialmente, conta apenas com seus sentimentos (amor e agressividade inatos) para "adivinhar" a realidade externa, as intenções e os comportamentos das outras pessoas. É inevitável que "espere" encontrar fora dele aquilo que pode perceber (sentir, experimentar) em si. Após isso, em um interjogo perceptivo dinâmico, o sujeito utiliza o que sente para "adivinhar" o que é sentido pelo outro. A "reação de fato" do outro se mistura com aquilo que ele imagina que seja a intenção desse outro e constitui o que o sujeito percebe como realidade. Essa percepção, então, é introjetada (gravada na memória) como um padrão possível de relacionamento. A introjeção (ou imagem interna daquela possibilidade de relação) contém as atitudes e os comportamentos percebidos, mas também os sentimentos experienciados e o "estado emocional" que resultou dessa vivência. Esse processo se repete ao longo da vida, resultando nas inúmeras *relações objetais* que compõem o *mundo interno do indivíduo*.

Dessa forma, a transferência toma um sentido menos asséptico, já que o conteúdo projetado, em alguma medida, é sempre modificado pela reação do analista, que nunca está completamente livre das próprias projeções. No entanto, a análise pessoal do analista/terapeuta e a constante auto-observação buscam que ele entenda e *signifique* o que está se passando nesse jogo de projeções. Com a evolução desses conceitos e o entendimento do mecanismo da *identificação projetiva* (descrito inicialmente por Klein, em 1946), a relação terapêutica passa a ser não apenas um meio de compreender a realidade psíquica do paciente, mas também um instrumento para modificá-la por meio da introjeção de relações de objeto mais salutares.

Klein introduziu outro conceito de relevância considerável para a psicanálise: a noção de posição depressiva e esquizoparanoide. O funcionamento da mente de todos os indivíduos oscila entre esses dois estados. Na *posição esquizoparanoide*, preponderante nos primeiros três meses de vida, os objetos e o *self* (distorcidos e fantasiados) são percebidos como exclusivamente bons ou exclusivamente maus. Esse processo ocorre por meio de um mecanismo de defesa chamado *cisão* e tem a finalidade de proteger os bons objetos (idealizados e continentes dos impulsos amorosos) e o *self* da agressividade (projetada) dos maus objetos (vividos como persecutórios). É uma manifestação da divisão entre "seio bom" e "seio mau": representações da gratificação e da frustração das necessidades do ego. Na *posição depressiva*, tanto os objetos internos quanto os externos estão mais integrados (contendo seus aspectos bons e maus) e, portanto, mais próximos da realidade. A posição depressiva seria o resultado da percepção dessa integração, em oposição à idealização e à onipotência (quando a cisão diz respeito ao *self*).[10]

## Wilfred Bion

Bion, a partir dos desenvolvimentos de Klein, salientou a importância da "capacidade de pensar", do conhecimento e da linguagem no processo analítico. O autor introduziu o conceito de *elementos beta*, que seriam angústias e sentimentos inominados (sem sentido), que não puderam ser simbolizados e traduzidos em linguagem. A capacidade de conter esses elementos beta e, posteriormente, decodificá-los em algo compreensível para o paciente (ou *elementos alfa*) é parte essencial do tratamento analítico. Para Bion, o simples aumento da capacidade de conter os elementos beta já é um ganho substancial que pode advir do tratamento. A capacidade de conter (ou a ausência dela) seria aprendida a partir das figuras primárias (cuidadores iniciais), conforme o bebê vai experimentando sensações desconhecidas e angustiantes desde seu nascimento e utilizando as reações dos cuidadores como modelo. O modo de lidar com essas angústias, mais do que sua simples significação, define a capacidade de conter. A *continência* é especialmente importante naquelas patologias em que o paciente *atua* de modo sistemático no lugar de pensar, ou seja, age impulsivamente para livrar-se da angústia, como no transtorno da personalidade *borderline* (TPB).[12]

Seres humanos são, desde o nascimento, particularmente atentos à reação do outro, em parte porque a espécie humana, mais ainda que as demais, necessita de "um outro" para sobreviver por um longo período. Manter o cuidador por perto é, literalmente, uma questão de vida ou morte, e o bebê interage de modo intenso com seus cuidadores em busca da sobrevivência.

Se o afeto é um objetivo primário ou se é resultado do processo de garantir o apego não é uma questão essencial. O fato é que a experiência afetiva é fundamental para a estruturação da mente, levando ao sucesso ou ao fracasso psíquico. A partir dessa experiência, a percepção da realidade é construída, bem como a gama de reações afetivas e comportamentais às diversas situações interpessoais e emocionais. A forma como agir diante de um sentimento de angústia, desespero ou solidão é fundamentalmente resultado da vivência inicial compartilhada perante essas emoções.[13]

É importante destacar que, para Bion, o pensamento nasce na ausência. Ou seja, se houvesse uma fonte inesgotável de gratificação contínua, não seria necessário pensar para solucionar a falta ou significar o desconforto resultante da frustração. Diante de um paciente em grande sofrimento psíquico, a capacidade de suportar aquele sofrimento sem agir para expulsá-lo do campo analítico é sinônimo de continência e tem a importância vital de transmitir ao paciente a noção de que é possível suportar tal estado.

Bion descreveu a existência de uma parte psicótica da personalidade em todos os indivíduos. É preciso distinguir esse conceito da psicose clínica, pois se refere a uma parte composta, por exemplo, por inveja excessiva, intolerância absoluta às frustrações, uso exagerado de identificação projetiva, hipertrofia da onipotência em lugar da capacidade de pensar e ódio às verdades (externas e internas). Além disso, acrescentou um novo entendimento ao conceito de *identificação projetiva*. Além da intenção de livrar-se do sofrimento ao colocá-lo dentro do outro, destacou a função de comunicar tais sentimentos em busca de ajuda e de um continente eficaz. A identificação projetiva passa a ter um papel central no entendimento do paciente e no manejo da situação terapêutica. Na sessão, estão em jogo estados muito primitivos, que ainda não tiveram acesso à possibilidade de serem pensados e que estão aguardando que o analista e o paciente, usando todos os meios disponíveis, saibam recolhê-los, não permaneçam submersos neles e possam narrá-los um ao outro.[12]

## O campo analítico e os elementos não verbais

Na sequência da evolução do entendimento do encontro analítico como uma atividade interpessoal, em que a mente do analista é parte ativa do processo na construção de uma realidade intrapsíquica mais salutar e de uma capacidade maior de apreender a realidade e ampliar a percepção, surgiu o conceito de *campo analítico*. Esse conceito foi introduzido pelo casal Baranger, em 1961. Pode-se dizer que pretende descrever como se dá o que Freud identificou como comunicação de inconsciente para inconsciente, ao considerar os componentes da relação transferencial como um todo. Segundo Ferro,[14] nesse contexto – que tenta apreender a complexidade das relações humanas –, o objetivo do tratamento é integrar essas "áreas do tecido comunicativo do par" (diversos aspectos dos componentes do campo analítico que podem comunicar e ser traduzidos), para que possam, paciente e analista, alcançar uma visão comum sobre o que acontece na profundidade de seu funcionamento psíquico.[11]

A atenção a elementos não verbais do campo como fundamentais à ação terapêutica, paralelamente ao avanço da pesquisa em neurociências, recentemente aproximou essas áreas do conhecimento, oferecendo suporte a ambas dentro do contexto clínico e de pesquisa. Uma das formas de comunicação não verbal, o *enactment*, em que paciente e terapeuta passam a agir de forma inconsciente de acordo com aspectos do mundo interno do paciente, é um exemplo dessa aproximação. O entendimento teórico e clínico de tal manifestação interpessoal como via de expressão de estados dissociados do *self* do paciente encontra cada vez mais suporte tanto nos achados de pesquisa da neurociência como nos estudos de apego.[15,16]

## CONCEITOS BÁSICOS

A partir da revisão histórica dos desenvolvimentos da psicanálise desde Freud, pode-se perceber a teoria e a técnica psicanalítica como uma obra em permanente (re)construção.[17] No entanto, os seguintes conceitos teóricos e preceitos técnicos mantêm-se constantes:

- **Inconsciente.** A base da psicanálise é a existência do inconsciente, ou seja, de forças alheias à vontade consciente do indivíduo que determinam as escolhas (e pensamentos conscientes) que compõem o dia a dia. Fazem parte do inconsciente as fantasias, os desejos e impulsos, as representações internalizadas de relações objetais e os mecanismos de defesa que protegem o indivíduo do contato indesejável com alguns aspectos da realidade externa e com o conteúdo do próprio inconsciente.
- **Livre associação.** Para o desenvolvimento do processo analítico, o paciente deve vir à sessão com a intenção de falar tudo o que vier a sua mente, mesmo que possa parecer vergonhoso ou sem sentido, possibilitando ao analista identificar o conteúdo latente (inconsciente) por meio de seu discurso.
- **Resistência.** Refere-se a forças profundas e alheias à vontade existentes no indivíduo que impedem o contato com o conteúdo inconsciente. A interpretação das resistências é parte essencial do tratamento, possibilitando o acesso ao material reprimido.
- **Transferência.** É a reedição no tratamento das relações com objetos do passado ou, segundo alguns autores, a reencenação das relações entre os objetos do mundo interno e o *self*. Esses objetos, na realidade, são representações das relações originais e configuram o mundo interno do paciente. Resultam em sua maneira de se relacionar com o mundo e, portanto, com o terapeuta.
- **Contratransferência.** É a contrapartida da transferência. Foi descrita por Heimann e Raker, em 1950, como a repercussão da transferência no mundo interno do analista. A contratransferência é considerada, hoje, um dos principais instrumentos de acesso ao funcionamento psíquico do paciente, por se tratar, em suma, de uma comunicação de inconsciente para inconsciente. O entendimento e o manejo desse instrumento requerem, no entanto, conhecimento pessoal e treinamento técnico para que os conflitos internos do terapeuta possam interferir minimamente e para que a dinâmica da transferência/contratransferência (campo analítico) possa ser compreendida ao longo do processo.
- **Neutralidade.** Para que seja possível o trabalho analítico, o analista deve evitar apresentar-se como uma pessoa real na vida do paciente. Por exemplo, não pode dar conselhos, emitir julgamentos, falar de sua vida pessoal, tomar partido no conflito, punir ou gratificar o paciente, etc. Mesmo que a relação em si seja sabidamente terapêutica, para que expresse da melhor maneira a dinâmica psíquica do paciente, o analista precisa se oferecer como receptáculo dos conflitos: uma tela (que já não está em branco) em que o mundo interno do paciente vai sendo pintado gradativamente por ele e pelo analista. O objetivo é a "neutralidade possível", que consiste em o analista manter certa distância em relação à transferência e

à personalidade do paciente, à contratransferência, às pressões do meio externo, aos próprios valores e às teorias psicanalíticas, sem perder a naturalidade e a espontaneidade.[9]

- **Interpretação.** É a ferramenta principal do analista. Seria possível dizer que a finalidade básica da interpretação segue fiel a um pressuposto presente desde os primórdios da psicanálise: tornar consciente o inconsciente. Pode-se entender como interpretação toda intervenção que tem por objetivo explicitar o funcionamento psíquico, seja evidenciando mecanismos defensivos, padrão de relações objetais ou o conteúdo latente (fantasias e desejos inconscientes), a partir do material trazido à sessão por meio da livre associação. A interpretação pode ser transferencial, a relação do paciente com o analista, ou extratransferencial, a relação com outras pessoas. Pode se referir tanto ao aqui e agora como ao passado. Uma interpretação pode também incluir o entendimento do aqui e agora e sua relação com o passado, na tentativa de reconstruir a história do desenvolvimento da personalidade. Um fator de crucial importância, quando se discute o que e em que momento interpretar, é a observação de que a interpretação do conteúdo associado à maior intensidade de afeto durante a sessão é mais efetiva. Esse ponto de "concentração de afeto" é o *ponto de urgência* e deve ser buscado ao longo de cada sessão.
- **Aliança terapêutica.** É a capacidade do paciente de estabelecer uma ligação de trabalho com o terapeuta, incluindo sua motivação em colaborar e sua capacidade de participar ativamente do processo. É dependente dos laços afetivos do paciente com o terapeuta, do acordo mútuo nas tarefas objetivas e do papel do terapeuta como um ouvinte empático.

A partir da fundamentação teórica e da utilização da técnica, na prática, uma terapia analítica vai investigar a causa das queixas que trouxeram o paciente a tratamento, a partir de sua história de vida, seus sentimentos, suas fantasias e sua forma de se relacionar. O uso da transferência e da contratransferência e a compreensão da comunicação não verbal por meio do *enactment*, por exemplo, permitem o acesso a conteúdos da mente inconscientes e muito primitivos que determinam amplamente o funcionamento do indivíduo. Ao mesmo tempo, a utilização da relação terapêutica como ferramenta e a busca de sua compreensão profunda permitem elaborações e desenvolvimentos que não são possíveis em outros tipos de terapia.

### EXEMPLO CLÍNICO

Um homem de meia-idade, profissional bem-sucedido, é encaminhado por seu clínico a um psicanalista devido a uma série de sintomas psicossomáticos que resistem a diversas abordagens psicoterápicas e medicamentosas. Na avaliação, desde logo, ficam evidentes sintomas de ansiedade e depressão leve, bem como traços obsessivos de personalidade. Em sua história, relata uma sucessão de êxitos profissionais, que contrastam com os fracassos repetidos em suas relações afetivas. Duas vezes casado e divorciado, com dois filhos, é o mais moço de uma família de outro Estado, com pais e irmãos de origem humilde, aos quais se refere com muito desprezo. Nas sessões seguintes, fica evidente uma estrutura narcisista e uma atitude de superioridade e desprezo que se estende a colegas, subalternos, ex-esposas e filhos. Quase de imediato, o analista experimenta uma reação contratransferencial de incômodo, sente rechaço e pensa em não aceitar o paciente em análise, até que ele relata um sonho em que aparece uma criança pobre, que vive só em um apartamento de luxo, no andar mais alto, e que teme qualquer contato com os vizinhos. Guiado por essa comunicação simbólica, em que aparece um aspecto central do paciente, negado e projetado nos demais, o analista propõe iniciar o tratamento, com quatro sessões semanais. Para sua surpresa, o paciente aceita e não discute de início as condições do contrato, mas imediatamente desenvolve uma transferência grandiosa e superior, dando ao analista a sensação de que está tendo uma honrosa tarefa, a de atender essa pessoa tão superior a si. O paciente despreza o consultório, que acha humilde em comparação ao que possui, e critica as interpretações do analista, em especial os esboços de alguma abordagem da transferência. Forma-se um campo analítico, em que o baluarte consiste no estabelecimento de uma dupla sadomasoquista, pois o narcisismo do paciente se une às dúvidas do analista sobre sua capacidade de tratá-lo e às próprias vivências infantis de inferioridade. Ao longo dos meses e dos anos iniciais, observa-se uma evolução, que aparece nos sonhos abundantes, em que, de início, há situações de grandeza, depois de perseguição e, mais adiante, de muita tristeza e culpa. O paciente, passada a necessidade narcísica de atacar e desprezar, consegue, aos poucos, relaxar suas defesas e sua rigidez de caráter e permite ao analista penetrar em sua intimidade, antes tão guardada, e ambos conseguem progressivamente entrar em contato com a criança pobre cheia de medos e fantasias de abandono e solidão. Diferentemente de sua versão inicial sobre a suposta pobreza de sua família de origem, surgem indícios de uma troca afetiva rica entre os pais e os irmãos mais velhos e de um trauma infantil não elaborado, que consistiu no fato de o paciente ter precisado passar um longo período vivendo com os avós, pela doença de um dos pais. Desde então, prometeu, inconscientemente, vingar-se, e sua vida foi estruturada nesse sentido: não precisar de ninguém, superar a todos e triunfar. Em cada nova relação, observava-se a compulsão à repetição dessa situação traumática infantil. Inicialmente, na relação transferencial, em que o paciente consegue aceitar aos poucos a dependência do analista, enquanto este mantém a neutralidade possível, e depois nas relações com seus filhos e com sua família, o paciente vai conseguindo reescrever sua história e a narrativa de sua vida. Conforme seus objetos internos vão sendo transformados, o que aparece nos sonhos e na transferência, o paciente tornou-se capaz de dar um novo rumo a sua vida e recuperar, como sugeria Freud, a capacidade de amar e de trabalhar de forma criativa.

## MECANISMOS DE DEFESA

Por sua importância clínica, os mecanismos de defesa merecem atenção particular. Estudados mais detalhadamente por Anna Freud, constituem padrões de funcionamento mental e comportamental utilizados para lidar com a ansiedade e a angústia provocadas por eventos estressores externos ou internos. Têm a função de manter a homeostase do aparelho psíquico.

A onipotência, por exemplo, seria uma forma de lidar com a vulnerabilidade humana e a fragilidade, utilizando um recurso de pensamento e comportamento que estabelece como (pseudo)verdade: "posso tudo, não preciso de ninguém". A somatização é uma forma de desviar a "energia" do conflito e da angústia para o corpo, na forma de dor. A idealização parte do pressuposto de que existe uma figura (por vezes outro, por vezes o *self*) perfeita, detentora do saber e da verdade. A formação reativa, por exemplo, transforma sentimentos de raiva e inveja em seu oposto, e o indivíduo trata o objeto a quem esses sentimentos se dirigem com extrema benevolência e complacência.

Existe uma série de mecanismos de defesa,[18] e cada indivíduo utiliza um vasto repertório. No entanto, alguns mecanismos são mais maduros e favorecem a adaptação (p. ex., humor, sublimação, altruísmo, supressão, antecipação), outros são neuróticos (p. ex., intelectualização, deslocamento, repressão, formação reativa), e outros são imaturos, trazendo considerável prejuízo (p. ex., cisão, negação, identificação projetiva, atuação, dissociação). A frequência com que se usa cada um deles vai determinar o grau de adaptação e qualidade das relações interpessoais. O nível de consciência aumenta em direção à maturidade, sendo os fenômenos relacionados às defesas imaturas amplamente inconscientes. Como os demais aspectos da personalidade, a preferência por determinada combinação de defesas tende a ser fortemente baseada nos modelos vivenciados na infância.

Uma pessoa que teve cuidadores incapazes de conter seus sentimentos quando bebê, que foi submetida a situações de extrema ansiedade, agressividade e/ou negligência na infância, tende a utilizar predominantemente defesas imaturas para expulsar sentimentos intoleráveis, como cisão, dissociação, identificação projetiva e atuação, por não ter desenvolvido a capacidade de lidar com esses sentimentos dentro de si (transformar elementos beta em alfa, segundo Bion). O desenvolvimento de recursos mais sofisticados e maduros na mente depende amplamente do aprendizado por meio do modelo do cuidador. "Uma mente se desenvolve a partir de outra mente": a capacidade de identificar os sentimentos autênticos do bebê, validá-los como pertencentes ao bebê e lidar com eles é o que permite um desenvolvimento saudável da mente por meio da experiência compartilhada.

A tarefa do analista ou terapeuta psicodinâmico é, em grande parte, semelhante à das figuras da primeira infância: auxiliar o paciente a identificar, nominar e elaborar sentimentos intoleráveis e/ou inconscientes, bem como diferenciar o eu do outro.

## INDICAÇÕES

Determinar critérios de indicação e contraindicação para os tratamentos psicanalíticos é um ponto técnico crucial para a obtenção de sucesso terapêutico e a elevação de seus índices de efetividade.

### Análise *versus* psicoterapia de orientação analítica

Embora utilizem ferramentas semelhantes, alguns procedimentos técnicos e o objetivo do tratamento constituem as maiores diferenças entre análise e psicoterapia. Didaticamente, pode-se dizer que a análise se propõe, por meio de suas características, como frequência, uso do divã, maior cuidado com a neutralidade e foco preponderante na relação transferencial, a alcançar uma intensidade de relação terapêutica (neurose de transferência) que permita a modificação do conflito primário, ou seja, a modificação dos padrões de relações introjetados na primeira infância. Entretanto, a psicoterapia buscaria o entendimento desses padrões e melhor aproveitamento dos recursos do paciente, paralelamente ao aumento da capacidade reflexiva, sem necessariamente modificar o conflito primário.

Um paciente que apresenta as relações atuais e a percepção da realidade amplamente pautadas (e distorcidas) pela conflitiva primária tem indicação de análise, desde que tenha, por exemplo, alguma capacidade de tolerar frustração e de ter controle sobre seus impulsos. Se o conflito atual guarda algum grau de autonomia, é possível tratá-lo por meio da psicoterapia. Por autonomia, entende-se a possibilidade de modificar o funcionamento atual, por meio do entendimento sobre si mesmo e pela utilização de defesas mais maduras, sem a modificação definitiva do conflito primário (i.e., dos modelos básicos de relação de objeto e os sentimentos, desejos e fantasias correlacionados). Certamente, a conflitiva primária é foco de atenção na psicoterapia, mas na tentativa de compreendê-la dentro do contexto do desenvolvimento da personalidade do paciente. O objetivo é instrumentalizar melhor o indivíduo pela ampliação do entendimento sobre seu funcionamento, resultando no uso de defesas mais maduras e no aprimoramento do padrão de relações objetais.

### Patologias específicas

Quanto à indicação da terapia analítica para tratamento de psicopatologias específicas, deve-se tomar o cuidado de não generalizar a indicação, à revelia dos aspectos individuais. A experiência clínica comprova que pacientes com transtornos da personalidade obsessiva, evitativa, histérica e narcisista, bem como pacientes com algumas formas de perversão, obtêm notáveis benefícios com tratamento analítico. Algumas patologias, no entanto, tradicionalmente têm sido associadas a desfechos pouco favoráveis, como é o caso do transtorno da personalidade antissocial. Outras, dependendo da gravidade (p. ex., depressão e transtornos de ansiedade, como pânico, ansiedade generalidade e fobia social), podem ser tratadas com psicoterapia ou análise, por haver evidências de igual efetividade da psicoterapia e da psicofarmacologia. Em diversas outras situações, o benefício do tratamento combinado (fármaco mais psicoterapia) tem sido consistentemente apontado.[1-6]

Patologias graves da personalidade, como o TPB, têm sido efetivamente tratadas por meio de intervenções psicanalíticas modificadas, como aquelas propostas por Kernberg,[19] em que alguns parâmetros, como rígidos "contratos antissuicídio", são utilizados para tentar suprir

## EXEMPLO CLÍNICO

Paciente do sexo feminino, 38 anos, divorciada, profissional bem-sucedida com nível superior completo, refere ter levado a vida "com facilidade" até dois meses atrás, quando o filho adolescente a procurou contando que estava pensando em suicídio. A paciente ficou perplexa com a situação, mas logo procurou ajuda, entendendo que não tinha condições de lidar com aquele "fato", sendo encaminhada para psicoterapia. Nas sessões de avaliação, fica claro que o objetivo da paciente no momento está relacionado à compreensão da dificuldade em lidar com a situação do filho. A paciente recebeu a indicação de psicoterapia duas vezes por semana. Relatou sua infância sem situações traumáticas mais importantes, descrevendo a mãe como uma figura austera da "alta sociedade" que tinha "tudo sob controle". Relata que a mãe exigia que os filhos fossem perfeitos, os quais eram apresentados como seu orgulho quando faziam as coisas "como tinha que ser". A paciente conta que, embora seus irmãos tenham experienciado "maus momentos" com a mãe, ela nunca teve esse problema, pois era uma "filha exemplar". O pai viajava muito devido ao emprego, sendo descrito como frio e exigente, "embora extremamente bem-sucedido". A paciente foi excelente aluna na faculdade, logo encontrando uma colocação no mercado de trabalho e acumulando promoções até o cargo atual em uma posição de destaque. Descreve vida social ativa e diversas amizades, ainda que, ao longo da terapia, tenha ficado claro que, na verdade, ela não conseguia aprofundar esses relacionamentos. O término do casamento também teria sido em decorrência de uma dificuldade de "se conectar mais profundamente, além de um nível de exigência exagerado". Inicialmente, a paciente não conseguia entender "o que tinha feito errado com o filho", ruminando esse questionamento de forma persistente. Chega com um quadro depressivo de leve a moderado e, apesar das descrições de funcionamento obsessivo e "autossuficiente" com necessidade expressa de "não depender de ninguém", desperta contratransferência de pena, tristeza e vontade de ajudar, pois a impressão de que existia uma criança desesperada por ser vista e reconhecida era bastante evidente. A ausência de um reconhecimento mais afetivo e continente pelos pais e a necessidade desesperada de "corresponder às expectativas" como forma de "ser amada" logo puderam ser compreendidas e correlacionadas com a dificuldade da paciente de compreender e mostrar empatia com o momento de vida de seu filho. As defesas obsessivas e narcisistas puderam ser compreendidas dentro do funcionamento e da história de vida da paciente, a qual atingiu um nível de conhecimento sobre si mesma e funcionamento que pareceu satisfatório depois de um ano e meio de psicoterapia. A paciente, embora ainda carregasse certo receio de desagradar e ser "abandonada", conseguiu atingir um nível de relação mais próximo com amigos e colegas e se aproximar de seu filho de forma a apoiá-lo ao longo do final de sua adolescência. Paciente e terapeuta avaliaram que, segundo as expectativas da paciente, os objetivos do tratamento haviam sido atingidos, e a paciente teve alta.

graves deficiências do ego, e por Fonagy, com o uso de técnicas voltadas ao desenvolvimento da capacidade de mentalização do paciente.[20]

Por fim, vale salientar que, além dos sintomas, o foco da psicoterapia é o indivíduo. Muitas pessoas sem um diagnóstico formal de transtorno psiquiátrico, mas com aspectos disfuncionais em sua vida diária, podem beneficiar-se enormemente do método. Em suma, o diagnóstico clínico é uma das variáveis a ser considerada, mas não a única, tampouco a mais importante, necessariamente.

### Condições do paciente

Tempo e dinheiro são determinantes definitivos para a escolha da terapêutica: a melhor indicação não se sobrepõe à realidade, e paciente e analista (ou psicoterapeuta) devem trabalhar com os recursos disponíveis. A motivação do paciente para esse tipo de terapia também é um fator central. Qualquer tratamento analítico impõe uma premissa contrária à busca atual de soluções "mágicas e velozes". O mais provável é que haja aumento inicial do sofrimento do paciente, no momento em que ele reconhece sua parte no conflito. A motivação inicial para o tratamento analítico tem relação direta com a probabilidade de sucesso, apresentando associação com o grau de sofrimento, a capacidade de pensar psicologicamente e a curiosidade psíquica. Além disso, é necessária capacidade de abstração e simbolização, que possibilite que o paciente pense sobre as motivações inconscientes dos próprios pensamentos, sentimentos e condutas.

Nesse sentido, além da viabilidade real de realizar o tratamento (disponibilidade de tempo e de recursos), fatores relacionados à personalidade do paciente, como qualidade das relações objetais, grau de adaptação, tolerância à frustração, controle dos impulsos, etc., são muito importantes.[21] A *aliança terapêutica*, que depende, entre outros, dos fatores citados anteriormente, tem sido associada ao desfecho de forma consistente, em particular se medida no início do tratamento.[22]

Com a evolução da teoria psicanalítica, e considerando as evidências disponíveis que apontam a relação terapêutica como central ao processo de mudança, deve-se avaliar, nos casos que não evoluem da maneira esperada segundo as indicações, aspectos relacionados àquela dupla terapêutica em particular, tendo em mente que alguns pacientes se adaptam melhor a determinados terapeutas e que as duplas modificam sua interação ao longo do tempo.[23]

## PSICANÁLISE E PSICOTERAPIA DE ORIENTAÇÃO ANALÍTICA: EVIDÊNCIAS DE EFICÁCIA

Atualmente, evidências demonstram de forma consistente a eficácia e a efetividade da POA com tamanhos de efeito similares aos das psicoterapias ditas "baseadas em evidência",[1-6] enquanto estudos que utilizam neuroimagem e outras medidas de desfecho demonstram consistentemente o efeito da POA na arquitetura cerebral.[16]

Em relação à psicanálise, desde a década de 1990, contribuições importantes têm sido feitas por meio de estudos de seguimento e ensaios clínicos.[1] Entre os principais estudos realizados, as pesquisas publicadas por Rudolf[24] e Rudolf e colaboradores,[25] no chamado "estudo de Berlim III A e B", evidenciaram eficácia da psicanálise e da terapia psicanalítica em reduzir sintomas psíquicos, corporais e traços narcísicos, além de melhorar os relacionamentos interpessoais e o teste de realidade. Publicado em 1996, o estudo prospectivo de Heidelberg, que avaliou 208 pacientes em diferentes modalidades de tratamento analítico, evidenciou melhora da sintomatologia, dos objetivos individuais terapêuticos, da avaliação psicológica e da satisfação com o tratamento.[26] Leuzinger-Bohleber e colaboradores, ao avaliarem 401 pacientes quanto às mudanças psíquicas, à diminuição do número de faltas ao trabalho por doença e à mobilidade social, 6,5 anos após o término da análise ou da psicoterapia, encontraram 70 a 80% de mudanças psíquicas boas e estáveis nos dois grupos.[27] Outro estudo que objetivou investigar resultados em psicanálise e terapia psicanalítica, segundo os moldes de um estudo naturalístico, foi o Stockholm Outcome Psychotherapy Project (STOPP), que incluiu 756 pacientes alocados para terapia psicanalítica, psicanálise ou lista de espera de uma ou de outra. Entre os resultados obtidos ao longo de três anos de acompanhamento de 331 pacientes em diversas fases de psicoterapia de longa duração (1 a 2 sessões por semana) e de 74 em psicanálise (4 a 5 sessões por semana), destaca-se a associação da redução dos sintomas (medida pela Escala de Avaliação de Sintomas [SCL-90]) com a frequência e a duração do tratamento, tendo os pacientes em psicanálise obtido os melhores resultados. Os pacientes em psicanálise continuaram melhorando após a alta do tratamento.[28] No mesmo sentido, ao acompanhar 36 pacientes de análise, Leichsenring[2] detectou uma mudança significativa em uma série de parâmetros, como sintomas, problemas interpessoais, qualidade de vida, bem-estar e problemas específicos definidos pelos pacientes, com tamanhos de efeito importantes (1,28 a 2,48). Um ano após o término da análise, os parâmetros permaneceram estáveis ou melhoraram.[29]

Já no caso da POA ou da terapia psicodinâmica, metanálises que reuniram resultados de estudos randomizados realizados nas últimas décadas comprovam de forma consistente a eficácia delas. Além disso, quando os pacientes são agrupados estritamente por categorias nosológicas, a eficácia das diferentes psicoterapias é alta.[2,3,6,18,29-32]

Outro foco importante de interesse é a identificação de quais são os fatores do processo psicoterápico que se associam com a efetividade do tratamento. Estudos atuais abordam as características do paciente, do terapeuta, mas predominantemente do vínculo entre a dupla, como fatores associados ao desfecho de tratamento.[33] Em uma metanálise que examinou a relação entre abandono de psicoterapia e aliança terapêutica, Sharf, Primavera e Diener[34] relataram uma relação moderadamente forte entre esses dois aspectos.

Além da evolução da metodologia de pesquisa de resultados e processo, um campo que merece especial atenção é a interação entre psicanálise e neurociência. Já vislumbrada por Freud no início do século passado, tem evoluído de forma consistente na última década, mesmo que sistematicamente pautada por grande controvérsia.[15,16]

## QUESTÕES EM ABERTO E PERSPECTIVAS FUTURAS

Neste momento, uma das questões mais inquietantes é o questionamento do papel da psicanálise no mundo atual. As modificações culturais, muitas delas resultado da evolução tecnológica, das questões políticas e da massificação da informação, geraram um ambiente cultural em que os preceitos psicanalíticos parecem andar, muitas vezes, na contramão. Ao revisar a questão da interação entre psicanálise e cultura, Eizirik[35] levanta algumas hipóteses sobre o contexto atual que apontam áreas de possível conflito com a psicanálise.

> A evolução galopante dos meios de comunicação propiciou uma disseminação global da informação. Embora inegavelmente haja um aumento aparente das possibilidades de aquisição intelectual, pode-se pensar o ser humano de hoje como soterrado por essa informação, facilmente tolhido do espaço de criação individual. O apogeu da imagem e da propaganda difunde uma resolução rápida de qualquer frustração, bem como uma imagem do que seria o ser humano ideal. Imagem essa, predominantemente pautada justamente em "imagem", ou seja, no que aparentamos ser.

A noção de ser confunde-se facilmente com o que parecemos ser, havendo uma tendência a massificar preferências, soluções e pensamentos. O afluxo incessante de imagens afasta o ser humano da necessidade de lidar com o ausente. Paralelamente, em um primeiro momento, as relações humanas se reorganizaram muitas vezes pautadas por vínculos mais fluidos e superficiais, o que resultou em sentimentos de vazio e insatisfação. O afrouxamento das amarras de *scripts* de vida definidos de modo rígido e o acesso imediato à informação com certeza têm suas vantagens, mas deixaram, pelo menos inicialmente, um espaço ainda não ocupado por valores consistentes.

Ante tantas opções e possibilidades, em que os papéis não são mais rígidos ou aparentemente determinados e a vida não possui *script*, talvez a psicanálise seja um dos melhores instrumentos para a busca de um novo valor emergente: a autenticidade, valor a ser construído no sentido da busca do eu verdadeiro dentro do coletivo.

> O desenvolvimento das metodologias de pesquisa, no sentido de esclarecer fatores associados ao processo de crescimento e efetividade das intervenções psicanalíticas, a interação da psicanálise com a neurociência e a aplicação do referencial psicanalítico em cenários sociais favorecem cada vez mais a ampliação das possibilidades de uso da psicanálise, propiciando um instrumento efetivo, mas ainda pouco explorado em uma série de contextos.

## CONSIDERAÇÕES FINAIS

A psicanálise busca, no paciente, a expansão da consciência, a liberdade e a capacidade de pensar, a possibilidade de conter as divergências, as ambivalências e a angústia que resulta delas. O encontro analítico não pressupõe o "tudo saber". Ao contrário, pressupõe o encontro da subjetividade e da "realidade desmentida", despidas de "preconceitos", em direção ao aumento da capacidade de relacionamento e da aproximação com o outro. Almeja-se, assim, ampliar o espaço da criatividade, e, dessa forma, tanto como método de tratamento quanto como instrumento para pensar a cultura, a psicanálise se mostra como ferramenta essencial.

Além disso, ao levar os construtos psicanalíticos para fora do consultório, pode-se ampliar o entendimento das relações humanas e dos fenômenos de grupo. O uso do referencial psicanalítico, por exemplo, para o entendimento do funcionamento das equipes de saúde e da relação médico-paciente é um campo de potencial interesse, que oferece inúmeras possibilidades de aumento do bem-estar dos indivíduos e de adesão aos tratamentos propostos.

# REFERÊNCIAS

1. De Maat S, de Jonghe F, de Kraker R, Leichsenring F, Abbass A, Luyten P, et al. The current state of the empirical evidence for psychoanalysis: a meta-analytic aproach. Harv Rev Psychiatry. 2013;21(3):107-37.
2. Leichsenring F. Are psychodynamic and psychoanalytic therapies effective? A review of empirical data. Int J Psychoanal. 2005;86(3):841-68.
3. Shedler J. The efficacy of psychodynamic psychotherapy. Am Psychol. 2010;65(2):98-109.
4. Connolly Gibbons MB, Gallop R, Thompson D, Luther D, Crits-Christoph K, Jacobs J, et al. Comparative effectiveness of cognitive therapy and dynamic psychotherapy for major depressive disorder in a community mental health setting: a randomized clinical noninferiority trial. JAMA Psychiatry. 2016;73(9):904-11.
5. Fonagy, P. The effectiveness of psychodynamic psychotherapies: an update. World Psychiatry. 2015;14(2):137-50.
6. Steinert C, Muder T, Rabung S et al. Psychodynamic therapy: as efficacious as other empirically supported treatments? a meta-anaysis testing equivalence of outcomes. Am J Psychiatry. 2017;174(10):943-53.
7. Da Costa CP, Bastos AG, Padoana CS, Eizirik CL. Estudos clínicos em psicoterapia psicodinâmica: uma revisão do follow-up das intervenções. Contextos Clin. 2017;10(1):48-59.
8. Freud S. Obras psicológicas completas de Sigmund Freud. Rio de Janeiro: Imago; 1968.
9. Eizirik CL. A importância da neutralidade. Rev Psicanal Soc Psicanal. 1993;1(1):19-42.
10. Bleichmar NM, Bleichmar CL. Melanie Klein: a fantasia inconsciente como cenário da vida psíquica. In: Bleichmar NM, Bleichmar CL. A psicanálise depois de Freud: teoria e clínica. Porto Alegre: Artmed; 1992.
11. Favalli PH. Campo e intersubjetividade. In: Eizirik C, Schestatsky S, Aguiar R. Psicoterapia de orientação analítica: fundamentos teóricos e clínicos. Porto Alegre: Artmed; 2005. p.141-56.
12. Bion W. Uma teoria do pensar. In: Spillius EB. Melanie Klein hoje. Rio de Janeiro: Imago; 1991. p.53-72.
13. Hauck S, Schestatsky S, Terra L, Kruel L, Ceitlin LHF. Parental bonding and emotional response to trauma: a study of rape victims. Psychother Res. 2007;17(1):83-90.
14. Ferro A. Um rápido zoom sobre os modelos teóricos: a técnica da psicanálise infantil. Rio de Janeiro: Imago; 1995. p.15-34.
15. Ginot E. Intersubjectivity and neuroscience: understanding enactments and their therapeutic significance within emerging paradigms. Psychoanal Psychol. 2007;24(2):317-32.
16. Abbass AA, Nowoweiski SJ, Bernier D, Tarzwell R, Beutel ME. Review of psychodynamic psychotherapy neuroimaging studies. Psychother Psychosom. 2014;83(3):142-7.
17. Eizirik CL. Psychoanalysis as a work in progress. Int J Psychoanal. 2006;87(3):645-50.
18. Gabbard GO. Psiquiatria psicodinâmica na prática clínica. 5. ed. Porto Alegre: Artmed; 2016.
19. Kernberg OF. Abordagem psicodinâmica das explosões emocionais de pacientes borderline. In: Eizirik C, Schestatsky S, Aguiar R. Psicoterapia de orientação analítica: fundamentos teóricos e clínicos. Porto Alegre: Artmed; 2005. p.628-45.
20. Fonagy P, Gergely G, Jurist E, Target M. Affect regulation, metallization and the development of the self. New York: Other; 2002.
21. Valbak K. Suitability for psychoanalytic psychotherapy: a review. Acta Psychiatr Scand. 2004;109(3):164-78.
22. Martin DJ, Garske JP, Davis MK. Relation of the therapeutic alliance with outcome and other variables: a meta-analytic review. J Consult Clin Psychol. 2000;68(3):438-50.
23. Gastaud MB, Goi JD, Bassols AM, Da Costa CP, Krieger D, Machado D. et al. Is it all grist to the mill? Wandering between indications for psychoanalytic treatment and the analytic field. Trends Psychiatry Psychother. 2013;35(1):12-23.
24. Rudolf G. Berlin Psychotherapy Study. In: Beutler LE, Crago M. Psychotherapy research: an international review of programmatic studies. Washington: American Psychological Association; 1991. p.185-93.
25. Rudolf G, Manz R, Ori C. Results of psychoanalytic therapy. Z Psychosom Med Psychoanal. 1994;40(1):25-40.
26. Von Rad M, Senf W, Bräutigam W. Psychotherapie und psychoanalyse in der Krankenvorsorgung: Ergebnisse des Heidelberger Katamnesenprojektes. Psychother Psychosom Med Psychol. 1998;48(3-4):88-100.
27. Leuzinger-Bohleber M, Stuhr U, Rüger B, Beutel M. How to study the "quality of psychoanalytic treatments" and their long-term effects on patients well-being: a representative, multi-perspective follow-up study. Int J Psychoanal. 2003;84(2):263-90.

28. Sandell R, Blomberg J, Lazar A, Carlsson J, Broberg J, Schubert J. Varieties of long-term outcome among patients in psychoanalysis and long-term psychotherapy: a review of findings in the Stockholm Outcome of Psychoanalysis and Psychotherapy Project (STOPP). Int J Psychoanal. 2000; 81(5):921-42.
29. Leichsenring FJ, Biskup J, Kreische R, Staats H. The Gottingen study of psychoanalytic therapy: first results. Int J Psychoanal. 2005;86(2):433-55.
30. Leichsenring F, Leibing E. The effectiveness of psychodynamic therapy and cognitive behavior therapy in the treatment of personality disorders: a meta-analysis. Am J Psychiatry. 2003;160(7):1223-32.
31. Kazdin AE. Mediators and mechanisms of change in psychotherapy research. Annu Rev Clin. Psychol. 2007;3:1-27.
32. Roth A, Fonagy P. What works for whom: a critical review of psychotherapy research. 2nd. ed. London: The Guildford; 2005.
33. Werbart A, Andersson H, Sandell R. Dropout revisited: Patient and therapistinitiated discontinuation of psychotherapy as a function. Psychother Res. 2014;24(6):724-37.
34. Sharf J, Primavera LH, Dienern MJ. Dropout and therapeutic alliance: a meta-analysis of adult individual psychotherapy. Psychotherapy (Chic). 2010;47(4):637-45.
35. Eizirik CL. Psychoanalysis and culture: some contemporary challenges. Int J Psychoanal. 1997;78(4): 789-800.

## LEITURA RECOMENDADA

Money-Kyrle R. Contratransferência normal e algum de seus desvios. In: Spillius E. Melanie Klein hoje: desenvolvimentos da teoria e da técnica. v. 2. Rio de Janeiro: Imago; 1956. p.35-46.

# Psicoterapia baseada na mentalização

Christian Kieling
Simone Hauck

A teoria da mentalização foi desenvolvida a partir da integração da teoria psicanalítica com as pesquisas do desenvolvimento e achados da neurociência. A capacidade de mentalizar envolve a compreensão de si mesmo e dos outros de forma implícita e explícita. Baseia-se na ideia de perceber e interpretar o comportamento humano em relação aos estados mentais intencionais (p. ex., necessidades, desejos, sentimentos, crenças, objetivos, propósitos, razões). A habilidade de mentalizar se desenvolve no contexto de uma relação de apego e está diretamente ligada à capacidade do cuidador de dar significado aos estados mentais do bebê/da criança e de comunicar essa compreensão de volta para o bebê/a criança por meio do espelhamento contingente marcado. Falhas na mentalização estão relacionadas a diversos transtornos psiquiátricos que envolvem patologias do *self*, como os transtornos da personalidade *borderline* (TPB) e antissocial, os transtornos alimentares, a depressão e o trauma. A melhora da mentalização pressupõe maior capacidade de regulação do afeto, controle de impulsos e assertividade. A terapia baseada na mentalização (TBM) propõe uma estrutura que organiza as intervenções conforme o entendimento do desenvolvimento e adverte claramente sobre técnicas psicoterápicas que podem ser prejudiciais na vigência de patologia central associada à mentalização. Neste capítulo, são revisadas as bases teóricas que deram origem à TBM e seus desenvolvimentos, as características desse tipo de tratamento e sua aplicação, bem como evidências disponíveis e perspectivas futuras.

A mentalização é o processo por meio do qual o indivíduo dá sentido, implícita e explicitamente, para comportamentos e estados mentais dos outros e de si mesmo. Dessa forma, os estados subjetivos e as relações interpessoais passam a ter sentido de uma forma dinâmica e flexível. Sem mentalização, um senso coerente e estável de *self*/identidade não é possível, bem como interações sociais construtivas, relacionamentos cooperativos e percepção de segurança pessoal.[1]

Quando o sujeito pensa sobre sentimentos, empatiza com outras pessoas e/ou reflete sobre si mesmo, está mentalizando. Uma hipótese como "talvez ele esteja agindo assim porque ele está chateado, porque não o compreendi bem" é um exemplo de mentalização. Ela se difere da empatia, embora tenha algumas sobreposições, porque não se refere apenas à capacidade de "sentir o que o outro sente", mas também às cognições/aos pensamentos associados, ao pensar sobre "o próprio pensar e sentir" e sobre "o pesar e sentir do outro" e, por fim, à regulação do afeto envolvido. Da mesma forma, difere do *insight*, pois, embora eventualmente implique trazer algum material implícito à consciência, essa é apenas uma das possibilidades resultantes, de forma alguma a principal. A mentalização é realizada de forma implícita e automática quase todo o tempo, mas, sob estresse, essa capacidade pode ficar prejudicada. Quando ocorrem falhas, pode-se confundir os próprios sentimentos com os sentimentos dos outros, e, nesse caso, em vez de pensar que as outras pessoas estão agindo por causa de seus próprios sentimentos, o sujeito começa a atribuir os próprios sentimentos às outras pessoas. É importante ressaltar que falhas substanciais na mentalização costumam ter impacto no ambiente interpessoal e causar déficits na capacidade de mentalizar daqueles que estão presentes. Isso é especialmente verdadeiro no atendimento de pacientes com diversos diagnósticos, em unidades de internação e em equipes multidisciplinares que atendem pacientes graves. Um exemplo seria um paciente furioso em um momento de *acting-out*.[2]

Em geral, os seres humanos interpretam e criam hipóteses sobre os estados mentais daqueles com quem interagem, e seu próprio estado mental é muito influenciado por essas hipóteses. No entanto, mesmo sendo parte do que nos define como seres humanos, a mentalização não é uma habilidade constitucionalmente garantida. Muitos fatores estão envolvidos na aquisição da capacidade de mentalizar ao longo do desenvolvimento, e falhas nesses processos em maior ou menor grau estão frequentemente presentes. Acredita-se que as principais etapas da aquisição da capacidade de mentalizar ocorrem nos primeiros anos de vida e que dependem muito da presença de relações de apego suficientemente boas, que permitem que o bebê/a criança desenvolva representações secundárias de sua experiência subjetiva por meio do espelhamento adequado dessa experiência na resposta emocional do cuidador.[2-4]

## MENTALIZAÇÃO E RESILIÊNCIA

Lapsos temporários e flutuações na capacidade de mentalização fazem parte do funcionamento normal, mas as habilidades de continuar mentalizando em situações de estresse e de recuperar-se rapidamente de falhas na mentalização definem uma boa capacidade de mentalizar. Essa capacidade, entretanto, está relacionada ao apego seguro.[5] Embora a ideia de que, na vida cotidiana, um indivíduo entenda a si mesmo e aos outros em termos do que está acontecendo na mente de cada um invoque de imediato a noção de "bom senso", o processo pelo qual realmente isso é feito é complexo. É muito fácil cometer erros, e o fato de não se sentir compreendido ou de não entender alguém ou alguma coisa causa desconforto. A reação a esse desconforto depende até certo ponto da capacidade de continuar com o processo de mentalização em tais circunstâncias. Diversos fatores influem no grau em que é possível manter essa capacidade: o mais importante é a competência determinada pelo desenvolvimento para lidar com estados emocionais, porém a capacidade de mentalizar também é definida pelo contexto atual do indivíduo e do meio.

Mesmo experiências cotidianas, como sentir cansaço, podem influenciar o modo como o indivíduo lida com seus sentimentos. Além disso, os relacionamentos interpessoais em questão e o contexto social têm relação direta com a capacidade de manter a mentalização. Em alguns contextos é possível; em outros, é impossível fazê-lo. Portanto, embora a capacidade de mentalizar, em alguma medida, tenha as qualidades de um traço e todos os indivíduos apresentem uma capacidade basal, ela pode flutuar com o tempo e com as circunstâncias, em especial o contexto interpessoal e o nível de excitação emocional.[4]

Indivíduos com alta capacidade de mentalizar demonstram resiliência considerável a situações de estresse e frequentemente são capazes de obter perspectivas positivas sobre suas vidas como resultado da adversidade. Além disso, costumam ter capacidade de liderança positiva, mediante relações de apego em que são capazes de estar atentos e serem colaborativos com outras pessoas, além de regular de forma efetiva e paralela situações de estresse e adversidade. O amadurecimento da capacidade de mentalizar leva a um senso interno de liberdade para explorar pensamentos, sentimentos, desejos e experiências e ao interesse genuíno em fazer isso. Essa segurança em explorar a mente, que envolve tanto experiências positivas quanto negativas, também permite buscar ajuda e aceitá-la.[6]

## O DESENVOLVIMENTO DA CAPACIDADE DE MENTALIZAR

A habilidade de mentalizar se desenvolve no contexto de uma relação de apego e está diretamente ligada à capacidade do cuidador de dar significado aos estados mentais do bebê/da criança e comunicar essa compreensão de volta para o bebê/a criança por meio do espelhamento contingente marcado. Em outras palavras, o entendimento dos outros e de si mesmo depende essencialmente de, quando bebês, ter os próprios estados mentais entendidos de modo adequado por adultos carinhosos, atentos e não ameaçadores.[5]

### Base teórica

Pode-se dizer muito sucintamente que a teoria da mentalização foi desenvolvida a partir da integração da teoria psicanalítica com pesquisas do desenvolvimento à luz dos avanços da neurociência.[5] A base do desenvolvimento da mente se constitui a partir das interações que ocorrem nas relações iniciais de apego. Segundo Bowlby, um dos principais autores da teoria do apego, os seres humanos nascem com predisposição a tornar-se apegados a seus cuidadores, e várias "regras" instintivas servem para facilitar esse apego, entre elas comportamentos como chorar, sorrir, agarrar, aderir.

O sistema de apego constitui uma importante ferramenta de sobrevivência e, portanto, está diretamente ligado aos sistemas envolvidos na percepção de perigo e de estratégias para lidar com o estresse/a ansiedade resultante, influenciando a capacidade futura de regular o afeto e se relacionar. O bebê precisa garantir que o cuidador esteja por perto para sobreviver. Em ambientes em que o cuidador é abusivo ou negligente, o bebê sente-se ameaçado, o sistema de apego é ativado, e, paradoxalmente, o bebê acaba buscando esse mesmo cuidador para garantir segurança, sendo traumatizado outra vez. Esse *looping* cria uma situação em que o sistema de apego se torna hipersensibilizado, gerando um padrão de apego inseguro ou desorganizado. Tal estado de trauma interpessoal é externalizado nas relações de apego ao longo da vida, que acabam sendo percebidas como ameaçadoras e/ou essenciais à sobrevivência mesmo que o contexto não corresponda a essa realidade. Na vida adulta, o apego inseguro está associado a uma probabilidade muito maior de rigidez cognitiva, baixa tolerância à ambiguidade e tendência ao dogmatismo. Além disso, existe predisposição a poupar esforços intelectuais e adotar estereótipos.[7]

### Contingência e marcação

Além da teoria do desenvolvimento da realidade psíquica,[8] um dos fundamentos mais importantes que sustenta a teoria da mentalização é a teoria do *biofeedback* social.[9] A teoria do *biofeedback* social foca a interação inicial entre o cuidador e o bebê e a forma como essa interação constitui os aspectos de regulação do afeto em tal etapa. Propõe um sistema biológico complexo, no qual o bebê comunica instintivamente mudanças dinâmicas no afeto por seu comportamento e a mãe/o cuidador responde espelhando o estado afetivo do bebê de forma *marcada*. É essencial que o espelhamento afetivo seja *marcado*, pois isso comunica ao bebê que a reação da mãe/do cuidador não é o estado afetivo dela/dele mesma/mesmo. Esse sistema biossocial contribui para a regulação constante dos estados afetivos do bebê. Mediante a internalização da representação realizada pelo cuidador de seus estados afetivos primários como *representações secundárias*, o bebê incorpora essas representações como representações do próprio *self*.[9,10]

Além da *marcação*, é fundamental que o afeto espelhado pelo cuidador corresponda ao estado emocional do bebê, o que é chamado de *contingência*. Mediante o processo de espelhamento do afeto, o bebê passa a perceber o "controle" que tem sobre a expressão afetiva espelhada dos pais, o que resulta em estabilização/melhora de seu estado emocional, que eventualmente leva à percepção do *self* como *agente*. A representação secundária dos estados afetivos é a base para a capacidade de regular afetos e controlar impulsos. Inicialmente, os estados internos são equiparados aos estados externos (equivalência psíquica), o que pode ser muito aterrorizante devido à projeção das fantasias internas no mundo externo. Por meio da experiência repetida de regulação afetiva pelo espelhamento *contingente* e *marcado*, a criança aprende que os estados internos não "transbordam" necessariamente para o mundo exterior.[5]

Quando o afeto é apropriadamente marcado, mas sem contingência, há predisposição para o desenvolvimento de características narcisistas e estados de vazio. A emoção original do bebê não é corretamente percebida pelo cuidador, e o bebê vai utilizar uma representação secundária que não corresponde ao afeto original para significá-lo. Como consequência, a representação do *self* não vai estar diretamente ligada ao estado emocional subjacente verdadeiro. O indivíduo pode passar a impressão de realidade, inclusive com bom funcionamento e desempenho social, mas, considerando que o estado afetivo não foi reconhecido adequadamente pelo cuidador nas etapas iniciais do desenvolvimento, o *self* vai ser sentido como vazio, como consequência de as representações secundárias de afeto não terem conexão com o *self* constitucional.[5]

Uma segunda possibilidade é quando o afeto é contingente, mas não é marcado adequadamente, sobrecarregando o bebê, pois ele sente que seu afeto é/torna-se o afeto do cuidador, o que gera sensação de que seu estado interno é universal, contagioso e, portanto, perigoso. Em um primeiro momento, a percepção de que seu estado afetivo negativo é espelhado de volta de forma realista ou mesmo exacerbada leva a aumento da desregulação do afeto, em oposição ao que ocorre no desenvolvimento normal, resultando em traumatização, em vez de continência. Essa experiência pode ser equiparada à identificação projetiva, defesa preponderante nos pacientes com estrutura de personalidade *borderline*. Se a interação com o cuidador se apresenta repetidamente dentro desse modelo, acaba por estabelecer a identificação projetiva como defesa principal, sendo base para os transtornos da personalidade de estrutura *borderline*.

### *Alien self*

Presume-se que uma criança que não tenha a oportunidade de desenvolver uma representação da própria experiência por meio de espelhamento internalizará, em vez disso, a imagem no cuidador como a própria representação de *self*. Essa descontinuidade do *self* foi chamada de parte alienada do *self* (*alien self*). Seguindo a concepção de Winnicott, "ao não se encontrar na mente do cuidador, o bebê encontra o próprio cuidador". O bebê é forçado a internalizar a representação do estado mental do objeto (cuidador) como parte dele mesmo. Mas, nesse caso, o "outro internalizado" permanece *alienado* e desconectado das estruturas que constituem o *self*. Inicialmente, a forma de lidar com o *alien self* é externalizando, por meio de uma necessidade constante do uso maciço da identificação projetiva para experienciar o *alien self* como do lado de fora, gerando "estabilização" temporária do *self*. Esse mecanismo mantém a desorganização das relações de apego, produzindo um *looping*.[5,6]

O aspecto mais disruptivo da psicopatologia *borderline* é a tendência aparentemente incontrolável de criar, nos outros, a experiência inaceitável por meio da externalização do abusador que foi internalizada pelo indivíduo traumatizado como parte alienada do *self*. Isso pode produzir um *self* alienado aterrorizado nos outros – no terapeuta, em um amigo, nos pais –, que se torna o veículo para o que é emocionalmente insuportável. Um pseudoapego adesivo, aditivo ao indivíduo que se torna recipiente da projeção, pode se desenvolver, porque a alternativa a essa identificação projetiva é atacar ou destruir o próprio *self* por automutilação e/ou suicídio.[4]

## DIMENSÕES DA MENTALIZAÇÃO E ESTADOS PRÉ-MENTALÍSTICOS

A capacidade de mentalizar não é uma característica estável em cada indivíduo – momentos de estresse e ansiedade excessivos, por exemplo, em regra dificultam ou até impedem a habilidade de mentalizar.[11] Uma das principais tarefas do terapeuta seguindo uma abordagem baseada na mentalização é estar alerta para situações de não mentalização. Pode-se dizer que a mentalização está ocorrendo quando as diferentes dimensões da mentalização estão funcionando de modo equilibrado e quando os modos de funcionamento pré-mentalísticos estão inativos. Quando surgem indícios de desequilíbrio nas dimensões da mentalização ou de que o paciente está funcionando em um modo pré-mentalístico, isso, de modo, geral costuma indicar que uma intervenção por parte do terapeuta se faz necessária.

A partir de achados da neurociência,[12] quatro dimensões do processo de mentalização foram propostas. Tal divisão conceitual em quatro componentes, cada um com dois polos, tem como objetivo principal auxiliar na avaliação da mentalização na prática clínica:

1. mentalização automática *versus* mentalização controlada
2. mentalização a respeito de aspectos internos *versus* mentalização a respeito de aspectos externos
3. mentalização acerca de si mesmo *versus* mentalização acerca dos outros
4. mentalização cognitiva *versus* mentalização afetiva

Cabe destacar que a mentalização efetiva requer não apenas manter o equilíbrio em todas essas dimensões, mas também adequar sua aplicação de acordo com cada contexto.

## Mentalização automática *versus* mentalização controlada

Uma das dimensões do processo de mentalização é o espectro que vai desde um polo de mentalização automática (também chamada de implícita) até outro polo de mentalização controlada (ou explícita). A mentalização automática caracteriza-se por ser um processo rápido, quase um reflexo, que necessita pouco ou quase nada de atenção, consciência, intenção ou esforço. Em contraposição, a mentalização controlada é um processo muito mais lento, geralmente verbal e que exige reflexão, atenção, consciência, intenção e esforço.

A maior parte de nossas interações sociais cotidianas envolve processos de mentalização automática, em que pistas não verbais são muito utilizadas para inferir estados mentais alheios, sobretudo em contextos e ambientes nos quais bons vínculos propiciam maior segurança, como, por exemplo, em uma situação de brincadeira entre pais e filhos. Entretanto, há momentos em que uma mudança para um processo de mentalização mais controlada se faz necessária: seguindo o mesmo exemplo, se, durante a brincadeira, a criança começa a chorar, o pai ou a mãe reage perguntando o que houve.

Em outras palavras, uma boa mentalização envolve a capacidade de flexibilizar entre os diferentes polos de mentalização, indo de um extremo mais automático para outro mais controlado, conforme as demandas do contexto. Nesse sentido, tal processo encontra dificuldades quando ocorre uma inadequação entre as demandas ambientais e o polo de mentalização adotado pelo indivíduo: confiar em pressupostos mais automáticos em uma situação mais complexa pode ser uma hipersimplificação, enquanto um controle excessivo da mentalização em um cenário mais simples pode resultar em hipermentalização. Cabe ressaltar o fato de que intervenções psicoterápicas, pela própria essência, em geral tendem a desafiar processos de mentalização mais automática, tornando o paciente mais consciente e reflexivo sobre as interações com outros.[13]

## Mentalização com foco interno *versus* mentalização com foco externo

Outra dimensão do processo de mentalização diz respeito ao foco estar direcionado mais a fenômenos externamente visíveis ou à experiência interna do indivíduo. Cabe destacar que essa distinção entre foco externo e foco interno não se refere apenas à atribuição de estados mentais a outras pessoas, mas também se aplica ao modo como cada pessoa pensa sobre seus estados internos e sobre as próprias externalizações. Em um polo mais externo, há alta sensibilidade à comunicação não verbal, de modo que as inferências sobre estados mentais baseiam-se, sobretudo, em aspectos observáveis (p. ex., expressões faciais). Nesse sentido, quando esse polo predomina, pode haver tendência a fazer julgamentos com base em características e percepções externas, o que pode levar a conclusões precipitadas, caso não haja escrutínio interno adequado. Já no polo do foco interno, a capacidade de fazer julgamentos sobre estados mentais se dá a partir daquilo que se sabe sobre a pessoa e sobre a situação em que se encontra. Dificuldades para adotar um foco mais interno podem se traduzir, por exemplo, em sensibilidade maior a estímulos externos. Indivíduos com dificuldades em acessar ou com grande incerteza acerca de sua experiência subjetiva (p. ex., aqueles com TPB) não raramente se apresentam hipersensíveis a expressões faciais ou posturas corporais dos outros. Nesse sentido, a dimensão interno-externo nos ajuda a compreender a aparente contradição de situações em que há dificuldade muito grande no reconhecimento dos estados mentais internos alheios, mas grande vulnerabilidade ao comportamento externo dos outros. Um foco excessivo em aspectos externos pode representar um problema ainda maior, caso não ocorra uma checagem mais reflexiva da situação (polo de mentalização controlada da dimensão anterior).

Na TBM, muitas vezes as intervenções precisam começar pelo exame das interpretações que o paciente faz acerca das pistas externas fornecidas pelos outros, avançando-se para uma reflexão sobre os diferentes estados mentais internos que as outras pessoas podem ter, de modo a estimular o paciente a levar em consideração as sutilezas e as complexidades do mundo interno de cada um.[13]

> A TBM é uma forma de psicoterapia que coloca a capacidade de mentalizar no centro do processo terapêutico. Mentalizar é uma forma de atividade mental imaginativa sobre os outros ou sobre si e baseia-se na ideia de perceber e interpretar o comportamento humano em termos de estados mentais intencionais (p. ex., necessidades, desejos, sentimentos, crenças, objetivos, propósitos, razões).

## Mentalização com foco em si mesmo *versus* mentalização com foco no outro

O processo de mentalização pode ser mais dirigido a identificar estados mentais em si mesmo ou em outra pessoa. Um maior foco em si mesmo pode ser caracterizado pela hipermentalização dos estados próprios, com limitado interesse nos estados mentais dos outros. Já uma maior ênfase nos estados mentais alheios pode estar associada, por exemplo, tanto a maior acurácia na "leitura" de outras pessoas, com potencial exploração ao uso inadequado do outro, quanto a maior suscetibilidade para o contágio emocional.[13] Tendo em vista a ideia de que a capacidade de mentalizar se desenvolve no contexto de relacionamentos de apego (a criança observa, espelha e, então, internaliza a capacidade de representar e refletir estados mentais de sua figura de apego), os processos de atribuir estados mentais a si mesmo e aos outros estão certamente interconectados. No mesmo sentido, há, inclusive, evidências de um substrato neurobiológico comum para a representação dos estados mentais em si mesmo e em outras pessoas.[12] Entretanto, apesar de muitos indivíduos apresentarem dificuldades mais pervasivas na capacidade de mentalização, algumas pessoas têm mais problemas em um dos polos do espectro: por exemplo, no transtorno da personalidade antissocial, a capacidade de "ler a mente" dos outros muitas vezes contrasta com uma limitação importante na compreensão de si mesmo.

## Mentalização cognitiva *versus* mentalização afetiva

Uma quarta dimensão da capacidade de mentalizar diz respeito ao espectro entre uma mentalização mais cognitiva e uma mentalização mais afetiva. O polo cognitivo envolve processos como nomear, reconhecer e raciocinar sobre estados mentais (em si mesmo e nos outros). Nesse extremo, a "leitura de mentes" é concebida mais como um jogo intelectual e racional e está menos associada a uma empatia emocional.[13] Já o polo afetivo diz respeito a compreender os sentimentos associados a tais estados, o que é essencial para uma experiência genuína tanto do senso de si mesmo quanto de empatia. Em geral, esse lado do espectro está associado a hipersensibilidade a pistas emocionais e a tendência a se sobrecarregar pelo afeto ao pensar sobre estados mentais.

## Modos de funcionamento pré-mentalísticos

Problemas na capacidade de mentalizar podem aparecer na dificuldade de balancear adequadamente as quatro dimensões do processo de mentalização de acordo com as demandas específicas de determinado contexto. Em uma perspectiva do desenvolvimento, quando isso ocorre, muitas vezes é como se modos de funcionamento que antedatam o desenvolvimento da capacidade plena de mentalizar reaparecessem. Tais modos mais primitivos de funcionamento, esperados durante os primeiros anos de vida, ressurgem quando a capacidade de mentalizar cessa. Nesse sentido, desequilíbrios nas quatro dimensões da capacidade de mentalizar se apresentam na prática clínica por meio de três modos predominantes de funcionamento, aos quais o terapeuta deve estar atento para identificar e intervir: modo de equivalência psíquica, modo teleológico e modo de faz de conta.[11]

Um funcionamento de acordo com o modo de equivalência psíquica não é inesperado nos primeiros meses de vida. Nesse modo, o que é pensado acaba sendo vivenciado como real e verdadeiro, de modo que pensamentos e sentimentos assumem um poder tão forte que se torna extremamente difícil para o indivíduo contemplar perspectivas alternativas. Não há espaço para dúvida, pois o indivíduo acredita em que sua perspectiva é a única possível e em que aquilo que é interno tem a mesma força do que é externo. Dito de outro modo, no modo de equivalência psíquica predomina o isomorfismo mente-mundo, no qual a realidade mental equivale à realidade externa. Falhas na capacidade de mentalizar associadas a esse modo de funcionamento podem ser vistas em pacientes nos quais a vivacidade da experiência subjetiva se assemelha a sintomas psicóticos ou nos quais cognições negativas relacionadas a si mesmo são consideradas verdades absolutas e inquestionáveis.[13]

Já no modo de funcionamento teleológico (i.e., que relaciona os fatos com suas causas finais), os estados mentais são reconhecidos apenas se seus desfechos são fisicamente observáveis. Assim, nesse modo, o indivíduo consegue reconhecer a existência e a importância dos estados mentais, mas esse reconhecimento está limitado a situações muito concretas. Por exemplo, o afeto é percebido como verdadeiro apenas quando acompanhado por contato físico. No modo teleológico, há predomínio do polo externo na mentalização: compreende-se o comportamento e suas intenções em termos do que se faz fisicamente. Como a compreensão de si mesmo e dos outros fica reduzida a aspectos relacionados a comportamentos físicos, nesse modo de funcionamento, é como se apenas uma modificação no mundo físico pudesse ser considerada um indicador verdadeiro das intenções do outro. Um paciente no qual o modo teleológico ressurge tenta, por meio de atuações, fazer os outros se comportarem de determinada maneira, com o objetivo de evidenciar fisicamente aquilo que não consegue ser percebido no plano subjetivo – por exemplo, atos dramáticos ou inadequados para evocar preocupação por parte do terapeuta.[13]

Por fim, no modo de faz de conta, pensamentos e sentimentos tornam-se desconectados da realidade (no limite, chegam a experiências de desrealização e dissociação). Assim como os dois outros modos de funcionamento pré-mentalísticos, o modo de faz de conta faz parte do desenvolvimento normal: uma criança pequena cria mundos de fantasia separados da realidade. Pacientes em que esse modo emerge novamente podem acabar por hipermentalizar ou pseudomentalizar, ou seja, falar muito sobre estados mentais, mas com pouco significado verdadeiro ou baixa conexão com a realidade.

Com efeito, muitas vezes há uma compreensão cognitiva relativamente preservada dos estados mentais, mas com um entendimento afetivo limitado acerca deles. Frequentemente, pode ser difícil distinguir entre a mentalização genuína e o modo de faz de conta, mas, em geral, neste último, observa-se que as ideias não fazem uma ponte entre realidades interna e externa e que afetos parecem não estar de acordo com os conteúdos dos pensamentos.[13]

## Confiança epistêmica

Mais recentemente, o entendimento acerca das dificuldades na capacidade de mentalização foi expandido para incluir aspectos associados ao aprendizado social.[14] O conceito de confiança epistêmica (a disposição que um indivíduo tem em considerar o conhecimento novo proveniente de outra pessoa como confiável, generalizável e relevante) vem sendo utilizado para explicar por que dificuldades na mentalização se tornam tão enraizadas ao longo do desenvolvimento, dificultando o tratamento dos mais diversos problemas de saúde mental, em especial dos transtornos da personalidade. O argumento central é o de que o caminho para o aprendizado social, inclusive o aprendizado acerca dos estados mentais de si mesmo e dos outros, é aberto conforme uma forma específica de confiança é depositada em outra pessoa. Geralmente desenvolvida na infância em relação aos cuidadores principais, trata-se de uma confiança na credibilidade das comunicações sobre o mundo social.

Nesse modelo, acredita-se que a transmissão transgeracional de conhecimentos seja fundamental para a capacidade do ser humano de se adaptar nos mais diversos ambientes ao longo do processo evolutivo. Essa habilidade humana baseia-se no desenvolvimento de uma capacidade discriminativa tanto por parte de quem transmite a informação (que lança mão de marcações ostensivas para indicar a relevância da informação ao interlocutor) quanto por parte de quem a recebe (que precisa decidir se a informação é ou não relevante e confiável).[15] Tais pistas ostensivas teriam em comum a mensagem de que quem fala está disponível para e interessado no interlocutor – o que despertaria, neste, a capacidade de ouvir e a confiança na comunicação. Indivíduos cujas experiências sociais levaram a um estado de desconfiança crônica acabam por se tornar resistentes a novas informações, tratando todo conhecimento novo com alto grau de suspeição: eles não o consideram suficientemente relevante para ser absorvido e não modificam estruturas internas para acomodá-lo. Ante tal cenário de rigidez e impermeabilidade, promover a mentalização no processo terapêutico pode auxiliar o paciente a calibrar sua habilidade de decisão sobre a relevância e a confiabilidade das informações e interações sociais.[16]

A partir do conceito de confiança epistêmica, diversas modificações na compreensão da psicopatologia e dos processos terapêuticos têm sido recentemente propostas, entre elas, por exemplo, uma abordagem dos transtornos da personalidade como transtornos do processo de comunicação, redirecionando o foco para quase exclusivamente no paciente a fim de ressaltar as possibilidades de aprendizagem por meio de relacionamentos. Em relação ao processo terapêutico, a ênfase em aspectos comunicacionais inclui, inicialmente, a apresentação por parte do terapeuta de um modelo explicativo que possa ser experienciado pelo paciente como sensível, crível e relevante no âmbito pessoal. Uma vez que o terapeuta é capaz de mentalizar o paciente, este se torna capaz de se reconhecer como agente ativo, detentor de uma mente própria. Além disso, ao se sentir reconhecido desse modo, o paciente pode reabrir sua confiança na comunicação social por parte de figuras com quem tem vínculo. Entretanto, o processo tem como objetivo final lançar mão da curiosidade despertada durante a psicoterapia para tornar o paciente aberto ao aprendizado social fora do consultório. Nesse sentido, argumenta-se que a mudança terapêutica somente é sustentada quando o paciente pode contar com um ambiente "suficientemente" benigno que reforce sua capacidade de mentalizar e sua confiança epistêmica – o que realça a relevância de intervenções com uma abordagem sistêmica, atentando para questões que vão além do indivíduo em foco.[16]

> Ao adotar uma posição mentalizante (que se caracteriza por curiosidade, abertura, desconhecimento), o indivíduo se torna capaz de ver a si mesmo por fora e os outros a partir de dentro. Dito de outro modo, o indivíduo passa a ter a mente do outro em mente e a conseguir entender o desentendimento. De acordo com o conceito de confiança epistêmica, esse processo é fundamental para a aquisição de novos conhecimentos acerca de si mesmo e acerca do mundo e, em última análise, para a mudança.

## PRINCÍPIOS DA TERAPIA BASEADA NA MENTALIZAÇÃO

A mentalização é uma forma de cognição social. Prejuízos na capacidade de cognição social estão associados ao desenvolvimento de diversos transtornos psiquiátricos que envolvem patologia do *self*, como os transtornos da personalidade *borderline*, narcisista e antissocial, transtornos alimentares, depressão e trauma. A melhora da mentalização pressupõe maior capacidade de regulação do afeto, controle de impulsos e assertividade (percepção do *self* como agente). Frequentemente, os comportamentos de atuação (*acting-out*), como automutilação, ocorrem como resposta a estresse interpessoal quando o indivíduo falha em representar a experiência interpessoal em termos de estados mentais. Quando a mentalização está comprometida, as experiências subjetivas internas e o "mundo interpessoal" deixam de fazer sentido, e o indivíduo é inundado por pensamentos negativos em relação a si mesmo que são experienciados com grande intensidade, levando a estados depressivos profundos e à necessidade urgente de "distração".[2]

Aspectos centrais da TBM estão relacionados ao aumento da capacidade de mentalizar a si mesmo e aos outros, à habilidade de ver o próprio papel em como outra pessoa está se sentindo e à melhora da regulação do afeto e do controle atencional. Embora o modelo tenha alguns pontos de sobreposição com as terapias cognitivo-comportamental (TCC), sistêmica e psicanalítica, difere dessas intervenções por focar nos estados afetivos, e não em cognição, sistemas mais amplos ou material inconsciente. Além disso, destaca explicitamente a capacidade de mentalizar. A TBM é considerada psicodinâmica, porque grande parte do trabalho envolve a relação entre terapeuta e paciente.[2]

### Estrutura da TBM
Allen e colaboradores descrevem a TBM como a "abordagem terapêutica menos nova possível,

simplesmente porque ela é focada em uma capacidade humana fundamental – na verdade, a capacidade que nos torna humanos". A TBM não produziu técnicas terapêuticas inéditas e, apesar das aparências, não é uma intervenção nova. O que ocorre é que a TBM tem uma estrutura que organiza intervenções com base no entendimento específico dos princípios da teoria da mentalização acerca do desenvolvimento e adverte claramente sobre técnicas psicoterápicas que podem ser prejudiciais na vigência de patologia central associada à mentalização. Sob tal perspectiva, alguns elementos são essenciais a sua estrutura:

1. atitude do terapeuta (postura de não conhecimento)
2. intervenções adequadas à capacidade de mentalização do paciente
3. uso das operações da mente do terapeuta de forma aberta e autêntica
4. mentalização do relacionamento paciente-terapeuta[4]

Quanto aos tipos de intervenção utilizados, pode-se dizer em linhas gerais que a TBM apresenta a seguinte dinâmica em um caráter mais ou menos sequencial ao longo do processo como um todo e dentro das sessões:

1. demonstrar empatia com o estado subjetivo atual do paciente
2. explorar, clarificar e, se apropriado, confrontar/desafiar
3. identificar o afeto e estabelecer o foco a partir dele
4. mentalizar a relação terapêutica[6]

### Avaliação

Durante a avaliação de um paciente para TBM, é importante obter conhecimento detalhado sobre os tipos específicos de falhas na mentalização e sobre os contextos de apego em que essas falhas ocorrem. Para tanto, uma avaliação profunda das relações interpessoais do paciente é essencial. Dessa forma, não só é estabelecido o foco do tratamento, mas também os tipos de dificuldades de mentalização e padrões de relacionamento esperados ao longo da intervenção terapêutica. Após essa etapa, o diagnóstico deve ser discutido com o paciente e colocado sob a perspectiva de dificuldades de mentalização.

Essa formulação é uma tarefa conjunta do paciente e do terapeuta. O terapeuta deve identificar as razões do paciente para buscar ajuda terapêutica no momento atual e contextualizá-las, ao mesmo tempo que apresenta sua compreensão sobre a razão do tratamento. É importante que o terapeuta apresente sua perspectiva sem dar a impressão de que ela tem maior validade do que a perspectiva do paciente. É necessário que o terapeuta seja mais aberto sobre o que está em sua mente do que em outros modelos psicodinâmicos. Essa humildade quanto ao entendimento das motivações e dos estados mentais subjacentes começa na formulação inicial, mas é essencial em todas as etapas da TBM. A atitude do terapeuta durante a avaliação (que segue importante ao longo de todo o tratamento) pode ser descrita pelos seguintes princípios:

1. demonstrar humildade a partir do senso de "não saber"
2. dar tempo ao paciente para considerar diferentes perspectivas
3. legitimar e aceitar diferentes perspectivas
4. questionar ativamente o paciente sobre sua experiência (mais "o que" e "como" do que "por que")
5. equilibrar cuidadosamente a necessidade de dar novos significados para questões que não têm um sentido imediato, explicitando quando algo não está claro[4]

### Atitude do terapeuta

A atitude do terapeuta é fundamental; ele estimula o processo de mentalização como aspecto central da interação com os outros e do pensar sobre si mesmo. O processo ocorre, em parte, devido à identificação com a capacidade e a disposição do terapeuta em usar sua mente e demonstrar satisfação em mudar de perspectiva quando são apresentadas visões alternativas que aprofundem o entendimento. A partir dessa identificação, o paciente gradualmente passa a ficar mais curioso em relação à própria mente e à mente dos outros e, por conseguinte, mais capaz de se reavaliar e reavaliar seu entendimento de si e dos outros. Além disso, é essencial que a reelaboração das perspectivas e do entendimento sobre si e sobre os outros ocorra no contexto da ativação do sistema de apego para que a mudança seja possível, sendo fundamental o foco na experiência atual mais do que na passada. A tarefa do terapeuta é manter a mentalização ou restaurá-la em si mesmo e em seu paciente, enquanto assegura que os estados emocionais sejam ativos e significativos. A excitação emocional excessiva produz prejuízo na capacidade de mentalizar até chegar ao ponto de ocorrer *acting-out*, enquanto a ênfase inadequada (insuficiente) na relação com o terapeuta e a evitação dos estados emocionais impedem a possibilidade de mudança. O acréscimo de abordagens em grupo ao tratamento individual pode aumentar as situações em que esse processo pode ocorrer.

## Intervenções

O terapeuta deve assegurar que as intervenções utilizadas sejam compatíveis com o estado de mentalização do paciente – e não com o dele, terapeuta. É comum superestimar a capacidade de mentalizar do paciente se não houver preocupação ativa com esse estado. Pacientes com dificuldade de mentalizar sobre si e sobre os outros não têm capacidade de entender declarações complexas relativas a si, ao outro e ao contexto da relação terapeuta-paciente. Intervenções do tipo "Você está pensando que eu penso que você..." tendem a aumentar a confusão do paciente se este se encontra em um momento no qual sua capacidade de mentalizar está reduzida. Intervenções desse tipo devem ser reservadas para momentos em que o paciente se encontra claramente capaz de distinguir "o que é seu e o que é do outro" (mentalização otimizada). Pode-se dizer que, quanto maior a excitação (afetiva) do paciente, menos complexa deve ser a intervenção. Exemplos de intervenções seguras para esses momentos estão mais na ponta suportiva do *continuum* suportivo-expressivo, como intervenções de apoio e exploração cuidadosa dos estados emocionais e problemas. A mentalização interpretativa e a mentalização da transferência aumentam a excitação, levando ao risco da desestabilização da capacidade de mentalizar e da ativação do sistema de apego hiper-reativo. O objetivo é trabalhar em equilíbrio entre a capacidade de mentalização do paciente e a complexidade das intervenções, em busca de aumento gradual da capacidade de mentalizar, que vai permitir intervenções mais complexas em fases posteriores da TBM.

## A mente do terapeuta *versus* a mente do paciente

De modo geral, os terapeutas sentem-se tentados a "juntar as coisas" de acordo com seu modelo de função mental e transmitir esse entendimento (*insight*) para o paciente. O problema é que isso tem geralmente um efeito antimentalização, pois o terapeuta está mentalizando pelo paciente em vez de auxiliá-lo no desenvolvimento do próprio processo de mentalização. Isso pode ter consequências adversas para a terapia, como, por exemplo, ativar o modo de faz de conta. Incapaz de ter uma compreensão pessoal do entendimento do terapeuta, ou, na melhor das hipóteses, usar um entendimento apenas cognitivo dessa compreensão, o paciente assume o modelo do terapeuta e passa a usá-lo para desenvolver representações sem significado, ou seja, representações que não são conectadas com sua experiência emocional verdadeira. Essas representações não têm profundidade, não estão verdadeiramente conectadas a experiências/representações anteriores ou à experiência emocional atual e, portanto, não podem ser utilizadas para o desenvolvimento da capacidade de mentalizar do próprio paciente. Consequentemente, o entendimento fica fechado ao mundo exterior, não pode ser utilizado fora da terapia e não pode ser aplicado em um leque cada vez maior de circunstâncias. Esse é um risco de todas as terapias, e o terapeuta deve estar sempre atento à ativação do modo de faz de conta, utilizando intervenções específicas para voltar a um modo genuíno de mentalização quando isso ocorrer.

## Autenticidade

Em geral, indivíduos mais suscetíveis à perda da capacidade de mentalizar também são sensíveis a expressões faciais. É importante que o terapeuta seja honesto e transparente quanto aos próprios estados mentais, enquanto busca entender o paciente. Estados mentais são opacos. Na vigência de baixa capacidade de mentalização, é muito importante que o terapeuta comunique de forma clara, marcada e cuidadosa seus pensamentos e hipóteses. Isso requer franqueza, honestidade e autenticidade, ao mesmo tempo que é fundamental grande conhecimento e domínio sobre si mesmo por parte do terapeuta, pois, também nesses casos, está presente o maior risco de "cruzamento de fronteiras".

A ênfase na necessidade de autenticidade não pode ser usada como desculpa para ultrapassar os limites do relacionamento profissional ou desenvolver um relacionamento "real". É fundamental que o terapeuta esteja emocionalmente disponível, demonstrando capacidade em equilibrar incerteza e dúvida sob um esforço contínuo para entender. Isso é particularmente importante quando o paciente percebe o estado mental do terapeuta, que precisa responder com autenticidade. Se não o fizer, o paciente se tornará mais insistente e suscitará a experiência da qual está se queixando por meio de identificação projetiva, se é que, de fato, o terapeuta ainda não a estiver sentindo na ocasião. Por exemplo, diante da afirmação de que o terapeuta está entediado: se, de fato, o terapeuta estiver entediado, é importante que ele diga isso de uma forma que estimule a exploração acerca do que está enfadonho na relação terapêutica; se não estiver, precisa encontrar um modo de expressar tal afirmação de alguma maneira que abra a possibilidade de explorar o que estimulou a percepção do paciente. Um exemplo da primeira situação seria: "Agora que você mencionou, eu *estava* me sentindo um pouco entediado, mas não tenho certeza de onde isso estava vindo. Será que tem relação com o que você estava falando ou como estava falando ou será que é uma coisa minha, nesse momento? Realmente não tenho certeza". Um exemplo do segundo caso seria: "Tanto quanto tenho consciência, eu *não estava* entediado. Na verdade, estava tentando entender o que você estava dizendo, estava confuso. Mas, agora, estou intrigado porque você e eu estamos tendo uma experiência tão diferente disso nesse momento". É importante não estimular a fantasia do paciente nessa circunstância. Se o terapeuta apenas perguntar "O que faz você pensar que eu esteja entediado?" sem esclarecer primeiro se está ou não entediado, provavelmente induzirá o modo de faz de conta ou, alternativamente, a persistência da fantasia de equivalência psíquica. Como o objetivo é estimular a exploração de perspectivas alternativas, as diferentes perspectivas devem ser claras.[4]

### Relação terapeuta-paciente

Estabelecer a TBM como fundamentada ou não fundamentada na transferência depende da definição de transferência utilizada. É advertido claramente que o uso da interpretação da transferência como meio de gerar *insight* e de interpretações genéticas da transferência constitui intervenções potencialmente iatrogênicas para pacientes com dificuldades de mentalização, como, por exemplo, aqueles com TPB. Todavia, na TBM, os terapeutas devem trabalhar no sentido de "mentalizar a transferência", seguindo passos bem definidos. Inicialmente, o terapeuta deve validar a transferência para depois explorar seus potenciais significados. O perigo de uma abordagem genética para a transferência é que ela pode invalidar implicitamente a experiência do paciente. Na TBM, o terapeuta passa boa parte do tempo em uma postura de "não conhecimento", verificando como o paciente está vivenciando as experiências e o que ele declara estar experienciando. Essa exploração leva ao seguinte passo: o reconhecimento por parte do terapeuta de como ele pode ter contribuído para essa experiência. A maior parte das experiências transferenciais do paciente tem alguma conexão com a realidade, mesmo que seja uma ligação muito parcial com ela. Pode ser fácil atribuir essas experiências exclusivamente ao paciente, mas isso seria de pouca utilidade. Em vez disso, o terapeuta precisa, a princípio, reconhecer explicitamente seu engajamento em experiências de *enactment* – em que encena com o paciente modelos de relações internalizadas dele, assumindo um dos personagens de seu mundo interno de forma inconsciente em um primeiro momento – como ações voluntárias inexplicáveis que precisam ser exploradas e pelas quais ele aceita a *agência* (responsabilidade), em vez de identificá-las apenas como uma distorção do paciente. É necessário autenticidade para fazer isso bem, e tal experiência serve como modelagem para que o paciente possa aceitar a própria agência (responsabilidade) por atos involuntários, enquanto percebe que esses atos não invalidam a experiência geral. Aí sim, as distorções podem ser examinadas. O próximo passo é a colaboração para chegar a uma percepção alternativa. A mentalização de perspectivas alternativas sobre a relação paciente-terapeuta deve ser alcançada no mesmo espírito de colaboração que qualquer outra forma de mentalização. Uma boa metáfora é a que o terapeuta deve se imaginar sentado ao lado do paciente em vez de em oposição a ele. O passo subsequente é o terapeuta apresentar uma perspectiva diferente, e o passo seguinte é monitorar cuidadosamente a reação do paciente, bem como a própria reação. O objetivo de mentalizar a transferência é encorajar o paciente a pensar sobre o relacionamento no qual está no momento presente, focalizando a atenção na mente do outro (terapeuta), comparando a própria percepção à forma como é percebido pelo outro e, consequentemente, aumentando a capacidade de recuperar a mentalização em contextos afetivos.[4,6]

A TBM tem como essência a ênfase no processo (de mentalizar). Nesse sentido, tem como objetivo ajudar o paciente a descobrir como pensa e sente acerca de si mesmo e dos outros, bem como sobre como esses pensamentos e sentimentos influenciam o comportamento. Não é tarefa do terapeuta revelar ao paciente como este se sente, como pensa ou como deve se comportar – ou explicar razões conscientes e inconscientes para eventuais dificuldades enfrentadas.

## TBM em contextos clínicos e interdisciplinares

Programas de mentalização e treinamento para equipes (e famílias) e clínicos têm o potencial de criar um senso de curiosidade sobre os estados mentais dos outros. Como um cuidador que trata seu bebê como um ser humano com motivações e intenções próprias que têm um significado e podem ser compreendidas, podemos entender e tratar aqueles com quem trabalhamos e a quem atendemos da mesma forma. Assim como o cuidador dá significado aos estados mentais do bebê, podemos ajudar as pessoas a encontrar significados em si mesmas em qualquer contexto interpessoal.

Por exemplo, em uma internação psiquiátrica, na qual atuações são muito frequentes, gerando grande ansiedade e caos nas equipes, não é incomum que a capacidade de entender e dar significado seja perdida, acarretando a produção de atuações e atitudes reativas por parte de membros da equipe que estão sob estresse. Essas situações podem ser manejadas por uma abordagem baseada na mentalização com o objetivo de auxiliar o paciente e a equipe no entendimento das razões da atuação. Em relação ao paciente: o que ocorreu imediatamente antes da atuação? O que o paciente sentiu? Qual a emoção tão intensa que não foi possível mentalizar? Em relação ao contexto interpessoal: a equipe fez algo que contribuiu para esse estado emocional? Avaliar a possibilidade de ter alguma responsabilidade sobre o que o paciente está sentindo, sobre possíveis distorções ou falhas de entendimento e ajudar o paciente a mentalizar seu impacto sobre a equipe podem ser ações extremamente úteis. Um exemplo de intervenção com um paciente furioso, que está gritando com a equipe, seria: "Eu realmente gostaria de entender o que está acontecendo com você, mas, quando você grita desse jeito, não consigo pensar". Dessa forma fica explícita a intenção (o desejo de entender) e se auxilia o paciente a mentalizar a equipe, a partir do impacto de sua atitude (gritar) sobre a habilidade da equipe em ajudá-lo.[2]

## EVIDÊNCIAS DE EFICÁCIA

O modelo de TBM é relativamente recente se comparado a outras formas de psicoterapia, de modo que ainda não há muitos ensaios clínicos que testaram sua eficácia para o tratamento dos diversos transtornos mentais. Seguindo os pressupostos teóricos que originaram essa abordagem de psicoterapia, os principais resultados de eficácia disponíveis até o momento dizem respeito a desfechos relacionados ao TPB. Espera-se que o crescente interesse nessa forma de psicoterapia, inclusive a disponibilização de manuais para treinamento e verificação de adesão ao modelo por parte de terapeutas, possa permitir a condução de mais trabalhos que verifiquem a eficácia da TBM, de modo a guiar seu uso na prática clínica.

Entre os primeiros resultados publicados na literatura, está um ensaio clínico randomizado (ECR) que avaliou o efeito da TBM em um ambiente de hospitalização parcial para pacientes com TPB. Cinco anos após o término do tratamento, o grupo de TBM apresentou diversos indicadores de melhora em comparação com a intervenção-padrão: menores taxas de suicidalidade, menor probabilidade de preencher critérios diagnósticos, menor uso de serviços de saúde, menor uso de medicamento e melhores desfechos ocupacionais. Apesar de tais diferenças significativas, cabe destacar que ambos os grupos persistiram apresentando prejuízo funcional importante no seguimento.[17]

Outro ECR, publicado subsequentemente, comparou a TBM com manejo clínico estruturado para pacientes com TPB tratados em regime ambulatorial. Ambos os formatos de intervenção estruturada se mostraram associados à melhora em todas as medidas de desfecho, e os pacientes que receberam TBM exibiram redução mais precoce de desfechos, como tentativa de suicídio e hospitalização.[18]

Uma TBM adaptada para adolescentes foi comparada a tratamento-padrão para jovens com autolesão em comorbidade com transtorno depressivo maior (TDM). Os adolescentes randomizados para TBM apresentaram maiores reduções em medidas de ambos os desfechos, e essa superioridade foi associada a maior capacidade de mentalização e a menos sintomas e traços *borderline*.[19]

Tendo como foco a capacidade de mentalização do terapeuta, um ensaio clínico avaliou o efeito do treinamento em TBM em terapeutas iniciantes que trataram pacientes com TPB. Enquanto medidas de função reflexiva (um desfecho operacional da capacidade de mentalizar) dos terapeutas randomizados para o treinamento de mentalização aumentaram, a mesma medida diminuiu no grupo que recebeu treinamento didático tradicional.[20]

Mais recentemente, um ECR avaliou a eficácia da TBM para mães alcoolistas e usuárias de outras substâncias. Na comparação com uma intervenção de psicoeducação de controle, o uso de estratégias para promover a mentalização foi associado a maior capacidade de função reflexiva e coerência representacional imediatamente após o tratamento e nos primeiros três meses de seguimento. Após 12 meses do término da intervenção, as mães que receberam TBM apresentaram maiores escores em termos de sensibilidade, seus filhos exibiram maior envolvimento, e as díades demonstraram maior reciprocidade na interação.[21]

## QUESTÕES EM ABERTO E ÁREAS DE PESQUISA

Por se tratar de um modelo de psicoterapia ainda bastante recente, muito ainda há que se pesquisar em relação ao papel da mentalização nas diferentes correntes psicoterápicas (e não apenas na TBM). A relativa juventude do modelo em relação a outros certamente, seguindo os preceitos dos principais autores da área, não é justificativa para não se reconhecer a necessidade de mais estudos empíricos.[22] Tais achados serão fundamentais para confirmar (ou não) os ensaios clínicos iniciais, bem como para expandir a experiência clínica para outras populações e contextos clínicos.

Além de pesquisas que avaliem a eficácia e a efetividade do modelo de TBM na prática clínica, diversas outras frentes de estudo se mostram promissoras. O desenvolvimento e a validação de instrumentos (escalas autoaplicadas, entrevistas clínicas ou medidas observacionais) para avaliar processos de mentalização – operacionalizado por muitos pesquisadores no conceito de função reflexiva – são de extrema relevância. Além disso, procedimentos padronizados para a investigação do processo terapêutico também são fundamentais para avaliar o papel da mentalização nas mais diferentes abordagens psicoterápicas. Nesse sentido, a abertura para uma maior valorização acerca do que acontece fora da sessão de psicoterapia contida no conceito de confiança epistêmica abre uma nova frente de pesquisa de processo, como, por exemplo, o uso de meios digitais para avaliar em tempo real como a intervenção psicoterápica modifica as relações do paciente entre as sessões.

## CONSIDERAÇÕES FINAIS

A TBM tem como eixo central o foco no processo de mentalizar – um fenômeno que é, ao mesmo tempo, bastante simples e comum, mas também repleto de sutilezas. Em sua essência, a mentalização não traz nada de fundamentalmente novo. Trata-se de uma habilidade que acompanha o ser humano desde seus primórdios e que está contida, em maior ou menor grau, nas mais diversas abordagens psicoterápicas contemporâneas.

Tendo como base o desenvolvimento humano, a teoria que fundamenta a TBM vem sendo aprimorada nas últimas décadas. O recente foco no conceito de confiança epistêmica retoma e reposiciona aspectos iniciais da teoria, deixando mais evidente a relevância da mentalização, sobretudo em relação a pacientes mais vulneráveis. De acordo com essa perspectiva, uma mentalização adequada é fundamental para abrir as portas para o aprendizado e, em última instância, para a mudança.

# REFERÊNCIAS

1. Bateman A, Fonagy P. Mentalization based treatment for borderline personality disorder. World Psychiatry. 2010;9(1):11-5.
2. Rossouw TI. Mentalization-based treatment: can it be translated into practice in clinical settings and teams? J Am Acad Child Adolesc Psychiatry. 2013;52(3):220-2.
3. Fonagy P, Bateman A. An attachment theory approach to treatment of the difficult patient. Bull Menninger Clin. 1998;62(2):147-69.
4. Bateman A, Fonagy P. Tratamento baseado na mentalização e transtorno da personalidade borderline. In: Clarkin JF, Fonagy P, Gabbard GO. Psicoterapia psicodinâmica para transtornos de personalidade: um manual clínco. Porto Alegre: Artmed; 2013. p.202-24.
5. Fonagy P, Gergely G, Jurist E, Elliot L, Target M. Affect regulation, mentalisation and the development of the self. London: The Other; 2002.
6. Bateman A, Fonagy P. Mentalization-based treatment. Psychoanal Inq. 2013;33(6):595-613.
7. Fonagy P, Allison E. The role of mentalizing and epistemic trust in the therapeutic relationship. Psychotherapy (Chic). 2014;51(3):372-80.
8. Fonagy P, Target M. Playing with reality: I. Theory of mind and the normal development of psychic reality. Int J Psychoanal. 1996;77(2):217-33.
9. Gergely G, Watson JS. The social biofeedback theory of parental affect-mirroring: the development of emotional self-awareness and self-control in infancy. Int J Psychoanal. 1996;77(6):1181-212.
10. Katznelson H. Reflective functioning: a review. Clin Psychol Rev. 2014;34(2):107-17.
11. Bateman A, Fonagy P. Handbook of mentalizing in mental health practice. Arlington: American Psychiatric Pub; 2012.
12. Lieberman MD. Social cognitive neuroscience: a review of core processes. Annu Rev Psychol. 2007;58:259-89.
13. Bateman A, Fonagy P. Mentalization-based treatment for personality disorders: a practical guide. New York: Oxford University; 2016.
14. Fonagy P, Luyten P, Allison E, Campbell C. What we have changed our minds about: Part 2. Borderline personality disorder, epistemic trustand the developmental significance of social communication. Borderline Personal Disord Emot Dysregul. 2017;4:9.
15. Csibra G, Gergely G. Natural pedagogy as evolutionary adaptation. Philos Trans R Soc Lond B Biol Sci. 2011;366(1567):1149-57.
16. Bevington D, Fuggle P, Cracknell L, Fonagy P. Adaptive mentalization-based integrative treatment: a guide for teams to develop systems of care. New York: Oxford University; 2017.
17. Bateman A, Fonagy P. 8-year follow-up of patients treated for borderline personality disorder: mentalization-based treatment *versus* treatment as usual. Am J Psychiatry. 2008;165(5):631-8.
18. Bateman A, Fonagy P. Randomized controlled trial of outpatient mentalization-based treatment *versus* structured clinical management for borderline personality disorder. Am J Psychiatry. 2009;166(12):1355-64.
19. Rossouw TI, Fonagy P. Mentalization-based treatment for self-harm in adolescents: a randomized controlled trial. J Am Acad Child Adolesc Psychiatry. 2012;51(12):1304-13.
20. Ensink K, Maheux J, Normandin L, Sabourin S, Diguer L, Berthelot N, et al. The impact of mentalization training on the reflective function of novice therapists: a randomized controlled trial. Psychother Res. 2013;23(5):526-38.
21. Suchman NE, DeCoste CL, McMahon TJ, Dalton R, Mayes LC, Borelli J. Mothering from the inside out: results of a second randomized clinical trial testing a mentalization-based intervention for mothers in addiction treatment. Dev Psychopathol. 2017;29(2):617-36.
22. Fonagy P, Cottrell D, Phillips J, Bevington D, Glaser D, Allison E. What works for whom?: a critical review of treatments for children and adolescents. 2. ed. New York: Guilford; 2014.

# Terapia interpessoal:
## bases para sua prática e resultados dos principais estudos

Antônio Augusto Schmitt Júnior
Lívia Hartmann de Souza
Neusa Sica da Rocha
Marcelo Pio de Almeida Fleck

Neste capítulo, são apresentadas, inicialmente, as origens da terapia interpessoal (TIP), bem como as bases teóricas que contribuíram para seu desenvolvimento e nas quais ela se fundamenta. A seguir, são descritas as fases do tratamento, a definição de seu foco (área de problema), além das principais técnicas usadas na TIP e o contexto em que são utilizadas. Por fim, são apresentados os resultados dos principais estudos com a TIP.

A TIP é uma forma de psicoterapia breve, inicialmente desenvolvida para tratar a fase aguda da depressão unipolar não psicótica. Foi criada por Gerald Klerman e Myrna Weissman no final dos anos de 1970 e publicada sob a forma de um manual em 1984. Inicialmente, sua eficácia foi demonstrada na depressão maior por meio de vários ensaios clínicos randomizados (ECRs). Com a terapia cognitivo-comportamental (TCC), representa uma das duas abordagens psicoterápicas com eficácia baseada em evidências indicadas para depressão maior. Posteriormente, foi modificada para ser aplicada em outros transtornos do humor, como transtorno bipolar,[1] depressão em pacientes com vírus da imunodeficiência humana (HIV)[2] e em transtornos não relacionados ao humor, como transtornos alimentares, fobia social, transtorno de estresse pós-traumático (TEPT) e transtorno de pânico. Algumas adaptações da TIP foram desenvolvidas para aplicação em fases específicas do ciclo vital, como em adolescentes[3] e idosos.[4] É notável que, desde sua criação, conforme a experiência clínica e a evidência empírica foram se acumulando, o uso da TIP foi ampliado para tratar não só pacientes com transtornos mentais bem definidos pelos manuais diagnósticos, mas também para tratar pacientes com uma variedade de problemas interpessoais e sofrimento psicológico no sentido amplo da definição.[5]

A TIP vem sendo usada cada vez mais em várias regiões do mundo. Atualmente, possui uma associação internacional oficial que reúne pesquisadores e clínicos: The International Society for Interpersonal Psychotherapy (ISIPT) (*website* www.interpersonalpsychotherapy.org).

O objetivo deste capítulo é apresentar a base teórica da TIP, suas principais estratégias e seus resultados, tanto para depressões unipolares quanto para outros transtornos.

### BREVE HISTÓRICO

Weissman e colaboradores[6] consideram que a base teórica da TIP remonta aos fundadores da escola interpessoal, os influentes psiquiatras norte-americanos Adolf Meyer e Harry Stack Sullivan. A abordagem psicobiológica de Meyer a respeito do entendimento das doenças mentais colocava grande ênfase nos aspectos psicossociais atuais (p. ex., as experiências interpessoais). Sullivan fez sua formação psicanalítica em Nova York, mas suas ideias originais foram difundidas em conferências no Chestnut Lodge, após seu estabelecimento em Washington. Sullivan buscou elementos na antropologia, na sociologia e na psicologia social para ressaltar que a psiquiatria deveria enfatizar a interação dos fenômenos mentais com os processos sociais e de relação com o outro. Assim, Sullivan popularizou o termo "interpessoal" em contraponto à abordagem "intrapsíquica" dominante na época. Autores clássicos como Fromm-Reichmann (1960), Cohen (1954) e Arieti e Bemporad (1978) serviram de base para que a ênfase da TIP na importância dos aspectos interpessoais e sociais tivesse um interesse particular quando aplicada à psicoterapia da depressão.

A abordagem interpessoal vê a psicopatologia e as relações sociais de forma interativa: a psicopatologia influencia e é influenciada pelas relações sociais. Aplicando esse princípio para as depressões, considera que as relações interpessoais passadas e presentes estão relacionadas à depressão. No entanto, muitas vezes, não é possível estabelecer o que é causa ou efeito.

O aparecimento de tristeza ou qualquer equivalente depressivo em resposta aos diferentes conflitos interpessoais, como disputas interpessoais, perda por morte ou separação, parece uma reação quase universal quando diferentes culturas em épocas distintas são examinadas. Klerman e colaboradores[7] consideram a teoria do vínculo de Bowlby (1969) e os estudos sobre o processo de luto[8] como aspectos centrais para a compreensão dessa relação. Bowlby propõe que a tendência a estabelecer vínculos é uma característica inata da espécie humana e que o vínculo primário com a mãe é o modelo inicial que garante a sobrevivência física e psicológica da criança. Freud, ao diferenciar o luto normal do luto patológico em sua manifestação sintomática e sua compreensão dinâmica, enfatiza a importância da perda no desencadear de ambos os processos, destacando que a qualidade da relação com o objeto perdido é fundamental no desencadeamento do processo normal ou patológico.

Embora os rompimentos das relações interpessoais sejam, em geral, acompanhados por algum sintoma depressivo, eles não desencadeiam necessariamente uma síndrome depressiva completa. Os motivos que fazem algumas pessoas desenvolverem uma "tristeza normal" e outras uma "depressão clínica" ou, ainda, por que algumas pessoas em determinados momentos de suas vidas reagem de uma ou de outra forma são questões extremamente complexas e sem uma resposta definitiva no atual estágio do conhecimento.

Contudo, existem evidências de que certas experiências interpessoais precoces na infância, como a perda de um pai ou a relação distante com a mãe ou substituta, possam aumentar a vulnerabilidade da criança para desenvolver depressão quando adulta. Filhos de mães deprimidas também apresentam maior vulnerabilidade, embora, nesse caso, haja a adição de aspectos genéticos e ambientais. Também, no paciente adulto, há evidência de associação entre eventos de vida e episódios depressivos.[9] A presença de conflitos conjugais, a ocorrência de eventos de vida estressantes e uma rede social reduzida estão associadas com não recuperação do episódio depressivo e consequente cronicidade de sintomas.

Ao lado da importância que fatores interpessoais têm no desencadeamento e na manutenção de um episódio depressivo, é importante salientar que o inverso, isto é, a interferência do episódio depressivo nas relações interpessoais, também tem consequências significativas no casamento, no trabalho e na adaptação social do paciente. A resposta habitual da rede social de uma pessoa diante da tristeza normal ou do luto é simpatia, suporte e encorajamento. No entanto, conforme o episódio se cronifica, se torna grave ou desproporcional em intensidade ao fator desencadeante, a tendência da rede social é reagir com frustração, raiva, rechaço ou abandono.[7]

Weissman[6] considera que a abordagem interpessoal aplicada à depressão apresenta componentes em três níveis:

1. *Sintomas.* O humor depressivo e os sintomas neurovegetativos (p. ex., alterações de sono e de apetite) podem ser precipitados por fatores tanto biológicos como psicológicos.
2. *Relações sociais e interpessoais.* O desempenho de papéis sociais de forma satisfatória é derivado de aprendizados precoces na infância, mas também de

reforço social atual e de competência pessoal.
3. *Personalidade e caráter*. Traços persistentes, como inibição da expressão de raiva ou culpa, comunicação psicológica pobre com pessoas significativas e dificuldades com a autoestima, são características que determinam as reações à experiência interpessoal. Padrões de personalidade fazem parte, junto a outros fatores, da predisposição individual para o desenvolvimento de episódios depressivos.

Por ser um tratamento breve, a TIP busca intervir nos primeiros dois processos (sintomas e relações sociais e interpessoais), já que há pouca probabilidade de que um tratamento breve possa interferir em aspectos estáveis de personalidade. No entanto, muitos pacientes, ao ganharem novas habilidades sociais, podem, em parte, compensar dificuldades de personalidade. Além disso, um diagnóstico de personalidade deveria ser evitado na vigência de qualquer episódio agudo de outro transtorno mental, especialmente de depressão. O terapeuta de TIP, diante de um paciente, deve fazer o seguinte questionamento: "Considerando o estilo de personalidade deste paciente, sua força de ego, seus mecanismos de defesa e suas experiências de vida precoces, como posso ajudá-lo a melhorar suas relações interpessoais atuais e construir uma rede social de suporte mais efetiva?".[5]

## FUNDAMENTOS

A TIP parte do princípio de que as doenças psiquiátricas são multideterminadas e ocorrem dentro de um contexto social e interpessoal. Seus autores acreditam que o avanço do conhecimento requer uma abordagem pluralista e baseada em evidência empírica tanto clínica como de pesquisa.

A TIP é um tratamento psicológico que foi desenvolvido especificamente pensando nas particularidades de um paciente deprimido. Ela enfatiza a relação entre o humor do paciente e suas relações interpessoais, sem negligenciar a influência de fatores genéticos, bioquímicos, desenvolvimentais e de personalidade, quer como fatores causais, quer como fatores de vulnerabilidade para depressão. Cabe frisar que a TIP não se propõe a ser um modelo causal de depressão, mas uma forma pragmática de abordar o paciente deprimido. Dessa forma, não assume que exista uma relação unidirecional de causa e efeito entre depressão e aspectos interpessoais ("problemas interpessoais levam à depressão"), e sim uma relação pelo menos bidirecional em que existe uma simples associação, mais do que uma relação de causa e efeito ("problemas interpessoais podem levar à depressão, assim como a depressão pode levar a problemas emocionais") (**Fig. 16.1**). Uma das tarefas fundamentais da TIP é ajudar os pacientes a comunicar suas necessidades e emoções mais efetivamente.

Embora o terapeuta que utiliza a TIP reconheça a importância de fatores inconscientes, suas intervenções são dirigidas a fenômenos conscientes e pré-conscientes. Assim, as técnicas usadas na TIP são comuns a outras psicoterapias de orientação analítica. Entretanto, existem diferenças na forma como elas são utilizadas. Na TIP, as técnicas são usadas para tratar um episódio depressivo, e não para atingir o *insight*, como nas psicoterapias de orientação analítica.

A formulação original da TIP, de três décadas atrás, era baseada no modelo biológico de doença. À época, a psiquiatria estava lutando para ser reconhecida como uma disciplina médica, e muito da ênfase biológica era uma tentativa de estabelecer um contraste com a psi-

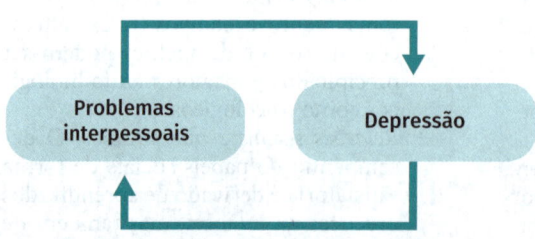

**Figura 16.1** | Esquema do modelo teórico da TIP: relação entre depressão e problemas interpessoais.

quiatria psicanalítica, dominante até então. Os ensaios clínicos iniciais comparavam a TIP e outras psicoterapias a medicamentos no tratamento de transtornos psiquiátricos específicos. Dessa formulação, vinha a recomendação de atribuir ao paciente o "papel de doente" assim que ele começasse a terapia, o que significava explicar ao paciente que ele era portador de uma doença, desobrigando-o de suas responsabilidades temporariamente. O que se observou, entretanto, era que essa atribuição autorizava o paciente a adotar uma atitude passiva diante da doença, em vez de assumir a responsabilidade por seu tratamento e pela mudança de seu meio social e de suas relações interpessoais. Atualmente, a TIP é baseada em um modelo biopsicossocial/cultural/espiritual de funcionamento psicológico. Em vez de ver os transtornos mentais unicamente como doenças médicas, a TIP considera o funcionamento do paciente como um produto de sua personalidade, seu temperamento e seu estilo de apego, sobrepostos em uma base de fatores biológicos, como genéticos e fisiológicos, no contexto de relações sociais e suporte social geral.[5]

No modelo inicial, o tempo limitado da TIP procurava ser utilizado como forte estímulo para que os pacientes expusessem seus sentimentos e, ao mesmo tempo, buscassem a mudança por meio da ação no sentido de resolver a área de problema que era foco do tratamento. O número de sessões era predefinido, e a terapia era encerrada quando esse número era atingido. Teóricos da TIP mais modernos têm apontado, no entanto, que não existe benefício de terminar a terapia depois de um número predeterminado e não negociável de sessões.[5] Essa recomendação faz mais sentido em um cenário de pesquisa, para o qual a TIP foi inicialmente desenvolvida, mas pode ser demasiadamente rígida e de pouca valia na prática clínica. Como existe evidência de benefício da TIP em pacientes que receberam de 4 a 20 sessões nos tratamentos agudos, atualmente recomenda-se individualizar a indicação do número de sessões a partir do julgamento clínico. Pacientes com quadros mais crônicos, mais graves e com suporte social mais frágil tendem a precisar de mais sessões quando comparados a pacientes com quadros mais leves. Além disso, as sessões não devem mais ser interrompidas abruptamente, mas ter sua frequência reduzida de modo gradual. Outra recomendação recente é indicar, para a maioria dos pacientes, a terapia de manutenção uma vez que a fase aguda do tratamento, na qual os conflitos interpessoais são tratados, tenha sido concluída.[5]

Apesar dessas novas considerações, a TIP continua sendo uma psicoterapia breve e limitada. Seu objetivo é ampliar a rede social do paciente; o terapeuta é um suporte importante no início, mas não deve assumir esse papel em definitivo. Dessa forma, tratamentos mais curtos vão ao encontro desse objetivo e estimulam o paciente a reforçar sua rede externa de apoio. Além disso, tratamentos mais longos e intensos estimulam a relação transferencial, que não constitui objeto de trabalho da TIP.

▶ **Fundamentalmente, o terapeuta de TIP tem cinco tarefas:**

1. Criar uma aliança terapêutica forte.
2. Identificar os padrões de comunicação mal-adaptados do paciente.
3. Ajudar o paciente a reconhecer esses padrões.
4. Ajudar o paciente a modificar esses padrões.
5. Ajudar o paciente a construir uma rede social de apoio melhor e a utilizar mais acertadamente a rede preexistente.

## FASES DO TRATAMENTO

A TIP está estruturada em três fases: *inicial, intermediária* e *final*.

*Fase inicial.* A fase inicial compreende em geral de 1 a 3 sessões, e um de seus objetivos é estabelecer o diagnóstico de depressão maior por meio de exame detalhado do paciente, com eventual aplicação de escalas de depressão, com o objetivo de quantificar a intensidade da síndrome. Além disso, nesta etapa, é colhida uma história minuciosa do indivíduo, com ênfase no chamado *inventário interpessoal*. Tal inventário consiste em uma revisão detalhada das relações interpessoais passadas e atuais, procurando-se pormenorizar seu padrão e expectativas mútuas e o impacto no funcionamento social. Essa revisão permite a estruturação do contexto social e interpessoal que desencadeou e manteve os sintomas depressivos e define o foco de tratamento. Para auxiliar na construção do inventário interpessoal, o terapeuta pode lançar mão de um recurso gráfico, o círculo interpessoal (Fig. 16.2), que consiste em círculos concêntricos desenhados em um papel. No círculo mais interno, o paciente deve escrever o nome das pessoas com quem tem relação mais íntima; no círculo do meio, deve escrever o nome das pessoas de quem é próximo, mas não tão íntimo; e, no círculo mais externo, deve escrever o nome das pessoas mais distantes.[5] A ferramenta deve ser usada junto com o paciente de forma criativa, flexível e cooperativa. Ela ajuda o terapeuta a visualizar mais acuradamente como são as relações do paciente, ao mesmo tempo que dá a ele oportunidade de refletir sobre essas relações. É possível também fazer um exercício: como o paciente gostaria que seu círculo ficasse depois de tratadas suas dificuldades em terapia.

Na fase inicial, também são avaliadas a indicação de medicamento antidepressivo e a presença de eventuais comorbidades clínicas. Após o diagnóstico, o terapeuta fornece elementos psicoeducativos ao paciente a respeito do que é depressão, quais as alternativas de tratamento e de que forma uma psicoterapia poderia ajudá-lo na melhora de seus sintomas. A seguir, o terapeuta apresenta a *formulação interpessoal*, em que a depressão é contextualizada em três grandes áreas de problema:

1. luto
2. disputa de papéis
3. transição de papéis

Na formulação inicial da TIP, há uma quarta área, o *déficit interpessoal*, que se refere à falta de habilidades sociais para iniciar e manter relações interpessoais, o que resulta em isolamento social crônico. Os autores do manual mais recente de TIP,[5] que estão ligados à sociedade internacional (ISIPT), propuseram a retirada dessa quarta área de problema, pois esse conceito trata de um estilo de apego duradouro, e não de uma crise interpessoal aguda, como são as outras áreas. O déficit interpessoal passou a ser mais bem entendido como um fator psicológico, da mesma forma que os outros estilos de apego, os quais influenciam o modo como o paciente reage a um estressor interpessoal agudo, mas não são alvo de tratamento da TIP.

O *luto*, na formulação atual da TIP,[5] refere-se à experiência que o paciente vivencia como perda, mesmo que não haja a morte propriamente dita (condição que era exigida para essa área de problema na formulação original da TIP), como pode ocorrer no caso de divórcio, por exemplo. Portanto, o luto é definido pela vivência do paciente, e não pelo terapeuta. A *disputa de papéis* consiste em qualquer espécie de conflito significativo do paciente com

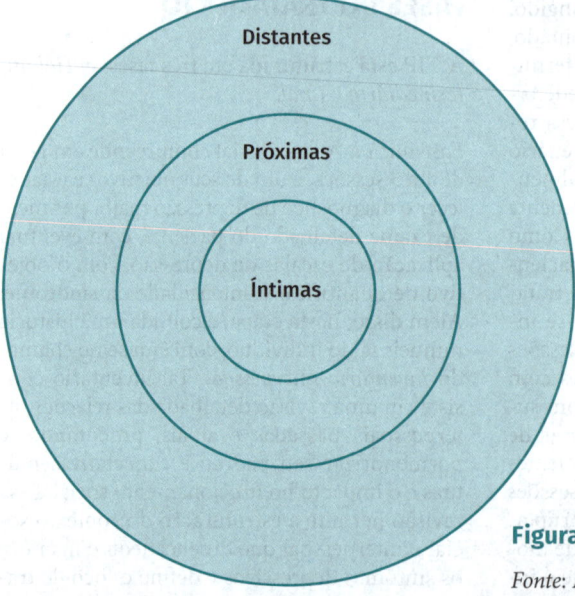

**Figura 16.2** | Círculo interpessoal.

*Fonte*: Adaptada de Stuart e Robertson.[5]

pessoas importantes em sua vida e pode decorrer de expectativas não realistas ou de problemas de comunicação. Já a *transição de papéis* inclui qualquer mudança no papel social desempenhado pelo indivíduo, que pode incluir tanto o que é habitualmente considerado algo positivo (p. ex., uma promoção) como algo negativo (p. ex., uma demissão). Nessa área básica, o indivíduo se defronta com demandas internas e externas para assumir o novo papel. Os novos papéis sociais incluem desde os inerentes ao ciclo vital (p. ex., tornar-se adulto, tornar-se um profissional, tornar-se pai) até aqueles acidentais (p. ex., tornar-se um doente crônico).

*Fase intermediária*. É composta pelas 10 a 12 sessões seguintes e procura aplicar as estratégias específicas para atingir os objetivos definidos para cada uma das áreas de problema. Embora alguns pacientes possam apresentar mais que uma área de problema, em geral é escolhida como foco do tratamento aquela que mais relevância tem para o paciente naquele momento.

As sessões têm foco nos eventos atuais relacionados à área de problema, e o terapeuta procura conectá-la com o humor atual do paciente. Para os pacientes que centram seu discurso na descrição das áreas de problema, é papel do terapeuta perguntar sobre os sintomas de humor e outros sintomas depressivos associados. Já para os pacientes que enfatizam seus sintomas depressivos, o terapeuta procura relacioná-los com a área de problema escolhida.

*Fase final*. Envolve as últimas 2 ou 3 sessões e tem como objetivo consolidar os ganhos terapêuticos e desenvolver formas de identificar e lidar com os sintomas depressivos que possam surgir no futuro.

A estruturação da TIP é resumida no **Quadro 16.1**.

**Quadro 16.1** | Esquema geral do planejamento da psicoterapia interpessoal na depressão maior

**I. SESSÕES INICIAIS**

**A. Manejo da depressão**
(1) Revisar os sintomas depressivos.
(2) Nomear a síndrome.
(3) Explicar a depressão como doença e seu tratamento.
(4) Avaliar a necessidade de medicamento.

**B. Relação da depressão com o contexto interpessoal**
Revisar as relações interpessoais ("inventário interpessoal") e como elas se ligam aos sintomas depressivos atuais.
(1) Natureza da interação com pessoas significativas.
(2) Expectativas mútuas entre o paciente e as outras pessoas significativas e se elas foram preenchidas.
(3) Aspectos satisfatórios e insatisfatórios dos relacionamentos.
(4) Mudanças que o paciente gostaria que houvesse nas relações interpessoais.

**C. Identificação das principais áreas de problema**
(1) Determinar a área de problema relacionada ao episódio depressivo atual e estabelecer as metas do tratamento.
(2) Determinar qual relação ou aspecto(s) da relação está(ão) associado(s) à depressão e o que deve mudar nele(s).

**D. Explicação dos conceitos e do contrato da TIP**
(1) Esboçar o entendimento do problema.
(2) Estabelecer acordo quanto às metas do tratamento (qual área de problema será o foco).
(3) Descrever os procedimentos da TIP: foco no "aqui e agora", necessidade do paciente de discutir preocupações relevantes, revisão dos relacionamentos atuais, discussão de aspectos práticos do tratamento – duração, frequência, horários, honorários.

**II. SESSÕES INTERMEDIÁRIAS: AS ÁREAS DE PROBLEMA**

**A. Luto**
Metas
(1) Facilitar o processo de luto.
(2) Ajudar o paciente a restabelecer interesses e relações substitutas para o que foi perdido.

Continua

**Quadro 16.1** | Esquema geral do planejamento da psicoterapia interpessoal na depressão maior

Estratégias
(1) Revisar os sintomas depressivos.
(2) Relacionar o início dos sintomas com a morte de alguém significativo.
(3) Reconstruir as relações do paciente com a pessoa que morreu.
(4) Descrever a sequência e as consequências dos eventos prévios, durante e após a morte.
(5) Explorar os sentimentos associados (negativos e positivos).
(6) Considerar formas possíveis de se envolver com os outros.

**B. Disputas interpessoais**
Metas
(1) Identificar a disputa.
(2) Escolher um plano de ação.
(3) Modificar as expectativas ou comunicações falhas, com o objetivo de encontrar uma resolução satisfatória.
Estratégias
(1) Revisar os sintomas depressivos.
(2) Relacionar o início dos sintomas com disputa aberta ou velada com uma pessoa significativa.
(3) Determinar o estágio da disputa:
(i) Renegociação (ajudar na tranquilização para facilitar a resolução).
(ii) Impasse (aumentar a desarmonia para reabrir a negociação).
(iii) Dissolução (acompanhar o luto).
(4) Entender como expectativas não recíprocas se relacionam com a disputa:
(i) Quais os temas da disputa?
(ii) Quais as diferenças em expectativas e valores?
(iii) Quais as opções?
(iv) Qual a chance de encontrar alternativas?
(v) Quais recursos estão disponíveis para modificar a relação?
(5) Existem paralelos em outras relações?
(i) Qual o ganho do paciente?
(ii) Quais as comunicações não verbais por trás do comportamento?
(6) Como a disputa é perpetuada?

**C. Transição de papéis**
Metas
(1) Elaborar e aceitar a perda do papel antigo.
(2) Ajudar o paciente a olhar o novo papel como mais positivo.
(3) Recuperar a autoestima por meio do desenvolvimento de senso de capacidade em relação às demandas do novo papel.
Estratégias
(1) Revisar os sintomas depressivos.
(2) Relacionar os sintomas depressivos com a dificuldade em lidar com alguma mudança de vida.
(3) Revisar os aspectos positivos e negativos do novo e do velho papel.
(4) Explorar os sentimentos acerca do que foi perdido.
(5) Explorar os sentimentos acerca da mudança em si.
(6) Explorar as oportunidades no novo papel.
(7) Avaliar realisticamente o que foi perdido.
(8) Encorajar a manifestação apropriada de afeto.
(9) Encorajar o desenvolvimento de um sistema de suporte social e de novas habilidades exigidas pelo novo papel.

### III. CONCLUSÃO DO TRATAMENTO AGUDO

(1) Revisar o progresso do paciente.
(2) Antecipar futuros problemas.
(3) Encaminhar para o reconhecimento pelo paciente de sua competência e independência.
(4) Reforçar positivamente os ganhos obtidos.
(5) Planejar tratamento de continuação e manutenção.

### IV. TRATAMENTO DE MANUTENÇÃO

(1) Foco na área de problema.
(2) Monitoramento do progresso.

*Fonte:* Com base em Klerman e colaboradores,[6] Weissman e colaboradores[6] e Stuart e Robertson.[5]

## TÉCNICAS ESPECÍFICAS

As técnicas utilizadas pela TIP são familiares a psicoterapeutas de diferentes orientações e, portanto, não são propriamente "específicas". O que é específico da TIP são suas estratégias, isto é, a forma como as técnicas são utilizadas para atingir os objetivos (ver Quadro 16.1). A seguir, são listadas as principais técnicas da TIP e a forma como são utilizadas (**Quadro 16.2**).

### Técnicas exploratórias

#### Exploração não diretiva
A exploração não diretiva tem como finalidade estimular o paciente a falar livremente por meio de perguntas gerais abertas. É muito utilizada no início das sessões (p. ex., "Como você passou desde nossa última sessão?") ou quando a discussão está produtiva e a intenção é justamente auxiliar o paciente a continuar falando por meio de expressões receptivas (p. ex., "aham" e "sim, entendo") ou até de silêncio receptivo.

O uso ideal da exploração não diretiva se dá no caso de pacientes com boa capacidade verbal e de compreensão de suas dificuldades e que focam espontaneamente em suas áreas cruciais de dificuldades.

**Quadro 16.2** | Principais técnicas utilizadas na TIP

1. Técnicas exploratórias
   - 1.1 Exploratória não diretiva
   - 1.2 Busca direta de material
2. Encorajamento da expressão do afeto
   - 2.1 Aceitação de afetos dolorosos
   - 2.2 Uso dos afetos nas relações interpessoais
   - 2.3 Auxílio ao paciente para "gerar" afetos suprimidos
3. Clarificação
4. Análise da comunicação
5. Uso da relação terapêutica
6. Técnicas de mudança de comportamento
   - 6.1 Técnicas diretas
   - 6.2 Análise de tomada de decisão
   - 6.3 *Role-playing*

*Fonte:* Com base em Klerman e colaboradores[6] e Weissman e colaboradores.[6]

#### Busca direta de material
Essa técnica usa a busca intencional por parte do terapeuta de novos tópicos em determinada área. Uma revisão sistemática dos sintomas depressivos para avaliar a intensidade da depressão é um exemplo de uso dessa técnica na TIP. Outro exemplo seria o de estimular o paciente a falar de uma pessoa significativa (p. ex., "Gostaria que você falasse mais a respeito de sua esposa").

### Encorajamento da expressão do afeto
É um conjunto de técnicas que visam ajudar o paciente a expressar, entender e manejar o afeto. Dependendo do tipo e da natureza do afeto, três técnicas podem ser usadas: aceitação de afetos dolorosos, uso dos afetos nas relações interpessoais e auxílio ao paciente para "gerar" afetos suprimidos.

#### Aceitação de afetos dolorosos
Muitos pacientes apresentam culpa excessiva por sentirem raiva intensa ou atração sexual por pessoas significativas. Nessas circunstâncias, o papel do terapeuta é encorajar a expressão clara de tais sentimentos não reconhecidos ou suprimidos. Uma forma de auxiliar nesse processo é usar expressões de validação, como, por exemplo, "A maioria das pessoas sentiria raiva em uma situação como esta" ou "Você deve ter sentido muito raiva". Outra técnica importante é mostrar para o paciente que sentir não é a mesma coisa que agir e nem necessariamente um é a consequência do outro.

#### Uso dos afetos nas relações interpessoais
Diferentemente de outras técnicas psicoterápicas, a TIP considera que a expressão de afetos intensos nas sessões é de grande valor terapêutico, mas, fora dela, não deve ser necessariamente um objetivo. Uma vez que a TIP se propõe a melhorar o padrão de relações interpessoais, isso pode ocorrer tanto por meio da expressão de afetos como também, em algumas circunstâncias, justamente por meio da supressão de afetos.

#### Auxílio ao paciente para "gerar" afetos suprimidos
Alguns pacientes são constritos e apresentam falta de expressão de afeto em situações nas quais normalmente eles deveriam estar presentes. Esses pacientes podem não sentir raiva

em situações nas quais seus direitos estão sendo desrespeitados, por exemplo. Outros podem não sentir raiva por não admitirem que poderiam ser tratados de forma diferente. É importante que o terapeuta possa dizer explicitamente que eles estão sendo abusados ou desrespeitados.

## Clarificação

O objetivo central da clarificação é reestruturar o material trazido pelo paciente com a finalidade de deixá-lo mais explícito ou "mais claro", tornando o paciente mais consciente do que ele está comunicando de fato. É uma técnica particularmente utilizada quando o terapeuta tem uma hipótese em mente e o paciente está falando sobre um tema próximo e é necessário ter certeza de que o paciente compreendeu o que está sendo examinado.

A clarificação pode ser realizada de várias formas, como, por exemplo, pedir que o paciente repita ou refraseie o que disse; o terapeuta refrasear o que o paciente disse; o terapeuta chamar a atenção das consequências lógicas do que o paciente disse; ou, ainda, o terapeuta ressaltar os contrastes e as contradições do discurso do paciente.

## Análise da comunicação

A análise da comunicação é uma das técnicas centrais da TIP. É usada para examinar e identificar as possíveis falhas de comunicação do paciente especialmente com suas pessoas significativas. O terapeuta investiga em detalhes com o paciente como ele se comunica com as pessoas, verbal e não verbalmente. Procura ver também como o paciente muitas vezes deixa de comunicar afetos e pensamentos ou os comunica de forma incompleta, exagerada ou fora do momento adequado. Para atingir esse objetivo, o terapeuta propõe uma reconstrução minuciosa da interação quase como se o paciente estivesse "escrevendo uma entrevista dialogada" em que aparecem suas palavras e as de seu interlocutor, bem como suas expressões faciais, seu tom de voz e seus gestos. A comunicação inadequada pode ser responsável por disputas interpessoais mesmo entre pessoas que se apoiam ou que não têm expectativas não realistas em relação ao outro, além de poder levar a conflitos insolúveis em relacionamentos nos quais predominam expectativas mútuas não realistas.

Alguns problemas comuns de comunicação incluem: comunicação indireta não verbal substituindo confronto aberto; pressuposto incorreto de comunicação já realizada; pressuposto incorreto de que o outro já entendeu; comunicação verbal indireta; e silêncio – encerramento de uma disputa mostrando-se o descontentamento sem palavras.

## Uso da relação terapêutica

Nessa técnica, o centro da discussão recai sobre os sentimentos do paciente em relação ao terapeuta ou à terapia. A partir do pressuposto de que existe um "padrão de relacionamento interpessoal", o exame desse padrão com o terapeuta permite que o paciente aprenda sobre suas outras relações interpessoais. Diferentemente de outras terapias de orientação psicodinâmica, na TIP, a relação paciente-terapeuta não é o foco primário do tratamento, e o uso de sua análise é apenas esporádico. Isso é realizado quando os sentimentos em relação ao terapeuta são intensos e parecem interferir negativamente no andamento do tratamento.

## Técnicas de mudança de comportamento

A TIP tem como objetivo modificar formas de comportamento fora do tratamento. Assim, algumas técnicas são utilizadas com esse fim: técnicas diretas, análise de tomada de decisões e *role-playing*.

### Técnicas diretas

Incluem intervenções como educação, alerta ou eventualmente ajuda direta ao paciente para resolver problemas práticos simples. Uma vez que um dos objetivos do tratamento é ajudar o paciente a agir de forma independente, essa técnica, a princípio, deve ser limitada. Muitas vezes, ela é de grande valia no início do tratamento, quando a aliança terapêutica está sendo estabelecida e o paciente deprimido está mais sintomático, necessitando de algumas intervenções práticas e objetivas. Naturalmente, com a melhora clínica do paciente, essas técnicas se tornam desnecessárias.

### Análise de tomada de decisão

Essa técnica consiste em ajudar o paciente no levantamento e na avaliação das alternativas possíveis e suas consequências na solução de um problema. Muitos pacientes deprimidos têm história de fazer opções equivocadas, em parte, por não considerarem as diferentes alternativas possíveis. Perguntas que podem orientar a tomada de decisão incluem inicialmente definir quais são os objetivos a serem atingidos (p. ex., "O que você gostaria que acontecesse?" e "Que tipo de solução o deixaria mais satisfeito?"), seguidas por perguntas genéricas para avaliar as diferentes alternativas (p. ex., "Quais alternativas você tem?" e "Por que você não considera todas as opções possíveis?").

A técnica de análise de tomada de decisão em geral é utilizada depois que o terapeuta já conhece o paciente e seu contexto interpessoal para poder ajudá-lo a ponderar as alternativas de forma realista.

### Role-playing

A técnica de *role-playing* consiste em o terapeuta assumir o papel de uma pessoa significativa, encenando um diálogo durante a sessão. Essa técnica permite o exame dos sentimentos e do estilo de comunicação do paciente, bem como ajuda o paciente a desenvolver formas de comportamento e comunicação alternativas em seus relacionamentos interpessoais.

## A TIP DE MANUTENÇÃO

A depressão é uma doença crônica que tende a ser recorrente. Consequentemente, o planejamento do tratamento de manutenção, que justamente visa evitar a recorrência, tem crescido em importância.

A TIP de manutenção (TIP-M) parte da ideia de que o paciente deprimido, além de ter vulnerabilidades biológicas e de personalidade, vive em um contexto psicossocial e interpessoal que o predispõe à recorrência. A TIP-M foi desenvolvida para manter a recuperação e reduzir a vulnerabilidade para episódios futuros, focando o contexto interpessoal da depressão. Ela difere da TIP, que é um tratamento da fase aguda e foca o contexto interpessoal associado com o episódio. A TIP-M, por sua vez, procura reforçar o contexto psicossocial do estado de remissão, buscando atuar com os pressupostos da "medicina preventiva", ajudando o paciente nos problemas interpessoais que persistem após a recuperação ou, muitas vezes, na resolução daqueles que surgiram com a recuperação. Dessa forma, o terapeuta que emprega a TIP-M deve estar atento para sinais de problemas interpessoais similares àqueles identificados como contribuintes para os outros episódios depressivos.

A TIP-M tem sido aplicada com frequência mensal, embora a frequência ideal para uma psicoterapia de manutenção ainda não esteja completamente definida. As áreas de problema estabelecidas para a TIP são as mesmas para a TIP-M.

## EFICÁCIA DA TIP NA DEPRESSÃO: RESULTADOS DOS PRINCIPAIS ESTUDOS

Existem inúmeros estudos que avaliaram a eficácia da TIP no tratamento do transtorno depressivo maior (TDM). O primeiro deles foi publicado por DiMascio e colaboradores em 1979.[10] Nesse estudo, foram comparados, ao longo de 16 semanas, a combinação de TIP e amitriptilina, ambos os tratamentos em monoterapia e um tratamento de controle em 81 pacientes em episódio agudo de depressão. O estudo mostrou que tanto a TIP como a amitriptilina isoladamente foram superiores à condição de controle e que a combinação foi superior às monoterapias. O medicamento atuou mais precocemente sobre os sintomas neurovegetativos, enquanto a psicoterapia atuou de modo mais tardio no humor, na capacidade para trabalho e na ideação suicida. Após um ano de seguimento, a maioria dos pacientes sustentou a melhora sintomática, e aqueles que receberam TIP demonstraram melhor funcionamento social.[11]

Em 1989, Elkin e colaboradores publicaram um estudo conduzido pelo National Institute of Mental Health (NIMH), o Depression Collaborative Research Program.[12] Trata-se de um ECR com 250 pacientes com diagnóstico de episódio depressivo maior, os quais foram divididos em quatro grupos de tratamento: TIP, TCC, imipramina associada a manejo clínico e placebo associado a manejo clínico. Como resultado, os autores encontraram que os tratamentos – inclusive placebo associado a manejo clínico – foram igualmente efetivos. Quando os pacientes foram estratificados por gravidade, nos mais graves, houve diferença de benefício entre os tratamentos, com a imipramina associada a manejo clínico mostrando-se mais eficaz, seguida pela TIP e pela TCC (que não demonstrou diferença estatisticamente significativa quando comparada a placebo associado a manejo clínico).

Após esses estudos iniciais, inúmeros outros comprovaram a eficácia da TIP no tratamento agudo e de manutenção da depressão. Em 2007, Luty e colaboradores[13] conduziram um ECR que comparou TIP e TCC em 177 pacientes com depressão. Ambas as terapias foram igualmente efetivas no tratamento da depressão, alcançando em média 55% de melhora nos sintomas depressivos. Ao avaliar o subgrupo de pacientes mais graves, os autores encontraram superioridade da TCC em um dos desfechos secundários (porcentagem de melhora pela Escala de Avaliação da Depressão de Hamilton [HDRS]), mas não houve diferença nos demais desfechos.

Um estudo publicado em 2010 por Murray e colaboradores[14] mostrou que, em pacientes com depressão resistente, o tratamento combinado de medicamento, TIP em grupo e terapia ocupacional foi superior ao tratamento-padrão apenas com medicamento, o que demonstra a importância do uso de estratégias mais complexas no manejo da depressão de difícil tratamento, bem como o papel da TIP na abordagem adjuvante.

Quanto aos dados brasileiros, em 2001, de Mello e colaboradores[15] conduziram um ECR que comparou duas estratégias de tratamento em 30 pacientes deprimidos: TIP associada a moclobemida e moclobemida associada a manejo clínico. Ambas as estratégias foram igualmente eficazes, com tendência de superioridade daquela que incluía TIP. Os autores ressaltaram que o número pequeno de pacientes da amostra pode ter contribuído para a ausência de diferença de eficácia entre os grupos.

Em pacientes com distimia, a TIP foi testada em ECR que comparou TIP, sertralina e a combinação dos dois tratamentos. Os pacientes tinham diagnóstico de distimia com ou sem depressão atual. A TIP sozinha teve pior desempenho, e a TIP em combinação com sertralina foi igual à monoterapia com sertralina. No entanto, em seguimento de dois anos, o tratamento combinado mostrou-se mais custo-efetivo, visto que os pacientes desse grupo tiveram menos gastos em serviços de saúde.[16]

Outro ensaio clínico comparou TIP *versus* sertralina *versus* a combinação de ambas *versus* psicoterapia breve de apoio em pacientes com distimia sem depressão atual. Os grupos que receberam sertralina foram superiores aos demais, e não houve diferença entre a combinação de TIP e sertralina *versus* sertralina em monoterapia.[17] Esses dados sugerem não haver benefício da TIP em pacientes com distimia em relação ao uso de um antidepressivo.

Em 2011, Cuijpers e colaboradores[18] publicaram uma metanálise em que avaliaram os estudos de TIP como tratamento para depressão. Os autores partiram de 10.487 estudos e chegaram a 38 que foram incluídos na revisão, totalizando 4.356 pacientes. Os critérios de inclusão foram ECR controlado com pacientes adultos ou adolescentes com depressão unipolar ou nível elevado de sintomas depressivos. Os estudos foram divididos em quatro grupos: comparação com tratamento-padrão ou nenhum tratamento, comparação com outras psicoterapias, comparação com farmacoterapia e comparação de tratamento combinado (TIP associada a farmacoterapia vs. apenas farmacoterapia). Quando comparada a nenhum tratamento ou tratamento-padrão, a TIP foi superior, demonstrando um tamanho de efeito (d de Cohen) de 0,63. A comparação entre a TIP e outras psicoterapias não mostrou diferença estatisticamente significativa. Quando comparada à farmacoterapia, a TIP mostrou resultado inferior. A análise dos estudos que compararam farmacoterapia com tratamento combinado (farmacoterapia associada à TIP) não mostrou diferença estatisticamente significativa, embora tenha havido tendência à superioridade da combinação, com tamanho de efeito (d de Cohen) de 0,16. Como tratamento de manutenção, a combinação de TIP e farmacoterapia foi superior à farmacoterapia isolada na prevenção de recaídas.

Em 2016, foi publicada uma metanálise que avaliou a TIP nos transtornos mentais de modo geral, entre eles depressão, depressão em grupos específicos (p. ex., em indivíduos com câncer), transtornos alimentares, transtornos por uso de substâncias, transtornos de ansiedade e transtorno da personalidade *borderline* (TPB). Foram incluídos 90 estudos com 11.434 participantes. A TIP apresentou tamanho de efeito de moderado a grande para tratamento de fase aguda para depressão quando comparada a condições de controle. Não houve diferença significativa quando comparada a outras psicoterapias ou à farmacoterapia. O tratamento combinado foi mais eficaz do que a TIP em monoterapia. A TIP de manutenção reduziu significativamente a chance de recaída. A TIP foi eficaz também em evitar o desenvolvimento de episódios depressivos em pacientes com depressão subsindrômica.[19]

## ADAPTAÇÕES DA TIP

A TIP foi facilmente adaptada e testada com sucesso em outros transtornos psiquiátricos além da depressão, provavelmente devido à universalidade da questão interpessoal. As três áreas de problema refletem questões inerentes ao ciclo de vida humano e são relevantes para muitos transtornos psiquiátricos. A técnica foi adaptada para se adequar melhor às diferentes populações e aos diferentes transtornos. A seguir, são descritas as principais adaptações.

### TIP para transtorno bipolar

O tratamento central do transtorno bipolar é a farmacoterapia, mas as psicoterapias têm papel importante para modificar o estilo de vida e as questões interpessoais que podem se associar à descompensação da doença. Em virtude da importância do ritmo circadiano na estabilização do transtorno bipolar, a TIP foi integrada à terapia de ritmo social, que consiste na realização de intervenções comportamentais para estabilizar a rotina diária do paciente, e recebeu a denominação de terapia interpessoal e de ritmo social (TIPRS).

O componente interpessoal da TIPRS auxilia o paciente a se adaptar e lidar com os diversos problemas psicossociais associados ao transtorno bipolar. Há ênfase especial na área de problema de luto, pois se considera que o diagnóstico de transtorno bipolar representa, por si só, a perda do "*self* saudável", o que pode ser entendido como uma quinta área de problema, considerando-se as quatro da formulação original.

O componente de ritmo social propõe intervenções comportamentais com foco no ritmo social e na regulação do ciclo sono-vigília. O terapeuta ajuda o paciente a reconhecer a relação entre as interrupções no ritmo social e o início de novos episódios e, em seguida, usa técnicas comportamentais, entre as quais psicoeducação, automonitoramento e observação da rotina, para melhorar o ritmo social e o padrão de sono e, com isso, melhorar a estabilização do humor.

Um ECR comparou TIPRS e manejo clínico no tratamento agudo e de manutenção de 175 pacientes com transtorno bipolar do tipo 1. Os pacientes que receberam TIPRS na fase aguda tiveram maior tempo de sobrevida sem um novo episódio, independentemente do tratamento de manutenção recebido. Além disso, esses pacientes apresentaram maior regularidade dos ritmos sociais ao final do tratamento, o que esteve associado com menor probabilidade de recorrência durante a fase de manutenção em um seguimento de dois anos.[20]

O Systematic Treatment Enhancement Program for Bipolar Disorder (STEP-BD), um ECR importante em pacientes com transtorno bipolar, comparou TCC, terapia focada na família e TIPRS em 293 pacientes já medicados. Em 12 meses de seguimento, as três intervenções foram igualmente eficazes, sendo as três superiores à condição de controle (intervenção de psicoeducação breve).[21]

### TIP para transtorno de estresse pós-traumático

A maioria das psicoterapias para TEPT é baseada em exposição. A TIP, por sua vez, se propõe a abordar as dificuldades interpessoais dos indivíduos traumatizados. Os autores que fizeram a adaptação sugerem que a TIP é provavelmente mais efetiva como parte que um tratamento integrado que combine abordagens comportamentais, cognitivas e de exposição. Bleiberg e Markowitz adaptaram a TIP para TEPT, desenvolvendo uma psicoterapia individual, manualizada e de 14 semanas de duração.[22] Em vez da exposição, o terapeuta seleciona uma área de problema atual (p. ex., luto, disputa de papéis e transição de papéis) e foca o tratamento em resolver os problemas interpessoais. Disputas interpessoais podem decorrer do trauma ou ser exacerbadas por ele. Os sintomas evitativos do TEPT, por exemplo, podem levar a isolamento social e comunicação interpessoal pobre. Os sintomas de hiperexcitabilidade podem ocasionar irritabilidade, padrão de interação agressivo e episódios de descontrole. Uma das tarefas mais difíceis do paciente com TEPT é se ajustar a um novo estado psicológico após o trauma: o mundo deixa de ser previsível e seguro e passa a ser imprevisível e ameaçador. Essa questão é encarada na TIP adaptada para o TEPT como transição de papéis e se relaciona também com o estilo de apego que muda de seguro (pré-

-trauma) para inseguro (pós-trauma). Da mesma forma, a área de problema de luto frequentemente é identificada nos casos de TEPT.

A TIP em grupo tem sido bastante usada para tratamento do TEPT. O grupo é uma boa ferramenta para abordar dificuldades de relacionamento interpessoal, provendo suporte e reintegração sociais. O terapeuta deve trabalhar para que o grupo seja uma matriz de cicatrização, em que os pacientes possam sentir-se acolhidos, incluídos e apoiados, reestabelecendo, assim, a sensação de segurança e conexão com os demais.

Vários estudos avaliaram a eficácia da TIP no TEPT, a maioria deles em grupo. Um ECR comparou TIP em grupo com lista de espera em 48 pacientes vítimas de trauma. A TIP mostrou-se eficaz na redução dos sintomas do TEPT, da depressão e em alguns aspectos do funcionamento interpessoal.[23] Outro ECR comparou TIP, exposição prolongada e terapia de relaxamento ao longo de 14 semanas em 110 pacientes com TEPT crônico sem uso de medicamento. O estudo demonstrou não haver inferioridade da TIP em comparação a outros tratamentos. A TIP teve melhores resultados na qualidade de vida e no funcionamento social quando comparada à terapia de relaxamento. O estudo concluiu que, diferentemente da ampla disseminação da crença clínica, o tratamento de TEPT pode não requerer exposição cognitivo-comportamental a lembranças do trauma; além disso, pacientes com depressão maior como comorbidade podem evoluir melhor com TIP do que com exposição prolongada.[24]

### TIP para transtorno da personalidade *borderline*

Apesar dos poucos estudos, a TIP foi testada para alguns transtornos da personalidade, principalmente o TPB. Em relação à formulação original, a técnica adaptada inclui uma quinta área de problema, a "autoimagem", a qual reflete a instabilidade e a perturbação da identidade, que são características de muitos pacientes com TPB. Outra modificação é a divisão do tratamento em duas fases. A fase inicial, de 18 sessões em 16 semanas, é amplamente dedicada a desenvolver e consolidar a aliança terapêutica e controlar a conduta impulsiva e autodestrutiva. Se o paciente tolerar essa fase, é iniciada a fase de continuação, composta por 16 sessões, com o objetivo de desenvolver habilidades interpessoais. Uma vez que a separação e o abandono são questões centrais para pacientes com TPB, o término é abordado com bastante antecedência e atenção. Ser otimista e encorajador, ser flexível nas remarcações de sessões e demonstrar comprometimento de trabalho com o paciente são ações que podem minimizar a chance de conflitos com o terapeuta e ajudar na formação de uma boa aliança terapêutica.[25]

Em 2010, foi publicado um ECR com 55 pacientes com TPB e depressão maior que comparou fluoxetina associada a manejo clínico *versus* fluoxetina associada à TIP. Após 32 semanas, não houve diferença entre os grupos nas taxas de remissão. A TIP foi mais efetiva em reduzir os sintomas ansiosos e melhorar o funcionamento social. A conclusão geral do estudo é a de que a TIP não é mais eficaz do que um bom manejo clínico.[26] Os autores discutem que terapias com número predeterminado de sessões podem não ser adequadas para pacientes com TPB, que caracteristicamente têm dificuldades com abandono. Além disso, o TPB é crônico, ou seja, acompanha o paciente ao longo da vida; dessa forma, é provável que ele necessite de tratamentos de mais longo prazo. A adaptação da TIP para o TPB vai de encontro à formulação original da TIP, que, por ser autolimitada, pretendia tratar estressores interpessoais agudos, sem a intenção de manejar questões intrapsíquicas.

## TIP EM GRUPO

O formato em grupo é bastante coerente com a TIP, uma vez que reduz o isolamento social e proporciona um ambiente em que os conflitos interpessoais podem aparecer e ser trabalhados, além de ser uma alternativa custo-efetiva, considerando que vários pacientes podem ser efetivamente tratados ao mesmo tempo, o que é de grande interesse em termos de saúde pública. Entretanto, o paciente pode receber menos atenção do terapeuta em comparação à terapia individual. Da mesma forma, o tratamento pode ficar confuso quando os pacientes apresentam diferentes áreas de problema.[6]

A primeira adaptação da TIP para formato em grupo data de 1989, quando foi desenvolvido um protocolo de pesquisa para comparar TCC com TIP no tratamento da bulimia não purgativa. Atualmente, a TIP em grupo está sendo bastante utilizada, principalmente no tratamento de depressão.

A TIP em grupo funciona de modo semelhante à individual. Persiste a estrutura geral das sessões em iniciais, intermediárias e finais. O foco continua sendo a conexão entre os sentimentos e as situações de vida, e os pacientes identificam os temas comuns e trabalham em conjunto para ajudar uns aos outros a resolver seus problemas interpessoais.[6]

A primeira adaptação da TIP em formato de grupo para depressão ocorreu em um importante estudo conduzido em Uganda. Essa experiência foi muito importante, pois, além da adaptação para o formato em grupo, houve necessidade da adaptação cultural da técnica. Havia alta prevalência de depressão naquela comunidade, assolada pela epidemia de HIV. A escassez de médicos e recursos dificultava o uso de antidepressivos, e tornou-se necessária a utilização de líderes locais como terapeutas. Os autores consideravam que a TIP era ideal para aquela cultura, na qual as relações de grupo e familiares eram muito significativas. A terapia foi simplificada, e as áreas de problema foram nomeadas respeitando-se a linguagem local.[27] A adaptação da TIP se mostrou altamente eficaz como monoterapia no tratamento de depressão quando comparada à intervenção de controle nessa população, em um ECR que incluiu 224 pacientes.[28]

Em 2016, a Organização Mundial da Saúde (OMS) publicou um manual de TIP em grupo para depressão, desenhado para profissionais não especialistas. A OMS sugere que a TIP em grupo pode ser aplicada por uma ampla variedade de pessoas treinadas e supervisionadas (p. ex., enfermeiros, assistentes sociais, entre outras), mesmo sem formação específica em saúde mental. Esse manual foi desenvolvido principalmente para populações de baixa e média rendas de países em desenvolvimento, devido ao fato de a depressão ser um problema de saúde pública com reduzido número de profissionais habilitados para o tratamento da doença.[29] Na TIP em grupo proposta pelo manual da OMS, geralmente há de 6 a 10 membros e as sessões semanais são de 90 minutos cada. No caso de haver mais do que 10 pessoas, as sessões podem ser mais longas, de 2 horas. Algumas vezes, pode ser necessário separar o grupo de acordo com sexo, faixa etária e etnia. O manual propõe uma sessão inicial individual, em que o facilitador (terapeuta) faz uma entrevista com cada membro do grupo para avaliar os sintomas depressivos, conhecer seus problemas de vida e como eles podem estar relacionados com a depressão e, posteriormente, informar sobre como o grupo pode ajudá-los, explicando seu funcionamento. Em seguida, são realizadas oito sessões abordando-se as áreas da TIP.

## CONSIDERAÇÕES FINAIS

Nos dias atuais, a TIP é uma alternativa importante para tratamento dos episódios agudos de depressão maior e provavelmente uma estratégia útil na manutenção da eutimia por meio de seu formato de manutenção, ou seja, a TIP-M. Seu uso vem crescendo na literatura e na prática clínica, tendo sido desenvolvidas adaptações para aplicação em outros transtornos psiquiátricos.

Como afirmaram seus idealizadores, a TIP **não** se propõe a ser "a melhor forma de tratamento para a depressão", mas a ser mais um recurso eficaz disponível para que os clínicos possam utilizar na tentativa de aliviar o sofrimento das pessoas com depressão.

A TIP com um formato de intervenções simples, uma base teórica sólida e um modelo explicativo aberto ao desenvolvimento da pesquisa multidisciplinar é um excelente modelo para ser utilizado em pacientes deprimidos. Como comentou Myrna Weissman[6] (comunicação pessoal), é a "forma com que um psicoterapeuta de orientação dinâmica de bom senso trataria um paciente deprimido". Na mesma linha, em virtude da universalidade das questões interpessoais nos transtornos psiquiátricos e no sofrimento psíquico de modo geral, a TIP vem se mostrando um modelo de psicoterapia bastante eclético e eficaz, hoje não mais restrito apenas à depressão.

## REFERÊNCIAS

1. Frank E, Hlastala S, Ritenour A, Houck P, Tu XM, Monk TH, et al. Inducing lifestyle regularity in recovering bipolar disorder patients: results from the maintenance therapies in bipolar disorder protocol. Biol Psychiatry. 1997;41(12):1165-73.
2. Markowitz JC, Klerman GL, Perry SW. Interpersonal psychotherapy of depressed HIV-positive outpatients. Hosp Community Psychiatry. 1992;43(9):885-90.

3. Mufson L, Moreau D, Weissman MM, Wickramaratne P, Martin J, Samoilov A. Modification of interpersonal psychotherapy with depressed adolescents (IPT-A): phase I and II studies. J Am Acad Child Adolesc Psychiatry. 1994;33(5):695-705.
4. Reynolds CF, Frank E, Perel JM, Imber SD, Cornes C, Miller MD, et al. Nortriptyline and interpersonal psychotherapy as maintenance therapies for recurrent major depression: a randomized controlled trial in patients older than 59 years. JAMA. 1999;281(1):39-45.
5. Stuart S, Robertson MD. Interpersonal psychotherapy: a clinician's guide. London: Hodder Arnold; 2012.
6. Weissman MM. Comprehensive guide to interpersonal psychotherapy. New York: Basic Books; 2000. Basic behavioral science.
7. Klerman G, Weissman M., Rounsaville B, Chevron ES. Interpersonal psychotherapy of depression. New York: Basic Books; 1984.
8. Freud S. Luto e melancolia, 1917. In: Freud S. A história do movimento psicanalítico. Edição standard brasileira das obras psicológicas completas de Sigmund Freud, 14. Rio de Janeiro: Imago; 1996. p. 243-63.
9. Kendler KS, Kessler RC, Neale MC, Heath AC, Eaves LJ. The prediction of major depression in women: toward an integrated etiologic model. Am J Psychiatry. 1993;150(8):1139-48.
10. DiMascio A, Weissman MM, Prusoff BA, Neu C, Zwilling M, Klerman GL. Differential symptom reduction by drugs and psychotherapy in acute depression. Arch Gen Psychiatry. 1979;36(13):1450-6.
11. Weissman MM, Klerman GL, Prusoff BA, Sholomskas D, Padian N. Depressed outpatients. Results one year after treatment with drugs and/or interpersonal psychotherapy. Arch Gen Psychiatry. 1981;38(1):51-5.
12. Elkin I, Shea MT, Watkins JT, Imber SD, Sotsky SM, Collins JF, et al. National Institute of Mental Health Treatment of Depression Collaborative Research Program. General effectiveness of treatments. Arch Gen Psychiatry. 1989;46(11):971-82.
13. Luty SE, Carter JD, McKenzie JM, Rae AM, Frampton CMA, Mulder RT, et al. Randomised controlled trial of interpersonal psychotherapy and cognitive-behavioural therapy for depression. Br J Psychiatry. 2007;190: 496-502.
14. Murray G, Michalak EE, Axler A, Yaxley D, Hayashi B, Westrin A, et al. Relief of chronic or resistant depression (rechORD): a pragmatic, randomized, open-treatment trial of an integrative program intervention for chronic depression. J Affect Disord. 2010;123(1-3):243-8.
15. de Mello MF, Myczcowisk LM, Menezes PR. A randomized controlled trial comparing moclobemide and moclobemide plus interpersonal psychotherapy in the treatment of dysthymic disorder. J Psychother Pract Res. 2001;10(2):117-23.
16. Browne G, Steiner M, Roberts J, Gafni A, Byrne C, Dunn E, et al. Sertraline and/or interpersonal psychotherapy for patients with dysthymic disorder in primary care: 6-month comparison with longitudinal 2-year follow-up of effectiveness and costs. J Affect Disord. 2002;68(2-3):317-30.
17. Markowitz JC, Kocsis JH, Bleiberg KL, Christos PJ, Sacks M. A comparative trial of psychotherapy and pharmacotherapy for "pure" dysthymic patients. J Affect Disord. 2005;89(1-3):167-75.
18. Cuijpers P, Geraedts AS, van Oppen P, Andersson G, Markowitz JC, van Straten A. Interpersonal psychotherapy for depression: a meta-analysis. Am J Psychiatry. 2011;168(6):581-92.
19. Cuijpers P, Donker T, Weissman MM, Ravitz P, Cristea IA. Interpersonal Psychotherapy for Mental Health Problems: A Comprehensive Meta-Analysis. Am J Psychiatry. 2016;173(7):680-7.
20. Frank E, Kupfer DJ, Thase ME, Mallinger AG, Swartz HA, Fagiolini AM, et al. Two-year outcomes for interpersonal and social rhythm therapy in individuals with bipolar I disorder. Arch Gen Psychiatry. 2005;62(9): 996-1004.
21. Miklowitz DJ, Otto MW, Frank E, Reilly-Harrington NA, Wisniewski SR, Kogan JN, et al. Psychosocial treatments for bipolar depression: a 1-year randomized trial from the Systematic Treatment Enhancement Program. Arch Gen Psychiatry. 2007;64(4):419-26.
22. Bleiberg KL, Markowitz JC. A pilot study of interpersonal psychotherapy for posttraumatic stress disorder. Am J Psychiatry. 2005;162(1):181-3.
23. Krupnick JL, Green BL, Stockton P, Miranda J, Krause E, Mete M. Group interpersonal psychotherapy for low-income women with posttraumatic stress disorder. Psychother Res. 2008;18(5):497-507.
24. Markowitz JC, Petkova E, Neria Y, Van Meter PE, Zhao Y, Hembree E, Let al. Is Exposure Necessary? A Randomized Clinical Trial of Interpersonal Psychotherapy for PTSD. Am J Psychiatry. 2015;172(5):430-40.
25. Bellino S, Bozzatello P, De Grandi E, Bogetto F. Interpersonal psychotherapy: a model of intervention for borderline personality disorder. Riv Psichiatr. 2014;49(4):158-63.
26. Bellino S, Rinaldi C, Bogetto F. Adaptation of interpersonal psychotherapy to borderline personality disorder: a comparison of combined therapy and single pharmacotherapy. Can J Psychiatry. 2010;55(2):74-81.
27. Verdeli H, Clougherty K, Bolton P, Speelman L, Lincoln N, Bass J, et al. Adapting group interpersonal psychotherapy for a developing country: experience in rural Uganda. World Psychiatry. 2003;2(2):114-20.
28. Bolton P, Bass J, Neugebauer R, Verdeli H, Clougherty KF, Wickramaratne P, et al. Group interpersonal psychotherapy for depression in rural Uganda: a randomized controlled trial. JAMA. 2003;289(23):3117-24.
29. World Health Organization and Columbia University. Group Interpersonal Therapy (IPT) for Depression. Geneva: WHO; 2016. WHO generic field-trial version 1.0.

# Dessensibilização e reprocessamento por movimentos oculares e hipnose

Daniela Tusi Braga
Matheus X. Provin
Lucas Primo de Carvalho Alves

Este capítulo, em um primeiro momento, aborda um breve histórico, o conceito, os pressupostos e os fundamentos teóricos subjacentes ao tratamento chamado de dessensibilização e reprocessamento por movimentos oculares (*Eye Movement Desensitization and Reprocessing* [EMDR]). Apresenta também alguns exemplos de casos clínicos e o protocolo-padrão de oito fases desenvolvido por Francine Shapiro. Além disso, resume as indicações e contraindicações, salientando a eficácia já estabelecida da EMDR, bem como as indicações sugeridas pela experiência clínica. Em um segundo momento, de maneira semelhante, debate a respeito da hipnose como forma de tratamento, centrando-se em seu histórico, sua prática clínica e suas respectivas sete fases, bem como a eficácia e as indicações clássicas relacionadas a essa abordagem terapêutica.

## DESSENSIBILIZAÇÃO E REPROCESSAMENTO POR MOVIMENTOS OCULARES

Francine Shapiro, psicóloga norte-americana, desenvolveu um método de tratamento conhecido atualmente como EMDR. Essa abordagem psicoterapêutica tem-se destacado por três razões principais: efetividade, velocidade de resposta e manutenção dos ganhos obtidos.

A EMDR é uma forma de tratamento que vai além do movimento dos olhos ou da estimulação bilateral, podendo ser compreendida pela psicologia cognitiva, neurobiologia e fisiologia, pois considera o modo como o indivíduo processa informações e como as memórias são armazenadas e recodificadas, tanto no cérebro quanto no corpo.

Shapiro[1] sugere que alguns fenômenos psicopatológicos sejam consequência de uma experiência passada perturbadora que foi processada e armazenada de modo disfuncional. A EMDR é considerada um tratamento de base fisiológica que possibilita ao indivíduo, por meio do próprio cérebro e da conscientização das sensações corporais, mudar a percepção traumática, as sensações fisiológicas, as crenças e as emoções associadas a essa recordação perturbadora. Da mesma forma que Peter Levine,[2] em seu livro *Uma voz sem palavras*, publicado em 2012, sugere que um trauma tem cura, a EMDR infere o mesmo pressuposto, uma vez que modifica as memórias traumáticas, por um mecanismo de processamento e reconsolidação da memória.

Apesar de a EMDR ter-se destacado no último ano como a terapia de primeira escolha para transtorno de estresse pós-traumático (TEPT), sendo recomendada para todos os indivíduos que manifestam a patologia,[3] seu foco de tratamento não se restringe apenas ao TEPT diagnosticado pelos critérios da quinta edição do *Manual diagnóstico e estatístico de transtornos mentais* (DSM-5). Inclusive, como vamos observar em seu histórico, Shapiro desenvolveu o método com o objetivo de tratar pensamentos perturbadores. Porém, sua eficácia para o tratamento de outros transtornos ou problemas não tem evidências consistentes na literatura científica e precisa ser mais bem explorada por meio de ensaios clínicos.

> A EMDR é indicada como terapia de primeira escolha para o TEPT. Todavia, sua indicação para outros quadros psiquiátricos ainda precisa ser investigada.

Este capítulo está dividido em duas partes. Na primeira, são abordados a terapia de EMDR, seu histórico e os fundamentos teóricos subjacentes, bem como é descrito o modo de realização da técnica na prática clínica, suas indicações e limitações terapêuticas. Na segunda parte, são abordadas as mesmas questões referentes à hipnose.

## Histórico

O mesmerismo, ou magnetismo animal, prática muito realizada nos séculos XVIII e XIX, tem relação histórica direta com a hipnose, conforme é abordado neste capítulo. Porém, a EMDR, apesar de muito mais recente (fim do século XX) quanto a sua origem, tem um curioso paralelo com a técnica criada por Anton Mesmer. Ele teria descoberto o segredo do mesmerismo durante um retiro de três meses no campo e, logo após seu retorno para a cidade, fundou sua primeira clínica de "magnetismo animal". De modo semelhante, a descoberta da EMDR começou ao acaso. No ano de 1987, Francine Shapiro, enquanto caminhava pelo parque da cidade de Los Gatos, na Califórnia, percebeu que alguns pensamentos perturbadores começavam a desaparecer espontaneamente. Em seu artigo de 1989, *Eye Movement Desensitization: A New Treatment for Post-traumatic Stress Disorder*, descreve sua descoberta:

o efeito dos movimentos oculares sacádicos (movimento rápido dos olhos entre dois pontos de fixação) foi descoberto acidentalmente pela autora ao perceber, nela mesma, que alguns pensamentos seus de conotação perturbadora haviam desaparecido inesperadamente de sua mente e, mesmo trazendo-os de volta de modo intencional à consciência, eles já não pareciam tão perturbadores. Após uma reflexão, ela percebeu que existia uma associação entre o processamento de tais pensamentos e os movimentos de seus olhos enquanto acompanhava as folhas caindo no chão e evitava pisar sobre as flores.[1]

Foi assim que, após aplicar o método em 70 pessoas (amigos, estudantes, colegas), desenvolveu um protocolo padronizado que foi testado em 22 sujeitos com TEPT que foram alocados para sessão de EMDR ou grupo de controle (apenas falar sobre a experiência traumática). O grupo de tratamento apresentou redução significativa no desconforto, avaliado pela *Subjective Units of Distres Scale* (SUDS), e aumento da valência da crença positiva, avaliada pela Escala de Validade da Cognição (Validity of Cognition Scale [VOC]), enquanto o grupo de controle exibiu aumento da ansiedade e diminuição da valência da crença positiva. Os resultados foram mantidos após 1 a 3 meses de seguimento.[4]

No que a análise histórica pontua como semelhança acerca da origem do mesmerismo e da EMDR, há uma diferença importante a ser destacada. Enquanto o mesmerismo foi desacreditado após a conclusão de que os efeitos da terapia proposta eram decorrentes do poder da sugestão, e não do chamado "magnetismo animal", a EMDR, em 1997, recebeu a aprovação da American Psychological Association para o tratamento do TEPT e continua um alvo relevante de pesquisas clínicas e estudos científicos.

Em relação à citada publicação de Shapiro,[4] dois importantes pontos históricos podem ser destacados de seu título. O primeiro refere-se ao fato de, inicialmente, a psicoterapia ter sido nominada na década de 1980 de *Eye Movement Desensitization*, ou seja, EMD, tendo recebido o R, de *Reprocessing*, somente em 1995, após uma mudança de paradigma, quando a autora percebe, por meio da experiência clínica, que os pacientes não apenas se habituavam à experiência pela exposição às imagens perturbadoras, mas também reprocessavam a experiência. De fato, no início do desenvolvimento da terapia, ela enfatizava que o procedimento servia somente para dessensibilizar a ansiedade secundária às memórias traumáticas. Já nos estudos que contam com a sigla EMDR, a proposta terapêutica expandiu-se e incluiu a ativação de afetos positivos, percepções evocadas, alterações de crença e mudanças comportamentais, ou seja, o objetivo é a modificação de informações mal-adaptativas. O segundo ponto diz respeito ao foco de aplicação da técnica, que originalmente foi centrada no tratamento de experiências perturbadoras, mas ganhou prestígio e popularidade devido aos resultados terapêuticos comprovados por meio de ensaios clínicos e metanálises obtidos com pacientes diagnosticados com TEPT, conforme será detalhado mais adiante neste capítulo.

## Fundamentos teóricos da EMDR

Os mecanismos de ação de qualquer terapia podem ser entendidos como um processo complexo, porque envolvem diversos fatores que podem estar relacionados à mudança. Os fundamentos teóricos da EMDR consideram algumas hipóteses que variam desde estados mentais de consciência no presente, tal como acontece nas técnicas de *mindfulness*, a características específicas do processamento da informação, como as redes de memória, suas ligações e a reconsolidação delas.[5]

A EMDR é entendida como uma terapia integrativa voltada para o processamento adaptativo e funcional de traumas que engloba elementos de várias psicoterapias efetivas. Shapiro apoiou-se na teoria da imagem emocional proposta, em 1979, por Peter Lang. Lang[6] sugere que o processamento da informação (p. ex., atividade cognitiva, imagens, pensamentos), as reações psicofisiológicas (p. ex., atividades viscerais e somáticas) e os comportamentos encontram-se ligados. Para Lang,[6] as emoções são armazenadas na memória como estruturas de informação que incluem um padrão de respostas fisiológicas associadas com um estado emocional. Ou seja, a recordação de um evento perturbador ativa as respostas fisiológicas associadas com essa emoção. Além disso, as respostas fisiológicas produzidas pela lembrança por meio da imaginação são parecidas com as respostas fisiológicas produzidas no momento real previamente vivenciado.

## Modelo do processamento adaptativo da informação

O modelo do processamento adaptativo da informação (PAI) é o modelo teórico atual subjacente à EMDR. O modelo do PAI infere um sistema intrínseco e neurobiológico de aprendizagem que cada indivíduo apresenta, análogo ao sistema digestório, ao sistema nervoso, etc. Pode ser entendido como nossa habilidade para processar eventos do passado e deixar a pessoa mais conectada em seu presente. Ao trabalhar adequadamente, o sistema de processamento de informações inato "digere" novas experiências de maneira funcional e adaptativa. As experiências novas, por meio das percepções sensoriais, são integradas e conectadas a informações relacionadas às redes de memória previamente armazenadas, permitindo ao indivíduo dar sentido mais "adulto" e atual às suas vivências do passado. O que é útil é aprendido, armazenado em redes de memória com emoções apropriadas e disponibilizado para orientar o indivíduo em direção ao futuro.[5]

Todavia, a patologia, de acordo com o modelo do PAI, desenvolve-se quando a experiência perturbadora é processada e armazenada de modo disfuncional, ou seja, um incidente particularmente angustiante pode ser armazenado de forma específica (*state-specifc form*), o que significa ficar congelado no tempo na própria rede neural e ser incapaz de se conectar com outras redes de memória que possuem informações mais adaptativas e, consequentemente, funcionais. Uma memória codificada de forma perturbadora mantém as percepções originais que podem continuar a ser desencadeadas por uma variedade de estímulos internos e externos, resultando em reações emocionais, cognitivas e comportamentais disfuncionais (p. ex., transtornos de ansiedade, pesadelos, desregulamento emocional, comportamentos agressivos).

Experiências infantis também podem ser codificadas como mecanismos de sobrevivência e incluem sentimentos de perigo que são inadequados para adultos. Contudo, segundo a teoria, esses eventos passados poderiam man-

## EXEMPLO CLÍNICO

J., 37 anos, empresário muito bem-sucedido. Aos 10 anos, não foi incentivado pelo pai a jogar futebol, diferentemente do que ocorreu com seu amigo M. J., no momento, ficou com muita inveja de M. ao ver pai e filho indo juntos aos treinos, enquanto tinha que ficar em casa estudando. Atualmente, J. busca tratamento por apresentar muita dificuldade nas relações com os colegas de trabalho, sintomas paranoides, inveja e raiva.

Segundo o modelo do PAI, pode-se entender que o processamento de J. falhou ao experienciar a atitude do pai de incentivar os estudos e não o futebol e, quando lembra da experiência, ativa a crença "sou nada". Essa crença não é entendida como a causa do problema atual, e sim como o sintoma de uma experiência negativa de vida não processada de maneira adaptativa. Os sentimentos de raiva e inveja, forte taquicardia e a sensação de que suas mãos estão quentes são os mesmos sentidos há 17 anos. As emoções e sensações fisiológicas não são consideradas simples reações a um evento, mas manifestações fisiologicamente armazenadas na memória perturbadora.

ter seu poder emocional, porque eles não foram adequadamente assimilados ao longo do tempo pela conexão com as memórias adaptativas.[1] Esse fenômeno pode ser observado no seguinte exemplo de caso clínico.

O modelo do PAI é consistente com o modelo de processamento emocional que está subjacente aos tratamentos fundamentados na terapia de exposição desenvolvidos por Foa e Kozak.[7] Os autores sugerem que, para acontecer a redução do medo, duas condições devem ser cumpridas. Primeiro, a memória do medo precisa ser ativada. Segundo, as informações com elementos incompatíveis com o medo são associadas. Por meio das técnicas de exposição, novos elementos são associados para que uma nova memória possa ser formada. O modelo do PAI é consistente, uma vez que os procedimentos e protocolos facilitam o acesso a redes e a incorporação de novas informações.[8] Já a informação a ser reprocessada em terapias baseadas na exposição depende da estimulação terapêutica e do efeito da habituação.[7] No entanto, as mudanças que ocorrem na EMDR sugerem que os pacientes incorporam espontaneamente informações. A associação das informações entre as memórias é espontânea, parecida com a técnica da livre associação proposta por Freud, só que focada no evento perturbador. O terapeuta apenas cuida para manter o paciente no caminho do que está sendo processado, mas quem resolve tudo é o paciente por meio de suas associações. Por exemplo, no caso de J., a memória infantil foi ativada ao se conectar com sua experiência somática presente (taquicardia e mãos quentes), enquanto processava uma experiência perturbadora de suas relações profissionais atuais. Ao focar a sensação do corpo e a crença "sou nada", logo a memória fisiológica ativou sua memória infantil de modo espontâneo, e a situação presente (inveja, paranoia com colegas de trabalho) pôde se comunicar com suas memórias infantis processadas anteriormente de modo disfuncional. J. pôde perceber o outro lado, que não tinha sido processado aos 10 anos de idade, e passou a valorizar muito mais o incentivo de seu pai aos estudos, o que resultou em uma carreira de sucesso no presente. Também foi capaz de perceber seu valor e sua capacidade. Rogers e Silver[8] concluíram que a EMDR parece consistente com o processo de assimilação, acomodação e processamento da informação, em vez de com a habituação. Essas observações, embora especulativas, são consistentes com a memória-alvo armazenada de forma adaptativa devido à reconsolidação da memória, em vez de mudanças que ocorrem pela formação de uma nova memória.

Essa visão dos sintomas presentes como resultado da ativação de memórias que não foram processadas e armazenadas de forma adequada é a essência da EMDR. A reestruturação de crenças disfuncionais e a mudança de comportamentos não são compreendidas como alvos diretos de mudança da mesma forma como são consideradas na terapia cognitivo-comportamental (TCC) e na terapia comportamental. A mudança das crenças, assim como as alterações comportamentais, são consequências do reprocessamento e da reconsolidação posterior da memória.

### Reconsolidação da memória

Como vimos, a patologia é vista como uma falha no processamento de memórias relativas a eventos adversos de vida. A EMDR permite o acesso à informação armazenada disfuncionalmente por meio de protocolos padronizados que promovem a ativação da memória, das crenças, das emoções e das sensações fisiológicas. Infere-se que o estímulo bilateral ative o sistema de processamento inato por meio das ligações dinâmicas com redes de memória adaptativas, permitindo, assim, modificar as características da memória primária conforme transmuta para uma resolução adaptativa no presente.[5] Após um tratamento bem-sucedido, a memória traumática não está mais dissociada. Ela se conecta e se integra dentro de uma rede de memória maior. Assim, as conexões possibilitam o aprendizado, e a nova memória é armazenada de forma funcional e adaptativa. Esse fenômeno pode ser observado no seguinte exemplo de caso clínico.

A hipótese do modelo do PAI é consistente com as teorias neurobiológicas de reconsolidação da memória, as quais propõem que uma memória acessada pode tornar-se lábil e restaurada de forma alterada. Parece que a reconsolidação e a extinção têm mecanismos neurobiológicos distintos. Infere-se que a reconsolidação altera a memória original, já os processos de extinção parecem criar uma nova memória que compete com a antiga, mas a antiga permanece intacta.[9] Solomon e Shapiro[5] indicam que os resultados do tratamento com EMDR se generalizam para eventos futuros, o que corrobora a ideia de um mecanismo de reconsolidação, em vez de extinção. Especula-se que a EMDR possa ajudar a promover a resiliência e a prevenção de recaída quando os pacientes enfrentam situações traumáticas semelhantes.

Por fim, o objetivo principal da EMDR seria reativar o modelo do PAI e processar a informação não processada mediante a conexão com redes adaptativas de memórias previamente armazenadas, conforme ilustrado na **Figura 17.1**

### EXEMPLO CLÍNICO

C., 53 anos, está deprimida há dois anos pela perda do filho por suicídio. Após perder o filho, foi medicada com antidepressivos e realizava TCC, porém oscilava entre momentos de resposta terapêutica e recaídas. A imagem perturbadora trabalhada foi do filho caído, as pernas abertas, o pescoço para o lado, ninguém em volta, só o corpo dele. Vestia bermuda preta e camiseta vermelho-escura. A crença negativa associada à imagem foi "sou impotente". C. gostaria de acreditar na crença "fiz o que pude". No momento de ativação da memória, a pontuação na VOC foi de 2, sendo que varia de 1, como completamente falsa, a 7, que equivale a totalmente verdadeira. C. deu a nota 2 para o quanto acreditava na crença positiva naquele momento. As emoções associadas à imagem eram angústia, saudades, tristeza e culpa. A intensidade da perturbação subjetiva atribuída por C. pela escala SUDS foi de 10. A escala varia de 0, que representa nenhuma perturbação, a 10, que representa a máxima. As sensações corporais percebidas foram de dor no peito e de sufocamento na garganta. Depois de duas sessões de EMDR, ela finaliza com pontuação de 0 na SUDS 0 e de 7 na VOC. Refere sentir-se leve e percebe a imagem muito distante e difícil de acessar em sua forma original. Fala que, ao longo do processo, a imagem traumática misturou-se com uma fotografia do filho da qual ela gostava muito e lembrava-se dele sorrindo. O relato de C. ao final do processo foi: "Sinto alívio em meu peito agora, estou leve. Tudo que aprendi racionalmente ao longo dos processos terapêuticos se conectou agora com o que sinto".

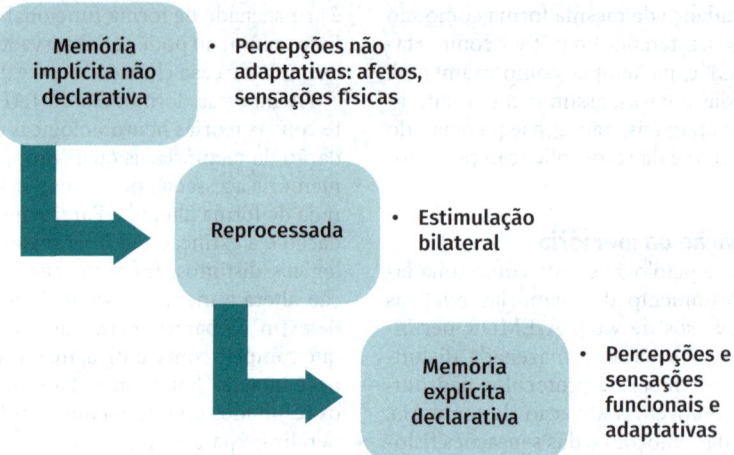

**Figura 17.1** | Conexão de informação não processada com redes adaptativas de memórias previamente armazenadas.

## EMDR na prática clínica

### Sessão de EMDR e aspectos envolvidos

A sessão de EMDR, na prática clínica, dura em torno de 60 minutos, mas pode estender-se até 120 minutos ou mais dependo da forma de processamento do paciente e da disponibilidade do terapeuta. As sessões de EMDR utilizam protocolos padronizados para atendimento. O objetivo do tratamento é que o paciente reprocesse a memória perturbadora (alvo). O número de sessões vai depender dos recursos do indivíduo para o processamento e para a reconsolidação da memória. Geralmente, o tratamento para TEPT ou para cada memória perturbadora pode durar de 4 a 6 sessões.

Neste capítulo, abordamos o **protocolo-padrão de oito fases** que foi desenvolvido por Shapiro e pode ser consultado em Shapiro.[1]

Os protocolos de EMDR contemplam as seguintes etapas: a coleta da história do paciente e suas metas; a preparação; a avaliação; a dessensibilização e o reprocessamento; a instalação da crença positiva; a checagem corporal; o fechamento; e a reavaliação.

### Fase 1 – história clínica

O clínico coleta a história clínica e identifica as metas do tratamento. Nessa fase, são abordados oito tópicos:

1. queixa principal
2. relato de um incidente que represente o problema
3. a imagem (fotografia) que representa a pior parte desse incidente
4. a crença central negativa (visão de si) associada à imagem
5. a crença central positiva que o paciente gostaria de associar sobre si mesmo ante a experiência perturbadora que é o alvo do tratamento
6. recordações de vivências prévias (passado) que ativam emoções e sensações físicas semelhantes ao evento perturbador atual
7. disparadores atuais – situações recentes que ativam pensamentos e reações semelhantes
8. projeção para o futuro – como o paciente gostaria de se ver no futuro em relação ao problema

O modelo do PAI concorda com a noção de que o processamento envolve a incorporação para "corrigir a informação".[7] Uma vez que o modelo entende o processamento como uma integração do que foi disfuncionalmente armazenado na memória dentro de redes já existentes contendo informações adaptativas, enfatiza-se a necessidade de redes de memória positivas na sequência do processamento. Pensando nisso, ao coletar a história clínica, é de suma importância avaliar as redes positivas existentes e recolher informações sobre o que deu certo na vida do paciente para acionar as redes de memória positivas.

Nessa fase, procura-se identificar a primeira experiência perturbadora ou o primeiro trauma, apesar de essa recordação, muitas vezes, não ser a mais perturbadora, pois infere-se que o primeiro é o processamento-gatilho, e, sempre que o paciente passar por situações semelhantes, o gatilho será acionado e os novos estímulos podem tornar-se perturbadores autônomos, acionados por condicionamento de segunda ordem, ou seja, generalizações.[1]

### Fase 2 – preparação (construção de um lugar tranquilo)

O clínico faz psicoeducação sobre a EMDR e apresenta as formas de estimulação bilateral. Os receios e as expectativas do paciente são debatidos. Também são instalados recursos positivos, como a construção de um lugar mental tranquilo e seguro, que o paciente poderá utilizar sempre que tiver necessidade de sentir-se calmo e protegido.

### Fase 3 – avaliação

Nessa fase, é solicitado ao paciente que identifique a imagem (fotografia) que representa a pior parte da experiência a ser trabalhada. O clínico também solicita que o paciente identifique a crença central negativa sobre ele mesmo quando pensa na lembrança, bem como a crença central positiva (o que gostaria de pensar sobre si mesmo que fosse positivo pensando na imagem perturbadora). Nesse momento, é estimada a validade da crença positiva (VOC), ou seja, o quanto o paciente acredita na crença positiva desejada enquanto pensa na imagem negativa. A escala varia de 1, que seria totalmente falsa, a 7, totalmente verdadeira. Também são identificadas as emoções associadas à experiência e à crença negativa. Em seguida, é avaliado o grau de perturbação que o paciente sente no momento associado à imagem por meio da SUDS. Por fim, são identificadas as sensações corporais associadas à perturbação.

De acordo com van der Kolk e Fisler,[10] a memória da vivência que foi processada de forma não adaptativa é armazenada em fragmentos. Portanto, o alinhamento dos componentes de memória parece ser um elemento que facilita o processamento. Os protocolos de EMDR envolvem a ativação da imagem, da crença negativa atual, da crença positiva desejada, da percepção da emoção atual e das sensações físicas presentes. Esse procedimento potencialmente aciona diferentes partes do cérebro, habilitando a ativação de vários aspectos das informações armazenadas de modo disfuncional, que foram codificadas em diferentes redes de memória, cada uma com associações e vínculos distintos.[11]

A fase de avaliação conecta os aspectos primários da memória negativa (p. ex., comportamento, afeto, sensação e cognição), que é consistente com o modelo de dissociação de Braun, o **B**ehavior, **A**ffect, **S**ensation and **K**nowledge (BASK).[12] Braun sugere que a dissociação pode acontecer como forma de "sobrevivência" diante de uma situação traumática. Todavia, a reconexão processual do material perturbador, ou seja, a associação, pode ajudar o paciente a entender o sentido da vivência do passado no presente, refazer a própria narrativa sobre os fatos e facilitar seu armazenamento na memória declarativa.

A reestruturação cognitiva é um elemento ativado na fase de avaliação e contribui como outro possível mecanismo de ação. Diferentemente do processo terapêutico da TCC (identificar as crenças centrais disfuncionais e reestruturá-las para uma crença pessoal funcional e adaptativa), na EMDR, não há intenção de alterar ou reformular a crença atual do paciente. Assume-se que a crença será espontaneamente modificada durante o curso da dessensibilização e do processamento. As associações contraditórias entre a cognição negativa e informações mais adaptativas facilitam o processamento posterior, ativando redes adaptativas relevantes. A mudança do conteúdo cognitivo é espontânea durante o processo de tratamento por meio de EMDR e entendida como uma forma de avaliar os resultados obtidos.

Direcionar o paciente para suas sensações físicas depois de identificar a pior imagem, a crença negativa e as emoções associadas à experiência perturbadora pode ser uma estratégia processual particularmente relevante para resultados positivos. O objetivo é ajudar os pacientes a identificarem as sensações físicas como separadas de suas interpretações negativas que estão associadas e superidentificadas com suas emoções/sensações. Por exemplo, o paciente pode mudar a identificação com a emoção (p. ex., "Tenho raiva") para reconhecer que a experiência das sensações no estômago e nas mãos está associada à raiva. Isso pode aumentar a autoeficácia e o senso de domínio dele.[5]

### Fase 4 – dessensibilização e reprocessamento

Solicita-se ao paciente pensar na imagem e na crença negativa e observar onde sente as emoções no corpo, ao mesmo tempo que acompanha os estímulos bilaterais, que podem ser visuais, auditivos ou táteis. Na **Figura 17.2**, pode ser observada a barra de luz, que é um equipamento que auxilia na estimulação bilateral visual. A **Figura 17.3** ilustra o aparelho bilateral tátil. Os fones de ambos os aparelhos podem ser usados para estimulação auditiva. Conforme o tratamento avança, o grau das sensações desagradáveis é monitorado pela SUDS, pela VOC e por sensação corporal, até que seja possível identificar o desaparecimento dos sintomas. Nessa fase, o paciente é instruído a "deixar acontecer o que estiver acontecendo, sem julgar". A fase da dessensibilização só termina quando o paciente exibe pontuação zero na SUDS, isto é, nenhuma perturbação associada à imagem traumática que está sendo trabalhada.

As instruções fornecidas aos pacientes para "deixar acontecer o que tiver que acontecer" e "apenas notar o que está acontecendo sem julgar se está certo ou não" nessa fase da dessensibilização são consistentes com os princípios que vieram a ser conhecidos como atenção plena ou *mindfulness*, já abordados no Capítulo 13 deste livro.

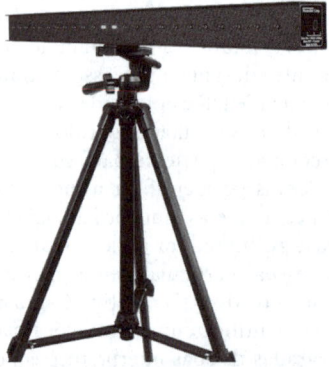

**Figura 17.2** | Barra de luz.
*Fonte*: Connor.[13]

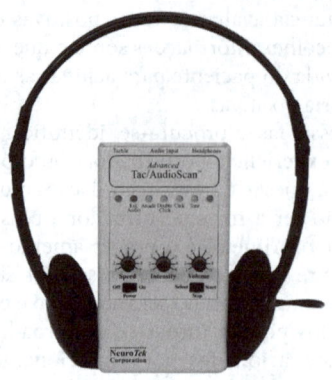

**Figura 17.3** | Aparelho tátil e auditivo.
*Fonte*: Turner.[14]

O modelo do PAI entende o movimento dos olhos e outras formas de estimulação bilateral como elementos do protocolo que servem para facilitar o processamento adaptativo da informação. De acordo com o modelo do PAI, a informação disfuncional deve ser acessada da maneira como se encontra armazenada atualmente. A estimulação bilateral é aplicada para ajudar a incitar o sistema de processamento intrínseco do cérebro, permitindo o acesso e a conexão de informações de outras redes neurais. Essas novas associações que ocorrem em cadeias de memória são os elementos responsáveis pela reconsolidação mais adaptativa das memórias.

### Fase 5 – instalação da crença positiva

O terapeuta verifica se as palavras positivas vistas na fase 3 de avaliação ainda são válidas. O objetivo é que o paciente acredite na crença central positiva enquanto pensa na situação perturbadora. A fase da instalação termina quando o paciente atribui grau 7 para crença positiva, medida pela escala VOC. Nessa fase, também pode ser utilizada a estimulação bilateral para auxiliar a instalação da crença positiva.

### Fase 6 – checagem corporal

O terapeuta solicita ao paciente que feche os olhos, concentre-se na experiência difícil que está sendo trabalhada e na crença positiva, ao mesmo tempo que examina todo o corpo e procura identificar se sente alguma perturbação.

Se, após as fases 4 e 5, ainda existir alguma perturbação fisiológica, ela é processada por meio das estimulações bilaterais até o paciente sentir que seu corpo está bem. Assim, acontece o reprocessamento também da memória fisiológica.

### Fase 7 – fechamento
Nessa fase, é importante assegurar-se da estabilidade do paciente. Ao completar a sessão, é importante que o paciente esteja conectado com o presente e "com os dois pés no chão", principalmente nos casos dissociativos. Além disso, em sessões incompletas, pode-se solicitar ao paciente a prática de exercício mental para promover uma mudança de estado que reduza o reprocessamento, como pedir também que ele lembre o lugar tranquilo construído na fase 2, caso seja necessário. Uma sessão completa de EMDR acontece quando, na fase 4, a SUDS atinge grau zero; na fase 5, a VOC atinge grau 7; e, na fase 6, o paciente não identifica nenhuma sensação corporal negativa.

### Fase 8 – reavaliação
O objetivo é verificar as vivências dos pacientes entre as sessões, investigar os sonhos, mudanças de comportamentos, novos pensamentos, novos aspectos da memória-alvo, bem como a eventual pontuação residual da SUDS. Nesse momento, também é de suma importância perguntar ao paciente como gostaria de se imaginar ou reagir no futuro em relação ao problema trabalhado (projeção para o futuro). Caso o paciente perceba alguma perturbação na projeção de futuro, também são realizadas estimulações bilaterais.

### Indicações e contraindicações
Atualmente, existem muitos protocolos de EMDR que vêm sendo utilizados no tratamento de diferentes quadros, como dependência química, fobias, protocolo gestacional, terapia de casal, depressão, transtornos de ansiedade e transtorno obsessivo-compulsivo (TOC). Porém, poucos protocolos pensados para transtornos diferentes do TEPT, apesar de os terapeutas de EMDR perceberem seu valor e sua eficácia, foram testados por meio de ensaios clínicos randomizados (ECRs).

Recentemente, Arnone e colaboradores[15] desenvolveram um ensaio clínico em que compararam EMDR com sertralina. Os autores observaram que as duas intervenções foram efetivas na redução dos sintomas, porém um número bem maior de pacientes que receberam terapia com EMDR no final do estudo não preencheu mais os critérios para TEPT, o que mostra que a EMDR foi superior à farmacoterapia com sertralina nesse estudo. Da mesma forma, van der Kolk e colaboradores[16] conduziram um ECR em que compararam EMDR com fluoxetina e verificaram que a psicoterapia foi mais efetiva do que a farmacoterapia, tanto na redução e na manutenção de ausência dos sintomas do TEPT como na remissão da depressão ao longo de seis meses de acompanhamento. Tendo em vista os resultados positivos encontrados em diferentes ensaios clínicos e metanálises ao longo dos últimos anos, a EMDR foi recentemente reconhecida pelas principais *guidelines* (a Canadian Agency for Drugs and Technologies in Health [CADTH] e o National Institute for Health and Care Excellence [NICE]) como terapia de primeira escolha para TEPT, sendo essa intervenção recomendada para todos os indivíduos que apresentam o transtorno.[3]

Até o momento, na literatura, não foram encontradas contraindicações para o uso de EMDR. Porém, a prática clínica sugere limitações de seu uso em pacientes resistentes ao tratamento, e especula-se que o emprego de benzodiazepínicos interfira na velocidade do processamento.

### A EMDR em outros transtornos
O último relatório da CADTH[3] encontrou apenas quatro ECRs que investigaram a eficácia da EMDR em outros transtornos que não o TEPT. Nazari e colaboradores[17] randomizaram 90 pacientes com TOC em dois grupos (EMDR ou uso de citalopram). No final do tratamento, os autores observaram que em ambas as condições os pacientes expostos apresentaram melhora dos sintomas obsessivo-compulsivos, porém a EMDR foi mais efetiva. Behnammoghadam e colaboradores[18] apontaram que a EMDR foi efetiva no tratamento da depressão em pacientes pós-infarto agudo do miocárdio. Outro ECR foi realizado com o objetivo de tratar problemas de autoestima em pacientes com transtornos de ansiedade utilizando-se a EMDR. O objetivo era desativar representações negativas *versus* o treinamento de memórias competitivas (TMC), que visam ativar representações positivas para aumentar a autoestima. Os auto-

res concluíram que as sessões para ativar representações positivas foram mais efetivas para a melhora da autoestima de pacientes ansiosos do que as sessões de EMDR. Além disso, a EMDR utilizada após o TMC teve efeito negativo.[19]

Um estudo não controlado que utilizou a EMDR para o tratamento de dependência química também foi realizado. Esse estudo utilizou os movimentos oculares para dessensibilizar a imagem mental associada ao uso de substâncias e à fissura, e concluiu-se que a EMDR pode ser uma técnica útil para o tratamento da dependência.[20] Por fim, a EMDR foi utilizada no tratamento de pacientes com transtorno bipolar com história de trauma. Os pacientes tratados apresentaram melhora estatisticamente significativa em sintomas depressivos e hipomaníacos, o que sugere que a EMDR pode ser uma intervenção eficaz e segura para tratar sintomas de humor em pacientes com transtorno bipolar traumatizados.[21]

Entretanto, apesar desses relatos positivos da avaliação da EMDR para outras condições que não TEPT, é preciso ressaltar que o número de estudos ainda é insignificante em comparação àqueles que avaliam outras técnicas psicoterápicas.

## Questões em aberto e área de pesquisa

Questões de pesquisa a serem exploradas na EMDR não faltam e envolvem desde as pesquisas clínicas até as pesquisas de ciência mais básica sobre o processo de informações e reconsolidação de memórias, sendo que uma das questões mais interessantes na EMDR é que ela foi estruturada e pensada de tal forma que a investigação científica é possível.

Apesar de alguns protocolos de EMDR terem comprovação de eficácia, principalmente para o tratamento do TEPT, pesquisas que exploram a efetividade em outros transtornos são limitadas e necessárias. Além disso, ainda está em aberto quais aspectos do protocolo estão relacionados com a efetividade clínica e são essenciais de fato. Uma metanálise publicada em 2013, que abrangeu 26 estudos, concluiu que os movimentos oculares tiveram um efeito adicional no tratamento.[22] Estudos sugerem que os movimentos oculares produzem um efeito de dessensibilização durante o acesso de memórias perturbadoras, ou seja, diminuem a excitação fisiológica medida pela condutância da pele;[23,24] reduzem a frequência cardíaca;[24] e produzem mudança nas relações inter-hemisféricas relacionadas às áreas frontais.[25] No entanto, recentemente foi conduzido um estudo interessante que comparou três grupos de pacientes com TEPT, um deles tratado por meio de EMDR com a estimulação dos olhos, o outro com os olhos fixos em um ponto, e o outro só com exposição sem controle dos olhos. Foi observado que pacientes submetidos à estimulação bilateral dos olhos não obtiveram resposta melhor do que aqueles que ficaram com o olhar fixo em um ponto. Todavia, o grupo que recebeu só exposição sem controle do foco visual obteve piores resultados.[26] Apesar do apoio empírico associado à estimulação bilateral, o mecanismo subjacente e a função específica dos movimentos oculares da EMDR ainda são controversos e devem ser explorados.

# HIPNOSE

## Introdução e breve histórico

Apesar de o termo "hipnose", cuja origem provém da palavra grega *hypnos* (dormir, pegar no sono), ter sido cunhado somente no século XIX pelo médico escocês James Braid (1795-1860), encontramos indícios de sua prática na mais remota Antiguidade, com uma história quase tão antiga como a da própria humanidade. O Papiro de Ebers, um dos tratados médicos mais importantes e antigos (datado de aproximadamente 1550 a.C.) do mundo, descreve como os egípcios utilizavam métodos hipnóticos não muito diferentes dos empregados na modernidade. A Bíblia e o Talmud trazem referências a técnicas semelhantes. Na Idade Média, reis e rainhas curavam enfermidades por meio do "toque real". Líderes religiosos, monarcas e charlatões, muitos se fascinaram pelo poder da sugestionabilidade. Porém, foi somente no século XVII que a prática adquiriu um *status* mais próximo ao de ciência.

O responsável por essa mudança foi um médico austríaco chamado Franz Anton Mesmer (1734-1815), criador da teoria que dizia que a saúde do corpo dependia da organização e da distribuição de "fluidos universais" e que a doença ocorreria caso esse fluxo fosse bloqueado. Ele acreditava que essa interrupção poderia ser corrigida com a aplicação de campos magnéticos, fenômeno que ele chamou de magnetismo animal e que, posteriormente, ficou conhecido também como mesmerismo. Além disso, o médico austríaco considerou como uma importante parte do processo de cura a indução de crises, correspondendo, provavelmente, a um estado semelhante ao de transe. Entretanto, a característica espetacular e sensacionalista relacionada a seu trabalho e a relutância em submetê-lo a qualquer tipo de escrutínio levaram Mesmer ao descrédito perante a opinião médica. Contudo, suas ideias e seu conceito de magnetismo animal perduraram e se espalharam pela Europa e, inclusive, pelos Estados Unidos, sendo que, em meados dos anos de 1800, o mesmerismo foi apresentado por um viajante francês ao cirurgião James Braid, citado anteriormente. Braid, posteriormente conhecido como o "pai do hipnotismo moderno", utilizou-se dos conceitos do mesmerismo para o controle da dor em procedimentos cirúrgicos e escreveu um livro sobre o tema, intitulado *Neurypnology*.

Entretanto, é o médico francês Ambroise-Auguste Liébault, com sua obra *Le sommeil provoqué* (O sono induzido, em tradução direta), que pode realmente ser conhecido como o fundador da terapêutica sugestiva. Ele e Hippolyte-Marie Bernheim (1840-1919) desenvolveram as ideias de James Braid e, sem a teatralidade empregada por Charcot, trataram mais de 12 mil pacientes. Enquanto Charcot baseou suas teorias no trabalho repetido com 12 pacientes do hospital psiquiátrico Salpêtrière, sendo totalmente desacreditado, e defendeu com vigor que a hipnose era uma forma artificial de histeria e poderia ser perigosa, Liébault e Bernheim introduziram as ideias de sugestão e sugestionabilidade e consideraram a hipnose como uma função do comportamento ordinário e uma prática de remoção de sintomas efetiva e segura. Joseph Breuer (1842-1925) e Sigmund Freud (1836-1939) também se interessaram pela hipnose, mas a posterior denúncia de Freud em relação ao uso da hipnose, por sua influência à época, trouxe impacto negativo considerável à credibilidade do método. Curiosamente, especula-se que uma das razões que levaram Freud a desacreditar a hipnose tenha sido a própria inabilidade como hipnoterapeuta.

A controvérsia acerca da hipnose estendeu-se até a Primeira e a Segunda Guerra Mundial, quando foi utilizada para o tratamento de vítimas de TEPT. Em 1955, a British Medical Association publicou a aprovação da hipnose como modalidade de tratamento; em 1958, a American Model Association apresentou recomendações específicas a respeito da hipnose, atestando que deveria ser incluída no currículo de escolas médicas e em programas de pós-graduação. Clark Hull (1884-1952), Milton Erickson (1901-1980), Ernest Hilgard (1904-2001) e André Muller Weitzenhoffer (1921-2004) são creditados como pesquisadores que submeteram a hipnose a abordagens modernas e sistemáticas, sendo que os dois últimos são os grandes nomes por trás do desenvolvimento da Escala de Suscetibilidade de Hipnótica de Stanford, até hoje considerada padrão-ouro no que diz respeito a tal assunto.

A história da hipnose se mostra turbulenta e tortuosa, e, apesar de um teor teatral ainda pairar sobre sua prática, muitas instituições e profissionais admitem seu valor terapêutico e psicológico, reconhecendo-a como uma ferramenta psicoterápica adjuvante.

## Hipnose na prática clínica

A American Psychological Association define a hipnose como um procedimento em que mudanças nos pensamentos, sensações, percepções, sentimentos ou comportamentos são sugeridas; ou seja, a hipnose pode ser entendida como uma forma elaborada de sugestionamento que ocorre dentro de um contexto sociocultural específico. Nesse sentido, cabe pontuar que "sugestões" são ideias apresentadas a um sujeito para aceitação irrestrita, são comunicações verbais que procuram respostas involuntárias (p. ex., "Seu braço irá levantar"). Elas diferem de comandos ou instruções, que, em geral, demandam autogerenciamento (p. ex., "Levante seu braço").

A sugestionabilidade hipnótica, ou hipnotizabilidade, é a habilidade de um indivíduo em experimentar sugestões, e sua quantidade pode ser mensurada pelo número de sugestões aceitas irrestritamente. Ela pode ser compreendida como um traço de personalidade e, de maneira semelhante a outros traços, é geralmente distribuída na população da seguinte forma: aproximadamente 20% muito hipnotizáveis, 60% moderadamente hipnotizáveis, e 20% pouco hipnotizáveis. Em geral, a hipnotizabilidade não pode ser inferida ou predita com base em outros traços de personalidade, necessitando-se do uso de escalas apropriadas. Esta não é a única variável que influencia a resposta hipnótica. Além dela, há a habilidade técnica do profissional, a presença e a profundidade do estado hipnótico, o tipo de fenômeno hipnótico pretendido, o modo como as sugestões são apresentadas e o contexto em que as sugestões são feitas. Ainda, as expectativas do paciente e suas motivações, bem como a relação entre ele e o hipnólogo ou hipnoterapeuta, também são importantes.

Apesar de a duração média de uma sessão de hipnoterapia ser de 20 a 50 minutos, podemos dividi-la em diferentes fases, inclusive com algumas delas transcendendo o ambiente restrito do consultório do terapeuta: entrevista inicial; indução; consolidação/manutenção; fase em que as sugestões terapêuticas são realizadas; reorientação e sugestões pós-hipnóticas; discussão; e integração com a rotina diária. Especificamente, as fases de consolidação/manutenção e a que corresponde às sugestões terapêuticas dependem de modo direto da finalidade para a qual a hipnose está sendo empregada, apresentando grande variabilidade (p. ex., de acordo com o problema específico que se deseja tratar); portanto, descrevê-las foge ao escopo deste capítulo. Já as demais fases serão mais detalhadas ao longo deste texto.

### Entrevista inicial

Nessa fase, aspectos como a verificação e a reavaliação da indicação, explicação acerca do tratamento proposto, avaliação das expectativas e motivações do paciente, abordagem de ansiedades inapropriadas e preconceitos, caso existam, e a definição de objetivos em parceria com o paciente são as tarefas essenciais. Porém, é preciso ter em mente que a hipnose envolve uma série de procedimentos que são empregados por meio da interação entre o terapeuta e o paciente, dependendo, portanto, diretamente da relação terapeuta-paciente. Dessa forma, mais do que um momento de abordagem da problemática do paciente e estabelecimento de objetivos terapêuticos, a entrevista inicial visa, sobretudo, ao estabelecimento de um vínculo.

### Indução

Na prática clínica, é o estágio que precede o trabalho hipnoterapêutico por meio de sugestões específicas propriamente ditas. A indução é feita basicamente por palavras introdutórias e explicativas. O paciente é convidado a relaxar e a entrar em um estado de atenção caracterizado pelo foco nas palavras do terapeuta e pela diminuição da vigilância em estímulos internos e externos. Ou seja, consiste na apresentação de sugestões, geralmente para o estreitamento do campo da atenção e seu foco em um objetivo, para o relaxamento mental e/ou físico, para uma respiração mais lenta e profunda, entre outros objetivos. Tal procedimento é importante para que se diminua a ocorrência de distrações, se reduza a capacidade crítica e analítica do sujeito e se maximize a aceitação e aquiescência do paciente, o que, em última instância, pode facilitar a receptividade de sugestões terapêuticas em fases posteriores.

No que diz respeito à fase de indução, levando-se em conta a importância de um relaxamento corporal associadamente a atividades de sugestão hipnótica, a postura do paciente, bem como o que ele está vestindo (p. ex., acessórios), configuram pontos importantes que merecem a devida atenção e preocupação por parte do terapeuta. Não há recomendação específica quanto à necessidade da realização do procedimento em um divã, de modo que uma poltrona confortável é suficiente, mas, em geral, o divã é indicado tanto pelo conforto quanto pela significação histórica e simbólica por parte dos pacientes. Além disso, é aconselhável que se solicite ao paciente afrouxar possíveis vestimentas ou acessórios que estejam apertados (p. ex., colarinhos, cintos, pulseiras, relógios) e retirar, quando indicado, joias, casacos ou outros itens que possam causar desconforto ou que, eventualmente, possam distrair sua atenção.

Após a entrevista inicial e as orientações relacionadas anteriormente acerca da indução hipnótica, prossegue-se com o procedimento por meio da aplicação de uma, ou mais, entre várias técnicas existentes, cuja descrição detalhada está além dos objetivos deste capítulo. Entre as inúmeras técnicas existentes, as de maior significância histórica e/ou clínica são: o método de Braid (técnica da fixação do olhar), o método de Erickson (técnica do levantamento da mão), a hipnose instrumental (p. ex., utilizando-se o pêndulo hipnótico ou a *hypno-coin*) e o pestanejamento sincrônico (foco no relaxamento muscular e corporal). É importante ressaltar que, independentemente da técnica, o alvo é o direcionamento do paciente para as palavras do hipnólogo, de modo que variações no procedimento podem ser necessárias e até, muitas vezes, desejáveis, conforme as particularidades do paciente em questão e a experiência do hipnólogo.

### Reorientação e sugestões pós-hipnóticas

Antes do retorno ao estado de vigília, geralmente na primeira sessão de hipnose, estabelece-se, de comum acordo com o paciente, uma maneira que facilite, nas próximas sessões, a indução e o aprofundamento hipnóticos, de modo que o procedimento possa ser otimizado e que a dupla possa focar seu trabalho nas sugestões com finalidade terapêutica específica. Para o estabelecimento desse sinal condicionado, chamado de signo-sinal ou sinal hipnogênico, não há regras específicas ou nomenclaturas obrigatórias, podendo ser individualizado para cada paciente.

Além disso, precedendo o final da hipnose, o terapeuta, de modo integrativo e complementar às próximas sessões, pode utilizar sugestões pós-hipnóticas. Elas são assim chamadas por serem realizadas em um momento (p. ex., entre as sessões) no qual não há mais orientação direta entre o hipnólogo e o paciente. Ou seja, correspondem a um ou mais efeitos cujo aparecimento foi estipulado para determinado tempo após o despertar. Assim como para o signo-sinal, não existe uma fraseologia específica acerca das sugestões pós-hipnóticas, sendo indicada a individualização caso a caso. Da mesma forma, seus conteúdos são tão variáveis quanto as indicações existentes para o tratamento hipnótico.

A reorientação pode ser entendida como o ato de retirar o paciente do estado hipnótico, isto é, de hipnotizá-lo. Da mesma maneira que o paciente, por meio da indução, foi conduzido gradativamente até tornar-se mais receptivo às sugestões, sobretudo às sugestões terapêuticas, ele deve, de modo progressivo, ser trazido ao estado de vigília, de modo a se evitar uma retirada brusca do estado hipnótico, o que pode ocasionar sintomas como cefaleia, náusea/vômitos e mal-estar. Para tal, diferentes técnicas estão descritas na literatura, podendo variar conforme a *expertise* ou a preferência do hipnólogo. Uma das técnicas mais utilizadas, por exemplo, é a contagem progressiva/regressiva.

### Discussão

Nessa fase, com o paciente já desperto, procura-se conversar com ele sobre sua percepção acerca da experiência que teve, verificar possíveis desconfortos ou eventos adversos decorrentes da sessão e responder às dúvidas ou expectativas remanescentes sobre o procedimento hipnótico. Mais do que isso, levando-se em conta a relação terapeuta-paciente inerente ao processo, o hipnólogo deve procurar estabelecer uma ponte entre a presente sessão e a próxima.

### Integração com a rotina diária

Em parte, essa integração pode ser alcançada com as sugestões pós-hipnóticas, como descrito anteriormente. Porém, mais do que isso, considera-se a complementação do tratamento por meio da hipnose orientada por um profissional com terapêuticas que possam ser executadas pelo paciente, sem supervisão direta como as técnicas cognitivo-comportamentais, por exemplo.

Por fim, no que diz respeito à prática clínica da hipnose, mais do que um foco na técnica específica empregada ou no modo como se estabelece a indução hipnótica, deve-se procurar manter o entendimento de que a hipnose envolve uma relação entre o hipnólogo, o paciente e a condição clínica denominada hipnótica; isto é, essencialmente, a hipnose é produzida pelo paciente em si mesmo sob a orientação do hipnólogo.

## Evidências de eficácia, indicações e contraindicações

Embora a hipnose seja uma das primeiras técnicas psicoterápicas a ser utilizada, a quantidade de estudos que empregam os conceitos mais modernos do método científico ainda é escassa e restrita a subgrupos de pacientes com determinadas condições clínicas. Parte desse problema pode ser decorrente de dificuldades com o método, como o mascaramento de pacientes (técnica usada na tentativa de eliminação do efeito placebo), mas também do fato de os resultados de eficácia da hipnose serem altamente heterogêneos, visto que são muito dependentes do grau de sugestionabilidade dos pacientes. Uma busca na base de dados MEDLINE em 2017, utilizando-se termos apropriados para hipnose e ECR, resulta em pouco mais de 3.500 citações publicadas até o momento, o que pode ser considerado pouco em comparação aos resultados da TCC (cerca de 40 mil publicações) ou mesmo de técnicas incluídas nas terapias contextuais, surgidas apenas recentemente, como *mindfulness*, que já apresentam quase 2.500 resultados.

### Indicações

A hipnose tem sido atualmente encarada pelas principais autoridades mais como uma técnica complementar em saúde do que uma terapêutica de primeira linha para alguma condição clínica. Por exemplo, existe alguma evidência de que a hipnose possa funcionar como uma terapia adjuvante para controle da dor em pacientes com ou sem câncer. Essa evidência é restrita a ensaios clínicos com pouco número de pacientes e, muitas vezes, com grande possibilidade de vieses, como não randomização e falta de mascaramento. Entretanto, uma agência de avaliação de evidências renomada, a CADTH,[3] em 2016, lançou uma avaliação endossando o uso da técnica para controle da dor em pacientes com dor em membro fantasma, dor neuropática e dor associada às doenças de esclerose múltipla, esclerose lateral amiotrófica (ELA), síndrome de Guillain-Barré, poliomielite, vírus da imunodeficiência humana (HIV), artrite reumatoide, enxaqueca, quadro de pós-concussão e patologias temporomandibulares. Outra revisão sistemática da Cochrane de 2015 reuniu estudos com um total de mil pacientes e avaliou a técnica como eficaz para a redução de dor torácica não cardíaca. Além disso, uma revisão sistemática publicada em 2008 no *Journal of Clinical Oncology* avaliou que a técnica pode ser promissora para controle da dor e de êmese pós-quimioterapia em pacientes com câncer, ainda que tenha ressaltado as limitações metodológicas dos estudos.

Aproveitando o crescente interesse por técnicas complementares ao manejo do parto, houve aumento no número de estudos que avaliaram a hipnoterapia para o controle de dor do parto, com resultados conflitantes. Parte desse resultado deveu-se ao maior estudo realizado, que encontrou dificuldade de randomização de gestantes que gostariam de utilizar a técnica, mas não aceitaram ser randomizadas para o grupo que não receberia a intervenção. Estudos observacionais também não apontaram resultados favoráveis. Uma revisão sistemática da Cochrane de 2016 encontrou estudos pequenos, com baixa qualidade metodológica, mas que reuniram, ao total, cerca de 3 mil pacientes randomizadas, que concluíram que o método pode promover menos uso de medicamento via oral para dor, mas sem reduzir o número de anestesias epidurais. Essa revisão estimula a realização de ensaios clínicos mais sofisticados para confirmação dos resultados. Já o NICE,[27] organização responsável pela avalição de evidências para o sistema público de saúde da Inglaterra, é mais taxativo: "Não oferecer acupuntura, acupressão ou hipnose; porém, não impedir as mulheres que desejam realizar a técnica de o fazerem".

Outras indicações clínicas, além da dor, têm sido propostas como alvos da hipnoterapia, algumas com resultados positivos e outras com desfechos negativos, o que sugere que a técnica pode ser síndrome-específica, e não uma abordagem generalizada para qualquer uso. Por exemplo, um relatório da CADTH, fundamentado em ensaios clínicos e revisões sistemáticas, apontou que a hipnoterapia apresenta benefício – embora pequeno – para controle da obesidade em adultos. Contudo, para cessação de tabagismo, uma revisão sistemática da Cochrane de 2010 avaliou que a hipnoterapia não é superior a aconselhamento para parar de fumar. Outra indicação que tem sido levantada como promissora para a hipnose, para síndrome do intestino irritável, apresentou eficácia inconclusiva, segundo outro relatório da Cochrane, devido à falta de estudos na área.

Os transtornos psiquiátricos não fogem à regra da carência de avaliação clínica empírica. Por exemplo, na esquizofrenia, um dos transtornos psiquiátricos mais debilitantes, uma revisão sistemática da Cochrane encontrou apenas três ensaios clínicos, com um total de 149 pacientes, chegando a resultados inconclusivos. A mesma conclusão se aplica ao transtorno de déficit de atenção/hiperatividade (TDAH) em crianças, embora evidências apontem um pequeno benefício. Mesmo assim, cabe ressaltar que, até o momento, nenhum transtorno psiquiátrico tem na hipnose uma indicação de técnica de primeira linha.

A hipnose tem sido usada em transtornos psiquiátricos classicamente responsivos à técnica, como as fobias específicas e os sintomas conversivos, embora essa alternativa seja fundamentada mais na prática clínica do que em estudos randomizados. Entre as fobias específicas, a mais estudada é a fobia de dentistas, porém a maioria dos estudos tem mostrado a falta de eficácia. Entre os sintomas conversivos, a hipnoterapia tem sido mais utilizada em sintomas de perda de sensório e transtornos da fala, pois outras técnicas também têm dificuldade em mostrar a reversibilidade dos sintomas. Alguns ensaios clínicos com poucos pacientes evidenciam que a técnica pode auxiliar nesses sintomas. A hipnoterapia (ainda que com carência de estudos clínicos) também pode ser empregada no transtorno de despersonalização e desrealização, desde que o paciente tenha capacidade alta de sugestionabilidade. É proposto que, para esses pacientes, sejam realizadas de 3 a 5 sessões para avaliação de responsividade ou não à técnica.

Em suma, a hipnose é um método psicoterápico do qual alguns pacientes podem obter ganhos, sejam eles em um transtorno psiquiátrico primário, sejam eles em algumas outras condições clínicas, especialmente como método complementar para o controle da dor. A falta de estudos que confirmem a eficácia é um grande delimitador da expansão da hipnose na prática clínica.

### Contraindicações

De maneira geral, a hipnose está contraindicada para os seguintes pacientes, conforme pontuado por Palmer e Dryden:[28]

- pacientes que estejam sob uso de álcool ou outras substâncias
- pacientes que temem o procedimento, como medo de serem controlados ou dominados
- pacientes relutantes ao uso da técnica
- pacientes com transtornos mentais graves
- pacientes que apresentam psicoses em geral

### Aspectos éticos

Conforme descrito anteriormente, a premissa básica da hipnose é a capacidade do indivíduo em experimentar sugestões, sob orientação de um profissional, dirigidas a um fim terapêutico. Porém, é justamente o alto grau de sugestionabilidade do processo, associado à atenção focada em estímulos específicos e à vigilância diminuída a distratores, que levantam importantes questionamentos éticos. De maneira semelhante a um procedimento anestésico, respeitadas as devidas diferenças quanto à profundidade de alteração do nível de consciência, pode-se considerar o paciente, após a indução hipnótica, como que em situação de vulnerabilidade física e/ou mental, à mercê dos comandos e sugestões do terapeuta e, portanto, em risco de sofrer abusos por um hipnólogo mal-intencionado.

Dessa forma, a fim de minimizar esses riscos, a primeira fase da hipnoterapia, a entrevista inicial, ganha em importância, pois é quando o processo é explicado, as dúvidas são respondidas e os termos são discutidos e acordados. Além disso, é altamente recomendável aos pacientes que verifiquem a formação do terapeuta e procurem profissionais com registros específicos nas inúmeras sociedades que reconhecem e regulamentam a aplicação e o exercício da hipnose.

### Questões em aberto e área de pesquisa

A compreensão neurobiológica que justifique a eficácia da hipnose, por meio de estudos de imagem e ciência básica, ainda é escassa. Ainda faltam ECRs bem conduzidos e com grande número de pacientes que apoiem a hipnose como método terapêutico de primeira linha para algumas condições psicológicas. Condições como controle da dor já parecem apresentar quantidade suficiente de evidências para a indicação de hipnose na prática clínica, porém a maioria dos transtornos psiquiátricos ainda carece de evidências empíricas para o uso de hipnose. Um maior número de estudos clínicos e metanálises de avaliação de eficácia é necessário para as principais agências de avaliação de evidências incluírem a hipnose nas principais *guidelines* clínicas.

## CONSIDERAÇÕES FINAIS

A EMDR é uma abordagem psicoterapêutica que tem interface com as neurociências, a psicologia cognitiva e a fisiologia. O modelo teórico subjacente ao tratamento com EMDR infere que o processamento adaptativo de informações acontece por meio da associação das memórias armazenadas disfuncionalmente com outras redes de memória funcionais e adaptativas, resultando na reconsolidação da memória e, por conseguinte, na remissão dos sintomas. Ou seja, o comportamento, as sensações e as emoções funcionais e adaptativas acontecem após o processamento adaptativo da experiência perturbadora.

A EMDR é indicada como terapia de primeira escolha para o TEPT. Todavia, como visto, sua indicação para outros quadros psiquiátricos ainda precisa ser investigada. Ainda permanece em aberto, também, a questão da elucidação dos mecanismos responsáveis por sua efetividade clínica, tendo em vista que seus protocolos são muito completos, ou seja, trabalham com a ativação e a dessensibilização da memória perturbadora, a ativação de crenças, o foco nas sensações corporais e as estimulações bilaterais. Ainda não está claro se todos esses elementos são essenciais e responsáveis pelos resultados terapêuticos.

Por sua vez, a hipnose é uma forma de tratamento antiga, cuja história é marcada por percalços que se relacionam às limitações atuais em suas aplicações clínica e científica. O modelo teórico subjacente a ela pressupõe mudança nos pensamentos, sensações, percepções, sentimentos ou comportamentos por meio de sugestão hipnótica. Trata-se de uma abordagem psicoterápica reconhecida por diversas sociedades, sendo sua principal indicação o controle da dor (associada, ou não, a condições clínicas) e da êmese associada à quimioterapia. A hipnose apresenta indicações controversas para sintomas conversivos e fobias específicas, e há evidências de ineficácia para dor associada ao parto, não sendo, portanto, recomendada nessa situação.

## REFERÊNCIAS

1. Shapiro F. EMDR: dessensibilização e reprocessamento através de movimentos oculares: princípios básicos, protocolos e procedimentos. Rio de Janeiro: Nova Temática; 2007.
2. Peter LA. Uma voz sem palavras: como o corpo libera o trauma e restaura o bem-estar. São Paulo: Summus; 2012.
3. Canadian Agency for Drugs and Technologies in Health. Eye movement desensitization and reprocessing for non-trauma-related mental health conditions: clinical effectiveness, cost-effectiveness and guidelines: a review of guidelines. Ottawa: Rapid Response Report; 2016.
4. Shapiro F. Eye movement desensitization: a new treatment for post-traumatic stress disorder. J Behav Ther Exp Psychiatry. 1989;20(3):211-7.
5. Solomon RM, Shapiro F. EMDR and the Adaptive Information Processing Model Potential Mechanisms of Change. J EMDR Practice Res. 2008;2(4):315-25.
6. Lang P. Presidential Address, 1978: a bio-informational theory of emotional imagery. Pschophysiology. 1979;16(6):495-512.
7. Foa EB, Kozak MJ. Emotional processing of fear: Exposure to corrective information. Psychol Bull. 1986;99(1):20-35.
8. Rogers S, Silver SM. Is EMDR an exposure therapy? A review of trauma protocols. J Clin Psychol. 2002;58(1):43-59.
9. Suzuki A, Josselyn SA, Frankland PW, Masushige S, Silva AJ, Kida S. Memory reconsolidation and extinction have distinct temporal and biochemical signatures. J Neurosci. 2004;24(20):4787-95.
10. van der Kolk BA, Fisler R. Dissociation and the fragmentary nature of traumatic memories: overview and exploratory study. J Trauma Stress. 1995;8(4):505-25.
11. Buckner RL, Wheeler ME. The cognitive neuroscience of remembering. Nat Rev Neurosci. 2001;2(9):624-34.
12. Braun BG. Psychotherapy of the survivor of incest with a dissociative disorder. Psychiatr Clin North Am. 1989;12(2):307-24.
13. Connor S. Therapy – EMDR [Internet]. [capturado em: 11 jan 2018]. Disponível em: <https://br.pinterest.com/stacytconnor/therapy-emdr/>.
14. Turner L. Audio/tactile EMDR machine - could not live without this tool in my practice [Internet]. [capturado em: 11 jan 2018]. Disponível em: <https://br.pinterest.com/pin/200480620882703597>.
15. Arnone R, Orrico A, D'Aquino G, Di Munzio W. EMDR and psychopharmacological therapy in the treatment of the post-traumatic stress disorder. Riv Psichiatr. 2012;47(2):8-11.
16. van der Kolk BA, Spinazzola J, Blaustein ME, Hopper JW, Hopper EK, Korn DL, et al. A randomized clinical trial of eye movement desensitization and reprocessing (EMDR), fluoxetine, and pill placebo in the treatment of posttraumatic stress disorder: treatment effects and long-term maintenance. J Clin Psychiatry. 2007;68(1):37-46.
17. Nazari H, Momeni N, Jariani M, Tarrahi MJ. Comparison of eye movement desensitization and reprocessing with citalopram in treatment of obsessive-compulsive disorder. Int J Psychiatry Clin Pract. 2011;15(4):270-4.
18. Behnammoghadam M, Alamdari AK, Behnammoghadam A, Darban F. Effect of Eye Movement Desensitization and Reprocessing (EMDR) on Depression in Patients With Myocardial Infarction (MI). Glob J Health Sci. 2015;7(6):258-62.
19. Staring AB, van den Berg DP, Cath DC, Schoorl M, Engelhard IM, Korrelboom CW. Self-esteem treatment in anxiety: a randomized controlled crossover trial of Eye Movement Desensitization and Reprocessing (EMDR) versus Competitive Memory Training (COMET) in patients with anxiety disorders. Behav Res Ther. 2016;82:11-20.

20. Littel M, van den Hout MA, Engelhard IM. Desensitizing Addiction: Using Eye Movements to Reduce the Intensity of Substance-Related Mental Imagery and Craving. Front Psychiatry. 2016;7:14.
21. Novo P, Landin-Romero R, Radua J, Vicens V, Fernandez I, Garcia F, et al. Eye movement desensitization and reprocessing therapy in subsyndromal bipolar patients with a history of traumatic events: a randomized, controlled pilot-study. Psychiatry Res. 2014;219(1):122-8.
22. Lee CW, Cuijpers P. A meta-analysis of the contribution of eye movements in processing emotional memories. J Behav Ther Exp Psychiatry. 2013;44(2):231-9.
23. Barrowcliff AL, Gray NS, Freeman TCA, Mac-Culloch MJ. Eye-movements reduce the vividness, emotional valence and electrodermal arousal associated with negative autobiographical memories. J Forensic Psychiatr. 2004;15(2):325-45.
24. Aubert-Khalfa S, Roques J, Blin O. Evidence of a decrease in heart rate and skin conductance response in PTSD patients after a single EMDR session. J EMDR Practice Res. 2008;2(1),51-6.
25. Propper R, Pierce JP, Geisler MW, Christman SD, Bellorado N. Effect of bilateral eye movements on frontal interhemispheric gamma EEG coherence: Implications for EMDR therapy. J Nerv Ment Dis. 2007;195(9):785-8.
26. Sack M, Zehl S, Otti A, Lahmann C, Henningsen P, Kruse J, Stingl MA. Comparison of dual attention, eye movements, and exposure only during eye movement desensitization and reprocessing for posttraumatic stress disorder: results from a randomized clinical trial. Psychother Psychosom. 2016t;85(6):357-65.
27. National Institute for Health and Care Excellence. Intrapartum care for healthy women and babies. London: Nice Clinical Guidelines; 2014.
28. Palmer S, Dryden W. Counselling for Stress Problems. 1st ed. London: Sage; 1995. p.116-26.

## LEITURAS RECOMENDADAS

Abbott RA, Martin AE, Newlove-Delgado TV, Bethel A, Thompson-Coon J, Whear R, et al. Psychosocial interventions for recurrent abdominal pain in childhood. Cochrane Database Syst Rev. 2017;1:CD010971.

Al-Harasi S, Ashley PF, Moles DR, Parekh S, Walters V. Hypnosis for children undergoing dental treatment. Cochrane Database Syst Rev. 2010;(8):CD007154.

Barnes J, Dong CY, McRobbie H, Walker N, Mehta M, Stead LF. Hypnotherapy for smoking cessation. Cochrane Database Syst Rev. 2010;(10):CD001008.

Covino NA. Hypnosis, psychiatry of. In: Wright JD. International encyclopedia of the social & behavioral sciences. 2nd ed. Oxford: Elsevier; 2015. p.472-5.

Ferreira MVC. Comunicação sugestiva: tipos de sugestões. In: Ferreira, MVC. Hipnose: prática clínica. São Paulo: Atheneu; 2003. p.65-114.

Ferreira MVC. Vamos começar a hipnose (ajuste a indução hipnótica ao paciente). In: Ferreira, MVC. Hipnose: prática clínica. São Paulo: Atheneu; 2003. p.213-52.

Häuser W, Hagl M, Schmierer A, Hansen E. The efficacy, safety and applications of medical hypnosis. Dtsch Arztebl Int 2016;113(7):289-96.

Izquierdo de Santiago A, Khan M. Hypnosis for schizophrenia. Cochrane Database Syst Rev. 2007;(4):CD004160.

Kisely SR, Campbell LA, Yelland MJ, Paydar A. Psychological interventions for symptomatic management of non-specific chest pain in patients with normal coronary anatomy. Cochrane Database Syst Rev. 2015;(6):CD004101.

Kroger WS. History of hypnosis. In: Kroger WS. Clinical and experimental hypnosis. 2nd ed. Philadelphia: LWW; 2007. p.1-6.

Lotfi-Jam K, Carey M, Jefford M, Schofield P, Charleson C, Aranda S. Nonpharmacologic strategies for managing common chemotherapy adverse effects: a systematic review. J Clin Oncol. 2008;26(34):5618-29.

Madden K, Middleton P, Cyna AM, Matthewson M, Jones L. Hypnosis for pain management during labour and childbirth. Cochrane Database Syst Rev. 2016;(5):CD009356.

McNally RJ. EMDR and mesmerism: a comparative historical analysis. J Anxiety Disord. 1999;13(1-2):225-36.

Passos ACM, Marcondes ICL. Descrição da metodologia indutora. In: Passos, ACM, Marcondes ICL. Hipnose: considerações Atuais. São Paulo: Atheneu; 1998. p.112-33.

Passos ACM, Marcondes ICL. Metodologia hipnótica. In: Passos, ACM, Marcondes ICL. Hipnose: considerações Atuais. São Paulo: Atheneu; 1998. p.47-8.

Peter B. Hypnosis. In: Wright JD, editor. International encyclopedia of the social & behavioral sciences. 2nd ed. Oxford: Elsevier; 2015. p.458-64.

Peterfy G. The present status of hypnosis. Can Med Assoc J. 1973;109(5):397-407.

Rosen GM. On the Origin of Eye Movement Desensitization. J Behav Ther Exp Psychiatry. 1995;26(2):121-2.

Shapiro F. EMDR 12 years after Its Introduction: past and future research. J Clin Psychol. 2002;58(1):1-22.

Whorwell PJ. The history of hypnotherapy and its role in the irritable bowel syndrome. Aliment Pharmacol Ther 2005;22(11-12):1061-7.

# Psicoterapias em grupo

Elizeth Heldt
Andressa S. Behenck
Ana Cristina Wesner

Este capítulo descreve um breve histórico das psicoterapias em grupo e os fatores terapêuticos que são comuns a todas elas. São abordadas as principais modalidades em uso no tratamento dos transtornos mentais – as terapias cognitivo-comportamentais (TCCs), a psicoterapia de orientação analítica (POA) em grupo e os grupos de autoajuda. Além disso, são apresentados os fundamentos, as técnicas, as indicações e contraindicações e o papel do terapeuta em cada um desses modelos, bem como as evidências empíricas de eficácia. Por fim, são discutidas as questões em aberto e as perspectivas futuras dessa modalidade de psicoterapia.

O interesse pela psicoterapia de grupo ocorreu principalmente na década de 1940, fruto da alta demanda gerada por condições psiquiátricas durante a Segunda Guerra Mundial, quando os profissionais eram escassos e a necessidade de tratamento se tornava cada vez maior. Nesse contexto, o grupo oferecia oportunidade de tratar um maior número de pessoas ao mesmo tempo, aspecto que promoveu a essa modalidade de terapia, até os dias atuais, uma relação custo-benefício significativamente mais favorável em comparação a outras abordagens psicoterápicas.[1]

Além de técnicas específicas das diferentes modalidades de terapia, o formato de grupo oferece um ambiente no qual podem ocorrer interações entre o terapeuta e o paciente e entre os próprios integrantes do grupo. Ou seja, somado às diferentes técnicas utilizadas pelos profissionais, o próprio grupo, por meio de fatores terapêuticos grupais, funciona como instrumento de mudança.[1,2]

Com o objetivo de se ajustar às modificações da prática clínica, as psicoterapias de grupo têm passado por várias adaptações, com períodos de desenvolvimento técnico, teórico e de construção de novas modalidades para o tratamento de pacientes com transtornos mentais específicos e diversas condições na área da saúde.[1]

## BREVE HISTÓRICO

A literatura atribui ao médico Joseph Henry Pratt a constituição da prática de terapia de grupo. Em 1905, Pratt trabalhava no ambulatório do Massachusetts General Hospital, em Boston, onde iniciou o programa de assistência a pacientes com diagnóstico de tuberculose. Pratt observou que a interação entre os pacientes enquanto aguardavam suas consultas na sala de espera propiciava melhora no ânimo e na adesão aos medicamentos. Com base nessas observações, organizou um programa de tratamento em grupo, com cerca de 20 participantes, que se reuniam de 1 a 2 vezes por semana. Inicialmente, realizou encontros educacionais sobre higiene pessoal e, posteriormente, estimulou os participantes a compartilharem suas experiências sobre a maneira como enfrentavam a doença. Além disso, introduziu a participação de pacientes que já haviam se curado para instilar esperança naqueles que estavam no início do tratamento. Pratt chamava originalmente sua abordagem de "método de classe", a qual mais tarde ficou conhecida como terapia de grupo.[3]

Entre as décadas de 1910 e 1930, houve contribuições importantes, como, por exemplo, a de Jacob Levy Moreno, que criou a expressão "psicoterapia de grupo". Moreno utilizava encenações e enredos por meio da representação de papéis (psicodrama) com o objetivo de resolver uma situação-problema, desenvolver a conscientização dos conflitos e estimular a expressão espontânea. Nos anos de 1920, Sigmund Freud publicou o livro *Psicologia de grupo e a análise do ego*, dirigindo sua atenção para a psicologia coletiva. Freud salientou o papel do líder como essencial para a compreensão do processo grupal. Na década seguinte, em 1933, Kurt Lewin, um psicólogo social, pesquisou as relações entre vida grupal e liderança. O enfoque foi na "dinâmica de grupo", tratando fenômenos grupais a partir da teoria da Gestalt ou totalidade. Lewin foi quem primeiro estudou o grupo como um sistema de identidade própria e com fenômenos que são peculiares e regem seu funcionamento.[4]

Na segunda metade dos anos de 1940, Wilfred Ruprecht Bion contribuiu fortemente para a teoria psicanalítica dos grupos, a partir de seu conceito dos supostos básicos. O autor observou grupos militares e identificou que, quando um grupo se reúne para desenvolver um trabalho, seja de que natureza for (p. ex., terapêutico, de aprendizagem ou institucional), está sujeito ao surgimento de certos estados mentais compartilhados que se opõem ao cumprimento da tarefa designada e que consistem nos chamados supostos básicos de dependência, luta-fuga e acasalamento.[3,4]

Na década de 1960, o psiquiatra Enrique Pichon Rivière desenvolveu uma nova abordagem que resultou nos chamados grupos operativos. Para ele, o grupo é um conjunto restrito de pessoas, as quais, ligadas por constantes de tempo e espaço e articuladas por sua mútua representação interna, propõem-se, explícita ou implicitamente, a realizar uma tarefa que constitui sua finalidade. A tarefa diz respeito ao modo como cada integrante do grupo interage a partir das próprias necessidades. O processo de compartilhar necessidades em torno de objetivos comuns constitui a tarefa grupal.[5,6]

O período de forte expansão das terapias em grupo ocorreu nas décadas de 1960 e 1970, com atendimento de pacientes psiquiátricos e de diversas outras condições, em nível de internação e ambulatorial, tanto no setor público como no privado. Há descrições de grupos de autoajuda e de apoio para pessoas com vírus da imunodeficiência humana (HIV), diabetes, obesidade, doença de Parkinson, vítimas de abuso sexual, divorciadas e em luto.[1]

Ao final da década de 1970, a TCC em grupo foi obtendo destaque. Além da abordagem individual, constatou-se que havia a possibilidade do desenvolvimento das técnicas cognitivo-comportamentais no formato grupal para várias patologias, principalmente com o objetivo de oferecer tratamento a um maior número de pessoas. Nas décadas seguintes, as terapias em grupo se consolidaram com o aumento das pesquisas e da divulgação de resultados de sua eficácia em revistas científicas.[7]

## FATORES TERAPÊUTICOS DE GRUPO

As terapias em grupo utilizam técnicas específicas de acordo com os diferentes modelos de psicoterapia e de fatores terapêuticos comuns a todas elas. Define-se como fator terapêutico aqueles elementos da terapia que colaboram para melhorar a condição do paciente, advindo tanto das ações do terapeuta quanto das ações dos integrantes do grupo ou do próprio paciente. Yalom e Leszcz[1] descreveram os fatores terapêuticos comuns a todas psicoterapias de grupo (Quadro 18.1).

Poucas pesquisas sobre os efeitos dos fatores terapêuticos de grupo e de suas inter-relações foram realizadas até o momento. No entanto, a identificação de quais fatores terapêuticos contribuem para o melhor desenvolvimento e resultado da terapia de grupo contribui para o aprimoramento da abordagem grupal pelo terapeuta. Por exemplo, o reconhecimento dos fatores terapêuticos mais úteis nas primeiras

**Quadro 18.1** | Fatores terapêuticos de grupo

| FATORES | DEFINIÇÃO |
| --- | --- |
| Instilação de esperança | Trata-se da expectativa de conseguir melhorar. A esperança pode ser considerada um impulso para a mudança de comportamento. O terapeuta também precisa ter convicção e otimismo e compartilhar a expectativa positiva em relação à terapia. |
| Universalidade | É a promoção de alívio dos pacientes ao perceberem que não são os únicos com problemas e que não estão sozinhos para enfrentá-los. |
| Orientação | Auxilia os pacientes a conhecer sua doença e a lidar melhor com ela por meio de aconselhamento e instrução didática ou psicoeducação. Ao término de uma terapia de grupo, os participantes adquirem amplo conhecimento sobre o significado dos sintomas, o funcionamento psíquico e a própria terapia. |
| Altruísmo | É o ato de dar e receber ajuda; isto é, o sentimento de identificação com sofrimento do outro é recíproco, e, por isso, os membros do grupo oferecem apoio mútuo. |
| Reedição familiar | Possibilita ao paciente reviver conflitos típicos de família, já que o grupo se parece com uma família em alguns aspectos (existem figuras de autoridade, figuras fraternas e revelações profundas, assim como sentimentos hostis e competitivos). |
| Aprendizagem interpessoal – *output* | Corresponde ao desenvolvimento de habilidades sociais pela convivência em grupo. O ambiente grupal oferece aos participantes a oportunidade de praticar novos comportamentos e desenvolver habilidades sociais básicas. |
| Aprendizagem interpessoal – *input* | Além de viabilizar os relacionamentos interpessoais entre os membros, as habilidades aprendidas no grupo possibilitam a correção da experiência emocional por meio da exposição do paciente a situações que ele não conseguiu enfrentar anteriormente. |
| Identificação | É a possibilidade de os pacientes modelarem-se com base nos aspectos dos outros membros do grupo e do terapeuta, observando a forma que cada um tem de lidar com seus problemas. |
| Coesão | É traduzida pelo bom relacionamento entre os membros, aceitando uns aos outros, incluindo o terapeuta. Um grupo coeso é capaz de acolher e conter as angústias/necessidades de cada um e de todos. |
| Catarse | Corresponde à possibilidade de alívio pelo fato de os membros expressarem as emoções em ambiente grupal. |
| Fatores existenciais | Abrangem os fatores relacionados à existência e à confrontação da condição humana, como mortalidade, responsabilidade e liberdade. |
| Autocompreensão | Tem como proposta facilitar a aceitação pelos pacientes de aspectos sobre si antes negados, permitindo um resgate de questões reprimidas e rejeitadas por eles mesmos. |

*Fonte:* Yalom e Leszcz.[1]

sessões da terapia em grupo pode fortalecer o vínculo dos pacientes, reduzindo o abandono precoce do tratamento.

Em um grupo de TCC para pacientes com transtorno obsessivo-compulsivo (TOC), foi encontrado que a melhora dos sintomas de ansiedade relacionou-se às técnicas de psicoeducação, sobretudo nas sessões iniciais da terapia. A universalidade também foi associada à melhora dos pacientes, provavelmente devido ao reconhecimento da semelhança dos problemas e dos sintomas entre os integrantes do grupo.[8]

Em outro estudo, os fatores existenciais se mostraram relacionados à melhora dos sintomas depressivos e dos sintomas específicos do transtorno de pânico após a TCC em grupo. Especialmente nesses pacientes, cujos aspectos centrais estão relacionados ao medo de morrer durante um ataque de pânico, os fatores existenciais que emergem do grupo, em conjunto com as técnicas de correção de pensamentos distorcidos, podem favorecer a mudança terapêutica.[9]

Os fatores terapêuticos também foram avaliados em um estudo qualitativo de um grupo de psicoterapia formado por pacientes internados que apresentavam transtornos mentais graves. No final de cada sessão, era solicitado aos pacientes que verbalizassem o "evento mais importante". Os coordenadores utilizavam técnicas de psicoeducação, aquisição de habilidades ou de suporte. Ao longo de um ano, 192 informações foram analisadas, e os fatores terapêuticos mais relatados foram os seguintes: sensação de conexão e sentimento de pertencimento – coesão grupal; pensar sobre si mesmo e sobre os outros – altruísmo; comunicação e aprendizado – catarse e aprendizagem interpessoal; e esperança no futuro – instilação de esperança.[10]

## FORMAÇÃO DE GRUPOS

Os grupos psicoterapêuticos visam melhorar alguma situação psicopatológica dos indivíduos, tanto da saúde física como da psicossocial. A formação de um grupo varia de acordo os objetivos e a finalidade, embora existam características gerais em comum. Para que os benefícios da terapia em grupo ocorram de fato, é necessário planejamento em relação à estrutura do grupo e das sessões.[5] Ou seja, independentemente da orientação teórica, todo grupo deve ter um conjunto de regras e combinações para nortear a atividade proposta (**Quadro 18.2**).

O enquadramento ou *setting* é a soma de todos os procedimentos que organizam, normatizam e possibilitam o funcionamento do grupo. Resulta de uma conjunção de regras, atitudes e combinações, como local das reuniões, periodicidade (reunião semanal ou quinzenal) e tempo de duração de cada sessão. Em relação ao número de participantes, pode ser desde um pequeno grupo com três componentes ou um grupo numeroso com dezenas de pessoas. Cabe salientar que os integrantes de um grupo se reúnem em torno de uma tarefa e um objetivo em comum. Assim, o número de participantes não pode exceder o limite que interfira nas comunicações entre os membros, tanto em qualidade (visual e auditiva) quanto em quantidade (todos devem ter oportunidade de falar no espaço de tempo da sessão).

Outro aspecto relevante é definir se o grupo será fechado (uma vez composto, não entra mais ninguém) ou aberto (sempre há vaga, podem ser admitidos novos membros). A duração de permanência de cada indivíduo no grupo pode ser limitada, com tempo previsto para o término do grupo, ou ilimitada, no caso de grupos abertos.[5]

Em relação ao papel do terapeuta, é essencial o embasamento teórico sobre os fundamentos da terapia de grupo e das técnicas específicas que serão utilizadas. Porém, o terapeuta é mais que um especialista que aplica técnicas: a cordialidade e a empatia também exercem influência na motivação e na adesão de cada participante ao tratamento proposto. Por intermédio de sua conduta no grupo, o terapeuta modela a participação e a colaboração ativa, geran-

**Quadro 18.2** | Questões sobre a estrutura do grupo e a seleção dos participantes

| | | | |
|---|---|---|---|
| **Planejamento** | Com qual finalidade o grupo está sendo composto? | | De autoajuda? De orientação analítica? |
| | Para quem o grupo se destina? | | Para crianças, adolescentes, gestantes? |
| | Como ele funcionará? | | Tipo homogêneo ou heterogêneo? Aberto ou fechado? Com ou sem coterapia? |
| | Qual será o enquadramento? | | Número de participantes, número de reuniões, tempo de duração? |
| **Seleção** | Motivação | | Reconhecimento da necessidade de tratamento e da disposição para mudanças. |
| | Composição homogênea | | Os participantes têm alguma característica em comum: obesidade, transtorno bipolar, alcoolismo, etc.? |
| | Composição heterogênea | | Quando há diversificação de diagnósticos (p. ex., pacientes psicóticos). |

*Fonte:* Zimerman.[5]

do respostas adaptativas. O terapeuta também auxilia no estabelecimento de uma atmosfera tolerante com as diferenças individuais e encoraja os participantes a falar abertamente.[1]

A intenção do terapeuta é reunir aqueles que se beneficiam com um modelo específico de tratamento e que podem contribuir com os demais participantes do grupo. Logo, é recomendada uma entrevista individual e semiestruturada antes do início da terapia para conhecer as características dos candidatos ao grupo, coletar a história clínica (início dos sintomas, diagnóstico principal e comorbidades, tratamentos prévios, uso de psicofármacos, etc.), bem como avaliar a disponibilidade de tempo para comparecimento às sessões.[2] Um aspecto fundamental é avaliar a motivação para a terapia em grupo. Um indivíduo motivado é um participante comprometido com o modelo de terapia proposto, aumentando a probabilidade de resultados positivos.[1]

Determinadas situações figuram como contraindicações gerais para participação em grupos psicoterapêuticos; entre as mais frequentes, estão: ideações suicidas ativas, psicoses atuais, transtornos da personalidade graves e déficits cognitivos que demandem atenção exclusiva. Certos pacientes não se enquadram na estrutura grupal devido aos traços de personalidade, podendo transformar-se em um elemento desagregador do grupo.[5] Muitas vezes, é por falha na seleção que ocorrem as desistências precoces. Cabe salientar que o abandono do tratamento por um participante repercute em todo o grupo, podendo interferir no bom andamento das próximas sessões.[1]

## PSICOTERAPIAS EM GRUPO

### Terapia cognitivo-comportamental em grupo

A TCC em grupo é uma psicoterapia com foco no presente e com metas definidas. Como a maioria das terapias grupais, a TCC em grupo provém da adaptação das técnicas primeiramente utilizadas no formato individual. Na TCC em grupo, são utilizadas técnicas de reestruturação cognitiva, exposições para enfrentamento de estímulos temidos (p. ex., exposição *in vivo*, interoceptiva), exercícios para realizar em casa, treino de respiração e relaxamento muscular.[2] Os fundamentos e as técnicas das psicoterapias cognitiva e comportamental foram abordados separadamente em outros capítulos deste livro.

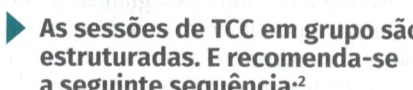

### ▶ As sessões de TCC em grupo são estruturadas. E recomenda-se a seguinte sequência:[2]

#### Fase inicial

- Avaliação do humor ou dos sintomas.
- Ligação com a sessão anterior: revisão das tarefas de casa.
- Agenda da sessão (objetivos e procedimentos da sessão).

#### Fase intermediária

- Desenvolvimento dos temas da agenda (explanação psicoeducativa, treinamento em técnicas cognitivas e/ou comportamentais, exercícios práticos).

#### Fase final

- Combinação de novas tarefas individualizadas para o intervalo das sessões.
- Síntese dos principais tópicos examinados.
- Avaliação da sessão pelos membros do grupo.

Para que os benefícios da TCC em grupo ocorram, é necessário um planejamento em relação à estrutura do grupo e das sessões. É importante a formulação de um conjunto de objetivos apropriados para cada situação clínica. Esses objetivos devem estar claros tanto para o terapeuta quanto para os pacientes e precisam ser viáveis dentro do tempo previsto.[7] O ambiente grupal favorece a abordagem cognitiva para a identificação e a revisão de crenças disfuncionais, assim como para o desenvolvimento de técnicas comportamentais, principalmente nos exercícios de enfrentamento que testam os comportamentos desadaptados. Assim, uma das vantagens da TCC em grupo é o fato de ser o próprio grupo que gera as respostas adaptadas.[2]

### Papel do terapeuta

A melhor prática de TCC em grupo consiste em conciliar a coesão grupal e a tarefa como meio de facilitar o movimento de um para outro.[11] O terapeuta e os pacientes trabalham em colaboração, planejando estratégias para lidar com problemas claramente identificáveis que causem um prejuízo funcional importante, como, por exemplo, a esquiva fóbica e os rituais compulsivos. Especificamente na TCC em grupo, em relação à utilização de técnicas cognitivas e comportamentais, é necessário que o terapeuta fale mais do que em outras modalidades terapêuticas, servindo de guia para que os participantes encontrem alternativas mais adaptadas de comportamento.[2]

Um dos recursos do terapeuta é o questionamento socrático por meio de perguntas investigativas, estimulando a participação dos membros do grupo para sugerirem, uns aos outros, novas alternativas de pensamento. Ainda, a utilização de "doses" de humor por parte do terapeuta é indicada, sendo um facilitador na condução do grupo de TCC, a fim de "quebrar o gelo" de possíveis tensões durante o desenvolvimento da sessão. Fazer comentários bem-humorados durante uma técnica de exposição ou de uma explanação educativa facilita e melhora o clima grupal, sem desvalorizar o sofrimento e a dificuldade de cada participante.[2]

## Planejamento e enquadre

A TCC caracteriza-se por ser breve, isto é, por apresentar tempo limitado. Em geral, a "dose" da terapia é entre 12 e 20 sessões. Preconiza-se que os encontros sejam semanais, com duração de 60 a 120 minutos, em local definido e apropriado e em tamanho para reunir um grupo de pessoas.[2,7]

Em relação à seleção, como a TCC é destinada a populações específicas, torna-se fundamental que o critério de formação do grupo inicie-se pela homogeneidade diagnóstica. Variáveis como idade e sexo também devem ser consideradas. Como os transtornos psiquiátricos específicos que respondem à TCC atingem homens e mulheres, a composição dos grupos, em geral, delimita a faixa etária, mas não determina exclusividade para um dos sexos – por exemplo, um grupo de TCC para adolescentes entre 14 e 18 anos, de ambos os sexos, com diagnóstico principal de transtorno de ansiedade social (TAS). Outro exemplo é a definição de um grupo de TCC para adultos entre 18 e 65 anos, de ambos os sexos, com diagnóstico de TOC.[2]

Ainda, os grupos de TCC são fechados, independentemente da população a que se destinam. Após a seleção, geralmente, o total de participantes oscila entre 7 e 10, permanecendo igual do início ao fim, mesmo que haja desistências no transcorrer da terapia.[7]

## Indicação

A TCC em grupo é uma opção de tratamento que pode ser a melhor escolha em determinado momento, independentemente de intervenções prévias. Em muitos casos, os pacientes podem beneficiar-se mais do modelo de TCC em grupo do que da mesma terapia em formato individual, sendo que o contrário também é possível. Portanto, além da indicação dos profissionais pelo tratamento em grupo, deve-se considerar a preferência do paciente.[2]

A princípio, a TCC em grupo é indicada a indivíduos com transtornos específicos, mesmo na presença de comorbidades (outras doenças concomitantes). Por exemplo, para integrar um grupo de TCC para TAS, o paciente deve ter esse transtorno como diagnóstico principal, podendo apresentar ou não comorbidades com outro transtorno de ansiedade ou do humor, desde que elas não contraindiquem a inclusão do paciente no grupo. No momento, porém, a prioridade para esse indivíduo é tratar o TAS.[7]

## Contraindicações

Preferencialmente, a formação da TCC em grupo está vinculada à homogeneidade diagnóstica. No entanto, a presença de comorbidades é comum, e uma contraindicação pode ser temporária. Por exemplo, se um paciente tem diagnóstico de transtorno de pânico e depressão atual, deve-se definir, na entrevista de seleção, qual doença deve ser tratada com prioridade naquele momento. Se os sintomas de depressão, como falta de energia e desânimo, forem intensos, dificilmente o paciente irá aderir às tarefas de enfrentamento dos medos inerentes ao pânico. Pode ser prioritário estabilizar os sintomas depressivos e planejar a TCC para outros transtornos de ansiedade posteriormente.[2]

Entre os critérios de contraindicação, estão as ideações suicidas ativas, psicoses atuais, transtornos da personalidade graves (p. ex., *borderline*, esquizotípica ou evitativa), déficit cognitivo e deficiência física que interfiram nas atividades previstas durante a TCC em grupo. Certos pacientes não se enquadram na estrutura grupal e, em razão de traços de sua personalidade, podem mostrar-se como um elemento desagregador do grupo (p. ex., transtornos da personalidade *borderline*, histriônica ou antissocial) ou, então, não conseguir se vincular ao grupo (p. ex., transtorno da personalidade esquizotípica). Em relação à dependência química, seu tratamento deve ser prioritário ao de outras comorbidades. Por exemplo, é frequente que um paciente com TAS utilize substâncias psicoativas para conseguir enfrentar determinadas situações (p. ex., ir a festas ou falar em público). No primeiro momento, deve-se tratar a dependência química e, depois, encaminhar o paciente para um grupo de TCC específico para TAS.[2]

### Evidências de eficácia e efetividade
Pesquisas comprovaram que os resultados da TCC em grupo são similares aos da TCC individual[12] e são eficazes para diferentes transtornos mentais em curto e longo prazos, como transtorno de pânico,[13] transtorno bipolar,[14] TOC[15] e TAS.[11] Também há evidência de eficácia de TCC em grupo para tabagismo[16] e dor crônica.[17]

Considerando os fatores terapêuticos grupais como mediadores de resposta, o estudo de TCC em grupo para pacientes com TAS encontrou que a coesão grupal é um auxiliar potente para tolerar o aumento da ansiedade que o tratamento em si pode produzir. Os autores salientaram que o uso da pressão do grupo para mudar comportamentos só funciona se houver aliança entre os membros e clima grupal.[11] De fato, um grupo coeso também motiva a assiduidade, o comprometimento de seus membros e a participação ativa, produzindo maior disposição para as modificações necessárias e positivas na vida dos participantes.[1]

Os resultados positivos, com tamanho de efeito de moderado a grande, sobre a adaptação de um protocolo de 12 sessões de TCC em grupo para transtorno de pânico evidenciam a viabilidade dessa modalidade terapêutica em nossa realidade.[13] O **Quadro 18.3** apresenta o protocolo de TCC em grupo que foi utilizado na pesquisa recém-citada.

**Quadro 18.3** | Protocolo de TCC em grupo para transtorno de pânico

| SESSÃO | OBJETIVOS E PROCEDIMENTOS |
| --- | --- |
| 1<br>2<br>3 | **Psicoeducação**<br>• Identificar os sintomas do pânico (manual educativo).<br>• Esclarecer a diferença entre ansiedade normal e patológica.<br>• Abordar o modelo cognitivo do pânico.<br>**Tarefa para casa**<br>• Ler o manual para discussão das dúvidas na próxima sessão.<br>• Revisar o modelo cognitivo do pânico.<br>• Treino, durante a sessão, em técnicas de enfrentamento da ansiedade.<br>• Realizar respiração diafragmática.<br>• Realizar relaxamento muscular.<br>• Praticar o relaxamento muscular e a respiração diafragmática 3 vezes ao dia e registrar o que sentiu. |
| 4<br>5 | • Praticar a respiração diafragmática e o relaxamento muscular na sessão.<br>**Correção de crenças distorcidas**<br>• Identificar pensamentos automáticos.<br>• Salientar o papel da hipervigilância das sensações físicas.<br>**Descatastrofizar**<br>• Questionamento socrático.<br>• Seta descendente.<br>**Tarefa para casa**<br>• Avaliar os pensamentos como hipóteses, e não fatos, verificando as evidências que suportam as hipóteses, e explorar as novas alternativas de interpretação.<br>• Avaliar a possibilidade real de que o "pior" aconteça e, se acontecer, o quanto, de fato, é tão horrível. |

*Continua*

**Quadro 18.3** | Protocolo de TCC em grupo para transtorno de pânico

| SESSÃO | OBJETIVOS E PROCEDIMENTOS |
|---|---|
| 6<br>7<br>8 | **Correção de interpretação distorcida**<br>Exposição interoceptiva e naturalística<br>• Provocar, por meio de exercícios físicos, tontura, taquicardia, falta de ar e estranheza.<br>• Provocar a exposição interoceptiva com atividades que evocam as sensações de forma natural, em ambiente comum (p. ex., subir escadas).<br>• Identificar a sensação física e o grau de ansiedade e avaliar a semelhança com o ataque de pânico.<br>**Tarefa para casa**<br>• Provocar as sensações físicas em casa diariamente e anotar o grau de ansiedade, bem como a similaridade com o ataque.<br>• Elaborar uma lista das situações evitadas, o mais completa possível, com o grau de ansiedade gerado (0 a 10), no caso em que tenha que enfrentá-la. |
| 9<br>10<br>11 | **Exposição *in vivo***<br>• Hierarquizar a lista das situações: do menor grau de ansiedade para o maior.<br>**Tarefa para casa**<br>• Combinar as tarefas de exposição.<br>• Aumentar o grau de dificuldade a cada sessão. |
| 12 | **Prevenção de recaída e encerramento**<br>• Abordar a possibilidade de recaída e orientar sobre as atitudes diante de novos ataques.<br>• Combinar a manutenção do enfrentamento das situações fóbicas, independentemente do acompanhamento em grupo.<br>• Avaliar o tratamento. |

*Fonte:* Heldt e colaboradores.[2]

## Psicoterapia de orientação analítica em grupo

A POA em grupo oferece um ambiente privilegiado para a exploração da intersubjetividade por meio da interação dos membros.[18] Em grupo, os participantes reproduzem os papéis que ocupam no dia a dia de suas relações, formando um campo grupal dinâmico, no qual gravitam fantasias, ansiedades, mecanismos de defesa e fenômenos resistenciais e transferenciais.[5]

Diversos autores contribuíram para o embasamento teórico da POA em grupo. Nos anos de 1920, Sigmund Freud dirigiu sua atenção para a psicodinâmica de grupos buscando o entendimento de temas como os processos identificatórios e o papel das lideranças e das forças que influenciam a coesão e a desagregação dos grupos.[3,4] Bion, na década de 1940, contribuiu com a teoria psicanalítica dos grupos com os supostos básicos de dependência, de luta e fuga e de acasalamento. O suposto básico de dependência identifica-se pelo comportamento do grupo de espera de cuidados e da liderança de alguém para desenvolver sua tarefa. No suposto básico de luta e fuga, há um movimento de confronto ou evitação das situações ansiogênicas, bem como de enfrentamento ou afastamento das lideranças emergentes no grupo. No suposto básico de acasalamento, há uma expectativa messiânica com relação às soluções que possam ser trazidas por algo ou por alguém que ainda não chegou ao grupo. Esta solução será gerada pela formação de pares, entre elementos do grupo, incluindo ou não o terapeuta.[5]

Em 1957, a denominada escola argentina, representada por Emílio Rodrigué, propôs a técnica interpretativa de grupo, que não considerava mais apenas o indivíduo como fenômeno central e ponto de partida de toda interpretação, mas lidava com a totalidade das manifestações do grupo. Sua metodologia caracteriza-se por:

- interpretar o grupo como um todo, assinalando o clima emocional com suas oscilações e fantasias subjacentes
- interpretar em função dos papéis, por considerar que eles estão a serviço de uma situação ou sentimento comum ao grupo
- interpretar a atitude e as fantasias do grupo em relação a determinada pessoa, seja ela participante do grupo ou não, e ao terapeuta

- interpretar em termos de subgrupos, como partes complementares de um todo, como índice de desintegração desse todo e como dramatização das fantasias inconscientes
- interpretar em função do aqui e agora[3,4]

Constata-se que as diferentes escolas, ao longo do tempo, convergem no que há de essencial aos fenômenos provindos do inconsciente dinâmico, ou seja, utilizam-se de interpretações destinadas a assinalar mecanismos de defesa e fenômenos individuais ou coletivos. De fato, os objetivos do grupo de POA são promover o *insight* para mudanças ou para a manutenção de um estado de equilíbrio, ou, ainda, proporcionar relações humanas mais adaptativas.[5]

## Técnicas de psicoterapia de orientação analítica

As técnicas utilizadas na POA em grupo são adaptadas da psicoterapia individual e foram detalhadas no Capítulo 14. A seguir, as técnicas adaptadas para o ambiente grupal são apresentadas detalhadamente.[18]

**Associação livre.** Os pacientes são encorajados a falar espontaneamente sobre os pensamentos e sentimentos. Por exemplo, a comunicação de um assunto de determinado componente desperta nos demais as próprias associações sobre o mesmo tema. O conjunto de associações construído sobre o mesmo tema é chamado de emergente grupal.

**Foco no aqui e agora.** A tendência dos participantes é reeditar os relacionamentos e comportamentos mal-adaptados no grupo. As situações que ocorrem dentro do grupo podem ser interpretadas pelo terapeuta, uma vez que o comportamento intragrupo reflete o funcionamento psíquico dos pacientes extragrupo. Também, conforme as interpretações do terapeuta são validadas pelos outros membros do grupo, as resistências diminuem, o que auxilia significativamente na promoção do *insight*.

**Feedback.** Tanto o terapeuta quanto os membros do grupo trocam informações, que fortalecem ou colocam em dúvida as condutas ou as ideias apresentadas. No momento em que há a devolução das percepções do que está sendo tratado no grupo, ocorre o *feedback*. Conforme a coesão do grupo aumenta, o *feedback* é mais facilitado.

**Interpretação.** Para auxiliar o entendimento de conflitos, a interpretação no grupo é dirigida a um paciente específico, ao vínculo entre os pacientes ou à interação entre os pacientes e o terapeuta. Para isso, são constantemente utilizados: perguntas que estimulem reflexões e correlações; técnica de clareamento; assinalação de lapsos, linguagem não verbal e de novas alternativas de percepção dos fatos; e confrontos com a realidade.

O processo psicoterápico está relacionado com as características intrínsecas da dinâmica grupal, e as técnicas de POA são utilizadas em cada sessão para produzir os resultados da terapia.[5]

- Um grupo se constitui em uma nova entidade, que é resultante da reunião das características individuais dos integrantes que determinam o campo grupal dinâmico.
- O grupo está em constante movimento, dirigindo-se em forças opostas: a desintegração e a coesão (fator terapêutico). A busca pelo equilíbrio é tarefa constante, sobretudo do terapeuta.
- São inerentes ao grupo fenômenos como a ressonância (quando um acontecimento ou uma emoção de um membro repercute nos demais) e a galeria dos espelhos (cada membro se vê ou reflete características pessoais de funcionamento nos outros participantes). No momento em que há a conscientização de tais fenômenos, ocorre a oportunidade ímpar para a produção de identificações mais adaptativas.
- O desempenho de papéis que são adotados pelos membros, de forma temporária ou permanente, constitui outro aspecto importante da dinâmica grupal.

## Papel do terapeuta

A importância do terapeuta, que envolve o planejamento, a seleção e a composição do grupo de POA, é indelével. O embasamento teórico sobre os fundamentos e as técnicas da POA individual, somado ao conhecimento dos fenômenos grupais, mostra-se essencial para o êxito do tratamento.[1]

Durante as sessões, a utilização das técnicas e do manejo das situações que surgem exige habilidade do terapeuta – por exemplo, respeitar o momento de cada membro para que possa processar as interpretações (*timing*) e, assim, propiciar a mudança terapêutica por meio do *insight*. O terapeuta deve encorajar o *feedback* entre os membros como forma de diminuir as resistências durante as sessões e utilizar a atividade interpretativa para valorizar aspectos positivos da personalidade dos membros. A valorização de aspectos transferenciais e contratransferenciais também é valiosa para acessar as resistências e as atuações dos pacientes.[5,18]

Para trabalhar com a transferência no grupo, pode ser utilizado o fator terapêutico de aprendizagem interpessoal. Ao final de cada sessão, é indicado sintetizar as principais experiências ocorridas na sessão a fim de intensificar a coesão grupal.[18]

## Planejamento e enquadramento

Para iniciar um grupo de POA, é preciso definir os seguintes aspectos: objetivo (p. ex., alívio dos sintomas, apoio, mudanças de funcionamento); pacientes-alvo (p. ex., determinada doença ou característica, faixa etária); operacionalização (p. ex., aberto ou fechado, frequência e duração das sessões, tempo estimado do tratamento); terapeuta (p. ex., com ou sem coterapia, com ou sem supervisão).

Após as definições do planejamento, cabe especial atenção para a seleção dos pacientes. A seleção adequada é considerada um preditor de sucesso no tratamento em grupo. É realizada por meio de entrevistas individuais para identificar as características (p. ex., diagnóstico psiquiátrico e psicodinâmico, história familiar e de tratamentos prévios) e a motivação do candidato ao grupo que está em formação ou já iniciado. É igualmente importante verificar as condições de tempo e financeira para realizar o tratamento, que, em geral, é longo.[18]

O funcionamento do grupo é influenciado diretamente pela composição dos membros, a qual é definida conforme a entrevista de seleção. O terapeuta, de posse das definições planejadas, deve compor o grupo visando à coesão conforme a interação de cada membro com o grupo e do grupo com cada membro. Segundo Yalom e Leszcz,[1] o terapeuta pode utilizar os seguintes parâmetros:

- Os pacientes recriam os padrões de relacionamento prévios dentro do grupo.
- As características de personalidade são aspectos indicadores importantes do comportamento dentro do grupo.
- Os pacientes dominadores ou que provocam rejeição atrapalham o trabalho do grupo.
- Os pacientes menos altruístas ou menos cooperativos podem apresentar dificuldades com o *feedback* interpessoal.
- É necessário estar atento para a capacidade intelectual e de tolerância à ansiedade.

Após a seleção dos membros, a preparação para o início do grupo ainda requer uma entrevista individual para esclarecer as expectativas e concepções em relação à terapia. Também é o momento de estabelecer um contrato, sobretudo dos aspectos éticos de sigilo em relação ao que será tratado nas sessões.[1]

Em geral, os grupos de POA são abertos, com tempo ilimitado e heterogêneos em relação à presença de transtorno mental, ao sexo e à idade dos participantes. No entanto, devem ser homogêneos em relação à força do ego. Quanto a frequência e duração das sessões, os encontros geralmente acontecem de 1 a 2 vezes por semana, com tempo entre 60 e 90 minutos. Em relação ao número de componentes, é recomendado um limite entre 5 e 7 participantes. Quanto ao terapeuta, pode contar com a presença de um coterapeuta ou observador.[18]

## Indicações

A POA em grupo é indicada para pacientes com padrões de relacionamento interpessoal ou aspectos de personalidade desadaptativos, como dificuldade de manter intimidade, competitividade excessiva, problemas com autoridade, narcisismo, dependência, entre outros. Também é indicada para situações de crise relacionadas a separação conjugal ou luto.[1]

Independentemente do tipo problema que o paciente apresenta, dois aspectos importantes para participar dos grupos de POA são o nível de motivação para envolver-se emocionalmente e a capacidade de revelar-se para os demais participantes. Da mesma forma, o integrante deve ser capaz de empatizar com o sofrimento e os problemas dos outros componentes.[18]

## Contraindicações

De acordo com Zimerman,[5] a POA em grupo é contraindicada para pacientes pouco motivados para um tratamento longo. A presença de sintomas depressivos mais intensos, paranoia, risco agudo de suicídio e dependência de substâncias psicoativas também contraindica essa modalidade de tratamento.

Em relação às características de personalidade, a POA em grupo está contraindicada para os casos de personalidade antissocial. Também está contraindicada para os casos de déficit cognitivo ou capacidade diminuída para abstração.[18]

Para determinadas profissões que envolvam algum tipo de risco no caso de quebra de sigilo grupal, como pessoas públicas ou políticos, a POA em grupo não é indicada. Da mesma forma, tentativas prévias de POA que foram interrompidas podem constituir um fator para contraindicação. Cabe salientar que as situações listadas de contraindicação referem-se a grupos heterogêneos, ou seja, se a formação for para um grupo homogêneo de pacientes com dependência química ou com ideação suicida crônica, a POA em grupo pode ser indicada.[18]

## Evidências de eficácia e efetividade

Um artigo de revisão sistemática para avaliar a eficácia clínica da POA em grupo encontrou cinco ensaios clínicos que evidenciaram a eficácia da terapia grupal para vários problemas

### EXEMPLO CLÍNICO

Um grupo de POA estava em funcionamento havia 24 meses, com duas sessões semanais de 90 minutos cada. O grupo teve início com seis componentes. Com o passar do tempo, dois pacientes saíram: um por ter mudado de cidade após participar por 20 meses do grupo, e outro por desistência nos primeiros seis meses de terapia.

Em uma sessão, o terapeuta abordou a necessidade de ter um grupo com pelo menos seis componentes e que pretendia realizar nova seleção para ingresso de mais dois integrantes.

Considerando as características do grupo, selecionou, após quatro entrevistas individuais de avaliação, uma jovem de 28 anos e um homem de 44 anos. M. era pianista, e a causa de sua procura por terapia eram problemas conjugais com o marido alcoolista. P., advogado recém-separado, buscou a terapia para aliviar a depressão, a ansiedade e o sentimento de solidão. Ambos já haviam realizado tratamentos prévios de orientação analítica, porém em formato individual.

Durante as entrevistas de seleção para o grupo, M. demonstrou motivação e boa capacidade de autorrevelação. O terapeuta observou também que ela apresentava características narcísicas. P. definia-se como bem-humorado, muito observador e perspicaz, sobretudo na atividade profissional. No entanto, após o divórcio, não se reconhecia mais. Estava mais calado e não conseguia manter a concentração. Devido às exigências no trabalho e ao medo de se expor, estava assumindo menos casos para atuar como advogado de defesa.

Os novos membros iniciaram a terapia em grupo no mesmo dia. Desde as primeiras participações, ficaram evidentes as tentativas de M. de dominar a sessão com seus assuntos e a necessidade de manter o controle. Em contrapartida, P. mantinha-se calado, por vezes ausente. Após dois meses, ao final de uma sessão, P. disse que não estava se beneficiando com a terapia em grupo e estava pensando em desistir. Na sessão seguinte, o terapeuta iniciou com o assunto trazido por P., o que possibilitou a interação dele com os demais componentes do grupo.

Os quatro integrantes mais antigos do grupo apresentavam coesão e maturidade para identificar e manejar a necessidade de M. de ser o foco das atenções e a dificuldade de P. em permitir ser ajudado em seus problemas atuais. Considerando a participação dos membros com mais tempo de grupo e a experiência do terapeuta, a expectativa era de desfechos positivos com o andamento das sessões.

clínicos. No entanto, devido à fragilidade metodológica, não foi possível afirmar, nesses estudos incluídos na revisão, que os benefícios eram específicos da POA em grupo. Ou seja, o delineamento não apresentou poder estatístico para testar equivalência ou não inferioridade em relação a outras abordagens grupais.[19]

Contudo, outros estudos avaliaram os efeitos na resposta da POA em grupo em relação a idade, sexo, duração do tratamento e características psicológicas e de saúde mental. Por exemplo, o resultado de um estudo sobre preditores de desfechos (dados demográficos, diagnóstico, gravidade inicial de transtornos, cronicidade, expectativa e duração do tratamento) de POA em grupo por até 32,5 meses, que incluiu 69 pacientes, indicou melhora significativa durante o tratamento em relação ao funcionamento global e aos problemas interpessoais dos pacientes. Após a análise de regressão, foi encontrado que a duração do tratamento por até 2,5 anos foi um forte preditor positivo de melhora, e a presença de transtorno da personalidade, cronicidade e maior gravidade inicial dos sintomas não foi associada a pior desfecho.[20]

Em outro estudo dos mesmos autores sobre moderadores de resposta à POA em grupo, as variáveis que entraram na análise estatística, considerando interação com o tempo, foram: depressão e ansiedade inicial, sensibilidade interpessoal e transtorno da personalidade (Grupos A e B). O resultado apontou que os pacientes com sintomas depressivos e ansiedade inicial mais grave, maior sensibilidade interpessoal e presença de transtorno de ansiedade precisam de um tempo mais longo na terapia para melhorar seu funcionamento interpessoal.[21]

Em um estudo recente, 31 adultos jovens que procuraram ajuda devido a estresse e dificuldades relacionadas a desafios participaram de 16 a 18 sessões de POA em grupo e foram comparados com jovens em uma lista de espera. Os resultados indicaram que os participantes da psicoterapia em grupo mostraram diminuição significativa do sofrimento psicológico e aumento da busca por objetivos adaptativos e de funcionamento independente.[22]

## Grupos de autoajuda

Os grupos são de autoajuda quando os integrantes compartilham um mesmo problema ou uma condição semelhante e se reúnem regularmente para trocar informações e dar e receber apoio psicológico. São também denominados de grupos de ajuda mútua, de apoio mútuo ou de suporte.[23]

Os grupos de autoajuda ocorrem sob a liderança de pessoas pertencentes à mesma categoria diagnóstica ou de problemas de saúde dos demais integrantes e que vivenciam dificuldades semelhantes. Um profissional pode orientar os grupos, por meio de uma participação não diretiva. Isto é, o profissional não participa dos encontros, mas permanece disponível como referência. Frequentemente, a formação dessa modalidade de grupo surge a partir do incentivo de um profissional da saúde especializado.[5]

Os princípios básicos de um grupo de autoajuda são: aceitação de responsabilidade, participação voluntária, concordância na mudança pessoal, anonimato e confidência. A ação desses grupos decorre dos seguintes fatores terapêuticos:[1]

- **Universalidade.** Por ser homogêneo em relação a um problema específico, o grupo reassegura que seus integrantes não estão sozinhos, não são seres "estranhos" e que podem ser respeitados em suas limitações.
- **Orientação.** Os integrantes aprendem a conhecer melhor seus problemas de saúde por meio da psicoeducação.
- **Aprendizagem interpessoal.** Os participantes aprendem a resolver problemas e a conviver com limitações pela observação dos outros. O relacionamento entre os membros facilita o reforço de comportamentos positivos (p. ex., a abstinência de substâncias), enquanto outros aspectos, como recaídas e manutenção do contato com situações ativadoras, são desestimulados.
- **Identificação.** Há entendimento e aceitação melhores por parte dos integrantes do grupo ao utilizarem a mesma linguagem e compartilharem as mesmas vivências. O fato de o coordenador do grupo também ter o mesmo problema de saúde facilita a identificação entre os membros.
- **Coesão grupal.** Os problemas divididos com o grupo de autoajuda facilitam o surgimento de alianças entre os membros, exercendo, assim, uma função de continente. Ou seja, o grupo é capaz de conter e absorver as angústias e as dúvidas de cada um.

- **Autocompreensão.** O grupo faz os membros confrontarem sua subjetividade com os dados objetivos e reais oriundos das reuniões. Assim, quanto maior é o enfrentamento com a realidade, maior é a possibilidade de condutas saudáveis entre os membros do grupo de autoajuda.

### Estrutura das reuniões

Os encontros são estruturados para tratar de assuntos que se iniciam e encerram durante a mesma sessão. Por ser um grupo aberto, essa estruturação facilita o acompanhamento do processo terapêutico por parte dos novos integrantes.

Geralmente, a sessão se inicia com a saudação do coordenador, seguida da apresentação de novos membros e do relato dos participantes sobre o decorrer de sua semana. Ao longo da reunião, pode ocorrer a leitura de material informativo, reflexivo ou motivacional. Após a leitura, sucede a discussão do tema proposto e relacionado ao problema que une os componentes. Nesse momento, os participantes podem expor suas vivências, emergindo o fenômeno de identificação entre seus membros.[1]

### Planejamento

Normalmente, os grupos de autoajuda ocorrem por período ilimitado, sem prazo para o término, são abertos e acessíveis, permitindo a entrada e a saída de seus membros a qualquer momento. Em geral, são constituídos por 10 a 20 pessoas, e as reuniões ocorrem semanalmente, com duração de 60 a 120 minutos. O local precisa estar adequado ao número de participantes e costuma ser sem custo, como escolas públicas, paróquias e unidades básicas de saúde.[1,5] Considerando que os grupos são homogêneos em pelo menos uma característica, o coordenador é quem propõe o grupo, faz a seleção dos componentes e providencia a logística para a realização das reuniões.

### Indicações e contraindicações

A principal indicação para ingressar em um grupo de autoajuda é apresentar o problema-alvo do acompanhamento. Entretanto, determinadas situações figuram como contraindicação, como pessoas com déficit cognitivo e aquelas que não se enquadram na estrutura grupal ou que podem desempenhar um papel de desagregador no grupo.[5]

### Papel do coordenador

O grupo é coordenado por uma pessoa com o mesmo diagnóstico ou problema dos demais integrantes e, em geral, é uma pessoa leiga. No caso de ser um profissional da saúde, ele também deve apresentar a mesma doença ou o mesmo problema que é o fator comum a todos os integrantes do grupo. Assim, o coordenador conhece bem o problema de saúde e o impacto negativo na vida de cada um. Nesse caso, convém que o coordenador se encontre estabilizado e que saiba lidar com as dificuldades. Diferentemente de outros grupos de psicoterapia, nos grupos de autoajuda, o coordenador não faz interpretações, e sim afirmações solidárias e positivas.[1]

Outro aspecto importante é que o coordenador precisa estar capacitado para desempenhar esse papel, inclusive para identificar a necessidade de acionar um suporte profissional para contribuir com informações ou supervisão para o funcionamento do grupo.[5]

O coordenador e os participantes do grupo procuram fazer todos, em especial os recém-chegados, se sentirem confortáveis, aceitos e estimulados a verbalizar seus anseios. Assim, os integrantes são valorizados em suas potencialidades para enfrentar as dificuldades comuns a todos.[23]

### Evidências de eficácia

A eficácia do grupo de autoajuda com base nos 12 passos em relação ao *status* de abstinência foi verificada em 1.683 pacientes com dependência de substâncias. O desfecho abstinência foi avaliado em um ano e quatro anos nos participantes das reuniões *versus* nos que não compareceram. Os resultados indicaram que, após um ano, os abstinentes que compareceram às reuniões de grupo não tinham probabilidades maiores de estarem abstinentes nos quatro anos de acompanhamento do que os abstinentes que não compareceram aos grupos. No entanto, para os pacientes não abstinentes, em um ano, houve aumento significativo nas taxas de abstinência nos quatro anos para aqueles que participaram de grupos de autoajuda de 12 passos (42%) em comparação com aqueles que não compareceram às reuniões (28,9%).[24]

Outro estudo com familiares de indivíduos com dependência química indicou que o grupo de autoajuda contribuiu significativamente para a diminuição da ansiedade, a adoção de me-

## EXEMPLO CLÍNICO: GRUPO DE AUTOAJUDA ALCÓOLICOS ANÔNIMOS

O primeiro grupo de autoajuda a se estabelecer foi o de indivíduos com dependência de álcool. Os Alcóolicos Anônimos (AA) tiveram início em 10 de junho de 1935, na cidade de Akron, estado de Ohio, nos Estados Unidos. O grupo de AA é considerado uma irmandade que se baseia em um programa de abstinência total de qualquer tipo de substância psicoativa. Tem como foco evitar o primeiro gole por mais 24 horas. Os princípios do programa são constituídos pelos 12 passos, que visam à recuperação pessoal. Esse modelo terapêutico deu origem a outros programas para dependência ou abuso de substâncias psicoativas, bem como para comportamentos compulsivos, como jogo, sexo e comer compulsivo.[1]

As reuniões dos AA são semanais e apresentam duração de 120 minutos. No início da reunião, o coordenador lê o preâmbulo dos AA e realiza a Oração da Serenidade, seguida de um breve momento de silêncio para os membros refletirem sobre o motivo de estarem reunidos. Na sequência, o coordenador disponibiliza aos membros 10 minutos para cada um realizar seu depoimento. Após 8 minutos de fala, o coordenador levanta uma placa com o aviso "Faltam 2 minutos" e, posteriormente, "Tempo esgotado". Enquanto um participante fala, todos escutam, e não há interações.

Após 1 hora de reunião, é feito um breve intervalo, e serve-se um lanche organizado pelos próprios integrantes. Depois, retorna-se à reunião para continuar com os depoimentos e realizar a coleta de contribuições financeiras voluntárias. No final, o coordenador agradece aos companheiros que contribuíram com a organização da reunião e a arrecadação da contribuição voluntária, informando quanto foi arrecadado. Além disso, é realizada a leitura da 12ª tradição: "Quem você vê aqui, o que você ouve aqui, quando sair daqui, deixe que fique aqui". Novamente, é realizada a Oração da Serenidade, seguida por um período de silêncio, para os integrantes refletirem sobre a evolução de cada um dentro do grupo de AA.

Quando um novo membro ingressa no grupo de AA, recebe uma ficha amarela que simboliza sua entrada na irmandade e folhetos informativos sobre o alcoolismo e os AA. Um membro mais antigo é escolhido para "apadrinhar" o novo integrante, ficando de referência e apoio para o recém-chegado aderir ao grupo. Conforme permanecem em abstinência, os integrantes do AA recebem fichas coloridas cujas cores representam o tempo de sobriedade.

didas efetivas de estratégias de enfrentamento e a melhora da dinâmica familiar.[25]

Um ensaio clínico randomizado (ECR) foi conduzido com o objetivo de determinar o efeito de um grupo de autoajuda na qualidade de vida de pacientes com diabetes tipo 2 em cuidados primários de saúde. O programa do grupo centrou-se no compartilhamento de experiências entre membros e na participação em resolução de problemas. O resultado indicou que os escores de qualidade de vida do grupo de intervenção foram significativamente maiores após 12 e 24 semanas ($p = 0,045$ e $p < 0,001$, respectivamente) em comparação ao grupo de controle. O estudo concluiu que o grupo de autoajuda é efetivo para melhorar a qualidade de vida de pacientes com diabetes tipo 2.[26]

Um estudo foi realizado com 21 coordenadores de grupos de autoajuda (10 para doenças físicas crônicas, 5 na área de saúde mental e 6 para situações de isolamento social) com seus respectivos grupos. Os resultados mostraram que o impacto dos grupos foi positivo para o bem-estar mental dos membros, aumentando o senso de controle, a resiliência, a troca de apoio, a elevação da autoestima, o conhecimento e a confiança.[27] Os autores sugeriram a elaboração de políticas públicas em conjunto com usuários de grupo de autoajuda para desenvolver grupos de acordo com as necessidades de cada localidade ou situação, o que poderia contribuir significativamente para a melhora do bem-estar mental.

Um ensaio clínico controlado sobre transtorno de compulsão alimentar (n = 259 pacientes) foi realizado para comparar a abordagem de autoajuda com outros métodos de terapia em grupo liderados por profissionais. No final do tratamento (20 semanas), o grupo liderado por terapeuta (51,7%) e o assistido por terapeuta com TCC (33,3%) apresentaram melhora na compulsão alimentar em comparação ao grupo de autoajuda (17,9%) e à lista de espera (10,1%). No entanto, não houve diferença significativa nas taxas de abstinência entre os grupos nas avaliações de acompanhamento. Os autores concluíram que, embora esses achados indiquem que o tratamento em grupo conduzido por terapeuta é associado a melhores resultados a curto prazo, a ausência de diferenças no acompanhamento indica que o grupo de autoajuda pode ser uma alternativa viável às intervenções lideradas por terapeutas.[28]

## QUESTÕES EM ABERTO E ÁREAS DE PESQUISA

Os fatores terapêuticos de grupo são considerados elementos dinâmicos e interdependentes, tornando necessário o reconhecimento do impacto desses fatores durante as sessões para haver melhor compreensão do processo terapêutico para o aprimoramento da terapia. No entanto, as pesquisas que avaliam o impacto dos fatores terapêuticos na adesão e na resposta às diferentes técnicas de psicoterapia em grupo ainda são escassas.

A motivação do paciente, que é avaliada como um estado de prontidão para mudanças antes do tratamento em grupo, também pode interferir na adesão. Sabe-se que a motivação está sujeita a flutuações associadas a interações complexas entre as características do paciente e o processo psicoterapêutico. De fato, a motivação pode ser considerada uma forma de direcionar a atenção para incitar o desejo de mudança de comportamento. A entrevista motivacional é uma estratégia que serve para compreender as motivações do paciente e reduzir a ambivalência sobre a mudança de um comportamento específico, promovendo a adesão.[29] A despeito dos resultados promissores para grupos de TCC,[30] a entrevista motivacional ainda precisa ser avaliada em outras modalidades de psicoterapia de grupo, como de autoajuda e de orientação analítica.

Devido às características de formação aberta e tempo ilimitado dos grupos de POA e de autoajuda, as pesquisas que avaliam a efetividade apresentam limitações importantes, dificultando, assim, a generalização dos resultados. Da mesma forma, a falta de reconhecimento do potencial e a dificuldade de inserção dos grupos de autoajuda nos serviços de saúde complicam a realização de pesquisas para avaliação de sua eficácia.[27]

Logo, é necessário que mais pesquisas de ensaio clínico controlado sejam desenvolvidas, explorando-se também o efeito dos fatores terapêuticos para potencializar os resultados positivos das terapias em grupo.

## CONSIDERAÇÕES FINAIS

A utilização da psicoterapia de grupo, independentemente do tipo de técnica ou corrente teórica, tem oscilado ao longo do tempo. Entre os motivos prováveis para a diminuição do emprego da abordagem grupal, constam a falta de profissionais habilitados e a carência de estudos que comprovem sua eficácia, sobretudo dos grupos de POA e de autoajuda. Todavia, a perspectiva para a TCC em grupo é de crescimento, devido às evidências de efetividade dos protocolos avaliados em ECRs.

Atualmente, constata-se a crescente demanda dos serviços de saúde mental, em especial em instituições públicas. A psicoterapia em grupo possibilita a ampliação de atendimento efetivo para um maior número de pacientes, representando, assim, uma relação custo-benefício favorável. Portanto, a tendência na área da saúde mental é o fortalecimento do modelo grupal. Além disso, a participação de profissionais da saúde como observadores ou coterapeutas nos grupos viabiliza o ensino e a capacitação de novos terapeutas.

## REFERÊNCIAS

1. Yalom ID, Leszcz M. Psicoterapia de grupo: teoria e prática. 5. ed. Porto Alegre: Artmed; 2006.
2. Heldt E, Cordioli AV, Knijnik DZ, Manfro GG. Terapia cognitivo-comportamental em grupo para transtornos de ansiedade. In: Cordioli AV. Psicoterapias: abordagens atuais. 3. ed. Porto Alegre: Artmed; 2008. p.317-40.
3. Osório LC. Grupoterapias: abordagens atuais. Porto Alegre: Artmed; 2007.
4. Boris GDJB. Elementos para uma história da psicoterapia de grupo. Rev Abordagem Gestalt. 2014;20(2):206-12.
5. Zimerman DE. A importância dos grupos na saúde, cultura e diversidade. Vínculo. Vínculo. 2007;4(4):1-16.

6. Scharff DE, Losso R, Setton L. Pichon Rivière's psychoanalytic contributions: some comparisons with object relations and modern developments in psychoanalysis. Int J Psychoanal. 2017;98(1):129-43.
7. Coon DW, Shurgot GR, Gillispie Z, Cardenas, V, Gallagher-Thompson, V. Intervenções de grupo cognitivo-comportamentais. IN: Gabbard GO, Beck J, Holmes J. Compêndio de psicoterápica de Oxford. Porto Alegre: ArtMed; 2007.
8. Behenck AS, Gomes JB, Heldt E. Patient rating of therapeutic factors and response to cognitive-behavioral group therapy in patients with obsessive-compulsive disorder. Issues Ment Health Nurs. 2016;37(6):392-9.
9. Behenck A, Wesner AC, Finkler D, Heldt E. Contribution of group therapeutic factors to the outcome of cognitive-behavioral therapy for patients with panic disorder. Arch Psychiatr Nurs. 2017;31(2):142-6.
10. Bledin K, Loat M, Caffrey A, Evans KB, Taylor B, Morris N. 'Most important events' and therapeutic factors: an evaluation of inpatient groups for people with severe and enduring mental health difficulties. Group Analysis. 2016;49(4):398-413.
11. Choi YH, Park KH. Therapeutic factors of cognitive behavioral group treatment for social phobia. J Korean Med Sci. 2006;21(2):333-6.
12. Anderson RA, Rees CS. Group versus individual cognitive-behavioral treatment for obsessive-compulsive disorder: a controlled trial. Behav Res Ther. 2007;45(1):123-37.
13. Heldt E, Kipper L, Blaya C, Salum GA, Hirakata VN, Otto MW, et al. Predictors of relapse in the second follow-up year post cognitive-behavior therapy for panic disorder. Rev Bras Psiquiatr. 2011;33(1):23-9.
14. Costa RT, Cheniaux E, Rosaes PAL, Carvalho MR, Freire RCR, Versiani M, et al. The effectiveness of cognitive behavioral group therapy in treating bipolar disorder: a randomized controlled study. Rev Bras Psiquiatr. 2011;33(2):144-9.
15. Braga DT, Cordioli AV, Niederauer K, Manfro GG. Cognitive-behavioral group therapy for obsessive-compulsive disorder: a 1-year follow-up. Acta Psychiatr Scand. 2005;112(3):180-6.
16. Stead LF, Lancaster T. Group behaviour therapy programmes for smoking cessation: review. Cochrane Database Syst Rev. 2005;18(2):CD001007.
17. Lamb SE, Hansen Z, Lall R, Castelnuovo E, Withers EJ, Nichols V, et al. Group cognitive behavioural treatment for low-back pain in primary care: a randomized controlled trial and cost-effectiveness analysis. Lancet. 2010;375(9718):916-23.
18. Brofman, G. Psicoterapia psicodinâmica de grupo. In: Cordioli AV. Psicoterapias: abordagens atuais. 3. ed. Porto Alegre: Artmed; 2008. p.299-316.
19. Blackmore C, Tantam D, Parry G, Chambers E. Report on a systematic review of the efficacy and clinical effectiveness of group analysis and analytic/dynamic. Group Analysis. 2011;45(1):46-69.
20. Lorentzen S; Høglen P. Predictors of change during long-term analytic group psychotherapy. Psychother Psychosom. 2004;73(1):25-35.
21. Lorentzen S, Høglen, PA. Moderators of the effects of treatment length in long-term psychodynamic group psychotherapy. Psychother Psychosom. 2008;77(5):321-22
22. Shulman, S, Rozen-Zvi R, Almog Z, Fennig S, Shavit-Pesach T. Effects of group psychotherapy on young adults' romantic and career functioning. Group Analysis. 2017;50(1):70-90.
23. Pistrang N, Barker C, Humphreys K. Mutual help groups for mental health problems: a review of effectiveness studies. Am J Community Psychol. 2008;42(1-2):110-21.
24. McKellar JD, Harris AH, Moos RH. Patients' abstinence status affects the benefits of 12-step self-help group participation on substance use disorder outcomes. Drug Alcohol Depend. 2009;99(1-3):115-22.
25. Passa I, Giovazolias T. Evaluation of a self-help group for parents of substance addicted offspring: a mixed methods approach. Subst Use Misuse. 2015;50(1):32-9.
26. Chaveepojnkamjorn W, Pichainarong N, Schelp FP, Mahaweerawat U. A randomized controlled trial to improve the quality of life of type 2 diabetic patients using a self-help group program. Southeast Asian J Trop Med Public Health. 2009;40(1):169-76.
27. Seebohm P, Chaudhary S, Boyce M, Elkan R, Avis M, Munn-Giddings C. The contribution of self-help/mutual aid groups to mental well-being. Health Soc Care Community. 2013;21(4):391-401.
28. Peterson CB, Mitchell JE, Crow SJ, Crosby RD, Wonderlich SA. The efficacy of self-help group treatment and therapist-led group treatment for binge eating disorder. Am J Psychiatry. 2009;166(12):1347-54.
29. Burke BL. What Can Motivational Interviewing Do for You? Cogn Behav Pract. 2011;18(1):74-81.
30. Heldt E, Blaya C, Manfro GG. The role of motivation in cognitive behavioural psychotherapy for anxiety disorders. In: Fava GA, Ruini C, editors. Increasing psychological well-being in clinical and educational settings: cross-cultural advancements in positive psychology. Amsterdã: Springer Science+Business Media Dordrecht; 2014. p.103-14.

# Terapias de famílias e casais

Luiz Carlos Prado
Adriana Zanonato

O título deste capítulo utiliza a expressão "terapias de famílias e casais" em virtude da grande quantidade de escolas e modelos que são oferecidos hoje em dia para o trabalho com casais e famílias. Entendendo essa diversidade, pretendemos situar os profissionais da área nesse complexo caleidoscópio, mas focando as abordagens sistêmicas e cognitivo-comportamentais, bem como os modelos integrativos e suas principais técnicas, ilustrando com alguns exemplos clínicos. Também são apresentadas as indicações e as contraindicações, algumas evidências empíricas de sua eficácia e reflexões sobre as perspectivas futuras dessas abordagens.

Diferentemente de outras formas de terapia, que se definem pelo tipo de abordagem que fazem dos problemas, as terapias de família se definem pelo campo ao qual dirigem seu trabalho. Fazem, na verdade, um contraponto com a terapia individual, que não é uma modalidade específica de terapia, mas apenas uma definição do campo de atuação – uma pessoa individualmente. Portanto, não podemos comparar terapia familiar com terapia psicanalítica ou cognitivo-comportamental – devemos especificar de que modelo de terapia familiar estamos falando.

Este capítulo aborda a *terapia familiar sistêmica* e os *modelos integrativos* de abordagem de casais e famílias, incluindo algumas contribuições da visão *cognitivo-comportamental*. Uma compreensão mais abrangente dos modelos psicanalíticos ou cognitivo-comportamentais de terapias com casais e famílias pode ser encontrada em outras obras.[1,2]

## PARADIGMAS DA ABORDAGEM SISTÊMICA DE CASAIS E FAMÍLIAS

O conhecimento humano avança integrando novas formas de pensar a cada etapa – os paradigmas vão se modificando ao longo do tempo. O paradigma da abordagem sistêmica começa a se consolidar a partir de ideias desenvolvidas nos anos de 1940 e 1950. São elas:

1. A **teoria da comunicação humana**.[3] Seus princípios básicos foram fundamentais nos primeiros trabalhos com famílias em Palo Alto, na Califórnia, nos anos de 1950. Entre esses princípios, destacam-se os seguintes:
   – É impossível não se comunicar. Em um sistema qualquer, como uma família, não existe a possibilidade de alguém manter-se incomunicável. Até o silêncio

é uma forma de comunicação, cheia de significados.
- A comunicação tem dois níveis: o conteúdo e a relação, forma como se estabelece a comunicação. Quando um membro da família se comunica aos gritos, emocionalmente descontrolado, não costuma ser escutado pelos demais, predominando a percepção de seu descontrole emocional, de sua "loucura".
- Uma sequência interativa pode ser avaliada a partir de qualquer ponto – o que chamamos de pontuação. Cada pessoa, em uma interação familiar ou de casal, avalia os fatos a partir de sua percepção, pontuando as comunicações conforme sua visão.

2. A **cibernética**, desenvolvida por Wiener na década de 1940, é uma teoria dos sistemas de controle baseada na comunicação entre o sistema e o meio, bem como no interior do sistema. Os principais conceitos oriundos da cibernética são:
   - A **causalidade circular**: todas as partes de um sistema se interinfluenciam mutuamente.
   - A **homeostase**: capacidade de os sistemas buscarem um equilíbrio, como muitos dos sistemas biológicos (o controle da temperatura e da pressão no organismo humano, mantidos relativamente constantes).
   - A **retroalimentação** (*feedback*): mecanismo que contribui para a manutenção da homeostase dos sistemas, corrigindo as variações ocorridas por meio de informações autorreguladoras. Por exemplo, quando um casal chega a um extremo de descontrole e violência verbal, um dos membros pode começar a chorar e despertar compaixão no parceiro, que, então, se aproxima carinhosamente e recompõe a relação em vias de ser rompida.

3. A **teoria geral dos sistemas**, elaborada e sistematizada por von Bertalanffy nos anos de 1950, postula que, em todas as manifestações da natureza, tanto físicas como humanas, existe uma organização sistêmica, um aglomerado de partes formando um conjunto integrado a partir de suas interações.

Todos esses conceitos influenciaram profundamente a visão dos pioneiros da terapia familiar, instrumentando a observação da interação e as primeiras técnicas de intervenção com casais e famílias.[2]

# ASPECTOS HISTÓRICOS DA TERAPIA FAMILIAR

A década de 1950 é considerada o marco inicial para o movimento de terapia familiar. Naquele período, surgiram diversos centros onde germinaram as primeiras ideias desse campo.

**Murray Bowen**, psiquiatra da Clínica Menninger entre 1946 e 1954, trabalhando com indivíduos com esquizofrenia, desenvolveu os conceitos de *diferenciação* e de *triangulação*, observando mães muito ligadas a seus filhos doentes e pais distantes de ambos.

Em 1955, Bowen começou a tratar famílias em conjunto, com uma abordagem estruturada e diretiva, visando alcançar um maior grau de diferenciação dos membros. Bowen trabalhou muito com grupos multifamiliares e de casais. A partir de 1971, passou a enfatizar a importância de enviar os pacientes de volta às suas famílias de origem para resolver seus conflitos do passado.

**Nathan Ackerman**, psiquiatra infantil em Nova York, partindo de seu trabalho com mães e crianças, concluiu que a unidade básica para um diagnóstico e tratamento adequados era, na verdade, a família.[2]

Ackerman fundou o Family Institute, em 1960, o qual, após sua morte, em 1971, passou a chamar-se de Ackerman Institute, até hoje um importante centro de referência em terapia familiar. Lá trabalharam, entre outros, Peggy Papp, Evan Imber-Black, Joel Bergman, Lynn Hoffman, Olga Silverstein e Froma Walsh, autores de vários livros fundamentais para o estudo das terapias de família. Ackerman fundou, com Don Jackson, o primeiro, e até hoje mais importante, periódico da área: a revista *Family Process*.

**Carl Whitaker** era um terapeuta mais intuitivo, que desafiava os padrões rígidos das famílias das formas mais diversas. Buscava gerar emoções fortes e trazia à discussão temas profundos e emocionalmente impactantes. Foi um dos pioneiros a propor o trabalho em coterapia, sugerindo que assim um dos terapeutas podia aprofundar-se nos temas familiares mais candentes, enquanto o outro ficava mais distante e observava melhor algumas interações. A partir de 1965 até sua aposentadoria, em 1982, trabalhou na Atlanta Psychiatric Clinic, onde aplicou e desenvolveu seu *modelo experiencial* de terapia com indivíduos e famílias.

Os pioneiros **Gregory Bateson**, **Don Jackson**, **Paul Watzlawick** e **John Weakland**, em Palo Alto, na Califórnia, começaram seus trabalhos pesquisando a comunicação em famílias de indivíduos com esquizofrenia, movimento que foi chamado de *modelo comunicacional*. A partir desses estudos, foram lançadas algumas ideias básicas, como o conceito de *homeostase familiar*, tendência dos sistemas familiares de manter os padrões de relacionamento sempre estáveis e sem mudança. Destacaram esse aspecto talvez por estarem trabalhando com grupos muito rígidos, como costumam ser as famílias com patologias graves.

Esse grupo postulava que os sintomas, mesmo psicóticos, estavam a serviço da manutenção do equilíbrio familiar e que as famílias de indivíduos com esquizofrenia "aprisionavam" seus filhos em uma malha de interações patológicas e enlouquecedoras – que chamaram de *duplo vínculo*. O grupo de Palo Alto trabalhou sempre no aqui e agora da sessão, observando a interação familiar. A teoria da mudança, nesse período, envolvia o trabalho com os padrões repetitivos e com as regras rígidas das famílias. Isso ficava muito claro no conceito de "caixa-preta" – o que importava era o que entrava e saía da mente, não seu conteúdo. Sob tal enfoque, a terapia passou a ser mais diretiva, usando estratégias comunicacionais para obter mudanças.

Esses pioneiros deram origem, além de ao modelo comunicacional anteriormente descrito, à *terapia familiar breve* (ou *terapia baseada em soluções*), de **De Shazer**, e ao *modelo estratégico*, de **Jay Haley** e **Cloé Madanes**[4] – todos germinados no Mental Research Institute (MRI), da Califórnia. O MRI foi fundado em 1959 por Don Jackson, psiquiatra que morreu em 1968, aos 48 anos. Jay Haley, como fizeram alguns outros terapeutas familiares daquele período, trabalhou alguns anos com Milton Erickson, um hipnoterapeuta criativo, sediado em Phoenix, que inspirou muitas das intervenções paradoxais dos terapeutas estratégicos. Essa experiência resultou no interessante livro de Haley publicado em 1980: *Terapia no convencional*.[5]

A linguagem desse grupo pioneiro era muito matizada por metáforas de guerra – estratégias, coalizões – em virtude de seus integrantes se preocuparem predominantemente com a questão do poder nas famílias.

Jay Haley trabalhou no MRI até 1967, quando aceitou um convite de Minuchin para fazer parte da equipe da Child Philadelphia Clinic. Em 1976, mudou-se para Washington, onde fundou, com Cloé Madanes, o Family Therapy Institute. Juntos, trabalharam durante muitos anos, formando terapeutas no modelo estratégico e viajando para várias partes do mundo.

Na Itália, influenciaram fortemente o chamado Grupo de Milão – Mara Selvini Palazzoli, Luigi Boscolo, Gianfranco Cecchin e Giuliana Prata. O *modelo sistêmico de Milão* também enfatizava os jogos de poder das relações familiares e a função protetora dos sintomas para manter o equilíbrio familiar.[6]

Nos anos de 1980, a equipe de Milão se dividiu, seguindo Palazzoli e Prata o modelo do MRI e Boscolo e Cecchin caminhando para abordagens construtivistas e narrativistas. No Brasil, Moisés Groisman desenvolveu e preconiza até hoje um modelo sistêmico-vivencial, fundamentado nos diversos pioneiros do modelo estratégico.[7]

**Salvador Minuchin** foi quem consolidou de forma consistente os conhecimentos da terapia familiar, alguns anos depois de seus primeiros desenvolvimentos. Por meio de seus escritos, difundiu o modelo que foi chamado de *estrutural*, devido a sua ênfase na estrutura familiar. Trabalhou com o conceito de *subsistemas familiares* – o casal como cônjuges (subsistema conjugal) e como pais (subsistema parental), os filhos formando o subsistema filial, e os irmãos, o subsistema fraterno. Em sua concepção, os sistemas e subsistemas são delimitados por *fronteiras*, que podem ser nítidas, difusas ou rígidas. Minuchin desenvolveu os conceitos de *famílias emaranhadas*, nas quais as fronteiras entre seus membros eram mais difusas, e *famílias desligadas*, nas quais as fronteiras rígidas mantêm seus membros mais distantes uns dos outros.

A terapia familiar prosperou muito nos anos de 1970, especialmente nos Estados Unidos, a ponto de esses serem chamados por Nichols[2] de os "anos dourados" de tal movimento. O grupo de Palo Alto, com seu foco na comunicação, o trabalho de Jay Haley e Cloé Madanes, com ênfase no modelo estratégico, e o trabalho de Salvador Minuchin e sua equipe, desenvolvendo o modelo estrutural, promoveram a expansão da terapia familiar. Muitos centros de formação foram criados, e inúmeros jovens terapeutas dirigiram-se aos locais onde trabalhavam esses pioneiros para aprenderem suas técnicas.

Os terapeutas embasados nesses modelos não se interessavam muito pelos aspectos intrapsíquicos ou pela história familiar. Para eles, o aspecto fundamental encontrava-se nas interações no aqui e agora das sessões terapêuticas, nas regras e nos jogos de poder que aí se evidenciavam. Em tais abordagens, o trabalho de induzir a família a mudar é uma responsabilidade maior do terapeuta, que tem como objetivo superar as resistências familiares às mudanças por meio das mais diferentes estratégias e técnicas.

Aos poucos, esses terapeutas passaram a receber muitas críticas, especialmente de terapeutas influenciados pelo movimento feminista. Esse modo de trabalhar, excessivamente ativo e centrado na busca de estratégicas de enfrentamento dos problemas, foi, aos poucos, dando lugar a outros enfoques, que revalorizaram o passado e voltaram-se para abordagens mais consensuais e dialógicas.

## A revalorização do passado: os segredos familiares e o genograma

Ao longo dos anos de 1980, conforme foi diminuindo gradualmente o encantamento com as técnicas brilhantes e criativas das intervenções no aqui e agora da interação familiar, terapeutas familiares foram retomando temas até então deixados de lado.

**Evan Imber-Black**, de Nova York, destacou a importância dos segredos, que podem causar distorções graves na comunicação e formas diferentes de disfunções familiares.[8]

Por exemplo, um filho oriundo de uma relação anterior ao casamento foi assumido e registrado por outro homem que casou com sua mãe, mas este exigiu sigilo sobre o assunto. Tal segredo ligado ao nascimento desse menino trouxe inúmeras consequências negativas para seu desenvolvimento, a construção de sua identidade pessoal e as relações entre os membros dessa família.

**Monica McGoldrick** e **Betty Carter** desenvolveram o enfoque no *ciclo vital da família* e postularam que muitas das crises familiares seriam decorrentes de dificuldades no enfrentamento das transições entre as etapas desse ciclo. Esse destaque nas vicissitudes da família ao longo de seu desenvolvimento, tanto as que se mantêm intactas como aquelas que enfrentam separações e recasamentos, tem sido muito útil no campo da terapia familiar. O livro fundamental no qual essas ideias são expostas, *As mudanças no ciclo de vida familiar*,[9] também contém a primeira versão do trabalho sobre genograma, desenvolvido no livro de mesmo nome, mas lançado alguns anos depois por McGoldrick, Gerson e Petry.[10] O genograma valoriza ainda mais o passado, destacando a influência das crenças e dos mitos construídos nos primórdios das famílias e dos segredos familiares guardados ao longo de gerações.

Todos esses novos enfoques foram contribuindo para um movimento da terapia familiar que revalorizou o passado e as emoções, as crenças, os valores e os mitos dos diversos membros de uma família.

## Maurizio Andolfi e a questão da trigeracionalidade

**Andolfi** desenvolveu seu trabalho a partir da Academia de Psicoterapia da Família, em Roma, na Itália. Inicialmente um pouco mais desafiador e provocativo, próximo das ideias do grupo de Milão, Andolfi acabou desenvolvendo um modelo próprio de abordagem das famílias, centrado no diálogo terapêutico e no enfoque trigeracional. *A linguagem do encontro terapêutico*, de 1996,[11] é o livro que melhor resume suas ideias da maturidade. Define o encontro terapêutico como uma comunicação entre terapeuta e família, buscando a construção comum de significados. Segundo Andolfi, o objeto de observação desse encontro terapêutico deve ser a família trigeracional, para que os padrões transgeracionais possam ser avaliados e modificados.

Mesmo quando a terapia se restringe ao casal, Andolfi propõe que sejam trabalhados os diversos triângulos formados em uma família em três gerações, utilizando também o genograma. A ligação do terapeuta com a família e seus diversos triângulos relacionais cria um sistema complexo que esse autor chamou de "terceiro planeta", no qual se encontra a visão de mundo do terapeuta e da família. Por fazer parte do sistema, o terapeuta nunca terá uma visão totalmente objetiva, e sim um olhar tingido pelas próprias vivências pessoais e familiares.

Outro elemento que passa a ser valorizado por Andolfi são as *ressonâncias emocionais*, vivências do próprio terapeuta que são acionadas pelos conteúdos trazidos ao encontro pelos membros da família. Essas percepções subjetivas do terapeuta matizam sua visão dos problemas e devem ser bem compreendidas para que não interfiram negativamente no trabalho. Contudo, podem ser úteis, ajudando o terapeuta a empatizar ainda mais com alguns temas trazidos pela família. Eventualmente, podem ser utilizadas *autorrevelações* para esclarecer ou reforçar intervenções terapêuticas. Aqui, estamos novamente no mundo das emoções e da subjetividade, que havia sido deixado de lado pelos primeiros modelos de terapia familiar. Questões como empatia, confiança e respeito passam a ser mais enfatizadas como elementos fundamentais do encontro terapêutico.

## O construtivismo, o construcionismo social e o narrativismo

Os anos de 1980 e 1990 assistiram à expansão das ideias construtivistas em várias áreas do conhecimento humano. Segundo Nichols e Schwartz, o fundamento desse novo modo de pensar é: "nada é percebido diretamente, tudo é filtrado pela mente do observador".[2]

Sustentados nas concepções construtivistas, os terapeutas passaram a pensar mais na forma como as famílias interpretam a realidade e em maneiras de ajudá-las a perceber de modo diferente essa mesma realidade. Seria como ajudar a família a trocar de óculos para olhar certas questões até então vistas de uma maneira pouco útil.

Do construtivismo ao *construcionismo social*, foi apenas mais um passo. Enquanto os construtivistas propõem que a realidade percebida pelo observador é matizada por sua mente, os construcionistas sociais postulam que a construção da realidade que percebemos é moldada pelo contexto social em que vivemos. Somos seres sociais, vivemos em constante interação com nossa família, amigos, colegas de escola ou de trabalho, vizinhos e, de um modo mais amplo, com toda a cultura de nosso meio social por meio das várias mídias, em especial os filmes, séries e novelas da televisão. Nossa mente, modulada por todas essas influências, intermedeia a percepção que temos da realidade, sem se dar conta do quanto está sendo influenciada por todo esse contexto no qual estamos inseridos.

**Harlene Anderson** e **Harold Goolishian**, do Instituto da Família de Galveston, nos Estados Unidos, com **Sheila McNamee** e **Kenneth Gergen**, autores de *A terapia como construção social*,[12] o norueguês **Tom Andersen**, falecido precocemente em 2007, **Lynn Hoffman** e **Karl Tomm**, entre outros, são expoentes dessa abordagem. Segundo esses autores, "as pessoas vivem e compreendem seu viver por meio de realidades narrativas construídas socialmente, que conferem sentido e organização a sua experiência".[12]

▶ **As principais premissas do construcionismo social são definidas da seguinte forma por seus autores:**

- Os sistemas humanos são organizados em torno da linguagem e, portanto, geradores de sentido. Esse sentido é construído socialmente.
- Os sistemas terapêuticos são encontros dialógicos em torno de algum problema.
- A terapia é constituída de conversações terapêuticas que buscam novos sentidos para a realidade familiar. O terapeuta é o facilitador desse processo.
- As perguntas terapêuticas são o instrumento pelo qual o terapeuta exercita sua função, desde uma posição de "não saber".
- Os problemas expressam narrativas humanas limitantes.
- A mudança terapêutica consiste na construção de uma narrativa alternativa que abra novas possibilidades aos membros da família.

Portanto, de modo semelhante à abordagem sugerida por Maurizio Andolfi, o *construcionismo social* propõe uma terapia baseada na conversação terapêutica. A terapia proposta a partir dessa abordagem baseia-se na cooperação entre terapeuta e paciente para desenvolverem novos sentidos, realidades e narrativas.

Logo, a mudança, nesse modelo, é uma consequência do diálogo, que pode levar à construção de narrativas mais funcionais. Para chegar a isso, o terapeuta deve participar da conversação a partir de uma posição de "não saber". Desde essa posição, pode expressar uma curiosidade genuína pela história e pelos problemas da família, buscando, com ela, encontrar outras visões que possam ampliar as possibilidades dela. O trabalho terapêutico a partir de uma posição de "não saber" é um contraponto às posições mais intervencionistas – e mesmo autoritárias, na visão de alguns de seus críticos – dos enfoques estratégicos e estruturais. No modelo construcionista, o terapeuta diminui seu poder, colocando-se em uma posição mais nivelada com os membros da família ou do casal.

Aqui, já podemos ver como os modelos mais recentes da terapia familiar vão integrando conceitos de diferentes vertentes, mesmo que não se refiram a eles explicitamente. Um exemplo seria a proximidade dessas abordagens construtivistas e construcionistas sociais com os conceitos que embasam as terapias cognitivo-comportamentais (TCCs), como o modo colaboracionista de trabalhar e a ênfase nas diferentes perspectivas de cada participante do encontro terapêutico.

O *narrativismo* forma, com o construtivismo e o construcionismo social, um conjunto de enfoques que se articulam e se interinfluenciam. Seus autores de referência são oriundos do continente australiano: **Michael White**, do Dulwich Centre, em Adelaide, falecido em 2007, aos 50 anos, e **David Epston**, de Auckland, na Nova Zelândia.[2] Os autores narrativistas também trabalham de uma forma colaborativa com a família, mas a ênfase de seu enfoque recai nas histórias das pessoas, dos casais ou das famílias, buscando seus momentos de maior força ou competência. Também atuam por meio de perguntas respeitosas e esclarecedoras, que vão em busca desses momentos mais positivos das famílias. Os terapeutas narrativistas recusam-se a rotular as pessoas, buscando tratá-las como indivíduos com histórias únicas, muitas vezes construídas de modo a criar limitações ou problemas em suas vidas. A terapia torna-se, então, o processo de construção de novas histórias, ampliadoras de possibilidades de vida.

## Os modelos integrativos

No final do século passado, começaram a surgir modelos que buscaram integrar vários enfoques terapêuticos. Betty Mac Kune-Karrer, Douglas Breunlin e Richard Schwartz desenvolveram, em Chicago, um dos mais consistentes e completos modelos integrativos, apresentado no livro *Metaconceitos*, de 2000.[13]

*Metaconceitos* são definidos pelos autores como metapadrões para determinadas áreas, no interior das quais podem situar-se ordenadamente diversas teorias ou ideias consistentes com alguns pressupostos básicos. Os metaconceitos, segundo seus autores, possibilitam a transposição dos modelos existentes sem haver o abandono de conceitos úteis, advindos dos modelos anteriores. Esses autores têm um enfoque mais voltado para a saúde, mantendo uma visão otimista mesmo quando as pessoas apresentam histórias muito negativas.[13]

Os seis metaconceitos propostos para organizar os muitos construtos de diversos autores da área da terapia familiar sistêmica são: processo interno, sequências, organização, desenvolvimento, cultura e gênero. O modelo dos metaconceitos não é uma abordagem simples, mas pode ser uma resposta para alguns terapeutas que se sentem enredados nas múltiplas visões dos diferentes modelos tradicionais de terapia familiar.[13] Entretanto, esse é apenas um dos modelos que buscam integrar diferentes enfoques em terapia familiar. No último quarto de século, muitos outros terapeutas ou equipes formularam diferentes formas de integração de teorias e técnicas. Não cabe nos objetivos deste capítulo registrar essas várias modalidades, mas apenas constatar como os caminhos das teorias, no início bem delineados e definidos, foram, ao longo dos anos, se mesclando, misturando, integrando, uns mais, outros menos, criando novas e criativas formas de fazer terapia familiar e de casais. Poderíamos dizer que a maioria dos terapeutas formados nesse início de século trabalha integrando mais de uma abordagem.

Um exemplo é um autor bastante reconhecido por sua prática clínica e pelos livros que escreve sobre o tema. Robert Taibbi, assistente social e terapeuta familiar com mais de 30 anos de experiência na área, em seu livro *Fazendo terapia familiar*,[14] descreve como os terapeutas têm-se sentido no meio de tantas teorias e técnicas desenvolvidas ao longo dos primeiros 40 anos da terapia familiar.

Hoje, existe uma variedade desconcertante de novas abordagens, cada uma com sua especialização no tratamento, que faz parecer impossível achar um solo firme no qual possamos nos basear com segurança. Mas ela está lá, na forma de um dos conceitos básicos da terapia familiar: "os problemas que parecem repousar em uma pessoa envolvem, na verdade, a família inteira".[14]

Em nosso meio, os autores deste capítulo compartilham uma forma de integração das abordagens sistêmicas, aqui descritas, com aquelas oriundas da TCC. Entendem que essas duas formas de abordagem podem ser integradas de maneira muito interessante. O trabalho com os pensamentos disfuncionais, as crenças e as distorções cognitivas pode enriquecer bastante o arsenal de recursos de um terapeuta sistêmico. O mesmo pensamos sobre a abordagem cognitivo-comportamental, que pode integrar recursos sistêmicos, como o uso do genograma, ampliando suas possibilidades terapêuticas.

Passados mais de 60 anos dos primeiros movimentos da terapia familiar, observamos que cada novo enfoque ou modelo trouxe para a área algum tipo de recurso interessante para a abordagem das famílias e dos casais. Hoje, os terapeutas têm a seu alcance uma quantidade enorme de ferramentas para trabalharem com seus pacientes. No entanto, independentemente de sua diversidade, essas ferramentas exigem do terapeuta algumas qualidades básicas: capacidade empática, boa comunicação, motivação, bom humor e interesse genuíno por seus pacientes.

## O DIAGNÓSTICO EM TERAPIA FAMILIAR E DE CASAIS

A questão do diagnóstico sempre foi um aspecto controverso no universo da terapia familiar. Muitos autores propuseram modelos de diagnóstico familiar, como a divisão entre famílias emaranhadas e apartadas, de Minuchin, ou o modelo multiaxial, de Linares, com base no cruzamento das dimensões da parentalidade e da conjugalidade,[15] mas sempre com resultados insatisfatórios ou aceitação restrita. A própria Escala de Avaliação Global do Funcionamento Interacional (GARF), proposta pelo *Manual diagnóstico e estatístico de transtornos mentais* (DSM), foi retirada em sua quinta edição, DSM-5,[16] por "ausência de clareza conceitual".

Essa dificuldade de consenso sobre alguma classificação diagnóstica de famílias e casais com problemas tem sido um dos fatores que dificultam a pesquisa nessa área. Os diagnósticos relacionais acabam sendo mais descritivos (p. ex., dificuldade de comunicação do casal, distanciamento entre pai e filho ou famílias com algum membro com transtorno relacionado ao uso de substâncias) ou mesmo genéricos, como famílias disfuncionais ou multiproblemáticas. A aversão dos pioneiros às categorizações, sempre vistas mais como rotulações, além da complexidade do objeto de estudo – as diferentes configurações que as famílias assumem em nosso tempo –, são fatores que podem ter contribuído para essa lacuna no universo da terapia familiar.

Na ausência de uma classificação sistemática das disfunções familiares e de casais, os autores deste capítulo sugerem uma avaliação multidimensional, que estabeleça uma espécie de conceitualização das famílias e dos casais, que inclua os seguintes aspectos:

1. O problema que levou à busca de ajuda terapêutica no momento: o membro da família considerado paciente (paciente identificado) e as diferentes visões do problema que têm os membros da família.
2. A construção do genograma familiar em, no mínimo, três gerações, utilizando-se os símbolos sugeridos por McGoldrick.[10]
3. A estrutura da família, seus principais vínculos e conflitos: examinar se as fronteiras entre os diversos subsistemas são *normais* e *difusas*, levando a demasiada proximidade, ou *rígidas*, que determinam um maior distanciamento entre os membros daquele subsistema. Identificar triangulações que possam envolver algum filho na relação do casal, por exemplo, ou coalizões entre membros da família, como a união de um filho e um dos pais contra o outro.
4. A relação do casal, sua conjugalidade (aspectos da relação ligados ao vínculo amoroso) e sua parentalidade (aspectos ligados à condição de pais), verificando-se possíveis disfunções ou interferências de uma dimensão sobre a outra.

5. O contexto relacional da família no momento atual: quem está próximo ou distante. Verificar alianças, conflitos e rupturas entre familiares.
6. O momento do ciclo vital que vive o casal e a família: nas transições de ciclos podem ocorrer dificuldades e a produção de sintomas.
7. A história passada do casal e da família: questões importantes que influenciaram seu desenvolvimento. Examinar os padrões relacionais transgeracionais, os principais eventos vitais e acidentais:
   - Esclarecer possíveis segredos do casal ou da família – infidelidades, separações, suicídios ou origem obscura de algum filho adotado.
   - Perguntar por possíveis violências físicas ou abusos físicos, sexuais ou psicológicos no passado da família, bem como por abortos espontâneos ou provocados.
   - Buscar padrões de repetição, como familiares que usam álcool ou drogas, doenças crônicas, síndromes genéticas ou quadros psiquiátricos (p. ex., psicoses, transtornos depressivos ou bipolares).
   - Examinar perdas importantes no passado e o modo como foram ritualizadas e elaboradas. Verificar como a família lida com a tristeza, a raiva, a culpa e outras emoções.
8. As principais crenças da família nuclear e das famílias de origem de cada um dos cônjuges: verificar como influenciam as emoções e os comportamentos dos membros da família e se há conflito de crenças entre os cônjuges ou entre pais e filhos.
9. O diagnóstico relacional da família: quais seus recursos de saúde e seus lados problemáticos e frágeis. Resumir os principais problemas dessa família e seus recursos de saúde e identificar qual deles deve ser o foco do trabalho a ser planejado.
10. Planejamento terapêutico: a partir do foco a ser trabalhado, buscar recursos a serem utilizados, definir os membros da família que serão incluídos na abordagem e as principais técnicas a serem utilizadas no trabalho.

Para construir essa conceitualização, devem ser realizadas entrevistas conjuntas com a família, com o casal e, eventualmente, entrevista individual com algum de seus membros. Esse processo necessita de pelo menos três encontros, às vezes mais, e pode ser completado também ao longo das demais sessões terapêuticas. Nas avaliações, costuma-se utilizar um ritmo de sessões semanais, com cerca de 60 minutos, mas eventualmente podem ser realizadas sessões mais longas para acelerar o processo, ou em intervalos mais curtos, quando há uma situação crítica. As sessões nas quais se trabalha o genograma familiar precisam de um tempo maior, de até 2 horas. O processo terapêutico também costuma ser semanal, mas alguns profissionais utilizam sessões quinzenais ou mesmo mensais (forma originalmente proposta pelo modelo estratégico).

## AS PRINCIPAIS TÉCNICAS UTILIZADAS EM TERAPIA FAMILIAR E DE CASAIS

Salvador Minuchin[17] lançou os fundamentos técnicos da terapia familiar, dividindo-os em três aspectos de desafios: o sintoma, a estrutura familiar e as diferentes visões da realidade familiar.

### Desafiando o sintoma
Para desafiar o sintoma, o terapeuta pode utilizar a encenação ou a dramatização, a focalização e o aumento da intensidade.

### Encenações ou dramatizações
*Encenações* ou *dramatizações* são representações, na própria sessão, de alguma interação disfuncional que esteja sendo examinada. Essa é uma técnica pela qual o terapeuta faz a família "dançar" em sua frente. Ela pode ser a simples reprodução de uma cena familiar, mas também pode ser modificada pelo terapeuta, incluindo novos elementos ou alguma maneira alternativa de se relacionar dentro da mesma cena, o que desafia a função do sintoma na família. As dramatizações fazem emergir as emoções ligadas à situação, muitas vezes de grande intensidade. Por exemplo, o terapeuta convidou um pai e uma filha de 18 anos a conversar sobre suas diferenças referentes ao dinheiro que ele dá mensalmente para a filha. Ao iniciarem a conversa, de imediato a filha vai se tornando agressiva e descontrolada emocionalmente,

falando alto e ofendendo o pai de modo bastante desrespeitoso. O terapeuta, então, coloca-se ao lado dela e repete suas demandas em um tom calmo e adequado, fazendo o pai realmente escutar o que a filha tentava dizer. Conversando com mais calma, eles conseguem um desfecho mais favorável nesse diálogo.

Nas intervenções dramatizadas, o terapeuta precisa ser muito ativo e se sentir confortável nas diversas funções que desempenha: além de observador, ele pode também ser o coreógrafo ou mesmo o bailarino. Nem todos os terapeutas têm essa habilidade, o que requer do profissional muito treinamento ou até a não utilização desse recurso, quando não se sente à vontade com a técnica.

### A focalização

A focalização é uma metáfora retirada do mundo da fotografia que consiste em encontrar, entre os diversos dados que uma família aporta em uma sessão, aquele que faça mais sentido dentro da visão que o terapeuta vai formando do caso. Ao definir um foco para trabalhar, o terapeuta organiza a sessão, escapando da armadilha que colocam os diversos temas trazidos pela família.

### Criando intensidade

Criar *intensidade* está relacionado com o terapeuta fazer-se ouvir pela família, conseguindo que sua mensagem alcance seus objetivos. Uma intervenção pode ser uma boa construção cognitiva, mas não alcançar seus objetivos por não atingir a verdadeira escuta da família.

▶ **Técnicas úteis para gerar intensidade em uma intervenção:**

- Repetir a mensagem várias vezes, da mesma forma ou de diferentes modos.
- Aproximar-se mais daquele a quem se dirige uma mensagem, falando bem próximo e em tom firme o que se deseja comunicar (p. ex., colocar-se à altura de uma criança e falar com ela diretamente, olho no olho).
- Mudar o tom de voz ou o ritmo da fala, de modo a enfatizar o que está sendo dito, como sublinhar uma linha em um texto.
- Utilizar o humor com a mensagem, para chamar a atenção sobre ela.

### Desafiando a estrutura

Para desafiar a estrutura, Minuchin propõe três recursos básicos: a definição de fronteiras, o desequilíbrio e a complementariedade.

### Definição de fronteiras

O trabalho com as *fronteiras* que separam os diversos subsistemas familiares é uma das formas mais efetivas de desafio da estrutura familiar e de sua reestruturação. O exemplo clássico são as famílias nas quais há uma relação de proximidade excessiva entre uma mãe e um filho, com o pai mantendo uma distância de ambos, o chamado "pai periférico". O terapeuta pode usar uma série de recursos para criar uma fronteira mais nítida entre a mãe e o filho, como, por exemplo, não deixar que a mãe fale por ele, estimulando que utilize a própria voz. Também pode sugerir interações entre o pai e o filho, como brincar com ele meia hora por dia, para criar proximidade entre ambos e manter a mãe um pouco mais distante. Esses recursos são, até hoje, instrumentos de trabalho poderosos com famílias disfuncionais – criar fronteiras mais claras entre irmãos, entre os pais e os filhos, entre avós e os pais ou netos, enfim, modificar estruturas que, por estarem distorcidas, geram dificuldades aos membros da família.

Outro exemplo clássico é a manutenção de uma grande proximidade entre o casal parental e seus filhos, mesmo depois que já cresceram e isso já não se faça mais necessário, o que acaba interferindo no convívio do casal como cônjuges. Colocar o filho a dormir em seu próprio quarto para que o casal recupere tempo e espaço para sua intimidade conjugal é um dos desafios importantes em tais famílias. Nesse trabalho de delimitar fronteiras, a intervenção clássica da "dança das cadeiras" é um dos recursos mais poderosos.

O espaço tem uma representação importante em nosso cérebro em termos de distância ou proximidade – proximidade física e afetiva são equivalentes de certa forma. Na própria sessão, o terapeuta pode propor que o pai se sente ao lado da mãe, trocando de lugar com o filho, reforçando a união do casal e diminuindo o excessivo envolvimento materno-filial. O terapeuta também pode utilizar o próprio corpo, como um "guarda de trânsito", para criar uma fronteira entre dois irmãos em conflito ou entre um pai e um filho envolvidos demasiadamente.

Terapeutas também podem fixar melhor as fronteiras entre os membros de uma família pedindo que algum deles, demasiadamente intrusivo, fique fora de alguma sessão ou utilizando recursos como a "técnica do bastão", que permite a participação apenas daquele que esteja utilizando o bastão ou outro objeto escolhido para essa função. Assim, em famílias muito emaranhadas ou caóticas, pode-se conseguir que cada um fale de uma vez e os outros possam escutá-lo. Todas essas intervenções são muito eficazes e geralmente apresentam bons resultados. Elas podem ser utilizadas de várias formas e mesmo várias delas em uma mesma sessão, para alcançar mais efetividade.

### Técnicas baseadas no desequilíbrio

As técnicas baseadas no *desequilíbrio* são de uso bastante cuidadoso, pois contrariam um princípio básico da condição do terapeuta: seu lugar equidistante dos diversos membros da família e a distribuição justa de sua atenção. Nas intervenções baseadas no desequilíbrio, esse padrão de equidistância precisa ser rompido para que o terapeuta apoie algum membro ou subsistema familiar que esteja francamente desfavorecido ou fragilizado em relação aos demais. Nesse tipo de técnica, o terapeuta pode aliar-se a um dos membros da família, a uma parte dela em relação a outra, pode ignorar algum membro da família ou alternar aliança com diferentes membros – por exemplo, em casais nos quais há violência conjugal praticada pelo homem em relação a sua mulher, geralmente mais frágil e desprotegida. Nesses casos, o terapeuta pode posicionar-se claramente ao lado da esposa, propondo que a violência praticada pelo companheiro cesse e que a mulher possa se proteger de várias formas, seja buscando apoio em outros membros da família, seja procurando alguma vizinha ou amiga ou mesmo buscando proteção policial ou legal quando se sentir fortemente ameaçada. Outro exemplo é a situação de uma criança ou adolescente que recebe críticas ou desprezo o tempo todo de seus pais ou irmãos. O terapeuta pode colocar-se mais a seu lado destacando algumas de suas qualidades e reforçando sua posição dentro da família.

Intervenções baseadas no desequilíbrio também podem ser realizadas por meio de uma atitude de ignorar, na sessão, algum membro da família que esteja sendo muito desrespeitoso ou opositor ao trabalho. Um exemplo disso é um adolescente rebelde que vai contrariado à terapia e passa o tempo todo desqualificando o que falam os demais membros da família ou mesmo o terapeuta. Nesse caso, o terapeuta pode sugerir que os familiares ignorem os comentários e atitudes depreciativos do filho e mantenham-se concentrados nos objetivos da sessão terapêutica ou oferecer ao rapaz a possibilidade de esperar fora da sala. Esses recursos técnicos podem ser muito poderosos para questionar e modificar estruturas familiares disfuncionais, devendo ser utilizados com cuidado e parcimônia.

### Técnicas baseadas na complementariedade

O terceiro grupo de técnicas voltadas para o questionamento da estrutura familiar é baseado na *complementariedade*. Esse conceito é um dos pilares do pensamento sistêmico, que compreende como visões que parecem opostas a um olhar comum são, na verdade, partes de um todo. Assim, o *self* é parte do indivíduo, mas também é constituído por sua relação com os demais – ele "é um todo e uma parte do todo".[17]

O terapeuta desafia a visão linear da família, que pontua uma esposa como dependente ou uma criança como desobediente, quando questiona esse modo de ver, mostrando uma outra face, os comportamentos de outros familiares que favorecem a dependência ou a desobediência. Uma das maneiras clássicas de se fazer isso é por meio de alguma pergunta aos pais do tipo: "Como vocês fazem para manter seu filho preguiçoso ou dependente?".

Evidenciar a participação dos demais familiares no problema é um dos passos importantes da terapia familiar. Isso pode ser feito mostrando-se à família como a manutenção dos comportamentos disfuncionais de um filho está relacionada ao modo como seus pais são permissivos com ele ou como a dependência de uma mulher tem sua contrapartida na superproteção de seu marido ou de sua mãe, o que leva a mudanças importantes na visão do problema e nas relações familiares.

### Questionando as crenças e a visão da realidade das famílias

Outro aspecto que deve ser questionado nas famílias é sua estrutura cognitiva, o conjunto de crenças sobre as quais se constroem suas relações ao longo do tempo. Quando chega à terapia, uma família tem uma visão restrita de sua realidade, e cabe ao terapeuta ampliar essa visão. Em uma linda metáfora, Minuchin define o terapeuta como "um criador de universos".[17] Esse autor pioneiro antecipa a visão cognitivista que surgirá alguns anos mais tarde, afirmando que são os significados que atribuímos aos fatos que reconhecemos como verdade. Ao questionar essas verdades estabelecidas pelas crenças e pelos mitos de cada família ou de cada um de seus membros, o terapeuta pode modificar profundamente a estrutura e as relações familiares.

Somos, em parte, o que o olhar dos outros nos mostra – os filhos incorporam em seu *self* as definições que seus pais fazem deles. Quando um filho é repetidamente chamado de "burro" ou de "mau", ele vai se perceber assim. As vozes dos pais seguem reverberando na mente de cada indivíduo, definindo-o positiva ou negativamente. Essas realidades, quando questionadas, levam a modificações importantes na família.

O terapeuta pode questionar essas concepções por meio de três tipos de técnicas: construtos cognitivos, paradoxos ou forças familiares.

### Intervenções utilizando construtos cognitivos

Entre os *construtos cognitivos* que podem ser utilizados estão os *símbolos universais*, cuja respeitabilidade provém de sua tradição ou da autoridade de quem os enuncia – um líder religioso, algum filósofo importante ou mesmo o "senso comum". Ao fazer afirmações validadas pelo senso comum, como "a morte faz parte da vida", um terapeuta pode questionar a revolta da família em relação à morte de um de seus membros. Ou, então, ao afirmar que *o choro é uma manifestação natural da tristeza*, valida o direito de um pai poder chorar pela morte de seu filho ou de sua esposa, questionando a crença de que "homens não choram".

O terapeuta também pode trabalhar com as visões disfuncionais das famílias por meio de construtos cognitivos, utilizando as *verdades familiares* como ponto de partida. Nesse tipo de intervenção, o terapeuta utiliza crenças da própria família para avançar em direção a uma mudança de visão. Ao afirmar aos pais que eles são amorosos e interessados em seus filhos, o terapeuta ancora sua próxima afirmação em um aspecto valioso do modo como esses pais veem a si mesmos. A partir daí, poderá dizer que eles necessitam ser mais firmes com um filho que está sem limites ou permitir mais liberdade a uma adolescente que precise explorar sua independência para fortalecer sua autonomia.

Um terceiro recurso interessante para o questionamento das realidades familiares por meio de construtos cognitivos é o *uso da condição de especialista* e da sabedoria do terapeuta. Ao fazer afirmações do tipo "Tenho visto muitos casos como esse" ou "Minha experiência tem me mostrado que filhos sem limites se tornam adultos com problemas", o terapeuta busca validar e fortalecer algum aspecto da realidade que seja importante modificar na visão da família.

### Intervenções paradoxais

Quando as intervenções diretas, que propõem mudanças por meio de sugestões, conselhos, interpretações ou tarefas para serem realizadas fora da sessão, são ineficientes, o terapeuta pode valer-se dos paradoxos para quebrar as resistências a mudanças. As intervenções paradoxais envolvem uma redefinição positiva do sintoma, uma prescrição dele, com o objetivo de desafiar a percepção que a família tem do problema e as restrições à mudança para regular seu processo e evitar recaídas. Esse trabalho pressupõe uma compreensão clara do papel do sintoma dentro da organização sistêmica da família – por exemplo, quando um filho vai mal na escola para chamar a atenção dos pais sobre si, desviando a atenção da crise conjugal que vive o casal. Ao ter esse entendimento, o terapeuta pode redefinir o fracasso escolar do filho como uma atitude amorosa com seus pais, protegendo-os de enfrentar seus conflitos, que ameaçam seu casamento. Prescrever ao filho que continue fracassando nos estudos deixa os pais desconcertados e estimula que se oponham de diversas maneiras a essa prescrição, impulsionando-os para onde a terapia deseja levá-los: que enfrentem seus problemas conjugais e deixem ao filho a responsabilidade de cuidar de seus estudos. Contudo, quando isso começa a acontecer, o terapeuta deve utilizar técnicas restritivas, a fim de regular o processo. Assim, deve alertar os pais sobre os riscos de enfrentarem seus conflitos todos de uma só vez, pois isso pode levá-los a uma ruptura, ou sugerir ao filho que melhore suas notas de modo mais lento, pois, assim, seus pais não ficariam tão rapidamente despreocupados com ele e, portanto, à mercê dos próprios conflitos.

No entanto, prescrições paradoxais devem ser utilizadas com cautela e são contraindicadas em diversas situações, como tentativas de suicídio ou crises resultantes de ações violentas ou infidelidade conjugal. Os paradoxos são úteis no trabalho com padrões estáveis de comportamentos disfuncionais e que não respondam a intervenções diretas, que devem ser sempre tentadas em primeiro lugar por serem mais simples e de menor risco.

### Buscando os lados fortes das famílias

Por fim, a busca da utilização dos *lados fortes das famílias* é mais um instrumento poderoso para o enfrentamento das percepções disfuncionais das realidades familiares. Minuchin percebeu que as famílias têm um repertório de possibilidades mais amplo do que utilizam normalmente. Essa forma de intervenção pode ser dirigida a um filho que tenha alguma limitação ou dificuldade, buscando ressaltar suas qualidades e competências, o que muda a visão desse filho e de sua família sobre ele – por exemplo, o caso de um adolescente, R., de 13 anos, que era profundamente desconsiderado por sua família, sempre muito criticado e menosprezado. Em uma das sessões iniciais, depois de ouvir muitas críticas ao adolescente, a terapeuta perguntou aos pais se ele tinha alguma coisa de positivo. Os pais responderam que ele sabia fazer pipocas. A terapeuta propôs, então, que ele fizesse pipocas para trazer na próxima sessão. R. chegou já diferente na sessão seguinte, trazendo suas pipocas. A partir daí, foi sendo estimulado a fazer diferentes tipos de pipoca – doces, achocolatadas, coloridas –, que eram trazidos nas sessões e sempre muito apreciados e elogiados pela terapeuta e pela família. Com esse simples movimento, uma visão diferente do filho começou a ser construída, e R. passou a ser mais valorizado e a ter sua autoestima reforçada. A terapeuta, então, passou a tratar outras questões relevantes da família.

Frequentemente as famílias, quando chegam à terapia, tratam de mostrar seus lados mais complicados, disfuncionais e problemáticos. Ao ampliar o foco em direção às competências, qualidades ou valores morais positivos da família, o terapeuta modifica a visão que a família tem de si mesma, melhorando a autoestima de seus membros e diminuindo a atenção nos problemas. A pergunta, aparentemente simples, sobre as qualidades positivas que a família poderia apresentar tem repercussões profundas nas interações familiares. Em casais, ela é especialmente útil quando estão em uma fase muito crítica e muito insatisfeitos um com outro. Ao perguntar pelos momentos de como se conheceram e sobre o que encontraram no outro que os atraiu para a relação, cria-se um clima mais positivo, por meio do aporte de lembranças amorosas de um tempo de paixão ou de mais amor entre os cônjuges. Ao se conectarem com esse tempo de paixão e de amor, passam a olhar de outra forma seu momento presente, muitas vezes reacendendo as velhas chamas apagadas pelo estresse dos conflitos cotidianos da vida.

# O MODELO ESTRATÉGICO E SUAS TÉCNICAS

O *modelo estratégico* parte da visão de que as famílias mantêm sua homeostase por meio de regras familiares que precisavam ser questionadas e modificadas, o que desperta muitas resistências. O *reenquadramento*, que parte de uma redefinição da maneira de ver determinada realidade familiar, é a principal técnica sugerida por essa abordagem para modificação de regras familiares. As prescrições paradoxais e provocativas, descritas anteriormente, constituíram uma marca registrada do modelo estratégico – por exemplo, a prescrição a um paciente insone que pusesse o despertador antes do horário que costumava acordar e levantasse para encerar o chão da cozinha de sua casa. Essa ação fez o paciente rapidamente dormir toda a noite, para evitar o trabalho desagradável.[2]

Uma das técnicas estratégicas aprimorada pelo grupo de Milão, a *conotação positiva*, derivou do reenquadramento proposto pelo grupo do MRI. Por meio da conotação positiva, os terapeutas sugeriram que o sintoma do paciente teria a função de manter o equilíbrio familiar. A partir daí, propuseram que, para abrir mão dele, a família precisaria enfrentar algumas mudanças. Essa equipe, como também Haley[5] e Madanes,[4] utilizou ainda *rituais terapêuticos* para engajar as famílias no processo de transformação de seus padrões disfuncionais.

Os *rituais terapêuticos* são intervenções complexas que envolvem elementos simbólicos e procedimentos organizados e planejados em conjunto entre terapeuta e família visando determinado objetivo – celebração, despedida, fechamento de algum ciclo. Hoje, esses rituais são um recurso considerado útil pela maioria dos profissionais da área, de diversas orientações. Exigem grande criatividade por parte do terapeuta e constituem-se em um instrumento poderoso de intervenção para consolidar processos de mudança que estão sendo trabalhados nos casais ou nas famílias.

Exemplos são os *rituais de divórcio*, construídos em conjunto pelo terapeuta e o casal, com o objetivo de consolidar e validar socialmente a nova condição dos cônjuges separados. Como a cultura não tem ainda rituais para marcar essa transição do ciclo vital dos casais e das famílias, a construção de um ritual de divórcio envolvendo o casal, os familiares mais próximos e alguns amigos pode ser de grande valia. Naturalmente, devem ser realizados apenas quando as mágoas causadas por esse doloroso processo já estejam resolvidas e as feridas cicatrizadas. O ritual terapêutico de divórcio realiza-se no final do trabalho, como uma espécie de fechamento de ciclo, uma despedida cheia de emoção que define os papéis desses cônjuges em suas novas vidas.

## O genograma e as perguntas relacionais como técnicas de intervenção

O *genograma* é um instrumento fundamental para a organização dos estudos de casos clínicos, uma vez que padroniza e codifica toda a estrutura da família e a relação entre seus membros, mas também é muito útil para intervenções terapêuticas ou para o trabalho com o *self* dos profissionais em formação. Por meio desse instrumento, podem-se acessar os padrões transgeracionais disfuncionais, como drogadição, abusos ou violências, as relações conflitivas ou rompidas, os segredos familiares e os principais mitos e crenças que organizam a história da família.

O *genograma vivencial* é uma forma de intervenção utilizada partindo-se de uma questão formulada pelo indivíduo, pelo casal ou pela família. Definido o tema que será trabalhado, passa-se à construção do genograma, utilizando-se um quadro branco ou uma folha de tamanho grande que possa ser visualizada por todos os presentes. Essa técnica de intervenção é muito rica e tem um impacto forte sobre os participantes, pois mobiliza vivências carregadas de emoções, como traumas ou perdas que marcaram profundamente os membros da família.

As *perguntas relacionais* começaram a ser utilizadas como técnica de abordagem, em Roma, por Andolfi e sua equipe na década de 1980. Por meio delas, o terapeuta vai buscando elementos para confirmar suas hipóteses e construir suas intervenções. Um exemplo são as perguntas intergeracionais: "Quem da família, na sua idade, se sentiu como você se sente hoje?". Ou as perguntas como se: "Se seu estômago dolorido pudesse falar, o que ele diria?". Ou, ainda, as perguntas reflexivas: "Como você imagina que sua esposa se sente quando o percebe assim triste?".

As perguntas feitas assim, de modo indireto, surpreendem a família e resultam em respostas mais úteis do que aquelas feitas diretamente. Todas essas diferentes formas de questionar os indivíduos de uma família ajudam a trazer elementos relacionais importantes e a confirmar ou não as hipóteses do terapeuta sobre a conflitiva familiar.

## As técnicas de intervenção construcionistas sociais e narrativistas

Toda terapia construcionista é basicamente colaborativa – terapeuta e família se unem na busca de soluções e de novas formas de ver a realidade familiar. Como no modelo de Andolfi, as terapias construtivistas, construcionistas sociais e narrativistas se organizam em torno de *perguntas conversacionais*, cada uma sendo parte do processo global de busca de novas narrativas mais facilitadoras do crescimento e da saúde dos membros da família. Por exemplo, uma jovem adolescente de classe média alta, até então muito quieta, introvertida e deprimida, começou a ter uma série de comportamentos mais sociáveis, envolvendo-se com outros jovens de vida mais livre e diferente da sua. Seus pais passaram a ficar muito preocupados, entendendo que ela os estava afrontando, contrariando os valores da família, bem como profundamente perturbada e precisando de medicamento. O terapeuta, por meio de um diálogo colaborativo, levou esses pais a refletir mais amplamente sobre a questão. Puderam pensar, então, que talvez essa jovem, muito inteligente, estivesse observando novas formas de viver e buscando conhecer mais a vida, as pessoas e a si mesma, a fim de construir sua identidade e descobrir os próprios caminhos. Olhando dessa forma, ficaram mais tranquilos e passaram a acompanhar sem tanta inquietação o processo de exploração do mundo iniciado pela filha no final de sua adolescência.

Enquanto alguns terapeutas narrativos utilizam perguntas relacionais para modificar histórias familiares e construir visões alternativas, o narrativista David Epston, apreciador de literatura, costuma escrever cartas como forma de intervenção terapêutica. Utiliza essa abordagem para se comunicar com seus pacientes e ajudá-los a reescrever suas histórias de vida. No entanto, cada terapeuta deve encontrar a melhor maneira de se expressar, otimizando suas habilidades. Conforme dizem Nichols e Schwartz, os terapeutas narrativos não buscam solucionar problemas, mas "ajudam as pessoas a se separarem de histórias saturadas de problemas (e de suposições culturais destrutivas) a fim de abrir espaço para uma visão nova e mais construtiva de si mesmas".[2]

Michael White, outro expoente do narrativismo, desenvolveu um caminho diferente para suas abordagens, criando o conceito de *externalização*. Partindo do pressuposto de que o problema não é a pessoa, sugere que seja exteriorizado para que não faça mais parte da identidade do paciente. Assim, quando uma mulher se define como "preguiçosa", o terapeuta pergunta quando "dona Preguiça" tomou conta de seu corpo. Externalizando-se o problema relatado, a terapia transforma-se em uma busca conjunta de modos alternativos e mais eficientes de enfrentá-lo. Essa forma de trabalhar é muito útil em terapia de família com crianças.[18]

Usando sempre perguntas relacionais, o terapeuta narrativo busca momentos da história do paciente em que conseguiu enfrentar o problema ou mesmo vencer alguma batalha contra ele. Esses momentos são destacados na nova história que terapeuta e paciente constroem juntos, uma história de reautoria.

Todas as técnicas aqui expostas, desde as primeiras sugeridas por Minuchin, foram sendo incorporadas gradualmente ao conjunto de ferramentas à disposição dos terapeutas familiares de nosso tempo. No final de seu livro sobre técnicas, Minuchin escreveu um capítulo importante sobre a relativização delas e seu uso parcimonioso pelo terapeuta, que é único e inimitável. Nesse texto, sugere que o terapeuta possa exercer a terapia como uma arte.

## A TERAPIA COM CASAIS

Em nossa cultura ocidental, os casamentos são constituídos a partir de relações amorosas entre um homem e uma mulher, entre duas mulheres ou entre dois homens. Portanto, para compreender as relações de casal, devemos conhecer as questões relacionadas à paixão e ao amor, bem como ao apego, fundamento dos vínculos amorosos.

Segundo Helen Fisher,[19] nosso cérebro apresenta circuitos diferentes para dar conta destes três elementos básicos que levam os seres humanos a formar casais: o sexo, a paixão e o amor. Formam o que essa autora chamou de "a teia do amor", cada um deles intermediado por um tipo diferente de substância no cérebro: o sexo, mediado pela testosterona; a paixão, pela dopamina em nosso centro de recompensa; e o amor, pela ocitocina e a vasopressina.

O amor é um sentimento complexo e envolve amizade, respeito, admiração, parceria, comunicação íntima e apoio mútuo, entre outros aspectos. São esses elementos que dão sustentação às relações de casal; quando começam a se perder, levam a disfunções conjugais. John Gottman,[20] pesquisador de Seattle, Estados Unidos, identifica os "quatro cavaleiros do Apocalipse" – a crítica, o desprezo/o desrespeito, a defensividade e o silêncio – como os principais destruidores das relações amorosas.

Os casais, desde quando se constituem, no período de namoro, desenvolvem a dimensão conjugal do relacionamento. Quando têm filhos, passam a acumular também a dimensão parental em sua relação. Conviver com essa duplicidade é um dos grandes desafios das relações de casal. Diferenciar os problemas, identificando o que pertence a cada uma dessas duas dimensões, é uma das grandes dificuldades nos casais com filhos. Fazer essa distinção é importante, porque as abordagens da conjugalidade – temas próprios somente do casal – são diferentes daquelas ligadas à parentalidade, que envolvem a família nuclear como um todo.

As relações de casal nas várias etapas do ciclo vital, desde os namoros adolescentes até os casais maduros sem filhos, formam um universo amplo e complexo e mereceriam um capítulo inteiro para análise. Para os fins deste capítulo, abordamos alguns aspectos mais genéricos, deixando claro que a terapia de casal é um mundo muito mais amplo e diversificado, envolvendo diversas formas de entendimento e técnicas para sua abordagem. Muitas dessas técnicas são semelhantes às utilizadas com as famílias, descritas no corpo principal deste capítulo, outras são específicas para os casais em seus diferentes contextos.

▶ **Principais problemas que levam os casais a buscar terapia:**

- Dificuldades com a família de origem de um ou de ambos os cônjuges
- Distribuição das tarefas domésticas
- Questões envolvendo o manejo dos filhos
- Estresses oriundos do trabalho
- Questões financeiras e sexuais[20]

Infidelidade conjugal e ciúme excessivo também são problemas que ocasionam crises conjugais e, em muitos casos, separações.[21,22] Estas, quando litigiosas, levam os casais a grandes e duradouros conflitos judiciais, muitas vezes envolvendo filhos e demais familiares. São processos muito danosos e que deixam profundas marcas no casal e nos filhos, quando existem. Todas essas situações requerem abordagens terapêuticas específicas e muitas vezes complexas, que necessitam de um treinamento especial.

## INDICAÇÕES E CONTRAINDICAÇÕES DA TERAPIA FAMILIAR E DE CASAIS

▶ **As terapias de família e de casais são indicadas, fundamentalmente, para questões que envolvem dificuldades relacionais:**

- Conflitos entre cônjuges, pais e filhos, irmãos ou outros familiares
- Crises conjugais, situações de infidelidade, violência ou separações
- Dificuldades resultantes de recasamentos e aceitação dos filhos
- Problemas de comunicação entre casais ou entre pais e filhos

Dirigem-se, portanto, para o espaço interpessoal, para as disfunções relacionais. Muitas pessoas buscam terapia individual quando, na verdade, suas dificuldades seriam mais bem trabalhadas em uma abordagem relacional, pois envolvem conflito com cônjuges ou outros familiares.

▶ **Pesquisas apontam evidência de eficácia da terapia familiar também nas seguintes áreas:**

- Transtornos da conduta ou delinquência em adolescentes
- Abuso de álcool ou drogas
- Transtornos da infância e adolescência em geral
- Conflito conjugal e violência intrafamiliar
- Anorexia nervosa
- Psicoeducação familiar em doenças graves (esquizofrenia, transtorno bipolar)

Os transtornos por uso de substâncias, o transtorno bipolar e a esquizofrenia são situações que requerem abordagens individuais – farmacológicas, psicoterápicas ou uma combinação de ambas –, mas são mais bem atendidas oferecendo-se um trabalho familiar em paralelo.[23,24] Muitos casais e famílias utilizam e necessitam de abordagens combinadas – terapia individual para um ou os dois cônjuges, para algum dos pais ou algum filho – e terapia de casal ou familiar. A combinação de diferentes terapias é uma boa alternativa para casos mais complexos, porém funciona melhor quando os terapeutas têm visões semelhantes e se comunicam entre si.

Três situações determinam a contraindicação da terapia familiar e de casal: rupturas familiares graves; descontroles de impulsos graves e violência nas relações; e segredos que não possam ser revelados.

### Rupturas familiares graves

Existem situações em que, mesmo havendo conflito relacional, as desavenças são tão graves que não possibilitam uma abordagem conjunta da família ou do casal. Algumas rupturas entre os casais ou entre pais e filhos são tão profundas que não deixam espaço para que se sentem juntos a fim de estabelecer algum tipo de diálogo. Essas situações são ainda mais difíceis quando entram em litígio judicial, no qual um clima de desconfiança absoluta se instaura e os advogados envolvidos, ao buscarem vantagens para seu cliente, podem desconsiderar a situação das demais partes envolvidas. Nesses casos, torna-se necessário primeiramente uma abordagem individual de cada um para, talvez em um segundo momento, poderem sentar juntos e dar início a algum trabalho de casal ou de família.

## Descontroles de impulsos graves e violência nas relações

Pessoas com descontroles de impulso graves e, em especial, situações que envolvam violência física, que transformam as sessões conjuntas em uma batalha permanente, podem beneficiar-se mais de uma abordagem individualizada, visando reequilibrá-las por meio de farmacoterapia e/ou psicoterapia individual, que interrompa o ciclo de violência; somente mais tarde essas pessoas podem se beneficiar da terapia familiar.

## Segredos que não possam ser revelados

Outra contraindicação da terapia familiar e de casal são as situações de casais ou famílias que contenham algum tipo de segredo e que a pessoa que o conhece não queira abrir para o grupo (p. ex., relação extraconjugal e questão de identidade de gênero ou de orientação sexual). Quando o segredo é revelado, passa a ser indicado um trabalho familiar ou de casal para reparar as feridas que tenham restado nos relacionamentos.

## FAMÍLIAS MULTIPROBLEMÁTICAS – UM DESAFIO ESPECIAL

### Como lidar como uma família multiproblemática?

Utilizando o exemplo recém-apresentado, na primeira sessão familiar, S. foi o primeiro a falar, trazendo sua visão dos problemas da família, carregada com muitas mágoas e ressentimentos em relação aos pais e à irmã, que, criando esse clima negativo na família, atrapalhavam sua vida. A partir disso, foi-se realizando um levantamento das diversas questões que precisa-

### EXEMPLO CLÍNICO

A., 47 anos, e J., 49, começaram seu relacionamento muito jovens, ele vindo de uma família de classe média, bem estruturada, e ela de uma família com muitas dificuldades financeiras e muito conflituosa. Conheceram-se por serem vizinhos e logo começaram a namorar. No início, a família de J. não aceitou bem esse relacionamento, pois consideravam a família de A. muito desorganizada, com vários casos de abuso de drogas e álcool e situações de violência. No entanto, aos poucos, foram sendo cativados por A., que passou a ser mais uma filha na família.

J. foi, para seus pais, o filho querido e perfeito, mesmo tendo um irmão mais velho e uma irmã mais jovem. Suas características de temperamento afável, sorridente e sempre disponível para ajudá-los contribuíram para essa condição. A. é a mais jovem de sua família, tendo sido abandonada muito cedo por sua mãe. Esta, depois de ter seis filhos, não suportou mais os encargos familiares e resolveu "ir viver sua vida". Seu pai deixou quatro filhos aos cuidados de tias, ficando A. e uma irmã com ele e a avó paterna. Alguns anos depois, casou-se novamente e afastou-se de A., que tinha 5 anos. Sua avó, que sofria de depressão, suicidou-se em uma noite de Natal. A. tinha apenas 10 anos e foi a primeira a ver a avó sem vida, o que lembra com grande sofrimento.

J. e A. casaram-se seis anos depois de se conhecerem, e, em seguida, nasceu F., hoje com 25 anos. Após mais cinco anos, tiveram S., hoje com 20 anos. A., por ocasião do nascimento de F., tornou-se, por um tempo, bastante deprimida, tendo dificuldades em cuidar da filha nos primeiros meses. Depois se apegou muito a ela, que passou a ser sua filha mais próxima.

Quando F. tinha aproximadamente 15 anos, começou a relacionar-se com amigos que usavam maconha e foi introduzida nesse universo. Aos poucos, foi-se afundando nas drogas, passando a usar cocaína e, logo em seguida, *crack*. Aos 17 anos, quando concluiu o ensino médio, já estava fortemente envolvida com as drogas, afastando-se dos pais, tornando-se exigente e agressiva, sempre querendo mais dinheiro para sustentar sua dependência. Os pais levaram F. a um hospital psiquiátrico, onde foi internada, mesmo contra sua vontade, o que distanciou ainda mais a filha de seus pais.

Os anos que se seguiram foram de muito sofrimento e de conflito entre os pais. A. acusava o esposo de não apoiar a filha, de sempre criticá-la, de não gostar dela – desamor que era evidenciado também pela família de J., que valorizava mais S., estudioso e "bom menino". Pai e filha se enfrentaram, inclusive fisicamente, muitas vezes. A mãe tentava acalmá-los, mas acabava também sendo agredida pela filha.

Dois meses antes da consulta, houve uma ruptura entre J. e F., o que a levou a sair de casa e alugar um pequeno apartamento para morar. Interrompeu seus estudos na faculdade de Pedagogia e passou a dar aulas particulares. Recusava-se a falar com seu pai e recebia sua mãe contrariada. Queria provar sua capacidade de ser independente, pois sempre a desqualificaram muito em função do uso de drogas.

Quando chegaram à primeira consulta, o casal estava muito mal. A. culpava a maneira hostil e crítica utilizada por J. no relacionamento com F., e J. condenava a maneira "superprotetora" da mãe em lidar com a filha. Mesmo S. mostrava-se bastante descontente com o mau relacionamento entre os pais e com o clima afetivo pesado dentro de casa. A. vinha abusando de bebidas alcoólicas, o que se tornava um problema maior em função do histórico de abuso de álcool e drogas de sua família.

Examinando-se as crenças que cada um trouxe de sua família, encontramos diferenças significativas: enquanto J. entendia que importante é o trabalho, para que uma pessoa seja valiosa, A. via o carinho e o amor como as coisas mais importantes da vida, pois foi o que faltou em sua infância. Assim, aprisionados em diferentes crenças, o casal não conseguia oferecer, um ao outro, aquilo de que mais necessitavam.

vam ser trabalhadas para o estabelecimento das prioridades. Identificados os vários problemas, as metas da terapia foram organizadas. São elas:

- Estabelecer reaproximação entre pai e filha, partindo-se do reconhecimento da responsabilidade de cada um e buscando-se o perdão da filha pelas agressões e desqualificações. Para tanto, utilizaram-se recursos como sugerir o contato do pai com a filha por mensagens até fazer um telefonema do terapeuta para F., convidando-a para vir trazer seu ponto de vista sobre as questões familiares, o que acabou acontecendo.
- Consolidar a reaproximação do casal – foram sugeridas atividades mais positivas e prazerosas para realizarem juntos, a fim de melhorar o relacionamento.

- Em paralelo às sessões de terapia familiar e de casal, organizou-se um atendimento individual para A., a fim de trabalhar seus traumas de infância, suas vivências de abandono parental e o episódio do suicídio de sua avó quando tinha 10 anos.
- Realizar avaliação psiquiátrica de J. e A., sendo indicada farmacoterapia para ambos, com o objetivo de melhorar as manifestações depressivas de A. e a dimensão explosiva e agressiva de J., que recebeu um medicamento regulador do humor para ajudá-lo no controle de suas emoções.

Com todas essas medidas, aos poucos foi-se restabelecendo o contato entre pais e filha, apesar de F. nunca ter aceitado participar das reuniões de família, somente de consultas individuais. Apenas S. esteve presente em algumas sessões, o que o ajudou a ter uma melhor compreensão da situação de sua família e possibilitou a construção de um elo com sua irmã. Lentamente, o convívio entre os pais e F. foi reconstruído, tendo os pais aceitado a nova condição de independência e de autonomia da filha, que seguiu morando sozinha, mas passou a visitar seus pais novamente. Foram muitos meses de trabalho em várias frentes – sessões familiares, de casal, terapia individual para A. e F. e terapia medicamentosa para os pais – para que as condições de vida dessa família melhorassem.

Na etapa final do trabalho, o foco voltou-se mais aos conflitos do casal, que envolviam questões referentes ao manejo do dinheiro, à distribuição de tarefas domésticas, à excessiva ligação do pai com sua família de origem e a algumas dificuldades ligadas ao carinho e ao sexo. Por fim, abordando-se as diferentes crenças que cada um trazia de sua família, J. e A. puderam compreender melhor um ao outro e aprender a valorizar os temas que para cada cônjuge são mais importantes. Afinal, tanto o trabalho construtivo como o carinho e o amor são aspectos igualmente importantes, e cada um pode contribuir com a parte que melhor desenvolveu. Nessa etapa do trabalho, o terapeuta incluiu intervenções baseadas na abordagem cognitivo-comportamental para manejar o conflito de crenças que afastava o casal. Enfim, como podemos ver nesse relato clínico, muitas famílias necessitam de uma abordagem plural, incluindo-se recursos diversos para a resolução de seus múltiplos problemas.

## A QUESTÃO DAS PESQUISAS EM TERAPIA DE FAMÍLIA E DE CASAIS – EVIDÊNCIAS DE EFICÁCIA

Desde seus primórdios, as principais correntes da terapia familiar se opunham a trabalhar com diagnósticos, considerando-os uma forma de rotulação que marcava ainda mais o papel negativo do indivíduo designado como paciente na família. Com isso, os diagnósticos foram ficando à margem do movimento que foi se gerando, especialmente a partir de 1980, em busca de evidências científicas da validade das intervenções terapêuticas.

Salvador Minuchin escreveu, em livro mais recente,[25] uma revisão interessante da questão das terapias baseadas em evidências. Nela, são referidos os seguintes tipos de abordagem familiar que apresentam bons resultados em pesquisas empíricas:

- Abordagens psicoeducativas para o trabalho com famílias que apresentem pacientes com patologias graves e crônicas, como esquizofrenia e transtorno bipolar, cuja eficácia tem sido bem documentada a ponto de serem consideradas métodos-padrão no tratamento desses transtornos. A *terapia focada na família* é um exemplo desse tipo de abordagem.[24]
- A *terapia focada na emoção*, desenvolvida por Susan Johnson,[26] baseada nos princípios da teoria do apego de Bowlby, centra suas abordagens em diálogos emocionais intensos entre os membros do casal e da família e busca criar um clima de aceitação e validação, a fim de curar as feridas causadas nos relacionamentos.
- O treinamento de pais dentro de uma abordagem comportamental também tem sua eficácia comprovada por pesquisas. O principal pesquisador desse trabalho é o grupo de Gerald Patterson e John Reid, do Oregon Social Learning Center.[27] O treinamento de pais é fundamentado no reforço dos comportamentos positivos a partir de uma seleção realizada por pais e terapeutas.
- A *terapia familiar funcional*, desenvolvida por James Alexander, e a *terapia multissistêmica*, de Scott Henggeler e colaboradores, voltadas para o trabalho com adolescentes com problemas de conduta, também têm obtido bons resultados comprovados em pesquisas, segundo essa revisão de Minuchin.
- Acrescentamos, ainda, apesar de não terem sido incluídos nessa síntese, os trabalhos de pesquisa realizados sobre terapia de famílias com pessoas com transtorno por uso de substâncias psicoativas, em especial álcool, pelo grupo de Stanton,[23] entre outros.
- Na área de casais, outro pesquisador, John Gottman, tem desenvolvido um vasto material de pesquisas em Seattle, nos Estados Unidos. As pesquisas de Gottman[20,22] trazem muitos conhecimentos importantes sobre os casamentos e a terapia de casais.

Minuchin, mesmo fazendo essa revisão, continuou afirmando que "a metodologia de estudo clínico compromete seriamente alguns dos valores centrais e suposições de nossa área".[25] Além disso, ainda questiona a classificação dos transtornos no DSM-5.[16] Diz ele:

> O risco de proceder dessa maneira é que ele tende a tratar como reais os quadros clínicos do DSM, tratando-os como se fossem doenças. Quando começamos a pensar em nós mesmos tratando "doenças" em vez de pessoas, começamos a deslizar em uma ladeira escorregadia.[25]

Pensando dessa forma – e ainda hoje muitos terapeutas familiares têm desconfianças e até preconceitos com a questão dos diagnósticos clínicos –, fica difícil a organização de pesquisas buscando a validação da terapia familiar, especialmente relacionada a famílias e casais com transtornos psiquiátricos.

Falceto,[28] em revisão de trabalhos sobre pesquisas na área de terapia familiar, encontrou apenas um artigo sobre questões de eficácia, uma revisão que sugeria evidências de aumento da ênfase na prática psiquiátrica orientada para a família.

Buscando trabalhos mais recentes, encontramos algumas metanálises que mostram algum incremento de pesquisas na área. Elas revisam a eficácia de modalidades anteriormente citadas, como a terapia familiar multidimensional ou terapia familiar funcional,[29] e/ou de áreas tradicionalmente abordadas pela terapia familiar, como anorexia nervosa ou abuso de substâncias psicoativas, nas quais vem sendo comprovada empiricamente a eficácia da terapia familiar.

## PERSPECTIVAS FUTURAS DA TERAPIA FAMILIAR

Alguns autores, como Sexton e Datchi,[30] apontam para futuras melhoras nas pesquisas a partir da identificação das principais competências dos terapeutas e da utilização de medidas de *feedback* dos pacientes, além do estabelecimento de protocolos de tratamento que possam facilitar a identificação dos benefícios da terapia familiar.

Todavia, a família tem sofrido profundas transformações nos últimos 50 anos, em virtude do crescente número de separações, produzindo famílias monoparentais ou múltiplas formas de recasamentos. Além disso, as famílias homoafetivas e as variadas formas como se organizam para terem filhos – por inseminação, fertilização *in vitro*, mães de aluguel ou adoção – contribuem para a diversidade familiar de nosso tempo.

Mesmo que a família sofra ainda maiores transformações do que as que já tem vivenciado nos últimos anos, seguirá sendo, em suas múltiplas formas, um espaço de convívio e de crescimento humano que poderá necessitar de terapia em algum momento. O que permanece são as necessidades de cuidados, compreensão, apoio e afeto, que todos os seres humanos têm, especialmente nos momentos de crise e fragilidade ou quando são afetados por algum transtorno psíquico ou disfunção relacional.

Acreditamos que o futuro da terapia familiar seguirá na direção da integração de suas múltiplas abordagens. Pensamos que continuará acontecendo uma ampliação dos modelos integrativos, incluindo diversas correntes de pensamento – sistêmico, cognitivo-comportamental, terapia de aceitação e compromisso (ACT) ou psicologia positiva, entre tantas maneiras de fazer terapia.

A terapia familiar, enriquecida pela multiplicidade de experiências armazenadas ao longo dos anos, certamente seguirá tendo um papel importante nos tempos futuros, com as muitas outras formas de psicoterapia.

## CONSIDERAÇÕES FINAIS

Este capítulo apresentou um resumo dos principais fundamentos e da história das terapias de famílias e casais, seus principais autores e as escolas e os modelos que construíram. Destacaram-se as questões referentes ao diagnóstico em terapia familiar e as principais técnicas que os diversos autores desenvolveram ao longo dos anos, em suas diferentes formas de abordagem. O trabalho específico com casais foi também comentado resumidamente, bem como as principais indicações e contraindicações das terapias de famílias e casais. Relatou-se um exemplo de uma família multiproblemática, discutindo-se recursos para sua abordagem. No final, revisaram-se as pesquisas científicas nessa área e suas dificuldades e comentaram-se as perspectivas futuras na área das terapias de famílias e casais.

# REFERÊNCIAS

1. Osório LC, Pascual do Valle ME. Manual de terapia familiar. Porto Alegre: Artmed; 2009.
2. Nichols MP, Schwartz RC. Terapia Familiar: conceitos e métodos. 7. ed. Porto Alegre: Artmed; 2007.
3. Watzlawick P, Beavin JH, Jackson DD. Teoría de la comunicación humana: interacciones, patologias y paradojas. Buenos Aires: Tiempo Contemporáneo; 1971.
4. Madanes C. Terapia familiar estratégica. Buenos Aires: Amorrortu; 1984.
5. Haley J. Terapia no convencional. Buenos Aires: Amorrortu; 1980.
6. Boscolo L, Cecchin G. A terapia familiar sistêmica de Milão. Porto Alegre: Artes Médicas; 1993.
7. Groisman M. Histórias dramáticas: terapia breve para famílias e terapeutas. 2. ed. Rio de Janeiro: Rosa dos Tempos; 2003.
8. Imber-Black E. Os segredos na família e na terapia familiar. Porto Alegre: Artes Médicas; 1994.
9. Carter B, Goldrick M. As mudanças no ciclo de vida familiar: uma estrutura para a terapia familiar. 2. ed. Porto Alegre: Artes Médicas; 1995.
10. McGoldrick M, Gerson R, Petry S. Genogramas: Avaliação e intervenção familiar. 3. ed. Porto Alegre: Artmed; 2012.
11. Andolfi M. A Linguagem do encontro terapêutico. Porto Alegre: Artes Médicas; 1996.
12. McNamee S, Gergen KJ. A terapia como construção social. Porto Alegre: Artes Médicas; 1998. p.36.
13. Breulin DC, Schwartz RC, Mc Kune-Karrer B. Metaconceitos: transcendendo os modelos de terapia familiar. Porto Alegre: Artes Médicas; 2000.
14. Taibbi R. Fazendo terapia familiar: habilidade e criatividade na prática clínica. 2. ed. São Paulo: Roca; 2009.
15. Linares, JL. Terapia Familiar ultramoderna: a inteligência terapêutica. São Paulo: Ideias e Letras; 2014.
16. American Psychiatric Association. Manual diagnóstico e estatístico de transtornos mentais: DSM-5. 5. ed. Porto Alegre: Artmed; 2014. p.17.
17. Minuchin S, Fishman C. Técnicas de terapia familiar. Porto Alegre: Artes Médicas; 1990.
18. Zanonato, AS e Prado, LC. Trabalhando com crianças e suas famílias: casos clínicos ilustrados. 2. ed. Porto Alegre: Arte em livros; 2016.
19. Fisher H. Por que amamos? a natureza e a química do amor romântico. Rio de Janeiro: Record; 2006.
20. Gottman J. Casamentos: por que alguns dão certo e outros não. Rio de Janeiro: Objetiva; 1998.
21. Prado LC. As múltiplas faces da infidelidade conjugal. Porto Alegre: Arte em Livros; 2012.
22. Gottman J, Silver N. O que faz o amor durar? Como construir confiança e evitar traição. Rio de Janeiro: Objetiva; 2014.
23. Stanton MD, Todd T. Terapia familiar del abuso y adicción a las drogas. Barcelona: Gedisa; 1999.
24. Miklowitz DJ. Bipolar Disorder: a family-focused treatment approach. New York: The Guilford; 2008.
25. Minuchin S, Lee W, Simon GM. Dominando a terapia familiar. Porto Alegre: Artmed; 2008.
26. Johnson SM, Whiffen VE. Os processos do apego na terapia de casal e família. São Paulo: Roca; 2012.
27. Patterson GR. The next generation of PMTO models. Behav Ther. 2005;28(2):25-32.
28. Falceto OG. Terapia de família. In: Cordioli AV, organizador. Psicoterapias: abordagens atuais. Porto Alegre: Artmed; 2008.
29. Hartnett D, Carr A, Hamilton E, O'Reilly G. The effectiveness of functional family therapy for adolescent behavioral and substance misuse problems: a meta-analysis. Fam Process. 2017;56(3):607-19.
30. Sexton TL, Datchi C. The development and evolution of family therapy research: its impact on practice, current status, and future directions. Fam Process. 2014;53(3):415-33.

PARTE III

# APLICAÇÕES DAS PSICOTERAPIAS RELACIONADAS AO CICLO VITAL

# Focos de atenção na infância

Maria Lucrécia Scherer Zavaschi
Victor Mardini
David Simon Bergmann
Fabiana Ritter

Neste capítulo, são abordados os principais problemas que costumam levar os pais a buscar atendimento psicoterápico para seus filhos. Primeiro, são descritos brevemente os procedimentos necessários para a avaliação da criança a fim de realizar uma indicação precisa de tratamento. Tais procedimentos incluem a entrevista com os pais e com a criança, bem como a utilização de instrumentos e de avaliações complementares, quando necessário. Em seguida, são apresentados os focos de atenção psicoterápica mais relevantes durante a infância, como distúrbios do sono, transtornos alimentares, autismo, maus-tratos, transtornos de eliminação, medos e ansiedades, birras e comportamento agressivo, transtornos do humor, recusa escolar, dificuldades de aprendizagem, *bullying*, deficiência intelectual, transtorno de déficit de atenção/hiperatividade (TDAH) e uso excessivo de tecnologia. São abordadas suas principais características, prevalência e recomendações de manejo, com orientações aos pais e indicações psicoterápicas, conforme evidências científicas e experiência clínica.

A infância é o período que vai desde o nascimento até aproximadamente o 12º ano de vida. É um período de grande desenvolvimento físico e emocional, em que o ser humano se desenvolve psicologicamente, implicando mudanças graduais no comportamento e na aquisição das bases da personalidade, em especial nos primeiros três anos de vida. Por isso, intervenções psicoterápicas na infância costumam apresentar resultados mais rápidos e efetivos do que na vida adulta. Elas devem levar em consideração o estágio desenvolvimental da criança. Entre 0 e 3 anos, o bebê pode ser encaminhado por uma série de motivos: irritabilidade, dificuldade em ser consolado, problemas alimentares, distúrbios do sono e atraso no desenvolvimento. Dos 3 aos 6 anos, na fase pré-escolar, a criança pode apresentar birras ou comportamentos agressivos, problemas no treinamento esfincteriano, medos e ansiedades e dificuldades de adaptação à escola. Entre 6 e 12 anos, na fase escolar, são os problemas relacionados à escola e à aprendizagem que costumam chamar a atenção dos pais.

## AVALIAÇÃO

A avaliação compreende as entrevistas com os pais e com a criança, bem como contatos com a creche, a pré-escola ou a escola e com outros profissionais que os estiverem atendendo no momento. Para tanto, o terapeuta deve ter sempre presente o desenvolvimento normal da criança, o momento evolutivo em que se encontra seu paciente e o contexto no qual está inserido.

## Entrevista com os pais ou responsáveis

A avaliação se inicia já no primeiro contato com os pais. A forma de encaminhamento mostra-se um dado importante. É essencial que o avaliador leve em consideração que os pais podem estar vindo de uma longa trajetória de avaliações. Esse encontro geralmente é permeado por muita ansiedade, movida por sentimento de culpa de "não terem sido bons pais". O avaliador não pode assumir, portanto, o papel de juiz dos pais. Ao contrário, deve procurar ampará-los. Uma boa relação com os pais favorece a avaliação e, posteriormente, o tratamento. Muitas vezes, o filho pode estar sendo emissário de uma patologia familiar mais complexa. Por essa razão, o avaliador deve, como estratégia, deixar a primeira parte da entrevista bastante livre para que os pais possam introduzir questões mais íntimas que um questionário não atingiria.

Inicialmente, pesquisa-se o motivo pelo qual os pais buscaram ajuda e por que em tal momento. Questões que devem estar claras para o avaliador são: o início dos sintomas e sua evolução, os fatores desencadeantes, agravantes ou atenuantes, o manejo da situação pelos pais, cuidadores e escola, a repercussão do problema na vida da criança, o grau de sofrimento e as limitações que acarreta.

▶ **Durante a entrevista com os pais, devem-se investigar:**

- Rotina diária, fins de semana e dia do aniversário
- Presença de irmãos e suas relações com a criança
- Seus brinquedos prediletos e como brinca (sozinha ou acompanhada)
- Grau de dependência da criança em cuidados básicos, iniciativa e curiosidade
- Hábitos de sono – onde dorme e com quem – e comportamento alimentar
- Uso de tecnologias – TV, *videogame*, *tablet* ou computador
- Gravidez – planejamento, intercorrências e parto
- Primeiro ano de vida – vínculo, amamentação e introdução de outros alimentos
- Marcos do desenvolvimento psicomotor – o sorriso social, firmar a cabeça, sentar-se com e sem apoio, engatinhar, os primeiros passos e as primeiras palavras
- O desmame – segundo Aberastury,[1] a forma como a criança aceita essa perda mostra como ela enfrentará futuras perdas naturais e o próprio processo de maturação
- Controle esfincteriano – idade, forma, atitude dos pais e da criança
- Sexualidade – como os pais lidam com a sexualidade dos filhos e com a própria, se mantêm privacidade quanto a banhos, uso da toalete e de coabitação ou coleito
- Vida escolar – adaptação, interesse, dificuldades, socialização, *bullying*
- Problemas clínicos, perdas e situações traumáticas na família

O avaliador deve sempre levar em conta a possibilidade de negligência, abuso e maus-tratos, mesmo que não haja queixa formal quanto a isso. Verifica-se, ainda, história de traumatismos e de acidentes de repetição, que pode apontar para condutas suicidas.

A realização de um heredograma pode auxiliar o avaliador na visualização e contextualização das famílias de origem da criança. O conhecimento sobre os antepassados do paciente, bem como a história de seus hábitos, tradições e tabus familiares, pode fornecer os modelos de identificação que a criança teve durante a vida. Deve-se buscar não apenas os aspectos genéticos, como história familiar de doença mental, mas também informações a respeito das dinâmicas familiares, que serão úteis durante o tratamento.

## Entrevista com a criança

A entrevista com a criança deve ser realizada em uma sala preparada para ela, a qual será a mesma para a avaliação e para o tratamento. Na avaliação, o material lúdico deve estar à disposição da criança, exposto em cima da mesa. A criança deve ser previamente orientada e preparada pelos pais, assim como devem ser discutidos com ela os objetivos, a natureza e a proposta da avaliação.

O primeiro contato com a criança se dá na sala de espera, quando o terapeuta se apresenta e a convida para entrar até a sala de brinquedos. A atitude dos pais é muito importante nesse momento, pois a criança está atenta aos gestos mais sutis dos pais que possam expressar angústia ou ambivalência. Se ela está bem informada do motivo de sua vinda, sua entrada será facilitada. O avaliador deve estar atento a esse início, uma vez que tanto a atitude dos pais quanto a da criança, bem como o modo como a criança vai interagir com o avaliador, indicam aspectos do funcionamento da família.

Em geral, a entrada na sala de atendimento é permeada por ansiedades. O terapeuta deve manifestar sua compreensão quanto a seus receios, visto que se trata não só de um lugar estranho, mas também de uma pessoa estranha. Deve tranquilizar a criança, informando-a de que estão ali para ajudá-la em suas dificuldades e que, para tanto, necessita conhecê-la. Nas intervenções de bebês – idade inferior a 3 anos –, a presença da mãe e/ou do pai ou cuidador se faz obrigatória, visto que, nessa faixa etária, os distúrbios na interação, bem como os objetivos da intervenção, envolvem diretamente a relação afetiva do bebê com seu(s) cuidador(es).

Ao final das primeiras entrevistas, o avaliador deve ter uma noção do estado mental da criança, bem como dos problemas e dos recursos sadios da criança. Simmons[2] descreve um esboço para quais aspectos atentar. Resumidamente, ele sugere que sejam verificados: aparência, temperamento, afeto, orientação e percepção, mecanismos de defesa, integração neuromuscular, processos de pensamento e verbalizações, fantasias (sonhos, desenhos, desejos e brincadeiras), superego (ideais e valores do ego, integração da personalidade), autoconceito, capacidade de *insight* e estimativa do quociente de inteligência (QI).

### Avaliações complementares

Quando alguns dados considerados de importância não forem veiculados, pode-se fazer necessário o uso de *checklists*, que orientam a investigação de patologias. Esse recurso pode ser útil no caso de os pais não reconhecerem sintomas que podem fazer parte de alguma entidade nosológica. Um instrumento usado para tal propósito tem sido a Schedule for Affective Disorders and Schizophrenia for School Aged-Children (KID-SADS)[*]. É importante destacar que os resultados apenas auxiliam a avaliação e não devem substituir o parecer clínico.

Em algumas situações, devem ser realizadas avaliações complementares. Quando houver suspeita de organicidade, exames laboratoriais podem ser requisitados. Se a criança não estiver em acompanhamento pediátrico, deverá ser encaminhada para avaliação clínica. Dependendo da situação, solicita-se testagem psicológica e avaliação com neurologista, psicopedagogo e/ou fonoaudiólogo. Exames de imagem também podem ser necessários. Um estudo polissonográfico pode ser útil, se houver suspeita de algum transtorno do sono que possa justificar os sintomas apresentados pela criança.

Todas essas informações devem ser integradas com os dados fornecidos pelos pais. Ao final, o terapeuta deve ter um estudo de caso completo, com a finalidade de levantar hipóteses diagnósticas, tanto do ponto de vista descritivo (DC: 0-5[**]; DSM-5; CID-10) quanto da perspectiva dinâmica, para fazer uma indicação terapêutica correta.

Vale ressaltar que o uso de *questionários ou instrumentos diagnósticos* pode orientar a investigação de patologias, mas nunca deve substituir o parecer clínico.

## FOCOS DE ATENÇÃO NA INFÂNCIA

### Distúrbios do sono

A maior queixa dos jovens casais com filhos pequenos é a privação que o ritmo irregular do sono de seu bebê impõe ao próprio repouso. Relaciona-se aos despertares noturnos, que são normais no início da vida, devido à imaturidade neurológica. Entretanto, algumas crianças pequenas podem apresentar dificuldades para iniciar ou conciliar o sono, pesadelos recorrentes, terror noturno e sonambulismo.

---

[*] A Schedule for Affective Disorders and Schizophrenia for School Aged-Children (KID-SADS) é uma escala de análise projetada para avaliar episódios atuais e passados de psicopatologia em crianças e adolescentes de 6 a 18 anos.

[**] Classificação diagnóstica de saúde mental e transtornos do desenvolvimento da primeira infância: de 0 a 5 anos.

Sabe-se que o curso ontogenético do desenvolvimento do sono dos bebês varia muito ao longo dos três primeiros anos. A fisiologia do sono evolui com o desenvolvimento, havendo maturação progressiva do ritmo circadiano. Em geral, a necessidade de horas de sono diminui conforme a criança cresce, mas a duração dos ciclos de sono é muito mais curta no início, aumentando gradativamente nas crianças maiores. A transição entre os ciclos desperta os bebês, que choram ou chamam pelos pais, por medo, fome ou porque ainda não conseguem retomar o sono sozinhos. É normal despertar algumas vezes durante a noite nas transições de estádios de sono, entretanto os adultos não percebem, pois rapidamente voltam a dormir. Durante o terceiro ano, a maioria das crianças adquire condições para voltar a dormir sozinha. Importante frisar que existe grande variabilidade quanto ao tempo e ao padrão de sono de cada criança.

▶ **As recomendações da National Sleep Foundation[3] sobre a quantidade diária de sono para crianças, incluindo as sonecas diurnas, são:**

- De 0 a 2 meses: 14 a 17 horas
- De 3 a 11 meses: 12 a 15 horas
- De 1 a 2 anos: 11 a 14 horas
- De 3 a 5 anos: 10 a 13 horas
- De 6 a 13 anos: 9 a 11 horas

A prevalência de insônia é de 1 a 6% na população pediátrica. É mais alta se forem incluídas crianças com problemas de neurodesenvolvimento, doença crônica ou psicopatologias. Quando a questão se refere a dificuldades de aceitar o horário de dormir e pesadelos que levam a criança despertar, a prevalência sobe para 25 a 50%.[4]

Embora os padrões de sono se desenvolvam em um contexto que envolve os cuidadores, problemas para dormir refletem uma interação entre biologia, relações familiares e ambiente físico onde a criança dorme. A experiência clínica e as pesquisas indicam que as dificuldades podem se desenvolver tanto no contexto de relações saudáveis quanto em contextos de risco.[5] Alguns desses problemas podem estar relacionados a depressão materna, fadiga dos pais, dificuldades do casal ou da família, saúde física e mental pobre da mãe e inabilidade dos pais em estabelecer limites. Em relação ao ambiente físico, a insônia pode estar conectada ao compartilhamento do quarto com irmãos, pais ou outros familiares, dificultando o estabelecimento de rotinas de sono.[4] Também é comum que a mãe principiante, inundada por fantasias de morte de seu bebê, vá ao quarto dele verificar se está respirando, o que pode acordá-lo. Entretanto, em algumas situações, a mãe pode levar o bebê para a própria cama a fim de acobertar a falta de desejo do casal.[6]

**Terror noturno e sonambulismo**

O terror noturno é uma condição comum em crianças pequenas, principalmente entre os 2 e os 5 anos de idade. Faz parte de uma categoria diagnóstica conhecida como parassonias, que constituem atividades anormais do sono e parecem estar relacionadas à imaturidade do sistema nervoso central. Pode haver história familiar indicando origem genética. A criança não chega a despertar, mas fica com os olhos abertos, muito agitada, como se estivesse tendo um pesadelo. No outro dia, não há lembrança do evento. Em alguns casos, mudanças importantes na vida podem desencadear episódios.

O sonambulismo também é considerado uma parassonia. Caracteriza-se por uma combinação entre a deambulação e a persistência da diminuição da consciência após o despertar. A prevalência dessa condição na infância é de cerca de 17% ao ano. Não há memória do evento no dia seguinte, e as crianças, muitas vezes, podem ter comportamento inadequado (urinar no cesto do lixo, deslocar móveis do lugar, escalar uma janela, etc.). Frequentemente, é difícil acordar a criança durante esses episódios, o que pode piorar sua confusão e desorientação.

**Manejo**

Em relação às parassonias, normalmente elas cessam com o crescimento sem necessidade de instituir tratamento. Entretanto, pode-se orientar os pais a tomarem medidas de segurança, como trancar janelas antes de dormir. Também pode-se acordar a criança todas as noites meia hora antes do horário que o episódio costuma ocorrer. Em relação ao terror noturno, cochilos durante o dia podem prevenir alguns episódios em casos relacionados a sono insuficiente. Em situações extremas, medicamentos sedativos podem ser prescritos, especialmente em pacientes com episódios muito frequentes, muito perturbadores ou que se exponham a riscos significativos.[4]

Para os casos de insônia e outras dificuldades já citadas, em geral a orientação de pais visa a abordagens que focam o estabelecimento de hábitos saudáveis de sono. A boa prática da higiene do sono recomenda que a criança vá para a cama rotineiramente na mesma hora e no mesmo local, como parte de um ritual. O bebê necessita de aconchego, colo, embalo e canções de ninar. Após adormecer, ou quando estiver adormecendo, deve ser colocado em seu berço ou sua cama. A cama é o local de repouso, não sendo aconselhado utilizá-la para outros fins. As atividades que antecedem o sono devem ser relaxantes e agradáveis, como a leitura de um livro, por exemplo. De preferência, o bebê não deve adormecer em outro lugar que não o colo ou sua cama.

Alguns autores preconizam que o bebê deve aprender a dormir sozinho desde o começo, e, portanto, deve-se deixar a criança chorar no berço até adormecer. Esse método é denominado "procedimento de extinção". Existem variações que aceitam mais a presença ou ajuda dos pais na hora de dormir, como o "procedimento de extinção modificado" e a "extinção gradativa".[4] Entretanto, há autores que foram buscar, em práticas antigas, métodos para ajudar os pais a fazer seus filhos adormecerem reduzindo o estresse. Por exemplo, Karp,[7] pediatra norte-americano, desenvolveu uma técnica denominada *calming reflex* e esquematizou-a em cinco "Ss": enrolar bem o bebê (*swaddling*), pegá-lo nos braços e aconchegá-lo de lado (*stomach side*), embalá-lo (*swinging*), fazendo um chiado perto de seu ouvido (*shhh*), semelhante ao som da pulsação do coração da mãe dentro do útero, enquanto o bebê chupa o seio materno, bico ou dedo (*sucking*).

A Academia Americana de Pediatria[8] publicou recentemente uma recomendação de que os bebês durmam no quarto dos pais até os 6 meses de vida, pelo menos, mas preferencialmente até 1 ano. Essa orientação visa à redução da ocorrência de síndrome da morte súbita infantil. Entretanto, do ponto de vista do desenvolvimento emocional, há controvérsias, conforme já mencionado.

Cada casal e cada família sabem, de acordo com sua história e suas condições presentes, como estabelecer seus rituais para ajudar seu filho a adormecer. Na presença de dificuldades, os pais podem buscar orientação com o pediatra, psicólogo ou psiquiatra da infância. Entretanto, quando a orientação de pais mostra-se insuficiente e as dificuldades com o sono do bebê estão prejudicando o funcionamento familiar, bem como o próprio desenvolvimento da criança, as possíveis causas devem ser investigadas.

Há vários problemas clínicos e psiquiátricos que podem estar associados a distúrbios do sono. As abordagens terapêuticas devem considerar sua etiologia. Assim, por exemplo, em transtornos do espectro autista, o uso de antipsicótico pode melhorar o quadro de agitação, ao mesmo tempo que ajuda a dormir. Nos casos em que as dificuldades pareçam estar relacionadas à dinâmica familiar e o problema persistir mesmo com a orientação dos pais, indica-se a intervenção psicoterápica pais-bebê. O uso de medicamentos indutores do sono fica reservado para casos de manejo mais difícil.[4]

## Transtornos relacionados à alimentação

Problemas alimentares são muito comuns na primeira infância. Cerca de 25 a 40% dos bebês e crianças pequenas apresentam problemas para se alimentar, segundo seus cuidadores. A alimentação do bebê sofre uma série de mudanças desde o nascimento até a idade em que a criança se torna capaz de se alimentar de modo autônomo. Essas mudanças nem sempre são aceitas muito bem tanto pelas crianças quanto por suas mães, sendo comum o aparecimento de dificuldades justamente nos períodos de transição, como desmame, introdução às papinhas e, depois, aos alimentos sólidos.

Alguns autores consideram que as patologias da alimentação e do sono na infância sejam sintomas de desregulação fisiológica. Devido à dependência de cuidadores, própria dos bebês, a alimentação torna-se um processo que resulta da interação entre o adulto e a criança. Certas práticas dos pais ao darem comida para seus bebês estão associadas a comportamentos alimentares inadequados, por exemplo, uso de TV ou *tablets* durante a refeição, insistência diante da recusa alimentar da criança, brincadeiras durante a refeição, entre outras. Esses achados levantam a seguinte questão: os transtornos alimentares da primeira infância devem ser considerados problemas da criança ou da relação?[5] Quando a alimentação e o peso melhoram em resposta à troca do cuidador, é importante atentar para a possibilidade de doença mental parental, abuso ou negligência.

Nos casos de perturbações persistentes no comportamento alimentar, com prejuízo para a criança e/ou para a relação com sua família, verifica-se a ocorrência de um transtorno alimentar da primeira infância. Pode haver aporte inadequado de alimento com falha no ganho de peso ou perda significativa no último mês, que afetam consideravelmente o desenvolvimento das crianças.

Segundo a *Classificação diagnóstica de saúde mental e transtornos do desenvolvimento da primeira infância: de 0 a 5 anos* (DC: 0-5),[5] os transtornos relacionados à alimentação são divididos em *transtorno de ingesta excessiva de alimentos*, que ocorre em cerca de 10% das crianças pequenas, sendo raro abaixo dos 2 anos; *transtorno de ingesta insuficiente de alimentos*, quando a criança come menos do que o esperado para sua idade e apresenta comportamentos alimentares evitativos, como falta de interesse pelo alimento, medo de comer, dificuldade em ingerir alimentos sólidos, seletividade em relação a cores ou texturas, aceitando apenas um repertório muito pequeno de alimentos ou não conseguindo regular as emoções durante a refeição; e *transtorno de ingesta atípica de alimentos*, que inclui os casos de *pica*, com ingesta persistente de substâncias não nutritivas e inapropriadas, como terra, por exemplo, os casos de *armazenamento*, quando a criança esconde comida em lugares inusitados (cama, roupeiro, etc.), que parece estar associado a maus-tratos, e os casos de *ruminação*, em que há um padrão de regurgitação, podendo haver reingestão de comida.

A quinta edição do *Manual diagnóstico e estatístico de transtornos mentais* (DSM-5) também descreve a *pica* e o *transtorno de ruminação* como condições pertencentes à categoria dos transtornos alimentares. Entretanto, inclui uma nova condição, o *transtorno alimentar restritivo/evitativo* (TARE), que substitui e estende o diagnóstico de transtorno da alimentação da primeira infância da quarta edição do DSM (DSM-IV). Os critérios diagnósticos do TARE são a restrição da ingesta de alimentos na ausência de preocupação com a imagem corporal, acompanhada de perda de peso significativa, deficiência nutricional, marcada interferência no funcionamento social ou dependência de alimentos entéricos ou suplementos orais. Geralmente, inicia-se em qualquer fase da infância, mas pode persistir ou até mesmo iniciar-se na idade adulta. O transtorno costuma ser devido à dificuldade em digerir certos alimentos, à evitação de determinadas cores ou texturas na comida, à ingestão de porções mínimas, à falta de apetite e ao medo de comer após um episódio de vômito ou engasgo. É possível que algumas dessas crianças desenvolvam outro transtorno alimentar no futuro, como anorexia ou bulimia. Em virtude de esse diagnóstico ser recente, praticamente não há estudos que demonstrem intervenções terapêuticas adequadas ou informações de prognóstico.[4]

Embora os transtornos alimentares, como anorexia e bulimia, se desenvolvam mais comumente durante a adolescência, crianças menores estão apresentando aumento em sua prevalência. Quando se inicia na infância, há equilíbrio na distribuição entre os sexos. A incidência dos transtornos alimentares de início precoce (entre 5 e 13 anos) é estimada em 1,4 a 2,8 por 100 mil crianças. Entretanto, nessa faixa etária, as crianças são menos propensas a relatar medo de engordar e não se dão conta da gravidade de sua doença. Tendem a apresentar sintomas não específicos, não costumam relatar vômitos ou abuso de laxantes e perdem peso de forma mais rápida.[4]

Mudanças no comportamento alimentar podem sinalizar problemas emocionais, sociais ou de desenvolvimento, como depressão, *bullying* ou abuso. Muitas vezes, o transtorno alimentar se desenvolve como uma forma de a criança sentir ter algum controle, o qual não tem, em relação a situações estressoras às quais é exposta.[4] A desnutrição sustentada na infância pode estar associada a uma série de complicações, como atraso de crescimento, atraso puberal, osteopenia, osteoporose e, a longo prazo, aumento do risco de obesidade, hipertensão e doença cardíaca.[4]

## Manejo

A orientação aos pais é fundamental para a prevenção de transtornos relacionados à alimentação na primeira infância. Deve-se criar um ambiente agradável durante as refeições. Preferencialmente, as crianças devem sentar-se com os adultos e fazer suas refeições à mesa e sem interferências de telas. Os pais não devem insistir ou brigar com a criança devido a alguma recusa alimentar, mas estimular que ela ao menos prove o alimento. Se não gostar, não deve ser obrigada a comer. Também não são recomendadas brincadeiras como "aviãozinho" para a criança. Essas práticas podem condicionar hábitos inapropriados ou estimular comportamentos opositores durante as refeições.

Quando um transtorno alimentar na primeira infância é identificado, deve-se realizar uma avaliação dos pais e de fatores psicossociais que estejam contribuindo para o desenvolvimento e a manutenção do problema. O diagnóstico precoce é fundamental para o manejo clínico e o prognóstico dessas condições. A intervenção psicoterápica pais-bebês aborda problemas na interação cuidador-bebê que estejam interferindo na alimentação da criança. Em crianças mais velhas, as evidências apontam para o papel importante da intervenção familiar.[9] Em casos de patologias parentais mais graves que estejam atrapalhando o desenvolvimento de hábitos alimentares saudáveis na criança, os pais devem ser encaminhados para tratamento individual.

O objetivo principal do tratamento em todos esses casos é a recuperação do estado nutricional do paciente. O atendimento ambulatorial é o tratamento de primeira linha nos transtornos alimentares de crianças. Muitas vezes, uma equipe multiprofissional é indicada para o atendimento adequado da criança e de seus cuidadores. Normalmente, deve incluir pediatra, nutricionista, terapeuta familiar, profissionais da escola e de outras instituições. Indicações para internação hospitalar são: descontrole do comportamento alimentar, falha na resposta ao tratamento ambulatorial e comorbidade psiquiátrica grave. Não existem evidências para uso de medicamento psicotrópico em crianças com transtorno alimentar.[4,9] (Para mais detalhes, ver Cap. 41.)

## Obesidade

A obesidade infantil é um dos desafios mais graves para a saúde pública do século XXI. A taxa crescente de sobrepeso e obesidade na infância nos países em desenvolvimento é preocupante. Segundo dados do Ministério da Saúde, no Brasil, 1 a cada 3 crianças entre 5 e 9 anos apresenta excesso de peso. Estudos com acompanhamento a longo prazo revelam que a obesidade infantil normalmente persiste na idade adulta, em particular para crianças com pelo menos um dos pais obeso.

A obesidade não está incluída no DSM-5. Uma gama de fatores genéticos, fisiológicos, comportamentais e ambientais contribui para o desenvolvimento da obesidade. Dessa forma, ela não é considerada um transtorno mental. Entre os fatores ambientais, destacam-se as tendências crescentes no índice glicêmico dos alimentos, bebidas que contêm açúcar, maiores porções dos alimentos para crianças, serviços de *fast-food*, diminuição da presença familiar nas refeições, redução de atividades físicas estruturadas para crianças e redução do tempo de sono. A televisão é uma das influências bem estabelecidas no desenvolvimento da obesidade infantil.[10]

Do ponto de vista psiquiátrico, estudos mostram que crianças com sobrepeso ou obesidade estão em maior risco de sofrimento emocional e transtornos internalizantes. Quando a obesidade se torna crônica, a incapacidade de controlar o ganho de peso pode predispor as crianças afetadas à depressão. Ainda não está claro se os transtornos psiquiátricos e os problemas psicológicos são uma causa ou uma consequência da obesidade infantil ou se fatores comuns promovem a obesidade e transtornos psiquiátricos em crianças e adolescentes suscetíveis. Independentemente de causa ou efeito, os aspectos emocionais devem ser sempre considerados nas intervenções instituídas.[10]

### Manejo

Promover uma vida ativa e saudável tem como objetivo ajudar as famílias a efetuar mudanças de estilo de vida consistentes, como aumentar a qualidade e a quantidade de atividade física e fazer melhores escolhas nutricionais. Os clínicos também devem identificar e ajudar as famílias a abordar os fatores psicossociais que contribuem para o excesso de peso. As crianças afetadas que também experimentam *bullying*, humilhações, depressão, insatisfação com a imagem corporal, baixa autoestima e isolamento social têm mais dificuldade em gerenciar seu peso. Essas dificuldades emocionais devem ser abordadas como parte de qualquer intervenção preventiva ou de tratamento para obesidade infantil.[10] Abordagens cognitivo-comportamentais parecem eficazes para ajudar a criança a controlar a alimentação. A psicoterapia de orientação analítica (POA) pode ter um papel importante na abordagem dos fatores psicodinâmicos que possam estar perpetuando essa condição e dificultando a perda de peso.

## Autismo

Outra condição comumente identificada na primeira infância é o transtorno do espectro autista. Antigamente, era considerado uma psicopatologia rara, entretanto dados epidemiológicos recentes têm alterado essa percepção. A prevalência mundial parece situar-se ao redor de 1%, sendo até cinco vezes mais comum em meninos. Esse transtorno diz respeito a uma condição neurodesenvolvimental, definida pela presença de dificuldades em se comunicar e interagir socialmente, além de interesses, atividades e/ou padrões de comportamento restritos e repetitivos. Esses sintomas estão presentes geralmente desde o início da vida, mas podem não ser identificados até que demandas sociais excedam os limites da capacidade da criança. Por esse motivo, o diagnóstico, muitas vezes, é feito somente após os 2 anos de idade. O aumento na identificação do transtorno, o impacto emocional nas famílias e as demandas econômicas e desafios associados aos tratamentos envolvidos promovem essa doença a um importante foco de atenção clínico, científico e de saúde pública.[4]

Os pais devem ser alertados para sinais precoces de autismo. Crianças que não fazem contato visual, que apresentam atraso no desenvolvimento da fala, incapacidade para iniciar ou manter interações sociais, estereotipias e falta de espontaneidade na brincadeira devem ser avaliadas.

### Manejo

O manejo depende do grau de comprometimento da criança. Uma vez realizado o diagnóstico, deve-se orientar os pais a respeito das limitações que a doença impõe ao paciente e à família. Sabe-se que quanto mais a criança for estimulada e quanto mais precocemente isso ocorrer, mais alta é a chance de ela conseguir desenvolver linguagem falada e habilidades sociais e de autocuidados. Portanto, deve-se encaminhar a criança para tratamento com uma equipe composta por fonoaudiólogo, terapeuta ocupacional, psicomotricista, psiquiatra, entre outros profissionais. Mesmo em casa, os pais podem estimular a criança a fazer pequenas tarefas. É importante ajudar a família a incentivar o desenvolvimento de autonomia para o paciente tomar banho, escovar os dentes e cuidar de si próprio sozinho, quando possível.

Os tratamentos disponíveis incluem atualmente farmacoterapia e psicoterapias individuais, em grupo ou em família. A terapia comportamental apresenta evidências científicas de melhora na qualidade de vida dos pacientes e familiares de indivíduos com transtorno do espectro autista.[4,9] Outras abordagens também são utilizadas, como POA e treinamento de habilidades sociais, embora tenham menor grau de evidência de eficácia. Não há cura para o transtorno do espectro autista. Os tratamentos atuam com o objetivo de melhorar a comunicação e a interação social dos pacientes, diminuir comportamentos disfuncionais, principalmente auto e heteroagressivos, quando presentes, bem como promover maior autonomia e adaptação social.[4] (Para mais informações, ver Cap. 24.)

## Maus-tratos, negligência e abuso

Para que um bebê sobreviva e se desenvolva, necessita da dedicação de sua mãe ou de quem a substitua. Os humanos, diferentemente de outros animais, só podem sobreviver se forem cuidados por outro ser humano mais evoluído, tanto do ponto de vista físico quanto emocional, em um ambiente seguro, estável e previsível. Precisa ser amparado em suas necessidades básicas que são decodificadas por uma mãe atenta e afetuosa ou por um pai cuidadoso e protetor de sua família. Experiências negativas no início da vida podem levar a consequências graves e permanentes, inclusive com alterações estruturais no cérebro das crianças.[4] Os estressores não se restringem aos prejuízos físicos, como infecções ou anoxia, uma vez que os prejuízos emocionais ou psicológicos, como a negligência e a ausência de figuras de apego, são igualmente tóxicos.

A definição empregada pela International Association for Child and Adolescent Psychiatry and Allied Professions (IACAPAP)[4] descreve maus-tratos como o oposto de cuidado protetor. Referem-se a situações potencialmente causadoras de prejuízos na criança, entre as quais ameaças e negligência, havendo falhas na provisão das necessidades básicas para seu desenvolvimento normal. Geralmente, situações de maus-tratos envolvem os pais ou outra pessoa das relações da criança, como professores, líderes religiosos, etc. Também é considerado maus-tratos a exposição à violência, sobretudo o testemunho de agressões entre os pais. De acordo com a World Health Organization and International Society for Prevention of Child

Abuse and Neglect,[11] os maus-tratos incluem abuso físico, negligência, abuso emocional, abuso sexual e exploração infantil.

Aproximadamente, 40 milhões de crianças no mundo sofrem de abuso a cada ano.[4] Entretanto, os índices são subestimados, pois essa questão é subnotificada, dadas as implicações legais que dela decorrem. Os abusadores escondem, os técnicos nem sempre identificam, e a vítima raramente informa, pois está sob jugo do abusador.

Os indícios de abuso físico mais frequentes são fraturas, especialmente de diferentes idades, hematomas, sangramento interno, sinais de sufocamento, asfixia, afogamento, acidentes, queimaduras e síndrome do bebê sacudido (SBS). Os fatores de risco relacionados à família são pobreza, instabilidade habitacional, desemprego, famílias unparentais, pais muito jovens, histórico criminal, uso de substâncias, doenças crônicas ou deficiências, doenças mentais, conflitos conjugais, violência doméstica e pais vítimas de abuso.

Sabe-se que as consequências dos maus--tratos não se resumem ao momento do trauma, mas podem, se não tratadas, perdurar por toda a vida, acarretando doenças físicas e psíquicas, além de exercerem mudanças definitivas no metabolismo neuroquímico.[12] Durante a infância, podem ocorrer desnutrição, dificuldades de aprendizagem e atraso na linguagem. Na adolescência, há tendência maior a abuso de drogas, transtornos alimentares, depressão, promiscuidade, transtorno da conduta, transtorno da personalidade *borderline*, comportamento suicida; quando na idade adulta, podem reeditar situações de abuso e maus-tratos com os próprios filhos.

## Manejo

Em se tratando de criança muito pequena, devido à delicadeza, às questões legais envolvidas e à situação de subjugação da vítima, é recomendável que ela seja internada, para que seja realizada uma avaliação adequada por uma equipe multidisciplinar. Exames clínicos podem ser necessários. Uma vez comprovado o diagnóstico, haver deve ocorrer o envolvimento de equipe de psiquiatria forense, pois questões legais como destituição de pátrio poder, abrigamento e mesmo prisão dos abusadores são consequências de um diagnóstico dessa natureza.[13] No Brasil, o Estatuto da Criança e do Adolescente (ECA) pode amparar e orientar os técnicos que avaliam e tratam dessas crianças.

Em países em desenvolvimento, infelizmente, a maioria das crianças que sofrem maus-tratos não recebe atendimento adequado, devido à complexidade das patologias daí decorrentes, do difícil processo diagnóstico e do tratamento extenso e dispendioso. Nos casos mais leves, em que há esperança de modificação de atitude dos pais ou responsáveis, deve-se tentar tratamentos conjuntos com diferentes profissionais. O Centro de Atenção Psicossocial à Criança e ao Adolescente (CAPSi) é uma boa alternativa terapêutica, pois, em muitas situações, pode-se identificar modificações substanciais nas relações entre os pais e a criança.[12] As intervenções devem ser realizadas na fase aguda, a fim de interromper os maus-tratos, garantir um ambiente seguro à criança e abordar suas repercussões. Entretanto, o acompanhamento continuado é indispensável para o tratamento do trauma e a prevenção de suas consequências. A longo prazo, a POA apresenta bons resultados. A terapia cognitivo-comportamental (TCC) focada no trauma é um tratamento eficaz para o transtorno de estresse pós-traumático (TEPT).

> A prevenção dos maus-tratos é tão importante quanto o tratamento. Programas educacionais para famílias vulneráveis são de extrema utilidade. Estratégias como visitas domiciliares a casais que estejam esperando seu primeiro filho, centros educacionais para bebês e crianças pequenas que contemplem também os pais de famílias de baixa renda e programas que possam envolver duas ou mais gerações para famílias que sofreram grandes adversidades têm grande potencial preventivo. Aqui, no Brasil, a experiência do programa "Primeira Infância Melhor", focado em crianças de 0 a 3 anos do Rio Grande do Sul, obteve resultados muito satisfatórios.[14]

## Treinamento do controle esfincteriano e transtornos de eliminação

O controle dos esfíncteres se refere à aquisição das capacidades necessárias para urinar e defecar em um vaso sanitário no tempo e na idade socialmente aceitos. É influenciado por muitos fatores, como a capacidade intelectual e a matu-

> **EXEMPLO CLÍNICO**
>
> J. tem 3 anos e é portador de doença sistêmica crônica. Internava reiteradas vezes na emergência pediátrica devido a complicações repetidas que apenas apresentavam relação indireta com sua patologia crônica. As queixas da mãe eram tão contundentes que levavam a equipe médica a realizar procedimentos investigativos invasivos, expondo J. a riscos. Em dois anos, ele internou aproximadamente 20 vezes em unidades pediátricas. O caso só pôde ser esclarecido após intervenção psiquiátrica complexa, que requereu o afastamento legal da mãe. Desde então, J. segue em acompanhamento multidisciplinar, que inclui pediatra, psiquiatra da infância e adolescência, psiquiatra forense, psicopedagogos, Conselho Tutelar, equipes da comunidade, escola e Centro de Atenção Psicossocial (CAPS). Não precisou mais ser internado desde que se afastou da mãe. Trata-se de um caso clássico de Munchausen por procuração.

ridade social, determinantes culturais e interações com os pais. Normalmente, ao redor dos 3 anos de idade, o controle voluntário do reflexo de micção se desenvolve, sendo que a capacidade de controle sobre o intestino ocorre mesmo antes do controle da bexiga. Geralmente, as meninas alcançam esses marcos antes dos meninos. Entretanto, há uma grande variação na população quanto à aquisição do controle esfincteriano.[15]

Nos últimos anos, houve evolução de um padrão rígido de treinamento orientado pelos pais para um método orientado pela própria criança. Dessa forma, a idade do início do treinamento aumentou. Hoje se considera que a criança necessita estar não apenas neurologicamente pronta para iniciar o treinamento esfincteriano, mas também psicológica e comportamentalmente pronta.[15]

Nessa fase do desenvolvimento, a criança está experimentando maior autonomia e, com isso, pode querer testar limites e disputar controle com os pais. Consequentemente, podem ocorrer brigas entre pais e filhos ao redor de assuntos relacionados a fezes e urina: onde e quando fazer, usar fralda ou não, etc. Disputas de controle podem resultar em padrões urinários de "campo de batalha". Orientações aos pais, no sentido de ajudá-los a seguir o ritmo da criança, são suficientes para auxiliar a família a passar por essa etapa com mais tranquilidade. Em casos mais complicados, é possível que a dificuldade esteja sinalizando algum problema subjacente, que deve ser investigado.

A maioria das crianças passa pela etapa de treinamento sem problemas, entretanto aproximadamente 2 a 3% apresentam resultados adversos, como enurese, encoprese, recusa em usar o vaso sanitário para defecar, retenção de fezes e esconder-se para defecar. Outro problema em potencial se refere a consequências psicológicas do treinamento esfincteriano inadequado.[15]

A enurese é a eliminação repetida de urina durante o dia ou à noite na cama ou na roupa. Ela é mais comumente involuntária, mas, às vezes, pode ser intencional. O diagnóstico pode ser feito a partir dos 5 anos de idade, sendo necessário apresentar dois episódios de perda de urina por semana, durante três meses, ou prejuízo significativo. A enurese pode ser classificada em primária, quando a criança nunca adquiriu o controle esfincteriano, ou secundária, quando volta a apresentar episódios de eliminação de urina após um período de controle dos esfincteres. A enurese diurna é mais comum em meninas, e a noturna, em meninos. A prevalência é de 5 a 10% aos 5 anos, de 3 a 5% aos 10 anos e em torno de 1% aos 15 anos ou mais.

Encoprese refere-se à eliminação repetida de fezes em locais inapropriados, como na roupa ou no chão. Com frequência, ela é involuntária, porém ocasionalmente pode ser intencional. O diagnóstico pode ser feito a partir dos 4 anos de idade, havendo, no mínimo, um episódio por mês durante três meses ou prejuízo significativo. Quando a eliminação de fezes não é intencional, comumente está relacionada a constipação, impactação e retenção com extravasamento subsequente (escape fecal). Pode ter início no primeiro ano de vida, mas começa em geral ao redor dos 4 anos de idade. Recomenda-se tratar a constipação desde a infância a fim de diminuir a tendência a desenvolver impactação fecal crônica e encoprese em crianças mais velhas. Laxantes devem ser utilizados nesses casos.[15] A prevalência é de 1% em crianças de 5 anos, sendo mais comum em meninos. A encoprese também pode ser primária ou secundária.

De maneira geral, os transtornos de eliminação parecem ter origem orgânica mais frequentemente quando são primários. Pesquisas mostram que, inclusive, existe um componente genético na enurese primária. Comorbidades, como transtorno bipolar, transtorno obsessivo-compulsivo (TOC), TDAH, transtorno de oposição desafiante (TOD) e transtorno da conduta, complicam o prognóstico. Em todos os casos de encoprese, deve-se levar em consideração a possibilidade de abuso emocional, físico ou sexual.[15]

**Manejo**

Primeiramente, o terapeuta deve rever o treinamento esfincteriano e orientar a família e a criança, fornecendo psicoeducação, desmistificando o problema e alertando os pais a não punir a criança pelos episódios. Nos casos de enurese, orienta-se os pais a diminuírem a oferta de líquidos após as 18 horas e levarem a criança para urinar antes de dormir. Pode-se utilizar uma tabela com um sistema de recompensa para os dias da semana em que a criança não urinou. Quando a orientação aos pais é insuficiente, a psicoterapia comportamental tem-se mostrado altamente eficaz e é considerada primeira linha para crianças e famílias motivadas e colaboradoras.[15] Nos Estados Unidos, é comum o uso de uma campainha com sensor, acoplada ao lençol ou à roupa da criança, que dispara no início da micção, acordando a criança e condicionando-a a não urinar na cama. Esse dispositivo, associado à terapia comportamental, mostrou-se superior aos outros métodos no tratamento da enurese noturna.[4]

Um plano de tratamento típico para uma criança com encoprese contempla hábitos intestinais saudáveis, bem como terapia comportamental com a criança e com a família para diminuir a ansiedade relacionada à evacuação. A criança deve ser colocada no vaso sanitário ou penico por um intervalo de tempo determinado, sempre no mesmo horário, e ser recompensada pelos episódios de evacuação bem-sucedida.[15]

O transtorno de eliminação parece mais associado a problemas emocionais quando uma criança começa a apresentar episódios de perda de urina ou fezes durante um período de estresse ou após um trauma. A terapia psicodinâmica individual e/ou a terapia familiar podem ser indicadas, dependendo da situação. Nesses casos, o tratamento eficaz do problema psicológico subjacente resolve a enurese/encoprese.[15] Todavia, a terapia psicodinâmica também auxilia a criança a lidar com as repercussões que a persistência dos episódios de perda de urina e/ou fezes pode causar em sua vida e sua autoestima. Frequentemente, os danos psicológicos e no desenvolvimento podem ser mais significativos para a criança do que o transtorno de eliminação em si.

## Medos e fobias

Medos, timidez e preocupações transitórias são comuns em crianças sadias. Todas as crianças têm medos em algum momento de suas vidas. Os medos normais são específicos da idade e, muitas vezes, evoluem. Eles são passageiros e não causam maiores limitações. Refletem respostas adaptativas a situações potencialmente perigosas. Para a maioria das crianças, o pico situa-se ao redor dos 3 anos de idade. As meninas relatam temores com mais frequência do que os meninos, possivelmente por ser mais aceitável no âmbito social.

Em geral, crianças pequenas expressam medo de barulhos, de serem assustadas e, posteriormente, medo de estranhos. Na idade pré-escolar, são comuns os medos de criaturas imaginárias e da escuridão e alguma ansiedade de separação dos adultos de sua confiança. Muitas crianças de 4 e 5 anos temem novidades em seu ambiente, por exemplo, animais estranhos e grandes, como cães. Crianças em idade escolar normalmente têm preocupações relacionadas a desempenho escolar, lesões e eventos da natureza, como tempestades, naufrágios, terremotos, *tsunamis*, mesmo que sejam de probabilidade remota para sua realidade.

A ansiedade de separação é uma resposta de estresse desencadeada pela separação do cuidador primário ou figura de apego (normalmente pai e/ou mãe). É um estágio típico do desenvolvimento normal, que geralmente se inicia perto dos 8 meses e costuma desaparecer após os 2 anos de idade. O pico ocorre entre os 10 e 18 meses. Esse estágio reflete tanto o apego da criança a seu cuidador quanto a compreensão cognitiva de que as pessoas e os objetos existem mesmo que ela não esteja presente. Como a noção de tempo inicia-se posteriormente, o bebê ainda não é capaz de entender quando ou se o cuidador irá retornar. Por esse motivo, o transtorno de ansiedade de separação (TAS) só pode ser identificado após os 2 anos de idade.[5]

Também é normal as crianças ficarem mais tímidas quando estão diante de situações novas e, principalmente, quando estão com pessoas que elas não conhecem. A timidez se refere a sentimentos de apreensão ou constrangimento e inibição do comportamento quando a criança se defronta com tal cenário. Geralmente, não implica psicopatologia, mas é comum entre pessoas com transtorno de ansiedade social.

Entretanto, a presença de um transtorno de ansiedade deve ser considerada quando os sintomas são exacerbados e incapacitantes, levando a criança a evitar situações que os desencadeiam.[5] Os transtornos de ansiedade são caracterizados por medo persistente, compulsivo e acompanhado por preocupação intensa com o objeto ou a situação temida. A criança pode perceber que o medo é exagerado, mas continua incapaz de ser tranquilizada.

Sinais de alerta para avaliação de um transtorno de ansiedade envolvem medos, preocupações ou timidez inapropriados ao nível de desenvolvimento normal da criança, desproporcionais em relação ao perigo real, os quais causam prejuízos em atividades diárias da criança, por evitação do objeto ou da situação temida. Geralmente, as crianças com transtorno de ansiedade têm queixas somáticas de dor de cabeça e/ou de barriga. Sintomas como choro, irritabilidade, crises de birra e explosões de raiva, que muitas vezes acompanham os transtornos de ansiedade em jovens, podem ser vistos como comportamentos de oposição ou desobediência, quando, na realidade, são expressões de medo ou esforços da criança para evitar, a qualquer custo, o estímulo que desencadeia a ansiedade. Os sintomas fisiológicos do medo incluem taquicardia, agitação, dificuldade em respirar e tonturas. Entretanto, vale lembrar que alguns medos significativos podem refletir uma percepção correta de uma situação verdadeiramente prejudicial ou um deslocamento de emoção de um outro estressor ambiental (p. ex., abuso físico ou sexual).[16]

Os transtornos de ansiedade estão entre os problemas mais comuns da população pediátrica. Cerca de 5 a 10% das crianças e adolescentes sofrem de algum tipo de transtorno de ansiedade, acompanhado por prejuízo significativo, sendo mais prevalente entre as meninas após os 6 anos.[9] Todavia, alguns estudos mostram que muitas dessas crianças não recebem atenção de saúde pelo fato de esses sintomas serem manifestações internalizantes, as quais não causam tantos estorvos para pais e professores quanto os transtornos externalizantes. As crianças podem apresentar os mesmos transtornos de ansiedade que os adolescentes e os adultos, embora com prevalências diferentes e apresentações clínicas particulares para cada estágio do desenvolvimento. O DSM-5 descreve como categorias diagnósticas de transtornos de ansiedade: TAS, fobia específica, transtorno de ansiedade social, transtorno de pânico, agorafobia e transtorno de ansiedade generalizada (TAG). O TOC, embora apresente-se intimamente ligado aos transtornos de ansiedade, recebeu uma classificação separada no DSM-5.

## Manejo

A compreensão de que as capacidades sociais e emocionais estão se desenvolvendo concomitantemente com as capacidades físicas, cognitivas e verbais é essencial para o manejo dos medos e ansiedades infantis normais. Também deve-se ter em mente que existem variações nos temperamentos e que uma criança inibida, ou tímida, pode apresentar maior grau de ansiedade na infância.[5] Os pais que se preocupam e procuram orientação devem ser informados a respeito da normalidade e transitoriedade dessa fase do desenvolvimento. Eles podem ser estimulados a criar estratégias com o filho para enfrentar os medos dele. A leitura de livros infantis sobre o tema com a criança é uma boa sugestão. Evidências científicas corroboram essa prática.[9]

> Em relação à timidez, algumas medidas simples podem ajudar a criança. De modo geral, pode-se orientar os pais a incentivar que o filho faça as próprias escolhas, como a roupa que prefere usar ou o que deseja comer, ensinando a criança a ter suas

opiniões e evitando responder por ela. Deve-se elogiar e valorizar seu esforço cada vez que ela se mostra espontânea. Em contrapartida, proteger demais, excluindo a criança de brincadeiras e atividades que envolvam outras pessoas, elimina as oportunidades de vencer seus medos. Também não se deve desvalorizar a criança quando uma tentativa de exposição for malsucedida e nem encarar a timidez como um defeito. O estímulo a atividades coletivas como esporte, teatro e dança pode ser útil.

As intervenções precoces em famílias de risco, ou seja, naquelas que apresentam crianças com inibição de conduta, timidez, apego inseguro, pais ansiosos e/ou depressivos, promovem uma parentalidade adequada e estratégias positivas de cuidados. Essas abordagens visam aumentar a capacidade da criança e da família de identificar e lidar com as preocupações improdutivas e prejudiciais, ajudando a criança a sentir ansiedade sem precisar expressá-la de maneiras mal-adaptativas.

O diagnóstico precoce dos transtornos de ansiedade e o tratamento eficaz podem diminuir o impacto da ansiedade sobre o funcionamento acadêmico e social em jovens e a persistência dos sintomas na vida adulta. Geralmente, inicia-se com psicoeducação dos pais e da criança sobre o que é a ansiedade normal e quando se torna patológica. Informações a respeito dos sintomas, do curso clínico, da natureza genética do transtorno, das opções de tratamento e do prognóstico ajudam na compreensão e no manejo. As crianças devem ser esclarecidas de modo apropriado para seu nível de desenvolvimento. Também é importante identificar fatores que predispõem, precipitam e perpetuam os sintomas para que a família busque soluções assertivas e não evitativas, com o objetivo de encorajar as oportunidades de interação e melhorar as habilidades sociais. Um trabalho conjunto com a escola, em virtude de manifestações no âmbito escolar, favorece os resultados.

O manejo comportamental está indicado para todos os casos de transtorno de ansiedade na infância. Consiste principalmente no treinamento de pais para lidar com sintomas e atitudes disfuncionais, como comportamentos evitativos ou erros cognitivos. Nos casos de transtorno de ansiedade de grau leve ou em crianças com idade inferior a 9 anos, essa abordagem terapêutica mostrou-se suficiente em alguns estudos.[9] Entretanto, se não houver melhora ou se os sintomas forem mais graves, deve ser combinado com outros tratamentos. O principal objetivo do manejo comportamental é providenciar um ambiente flexível e um suporte para que a criança supere seus sintomas de ansiedade.[4]

Dos tratamentos psicossociais para crianças com ansiedade, a TCC é a que apresenta maiores evidências na literatura. Até hoje, mais de 20 estudos demonstraram a eficácia da TCC para jovens com TAS, TAG e fobia específica. Uma metanálise que utilizou ensaios clínicos controlados e randomizados de TCC para transtorno de ansiedade em crianças e adolescentes encontrou evidências de eficácia tanto no tratamento agudo quanto em períodos de seguimento variando de 3 a 24 meses.[17] Programas manualizados de TCC para crianças com ansiedade envolvem geralmente de 10 a 20 sessões individuais, em família ou em grupo. Para crianças com fobia específica ou TOC, a exposição gradual, sistemática e controlada a situações e estímulos que provoquem medo parece mais efetiva do que técnicas mais cognitivas.[9] Ela oferece ao paciente oportunidade para praticar novas estratégias de enfrentamento em um ambiente seguro e controlado, capacitando a criança a aplicá-las em outras situações geradoras de ansiedade ao longo do tempo.

A indicação de terapia psicodinâmica tem evidências limitadas.[9] Numerosos estudos de caso apresentam benefícios com esse tipo de psicoterapia, entretanto existem poucas pesquisas sobre sua eficácia e efetividade como tratamento único, combinado ou em comparação com outras modalidades psicoterápicas. Todavia, quando são identificados conflitos de natureza psicodinâmica subjacentes aos sintomas de ansiedade – por exemplo, questões envolvendo perdas, rejeições ou traumas –, essa abordagem pode ser indicada. Ela visa modificar a dinâmica intrapsíquica e familiar.[18]

A prescrição de psicofármacos em conjunto com a psicoterapia é necessária quando há urgência em reduzir a sintomatologia de crianças gravemente ansiosas, presença de transtornos comórbidos que requerem tratamento concomitante, resposta parcial à psicoterapia e potencial de melhor resposta com tratamento combinado.

## Birras e comportamento agressivo

A presença de crises de birra e comportamentos agressivos é maior em crianças de 3 a 5 anos do que em qualquer outra fase da vida. Consistem na maior causa de encaminhamento para atendimento psicoterápico na idade pré-escolar. É importante reconhecer que esses comportamentos fazem parte do desenvolvimento normal, quando não causam maiores comprometimentos nas relações familiares e sociais. A criança está desenvolvendo sua autonomia e a noção de que é um indivíduo com vontades próprias, diferente dos pais. Assim, ela necessita testar sua individualidade e seu "poder" por meio desses comportamentos.

Entretanto, deve-se atentar para os casos em que há alterações emocionais e comportamentais persistentes e que interferem no funcionamento da criança ou da família. A DC: 0-5 apresenta o diagnóstico de transtorno de desregulação da raiva e da agressividade na primeira infância (TDRA), o qual se refere àquelas crianças maiores de 2 anos de idade que exibem dificuldades para regular as emoções e o comportamento. Elas apresentam crises de birra intensas e frequentes, irritabilidade persistente e humor zangado e estão mais suscetíveis a apresentar dificuldades, estigma e exclusão de atividades apropriadas para a idade. A criança tem dificuldade em se acalmar durante os acessos de fúria e pode se tornar fisicamente agressiva quando frustrada ou contrariada. Esse padrão tende a ser constante nos diversos ambientes em que a criança frequenta e não está restrito apenas a uma de suas relações.[5]

A qualidade do ambiente pré-natal, particularmente a saúde mental dos pais, o cuidado médico inadequado ou ausente e a exposição a estressores e toxinas são indicadores de risco para TDRA. Outros fatores de risco são: psicopatologia parental em vigência de baixo nível sociocultural, pais adolescentes com comportamento antissocial, falta de acolhimento no lar, desunião familiar, pais coercivos e maus-tratos.[5] Deve-se destacar que o próprio temperamento da criança também influencia no desenvolvimento do transtorno.

As consequências e a evolução do quadro tendem a piorar com o crescimento quando não tratado. O TOD parece estar correlacionado também com a desregulação das emoções,

### EXEMPLO CLÍNICO

M., um menino de 8 anos, foi levado para tratamento por medo excessivo de cachorros. Desde pequeno, M. sempre apresentou comportamento evitativo em relação a cães de qualquer idade e tamanho. Quando exposto ao animal, apresenta angústia intensa, choro, desespero e necessita ser afastado. Apesar de gostarem de cães, os pais também os evitam para não expor M. Anteriormente, não viam muito problema, mas começaram a ficar mais preocupados porque o menino deixou de frequentar a casa de seus dois melhores amigos por eles terem cães. Além disso, seu irmão de 10 anos revelou esse "segredo" para seus colegas, fato que deixou M. muito irritado. Ele se recusa a ir a qualquer praça pelo medo de defrontar-se com algum cão. A impressão é a de que ele está em sofrimento permanente, vigiando se vai aparecer algum cachorro. Foi indicada psicoterapia com enfoque mais comportamental por meio de exposição gradativa. Não tolerava ir a *pet shops*, canis ou feiras de filhotes para ver cães. Foi sugerido aos pais comprarem revistas sobre cachorros com fotografias ou cachorros de pelúcia, para expor M. sistematicamente. Após dois meses tentando ajudá-lo a ver os prejuízos e limitações que sofria com sua fobia e revendo suas ideias mágicas para resolução do medo, M. tolerou aproximar-se de cães recém-nascidos em um parque da cidade. Após três fins de semana, conseguiu tocá-los. Foi quando os pais, mesmo contra sua vontade, deram para ele um filhote. Desde então, ele tem melhorado seu comportamento evitativo, ainda mantendo restrições com cães desconhecidos ou de grande porte. Desenvolveu apego com seu cachorro. A atual inibição não mais o impede de visitar seus amigos.

não apenas do comportamento. Na adolescência, muitas dessas crianças acabam desenvolvendo transtornos do humor e de ansiedade. Portanto, a identificação e o tratamento precoce do TDRA podem prevenir complicações futuras. A abordagem do componente emocional é fundamental, pois parece determinante no desenvolvimento do comportamento disruptivo.[5]

### Manejo
Alguns sinais de bom prognóstico são o apego seguro e a sensibilidade parental. A orientação aos pais, no sentido de fornecer reforços positivos, sensibilidade e carinho, é capaz de diminuir o risco de a criança desenvolver desregulação do comportamento, inabilidade social ou falta de empatia. Tratamentos que promovam interações parentais positivas com seus filhos podem reduzir substancialmente os sintomas de TDRA.[5]

Quando os sintomas se tornam intensos e trazem prejuízo e disfunção familiar, a intervenção pais-bebês pode ser útil para auxiliar na identificação de conflitos familiares, melhorar a comunicação dos pais com a criança, estimular condutas mais uniformes dos pais ante as dificuldades apresentadas e estabelecer regras e combinações claras visando ao controle da impulsividade.

### Transtornos do humor
A depressão é uma doença que interfere no funcionamento normal da criança. Uma criança que muitas vezes brincava com seus amigos começa a passar a maior parte de seu tempo sozinha e perde o interesse em tudo. Crianças que se comportam mal em casa ou na escola podem estar sofrendo de depressão sem que pais e professores percebam, porque nem sempre dão a impressão de estarem tristes. Quando perguntado diretamente, às vezes elas admitem que estão infelizes. É importante destacar que, nessa faixa etária, é capaz de haver dificuldade em verbalizar sentimentos ou mesmo negação da depressão. Assim, deve-se dar especial atenção a manifestações observáveis.[19]

> Os principais sintomas de depressão na infância são afeto triste ou irritável e anedonia. Sempre deve-se dar atenção à persistência de outros sintomas, como choro frequente, desespero, perda de interesse em atividades, tédio, falta de energia, isolamento social, baixa autoestima, culpa, extrema sensibilidade à rejeição e ao fracasso, raiva ou hostilidade, dificuldade nos relacionamentos e queixas frequentes de doenças físicas, como dor de cabeça ou estômago, faltas frequentes e mau desempenho na escola, falta de concentração, mudanças nos padrões alimentares e de sono, comentários sobre ou tentativa de fugir de casa e, até mesmo, ansiedade de separação. As crianças deprimidas podem apresentar comportamentos autodestrutivos ou falar em morte e até em suicídio. Isso sempre deve ser valorizado, pois essas crianças apresentam risco para cometer suicídio.[19] A prevalência de depressão entre 6 e 11 anos é de 14%, sendo mais comum nos meninos do que nas meninas nessa faixa etária.

Também é importante reconhecer a diferença entre alegria e euforia exagerada. A criança saudável expressa entusiasmo extremo por uma conquista ou uma data comemorativa, mas a mudança em seu comportamento, ficando eufórica na sala de aula, querendo ensinar a professora e perturbando os colegas, é um fator preocupante. Suspeita-se de quadro hipomaníaco ou maníaco quando existem prejuízos familiares, sociais e escolares, principalmente quando a criança fica muito irritada e agressiva.[19] Os sintomas de hipomania ou mania em crianças são: euforia, otimismo extremo, arrogância, hiperatividade, grandiosidade e agressividade. Alguns casos apresentam labilidade afetiva. Em episódios graves, podem ocorrer sintomas psicóticos, como delírios de grandeza e de perseguição e alucinações auditivas. A taxa de prevalência de transtorno bipolar entre 7 e 21 anos é de 1,8%. De forma semelhante ao que ocorre com adultos, os estudos em populações sugerem que a prevalência de transtornos do espectro bipolar em jovens é igualmente comum em ambos os sexos.[4]

É fundamental caracterizar se um primeiro episódio depressivo faz parte de um transtorno depressivo maior (TDM) ou de transtorno bipolar. Algumas indicações de risco para transtorno bipolar podem ser úteis durante a avaliação diagnóstica. Antecedentes familiares de transtorno bipolar ou psicose, ou história de mania ou hipomania induzida por fármacos, apesar de não serem definitivos para o quadro de transtorno bipolar, podem favorecer o diagnóstico.[19]

O transtorno disruptivo da desregulação do humor (TDDH) foi introduzido como uma nova entidade diagnóstica na categoria de transtornos depressivos do DSM-5. Ele surgiu principalmente em decorrência de preocupações com o diagnóstico equivocado e o consequente excesso de tratamento de transtorno bipolar em crianças e adolescentes. O TDDH abrange uma grande porcentagem de crianças referidas com irritabilidade persistente grave que não se encaixam perfeitamente em nenhuma categoria de diagnóstico do DSM-IV. A característica central é a irritabilidade crônica grave. A criança apresenta explosões de raiva frequentes, que ocorrem geralmente em resposta à frustração, podendo ser verbais ou comportamentais. Para que o diagnóstico seja feito, a criança deve ter pelo menos 6 anos de idade. A prevalência geral para um período de 6 meses a 1 ano do TDDH entre crianças e adolescentes varia de 2 a 5%, sendo mais frequente em meninos em idade escolar do que em meninas e em adolescentes.[20]

**Manejo**
A intervenção terapêutica vai depender de como a criança e sua família estão reagindo à doença. A decisão sobre o regime de tratamento deve envolver os pais para pesar os riscos e os benefícios das várias intervenções. Toda criança com diagnóstico de transtorno do humor deve ser avaliada quanto ao risco de suicídio, e, se ele for identificado, medidas de segurança devem ser tomadas com esclarecimento e orientação dos pais. O tratamento dos transtornos do humor nas crianças requer uma abordagem ampla que muitas vezes inclui psicoeducação sobre a doença e sua evolução, psicoterapia individual, como TCC, terapia interpessoal ou terapia psicodinâmica. Abordagens familiares são de grande ajuda. O envolvimento da escola também pode ser útil, dependendo da gravidade dos sintomas e do comprometimento do funcionamento da criança.[19]

Nos casos de leves a moderados de TDM que não respondem a essa estratégia de tratamento, ou quando a criança apresenta sintomatologia mais intensa, lança-se mão de medicamentos antidepressivos. Nos casos de transtorno bipolar, utilizam-se os antipsicóticos e, se necessário, os estabilizadores de humor. Casos resistentes ao tratamento ambulatorial e com maior risco e gravidade podem exigir hospitalização. A manutenção, o monitoramento e a prevenção de novos episódios também devem ser objetivos terapêuticos.[19]

Como o TDDH é um diagnóstico recente, existem poucos ensaios clínicos sobre seu tratamento. Portanto, a maioria das recomendações é extrapolada a partir de estudos de psicopatologias relacionadas, como desregulação grave do humor, TOD e depressão. Dependendo da gravidade dos sintomas, pode-se indicar psicoterapia individual em combinação com uso de medicamentos para controle dos sintomas, como psicoestimulantes, antipsicóticos atípicos ou antidepressivos. As intervenções psicoterapêuticas baseiam-se em métodos previamente desenvolvidos para depressão, como terapia interpessoal (TIP), terapia comportamental dialética (DBT) adaptada para crianças e treinamento parental.[21] O treinamento parental introduz medidas em casa e na escola para manejar o comportamento disruptivo e estimular atitudes positivas, envolvendo a criança em estratégias para lidar com crises e na identificação de potenciais estressores e desencadeantes. A comunicação muitas vezes é precária, havendo necessidade de orientação para uma maior sintonia entre os membros da família. Outras modalidades de terapia familiar podem ser úteis. (Para mais informações, ver os Caps. 31 a 33.)

## Transtorno de oposição desafiante

O TOD é um transtorno disruptivo, caracterizado por um padrão global de desobediência, desafio e comportamento hostil. Os pacientes discutem excessivamente com adultos, incomodam de forma deliberada os demais, não aceitam responsabilidade por sua má conduta, têm dificuldade em aceitar regras e perdem facilmente o controle se as coisas não seguem conforme eles desejam. Irritam-se facilmente e mostram-se rancorosos.[20] Os transtornos de comportamento disruptivo são frequentes e estão associados com prejuízos substanciais tanto para as crianças como para suas famílias, levando a dificuldades adaptativas ao longo da vida. O TOD é uma doença relativamente comum na infância, com prevalência média estimada em 3,3%. É mais encontrado em meninos (1,4:1) antes da adolescência. Costuma ser mais presente em famílias nas quais o cuidado da criança é realizado por uma sucessão de cuidadores diferentes ou nas quais são comuns práticas agressivas, inconsistentes ou negligentes na

## EXEMPLO CLÍNICO

G. é trazido à consulta porque seus pais referem estar esgotados; não conseguem lidar com as explosões de raiva do filho de 8 anos que se repetem várias vezes ao dia. Os pais declaram que "perderam o prazer" de ficar com G. Falam com emoção. Não conseguem mais sair com os amigos em virtude do comportamento do filho. O pai conta que já bateu no filho, mas nada muda seu comportamento. Estão assustados com isso. A mãe, A., diz que o filho passa mal--humorado e irritado praticamente o tempo todo. Não aceita ser contrariado: "Fico até com receio de dizer não para ele, com medo do que possa acontecer". Quando em crise, torna-se agressivo e quebra seus brinquedos, a porta do quarto e, por vezes, até bate nos pais. Deixá--lo quieto no quarto parece a medida mais eficaz e segura. O pai refere que, mesmo quando tenta fazer algo que sabe que G. gosta, na maioria das vezes, não há melhora no humor do filho. Na escola, apesar de mostrar capacidades cognitivas adequadas, já foi suspenso por duas ocasiões, uma por agredir a professora e, outra, uma monitora. Na escola, necessita ficar com a coordenadora pedagógica, pois está sempre zangado e torna-se facilmente furioso, precisando ser afastado dos colegas para evitar confrontos. A escola tem exigido alguma providência por parte dos pais, pois não está conseguindo lidar com G. A. diz que fazer o tema parece uma sessão de tortura e invariavelmente acaba em brigas. Os pais contam que G., desde bebê, mostra um temperamento difícil. Tinha ataques de choro, e dificilmente conseguiam consolá-lo. Estão com muito medo de, quando ele for adolescente, não conseguirem lidar com seu comportamento incontrolável.

Durante a avaliação, ficou claro que a família necessitava de orientação para lidar com o comportamento de G. Devido à gravidade do caso, foi indicado tratamento combinado: uso de psicofármaco, psicoterapia individual para o menino com enfoque comportamental e sessões mensais com os pais para treinamento parental. O exame minucioso da história de doença psiquiátrica na família sugeriu a presença de transtorno depressivo e transtorno distímico. G. apresentou melhora com a introdução de um inibidor seletivo da receptação de serotonina (ISRS). Mesmo com a melhora, persistiu com momentos de descontroles e agressividade, mas sua tolerância à frustração está mostrando aumento, e o menino está aceitando a imposição de limites pelos pais. Tem conseguido fazer melhor as tarefas escolares. A evolução também é atribuída a combinações envolvendo a família, G. e sua escola, com a construção de um quadro no qual, por meio de pontuações semanais, G. conquista prêmios predefinidos. Foram combinados contatos semanais da mãe com a professora para verificar a realização das tarefas propostas, o que é incluído na pontuação. Em psicoterapia individual, são discutidos os prejuízos causados por seu comportamento na relação com as pessoas, principalmente seus colegas, sendo excluído de várias atividades. Foram discutidas alternativas para lidar com seus descontroles, bem como maneiras de evitar situações que os provocavam. Engajou-se em uma escola de judô, onde se adaptou à disciplina do professor e às atividades competitivas do esporte. Gradualmente, G. tem apresentado melhora significativa do quadro e já consegue permanecer em sala de aula sem necessitar de intervenção.

criação dos filhos. Há descrição de alta taxa de comorbidade com o TDAH.[4]

### Manejo

O manejo da criança com TOD envolve psicoeducação, treinamento parental e orientação da escola. Não há evidência de que a farmacoterapia seja eficaz para o tratamento do TOD. Crianças com TDAH apresentam melhora na conduta e nos sintomas opositores com psicoestimulantes. A intervenção psicoterápica pode abranger abordagem individual da criança, treinamento parental e intervenções na escola.

Estudos demonstraram que intervir com os pais é uma das maneiras mais efetivas de reduzir os sintomas comportamentais do TOD em todas as faixas etárias.[22] O treinamento parental consiste em ensinar os pais a identificar comportamentos pró-sociais e comportamentos problemáticos e aplicar técnicas de reforço positivo com o intuito de aumentar a frequência dos comportamentos desejados e técnicas de punição para diminuir a frequência de comportamentos indesejados.

Outras competências que podem ser estimuladas pelos pais são: ajudar o filho a iniciar interações com os colegas; brincar com a criança ensinando-a a compartilhar, revezar, esperar sua vez e cooperar; estimular práticas de comunicação social (p. ex., escutar os outros, esperar para falar, elogiar, mostrar interesse nos colegas, agradecer); ajudar na resolução de conflitos, identificando o problema, debatendo sobre ele e tentando achar uma solução sem uso de agressão.

## Recusa escolar
Embora a recusa escolar não seja um diagnóstico formal no DSM ou na *Classificação internacional de doenças e problemas relacionados à saúde* (CID), trata-se de uma condição bastante comum. É caracterizada por padrões de comportamento da criança que variam entre completa ausência ou frequência parcial à escola (indo após o início do período, solicitando ir embora) até frequência regular à escola, porém com grande sofrimento da criança, com pedidos repetidos de não comparecer. Pode ser motivada por vários fatores, mas sempre inclui algum elemento de ansiedade. Costuma ser a principal manifestação do TAS.[9] A recusa escolar invariavelmente envolve uma combinação entre a motivação da criança e o consentimento, em geral parental, a essa demanda. Prova disso é que, em sociedades nas quais a frequência escolar é exigida por lei, a prevalência costuma ser menor.[4] Do ponto de vista da criança, é necessário identificar possíveis causas: transtorno de ansiedade, *bullying*, dificuldade de adaptação à troca de escola, entre outras.[4]

Revisões recentes sugerem prevalência entre 1 e 5%. Ocorre com maior frequência em duas faixas etárias, dos 5 aos 6 anos e, mais tarde, dos 10 aos 11 anos de idade, coincidindo com a transição da pré-escola para o 1º ano do Ensino Fundamental e depois para o 6º ano do Ensino Fundamental, períodos em que se passa a exigir mais da criança. Outro fator de risco é a mudança para uma comunidade ou escola diferente.[4]

### Manejo
Cerca de 25% dos casos apresentam remissão espontaneamente ou com a ajuda de orientação aos pais, não necessitando de intervenções individuais.[4] A principal recomendação aos pais é que não se deve permitir que a criança falte continuamente às aulas. Quanto maior for o alívio que ela sente ao ficar em casa, mais ela buscará essa alternativa. Portanto, deve-se intervir de imediato para evitar que a situação se prolongue: quanto mais tempo a criança faltar à escola, mais difícil será seu regresso.

Em todos os casos, deve-se avaliar a ocorrência de transtornos psiquiátricos que estejam interferindo na frequência escolar, como ansiedade de separação, depressão ou fobia social, por exemplo. O sucesso do tratamento depende da causa, levando em consideração os sintomas associados com a recusa escolar, o contexto em que esses sintomas aparecem e a fase de desenvolvimento.

## Dificuldades de aprendizagem
O principal motivo de procura de atendimento psicoterápico de crianças na idade escolar, compreendida entre 6 e 11 anos, é a dificuldade de aprendizagem. Muitas vezes, é a escola que chama os pais. As dificuldades de aprendizagem estão relacionadas a problemas que não decorrem de causas educativas, ou seja, aquelas instâncias em que, mesmo após uma mudança na abordagem educacional do professor, o aluno continua apresentando os mesmos problemas. Essas dificuldades geram uma diminuição da autoestima.

Os *transtornos específicos da aprendizagem* podem ser divididos, segundo o DSM-5, em transtornos que causam prejuízo na leitura (dislexia), transtornos que causam prejuízo na escrita ou transtornos que causam prejuízo na matemática (discalculia). São transtornos do neurodesenvolvimento e, portanto, apresentam uma origem biológica clara. A prevalência em crianças em idade escolar é de 5 a 15%.[9]

Frequentemente, sintomas relativos a problemas de atenção, ansiedade ou agitação em sala de aula em alunos são decorrentes de problemas familiares, como perdas, separação dos pais, negligência ou maus-tratos, abuso físico ou sexual, ou são consequência de um transtorno definido, por exemplo, TDAH, transtorno bipolar ou depressão. Essas crianças desenvolvem problemas na aprendizagem, mas não apresentam um transtorno específico da aprendizagem.

### Manejo

O diagnóstico diferencial deve ser feito o quanto antes, uma vez que há consequências a longo prazo. Muitas vezes, é necessário atendimento multiprofissional, com neuropediatra, psicólogo (para avaliar a capacidade cognitiva), psicopedagogo (para diferenciar entre dificuldade e transtorno da aprendizagem) e fonoaudiólogo. São poucos os estudos a respeito do tratamento dos transtornos específicos da aprendizagem. Há alguma evidência na literatura de melhora da dislexia com intervenção escolar para aumento das habilidades fonológicas.[9]

Quando presentes, os transtornos psiquiátricos devem ser tratados, pois a melhora global do paciente inclui seu desempenho escolar. Entretanto, nos casos em que as dificuldades escolares parecem relacionadas a conflitos emocionais ou familiares, pode-se indicar terapia psicodinâmica individual e/ou terapia familiar.

## Deficiência intelectual

O diagnóstico de deficiência intelectual se faz essencialmente por meio da observação clínica, do comportamento diário e do desempenho escolar da criança. São analisadas as dificuldades, bem como o relacionamento conturbado com outras crianças devido à imaturidade. As crianças com deficiência intelectual demoram mais a aprender a ler e a escrever. Em casa, dependem muito dos pais, inclusive quando comparadas a irmãos ou primos mais jovens. Em geral, são os pais que buscam uma avaliação psiquiátrica ou psicológica por perceberem as dificuldades do filho. O diagnóstico é concluído com a realização de testes para avaliação do QI.

A prevalência da deficiência intelectual situa-se entre 1 e 3%, sendo mais frequente em meninos. Existem diversas causas para a deficiência intelectual, algumas delas genéticas, como a síndrome do X frágil e a síndrome de Down, outras adquiridas, como a síndrome alcoólica fetal e o hipotireoidismo congênito. O hipotireoidismo congênito está entre as deficiências de etiologias tratáveis.

### Manejo

Após a confirmação do diagnóstico com o teste de QI, deve-se proceder à investigação das causas. As etiologias reversíveis devem ser logo tratadas clinicamente para que o desenvolvimento da deficiência intelectual seja prevenido ou mitigado. O manejo psicoterápico visa ao alívio do sofrimento da criança e da família, além de à promoção de um desenvolvimento saudável em direção à maior autonomia possível. Essas crianças respondem pobremente a POA e terapia cognitiva, devido à incapacidade de

---

### EXEMPLO CLÍNICO

P. está com 12 anos e atualmente cursa o 6º ano. Até o 5º ano, frequentava uma escola pequena, com currículo adaptado, em virtude de apresentar deficiência intelectual. Foi reprovado no 4º ano (escola, psicopedagoga, terapeuta, com a concordância da família, assim decidiram). Além das dificuldades escolares, era muito imaturo na relação com os colegas. Nesse caso, o atendimento teve por objetivo, depois de realizado o diagnóstico, ajudar os pais a entender e aceitar as limitações cognitivas do filho, além de tratar as agitações que ele apresentava. O trabalho com P. e seus pais foi de psicoeducação, orientação, prescrição de medicamento e gerenciamento das atividades e dificuldades diárias. O menino segue em atendimento psicopedagógico duas vezes por semana e psicoterapia semanal. O foco atual, além de ajudá-lo na adaptação na nova escola e com os novos colegas, procura auxiliá-lo a entender o processo de separação dos pais. São realizadas consultas individuais, com P. ou só com os pais, ou consultas com os três juntos, P. e seus pais.

compreender o processo terapêutico em razão da dificuldade de abstração. Nessas situações, são indicadas terapia comportamental e de apoio, psicoeducação e orientação aos pais para treinamento de habilidades. Quando necessário, encaminha-se o paciente para tratamentos complementares, como fisioterapia, terapia ocupacional e intervenção fonoaudiológica.[4]

## Transtorno de déficit de atenção/hiperatividade

O TDAH é um transtorno do neurodesenvolvimento caracterizado, segundo o DSM-5, por um padrão persistente de desatenção e/ou hiperatividade-impulsividade que interfere no funcionamento ou no desenvolvimento da criança, como aprender a ler ou fazer amigos. As crianças com TDAH mostram-se agitadas, movendo-se sem parar pelo ambiente, manuseando vários objetos como se estivessem "ligadas" por um motor. Mexem pés e mãos, não param quietas na cadeira, falam muito e constantemente pedem para sair de sala ou da mesa de jantar. Elas têm dificuldades para manter atenção em atividades muito longas, repetitivas ou que não sejam interessantes. São facilmente distraídas por estímulos do ambiente externo, mas também se distraem com pensamentos, isto é, vivem "voando". Nas provas, são visíveis os erros por distração. Como a atenção é imprescindível para o bom funcionamento da memória, elas, em geral, são tidas como "esquecidas". Tendem a ser impulsivas, não esperam a vez, não leem a pergunta até o final e já respondem, interrompem os outros, agem antes de pensar. Frequentemente, apresentam dificuldades em se organizar e planejar aquilo que querem ou precisam fazer. Seu desempenho sempre parece inferior ao esperado para sua capacidade intelectual. O TDAH não se associa necessariamente a dificuldade escolar, ainda que seja queixa frequente de pais e professores. O fato de uma criança conseguir ficar concentrada em alguma atividade não exclui o diagnóstico de TDAH.

As manifestações surgem na infância e tendem a persistir na fase adulta, embora exista predominância de determinados sintomas em cada etapa do desenvolvimento. As principais funções neurológicas perturbadas no TDAH são as executivas. A prevalência de TDAH encontra-se entre 5,9 e 7,1% e é maior em meninos (2:1). Comparativamente, meninas apresentam TDAH com predomínio de desatenção com mais frequência. Apenas 10% têm remissão plena na idade adulta.[23]

## Manejo

Como abordagem inicial, deve ser feita psicoeducação das crianças, pais, familiares e professores. O terapeuta, além de fornecer orientações sobre o TDAH, suas manifestações e opções de tratamento, esclarece dúvidas e desfaz "rótulos" e, sobretudo, dá orientações de como lidar com a criança – o que ajuda a controlar a desatenção e a hiperatividade e o que prejudica.

O tratamento da criança é fundamentado no uso combinado de psicoestimulantes e psicoterapia. Outros medicamentos podem ser utilizados em casos de falta de resposta aos estimulantes, contraindicação ou comorbidade. A terapia comportamental tem maior nível de evidência para o manejo do TDAH. Ela inclui reforço positivo, retirada de recompensas ou privilégios quando a criança apresenta comportamentos indesejados ou problemáticos e a estratégia "economia de *token*" (fichas). Não se sabe se a TCC é eficaz para o tratamento do TDAH, pois os poucos estudos mostraram resultados discrepantes. É possível que o componente comportamental seja responsável pela melhora. A terapia psicodinâmica pode ser útil para tratar comorbidades, relação conflituosa com os pais e questões de autoestima, embora não tenha sido avaliada sistematicamente.[9]

## *Bullying*

Atualmente, é frequente a procura de atendimento devido ao *bullying*. O *bullying* consiste em atos de agressão física, verbal ou moral que ocorrem de forma repetitiva, não apresentam motivação evidente e são executados por um ou vários estudantes contra outro, em uma relação desigual de poder, normalmente dentro da escola, ocorrendo em geral na sala de aula e no recreio. Muitas crianças, por estarem expostas ao *bullying* (sofrerem ou presenciarem constantemente situações de constrangimento vivenciadas pelos colegas), apresentam problemas emocionais. Muitas delas repudiam as ações dos agressores, mas nada fazem para intervir. Algumas apoiam e incentivam dando risadas, consentindo com as agressões. Outras fingem se divertir com o sofrimento das vítimas, como estratégia de defesa, pois temem tornarem-se as próximas vítimas. O *bullying* é um problema muitas vezes grave; não raro pode redundar em perda da autoestima, depressão, fobia, abandono da escola e, em casos extremos, no suicídio da vítima.

**Manejo**
O processo de *bullying*, se não for tratado, pode produzir prejuízos emocionais graves para todas as crianças envolvidas, tanto para as vítimas como para os agressores ou, até mesmo, para as crianças que presenciam.

> O desenvolvimento de estratégias de prevenção e combate ao *bullying* nas escolas é cada vez mais frequente. É importante que a escola promova debates com alunos, pais e professores acerca do assunto. A criança deve sentir-se segura para pedir ajuda aos adultos, os quais devem garantir sua proteção e manejar a situação com a turma. A própria escola pode identificar e encaminhar os alunos envolvidos, tanto as vítimas quanto os perpetradores. Entende-se que a situação pode ser consequência de dificuldades prévias, tanto de características próprias da personalidade da criança quanto de características do ambiente familiar em que ela está inserida. Portanto, além da psicoterapia individual, a abordagem familiar pode ser indicada.

## Uso problemático de tecnologia e da internet

Embora o uso problemático da internet seja mais prevalente entre os adolescentes, é crescente o número de crianças que deixam de brincar para ficar em frente às telas de *tablets*, computadores e *videogames*. A dependência de internet é caracterizada por uso intenso, geralmente associado à perda da noção de tempo ou mesmo negligência de atividades importantes, e necessidade de utilizar a internet por um número cada vez maior de horas. O indivíduo apresenta irritabilidade, tensão e, até mesmo, sintomas depressivos quando o acesso à rede não é possível, com prejuízo significativo em áreas importantes da vida. A mesma situação se aplica aos jogos eletrônicos. Eles se tornam um problema quando passam a ser a atividade mais importante da vida da criança, dominando seus pensamentos e comportamentos. A criança passa a experimentar modificação do humor, prazer, euforia ou alívio de ansiedade relacionado ao ato de jogar. Apresenta necessidade de jogar por períodos cada vez maiores para atingir a mesma modificação de humor e desconforto quando ocorre descontinuação ou redução súbita do jogo, intencional ou forçada. Pode haver conflitos entre o jogador e as pessoas próximas (conflito interpessoal), com outras atividades (escola, vida social, prática de esportes, etc.) ou mesmo do indivíduo com ele mesmo (conflito intrapsíquico), relacionado ao fato de estar jogando excessivamente. Percebe-se uma tendência de retornar rapidamente ao padrão anterior de jogo excessivo após períodos de abstinência ou controle.

Até há pouco, a preocupação se limitava a que as crianças não ficassem tanto tempo em frente à televisão. Entretanto, hoje existe receio em relação ao contato que as crianças têm, inclusive os bebês, com os *smartphones* e *tablets*. Seriam eles as novas babás de nossas crianças? O uso excessivo de tecnologias pode limitar o movimento e, consequentemente, o rendimento acadêmico, a alfabetização, a atenção e as capacidades. O sedentarismo implicado no uso das tecnologias é um problema que está aumentando entre as crianças, podendo levar à obesidade. A maioria dos pais não supervisiona o uso da tecnologia por seus filhos em seus quartos. Isso promove dificuldades para conciliar o sono. A falta de sono afeta negativamente o rendimento escolar. Além disso, o contato com conteúdos violentos e agressivos pode alterar sua conduta. A superexposição das crianças à tecnologia as torna vulneráveis, sujeitas a serem exploradas e expostas a abusos. E, ainda que se saiba que as novas tecnologias façam parte da vida das crianças, é importante que se tenha em mente que elas não devem substituir a leitura de um livro ou o tempo de brincadeira com irmãos, pais e amigos.

**Manejo**
Por não se tratar de um diagnóstico formal do DSM ou da CID, não há estudos sobre seu tratamento. Orienta-se aos pais vigiar os programas e jogos que estão sendo utilizados por seus filhos para evitar expô-los a riscos.[4] A Academia Americana de Pediatria recomenda que bebês de 0 a 2 anos não devam ter contato algum com tecnologia; entre 3 e 5 anos, o uso deve ser restringido a 1 hora por dia; e, após os 6 anos, deve ser limitado de modo a não interferir nas atividades diárias e nas relações sociais da criança.[8]

## INTERVENÇÕES PSICOTERÁPICAS NA INFÂNCIA

A criança encontra-se em um momento de desenvolvimento de grande dependência física e emocional dos progenitores. A inclusão dos pais será considerada mais necessária e valorizada quanto mais jovem for a criança e/ou quanto mais complexo for seu quadro clínico. As características e ansiedades apresentadas pelos pais também podem ser consideradas fatores determinantes de uma maior ou menor participação.

Crianças maiores de 3 anos têm condições de permanecer na sala de atendimento sem a presença dos pais. Em geral, os atendimentos aos pais são realizados em horários diferentes daqueles destinados ao atendimento da criança. A presença dos pais ao longo do tratamento acaba se mostrando, muitas vezes, uma oportunidade de prestar ajuda não apenas à criança atendida em psicoterapia como também a toda a família.[24] É importante solicitar que qualquer acontecimento ou mudança significativa na vida da criança seja comunicada ao terapeuta, para que fique atento às reações e repercussões emocionais no paciente.

Uma diferença em relação ao terapeuta de adultos é que o terapeuta de crianças costuma envolver outros profissionais (pediatra, psicólogo, psicopedagogo, etc.) ou instituições (Conselho Tutelar, escola, abrigo, etc.) no processo psicoterápico, quando necessário. Muitas vezes, é função do terapeuta reunir os profissionais em seu consultório ou ir até a escola, a fim de minimizar dissociações da equipe e estimular um trabalho uniforme e coeso.

A escolha e/ou associação da intervenção terapêutica deve ser fundamentada nos níveis de evidência, complexidade da situação, capacidade da criança e da família para responder ao método, disponibilidade de tratamento na cidade de origem e referencial do terapeuta.

### Psicoterapia de orientação analítica

A terapia psicodinâmica de crianças apresenta algumas diferenças técnicas em relação à psicoterapia de adultos. A principal delas é o uso de jogos, brincadeiras e desenhos como meios de comunicação. Entretanto, as ferramentas fundamentais continuam sendo o pensamento e os afetos de ambos os participantes. Transferência e contratransferência, quando entendidas e interpretadas, são o fio condutor sobre o qual o tratamento evolui.[18]

O *setting* terapêutico deve ter condições para funcionar como um palco aberto e livre no qual a imaginação da criança e o faz de conta possam expressar-se sem restrições, permitindo a revelação de seus pensamentos mais íntimos e de seus sentimentos. Em geral, utiliza-se uma caixa ou uma gaveta com chave para a criança guardar seus brinquedos e produções em um espaço específico, simbolicamente equivalente a seu mundo interno. Após o contrato de atendimento firmado, disponibiliza-se esse espaço, ao qual somente a criança e o terapeuta devem ter acesso durante o trabalho. Os brinquedos utilizados devem ser simples e resistentes. Recomendam-se família de bonecos, carros de polícia, bombeiro, ambulância, avião, revólver, panelinhas, xícaras, cubos de madeira, pinos mágicos, argila, massa de modelar, tintas, pincéis, cola, tesoura, cordão, agulha, linhas e retalhos de tecido. Outros brinquedos podem ser acrescidos de acordo com a situação individual da criança.[1] Conforme o desenvolvimento emocional da criança, outros elementos entram no *setting*, como *tablets* e aparelhos celulares, para compartilhamento de músicas, fotografias e vídeos.

Em algumas situações, o terapeuta deve ser continente, principalmente no início do tratamento, tolerando a presença de um ou ambos os pais na sessão, até que a criança sinta mais confiança no terapeuta. Há ocasiões em que são trazidos à sessão amigos, irmãos e até animais. Essas circunstâncias devem ser acolhidas, entendidas e discutidas pelo terapeuta com a criança. Os limites são fornecidos por meio de combinações entre o terapeuta e a criança, mas intervenções verbais, ou até mesmo físicas, como segurar a criança a fim de contê-la, quando muito agitada, podem ser necessárias.[5]

Sobre a confidencialidade, é importante que a criança tenha ciência prévia dos contatos e de que as informações obtidas em entrevistas com os familiares, a escola e outros técnicos serão partilhadas e discutidas com ela na sessão seguinte à realização do contato. A criança também deve estar ciente de que as informações fornecidas estão restritas à evolução do tratamento e não incluem, de forma alguma, a revelação do conteúdo das sessões.

O trabalho psicoterápico com crianças se desenrola não só a partir das comunicações verbais, mas predominantemente por meio das comunicações pré e extraverbais.[18] O terapeuta de criança deve estar familiarizado com o desenvolvimento neurocognitivo e linguístico adequado para a faixa etária de seu paciente, a fim de escutá-lo e de falar com ele de maneira compreensível. O fato de a criança não ser predominantemente verbal não significa que ela não esteja compreendendo e desejando ser ajudada.[18]

O conteúdo e a forma do jogo, bem como dos desenhos, são entendidos pelo terapeuta de maneira semelhante às verbalizações de adultos. Eles expressam simbolicamente o mundo interno da criança durante as sessões. De maneira semelhante à exploração do sonho, no desenho, pesquisa-se o conteúdo latente que está por trás do conteúdo manifesto. O brinquedo também permite elaborar aspectos desejados, proibidos ou repudiados de si mesmo, com menos conflitos, proporcionando também o domínio e a integração de experiências difíceis e traumáticas, por meio da transformação do passivo em ativo. O desempenho do terapeuta nas sessões é pautado pela própria criança. Assim, quanto menor for a criança, mais deprimida ou mais regressiva, maior será o desempenho do terapeuta nas brincadeiras, na dramatização, no incentivo e nas atividades físicas e verbais. Conforme a psicoterapia evolui, menor é o trabalho dramático e maior é o número de comunicações verbais entre ambos.

## Terapia cognitivo-comportamental

A TCC mostra evidências consistentes de eficácia no tratamento de vários transtornos psiquiátricos iniciados na infância.[9] Ela visa reduzir o sofrimento psicológico com a modificação dos comportamentos desajustados e dos processos cognitivos disfuncionais baseando-se no pressuposto de que os afetos e os comportamentos são resultados de cognições. Portanto, as intervenções promovem mudanças no pensamento, no sentimento e no comportamento.[25] O terapeuta estimula a colaboração do paciente, possibilitando que ele entenda melhor seus problemas e busque soluções, desenvolvendo um plano para lidar com suas dificuldades. Sua duração é limitada (em torno de 16 a 20 sessões), tem um foco claro, as sessões são estruturadas com início, meio e fim, e são empregados experimentos e tarefas diárias.

Crianças e adolescentes com sintomas internalizantes (ansiedade e depressão) costumam apresentar distorções cognitivas. Nesses casos, as intervenções objetivam aumentar a consciência em relação aos pensamentos e seus efeitos sobre o comportamento e as emoções, além de desenvolver o automonitoramento, a autoavaliação e o autorreforço. Técnicas como reestruturação cognitiva, respiração abdominal, relaxamento muscular progressivo, dessensibilização sistemática e exposição gradual podem ser utilizadas. Contudo, crianças e adolescentes que apresentam sintomas externalizantes (TDAH, TOD, transtorno da conduta) têm falhas na capacidade de planejamento, na solução de problemas e no autocontrole. As intervenções nesse grupo objetivam ensinar novas capacidades cognitivas e comportamentais, sendo utilizadas técnicas como sistema de recompensas, resolução de problemas, controle da raiva, planejamento do tempo e autoinstrução.[25]

O **treinamento de pais** constitui elemento diferencial a essa modalidade terapêutica e visa ensinar aos cuidadores novas maneiras de lidar com o comportamento problemático. Fundamenta-se em princípios da aprendizagem social, e as sessões são realizadas em geral com os pais, mas algumas com a criança/o adolescente. O conteúdo desses programas inclui técnicas como dar atenção, organizar hora especial da brincadeira, observar o bom comportamento e fornecer reforço positivo, ignorar comportamentos desadaptativos, efetuar um *time-out* ou punição, quando necessário, e dar ordens eficientes.[25]

A terapia deve adaptar-se às características da criança e de sua família, podendo ser flexibilizada. Crianças menores ou com doenças que limitam sua capacidade cognitiva se beneficiam mais de técnicas comportamentais ou técnicas cognitivas simples, enquanto adolescentes podem se beneficiar de técnicas cognitivas mais sofisticadas, exigindo análises racionais. Variáveis como idade, linguagem e capacidade de raciocínio, entre outras, devem ser consideradas para o planejamento dos materiais.[25]

## Terapia familiar

Sempre é indicado avaliar a rede social da criança. A inclusão da família e da rede social no tratamento favorece o surgimento de "coterapeutas", melhorando o prognóstico. Todavia, existem situações nas quais a criança assume o papel de representante de uma circunstância familiar complicada. Nesses casos, a terapia familiar é imprescindível.

Existem várias escolas de terapia de família. A escola cognitivo-comportamental desenvolve protocolos que podem ser úteis, como o **treinamento de pais**. Quando há triangulações rígidas, mas nenhuma psicopatologia, trabalha-se estruturalmente, utilizando-se as bases da **terapia familiar estrutural**. Quando há psicopatologia estabelecida, seja da criança, seja dos pais, é necessário integrar mais recursos: abordagem transgeracional, psicofármacos para um ou vários membros da família, psicoterapia individual e terapia de grupo. A **terapia familiar sistêmica** estuda os indivíduos como parte integrante de sistemas interpessoais. Ela leva em consideração a interação complexa dos fatores genéticos, orgânicos, intrapsíquicos, interacionais, transgeracionais, culturais e sociais, permitindo a elaboração de um plano de atendimento específico conforme o diagnóstico, o momento evolutivo e as necessidades e possibilidades do paciente, do profissional e da família.[25]

Na maioria das vezes, as terapias com a família incluem um trabalho mais focal e breve, que dura em torno de seis meses ou, nos casos mais graves, entre 1 e 2 anos. Após uma primeira etapa de trabalho, pode-se verificar a necessidade e a motivação para o tratamento de um subsistema familiar, seja o casal, seja um dos indivíduos.[25]

## Intervenção psicoterápica pais-bebê

A relação atenta e afetuosa entre os pais e o bebê representa o alicerce do processo de desenvolvimento. Em situações nas quais o vínculo está ameaçado, há indicação de intervenção pais-bebê (de 0 a 3 anos). Na sessão, o bebê funciona como "enzima catalisadora" das mudanças que vão sendo trabalhadas em psicoterapia com os cuidadores.[26] Ele é capaz de compreender certos aspectos da linguagem muito antes de poder falar, principalmente elementos não verbais. Enquanto conversa com os pais e observa o bebê, o terapeuta avalia a adequação e as distorções no significado que eles atribuem ao comportamento de seu filho, bem como o grau de sintonia com as necessidades do bebê. Nesse tipo de trabalho, são frequentes interferências de traumas da mãe relacionados com a história dela, os quais são reeditados na vigência do nascimento de um filho.

A psicoterapia auxilia os pais na interpretação das atitudes da criança, descrevendo e compreendendo suas motivações, o que inclui o esforço para lidar com as ansiedades desenvolvimentais da infância. Um aspecto técnico para comunicar o estado mental do bebê é o terapeuta falar aos pais pelo bebê. Aqui, os sentimentos contratransferenciais são utilizados pelo terapeuta para se conectar com a realidade psíquica do bebê e nomeá-la, trazendo sentido para a criança pequena e para os pais. Dessa forma, a psicoterapia estimula o entendimento empático e a utilização de respostas mais apropriadas ao comportamento do bebê.

Na maioria dos casos, a intervenção pais-bebê tem duração breve, de 12 sessões, é pouco onerosa, em geral eficaz e apresenta grande potencial preventivo. Entretanto, quando a patologia parental é mais grave, o encaminhamento para tratamento individualizado pode ser necessário.

## QUESTÕES EM ABERTO E ÁREAS DE PESQUISA

Muitos estudos demonstram evidências de que mudanças no ambiente familiar resultam em desfechos positivos. Estudos genéticos comportamentais indicam que as influências sociais do ambiente são críticas para a expressão de predisposições genéticas. Intervenções psicoterápicas para crianças que estejam manifestando alguma suscetibilidade genética devem focar a capacidade do ambiente de contrabalançar o risco genético, pois podem fornecer informações úteis na elaboração de protocolos de tratamento e prevenção.[9] Entretanto, em relação à terapia psicodinâmica na infância, mais pesquisas são necessárias para comprovar sua eficácia. A experiência clínica demonstra melhora na qualidade de vida das crianças e em suas relações e o estímulo ao desenvolvimento que esse tipo de tratamento proporciona.

## CONSIDERAÇÕES FINAIS

São inúmeras as indicações de psicoterapia na infância. Neste capítulo, abordamos os principais motivos de busca por orientação e tratamento nessa fase da vida. Sabe-se que a criança está em desenvolvimento e que esse é um processo dinâmico e muitas vezes não linear. Portanto, em cada etapa, deve-se estar preparado para diferenciar comportamentos considerados normais de atitudes que estejam comunicando conflitos emocionais da criança ou, em casos mais graves, patologias.

O que se espera ao final de uma intervenção psicoterápica bem-sucedida é não apenas o esbatimento dos sintomas, mas que a criança retome o curso normal de seu desenvolvimento e que tenha condições de aproveitar todo o seu potencial.

Em todos os casos, a prevenção de desfechos adversos futuros é o objetivo maior das psicoterapias na infância. Sabe-se que as doenças mentais podem ser muito incapacitantes. Preveni-las é muito menos dispendioso, tanto do ponto de vista emocional quanto econômico.

"It is easier to build strong children then to repair men."

Frederick Douglass (1817-1895)

## REFERÊNCIAS

1. Aberastury A. Psicanálise da criança: teoria e técnica. Porto Alegre: Artmed; 1992.
2. Simmons JE. Psychiatric examination of children. 2. ed. Philadelphia: Lea & Febiger; 1974. p.239.
3. National Sleep Foundation. National Sleep Foundation recommends new sleep times. 2017. [capturado em: 29 dez 2017]. Disponível em: <https://sleepfoundation.org/press-release/national-sleep-foundation-recommends-new-sleep-times>.
4. Rey JM. IACAPAP e-textbook of child and adolescent mental health. Geneva: International Association for Child and Adolescent Psychiatry and Allied Professions; 2015. [capturado em: 29 dez 2017]. Disponível em: <http://iacapap.org/iacapap-textbook-of-child-and-adolescent-mental-health>.
5. Zero to Three. DC: 0-5 : diagnostic classification of mental health and developmental disorders of infancy and early childhood. 2017.
6. Rodrigues A. A noite e seus filhos (o sono e o falecimento) e os pesadelos ao longo da infância. Rev Bras Psicanal. 2006;39(4):183-90.
7. Karp H. O bebê mais feliz: guia para um ótimo sono. São Paulo: Novo Século; 2013.
8. American Academy of Pediatrics. 2017. [capturado em: 29 dez 2017]. Disponível em: <http://www.aap.org>.
9. Fonagy P, Cottrell D, Phillips J, Bevington D, Glaser D. What works for whom?: a critical review of treatments for children and adolescents. 2. ed. New York: Guildord; 2015. p.639.
10. Nieman P, Leblanc CM, Canadian Paediatric Society HAL, Sports Medicine C. Psychosocial aspects of child and adolescent obesity. Paediatr Child Health. 2012;17(4):205-8.
11. World Health Organization, International Society for Prevention of Child Abuse and Neglect. Preventing child maltreatment: a guide to taking action and generating evidence. Geneva: World Health Organization Library Cataloguing-in-Publication Data; 2006.
12. Zavaschi MLS. Crianças vulneráveis. Porto Alegre: Artmed; 2009.
13. Zavaschi M. Abuso e maus tratos na infância e adolescência: a negação como fator conspirador ao diagnóstico. Rev psiquiatr. 2002;24(2):209-12.
14. Schneider A, Ramires V. Primeira Infância Melhor: uma inovação em política pública Brasília: Unesco e Secretaria de Saúde do Estado do Rio Grande do Sul; 2007. [capturado em: 29 dez 2017]. Disponível em: <http://unesdoc.unesco.org/images/0015/001552/155250por.pdf>.
15. Ritter F, Kruter BC. Transtornos de eliminação: psiquiatria da Infância e da Adolescência. São Paulo: Manole; 2011. p.243-57.
16. Connolly SD, Bernstein GA. Practice parameter for the assessment and treatment of children and adolescents with anxiety disorders. J Am Acad Child Adolesc Psychiatry. 2007;46(2):267-83.
17. Ishikawa S-i, Okajima I, Matsuoka H, Sakano Y. Cognitive behavioural therapy for anxiety disorders in children and adolescents: a meta-analysis. Child Adolesc Mental Health. 2007;12(4):164-72.
18. Zavaschi MLS, Bassols AMS, Bergmann DS, Mardini V. Abordagem psicodinâmica na infância. In: Eizirik CL, Aguiar RWd, Schestatsky SS, editors. Psicoterapia de orientação analítica: fundamentos teóricos e clínicos. Porto Alegre: Artmed; 2015. p.723-54.
19. Rocha TB, Zeni CP, Caetano SC, Kieling C. Mood disorders in childhood and adolescence. Rev Bras Psiquiatr. 2013;35(1):22-31.
20. American Psychiatric Association. DSM-5 Task Force. Diagnostic and statistical manual of mental disorders: DSM-5. 5th ed. Washington: American Psychiatric Association; 2013. p.947.
21. Benarous X, Consoli A, Guile JM, Garny de La Riviere S, Cohen D, Olliac B. Evidence-based treatments for youths with severely dysregulated mood: a qualitative systematic review of trials for SMD and DMDD. Eur Child Adolesc Psy. 2017;26(1):5-23.
22. Brestan EV, Eyberg SM. Effective psychosocial treatments of conduct-disordered children and adolescents: 29 years, 82 studies, and 5,272 kids. J Clin Child Psychol. 1998;27(2):180-9.

23. Maróstica L, Meneghetti C, Bergmann D, Mardini V. Transtorno de déficit de atenção e hiperatividade. In: Marostica P, Villetti M, Ferrelli R, Barros E, editors. Pediatria: consulta rápida. 2. ed. Porto Alegre: Artmed; 2018.
24. Oliveira L, Gastaud M, Ramires V. Participação dos pais na psicoterapia psicanalítica de crianças. Rev Bras Psicoter. 2016;18(2):78-95.
25. Bassols A, Falceto O, Bergmann D, Mardini V, et.al. O ensino de técnicas psicoterápicas aplicadas à infância e adolescência. Rev Bras Psicoter. 2012;14(1):13-33.
26. Norman J. O psicanalista e o bebê: uma nova visão do trabalho com bebês. Livro Anual de Psicanálise. 2003;XVII:267-83.

# 21

# Focos de atenção na adolescência

Jader Piccin
Ana Soledade Graeff-Martins
Luciano Isolan
Christian Kieling

Neste capítulo, são apresentadas particularidades do atendimento de adolescentes em psicoterapia. Inicialmente, são descritos aspectos centrais da avaliação do adolescente para eventual indicação de intervenções psicoterápicas, ressaltando-se peculiaridades do primeiro contato, da entrevista com o adolescente e com os pais e dos instrumentos de avaliação complementar. Posteriormente, são debatidos os focos de atenção terapêutica que situam problemas relevantes para essa faixa etária. Neste capítulo, são destacados os tópicos *bullying*, sexualidade e gestação, socialização e relações virtuais, comportamento suicida e uso de substâncias. Para cada um desses tópicos, são apresentados conceitos, fatores de risco, características epidemiológicas e clínicas, bem como as principais estratégias de manejo e de orientação familiar de acordo com as evidências científicas atuais.

Em geral, a adolescência é concebida como um período de saúde. De fato, nessa fase, o desenvolvimento atinge o auge de boa parte das capacidades físicas do ser humano, sendo a ocorrência de doenças e mesmo a mortalidade relativamente baixas se comparadas aos primeiros anos de vida e à idade adulta. Do ponto de vista da saúde emocional, entretanto, ainda que a maioria dos adolescentes não apresente diagnósticos psiquiátricos, é justamente na segunda década de vida o pico de incidência de muitos dos transtornos mentais.

Apesar de claramente ser definida como o período de transição entre a infância e a idade adulta, não há um consenso sobre como delimitar, de modo operacional, o início e o término da adolescência. Enquanto a Organização Mundial da Saúde (OMS) define esse período do desenvolvimento como o intervalo dos 10 aos 19 anos, outras fontes utilizam outros pontos de corte. De modo mais conceitual, o início da adolescência seria marcado pela puberdade, e seu término, pela adoção de papéis mais adultos, como casamento e paternidade. A cada geração que passa, entretanto, tem-se observado que a puberdade ocorre cada vez mais precocemente, enquanto o ingresso no mercado de trabalho/aquisição da independência financeira/emprego e a formação de uma nova família, seja pelo casamento, seja por união estável, ocorrem cada vez mais tardiamente. Tais fatores, aliados às descobertas sobre o desenvolvimento do córtex cerebral até a terceira década de vida,[1] levaram muitos autores a utilizar o conceito de "jovens", que inclui tanto adolescentes quanto adultos jovens – a própria OMS emprega esse termo para se referir ao período entre 10 e 24 anos.

Em uma perspectiva desenvolvimental, espera-se que, no período da adolescência, a transição de dependência dos pais para autonomia da vida adulta seja marcada por uma série de características. Tal procura por autonomia inclui a reativação de conflitos com os cuidadores e a busca por novos modelos de referência, como figuras públicas, por exemplo, geralmente de modo idealizado. A aquisição da capacidade de raciocínio abstrato, inclusive o uso de metáforas e ironias, também é característica dessa fase. Tal capacidade de "pensar sobre o pensar" abre uma série de novas possibilidades do ponto de vista cognitivo.

De fato, a adolescência pode ser concebida como um segundo processo de individuação que requer uma reorganização gradual das estruturas mentais para lidar com aspectos relacionados às mudanças corporais, à formação de uma identidade própria e ao estabelecimento de relações sociais significativas. Especificamente, as modificações associadas à maturação sexual demandam do adolescente capacidade de negociar expectativas físicas e psicológicas, o que pode acarretar sentimentos de ansiedade e confusão. Mais para o final desse período, espera-se que o adolescente seja capaz de integrar psicologicamente sua nova identidade, de modo a formar um *self* mais estável. Ao mesmo tempo que aspectos da sexualidade emergem, um maior potencial agressivo mostra-se uma realidade na adolescência, de modo que o manejo de tais impulsos em situações de conflito e hostilidade também se torna um desafio.

A oscilação entre dependência e independência marca esse período de múltiplas transições. As mudanças no corpo podem gerar certo estranhamento por familiares ou conhecidos – e até mesmo pelo próprio adolescente. Outro movimento característico do período é o distanciamento em relação a figuras parentais e o interesse crescente nos relacionamentos com pares, com a experiência de intimidade sexual e a busca por uma identidade social.

Neste capítulo, abordamos os aspectos centrais da avaliação de adolescentes para eventual indicação de intervenções psicoterápicas, bem como discutimos alguns dos principais focos de atenção no atendimento de pacientes nessa etapa do desenvolvimento.

## A AVALIAÇÃO DO ADOLESCENTE

A avaliação na adolescência, de forma geral, utiliza os mesmos componentes principais da avaliação de um paciente em outras etapas do ciclo vital. Ao mesmo tempo, o processo de avaliação nessa faixa etária tem características muito peculiares que se apresentam já desde as primeiras entrevistas e cuja compreensão é essencial para um melhor entendimento e manejo mais adequado do paciente. Assim, é muito frequente que sejam feitas adaptações nas entrevistas de avaliação.

É essencial que se conheça bem o desenvolvimento normal da adolescência e de suas respectivas etapas. Além disso, tendo em vista as diversas condições psicopatológicas e psicológicas que podem afetar o indivíduo nesse período tão complexo da vida, é possível que determinados aspectos da apresentação clínica não sejam suficientemente claros para que uma formulação ou diagnóstico definitivo já possam ser feitos nas primeiras entrevistas. Deve-se levar em conta também que a avaliação abrange muito mais do que uma entrevista diagnóstica baseada em um sistema classificatório e uma lista de verificação de sintomas. A compreensão dos diversos fatores ambientais e familiares envolvidos na apresentação clínica do paciente e a revisão dos sucessos e das falhas adaptativas ao longo do desenvolvimento devem fazer parte da avaliação. Além disso, sempre deve-se determinar se a condição apresentada pelo adolescente se refere a uma condição patológica ou a uma crise vital.[2]

### Primeiro contato

O contato inicial, geralmente feito por telefone ou por mensagens de texto, pode oferecer elementos importantes para o melhor entendimento do caso. Caso o paciente seja pré-adolescente ou adolescente que esteja na etapa inicial da adolescência, é bem provável que o primeiro contato seja feito pelos pais. Quando o próprio adolescente realiza esse primeiro contato, já são fornecidas algumas pistas de sua motivação e seu funcionamento. Um adolescente que procura uma avaliação por sua própria vontade já demonstra ao avaliador um nível maior de maturidade e de motivação. Todavia, não há consenso se a primeira entrevista de avaliação deve ser feita com o adolescente ou com seus pais. Determinados profissionais preferem ter o primeiro contato com o adolescente para estabelecer uma aliança terapêutica e investigar queixas e sintomas que motivaram a procura pelo atendimento, sem a interferência inicial dos pais. Em contrapartida, há profissionais que preferem um primeiro contato com os pais ou responsáveis, coletando as queixas principais, a história desenvolvimental e antecedentes familiares e permitindo que os pais fiquem livres para verbalizar suas angústias e apreensões sem a presença do adolescente. A escolha quanto a quem virá primeiro pode variar de acordo com a preferência da família, do adolescente ou do profissional. Essa decisão baseia-se no reconhecimento dos diferentes graus de autonomia e independência, que supostamente estariam relacionados à idade. Contudo, o critério etário nem sempre é tão objetivo, já que existem variáveis subjetivas que não correspondem ao esperado.[3]

Deve-se atentar, nas primeiras entrevistas de avaliação, ao estabelecimento de uma série de combinações, tanto com o adolescente quanto com seus familiares, a fim de se preservar determinados aspectos da relação terapêutica que, caso contrário, podem colocar em risco a própria avaliação. Dessa forma, destaca-se a importância de estabelecer critérios adequados quanto ao sigilo das informações veiculadas pelos envolvidos na avaliação.

> O sigilo é um aspecto crucial para o estabelecimento de uma aliança terapêutica efetiva. Resguardar a privacidade do adolescente é um dever do profissional, no entanto sem negligenciar a dependência que ainda apresenta em relação aos pais, os quais, em situações que apresentem risco, devem ser comunicados, preferencialmente com o consentimento do paciente. Com exceção desse tipo de situação, não é de costume o terapeuta revelar aos pais assuntos trazidos pelos filhos; entretanto, o que for falado a respeito do filho será compartilhado com ele.

O comportamento da família, o grau de independência do adolescente e os aspectos específicos do funcionamento familiar já podem se manifestar desde os primeiros contatos. Dessa forma, cabe ao profissional, nesse primeiro momento, estar atento a todas as manifestações do adolescente e de sua família, buscando entender esses fatos a fim de que sirvam de fonte para uma maior compreensão e para a formulação de hipóteses diagnósticas.

## Entrevista com o adolescente

O profissional que avalia um adolescente deve utilizar sua sensibilidade, flexibilidade e criatividade com o intuito de que possa obter os dados suficientes e estabelecer uma aliança terapêutica adequada com o paciente e seus pais. O estilo de entrevista adotado pelo entrevistador depende do tipo de entrevista, de seu objetivo, do problema apresentado, do estágio evolutivo do paciente e das circunstâncias e do local da entrevista. Ele é evidenciado pelo modo como o entrevistador se apresenta e por suas interações com o adolescente. Da mesma forma, o psicoterapeuta deve ser mais flexível na condução de uma entrevista com um adolescente do que com outros grupos etários.

O adolescente deve ser entrevistado, preferencialmente, a sós, para facilitar sua expressão e seu senso de autonomia, devendo ser respeitado o sigilo, conforme apontado anteriormente. As características sociais, culturais e intelectuais do paciente determinam as perguntas e as afirmações a serem formuladas. Uma abordagem mais formal (p. ex., com perguntas preestabelecidas, mais fechadas) pode ter como resultado apenas respostas positivas ou negativas do tipo "sim" ou "não" ou o silêncio como resposta. A entrevista pode, então, ser iniciada de uma forma mais espontânea, com perguntas abertas sobre temas mais neutros que envolvem o cotidiano do adolescente. Deve-se evitar silêncios prolongados com adolescentes. Um entrevistador que demonstra interesse e curiosidade sobre a vida do adolescente, seus hábitos, suas preferências, suas amizades e seus planos para o futuro pode, em um momento posterior da avaliação, quando o adolescente se sentir mais confortável na entrevista e com uma aliança terapêutica mais estabelecida, abordar temas mais difíceis e os motivos que trouxeram o paciente para a avaliação.

Na avaliação do adolescente, além das questões comuns a qualquer avaliação (identificação, queixa principal, história da doença atual, antecedentes pessoais, antecedentes familiares, antecedentes médicos, perfil psicossocial e exame do estado mental), alguns tópicos devem ser abordados com mais atenção. Tais tópicos incluem as características e os padrões de relacionamento com os pais, familiares e pares; a agressividade e o controle dos impulsos; e a capacidade de tolerar frustrações e a presença de comportamentos antissociais. Uma das questões importantes que deve ser investigada na avaliação de um adolescente é sua relação com o uso de jogos e eletrônicos, bem como de drogas e álcool. Uma indagação cuidadosa sobre uso de substâncias por meio de várias técnicas de entrevista é necessária, pois é provável, principalmente nas primeiras consultas, que o adolescente irá ocultar essas informações. O entrevistador deve buscar informações sobre a condição puberal, o que implica também perguntas sobre características físicas, e pode abordar temas relacionados à sexualidade e aos relacionamentos afetivos. É importante também avaliar a presença de comportamentos de autolesão e ideação/plano suicida, tendo em vista a alta prevalência e a gravidade dessas situações nessa faixa etária. O entendimento dos temas que surgem de tais tópicos depende da habilidade do entrevistador de conseguir evocar uma série de informações, emoções e interações interpessoais que retratam o modo de funcionamento do paciente.

O exame do estado mental é similar ao do adulto. Inicia-se desde o primeiro contato, quando o paciente entra na sala de consulta, e termina ao final da avaliação. Envolve diversos aspectos, como aparência, percepção e receptividade ao entrevistador; nível de consciência; comportamento e atividade psicomotora; linguagem e qualidade do discurso; atenção, concentração e memória; forma, conteúdo e velocidade do pensamento; afetividade e humor; produção intelectual; iniciativa e planejamento dos atos; e capacidade de juízo e crítica.

O contato com profissionais de outras áreas, como psicologia, pedagogia, fonoaudiologia, etc., que estejam envolvidos no atendimento do adolescente faz parte do processo de avaliação e se constitui em uma importante fonte adicional de informações. Conversar com os professores e coordenadores da escola e coletar informações relacionadas ao desempenho acadêmico, às interações com colegas, às principais dificuldades e qualidades apresentadas no âmbito escolar também revela-se útil para a melhor compreensão do adolescente.

Encaminhamentos para avaliações adicionais com outros profissionais ou a solicitação de exames complementares devem ser solicitados quando há suspeita de problemas de desenvolvimento, déficits cognitivos e transtornos de aprendizagem ou quando existem indícios de que os sintomas apresentados são decorrentes de alguma condição médica ou do uso de substâncias.

## Instrumentos de avaliação

Os instrumentos de avaliação, como as entrevistas diagnósticas, os inventários de sintomas e as escalas de sintomas específicos, são importantes fontes adicionais de informação e têm sido utilizados tanto na pesquisa quanto na prática clínica.

Entre as entrevistas diagnósticas utilizadas em nosso meio na avaliação de adolescentes, destacamos a Schedule for Affective Disorders and Schizophrenia for School-Age Children – Present and Lifetime Version (K-SADS-PL), uma entrevista clínica semiestruturada para avaliar a presença de diagnóstico psiquiátrico no momento atual e ao longo da vida, e o Development and Well-Being Assessment (DAWBA), um conjunto de entrevistas e questionários desenvolvidos para gerar critérios diagnósticos formais de sistemas classificatórios. O Child Behavior Checklist (CBCL) é um inventário de sintomas muito utilizado para identificar problemas de saúde mental em crianças e adolescentes por meio do relato dos pais. Apresenta versões para professores (Teacher's Report Form [TRF]) e para o adolescente (Youth Self Report [YSR]), de modo a permitir uma avaliação dimensional dos sintomas a partir de diferentes perspectivas. Diversas escalas que avaliam sintomas específicos têm sido traduzidas e validadas para o português, como a Spence Children's Anxiety Scale (SCAS) e a Screen for Child and Adolescent Emotional Disorders (SCARED), para ansiedade; o Mood and Feelings Questionnaire (MFQ), para depressão; a Swanson, Nolan e Pelham – Versão IV (SNAP-IV), para transtorno de déficit de atenção/hiperatividade (TDAH) e transtorno de oposição desafiante (TOD); entre outras.[4]

Os instrumentos de avaliação devem ser aplicados de forma criteriosa; seu uso exige treinamento e prática clínica para que pontos e detalhes, que muitas vezes os instrumentos não contemplam, sejam observados durante a entrevista. Tais instrumentos também apresentam, como qualquer outra forma de avaliação, limitações e indicações de uso e não devem ser empregados em hipótese alguma como substitutos da avaliação presencial do adolescente e de seus familiares.

## Entrevistas com os pais

As entrevistas com os pais ou cuidadores têm como finalidade principal a coleta de informações a respeito do motivo da consulta, da situação de vida atual e da história passada e atual do paciente. A visão dos pais acerca do funcionamento familiar, sua história conjugal e seu ajustamento emocional também são analisados. A história psiquiátrica da família, a forma como os pais foram criados e a própria adolescência deles também são aspectos importantes.[2] É necessário cautela por parte do profissional para não transformar essa entrevista com os pais em um interrogatório, no qual os pais venham a se sentir julgados pela situação do filho e se tenta aliviar a angústia e os sentimentos de culpa existentes nos pais. Deve-se perguntar aos pais suas explicações a respeito das causas e da natureza dos problemas apresentados pelo filho e sobre suas expectativas em relação à avaliação atual. As informações coletadas nas entrevistas com os pais devem ser confrontadas com os relatos do adolescente, observando-se as possíveis discrepâncias entre os relatos, sendo ambos muito importantes na formulação de uma hipótese diagnóstica.

A necessidade de chamar ou não os pais nos casos de adolescentes que procuram e comparecem sozinhos à primeira entrevista está sujeita ao grau de dependência do paciente e à gravidade de sua condição. Como regra, preferimos, sempre que possível, realizar pelo menos uma entrevista com os pais ou responsáveis.

> Em pacientes com condições graves, como abuso/dependência de drogas, quadros psicóticos, risco de suicídio, entre outras, o contato com os pais torna-se imprescindível. Uma entrevista que reúne todos os integrantes da família pode ser útil, principalmente nos casos de adolescentes que se recusam a comparecer à avaliação, pois essa recusa pode estar expressando a ambivalência de um ou de ambos os pais em relação ao tratamento. No caso de pais divorciados, o terapeuta deixa a critério deles o comparecimento à entrevista individualmente ou juntos.[2]

Ao final das entrevistas de avaliação, deve-se comunicar ao adolescente as impressões diagnósticas e a indicação de tratamento, assim como informá-lo, principalmente nos casos de adolescentes que se encontram na etapa inicial e intermediária, de que essa indicação será submetida à apreciação pelos pais. Discute-se com os pais os principais achados diagnósticos e as recomendações de tratamento. Os pais devem ser ajudados a entender que os sintomas têm muitas causas, e os vários fatores que influenciam os sintomas e suas relações com o tratamento podem, então, ser descritos. É importante avaliar com os pais e o adolescente o que eles entenderam das informações que receberam e como se sentem em relação a elas, ser sensível com suas reações e prever seus receios e preocupações mais prováveis. Por vezes, é necessário o encaminhamento de um ou de ambos os pais para atendimento com outro profissional da saúde mental, não sendo recomendado que o mesmo profissional realize o atendimento de mais de um membro da família. Caso, ao final do processo de avaliação, o terapeuta evidencie que o adolescente tem indicação de psicoterapia e não apresenta riscos, seu desejo e sua motivação em iniciar ou não o tratamento devem ser respeitados.

## FOCOS DE ATENÇÃO NA ADOLESCÊNCIA

### Bullying

Apesar das várias definições, o *bullying* pode ser definido como uma forma de violência na qual um estudante é sistematicamente exposto a um conjunto de atos agressivos, que ocorrem sem motivação aparente, mas de forma intencional, protagonizada por um ou mais estudantes, causando dor e sofrimento, dentro de uma relação desigual de poder. Por ser uma forma de violência que se dá entre pares, o *bullying* ocorre mais frequentemente em ambientes escolares ou em contextos que envolvem interações de grupo. Essa relação desigual de poder pode ocorrer em virtude de diferença de idade, tamanho, popularidade, desenvolvimento físico ou emocional ou do maior apoio dos demais estudantes.[5]

O *bullying* pode ser classificado como direto, quando as vítimas são atacadas diretamente, ou indireto, quando as vítimas estão ausentes. São considerados *bullying* direto apelidos, agressões físicas, ameaças, roubos, ofensas verbais ou expressões e gestos que possam gerar sofrimento nas vítimas.[5] Exemplos de *bullying* indireto compreendem atitudes de indiferença, difamação, exclusão e isolamento. De forma geral, meninos estão mais envolvidos em *bullying* direto, e meninas, em *bullying* indireto. Pelo menos três categorias de indivíduos que estão diretamente envolvidos no *bullying* podem ser identificadas: os agressores, as vítimas e os agressores-vítimas.

Vários estudos em diversos países e no Brasil demonstram que o envolvimento com alguma forma de *bullying* é uma ocorrência bastante comum na adolescência, afetando cerca de 20 a 25% dos adolescentes.[5,6] Tais estudos, porém, apresentam grande variabilidade nas prevalências encontradas dependendo da definição utilizada para *bullying*, do critério de frequência adotado para caracterizar o *bullying*, das fontes de informação, do sexo da amostra e do país ou da cultura onde o estudo foi realizado.

Por muito tempo, o *bullying* foi considerado uma ocorrência normal e esperada na interação entre jovens e não estava associado a prejuízos nos indivíduos envolvidos nessa prática. Porém, pesquisas têm demonstrado o contrário e evidenciam ampla gama de prejuízos e alta prevalência de problemas psiquiátricos associados ao *bullying*.[6-8] Entre os envolvidos com o *bullying*, os grupos das vítimas, dos agressores e dos agressores-vítimas estão todos associados a psicopatologia. Porém, de forma geral, tais grupos apresentam diferentes perfis de sintomas e transtornos psiquiátricos entre si. O grupo das vítimas está principalmente associado a problemas internalizantes, como sintomas psicossomáticos, ansiedade e depressão, comportamento suicida, baixa autoestima, solidão e isolamento social. O grupo dos agressores está mais associado a problemas externalizantes, como alterações de conduta relacionadas à agressividade e ao comportamento antissocial, sintomas de desatenção e hiperatividade, falta de autocontrole e empatia e dependência/abuso de substâncias. Entre os grupos envolvidos no *bullying*, o grupo dos agressores-vítimas parece o mais associado a psicopatologia, apresentando tanto problemas internalizantes quanto externalizantes.[6-8]

A associação do *bullying* com psicopatologia assume uma via bidirecional, na qual tanto a psicopatologia de base pode levar o indivíduo a se envolver com o *bullying* quanto o contrário, ou seja, o envolvimento com *bullying*, por exemplo, o fato de ser vítima de *bullying*, pode desencadear o desenvolvimento de transtornos/sintomas psiquiátricos.

## Prevenção e manejo do *bullying*

Os programas contra a prática de *bullying* devem ser planejados e estruturados levando em conta a escola, pois o *bullying* costuma ocorrer e se manter nesse ambiente. A escola deve ser encorajada a traçar um panorama do *bullying* em seu ambiente para determinar a prevalência e a gravidade do problema. O envolvimento de professores, funcionários, pais e alunos é fundamental para a implementação de projetos contra a prática de *bullying*, os quais devem incluir o estabelecimento de regras, diretrizes e ações uniformes e coerentes. Tais medidas devem priorizar a conscientização geral dessa forma de violência, bem como o apoio às vítimas de *bullying*, fornecendo a elas um sentimento de compreensão e proteção. Além disso, a conscientização e a utilização de medidas educativas direcionadas aos agressores sobre a natureza de suas ações, bem como a garantia de um ambiente seguro, também devem ser prioridades.[5,6]

Uma metanálise[9] que avaliou 44 diferentes programas contra a prática de *bullying* demonstrou que geralmente essas iniciativas são eficazes, com diminuição nas taxas de *bullying* ao redor de 20 a 25% e nas taxas de vitimização em torno de 17 a 20%. Esses autores identificaram elementos específicos nos estudos que seriam associados à diminuição do *bullying* escolar. Entre os componentes específicos de cada programa associados a uma maior eficácia, destacaram-se treinamento e reuniões com pais e professores, métodos disciplinares rígidos na escola, uso de materiais audiovisuais, maior supervisão nos recreios, regras escolares claras e palestras e conferências sobre violência escolar.

Há carência de estudos delineados especificamente para o manejo psicoterápico do *bullying* entre adolescentes. Porém, tendo em vista a alta associação entre *bullying* e sintomas e transtornos psiquiátricos, acreditamos que técnicas e intervenções psicoterápicas eficazes no manejo dessas condições possam ser utilizadas e adaptadas ao tratamento de adolescentes envolvidos com *bullying*.

A redução da prevalência de *bullying* pode ser uma medida de saúde pública altamente efetiva para o século XXI e trazer um impacto positivo na redução dos problemas relacionados à saúde mental em adolescentes. A prevalência e a gravidade do *bullying* devem servir de estímulo para os pesquisadores continuarem a investigar os riscos e os fatores de proteção associados com a iniciação, a manutenção e a interrupção desse tipo de comportamento agressivo. Os conhecimentos adquiridos com os estudos devem ser utilizados como fundamentação para orientar e direcionar a formulação de políticas públicas e para delinear as técnicas multidisciplinares de intervenção que possam reduzir esse problema de forma eficaz. Cabe lembrar, também, que é imprescindível a prática da tolerância, do respeito e da solidariedade nas relações entre os adultos para que as crianças e os adolescentes possam introjetar valores morais e éticos capazes de formar uma geração de indivíduos mais comprometidos consigo mesmos, com os outros e com a sociedade em geral.

## Sexualidade e gestação

Nos dias atuais, os adolescentes atingem a maturidade física mais precocemente,[10] fenômeno nem sempre acompanhado por amadurecimento psicológico e emocional. Uma das tarefas da adolescência é tornar-se um adulto sexualmente saudável, o que requer integração de aspectos psicológicos, físicos, culturais, sociais e educacionais. Em geral, é na adolescência intermediária que surge maior interesse em relações mais íntimas e na experimentação sexual.

Nesse contexto, é importante que haja reconhecimento dos profissionais que trabalham com adolescentes de que prover informação e educação sexual é uma prática embasada empiricamente para promover saúde e redução de riscos associados à atividade sexual. As principais preocupações dos pais e da sociedade em relação à sexualidade na adolescência incluem gestação não planejada, doenças sexualmente transmissíveis (DSTs), abuso sexual e potenciais consequências emocionais dos comportamentos sexuais dessa fase.[10]

Tais preocupações geram a necessidade de que esse aspecto da vida do adolescente seja adequadamente avaliado, de preferência por meio de entrevista ou protocolo estruturado. Uma das entrevistas mais utilizadas é a Home, Education/Employment, Eating, Activities, Drugs and Alcohol, Sexuality, Suicide and Depression, Safety (HEEADSSS).[11] Mesmo que o protocolo não seja aplicado na íntegra, suas recomendações podem ser adaptadas para que se possa examinar de forma completa o desenvolvimento sexual do adolescente. Essa avaliação deve ser realizada sem a presença de outros adultos, a menos que o adolescente solicite. A confidencialidade deve ser assegurada, mesmo que isso já tenha sido realizado em outro momento da entrevista ou do tratamento.

Assim como o profissional não pode assumir de antemão que o adolescente viva com o pai e a mãe ou que frequente a escola, também deve estar aberto para escutar sobre a sexualidade de seus pacientes. É importante conhecer sobre atividades dentro e fora da escola, grupos de amigos, prática de esportes, *hobbies* e interesses, bem como se o adolescente frequenta festas e como elas transcorrem. Deve-se perguntar sobre relacionamentos e se já houve algum, como foi; quais os sentimentos do paciente com relação a meninos e meninas; como o paciente se vê em relação a preferências e orientação sexual. O terapeuta deve perguntar especificamente sobre relações sexuais, se o adolescente está confortável com a atividade sexual, as práticas sexuais e o número de parceiros, e sobre questões que envolvem anticoncepção, proteção, história de gestações, aborto, DSTs, abuso sexual e segurança relacionada ao sexo (troca de atividade sexual por dinheiro ou drogas).[10,11]

Ainda, é importante que se avalie cuidadosamente a presença de disforia de gênero ou de questões relacionadas ao gênero e à orientação sexual, possibilitando que o adolescente se expresse, se sinta compreendido e encontre meios de vivenciar sua sexualidade da maneira mais satisfatória e saudável possível.[12]

As famílias de jovens com orientação homossexual podem consultar um profissional da saúde mental por diversas razões, como para perguntar se uma eventual revelação de homossexualidade representa um estado temporário, para solicitar suporte para o adolescente ou para abordar questões como *bullying*, ansiedade ou depressão. Alguns pais podem querer mudar a orientação sexual dos filhos ou prevenir que uma criança se torne *gay* ou transgênero. De forma geral, um dos principais focos de tratamento junto à família é a dificuldade de lidar com o preconceito e com o estigma.[12]

Geralmente, as famílias lidam com a homossexualidade dos filhos de forma bastante variada, expressando desde reações de aceitação, desvalorização implícita ou explícita até rejeição, vergonha e culpa. Jovens que são rejeitados pelos pais podem experimentar isolamento profundo, que pode afetar a formação da identidade, a autoestima e a capacidade de intimidade. Assim, é importante que o terapeuta ajude a aliviar sentimentos familiares de vergonha e culpa e a preservar uma relação familiar empática e de apoio, a fim de manter as relações familiares funcionais. Para cumprir esses objetivos, é fundamental avaliar os aspectos culturais familiares e acessar as crenças parentais sobre o que constitui um comportamento normal e aceitável, bem como as expectativas equivocadas e distorcidas sobre homossexualidade.[12]

> Em situações de orientação homossexual ou disforia de gênero, é importante a abordagem familiar com foco no apoio e no manejo do estigma.[12]

### Socialização e relações virtuais

Os adolescentes dominam as novas tecnologias para seus objetivos sociais e são comumente as pessoas da família que mais sabem sobre as redes sociais e a mídia eletrônica. A maioria dos adolescentes tem acesso e está usando as redes sociais, passando pelo menos 30 minutos por dia apenas no Facebook.[13]

Os estudos que exploram o uso de redes sociais pelos adolescentes abordam principalmente a interferência dessa atividade em duas tarefas fundamentais da fase da adolescência: o desenvolvimento de identidade e autonomia e a formação de relações pessoais íntimas e afiliação. Após extensa revisão da literatura, Shapiro e Margolin[13] observaram que, a partir do uso de redes sociais, há intensificação na relação do adolescente com pares, oportunidades mais amplas de afiliação, inclusive a grupos que seriam menos acessíveis no mundo "real", e maior possibilidade de expressão do que se pensa e sente. Entretanto, esses benefícios parecem mais evidentes para os adolescentes que são mais habilidosos socialmente, em qualquer ambiente. Em contrapartida, o uso das redes sociais traz maior pressão para que o adolescente manifeste suas opiniões, um potencial de reações negativas desproporcionais e a possibilidade de comparações sociais negativas.

Ainda é necessário tempo para que se possa avaliar o impacto das tecnologias em uma área tão importante da vida do adolescente como a socialização, mas questões que devem ser objeto de atenção do psicoterapeuta são o *cyberbullying*, a adição à internet e problemas acadêmicos e de sono secundários ao uso excessivo de internet.

### Comportamento suicida

Os comportamentos de autolesão e suicídio são comuns na adolescência e constituem um dos principais focos de saúde pública nessa faixa etária. O suicídio é a terceira principal causa de morte em adolescentes brasileiros entre 14 e 19 anos. Segundo dados do Ministério da Saúde, entre 2002 e 2012, ocorreu aumento de 40% nas taxas de suicídio em adolescentes entre 10 e 14 anos e de 33,5% naqueles entre 15 e 19 anos.[14]

Os comportamentos de autolesão são raros antes dos 10 anos de idade, com taxas menores de 1% para ideação, plano ou tentativa de suicídio. Contudo, a partir da puberdade, ocorre aumento na incidência de fenômenos suicidas e de autolesão, com taxas que se aproximam às de adultos – 12, 4 e 4% para ideação, plano e tentativa de suicídio, respectivamente, com pico ao redor dos 16 anos.[15] Tradicionalmente, a literatura expõe os comportamentos suicidas na adolescência como produtos finais de uma interação complexa que envolve fatores genéticos, biológicos, psicológicos, sociais e culturais. Meninas apresentam maior risco de ideação e plano de suicídio do que meninos. Contudo, meninos apresentam maior risco de morte por suicídio. Além disso, outros fatores sociodemográficos estão associados a suicídio na adolescência, como baixo nível socioeconômico, disforia de gênero ou orientação homo ou bissexual e baixo nível educacional.[16] Outro fator de risco bastante relevante para adolescentes é a qualidade de "contágio" que o comportamento dos pares pode exercer. A exposição de comportamento suicida ou autolesão de amigos, na mídia ou nas redes sociais, por exemplo, parece estar associada com autolesão em adolescentes, provavelmente por prover um modelo comportamental para indivíduos vulneráveis. Esse fator parece apresentar associação ainda mais forte com automutilação em meninas.[17]

Outros fatores de risco importantes são os eventos negativos de vida e adversidades familiares, como separação ou divórcio dos pais, morte parental, experiências traumáticas na infância, história de abuso físico ou sexual, transtorno mental parental, história de comportamento suicida em um dos pais, conflitos conjugais ou familiares, *bullying* e dificuldades interpessoais.[16]

Existem, ainda, aspectos psicopatológicos relevantes associados a comportamento de autolesão e suicídio em adolescentes, entre eles: impulsividade, baixa autoestima, baixa capacidade de resolução de problemas sociais, perfeccionismo e desesperança. Estudos de autópsias psicológicas revelaram que aproximadamente 90% dos adolescentes que cometem suicídio apresentam algum transtorno mental. Os transtornos mentais associados a maior risco são depressão, transtorno bipolar, transtornos de ansiedade e transtornos por uso de substâncias.[16]

A escolha de uma intervenção terapêutica para adolescentes com comportamento ou ideação suicida resulta de uma avaliação clínica adequada.

▶ **Objetivos da avaliação clínica:**

- Determinar o risco de nova tentativa de suicídio.
- Identificar qualquer fator predisponente ou precipitante que pode ser tratado ou modificado.
- Recomendar o cenário de intervenção (p. ex., internação, hospitalização parcial ou acompanhamento ambulatorial).

Para determinar o risco de suicídio, é importante tentar realizar uma classificação de acordo com um *continuum* de suicidalidade. Assim, deve-se examinar, por exemplo, o grau de ideação suicida e discriminar se o paciente apresenta apenas desejo de estar morto ou se exibe pensamentos de suicídio ativos não específicos ou com alguma elaboração de método. Ainda, deve-se avaliar o grau de intenção suicida e se há presença de algum plano específico, além de examinar comportamentos suicidas prévios (p. ex., tentativas ou atos preparatórios), principalmente nos últimos três meses. Para uma avaliação estruturada do risco de suicídio em adolescentes, sugerimos a Escala de Avaliação do Risco de Suicídio de Columbia (C-SSRS), disponível em cssrs.columbia.edu.

Após a avaliação cuidadosa, o próximo passo no manejo de adolescentes com ideação suicida é eleger o *setting* de tratamento. Os principais fatores norteadores dessa decisão são a gravidade do risco de suicídio e a segurança do paciente. De forma geral, deve-se decidir sobre a indicação de hospitalização ou de tratamento ambulatorial. A **Figura 21.1** resume os princípios gerais do manejo de risco de suicídio em adolescentes, considerando os *settings* de tratamento e os tipos de intervenção para cada indicação.

As psicoterapias parecem reduzir a autolesão intencional em adolescentes. Entretanto, não existem estudos comparativos de diferentes tipos de psicoterapia na prevenção de comportamento suicida. Além disso, a maioria dos estudos tem avaliado formas de psicoterapia que utilizam técnicas de vários tipos de intervenção. Uma metanálise[18] de 19 ensaios clínicos randomizados (ECRs) comparou psicoterapia e tratamento-padrão em adolescentes (n = 2.176). A proporção de adolescentes com autolesão ao longo do período de seguimento foi menor na intervenção (28%) do que nos controles (33%), o que revela um NNT (número necessário para tratar) de 14. Os maiores tamanhos de efeito foram para terapia comportamental dialética (DBT), terapia cognitivo-comportamental (TCC) e terapia baseada na mentalização (TBM). O estudo não revelou efeito para o desfecho tentativa de suicídio. Outra revisão sistemática[19] identificou 11 ECRs que compararam terapias psicossociais com grupo-controle em adolescentes com pelo menos um episódio de autolesão (n = 1.126); concluiu-se que a escassez de evidências não permite conclusões bem sustentadas sobre a eficácia das psicoterapias em reduzir comportamentos de autolesão e suicídio. Contudo, essa revisão não fez uma metanálise que tenha incluído todos os estudos.

▶ **Princípios gerais para psicoterapia com adolescentes sob risco de suicídio:**

- Abordar as interações familiares ou aumentar o suporte familiar.

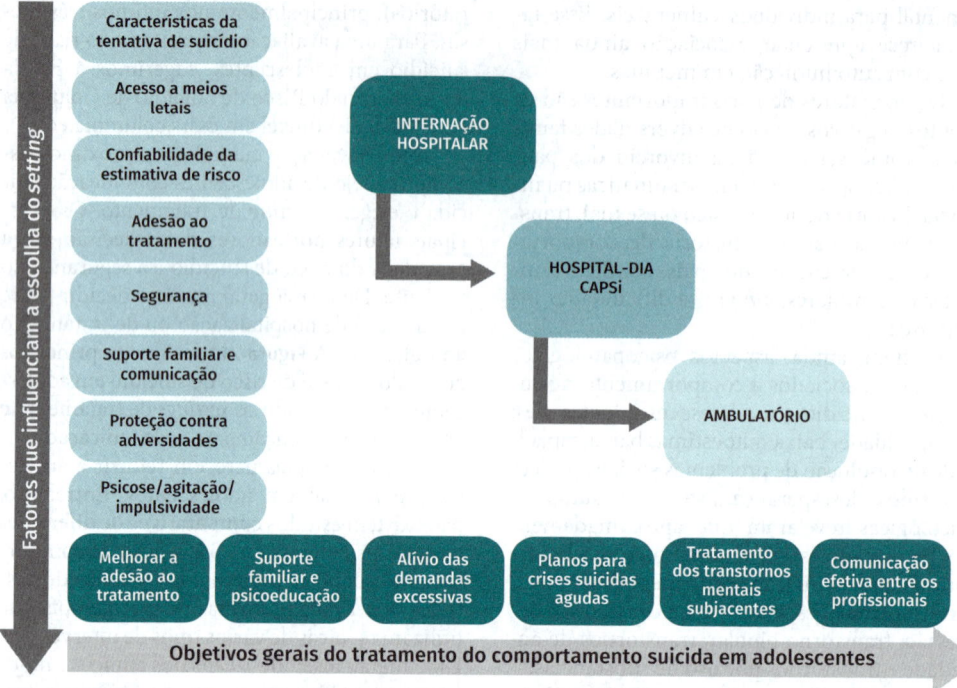

**Figura 21.1** | Princípios gerais do manejo clínico de adolescentes com comportamento suicida.

DBT: terapia comportamental dialética; TM: terapia multissistêmica; TCC: terapia cognitivo-comportamental; TBM: terapia baseada na mentalização; CAPSi: Centro de Atenção Psicossocial da Infância e Adolescência.

- Prover mais sessões de tratamento.
- Abordar o uso de álcool e drogas quando clinicamente indicado.
- Discutir a motivação para o tratamento.
- Quando crises suicidas se repetem, iniciar o tratamento rapidamente (em menos de uma semana) e em maior intensidade (várias sessões por semana).
- Coordenar o tratamento no caso de intervenção com equipe multidisciplinar.

A seguir, são descritas brevemente as principais psicoterapias com evidência para tratamento de adolescentes com comportamentos suicidas ou de autolesão.

## Terapia cognitivo-comportamental

Apesar de a TCC ser amplamente utilizada, a evidência da TCC individual para o tratamento de adolescentes com risco de suicídio ainda é bastante limitada. A literatura sobre o tema é escassa e inclui ensaios randomizados simples com ausência de grupo de controle e que não demonstram superioridade estatisticamente significativa de uma intervenção sobre a outra. Além disso, grande parte dos estudos inclui amostras de adultos e não considera autolesão ou tentativa de suicídio como desfecho primário. Cabe destacar que as evidências atuais apontam para as abordagens de resolução de problemas como mais promissoras que outras intervenções mais generalizadas.[20]

Contudo, é importante salientar que a TCC apresenta evidência bastante robusta para o tratamento da depressão em adolescentes, e essa é uma das principais comorbidades psiquiátricas em indivíduos com tentativa de suicídio. De forma geral, a TCC aborda os pensamentos distorcidos, como pensamentos de tudo ou nada, o perfeccionismo, as percepções globais mal-adaptativas sobre si mesmo, o mundo e o futuro e os déficits de habilidades sociais e de resolução de problemas. Em adolescentes com comportamento suicida, é importante focar o treinamento de estratégias que proporcionem maior senso de controle comportamental e o treinamento de habilidades sociais.[20]

Não há evidências de eficácia de TCC em grupo para adolescentes com risco de suicídio.[20]

### Terapia comportamental dialética

A DBT é eficaz para reduzir a frequência de eventos de autolesão não suicida em adolescentes. Essa técnica basicamente integra intervenções de TCC clássica com práticas de meditação e utiliza elementos selecionados de outras abordagens, como terapia psicodinâmica, aconselhamento centrado no cliente e Gestalt-terapia. É uma intervenção estruturada que considera os eventos suicidas como respostas comportamentais mal-adaptadas a desregulações do afeto.

▶ **A DBT foca quatro áreas problemáticas específicas:**

1. confusão sobre o *self*
2. desregulação emocional
3. impulsividade
4. problemas interpessoais

▶ **Principais técnicas utilizadas de forma complementar:**

1. *mindfulness*
2. treino da regulação emocional
3. tolerância ao estresse
4. efetividade interpessoal[20]

Um estudo[21] prospectivo recente com adolescentes com comportamento repetitivo de autolesão acompanhados por um ano comparou DBT com cuidados habituais por 19 semanas em cenário de atendimento ambulatorial. Ao longo de 52 semanas de seguimento, a DBT permaneceu superior aos cuidados habituais em reduzir a frequência de autolesão (6 vs. 15) e na recuperação mais rápida da ideação suicida e dos sintomas depressivos. De forma geral, as evidências atuais apontam que a DBT é eficaz em reduzir eventos de autolesão, porém não existem conclusões sobre a prevenção de mortes por suicídio.

### Terapia baseada na mentalização

A TBM é um tipo de psicoterapia baseada em técnicas de terapia psicodinâmica desenvolvida para o tratamento do transtorno da personalidade *borderline* (TPB) no contexto hospitalar e que apresenta efetividade para redução de comportamento suicida e de autolesão em adolescentes no contexto ambulatorial. A TBM foca principalmente a impulsividade e o controle da regulação do afeto e é estruturada em sessões semanais com o adolescente e mensais com a família.[20]

De forma geral, mentalização é conceituada como a capacidade de entender e interpretar o comportamento de si mesmo e dos outros em relação a estados mentais, como desejos, sentimentos e crenças. A TBM considera que a aquisição dessa capacidade é influenciada pela qualidade dos relacionamentos precoces com os cuidadores, bem como por traumas. Além disso, tal capacidade pode ser vulnerável à ruptura em situações de estresse interpessoal. Quando a mentalização falha em experiências sociais, por exemplo, os comportamentos impulsivos e os estados subjetivos que desencadeiam o comportamento suicida tornam-se proeminentes. Logo, a TBM considera que comportamentos suicidas impulsivos emergem de uma falha da capacidade de mentalização e considera que o risco aumentado de autolesão na adolescência é consequência de uma combinação de fatores ambientais e interpessoais e de limitações biológicas secundárias à reorganização das funções cerebrais da adolescência.[20]

Rossouw e Fonagy[22] conduziram um estudo com 80 adolescentes com depressão maior e comportamento de autolesão que foram randomizados para receber TBM adaptada para adolescentes ou terapia conservadora. O estudo demonstrou efetividade em reduzir o comportamento suicida e os sintomas depressivos, revelando que os comportamentos de autolesão ocorreram com menor frequência em adolescentes que receberam TBM (43 vs. 68%).

## Uso de substâncias

Os transtornos por uso de substâncias (TUSs) constituem uma categoria heterogênea, de alta complexidade e de grande prevalência na adolescência. Adolescentes em uso pesado de álcool ou drogas ilícitas frequentemente apresentam vulnerabilidades em diversos domínios, entre os quais aspectos genéticos, psicológicos/psicopatológicos, familiar e social, e necessitam de intervenção psicoterápica específica.

> É importante que os profissionais da saúde sempre investiguem o uso de substâncias nos adolescentes em todos os *settings* de tratamento.

Conforme o II Levantamento Nacional de Álcool e Drogas,[23] há prevalência estimada de 25% de uso de drogas ilícitas ao longo da vida em adolescentes brasileiros de 14 a 17 anos. Em relação ao uso de álcool nessa população, torna-se relevante o padrão de consumo em *binge*. No mesmo levantamento, cerca de 20% das meninas e 24% dos meninos usuários de álcool referiam o consumo de cinco doses ou mais em um dia de uso regular de álcool. Em relação ao uso de tabaco, nessa mesma população, o estudo aponta prevalência de 3,4% em 2012.

Adolescentes com TUSs são diferentes dos pacientes adultos em vários aspectos e podem apresentar demandas de tratamento distintas. Por exemplo, adolescentes podem ser mais suscetíveis à influência de colegas e mais vulneráveis aos efeitos das substâncias, devido ao tamanho corporal menor e aos menores níveis de tolerância; além disso, por conta do estágio de neurodesenvolvimento, podem apresentar maiores prejuízos cognitivos e emocionais associados.[24]

Considerando que a adolescência é o período de maior confluência de fatores de risco para o desenvolvimento de TUSs, o **Quadro 21.1** apresenta alguns fatores que devem ser investigados no planejamento da psicoterapia.[25]

Apesar do mau prognóstico associado ao TUS em adolescentes, muitos casos se resolvem espontaneamente com a idade. Contudo, existem evidências que apontam melhores prognósticos para o tratamento do que para o não tratamento, principalmente para os desfechos relacionados à quantidade de consumo de álcool, maconha e outras drogas ilícitas, aos índices de envolvimento criminal e ao funcionalmente social e escolar.[25]

As psicoterapias têm papel fundamental no tratamento dos TUSs e apresentam algumas especificidades na população de adolescentes.

---

**Quadro 21.1** | Fatores de risco para desenvolvimento de TUSs na adolescência

- **Fatores de risco familiares:** uso de drogas ou álcool pelos pais, exposição intrauterina a álcool e drogas, conflitos conjugais parentais, eventos de vida negativos, parentalidade empobrecida com funcionamento permissivo e supervisão inadequada, uso de substâncias por irmãos.

- **Fatores de risco individuais:** flexibilidade comportamental reduzida, irritabilidade, prejuízos motor, cognitivo ou de linguagem, comportamento agressivo precoce, deficiência de habilidades sociais e de resolução de problemas, busca de sensações prazerosas, dificuldades de autocontrole comportamental, comportamento antissocial, impulsividade e dificuldades de concentração, baixa escolaridade e dificuldades de aprendizado, baixa autoestima.

- **Fatores de risco associados aos pares:** grupo de pares desviante, busca de drogas pelo grupo, uso de substância pelos pares, suporte social diminuído.

- **Fatores de risco comunitários:** disponibilidade e acesso ao álcool, moradia em zona urbana, pobreza e violência comunitária.

Uma metanálise[24] comparou a efetividade das diversas intervenções psicoterápicas em adolescentes usuários de substâncias. Na primeira análise, que examinou como desfecho a quantidade do consumo, a terapia familiar se mostrou mais eficaz que as demais modalidades. Contudo, nem todos os tipos de tratamento eram comparáveis entre si, devido à heterogeneidade dos estudos, o que prejudicou os resultados. Assim, o estudo realizou uma segunda análise, que incluiu os tamanhos de efeito do tratamento, considerando como desfecho o quanto os adolescentes diminuíram o uso um mês pós-intervenção. Nessa análise, todos os tipos de tratamento avaliados se mostraram eficazes. Como conclusão, os achados do estudo revelaram que a terapia de família é o tratamento com maior evidência de eficácia comparativa, embora a maioria dos tipos de tratamentos pareça benéfica para ajudar adolescentes a reduzir o uso de substâncias.

> As evidências atuais apontam que o tratamento de adolescentes usuários de substâncias promove melhor prognóstico e que as psicoterapias têm papel central nesse processo.[25]

A seguir, apresentamos alguns comentários sobre as principais psicoterapias indicadas para o tratamento de uso de substâncias em adolescentes.

## Terapia de família

As psicoterapias de família têm a maior consistência de evidências para o tratamento do TUS em adolescentes. Mesmo quando são instituídas outras abordagens, é altamente recomendável o envolvimento familiar consistente no tratamento. O princípio geral das psicoterapias de família é abordar os vários fatores de risco familiares associados ao uso de substâncias pelos adolescentes.

A terapia familiar está demonstrando eficácia na diminuição de uso de substâncias, na redução do risco de envolvimento futuro com substâncias e na adesão ao tratamento, promovendo reforço aos fatores de proteção em vários domínios da vida do adolescente. O principal objetivo dessa modalidade de tratamento é restabelecer o desenvolvimento normal do adolescente por meio de mudança definitiva nos padrões familiares disfuncionais para padrões mais aceitáveis. Procura-se restabelecer a autoridade dos pais sobre os filhos e melhorar a qualidade da relação entre eles. Além disso, é fundamental promover psicoeducação familiar sobre o uso de substâncias e trabalhar a resistência da família para o tratamento, além de aumentar a motivação e o engajamento do adolescente no processo terapêutico e na manutenção da abstinência.[26]

Os principais focos de tratamento na terapia de família são as fronteiras de papéis familiares mal definidos e o comprometimento da hierarquia familiar; as triangulações de relacionamento, em que dois (ou mais) membros se aliam em contraposição a um terceiro; e o processo de individuação do adolescente, que geralmente é incompleto nas famílias de usuários de substâncias.[26]

Entre os diversos tipos de terapia familiar, destacam-se a terapia familiar funcional, a terapia de família estratégica breve, a terapia multissistêmica, a terapia sistêmica e a terapia familiar multidimensional. Além disso, um modelo integrado à TCC também parece eficaz. Até o momento, não existem estudos suficientes que comprovem a superioridade comparativa de qualquer dos tipos de terapia familiar.[20,26]

> A terapia de família é a abordagem com maior evidência de eficácia comparativa, embora a TCC e a entrevista motivacional (EM) também sejam efetivas.[24]

## Terapia cognitivo-comportamental

A TCC está bem validada na literatura para o tratamento de adolescentes sob uso de substâncias. Os benefícios dessa abordagem frequentemente aparecem de modo rápido durante a fase ativa do tratamento, sobretudo nos desfechos de redução do uso de substâncias, habilidades de enfrentamento e de recusa e no controle de sintomas comórbidos.[20] Além disso, a TCC combinada com entrevista motivacional é uma abordagem bem fundamentada na literatura, que demonstra superioridade à TCC isolada.[20] Basicamente, essa intervenção é estruturada em duas sessões motivacionais iniciais, seguidas de 10 sessões de TCC. As sessões de TCC basicamente abordam as consequências positivas e negativas do uso de substâncias, os objetivos dos adolescentes para o tratamento e para o futuro, as habilidades de enfrentamento relacionadas ao uso de substâncias (habilidades de recusa, prevenção de recaída e manejo de fissura) e as habilidades gerais de vida (resolução de problemas e manejo do humor e da raiva).[20]

De forma geral, a TCC aborda vários fatores de risco comportamentais e emocionais individuais para o uso de substâncias, como, por exemplo, inflexibilidade comportamental, irritabilidade, déficit em habilidades sociais e de resolução de problemas, dificuldades de autocontrole comportamental e impulsividade. O princípio geral da técnica considera o uso de drogas como um comportamento aprendido, iniciado e mantido em determinadas condições ambientais, e associado a estímulos prazerosos (reforçadores).

▶ **Entre as principais técnicas utilizadas pela TCC para adolescentes usuários de substâncias, destacam-se:**[26]

- Análise de vantagens e desvantagens
- Identificação das crenças associadas ao uso de substâncias
- Registro diário do uso de substâncias, inclusive contexto do uso e consequências
- Identificação de situações de risco para recaídas
- Planejamento de estratégias para evitar a recaída

**Entrevista motivacional**

A EM é uma técnica que ajuda o paciente a explorar e resolver a ambivalência sobre o uso de substâncias. Isso é alcançado por meio de uma postura empática e compreensiva e de técnicas de escuta reflexiva, desenvolvimento da discrepância, evitação da resistência e promoção da autoeficácia para estabelecer uma decisão de mudança.[20] De forma geral, a EM combina aspectos da terapia centrada no cliente com técnicas cognitivo-comportamentais. As intervenções são centradas nos estágios de mudança do paciente, e o terapeuta basicamente adota uma postura não julgadora com perguntas abertas a fim de direcionar o paciente a refletir sobre a discrepância entre os objetivos pessoais ideais e os comportamentos reais. De forma geral, o terapeuta deve seguir os princípios gerais chamados "espíritos" da EM: autonomia (do paciente em decidir o que fazer), colaboração (aliança terapêutica) e evocação (razões e preocupações oriundas do paciente, e não do terapeuta).[20,26] A brevidade da intervenção é um aspecto central da abordagem, a fim de evitar a probabilidade de dependência do paciente ao terapeuta e o prejuízo à autoeficácia.

## CONSIDERAÇÕES FINAIS

O modo como cada indivíduo vivencia a si mesmo e ao mundo durante a adolescência faz ele percorrer um caminho próprio até a idade adulta. A adolescência, por representar um momento de transição e de mudanças, pode ser um período de vulnerabilidade para a incidência de transtornos mentais. Entretanto, essa etapa do desenvolvimento também pode ser encarada como uma janela de oportunidades, uma vez que o impacto positivo de intervenções pode ter repercussões duradouras ao longo de todo o ciclo vital – e, quem sabe, até em gerações subsequentes.

O planeta é habitado por 1,8 bilhão de jovens de 10 a 24 anos, para os quais iniciativas de saúde pública têm adotado a expressão "segunda década, segunda oportunidade". Nesse sentido, é fundamental pensar em como traduzir todo o conhecimento que se tem acerca de intervenções psicoterápicas de modo a atingir os adolescentes que realmente delas necessitam. Muito além dos consultórios individuais, formas inovadoras de implementação de serviços de saúde mental serão necessárias.

Apesar de 90% dos adolescentes do mundo viverem em países de baixa e média renda, 90% dos ECRs para intervenções em saúde mental para essa faixa etária foram realizados em países de alta renda. Além disso, dos 10% dos estudos conduzidos em países de média renda (nenhum havia sido conduzido em países de baixa renda), mais da metade era de intervenção farmacológica.[27] Nesse sentido, há enorme carência em termos de conhecimento acerca de intervenções psicoterápicas culturalmente adequadas a países como o Brasil.

Como estratégias para reverter esse quadro, duas grandes frentes de inovação na maneira como intervenções psicossociais são oferecidas parecem especialmente relevantes para a população de adolescentes. A primeira delas diz respeito à organização dos serviços de saúde. Considerando que a maioria da população brasileira depende do sistema público, uma reflexão muito grande deve ser feita sobre como oportunizar acesso para aqueles adolescentes que precisam de atendimento, mas que não podem contar com atendimentos privados. A criação de serviços receptivos a adolescentes, nos quais o jovem se sinta confortável para buscar ajuda em momentos de dificuldade emocional, já é uma realidade em países como a Austrália e faz parte de uma campanha da OMS para que as instituições de saúde se tornem mais *adolescent-friendly*. Nesse contexto, a interlocução permanente com as escolas se torna uma estratégia fundamental.

Uma segunda frente, de certo modo alinhada à primeira, diz respeito ao uso de novas tecnologias em saúde mental. A rápida adoção delas pelas novas gerações torna telefones, WhatsApp, Facebook e outros dispositivos e ferramentas potenciais para acessar adolescentes, indo além das limitações dos serviços de saúde tradicionais. Seja na oferta de informações confiáveis para psicoeducação, seja no monitoramento de sintomas a distância durante as consultas, seja, até mesmo, por meio de intervenções mediante programas de inteligência artificial, o uso da informática em saúde mental se apresenta como um caminho promissor – e talvez mais ainda para a população adolescente.

# REFERÊNCIAS

1. Paus T, Keshavan M, Giedd JN. Why do many psychiatric disorders emerge during adolescence? Nat Rev Neurosci. 2008;9(12):947-57.
2. Zavaschi MLS, Bassols AM, Salle E, Maltz FF, Santis MB. Psicoterapia na adolescência. In: Cordioli AV. Psicoterapias: abordagens atuais. 3. ed. Porto Alegre: Artmed; 2008. p.760-76.
3. Lewkowicz AB, Brodacz G. Abordagem psicodinâmica na adolescência. In: Eizirik CL, Aguiar RW, Schestatsky SS. Psicoterapia de orientação analítica: fundamentos teóricos e clínicos. 3.ed. Porto Alegre: Artmed; 2015. p.755-89.
4. Graeff-Martins AS, Fleitlich-Bilyk B. Instrumentos de avaliação de uso na infância e adolescência. In: Gorenstein C, Wang YP, Hungerbuhler I, organizadores. Instrumentos de avaliação em saúde mental. Porto Alegre: Artmed; 2016. p.323-83.
5. Lopes Neto AA. Bullying: comportamento agressivo entre estudantes. J Pediatr. 2005;81(5):S164-72.
6. Rettew DC, Pawlowski S. Bullying. Child Adolesc Psychiatric Clin N Am. 2016;25(2):235-42.
7. Kaltiala-Heino R, Rimpela M, Rantanen P, Rimpela A. Bullying at school – an indicator of adolescents at risk for mental disorders. J Adolesc. 2000;23(6):661-74.
8. Gini G. Associations between bullying behaviour, psychosomatic complaints, emotional and behavioural problems. J Paediatr Child Health. 2008;44(9):492-7.
9. Ttofi MM, Farrington DP. Effectivess of school-based programs to reduce bullying: a systematic and meta-analytic review. J Exp Criminol. 2011;7(1):27-56.
10. Tulloch T, Kaufman M. Adolescent sexuality. Pediatr Rev. 2013;34(1):29-37.
11. Smith GL, McGuinness TM. Adolescent psychossocial assessment: the HEEADSSS. J Psychosoc Nurs Ment Health Serv. 2017;55(5):24-27.
12. Adelson SL, American Academy of C, Adolescent Psychiatry Committee on Quality I. Practice parameter on gay, lesbian, or bisexual sexual orientation, gender nonconformity, and gender discordance in children and adolescents. J Am Acad Child Adolesc Psychiatry. 2012;51(9):957-74.
13. Spies Shapiro LA, Margolin G. Growing up wired: social networking sites and adolescent psychosocial development. Clin Child Fam Psychol Rev. 2014;17(1):1-18.
14. Waiselfisz JJ. Violência letal contra as crianças e adolescentes do Brasil. Brasilia: Flacso; 2015. p.148.
15. Nock MK, Green JG, Hwang I, McLaughlin KA, Sampson NA, Zaslavsky AM, et al. Prevalence, correlates, and treatment of lifetime suicidal behavior among adolescents: results from the National Comorbidity Survey Replication Adolescent Supplement. JAMA Psychiatry. 2013;70(3):300-10.
16. Hawton K, Saunders KE, O'Connor RC. Self-harm and suicide in adolescents. Lancet. 2012;379(9834):2373-82.
17. Hawton K, Harriss L, Rodham K. How adolescents who cut themselves differ from those who take overdoses. Eur Child Adolesc Psychiatry. 2010;19(6):513-23.
18. Ougrin D, Tranah T, Stahl D, Moran P, Asarnow JR. Therapeutic interventions for suicide attempts and self-harm in adolescents: systematic review and meta-analysis. J Am Acad Child Adolesc Psychiatry. 2015;54(2):97-107.
19. Hawton K, Witt KG, Taylor Salisbury TL, Arensman E, Gunnell D, Townsend E, et al. Interventions for self-harm in children and adolescents. Cochrane Database Syst Rev. 2015(12):CD012013.
20. Fonagy P. What works for whom?: a critical review of treatments for children and adolescents. 2. ed. New York: The Guilford; 2015. p.639.
21. Mehlum L, Ramberg M, Tormoen AJ, Haga E, Diep LM, Stanley BH, et al. Dialectical behavior therapy compared with enhanced usual care for adolescents with repeated suicidal and self-harming behavior: outcomes over a one-year follow-up. J Am Acad Child Adolesc Psychiatry. 2016;55(4):295-300.
22. Rossouw TI, Fonagy P. Mentalization-based treatment for self-harm in adolescents: a randomized controlled trial. J Am Acad Child Adolesc Psychiatry. 2012;51(12):1304-13.

23. Laranjeira R, Madruga CS, Pinsky I, Caetano R, Mitsuhiro SS, Castello G. Segundo Levantamento Nacional de Álcool e Drogas (LENAD) 2012 [Internet]. São Paulo: INPAD; UNESP; 2014. [capturado em: 03 jan 2018]. Disponível em: <http://inpad.org.br/wp-content/uploads/2014/03/Lenad- II-Relat%C3%B3rio.pdf>.
24. Tanner-Smith EE, Wilson SJ, Lipsey MW. The comparative effectiveness of outpatient treatment for adolescent substance abuse: a meta-analysis. J Subst Abuse Treat. 2013;44(2):145-58.
25. Lopez-Quintero C, Perez de los Cobos J, Hasin DS, Okuda M, Wang S, Grant BF, et al. Probability and predictors of transition from first use to dependence on nicotine, alcohol, cannabis, and cocaine: results of the National Epidemiologic Survey on Alcohol and Related Conditions (NESARC). Drug Alcohol Depend. 2011;115(1-2):120-30.
26. Pianca TG, Ferronatto PB, Szobot CM. Tratamento psicoterápico para adolescentes usuários de substâncias psicoativas. Rev Bras Psicoter. 2014;16(1):115-125.
27. Kieling C, Baker-Henningham H, Belfer M, Conti G, Ertem I, Omigbodun O, et al. Child and adolescent mental health worldwide: evidence for action. Lancet. 2011;378(9801):1515-25.

# 22

# Focos de atenção na fase adulta

Simone Hauck
Ives Cavalcante Passos
Pricilla Braga Laskoski
Luís Francisco Ramos-Lima

A idade adulta compreende a fase mais longa do ciclo vital e pode ser dividida em fase do adulto jovem (20 a 40 anos) e fase do adulto intermediário (40 a 65 anos). Na fase do adulto jovem, o indivíduo enfrenta alguns dos maiores desafios do ciclo vital, desde a definição de sua identidade e independização às escolhas relativas a trabalho e constituição de família. O momento atual apresenta grandes modificações em termos tecnológicos e culturais, implicando aumento significativo da expectativa de vida e ampla reavaliação dos valores da sociedade em direção à busca da igualdade de oportunidades e de respeito às diferenças. Tais mudanças permitem uma gama muito maior de possibilidades e exercício da individualidade. Nesse contexto, a fase de adulto intermediário, antes bastante marcada pela dita "crise da meia-idade", passa a ser uma janela de oportunidade para revisão das escolhas da fase anterior ou consolidação delas, em busca de uma vida mais satisfatória e autêntica. Este capítulo aborda os principais focos de atenção das diferentes etapas da vida adulta ante as atuais mudanças no contexto social e tecnológico, bem como alguns dos principais temas que envolvem essa fase, como trabalho, casamento, luto, doenças crônicas e transtornos mentais.

A idade adulta compreende a fase mais longa do ciclo vital e pode ser dividida em fase do adulto jovem, aproximadamente dos 20 aos 40 anos, e fase do adulto intermediário, dos 40 aos 65 anos. A fase do adulto jovem, por situar-se entre a "crise da adolescência" e a dita "crise da meia-idade", pode passar a ideia de uma fase de estabilidade, o que não poderia estar mais longe da verdade. É uma fase que contém alguns dos maiores desafios do desenvolvimento, como a consolidação de uma identidade, a escolha profissional, a constituição ou não de uma família e uma série de tarefas intimamente ligadas à independização e ao estabelecimento de uma vi-

da adulta inicial produtiva e satisfatória. A fase intermediária, outrora ligada a um período de aceitação dos limites e da morte e à troca de posição para um papel mais secundário e de aconselhamento em direção à velhice, hoje constitui uma importante oportunidade para uma série de recomeços ou consolidações das conquistas da fase anterior. O adulto intermediário é colocado em posição de reviver e abordar questões que não puderam ser bem resolvidas anteriormente, bem como questionar de modo amplo suas escolhas e seus posicionamentos.

Diferentemente do momento atual, na metade do século passado, uma expectativa de vida pouco maior do que 50 anos não permitia amplas revisões e recomeços, por isso o termo "crise de meia-idade" foi cunhado com base nessa expectativa e em um contexto sociocultural em que os papéis eram rigidamente definidos. Questões relacionadas ao preconceito e às dificuldades impostas pela legislação até o final da década de 1970 tornavam praticamente impossíveis as separações. As pessoas, portanto, tendiam a permanecer casadas, embora vivenciassem uma relação insatisfatória, o mesmo valendo para a escolha profissional, de cidade e outras escolhas de vida que tendiam a ser mantidas, apesar dos fatores relacionados à satisfação individual. Os papéis de gênero eram estritamente definidos, com os homens como provedores e as mulheres responsáveis pela casa e pelos filhos. Em relação à sexualidade, a escolha heterossexual era considerada a "normalidade", sendo os indivíduos com diferentes orientações sexuais vítimas de forte preconceito, muitas vezes optando por casamentos com pessoas do sexo oposto, apesar do sofrimento resultante do afastamento de sua identidade real.

A atualidade apresenta um cenário em que esses engessamentos estão deixando de existir. Há um movimento global no sentido do respeito às diferenças e do acesso cada vez mais equânime às oportunidades, em relação a gênero, orientação sexual, raça, origem, idade e todas as demais questões que nos definem como seres humanos. Os papéis não são mais definidos e se encontram em movimento, as relações não seguem mais *scripts* e dependem de negociações e escolhas individuais junto aos parceiros, os quais não mais se definem por gêneros específicos. Filhos entram na vida das famílias de acordo com sua escolha particular, sendo que a evolução das legislações, por exemplo, regulamentando a adoção de crianças por casais homossexuais, estabelece a validade civil e social desses núcleos familiares. De fato, estudos científicos vêm corroborando esse avanço, mostrando, por exemplo, que tanto filhos biológicos quanto adotados por casais homossexuais não apresentam diferenças em seu desenvolvimento em relação a outros grupos.[1]

É possível facilmente perceber vantagens no cenário atual no sentido de possibilitar escolhas mais autênticas e *scripts* de vida que podem ser, de fato, elaborados pelo indivíduo ao longo do desenvolvimento. Tal flexibilização, no entanto, impõe desafios, pois não existe mais a orientação externa clara das escolhas, e cada pessoa, desde a infância, tem a tarefa de constituir-se como indivíduo e ir em busca de quem realmente é. A incapacidade de estabelecer escolhas autênticas está estreitamente relacionada ao desenvolvimento de doenças tanto mentais quanto de outros sistemas, além de diminuir a produtividade e impactar de modo negativo o amplo espectro das relações interpessoais.

Outra questão relevante é que, apesar de esse movimento em direção a aceitação e tolerância estar bastante difundido, seria ingênuo acreditar que preconceitos e valores até pouco tempo rigidamente estabelecidos mudariam em nível individual com a mesma velocidade, em especial nas gerações mais antigas e em regiões mais distantes dos centros urbanos. Esse é um movimento em ação, mas que ainda tem muitos obstáculos e entraves a superar. É especialmente importante que médicos e terapeutas estejam atentos aos próprios preconceitos. Pesquisas atuais em neurociência, psicoterapia e desenvolvimento apontam cada vez mais para a importância da comunicação não verbal no processo terapêutico, reforçando a necessidade do exame constante do posicionamento pessoal do terapeuta quanto a essas questões, pois isso é transmitido de forma não verbal e exerce impacto significativo na capacidade em auxiliar o paciente a ir em direção às próprias escolhas.

Todavia, se, por um lado, a flexibilização e a liberdade permitem maior autenticidade, por outro, o advento das mídias sociais, a velocidade da informação e a convivência no mundo virtual trazem o risco do culto a imagens, aparências e relações mais superficiais, em que o "parecer ser" pode sobrepujar o "ser". Mesmo que tal saída possa servir de "tampão" para algumas deficiências de personalidade e capacidades interpessoais, está associada à insatisfação e à morbidade psicológica a médio e longo prazo e deve ser foco de atenção quando percebida.

Em qualquer uma das etapas da vida adulta, crises vitais ou acidentais podem tornar-se possibilidades de crescimento. O contexto atual permite ajustes e mudanças muito mais facilmente que no passado. A condição de constituir-se como um adulto com uma identidade bem formada, apropriado de seus desejos e preferências e capaz de relacionar-se com o outro de maneira saudável e produtiva se estabelece idealmente na infância. Porém, muito frequentemente, as coisas não ocorrem dessa forma, e cada crise ou fator desencadeante que traz um paciente para avaliação constitui uma possibilidade de revisar aspectos do desenvolvimento mental que, de alguma forma, "ficaram para trás". Os desfechos e vivências de cada etapa da vida, desde o nascimento, exercem efeito "cumulativo", determinando os fatores de risco e resiliência para as fases subsequentes.

> Questões como trabalho, casamento, luto, doenças crônicas e transtornos mentais são focos de atenção frequentes na vida adulta, sendo a avaliação e o conhecimento acerca dessas questões fundamentais no atendimento de adultos.

Neste capítulo, vamos apresentar uma descrição breve de alguns dos desafios mais comuns ao longo do desenvolvimento, seguida de focos de atenção específicos que comumente aparecem no atendimento de pacientes adultos nos diferentes contextos de saúde.

## FOCOS DE ATENÇÃO AO LONGO DA IDADE ADULTA

Por uma questão didática, vamos apresentar algumas questões comuns ao desenvolvimento divididas por subtópicos e faixa etária. No entanto, essas separações são artificiais, e cada indivíduo pode estar em qualquer ponto da linha de desenvolvimento, ou mesmo voltar a um ponto anterior em uma situação de estresse, independentemente de sua idade cronológica.

### O desenvolvimento da mente e da capacidade de se relacionar

As experiências vividas pela criança durante os primeiros anos de vida têm impacto duradouro na arquitetura do cérebro, determinando o grau de resiliência do adulto e o risco de desenvolver comportamentos psicopatológicos, inclusive a capacidade de compreender a motivação de seus comportamentos e os dos outros e de regular o afeto.[2] Dessa forma, a experiência inicial com os cuidadores vai determinar amplamente a capacidade da criança de se relacionar na vida adulta. Embora o desenvolvimento do cérebro/da mente seja geneticamente determinado, ele é dirigido e moldado pelo meio, sendo a plasticidade cerebral a capacidade do sistema nervoso de adaptar sua estrutura e função em resposta às demandas ambientais, experiências e mudanças fisiológicas.[3]

Outro ponto importante relacionado às experiências iniciais é a capacidade de lidar com o estresse. Aprender a lidar com o estresse é um processo importante do desenvolvimento e vai determinar em grande parte a capacidade de manejar estressores na vida adulta. Quando o estresse é aliviado em pouco tempo ou a criança recebe apoio de um adulto acolhedor, a resposta ao estresse cede. Em situações graves, como abuso e negligência, ou quando não há um adulto acolhedor para amortecer o impacto do estresse, a resposta ao estresse continua ativada. A ativação prolongada dos hormônios de estresse na primeira infância pode reduzir o número de conexões neuronais nas regiões do cérebro relacionadas a aprendizagem e raciocínio, por exemplo. Experiências traumáticas nessa fase do desenvolvimento também estão associadas ao risco de desenvolver transtornos psiquiátricos, possivelmente por mecanismos epigenéticos. Um estudo mostrou, por exemplo, que maus-tratos durante a infância estão associados ao surgimento de comportamento antissocial, sobretudo naqueles com baixa expressão do gene da monoaminoxidase A (MAO-A).[4] Na mesma linha, foi relatado que o número de eventos estressantes estaria associado a uma maior probabilidade de ideação ou tentativa de suicídio, bem como de depressão, sobretudo naqueles com uma ou duas cópias do alelo curto do polimorfismo promotor da serotonina (5-HT).[5]

Entre as principais tarefas do cuidador nos anos iniciais, estão a capacidade de identificar-se com o sentimento genuíno do bebê/da criança, metabolizar esse sentimento e devolvê-lo na forma de uma reação empática e modulada. Sob tal contexto, a criança torna-se apta para desenvolver a capacidade de identificar corretamente seus sentimentos e lidar com eles, bem como de identificar os sentimentos e motivações por trás dos comportamentos das outras pessoas. Outra questão importante é que os padrões de relacionamento da primeira infância ficam gravados em forma de memória procedural, servindo de modelo para as relações futuras.

Na vida adulta, pacientes com falhas no desenvolvimento apresentam dificuldades interpessoais importantes, descontrole dos impulsos, incapacidade de manter relações duradouras ou estabelecimento de relações abusivas e/ou superficiais, dificuldade em avaliar a realidade, sentimentos de vazio e de falsidade, auto ou heteroagressão, entre outras dificuldades. Esses quadros podem ser de difícil manejo e, muitas vezes, impõem um grande peso emocional no terapeuta e nas equipes de saúde. É crucial que o profissional de saúde tenha em mente que, muito mais do que a intenção de "causar problemas", esses pacientes têm déficits significativos no desenvolvimento de sua capacidade de pensar, e o tratamento deve ser voltado a sanar essas dificuldades. De alguma forma, o terapeuta apresenta tarefas semelhantes aos cuidadores da primeira infância. No entanto, desde o início, é essencial estabelecer a função do tratamento (psicoterapia) como uma ferramenta para auxiliar o paciente a desenvolver capacidades que não puderam ser estabelecidas previamente; contudo, a motivação para a mudança precisa vir do paciente. Do contrário, há o risco de relações transferenciais abusivas na dupla de tratamento. As intervenções psicoterápicas são direcionadas a auxiliar o paciente a lidar com deficiências nas funções da mente, progredindo em seu desenvolvimento desde o ponto no qual houve uma falha. Exemplos de intervenções: as terapias cognitivas, as terapias psicodinâmicas (entre elas a terapia de apoio e a mentalização) e a psicanálise.

Na prática, déficits na capacidade de se relacionar estão associados a grande prejuízo interpessoal, laboral e financeiro. Em tratamento, são indivíduos que precisam de auxílio para identificar as motivações e os desejos subjacentes às suas atitudes, diferenciar o que é interno da realidade externa e regular melhor seus afetos. Os casos de moderados a graves precisam de terapias de longa duração, idealmente em sua localidade e vinculados ao sistema de saúde.

## Adulto jovem: desafios ao longo do desenvolvimento

Na fase do adulto jovem, didaticamente definida entre 20 e 40 anos, ocorrem alguns dos prin-

---

### EXEMPLO CLÍNICO

Mulher de 30 anos vem a tratamento queixando-se de sentimentos de vazio, automutilação e incapacidade de estabelecer relações. Segundo a paciente, as pessoas não conseguem entender o que ela precisa. Refere envolver-se em relações com pessoas do sexo oposto de forma rápida e sentir que passa a depender dessas pessoas para sobreviver, se relacionando de forma atribulada, com sentimentos alternados de amor e ódio. Recentemente, fez uma tentativa de suicídio após o término de um relacionamento. Descreve sentimentos de desvalia e tristeza que estão muito relacionados à sensação de abandono e inadequação. Relata que, quando está em uma relação que a faz "sentir-se amada", toda tristeza "passa como mágica", mas isso nunca dura muito, e as relações da paciente logo se tornam uma "arena de guerra". Na história da infância, aparece uma mãe muito deprimida e um pai que abusou da paciente sexualmente dos 7 aos 12 anos. Devido ao padrão de relações interpessoais disfuncionais, história de trauma na infância e muita dificuldade em avaliar os próprios sentimentos e motivações, bem como os dos outros, foi indicada terapia psicodinâmica, incialmente com foco na capacidade de mentalização. Na relação com o terapeuta, durante as primeiras sessões, a paciente se comporta como se a terapia pudesse resolver todos os problemas, mas logo fica furiosa e frustrada, acusando o terapeuta de ser "mais um inútil que não pode resolver nada". Devido a um risco leve, mas persistente, de suicídio, nessa etapa inicial, a paciente é orientada a consultar um psiquiatra, que prescreve antidepressivo e uma dose baixa de antipsicótico, com o objetivo de modular as reações da paciente até que ela possa lidar melhor com seus afetos e impulsos. Depois de um ano, a capacidade de mentalizar da paciente melhorou consideravelmente, e os medicamentos foram reduzidos de modo gradativo e suspensos, tendo a paciente seguido em psicoterapia de longo prazo com foco em suas relações interpessoais e constituição de identidade.

cipais desafios do ciclo vital. Questões relacionadas a formação da identidade, independização, orientação sexual, casamento, escolha profissional e nascimento de filhos caracterizam essa etapa, sendo foco frequente de atenção em psicoterapia.

## Independização

O final da adolescência e o início da vida adulta são marcados por várias decisões que, muitas vezes, constituem um "ensaio" para as escolhas mais definitivas. Quando avaliamos um adulto jovem, é importante ter em mente que o mais provável é que existam vários "falsos começos" antes de compromissos mais duradouros. Nessa fase da vida, é importante entender essas experiências como parte do desenvolvimento normal, em detrimento de uma incapacidade de estabelecer compromissos, a não ser que a segunda hipótese seja bastante evidente. Outro aspecto substancial dessa etapa é a necessidade de um "rompimento interno" com os pais, que possibilita, inclusive, uma melhor convivência no mesmo espaço físico. Na atualidade, questões econômicas e uma maior liberdade dentro da casa dos pais podem dificultar o processo, e é comum adultos nessa faixa etária buscarem ajuda para completar tal tarefa. Dificuldades na escolha da profissão ou no estabelecimento de relacionamentos mais estáveis estão frequentemente associadas a resistências ao crescimento de diversas naturezas. Os aspectos vantajosos e as desvantagens (ambivalências conscientes e inconscientes), especialmente relacionadas ao desenvolvimento de uma identidade própria e independência, são o foco nesses casos. A busca de tratamento é indicada quando o adulto jovem apresenta sofrimento decorrente da incapacidade de cumprir tarefas esperadas nessa etapa do desenvolvimento. O mais importante é a própria percepção de que "algo" impede que ele consiga, por exemplo, um relacionamento de qualidade, um emprego, entrar em um curso/uma faculdade que deseja, sair de casa, etc. As possibilidades são muitas, não devendo ser preconcebidas, mas avaliadas caso a caso.

## Casamento

Dados do Instituto Brasileiro de Geografia e Estatística (IBGE)[6] mostram que a aceitação de diferentes configurações familiares pela sociedade é uma realidade. Desde 2013, todos os cartórios de títulos e documentos no território brasileiro podem habilitar ou celebrar casamento civil ou converter união estável em casamento entre pessoas de mesmo sexo. Segundo o IBGE, em 2015, foram registrados 1.137.321 de casamentos civis, sendo que uniões legais entre cônjuges de sexos diferentes aumentaram 2,7%, enquanto casamentos entre cônjuges do mesmo sexo aumentaram 15,7%, representando 0,5% do total de casamentos registrados naquele ano.

---

### EXEMPLO CLÍNICO

Rapaz de 28 anos busca tratamento porque todos os seus relacionamentos acabam devido a queixas das namoradas de que ele "não consegue" assumir responsabilidades. Da mesma forma, embora muito inteligente e qualificado, já foi demitido de dois empregos, por deixar de cumprir metas que, segundo o paciente, não eram difíceis. Conta que seu pai faleceu quando ele tinha 3 anos e que, desde então, se tornou muito ligado à mãe, que descreve como ansiosa e deprimida. Dormiu na cama da mãe por muitos anos, porque, segundo ele, ela tinha medo de que acontecesse "algo" enquanto dormiam. Foi indicada terapia psicodinâmica para aprofundar questões relativas a uma aparente relação simbiótica com a mãe, que não permitia que o paciente completasse as tarefas de seu desenvolvimento que pudessem "afastá-lo de casa". Ao longo das sessões, ficou claro que o paciente tinha a fantasia de que sua mãe não sobreviveria sem ele, o que era alimentado pelo funcionamento dela. Aos poucos, conseguiu envolver-se de modo mais ativo nas tarefas da vida adulta e, eventualmente, saiu de casa para morar com uma namorada. Apesar das dificuldades e de momentos emocionalmente complexos, a relação com sua mãe passou para um padrão mais maduro e independente.

Considerações sobre orientação sexual e identidade de gênero ainda são bastante frequentes nessa etapa, e, embora haja tendência à discussão mais aberta e não preconceituosa, ainda existem muitas barreiras a enfrentar.

É comum que pessoas de orientação homossexual ou bissexual precisem de auxílio para se desprender, além do preconceito externo, do próprio preconceito – muitas vezes introjetado como parte da identidade por meio dos estímulos sociais. No caso de pacientes bissexuais, não é infrequente o medo de a escolha atual ficar estigmatizada: "Se estou com uma mulher agora e quiser ficar com um homem depois, como será?". Essas questões precisam ser trabalhadas de forma aberta. É fundamental que a escolha e a definição de orientação sexual dos pacientes sejam respeitadas e que eles sejam auxiliados a consolidar e validar suas orientações sexuais e identidades de gênero genuínas.

Outro ponto considerável é a motivação para escolha do parceiro. Escolhas baseadas em necessidades infantis não compreendidas são frequentes. Por exemplo, uma pessoa pode esperar que o parceiro atenda plenamente às suas necessidades infantis não satisfeitas, enquanto a outra pode ver o cônjuge como alguém a ser salvo de uma vida infeliz (onipotência infantil). Ambas são soluções para questões traumáticas e/ou não resolvidas da infância, colocando expectativas irrealistas sobre o parceiro. Passado o período de encantamento e idealização inicial, a chance de problemas conjugais surgirem é muito grande, e tais aspectos devem ser avaliados pelo terapeuta.

### Filhos

Formações profissionais mais longas e a entrada definitiva da mulher no mercado de trabalho estão adiando cada vez mais a decisão sobre ter ou não filhos. A chegada de um filho na vida de um casal que está estabelecendo sua intimidade e/ou estabilizando-se profissionalmente é sempre um desafio. Alguns dos riscos são decorrentes da idealização da maternidade/paternidade pela cultura. O sentimento de falha, insuficiência e confusão é muito comum, sendo eventualmente agravado pelo *blues* puerperal ou mesmo pela depressão pós-parto, uma entidade bastante frequente: "Onde está aquele amor instantâneo e incondicional?". Não que também não faça parte, mas se a mãe/o pai não teve contato com uma visão mais realista da maternidade/paternidade, que leve em consideração a privação de sono, a insegurança, o cansaço, a irritação e a frustração, a chance de prejuízo à autoestima e à própria relação com o parceiro e com o bebê é bem provável. É importante que os terapeutas possam normalizar esses sentimentos e situações, colocando-os em perspectiva, o que pode ser eficaz no aumento da resiliência materna/paterna. Outro pon-

> **EXEMPLO CLÍNICO**
>
> Mulher, 29 anos, procura atendimento porque seu parceiro começou a ter atitudes desrespeitosas e ficar agressivo verbalmente. Atualmente, a paciente tem medo de falar o que pensa, percebendo risco de agressão física. Conta que os anos iniciais foram "muito bons". Conheceu o parceiro em um grupo de autoajuda. Conta que ele teve uma infância muito difícil e foi abandonado pelos pais. Diz que ficou com muita pena e passou a fazer tudo por ele, para que "se sentisse amado". Refere que, apesar de ser descrito por todos como frio e egoísta, ela achou que ele só precisava de "colo". Viveu em função da relação por alguns anos, "dando tudo que ele pedia". Com o passar do tempo, a paciente começou a manifestar vontade de voltar a "ter a própria vida", mas, ante qualquer tentativa de voltar-se para seus interesses, o companheiro ficava agressivo, a ponto de ela abrir mão de amizades e, até mesmo, de uma posição importante no trabalho. Foi indicada psicoterapia para que pudesse identificar os aspectos abusivos da relação atual. A paciente eventualmente conseguiu se separar, continuando a terapia por alguns meses com o objetivo de identificar, em sua história, a razão de ter escolhido uma relação em que entrou para "salvar o outro", desconsiderando as próprias necessidades.

## EXEMPLO CLÍNICO

Mulher, 34 anos, vem à consulta queixando-se de muita tristeza e muito envergonhada e culpada por não ter "o amor normal de mãe" pelo seu filho de 40 dias. Refere irritação, cansaço e um sentimento de falha e incapacidade com ideias de que não conseguiria criar o filho. Diz que o marido, 42 anos, está muito decepcionado por ela ser incapaz de lidar com a situação. Devido à importância dos sintomas depressivos, foram iniciados tratamento medicamentoso e psicoterapia. As expectativas quanto ao papel de mãe foram avaliadas e identificadas como muito idealizadas. Além disso, a paciente, uma executiva muito bem-sucedida e extremamente perfeccionista, tinha muita dificuldade em lidar com a falta de controle inerente às tarefas de cuidar de um bebê. O marido também foi avaliado e revelou que ele achava que a paciente estava "se fazendo de vítima", pois ficava "descansando em casa o dia todo". Ficava muito bravo quando ela pedia para ele ficar com o bebê quando chegava para descansar um pouco: "Como assim?! Eu trabalhei o dia todo!". As expectativas de ambos quanto a seus papéis e a realidade de lidar com um bebê foram avaliadas e trabalhadas. A relação entre eles e a capacidade de cuidar do bebê melhoraram consideravelmente em poucas sessões.

to sensível é que o parceiro que não tem períodos com a criança sob sua responsabilidade por causa do trabalho dificilmente consegue entender o nível de demanda que cuidar de um bebê e/ou de uma criança pequena exige. Ao retornar ao trabalho, o cuidador principal costuma dizer: "Enfim, vou descansar no trabalho!". Essa é uma questão muito relevante, uma vez que é fonte frequente de discórdia conjugal e na qual a psicoeducação pode fazer grande diferença, preservando a relação dos pais e, consequentemente, a saúde mental do bebê.

### Transtornos mentais nos adultos jovens

É esperado do adulto jovem uma vida social, laboral, física, sexual e intelectual ativa. É justamente nessa fase da vida, entretanto, que a prevalência e o prejuízo de boa parte dos transtornos psiquiátricos atingem seu pico. Isso tem sido demonstrado no Global Burden of Disease (GBD), um grande estudo que começou a ser executado nos anos de 1990.[7] Em suas atualizações periódicas, são estimadas a morbidade e a mortalidade de diversas doenças, inclusive as psiquiátricas. Para tanto, o GBD mede os anos de vida ajustados pela deficiência (*disability-adjusted life year* [DALY]). Um DALY corresponde a um ano de vida saudável perdido devido à incapacidade (*years lost due to disability* [YLD]) ou à mortalidade prematura (*years of life lost* [YLL]) resultantes de determinada doença.

Nesse sentido, as doenças mentais são a segunda grande causa de DALYs, ficando atrás apenas das doenças cardiovasculares.[8] A maior proporção de anos perdidos de vida saudável por transtornos mentais ocorre em adultos jovens.[9] Os anos perdidos de vida saudável associados a transtornos mentais, como o transtorno depressivo e os transtornos de ansiedade, por exemplo, aumentam abruptamente na infância e atingem o auge em adultos jovens e adolescentes.

Já na esquizofrenia e no transtorno bipolar, eles aumentam gradualmente até o início da idade adulta, atingindo um pico entre 25 e 50 anos de idade. Para o transtorno por uso de álcool, o maior número de DALYs ocorre entre os 25 e os 50 anos, seguido de um declínio gradual. Já para as outras substâncias, a morbidade é maior entre os adultos mais jovens (15 a 29 anos).[9]

O número de DALYs por transtornos mentais vem aumentando nos últimos 10 anos. Esse aumento foi de 14,8, 18,2, 14,9 e 17,7% para transtornos de ansiedade, transtornos depressivos, transtornos bipolares e esquizofrenia, respectivamente. Dos 20 aos 44 anos, a depressão fica dentro das cinco maiores causas de DALYs entre 315 doenças avaliadas no GBD. Se contabilizarmos apenas os YLLs, a depressão figura como a principal causa de anos perdidos por incapacidade entre jovens de 20 a 24 anos e como a segunda entre adultos de 25 a 49 anos. No Brasil, a depressão e a ansiedade são, respectivamente, a segunda e a quarta principal causa de anos perdidos por incapacidade.[10]

Um evento com grande repercussão na vida adulta é o suicídio. Ele representou 4,8 e 5,7% das mortes globais totais em indivíduos do sexo feminino e masculino, respectivamente, com idades entre 15 e 49 anos em 2010. No mesmo ano, o suicídio foi relatado como a quinta e a sexta maior causa de anos de vida perdidos na América do Sul e do Norte, respectivamente.[11] É importante notar que aproximadamente 90% dos indivíduos que morrem por suicídio são diagnosticados com algum transtorno mental antes da morte.[12] Embora seja um evento trágico, o suicídio pode ser prevenido com o tratamento adequado da doença psiquiátrica de base.

Apesar do impacto dos transtornos mentais e do suicídio para a sociedade, sobretudo nos adultos jovens, os investimentos no desenvolvimento da assistência à saúde de pacientes com transtorno mental estão abaixo do esperado.

Um estudo avaliou que a assistência em saúde mental recebeu apenas 0,4% de todo o financiamento para assistência à saúde no mundo, apesar de os transtornos psiquiátricos responderem por cerca de 32,4% dos YLDs.[8]

### Depressão e gênero – depressão em homens

Uma questão de relevância clínica na idade adulta é a depressão em homens. Especialmente em seus estágios iniciais, a depressão pode se manifestar de formas diferentes das descritas nos livros e manuais, dificultando o reconhecimento e, consequentemente, retardando o diagnóstico e o tratamento. Sintomas como raiva, hostilidade, agressividade, comportamentos abusivos ou de risco, abuso de substâncias e dedicação excessiva ao trabalho podem mascarar sinais mais clássicos de depressão (tristeza, sentimento de culpa, choro, mudanças no apetite). Outro comportamento descrito na literatura diz respeito à tendência de alguns homens a se tornarem muito ativos sexualmente, seja por meio de relacionamentos extraconjugais, seja por meio de encontros sexuais breves

### EXEMPLO CLÍNICO

Homem, 45 anos, buscou ajuda porque achava que estava com algum problema, pois não sentia mais atração pela namorada. Refere que, há algum tempo, se interessa por mulheres, conquista e, logo depois, perde o interesse. Esse padrão tem ficado mais evidente, e ele não quer mais "desperdiçar" alguém legal em virtude do que acredita ser um problema com ele próprio. Intitula-se "viciado em internet": mantém contato com várias "ex" e utiliza diferentes aplicativos de encontro para conhecer novas pretendentes. Conta que a atual namorada não o incomoda, é muito tranquila, não cobra nada. Acredita que isso possa facilitar suas saídas e traições ("a ocasião faz o ladrão"). É exigente e rígido consigo mesmo. Policial militar, por vezes expõe-se a situações perigosas sem necessidade, agindo de forma impulsiva. Afirma ter "tolerância zero" em relação a bandidos e condutas fora da lei e acredita que suas reações muitas vezes agressivas são justificadas nesse contexto. Refere que é filho único e pouco conviveu com o pai, que abandonou sua mãe quando tinha menos de 2 anos de idade. Nunca teve muito amigos, mas ultimamente tem sentido menos vontade ainda de encontrá-los e conversar. Entende que seja uma conduta compreensível, pois o "mundo está cada vez mais perigoso e não se pode confiar em ninguém". Durante a avaliação, o terapeuta percebe que as dificuldades de estabelecer e sustentar um relacionamento íntimo, bem como a tendência a impulsividade e agressividade do paciente, possivelmente mascaram aspectos depressivos da personalidade, que tem-se agravado ao longo do último ano, sugerindo um quadro atual de depressão. Conversando com o paciente sobre as possibilidades de tratamento, a psicoterapia foi eleita para avaliar melhor seu funcionamento e os sintomas depressivos, com a possibilidade de iniciar um psicofármaco, conforme a evolução do tratamento.

e sucessivos. Tais atuações estariam encobrindo sentimentos de vazio, insatisfação e incapacidade secundários à depressão.

Dificilmente, homens buscam ajuda afirmando se sentirem tristes ou deprimidos. Em geral, eles relacionam suas dificuldades ao estresse ou ao trabalho. Irritabilidade, agressividade e isolamento social são questões que eles frequentemente enfrentam, mas poucos deles identificam como dificuldades que precisam ser examinadas. Depressão, tanto em homens quanto em mulheres, pode ser tratada por meio de medicamento, de psicoterapia ou da combinação de ambos, dependendo do caso. Terapias em grupos formados exclusivamente por homens podem ser cenários nos quais os pacientes se sintam seguros para expor suas emoções e reconhecerem-se em seus pares. Existem diferentes possibilidades de tratamento, e é sempre primordial considerar a preferência de cada paciente.[13]

## Trauma

Os índices de violência urbana colocam uma grande parcela da população sob risco de vivenciar eventos traumáticos, como assalto, sequestro, agressão e tentativas de homicídio. Diversas patologias podem ser consequência da exposição a trauma, entre elas o transtorno de estresse pós-traumático (TEPT), o transtorno de estresse agudo (TEA) e a depressão. Um ponto importante de se destacar neste capítulo é que, ao ser exposto a um evento traumático, o indivíduo é diretamente confrontado com sua vulnerabilidade. Com muita frequência, pessoas que eram previamente funcionais se desorganizam nessas situações. Crenças importantes sobre si mesmo e o mundo podem entrar em colapso. Por exemplo, não é incomum a solução defensiva diante da vida de "posso lidar com tudo sozinho" ou "tenho tudo sob controle". O uso de mecanismos de defesa narcisistas e obsessivos pode ser muito funcional, e, eventualmente, ao lidarem com acontecimentos fora do controle, indivíduos antes muito adaptados podem regredir para padrões infantis e/ou quadros de ansiedade e depressão importantes. É fundamental a avaliação do funcionamento prévio e de como ele se constituiu dessa forma ao longo do desenvolvimento, com o objetivo de compreender como o trauma impactou essa organização anterior, em busca de alternativas possíveis.

## Transtorno de déficit de atenção/ hiperatividade em adultos

A prevalência de transtorno de déficit de atenção/hiperatividade (TDAH) em adultos é de cerca de 2,5%, sendo mais frequente no sexo masculino do que no feminino, com proporção em torno de 1,6 para 1.[14] Na maioria das pessoas, os sintomas de hiperatividade motora ficam menos claros na vida adulta, embora persistam a impulsividade, a desatenção e as difi-

---

**EXEMPLO CLÍNICO**

Paciente de 27 anos, enfermeira, sofreu um assalto no posto de saúde em que trabalhava, sendo feita refém por 8 horas. Chega para atendimento com quadro de TEPT e depressão grave com ideação suicida. Já em uso de medicamento, mas com resposta pobre. Conforme sua história, a paciente tinha uma carreira acadêmica muito bem-sucedida, sempre foi "a melhor aluna" ao longo de sua formação e costumava ser "referência" para todos. Na infância, foi abandonada pelos pais aos 2 anos e foi criada pelos avós, pessoas que cuidaram de tudo em termos "materiais", mas foram descritos como pragmáticos, exigentes e distantes. A paciente passou a fazer tudo da forma mais perfeita possível, tendo desenvolvido a fantasia de que tudo ficaria bem desde que pudesse dar conta das coisas e fazer tudo conforme o esperado. O assalto colocou a paciente em uma posição em que essa fantasia não pôde mais ser mantida; nas avaliações, constatou-se, de muitas formas, que ela reviveu os sentimentos de abandono e solidão da primeira infância. Foi indicada psicoterapia. Após melhora dos sintomas iniciais, a intervenção psicoterápica passou a focar as características da personalidade da paciente e os traumas infantis.

culdades com planejamento. Adultos com TDAH apresentam pior desempenho e assiduidade no campo profissional e maior probabilidade de desemprego, além de altos níveis de conflito interpessoal, em comparação com adultos sem a doença.[15] Características associadas ao TDAH, como autodeterminação variável ou inadequada a tarefas que exijam esforço prolongado, frequentemente são interpretadas pelos outros como irresponsabilidade, preguiça ou falta de cooperação. Isso pode levar a dificuldade de relacionamento com os pares no trabalho e a discórdia e interação negativa na família.[14] Vale salientar que um estudo de seguimento de sete anos demonstrou que aproximadamente um terço dos pacientes adultos com TDAH não manteve o diagnóstico de acordo com os critérios da quarta edição do *Manual diagnóstico e estatístico de transtornos mentais* (DSM-IV), o que demonstra a possibilidade de resolução desse transtorno mesmo na idade adulta.[16]

Pessoas com TDAH apresentam probabilidade significativamente maior de desenvolver transtorno da personalidade antissocial na idade adulta em comparação com pessoas sem a doença, o que aumenta, por conseguinte, a probabilidade de instalação de transtornos por uso de substâncias e prisão.[14] Acidentes e violações de trânsito são também mais frequentes em condutores com TDAH. Um estudo recente demonstrou que a taxa de mortalidade é maior em pessoas com TDAH do que na população em geral, mesmo quando ajustada para comorbidades, como o transtorno por uso de substâncias, por exemplo. As maiores taxas foram em mulheres, e o aumento de mortalidade no TDAH foi devido principalmente a causas não naturais, em especial acidentes.[17]

### Adulto intermediário: "a crise da meia-idade"

Nessa fase, costumava-se falar da "crise da meia-idade", que, como referido anteriormente, foi descrita em um contexto de expectativa de vida bem menor e valores sociais muito mais rígidos. De qualquer forma, a referência dessa crise à percepção da finitude da vida e dos limites físicos segue válida, embora não possa mais ser contextualizada em uma idade específica. Em algum momento, o indivíduo vai entrar em contato com a realidade das perdas que vêm com a idade e com a possibilidade de morte por doenças inesperadas, como câncer ou infarto agudo do miocárdio (IAM) precoces, além de eventos acidentais, como a perda de amigos ou familiares próximos em razão de mortes violentas por acidente ou homicídios – o que tem sido cada vez mais comum nos dias atuais.

Como o indivíduo vai lidar com esses eventos depende muito da constituição de sua personalidade. Em ambos os gêneros, personalidades narcisistas têm mais dificuldade. Passar a se vestir e se comportar como pessoas mais jovens, ter condutas imprudentes ou mesmo desmanchar um casamento em busca de alguém mais novo para negar o envelhecimento costumam ser indícios de que as coisas não vão bem, e tais aspectos devem, se for da vontade do paciente, ser abordados em psicoterapias. Não é incomum os pacientes se apresentarem com queixas somáticas, hipocondria, depressão, perda de identidade, entre outras dificuldades. Nessa faixa etária, quando há um quadro de doença mental ou queixas somáticas nunca antes vivenciados, ansiedades relativas à morte e ao envelhecimento devem ser consideradas como possíveis causadoras dos sintomas, exigindo investigação.

> A fase de adulto intermediário hoje é um período em que novos começos são realmente possíveis em todas as áreas da vida, tornando ainda mais importante a avaliação das escolhas realizadas na fase anterior.

## FOCOS ESPECÍFICOS NA VIDA ADULTA

Entre os fatores mais frequentemente apontados como desencadeantes de doença mental e física nos adultos, estão morte do cônjuge, morte de ente querido, divórcio, doenças crônicas, perda do emprego e aposentadoria precoce. Em virtude de sua importância nessa fase, questões relacionadas a esses temas são discutidas nesta seção.

### Trabalho

O trabalho e as atividades relacionadas a ele ocupam grande parte da vida adulta e desempenham importante influência na vida mental e emocional em âmbito tanto individual como coletivo. Em outras palavras, a atividade laboral não pode ser entendida apenas como meio de subsistência: o trabalho é também constituidor de identidade e, por essa razão, pode ser fonte de saúde ou de doença. Fatos e vivências observados no cotidiano das relações de trabalho, como desemprego, conflitos interpessoais, dificuldade em acompanhar as inovações tecnológicas e científicas da área, surgimento contínuo de novas ocupações e demanda crescente de qualificação profissional, são fatores que podem repercutir tanto positiva quanto negativamente na vida do trabalhador.

Alguns grupos têm graus mais altos de resiliência e, portanto, se adaptam melhor a mudanças e adversidades. Outros, por diversas razões, são mais suscetíveis, até mesmo desenvolvendo algum tipo de transtorno mental. Nesse caso, não é apenas o sujeito diretamente implicado que sofre perdas, mas também sua família, além dos impactos sociais e econômicos que a diminuição de sua produtividade pode provocar. Assim, é fundamental que o terapeuta esteja atento a questões relacionadas à vida laboral do paciente. A seguir, vamos abordar alguns pontos que devem ser foco de atenção da vida adulta no que se refere ao âmbito laboral.

### Escolha profissional

Embora tradicionalmente associado à adolescência, o ato de escolher uma ocupação profissional constitui momento de crise em qualquer época da vida, pois, como mencionado anteriormente, trabalhar não significa apenas executar tarefas com vistas à subsistência. Nos dias atuais, a escolha (e/ou a necessidade de fazer uma nova escolha) está ainda mais difícil pela rápida transformação pela qual passa a maioria das profissões. As transformações da cultura, especialmente no que tange às novas tecnologias, têm ampliado de modo substancial o leque de ocupações, e novas profissões surgem a cada ano.

Fazer uma escolha profissional significa também apropriar-se de uma nova identidade. Nesse sentido, subjacente à questão "O que quero fazer?" está a pergunta: "Quem quero ser daqui para frente?". Além disso, ao fazer uma

### EXEMPLO CLÍNICO

Homem, 42 anos, solteiro, refere que sempre foi "acima da média": "desde a escola, nunca precisei estudar e sempre tirei notas ótimas". É o primogênito de um casal de comerciantes que sempre apostaram nele como o sucessor do pai nos negócios da família. Pouco antes de sua formatura em Administração, aos 21 anos, a empresa familiar faliu em virtude de uma forte crise econômica. O paciente, então, juntou-se ao pai e a um tio e abriu um novo negócio com eles. O plano não prosperou. Depois disso, seguiu em outros trabalhos, permanecendo pouco tempo em cada. Novamente, tentou um negócio próprio, em parceria com um amigo, sem sucesso. Atualmente, ainda mora com a família e está abrindo uma loja usando um dinheiro que o pai recebeu de uma ação na justiça. Quando fala de seu passado, refere seu grande interesse nos esportes e confessa que desejava ter sido jogador de futebol quando mais jovem. Sente-se uma promessa que ainda não deu certo. Quando questionado sobre o que pensa que pode ter contribuído para seu insucesso profissional, limita-se a descrever questões externas (relacionadas à economia, ao comportamento dos sócios, etc.). Parece nunca ter refletido sobre as motivações relacionadas a sua escolha profissional e menos ainda sobre as consequências dela. Além disso, parece seguir preso a um modelo familiar engessado de negócio e dissociado de sua identidade (esportista). Foi indicada psicoterapia com o objetivo de ajudá-lo a entender os entraves internos que contribuem para seu insucesso profissional e a superá-los, a fim de efetivamente progredir em seus empreendimentos. Além disso, a psicoterapia também vai buscar auxiliar o paciente a rever suas escolhas e, assim, possibilitar que ele possa, se for o caso, enxergar alternativas que tenham mais relação com o que ele de fato é e deseja. Em outras palavras, o foco do tratamento situa-se na ideia de que o paciente se liberte do lugar de sucessor do pai e possa, enfim, discriminar-se e empreender por caminhos próprios.

escolha, o indivíduo também faz renúncias e, portanto, precisará lidar com as perdas referentes ao que deixará de ser e fazer. A formação universitária tradicional deixa de ser o caminho natural e a única via de ascensão profissional.

Sabe-se que uma má escolha profissional traz prejuízos individuais e sociais significativos, como, por exemplo, os custos no caso de evasão nas universidades públicas, tratamentos decorrentes de situações de crise profissional e conflitos institucionais relacionados aos trabalhadores mal-adaptados às suas atividades ou insatisfeitos com elas. A escolha profissional deve ser uma escolha do indivíduo. Escolhas pautadas em agradar aos pais, por pressão deles ou pelo desejo de confrontá-los (ou a outro representante deles ou da sociedade) levam a um risco muito alto de insatisfação a médio e longo prazos, e tal aspecto deve ser sempre investigado.

### Transtornos mentais relacionados ao trabalho

Os transtornos mentais relacionados ao trabalho são cada vez mais prevalentes na população brasileira. Exposição a assédio moral e sexual, jornadas exaustivas, insegurança em relação à manutenção do emprego (devido a crises econômicas), eventos traumáticos (violência urbana), perseguição de superiores, metas abusivas no ambiente de trabalho e conflitos nas relações interpessoais com chefes e colegas estão entre as principais causas da patologia.

Dados do Instituto Nacional de Previdência Social[18] indicam que os transtornos mentais ocupam a terceira posição entre as causas de afastamento dos trabalhadores brasileiros. Os sintomas iniciais de patologias, como depressão, ansiedade e estresse, podem ser confundidos com doenças somáticas: dores de cabeça, insônia, formigamento, aperto no peito, fadiga e taquicardia. A dificuldade em diagnosticar a real origem de tais sintomas acaba por retardar também a busca pelo tratamento mais adequado. A maioria das pessoas não percebe que está doente. Outras patologias comuns cujos sintomas se manifestam predominantemente no ambiente de trabalho são transtorno obsessivo-compulsivo (TOC), síndrome do anancástico (mania de perfeição, transtorno da personalidade obsessivo-compulsiva), transtorno de pânico (caracterizado por crises súbitas e incapacitantes de ansiedade) e, especialmente, a síndrome de *burnout*, causada pelo esgotamento físico e mental do trabalhador.

### EXEMPLO CLÍNICO

Mulher, 29 anos, nas últimas semanas, começou a sentir palpitações, dificuldades respiratórias e insônia. Buscou atendimento médico com medo de estar com alguma doença grave. Os exames laboratoriais e clínico não indicaram anormalidade. Ao investigar outros aspectos da vida da paciente, foi possível identificar que ela é divorciada, tem dois filhos pequenos e é funcionária de uma loja que já foi assaltada diversas vezes nos últimos meses. Nesses episódios, foi ameaçada pelos bandidos. Seu chefe, dono do negócio, frequentemente menciona a crise financeira, seu receio de não poder manter todos os funcionários e o medo constante de novos assaltos. Em razão disso, impõe jornadas de trabalho prolongadas, férias abreviadas e salários parcialmente pagos sem registro na carteira de trabalho (reduzindo encargos trabalhistas). Por sentir muito medo de ficar sem o trabalho (fundamental para o sustento dos filhos), a paciente acaba aceitando essas condições. Seus sentimentos de impotência e insegurança ante essa realidade parecem relacionados ao surgimento de seus sintomas físicos. É indicada psicoterapia para investigar essas questões e as motivações e os medos da paciente, buscando alternativas. Como a terapia cognitivo-comportamental (TCC) e a terapia psicodinâmica estão disponíveis no estabelecimento clínico em que a paciente está sendo avaliada e são indicadas para o caso dela, o terapeuta que está realizando a avaliação explica o funcionamento das duas técnicas e deixa a escolha a critério da paciente. Ao mesmo tempo, é avaliada a indicação de medicamento para esbatimento dos sintomas de ansiedade.

## Desemprego

O aumento dos índices de desemprego entre a população traz à cena mais um foco de atenção na idade adulta: as possíveis repercussões na saúde mental dos trabalhadores que não encontram colocação no mercado de trabalho. Embora diferenças individuais sejam determinantes no impacto que essa experiência tem sobre a vida de cada um (e de sua família), todas as faixas etárias podem enfrentar as vicissitudes do desemprego, como estigma social, falta de recursos financeiros, prejuízo à autoestima, etc. Ainda que estudos mostrem clara associação entre depressão e desemprego em jovens, outros evidenciam que ter um trabalho, seja ele qual for, nem sempre é melhor do que não ter. Uma revisão sistemática concluiu que um trabalho instável pode significar ameaça à saúde comparável ao desemprego.[19,20]

## Casamento: conflito conjugal e divórcio

O conflito no casal é fortemente associado a problemas de saúde, emocionais e abuso de substâncias.[21] O estigma social e cultural que representa o uso de um apoio psicológico/psicoterápico e a dificuldade de lidar com os problemas na dupla interferem fortemente na busca de tratamento. Um dado clinicamente relevante vem de um estudo que mostra que os casais esperam em média sete anos para procurar uma solução em psicoterapia,[22] talvez muito tempo para que o tratamento possa fazer a diferença. Uma relação conjugal saudável é crucial para o funcionamento familiar, interferindo nas relações parentais (pais com filhos) e com outros membros da família (p. ex., pais com avós, outros cuidadores). Nesse sentido, terapeutas e profissionais da saúde sempre devem estar atentos a sinais de problemas conjugais e investigá-los, se o paciente concordar. Existem várias opções de terapia de casal e de família que podem auxiliar nesses casos, se não para voltar a uma relação satisfatória, para promover uma separação com menos dano emocional a todos os envolvidos. (Para mais detalhes, ver Cap. 19.)

## Divórcio

O divórcio é um processo que pode ocorrer no ciclo vital da família, provocar mudanças em sua estrutura e impactar seus membros nos âmbitos tanto emocional quanto social e econômico. No Brasil, a regulamentação do divórcio ocorreu apenas em 1977. Embora já acontecesse antes dessa data, não era reconhecido socialmente. Em 2010, houve um novo avanço no que diz respeito à legislação acerca do divórcio

### EXEMPLO CLÍNICO

Mulher, 35 anos, procurou atendimento psiquiátrico para avaliação de sintomas de ansiedade e dificuldades relacionadas ao casamento. Trabalha com o marido em empresa de transportes, de propriedade do casal. Têm um filho de 5 anos. A paciente refere uma jornada diária "extenuante", menciona conviver muito com o marido e conta diversas situações de conflito nas quais "não se sente ouvida". Na segunda consulta de avaliação, vem acompanhada do marido, que tem 38 anos. Ele relata "discutir constantemente" com a paciente e entende que "passam muito tempo juntos", tanto no ambiente de trabalho quanto em casa. Ambos se queixam de não se sentirem "compreendidos" em alguns momentos, bem como de falta de tempo para "a vida do casal": gostariam de passar mais tempo "com qualidade" juntos, bem como de se dedicarem a mais momentos de lazer com o filho. Durante o processo de avaliação, a paciente revelou sentir-se muito "carente" e "colocar muitas expectativas" nas reações de seu marido. Não foram encontradas comorbidades psiquiátricas que justificassem o início de tratamento medicamentoso no momento. Foi proposta a terapia de casal comportamental, com a qual ambos concordaram. Foram levantados como objetivos da terapia: a avaliação da comunicação entre o casal em relação às suas necessidades individuais e da família e a avaliação do tempo empregado pelo casal ante as necessidades profissionais e pessoais. Ainda, foi sugerido à paciente encaminhamento para outro terapeuta para avaliação de psicoterapia individual.

no Brasil: a Emenda Constitucional nº 66, de 13/7/2010, formalizou o fim dos principais entraves ao processo de dissolução do casamento, estabelecendo que ele ocorra de maneira mais rápida de modo a suprimir desgastes de cunho econômico e emocional entre os envolvidos.

A pesquisa Estatísticas do Registro Civil 2015 revelou que, na data do divórcio, o homem tem em média 43 anos, e a mulher, 40 anos. No Brasil, o tempo médio entre a data do casamento e a data da sentença ou escritura do divórcio foi de 15 anos. Consequentemente, a maioria das dissoluções de casamentos envolve famílias com filhos menores de idade (mais de 44%). As mulheres assumem papel de destaque na responsabilidade da guarda dos filhos menores, atingindo a proporção de 78,8%. A Lei do Divórcio (Lei nº 6.515, de 26/12/1977) prevê a guarda compartilhada de filhos menores de idade em caso de divórcio. Contudo, somente com a Lei nº 13.058, de 22/12/2014, a guarda compartilhada entre os pais passou a ser regra.

Nas últimas três décadas (de 1984 a 2014), o número de divórcios aumentou de 30,8 mil para 341,1 mil, com a taxa geral de divórcios passando de 0,44 por mil habitantes na faixa das pessoas com 20 anos de idade ou mais, em 1984, para 2,41 por mil habitantes em 2014. Na avaliação do IBGE, o aumento sucessivo, ao longo dos anos, do número de divórcios concedidos revela "uma mudança de comportamento gradual da sociedade brasileira, que passou a aceitá-lo com maior naturalidade e a acessar os serviços jurídicos de modo a formalizar as dissoluções dos casamentos". É importante salientar que os números do IBGE não incluem as uniões e as dissoluções consensuais, mas, a partir deles, é possível pressupor que, se fossem considerados os dados extraoficiais, as estatísticas seriam ainda maiores.

Embora os estudos sejam escassos, alguns fatores etiológicos relacionados à incidência do divórcio são apontados na literatura, a saber: a diferença de *status* socioeconômico (quando a mulher ganha mais, instabilidade de renda e de emprego do marido); o menor grau de instrução do homem (em comparação à esposa); a idade dos cônjuges (quanto mais jovens, mais alta é a incidência); a ocorrência de gravidez pré-nupcial; a diferença racial; e as questões de gênero.[23]

O manejo das consequências do divórcio em psicoterapia depende de uma série de fatores. Como com todas as outras questões, é importante que o paciente seja auxiliado a buscar suas motivações verdadeiras tanto para permanecer quanto para não permanecer casado, bem como aquelas que o levaram a entrar na relação em um primeiro momento. Se há filhos, é muito importante o trabalho no sentido de que estes sejam preservados, evitando usá-los para chantagear ou ferir o ex-parceiro. Idealmente, as crianças deveriam estar em primeiro lugar em termos de cuidado emocional, o que pode auxiliar os pais a não se colocarem em situação de vítima, mantendo um funcionamento mais maduro. Atualmente, como já mencionado, não existe mais "limite de idade" para casar, e a perspectiva de formar uma nova família, se desejado, é uma realidade em qualquer faixa etária. Dito isso, cada caso deve ser avaliado em particular devido à complexidade das relações humanas e de suas motivações.

## Luto

A morte de um ente querido é uma das experiências de vida mais dolorosas e universais. A maioria dos indivíduos consegue se adaptar com sucesso à perda sem intervenção clínica. Dos dias iniciais até meses após a perda, o luto agudo pode variar em intensidade, natureza e tempo em razão de uma combinação de fatores relacionados ao indivíduo, à perda e aos aspectos culturais e religiosos. Apesar de o período de tempo que marca o luto agudo ser ainda objeto de debate, estudos longitudinais têm demonstrado que, em 6 a 12 meses, a maioria das situações de luto evolui ao longo de um processo natural para uma forma menos intensa denominada luto integrado, quando a realidade e o significado da morte são assimilados, com retorno às atividades cotidianas.[24,25]

Para uma minoria de indivíduos, contudo, o luto desencadeia uma resposta psicológica distinta, levando a dificuldades de adaptação e a desfechos psicológicos disfuncionais importantes, configurando o luto complicado. Entende-se por luto complicado uma condição na qual as reações à perda são prolongadas e acompanhadas de regulação emocional disfuncional.[26] De maneira geral, o luto complicado afeta 2 a 3% da população.[27] No entanto, após a perda de um cônjuge/parceiro, a prevalência pode chegar a 10 a 20%, sendo ainda maior no caso da perda de um filho.[28] Diferentemente do luto normal, o luto complicado pode levar a desfechos de saúde adversos, como aumento da pressão arterial[29] e transtornos do sono.[30] Fatores de risco incluem história de transtorno de ansiedade ou do humor, abuso de álcool ou drogas e várias perdas.[31] A depressão em indivíduos que foram cuidadores de um ente querido com doença terminal[32] ou logo na fase inicial do luto[33] é preditora de luto complicado. Dos indivíduos enlutados, 30% desenvolvem complicações, como transtorno depressivo maior (15%), TEPT (dependendo das condições de morte) ou luto complicado (10-20%).[34]

Evidências científicas crescentes levaram à inclusão de uma nova modalidade de transtorno na quinta edição do DSM (DSM-5), com a denominação de transtorno do luto complexo persistente (**Quadro 22.1**), com a ressalva da necessidade de mais pesquisas sobre o tema e de que essa entidade ainda não deve ser utilizada para fins clínicos.[14]

Intervenções apropriadas para reduzir os efeitos deletérios do luto complicado requerem a identificação de fatores protetores, como suporte social adequado.[35] A presença de pessoas próximas (p. ex., familiares, amigos ou cuidadores) é muito importante. No entanto, vale salientar que alguns tipos de comportamento dessas pessoas em relação ao indivíduo enlutado podem piorar o prognóstico. Nesse sentido, psicoeducação sobre o luto complicado e medidas de suporte para o paciente e os cuidadores têm sido associadas à diminuição dos sintomas e do prejuízo funcional relacionados ao luto.[36]

## Doenças crônicas, limitações e morte

Desde o século passado, a expectativa de vida da população cresceu significativamente. Com ela, as principais causas de doenças e morte também mudaram: enquanto, no século XX, as doenças infecciosas e parasitárias eram as principais ameaças à saúde, atualmente são as chamadas patologias silenciosas, como câncer, diabetes, hipertensão, doenças coronarianas, entre outras, que colocam a saúde em risco. Essa mudança tem sido descrita como parte de uma "transição epidemiológica", na qual a incidência de doenças crônicas e degenerativas vem crescendo.[37]

Além da questão epidemiológica, o aumento na incidência de doenças crônicas traz consigo desafios no âmbito da saúde mental. Em muitos casos, receber um diagnóstico desse tipo implica lidar com limitações na vida cotidiana, aumentando o risco de depressão e ansiedade, e en-

### EXEMPLO CLÍNICO

Homem, 60 anos, vem ao consultório acompanhado de sua filha de 35 anos, relatando a morte da esposa há dois meses. Paciente conta que sua esposa, com quem foi casado por 40 anos, teve uma morte repentina, por acidente vascular cerebral, 48 horas após o início dos sintomas. O paciente estava muito choroso, revelando dificuldades para dormir, anedonia e falta de vontade de fazer as tarefas do dia a dia. Relatou pensamentos recorrentes de culpa: "Poderia ter feito alguma coisa para evitar a morte dela" e que "faltou pedir perdão" por diversos fatos do passado. A filha declarou que seu pai estava "muito angustiado" e "não estava preparado para ser viúvo". O paciente é portador de hipertensão arterial e encontra-se em tratamento regular; não apresenta episódios depressivos prévios ou história de outras comorbidades psiquiátricas; e seu consumo de álcool é esporádico (2 a 3 doses/mês). Durante as sessões de avaliação, paciente e terapeuta optaram por não iniciar tratamento medicamentoso no momento: o paciente "desejava conversar" sobre o ocorrido. Foi indicada terapia interpessoal, tendo como foco inicial o luto da esposa. Paciente e terapeuta definiram como objetivos da terapia abordar o impacto da morte súbita da esposa, avaliar como foi a relação e a comunicação entre o casal ao longo da vida e o que "faltou ser dito". Foi também definido como objetivo secundário da terapia a redefinição de "papel" do paciente perante a família e outras esferas sociais. Por sugestão do terapeuta, os filhos compareceram a uma sessão para abordagem psicoeducativa do luto.

**Quadro 22.1** | Critérios para transtorno do luto complexo persistente

**TRANSTORNO DO LUTO COMPLEXO PERSISTENTE**

Critérios propostos
A. O indivíduo experimentou a morte de alguém com quem tinha um relacionamento próximo.
B. Desde a morte, ao menos um dos seguintes sintomas é experimentado em um grau clinicamente significativo na maioria dos dias e persistiu por pelo menos 12 meses após a morte no caso de adultos enlutados e seis meses no caso de crianças enlutadas:
1. Saudade persistente do falecido. Em crianças pequenas, a saudade pode ser expressa em brincadeiras e no comportamento, incluindo comportamentos que refletem ser separado de e também voltar a unir-se a um cuidador ou outra figura de apego.
2. Intenso pesar e dor emocional em resposta à morte.
3. Preocupação com o falecido.
4. Preocupação com as circunstâncias da morte. Em crianças, essa preocupação com o falecido pode ser expressa por meio dos temas de brincadeiras e comportamento e pode se estender à preocupação com a possível morte de outras pessoas próximas a elas.
C. Desde a morte, ao menos seis dos seguintes sintomas são experimentados em um grau clinicamente significativo na maioria dos dias e persistiram por pelo menos 12 meses após a morte, no caso de adultos enlutados, e seis meses no caso de crianças enlutadas:

**Sofrimento reativo à morte**
1. Marcada dificuldade em aceitar a morte. Em crianças, isso depende de sua capacidade de compreender o significado e a continuidade da morte.
2. Experimentar incredulidade ou entorpecimento emocional quanto à perda.
3. Dificuldade com memórias positivas a respeito do falecido.
4. Amargura ou raiva relacionada à perda.
5. Avaliações desadaptativas sobre si mesmo em relação ao falecido ou à morte (p. ex., autoacusação).
6. Evitação excessiva de lembranças da perda (p. ex., evitação de indivíduos, lugares ou situações associados ao falecido; em crianças, isso pode incluir a evitação de pensamentos e sentimentos relacionados ao falecido).

**Perturbação social/da identidade**
7. Desejo de morrer a fim de estar com o falecido.
8. Dificuldade de confiar em outros indivíduos desde a morte.
9. Sentir-se sozinho ou isolado dos outros indivíduos desde a morte.
10. Sentir que a vida não tem sentido ou é vazia sem o falecido ou a crença de que o indivíduo não consegue funcionar sem o falecido.
11. Confusão quanto ao próprio papel na vida ou senso diminuído quanto à própria identidade (p. ex., sentir que uma parte de si morreu com o falecido).
12. Dificuldade ou relutância em buscar interesses desde a perda ou em planejar o futuro (p. ex., amizades, atividades).
D. A perturbação causa sofrimento clinicamente significativo ou prejuízo no funcionamento social, profissional ou em outras áreas importantes da vida do indivíduo.
E. A reação de luto é desproporcional ou inconsistente com as normas culturais, religiosas ou apropriadas à idade.

*Especificar se:*
**Com luto traumático:** Luto devido a homicídio ou suicídio com preocupações angustiantes persistentes referentes à natureza traumática da morte (frequentemente em resposta a lembranças da perda), incluindo os últimos momentos do falecido, o grau de sofrimento e lesão mutiladora ou a natureza maldosa ou intencional da morte.

*Fonte:* Extraído de DSM-5.[14]

frentar de forma objetiva a nova situação, especialmente quando inesperada. Tal situação repercute nas relações interpessoais, sobretudo nas mais próximas. Os familiares têm um papel central na garantia do sucesso no tratamento; logo, é importante que eles possam contar com serviços de suporte que atendam às suas necessidades.

Um estudo qualitativo investigou a qualidade de vida em 133 familiares de pacientes com doenças crônicas, contemplando 26 diagnósticos diferentes. Entre os 92% que mencionaram impacto emocional por ter um membro da família doente, 35% relataram preocupação; 27%, frustração; 15%, raiva; e 14%, culpa como principais afetos envolvidos. Os autores sugerem que grupos de suporte a familiares, inde-

> **EXEMPLO CLÍNICO**
>
> Mulher, 49 anos, foi encaminhada por seu endocrinologista para "avaliação de sintomas depressivos". Aos 40 anos, recebeu o diagnóstico de diabetes melito tipo 2, após crise álgica importante em membros inferiores. É técnica de enfermagem, mas está em auxílio-doença há um ano. Relata conhecer "há muito tempo" o diagnóstico: "Já vi muitos pacientes com essa doença, mas nunca imaginei que eu poderia ter um dia". Conta que esteve em tratamento para transtorno depressivo "desde sempre". Mãe com história de diabetes "de difícil controle". Mora com os pais e tem um filho de 20 anos, referindo-se ao rapaz como "seu orgulho". Diz que o filho é muito independente e é lamentável ter que "carregar esse fardo" (em relação à doença dela). Entende-se atualmente como "praticamente inválida" e tem ideias persistentes de "não conseguir fazer mais nada do que fazia". Seu médico assistente, além dos medicamentos para diabetes, iniciou antidepressivo há aproximadamente dois meses, com resposta parcial. A paciente conta que, no passado, se sentia "muito forte", "independente", sempre "correndo atrás de seus objetivos". Durante as consultas de avaliação, apresentava momentos de choro súbito, ao pensar na "evolução inevitável" da doença. Foi proposta a realização de TCC com foco nos sintomas depressivos. Inicialmente, o terapeuta propôs algumas sessões de psicoeducação e convidou familiares para participar. Logo após, avaliou o entendimento da paciente sobre sua doença, observando as distorções cognitivas relacionadas e realizando ativação comportamental. Junto ao terapeuta, a paciente pôde rever seus pensamentos e emoções acerca do diagnóstico, observar aspectos sobre seu estilo de vida, buscar melhores estratégias de autocuidado e de controle sobre a doença e aceitar melhor as limitações que ela impõe.

pendentemente de qual seja o diagnóstico do paciente e a especialidade médica, podem ser efetivos, pois a forma como as famílias são afetadas é muito similar.[38]

## QUESTÕES EM ABERTO E PERSPECTIVAS FUTURAS

Como descrito ao longo do capítulo, o momento histórico atual é de grandes mudanças culturais e avanços tecnológicos. O aumento da expectativa de vida e a possibilidade de escolhas mais livres com o crescente aumento do respeito às diferenças desenham um cenário completamente novo em termos de possibilidades e desafios.

As novas configurações familiares, os jovens permanecendo em casa por muito mais tempo, o uso da tecnologia na aproximação (ou afastamento) das pessoas, a modificação dinâmica no mercado de trabalho, com a extinção de algumas profissões e o surgimento de novas, entre outras "novas realidades", têm apresentado cenários por vezes inusitados. Os próximos anos vão definir como a fluidez e o dinamismo dessa nova realidade vão delinear indivíduos, relações e sociedade, sendo fundamental que os terapeutas e profissionais da saúde fiquem atentos e abertos às mudanças.

## CONSIDERAÇÕES FINAIS

As psicoterapias constituem ferramenta fundamental para auxiliar o indivíduo tanto a lidar com situações estressantes e traumáticas como a buscar a si mesmo e aprimorar-se como pessoa ao longo de seu desenvolvimento.

Antes também rigidamente definidas, as diferentes abordagens psicoterápicas têm buscado pontos em comum, evidenciando, por exemplo, o papel central da relação terapêutica e dos fatores relacionados ao terapeuta no processo de mudança. Técnicas distintas podem ser usadas em conjunto ou alternativamente para as diferentes questões enfrentadas na vida adulta, e o diálogo entre profissionais da saúde das diferentes áreas é fundamental.

Outra questão importante é que as abordagens devem ser usadas em favor do paciente e sempre levando em consideração suas preferências. Não existe jeito certo de enfrentar uma situação, nem uma única forma de buscar o bem-estar e a satisfação pessoal. Terapeutas podem, e devem, investigar e estar dispostos a apontar para os pacientes focos de atenção que podem estar relacionados a prejuízo ou insatisfação, mas somente os pacientes, a partir da própria percepção, podem validar a impressão do terapeuta a respeito dessas questões.

## REFERÊNCIAS

1. Vieira RS. Homoparentalidade: estudo psicanalítico sobre papéis e funções parentais em casais homossexuais com filhos [dissertação]. São Paulo: Universidade de São Paulo; 2011.
2. Mentalized affectivity in the clinical setting. In: Fonagy P, Gergely G, Jurist EI, Target M. Affect regulation, mentalization and development of the Self. New York: Other; 2002.
3. Tau GZ, Peterson BS. Normal development of brain circuits. Neuropsychopharmacology. 2010;35(1):147-68.
4. Caspi A, McClay J, Moffitt TE, Mill J, Martin J, Craig IW, et al. Role of genotype in the cycle of violence in maltreated children. Science. 2002;297(5582):851-4.
5. Caspi A, Sugden K, Moffitt TE, Taylor A, Craig IW, Harrington H, et al. Influence of life stress on depression: moderation by a polymorphism in the 5-HTT gene. Science. 2003;301(5631):386-9.
6. Instituto Brasileiro de Geografia e Estatística. Estatísticas do Registro Civil. v. 42. Brasília: IBGE; 2015. [capturado em: 30 set 2017]. Disponível em: https://biblioteca.ibge.gov.br/visualizacao/periodicos/135/rc_2015_v42.pdf.
7. Murray CJL, Vos T, Lozano R, Naghavi M, Flaxman AD, Michaud C, et al. Disability-adjusted life years (DALYs) for 291 diseases and injuries in 21 regions, 1990-2010: a systematic analysis for the Global Burden of Disease Study 2010. Lancet. 2012;380(9859):2197-223.
8. Vigo D, Thornicroft G, Atun R. Estimating the true global burden of mental illness. Lancet Psychiatry. 2016;3(2):171-8.
9. Whiteford HA, Degenhardt L, Rehm J, Baxter AJ, Ferrari AJ, Erskine HE, et al. Global burden of disease attributable to mental and substance use disorders: findings from the Global Burden of Disease Study 2010. Lancet. 2013;382(9904):1575-86.
10. GBD 2015 DALYs and HALE Collaborators, Kassebaum NJ, Arora M, Barber RM, Bhutta ZA, Brown J, Carter A, et al. Global, regional, and national disability-adjusted life-years (DALYs) for 315 diseases and injuries and healthy life expectancy (HALE), 1990-2015: a systematic analysis for the Global Burden of Disease Study 2015. Lancet. 2016;388(10053):1603-58.
11. Lozano R, Naghavi M, Foreman K, Lim S, Shibuya K, Aboyans V, et al. Global and regional mortality from 235 causes of death for 20 age groups in 1990 and 2010: a systematic analysis for the Global Burden of Disease Study 2010. Lancet. 2012;380(9859):2095-128.
12. Arsenault-Lapierre G, Kim C, Turecki G. Psychiatric diagnoses in 3275 suicides: a meta-analysis. BMC Psychiatry. 2004;4:37.
13. Ogrodniczuk JS, Oliffe JL. Men and depression. Can Fam Physician. 2011;57(2):153-5.
14. American Psychiatric Association. Diagnostic and statistical manual of mental disorders. 5th ed. Washington: APA; 2013.
15. Thapar A, Cooper M. Attention deficit hyperactivity disorder. Lancet. 2016;387(10024):1240-50.
16. Karam RG, Breda V, Picon FA, Rovaris DL, Victor MM, Salgado CA, et al. Persistence and remission of ADHD during adulthood: a 7-year clinical follow-up study. Psychol Med. 2015;45(10):2045-56.
17. Dalsgaard S, Østergaard SD, Leckman JF, Mortensen PB, Pedersen MG. Mortality in children, adolescents, and adults with attention deficit hyperactivity disorder: a nationwide cohort study. Lancet. 2015;385(9983):2190-6.
18. Brasil. Ministério do Trabalho. 1º Boletim quadrimestral sobre benefícios por incapacidade de 2017 sobre adoecimento mental e trabalho: a concessão de benefícios por incapacidade relacionados a transtornos mentais e comportamentais entre 2012 e 2016. Brasília: Ministério do Trabalho; 2017.
19. McGee RE, Thompson NJ. Unemployment and depression among emerging adults in 12 states, behavioral risk factor surveillance system, 2010. Prev Chronic Dis. 2015;12(38):1-11.
20. Kim TJ, von dem Knesebeck O. Is an insecure job better for health than having no job at all? A systematic review of studies investigating the health-related risks of both job insecurity and unemployment. BMC Public Health. 2015;15:985.
21. Whisman MA, Uebelacker LA. Impairment and distress associated with relationship discord in a national sample of married or cohabiting adults. J Fam Psychol. 2006;20(3):369-77.
22. Gottman JM. What predicts divorce?: The relationship between marital processes and barital outcomes. Hillsdale: Lawrence Erlbaum Associates; 1994.
23. Cano DS, Gabarra LM, Moré CO, Crepaldi MA. As transições familiares do Ddivórcio ao recasamento no contexto Brasileiro. Psicol Reflex Crítica. 2016;22(2):214-22.
24. Bonanno GA, Wortman CB, Lehman DR, Tweed RG, Haring M, Sonnega J, et al. Resilience to loss and chronic grief: a prospective study from preloss to 18-months postloss. J Pers Soc Psychol. 2002;83(5):1150-64.
25. Prigerson HG, Horowitz MJ, Jacobs SC, Parkes CM, Aslan M, Goodkin K, et al. Prolonged grief disorder: Psychometric validation of criteria proposed for DSM-V and ICD-11. PLoS Med. 2009;6(8):e1000121.
26. Shear K, Shair H. Attachment, loss, and complicated grief. Dev Psychobiol. 2005;47(3):253-67.
27. Kersting A, Brähler E, Glaesmer H, Wagner B. Prevalence of complicated grief in a representative population-based sample. J Affect Disord 2011;131(1-3):339-43.

28. Meert KL, Shear K, Newth CJ, et al. Follow-up study of complicated grief among parents eighteen months after a child's death in the pediatric intensive care unit. J Palliat Med 2011;14:207-14.
29. Prigerson HG, Bierhals AJ, Kasl SV, et al. Traumatic grief as a risk factor for mental and physical morbidity. Am J Psychiatry. 1997; 154(5):616-623.
30. Germain A, Caroff K, Buysse DJ, Shear MK. Sleep quality in complicated grief. J Trauma Stress. 2005;18(4):343-6.
31. Shear MK. Clinical practice. Complicated grief. N Engl J Med. 2015;372(2):153-60.
32. Allen JY, Haley WE, Small BJ, Schonwetter RS, McMillan SC. Bereavement among hospice caregivers of cancer patients one year following loss: predictors of grief, complicated grief, and symptoms of depression. J Palliat Med. 2013;16(7):745-51.
33. Guldin MB, O'Connor M, Sokolowski I, Jensen AB, Vedsted P. Identifying bereaved subjects at risk of complicated grief: predictive value of questionnaire items in a cohort study. BMC Palliat Care. 2011;10:9.
34. Shear K, Frank E, Houck PR, Reynolds CF. Treatment of complicated grief: a randomized controlled trial. JAMA. 2005;293(21):2601-8.
35. Burke LA, Neimeyer RA, McDevitt-Murphy ME. African American homicide bereavement: aspects of social support that predict complicated grief, PTSD, and depression. Omega (Westport). 2010;61(1):1-24.
36. Nam IS. Effects of psychoeducation on helpful support for complicated grief: a preliminary randomized controlled single-blind study. Psychol Med. 2016;46(1):189-95.
37. World Health Organization. Global Health and Aging [Internet]. Geneva: US National Institute of Aging; 2011. NIH Publication; 117737. [capturado em: 19 jan. 2018]. Disponível em: http://www.who.int/ageing/publications/global_health.pdf.
38. Golics CJ, Basra AM, Salek SM, Finlay AY. The impact of patients' chronic disease on family quality of life: an experience from 26 specialties. Int J Gen Med. 2013;6:787-98.

# LEITURA RECOMENDADA

Grevet EH, Bau CH. Persistence and remission of ADHD during adulthood: a 7-year clinical follow-up study. Psychol Med. 2015;45(10):2045-56.

# Focos de atenção no idoso

Julia Luiza Schäfer
Marcelo Montagner Rigoli
Christian Haag Kristensen

A proporção de idosos na população está aumentando de modo rápido e, praticamente, deve dobrar nos próximos 30 anos, quando irá representar mais de 20% do total da população. Este capítulo descreve as mudanças físicas, sensoriais, cognitivas e na sexualidade que ocorrem durante o envelhecimento. Aborda aspectos psicossociais como o luto, a vida familiar, o isolamento social, a aposentadoria e a vida em instituições. Além disso, são apresentadas estratégias de promoção do envelhecimento saudável e manutenção da saúde e a terapia cognitivo-comportamental (TCC) utilizada na abordagem dos problemas mais comuns que demandam atenção nessa faixa etária: depressão, risco de suicídio e ansiedade. Também são demonstradas as evidências de eficácia dessa modalidade de tratamento e as questões que seguem em aberto.

Começamos a envelhecer no momento em que nascemos. Desde as últimas décadas, observa-se aumento significativo no número de indivíduos nas faixas etárias mais velhas da população mundial. Segundo o Estatuto do Idoso,[1] idoso, velho ou pessoa da terceira idade é aquele indivíduo com mais de 60 anos. Atualmente, os idosos incluem 1 em cada 9 pessoas no mundo. Estima-se que, por volta do ano de 2050, essa proporção passará a ser de 1 em cada 5 pessoas, colocando 22% da população global em tal faixa etária. No Brasil, essa tendência ao envelhecimento populacional é observada juntamente a um aumento constante na expectativa de vida de homens e mulheres. Por exemplo, em 1991, quando alcançavam os 60 anos, ambos poderiam esperar viver por mais 17 a 19 anos. Hoje, projeta-se que, em 2030, a expectativa de vida após os 60 anos será de 21 e 25 anos para homens e mulheres, respectivamente.[2]

A tendência do envelhecimento populacional, assim como a maior longevidade das pessoas idosas, reflete avanços importantes nos cuidados com a saúde e nas condições sociais que permitem que muitos indivíduos envelheçam mantendo boas condições físicas e mentais, os quais garantem seu potencial econômico e de inserção social. Embora, durante muito tempo na história, diversos estudiosos tenham defendido o envelhecimento como uma fase caracterizada por perdas e por uma população dependente, a partir do século XX, tanto a sociedade como o meio acadêmico têm-se voltado a estratégias de manutenção da funcionalidade da população mais velha e de superação de atitudes negativas em relação à velhice.[3]

Parte dessa mudança de paradigma se associa ao fato de que as alterações que caracterizam e influenciam o envelhecimento são complexas e envolvem aspectos biológicos e ambientais que podem diferir de indivíduo para indivíduo. Embora as mudanças biológicas expressem um acúmulo gradual de danos celulares e moleculares que levam ao aumento do risco a doenças e à diminuição da capacidade individual, os mecanismos envolvidos no envelhecimento são fortemente influenciados pelo ambiente e pelos comportamentos adotados pelos indivíduos ao longo da vida. Apesar de o processo de envelhecer frequentemente envolver perdas significativas (como mudanças nos papéis e posições sociais e na necessidade de lidar com perdas de relacionamentos próximos), a realidade leva alguns indivíduos a diversas adaptações de vida que podem incluir o engajamento em novos papéis e a seleção de novas atividades. Portanto, não é raro encontrarmos pessoas acima de 60 anos engajadas em diversas atividades apresentando um ótimo funcionamento físico e mental, enquanto outras – com a mesma idade – se encontram em situações mais frágeis de saúde, necessitando de auxílio até mesmo para suas necessidades mais básicas.[4]

A velhice se caracteriza por um período de experiências heterogêneas em que as capacidades físicas e mentais individuais interagem com aspectos ambientais, influenciando a capacidade de funcionamento, saúde e bem-estar. Portanto, os focos de atenção a esses indivíduos podem estar voltados tanto ao auxílio na adaptação aos desafios e mudanças sociais que acompanham o envelhecimento, à promoção de saúde e à prevenção de doenças como ao retardamento, à manutenção ou ao tratamento de condições clínicas e psiquiátricas transitórias ou crônicas.

Diante disso, este capítulo tem como objetivo principal abordar os problemas mais comuns na população idosa e as possibilidades de intervenção por meio da TCC. Também são destacados a prevenção dos problemas dessa fase do ciclo vital e os principais focos de atenção com o idoso.

## AS MUDANÇAS DECORRENTES DO ENVELHECIMENTO

Embora, em âmbito individual, as mudanças decorrentes do envelhecimento possam ocorrer de maneira distinta, em algum grau, todos os indivíduos passam por alterações biológicas, físicas e psicológicas que aumentam a vulnerabilidade aos desafios ambientais e ao risco do desenvolvimento de doenças.[3] As principais mudanças observadas como tendências gerais quando a população como um todo é considerada envolvem aspectos físicos e sensoriais, aspectos cognitivos, sexualidade e aspectos psicossociais.

### Aspectos físicos e sensoriais

Não é novidade que, quando envelhecem, as pessoas ficam fisicamente diferentes. Por exemplo, algumas manchas surgem na pele, que, gradativamente, fica mais fina e enrugada; veias nas pernas tornam-se mais visíveis; os cabelos ficam mais finos e brancos; e os pelos do corpo se tornam mais escassos. Porém, as mudanças físicas não ficam restritas à estética. Diversas modificações envolvendo estrutura muscular, ossos, cartilagens, articulações e sistemas sensoriais resultam em impactos importantes na força e nas capacidades de movimentação, agilidade, visão e audição na velhice.

Com o aumento da idade, a massa muscular e a densidade dos ossos diminuem, levando a declínios na força e na função musculoesquelética e aumento do risco de fraturas. Além disso, mudanças estruturais, moleculares, celulares e mecânicas das cartilagens tornam as articulações mais rígidas e frágeis. Tais declínios já foram fortemente associados a incapacitação, redução de qualidade de vida e mortalidade em idosos[3] por levarem a déficits de força e movimento que limitam o engajamento em atividades físicas, sociais, produtivas e de autocuidado, as quais contribuem para a saúde física e psicológica.[5]

> Um dos principais meios de lidar com os declínios físicos associados ao envelhecimento é a atividade física. Atualmente, já se sabe que quanto mais ativa é uma pessoa, menos limitações físicas ela tem ou terá no futuro.[6] Sabe-se também que mais de dois terços dos idosos que não sofrem drasticamente com as mudanças físicas participam de algum tipo de exercício pelo menos duas vezes por semana.[7] Exercícios regulares promovem a proteção da capacidade de realizar as atividades diárias com vigor e energia, além de levarem à diminuição do risco de desenvolver doenças e de promoverem aumento da autoestima.

Praticar exercícios físicos regulares na terceira idade melhora a função cardiorrespiratória, a força, a resistência e a flexibilidade muscular, aumenta a densidade mineral óssea e a capacidade aeróbia e diminui as dores articulares e a resistência vascular.[6] Esses efeitos também se estendem ao funcionamento psicológico, impactando positivamente em aspectos envolvidos no desenvolvimento da depressão e da ansiedade (discutidos mais adiante neste capítulo).

Além dos impactos estruturais do envelhecimento, o advento da idade também está associado a declínios nas capacidades auditivas e visuais. Estima-se que 180 milhões de pessoas acima de 65 anos no mundo apresentem problemas relacionados à perda auditiva. Essas perdas têm implicações importantes, considerando que afetam a comunicação e contribuem para isolamento social, perda de autonomia e declínio cognitivo. Além da perda auditiva, nessa faixa etária, a perda da capacidade de visão limita a mobilidade, afeta as interações interpessoais, se torna uma barreira ao acesso da informação e aumenta o risco de quedas e acidentes.

Tanto as perdas auditivas quanto as visuais podem levar os idosos a serem menos eficientes na execução de suas tarefas diárias, porém ambas limitações podem ser contornadas facilmente. Intervenções simples e adaptações ambientais são úteis, além do uso de recursos como óculos e aparelhos auditivos. No caso das perdas auditivas, modificações ambientais efetivas, por exemplo, a redução da poluição sonora, bem como adaptações na comunicação entre o ouvinte com audição reduzida e as pessoas com as quais ele se comunica, facilitariam o processo de entendimento, desde que utilizadas formas claras de comunicação verbal e não verbal. Já para idosos com perdas visuais, tornar o ambiente mais iluminado e sinalizado é de grande valia.[6]

## Aspectos cognitivos

As capacidades cognitivas variam muito entre as pessoas e estão intimamente relacionadas aos anos de estudo. É natural que muitas funções cognitivas comecem a diminuir em idade relativamente jovem e que funções diferentes se deteriorem em taxas distintas. Alguma diminuição na capacidade de memória e de velocidade do processamento de informações é comum, embora as memórias autobiográfica, procedural e semântica se mantenham estáveis ao longo do tempo, bem como a compreensão de linguagem, a capacidade de leitura e o vocabulário. Adicionalmente, o envelhecimento está associado à redução na capacidade de aprender e dominar tarefas que envolvem manipulação, reorganização e integração ativa, além de na capacidade de desempenhar tarefas complexas que exigem dividir ou mudar o foco atencional, porém não parece influenciar a capacidade de concentração ou de evitar distrações.[4]

Todos os processos que envolvem declínio cognitivo decorrente da idade são influenciados por diversos fatores, que incluem *status* socioeconômico, padrões de estilo de vida, presença de doenças crônicas, assim como uso de medicamentos. Atualmente, existem evidências de que o declínio normal de tais funções pode ser compensado por experiências adquiridas ao longo da vida e reduzido por meio de treinos mentais e prática de atividade física.[8] Apesar de as mudanças cognitivas associadas ao envelhecimento em idosos saudáveis serem significativamente diferentes daquelas observadas em adultos acometidos por demências ou mesmo por comprometimento cognitivo leve, o uso de intervenções que alcancem diversos domínios do envelhecimento parece proporcionar caminhos para a prevenção de tais desfechos.

Um ensaio clínico randomizado (ECR), conduzido entre 2009 e 2011 com 1.260 idosos na Finlândia, avaliou uma abordagem de intervenção múltipla destinada a prevenir o declínio cognitivo e o desenvolvimento de demências em idosos da população geral. O Finnish Geriatric Intervention Study to Prevent Cognitive Impairment and Disability (FINGER)[9] teve duração de dois anos e foi composto por aconselhamento nutricional conduzido por nutricionistas (individualmente e em grupo), atividades físicas conduzidas por fisioterapeutas (fortalecimento muscular progressivo e programas de exercícios aeróbicos), treinamento cognitivo conduzido por psicólogos (individualmente e em grupo por meio de programas de computador voltados ao treino de memória episódica, funções executivas, velocidade de processamento e memória de trabalho), atividades sociais estimuladas durante todos os encontros realizados em grupo e monitoramento e gerenciamento de fatores de risco vasculares e metabólicos conduzidos por médicos. Os resultados indicaram efeitos significativos da intervenção na cognição, de maneira geral, nas funções executivas, na velocidade de processamento, no índice de massa corporal (IMC), nos hábitos alimentares e no condicionamento físico dos idosos participantes da intervenção. Apesar de nenhum efeito da intervenção ter sido observado na memória, os resultados indicaram efeitos benéficos para o risco de declínio cognitivo. Além disso, as taxas de abandono foram baixas, e a adesão ao tratamento se manteve alta.

## Sexualidade

Embora pouco discutida, a sexualidade na velhice é tão importante quanto na idade adulta e pode ser influenciada por inúmeras mudanças fisiológicas, psicossociais e ambientais decorrentes do envelhecimento. Pesquisas populacionais indicam que as pessoas se mantêm ativas sexualmente até idades bastante avançadas. Esse dado apoia a noção de que problemas sexuais em idosos podem estar mais relacionados a problemas de saúde, quando existem, do que ao envelhecimento *per se*. Devido ao fato de o envelhecimento ser um período de risco aumentado para o desenvolvimento de doenças, a necessidade de lidar com algumas delas pode afetar a função sexual. Esses impactos podem ser diretos, como no caso de doenças vasculares e diabetes, que levam à disfunção erétil, ou como efeito adverso de uma cirurgia por câncer ou hiperplasia de próstata, ou indiretos, como no caso de medicamentos que diminuem a libido, como resultado das consequências psicossociais de uma doença, ou ainda de tratamentos, como no caso de mudanças na autoimagem em mulheres que passam por mastectomia.[4]

Uma pesquisa recente com pessoas acima de 40 anos em 29 países identificou que as disfunções sexuais que mais acometem mulheres e homens são falta de interesse sexual, inabilidade de alcançar orgasmos, dificuldades de lubrificação, ter e manter uma ereção, falta de interesse sexual, ejaculação precoce, ansiedade de desempenho e inabilidade de ejacular.[10] Apesar dos desafios, a sexualidade na velhice apresenta-se de diversas formas e deve ser um foco de atenção importante devido a sua associação estreita com bem-estar e satisfação em relacionamentos.

## Aspectos psicossociais

A multiplicidade de fatores sociais e psicológicos relacionados ao envelhecimento pode contribuir fortemente para a saúde física e mental dos idosos. Além das perdas relacionadas ao declínio nas capacidades física e cognitiva, envelhecer também pode envolver a perda de relacionamentos importantes, levando a vivências de luto (inclusive diante da compreensão da própria finitude), a mudanças na vida familiar, ao isolamento social e à perda da atividade laboral. É possível que o afastamento do trabalho, causado pela aposentadoria, seja a perda social mais importante na vida dos indivíduos, devido à desvalorização associada à diminuição de produtividade e ao fato de que a principal fonte de contato social de muitos é o ambiente de trabalho.

Além disso, no imaginário social, idosos são, em sua maioria, considerados indivíduos improdutivos, em razão de a ordem do sistema capitalista não reconhecer as atividades não remuneradas realizadas por idosos como produção social. Diversos idosos são responsáveis pelos cuidados com seus netos, como levá-los à escola e cuidá-los nos períodos de férias, pelos cuidados com outros membros da família e pelos cuidados com as mais variadas tarefas domésticas. Considerando que 62,4% dos idosos brasileiros eram chefes de família (responsáveis por seus domicílios) no ano 2000,[11] entende-se a importância social dos indivíduos dessa faixa etária. Tais dados relacionam-se ao fato de que, nos últimos anos, muitos filhos têm voltado a morar com seus pais idosos por não terem recursos para arcar com as próprias despesas, elevando os números de netos e bisnetos residindo com seus avós em 1,7 milhão entre 1991 e 2000[11] e colocando o papel do idoso na família como, em muitos casos, central. Assim, no caso das sociedades rurais, existe uma alteração clara na estruturação da família nuclear e estendida, nas quais não raramente a prole era muito maior e o idoso costumava residir junto às demais gerações da família, assumindo diversos papéis.

### Luto

Perder alguém importante é um evento estressor para qualquer indivíduo. Porém, já foi reportado que a experiência da perda de um ente querido é 50% maior em indivíduos acima de 65 anos e que a prevalência dessas experiências aumenta significativamente com a idade.[12] O luto em idosos pode envolver a perda do cônjuge, de amigos, de irmãos e de filhos. A perda de pessoas significativas para idosos pode impactar diretamente em sua saúde física e mental, sendo um importante foco de atenção e intervenção. Passar por tal evento é um fator de risco importante para o desenvolvimento de sintomas depressivos e somáticos, luto complicado e risco de suicídio.[13]

**Vida familiar**
Em todas as etapas da vida, a família é uma das principais fontes de apoio social, e isso não é diferente na velhice. A vida familiar de idosos pode sofrer grandes mudanças, principalmente pelo fato de que se espera que a família seja capaz de proteger e cuidar de seus membros. Essa expectativa acaba tendo duas implicações importantes no cenário da velhice por meio da formação de famílias *de* idosos (nas quais o idoso é o chefe da casa) e de famílias *com* idosos (nas quais os idosos vivem na condição de parentes do chefe da família).

No primeiro cenário, os idosos mantêm alguma fonte laboral significativa para o sustento da família, muitas vezes sendo os responsáveis pelos investimentos em educação, saúde e lazer. No segundo cenário, com as reduções das jornadas de trabalho oriundas da aposentadoria, os idosos costumam passar mais tempo em casa e com a família, o que pode levar a mudanças na divisão do trabalho doméstico e na distribuição de poder e tomada de decisões, assim como à aquisição de novas funções, como cuidar dos netos.

Porém, em alguns casos, idosos necessitam de assistência e cuidados familiares quando se encontram em condições de saúde mais frágeis. Em muitos contextos familiares, o idoso que um dia foi o responsável pela família passa a ser cuidado pelos filhos, ou netos, perdendo, em algum grau, sua autonomia e liberdade socioeconômica. Em tais situações, não é incomum que os idosos apresentem algum grau de sofrimento emocional não só pelas perdas, mas também por não desejarem ser um fardo para os filhos.[7] De fato, em muitas famílias, esse tipo de cuidado acaba sendo uma sobrecarga devido à diminuição do número de membros potencialmente disponíveis para o cuidado dos idosos, uma vez que o tamanho das famílias vem diminuindo, e a participação dos indivíduos no mercado de trabalho, aumentando.[14]

De qualquer forma, a transmissão de posse de bens materiais e a sucessão entre gerações estão associadas ao envelhecimento e ao desaparecimento da geração mais velha. Esse processo – psicológico, relacional e material – tende a se iniciar antes da morte e configura-se como uma importante tarefa para as pessoas idosas e suas famílias. Esse processo envolve tomadas de decisão a respeito de quais bens doar e para quem, como, quando e por que os distribuir. Embora a herança material represente ajuda financeira para as gerações mais jovens, associada à prestação de apoio e cuidados à geração mais velha, as tomadas de decisão da transmissão têm implicações relacionais no bem-estar familiar.

Portanto, planejar a distribuição da herança em vida ou buscar planejamento envolvendo aconselhamento legal com escrituração de bens e sucessão de negócios podem ser opções importantes durante esse estágio do desenvolvimento.

**Isolamento social**
Conforme as pessoas vão envelhecendo, o contato social tende a ser mais restrito por diversos fatores. O primeiro deles é que o trabalho costuma ser uma importante fonte de contato social, ao passo que, quando as pessoas se aposentam, o contato social pode ser mais escasso e eventual. Além disso, para alguns idosos, mudanças físicas ou doenças instauradas tornam sair de casa cada vez mais difícil, o que também restringe o contato com outras pessoas fora do âmbito familiar.[7]

Apesar de pessoas mais velhas terem maior probabilidade de se sentir satisfeitas com redes sociais menores do que adultos jovens e tornarem-se cada vez mais seletivas em relação às pessoas com quem convivem, uma rede de apoio consistente na velhice é importante para maior satisfação com a vida. Adicionalmente, o isolamento social nessa faixa etária é um conhecido fator de risco de quadros psiquiátricos como depressão.[12]

Uma revisão sistemática de ECRs e estudos quase-experimentais, publicada em 2011, investigou a efetividade de intervenções destinadas a minimizar o isolamento social e a solidão em idosos. A revisão contou com 32 estudos compostos por intervenções categorizadas em: (1) oferta de atividades (programas sociais ou físicos), (2) atividades de apoio (discussões, aconselhamento, terapia ou psicoeducação), (3) treinamento em internet, (4) visita domiciliar e (5) prestação de serviços. Embora os resultados tenham indicado a necessidade do desenvolvimento de estudos mais rigorosos para avaliação da efetividade de intervenções destinadas a minimizar o isolamento social em idosos, os autores observaram que as abordagens mais efetivas tinham algumas características em comum. Os resultados indicam que as intervenções mais efetivas para diminuição e prevenção do isolamento social em idosos são desenvolvidas com base em fundamentos teóricos que oferecem atividades sociais e/ou de apoio em formato de grupo e que possibilitam a participação dos idosos como membros ativos.

### Aposentadoria

Em virtude de a aposentadoria ser um dos principais eventos de vida que marca a entrada na velhice, há anos, pesquisadores se questionam sobre o quão bem as pessoas se adaptam à aposentadoria. Diferentes propostas enfatizam o enfraquecimento do papel de trabalhador e a necessidade de fortalecimento de papéis familiares e comunitários nesse momento de transição. Sabendo que a aposentadoria pode provocar uma série de mudanças, é natural que ela seja fonte de insegurança e ansiedade, mesmo para aqueles indivíduos que desejam se aposentar ou tenham planos para o futuro.

Diversos fatores podem ser determinantes na decisão e na adaptação à aposentadoria. Alguns deles envolvem o momento da aposentadoria e a coincidência com a dependência financeira de outros membros da família, dificuldades de relacionamento com cônjuges ou filhos, que podem diminuir o prazer em passar mais tempo em casa, e as mudanças no papel social antes ocupado como trabalhador.

O fato é que a adaptação a essa nova condição de vida é um processo múltiplo e heterogêneo, influenciado intimamente pelos recursos de que cada indivíduo dispõe ao longo do tempo e pelo modo como esses recursos são utilizados. Por exemplo, se um indivíduo é capaz de manter seu estilo de vida e suas atividades prévias, ou investir em atividades centradas em seus valores e necessidades após a aposentadoria, as mudanças são experimentadas de maneira positiva. Diferentemente, se, ao longo do tempo, o aposentado vai perdendo seus recursos e seu padrão de vida, as mudanças de vida são experimentadas de modo negativo.

Dessa forma, a aposentadoria tem sido associada tanto a aumentos de sintomas de depressão, solidão, menor satisfação de vida e felicidade, expectativa de vida mais negativa e menores níveis de atividade quanto a maior satisfação com a vida e bem-estar. Um dos pontos-chave para alcançar desfechos positivos em relação à aposentadoria parece envolver indivíduos que se aposentam com consciência e gratidão por terem um corpo saudável e funcional, com a perspectiva do tempo como algo que abre novas possibilidades de ação, com maior senso de autonomia e com relações sociais saudáveis e bem estabelecidas.[15]

Dessa forma, no sentido de alcançar desfechos positivos com a aposentaria, preparar-se para sua chegada tem sido uma recomendação fortemente pautada por pesquisadores da área e instituições governamentais.

### EXEMPLO CLÍNICO

A., 84 anos, já com diagnóstico terminal, decide chamar seus advogados para consultar quais seriam suas melhores opções. Todos aconselham o senhor a realizar o que fosse possível ainda em vida, tanto da partilha dos bens pessoais quanto das questões da empresa, que era familiar. A. tinha cinco filhos; todos trabalhavam na empresa. Os advogados explicaram que, apesar de esse ser um processo muito complicado emocionalmente de se fazer em vida, afinal, ele ainda está vivo e partilhando os bens, evita muitos problemas, uma vez que é sabido que essas situações tendem a gerar muitas discussões e brigas na família. A. concorda com seus advogados. Seus filhos recebem a notícia como um choque, não gostam da ideia inicialmente, chegam a discordar de alguns pontos. Nesse momento, A. vê a importância de estar presente para mediar a situação. Se ele, dizendo o que queria que acontecesse, está sendo contestado, imagina como seria em sua ausência?

Para preparar-se para a aposentadoria, é preciso reorganizar a vida prestando mais atenção às necessidades sociais, afetivas, culturais, de lazer e de saúde, além das necessidades produtivas. Em algumas circunstâncias, é necessário que o indivíduo siga com alguma atividade laboral como forma de complementação de renda, porém, nesses casos, atividades que tragam satisfação devem ser priorizadas.

Desenvolver um planejamento de vida que inclua preparação para a aposentadoria requer uma visão multidimensional de distribuição de tempo e interesses, engajamento em atividades de lazer e de saúde, reinserção familiar e social e planejamento financeiro. É preciso que, durante sua vida produtiva, o indivíduo distribua seu tempo e seus recursos em atividades que tragam satisfação, assim como no convívio com a família e amigos fora do contexto de trabalho.

Além disso, levando em conta que a situação financeira da maioria dos brasileiros costuma ser pior nos anos da aposentadoria do que durante a vida produtiva, a análise de situações e a preparação financeira para aposentar-se tornam-se essenciais. Projetar e discutir investimentos, redução de despesas e negociação de dívidas, bem como realizar uma previsão de valor mensal para os anos da aposentadoria, são maneiras de garantir segurança financeira, sobrevivência básica e realização de desejos.[16]

## Vida em instituições

Apesar de a maioria das pessoas mais velhas e seus familiares não desejarem a institucionalização, ou seja, a internação do idoso em uma casa destinada aos cuidados na velhice, em alguns casos, a internação parece a única e a melhor opção. É inegável que a mudança de um membro idoso para instituições pode envolver sentimentos de rejeição, abandono e culpa. Porém, para idosos que vivem sozinhos, não participam de atividades sociais e apresentam dificuldades importantes na execução de tarefas diárias, a vida em instituições é, aparentemente, mais segura e benéfica. Não raro, os cuidadores encontram-se sobrecarregados ou não têm mais condições de fornecer os cuidados necessários ao idoso.[7]

A Política Nacional do Idoso, que determina ações voltadas a autossuficiência, saúde, moradia e segurança que garantam autonomia e independência no atendimento aos idosos (conforme a Lei nº 8.842/94), prevê que os cuidados aos idosos devem ser, preferencialmente, não institucionalizados. Dessa forma, é da família, da sociedade e do Estado o dever de assegurar a todos os idosos o direto a cidadania, participação social, dignidade, bem-estar e direito à vida, sendo a família a principal fonte de cuidado de seus idosos. Porém, em determinadas situações ou períodos, a capacidade da família de prover o cuidado que assegure esses direitos a seus idosos pode estar comprometida. Além disso, em tais situações, o idoso pode se tornar um entrave à autonomia dos familiares, tanto pelas demandas do cotidiano, que não possibilitam conciliar cuidados com atividades de trabalho e do lar, quanto pela impossibilidade de encontrar um ou mais membros que se responsabilizem pelo cuidado do idoso.[17]

Diante das dificuldades impostas pelo cotidiano e das soluções, que muitas vezes são restritas, para garantir atendimento e qualidade de vida para os idosos da família, frequentemente, a decisão viável encontrada acaba sendo a institucionalização. Entre os fatores que levam a família, ou o próprio idoso, a optar pela vida em instituições, estão o fato de a família contar com um número reduzido de integrantes, a ausência de condições físicas, financeiras e psicológicas para prestar o atendimento no domicílio e o desejo do idoso de ter o próprio espaço para morar.[17] Mais ainda, a literatura aponta que são fatores preditores de institucionalização de idosos ser do sexo feminino, ter idade avançada (acima de 70 anos), não ter um parceiro e apresentar baixa escolaridade ou alguma incapacidade funcional que impeça a execução de atividades diárias básicas.[18] Independentemente das razões e do que leva à decisão pela institucionalização dos idosos, quando uma família procura uma instituição para um familiar morar, a busca geralmente se direciona para um ambiente que ofereça cuidados diários e médicos, bem como companhia, além de um espaço de convivência e socialização entre os moradores.[17]

## O idoso e os cuidadores

Considerando dados que indicam que 40% dos indivíduos com 65 anos, ou mais, precisam de algum tipo de ajuda para realizar tarefas, como fazer compras, cuidar de finanças, preparar refeições e limpar a casa, e que 10% requerem auxílio para realizar tarefas mais básicas, como tomar banho, vestir-se e alimentar-se,[19] o papel de cuidadores se torna extremamente importante nas discussões sobre o envelhecimento. O cuidado com os idosos pode ser considerado formal ou informal, dependendo da natureza do vínculo do cuidador com o idoso. Enquanto o cuidado formal é aquele realizado por profissionais, o informal é dispensado por familiares, amigos ou conhecidos.[20] Preferencialmente, a designação daquele que assume os cuidados pessoais de idosos recai em indivíduos com grau de parentesco próximo, do sexo feminino, que vivem perto e que tenham alguma proximidade afetiva com o idoso.[19]

Embora cuidar de um idoso na própria casa deva ser a primeira escolha, cuidar de alguém 24 horas por dia, sem pausa, não é uma tarefa simples. De fato, dados revelam que quanto maiores os níveis de dependência para atividades básicas e instrumentais da vida diária, maior a sobrecarga de cuidadores e a percepção negativa sobre seu estado de saúde.[20] Nesse sentido, os cuidadores precisam receber orientações sobre como proceder nas situações mais difíceis e contar com visitas periódicas de profissionais da saúde que possam, além de alternar cuidados e auxiliá-los, supervisioná-los e capacitá-los.[19] Os desafios no cuidado com idosos não estão em prolongar a vida, mas em manter a capacidade funcional deles, preservando sua autonomia e funcionalidade, principalmente por meio do cuidado prestado por seus cuidadores.

## PROMOÇÃO E MANUTENÇÃO DE UM ENVELHECIMENTO SAUDÁVEL

Por muito tempo, o foco do envelhecimento recaiu em suas características deletérias. Apenas recentemente tem havido investimento no estudo e na pesquisa da promoção de um envelhecimento saudável. Por esse motivo, até mesmo nossa capacidade de reconhecer o que é envelhecer de forma saudável torna-se dificultosa. Muito se tem debatido sobre o que seria um envelhecimento bem-sucedido, uma vez que não há consenso sobre sua definição. Em uma revisão ampla, foram identificados estudos que tentaram operacionalizar o conceito usando-se as seguintes definições: fisiológicas (p. ex., funcionamento físico), engajamento (p. ex., envolvimento em voluntariado), percepção de bem-estar (p. ex., satisfação com a própria vida), recursos pessoais (p. ex., resiliência) e fatores extrínsecos (p. ex., recursos financeiros). A maioria se ateve ao primeiro, de saúde biomédica, mas há uma ampliação crescente para variáveis psicossociais.[22]

Atualmente, muito mais do que esbater as mazelas da idade, o foco tem-se debruçado sobre a capacidade funcional do idoso. Segundo a Organização Mundial da Saúde (OMS), o envelhecimento saudável é "o processo de desenvolver e manter as habilidades funcionais que viabilizam o bem-estar em idade avançada".[4] Para uma compreensão melhor do modelo multidimensional de envelhecimento saudável, deve-se observar componentes como herança genética, características pessoais e características de saúde e suas interações entre si e com o ambiente (**Fig. 23.1**). Assim, faz-se necessária uma avaliação multidimensional que contemple a saúde física e mental, a autonomia no dia a dia, a capacidade de socialização, o suporte familiar e a independência econômica.

> Vale ressaltar que o uso de estratégias de prevenção e de promoção da saúde do idoso deve ocorrer em nível individual, comunitário e governamental.

Para a promoção de um envelhecimento saudável, a OMS divide as variáveis em duas grandes categorias comportamentais do indivíduo: atividade física e nutrição.

### Atividade física

Na atividade física, pode-se observar que, em estudos longitudinais, aqueles que praticam 150 minutos ou mais de atividade física moderada por semana têm a taxa de mortalidade reduzida em 31%. Os efeitos não se resumem ao estado físico do indivíduo. A atividade física também se mostrou capaz de melhorar o funcionamento cognitivo e de reduzir a sintomatologia de ansiedade e depressão. Outro benefício observável é a melhora significativa no envolvimento social e comunitário do idoso, uma vez que realizar atividades físicas oportuniza maior interação com seus pares e outros membros da comunidade.[4]

### Nutrição

Quanto à nutrição do idoso, é necessário observar diversas alterações fisiológicas que podem

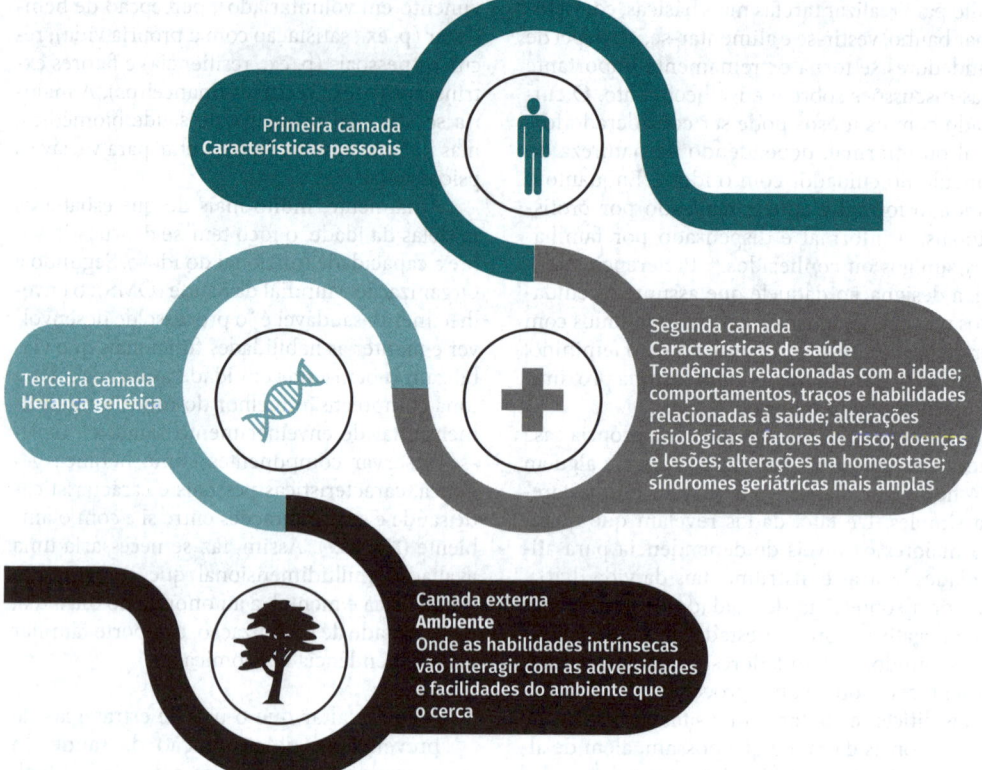

**Figura 23.1** | Envelhecimento saudável.
*Fonte*: WHO.[4]

atrapalhar de forma significativa a alimentação. A redução do paladar e do olfato pode diminuir o apetite, bem como complicações gástricas e bucais podem dificultar a ingesta de alimentos. Não raro, a má nutrição no idoso passa despercebida pelos clínicos. Ela deve ser investigada por meio de exames laboratoriais e acompanhamento nutricional.[4]

▶ **Quando questionados sobre o que seria importante para um envelhecimento saudável, os próprios idosos relataram que necessitam de:**

- Um papel ou uma identidade para exercer, ou seja, ser responsável por alguma atividade, ou função laboral, em casa ou na comunidade – por exemplo, gerenciar as finanças da família ou responsabilizar-se por alguns cuidados com os netos.
- Relacionamentos, tanto familiares como de amizades fora do contexto familiar.
- Possibilidade de se divertir por meio da realização de atividades de lazer, como viagens e encontros frequentes com amigos.
- Autonomia, independência e poder tomar as próprias decisões, ou seja, poder fazer escolhas sem a interferência de outras pessoas.
- Segurança.
- Potencial para crescimento pessoal – por exemplo, ter acesso a atividades e elementos culturais.

Tanto essas demandas intrínsecas da população como as já mencionadas (atividade física e nutrição) requerem alterações e adaptações no contexto em que se dá a vida do idoso. Essas adaptações podem ocorrer no ambiente do lar, com modificações que permitam maior autonomia, bem como em ambientes nos quais o idoso busca serviços, especialmente os de saúde. Em razão disso, é proposto o conceito de adaptação pessoa-ambiente, no qual existe uma relação mútua entre a necessidade de o ambiente se moldar ao indivíduo, e vice-versa.[4]

É sabido que, para o bom desenvolvimento de hábitos saudáveis dentro dos âmbitos nutricionais e físicos, o campo psicológico também deve estar em funcionamento pleno. Alterações psicológicas, desde transtornos diagnosticáveis, como o transtorno depressivo maior, como alterações mais sutis no funcionamento cognitivo, podem influenciar diretamente nos hábitos alimentares e de atividade física dos indivíduos. Assim, faz-se necessário cuidar da saúde mental do indivíduo tanto quanto de sua saúde física.

▶ **Em suma, para a obtenção de um envelhecimento saudável, segundo a literatura revisada, recomenda-se:**

- Prática regular de atividade física (150 minutos semanais)
- Engajamento em atividades comunitárias
- Busca por apoio social com familiares e amigos
- Manutenção de uma alimentação balanceada
- Realização de visitas médicas e exames de rotina

## PSICOTERAPIA COM IDOSOS

Durante muito tempo, acreditou-se que idosos não poderiam se beneficiar de abordagens psicoterapêuticas devido a uma suposta rigidez das estruturas mentais e ao declínio cognitivo associados ao envelhecimento. Atualmente, apesar de sabermos dos equívocos dessas concepções, um dos desafios enfrentados pela prática clínica psicológica com idosos é o fato de que muitos cresceram em um contexto sociocultural que desacreditava as intervenções psicoterapêuticas e as associavam a condições estigmatizantes. Embora tal fato possa levar à hesitação da busca por esse tipo de ajuda, sabe-se que a maioria dos idosos que recebem ou buscam por serviços é receptiva a terapias breves, focadas na resolução de problemas e que auxiliam na adaptação às novas demandas geradas pelo envelhecimento.

Como discutido anteriormente, alguns temas recorrentes em psicoterapias com essa população costumam ser conflitos relacionados às transformações da estrutura familiar, mudança de papéis, ansiedade ante o envelhecimento, limitações físicas ou incapacitações decorrentes de doenças crônicas, aproximação da morte, luto e diminuição de autonomia, autoestima e capacidades cognitiva e física. Ainda que haja diversas abordagens que possam ser aplicadas no tratamento da população idosa, como, por exemplo, psicoterapias de apoio e terapia psicodinâmica, neste capítulo, vamos focar as estratégias da TCC. Os modelos de tratamento orientados por tal abordagem têm demonstrado alta eficácia na redução de sintomatologias variadas, na facilitação de adaptação às mudanças da nova etapa do ciclo vital e no aumento da satisfação com a vida.[21]

Diante da heterogeneidade inerente ao processo de envelhecimento e da multiplicidade de motivos pelos quais idosos podem buscar auxílio psicoterapêutico, inicialmente, vamos focar os aspectos gerais da TCC no tratamento adaptado com idosos às suas diferentes demandas. Em seguida, são debatidos os tratamentos e o manejo da depressão e da ansiedade, transtornos mentais que mais comumente acometem essa população.

> O atendimento do idoso deve se dar de forma integrada e multiprofissional devido à complexidade dos quadros clínicos.

### O papel do terapeuta

Primeiramente, é importante que o terapeuta que estiver trabalhando com idosos obtenha conhecimento sobre teoria e pesquisa na temática do envelhecimento, que compreenda a multiplicidade e a diversidade desse processo e que esteja disposto a desenvolver as habilidades necessárias para o atendimento dessa população.

▶ **No trabalho com idosos, é importante que o terapeuta:**

- Conheça as necessidades específicas do idoso em atendimento.
- Destaque a relação terapêutica como colaborativa, valorizando os esforços do idoso.
- Valorize a psicoeducação do paciente sobre o envelhecimento e os problemas decorrentes e sobre o problema em questão e as soluções existentes.
- Identifique e trabalhe para promover a modificação de crenças associadas à terapia que possam atrapalhar o processo.
- Informe e eduque o paciente sobre o funcionamento da psicoterapia (importância das cognições e interações com emoções e comportamentos, necessidade de tarefas de casa e estrutura das sessões).
- Defina e foque os objetivos claros e alcançáveis que nortearão o processo terapêutico, bem como oriente a estrutura das sessões para esses objetivos.
- Preste atenção no ritmo das sessões e na introdução das informações (muitas vezes, a transmissão da informação precisa ser de forma lenta e repetida).
- Ensine e treine habilidades por períodos mais longos de tempo e, se necessário, utilize recursos didáticos e de memória auxiliares.
- Identifique e valorize os recursos do paciente.
- Estimule a revisão da história de vida do paciente.
- Conduza o trabalho com uma equipe multidisciplinar (p. ex., médicos, fisioterapeutas, nutricionistas, educadores físicos, entre outros) e com a família sempre que necessário.

## Terapia cognitivo-comportamental

As TCCs reúnem um conjunto largo de propostas terapêuticas no trabalho e na atenção à população idosa. Comumente, as estratégias de intervenção baseiam-se no modelo clássico de tratamento proposto por Aaron T. Beck, precisando de poucas adaptações para o trabalho com a população de idade avançada. Esse modelo se baseia nas premissas de que as cognições, ou seja, os pensamentos, têm influência importante sobre as emoções e os comportamentos, assim como a forma como agimos ou nos comportamos pode afetar nossos padrões de pensamento.

Portanto, o grande desafio terapêutico dessa abordagem está relacionado ao ensino e ao treino de competências cognitivas e comportamentais que melhorem o nível de desempenho do idoso, uma vez que a aprendizagem nessa faixa etária ocorre de maneira distinta das outras. O que vale a pena destacar é que todos os idosos chegam ao tratamento com ampla experiência de vida, já tendo experimentado diversos momentos difíceis. Dar espaço para a recordação das estratégias utilizadas nesses períodos pode ser um caminho para o aprimoramento de competências já aprendidas.[21]

De maneira geral, intervenções cognitivo-comportamentais em idosos se orientam pela definição dos problemas para os quais as intervenções são destinadas, pela identificação e pela modificação de cognições, emoções e comportamentos e pelo desenvolvimento de novas competências cognitivas e comportamentais mediante trabalho com automonitoramento e registro. Também são realizados a identificação e a confrontação de distorções cognitivas, o treino de habilidades e o treino de técnicas comportamentais, bem como relaxamento e agendamento de tarefas associadas à obtenção de satisfação. Especificidades sobre o papel do terapeuta cognitivo-comportamental e as estratégias terapêuticas dessa abordagem com a população de idosos são descritas a seguir.

## Aspectos gerais da TCC em idosos

O primeiro passo do tratamento envolve a avaliação do paciente, assim como o estabelecimento de objetivos e metas terapêuticas. A avaliação inicia-se da mesma maneira que em qualquer processo psicoterapêutico: por meio da entrevista clínica de anamnese. Nesse processo, é extremamente importante que o terapeuta procure conhecer os sintomas atuais do idoso, os motivos que determinaram a busca de ajuda, suas relações interpessoais, sua base sociocultural, seus pontos fortes e recursos, assim como os impactos dessa etapa de desenvolvimento, os fatores biológicos e a presença de doenças médicas. É preciso que o terapeuta esteja atento à presença de patologias crônicas, uso de medicamentos e prejuízos físicos e cognitivos.

Além desses aspectos comuns à maioria das abordagens terapêuticas, o processo de avalia-

## EXEMPLO CLÍNICO

N., 73 anos, vinha às consultas assiduamente e prestava atenção nas tarefas e nas conversas. No entanto, quando pedíamos um *feedback* das tarefas escritas, por vezes, ela não sabia o que responder. Verificamos com a família, e ela, há pouco tempo, tinha consultado um oftalmologista e estava com óculos novos. Ainda assim, aumentamos a fonte utilizada nos materiais com N. Houve melhora, mas não comparável com o que ela era capaz de responder nas tarefas verbais. Por fim, percebemos que o problema era uma lentificação por parte de N. para ler os materiais, a qual intuitivamente já compensávamos com a fala; entretanto, talvez por vergonha, N. não nos alertava de que não tinha terminado de ler ou respondia "sim" quando perguntávamos "A senhora já terminou de ler o material?". Por fim, reduzimos a quantidade de material utilizado em cada sessão, para que ela tivesse tempo hábil de lê-lo.

ção inicial na TCC também é realizado com o objetivo de entender o funcionamento cognitivo, comportamental e emocional do paciente e como esse funcionamento se relaciona com os problemas-alvo do tratamento. No início do processo terapêutico, também procura-se estabelecer os objetivos do tratamento, que podem variar de caso para caso, dependendo das demandas do paciente.

▶ **Entre os diversos objetivos de tratamento, alguns podem envolver:**

- Adaptar o idoso às mudanças decorrentes do envelhecimento
- Auxiliar o idoso a entender o processo de envelhecimento como um processo natural
- Auxiliar o idoso a desenvolver autonomia e independência dentro das possíveis limitações
- Melhorar a autoestima e o autocuidado, promovendo um envelhecimento saudável
- Aumentar o repertório comportamental, melhorando o funcionamento global e aumentando a possibilidade de experimentar afetos positivos
- Instrumentalizar o idoso a compreender seu funcionamento cognitivo e saber como lidar com ele
- Resolver problemas (p. ex., conflitos em relacionamentos, segurança, engajamento em atividades variadas, plano de aposentadoria)

Diversos aspectos precisam ser considerados em relação às intervenções utilizadas para alcançar os objetivos estabelecidos. Nos casos em que o idoso apresenta algum declínio sensorial, como auditivo ou visual, é importante levar em conta que tal quadro pode ocasionar dificuldades em intervenções que envolvam a realização de registros e leituras de material psicoeducativo. Além disso, o paciente pode apresentar dificuldades em acompanhar o ritmo de fala do terapeuta em sessão. Nesses casos, o terapeuta precisa auxiliar o paciente no enfrentamento e na correção, quando possível, desses problemas estimulando o uso de apoio, ou aparelhos, assim como desenvolvendo novas estratégias que diminuam o impacto das limitações. Os materiais utilizados em psicoterapia devem ser escritos em letras maiores e cores mais fortes.

Da mesma maneira, adaptações são necessárias quando o paciente apresenta algum tipo de limitação física em decorrência do envelhecimento ou de condição médica. Se o idoso apresentar alguma dificuldade nessa esfera, é importante que o terapeuta e o paciente estabeleçam objetivos terapêuticos realistas, principalmente no que diz respeito ao engajamento em experimentos comportamentais. Também é importante avaliar a necessidade de introdução de um trabalho com uma equipe multidisciplinar capaz de auxiliar o paciente a reduzir ou manejar suas limitações.

## Saúde mental em idosos

Em estudos epidemiológicos, os transtornos mentais mais recorrentes na população idosa

> **EXEMPLO CLÍNICO**
>
> I., 76 anos, havia desenvolvido perda gradual da produção da fala após um acidente automobilístico. Ainda assim, a compreensão mantinha-se preservada. Para o andamento das consultas, o terapeuta teve de desenvolver uma forma de comunicação alternativa breve com papel e uma caneta adaptada e, para os dias em que ele não conseguia escrever, letras em EVA. Estavam presentes também problemas de locomoção, e I. precisava de ajuda para entrar e sair do consultório. Além disso, o terapeuta, sozinho ou com o auxílio da cuidadora, às vezes, ajudava I. a sentar-se na cadeira. Essa ação contribuiu para criar confiança por parte do paciente em relação ao terapeuta.

são demências, depressão, transtornos de ansiedade e uso de substâncias.[23] Neste capítulo, são abordados em maior profundidade as alterações de humor e a ansiedade.

### Depressão

O diagnóstico de depressão na população idosa apresenta-se em cerca de 1 a 4% dos indivíduos. Quando consideramos estados subclínicos, nos quais existem ao menos dois sintomas com prejuízo clinicamente significativo, os índices podem variar entre 4 e 13%. Tanto a incidência como a prevalência dos casos de depressão costumam dobrar quando se chega na faixa dos 70 a 85 anos. Existe também uma diferença quanto ao sexo: as mulheres são duas vezes mais afetadas pelo transtorno em comparação aos homens.[24]

O diagnóstico da depressão no idoso pode mostrar-se dificultoso, uma vez que sua apresentação pode variar em comparação a um adulto jovem. No idoso, a depressão tende a se apresentar de forma menos comportamental e mais cognitiva, também envolvendo questões de cunho existencial. Outro aspecto dificultador é o maior número de diagnósticos que devem ser levados em conta pelo clínico para realizar o diagnóstico diferencial. Há uma miríade de condições que emulam sintomas de depressão, como deficiências vitamínicas, quadros neurológicos, tratamentos farmacológicos, entre outras. Ainda, pode existir uma concepção equivocada por parte do paciente ou dos familiares de que o humor deprimido faz parte de um envelhecimento saudável, normalizando, assim, uma condição que de fato não é.

Nesse sentido, faz-se ainda mais relevante a necessidade de um diagnóstico acurado, uma vez que não só as consequências das condições em si para o paciente podem ser muito diferentes (p. ex., progressão de declínio cognitivo leve para demência ou depressão leve que pode evoluir para remissão ou depressão grave), mas também as intervenções podem ser drasticamente distintas caso o diagnóstico seja um ou outro (p. ex., prostração devido a depressão profunda ou catatonia parkinsoniana).

Em relação a fatores preditores para depressão em idosos, podemos identificar que existe uma associação direta entre o prejuízo cumulativo causado por outras condições médicas e o risco de desenvolver depressão quando idoso. Levanta-se a hipótese de que o estresse, a depressão e outras doenças médicas estão inter-relacionados de forma que uma condição aumenta a intensidade das demais. Não raro, essas alterações no humor estão relacionadas a mudanças especificamente no funcionamento neurológico. Em um modelo integrativo (**Fig. 23.2**), pode-se observar a inter-relação entre fatores causais, estressores psicossociais, vulnerabilidades e mecanismos mediadores. Entre as adversidades psicossociais mais preponderantes, estão baixo nível socioeconômico, problemas de saúde, perda de funcionalidade e capacidades, isolamento social e realocação de moradia (muitas vezes para instituições de cuidado). Entre os fatores causais, a resposta alostática, ou o estresse gerado, tem-se mostrado um grande fator preditor, ou seja, a maneira como cada indivíduo encara as adversidades é determinante para seu desfecho clínico.[24]

### Risco de suicídio

Outro ponto a ser observado no cuidado com o idoso é o risco de suicídio. A quantidade de ido-

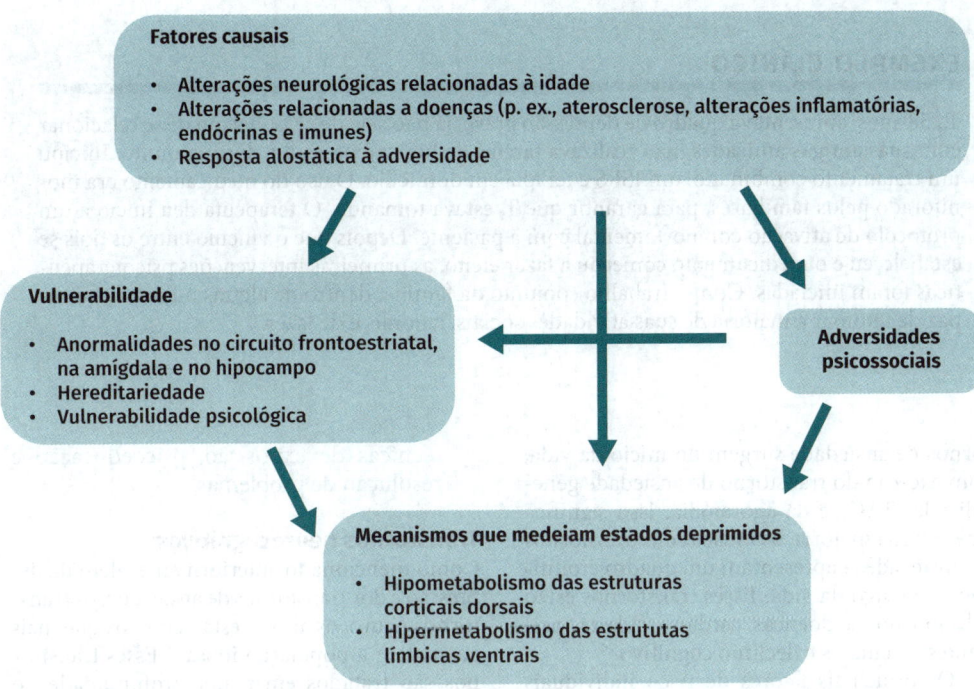

**Figura 23.2** | Modelo integrativo de fatores causais de depressão.

*Fonte*: Alexopoulos.[24]

sos que comete suicídio é duas vezes maior do que na população em geral. Cerca de 80% dos idosos acima de 74 anos que cometeram suicídio apresentavam sintomatologia de depressão. Paradoxalmente, a identificação de ideação suicida tende a cair com a idade. Assim, quando identificada a ideação em idosos, o risco de que eles venham a cometer suicídio de fato é muito maior do que em populações mais jovens. Outros fatores de risco para suicídio na população idosa são: abuso de substâncias, distimia, transtornos psicóticos e de ansiedade, perda dos laços sociais e fácil acesso a armas de fogo.[24]

Assim como na população em geral, o tratamento de escolha para a depressão no idoso é a combinação de farmacoterapia e psicoterapia. Entre os tratamentos farmacológicos de primeira linha estão os inibidores seletivos da recaptação de serotonina (ISRSs) e os inibidores seletivos da recaptação de serotonina e noradrenalina (ISRSNs), seguidos da bupropiona e da mirtazapina.[24]

Quanto às intervenções psicoterapêuticas para a depressão subclínica, parece não haver diferença nas especificidades de cada terapia. O mesmo não pode ser dito das demais apresentações do transtorno; nesses casos, intervenções baseadas em TCC são as mais indicadas, preferencialmente associadas à farmacoterapia. A TCC para idosos com depressão é tão eficaz quanto para populações mais jovens. Intervenções focadas em solução de problemas e psicoeducação são recomendáveis.[24] Outra possibilidade interessante inclui as intervenções nas modalidades em grupo, as quais atendem um maior número de pacientes em um menor número de sessões e apresentam uma relação custo/benefício melhor, mantendo a eficácia da modalidade individual,[25] além da socialização com outros integrantes.

> O uso da TCC para depressão deve incluir adaptações que contemplem as necessidades da população idosa, focando estratégias comportamentais, de psicoeducação e de resolução de problemas.

### Ansiedade

A ansiedade é um dos principais sintomas relatados pela população idosa. Não raro, os trans-

> **EXEMPLO CLÍNICO**
>
> T., 58 anos, apresentava quadro de depressão grave, já não saía de casa, deixou de se relacionar com suas antigas amizades, não realizava tarefas de higiene pessoal e dormia muito. Iniciou um tratamento combinado: um ISRS e terapia em domicílio. O uso do medicamento era monitorado pelos familiares, para garantir que T. estava tomando. O terapeuta deu início a um protocolo de ativação comportamental com a paciente. Depois que o vínculo entre os dois se estabeleceu e o medicamento começou a fazer efeito, as primeiras intervenções psicoterapêuticas foram iniciadas. Com o trabalho conjunto da família, dentro de alguns meses, T. foi capaz de retomar a maioria de suas atividades sociais, laborais e de lazer.

tornos de ansiedade surgem no início da vida, com exceção do transtorno de ansiedade generalizada (TAG) e da agorafobia. Isso significa que, em sua maioria, os idosos com transtornos de ansiedade já apresentam um quadro cronificado ao longo da vida. Esses transtornos estão relacionados a doenças cardiovasculares, acidentes vasculares e declínio cognitivo.[26]

Os principais fatores de risco individuais para o desenvolvimento de sintomas de ansiedade na terceira idade são: sexo feminino, estressores recentes, problemas crônicos de saúde (problemas respiratórios, cardíacos e cognitivos) e doenças mentais crônicas (depressão, fobias e histórico de TAG). Entre os fatores de risco sociais, encontram-se baixo nível socioeconômico, histórico de doenças mentais na família e baixo suporte social durante a infância.[26]

As possíveis intervenções para essa sintomatologia na população idosa envolvem tratamento medicamentoso e psicoterapias. Em relação à farmacoterapia, os agentes de primeira linha são os ISRSs e os ISRSNs. Ainda assim, os mais prescritos costumam ser os benzodiazepínicos, mesmo que eles estejam fortemente associados a quedas, debilidade e declínio cognitivo.[26] Ainda sobre as intervenções farmacológicas, cabe salientar que existem poucos estudos que utilizam especificamente a população idosa como amostra; em muitos casos, as indicações são generalizações de achados com populações mais jovens.

O uso da TCC para transtornos de ansiedade na população idosa também prevê adaptações, e seu foco deve situar-se em técnicas de exposição, psicoeducação e resolução de problemas.

### Transtornos neurocognitivos

Como mencionado anteriormente, além da depressão e dos transtornos de ansiedade, os transtornos neurocognitivos estão entre os que mais acometem a população idosa.[23] Esses transtornos são tratados em maior profundidade no Capítulo 26; ainda assim, cabe um breve comentário sobre o diagnóstico diferencial. Como já citado na seção sobre depressão, existem diversas condições que podem emular a sintomatologia de outro transtorno, e com as demências não é diferente. Contudo, o profissional também deve ficar atento para a diferenciação entre o que é esperado de perdas funcionais e cognitivas para a idade e o que pode ser indicativo de patologia. Ainda que os processos demenciais tenham início insidioso, ele é relativamente abrupto quando comparado com o declínio que já vinha sendo experienciado pelo indivíduo ou por seus pares nos últimos anos e meses.

### Evidências de eficácia para a TCC em idosos

As psicoterapias para a ansiedade no idoso apresentam eficácia bastante similar ao tratamento farmacológico, demonstrando menos eficácia apenas na fase aguda. Os estudos que realizaram essas comparações utilizaram variações da TCC. ECRs têm mostrado que idosos que recebem tratamento cognitivo-comportamental para ansiedade apresentam melhora significativa em relação aos sintomas de preocupação excessiva e depressão, bem como no funcionamento global. As principais técnicas utilizadas nessa população são: resolução de problemas, exposição sistemática, psicoeducação e higiene do sono.[27] Desses elementos, é possível observar que nem todos têm o mesmo impacto no esbatimento de sintomas. Provavelmente, as técnicas de relaxamento sejam as que mais conseguem reduzir a ansiedade com essa população. As técnicas cognitivas podem ser de difícil aplicação em idosos, uma vez que eles não raramente apresentam dificuldades cognitivas e têm a flexibilidade mental reduzida.[26]

Entre as possibilidades – no amplo espectro das TCCs – que estão apresentando resultados promissores, encontram-se os tratamentos modulares, nos quais apenas intervenções específicas são feitas para sintomas específicos dos pacientes. Nesse formato, intervenções de redução de estresse baseadas em *mindfulness* têm mostrado resultados com populações idosas, até mesmo com aqueles que apresentam comprometimentos cognitivos. Outra possibilidade que recentemente surgiu e, portanto, reúne relativamente poucos estudos e evidência é a terapia de aceitação e compromisso (ACT).[26,27]

## QUESTÕES EM ABERTO E ÁREAS DE PESQUISA

A população idosa apresenta idiossincrasias típicas desse momento de vida. Tais diferenças tornam inviáveis algumas transposições dos conhecimentos sobre saúde e doença em jovens adultos para os idosos. Isso fica claro quando observamos os parcos estudos disponíveis, nos quais adaptações são necessárias para um tratamento mais adequado para o paciente, tanto em testes farmacológicos quanto psicoterapêuticos. Assim, precisam ser realizados estudos de intervenções psicossociais focadas no idoso, e não apenas adaptações de protocolos para adultos mais jovens. A complexidade apresentada pelo quadro do paciente idoso também pede por uma maior integração interdisciplinar dentro da psicologia, como a neuropsicologia, e entre outros profissionais da área de saúde, uma vez que a população tende a apresentar diversas comorbidades que requerem conhecimentos complementares. Apenas a integração de diferentes saberes e disciplinas pode fornecer um tratamento compreensivo e eficaz para essa população.

## CONSIDERAÇÕES FINAIS

A necessidade de compreendermos cada vez mais o processo de envelhecimento e suas peculiaridades está clara, tanto pelo crescente aumento dessa população quanto pelos achados que demonstram que ainda há muito espaço para o desenvolvimento de práticas mais acuradas. As alterações inerentes ao envelhecimento, de forma global, levam a um declínio na eficiência funcional, tanto em aspectos físicos como cognitivos. Essa redução é altamente mediada por fatores do ambiente e individuais do idoso. Os fatores ambientais e boa parte dos individuais podem ser modificados para melhorar a qualidade de vida do idoso, como sua saúde física e mental, as adaptações no ambiente, a interação social, a nutrição e a atividade física. Entre as condições psiquiátricas mais prevalentes, encontram-se a depressão e a ansiedade. Ambas são capazes de diminuir muito a qualidade de vida e estão fortemente relacionadas a outras condições médicas e a uma maior taxa de mortalidade. Para ambas, a principal recomendação, além de promover os aspectos já citados, é a intervenção farmacológica com ISRSs e ISRSNs associada à TCC, especialmente a seus componentes de resolução de problemas, psicoeducação, comportamentais e higiene do sono.

## REFERÊNCIAS

1. Brasil. Ministério Da Saúde. Estatuto do Idoso. 3. ed. Brasília: Ministério da Saúde; 2013.
2. Instituto Brasileiro de Geografia e Estatística. Indicadores Sociodemográficos. São Paulo: IBGE; 2006.
3. Cristina P, Ribeiro C. A psicologia frente aos desafios do envelhecimento populacional. Gerais Rev Interinst Psicol. 2010;8(2):269-83.
4. World Health Organization. World Report on Ageing and Health. Geneva: World Health Organization; 2015.
5. Freedman VA, Carr D, Cornman JC, Lucas RE. Aging, mobility impairments and subjective wellbeing. Disabil Health J. 2017;10(4):525-31.
6. Franchi KMB, Montenegro Jr RM. Atividade física: Uma necessidade para a boa saúde na terceira idade. Rev Bras Promoção Saúde. 2005;18(3):152-6.

7. Papalia DE, Olds SW, Feldman RD. Desenvolvimento Humano. 8. ed. Porto Alegre: Artmed; 2006. p.888.
8. Muscari A, Giannoni C, Pierpaoli L, Berzigotti A, Maietta P, Foschi E, et al. Chronic endurance exercise training prevents aging-related cognitive decline in healthy older adults: a randomized controlled trial. Int J Geriatr Psychiatry 2010;25(10):1055-54.
9. Kivipelto M, Solomon A, Ahtiluoto S, Ngandu T, Lehtisalo J, Antikainen R, et al. The finnish geriatric intervention study to prevent cognitive impairment and disability (FINGER): study design and progress. Alzheimer's Dement. 2013;9(6):657-65.
10. Nicolosi A, Laumann EO, Glasser DB, Moreira EJ, Paik A, Gingell C, et al. Sexual behavior and sexual dysfunctions after age 40: the global study of sexual attitudes and behaviors. Urology. 2004;64(5):991-7.
11. Instituto Brasileiro de Geografia e Estatística. Censo 2000: plano de divulgação. Brasília: IBGE; 2013.
12. Taymur İ, Özdel K, İ YS. Evaluation of the relationship between major depressive disorder and bereavement symptoms in elderly patients who present either to psychiatry or family medicine. Noro Psikiyatr Ars. 2016;53(2):108-14.
13. Hashim SM, Eng TC, Tohit N, Wahab S. Bereavement in the elderly: the role of primary care. Ment Heal Fam Med. 2013;10(3):159-62.
14. Goldani AM. As famílias brasileiras: mudanças e perspectivas. Cad Pesquisa. 1994;91:7-22.
15. Bauger L, Bongaardt R. The lived experience of well-being in retirement: a phenomenological study. Int J Qual Stud Health Well-Being. 2016;11:33110.
16. França L. Repensando a Aponsentadoria com Qualidade: um manual para facilitadores de programas de educação para aposentadoria. Rio de Janeiro: UnATI-UERJ; 2002.
17. Perlini NMOG, Leite MT, Furini AC. Em busca de uma instituição para a pessoa idosa morar : motivos. Rev Esc Enferm USP. 2007;41(2):229-36.
18. Del Duca GF, Silva SG da, Thumé E, Santos IS, Hallal PC. Predictive factors for institutionalization of the elderly: a case-control study. Rev Saude Publica. 2012;46(1):1-6.
19. Karsch UM. Idosos dependentes: famílias e cuidadores. Cad Saude Publica. 2003;19(3):861-6.
20. Uesugui HM, Fagundes DS, Pinho DLM. Profile and degree of dependency of the elderly and overload of their caregivers. Acta Paul Enferm. 2011;24(5):689-94.
21. Rebelo H. Psicoterapia na idade adulta avançada. Análise Psicológica. 2007;4:543-57.
22. Cosco TD, Prina a M, Perales J, Stephan BCM, Brayne C. Operational definitions of successful aging: a systematic review. Int Psychogeriatr. 2013;26(3):1-9.
23. Andreas S, Schulz H, Volkert J, Dehoust M, Sehner S, Suling A, et al. Prevalence of mental disorders in elderly people: the European MentDis_ICF65+ study. Br J Psychiatry. 2017;210(2):125-31.
24. Alexopoulos GS. Depression in the elderly. Lancet. 2005;365(9475):1961-70.
25. Lobo BOM, Rigoli MM, Sbardelloto G, Rinaldi J, Argimon I de L, Kristensen CH. Terapia cognitivo-comportamental em grupo para idosos com sintomas de ansiedade e depressão: resultados preliminares. Psicol Teor Prática. 2012;14(2):116-25.
26. Andreescu C, Varon D. New research on anxiety disorders in the elderly and an update on evidence-based treatments. Curr Psychiatry Rep. 2015;17(7):53.
27. Modesto-lowe V, Alvarado C. Psychotherapeutic treatment approaches of anxiety disorders in the elderly. Geriatr Disord. 2017;4(1):47-54.

# PARTE IV

# APLICAÇÕES DAS PSICOTERAPIAS NO TRATAMENTO DOS TRANSTORNOS MENTAIS

# Deficiências intelectuais e transtorno do espectro autista

Tais Silveira Moriyama
Tiago Zanatta Calza
Ana Soledade Graeff-Martins

Neste capítulo, abordamos os tratamentos propostos para as deficiências intelectuais e o transtorno do espectro autista (TEA). Apresentamos uma breve descrição dos quadros clínicos desses transtornos do neurodesenvolvimento, como são denominados na quinta edição do *Manual diagnóstico e estatístico de transtornos mentais* (DSM-5), enfatizando as semelhanças entre eles, as quais nos permitem tratá-los conjuntamente. Ilustramos ainda um modelo de compreensão das dificuldades apresentadas pelos indivíduos com deficiência intelectual e/ou TEA, o qual possibilita entender como a abordagem comportamental atua. Além disso, ressaltamos os objetivos das intervenções psicoterápicas nesses transtornos: a diminuição dos sintomas e a melhora do funcionamento do indivíduo. Também descrevemos as principais técnicas utilizadas para psicoeducação das famílias, as intervenções nos casos identificados precocemente e as abordagens voltadas ao manejo dos comportamentos disfuncionais e ao desenvolvimento dos comportamentos desejados, a maioria delas de terapia comportamental. Por fim, revisamos as evidências disponíveis na literatura sobre intervenções psicossociais para deficiências intelectuais e TEA.

As deficiências intelectuais (deficiência intelectual e atraso global do desenvolvimento) e o TEA encontram-se classificados, no DSM-5, em uma nova seção, a dos transtornos do neurodesenvolvimento. Esse grupo reúne condições que se manifestam muito precocemente no desenvolvimento, em geral antes do ingresso da criança na escola, e que se caracterizam pela presença de atrasos ou desvios no desenvolvimento cerebral. Além das deficiências intelectuais e do TEA, a seção dos transtornos do neurodesenvolvimento inclui os transtornos da comunicação, o transtorno de déficit de atenção/hiperatividade (TDAH), o transtorno específico da aprendizagem e os transtornos motores.

Muitas vezes, em um mesmo indivíduo, diagnosticamos mais de um transtorno do neurodesenvolvimento, e é muito frequente a associação de deficiências intelectuais e TEA.[1] Neste capítulo, abordamos esses dois diagnósticos, porque, além de ocorrerem frequentemente em comorbidade, as duas condições se beneficiam de intervenções psicoterápicas semelhantes.

As deficiências intelectuais incluem os diagnósticos de deficiência intelectual e atraso global do desenvolvimento. Ambos devem se manifestar nos períodos iniciais do desenvolvimento, sendo o último reservado para crianças menores de 5 anos de idade, que não alcançam o funcionamento esperado em várias áreas, mas que ainda não podem ser avaliadas de maneira padronizada.

▶ **A deficiência intelectual (ou transtorno do desenvolvimento intelectual) caracteriza-se por:**

1. Déficits no funcionamento intelectual evidenciados por falhas em raciocínio, solução de problemas, planejamento, pensamento abstrato, juízo, aprendizagem acadêmica e aprendizagem pela experiência, confirmados tanto pela avaliação clínica como por testes padronizados.
2. Déficits no funcionamento adaptativo verificados por limitações em atividades diárias, como comunicação, participação e vida independente em diversos ambientes, que impedem o alcance de padrões desenvolvimentais e socioculturais em relação a independência pessoal e responsabilidade social.

A deficiência intelectual pode ser classificada como leve, moderada, grave ou profunda, de acordo com o funcionamento adaptativo do indivíduo.[1]

A prevalência da deficiência intelectual é de cerca de 1% em todo o mundo, mas os países mais pobres apresentam taxas mais altas do que os mais ricos. As condições específicas mais comumente associadas à deficiência intelectual são síndrome de Down, síndrome do X frágil, fenilcetonúria, hipotireoidismo congênito, síndrome de Prader-Willi, síndrome de Angelman, galactosemia e síndrome alcoólica fetal. Em aproximadamente 40% dos casos, não há uma causa específica que possa ser determinada.[2]

O TEA caracteriza-se por prejuízos no funcionamento social, profissional ou em outras áreas importantes da vida do indivíduo, decorrentes de sintomas iniciados nos períodos precoces do desenvolvimento em dois domínios:

1. **Déficits persistentes na comunicação e na interação social**, caracterizados por deficiências na reciprocidade socioemocional, nos comportamentos comunicativos não verbais usados para interação social e/ou na capacidade para desenvolver, manter e compreender relacionamentos.

2. **Padrões restritos e repetitivos de comportamentos, interesses ou atividades**, manifestados por movimentos ou falas estereotipados ou repetitivos, adesão inflexível a rotinas ou padrões ritualizados de comportamento verbal ou não verbal, interesses fixos e altamente restritos e/ou hiper ou hiporreatividade a estímulos sensoriais ou interesse incomum por aspectos sensoriais do ambiente.

O TEA pode ser qualificado quanto à presença de comprometimento intelectual, comprometimento de linguagem, associação com condição médica conhecida, associação com outros transtornos do neurodesenvolvimento ou outros transtornos mentais ou comportamentais. Também pode ser classificado em três níveis de gravidade, de acordo com o grau de apoio exigido pelo indivíduo no desempenho de suas atividades.[1]

As taxas de prevalência do TEA aumentaram recentemente, em algum grau pelo maior reconhecimento dos casos e pela adoção de critérios diagnósticos mais amplos. Atualmente, a prevalência é de 1,47% nos Estados Unidos, sendo cinco vezes mais comum nos meninos do que nas meninas. O TEA está associado a alguns quadros específicos, como síndrome do X frágil e esclerose tuberosa, mas a maioria dos casos parece ligada a fatores de risco menos específicos. A contribuição genética parece muito importante.[3]

Os indivíduos com TEA parecem não apresentar motivação para o estabelecimento de comunicação, seja de modo verbal, seja de modo não verbal.[4] Um dos primeiros sintomas precocemente percebidos é a baixa frequência (às vezes inexistência) de troca de olhar com as outras pessoas, bem como a falta (ou atraso) em responder quando são chamados pelo nome. Tal exiguidade acarreta também aprendizado social empobrecido (modelação), e a observação de comportamentos de outras pessoas em geral não impulsiona o desenvolvimento de novas habilidades. Ou seja, habilidades sociais que em geral se tornam mais complexas e refinadas pelo contato e observação de outros indivíduos não necessariamente o serão no caso de pessoas com desenvolvimento atípico. Muitas vezes, isso gera um ciclo de evitação e desinteresse pelo trato interpessoal, fazendo as interações, que já tendem a ser superficiais, serem ainda mais escassas.

Essa carência na aprendizagem por meio de modelos, aliada ao desinteresse pelo outro, acarreta que outros atrasos desenvolvimentais não sejam necessariamente compensados em uma idade posterior. Por exemplo, enquanto uma criança típica com dificuldades para usar talheres adequadamente acaba desenvolvendo essa habilidade ao observar pais e colegas, o mesmo não ocorre necessariamente com uma criança atípica. É possível que uma criança com atraso em se alimentar sozinha aos 5 anos de idade venha a tornar-se um adolescente ou até mesmo um adulto com dificuldades em alimentar-se sem ajuda, caso não seja estimulada ou seja estimulada de forma inadequada. Tais insuficiências em tarefas do cotidiano (denominadas "comportamentos de autocuidado") são muito presentes em indivíduos com desenvolvimento atípico. Além da dificuldade em se alimentar sozinho, há também atrasos no treinamento da toalete, em se vestir, entre outras atividades.

Um manejo incongruente, no qual as exigências ultrapassam as capacidades do indivíduo, pode gerar frustração e explosões de raiva, ocasionando um engajamento ainda menor na aprendizagem de novos repertórios. Por conseguinte, os pais tornam-se receosos em exigir mais de seu filho. Todavia, uma exigência muito baixa (ou sua ausência) pode acarretar o comodismo no indivíduo. Por exemplo, um repertório pobre na utilização de talheres faz o sujeito ser alimentado por outra pessoa, o que é mais compensador do que aprender uma nova (e difícil) habilidade e ter que se alimentar sem auxílio.

Não há tratamento específico para as deficiências intelectuais ou o TEA. Os focos das intervenções, portanto, são a redução dos sintomas e a melhora do funcionamento. Do ponto de vista das abordagens psicoterápicas, os dois diagnósticos podem ser considerados conjuntamente, e três enfoques principais devem ser levados em conta: (1) a psicoeducação das famílias; (2) as intervenções nos casos identificados precocemente; e (3) as intervenções para manejo dos comportamentos disfuncionais e para desenvolvimento dos comportamentos desejados. Além disso, é possível associar medicamentos para o controle de alguns sintomas-alvo ou de transtornos psiquiátricos comórbidos. O nível de funcionamento e a sintomatologia podem variar imensamente entre os pacientes, o que requer um plano de tratamento individualizado.[3]

Outras abordagens úteis, mas que não são detalhadas neste capítulo, incluem: estratégias educacionais (p. ex., inclusão, adaptação do currículo, métodos educacionais específicos), fisioterapia, terapia ocupacional, fonoterapia e métodos de comunicação alternativa, entre outras.

## PSICOEDUCAÇÃO DA FAMÍLIA

Em geral, as famílias de pessoas com deficiências intelectuais e/ou TEA sentem-se sobrecarregadas e isoladas ante as necessidades de cuidado desses indivíduos. É, portanto, muito importante que as famílias recebam apoio emocional, esclarecimentos sobre diagnóstico e tratamentos disponíveis, treinamentos sobre os problemas e formas de lidar com eles.[2] Muitas vezes, a indicação de associações de familiares pode auxiliar imensamente, pois, além do suporte emocional que pode ser alcançado, há informações sobre recursos de tratamento e educacionais locais.

Outro aspecto crucial da psicoeducação é o esclarecimento das famílias sobre tratamentos "miraculosos" amplamente oferecidos em quase todos os locais.[3] Famílias vulneráveis, querendo desesperadamente uma cura para seus filhos, acabam tornando-se alvos para profissionais mal-intencionados ou mal preparados. Dessa forma, é muito importante que os psicoterapeutas estejam instruídos e atualizados a respeito de quais abordagens estão realmente calcadas em evidências científicas, quais são aceitáveis em protocolos experimentais e quais não são respaldadas por nenhum tipo de evidência.*

## INTERVENÇÕES PRECOCES

Para os casos de TEA identificados precocemente (antes dos 4 anos de idade), a análise do comportamento aplicada (ABA) (em inglês, *Applied Behavior Analysis*) é a intervenção mais apoiada em evidências disponível. Da mesma

---

* Para isso, alguns *sites* podem ser úteis, como o da associação americana Autism Speaks.[5]

## EXEMPLO CLÍNICO

C., de 30 meses, foi levado à avaliação com psiquiatra da infância e adolescência por seus pais, após a equipe da pré-escola que frequentava ter manifestado preocupação com a falta de interesse do menino em interagir com seus colegas. Os pais não observavam nenhuma dificuldade, mas C. não convivia com outras crianças no ambiente familiar. A partir da avaliação, foram detectados, além do desinteresse pela interação, pouca capacidade de contato visual, atraso no desenvolvimento da linguagem e estereotipias motoras. Foi estabelecido o diagnóstico de TEA, e C. foi encaminhado para uma clínica especializada em ABA. Após avaliação dos comportamentos de C., os objetivos iniciais do tratamento e os principais reforçadores para o menino foram estabelecidos. O currículo foi planejado com programas de estímulo ao contato visual, comportamentos de imitação e linguagem expressiva. Iniciou-se intervenção em domicílio, com sessões de 1 hora e 30 minutos, três vezes por semana. Após três meses, houve importante melhora nessas habilidades, o que permitiu à equipe reprogramar o currículo, modificando os programas propostos e incluindo os pais e a professora de C. na abordagem (foram instruídos sobre quais comportamentos deveriam ser reforçados enfaticamente de forma positiva quando adotados por C. em qualquer ambiente). Atualmente, C. está com 48 meses e apresenta melhora significativa em seu funcionamento social. Contudo, ainda manifesta estereotipias na fala e permanece em atendimento intensivo.

---

forma, pacientes com deficiências intelectuais também podem se beneficiar dessa abordagem.

A ABA compreende o comportamento (ações e habilidades) como influenciado pelo ambiente (influências físicas e sociais).[5] Os comportamentos desejáveis podem ser aprendidos, conforme são reforçados positivamente, com bastante ênfase, pelo terapeuta. Da mesma forma, pode-se extinguir os comportamentos disfuncionais pela ausência de reforços do ambiente.

A intervenção precoce com a ABA é realizada em várias sessões semanais (preferencialmente cinco vezes por semana, por 2 horas diárias), na residência do paciente. Para cada criança, é desenhado um currículo, que foca as áreas que necessitam ser estimuladas naquele caso específico. Exemplos de áreas que podem ser abordadas são: habilidades sociais, imitação, linguagem receptiva, linguagem expressiva, autocuidado, habilidades motoras, entre outras. Da mesma forma, o terapeuta deve definir (pela história e pela observação direta) os reforços a serem utilizados para cada criança. Periodicamente, são avaliados os progressos realizados e refeito o planejamento da intervenção, visando à aquisição de habilidades mais complexas.[5]

A família precisa se envolver intensamente na implementação da ABA, garantindo a prática das habilidades ao longo de todo o dia, mesmo quando o terapeuta não estiver presente. Para isso, precisa ser treinada pelo terapeuta.

Inicialmente, a ABA era realizada apenas em um ambiente estruturado, sem outros estímulos que não a tarefa proposta e o terapeuta. Mais recentemente, entretanto, além desse tipo de intervenção, também se preconiza a realização da ABA (e a prática das habilidades desejadas) em outros ambientes, menos estruturados e mais comuns ao dia a dia da criança.[5]

## INTERVENÇÕES PARA COMPORTAMENTOS DISFUNCIONAIS E DESENVOLVIMENTO DE COMPORTAMENTOS DESEJADOS

Os comportamentos disfuncionais são aqueles que interferem na vida diária do indivíduo e da família, reduzindo sua qualidade de vida e, muitas vezes, sua sobrevida. Podem ser comportamentos agressivos, hábitos idiossincráticos ou comportamentos sociais inapropriados.[2] Em casos de crianças maiores de 4 anos de idade, em adolescentes e adultos, os comportamentos disfuncionais podem ser abordados pela análise do comportamento, com técnicas semelhantes à ABA. A análise de contingência é utilizada, verificando-se quais os estímulos do ambiente que antecedem e que sucedem os comportamentos disfuncionais. Então, o terapeuta planeja e testa as modificações do ambiente que podem gerar mudanças no comportamento. Mais uma vez, é empregado o reforço enfático do comportamento desejado, e procura-se ignorar os comportamentos disfuncionais para extingui-los.

Um aspecto sintomatológico relevante que pode ser alvo de intervenção são os padrões restritos e repetitivos de comportamento, interesses ou atividades. Eles englobam movimentos motores, uso de objetos ou fala estereotipados ou repetitivos, adesão inflexível a rotinas ou padrões ritualizados, interesses fixos e restritos e hiper ou hiporreatividade a estímulos sensoriais. É frequente observarmos crianças que passam o dia todo jogando um mesmo jogo no celular ou *tablet*. O manejo peculiar ou idiossincrático de brinquedos e outros objetos também é uma característica marcante: permanecer girando a roda de um carrinho de brinquedo, balançar uma corda, alinhar objetos ou derrubar água de um copo indefinidamente. Por sua vez, é comum que indivíduos do espectro autista com alto funcionamento tenham grande interesse (e conhecimento) por assuntos científicos, detendo-se por horas em leitura e pesquisa sobre determinado tema, como espécies de animais, datas históricas, tipos de automóveis, etc. Esses interesses restritos e muitas vezes peculiares tornam uma troca mais significativa com os pares prejudicada. Mesmo quando há interesses comuns, muitos indivíduos não se prendem em brincadeiras compartilhadas ou em partilhar interesses, prazeres e assuntos.

Também são comuns padrões de alimentação restritos, bem como predileção por roupas específicas, rituais comportamentais (como entrar somente pela mesma porta do carro ou sentar no mesmo lugar durante as refeições) e estereotipias motoras (somente andar na ponta dos pés, balançar as mãos repetitivamente). Tais maneirismos também podem englobar componentes verbais, como a repetição de palavras, falas de desenhos animados ou trechos de músicas. Já em relação à hiper-reatividade, é comum haver indivíduos com alta sensibilidade a sons ou luzes, que se irritam facilmente com barulhos de motocicleta ou liquidificadores ou em locais muito iluminados. Quanto à hiporreatividade, é frequente o relato de pouca reatividade ao calor, ao frio e à dor.

## Manejo de comportamentos estereotipados e explosões de raiva e agressividade

Em relação às estereotipias (repetições verbais e/ou motoras), por serem comportamentos autoestimulatórios (em que o sujeito é o próprio agente reforçador), as intervenções de terceiros buscando extingui-los tornam-se mais difíceis e geralmente menos eficazes em comparação a comportamentos cuja função é mediada na relação com outras pessoas. Por exemplo, é mais difícil extinguir um comportamento de autoagressão cuja função é a obtenção de prazer sensorial para a criança do que um comportamento topograficamente idêntico cuja função é chamar a atenção dos pais ou fugir de uma tarefa indesejada.

Os componentes relativos a autoagressão, heteroagressão ou explosões de raiva também são recorrentes em indivíduos com desenvolvimento atípico. É frequente pais reclamarem que seus filhos são difíceis de controlar, que têm baixa tolerância à frustração e que respondem a pequenas frustrações ou imposições de forma desmedida.[6] Tais comportamentos podem se tornar problemas significativos, uma vez que geram nos pais comportamentos de esquiva ante eventos nos quais a imposição de limites e regras deveria ser estabelecida. Ou seja, com medo de desencadear um novo ataque de agressividade, tornam-se permissivos ante os comportamentos inadequados do filho.

### Crises de birra

Outras vezes, os pais tentam impor limites mesmo com as birras. Todavia, como há aumento natural na intensidade e na variação de um comportamento antes de ser extinto, o comportamento torna-se ainda mais agressivo e intenso, fazendo os pais desistirem da imposição e reforçarem involuntariamente um comportamento ainda mais inadequado. Além disso, a velocidade em que a extinção ocorre depende da história de reforço que aquele comportamento tem.[7] Assim, um comportamento reforçado em diversos contextos e/ou reforçado intermitentemente (às vezes sim, às vezes não) tende a ter uma extinção mais lenta do que um comportamento que foi reforçado somente algumas vezes ou que era reforçado de maneira constante. Para evitar esses problemas (ou ao menos não os agravar), torna-se necessário realizar o treino de pais.

## Treino de pais

O treino de pais torna-se uma ferramenta de grande importância para que os avanços combinados e obtidos com o acompanhamento do terapeuta sejam também propagados na ausência dele. É bastante frequente o relato de pais de que seus filhos se comportam de determinada forma no ambiente escolar, mas de modo diferente em casa. Por exemplo, há crianças que comem alimentos variados na escola, mas não em casa, ou que não se autoagridem na presença do terapeuta, mas o fazem na ausência dele. Assim, instrumentalizar os pais para que manejem o comportamento do filho de modo adequado potencializa o trabalho do terapeuta, além de melhorar o vínculo dos pais com os filhos, já que os pais se tornam mais eficazes em suas diretivas, e seus filhos, mais responsivos. A participação de familiares treinados auxilia na propagação de habilidades para fora do ambiente terapêutico, favorecendo o desencadeamento de comportamentos positivos em novos contextos.[8]

## Técnicas comportamentais na aquisição e na ampliação do repertório comunicacional: treino de habilidades sociais

Técnicas comportamentais também têm-se mostrado bastante eficazes para a aquisição e a ampliação do repertório comunicacional (verbal e não verbal). O ensino por tentativas discretas trabalha com o desenvolvimento de habilidades de forma hierárquica (utilizando técnicas de encadeamento, modelagem e desvanecimento), a identificação de reforçadores, o monitoramento do progresso e a propagação para ambientes menos estruturados e mais naturais.[9] Utilizando reforçadores, o profissional estrutura a aprendizagem de modo que a criança aprenda sem errar (ou erre o mínimo possível), dividindo habilidades complexas em pequenas tarefas simples, que vão sendo aprofundadas conforme seu avanço. Por exemplo, ao solicitar que a criança nomeie o objeto "bola", inicialmente se pode reforçar qualquer som que ela elicie. Depois, exige-se e reforça-se uma resposta um pouco mais parecida com a resposta-alvo "bola", até que a criança consiga emitir a palavra "bola".

Os indivíduos que conseguem se expressar verbalmente e ter domínio do idioma podem apresentar com frequência uma fala monótona e pouco enfática, além de um vocabulário considerado formal e até "pedante". A maioria dos indivíduos verbais tem dificuldades na interpretação de metáforas, eufemismos, ironias e outras figuras de linguagem. É costumeira a dificuldade na expressão e na compreensão de linguagem corporal e expressões faciais.

Desse modo, embora consigam ter funcionamento acadêmico e em tarefas de autoajuda adequado, acabam apresentando uma dificuldade maior nos relacionamentos interpessoais, em iniciar e manter uma conversação, alternar assuntos, criar e manter amizades. Programas de treino de habilidades sociais aprimoram o funcionamento interpessoal por meio de estratégias como *role-playing*, grupos de habilidades sociais, observação de modelos e modelagem. Trabalhos de reestruturação cognitiva, avaliação de vantagens e desvantagens, estratégias de solução de problemas e de redução de ansiedade também podem ser úteis.[8] Assim como em relação a outras habilidades citadas, o ensino deve ser gradativo, partindo de comportamentos simples e se tornando complexo conforme o aprendizado vai sendo implementado. Por sua vez, o contato e a observação de pares podem proporcionar modelos assertivos de socialização, ressaltando-se a importância da inclusão de indivíduos com TEA nos diversos círculos sociais.

## Desenvolvimento de comportamentos de autocuidado

Com relação ao desenvolvimento de comportamentos de autocuidado, o encadeamento de trás para frente é uma técnica bastante utilizada. Por meio desse método, uma atividade complexa é dividida em pequenas partes mais simples e menores. Assim, inicialmente, a criança recebe ajuda até a última etapa da atividade, a qual ela deve executar sem ajuda, sendo reforçada de imediato em caso de êxito. Assim que conquistam essa habilidade, passam para a execução da penúltima e última etapas, e assim sucessivamente. Para uma atividade como vestir uma calça, inicialmente, a criança receberia ajuda para encontrar as partes da frente e de trás, colocar o pé direito e colocar o pé esquerdo. Então, seria instruída a puxar ela mesma a calça para cima sem ajuda. Em um momento posterior, passaria a ser exigida também a colocação de um dos pés. Em seguida, de ambos os pés, até que ela conseguisse vestir a calça sem auxílio. Desse modo, a concretização do passo anterior serve como dica para o que deve ser feito na etapa seguinte. Todavia, é preciso haver reavaliação constante, já que etapas consideradas simples para um adulto típico podem ser de difícil realização para uma criança com desenvolvimento atípico; elas também podem ser repensadas e redivididas em passos menores, em caso de necessidade.

Todas as técnicas citadas requerem reavaliação e novo planejamento periódicos e envolvimento intenso da família, para que haja difusão das novas habilidades adquiridas.

## ABORDAGEM FARMACOLÓGICA

Como já mencionado, não existem fármacos específicos para o tratamento dos sintomas centrais das deficiências intelectuais ou do TEA. Os fármacos podem, no entanto, proporcionar o controle de certos sintomas-alvo ou o tratamento de comorbidades psiquiátricas, o que vai favorecer a ação das terapias. Um exemplo é o uso de antipsicóticos (mais comumente risperidona) para o controle de crises comportamentais, irritabilidade grave e agressividade.[3] O uso de risperidona pode diminuir a frequência e a intensidade de crises comportamentais, facilitando a ação de uma terapia comportamental. O medicamento não age diretamente no desenvolvimento de comportamentos mais funcionais, mas torna mais fácil a ação do terapeuta. Por exemplo, se determinado paciente tem crises comportamentais com o intuito de conseguir atenção e se esquivar de tarefas indesejáveis, o uso de antipsicótico pode diminuir a frequência e a intensidade das crises, mas as crises só devem cessar com a substituição do comportamento de crise por comportamentos mais funcionais, como cativar a atenção dos outros de forma pró-social ou tolerar a tarefa da qual se esquiva.

Também pode haver benefício da abordagem medicamentosa no caso de uso de estimulantes para tratamento de sintomas de déficit de atenção/hiperatividade e de inibidores seletivos da recaptação de serotonina (ISRSs) para sintomas ansiosos ou comorbidade com transtorno obsessivo-compulsivo (TOC).[3]

## EVIDÊNCIAS DE EFICÁCIA

Evidências empíricas dão suporte para os modelos de intervenção apresentados a seguir.

**Análise do comportamento aplicada (ABA).** Uma metanálise identificou 22 estudos sobre o uso de ABA para o tratamento de crianças com TEA. Os autores relatam um efeito positivo da ABA no funcionamento intelectual, na linguagem, nas habilidades de vida diária e no funcionamento social de crianças com TEA.[10] Contudo, outra metanálise com critérios de inclusão mais restritivos não confirmou esses achados.[11] As intervenções de ABA, no entanto, podem ser muito heterogêneas com relação tanto à forma (frequência de sessões, ambiente de aplicação) quanto à metodologia que as embasa. Para algumas modalidades específicas de ABA, existem evidências mais contundentes de eficácia. São elas:

**Intervenção comportamental intensiva precoce (*Early Intensive Behavioral Intervention* [EIBI]) para o tratamento de TEA em pré-escolares.** Uma metanálise que computou os achados de um ensaio clínico randomizado (ECR) controlado e de quatro ensaios controlados não randomizados, somando um total de 203 participantes, mostrou efeitos benéficos com considerável tamanho de efeito para todas as medidas de desfecho avaliadas, a saber: promoção de funcionamento adaptativo, melhora do quociente de inteligência (QI) e aprimoramento das habilidades de comunicação e de socialização.[12]

**Treino de habilidades sociais para indivíduos com autismo entre 6 e 21 anos.** Uma metanálise identificou cinco ECRs controlados que avaliaram o efeito de grupos de treino de habilidades sociais para pessoas com TEA e identificou que essa intervenção pode ter algum efeito terapêutico na melhora da competência social e na qualidade das amizades. Nenhuma evidência foi encontrada para a capacidade de reconhecimento de emoções ou comunicação social.[13]

**Tratamento da resposta pivotal (*Pivotal Response Treatment* [PRT]).** Em um ensaio clínico, 30 crianças com autismo com idade entre 6 e 11 anos foram submetidas a duas sessões por semana de 60 minutos cada de PRT ou ABA. Crianças no grupo de PRT tiveram menos comportamentos disruptivos em relação àquelas no grupo de ABA.[14]

**Treinamento de pais de orientação comportamental para comportamentos disruptivos de crianças com atraso do desenvolvimento.** Dois estudos randomizados controlados testaram um protocolo específico de treinamento de pais, o Triplo P, para pais de crianças com comportamentos desafiadores e atraso do desenvolvimento. Os resultados evidenciaram benefício terapêutico modesto.[15]

**Modelo Denver de intervenção de início precoce (*Early Start Denver Model*) no tratamento de autismo em pré-escolares.** Um ECR controlado incluiu 48 crianças de 18 a 30 meses com diagnóstico de autismo e comparou o modelo Denver de intervenção precoce com intervenção normalmente disponível na comunidade. As crianças foram mantidas em intervenção por dois anos. Os resultados mostraram que as crianças que receberam o modelo Denver apresentaram aumento no QI e no repertório de comportamentos adaptativos, bem como a reversão do diagnóstico de autismo para transtorno invasivo do desenvolvimento não especificado.[16]

**Tratamento e educação de crianças com autismo e com dificuldades de comunicação (*Treatment and Education of Autistic and Related Communication Handicapped Children* [TEACCH]).** Uma metanálise identificou seis estudos controlados e seis estudos abertos com o uso de TEACCH para crianças com TEA; nenhuma menção foi feita aos procedimentos de randomização. Os achados desses estudos apontaram para um possível efeito terapêutico em crianças e adultos com autismo, mas os efeitos eram pequenos para comunicação, atividade de vida diária e desenvolvimento motor. Os ganhos mostraram-se maiores para aspectos de sociabilidade e comportamentos desadaptativos.[11]

**Musicoterapia.** Uma metanálise que computou dados de nove ensaios randomizados controlados e um ensaio controlado não randomizado evidenciou que a musicoterapia pode melhorar significativamente as interações sociais, a comunicação verbal e não verbal, a iniciativa de comportamentos e a reciprocidade socioemocional de crianças com autismo.

**Intervenções físicas para desenvolvimento motor de crianças com deficiência intelectual.** Uma revisão sistemática de literatura de 2016 identificou apenas dois ECRs sobre o uso de intervenções físicas na promoção do desenvolvimento de habilidades motoras grossas em crianças com deficiência intelectual. Apesar de os achados serem limitados a poucos estudos e de as abordagens usadas por diferentes estudos serem bastante heterogêneas, existem evidências iniciais de que o treino de tarefa específica pode melhorar o desempenho de motricidade grossa na deficiência intelectual.[17] Outra revisão de literatura focou especificamente os treinamentos neuromusculares para síndrome de Down e encontrou sete estudos controlados. Os resultados mostraram efeito de grande a moderado na força geral; de moderado a pequeno na força máxima; e pequeno na mobilidade funcional.[18] Isso sugere que talvez essas intervenções precisem ser mais bem compreendidas para se ter certeza de que são efetivas na promoção de comportamentos adaptativos.

As seguintes abordagens terapêuticas ainda têm evidências de eficácia limitadas para o tratamento de TEA e deficiências intelectuais.

***Picture Exchange Communication System* (PECS).** Apesar de ser uma abordagem terapêutica bastante consagrada na prática clínica, poucos estudos testaram a eficácia empírica do PECS. Uma revisão sistemática da literatura identificou apenas três ensaios randomizados controlados que testaram a eficácia do PECS no aumento dos comportamentos de comunicação, na intencionalidade de comunicação e no compartilhamento de atenção de indivíduos com autismo. Esses estudos demonstraram benefícios do PECS a curto prazo, mas a resposta clínica não se manteve após alguns meses da intervenção.[19]

**Intervenções precoces mediadas pelos pais.** Uma metanálise congregou dados de 17 ensaios randomizados controlados, totalizando 919 crianças. As abordagens terapêuticas usadas nesses estudos foram bastante diversificadas, mas, de forma geral, as intervenções parentais não apresentaram mudanças significativas nos desfechos mais diretamente ligados a sintomas autísticos. Existe evidência de que essas intervenções podem melhorar a qualidade da interação entre os pais e a criança.[20]

**Terapia de integração auditiva (*Auditory Integration Training* [AIT]).** Uma metanálise identificou sete estudos randomizados controlados que testaram o AIT para indivíduos com autismo. Entre eles, apenas dois estudos, envolvendo somente 35 participantes, mostraram melhoras estatisticamente significativas em duas medidas de desfecho.[21]

**Intervenções baseadas em modelos de teoria da mente (*Theory of Mind* [ToM]).** Uma metanálise identificou 22 ensaios randomizados controlados, e os dados conjuntos desses estudos foram considerados uma evidência fraca e de baixa qualidade de que habilidades de ToM podem ser ensinadas a indivíduos com TEA. Existe pouca evidência de que essa intervenção possa ter efeitos propagáveis e que produzam avanços desenvolvimentais significativos.[22]

***Floortime* (*Developmental, Individual Differences, Relationship-Based Approach* [DIR]).** Os estudos disponíveis são de qualidade insuficiente para demonstrar eficácia.[23]

**Terapia cognitivo-comportamental.** No momento, não existem evidências empíricas que mostrem que os pacientes com deficiências intelectuais tenham condições desenvolvimentais para se beneficiar da TCC.[24]

**Intervenções sensoriais.** As intervenções sensoriais são desenhadas para abordar as dificuldades de processamento sensorial das crianças com atrasos do desenvolvimento. A proposta teórica seria a de que elas ajudariam a organizar e controlar a regulação do ambiente sensorial. Apesar de estarem se tornando cada vez mais populares, não existem evidências empíricas que suportem o uso dessas abordagens, tanto para autismo como para deficiência intelectual.[25]

## QUESTÕES EM ABERTO E ÁREAS DE PESQUISA

Mesmo os modelos amplamente apoiados por evidências empíricas apresentam muita heterogeneidade em sua aplicação. A replicação dos estudos utilizando-se protocolos mais homogêneos seria de grande valor. Outra área importante de pesquisa encontra-se em intervenções que possam ser administradas pela família (para diminuição do custo e maior intensidade dos tratamentos).

Técnicas para manejo de comportamentos autoestimulatórios, como estereotipias e automutilações, por exemplo, precisam ser mais desenvolvidas.

Os terapeutas comportamentais que utilizam a abordagem ABA também se preocupam com comportamentos que são aprendidos com a intervenção e adotados de forma robotizada pela criança ou pelo adolescente, e pesquisas que desenvolvam técnicas para estabelecimento de comportamentos mais espontâneos são necessárias.

## CONSIDERAÇÕES FINAIS

Os déficits no neurodesenvolvimento dos indivíduos com deficiências intelectuais e TEA requerem que as intervenções adotadas utilizem estratégias para o desenvolvimento de comportamentos desejados e para diminuição e, se possível, suspensão de comportamentos disfuncionais. As técnicas que têm conseguido demonstrar algum resultado nesse sentido seguem o modelo comportamental, seja quando adotadas precocemente, seja em intervenções mais tardias. Esse modelo, ainda pouco disponível em várias regiões do Brasil, requer exposição intensiva do paciente à intervenção, seja implementada pelo terapeuta, seja por familiares, o que torna o tratamento exaustivo e dispendioso.

A participação da família é fundamental, bem como sua psicoeducação. Apesar de poucos modelos de intervenção terem seus resultados demonstrados em estudos de qualidade razoável, são oferecidos inúmeros tratamentos sem evidência de eficácia, adotados por famílias vulneráveis em virtude da gravidade dos quadros e da busca por qualquer promessa de cura. A responsabilidade dos profissionais da saúde mental é grande com relação à atualização sobre tratamentos eficazes e à orientação das famílias para encontrarem abordagens baseadas em evidências.

## REFERÊNCIAS

1. American Psychiatric Association. Diagnostic and statistical manual of mental disorders: DSM-5. Washington: American Psychiatric Association; 2013.
2. Ke X, Liu J. Intellectual disability. In: Rey JM, editor. IACAPAP e-textbook of child and adolescent mental health. Geneva: International Association for Child and Adolescent Psychiatry and Allied Professions; 2015.
3. Fuentes J, Bakare M, Munir K, Aguayo P, Gaddour N, Öner Ö. Autism spectrum disorder. In: Rey JM, editor. IACAPAP e-Textbook of Child and Adolescent Mental Health. Geneva: International Association for Child and Adolescent Psychiatry and Allied Professions; 2015.
4. Klin A. Autismo e síndrome de Asperger: uma visão geral. Rev Bra Psiquitr. 2006;28(1):S3-11.
5. Autism Speaks [Internet]. New York: Autism Speaks Inc; 2017. [acessado em: 7 nov 2017]. Disponível em: https://autismspeaks.org/.
6. Lovaas OI. Teaching individuals with developmental delays: basic intervention techniques. 1th ed. Austin: Pro Ed; 2002.
7. Howlin P. Evaluating psychological treatments for children with autism-spectrum disorders. Advances in Psychiatric Treatment. 2010;16(2):133-140.
8. Lima MCGPF, Dilascio MG. Treinamento de habilidades sociais na Síndrome de Asperger. Rev Debate Psiquiatr. 2016;1:17-24.
9. Skinner B. Ciência e comportamento humano. São Paulo: Martins Fontes; 2003.
10. Virues-Ortega J. Applied behavior analytic intervention for autism in early childhood: meta-analysis, meta-regression and dose-response meta-analysis of multiple outcomes. Clin Psychol Rev. 2010;30(4):387-99.
11. Virues-Ortega J, Julio FM, Pastor-Barriuso R. The TEACCH program for children and adults with autism: a meta-analysis of intervention studies. Clin Psychol Rev. 2013;33(8):940-53.
12. Reichow B, Barton EE, Boyd BA, Hume K. Early intensive behavioral intervention (EIBI) for young children with autism spectrum disorders (ASD). Cochrane Database Syst Rev. 2012;10:CD009260.
13. Reichow B, Steiner AM, Volkmar F. Social skills groups for people aged 6 to 21 with autism spectrum disorders (ASD). Cochrane Database Syst Rev. 2012(7):CD008511.
14. Mohammadzaheri F, Koegel LK, Rezaei M, Bakhshi E. A Randomized clinical trial comparison between Pivotal Response Treatment (PRT) and Adult-Driven Applied Behavior Analysis (ABA) intervention on disruptive behaviors in public school children with autism. J Autism Dev Disord. 2015;45(9):2899-907.
15. Shapiro CJ, Kilburn J, Hardin JW. Prevention of behavior problems in a selected population: stepping stones triple P for parents of young children with disabilities. Res Dev Disabil. 2014;35(11):2958-75.
16. Dawson G, Rogers S, Munson J, Smith M, Winter J, Greenson J, et al. Randomized, controlled trial of an intervention for toddlers with autism: the Early Start Denver Model. Pediatrics. 2010;125(1):e17-23.
17. Hocking J, McNeil J, Campbell J. Physical therapy interventions for gross motor skills in people with an intellectual disability aged 6 years and over: a systematic review. Int J Evid Based Healthc. 2016;14(4):166-74.
18. Sugimoto D, Bowen SL, Meehan WP, Stracciolini A. Effects of neuromuscular training on children and young adults with down syndrome: systematic review and meta-analysis. Res Dev Disabil. 2016;55:197-206.
19. Preston D, Carter M. A review of the efficacy of the picture exchange communication system intervention. J Autism Dev Disord. 2009;39(10):1471-86.
20. Oono IP, Honey EJ, McConachie H. Parent-mediated early intervention for young children with autism spectrum disorders (ASD). Cochrane Database Syst Rev. 2013(4):CD009774.
21. Sinha Y, Silove N, Hayen A, Williams K. Auditory integration training and other sound therapies for autism spectrum disorders (ASD). Cochrane Database Syst Rev. 2011(12):CD003681.
22. Fletcher-Watson S, McConnell F, Manola E, McConachie H. Interventions based on the Theory of Mind cognitive model for autism spectrum disorder (ASD). Cochrane Database Syst Rev. 2014(3):CD008785.
23. Pajareya K, Nopmaneejumruslers K. A one-year prospective follow-up study of a DIR/Floortime parent training intervention for pre-school children with autistic spectrum disorders. J Med Assoc Thai. 2012;95(9):1184-93.
24. Stott J, Charlesworth G, Scior K. Measures of readiness for cognitive behavioural therapy in people with intellectual disability: a systematic review. Res Dev Disabil. 2017;60:37-51.
25. Barton EE, Reichow B, Schnitz A, Smith IC, Sherlock D. A systematic review of sensory-based treatments for children with disabilities. Res Dev Disabil. 2015;37:64-80.

# Terapia cognitivo-comportamental no transtorno de déficit de atenção/hiperatividade

Katiane Silva
Liseane Carraro Lyszkowski
Luis Augusto Rohde
Eugenio Horacio Grevet

O tratamento do transtorno de déficit de atenção/hiperatividade (TDAH) envolve intervenções farmacológicas e psicoterápicas. Neste capítulo, abordamos os principais aspectos envolvidos na avaliação, no plano de intervenção e no tratamento farmacológico e psicoterápico do TDAH. Enfatizamos a descrição de técnicas cognitivas e comportamentais específicas para o tratamento dos sintomas do transtorno em crianças, adolescentes e adultos, inclusive a descrição de protocolos de tratamento. Por fim, destacamos os estudos de eficácia, algumas questões em aberto e as perspectivas futuras para o tratamento de pacientes com TDAH.

O TDAH é um dos diagnósticos mais comuns em psiquiatria, com prevalência mundial de 5,7% em crianças e adolescentes[1] e de 2,5% em adultos.[2] É caracterizado por sintomas de desatenção, hiperatividade e impulsividade que são mais frequentes e mais acentuados do que o esperado para o estágio de desenvolvimento. Embora tenha sido descrito há mais de um século como um quadro infantil, a persistência do transtorno na idade adulta foi comprovada em vários estudos de seguimento,[3] causando prejuízos no desempenho acadêmico e profissional e nos relacionamentos. Além disso, o TDAH está associado a risco aumentado de mortalidade quando comparado com o da população em geral.[4]

O tratamento do TDAH requer uma abordagem ampla, que envolva os aspectos biológicos, psicológicos e sociais do transtorno. O passo inicial é oferecer informações e esclarecimentos (psicoeducação) aos pacientes e familiares que contemplem a etiologia multifatorial do transtorno, a apresentação dos sintomas, os prejuízos associados e os tratamentos disponíveis.

Por apresentar forte componente neurobiológico, o TDAH é tratado principalmente com psicoestimulantes, e há ampla evidência científica confirmando a eficácia desses agentes.[5] Entretanto, diretrizes para o tratamento concordam com a indicação de abordagens combinadas, que envolvam psicoeducação, aconselhamento para pacientes e familiares, psicoterapia individual ou em grupo. Entre as psicoterapias, a mais estudada e utilizada é a terapia cognitivo-comportamental (TCC), que é um dos focos deste capítulo.

## AVALIAÇÃO E PLANO DE TRATAMENTO

A avaliação diagnóstica é essencialmente clínica, fundamentada em dois sistemas classificatórios, a *Classificação internacional de doenças e problemas relacionados à saúde* (CID-10), proposta pela Organização Mundial da Saúde (OMS), e a quinta edição do *Manual diagnóstico e estatístico de transtornos mentais* (DSM-5), da American Psychiatric Association (APA).[6,7] É importante salientar a natureza dimensional do TDAH, que requer uma avaliação diagnóstica criteriosa, uma vez que os sintomas de desatenção e hiperatividade são encontrados em indivíduos sem TDAH e também com outros transtornos. Assim, torna-se fundamental a investigação cuidadosa da idade de início dos sintomas, bem como de duração, intensidade e prejuízo que eles causam. Para isso, pode-se recorrer a fontes complementares de informações, como pais e professores, no caso de crianças e adolescentes, e cônjuges, em se tratando de adultos.

> Embora o TDAH seja classicamente definido pela tríade sintomatológica de desatenção, hiperatividade e impulsividade, há uma variabilidade significativa em sua apresentação clínica relacionada a idade, sexo, intensidade dos sintomas e, ainda, presença de comorbidades, os quais devem ser considerados na avaliação e no plano de tratamento. Dentro desse cenário heterogêneo, a identificação das comorbidades é imprescindível, pois elas são muito prevalentes, dificultam o diagnóstico e aumentam as chances do não diagnóstico. Além disso, a presença de comorbidades está associada com aumento na gravidade e no prejuízo do TDAH.[8]

A avaliação de comorbidades também é importante para guiar as estratégias de tratamento, pois o tipo de alteração cognitiva adicional pode variar de acordo com a comorbidade associada ao TDAH. Por exemplo, nas comorbidades com transtornos internalizantes (depressão e ansiedade), há aumento das distorções cognitivas, que demandam estratégias cognitivas de identificação e modificação de pensamentos e crenças disfuncionais. Por sua vez, nos transtornos externalizantes (transtorno de oposição desafiante [TOD], transtorno da conduta, transtorno da personalidade antissocial) associados ao TDAH, além dos déficits cognitivos, os pacientes apresentam falhas na capacidade de planejamento, solução de problemas e autocontrole, as quais requerem o desenvolvimento de técnicas como solução de problemas, treinamento de autoinstrução e autorreforço.

Após a conclusão da avaliação diagnóstica, elabora-se o plano de tratamento, que deve levar em conta o diagnóstico, o prejuízo dos sintomas, as comorbidades, a motivação do paciente, o funcionamento e a disponibilidade familiar. Nesse momento, devem ser estabelecidos os objetivos a serem alcançados e as estratégias de tratamento que serão utilizadas, que podem variar de acordo com as demandas de cada paciente. Embora a TCC seja baseada em um modelo estruturado, é muito importante que o terapeuta tenha flexibilidade para ajustar as técnicas de intervenção de acordo com as necessidades e prioridades do paciente e de sua família.

Para trabalho em grupo, alguns protocolos devem ser seguidos.[9] Nesse caso, a seleção de pacientes deve buscar grupos mais homogêneos quanto a diagnóstico, faixa etária e comorbidades. A experiência clínica e de pesquisa tem demonstrado que é fundamental que os pacientes estejam adequadamente medicados para melhor funcionamento do grupo.[10] Em crianças e adolescentes, indica-se em média oito sessões para intervenção com o paciente e 12 sessões para intervenção parental, seja no formato individual, seja em grupo. Para pacientes adultos, são recomendadas 12 sessões no formato individual.

## FARMACOTERAPIA

É consenso na literatura que a intervenção farmacológica é essencial para a redução dos sintomas.[5,11] Os psicoestimulantes são os fármacos de escolha, sendo que o mais prescrito é o metilfenidato. O metilfenidato tem sido estudado ao longo das décadas a partir de ensaios clínicos randomizados (ECRs) que evidenciam sua eficácia, com tamanho de efeito (0,6) considerado de moderado a grande.[11] Além disso, alguns trabalhos de neuroimagem demonstraram que podem ocorrer mudanças neuroanatômicas e funcionais após alguns meses de tratamento com estimulantes.[12] Em conjunto, evidências substanciais suportam um efeito significativo do tratamento com metilfenidato na redução dos sintomas do TDAH. O tratamento farmacológico deve ser continuado tanto quanto for efetivo em âmbito clínico, e sua manutenção deve ser revisada pelo menos anualmente.

## TRATAMENTO PSICOTERÁPICO

Intervenções baseadas em estratégias cognitivas e comportamentais auxiliam pacientes e familiares na compreensão do TDAH e no manejo das dificuldades advindas do transtorno.

Apesar da reconhecida base biológica do TDAH, sabe-se também que aspectos psicológicos, cognitivos e sociais interferem no desenvolvimento do transtorno e demandam abordagens psicossociais. De forma geral, as abordagens psicoterápicas visam ao reconhecimento e à aceitação do transtorno, bem como ao desenvolvimento de estratégias cognitivas e comportamentais que auxiliem no estabelecimento da atenção e no manejo da impulsividade, a fim de minimizar o impacto do TDAH.[5]

Como as capacidades atencionais são funções autônomas e fora do controle consciente por períodos muito longos, a eficácia das abordagens psicoterápicas nos sintomas primários do TDAH é limitada quando comparada ao grau de resposta ao tratamento farmacológico. Entretanto, o resultado é mais animador no tratamento de comorbidades com transtornos de ansiedade e outros transtornos disruptivos.[13] Dificuldades comumente associadas ao TDAH, como baixa autoestima e habilidades sociais limitadas, devem ser foco de atenção no tratamento psicológico. Além disso, alguns indivíduos não toleram o tratamento com psicofármacos, o que possibilita a indicação de intervenções cognitivo-comportamentais, para o manejo tanto dos efeitos colaterais quanto dos sintomas nucleares do TDAH. Nesse sentido, têm sido recomendadas intervenções psicoterápicas em conjunto com o tratamento farmacológico, tendo em vista a complementariedade entre as duas abordagens.[14,15]

### Terapia cognitivo-comportamental

Segundo o modelo conceitual cognitivista das TCCs, a psicopatologia origina-se de anormalidades no processamento cognitivo expressadas na forma de distorções cognitivas. Além disso, o tratamento também visa compreender comportamentos disfuncionais repetitivos e prejudiciais ao longo da história, auxiliando o paciente na substituição desses por comportamentos mais saudáveis. Como veremos a seguir, conceitos clássicos de vários autores foram adaptados para o uso da terapia cognitivo-comportamental na clínica do TDAH.

A teoria comportamental de Skinner,[16] que valorizou as influências ambientais no aprendizado dos comportamentos, é uma das mais importantes. Conhecida como a teoria do condicionamento operante, ela enfoca a relação entre os antecedentes (condições desencadeadoras), as consequências (reforço) e o comportamento – por exemplo, o aumento da frequência de um comportamento que é seguido de consequências positivas e não é seguido de consequências negativas. Técnicas comportamentais são importantes ferramentas complementares no tratamento da hiperatividade (um comportamento hipercinético errático e sem finalidade específica com o objetivo da tarefa), além de servirem para organizar o dia a dia dos pacientes.

Outra influência importante foi de Albert Bandura,[17] que desenvolveu a teoria da aprendizagem social. Para ele, os processos cognitivos são os mediadores na relação estímulo-resposta e o ambiente é reconhecido no processo de aprendizagem. A observação de outra pessoa contribuiria para a aprendizagem de novos padrões comportamentais, assim como o desenvolvimento de um modelo de autocontrole com base na auto-observação, na autoavaliação, na autoeficácia e no autorreforço serviria para a mudança de comportamentos. Pacientes com TDAH têm problemas importantes em todas essas áreas em decorrência dos anos de fracasso em esferas importantes de sua vida, como nos estudos, no trabalho e nos relacionamentos íntimos. Assim, padrões comportamentais e cognitivos devem ser reaprendidos após a melhora dos sintomas com psicoestimulantes.

A contribuição de Meichenbaum[18] para a TCC refere-se ao conceito do treinamento autoinstrucional. O comportamento estaria sob o controle do pensamento ou do diálogo interior. Logo, técnicas de autocontrole mais apropriadas poderiam ser consequência de mudanças nas autoinstruções. No TDAH, o treino de autoinstrução recebe atenção especial por representar uma técnica ligada às deficiências cognitivas e à impulsividade.

A terapia reacional-emotiva de Albert Ellis[19] defende que emoção e comportamento surgem a partir da maneira como os eventos são construídos e interpretados. Dessa forma, os eventos ativadores (A) são interpretados em relação às crenças (B) e resultam em consequências (C) que podem ser emocionais, comportamentais ou fisiológicas. Técnicas que visam à regulação emocional são muito importantes para o tratamento não só das comorbidades internalizantes, mas também da desregulação emocional observada nos pacientes com TDAH, independentemente do perfil de comorbidades.

Da mesma forma, as técnicas desenvolvidas por Aaron Beck,[20] ao publicar *Cognitive Therapy for Depression*, integram conceitos importantes à TCC. Seu modelo apresenta a ideia de que os pensamentos desadaptativos sobre o *self*, o mundo e o futuro (tríade cognitiva) resultam em distorções cognitivas, e estas, por sua vez, afetam o comportamento e as emoções.

### Técnicas mais utilizadas

Para um melhor entendimento, optamos por dividir as técnicas em cognitivas e comportamentais, embora, na prática, elas sejam usadas de forma complementar. Particularmente, no tratamento de crianças/adolescentes, a presença de seus familiares e/ou responsáveis é fundamental para a modificação e melhora das dificuldades. As técnicas descritas a seguir devem ser utilizadas diariamente para que possam promover mudança.

### Técnicas cognitivas

#### Psicoeducação

Elemento fundamental no início do tratamento, a psicoeducação inclui o ensino sobre o transtorno (TDAH) e sobre o modelo cognitivo-comportamental. Nesse momento da terapia, é fundamental que o paciente e sua família possam entender o que é o TDAH: sintomatologia, etiologia, prevalência, comorbidades e tratamentos. As informações fornecidas devem ser baseadas em evidências científicas e transmitidas em uma linguagem acessível que favoreça a compreensão. Além disso, são identificados mitos e crenças equivocadas relacionadas ao TDAH e ao tratamento que podem auxiliar na compreensão do transtorno.

Um dos focos essenciais para as abordagens psicoeducativas é a adesão terapêutica, incluindo o manejo dos efeitos colaterais dos psicoestimulantes e outros fármacos utilizados no tratamento do TDAH. Todo profissional que atenda esses pacientes deve, obrigatoriamente, ter boa noção a respeito do funcionamento e dos efeitos adversos desses medicamentos, independentemente de sua formação profissional. Da mesma maneira que ocorre com relação aos sintomas e às repercussões da doença, é impossível prestar psicoeducação sem conhecimentos básicos da farmacologia dos agentes utilizados para o manejo do transtorno.

Sabe-se que a adesão em longo prazo aos medicamentos dos pacientes com TDAH é extremamente baixa. Muitos deles nem sequer iniciam o medicamento depois da avaliação por temores que podem ser facilmente tratados, como o medo da dependência de estimulantes.[21] Além disso, fazem uso do medicamento nas doses que foram prescritas por um período de, no máximo, dois meses, passando a torná-los conforme acreditam que devam no restante do tempo. Apenas 20% dos indivíduos que foram diagnosticados e iniciaram a medicação corretamente mantêm seu uso por um

> **EXEMPLO CLÍNICO**
>
> P., 35 anos, administrador, buscou tratamento depois que alguns colegas de trabalho identificaram sintomas de TDAH e o incentivaram a agendar uma consulta de avaliação. P. não via as dificuldades apresentadas como componentes de um transtorno e as associava a seu "jeito de ser", pois "sempre foi assim". Ao ser diagnosticado com TDAH, ficou receoso com o medicamento com "medo de ficar dependente". Nesse caso, a psicoeducação foi fundamental para fornecer informações sobre o transtorno e seu tratamento, desmistificando ideias previamente construídas e criando a possibilidade de melhor manejo dos sintomas. Depois do tratamento, P. lamentou que "não tenha começado a se tratar antes", pois sua qualidade de vida havia melhorado muito, especialmente no trabalho, área em que apresentava maior prejuízo.

período maior que um ano.²² A maioria dos indivíduos com TDAH abandona a farmacoterapia em decorrência do surgimento de efeitos colaterais indesejados, que geralmente se atenuam com o uso continuado. Desse modo, a psicoeducação é fundamental para o andamento correto em longo prazo do tratamento farmacológico, contribuindo de forma significativa para a adesão.

Além do trabalho de psicoeducação realizado no consultório, é importante orientar pacientes adultos e pais a buscarem informações em palestras, *sites* confiáveis, leitura de folhetos e livros específicos sobre o tema. Para crianças e adolescentes, sugerimos a leitura de algumas histórias, como a apresentada no **Quadro 25.1**, extraída de um livro sobre TDAH,²³ que podem contribuir para o entendimento do transtorno.

Existem outras fontes para psicoeducação do TDAH no Brasil, como, por exemplo, o livro *No mundo da lua*²⁴ e *sites* como o da Associação Brasileira de TDAH (www.tdah.org.br).

A psicoeducação do modelo de terapia (TCC) é fundamental para a adesão do paciente. Ela é feita explicando-se as características básicas desse modelo, que prioriza a identificação e a testagem de pensamentos e comportamentos e busca modificá-los quando necessário.

### Reestruturação cognitiva

Na reestruturação cognitiva (ABC de Ellis), as situações ativadoras (A) acionam pensamentos (B), e esses pensamentos geram consequências (C). As consequências podem se apresentar sob três formas: sentimentos, comportamentos e reações fisiológicas. Dependendo de como se interpreta as situações, determinam-se as consequências. Assim, essa técnica visa primeiramente ensinar o paciente a identificar e diferenciar o que é sentimento, comportamento e reação fisiológica para, a seguir, identificar e questionar os pensamentos para poder substituí-los.

Na TCC, os pensamentos podem se organizar em três níveis:

1. **Pensamentos automáticos (PAs)**. São pensamentos mais fáceis de acessar e modificar, podendo ocorrer em forma de imagens. Acontecem involuntária e automaticamente. Quando distorcidos, exagerados ou irrealistas, afetam as emoções e as ações, caracterizando um quadro psicopatológico.

**Quadro 25.1** | Exemplo de leitura sobre o TDAH

**Transtorno de déficit de atenção/hiperatividade – O que é? Como ajudar?**

*Meu nome é M. e vou contar a minha história para você.*
*Quase nunca me sinto cansado... O mundo é muito grande e tem muita coisa para descobrir, mas tenho que ir para a escola. Lá tenho que fazer coisas que, às vezes, não estou nem um pouco a fim. Prefiro brincar no pátio ou na quadra...*
*Quase nunca presto atenção ao que minha professora diz, nem às lições. A professora sempre pede para que eu seja mais organizado com meu material. Parece que ninguém me entende...*
*Fico triste, irritado e confuso, porque sei que as pessoas ficam cansadas de mim. Outro dia, vi minha mãe chorando. Também ouvi meus pais brigando por minha causa. Queria que todos dissessem: – Olha, o M. foi o melhor! Ah, como eu gostaria que a minha tarefa fosse realmente a melhor.*

Fonte: Rohde e Benczik.²³

2. **Crenças intermediárias**. Referem-se a regras, normas, padrões e atitudes que orientam nossa conduta ao longo da vida. São identificadas na forma de afirmações do tipo "Tenho que" e "Devo" ou na forma condicional do tipo "Se... então...".
3. **Crenças centrais ou nucleares**. São pensamentos mais enraizados que temos sobre nós mesmos, sobre os outros e o sobre mundo. Vamos construindo nossas crenças centrais ao longo da vida a partir das experiências, e elas afetam nossa percepção e interpretação dos eventos.

Quando PAs distorcidos são ativados, o indivíduo passa a valorizar informações da realidade que possam confirmar esses pensamentos e, dessa forma, manter a psicopatologia.

Essa técnica também é usada no treinamento de pais para a modificação de pensamentos distorcidos que são desenvolvidos ao longo da vida com os filhos com TDAH. Devido à frequência e à intensidade dos sintomas do TDAH e à demora na busca de tratamento, muitos pais desenvolvem pensamentos negativos com relação a seus filhos: "Você é burro, não consegue fazer nada direito" ou "É um preguiçoso, nunca vai ser ninguém". Com o exercício de identificação e modificação desses pensamentos, a te-

### EXEMPLO CLÍNICO

F., 14 anos, após avaliação cuidadosa, é diagnosticada com TDAH de apresentação desatenta e baixa autoestima. Inicia uso de psicoestimulante. Na primeira semana, seus pais já percebem melhora quanto à organização de seu quarto e ao cuidado com seus materiais escolares. Embora as melhoras comecem a aparecer, F. diz: "Tenho que tirar notas acima de 8 como combinei com meus pais, mas não gosto de estudar. Sou burra. Nunca vou conseguir tirar notas boas" (Quadro 25.2).

rapia contribui para a melhora na qualidade de vida da família.

### Solução de problemas

Essa técnica é muito utilizada nos programas de tratamento para TDAH.[9] Seu objetivo é agir no déficit de controle inibitório que se caracteriza no "agir antes de pensar". Pacientes com TDAH geralmente apresentam um repertório escasso de alternativas para solucionar problemas. Na maioria das vezes, repetem comportamentos mal-adaptativos, que, consequentemente, pioram as dificuldades diárias.

Treinar essa habilidade significa "adestrar" o pensamento antes que o comportamento ocorra.

▶ **Etapas da solução de problemas:**

1. Identificar o problema.
2. Pensar em soluções alternativas para resolver o problema.
3. Avaliar as consequências das diversas soluções.
4. Escolher uma solução e colocá-la em prática.
5. Avaliar o resultado.

### Autoinstrução

Entende-se por autoinstrução a capacidade de "falar consigo mesmo". O ensino dessa técnica requer verificação constante, visto que é um exercício mais complexo de ser ensinado e, consequentemente, de ser aprendido. Períodos em que "falamos sozinhos" e outros nos quais internalizamos essa fala fazem parte do desenvolvimento normal da criança. Assim, a autoinstrução aplicada ao TDAH pode servir para ajudar no controle do comportamento quer desatento, quer impulsivo.

▶ **O treino de autoinstrução é constituído pelos seguintes passos:**

1. O terapeuta serve de modelo para solucionar alguma tarefa e fala em voz alta as alternativas, enquanto o paciente observa.
2. O paciente repete a tarefa, instruindo a si próprio em voz alta.
3. O terapeuta modela o desempenho sussurrando as instruções.
4. O paciente repete a tarefa sussurrando as instruções.

**Quadro 25.2** | ABC de Ellis para o exemplo de caso de F.

| SITUAÇÃO ATIVADORA A | PENSAMENTOS AUTOMÁTICOS B | CONSEQUÊNCIAS C | PENSAMENTO NOVO B NOVO | CONSEQUÊNCIAS NOVAS C NOVO |
|---|---|---|---|---|
| Necessidade de estudo devido a avaliação no dia seguinte | "Tenho que tirar notas acima de 8." "Sou burra." | 1. Sentimento: triste 2. Comportamento: não estuda 3. Reações fisiológicas: dor de cabeça | "Todas as notas que recebi até agora foram boas." | Sentimento: calma Comportamento: estuda mais Reações fisiológicas: sem alterações |

5. O terapeuta faz a tarefa usando as instruções internalizadas (sem falar, mas por meio gestos e comportamentos).
6. O paciente repete a tarefa usando as instruções internalizadas.

Esse exercício deve ser treinado inúmeras vezes e em diversas situações.

## Técnicas comportamentais

### Automonitoramento e autoavaliação

O automonitoramento é considerado um ingrediente fundamental nas TCCs. Visa ensinar o paciente a registrar informações importantes que possam estar relacionadas a sentimento, comportamento, reações fisiológicas e/ou pensamentos.

O automonitoramento deve ser adaptado à idade do paciente. Adultos e adolescentes podem trabalhar com planilhas de monitoramento, confeccionando tabelas semanais com dias da semana e horários. Crianças menores aderem mais a esse tipo de exercício com planilhas que tenham desenhos ou figuras feitas em conjunto com o terapeuta ou um familiar.

No início da terapia, as planilhas de automonitoramento ajudam a mapear a frequência de sintomas. A seguir, elas podem ser usadas para acompanhar a melhora, planejando-se atividades futuras.

A autoavaliação é utilizada para desenvolver a habilidade de "olhar para si mesmo". Na sessão de TCC, o terapeuta combina o que vai ser avaliado (p. ex., participação, assiduidade, realização dos exercícios), e o paciente e ele atribuem graus ou símbolos para os resultados. Por exemplo, considerando o caso de M.:

Sessões iniciais: M. tem brigado na escola, mas não sabe dizer a frequência, nem os motivos. O terapeuta e M. combinaram que ele irá marcar na tabela os dias de briga anotando os motivos/gatilhos (**Fig. 25.1**).

Sessões seguintes: M. irá registrar os dias nos que ele não brigou. Escolhe um código de registro, por exemplo, um adesivo, um símbolo ou apenas um X, conforme ilustrado na **Figura 25.2**.

### Sistema de recompensas

Fundamentado na terapia comportamental, o sistema de recompensas visa premiar comportamentos adequados do paciente introduzindo recompensas (reforçadores) para o comportamento esperado.

Nas crianças e nos adolescentes com TDAH, o sistema de motivação interno não funciona adequadamente. Eles necessitam de um estímulo maior para conseguirem realizar atividades repetitivas e de pouco interesse. No início, é necessário que o estímulo seja externo para eles conseguirem realizar as atividades por motivação própria. O objetivo é desfazer comportamentos condicionados, como não fazer tarefas → brigas → castigo → baixa autoestima.

Frequentemente, os pais se questionam se o uso de reforçadores não é uma forma de "comprar" seus filhos e temem que eles respondam apenas mediante gratificações. Nesse sentido, cabe lembrá-los de que, na atualidade, constantemente nos deparamos com sistemas de recompensas (p. ex., nas milhagens de empresas aéreas).

▶ **Como funciona na terapia?**

No início do tratamento, o paciente elabora uma lista de problemas e uma lista de recompensas a serem utilizadas em casa.

Na terapia, são definidos os critérios a serem avaliados (p. ex., pontualidade, realização da tarefa de casa e participação), atribuindo-lhes valores diferenciados. Por exemplo, pon-

---

**EXEMPLO CLÍNICO**

M., 7 anos, com TDAH tipo combinado, todos os dias chega em casa com bilhete na agenda porque "brigou com colegas". Inicialmente, na terapia, foi combinado que ele iria marcar um X, em um quadro que construiu com sua terapeuta, nos dias em que ele recebeu bilhete. Diariamente, logo que chegava da escola, M. fazia o que tinha combinado e marcava no quadro quando recebia bilhetes.

| | Segunda | Terça | Quarta | Quinta | Sexta | Sábado | Domingo |
|---|---|---|---|---|---|---|---|
| Pedro | X | X | | | X | X | |

**Motivos:** Furei a fila do bar, e meu colega me empurrou. Não gostei quando meu colega riu de mim.

**Figura 25.1** | Modelo de automonitoramento e autoavaliação de M. em relação ao registro de dias com briga na escola.

| | Segunda | Terça | Quarta | Quinta | Sexta | Sábado | Domingo |
|---|---|---|---|---|---|---|---|
| Pedro | ☺ | | | ☺ | | ☺ | |

**Figura 25.2** | Modelo de automonitoramento e autoavaliação de M. em relação ao registro de dias sem briga na escola.

**Modelo do sistema de recompensas**

Problema:_____

Recompensa:_____

| | Segunda | Terça | Quarta | Quinta | Sexta | Sábado | Domingo |
|---|---|---|---|---|---|---|---|
| Pedro | ✦ | ✦ | | ✦ | ✦ | | ✦ |
| Pais | OK | OK | | OK | OK | | OK |

Dia da troca:_____

**Figura 25.3** | Exemplo de registro do sistema de recompensas para o caso de M.

tualidade vale 2 pontos; realização da tarefa, 5 pontos; e participação, 3 pontos (somando um total de 10 pontos). A seguir, é elaborada uma lista de recompensas (p. ex., canetas, adesivos, caixa de lápis de cor, tempo para jogar, etc.). Quando o paciente alcança os critérios citados anteriormente, ele pode trocar por algum item da lista de recompensas. Os reforçadores listados devem ter pontuações diversas (alta, média, baixa). Por exemplo, canetas valem 5 pontos; adesivos, 10 pontos; caixa de lápis de cor, 30 pontos. O paciente atribui uma nota referente a seu desempenho na sessão. Essa nota é comparada com o escore atribuído pelo terapeuta. Os pontos atingidos são definidos, e o paciente escolhe se quer trocar por algum item da lista de recompensas. Crianças mais impulsivas podem ser treinadas para não trocarem todos os pontos ganhos imediatamente ao recebimento dos pontos. Ver o exemplo de registro do sistema de recompensas para o caso de P. (**Fig. 25.4**).

Com as famílias, o treinamento é iniciado indicando-se a escolha de apenas um problema, com grau de dificuldade médio, da lista de problemas. O problema escolhido deve ser monitorado ao longo da semana, sendo esperada melhora em torno de 50% (dos sete dias da semana, 3 ou 4 dias devem ter resultados po-

## EXEMPLO CLÍNICO

T. briga muito com seus colegas no jogo de futebol. Ele sempre reclama que eles não querem passar a bola. Já no início do jogo, começa a irritar-se e, quando menos espera, já está chutando e dando soco em algum deles. Muitas vezes, seu professor pede para ele sair do jogo e se acalmar, mas T. acaba ficando ainda mais bravo.

Nesse caso, as respostas utilizadas reforçam seu comportamento inadequado. O treino de solução de problemas estimula a pensar em alternativas para manejar melhor a situação.

Conforme ilustrado na **Figura 25.4** a seguir, uma história em quadrinhos pode ser uma forma de trabalhar a solução de problemas.[9]

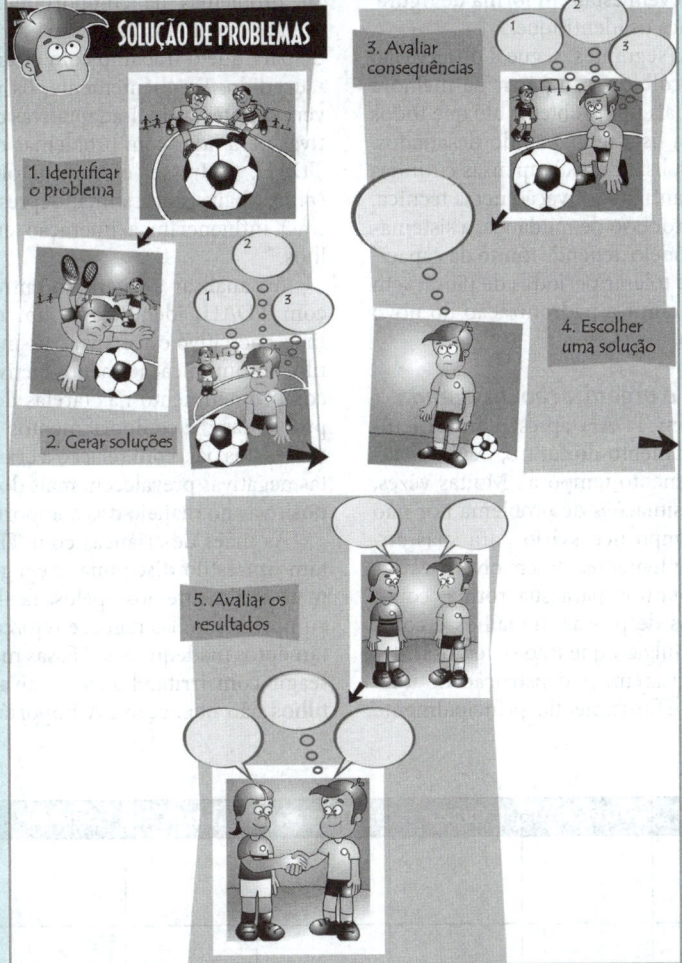

**Figura 25.4** | Etapas da solução de problemas por meio de história em quadrinhos.

*Fonte*: Knapp e colaboradores.[9]

sitivos). Com a melhora do comportamento, a criança recebe uma pontuação que, da mesma forma como acontece na sessão de terapia, pode ser trocada por itens da lista de recompensas. Com crianças menores, os pontos podem ser substituídos por estrelinhas, e a recompensa pode ser combinada no início da semana. Por exemplo, a criança combina com seus pais que, se conseguir quatro estrelinhas, irá tomar sorvete com os pais. Na folha de automonitoramento, usada diariamente para registrar os resultados, o comportamento a ser melhorado e a recompensa devem estar em forma de figura, para que a criança os identifique.

Nas semanas seguintes, segue a observação do problema escolhido, e, a partir da melhora dele, inclui-se mais um problema até que todos os problemas da lista tenham sido desafiados. A atualização da lista de recompensas é fundamental para garantir a motivação nessa técnica.

Iniciado o processo de mudança, a sistematização desse modelo depende muito da capacidade dos pais de tolerar períodos de piora, sem desistir, para garantir a padronização do novo comportamento.

### Planejamento e organização de agenda

Os pacientes com TDAH apresentam dificuldades no planejamento do futuro, devido à falha no processamento temporal. Muitas vezes, colocam-se em situações de problema por não calcularem o tempo necessário para suas atividades. Frequentemente, desenvolvem estratégias mal-adaptativas para sua rotina, como não anotar datas de provas, trabalhos e compromissos, pois julgam que irão se lembrar delas quando precisarem. A construção de uma agenda semanal é fundamental, principalmente para crianças e adolescentes, pois eles podem fazer anotações escolares de provas e trabalhos. Para pacientes adultos, é indicado o uso de aplicativos que auxiliem na organização da agenda, com lembretes dos compromissos (**Fig. 25.5**).

## TREINAMENTO DE PAIS E FAMILIARES PARA O TDAH

Os programas de intervenções com pais são reconhecidos como efetivos para prevenir e reduzir problemas de comportamento. É fundamental que a família assuma a responsabilidade para que o trabalho com crianças seja bem-sucedido. Frequentemente, os pais desenvolvem estratégias mal-adaptativas e contraprodutivas para lidar com problemas decorrentes do TDAH. Estresse e psicopatologia parental (p. ex., baixa autoestima, depressão, entre outras) influenciam a interação entre pais e filhos.[25]

Ao analisar a interação entre pais e filhos com TDAH, identifica-se um estilo parental mais coercitivo e aversivo,[26] assim como um estilo de comunicação menos efetiva, com menor comprometimento nas tarefas de resolução de problemas,[27] e comportamentos menos gratificantes dos pais com relação à criança.[28] Respostas negativas prevalecem mais do que respostas positivas no manejo dos comportamentos.

As mães de crianças com TDAH apresentam um estilo disciplinar negligente, cedendo mais facilmente aos apelos, facilitando o descumprimento das regras e reforçando comportamentos inadequados.[28] Essas mães costumam reagir com irritabilidade e raiva quando seus filhos não obedecem. A importância de inter-

|   | Segunda | Terça | Quarta | Quinta | Sexta | Sábado | Domingo |
|---|---------|-------|--------|--------|-------|--------|---------|
| M |         |       |        |        |       |        |         |
| T |         |       |        |        |       |        |         |
| N |         |       |        |        |       |        |         |

**Figura 25.5** | Modelo de planejamento e organização da agenda.

venções no meio familiar e escolar de crianças com TDAH é justificada pela possibilidade de melhora na qualidade de vida de todos os envolvidos.

> Uma história de insucesso dos pais pode desestimular o uso de práticas parentais positivas e gerar um padrão coercitivo com práticas parentais severas. Assim, a maneira opositora com que a criança reage a seus pais está relacionada a esse padrão excessivamente punitivo e de recompensa a comportamentos inadequados.[29] Ocorre um ciclo repetitivo: punição, oposição da criança, punição, oposição da criança.

Além dos problemas desenvolvidos entre os pais e a criança, muitos casais também apresentam problemas conjugais. Segundo Barkley,[25] pais de crianças com TDAH têm três vezes mais probabilidade de separação do que pais de crianças sem TDAH. O treinamento de pais está orientado na teoria comportamental, seguindo os princípios do condicionamento operante, que se baseia no reforço positivo, segundo o qual todo comportamento adequado que é reforçado positivamente tem sua frequência aumentada.

Existem vários estudos que avaliam os programas de treinamento de pais. Entre eles, destacam-se o Incredible Years[30] e o Triple P – Positive Parenting Program.[31] O Incredible Years Program, da Universidade de Washington, em Seattle (EUA), tem por objetivo desenvolver habilidades nos pais, professores e crianças a partir de programas de tratamento e de prevenção universais com base na comunidade. Visa estimular a competência social, que, por sua vez, pode prevenir o desenvolvimento de problemas de conduta.

Para Young e Amarasinghe,[32] a intervenção mais apropriada para crianças em idade pré-escolar é o treinamento de pais. Para crianças em idade escolar com sintomas moderados, sugerem-se o treinamento parental em grupo e intervenções comportamentais na sala de aula. E, para crianças em idade escolar com TDAH grave, essas intervenções devem ser associadas ao uso de medicamentos psicoestimulantes.

De forma geral, nos programas parentais, encontramos alguns elementos básicos, como reforço positivo, diminuição no uso das punições, desenvolvimento das habilidades de solução de problemas, entre outros.[30] Assim, o treinamento de pais oportuniza experiências com o objetivo de proporcionar contingências favoráveis à aprendizagem de comportamentos divergentes com o padrão do TDAH.

Para Del Prette e Del Prette,[33] é importante que os pais desenvolvam um conjunto de habilidades sociais educativas. Essas habilidades envolvem ações potencialmente eficazes que proporcionariam condições no ambiente da criança para a modificação do comportamento. O treinamento de pais ensinaria e estimularia essas ações específicas por meio do desenvolvimento de novas habilidades parentais: fornecer *feedback* positivo, dar atenção ao relato da criança, fazer elogios, organizar matérias de autoinstrução, negociar regras, promover a autoavaliação, resumir comportamentos e dar modelos. Além do desenvolvimento de habilidades sociais, pais de crianças com TDAH necessitam desenvolver habilidades pessoais consideradas essenciais para a interação social, como comunicação, civilidade e assertividade.

## INTERVENÇÕES NA ESCOLA

O trabalho multidisciplinar com escolas é indispensável. Da mesma forma como são fornecidas orientações para pais e familiares, os professores também estão incluídos desde o momento da avaliação, com o preenchimento de escalas específicas, sendo orientados teórica e tecnicamente para o manejo do aluno com TDAH.

> Os professores precisam entender o que é o TDAH e aprender a lidar com seu aluno de forma construtiva. Sugere-se o uso de atenção positiva e orientações quanto à localização dessa criança na sala de aula (próximo do professor, longe de janelas), assim como flexibilização de tarefas, organização do ambiente, estabelecimento da rotina diária, ordens objetivas e claras, tempo para descanso, etc.

No treinamento parental, o objetivo é desenvolver as habilidades de comunicação dos pais com professores, fazendo-se uso de anotações na agenda ou em outro instrumento de acesso. Para que professores desenvolvam habilidades e se integrem ao tratamento das crianças com TDAH, pode ser usado um formulário específico – o Relatório de Observação para Professores, que é preenchido pelo professor semanalmente e avaliado pelo terapeuta mensalmente (**Fig. 25.6**).

## PROTOCOLOS DE TCC PARA CRIANÇAS COM TDAH

Knapp e colaboradores[9] desenvolveram um protocolo com 12 sessões de atendimento individual ou em grupo para crianças, com idade entre 8 e 12 anos, com sessões semanais e quatro sessões (uma por mês) de atendimento aos pais.

Em 2005, psicólogas/colaboradoras do Programa de Déficit de Atenção/Hiperatividade (ProDAH) do Hospital de Clínicas de Porto Alegre (HCPA) receberam treinamento para uso de um manual de tratamento para transtornos de externalização (TDAH, TOD, transtorno da conduta). Esse manual, da World Psychiatric Association (WPA),[34] foi elaborado para crianças com padrão persistente de desatenção e/ou comportamentos hiperativos-impulsivos, crianças com padrão recorrente de comportamentos negativos, hostis, agressivos e antissociais e para pais com dificuldades de manejo. É constituído por 12 sessões semanais de treinamento de pais, 8 sessões de treinamento infantil, também semanais, e 1 encontro para profissionais sem formação em saúde mental (professores). A população-alvo inclui crianças entre 6 e 12 anos e seus pais. Os componentes do treinamento de pais são: psicoeducação, atenção positiva, hora especial da brincadeira, recompensar e ignorar comportamentos, ordens eficientes, economia de fichas, custo de resposta, manejo do estresse, manejo em lugares públicos e auxílio em tarefas escolares. Os componentes do treinamento infantil são: autoconsciência, compreensão das emoções e solução de problemas. A duração estimada da sessão com os pais é de 90 a 120 minutos, e a da sessão com as crianças, de 60 a 75 minutos. O manual se fundamenta na teoria comportamental e é composto por vários exercícios práticos que utilizam técnicas de modelação e representação de papéis, as quais visam ensinar aos pais uma nova maneira de interagir com seus filhos. Esse manual é de uso público e pode ser baixado do *site* do ProDAH no *link*: https://www.ufrgs.br/prodah/protocolo-tratamento-tcc/.

### Protocolo utilizado no programa de déficit de atenção/hiperatividade

Com o desenvolvimento dos estudos em treinamento de pais e a experiência clínica no atendimento de pais/pacientes com TDAH por meio de TCC no HCPA, elaboramos um protocolo de tratamento composto por 12 sessões semanais com os pais, individual ou em grupo,

### Relatório de observação

Escola:
Professor:
Aluno:
Mês:

| | 1ª semana | 2ª semana | 3ª semana | 4ª semana |
|---|---|---|---|---|
| Atenção ao bom comportamento | | | | |
| Reforço positivo frequente | | | | |
| Localização na sala de aula | | | | |
| Flexibilidade nas tarefas | | | | |

**Figura 25.6** | Modelo de Relatório de Observação para Professores.

e 8 sessões semanais com as crianças. A seguir, apresentamos de forma esquemática o referido protocolo (Quadros 25.3 e 25.4). Esse protocolo foi criado pela equipe e integrou elementos descritos em um livro sobre TCC para o TDAH[9] e no manual de TCC para transtornos externalizantes da WPA.[34]

## Protocolos de TCC para adultos com TDAH

Com base em evidências científicas, Safren e colaboradores[35] desenvolveram um manual de tratamento para adultos com TDAH, que deve ser utilizado com o manual do paciente, a fim de auxiliar os pacientes a compreender melhor o transtorno, bem como a desenvolver habilidades para a redução dos sintomas do TDAH. O tratamento é composto por 12 sessões divididas em quatro módulos específicos. O Quadro 25.5 descreve, de forma resumida, o protocolo de tratamento proposto.[35] Informações específicas podem ser encontradas no manual, que apresenta instruções detalhadas sobre o plano de cada sessão e os exercícios a serem realizados.

Philipsen e colaboradores[36] propuseram um programa de tratamento em grupo para adultos com TDAH com base nos princípios da TCC e da terapia comportamental dialética (DBT) para pacientes com transtorno da personalidade *borderline* (TPB). Esse modelo foi desenvolvido considerando que pacientes com TDAH e TPB compartilham características clínicas, como dificuldade na regulação emocional e no controle dos impulsos, baixa autoestima e conflito nas relações interpessoais. O protocolo é constituído por 22 sessões com duração de 2 horas, incluindo um intervalo de 20 minutos. A primeira parte da sessão é composta por saudação aos participantes, prática de *mindfulness*, discussão de tarefas terapêuticas cumpridas (utilizando o

**Quadro 25.3** | Protocolo de TCC para TDAH – treinamento de pais

- 1ª sessão: Contrato e estabelecimento de metas/lista de problemas
- 2ª sessão: Psicoeducação do TDAH e TCC
- 3ª sessão: Controle do estresse e manejo do humor – ABC (reestruturação cognitiva)
- 4ª sessão: Atenção positiva/hora especial da brincadeira
- 5ª sessão: Recompensar e ignorar/sistema de recompensas
- 6ª sessão: Observar o bom comportamento/prever situações de problema
- 7ª sessão: Ordens eficientes
- 8ª sessão: Solução de problemas e autoinstrução/planejamento e organização de cronogramas
- 9ª sessão: Regras de comportamento
- 10ª sessão: Punição e *time-out*
- 11ª sessão: Auxílio em tarefas escolares/manejo em lugares públicos
- 12ª sessão: Revisão dos conteúdos e avaliação

**Quadro 25.4** | Protocolo de TCC para TDAH – treinamento infantil

- 1ª sessão: Contrato e estabelecimento de metas/lista de problemas/lista de recompensas
- 2ª sessão: Psicoeducação do TDAH e TCC/sistema de recompensas
- 3ª sessão: Emoções
- 4ª sessão: Emoções
- 5ª sessão: Soluções de problemas
- 6ª sessão: Soluções de problemas e autoinstrução
- 7ª sessão: Planejamento e organização
- 8ª sessão: Revisão dos conteúdos

**Quadro 25.5** | Protocolo de TCC para adultos com TDAH

### MÓDULO 1 – PSICOEDUCAÇÃO, ORGANIZAÇÃO E PLANEJAMENTO

Sessão 1: Psicoeducação e introdução a habilidades de organização e planejamento
Sessão 2: Envolvimento de um membro da família (se for o caso)
Sessão 3: Organização de múltiplas tarefas
Sessão 4: Solução de problemas e gerenciamento de tarefas estressantes
Sessão 5: Organizando papéis

### MÓDULO 2 – REDUZINDO A TENDÊNCIA À DISTRAÇÃO

Sessão 6: Medindo o tempo de duração da atenção e adiando a distração
Sessão 7: Modificando o ambiente

### MÓDULO 3 – PENSAMENTO ADAPTATIVO

Sessão 8: Introdução a um modelo cognitivo de TDAH
Sessão 9: Pensamento adaptativo
Sessão 10: Retomada e revisão das habilidades do pensamento adaptativo

### MÓDULO 4 – OUTRAS HABILIDADES

Sessão 11: Aplicação de habilidades à procrastinação
Sessão 12: Prevenção de recaídas

protocolo de habilidades), revisão e consolidação dos temas trabalhados na sessão anterior. Na segunda parte da sessão, são realizados práticas de *mindfulness*, introdução e discussão do novo tema/habilidade, designação de tarefas terapêuticas, fechamento e avaliação da sessão. O **Quadro 25.6** descreve as atividades realizadas em cada sessão.[36]

Além dos protocolos descritos, Mitchell e colaboradores[37] desenvolveram um treinamento de *mindfulness* chamado de *Mindful Awareness Practices* (MAPs). As MAPs envolvem oito sessões semanais de 2 horas e 30 minutos cada. As sessões geralmente começam com uma breve meditação, seguida da revisão das lições da sessão anterior e da prática de exercícios em casa. Em seguida, é realizada a introdução de novo conteúdo e prática e fornecidas instruções sobre o exercício da próxima semana. Por fim, é feita uma rápida meditação para encerrar o grupo. Durante todas as sessões, os membros do grupo são estimulados a participar ativamente das discussões e das meditações. Mais informações sobre os conteúdos de cada sessão

**Quadro 25.6** | Protocolo de TCC e DBT para adultos com TDAH

Sessão 1 (introdução): Introdução geral; psicoeducação sobre TDAH; explicação sobre neurobiologia do TDAH; busca de relações com os sintomas cotidianos do TDAH; estabelecimento do objetivo geral da terapia de grupo ("controlar o TDAH em vez de ser controlado por ele"); recomendações de livros e *sites* úteis sobre TDAH.

Sessão 2 (*mindfulness* I): Introdução ao conceito de *mindfulness* e aos exercícios de meditação para ensino das habilidades de *mindfulness* ("o quê": observar, descrever, participar; "como": sem julgar, atento, efetivamente).

Sessão 3 (*mindfulness* II): Revisão e discussão do conceito de *mindfulness*, relacionando essas habilidades ao controle do TDAH por meio de exercícios. A partir dessa sessão, a prática de *mindfulness* é realizada em todas as sessões e incluída como tarefa de casa. Os pacientes anotam em seus protocolos de habilidades os treinamentos feitos.

Sessão 4 (caos e controle): Discussão de comportamentos desorganizados e ensino de estratégias de organização, planejando-se formas de implementá-las no cotidiano do paciente.

Sessão 5 (análise funcional I): Aplicação do esquema SORC* para entender problemas comportamentais e desenvolver estratégias de mudança (ou de aceitação); treinamento para identificar situações individuais críticas e utilizar a análise funcional como ferramenta de controle do TDAH.

Sessão 6 (análise funcional II): Revisão e consolidação dos aspectos trabalhados na sessão 5.

Sessão 7 (regulação emocional): Apresentação da teoria breve das emoções (emoções primárias, aspectos adaptativos da emoção, como sinalização e comunicação, relações entre cognição e emoção); prática de *mindfulness* e análise funcional no desenvolvimento de estratégias de regulação emocional.

Sessão 8 (depressão/medicamento para TDAH): Explicação sobre sintomas depressivos e seu tratamento; revisão da farmacoterapia do TDAH; discussão de experiências pessoais com metilfenidato.

Sessão 10 (manejo do estresse): Discussão de um modelo teórico sobre estresse e reações a ele; reflexão individual sobre formas funcionais e disfuncionais utilizadas ao longo da vida para lidar com o estresse; planejamento de estratégias a serem (re)implementadas no cotidiano.

Sessão 11 (dependência/abuso de substâncias): Explicação sobre sintomas do abuso de substâncias; reflexão sobre comportamentos pessoais de risco (acesso à internet, atividade física, busca por experiências sensitivas, comportamentos sexuais de risco, comer demais) e, caso necessário, foco em estratégias de mudança.

Sessão 12 (impacto do TDAH nas relações pessoais/autorrespeito): Elaboração do impacto do TDAH na biografia dos pacientes e no autorrespeito; discussão de estratégias individuais para melhorar os relacionamentos; informações sobre pessoas que ajudam o paciente a lidar com o TDAH.

Sessões 13 a 21: Acontecem a cada quatro semanas. O foco é a consolidação da aprendizagem das habilidades ensinadas. Os temas das sessões são definidos com os pacientes do grupo. Entretanto, há de se repetir os conteúdos dos módulos de *mindfulness*, caos e controle, análise funcional, regulação emocional e manejo do estresse.

Sessão 22 (retrospecto e panorama): Discussão de objetivos individuais alcançados e estratégias úteis aprendidas; planejamento de estratégias para alcançar objetivos remanescentes; discussão de possibilidades de manter o contato com os outros membros do grupo.

* Refere-se à cadeia comportamental de *(S)timulus, (O)rganism, (R)eaction* e *(C)onsequence*.

do programa podem ser encontradas no artigo citado.

## TÉRMINO DO TRATAMENTO E SESSÕES DE SEGUIMENTO

No término do tratamento, reavaliamos as metas iniciais e combinamos sessões quinzenais e, depois, mensais. Caso os objetivos iniciais ainda não tenham sido alcançados, o tratamento é mantido por mais algumas sessões.

## ESTUDOS DE EFICÁCIA

Existem diversos estudos que avaliam a eficácia da TCC em pacientes com TDAH. A maioria comparou o tratamento farmacológico com abordagens não farmacológicas, avaliando sintomas básicos do transtorno em grupos que recebiam medicamento e intervenções psicoterápicas e apenas medicamento.

O Multimodal Treatment Study of ADHD,[13] um ECR e multicêntrico, que avaliou 579 crianças com TDAH, não encontrou maior eficácia da abordagem combinada na redução dos sintomas do transtorno quando comparada ao tratamento farmacológico. Entretanto, a análise de subgrupos específicos indica que pacientes com comorbidades respondem melhor ao tratamento combinado, especialmente nos casos de transtornos de ansiedade e de comorbidades múltiplas.[13] Em convergência com esses resultados, uma metanálise sobre tratamentos não farmacológicos no TDAH demonstrou pouca eficácia nos sintomas básicos do transtorno, quando houve rigor metodológico (i.e., inclusão apenas de estudos duplos-cegos) desses tratamentos, incluindo *neurofeedback* e intervenções comportamentais.[38]

Entretanto, uma revisão que incluiu 51 estudos demonstrou que o tratamento combinado de fármacos e psicoterapia é mais efetivo em longo prazo, com maior tamanho de efeito do que a intervenção apenas farmacológica, especialmente em relação a autoestima, funcionamento acadêmico e social e condução de veículos.[39] Uma metanálise de 32 estudos com crianças e adolescentes sugere resultados positivos do efeito de treinamento para pais, que aumentaram o autoconceito parental, especialmente a confiança. Também se identificou o efeito de intervenções comportamentais na diminuição dos problemas de conduta em crianças.[40]

A diferença de resultado dos estudos pode ser explicada, pelo menos em parte, por questões metodológicas, como "subdose" de número de sessões, seleção de pacientes e desfechos relacionados estritamente aos sintomas de TDAH. É possível inferir que outros desfechos, como autoestima, funcionamento social e qualidade de vida, possam ser mais responsivos a intervenções psicoterápicas.

As evidências científicas apontam para a eficácia do tratamento farmacológico para pacientes com TDAH, com diretrizes consistentes que recomendam o uso de estimulantes como primeira escolha. Possivelmente, as intervenções não farmacológicas alcancem efeitos positivos na redução de sintomas comórbidos ou residuais ao TDAH, e não apenas na diminuição dos sintomas nucleares do transtorno. Além disso, podem ser bastante úteis em casos de resistência ou intolerância ao medicamento.

## QUESTÕES EM ABERTO E PERSPECTIVAS FUTURAS

Apesar dos avanços alcançados no que se refere ao estudo e à proposição de TCC para o TDAH, ainda há necessidade de estudos multicêntricos que avaliem e validem protocolos de tratamento. Novos trabalhos devem considerar a heterogeneidade associada ao TDAH, especialmente a presença de comorbidades, a fim de avaliar se a TCC pode ser usada pela maioria dos pacientes ou se é indicada apenas para um subgrupo específico. Também há necessidade de diferenciar se os ganhos da TCC dependem do tratamento farmacológico ou se podem ser adquiridos somente com a psicoterapia.[41]

Um importante desafio para o futuro consiste em aumentar a eficácia de intervenções não farmacológicas com base na melhor compreensão da fisiopatologia do TDAH, propiciando, assim, maior integração dessas intervenções com abordagens farmacológicas.[38] Para que isso ocorra, é fundamental a condução de estudos que avaliem a relação das intervenções com a neurobiologia e a neuropsicologia.

Além disso, é importante viabilizar o desenvolvimento de novas abordagens que possam ser mais efetivas na redução e no controle dos sintomas. Alguns trabalhos recentes propõem novas intervenções, como tratamento em grupo combinando TCC e DBT, com adaptações voltadas para o tratamento da desregulação emocional[42] ou práticas de *mindfulness* como uma intervenção útil para reduzir a distração.[43]

## CONSIDERAÇÕES FINAIS

As intervenções psicoterápicas com técnicas cognitivas e comportamentais são recomendadas e amplamente usadas no tratamento de pacientes com TDAH. Embora as pesquisas demonstrem a eficácia isolada da TCC para outros transtornos psiquiátricos, isso não se confirma para o TDAH, que requer tratamento combinado. Portanto, é importante considerar a recomendação de tratamento multimodal que contemple farmacoterapia e intervenção psicoterápica.

Enquanto os medicamentos agem nos sintomas nucleares do TDAH, a TCC atua nos sintomas residuais ou comórbidos. Além disso, é notório que os sintomas do TDAH interferem em aspectos da personalidade e podem levar a estereótipos e estigma social, que devem ser alvos da psicoterapia. É comum que pacientes com TDAH tenham uma visão negativa de si mesmos, apresentem dificuldades nos relacionamentos interpessoais, com um repertório grande de desentendimentos, sejam muito autocríticos e, historicamente, muito criticados por familiares e amigos. Em geral, apresentam-se emocional e cognitivamente desgastados pelo sofrimento advindo do transtorno, o qual se acumula ao longo do tempo. Sob tal contexto, a TCC busca identificar e modificar pensamentos e comportamentos com intervenções que auxiliam o paciente no planejamento e na organização de sua rotina, bem como na diminuição do autoconceito negativo, as quais, consequentemente, devem refletir em uma melhor qualidade de vida.

## REFERÊNCIAS

1. Polanczyk G, de Lima MS, Horta BL, Biederman J, Rohde LA. The worldwide prevalence of ADHD: a systematic review and metaregression analysis. Am J Psychiatry. 2007;164(6):942-48.
2. Simon V, Czobor P, Balint S, Mészáros A, Bitter I. Prevalence and correlates of adult attention-deficit hyperactivity disorder: meta-analysis. Br J Psychiatry. 2009;194(3):204-11.
3. Mannuzza S, Castellanos FX, Roizen ER, Hutchison JA, Lashua EC, Klein RG. Impact of the impairment criterion in the diagnosis of adult ADHD: 33-year follow-up study of boys with ADHD. J Atten Disord. 2011;15(2):122-9.
4. Dalsgaard S, Østergaard SD, Leckman JF, Mortensen PB, Pedersen MG. Mortality in children, adolescents, and adults with attention deficit hyperactivity disorder: a nationwide cohort study. Lancet. 2015;385(9983): 2190-96.
5. Faraone SV, Asherson P, Banaschewski T, Biederman J, Buitelaar JK, Ramos-Quiroga JA, et al. Attention-deficit/hyperactivity disorder. Nat Rev Dis Primers. 2015;1:15020.
6. Organização Mundial da Saúde. Classificação de transtornos mentais e de comportamento da CID-10: descrições clínicas e diretrizes diagnósticas. Porto Alegre: Artmed; 1993.
7. American Psychiatric Association. DSM-5: manual diagnóstico e estatístico de transtornos mentais. Porto Alegre: Artmed; 2014.
8. Kieling R, Rohde LA. ADHD in children and adults: diagnosis and prognosis. Curr Top Behav Neurosci. 2012;9:1-16.
9. Knapp P, Rohde LA, Lyszkowski LC, Johannpeter J. Terapia Cognitivo-Comportamental no transtorno de déficit de atenção/hiperatividade: manual do terapeuta. Porto Alegre: Artmed; 2002.
10. Safren SA, Perlman CA, Sprich S, Otto MW. Dominando o TDAH Adulto: guia do terapeuta. Porto Alegre: Artmed; 2008.
11. Castells X, Ramos-Quiroga JA, Rigau D, Bosch R, Nogueira M, Vidal X, et al. Efficacy of methylphenidate for adults with attention-deficit hyperactivity disorder: a meta-regression analysis. CNS Drugs. 2011;25(2): 157-69.
12. Frodl T, Skokauskas N. Meta-analysis of structural MRI studies in children and adults with attention deficit hyperactivity disorder indicates treatment effects. Acta Psychiatr Scand. 2012;125(2):114-26.
13. The MTA Cooperative Group. A 14-month randomized clinical trial of treatment strategies for attention-deficit/hyperactivity disorder. Arch Gen Psychiatry. 1999;56(12):1073-86.
14. American Academy of Pediatrics. ADHD: clinical practice guideline for the diagnosis, evaluation, and treatment of attention-deficit/hyperactivity disorder in children and adolescents. Pediatrics. 2011;128(5):1007-22.
15. Kooij SJJ, Bejerot S, Blackwell A, Caci H, Casas-Brugué M, Carpentier PJ, et al. European consensus statement on diagnosis and treatment of adult ADHD: the European network adult ADHD. BMC Psychiatry. 2010;10:67.
16. Skinner BF. About behaviorism. London: Vintage; 1974.

17. Bandura A. Social learning theory. Englewood Cliffs: Prentice-Hall; 1977.
18. Meichenbaum DH. Self-instructional methods. In: Kanfer FH, Goldstein AP. Helping people change: a textbook of methods. New York: Pergamon; 1975.
19. Ellis A. Reason and emotion in psychotherapy. New York: Lyle-Stewart; 1962.
20. Beck AT, Rush AJ, Shaw BF, Emery G. Cognitive Therapy of Depression. New York: Guilford; 1979.
21. Victor MM, Rovaris DL, Salgado CA, Silva KL, Karam RG, Vitola ES, et al. Severity but not comorbidities predicts response to methylphenidate in adults with attention-deficit/hyperactivity disorder: results from a naturalistic study. J Clin Psychopharmacol. 2014;34(2):212-7.
22. Fredriksen M, Dahl AA, Martinsen EW, Klungsøyr O, Haavik J, Peleikis DE. Effectiveness of one-year pharmacological treatment of adult attention- deficit/hyperactivity disorder (ADHD): an open-label prospective study of time in treatment, dose, side-effects and comorbidity. Eur Neuropsychopharmacol. 2014;24(12):1873-84.
23. Rohde LA, Benczik EBP. TDAH: O que é? Como ajudar? Porto Alegre: Artes Médicas; 1999.
24. Mattos P. No mundo da lua: perguntas e respostas sobre Transtorno do Déficit de Atenção com Hiperatividade em crianças, adolescentes e adultos. São Paulo: Lemos; 2005.
25. Barkley RA. Transtorno de Déficit de Atenção/Hiperatividade. Guia completo para pais, professores e profissionais de saúde. Porto Alegre: Artmed; 2002.
26. Finzi-Dottan R, Manor I, Tyano S. ADHD, temperament, and parental style as predictors of the child's attachment patterns. Child Psychiatry Hum Dev. 2006;37(2):103-14.
27. Tripp G, Schaughency EA, Langlands R, Mouat K. Family interactions in children with and without ADHD. J Child Fam Stud. 2006;16(3):385-400.
28. Johnson C, Mash EJ. Families of children with attention-deficit/hyperactivity disorder: Review and recommendations for future research. Clin Child Fam Psychol Rev. 2001;4(1):183-207.
29. Sena SS, Neto OD. Distraído e a 1000 por hora: guia para familiares, educadores e portadores do transtorno de déficit de atenção e hiperatividade. Porto Alegre: Artmed; 2007.
30. Webster-Stratton C, Reid MJ, Hammond M. Treating children with early-onset conduct problems: Intervention outcomes for parent, child, and teacher training. J Clin Child Adolesc Psychol. 2004;33(1):105-24.
31. Sanders MR, Markie-Dadds C, Tully LA, Bor W. The triple P-positive parenting program: a comparison of enhanced, standard and self-directed behavioral family intervention for parents of children with early onset conduct problems. J Consult Clin Psychol. 2000;64(4):624-40.
32. Young S, Amarasinghe JM. Practitioner review: non--pharmacological treatments for ADHD: a lifespan approach. J Child Psychol Psychiatry. 2010;51(2):116-33.
33. Del Prette ZAP, Del Prette A. Psicologia das habilidades sociais na infância: teoria e prática. Petrópolis: Vozes; 2005.
34. Bauermeister JJ, So CYC, Jensen PS, Krispin O, Din ASE. Development of adaptable and flexible treatments manuals for externalizing and internalizing disorders in children and adolescents. Rev Bras Psiquiatr. 2006;28(1):67-71.
35. Safren SA, Sprich S, Mimiaga MJ, Surman C, Knouse L, Groves M, et al. Cognitive behavioral therapy vs relaxation with educational support for medication-treated adults with ADHD and persistent symptoms: a randomized controlled trial. JAMA. 2010;304(8):875-80.
36. Philipsen A, Jans T, Graf E, Matthies S, Borel P, Colla M, et al. Effects of group psychotherapy, individual counseling, methylphenidate, and placebo in the treatment of adult attention-deficit/hyperactivity disorder: a randomized clinical trial. JAMA Psychiatry. 2015;72(12):1199-210.
37. Mitchell JT, Zylowska L, Kollins SH. Mindfulness meditation training for attention-deficit/hyperactivity disorder in adulthood: current empirical support, treatment overview, and future directions. Cogn Behav Pract. 2015;22(2):172-91.
38. Sonuga-Barke EJ, Brandeis D, Cortese S, Daley D, Ferrin M, Holtmann M, et al. Nonpharmacological interventions for ADHD: systematic review and meta-analyses of randomized controlled trials of dietary and psychological treatments. Am J Psychiatry. 2013;170(3):275-89.
39. Arnold LE, Hodgkins P, Caci H, Kahle J, Young S. Effect of treatment modality on long-term outcomes in attention-deficit/hyperactivity disorder: a systematic review. PLoS One. 2015;10(2):e0116407.
40. Daley D, van der Oord S, Ferrin M, Danckaerts M, Doepfner M, Cortese S, et al. Behavioral interventions in attention-deficit/hyperactivity disorder: a meta-analysis of randomized controlled trials across multiple outcome domains. J Am Acad Child Adolesc Psychiatry. 2014;53(8):835-47.
41. Jensen CM, Amdisen BL, Jørgensen KJ, Arnfred SM. Cognitive behavioural therapy for ADHD in adults: systematic review and meta-analyses. Atten Defic Hyperact Disord. 2016;8(1):3-11.
42. Nasri B, Castenfors M, Fredlund P, Ginsberg Y, Lindefors N, Kaldo V. Group treatment for adults with ADHD based on a novel combination of cognitive and dialectical behavior interventions. J Atten Disord. 2017;1:1087054717690231.
43. Gu Y, Xu G, Zhu Y. A Randomized Controlled trial of mindfulness-based cognitive therapy for college students with ADHD. J Atten Disord. 2018;22(4):388-99.

# 26
# Transtornos neurocognitivos maiores (demências)

Claudia Godinho
Letícia M. K. Forster
Analuiza Camozzato de Padua

As intervenções psicoterápicas para os transtornos neurocognitivos visam a redução dos sintomas comportamentais, a preservação das funções cognitivas pelo maior tempo possível, a melhora da qualidade de vida e da capacidade funcional e o alívio da sobrecarga do cuidador. O foco deste capítulo são as principais técnicas psicoterápicas utilizadas nesses transtornos: psicoeducação para familiares e/ou cuidadores, intervenções cognitivas e terapia comportamental. Todas envolvem o paciente e o cuidador em virtude das limitações cognitivas que caracterizam a doença. As abordagens psicoterápicas estão sempre indicadas no tratamento dos pacientes com transtornos neurocognitivos em conjunto com o tratamento farmacológico para os sintomas cognitivos e funcionais. Além disso, são a primeira opção no tratamento dos sintomas comportamentais, considerando as limitações, os riscos e os potenciais efeitos colaterais dos psicofármacos.

---

Os transtornos neurocognitivos maiores (TNMs, demências) caracterizam-se por provocar prejuízo cognitivo em um ou mais domínios cognitivos (atenção, funções executivas, memória e aprendizagem, linguagem, percepção visuoespacial ou cognição social), de caráter progressivo, com maior ou menor impacto funcional de acordo com o estágio da doença. Além do comprometimento cognitivo, sintomas comportamentais (neuropsiquiátricos) ocorrem frequentemente e estão associados a dificuldades nos cuidados com os pacientes, institucionalização precoce e sobrecarga do cuidador.[1-3]

Conforme já mencionado, o prejuízo cognitivo da demência implica incapacitação e, consequentemente, dependência de cuidados de terceiros. Portanto, as intervenções psicoterápicas envolvem necessariamente paciente e cuidador.[4,5] Os efeitos dessas intervenções são observados em relação aos seguintes desfechos no paciente: sintomas comportamentais, cognição, qualidade de vida e declínio funcional. As psicoterapias podem também exercer efeito sobre a sobrecarga e a qualidade de vida do cuidador. O caráter progressivo desses transtornos requer que as intervenções psicoterápicas sejam adaptadas a cada estágio da doença e limitadas no tempo. Embora as demências possam ter várias etiologias, as intervenções psicoterápicas são as mesmas.

Da mesma forma, vale ressaltar que, em relação ao tratamento dos sintomas comportamentais das demências, há indicações do uso de psicofármacos para amenizar alguns sintomas, entretanto os resultados são limitados e associados a potenciais riscos e efeitos colaterais.[6-8] Desse modo, as intervenções não farmacológicas, por exemplo, as psicoterapias, devem ser priorizadas no manejo dos sintomas neuropsiquiátricos da demência.[9,10] As demências não se encaixam em um modelo conceitual específico de psicoterapia, todavia alguns sintomas comportamentais decorrentes de fatores ambientais ou da relação com o cuidador podem ser entendidos dentro do modelo comportamental.

## TÉCNICAS MAIS COMUNS UTILIZADAS NO TRATAMENTO DOS TRANSTORNOS NEUROCOGNITIVOS MAIORES (DEMÊNCIAS)

Estudos sobre as intervenções não farmacológicas demonstram grande heterogeneidade das técnicas utilizadas, no uso isolado ou combinado, assim como nos efeitos em diferentes desfechos.

▶ Para fins didáticos, podemos agrupar as intervenções não farmacológicas em três grandes categorias:[11]

- Intervenções de estimulação sensorial: aromaterapia, musicoterapia, acupuntura, massagem, entre outras.
- Intervenções focadas na cognição: são divididas em três grupos: estimulação, reabilitação e treino cognitivos. Essas intervenções objetivam um aprimoramento do funcionamento cognitivo e social do paciente.
- Técnicas de manejo comportamental: incluem ensino de estratégias compensatórias para o paciente, psicoeducação aos familiares, treino na solução de problemas com identificação de desencadeantes dos sintomas, de suas consequências, bem como seu manejo e treinamento de habilidades de comunicação, entre outras.

O enfoque deste capítulo são as psicoterapias para os TNMs (demências). As principais técnicas psicoterápicas estão incluídas na segunda e terceira categorias descritas e são psicoeducação para familiares e/ou cuidadores, intervenções cognitivas e terapia comportamental. A seguir, são detalhadas cada uma dessas modalidades de psicoterapias.

## Psicoeducação

Esse elemento cognitivo da terapia tem como objetivo geral proporcionar o entendimento do paciente sobre seu transtorno, a fim de conhecer os sintomas, os mecanismos da doença e sua evolução. Como a alteração na cognição é o elemento essencial para o diagnóstico dos TNMs (demências), essa forma de abordagem destina-se principalmente aos familiares e cuidadores (Quadro 26.1).[12,13] Por exemplo, o entendimento sobre os sintomas comportamentais do paciente é fundamental para a aplicação das técnicas comportamentais dedicadas ao manejo desses sintomas, assim como para diminuir o nível de sobrecarga do próprio cuidador.[14] Na psicoeducação, também é importante auxiliar o cuidador a reconhecer os diferentes estágios da doença, adequando e estimulando a manutenção da funcionalidade possível de acordo com a gravidade do quadro. Vale ressaltar ao cuidador que a demência é uma doença progressiva e que, nas fases iniciais, as dificuldades podem não ser constantes. Isto é, há momentos em que o paciente pode parecer normal, capaz de fazer algumas atividades adequadamente, embora, em outras, suas limitações fiquem evidentes. No estágio inicial da doença, o paciente pode ficar repetitivo, esquecer compromissos, esquecer de dar recados, ter dificuldade de achar as palavras, apresentar alguma desorientação temporal e demonstrar dificuldade em realizar tarefas mais complexas. Pode, ainda, parecer desmotivado, desinteressado e sem iniciativa, abandonando atividades que faziam parte de sua rotina. Frequentemente, o paciente não reconhece os déficits cognitivos, nem o impacto deles sobre suas atividades.

Os cuidadores frequentemente atribuem sintomas cognitivos e comportamentais dos pacientes a outras causas, e não à demência. Muitos acreditam que a pessoa com demência tem controle sobre seu comportamento e que pode voltar ao normal. Nesses casos, a psicoeducação é fundamental para corrigir crenças equivocadas a respeito da doença.[15]

## Intervenções cognitivas

As intervenções cognitivas em pacientes com demência focam predominantemente o funcio-

**Quadro 26.1** | Pontos fundamentais na psicoeducação aos cuidadores de pacientes com TNMs (demências)

- Orientar o familiar/cuidador sobre a doença, o que é, quais são os sintomas, qual é a causa, como evolui.
- Explicar ao familiar/cuidador que, embora a dificuldade de memória seja um aspecto frequentemente presente, a demência também afeta outras funções cognitivas, como raciocínio, compreensão, expressão, execução de tarefas, além de mudanças de comportamento.
- Lembrar que as dificuldades de linguagem (falar e compreender) têm impacto importante nos cuidados desses pacientes. Portanto, deve-se estar atento à comunicação verbal e não verbal, falar de forma clara, com frases curtas e diretas, respeitar o tempo de que o paciente necessita, manter o contato visual, etc.
- Reconhecer os estágios da doença, considerando que a evolução das perdas cognitivas e funcionais comumente ocorre de forma lenta e gradual. Assim, no início da doença, o paciente ainda mantém algumas capacidades de executar atividades da vida diária. Por exemplo, ele pode estar repetitivo, esquecer compromissos e ter dificuldade de lidar com aparelhos eletrônicos, mas ainda pode realizar tarefas simples em casa, como arrumar a cama, lavar a louça e ir sozinho até um local próximo e bem conhecido.
- Orientar o familiar/cuidador de que é muito importante adequar a necessidade de auxílio às incapacidades do paciente, respeitar e valorizar as capacidades mantidas, estimular a realização de atividades para as quais o paciente ainda tem habilidade, mesmo que com alguma dificuldade, não esperar nem exigir do paciente o desempenho que ele não é mais capaz de ter.
- Especialmente no que diz respeito aos sintomas comportamentais, como agitação, agressividade e ansiedade, deve-se considerar que eles podem ser expressão de uma necessidade não atendida ou a consequência de algum estressor que o familiar deve estar apto a compreender e a identificar.

namento, promovendo atividade e participação, e não pretendem eliminar ou reduzir déficits cognitivos, tendo seu melhor resultado nos estágios de gravidade leve a moderada.[5,16] A participação de cuidadores ou familiares contribui para o sucesso da intervenção e, na maioria dos casos, é imprescindível. Como o declínio cognitivo é um dos sintomas iniciais mais típicos dos quadros demenciais, a execução de uma nova rotina para incluir as atividades sugeridas pelo terapeuta torna-se um grande desafio. Em um primeiro momento, o cuidador ou familiar tem o papel de lembrar o paciente de realizar as novas tarefas, mas, com o tempo, também passa a orientar ou facilitar a execução delas, pois as limitações atingem diferentes funções cognitivas, podendo envolver dificuldade na compreensão de um enunciado, na escrita ou na iniciativa para realizar qualquer atividade. A intervenção cognitiva pode ser realizada por meio de diferentes abordagens, que, para fins didáticos, são divididas em três grupos: estimulação, treino e reabilitação. É importante ressaltar que, na prática clínica, essas abordagens podem ser utilizadas em conjunto para obter os melhores resultados no que se refere à manutenção do funcionamento e da qualidade de vida do paciente e, consequentemente, de seus familiares. Também é fundamental a prática regular das tarefas propostas pelo terapeuta para que as intervenções sejam bem-sucedidas.[5]

### Estimulação cognitiva

A **estimulação cognitiva** envolve a participação em uma ampla gama de atividades prazerosas, como montar quebra-cabeças, cozinhar, cantar, fazer jardinagem, discutir eventos presentes e passados, etc. Geralmente, é realizada em pequenos grupos, conduzidos por um profissional treinado, com frequência semanal, no intuito de manter ativo o funcionamento cognitivo e social.[11] Essa abordagem tem suas origens na terapia de orientação para a realidade, e seu alvo são sintomas cognitivos ou comportamentais. É indicada para pacientes com sintomas de intensidade leve a moderada, e seu uso é mais frequente na rotina de casas e clínicas geriátricas.[16]

A terapia de orientação para a realidade começou a ser utilizada na reabilitação psicossocial de pacientes internados por longos períodos. Foi uma das primeiras intervenções psicossociais estruturadas a ser oferecida para pacientes com demência e ganhou popularidade nas instituições geriátricas. Seu objetivo é aumentar a orientação do paciente para o momento presente, bem como estimulá-lo comportamental e cognitivamente por meio de atividades que proporcionem interação social, em combinação com o uso de dicas que auxiliem a memória. Um dos instrumentos comumente utilizados é o quadro de rotinas, no qual há um calendário semanal discriminando as atividades para cada dia da semana e seus respectivos horários. Ele pode trazer detalhes em relação a atividades diárias, como horário das refeições, higiene, administração de medicamentos e horário para dormir e despertar. Também pode ser usado um calendário mensal, no qual são anotados todos os compromissos que não são fixos, como consultas médicas, aniversários e outras datas comemorativas. Ao serem disponibilizadas, essas informações proporcionam maior independência para o paciente seguir sua rotina e manter-se orientado em relação ao momento atual.

## Treino cognitivo

O **treino cognitivo**, por sua vez, foca a prática guiada para um grupo de tarefas que refletem funções cognitivas específicas, como memória, atenção ou solução de problemas. A construção de tarefas que consideram a capacidade individual, tanto em termos da velocidade no processamento quanto da complexidade da informação, torna essa abordagem adequada à heterogeneidade dos pacientes. Entretanto, nos pacientes com transtornos neurocognitivos, observa-se uma limitação do treino cognitivo na restauração de funções deficitárias; por isso, ele não é o método terapêutico mais adequado para esses pacientes, principalmente quando usado de forma isolada.[16]

Entre as técnicas de treino cognitivo, as usadas com mis frequência são as de mnemônica. As técnicas de mnemônica podem ser utilizadas para associar palavras que devem ser memorizadas criando-se uma história, acrônimos ou rimas. Essas técnicas podem ser empregadas para material específico, como uma lista de supermercado, quando não é possível anotar a informação ou, ainda, para associações que envolvam informações mais complexas a serem recordadas, como memorizar notícias ou eventos familiares. É uma técnica que pode ser aplicada tanto nas sessões de treino cognitivo com diversos tipos de conteúdos como também em processos de reabilitação, pois seu uso é proposto para situações da vida cotidiana. Por exemplo, ao ser apresentado a alguém, para ser capaz de memorizar o nome da pessoa, pode-se criar uma imagem que facilite a lembrança. Se a pessoa se chama Clara, pode-se imaginar uma manhã de sol ou um doce de claras em neve para associar a seu nome. A dificuldade no uso dessa técnica está justamente na capacidade criativa para estabelecer associações que somente funcionarão se forem criadas pelo próprio paciente, pois o que pode parecer uma boa associação para uma pessoa pode não fazer sentido para outra.

## Reabilitação cognitiva

A **reabilitação cognitiva** é direcionada para a identificação de necessidades e objetivos individuais e se propõe a desenvolver estratégias para adquirir novas informações e métodos compensatórios, como o treino do uso de apoios externos (i.e., agenda, calendários). Foca situações concretas da vida diária, pois não há suposição de que mudanças realizadas em um contexto específico sejam generalizadas para os demais. A avaliação com testes neuropsicológicos ao longo do tratamento é usada como uma das medidas de desfecho, não na expectativa de mostrar melhora, mas para documentar o impacto das mudanças resultantes da progressão da doença e auxiliar na avaliação das alterações comportamentais observadas em domínios específicos que tenham sido alvo da intervenção.[17]

O processo de reabilitação deve se iniciar pela realização de anamnese detalhada e avaliação neuropsicológica ampla, que quantifique o déficit cognitivo e embase a escolha das técnicas a serem utilizadas. Além disso, é necessário obter o registro do nível de funcionamento pré-mórbido, da escolaridade e do *background* sociocultural. Cabe ressaltar que a presença de sintomas comportamentais, como sintomas depressivos, ansiosos, perda do juízo crítico, agitação, entre outros, pode interferir ou contraindicar a técnica, devendo ser avaliados e tratados quando possível.[16]

A seguir, são descritas duas técnicas bastante utilizadas na reabilitação cognitiva e que são adequadas para pacientes com TNMs (demências).

**Elaboração da autobiografia.** Nessa técnica, o paciente elabora sua autobiografia com a ajuda de familiares ou cuidadores. Em tal registro, são utilizados conteúdos relevantes da história do paciente, que devem ser organizados cronologicamente, valendo-se de materiais como fotografias, cartões, notícias, entre outros. O uso de recursos visuais facilita a evocação de dados autobiográficos, pois oportuniza a dupla memorização (i.e., verbal e visual) e permite ao paciente acessar as informações mesmo que já não seja mais capaz de ler um texto. Também é um material que pode ser consultado com frequência pelo paciente sem necessidade do auxílio de terceiros. Ao executar essa atividade, o paciente está sendo estimulado não só cognitivamente, mas também social e emocionalmente. O paciente pode utilizar o conteúdo para estabelecer conexões entre seus familiares e os graus de parentesco, lembrar-se de eventos prazerosos, o que pode interferir positivamente em seu humor, e ainda compartilhar informações pessoais com profissionais que venham a tratá-lo.

**Treino do uso de apoios externos.** O treino do uso de apoios externos é um método compensatório que pode ser utilizado no início do processo de reabilitação e deve ser mantido e adaptado de acordo com a evolução do quadro. Essa abordagem utiliza alguns elementos da terapia de orientação para a realidade, mas é mais ampla e envolve o treino direto do paciente para utilizar os apoios externos; por isso, é empregada em indivíduos no estágio inicial da doença. Tais estratégias visam manter por maior tempo a autonomia no funcionamento da vida diária – por exemplo: treinar uso da caixa de remédios associado a um lembrete sonoro programado no telefone celular, usar agenda para registro diário da rotina e planejamento, utilizar instrumentos de orientação, como um calendário, com foco na data e nos lembretes de compromissos, aniversários e feriados. É importante também ter em mente que, por mais simples que o uso de apoios externos pareça, ele pode representar um grande desafio para um paciente com prejuízo cognitivo.

▶ **Estratégias comuns a todas as intervenções cognitivas**

- Simplificar a informação (clara e concisa).
- Reduzir a quantidade de informação a ser lembrada.
- Verificar a compreensão.
- Ajudar o paciente a fazer associações.
- Organizar esquemas de treino de maneira bem distribuída (poucos minutos várias vezes ao dia em vez de 1 hora uma vez ao dia).
- Ajudar a organizar a informação que precisa ser lembrada.

**Lembre-se:**

- A aplicação das técnicas de reabilitação deve considerar as preferências e os estilos individuais, focando materiais que são úteis para as atividades da vida diária, consequentemente facilitando a transferência do treino no ambiente terapêutico para situações da vida real.

## Terapia comportamental

As técnicas de manejo comportamental incluem intervenções nas quais o terapeuta orienta aos cuidadores (familiares ou profissionais) atender às necessidades do paciente com demência por meio da compreensão do objetivo e/ou do significado de determinado comportamento para o paciente.[4,12,13] Tais comportamentos, também referidos como "sintomas psicológicos e comportamentais da demência" ou "sintomas neuropsiquiátricos", são manifestações comumente presentes nas síndromes demenciais, como agitação e ansiedade. O **Quadro 26.2** ilustra os diversos sintomas neuropsiquiátricos que o paciente com demência pode apresentar mensurados por meio do Questionário do Inventário Neuropsiquiátrico (NPI-Q).[18] Esses sintomas são muitas vezes chamados de "comportamentos difíceis", pois são percebidos como "sem razão e despropositados", fora do contexto ou das rotinas do ambiente em que o paciente está. Causam ou são expressão de

**Quadro 26.2** | Sintomas comportamentais da demência (com base no NPI-Q)

- Alucinações
- Delírios
- Agitação
    - Rejeita cuidados (banho, vestir-se)
    - Grita ou chora inapropriadamente
    - Foge de casa
    - Discute
- Agressividade
- Depressão/disforia
- Ansiedade (preocupação, insegurança)
- Apatia/indiferença
- Desinibição
    - Comportamento socialmente inadequado
    - Comportamento sexualmente inadequado
- Irritabilidade ou labilidade
- Distúrbio motor (atividades repetitivas sem propósito) – por exemplo, vagar
- Comportamentos noturnos (acordar e levantar à noite)

## EXEMPLO CLÍNICO

J., 64 anos, escolaridade de nível superior, funcionário público aposentado, casado, queria voltar a ler. Essa era uma atividade da qual sempre gostara e que era muito importante para ele, mas havia abandonado tal hábito algum tempo antes de ter sido diagnosticado com TNM. A avaliação neuropsicológica não indicava limitação para leitura ou compreensão, mas havia déficit de memória e de orientação temporal. Ele estava muito motivado a investir nesse objetivo, não apresentava sintomas de depressão nem de ansiedade e mostrava estar ciente de seu funcionamento atual.

**Intervenção cognitiva.** Antes de iniciar o programa de reabilitação cognitiva, J. não estava lendo livros nem revistas. O objetivo inicial era ler por 5 minutos todos os dias. Foi combinado com sua esposa que deixasse o livro a ser lido em um lugar bem visível para facilitar a lembrança da tarefa. Foi escolhido um horário fixo para que J. realizasse a leitura, e, caso ele não lembrasse espontaneamente, sua esposa o lembraria. Na primeira semana, necessitou ser lembrado da tarefa algumas vezes, mas manteve a prática diária. Na semana seguinte, o hábito de ler naquele horário específico do dia já havia sido incorporado a sua rotina. Como estratégia compensatória, em relação ao déficit de memória, foi orientado a manter anotações sobre elementos-chave da leitura diária, o que possibilitou o aumento do tempo de leitura sem perda do conteúdo, pois, no dia seguinte, podia revisar as anotações e rever alguma informação perdida. Além disso, foi sugerido que comentasse com sua esposa o que tinha lido, possibilitando, assim, mais uma modalidade de registro do texto. Seu grau de satisfação em relação a poder retomar uma atividade que era tão prazerosa influenciou sua disposição geral para fazer outras atividades e utilizar outras estratégias. Passou a utilizar técnicas de mnemônica para facilitar a lembrança dos nomes dos personagens do livro e percebeu que poderia utilizar a mesma técnica para outras informações que necessitava memorizar em seu dia a dia. Sua esposa revelou estar surpresa com o quanto uma pequena conquista, como voltar a ler, realizou uma grande mudança em sua disposição geral. Nesse caso, a medida do ganho ocorrido é a execução satisfatória da própria tarefa. Muitos outros objetivos foram sendo definidos ao longo do acompanhamento e, em virtude do caráter progressivo da demência, passaram a ser cada vez menos complexos, mas não menos importantes, para a rotina do paciente e sua qualidade de vida.

estresse do paciente e daqueles com quem ele convive e geralmente interferem na qualidade de vida deles.[19] As técnicas comportamentais objetivam capacitar os cuidadores a enfrentar e manejar os "comportamentos difíceis". Assim, é fundamental determinar claramente qual(is) comportamento(s) está(ão) incomodando o paciente e/ou o cuidador e que será(ão) objeto da terapia comportamental.

De forma geral, o manejo comportamental desses sintomas deriva da abordagem conhecida como **ABC** (*Antecendents, problem Behavior, events Consequent*). Esse método requer a especificação clara do problema, seguida da verificação de algum possível desencadeante e dos eventos consequentes ao comportamento.

Todavia, em relação à demência, essa sequência não é obrigatoriamente linear – por exemplo, a ansiedade do cuidador pode ser uma consequência da agitação do paciente, mas pode simultaneamente ser o fator antecedente, ou seja, promover o comportamento.[4,13] Além disso, um mesmo comportamento pode ter desencadeante e significados diferentes de um paciente para outro. Por exemplo, um comportamento agressivo pode representar uma forma de comunicar solidão ou ansiedade ou pode ser uma resposta a dor, desconforto ou medo.[4]

Sob tal contexto, as diretrizes gerais das intervenções comportamentais para o manejo dos "comportamentos difíceis" são apresentadas no **Quadro 26.3**.[4,12]

**Quadro 26.3** | Diretrizes gerais das intervenções comportamentais para o manejo dos comportamentos difíceis relacionados à demência

1. Identificar a função do comportamento para cada paciente com base no conhecimento de sua história prévia e da compreensão desse sintoma como "uma necessidade não atendida" que está sendo comunicada por um paciente com dificuldade de fazer isso.
2. Identificar antecedentes, consequências ou fatores relacionados a esse comportamento que perpetuam tal sintoma e, então, escolher qual é o ponto mais apropriado para intervir (o problema em si, o antecedente ou a consequência).
3. Treinar e dar suporte para que os cuidadores apliquem, monitorem e forneçam informações que permitam ao terapeuta fazer uma intervenção baseada em uma hipótese de compreensão para o sintoma.

▶ **Antes de tudo, é importante entender e contextualizar o problema:**

- O que aconteceu?
- Onde aconteceu?
- Quando aconteceu?
- O que o paciente estava fazendo?
- Quem estava presente no momento?
- Que problema o comportamento causou?

Vale ressaltar que alguns comportamentos não habituais, como chorar, ver pessoas que não existem (alucinações visuais), falar sozinho, entre outros, não causam sofrimento ou riscos ao paciente obrigatoriamente. Nesses casos, não é necessário intervir, apenas observá-lo.

Uma vez identificado(s) o(s) comportamento(s) difícil(eis), o terapeuta orienta aos cuidadores o uso de abordagens que podem modificar o comportamento em si, o ambiente e os fatores precipitantes e instrui a respeito de estratégias compensatórias.[12,13] A seguir, são detalhadas as intervenções para cada uma dessas estratégias.

### Intervenção nos desencadeantes

A intervenção nos desencadeantes de comportamentos difíceis inicia-se com sua identificação e segue com o manejo de acordo com o que foi identificado.

▶ **Possíveis desencadeantes de comportamentos difíceis[12]**

- Relacionados ao paciente:
  - Personalidade e doenças psiquiátricas prévias
  - Problema clínicos agudos (p. ex., infecção do trato urinário, pneumonia, constipação, desidratação)
  - Necessidades não atendidas (p. ex., dor, problemas de sono, medo, tédio, perda de controle)
- Relacionados ao cuidador:
  - Estresse, sobrecarga, depressão
  - Falta de conhecimento sobre a doença, sua gravidade e evolução
  - Problemas na comunicação com o paciente
- Relacionados ao ambiente:
  - Muito ou pouco estímulo
  - Ausência de rotina, falta de atividades
  - Falta de estrutura de cuidados

Vale ressaltar que há interações complexas entre os fatores ambientais, do paciente e da relação com o cuidador que necessitam ser avaliados para a compreensão do sintoma e para decidir a melhor forma de intervir em cada caso.

Alguns desencadeantes de sintomas comportamentais são potencialmente modificáveis. O **Quadro 26.4** traz exemplos de estratégias que podem ser orientadas para reduzir ou eliminar um possível fator desencadeante.

### Intervenção nos comportamentos difíceis

Em algumas situações, é necessário intervir no comportamento em si, ou porque não houve desencadeantes identificados, ou porque só intervir no desencadeante não foi o suficiente. Diante de um paciente que demonstra um comportamento difícil, como agitação, o terapeuta deve orientar um manejo comportamental de acordo com as seguintes orientações gerais: **escute, acalme, redirecione** e **não discuta**.[13]

Uma das estratégias comportamentais que podem ser efetivas é **mudar o foco** (redirecionar) do paciente.

**Quadro 26.4** | Exemplos de intervenções que podem ser usadas para modificar possíveis fatores desencadeantes de "comportamentos difíceis" nos pacientes com demência

- **Como posso mudar desencadeantes relacionados ao paciente?**
    - Avaliar se o paciente já apresentava alguns dos comportamentos difíceis devido a outras causas. É comum ocorrer exacerbações desses sintomas prévios.
    - Observar se o paciente não está entediado por falta de atividades.
    - Observar se o paciente está dormindo bem.
    - Observar se o paciente está com alguma doença clínica, como pneumonia, infecção urinária, desidratação ou algum outro sinal ou sintoma, como dor, febre, suor, tosse e alteração do funcionamento do intestino. Em caso positivo, procurar avaliação médica.
    - Observar se o paciente iniciou recentemente um novo medicamento.
    - Avaliar a visão e a audição, encorajar o uso de óculos ou prótese auditiva, se necessário.
- **Como posso mudar desencadeantes relacionados ao cuidador?**
    - Dividir os cuidados, se possível.
    - Avaliar a presença de cansaço, estresse ou sintomas depressivos no cuidador.
    - Verificar se o cuidador tem conhecimento sobre os sintomas e a evolução da doença.
    - Esclarecer ao cuidador que os comportamentos do paciente não são propositais para causar irritação.
    - Avaliar se a comunicação com o paciente está sendo efetiva: usar frases curtas, não discutir sobre assuntos futuros, falar calmamente, não confrontar e limitar o número de opções oferecidas ao paciente.
- **Como posso mudar desencadeantes relacionados ao ambiente?**
    - Manter o ambiente bem iluminado durante o dia e com alguma luz à noite, bem ventilado e com temperatura agradável.
    - Evitar um ambiente muito barulhento, com diversos estímulos ao mesmo tempo ou muitas pessoas se isso incomoda o paciente.
    - Evitar mudanças frequentes de local de moradia, assim como no ambiente, nos móveis e nos objetos.
    - Estabelecer e manter rotinas de cuidados.
    - Proporcionar atividades adequadas às capacidades do paciente.
    - Não exigir desempenho do paciente nas atividades que ele está realizando.
    - Dar o tempo de que o paciente necessita para fazer qualquer atividade.

▶ **Passos para mudar o foco do paciente:**

- Escutar atentamente e com empatia o que o paciente tem a dizer.
- Se ouvir e confortar não for o suficiente, mudar o foco propondo uma atividade diferente, direcionando para um assunto de interesse, uma atividade prazerosa ou para algo que deu certo antes.
- NÃO DISCUTIR com o paciente, não confrontar o paciente, não insistir com argumentos e explicações.

Outra estratégia de intervenção no comportamento em si é **estimular atividades prazerosas**.[13] Proporcionar eventos prazerosos pode ser uma maneira de melhorar comportamentos difíceis, diminuir ansiedade e depressão, dar algum grau de autonomia para o paciente, inseri-lo no ambiente familiar ou na clínica e torná-lo mais útil e participativo.

- A atividade boa e prazerosa é aquela que claramente faz bem ao paciente, e não aquela que achamos que deveria ser boa para ele, como, por exemplo, levá-lo a uma festa com muitas pessoas e estímulos.
- Eis alguns exemplos de atividades prazerosas que podem ser sugeridas para o cuidador realizar com o paciente:
    - Falar sobre assuntos de que o paciente gosta: do passado, de sua família, de futebol, de música, etc.
    - Convidar e estimular o paciente a realizar alguma atividade de acordo com suas preferências: ler, pintar, cantar, dançar, jogar, etc.
    - Solicitar ajuda do paciente para atividades simples e conhecidas: secar a louça, varrer, colocar a mesa, etc.
    - Convidar o paciente para passear, caminhar, sair de carro, etc.
    - Levar o paciente a um passeio específico de que ele goste.

É importante lembrar ao cuidador que mesmo atividades prazerosas podem não manter o interesse do paciente por muito tempo. Logo, é comum ter que modificar ou alternar as atividades propostas. O terapeuta precisa reforçar ao cuidador que as atividades propostas devem ser adequadas às capacidades atuais do paciente

## EXEMPLO CLÍNICO

M., uma senhora de 78 anos, mora com o marido de 80 anos, tem curso superior completo, foi professora de Ensino Médio e está aposentada. Há três anos, apresenta quadro progressivo de perda de memória, especialmente recente, alguma desorientação temporal, dificuldade em executar tarefas complexas, como cozinhar, ir ao banco, pagar suas contas como fazia antes, e atrapalha-se com os remédios. Consegue ficar sozinha em casa e ainda sabe usar o telefone para ligar para o marido quando ele sai de casa. Consegue realizar autocuidados de maneira independente. Tem hipertensão arterial leve e hipotireoidismo que estão controlados. Exames laboratoriais e de neuroimagem não evidenciaram alterações. Hipótese diagnóstica de TNM devido a doença de Alzheimer de gravidade leve.

Na fase inicial da doença, a paciente está muito repetitiva, pergunta várias vezes a mesma coisa, e o familiar se irrita com isso. Algo apática, abandonou atividades que mantinha anteriormente e não se envolve de forma independente em nenhuma atividade; por vezes fica ansiosa.

Possíveis estratégias na fase inicial:

- Informar ao familiar sobre a natureza dos sintomas e sua provável evolução para que ele não fique cansado e incomodado com a repetição das perguntas e a necessidade de auxílio.
- Simplificar rotinas diárias, utilizando agenda, calendários, quadro de compromissos, etc.
- Auxiliar com os medicamentos, lembrando a paciente e organizando caixas semanais que facilitem a autoadministração e o monitorando do consumo.
- Propor e estimular atividades como trabalhos manuais, jogos, pintura, leitura ou outras, levando sempre em consideração as preferências da paciente.
- Propor, estimular e agendar atividade física.

Após um ano de evolução, houve declínio cognitivo geral. A paciente ficou muito mais dependente, não podendo permanecer em casa sozinha, perdendo-se na vizinhança, realizando tarefas domésticas simples e com algum auxílio, demonstrando falta de iniciativa a maior parte do tempo. Foi contratada uma cuidadora para o dia, pois o marido, que ainda trabalhava em um turno (advogado), não podia se afastar da paciente em momento algum. A paciente passou a apresentar episódios de ansiedade e agitação quando o marido não estava em casa, por vezes tentando sair para a rua, mesmo sem saber para onde iria e abordando desconhecidos para saber sobre o marido. Também caminhava sem propósito de um lado para outro em alguns momentos. Embora tivesse alguma dificuldade para referir queixas físicas, relatou que tinha dificuldade para urinar. Algumas noites dormia mal, dificultando o repouso do marido. Em algumas ocasiões, resistia para tomar banho e para se alimentar, ficando agressiva verbalmente com a cuidadora quando ela insistia para que a paciente realizasse essas atividades. Em raras ocasiões, pegava alguns pertences e dizia que queria ir para sua casa, não reconhecendo a própria residência.

Possíveis estratégias na fase intermediária:

- Identificar possíveis desencadeantes: a presença de uma doença clínica como infecção urinária pode ser o desencadeante de piora no funcionamento ou no comportamento.
- Criar medidas de segurança, como não ficar sozinha, verificar se a porta está fechada, manter o gás desligado, etc.
- Orientar ao cuidador que não insista, discuta ou argumente em relação às situações que desencadeiam conflito, como sair sozinha, tomar banho, alimentar-se, tomar os medica-

> mentos, etc. Nessas situações, desviar o foco, modificar a estratégia ou algo no ambiente para facilitar a adesão às atividades.
> - Nos momentos de ansiedade, desviar a atenção da paciente, convidando-a para fazer um lanche ou propondo alguma atividade, como, por exemplo, pedir ajuda para uma tarefa simples da casa (secar a louça, varrer, arrumar a cama). Propor ouvir música, ver fotografias, olhar uma revista, pintar. Essas atividades têm o objetivo de distrair, aliviar a ansiedade, não gerar atrito, sem nenhuma preocupação com o resultado, nem que sejam duradouras.
> - Não contrariar a paciente em relação ao fato de, por vezes, não reconhecer sua casa; usar tom de voz calmo, propor outra atividade ou qualquer outra estratégia que mude o foco sem deixá-la incomodada.
> - Estimular atividades variadas, inclusive exercícios físicos, evitar que a paciente durma durante o dia, estabelecer uma rotina nos horários de dormir. Identificar fatores ambientais ou emocionais que possam estar atrapalhando ajuda a melhorar a qualidade do sono à noite.

e servem para estimular, distrair, ocupar e divertir. Portanto, a preocupação com o desempenho não deve ser o principal foco das atividades. Além disso, essas atividades devem levar em conta as preferências prévias do paciente e precisam ser estimuladas e acompanhadas.

A seguir, ilustramos um caso clínico que exemplifica a apresentação e a evolução de um paciente com TNM (demência), bem como potenciais estratégias psicoterápicas para seus sintomas.

## EVIDÊNCIAS EMPÍRICAS DE EFICÁCIA DAS PSICOTERAPIAS NOS TRANSTORNOS NEUROCOGNITIVOS MAIORES (DEMÊNCIAS)

Uma revisão sistemática[5] que avaliou o efeito de diversas intervenções farmacológicas e não farmacológicas nas atividades da vida diária de indivíduos com demência demonstrou que as intervenções diádicas (intervenções que envolvem paciente e cuidador), entre outras abordagens, foram efetivas em minimizar o declínio funcional. Definiu-se como intervenção diádica terapêuticas que envolviam o indivíduo com demência e seu cuidador em atividades amplamente definidas como psicossociais, estimulando-se atividades significativas da vida diária e fazendo adaptações ambientais. Os ensaios clínicos incluídos nos trabalhos revisados utilizaram de forma isolada ou em conjunto intervenções cognitivas já descritas, ou seja, estimulação cognitiva, treino e reabilitação cognitiva, além de psicoeducação aos cuidadores. Foram incluídos oito estudos inseridos em três revisões sistemáticas,[20-22] totalizando 988 participantes. A diferença de média estandardizada foi de 0,68 com intervalo de confiança (IC) entre 0,08 e 1,27; a qualidade de evidência (GRADE) foi considerada baixa. A ausência de efeitos adversos sugere que essas intervenções deveriam ser recomendadas rotineiramente.

Outra revisão sistemática sobre o efeito de intervenções não farmacológicas no manejo de sintomas psicológicos e comportamentais na demência[11] demonstrou que técnicas de manejo comportamental foram efetivas em reduzir a agitação nos indivíduos com o transtorno. Essa revisão avaliou seis revisões sistemáticas que incluíram 32 ensaios clínicos. Além disso, intervenções comportamentais são recomendadas como tratamento de primeira linha principalmente para o manejo de comportamentos difíceis (sintomas neuropsiquiátricos ou sintomas psicológicos e comportamentais da demência) em várias diretrizes, como as do National Institute for Health and Care Excellence, do Reino Unido, da American Psychiatric Association e da American Geriatrics Society, embora nenhuma delas apresente evidências completas para essas recomendações.[12] Entretanto, o pequeno tamanho de efeito e os riscos de intervenções farmacológicas (antipsicóticos) para os sintomas[4,7] reforçam o consenso sobre o uso de estratégias não medicamentosas.

## LIMITAÇÕES DAS PSICOTERAPIAS NOS TRANSTORNOS NEUROCOGNITIVOS MAIORES (DEMÊNCIAS)

Algumas das limitações metodológicas mais importantes dos estudos de intervenções não farmacológicas são secundárias ao caráter individualizado das técnicas, as quais devem levar em consideração sempre as preferências do paciente, a aplicabilidade em seu dia a dia e seu contexto psicossocial prévio. Essa característica dificulta a reprodução das estratégias e a consequente medida de seu tamanho de efeito, além de tornar complexa a obtenção de maiores amostras.

Os estudos também demonstram variabilidade significativa dos tipos de intervenções e detalhamento pobre das técnicas utilizadas, tanto em suas características como na frequência, intensidade e duração.[5,11] Outro aspecto relevante ocorre em relação aos desfechos, tanto no que diz respeito à utilização de vários e diferentes desfechos como à adequação da medida em relação ao resultado em estudo. Por exemplo, alguns estudos usam testes neuropsicológicos como desfechos, no entanto o eventual impacto observado nas atividades do dia a dia pode não ser notado em testes.[23]

Em relação às intervenções focadas na cognição (treino, reabilitação e estimulação), os estudos apresentam variação nos termos utilizados, muitas vezes de forma intercambiável. Embora, mais recentemente, exista maior consenso a respeito dessas diferentes intervenções, observa-se ainda uma sobreposição entre elas, criando talvez a necessidade de alguns avanços em relação à classificação dessas terapias.[4,22] Outras limitações que parecem mais relevantes nos estudos de intervenções não farmacológicas em comparação aos ensaios clínicos de fármacos estão relacionadas ao paciente e ao contexto do estudo. Algumas características do paciente podem interferir na resposta à intervenção, como a presença de sintomas comportamentais (p. ex., apatia) ou mesmo o reconhecimento do déficit, que pode ser um preditor de resposta mais satisfatória.[24]

Em resumo, algumas das principais revisões e metanálises que procuraram avaliar os resultados das intervenções não farmacológicas nas demências encontraram limitações metodológicas nos estudos que impediram sua inclusão, como a falta de randomização, a ausência das definições utilizadas para as intervenções e o uso combinado de diferentes abordagens (comportamental e cognitiva), o que dificultou a avaliação da contribuição individual de cada uma delas.[4,11]

## QUESTÕES EM ABERTO E ÁREAS DE PESQUISA EM RELAÇÃO ÀS PSICOTERAPIAS PARA TRANSTORNOS NEUROCOGNITIVOS MAIORES (DEMÊNCIAS)

Como já foi abordado nas seções anteriores, há evidência de efetividade das psicoterapias nas demências para alguns desfechos, como retardo no declínio funcional e nos sintomas comportamentais, mas essa evidência é de baixa qualidade. Novos ensaios clínicos que avaliem a efetividade dessas intervenções devem ser realizados e levar em consideração os seguintes itens: (a) melhor definição, conceituação, classificação e descrição dos métodos, desenvolvendo protocolos que assegurem sua reprodutibilidade; (b) descrição e avaliação mais acuradas dos desfechos avaliados, além da inclusão de outros resultados, como qualidade de vida do paciente e daqueles que vivem com ele; e (c) aumento do tamanho da amostra. A avaliação de intervenções com tarefas mais personalizadas e o uso de ferramentas digitais ou de realidade virtual com análogos de atividades da vida diária a serem treinadas também têm espaço em pesquisas futuras. Outras questões em aberto dizem respeito a duração do efeito das intervenções, preditores de resposta e definição de domínios cognitivos e/ou comportamentais que obteriam benefícios maiores com abordagens diferentes.

## CONSIDERAÇÕES FINAIS

A psicoeducação voltada a familiares e cuidadores deve ser sempre feita no tratamento dos pacientes com TNMs (demências) e faz parte da boa prática médica. Intervenções cognitivas (estimulação cognitiva geral, treino e reabilitação) são efetivas em retardar o declínio e manter o indivíduo o mais funcional possível, especialmente nos estágios de gravidade leve a moderada da doença, embora o aprimoramento da conceituação e da descrição das técnicas ainda seja necessário. No que se refere ao manejo dos sintomas neuropsiquiátricos (comportamentos difíceis), a baixa efetividade e os riscos das intervenções farmacológicas promovem as técnicas de manejo comportamental a tratamento de primeira linha. Novamente, uma padronização e uma uniformização mais acuradas dessas técnicas – para assegurar sua reprodutibilidade, bem como possibilitar a avaliação da efetividade em maiores amostras – são necessárias. Nesse sentido, vale ressaltar que as políticas de saúde deveriam investir mais no subsídio de intervenções não farmacológicas.

## REFERÊNCIAS

1. American Psychiatric Association. Manual diagnóstico e estatístico de transtornos mentais. 5. ed. Porto Alegre: Artmed; 2014. p.948.
2. Feast A, Moniz-Cook E, Stoner C, Charlesworth G, Orrell M. A systematic review of the relationship between behavioral and psychological symptoms (BPSD) and caregiver well-being. Int Psychogeriatr. 2016; 28(11):1761-74.
3. Lyketsos CG, Lopez O, Jones B, Fitzpatrick AL, Breitner J, DeKosky S. Prevalence of neuropsychiatric symptoms in dementia and mild cognitive impairment: results from the cardiovascular health study. JAMA. 2002;288(12):1475-83.
4. Moniz Cook ED, Swift K, James I, Malouf R, De Vugt M, Verhey F. Functional analysis-based interventions for challenging behaviour in dementia. Cochrane Database Sys Rev. 2012;(2):CD006929.
5. Laver K, Dyer S, Whiehead C, Clemson L, Crotty M. Interventions to delay functional decline in people with dementia: a systematic review of systematic reviews. BMJ Open. 2016;27:6(4).
6. Tan L, Tan L, Wang HF, Wang J, Tan CC, Tan MS, et al. Efficacy and safety of atypical antipsychotic drug treatment for dementia: a systematic review and meta-analysis. Alzheimers Res Ther. 2015;7(1):20.
7. Locca JF, Büla CJ, Zumbach S, Bugnon O. Pharmacological treatment of behavioral and psychological symptoms of dementia (BPSD) in nursing homes: development of practice recommendations in a Swiss canton. J Am Med Dir Assoc. 2008;9(6):439-48.
8. Sink KM, Holden KF, Yaffe K. Pharmacological treatment of neuropsychiatric symptoms of dementia: a review of the evidence. JAMA. 2005;293(5):596-608.
9. Seitz DP, Brisbin S, Herrmann N, Rapoport MJ, Wilson K, Gill SS, et al. Efficacy and feasibility of nonpharmacological interventions for neuropsychiatric symptoms of dementia in long term care: a systematic review. J Am Med Dir Assoc. 2012;13(6):503-6.
10. Turner S. Behavioral symptoms of dementia in residential settings: A selective review of non-pharmacological interventions. Aging and Mental Health. 2005;9(2):93-104.
11. Abraha I, Rimland JM, Trotta FM, Dell'Aquila G, Cruz-Jentoft A, Petrovic M, et al. Systematic review of systematic reviews of nonpharmacological interventions to treat behavioral disturbances in older patients with dementia. The SENATOR-On Top series. BMJ Open. 2017;7(3).
12. Kales HC, Gitlin LN, Lyketsos CG. Assessment and management of behavioral and psychological symptoms of dementia. BMJ. 2015;2:350-69.
13. Teri L, McCurry SM, Logsdon RG, Gibbons LE. Training community consultants to help family members improve dementia care: A randomized controlled trial. Gerontologist. 2005;45(6):802-11.
14. de Vugt ME, Stevens F, Aalten P, Lousberg R, Jaspers N, Winkens I, et al. Do caregiver management strategies influence patient behaviour in dementia? Int J Geriatr Psychiatry. 2004;19(1):85-92.
15. Paton J, Johnston K, Katona C, Livingston G. What causes problems in Alzheimer's disease: attributions by caregivers: a qualitative study. Int J Geriatr Psychiatry. 2004;19(6):527-32.
16. Linda C. Neuropsychological rehabilitation and people with dementia. New York: Psychology; 2008. p.65-82.
17. Wilson B. Reabilitação da memória: integrando teoria e prática. Ribeiro C, tradutora. Porto Alegre: Artmed; 2011. p.54-71.
18. Camozzato AL, Godinho C, Kochhann R, Massochini G, Chaves ML. Validity of the Brazilian version of the Neuropsychiatric Inventory Questionnaire. Arq Neuropsiquiatr. 2015;73(1):41-5.
19. Rattinger GB, Fauth EB, Behrens S, Sanders C, Schwartz S, Norton MC, et al. Closer caregiver and carer-recipient relationships predict lower informal costs of dementia care: the Cache County Dementia Progression Study. Alzheimer's Dement. 2016;12(8):917-24.
20. Van't Leven N, Prick AEJ, Groenewoud JG, Roelofs PD, de Lange J,
21. Pot AM. Dyadic interventions for community-dwelling people with dementia and their family caregivers: a systematic review. Int Psychogeriatr. 2013;25(1):1581-603.
22. Woods B, Aguirre E, Spector AE, Orrell M. Cognitive stimulation to improve cognitive functioning in people with dementia. Cochrane Database Syst Rev. 2012;(2):CD005562.
23. Bahar-Fuchs A, Clare L, Woods B. Cognitive training and cognitive rehabilitation for mild to moderate Alzheimer's disease and vasculardementia. Cochrane Database Syst Rev. 2013;7;5(4):35.
24. Davis RN, Massman PJ, Doody RS. Cognitive intervention in Alzheimer disease: a randomized placebo controlled study. Alzheimer Dis Assoc Disord. 2001;15(1):1-9.
25. Koltai DC, Welsh-Bohmer KA, Smechel DE. Influence of anosognosia on treatment outcome among dementia patients. Neuropsychol Rehab. 2001;11(3-4):455-75.

# Psicoterapias em transtornos psicóticos

André Luiz Schuh Teixeira da Rosa
Juliana Unis Castan
Fernanda Lucia Capitanio Baeza

Este capítulo aborda os principais aspectos teóricos e práticos de duas técnicas psicoterápicas para tratamento de pacientes com transtornos psicóticos: o treinamento de habilidades sociais e a terapia cognitivo-comportamental (TCC). O texto é enriquecido com breves exemplos de aplicação das técnicas descritas.

Os transtornos psicóticos, atualmente classificados pela quinta edição do *Manual diagnóstico e estatístico de transtornos mentais* (DSM-5) como transtornos do espectro da esquizofrenia e outros transtornos psicóticos, compreendem condições que têm em comum as seguintes características clínicas: delírios, alucinações, desorganização do pensamento, comportamento desorganizado e sintomas negativos (sobretudo diminuição da expressividade verbal e não verbal e envolvimento limitado em atividades construtivas, prazerosas e sociais). Geralmente, esses transtornos manifestam-se na adolescência ou no início da idade adulta e, na maioria dos casos, apresentam curso crônico.

Um dos desafios do tratamento de pacientes com tais quadros está no fato de que intervenções medicamentosas, mesmo que ótimas, podem não ser suficientes para a remissão total dos sintomas. Muitos pacientes convivem com a presença de sintomas residuais e déficits em habilidades sociais. Sob tal contexto, pacientes com transtornos psicóticos comumente necessitam de acompanhamento especializado, multidisciplinar e de longo prazo. A abordagem psicoterapêutica desses pacientes é, então, complementar à terapia farmacológica adequada. Este capítulo aborda aspectos gerais das intervenções psicoterápicas para transtornos psicóticos e detalha a teoria e a prática do treinamento de habilidades e da TCC, as duas abordagens reconhecidas pela literatura para tratamento adjuvante dessas condições.

## ASPECTOS GERAIS

### O ambiente psicoterápico

Pacientes com transtornos psicóticos em geral são mais sensíveis a ambientes turbulentos ou altamente demandantes. Por isso, o ambiente onde ocorre o tratamento deve ser tranquilo, seguro e continente, seja para intervenções individuais, seja para intervenções em grupo. É importante evitar grande concentração de pessoas e modificações ambientais abruptas. Em ambientes de formação de profissionais de saúde mental, sugere-se que cada paciente tenha um profissional de referência que pertença à equipe fixa.

Ambientes muito exigentes ou excessivamente rígidos podem não colaborar para a formação de vínculo e o estabelecimento de confiança entre paciente e equipe. De modo geral, o ambiente ideal de tratamento de pacientes com transtornos psicóticos deve ser de baixa exigência, flexível quanto a falhas, faltas ou recrudescimento de sintomas e tolerante quanto a eventuais comportamentos disruptivos, expressões inadequadas de sexualidade, interrupções e falas impróprias. As metas de tratamento devem, na medida do possível, ser construídas com a participação do paciente e seus cuidadores. É importante que os objetivos sejam realistas, inicialmente mais modestos, e que as expectativas sejam aumentadas de acordo com os avanços do paciente.

Na interação terapêutica com pacientes com transtornos psicóticos, é essencial evitar tom de voz muito estridente ou com excesso de expressividade. A expressão verbal dirigida aos pacientes deve ser amigável. Os terapeutas devem procurar adaptar-se ao vocabulário dos pacientes, evitando a prolixidade, frases muito longas ou pressão por respostas imediatas ou claras.

## Formulação de caso e planejamento do tratamento aplicado aos transtornos psicóticos

Considerando a grande heterogeneidade de apresentações sintomáticas e a ampla diversidade com relação a necessidades, desejos e possibilidades de cada paciente, uma formulação biopsicossocial individualizada é o passo inicial para planejar o tratamento de pacientes com transtornos psicóticos e selecionar as intervenções adequadas a cada caso. A **Figura 27.1** mostra de forma esquemática um modelo de formulação biopsicossocial aplicada aos transtornos psicóticos.

Recomenda-se que a formulação seja revista periodicamente, as metas sejam modificadas conforme o caso, e o plano de tratamento seja reavaliado.

# ABORDAGENS PSICOTERÁPICAS DE PACIENTES COM TRANSTORNOS PSICÓTICOS

## Treinamento de habilidades sociais

Pacientes com transtornos psicóticos geralmente apresentam déficits na funcionalidade geral, enfrentando dificuldades nas áreas profissionais, de relacionamentos interpessoais e de aquisição de habilidades para a vida cotidiana, como estabelecer e manter amizades e relacionamentos amorosos, expressar necessidades, comunicar-se de modo assertivo, expor sentimentos e solicitar ajuda. Essas habilidades podem não ter sido aprendidas ou podem ter sido prejudicadas pelo desenvolvimento da doença ou presença de sintomas de longa data. Evidências demonstram resultados favoráveis de programas de treinamento de habilidades em medidas de funcionamento social e qualidade de vida, na prevenção de reagudizações e reinternações[1] e na redução de sintomas negativos.[2]

### Conceitos fundamentais
- **Habilidades sociais** são um conjunto de comportamentos aprendidos que envolvem interações sociais e compõem o repertório de respostas do indivíduo.
- **Desempenho social** refere-se à utilização dessas habilidades de acordo com a situação, o contexto e as condições individuais e é influenciado, por exemplo, por níveis de ansiedade e capacidade de percepção do ambiente do indivíduo.
- **Competência social** refere-se à utilização das habilidades de forma adaptativa e coerente: pensamentos, sentimentos e comportamentos precisam estar organizados em função do objetivo, considerando demandas do ambiente e do contexto.[3]

Algumas habilidades são importantes para diversos contextos. Desenvolver habilidades relacionais, como defender direitos, fazer e recusar pedidos, iniciar, manter e finalizar conversações, expressar emoções e opiniões, fazer e lidar com críticas, tende a fortalecer o indivíduo, melhorando as interações sociais. Além dos aspectos verbais envolvidos nessas habilidades, o componente não verbal desempenha papel importante tanto na emissão como na leitura correta do ambiente. Olhar, gestos e tom da voz podem comunicar tanto ou mais que o conteúdo verbal, desempenhando um papel significativo na modulação e no desenvolvimento de interações interpessoais.

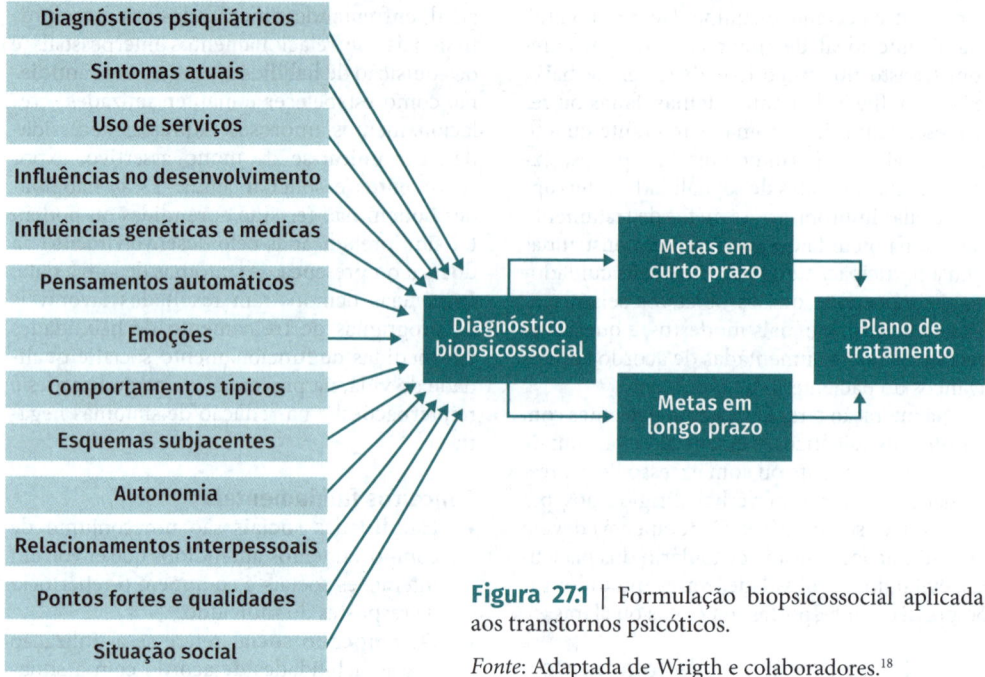

**Figura 27.1** | Formulação biopsicossocial aplicada aos transtornos psicóticos.

*Fonte*: Adaptada de Wrigth e colaboradores.[18]

▶ O treinamento de habilidades sociais (THS) é uma intervenção baseada em atividades planejadas e sistemáticas que, por meio de processos de ensino e aprendizagem, busca:

1. Desenvolver novas habilidades sociais.
2. Melhorar ou ampliar a frequência de habilidades existentes.
3. Diminuir comportamentos que vão de encontro a habilidades desejadas.[4]

Com base na teoria da aprendizagem social e no condicionamento operante, o THS trabalha com foco nas habilidades de comunicação e resolução de problemas. O processo de ensino e aprendizagem ocorre por meio de técnicas de fornecimento de instruções, modelagem, ensaio comportamental, tarefas de casa e reforço, além de retroalimentação (*feedback*) e representação de papéis (*role-playing*).

O THS pode ser aplicado individualmente ou em grupo. Neste capítulo, descrevemos a técnica para a aplicação do THS em grupo, utilizando um modelo fundamentado em manuais internacionais,[5] mas adaptado para o uso em pacientes com transtornos psicóticos frequentadores de um Centro de Atenção Psicossocial (CAPS).

## Treinamento de habilidades sociais em grupo

### Indicações
O THS é indicado para pacientes psicóticos que apresentam déficits em habilidades sociais. É necessário que os pacientes estejam relativamente estáveis do ponto de vista psiquiátrico, que tenham capacidade mínima de manter a atenção e seguir instruções e que manifestem desejo de participar.

### Contraindicações
A presença de sintomas psicóticos agudos, mania, agitação, agressividade ou catatonia contraindica a abordagem.

### Formação do grupo
Um grupo ideal de THS deve conter entre 6 e 10 participantes. A presença de pacientes em

diferentes níveis funcionais e tipos de habilidades pode favorecer a aprendizagem por observação e identificação.

Recomenda-se a presença de dois terapeutas, tanto para questões práticas, como ensaios e *role-playing*, como para uma melhor leitura e compreensão do processo grupal. Sugere-se a formação de um grupo fechado, sem a entrada de novos participantes ao longo do processo. A duração costuma ser de 12 semanas, com sessões semanais com hora marcada de 60 a 80 minutos. Recomenda-se evitar o primeiro horário da manhã, para facilitar o acesso de pacientes que tenham dificuldade em despertar. O **Quadro 27.1** detalha o programa de 12 sessões de THS.

Considerando a frequente falta inicial de motivação dos participantes, é importante que os terapeutas sejam motivados, ativos e dinâmicos. Dado que a aprendizagem é vicária, os terapeutas funcionam como modelos constantemente. Técnicas aparentemente simples, como instruções didáticas, modelamento, *role-playing*, fornecimento de *feedback* e explicação de tarefas de casa, podem ser um desafio. Dificuldades cognitivas e prejuízo de memória exigem repetições e retomadas das habilidades aprendidas, as quais devem ser trabalhadas lentamente.

Muitas vezes, os participantes podem iniciar o THS sem um objetivo claro ou não demonstrar motivação suficiente para participar das atividades propostas. Nessas situações, os terapeutas devem ativamente buscar, com o paciente, objetivos que qualifiquem e signifiquem a atividade, estimulando o engajamento.

**Quadro 27.1** | Panorama das 12 sessões de treinamento de habilidades sociais para pacientes com transtornos psicóticos

| SESSÃO | CONTEÚDO |
|---|---|
| 1. Introdução | • Apresentação dos integrantes<br>• Objetivos do treinamento e introdução dos conceitos de habilidades sociais<br>• Apresentação do programa de 12 sessões<br>• Estímulo aos participantes para comentar o programa e sugerir modificações<br>• Elaboração do contrato: sigilo, respeito pelas falas dos participantes, horário e duração das sessões |
| 2. Dificuldades e limitações; objetivos | • Reapresentação do programa (modificado pelas opiniões dos integrantes na semana anterior)<br>• Análise de dificuldades e limitações em habilidades sociais na vida diária dos participantes, identificando exemplos práticos e concretos<br>• Formulação de objetivos gerais do grupo e específicos para cada participante |
| 3. Comunicação inicial | • Fazer pedidos, aproximar-se de outros, pedir informações na rua |
| 4. Habilidades corporais | • Olhar a si e aos outros: postura, trejeitos, tiques |
| 5. Conversação | • Habilidades de conversação: iniciar, continuar e finalizar conversas |
| 6. Leitura social | • Percepção do ambiente: identificar pistas sociais – sinais emitidos pelos outros que sinalizam prazer/desprazer, interesse/desinteresse e possibilitam modulação na interação |
| 7. Expressão de sentimentos | • Formas assertivas de expressar sentimentos positivos e negativos, agrado e desagrado |
| 8. Pedidos e expressão de necessidades | • Pedir ajuda, solicitar espaço, emitir opinião, realizar trocas |
| 9. Críticas | • Examinar reações diante de críticas, aprender a ouvir, formular e expressar críticas |
| 10. Resolução de problemas | • Discutindo e descobrindo maneiras de solucionar situações |
| 11. Consolidação | • Retomada das habilidades aprendidas |
| 12. Balanço geral e encerramento | • *Feedback* do grupo para os terapeutas e dos terapeutas para o grupo, destacando os pontos positivos da experiência. Encerramento da atividade. |

> **EXEMPLO CLÍNICO**
>
> Um jovem de 30 anos, com diagnóstico de transtorno psicótico, em acompanhamento há três anos em CAPS, iniciou grupo fechado de THS. Nas primeiras sessões, não conseguia identificar um objetivo ou aspecto que gostaria de melhorar. Dizia-se satisfeito com suas atividades, que consistiam em comparecer ao CAPS duas vezes por semana, permanecendo em casa o restante do tempo, escutando música em seu quarto. Entretanto, após algumas sessões no grupo, primeiramente observando e depois participando mais ativamente, conseguiu esboçar um desejo de ajudar mais a mãe em casa, fazendo compras no supermercado, e de receber familiares em casa. O surgimento desse objetivo, por si só, foi um ganho para o participante. A partir dessa meta, o THS pôde tornar-se pessoal para ele, que pôde ver sentido em aprender a expressar necessidades, pedir informações ou iniciar conversações com familiares.

O **Quadro 27.2** especifica a estrutura de cada sessão de THS em grupo e apresenta um exemplo da sessão de leitura social.

Desde o momento da introdução do tópico proposto para a semana, busca-se a participação ativa dos pacientes, por meio de exemplos da vida diária deles. As instruções devem ser claras, curtas e objetivas. Diante de exemplos ou relatos de dificuldades, estimula-se que o grupo busque formas alternativas de respostas. A atividade de encenação pode ser causadora de ansiedade. Em grupos mais inibidos, recomenda-se que os terapeutas atuem nas primeiras encenações, estimulando a atuação dos participantes nas seguintes.

Nos momentos de avaliação, os terapeutas devem estimular a observação de componentes não verbais da comunicação (p. ex., contato visual, postura corporal, sorriso, expressões faciais, distância/proximidade, contato físico), promovendo o que chamamos de leitura ambiental. Essas *dicas sociais*, por vezes automáticas, precisam ser explícitas para que os participantes aprendam, por exemplo, sinais que indiquem que devem mudar de assunto ou que podem se aproximar de outro indivíduo.

Uma das preocupações com relação ao THS é quanto à generalização das habilidades aprendidas. Por vezes, o usuário consegue participar das atividades durante a realização da sessão, mas não transfere esse aprendizado para a comunidade. Por isso, valoriza-se as tarefas de casa, elaboradas em conjunto com os participantes para que sejam adequadas ao contexto e à cultura, assim como factíveis de acordo com capacidades e aproveitamento individual. Re-

**Quadro 27.2** | Estrutura geral das sessões de treinamento de habilidades sociais

| TÓPICO | CONTEÚDO | EXEMPLO: SESSÃO 6 – LEITURA SOCIAL |
| --- | --- | --- |
| 1. Revisão | Retomada do tema da semana anterior e revisão do tema de casa | Revisão breve das habilidades de conversação e das tarefas de casa da sessão anterior. |
| 2. Introdução | Introdução do assunto da semana, solicitando que os participantes contem situações práticas de sua vida, especificando quando, onde e como essa habilidade foi necessária. Escolhe-se uma situação para encenação. | Leitura do ambiente: identificação de pistas no comportamento de outras pessoas que devem modificar nossas respostas. Os terapeutas solicitam exemplos de situações em que perceberam o interesse ou desinteresse de outros em algo que estavam trazendo. Um participante conta que, na noite anterior, enquanto a mãe cozinhava o jantar, ele queria contar-lhe sobre um filme. Mãe e filho acabaram brigando. Terapeutas solicitam detalhes da situação. |

*Continua*

**Quadro 27.2** | Estrutura geral das sessões de treinamento de habilidades sociais

| TÓPICO | CONTEÚDO | EXEMPLO: SESSÃO 6 – LEITURA SOCIAL |
|---|---|---|
| 3. Encenação | Encenação da situação escolhida. Terapeutas e participantes podem fazer os papéis das pessoas envolvidas na situação. | Uma das terapeutas faz o papel da mãe. O próprio participante encena seu papel. A "mãe" manteve-se com o olhar no fogão, mencionou que teria uma prova importante no dia seguinte e tentou mudar de assunto duas vezes, além de movimentar-se pela cozinha. Já o filho persistia no assunto do filme e em posição bem próxima à mãe, às suas costas. A mãe se irrita e pede que o filho saia da cozinha. O filho grita: "te odeio". |
| 4. Levantamento de ideias e estratégias | Ideias do grupo para superar os problemas que surgiram na encenação. Neste momento, pode-se optar por dividir o comportamento em componentes menores, como forma de diminuir a ansiedade e auxiliar a desenvoltura dos usuários. Buscam-se relações com aprendizados da semana anterior. | 1. Sentar-se em vez de manter-se nas costas da mãe, caminhando atrás dela. 2. Perguntar para a mãe se aquele era um bom momento para falar. 3. Perguntar para a mãe se estava preocupada com a prova do dia seguinte. 4. Oferecer ajuda para cozinhar o jantar. 5. Procurar outra pessoa da casa para falar sobre o filme. |
| 5. Balanço | Balanço da encenação, buscando nomear e especificar observações do comportamento dos participantes na encenação, bem como sentimentos despertados. Identificação dos aspectos produtivos e prejudiciais à comunicação na situação encenada. | Participantes apontam as pistas no comportamento da mãe que indicam que ela não estava disponível naquele momento: o olhar, a postura corporal e a tentativa de mudar de assunto. Também apontam que a excessiva proximidade física do participante com a mãe pode ter gerado incômodo nela. Nesse momento, surgem exemplos de outros participantes no próprio ambiente de tratamento, aproximando-se demasiadamente de outras pessoas, gerando desconforto. |
| 6. Encenação modificada | Nova encenação da situação, incorporando as ideias levantadas no tópico 4. | Agora, o participante que trouxe o exemplo faz o papel da mãe, e outro participante faz o papel do filho. A encenação modificada inclui as estratégias de 1 a 4 levantadas no tópico 4. O "filho" acaba ajudando a colocar a mesa, e mãe e filho não brigam. |
| 7. Balanço da encenação modificada | Avaliação da nova encenação. O grupo comenta como e se as novas estratégias contribuíram para uma melhor comunicação. | Os participantes da reencenação falam como se sentiram nos papéis. O grupo comenta como as novas estratégias contribuíram para uma melhor comunicação. |
| 8. Consolidação | Consolidação do aprendizado e construção conjunta da tarefa de casa. | Resumo dos principais aspectos que surgiram na sessão: (1) identificação de pistas de desinteresse: olhar, trocar de assunto; (2) compreender por que o outro pode estar desinteressado: está ocupado com uma tarefa (fazer o jantar) ou preocupado com outro assunto (prova no dia seguinte); (3) estratégias para melhorar a comunicação: sentar-se mantendo certa distância, oferecer ajuda na tarefa e interessar-se pela preocupação do interlocutor. Tema de casa: para alguns, demonstrar interesse por alguma conversa iniciada por um familiar; para outros, identificar uma situação em que perceberam interesse ou desinteresse de acordo com as pistas sociais. |

comenda-se que essas atividades sejam simples e que o paciente seja capaz de realizá-las.

A modalidade grupal do THS favorece a prática das habilidades aprendidas, sendo um espaço intermediário entre o nível individual e coletivo. O desenvolvimento de novas habilidades tende a modificar a estruturação cognitiva e, assim, melhorar a autoeficácia e a autoestima, o que favorece a aprendizagem de outras habilidades e a aquisição de autonomia. Dessa forma, mais que as habilidades específicas desenvolvidas no THS, há um impacto na posição que o sujeito se coloca diante da vida, assumindo negociações e gerenciando seu tratamento e escolhas em geral.

Terapeutas motivados, ativos e dinâmicos facilitam o processo de engajamento dos pacientes no THS.

O THS é um processo de aprendizado interativo e será tanto mais efetivo quanto mais utilizar exemplos e situações reais da vida cotidiana dos participantes.

## Terapia cognitivo-comportamental

A TCC é a abordagem psicoterápica mais amplamente investigada no tratamento da esquizofrenia e demais psicoses persistentes. Embora tenha sido originalmente formulada para o tratamento de depressão, um dos primeiros relatos sobre o uso da TCC pertence ao tratamento da esquizofrenia.[2]

A TCC para psicose (TCCp) é proposta como uma intervenção adjuvante ao tratamento farmacológico. O National Institute for Health and Clinical Excellence (NICE) sugere oferecer TCCp na modalidade individual tanto na prevenção em indivíduos sob alto risco para desenvolver transtornos psicóticos como em primeiro episódio psicótico e recorrências.[6] Em nosso meio, a TCCp é particularmente interessante quando sintomas residuais persistem apesar da farmacoterapia otimizada.

## Evidências

Em metanálise de 2014, a TCCp foi mais bem-sucedida que contato amistoso, remediação cognitiva, psicoeducação e aconselhamento para tratamento de sintomas positivos, mas foi inferior ao THS para a melhora de sintomas negativos.[2] Outra metanálise publicada no mesmo ano avaliou a eficácia de TCCp para esquizofrenia resistente ao tratamento, mostrando redução de sintomas positivos e sintomas gerais ao término do tratamento e após 12 meses.[7] Existem também evidências favoráveis ao uso da TCCp em prevenir psicose em indivíduos de altíssimo risco.[8]

## Modelos cognitivos de psicopatologia

Elementos cognitivos foram propostos para explicar o desenvolvimento e a manutenção de crenças irrealísticas e processamento perceptivo bizarro. A pesquisa básica sobre os processos cognitivos da psicose sugere que as alucinações e os delírios podem ser variantes extremas de processos comuns de avaliação e formação de crenças, considerando que os sintomas psicóticos existem na população em um *continuum*, desde poucos sintomas que dispensam tratamento até o transtorno completo.[9]

Do ponto de vista cognitivo, os processos que podem levar pessoas a terem crenças delirantes consistem em interpretações equivocadas das experiências. Em virtude de vieses do pensamento, pessoas suscetíveis tendem a não avaliar interpretações errôneas como inferências, mas como representações factuais da realidade. Três desses vieses são particularmente importantes: (1) o viés autorreferencial (atribuição de significância pessoal a situações irrelevantes e coincidências para detectar intencionalidade de entidades externas); (2) a causação externa para experiências subjetivas; e (3) as atribuições indiscriminadas de intenções positivas ou negativas a outras pessoas. Erros cognitivos, como abstração seletiva, juízos extremos e supergeneralização, também estão envolvidos no processamento cognitivo dos delírios. Além disso, os pacientes delirantes demonstram vieses atencionais para estímulos relacionados à ameaça. Uma vez formadas, as crenças delirantes podem ser mantidas por meio de vieses contra evidências contrárias: evidências confirmatórias são valorizadas, enquanto as não confirmatórias são ignoradas ou menosprezadas.[10]

O modelo cognitivo das alucinações inclui uma combinação entre: predisposição à geração de imagens mentais não intencionais; crenças e cognições hiperativas, que são transformadas em imagens auditivas, excedendo o limiar perceptivo e vivenciadas como idênticas a sons externos; viés externalizante (tendência a atribuir experiências internas a um agente externo); e teste de realidade deficiente. As crenças sobre a identidade, o poder e a autoridade das vozes, além daquelas sobre as consequências de não as obedecer, perpetuam as alucinações.[10]

Já os sintomas negativos são formulados como expressão da diminuição de vivências interiores de motivação, emoção e pensamento, somada a déficit na percepção de estímulos que indicam recompensa.[11] Além disso, o acúmulo de experiências negativas e o comprometimento cognitivo podem perpetuar ou aumentar os sintomas negativos ao longo da vida.[12]

### Princípios gerais da TCCp

A TCCp baseia-se, em grande medida, no modelo biopsicossocial de diátese-estresse, que enfatiza a relação entre eventos de vida, circunstâncias, predisposição genética, psicológica e social, levando a diferentes graus de vulnerabilidade para a deflagração de sintomatologia psicótica. Os objetivos devem ser particularizados para cada caso, mas, em geral, incluem reduzir: frequência e intensidade de sintomas psicóticos, o sofrimento associado ao transtorno e ao estigma e recaídas.

A TCCp opera mediante uma iniciativa de colaboração empírica (empirismo colaborativo). Terapeuta e paciente unem forças durante cerca de 20 sessões (com a possibilidade de ampliação e sessões de manutenção) a serem realizadas em 6 a 9 meses, com a finalidade principal de modificar crenças que limitam a realização de objetivos de vida do paciente. Os pacientes também são guiados a reavaliar suas experiências e identificar novos modos de responder a elas. Rumo ao fim da terapia, o foco é manter os ganhos e auxiliar o indivíduo a prevenir recaídas.

### Particularidades da TCC aplicada às psicoses

A TCCp pode ser aplicada tanto em consultórios privados como em ambientes de assistência coletiva, como os CAPSs. Sugere-se que o terapeuta reserve 1 hora para cada sessão. É possível que, especialmente no início do atendimento, certos pacientes não tolerem permanecer durante todo o tempo da sessão, sendo importante que o terapeuta seja flexível tanto para reduzir a extensão de sessões iniciais como para prolongar o número total de sessões, caso seja necessário. Além disso, recomenda-se estabelecer contato e vínculo com familiares ou cuidadores do paciente, especialmente no início do tratamento.

Fatores que podem predizer resposta positiva à TCCp incluem pacientes do sexo feminino, menor duração dos sintomas, sintomas menos graves e baixo nível de convicção delirante.[13,14] A TCCp não é tão efetiva quando o paciente apresenta *insight* muito baixo ou ausente, têm sintomas negativos primários extremos, como alogia e embotamento afetivo graves, ou apresenta comorbidades, como abuso de substância.[15]

Alguns aspectos da técnica cognitivo-comportamental aplicada às psicoses são de particular importância para o sucesso da intervenção. A agenda deve ser menos explícita, e as emoções, evocadas com cuidado. A aliança terapêutica deve ser caracterizada por aceitação, apoio e colaboração. Quando sintomas positivos estão presentes, o terapeuta trata os conteúdos delirantes como um assunto a ser refletido, e não confrontado. Em linhas gerais, é melhor evitar usar rótulos como "delírios" ou "sintomas psicóticos", mas referir-se a crenças ou ideias. No ambiente seguro da relação terapêutica, cria-se abertura e possibilidade de discussão das evidências que sustentam os sintomas. Assim, tomando, por exemplo, delírios flexíveis, é possível considerar uma explicação alternativa e outra maneira de interpretar suas vivências. Quando isso não é possível, como no caso de delírios irredutíveis, ou os sintomas psicóticos são egossintônicos, atitudes adaptativas tornam-se o foco de trabalho com o paciente, buscando-se reduzir a gravidade e a interferência dos sintomas para promover funcionalidade e qualidade de vida.[16]

A apresentação fenotípica altamente heterogênea dessa doença torna a avaliação caso a caso (conforme a formulação sugerida na Fig. 27.1) imprescindível para ponderar quais pacientes podem usufruir dessa técnica, ainda que ela se adapte a casos intricados com dificuldades multifacetadas. O terapeuta deve realizar uma formulação individualizada da relação *sui generis* entre as experiências, os pensamentos, as emoções e o comportamento problemático de seu paciente. Tal abordagem baseada em formulação individual leva a adaptações refinadas, as quais permitem um movimento claro em direção a metas fundamentadas em alvos e desfechos "feitos sob medida".

A compreensão detalhada do primeiro episódio psicótico traz informações-chave para as crenças e percepções atuais. As informações so-

> **EXEMPLO CLÍNICO**
>
> S. é um paciente muito religioso. Chegou para tratamento com ideias de que seus episódios psicóticos passados, com delírios persecutórios e marcada agressividade, eram sinais de que ele não era um bom cristão. Para esse paciente, foi fonte de alívio esclarecer que os sintomas eram fruto de um transtorno que poderia afetar qualquer pessoa.

bre as crenças atuais e sobre como elas progrediram são reunidas em uma formulação que elenca fatores predisponentes, precipitantes, perpetuadores e protetores.

A seguir, são apresentados aspectos específicos da TCCp para delírios, alucinações e sintomas negativos. O **Quadro 27.3** sumariza a avaliação, a conceituação e a intervenção específica para cada grupo de sintomas.

### Abordagem dos delírios

Na abordagem dos delírios, as estratégias da TCCp visam diminuir a convicção delirante, a preocupação e a perturbação causada pelo sin-

**Quadro 27.3** | Sumário das intervenções de TCC para transtornos psicóticos

|  | **DELÍRIOS** | **ALUCINAÇÕES** | **SINTOMAS NEGATIVOS** |
|---|---|---|---|
| Avaliação | • Foco delirante<br>• Distorções cognitivas<br>• Evidências em favor do delírio<br>• Gatilhos delirantes<br>• Crenças subjacentes<br>• Respostas evocadas por interpretações delirantes | • Caracterização dos sintomas<br>• Avaliação das crenças e cognições<br>• Gatilhos para o surgimento das vozes<br>• Enfrentamentos desadaptativos e comportamentos de segurança | • Efeitos colaterais de medicação<br>• Comorbidade: transtorno depressivo ou de ansiedade<br>• Gatilhos ambientais<br>• Sintomas positivos que causam sintomas negativos<br>• Estigma<br>• Cognições: pouca expectativa de prazer; pouca expectativa de sucesso |
| Conceituação | Antecedentes da crença / Evidências em favor da crença / Interpretações errôneas de eventos cotidianos / Prejuízos atuais | Cognições e crenças / Gatilhos ambientais / Enfrentamentos desadaptativos | Aspectos ambientais / Crenças disfuncionais / Prejuízos atuais |
| Intervenções | | Psicoeducação e normalização | |
|  | • Questionamento das evidências em favor das crenças delirantes<br>• Construir e consolidar crenças alternativas<br>• Trabalhar com crenças nucleares não delirantes<br>• Exposição gradual | • Abordagens comportamentais: distração e alívio de ansiedade<br>• Crenças: RPD para alucinações auditivas<br>• Trabalhar com crenças nucleares não delirantes<br>• Exposição gradual | • **Sintomas positivos:** exposição gradual após intervenções específicas para sintomas positivos<br>• **Pouca expectativa de prazer:** prescrição gradual de atividades; registro de nível de prazer *in vivo*; ênfase em evidências desconfirmatórias de pouco prazer<br>• **Baixa expectativa de sucesso:** reduzir a pressão externa; decompor objetivos amplos em passos menores; remover barreiras; ênfase nas evidências desconfirmatórias de incapacidade |

## EXEMPLO CLÍNICO

R. foi convidada a questionar que outras razões existiriam para aquele "trabalho de magia negra" estar na sua rua. Com a terapeuta, R. construiu crenças alternativas de que o trabalho não necessariamente era para fins maléficos ou de que poderia ser dirigido a qualquer outra pessoa.

toma, ao mesmo tempo que ajudam o paciente a reduzir respostas comportamentais desadaptativas, como isolamento, evitação e busca de reasseguramento.

### Avaliação

Avaliação de sintomas e cognições
Recomenda-se utilizar um estilo não diretivo de entrevista, evitando-se começar discutindo os delírios. Muitas vezes, os pacientes estão mais interessados em discutir problemas atuais, e a postura terapêutica mais efetiva é a de aceitação e curiosidade sobre o que o paciente quer contar, utilizando-se esses aspectos como acesso para as crenças delirantes que surgirão no decorrer da avaliação.

Identificação do foco delirante
Muitas vezes, a avaliação revela diversos focos delirantes e muitas crenças envolvidas. Nesses casos, durante a avaliação, é melhor concentrar-se primeiro nas crenças periféricas ou mais "fracas", para depois imergir em crenças mais fortemente arraigadas. Aqui, a meta é coletar informações suficientes para entender quando os delírios emergiram e em que nível se tornaram elaborados com base em experiências negativas, preocupações ou medos anteriores ao início deles.

Identificação das distorções cognitivas
São consideradas distorções negativas os pensamentos tipo tudo ou nada, a abstração seletiva (assimilação tendenciosa de dados), a catastrofização, os juízos extremos e a supergeneralização.

Averiguações de evidências usadas para comprovar os delírios
Deve-se avaliar quais e em que nível cada evidência corrobora o delírio, direta ou indiretamente.

Identificação de gatilhos delirantes
Frequentemente, existem gatilhos ambientais relacionados ao desencadeamento do delírio. Um paciente paranoide pode estar sempre apreensivo e desconfiado dos outros, embora apenas contextos específicos desencadeiem interpretações delirantes e perturbação substancial.

Avaliação de crenças subjacentes
Usando-se o método da seta descendente, pode-se identificar crenças subjacentes mais proximais, como: "devo manter a guarda", "não posso confiar em ninguém", "os outros são maliciosos", "tenho poderes sobrenaturais", assim como crenças mais distais (nucleares): "não valho nada", "sou inútil", "sou vulnerável".[10]

Identificação de respostas emocionais e comportamentais evocadas por interpretações delirantes
Emoções do tipo medo ou raiva e comportamentos como evitação ou outros comportamentos de segurança, autolesões ou agressividade podem ser identificados.[17]

### Conceitualização do caso
A formulação cognitiva específica dos delírios concentra-se em fatores antecedentes no desenvolvimento das crenças; evidências percebidas em favor das crenças; interpretações errôneas e imediatas de acontecimentos cotidianos que contribuem para novas fontes de evidências percebidas; e perturbações atuais causadas pelos sintomas.

### Intervenções de TCCp para delírios

### Psicoeducação e normalização
Parte do tratamento é compartilhar a conceituação cognitiva que relaciona pensamentos, emoções e comportamentos, facilitada pelo preen-

chimento de registro de pensamentos disfuncionais (RPD) como tarefa de casa.

Muitas vezes, os pacientes têm uma visão internalizada de suas experiências como estranhas e assustadoras e do diagnóstico psiquiátrico como uma marca de insanidade, perigo e peso para a sociedade. Nesses casos, humanizar tais experiências, mostrando-se uma continuidade dos sintomas com as experiências comuns, pode trazer alívio para o paciente.[10,18]

### Questionar evidências em favor das crenças delirantes

Trata-se de questionar e testar as crenças do paciente, começando com crenças mais periféricas antes de se concentrar nas mais centrais e convictas. É importante trabalhar com as evidências para a crença delirante em vez de confrontá-las diretamente. O objetivo é que o paciente considere uma variedade de evidências alternativas e, com a prática repetida, comece a enxergar suas interpretações e inferências como hipóteses a serem testadas, em vez de afirmações dos fatos.

Muitas vezes, não será possível abordar as distorções diretamente relacionadas a delírios muito arraigados. Nesses casos, pode ser mais útil não se concentrar em descatastrofizar as interpretações delirantes, mas trabalhar com as consequências catastróficas, tentando encontrar perspectivas alternativas e estratégias de enfrentamento.[10,17]

### Construir e consolidar crenças alternativas

A TCCp é um exercício constante de buscar, com o paciente, crenças alternativas mais adaptativas, de forma a aumentar o repertório de respostas desses pacientes à presença de interpretações delirantes.

No caso de R., o objetivo era reduzir as consequências adversas associadas a crenças, sem questionar diretamente o delírio ou colocar em xeque as crenças religiosas da paciente.

### Trabalhar com crenças nucleares não delirantes

Conforme o tratamento avança, deve-se abordar também os esquemas cognitivos não delirantes subjacentes, que tornam o paciente vulnerável a recorrências das crenças delirantes. Normalmente, as crenças nucleares giram em torno da baixa autoestima do paciente. A maioria dos pacientes teve experiências ruins com uma doença grave e, portanto, desenvolveu atitudes negativas sobre si mesmos e outros.[18]

### Exposição gradual

A exposição gradual a situações-gatilho de delírios pode ser útil no sentido de diminuir a convicção delirante e reduzir comportamentos evitativos.

### Abordagem para alucinações auditivas

A meta da abordagem em TCCp para alucinações auditivas é reduzir a perturbação associada ao conteúdo das vozes e às crenças delirantes ou não delirantes sobre as vozes, além de minimizar a perturbação associada às crenças autoavaliativas subjacentes à presença das vozes.

### Avaliação

Caracterização do sintoma
Uma avaliação minuciosa da frequência, da duração, da intensidade e da variabilidade das vo-

---

### EXEMPLO CLÍNICO

J. acreditava que, caso frequentasse um parque, as pessoas poderiam descobrir que ele pensava em masturbação constantemente e chamar a guarda local para prendê-lo. Quanto mais pessoas houvesse no parque, maior seria a chance de isso acontecer. Por isso, o paciente evitava ir a qualquer parque, ainda que gostasse de assistir a apresentações musicais ao vivo que frequentemente acontecem nesses lugares. Em tal caso, a estratégia comportamental foi acompanhar o paciente a um parque inicialmente em dias de semana, evoluindo de forma gradual para fins de semana e dias de *shows* com grande concentração de pessoas e guardas locais. A consolidação progressiva de evidências contrárias à crença delirante permitiu que o paciente pudesse frequentar parques, mesmo sem a presença do terapeuta.

zes é fundamental. Deve-se caracterizar o conteúdo do que é ouvido, assim como a conotação do conteúdo das vozes, do ponto de vista do paciente (p. ex., depreciativa, crítica, de comando), a origem das vozes (p. ex., são vozes de alguém conhecido, uma ou mais vozes, falam em segunda ou terceira pessoa), além do tipo de relação com as vozes estabelecido pelo paciente. Da mesma forma, é importante buscar quando e em que contexto esses sintomas iniciaram. Muitas vezes, o início dos sintomas coincide com um evento estressor agudo, e o conteúdo tem a ver com o histórico do paciente.

Avaliação de crenças e cognições
É importante averiguar que tipo de intenção o paciente atribui às vozes e o quanto elas podem interferir em suas ações ou provocar acontecimentos no mundo físico. Além disso, deve-se avaliar as evidências em favor das consequências possíveis de desobedecer aos comandos das vozes ou agir sob sua influência. O conteúdo das vozes, muitas vezes, pode revelar cognições "quentes" que a pessoa já tinha. Vozes em terceira pessoa podem se desenvolver, por exemplo, a partir de ideias de referência ou evoluir de um medo. Crenças como "minha voz está me punindo por algo que fiz" ou "minha voz é má" podem surgir nessa etapa da avaliação. Além disso, delírios desenvolvidos sobre as alucinações podem ser responsáveis pela manutenção das vozes.

Identificação de gatilhos
Gatilhos são circunstâncias específicas em que o paciente ouve as vozes, como na vigência de problemas interpessoais ou acontecimentos negativos, em certas horas do dia, quando o paciente está isolado ou em meio a muitas pessoas.

Identificação de enfrentamentos desadaptativos e comportamentos de segurança evocados pelas vozes
Muitas vezes, os pacientes esforçam-se para evitar ou neutralizar consequências desagradáveis das vozes utilizando mecanismos que restringem suas opções de atividades, como evitar certas situações ou ambientes ou não estabelecer interação com os outros. Ainda, alguns pacientes podem obedecer ao comando das vozes. Outros enfrentamentos podem ser adaptativos ou menos prejudiciais, como escutar música no intuito de reduzir a perturbação produzida pelas alucinações.[18]

### Conceitualização para alucinações auditivas

Em resumo, a conceituação cognitivo-comportamental específica para alucinações auditivas consiste em: identificação das cognições e crenças subjacentes às vozes; identificação dos gatilhos ambientais para o surgimento e a redução das vozes; e determinação de enfrentamentos desadaptativos relacionados ao sintoma.

### Intervenções de TCCp para alucinações auditivas

*Psicoeducação e normalização*
A estratégia de normalização tem o objetivo de estabelecer a universalidade dos problemas pelos quais o paciente está passando. Nesse sentido, além de compartilhar com o paciente o modelo cognitivo que relaciona pensamentos, emoções e comportamentos, pode ser útil informar que 5% da população já ouviu vozes em algum momento da vida.[10]

*Abordagens comportamentais*
Algumas técnicas intuitivamente já utilizadas por alguns pacientes podem ser úteis no intuito de diminuir a perturbação ocasionada pelas vozes – por exemplo, escutar música ou programas de rádio com fones de ouvido quando as vozes começam. Da mesma forma, atividades como assistir à televisão, conversar, ler ou jogar *videogame* podem ajudar o paciente a desviar a atenção das vozes. Para pacientes que ouvem vozes em períodos de maior excitação ou ansiedade, pode ser útil executar atividades relaxantes, como tomar banho, praticar técnicas de relaxamento ou reproduzir melodias no pensamento.[10]

*Abordagem das crenças delirantes*
O objetivo dessa intervenção é demonstrar que as vozes não são onipotentes e incontroláveis. A própria avaliação do conteúdo das vozes muitas vezes revela as crenças delirantes subjacentes. Pode-se realizar um RPD modificado, no qual o paciente deve anotar literalmente o que as vozes dizem e depois analisar as evidências a favor e contra a veracidade da afirmação. O **Quadro 27.4** traz um exemplo de RPD modificado. O terapeuta começa ajudando o paciente

**Quadro 27.4** | Exemplo de registro de pensamentos disfuncionais para alucinações auditivas

| SITUAÇÃO | CONTEÚDO DA VOZ | EMOÇÃO | EVIDÊNCIAS A FAVOR | EVIDÊNCIAS CONTRÁRIAS | PENSAMENTOS ALTERNATIVOS | EMOÇÃO |
|---|---|---|---|---|---|---|
| José está sozinho no quarto, preparando-se para sair, e vê na televisão uma cena de briga entre dois homens. | "Hoje você vai agredir alguém." Pensamentos: "Sou perigoso para os outros." | Medo 90% | Já tive vontade de agredir alguém. Meu pai já teve medo de mim. A voz é de Deus e quer proteger os outros. | Já senti raiva e, mesmo assim, não agredi ninguém. Meu pai às vezes tem medo de outras pessoas sem razão. Já ouvi essas vozes antes e nunca agredi alguém na vida. | "A cena da televisão não tem a ver com a minha situação." "Mesmo ouvindo vozes, posso sair de casa sem risco de agredir alguém." | Medo 20% |

a identificar distorções cognitivas nas afirmações da voz.

> De modo geral, é melhor abordar as crenças sobre as vozes, em vez de questionar se seu conteúdo é verdadeiro ou não. Na análise dessas crenças, é importante avaliar se algum acontecimento do passado corrobora o poder das vozes para fazer eventos adversos acontecerem na vida real. Além disso, deve-se enfatizar as vantagens de não obedecer ou não agir influenciado pelas vozes, bem como as desvantagens de obedecer.

Quando existe grande probabilidade de agir segundo as vozes, é fundamental que o paciente tenha em mãos um plano comportamental com alguma ação alternativa a adotar, como telefonar para alguém ou usar manobras de distração. O paciente deve monitorar todos os seus sucessos e os momentos em que não agiu conforme a instrução das vozes, como meio de desenvolver autoeficácia em relação a não obedecer às vozes. Outra estratégia é anotar em um cartão de enfrentamento as evidências contrárias a agir segundo as vozes levantadas pelo paciente e pelo terapeuta.

Pacientes psicóticos geralmente têm baixa autoestima (esquemas nucleares negativos). Crenças centrais comuns são "sou inútil", "sou mau", "sou estúpido" e "não tenho valor". Desafiar essas afirmações absolutas – ou mesmo realizar pequenas mudanças nessas crenças negativas – é de grande valor para o tratamento.[17] Técnicas como o exame de evidências ou o uso do *continuum* cognitivo podem ser úteis para que os terapeutas aumentem a autoestima de seus pacientes.

### Abordagem dos sintomas negativos

Sintomas negativos, como baixa motivação, pouca energia, restrições na expressão emocional e distanciamento social, podem responder a intervenções psicológicas. O objetivo geral do tratamento dos sintomas negativos é aumentar a motivação e o envolvimento emocional com objetivos significativos dentro do contexto atual da vida do indivíduo. O aspecto central do tratamento é a ativação comportamental, no intuito de reduzir as expectativas negativas ligadas ao desempenho, as quais aumentam a vulnerabilidade para o distanciamento crônico. Nesse sentido, é útil concentrar-se em objetivos concretos identificados pelo paciente, nos quais os sintomas negativos aparecem como obstáculo a objetivos maiores. As metas nem sempre são trazidas espontaneamente pelo paciente. Logo, cabe ao terapeuta a tarefa de motivar o paciente a encontrar objetivos significativos, que muitas vezes podem ser simples, como iniciar uma conversa ou andar desacompanhado na rua, ou mais elaborados, como iniciar um namoro ou voltar a estudar.

Pacientes com comprometimento cognitivo também podem se beneficiar de técnicas de

TCCp para sintomas negativos. Nesses casos, é necessário suspender o questionamento socrático para promover o progresso, além de usar frases diretas e declarativas e evitar evocações de memória mais complexas, concentrando-se no "aqui e agora".

## Avaliação dos sintomas negativos

### Efeito colateral de medicamentos

Sintomas negativos podem ser agravados ou gerados pelo uso de psicofármacos. Deve-se avaliar o uso de fármacos altamente sedativos, doses elevadas e polifarmácia. Uma prescrição racional pode ajudar a aliviar os sintomas negativos, bem como facilitar o engajamento do paciente em técnicas cognitivas e de ativação comportamental.

### Sintomas negativos secundários a depressão ou ansiedade

Pacientes com transtornos psicóticos apresentam alta comorbidade com transtornos depressivos e transtornos de ansiedade.[19] O tratamento apropriado desses transtornos é um passo importante no engajamento do paciente em técnicas cognitivas e de ativação comportamental.

### Aspectos ambientais

O retraimento emocional pode ser um artifício para lidar com ambientes domésticos superestimulantes (p. ex., excesso de barulho, brigas, conflitos) ou decorrente da subestimulação ocorrida, por exemplo, em institucionalização ou internações prolongadas. Deve-se avaliar também gatilhos ambientais proximais, como situações percebidas como ameaçadoras e momentos de maior exigência ambiental (p. ex., necessidade de demonstrar desempenho). Da mesma forma, deve-se examinar gatilhos que proporcionaram alívio dos sintomas negativos, como momentos de melhora de autoestima ou eventos como conseguir um emprego, voltar a estudar, etc.

### Sintomas negativos secundários a sintomas positivos

Sintomas negativos podem surgir em resposta a sintomas positivos. Ainda, a presença de sintomas positivos pode ativar crenças negativas de desvalia.

Pacientes podem deixar de sair de casa por medo de obedecerem aos comandos de vozes ou por estarem suficientemente aterrorizados por um delírio a ponto de não iniciarem uma atividade cotidiana. Ao longo do tempo, podem passar a evitar situações que acreditem que sejam gatilhos de sintomas positivos. Dependendo de outros fatores, como estressores atuais, amplitude e rigidez das crenças delirantes, além da disponibilidade de apoio social, um número cada vez maior de situações tem o potencial de evocar medo e evitação. A evitação inicial gera isolamento, o qual, por sua vez, pode tornar-se um solo fértil para ruminação e/ou vozes mais ativas, levando a mais perturbação, retraimento e desmotivação, gerando uma espiral descendente de isolamento.[10]

### Estigma

Sintomas psicóticos podem introduzir limitações reais para a vida acadêmica, laboral e social do indivíduo. Além disso, muitos pacientes chegam para tratamento com vivências negativas que confirmam a baixa aceitação social de indivíduos psicóticos, como *bullying* na escola, reprovação de familiares ou percepção de que causam medo nas outras pessoas. Além disso, receber um diagnóstico como o de esquizofrenia pode ser percebido como algo desmoralizante, servindo como evidência confirmatória das crenças negativas que o paciente tem sobre si mesmo. As crenças estigmatizantes relacionadas à doença tornam-se parte da autoimagem do paciente, contribuindo para o retraimento e as evitações.

### Cognições

**Poucas expectativas de prazer** ("Não vou gostar"). Pacientes psicóticos parecem prever que terão pouco prazer em troca de qualquer esforço. Sua atenção se fixa rigidamente em grandes expectativas de desconforto, e eles experimentam mais emoções negativas do que positivas em suas vidas cotidianas. Porém, uma vez envolvidos em atividades, podem sentir prazer da mesma forma que outras pessoas.[20]

**Baixa expectativa de sucesso** ("Não vou conseguir"). Os pacientes muitas vezes apresentam dificuldades significativas na atenção, na motricidade fina e no funcionamento executivo, que podem limitar a realização de tarefas. Com a repetição de fracassos, geram-se sentimentos de frustração que contribuem para a consolidação de baixa autoestima. Assim, muitos pacientes tornam-se hipervigilantes e sensíveis a críticas e rejeição. A generalização excessiva das dificuldades pode levar o paciente a não iniciar novas tarefas, desde as triviais (como falar) até as mais complexas (como iniciar prática de esportes, voltar a estudar ou procurar emprego),[21] o que acaba por consolidar crenças de incapacidade.

Além disso, o sentimento de culpa suscitado pela percepção de que não conseguiu satisfazer as expectativas dos outros quanto a seu desempenho pode levar o paciente a se proteger de experiências sociais adversas, ao custo de isolamento e solidão. Diante de um desafio, a crença de estar despreparado de alguma forma protege o paciente de aumentar a expectativa dos outros, evitando sensações de culpa futuras. Além disso, a percepção de que há muito custo emocional envolvido em iniciar uma tarefa contribui para um padrão de passividade e evitação.

## Conceitualização de caso para sintomas negativos

1. Hipótese inicial sobre o papel de fatores ambientais distais e proximais que contribuíram para a vulnerabilidade a evitação e distanciamento (p. ex., *bullying*, rejeição, fracassos acadêmicos, ambiente familiar turbulento e difícil).
2. Crenças disfuncionais negativas.
3. Prejuízos atuais relacionados aos sintomas.

## Intervenções de TCCp para sintomas negativos

### Expectativas baixas de aceitação social devido ao estigma

Muitos pacientes foram traumatizados pelo estigma desde a infância e a adolescência. Portanto, as crenças dos pacientes relacionadas a estigma, ainda que pareçam exageradas, devem ser entendidas de forma empática. Estratégias de psicoeducação e normalização, mencionadas anteriormente, são úteis no sentido de aliviar o peso do estigma. Ainda, a conexão com pares que tenham experiências semelhantes ajuda o paciente a não se sentir só em seu sofrimento.

O próximo passo é ajudar o paciente a identificar situações em que sofrer com o estigma é provável, construindo uma lista hierárquica de situações. O terapeuta encoraja o paciente a expor-se gradualmente, a partir de situações de baixa probabilidade de sofrer com o estigma, evoluindo para situações mais difíceis do ponto de vista do paciente. Os experimentos comportamentais graduais funcionam como um teste para as crenças de baixa aceitação social. Conforme a exposição acontece, o terapeuta ajuda o paciente a desenvolver um plano de enfrentamento para lidar com situações em que o estigma realmente acontece.

### Sintomas negativos secundários a sintomas positivos

O objetivo é ajudar o paciente a aprender estratégias para resistir a se "prender" em espirais descendentes de evitação. Nesses casos, os pacientes podem tirar o máximo de seus exercícios de exposição depois que tiverem feito progresso em identificar, testar e criar interpretações alternativas para seus delírios e/ou vozes. A partir de então, a estratégia é construir uma lista hierárquica de situações temidas e evitadas, e a exposição segue da situação menos perturbadora para a mais perturbadora.

### Pouca expectativa de prazer

É possível que alguns pacientes acreditem que a probabilidade de obter prazer com qualquer atividade seja zero. Nessas situações, é necessário familiarizar o paciente com a ideia de um *continuum* de prazer. Além disso, é comum que um indivíduo psicótico concentre sua atenção nos aspectos negativos das experiências, diminuindo ainda mais as expectativas de prazer.

A abordagem específica para essa situação consiste em construir com o paciente uma lista de atividades possivelmente prazerosas e factíveis, aumentando a prescrição dessas atividades gradativamente. Na sessão, é importante identificar possíveis obstáculos à realização da atividade, ajudando o paciente a remover barreiras. Além disso, o paciente atribui à atividade planejada uma nota de 0 a 10 para a expectativa de ter prazer. Como tarefa, o paciente atribui uma nota de avaliação de prazer experimentado imediatamente após a atividade. É importante que este último registro seja realizado *in vivo*, visto que os pacientes tendem a subestimar o nível de prazer obtido quando se distanciam temporalmente da atividade.[22]

Nas sessões subsequentes, o terapeuta trabalha para identificar as distorções cognitivas em relação à pouca expectativa de prazer, enfatizando as evidências desconfirmatórias associadas a baixas expectativas. O terapeuta identifica o filtro mental (atenção seletiva) do paciente para os detalhes negativos da situação e o ajuda a enxergar outras possibilidades. O aumento progressivo de atividades prazerosas e o trabalho contínuo de identificação de distorções proporcionam novas evidências contrárias à baixa expectativa de prazer.

Baixa expectativa de sucesso
A primeira etapa desse processo consiste em identificar áreas em que os pacientes se sentem pressionados para ir além do que acham que poderiam fazer. Aqui, é importante avaliar, também, as expectativas de familiares e outras pessoas próximas ao paciente, realizando com eles psicoeducação quanto à sensibilidade do paciente à sensação de estar aquém das expectativas dos outros. Da mesma forma, a avaliação do ponto de vista dos familiares ajuda a identificar possíveis distorções do paciente na percepção de se sentir pressionado pelos outros.

Uma vez que parte da pressão externa percebida pelo paciente é reduzida, o terapeuta o ajuda a descobrir objetivos de longo prazo próprios e significativos, mobilizando a motivação intrínseca. Depois de identificados objetivos mais amplos, o terapeuta ajuda o paciente a decompô-los em etapas pequenas e administráveis, estruturando e agendando os próximos passos a serem executados. Conforme o processo progride, o terapeuta ajuda o paciente a lidar com obstáculos e tolerar os retrocessos, ao mesmo tempo que aborda distorções cognitivas que alimentam expectativas negativas, como supergeneralização, atenção seletiva e desqualificação do positivo.

Veja, no Quadro 27.5, um resumo de recomendações para intervenções psicoterápicas em pacientes com transtornos psicóticos e, no Quadro 27.6, um resumo de aspectos importantes a serem considerados quando da aplicação da TCCp.

**Quadro 27.5** | Sumário de recomendações de intervenções psicoterápicas em pacientes com transtornos psicóticos

- Para indivíduos com déficits em habilidades necessárias para atividades da vida diária, recomenda-se adição de THS ao tratamento medicamentoso (nível de evidência 1B).
- Para indivíduos com sintomas positivos ou negativos persistentes apesar de terapia medicamentosa adequada, recomenda-se adicionar TCCp o (nível de evidência 1B) (REF).

**Quadro 27.6** | Aspectos importantes na TCCp

- A postura empática, flexível, tolerante e não confrontativa do terapeuta é um aspecto-chave no sucesso da TCCp.
- Para todos os grupos de sintomas, a exposição gradual a situações temidas é uma estratégia nuclear. A presença do terapeuta durante as exposições fortalece a aliança terapêutica e atua como um facilitador do processo de correção de distorções cognitivas.
- Deve-se aproveitar todas as oportunidades de trabalhar com crenças nucleares negativas durante a aplicação da TCCp.

preestabelecidas. Como qualquer psicoterapia – e, em especial, por se dedicarem a um grupo de pacientes particularmente graves e complexos –, seu funcionamento pressupõe que as diversas particularidades de cada caso estejam em primeiro plano e é altamente dependente da relação estabelecida entre paciente e terapeuta. Portanto, é possível que os métodos quantitativos habituais, que incluem critérios exigentes de padronização de participantes e manualização estreita das intervenções, não sejam capazes de avaliar os potenciais terapêuticos de tais intervenções. Assim, é possível que a pesquisa, utilizando métodos qualitativos de avaliação, traga informações valiosas e aprofundadas a respeito dos mecanismos de funcionamento dessas técnicas psicoterápicas e possa captar de modo mais acurado os fatores preditores de resposta a essas intervenções.

## QUESTÕES EM ABERTO E ÁREAS DE PESQUISA

Tanto o THS quanto a TCCp são intervenções psicoterápicas que partem de teorias e técnicas

## CONSIDERAÇÕES FINAIS

Neste capítulo, abordamos aspectos teóricos e práticos de duas intervenções psicoterápicas fundamentadas em evidência científica para o tratamento adjuvante de pacientes com transtornos psicóticos. Ainda que os tamanhos de efeito de ambas as intervenções sejam de pequenos a moderados, elas oferecem melhora clínica e de qualidade de vida a uma população bastante atingida pela cronicidade e por limitações funcionais não totalmente sanadas por tratamentos farmacológicos. Portanto, a aplicação de psicoterapias baseadas em evidência para pacientes com transtornos psicóticos é também um contraponto ao niilismo terapêutico que opera quando se transmite a ideia de que tudo o que se pode fazer por pacientes psicóticos é medicá-los e aceitar sintomas residuais e limitações funcionais como intrínsecos ao próprio transtorno.

Intervenções psicoterápicas para transtornos psicóticos ainda são pouco ensinadas na formação de profissionais e pouco difundidas em ambientes assistenciais. Entretanto, tanto o THS em grupo quanto a TCCp individual são intervenções factíveis e aplicáveis no contexto da saúde pública e no âmbito da saúde privada.

## REFERÊNCIAS

1. Almerie MQ, Al Marhi MO, Jawoosh M, Alsabbagh M, Matar HE, Maayan N, et al. Social skills programmes for schizophrenia. Cochrane Database Syst Rev. 2015(6):CD009006.
2. Turner DT, van der Gaag M, Karyotaki E, Cuijpers P. Psychological interventions for psychosis: a meta-analysis of comparative outcome studies. Am J Psychiatry. 2014;171(5):523-38.
3. Del Prette Z, Del Prette A. Inventário de habilidades sociais (IHS-Del-Prete): manual de aplicação, apuração e interpretação. 4. ed. São Paulo: Casa do Psicólogo; 2012.
4. Del Prete A, Del Prete Z. Habilidades sociais: Intervenções efetivas em grupo. São Paulo: Casa do Psicólogo; 2011.
5. Bellack AS. Social skills training for schizophrenia: a step-by-step guide. 2nd ed. New York: Guilford; 2004.
6. Excellence NIfHaC. Psychosis and schizophrenia in adults:prevention and management. NICE; 2014.
7. Burns AM, Erickson DH, Brenner CA. Cognitive-behavioral therapy for medication-resistant psychosis: a meta-analytic review. Psychiatr Serv. 2014;65(7):874-80.
8. Hutton P, Taylor PJ. Cognitive behavioural therapy for psychosis prevention: a systematic review and meta-analysis. Psychol Med. 2014;44(3):449-68.
9. Rector NA, Beck AT. Cognitive behavioral therapy for schizophrenia: an empirical review. J Nerv Ment Dis. 2012;200(10):832-9.
10. Beck AT, Rector NA, Stolar N, Grant P. Terapia cognitiva da Esquizofrenia. Porto Alegre: Artmed; 2010.
11. Kapur S. Psychosis as a state of aberrant salience: a framework linking biology, phenomenology, and pharmacology in schizophrenia. Am J Psychiatry. 2003;160(1):13-23.
12. Sarin F, Wallin L. Cognitive model and cognitive behavior therapy for schizophrenia: an overview. Nord J Psychiatry. 2014;68(3):145-53.
13. Brabban A, Tai S, Turkington D. Predictors of outcome in brief cognitive behavior therapy for schizophrenia. Schizophr Bull. 2009;35(5):859-64.
14. Tarrier N, Yusupoff L, Kinney C, McCarthy E, Gledhill A, Haddock G, et al. Randomised controlled trial of intensive cognitive behaviour therapy for patients with chronic schizophrenia. BMJ. 1998;317(7154):303-7.
15. Tai S, Turkington D. The evolution of cognitive behavior therapy for schizophrenia: current practice and recent developments. Schizophr Bull. 2009;35(5):865-73.
16. Barlow DH. Clinical handbook of psychological disorders: a step-by-step treatment manual. 5. ed. New York: The Guilford; 2014.
17. Kuipers E, Garety P, Fowler D, Freeman D, Dunn G, Bebbington P. Cognitive, emotional, and social processes in psychosis: refining cognitive behavioral therapy for persistent positive symptoms. Schizophr Bull. 2006;32(1):S24-31.
18. Wright JH, Turkington D, Kingdon DG, Basco MR. Cognitive-behavior therapy for severe mental illness: an illustrated guide. Washington: American Psychiatric; 2009.
19. Buckley PF, Miller BJ, Lehrer DS, Castle DJ. Psychiatric comorbidities and schizophrenia. Schizophr Bull. 2009;35(2):383-402.
20. Gard DE, Kring AM, Gard MG, Horan WP, Green MF. Anhedonia in schizophrenia: distinctions between anticipatory and consummatory pleasure. Schizophr Res. 2007;93(1-3):253-60.
21. Rector NA, Beck AT, Stolar N. The negative symptoms of schizophrenia: a cognitive perspective. Can J Psychiatry. 2005;50(5):247-57.
22. Hagen R. CBT for psychosis : a symptom-based approach. London: Routledge; 2011.

# Psicoterapias no tratamento dos transtornos por uso de substâncias: álcool e outras substâncias

Lisia von Diemen
Silvia Bassani Schuch Goi
Felix Kessler
Flavio Pechansky

As psicoterapias seguem como o tratamento padrão-ouro para os transtornos por uso de substâncias (TUSs). Apesar de todos os modelos apresentarem evidências de eficácia, as terapias cognitivo-comportamentais (TCCs) são as que se mostram mais aplicáveis no contexto clínico e com maior adesão. É importante saber em qual estágio de mudança o paciente se encontra para, assim, indicar a melhor técnica que contemple o momento do indivíduo. Em geral, as intervenções são simultâneas e complementares, podendo ser utilizadas em conjunto para auxiliar na remissão dos sintomas. A entrevista motivacional (EM) e a prevenção de recaída (PR) são as técnicas mais difundidas e, em geral, são os pilares do tratamento. Além disso, outras estratégias terapêuticas já utilizadas para outros transtornos mentais têm sido incorporadas ao tratamento dos TUSs, com bons resultados. Algumas delas são apresentadas aqui.

Os TUSs são prevalentes e têm alta morbidade e mortalidade associadas. O tratamento desses transtornos permanece um desafio, pois os resultados das intervenções farmacológicas e psicoterápicas são limitados, e a adesão ao tratamento costuma ser baixa. Não há fármacos específicos aprovados para o tratamento dos transtornos associados ao uso de substâncias, com exceção dos transtornos por uso de nicotina, opioides e álcool. Mesmo quando há medicamentos disponíveis, sua associação com intervenções psicoterápicas baseadas em evidência é indicada. Portanto, as psicoterapias são as principais formas de tratamento para os TUSs.

> Mesmo com o avanço dos recursos farmacológicos para o tratamento dos TUSs, as psicoterapias são a melhor forma de intervenção para esses transtornos.

São diversas as modalidades terapêuticas disponíveis para o tratamento dos TUSs, e não há evidências de superioridade no que se refere à eficácia quando elas são comparadas. Entretanto, algumas modalidades têm indicações específicas de acordo com a substância utilizada, a gravidade, as comorbidades presentes ou a idade do paciente, por exemplo. De forma geral, são utilizadas várias técnicas simultaneamente ou em momentos diferentes do tratamento. Por exemplo, o paciente pode estar em tratamento de grupo de 12 passos (Alcoólicos Anônimos [AA]), terapia de família e recebendo intervenção individual com EM e TCC. Dessa forma, os estudos que procuram avaliar cada técnica individualmente apresentam resultados de tamanho de efeito pequeno. Além disso, para cada substância referida como problema principal, as técnicas podem variar um pouco em relação à efetividade. A psicoterapia de orientação analítica (POA) não é indicada na fase ativa da doença (vigência do uso), podendo ser utilizada após um período de abstinência consolidada; logo, não é objeto deste capítulo (capítulo sobre o tema em Kessler e colaboradores[1]). É importante salientar também que a abordagem farmacológica pode ser necessária em vários momentos do tratamento, a fim de complementar o manejo de sintomas de intoxicação ou abstinência, assim como pode, em alguns casos, auxiliar na prevenção de recaídas.

Este capítulo se inicia com um breve histórico das psicoterapias para TUSs, seguido por abordagem e avaliação inicial dos pacientes, entendimento dos estágios de mudança, descrição das técnicas com melhores evidências de eficácia e aprofundamento das terapias mais utilizadas.

## HISTÓRICO

Até meados do século XX, os problemas com uso de álcool e outras substâncias eram vistos predominantemente sob o prisma do modelo moral e da igreja. Os indivíduos que desenvolviam esses problemas eram considerados portadores de uma fraqueza de caráter ou pecadores, e, na época, todas as abordagens visavam à "cura" por meio do credo ou da purificação moral, como o Movimento da Temperança, iniciado no século XIX, que determinou o aspecto moralista de grande parte da literatura a respeito do tema. Na década de 1970, Edwards e Gross[2] descreveram as características centrais da dependência de álcool. Essa descrição deu origem aos conceitos modernos de abuso e dependência de substâncias, na terminologia da quarta edição do *Manual diagnóstico e estatístico de transtornos mentais* (DSM-IV). Na quinta edição do DSM (DSM-5), os conceitos de abuso e dependência deram lugar ao transtorno por uso de substâncias (TUS), dividido em leve, moderado e grave de acordo com o número de sintomas. O conceito atual está mais de acordo com a ideia de um *continuum* de gravidade e de evolução do problema.

Em relação a modalidades terapêuticas vigentes mais atuais, os AA surgiram em 1933, trouxeram a perspectiva da autoajuda e da intervenção em grupo e tiveram grande influência no tratamento do alcoolismo no século XX.

O Modelo Minnesota surgiu nos Estados Unidos, em 1970, e era uma modalidade mista de internação, terapia e abordagem de 12 passos do AA, tendo sido um dos principais modelos de tratamento até o final dos anos de 1980. A partir dos anos de 1980, em virtude da descrição clínica da dependência mencionada anteriormente, abordagens psicoterapêuticas ganharam força no tratamento tanto dos problemas de álcool quanto de outras substâncias. No final do século XX, os conceitos de estágios de mudança, EM, TCC e todas as técnicas derivadas, como prevenção de recaída, mudaram radicalmente a abordagem dos TUSs. Além disso, novos medicamentos tornaram-se disponíveis, e o conceito de tratamentos baseados em evidências ganhou força.

Hoje, os TUSs são entendidos como uma patologia complexa, heterogênea e multifatorial. Sua abordagem exige do terapeuta conhecimento de diversas técnicas e a capacidade de trabalhar de forma multidisciplinar, o que torna esse modelo difícil e, ao mesmo tempo, desafiador.

## AVALIAÇÃO DO PACIENTE

A avaliação de um paciente usuário de substâncias psicoativas objetiva, principalmente, desenvolver um vínculo terapêutico e compreender a extensão e as consequências do uso e a motivação para o tratamento, a fim de definir e contratar o modelo e o *setting* terapêuticos. É comum que os pacientes cheguem à consulta desconfiados, ansiosos, desmotivados ou até obrigados pelos familiares. Perguntas abertas e não confrontativas ou preconceituosas facilitam a aproximação. Devemos lembrar que as pessoas se tornam usuárias regulares porque vivenciam os efeitos positivos do uso, especialmente no início do consumo. Por isso, deve-se primeiro perguntar sobre tais efeitos e depois abordar os estados negativos do uso, abordagem que favorece a formação do vínculo inicial, que é fundamental para a recuperação do paciente. Com frequência, pacientes com TUSs minimizam, distorcem ou negam o consumo de substâncias – em especial se a abordagem não privilegiar os aspectos mencionados. Em um primeiro momento, pode ser importante a entrevista com um familiar para obter dados objetivos, além de verificar se algum deles se encontra disponível para incentivar e auxiliar no tratamento. No caso de um paciente estar intoxicado, a entrevista deve ser adiada até que ele esteja em condições de novo atendimento.

Algumas particularidades são importantes no atendimento aos usuários de substâncias psicoativas. Em caso de intoxicação grave ou evidência de riscos para si ou para terceiros, a internação hospitalar pode ser necessária. Além disso, faltas devem ser ativamente abordadas, entrando-se em contato com o paciente com o propósito de compreender o que aconteceu e reagendando novo atendimento o mais breve possível.

Uma história completa e detalhada sobre o uso de substâncias é necessária para a avaliação da gravidade do uso, bem como a investigação de comorbidades clínicas e psiquiátricas que requeiram manejo concomitante. Algumas informações importantes que devem ser obtidas na avaliação estão descritas no **Quadro 28.1**.

Ao final da avaliação, em geral é oferecido *feedback* ao paciente, expondo-se um resumo da avaliação, o diagnóstico e o programa indicado para o tratamento. Também é importante a avaliação laboratorial e da necessidade de tratamento farmacológico. A avaliação laboratorial depende da(s) substância(s) utilizada(s) pelo paciente. Por exemplo, hemograma, gama-GT, TGO, TGP, ureia, creatinina, glicemia, TSH e anti-HCV são exames básicos na avaliação de um paciente alcoolista.

O planejamento do atendimento é fundamentado na determinação do estágio de mudança para cada substância, bem como nas comorbidades clínicas e psiquiátricas, na gravidade do uso e no impacto do consumo em diferentes áreas da vida do paciente. O planejamento inclui avaliar o melhor ambiente para iniciar o tratamento (se ambulatorial ou hospitalar) e as modalidades terapêuticas de que o paciente necessita. O plano de tratamento individual deve ser monitorado continuamente e modificado sempre que preciso para garantir que ele esteja adequado às necessidades de mudança.

## MODELO TRANSTEÓRICO DE MUDANÇA

O modelo transteórico de mudança proposto por Prochaska e Diclemente[3] trouxe uma nova perspectiva no tratamento dos TUSs na década de 1990. Esses autores descrevem a mudança como um processo que ocorre em etapas, e não apenas como um evento. Tais etapas foram descritas como estágios de mudança, nos quais um indivíduo passa por esses processos, não necessariamente de forma linear, mas em espiral, ou seja, em diversas circunstâncias o indivíduo aparentemente repete etapas, porém ele se encontra em um patamar mais avançado de tentativa, acumulando energia para os níveis seguintes. Os estágios são divididos em pré-contemplação, contemplação, preparação, ação e manutenção (**Fig. 28.1**). A recaída faz o indivíduo retornar a estágios prévios de motivação para mudança.

A motivação é um aspecto-chave para a mudança, e o modelo transteórico aborda os estágios, avaliando a motivação intrínseca do indivíduo. Essa distinção entre motivação intrínseca e extrínseca é proposta por alguns au-

**Quadro 28.1** | Informações relevantes na avaliação do paciente

Ao se realizar a anamnese de um paciente usuário de substâncias psicoativas, é necessário esclarecer os seguintes aspectos:

- Data de início de uso
- Doses e frequência do consumo (ou estimativa do valor gasto)
- Tempo dedicado ao consumo
- Efeitos e duração
- Data do último consumo
- Tolerância e sintomas de abstinência
- Tentativas de abstinência espontâneas, sem tratamento
- Fissura ou compulsão
- Culpa pelo consumo
- Dificuldade de interromper o uso após primeiro uso
- Locais e companhias para o uso
- Principais situações que precipitam o consumo
- Horários de uso
- Consequências físicas e psicológicas
- Consequências sociais
- Consequências legais, processos judiciais
- Consequências familiares, afetivas e profissionais
- Problemas financeiros, acidentes, condutas de risco
- Comportamentos sexuais de risco ou outros comportamentos de risco
- Sintomas depressivos e ideação suicida
- Comportamentos violentos e outras transgressões ou crimes
- Mudança de valores e mentiras devido ao uso
- Motivação para parar
- Avaliação das funções mentais, especialmente do juízo crítico do paciente ante a situação atual

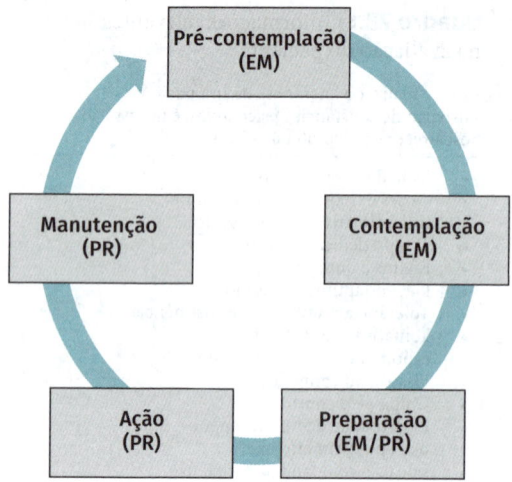

**Figura 28.1** | Ciclo dos estágios de mudança com utilização de entrevista motivacional (EM) e prevenção de recaída (PR).

*Fonte:* Com base em Prochaska, Norcross e DiClemente.[4]

tores, pois a extrínseca pode ser abordada por meio de outros paradigmas, como o manejo de contingências, que será descrito mais adiante.

### Pré-contemplação

O indivíduo não tem a intenção de mudar o comportamento nos próximos seis meses. É comum não perceber o comportamento como um problema, racionalizar os motivos para manter-se assim ou minimizar os prejuízos. A intervenção nesse estágio deve ser voltada a aumentar a percepção dos problemas com o comportamento por meio de *feedback* personalizado e psicoeducação, por exemplo.

### Contemplação

A característica principal nesse estágio é a ambivalência. O indivíduo considera a possibilidade, mas não está comprometido com a mudança. Não planeja mudar no próximo mês. Nesse estágio, a tarefa terapêutica é auxiliar a inclinar a balança na direção da mudança. Descrever as razões para mudar e os riscos de não mudar, além de estimular a autoeficácia, auxilia na resolução da ambivalência e na tomada de decisão.

### Preparação

O indivíduo está decidido a realizar a mudança no próximo mês. Nessa fase, o terapeuta deve ajudar o paciente a desenvolver um plano de mudança ao mesmo tempo que busca manter a motivação para mudar. A estratégia de mudança deve ser acessível, e é importante que o paciente se sinta em condições de executar.

### Ação

Nesse estágio, ocorre o início das ações para a mudança e há alteração no padrão anterior de comportamento. O novo comportamento está ocorrendo por 3 a 6 meses. Aqui, a tarefa é implementar, revisar e manter o comprometimento com o plano. Se for bem-sucedido, ao final, o novo padrão de comportamento será estabelecido.

### Manutenção

A alteração do comportamento está estabelecida por seis meses e se mantém. Os benefícios obtidos e o esforço para mudar devem ser valorizados. Além disso, é importante auxiliar na identificação de situações de riscos e desenvolver estratégias para prevenir a recaída.

> Deve-se avaliar constantemente em qual estágio de mudança o paciente se encontra a fim de otimizar a melhor estratégia de intervenção.

A identificação do estágio de mudança em que o paciente se encontra auxilia na definição da melhor abordagem terapêutica. É importante ressaltar que o paciente pode não estar no mesmo estágio para todas as substâncias ou todos os comportamentos. Por exemplo, pode estar em pré-contemplação para o uso de maconha, preparação em relação ao uso de cocaína e contemplação para beber e dirigir. O conhecimento desses estágios distintos permite que cada um dos problemas seja tratado com abordagens de acordo com o próprio estágio, conforme ilustrado na **Figura 28.2**. Essa divisão é apenas didática, pois a motivação do paciente flutua e é necessário determinar a todo momento qual abordagem deve ser utilizada em cada situação. O uso de outras técnicas nos diferentes estágios de mudança será discutido em cada técnica específica.

## DESCRIÇÃO E EVIDÊNCIAS DAS TÉCNICAS

Como já apontado, o tratamento dos TUSs requer, na maioria das vezes, o conhecimento e o uso simultâneo ou em sequência de várias abordagens e técnicas psicoterápicas. As técnicas abordadas aqui são as que apresentam mais estudos e maior evidência de eficácia, como a EM e as estratégias derivadas da TCC com aplicações práticas nos TUSs, como a PR, o manejo de contingências, a terapia de esquemas (TE), as técnicas de *mindfulness* e a terapia comportamental dialética (DBT). A eficácia dos grupos de autoajuda e o modelo Matrix de tratamento também são abordados. O objetivo é fazer uma descrição básica da técnica e das indicações, e o aprofundamento de cada uma deve ser buscado em literatura específica. Elementos da TCC clássica são utilizados no tratamento dos TUSs, mas não são objeto deste capítulo. As técnicas não foram testadas de acordo com os estágios de mudança, principalmente porque o paciente flutua muito em relação à motivação. Entretanto, para fins didáticos, estruturamos, na Figura 28.2, a importância e a aplicação das técnicas de acordo com os estágios de mudança.

> As intervenções psicoterápicas devem ser complementares; em geral, é utilizada mais de uma técnica ao mesmo tempo.

### Entrevista motivacional

Apesar de a EM estar descrita entre as técnicas, seus autores, William Miller e Stephen Rollnick, enfatizam que ela não é uma técnica.[5] Eles consideram que ela pode ser mais bem compreendida como um método de comunicação, uma habilidade complexa que pode ser aprendida ao longo do tempo e que visa ampliar a motivação interna para a mudança. A EM tem sido recomendada para as diversas situações em que haja necessidade de mudança de comportamento, como dietas, alterações de estilo de vida e TUSs. Nos TUSs, tem papel fundamental nos estágios de mudanças iniciais, pré-contemplação e contemplação, pois a maioria das técnicas utilizadas pressupõe que haja motivação do paciente para querer interromper o consumo. Contudo, por ser um estilo de comunicação, a EM é utilizada em todas as fases do tratamento.

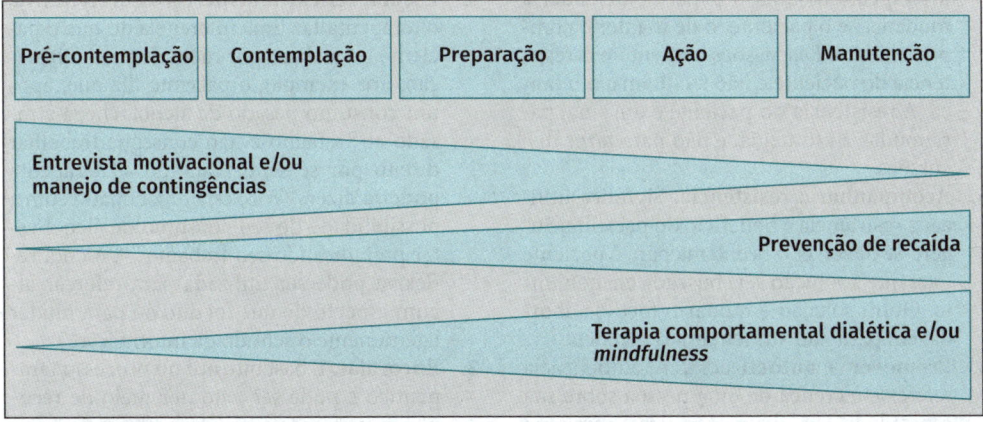

**Figura 28.2** | Estágios de mudança e utilização das técnicas.

A introdução da EM no tratamento dos TUSs trouxe uma quebra de paradigma, pois a responsabilidade sobre a motivação passou a ser compartilhada predominantemente pelo profissional, e não apenas uma característica pétrea, inamovível, do paciente. Dessa forma, o terapeuta tem papel ativo na identificação e no manejo dos aspectos motivacionais, que determinam profundamente o resultado das abordagens. A EM tem cinco princípios gerais,[5] que são:

1. **Expressar empatia.** O estilo empático do terapeuta é característica essencial da EM. O terapeuta busca compreender a perspectiva do paciente sem julgar, criticar ou culpar. Cabe salientar que aceitar não é concordar. A atitude de aceitar e compreender as perspectivas do paciente auxilia na construção da aliança terapêutica e no aumento da autoeficácia. A ambivalência é considerada uma parte do processo de mudança.
2. **Desenvolver a discrepância.** Objetiva criar e ampliar na percepção do paciente a discrepância entre o comportamento presente e em que ponto ele gostaria de estar. Dentro dessa perspectiva, é fundamental analisar com o paciente quais são suas metas, como ele gostaria que fosse seu futuro e questioná-lo se seu comportamento atual é compatível ou não com esses objetivos. Se essa abordagem apresentar sucesso, o próprio paciente trará os motivos para a mudança, não o terapeuta.
3. **Evitar discussões.** O terapeuta deve evitar confrontos diretos, pois a tendência é que o terapeuta assuma o papel de defender a mudança, e o paciente, o de manter o comportamento. Discussões aumentam a resistência do paciente e não facilitam a mudança. A resistência do paciente é um sinal para mudar a estratégia, e não para fazer discussões.
4. **Acompanhar a resistência.** Significa utilizar a resistência a benefício do paciente. Sugere-se devolver o problema para o paciente para que a solução seja buscada em conjunto. Outra solução é mudar o foco da abordagem para não aumentar a resistência.
5. **Promover a autoeficácia.** A autoeficácia refere-se à crença de uma pessoa sobre sua capacidade de realizar e ter sucesso em uma tarefa. Se o paciente percebe que tem um problema e quer mudá-lo, não será muito efetivo se ele não se sentir em condições de fazer a mudança e enfrentar os obstáculos que virão. Uma das estratégias é, por exemplo, rever com o paciente outras situações na vida em que ele tenha conseguido realizar alguma mudança, como ele conseguiu fazê-la e ajudá-lo a perceber que, se ele foi capaz de fazer aquela mudança, pode realizar outras. Se o paciente já conseguiu atingir a abstinência no passado, esse fato pode ser utilizado como reforçador da capacidade do paciente de atingir esse objetivo.

Esses cinco princípios são o espírito da EM. Apesar de a motivação ser importante ao longo do tratamento, é no início que ela tem um papel determinante sobre se o paciente seguirá em tratamento ou não. Dessa forma, os autores preconizam cinco estratégias iniciais do tratamento.[5] São elas:

1. **Fazer perguntas abertas.** É importante criar um clima de aceitação e confiança, no qual o paciente vai explorar seu problema. As perguntas abertas permitem que o paciente fale mais livremente, e o terapeuta vai sendo um guia na identificação dos problemas. Por exemplo, uma pergunta aberta sobre o consumo de álcool seria: "Você pode me falar sobre seu consumo passado de álcool e como ele foi evoluindo até o padrão atual?". Esse questionamento dá muito mais espaço para o paciente do que perguntar: "Qual a quantidade de bebidas alcoólicas que você consumiu na última semana?".
2. **Escutar reflexivamente.** Na escuta reflexiva, o terapeuta faz uma inferência do que o paciente quer dizer por meio de uma afirmação. Por exemplo, o paciente diz que, após um consumo pesado de álcool, chega atrasado ao trabalho e não consegue trabalhar direito por se sentir cansado. O terapeuta poderia dizer: "Você está preocupado com a possibilidade de seu consumo de álcool estar prejudicando seu trabalho". A escuta reflexiva pode ser utilizada para reforçar algum aspecto do que foi dito ou para mudar ligeiramente o sentido da informação.
3. **Encorajar.** É bastante útil no processo terapêutico e pode ser feito por meio de reconhecimento das conquistas, elogios e compreensão do esforço em determinada tarefa

– por exemplo, "Você conseguiu vir à consulta sem ter usado nada hoje, sei que não deve ter sido fácil" ou "O passo que você deu de procurar ajuda foi muito importante".
4. **Resumir.** Os resumos podem ser realizados em vários momentos da entrevista com propósitos diferentes. Podem ser utilizados para conectar algumas informações dadas pelo paciente, para reforçar o que foi dito por ele e para que ele ouça do terapeuta as próprias afirmações motivacionais. Podem ajudar também a expressar a ambivalência do paciente – por exemplo, "Se entendi bem, você está preocupado com seu uso de cocaína, pois tem ficado muito desconfiado das pessoas, irritado e tem gasto muito dinheiro. Entretanto, você tem medo de parar de usar, pois, em sua percepção, a cocaína o ajuda a manter uma carga alta de trabalho. Está correto?".
5. **Eliciar afirmações automotivacionais.** O objetivo dessa estratégia é resolver a ambivalência. Para tanto, busca-se que o paciente apresente os argumentos para a mudança. As afirmações automotivacionais se dividem em quatro categorias. A primeira é o reconhecimento do problema ("Eu não tinha percebido o quanto estava bebendo"). A segunda é a expressão de preocupação ("Acho que, se eu continuar a usar cocaína dessa forma, posso acabar perdendo meu emprego"). A terceira é a intenção de mudar ("Não posso continuar assim, preciso fazer alguma coisa"). E a quarta é o otimismo em relação à mudança ("Se já consegui ficar seis meses sem beber no passado, acho que posso conseguir de novo"). Para que o paciente chegue a essas afirmações, há várias técnicas que podem ser utilizadas, como a balança decisória e a exploração de metas, por exemplo.

Diversas metanálises avaliaram o efeito da EM para o tratamento dos TUSs em geral e outras para determinadas substâncias e populações (p. ex., em adolescentes). Uma metanálise recente, que comparou o efeito da EM com manejo de contingências (MC), mostrou que a primeira tinha menos efeito na redução do uso de substâncias em seguimento de três meses, mas maior efeito em seis meses, ao contrário do MC (grau de recomendação ou nível de evidência 1A).[6] Esses achados reforçam a concepção de que as técnicas devem ser utilizadas com objetivos específicos no tratamento dos TUSs e de que podem ser complementares.

## Prevenção de recaída

A PR é a base central do tratamento, e novas técnicas vêm sendo utilizadas com bons resultados.

A abordagem de PR foi proposta por Marlatt e Gordon na década de 1980 e é composta por diversos aspectos cognitivos e comportamentais.[7] É uma abordagem utilizada em conjunto com outras técnicas psicoterápicas e tem papel importante nos estágios de mudança de preparação, ação e manutenção. O modelo conceitual proposto encontra-se na **Figura 28.3**. Nele, a capacidade de lidar com as situações de alto risco determina o aumento ou a diminuição da autoeficácia e, ao final, aumento ou diminuição do risco de recaída.

De acordo com o modelo proposto, a identificação de situações ou fatores que precipitam ou contribuem para a recaída é essencial. Os

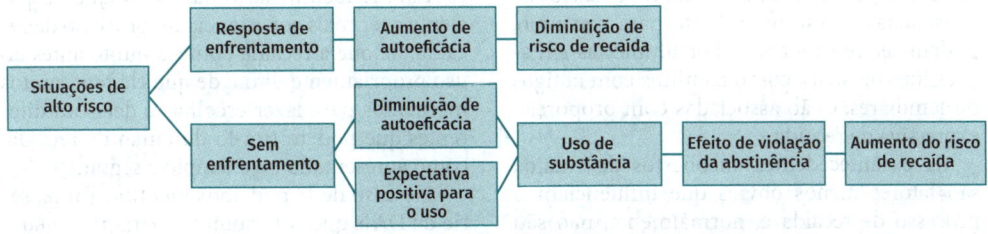

**Figura 28.3** | Modelo cognitivo-comportamental de recaída proposto por Marlatt e Gordon.
*Fonte:* Larimer, Palmer e Marlatt.[8]

## EXEMPLO CLÍNICO

J., 35 anos, usou cocaína pela primeira vez aos 22 anos e recebeu o diagnóstico de transtorno por uso de cocaína aos 29 anos. No momento, estava há quatro meses abstinente e chegou à consulta em uma segunda-feira, após ter consumido cocaína três dias seguidos – sexta, sábado e domingo. J. refere que não sabe o que aconteceu, que um amigo foi visitá-lo na sexta-feira à noite e levou cocaína para usarem. No sábado, sentiu muita vontade e foi comprar, tendo usado uma parte no mesmo dia e outra no domingo. Ao fazer o mapa da recaída, foi possível identificar que a semana de J. tinha sido atípica. Ele é contador, e o prazo para entregar as declarações do Imposto de Renda havia encerrado na semana anterior à consulta. Ele havia trabalhado todos os dias até as 22 horas. Isso o fez abandonar a rotina de exercícios, pois pratica natação três vezes na semana. A namorada já sabia que era uma semana de muito trabalho para o paciente e resolveu viajar na sexta para visitar os pais no interior, pois J. não teria muito tempo para ficar com ela. Na quarta-feira, o pessoal do escritório resolveu sair para jantar e tomar uma cerveja; J. foi junto e achou que estava "merecendo tomar uma cervejinha". Na sexta, passou na frente do trabalho de C. e resolveu entrar para "dar um oi", pois não se viam havia meses. C. é amigo de infância, e eles começaram a usar cocaína em festas juntos.

autores propõem que essas situações ou fatores se dividem em duas categorias: os determinantes imediatos e os antecedentes encobertos da recaída.

Os determinantes imediatos são as situações de alto risco. Essas situações podem variar muito de paciente para paciente, mas podem ser categorizadas em situações emocionais, ambientais e interpessoais. Os estados emocionais positivos ou negativos podem ser de risco. As emoções negativas, como raiva, ansiedade, depressão, frustração e tédio, são comumente identificadas pelos pacientes como antecedentes de recaídas. Entretanto, emoções positivas, como celebrações por alguma conquista ou sentir-se forte para "testar-se" indo a um bar, também podem ser situações de alto risco. Além disso, fatores ambientais, como pressão social para consumo, familiares usuários de substâncias ou estímulo direto para consumo, podem ser precipitantes. Por último, as situações interpessoais, como conflitos com amigos ou familiares, estão associadas com proporção expressiva de recaída.

Já os antecedentes encobertos da recaída são fatores menos óbvios que influenciam o processo de recaída e, normalmente, não são identificados pelos pacientes como associados ao uso. Os antecedentes encobertos podem ser tanto de estilo de vida, como nível de estresse, formulações cognitivas, quanto racionalização ou negação que promovem uma recaída. Esses fatores podem aumentar a exposição dos indivíduos às situações de alto risco e diminuir a motivação para resistir ao consumo. É comum o paciente dizer "Não sei bem o que aconteceu, quando vi já estava usando", por não perceber esses antecedentes encobertos. Para identificar os antecedentes encobertos, podemos fazer um "mapa da recaída", retrocedendo no tempo antes do lapso e da recaída e tentar identificar como aquela situação ocorreu. Em geral, podemos identificar decisões ou escolhas que foram levando o paciente ao caminho da recaída. Cada uma das decisões pode não estar diretamente relacionada com o episódio, mas elas, em conjunto, levaram ao uso. Por isso, são chamadas de "decisões aparentemente irrelevantes (DAIs)". A identificação das DAIs ajuda o paciente a ter mais consciência do processo da recaída, de que a recaída começa muito antes do uso propriamente dito e de que ele tem muitos momentos para fazer escolhas e decisões diferentes que podem tirá-lo do curso da recaída, como apresentado no exemplo a seguir.

No caso de J., podemos identificar uma série de DAIs que contribuíram para precipitar a recaída e várias escolhas que poderiam ter sido diferentes. A **Figura 28.4** ilustra um exemplo de como fazer o mapa da recaída do paciente e as possíveis escolhas que ele poderia ter feito para não sofrer uma recaída.

Outro conceito que podemos observar no caso de J. é o de "efeito de violação da abstinência (EVA)", que pode influenciar o lapso, transformando-o em recaída. O EVA pode ser conceitualizado como uma resposta emocional ao lapso e à razão pela qual o paciente atribui o lapso. Se o paciente atribuir o lapso a uma falha pessoal ou a algo incontrolável, mais forte que ele, é mais provável que use álcool ou cocaína novamente para lidar com os sentimentos negativos ou por se achar incapaz de controlar o uso. Todavia, o modelo de PR propõe que o lapso seja tratado como uma situação de alto risco com a qual o paciente não teve a habilidade de lidar. Ainda, propõe que o paciente pode aprender com essa situação, pensando no que poderia ter feito diferente e nas escolhas que poderia ter feito para agir de outra forma em situações semelhantes.

É difícil avaliar a efetividade da técnica de PR, pois os estudos que avaliam a TCC para TUSs em geral utilizam vários componentes da PR. Dessa forma, não há metanálises recentes que avaliem o efeito separado da técnica. Uma metanálise de 1999[9] com 26 ensaios clínicos encontrou que a PR foi efetiva, principalmente para usuários de álcool ou de várias substâncias. Em outras metanálises em que havia a avaliação de PR, sempre há indicativo de efetividade para tempo de abstinência de diferentes substâncias,[10] o que sugere grau de recomendação ou nível de evidência 1A para manutenção de abstinência.

## Terapias de família

> As terapias de família são excelentes ferramentas para abordar grupos específicos, como adolescentes.

Inúmeras intervenções ou psicoterapias que envolvem os familiares de usuários de substâncias têm sido desenvolvidas e testadas nas últimas décadas. Grande parte dos estudos nessa área demonstra evidências robustas de efetividade, especialmente para os adolescentes, no que tange à redução do uso e do abuso de drogas. Uma metanálise recente conduzida por Tanner-Smith e colaboradores demonstrou que os programas de terapia de família são mais efetivos que outras abordagens, inclusive TCC, EM e grupos de aconselhamento. As terapias de família apresentam grau de recomendação ou nível de evidência 1A para transtornos por uso de substâncias (TUSs) em adolescentes.[11]

Da mesma forma, as terapias de família também podem exercer um papel importante na prevenção do consumo de substâncias psicoativas na adolescência. Pesquisas apontam que a falta de envolvimento parental nas atividades das crianças prediz a iniciação e a escalada no uso de substâncias. Monitoramento e supervisão parental e comunicação adequada entre pais e filhos, inclusive a respeito de questões sobre drogas, reforços positivos e boas estratégias de MC por parte dos pais protegem os filhos dos problemas relacionados ao consumo de substâncias. Além disso, essas abordagens também costumam afetar positivamente a participação dos jovens na escola, a interação com seus pares e o próprio desenvolvimento.[12] A seguir, descrevemos brevemente as duas técnicas psicoterápicas de maior efetividade.

### Terapia multidimensional familiar

A terapia multidimensional familiar é um tratamento integrativo que inclui técnicas de terapia de família, terapia individual, aconselhamento e intervenções para solução de problemas em várias áreas da vida dos usuários de drogas e de seus familiares. A terapia multidimensio-

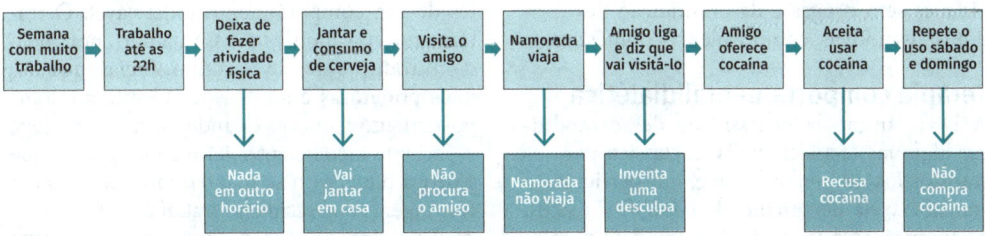

**Figura 28.4** | Mapa de recaída de J.

nal familiar é considerada um dos mais efetivos tratamentos para adolescentes com TUSs com comorbidades psiquiátricas. As intervenções abordam aspectos divididos em quatro domínios: mudanças intrapessoais e de desenvolvimento relacional dos jovens com o meio e com os pais, o ambiente familiar e extrafamiliar, como trabalho com as escolas e agências de serviço social, e as relações com o sistema de justiça juvenil. Busca-se desenvolver múltiplas alianças entre os membros da família e extrafamiliares, assim como motivar cada participante a aderir às estratégias e modificar seu comportamento. Em comparação com outros tratamentos, a terapia multidimensional familiar alcançou adesão de 87% das famílias por três meses em ambulatório com terapêuticas intensivas *versus* adesão de 59% daquelas com tratamento em residencial terapêutico e 78% com terapia de grupo.[13]

### Terapia comportamental familiar

A terapia comportamental familiar (TCF) é uma intervenção efetiva capaz de abarcar uma grande variedade de problemas dos usuários de substâncias psicoativas, inclusive transtornos da conduta, outras comorbidades psiquiátricas, conflitos familiares e profissionais, entre outros. A TCF tem demonstrado eficácia em adolescentes e adultos.

Ela costuma ser mais breve, sugerindo-se até 20 sessões de 1 a 2 horas, e pode envolver mais de um terapeuta. É uma técnica manualizada que utiliza inúmeros protocolos de avaliação e treinamento para os terapeutas aplicarem em seus pacientes. O programa é semiestruturado e orientado para reforçar habilidades, a fim de que se possa cumprir as metas acordadas entre equipe e família. Essas metas são revisadas e incluem reforçadores de comportamento por meio do MC, além do estudo de formas mais efetivas de comunicação entre os membros, sempre em prol do engajamento em atividades sem drogas e da diminuição das condutas disruptivas, como violência doméstica.[14]

### Terapia comportamental dialética

A DBT surgiu da necessidade de se modificar algumas técnicas da TCC clássica para os transtornos da personalidade, em particular o transtorno da personalidade *borderline* (TPB), e para pacientes com crises emocionais, para os quais as intervenções mais conceituais da terapia cognitiva mostram-se insuficientes. A DBT é composta basicamente por técnicas de TCC associadas a *mindfulness* e intervenções guiadas aos tipos de comportamento relacionados aos problemas dos indivíduos.

Em geral, é realizada por uma equipe e não se baseia em metas, pois esse grupo de pacientes tem dificuldade em retomar metas caso não sejam cumpridas. São propostos módulos de tratamento para a aquisição de habilidades interpessoais e regulação emocional.

Há evidências recentes do uso da DBT na redução do consumo, da ideação suicida e do tempo de tratamento e no aumento da abstinência nos usuários de substâncias psicoativas – grau de recomendação ou nível de evidência 1A.[15,16]

### Manejo de contingências

O MC é basicamente composto por técnicas comportamentais que objetivam a abstinência dos TUSs por meio de recompensas, que são os reforçadores. Esse modelo é fundamentado no condicionamento operante de Skinner, segundo o qual os comportamentos podem aumentar (reforço) ou diminuir (punição) de intensidade ou frequência em razão de suas consequências. Os reforços aumentam a probabilidade de que um comportamento ocorra novamente, enquanto as punições reduzem. O reforço é positivo quando a consequência é agradável e negativo quando a consequência é a remoção de algo desagradável, como desconforto ou ansiedade. Considera-se punição quando o efeito ou a consequência de um comportamento é desagradável – por exemplo, perder um passeio, não poder usar o carro, não ganhar mais mesada ou não poder usar a internet. O MC compreende a oferta de prêmios e distinções em razão de comportamentos desejados. Isso faz o indivíduo voltar a ter tal atitude após reforços positivos sucessivos, que são chamados de contingências, ou reduzir os efeitos desagradáveis consequentes de um comportamento indesejável. O tratamento visa modificar esse padrão, por meio da introdução de novas contingências, que são mais poderosas e atrativas e substituem comportamentos anteriores indesejáveis. Ou seja, o paciente escolhe entre ter a contingência que a droga oferece ou se manter abstinente com a contingência oferecida no tratamento.[17]

Esse tipo de técnica, por ser basicamente comportamental e não depender de mudanças cognitivas mais complexas, é adequada para pacientes que apresentam repertório cognitivo empobrecido ou que estão no estágio inicial da abstinência, quando os sintomas impossibilitam uma abordagem mais profunda. Além disso, é uma boa ferramenta para adolescentes, que visualizam um efeito e uma recompensa a curto prazo.[18]

A técnica consiste em selecionar reforçadores. Os reforçadores mais utilizados são dinheiro, *vouchers* (fichas) e prêmios, que são oferecidos aos pacientes quando eles apresentam objetivamente o desfecho desejado, que pode ser a abstinência, a adesão ao tratamento ou até exames de urina negativos. Sempre deve haver metas estabelecidas previamente e meios de conferi-las de modo sistemático. Uma sugestão é a confecção de um cartão com a descrição das metas a ser entregue aos pacientes, para que, em cada atendimento, seja verificado com o terapeuta os avanços e oferecido, então, o reforço combinado previamente. Outra forma é o modelo de "pescaria" ou urna, no qual o paciente tem o direito de selecionar um prêmio entre vários outros, cada um deles com diferentes valores – por exemplo, são fornecidos para sorteio vários prêmios apenas com frases motivacionais, outros com valores intermediários e, por fim, alguns poucos com prêmios mais valiosos. Quanto mais frequentemente as metas forem atingidas, mais possibilidades haverá de retirar os prêmios.

Uma das limitações dessa técnica é que a fissura é ativada frequentemente quando os pacientes têm acesso a dinheiro, em particular em usuários de *crack* e cocaína. Sugere-se, então, que esse reforço seja transformado em prêmios como alimentos, vale-transporte, acesso a lazer, roupas, etc. Ainda, devido às dificuldades inerentes das instituições de saúde acerca de recursos para desenvolver o MC, pode-se modificar a técnica para recompensas mais personalizadas. Outra crítica é que, geralmente, o comportamento-alvo retorna quando os incentivos são suprimidos.

Há inúmeras evidências de eficácia do MC a curto prazo, porém, como a manutenção desse resultado depende da permanência das contingências, o efeito a longo prazo é menor. Contudo, se utilizado em conjunto com as demais

### EXEMPLO CLÍNICO

L., 22 anos, é universitária e vem à consulta trazida pelos pais. Declara que os pais estão exagerando e que ela não precisaria estar ali. Os pais relatam que ela iniciou consumo de álcool aos 14 anos, nas festas de 15 anos das amigas. Nessa época, chegou em casa com sinais de intoxicação por álcool em várias ocasiões. Seguiu consumindo álcool em festas e com alguns episódios esporádicos de intoxicação. Entrou na faculdade aos 18 anos e passou a beber mais frequentemente e em maior quantidade. Também após o início da faculdade, experimentou maconha, cocaína e *ecstasy*. Atualmente, L. consome álcool e fuma maconha de 4 a 5 vezes por semana e usa cocaína e *ecstasy* de 2 a 3 vezes por mês. No último semestre, o desempenho acadêmico piorou muito, o que levou os pais a buscar ajuda. Como ela se recusou a fazer tratamento, foi proposto que os pais realizassem o MC como referencial teórico. Foi proposto aos pais que retirassem de L. o acesso à mesada, ao carro e ao dinheiro para atividades de lazer. Foram instruídos a realizar na filha teste de urina para drogas uma vez por semana e a combinar com ela as contingências de acordo com o exame de urina e com não chegar em casa alcoolizada. Por exemplo, se, ao final de uma semana, não chegasse nenhuma vez alcoolizada e os testes de urina fossem positivos, ganharia um quarto da mesada; na segunda semana, com tudo negativo, metade da mesada; e assim por diante. Em caso de qualquer teste de urina positivo ou sinal de intoxicação por álcool, as contingências retornariam ao início. Os pais vinham a cada 15 dias para discutir o progresso e as dificuldades com o tratamento. Após dois meses, L. começou a apresentar testes de urina negativos e a não chegar mais alcoolizada em casa. Após três meses, L. aceitou iniciar um tratamento, pois suas notas melhoraram e ela também se sentia muito melhor.

técnicas psicoterápicas, o MC pode iniciar um período de abstinência, favorecer a adesão e permitir que se lance mão de outras abordagens, apresentando grau de recomendação ou nível de evidência 1A para essas indicações.[19] O caso clínico descrito a seguir retrata uma adaptação sugerida do MC para uso em tratamento individual em consultório.

No caso ilustrado, L. estava em pré-contemplação, e, como se recusava a ir ao tratamento, era difícil de aplicar EM. Dessa forma, trabalhar a motivação extrínseca era a opção para tentar movê-la em relação à mudança. Quando ela entrou em abstinência, foi possível trabalhar a motivação intrínseca por meio da EM e, assim, individualizar as demais abordagens terapêuticas. A motivação intrínseca é o desejo interno para fazer alguma coisa e é influenciada por sentimentos de autonomia e competência; a motivação extrínseca envolve fazer algo por razões externas ao indivíduo, como receber recompensa ou evitar punição.

## Mindfulness

*Mindfulness* é definido como atenção plena, no momento atual, sem julgamento. Leva em consideração o cultivo da consciência, com qualidade, curiosidade e de forma receptiva. A ênfase da estratégia situa-se em ver e aceitar as coisas como elas são sem tentar mudá-las. A abordagem *mindfulness* pode ser entendida como o oposto do funcionamento mental habitual, ou "piloto automático". Tem origem nas antigas práticas budistas de meditação e relaxamento. É uma técnica já sabidamente eficaz em diversos transtornos mentais e vem sendo incorporada aos tratamentos já consolidados para promover a abstinência. As evidências sugerem que a prática de *mindfulness* pode reduzir o consumo de diversas substâncias, como álcool, cocaína, anfetaminas e tabaco, além de minimizar a fissura.[20]

Há diversas técnicas descritas para a prática de *mindfulness*. A mais tradicional, conhecida como meditação Vipassana, baseia-se na atenção à respiração e na concentração em quatro esferas: corpo, sentimentos, pensamentos e processos mentais. Outras versões dessa técnica são *mindfulness* com base na redução de estresse, *mindfulness* com base na TCC e *mindfulness* com base na PR. Em geral, propõe-se que todas elas sejam executadas em torno de oito sessões estruturadas, de frequência semanal, com aproximadamente 2 horas de duração cada. O programa contempla a meditação, o aumento da consciência das sensações e dos sentimentos por meio de *body scan* (sentir cada órgão), a descoberta dos gatilhos para a recaída e o manejo da fissura. O objetivo final é ensinar autoconhecimento, regulação emocional, construção de um novo equilíbrio para lidar com a mudança dos padrões de vida e gerenciamento das situações de risco – grau de recomendação ou nível de evidência 1A.[21]

## Grupos de autoajuda

Os programas de autoajuda, principalmente os AA e os Narcóticos Anônimos (NA), são fundamentados na técnica dos 12 passos. São tradicionais e culturalmente aceitos pela população em geral, e há evidências de sua eficácia como programas de recuperação para os TUSs. São interessantes pela disponibilidade e por serem tratamentos gratuitos. Os grupos são uma experiência de identificação com outros usuários e de compartilhamento de experiências. Os 12 passos propiciam abordagens psicológicas e espirituais para lidar com as pressões da vida diária e auxiliam os pacientes a adotar um novo estilo de vida abstinente.[22] É importante salientar que os grupos de autoajuda constituem um programa que deve ser utilizado em conjunto com as demais técnicas psicoterápicas para os TUSs. Os grupos de AA têm evidência de redução no consumo de álcool em curto e longo prazos, com grau de recomendação ou nível de evidência 1A.[23]

## Modelo Matrix

O modelo Matrix foi criado na década de 1980, nos Estados Unidos, com o objetivo de desenvolver uma estrutura de tratamento para usuários de substâncias estimulantes, como cocaína e metanfetamina, uma vez que as abordagens existentes não eram eficazes isoladamente. O Matrix consiste em um conjunto de técnicas terapêuticas organizadas de forma complementar em uma matriz e com um plano de tratamento sistematizado, que é alterado de acordo com a fase em que o paciente se encontra.[24]

O programa inclui aspectos de PR, EM, TCC, psicoeducação, abordagem familiar, terapias de grupo e autoajuda, como os 12 passos, e testes de urina. É importante salientar que o plano de tratamento é estabelecido individualmente, de acordo com as necessidades específicas do paciente. Há manuais detalhados com as planilhas de sessões individuais, em que se esquematiza o plano semanal do paciente, com a frequência de atividades a serem desenvolvidas. O grau de recomendação ou nível de evidência para tratamento de transtorno por uso de cocaína é 1C.[24]

## QUESTÕES EM ABERTO E LINHAS DE PESQUISA

O campo da pesquisa em psicoterapias nos TUSs vem se expandindo nos últimos anos, em consonância com o aumento da prevalência de pacientes que buscam tratamento. Ainda são necessários mais estudos que comparem as diferentes técnicas psicoterápicas, em grupos mais homogêneos, e que contemplem as particularidades de cada substância. Há dificuldades inerentes ao método psicoterápico, como, por exemplo, a questão dos usuários de polissubstâncias, tão comum nessa população. Por isso, inclusive, é que se lança mão do uso de várias abordagens de tratamento simultâneas, cada uma com um foco específico. Além disso, estudos sobre prevenção e populações de risco para o desenvolvimento dos TUSs vêm demonstrando a importância do papel psicoeducativo e da intervenção precoce em grupos vulneráveis.

## CONSIDERAÇÕES FINAIS

Como evidenciado neste capítulo, a avaliação e a definição das técnicas a serem utilizadas com usuários de substâncias psicoativas, levando em consideração o estágio de mudança e as comorbidades associadas, são fundamentais para o desfecho satisfatório do tratamento.

Há inúmeras técnicas disponíveis, que podem ser utilizadas simultaneamente e por profissionais diferentes. No entanto, elas são complementares e precisam estar de acordo com as possibilidades psíquicas do indivíduo. Como já citado, os usuários de polissubstâncias podem estar em diferentes fases de mudança e tratamento, e o terapeuta deve estar atento às modificações desses estágios ao longo do processo terapêutico.

As evidências científicas sobre as psicoterapias voltadas aos TUSs estão se acumulando e solidificando técnicas mais recentes, o que aumenta o repertório de possibilidades para a abordagem e o manejo de adições.

## REFERÊNCIAS

1. Kessler FHP, Pechansky F, Rebouças D, Picin J. Abordagem psicodinâmica do paciente dependente químico. In: Eizerick C, Aguiar RW, Schestastki S, editors. Psicoterapia de orientação analítica: fundamentos teóricos e clínicos. 3. ed. Porto Alegre: Artmed; 2014. p.809-27.
2. Edwards G, Gross MM. Alcohol dependence: provisional description of a clinical syndrome. Br Med J. 1976;1(6017):1058-61.
3. Prochaska JO, DiClemente CC. Stages and processes of self-change of smoking: toward an integrative model of change. J Consult Clin Psychol. 1983;51(3):390-5.
4. Prochaska JO, Norcross JC, DiClemente CC. Applying the stages of change. Psychother Aust. 2013;19(2):10-5.
5. Miller WR, Rollnick S. Motivational interviewing: preparing people to change addictive behavior. New York: Guilford; 1992. p.348.
6. Sayegh CS, Huey SJ, Zara EJ, Jhaveri K. Follow-up treatment effects of contingency management and motivational interviewing on substance use: a meta-analysis. Psychol Addict Behav. 2017;31(4):403-14.
7. Hendershot CS, Witkiewitz K, George WH, Marlatt GA. Relapse prevention for addictive behaviors. Subst Abuse Treat Prev Policy. 2011;6:17.
8. Larimer ME, Palmer RS, Marlatt GA. Relapse prevention: an overview of Marlatt's cognitive-behavioral model. Alcohol Res Heal. 1999;23(2):151-60.
9. Irvin JE, Bowers CA, Dunn ME, Wang MC. Efficacy of relapse prevention: a meta-analytic review. J Consult Clin Psychol. 1999;67(4):563-70.
10. Dutra L, Stathopoulou G, Basden SL, Leyro TM, Powers MB, Otto MW. A meta-analytic review of psychosocial interventions for substance use disorders. Am J Psychiatry. 2008;165(2):179-87.
11. Tanner-Smith EE, Wilson SJ, Lipsey MW. The comparative effectiveness of outpatient treatment for adolescent substance abuse: a meta-analysis. J Subst Abuse Treat. 2013;44(2):145-58.
12. Baldwin SA, Christian S, Berkeljon A, Shadish WR. The effects of family therapies for adolescent delinquency and substance abuse: a meta-analysis. J Marital Fam Ther. 2012;38(1):281-304.
13. Rowe CL. Multidimensional family therapy: addressing co-occurring substance abuse and other problems among adolescents with comprehensive family-based treatment. Child Adolesc Psychiatr Clin N Am. 2010;19(3):563-76.
14. Donohue B, Azrin N, Allen DN, Romero V, Hill HH, Tracy K, et al. Family behavior therapy for substance abuse and other associated problems: a review of its intervention components and applicability. Behav Modif. 2009;33(5):495-519.

15. Pennay A, Cameron J, Reichert T, Strickland H, Lee NK, Hall K, et al. A systematic review of interventions for co-occurring substance use disorder and borderline personality disorder. J Subst Abuse Treat. 2011;41(4):363-73.
16. Kienast T, Stoffers J, Bermpohl F, Lieb K. Borderline personality disorder and comorbid addiction: epidemiology and treatment. Dtsch Arztebl Int. 2014;111(16):280-6.
17. Regier PS, Redish AD. Contingency management and deliberative decision-making processes. Front Psychiatry. 2015;6:76.
18. Davis DR, Kurti AN, Skelly JM, Redner R, White TJ, Higgins ST. A review of the literature on contingency management in the treatment of substance use disorders, 2009-2014. Prev Med. 2016;92:36-46.
19. Farronato NS, Dürsteler-Macfarland KM, Wiesbeck GA, Petitjean SA. A systematic review comparing cognitive-behavioral therapy and contingency management for cocaine dependence. J Addict Dis. 2013;32(3):274-87.
20. Tang Y-Y, Tang R, Posner MI. Mindfulness meditation improves emotion regulation and reduces drug abuse. Drug Alcohol Depend. 2016;163(1):13-8.
21. Li W, Howard MO, Garland EL, McGovern P, Lazar M. Mindfulness treatment for substance misuse: a systematic review and meta-analysis. J Subst Abuse Treat. 2017;75:62-96.
22. Mendola A, Gibson RL. Addiction, 12-Step programs, and evidentiary standards for ethically and clinically sound treatment recommendations: what should clinicians do? AMA J Ethic. 2016;18(6):646-55.
23. Humphreys K, Blodgett JC, Wagner TH. Estimating the efficacy of Alcoholics Anonymous without self-selection bias: an instrumental variables reanalysis of randomized clinical trials. Alcohol Clin Exp Res. 2014;38(11):2688-94.
24. Rawson RA, Shoptaw SJ, Obert JL, McCann MJ, Hasson AL, Marinelli-Casey PJ, et al. An intensive outpatient approach for cocaine abuse treatment. The Matrix model. J Subst Abuse Treat. 1995;12(2):117-27.

# LEITURA RECOMENDADA

Horigian VE, Anderson AR, Szapocznik J. Family-based treatments for adolescent substance use. Child Adolesc Psychiatri Clin N Am. 2016;25:603-28.

# Transtorno do jogo

Mirella Martins de Castro Mariani
Hermano Tavares

O capítulo de transtorno do jogo visa contribuir com a prática clínica de terapeutas e estudantes, fornecendo de modo amplo e prático os subsídios necessários para o tratamento de uma modalidade de dependência comportamental ainda pouco conhecida. Noções e conceitos com base em evidências norteiam condutas para a realização de tratamento psicoterápico com enfoque em um programa de terapia cognitivo-comportamental (TCC) para transtorno do jogo.

---

O jogo de azar tem raízes históricas que acompanham o início das primeiras civilizações. Estudos arqueológicos encontraram artefatos de jogo da antiga Babilônia de 3 mil anos a.C. "Azar" é uma palavra de origem árabe e não significa necessariamente má sorte, e sim aleatório ou ao acaso. Por definição, o jogo de azar envolve apostas, ou seja, situação em que se empenha um bem ou valor financeiro na previsão de um evento futuro, no qual o resultado não depende das ações do apostador ou de suas habilidades, e a capacidade de previsão de resultado é limitada pelo acaso.

No Brasil, os relatos iniciais sobre os jogos de azar datam de 1784, época em que se realizou a primeira das "loterias de bilhete" para financiamento da câmara de vereadores de Vila Rica, hoje conhecida como Ouro Preto. Atualmente, apenas o pôquer, as corridas de cavalo e as loterias operam apostas legalmente no País, porém os caça-níqueis eletrônicos continuam em operação em casas clandestinas.[1]

Quanto ao tipo de prática de jogos de azar, as pessoas podem ser classificadas em três categorias: jogador social, aquele que joga ocasional ou frequentemente, porém sem sofrer consequências adversas; jogador problema, que joga com frequência e que de vez em quando pode experimentar a perda de controle e prejuízos psicossociais, entretanto não a ponto de preencher os critérios diagnósticos para transtorno do jogo; e aquele com transtorno do jogo, que joga regularmente com consequente perda de controle na maioria das vezes. Como resultado dessa atividade, estão presentes sofrimento subjetivo e prejuízos relevantes nos âmbitos psicossocial (nesse grupo, são comuns episódios de ideação suicida eventual ou recorrente), das relações interpessoais, incluindo familiares, amigos e parceiros de trabalho, e social, o que resulta em desemprego e endividamento.[2]

Dados iniciais sobre a prevalência do transtorno do jogo no Brasil indicam que 12% da população realiza apostas regularmente (uma vez por mês), além de mostrarem que 1% da população preenche critérios para o transtorno e 1,3% para jogo-problema.

O comportamento é mais frequente entre homens do que entre mulheres, em uma proporção aproximada de 2 para 1 para o jogo-

-problema e de 4 para 1 para transtorno do jogo. Verifica-se também que o risco de envolvimento problemático com transtorno do jogo está associado a desemprego, baixo *status* socioeconômico, minorias étnicas e religiosas e menos acesso à educação, todos indicadores de dificuldade de inserção social.[1]

## DIAGNÓSTICO

O transtorno do jogo foi originalmente nomeado como jogo patológico e popularmente reconhecido como jogo compulsivo. Na quarta edição do *Manual diagnóstico e estatístico de transtornos mentais* (DSM-IV), da American Psychiatric Association, ele se encontrava entre os "transtornos do controle dos impulsos não classificados em outro local", graças a seu aspecto impulsivo. Contudo, na quinta revisão do manual (DSM-5), considerando-se as evidências dos aspectos compartilhados com as dependências de substância, como fatores genéticos, epidemiológicos, comorbidades psiquiátricas, psicopatologia e resposta terapêutica, o transtorno foi renomeado para transtorno do jogo e classificado em uma seção de transtornos aditivos, sendo, assim, a primeira dependência não química oficialmente reconhecida.[3] Os novos critérios para diagnóstico de transtorno do jogo estão listados no **Quadro 29.1**, apresentado a seguir. Para ser considerado portador de transtorno do jogo, o indivíduo deve responder positivamente a pelo menos quatro dos nove quesitos do item A, e, de acordo com o item B, os excessos relativos às apostas não devem ocorrer exclusivamente durante episódios de mania.

Entre os comportamentos de abuso e dependência mais prevalentes, o transtorno do jogo é o terceiro mais comum depois do tabaco e do álcool. O tratamento de indivíduos com dependência química ou comportamental é um desafio e inclui diversas técnicas, como psicoeducação, acompanhamento médico clínico e psiquiátrico, e diferentes abordagens psicoterápicas.[1]

## AVALIAÇÃO DO PACIENTE COM TRANSTORNO DO JOGO

Ressalta-se a importância de se verificar o que motivou a busca pelo tratamento, já que, com

**Quadro 29.1** | Critérios diagnósticos para transtorno do jogo segundo o DSM-5

A. Comportamento de jogo problemático persistente e recorrente levando a sofrimento ou comprometimento clinicamente significativo, conforme indicado pela apresentação de quatro (ou mais) dos seguintes em um período de 12 meses:

1. Necessidade de apostar quantias de dinheiro cada vez maiores a fim de atingir a excitação desejada.
2. Inquietude ou irritabilidade quando tenta reduzir ou interromper o hábito de jogar.
3. Fez esforços repetidos e malsucedidos no sentido de controlar, reduzir ou interromper o hábito de jogar.
4. Preocupação frequente com o jogo (p. ex., apresenta pensamentos persistentes sobre experiências de jogo passadas, avalia possibilidades ou planeja a próxima quantia a ser apostada, pensa em modos de obter dinheiro para jogar).
5. Frequentemente joga quando se sente angustiado (p. ex., sentimentos de impotência, culpa, ansiedade, depressão).
6. Após perder dinheiro no jogo, frequentemente volta outro dia para ficar quite ("recuperar o prejuízo").
7. Mente para esconder a extensão de seu envolvimento com o jogo.
8. Prejudicou ou perdeu um relacionamento significativo, o emprego ou uma oportunidade educacional ou profissional em razão do jogo.
9. Depende de outras pessoas para obter dinheiro a fim de saldar situações financeiras desesperadoras causadas pelo jogo.

B. O comportamento de jogo não é mais bem explicado por um episódio maníaco.

frequência, o paciente é externamente pressionado por ameaça de um familiar, empregador, amigo ou, ainda, o que é mais complicado, por ordem judicial. Independentemente do motivo, ele deve ser a prioridade, bem como o foco nas apostas no início do tratamento.

Cerca de três quartos dos indivíduos que buscam tratamento para transtorno do jogo apresentam um ou mais quadros comórbidos que necessitam de intervenção inclusive farmacológica, sendo os mais comuns tabagismo, abuso e dependência de álcool, depressão e transtornos de ansiedade.[4] Uma preocupação adicional frequente em indivíduos com transtorno do jogo são os transtornos da personalidade, que representam um desafio adicional na adesão ao tratamento e na construção do vínculo terapêutico.

Fatores como risco de suicídio e comprometimento funcional devem ser avaliados no primeiro contato e monitorados ao longo do tratamento, para que a intensidade da intervenção seja ajustada à gravidade do quadro. Sugere-se realizar uma avaliação neuropsicológica específica do paciente quando houver suspeita de dificuldade de planejamento e organização ao longo da vida, com prejuízo acadêmico ou profissional, mesmo antes do envolvimento com jogo, para excluir ou confirmar disfunções executivas, principalmente do transtorno do déficit de atenção/hiperatividade (TDAH), já que essas condições podem anteceder quadros de dependências e, em geral, são fatores de risco para essas condições.[5]

O transtorno do jogo é um comportamento aditivo com comorbidade alta com dependência de álcool e tabagismo. Uma característica comum compartilhada por essas condições é a impulsividade. Estudos epidemiológicos realizados apontam para relações entre os transtornos. Os dados sobre indivíduos que procuram tratamento corroboram os altos índices de comorbidade entre transtorno do jogo e transtornos por uso de substâncias. No Programa Ambulatorial do Jogo Patológico (PRO-AMJO), especializado no tratamento de transtorno do jogo em São Paulo, 24% dos pacientes que procuraram tratamento tinham diagnóstico atual de dependência de substâncias, enquanto, na Espanha, 35% apresentavam história de transtorno por uso de álcool e 23% relatavam transtorno atual por uso de álcool.[6,7]

> A falta ou a privação de sono, agravadas pelo uso de substâncias durante os episódios de jogo, são responsáveis por inúmeros prejuízos à saúde, deixando o jogador mais impulsivo e desatento. Ao pensar em abuso ou dependência de substâncias, geralmente a relação é feita com álcool e drogas ilícitas, mas a nicotina também pode representar um fator de risco importante para os indivíduos com transtorno do jogo.

Considerando o dado importante de que três quartos dos indivíduos com transtorno do jogo são dependentes atuais de nicotina e de que, ao longo da vida, 90% dos jogadores são ou foram fumantes diários, jogadores tabagistas acabam tendo maior risco de apresentar depressão, transtornos de ansiedade e outras psicopatologias do que jogadores não fumantes. Como o abuso de álcool é particularmente frequente nos jogadores homens, em torno de 25%, não é incomum que dependentes de álcool abstinentes transitem para uma nova compulsão, como o transtorno do jogo, e vice-versa. Um indivíduo com transtorno do jogo em recuperação deve considerar com cuidado a questão do álcool, e, caso apresente dupla dependência de jogo e álcool, a abstinência de ambos é o caminho mais seguro. Já as mulheres que jogam, por sua vez, tendem a abusar de tranquilizantes e medicamentos para dormir. Aqui, é importante lembrar que quem apresenta uma dependência tem maior facilidade para adquirir outra.[1]

Entre os fatores de risco que têm sido simultaneamente associados a problemas de jogo, verifica-se que cerca de três quartos dos indivíduos com transtorno do jogo apresentam comorbidades psiquiátricas com depressão e transtornos de ansiedade. Elas podem ser tanto consequência como causa da perda de controle, variando de acordo com o caso.[8]

## TRATAMENTO

Para obter bons resultados no tratamento do transtorno do jogo é necessário ter em mente alguns objetivos: a supressão do comportamento de jogo problemático, a promoção da saúde geral (mental e física), o reparo dos problemas causados pelo jogo e a promoção de qualidade de vida.

### Medidas iniciais

No início do tratamento, a orientação para o paciente e sua família deve conter aspectos sobre a natureza do transtorno e seu tratamento. Recomenda-se que sejam realizadas intervenções motivacionais, nas quais é estimulada a mudança do comportamento, procurando-se explorar e resolver a ambivalência. Em quatro sessões, são abordados temas como estágios de mudança, motivação, ambivalência e valores, discrepância e o planejamento de estratégias de enfrentamento, em um modelo de terapia centrada no paciente.

Com o estabelecimento de um contrato terapêutico mais sólido, durante as sessões, é importante sugerir ao paciente medidas de controle externo; por exemplo, ele deve deixar em casa, ou sob cuidado de um familiar ou pessoa de confiança, cartões do banco e talões de cheque, a fim de que, dessa maneira, fique restrito no acesso ao crédito e utilize um valor monetário semanal fixo combinado entre as partes. Evitar companhias e lugares relacionados ao jogo e ocupar-se no tempo livre são atitudes fundamentais, e cabe ao terapeuta traçar com o paciente novas estratégias para aumento de repertório hedônico.

Para os familiares, estratégias de orientação e apoio também são úteis. Os objetivos principais devem concentrar-se no estabelecimento e na manutenção de uma relação positiva com o paciente, de modo a motivá-lo a começar o tratamento. Além disso, deve-se orientá-los para que evitem comportamentos que promovam a manutenção do jogo.

## Uso de medicamentos

Um fator perturbador no início do tratamento do jogador pode ser a fissura. Há evidências na literatura especializada da eficácia da naltrexona, um bloqueador de receptores μ-opioide utilizado no tratamento da dependência de álcool e de dependências comportamentais, como jogo de azar, sexo e compras, condições comumente associadas entre si.[9] Para o tratamento da dependência de álcool, a dose recomendada é de 50 mg/dia. No tratamento do transtorno do jogo, são recomendadas doses médias mais altas (dose única administrada de manhã ou à noite), de 100 a 150 mg/dia, até o máximo de 200 mg/dia. Verifica-se que o intervalo para efeitos da naltrexona é em torno de 6 a 8 semanas, maior do que as habituais 2 a 4 semanas para antidepressivos e outros psicofármacos. Talvez, por isso, sejam tão comuns os casos de abandono da prescrição pelos médicos, que muitas vezes ignoram a necessidade de uso de doses específicas e períodos prolongados de observação. Na administração de doses diárias acima de 100 mg, é necessário o monitoramento das enzimas hepáticas do paciente, que podem sofrer elevação. Também é recomendável evitar a coadministração regular de anti-inflamatórios não hormonais (inclusive ácido acetilsalicílico, ibuprofeno e paracetamol), devido ao risco de sobrecarga hepática. Se o uso for imprescindível, é recomendado o monitoramento das enzimas hepáticas.

Em geral, o uso de naltrexona é bem tolerado, e o efeito adverso mais comum é a náusea, que cede em 2 a 3 dias. No caso de ocorrerem sintomas gastrintestinais persistentes, o medicamento deve ser interrompido. Histórico familiar de abuso ou dependência de álcool está associado a maior chance de resposta positiva ao uso de naltrexona.[10]

Mais recentemente, o nalmefeno, também antagonista dos receptores opioides, foi aprovado para uso na Europa para a redução do consumo excessivo de álcool, também com evidências para tratamento de transtorno do jogo. Com efeito semelhante ao da naltrexona, o nalmefeno pode provocar náuseas e vômitos.[9,10]

Existem outros fármacos em fase de estudo, como é o caso do topiramato, em investigações já avançadas para o tratamento do alcoolismo e mais discretas para o transtorno do jogo. No entanto, ainda não existe aprovação formal com indicação em bula do uso no tratamento para transtorno do jogo. Particularmente, no caso do topiramato, são necessários esclarecimentos sobre sua tolerabilidade em pacientes com déficits cognitivos, uma vez que esse medicamento tem sido associado a efeitos adversos na atenção e na memória.[11,12] Em um estudo conduzido no Brasil, o topiramato combinado com uma intervenção de TCC foi efetivo na redução de sintomas objetivos do transtorno do jogo.[13]

Pesquisas preliminares apontam que a prática de exercício aeróbico pode reduzir a "fissura" por jogo, podendo ser associada à farmacoterapia ou indicada isoladamente nos casos em que o medicamento não for bem tolerado.[14]

## Psicoterapia

Quando atingida a estabilização parcial do quadro clínico, o foco terapêutico passa a ser o tratamento dos fenômenos que contribuem para o jogar sem controle. As técnicas mais utilizadas são a terapia psicodinâmica, a terapia comportamental e a TCC.

O modelo psicodinâmico se fundamenta no determinismo psíquico, no qual os processos subjetivos são vistos como os determinantes dos sintomas e do comportamento observado, ou seja, concentra-se na hipótese de que impulsos e conflitos inconscientes motivam o jogar excessivo.[15] Essa abordagem predominou como técnica psicoterápica durante a primeira metade do século XX, porém como a maioria dos estudos realizados pauta-se em relatos de casos, ou seja, há falta de evidências fundamentadas em estudos controlados, a técnica acabou perdendo espaço. Contudo, programas terapêuticos pautados em transferência, livre associação e rememoração dos eventos emocionais de destaque da vida do paciente merecem ser testados em investigações com metodologia específica.[16]

Na abordagem comportamental, a preocupação está na realização de uma análise funcional do comportamento de jogo pautada na verificação do contexto ambiental e dos estímulos associados. O modelo de condicionamento operante propõe que jogar produz consequências que aumentam a probabilidade de esse comportamento ocorrer outra vez. Jogar pode aliviar a angústia ou a ansiedade, um exemplo de reforço negativo, ao mesmo tempo que apostar propicia excitação e recompensa financeira como reforço positivo do comportamento.

No modelo de condicionamento clássico, o comportamento de jogo é pareado com estímulos presentes no ambiente, como os sons emitidos com prêmios, as cores vibrantes e as formas, que evocam memórias e eliciam o desejo de jogar quando presentes como estímulos em outros contextos. Após a realização da análise funcional e a identificação dos mecanismos de reforço do jogo, é proposta a interven-

> **EXEMPLO CLÍNICO**
>
> M. é natural de Itu, interior de São Paulo, está em um relacionamento estável há oito anos e não tem filhos. Foi trazida para o tratamento por seus pais e namorado. Na ocasião, a paciente, muito contrariada, relatou que precisava de ajuda, pois "estava com muitas dívidas decorrentes de seu envolvimento com a bolsa de valores e o pôquer, o que se agravara havia cinco anos". Relatou ter vivido uma infância tranquila, dividindo com os pais e a irmã uma casa confortável. A mãe, dona de casa, e o pai, profissional liberal, sempre foram muito presentes em sua vida, porém a irmã mudou-se de cidade ainda muito jovem. M. conheceu o namorado na faculdade, e, cerca de três anos depois, resolveram morar juntos, sem se casar. Relata que, atualmente, percebe que ele gostaria de ter um filho, mas fica preocupado com o fato de ela não conseguir cumprir os compromissos da maternidade.
>
> Conheceu o jogo de pôquer na própria família desde adolescente, pois primos e tios reúnem-se em mesas de clubes semanalmente. Por causa da profissão, teve contato precoce com o mercado financeiro e percebeu como eram feitas as negociações seguras e as de risco em investimentos. Em apenas três anos, percebeu que seu envolvimento em apostas tinha passado para duas vezes por semana, e seus gastos haviam dobrado.
>
> Revelou que passava muitas horas fazendo análises de movimento do mercado na bolsa de valores para investir e realizava apostas *on-line* em campeonatos de pôquer, perdendo todos os valores de investimentos ou prêmios que resgatava ou ganhava. Imaginava que tinha uma técnica segura de análise que pudesse garantir seu investimento, porém nunca conseguia resgatar nenhum valor. Em um episódio na bolsa, chegou a ter 40 mil reais em sua carteira, resultado de investimentos realizados em uma semana, que não resgatou e descapitalizou em apenas 1 hora, em uma transação de risco.
>
> Com a intenção de recuperar as perdas, recorria a empréstimos, garantindo a permanência no jogo. No início do tratamento, relatou sentir-se muito cansada fisicamente, ansiosa, nervosa e insone. Para sentir-se melhor, havia aumentado o uso de maconha e álcool. Relatou ter muitas dívidas com cartão de crédito, banco, corretora e os pais, em torno de R$ 100.000,00, mas não estava realizando apostas naquele momento. Sua aparência era muito descuidada, com roupas desalinhadas, e o cansaço físico chamava a atenção.
>
> Há oito meses, a família percebeu que o comportamento de jogo tinha frequência quase diária e não era mais possível avaliar com exatidão quanto tempo M. gastava nas atividades ou quanto era seu prejuízo. Após intensificar seu comportamento, M. passou a apresentar sintomas como tristeza profunda, falta de prazer na realização de atividades cotidianas, ansiedade e dificuldade em tomar decisões.

ção no contexto para a promoção de respostas comportamentais divergentes e mais adaptativas. Em pacientes nos quais a oferta ostensiva de jogo prejudica a simples esquiva das casas de aposta, pode ser utilizada a técnica de dessensibilização por exposição progressiva aos estímulos associados ao jogo.

Por fim, a abordagem cognitiva se baseia na verificação das crenças irracionais dos jogadores sobre jogos de azar, que podem ser reunidas em dois grandes grupos: aquelas que incluem distorções cognitivas que negam a aleatoriedade e a independência dos eventos do jogo de azar e outras de caráter supersticioso a respeito de estratégias que possibilitariam o controle do resultado. No primeiro caso, os pacientes analisam as apostas anteriores na busca de um padrão racional que explique os resultados e que aumente a previsibilidade de resultados futuros. No segundo caso, reúnem crenças supersticiosas sobre estratégias que possibilitariam o controle do resultado, como, por exemplo, tocar no pano da mesa de jogo certo número de vezes ou evitar sentar-se ao lado de alguém que está perdendo muito dinheiro. Aqui, a técnica proposta é a reestruturação cognitiva, um processo por meio do qual o paciente é auxiliado a identificar distorções cognitivas e treinado a desafiá-las com explicações alternativas mais racionais.[17]

No exemplo de Maria, apesar de ela relatar infância e adolescência saudáveis, com família participativa, é possível, segundo o modelo cognitivo-comportamental, discriminar antecedentes na história de vida de Maria que funcionaram como estímulos para seu hábito com apostas. Exposta a situações em que fatores psicológicos e biológicos interferiram para a diminuição de sua autoestima e a ampliação de sintomas comórbidos ao transtorno do jogo, a paciente intensificou seu comportamento de jogo, colocando-se em risco sem planejar estratégias funcionais que visassem ao controle das contingências. Dessa maneira, pensamentos e emoções foram determinantes para que o prejuízo de Maria a tenha levado para o tratamento, conduzida por sua família.

### Programa de terapia cognitivo-comportamental para ranstorno do jogo

O tratamento psicoterápico do transtorno do jogo inclui a combinação de uma abordagem motivacional inicial e estratégias cognitivo-comportamentais. Essas estratégias têm exibido tamanho de efeito de moderado a alto em comparação a controles não tratados. A proposta apresentada a seguir é projetada para ser flexível, beneficiar sinergias entre os aspectos comportamentais e cognitivos, além de melhorar a adesão ao tratamento.[18] Vale ressaltar que tanto a TCC em grupo como a individual parecem eficazes em diminuir o comportamento de jogar.[19]

O programa apresentado foi estruturado para ser uma intervenção acolhedora, porém breve, com duração em torno de 12 a 15 sessões que se dividem basicamente em: intervenção motivacional inicial para redução da ambivalência (prós e contras de jogar), realização de psicoeducação em relação a transtorno do jogo e modelo cognitivo-comportamental, trabalho de identificação e controle de variáveis ambientais envolvidas no comportamento-alvo, reestruturação cognitiva (lidando com pensamentos racionais e irracionais), abordagem de comorbidades psiquiátricas envolvidas (depressão e ansiedade, álcool e tabaco, personalidade e impulsividade), uso de técnica de solução de problemas para lidar com o *coping* (enfrentamento afetivo), prevenção de recaídas e, por fim, investimento em estratégias de qualidade de vida.

### Entrevista motivacional

A entrevista motivacional (EM) visa ajudar o paciente a encontrar os próprios motivos para mudar, evitando-se julgar, confrontar ou doutriná-lo. Assim, logo nas sessões iniciais, o paciente é convidado a avaliar sua qualidade e seu estilo de vida, além de a entender sua relação com o transtorno do jogo e estabelecer seus objetivos para o tratamento.

Um estudo recente, que combinou EM com apostila baseada em TCC e sessões de reforço ao telefone, verificou resultados significativamente positivos (moderação e cessação do jogo) para a maioria dos participantes com problemas graves de transtorno do jogo.[20]

Logo, realizar uma avaliação inicial da motivação e dos estágios para a mudança permite direcionar o tratamento e contribui com o planejamento de estratégias terapêuticas. Com o foco determinado, a próxima etapa é a avaliação da ambivalência, momento no qual são examinados os prós e os contras de jogar e da abstinência. O jogador é convidado a avaliar as consequências positivas e negativas da continuidade do jogo e da descontinuação do jogo. Por fim, o paciente é instruído a classificar essas consequências em efeitos de curto e longo prazos, eliminando as de curto prazo. O objetivo desse exercício é permitir que o paciente conclua por si mesmo que os benefícios de jogar se manifestam somente no curto prazo e que, em prazos mais estendidos, os benefícios de não jogar sobressaem.

### O modelo cognitivo-comportamental
Inicialmente, o modelo cognitivo-comportamental, que visa auxiliar no entendimento e na modificação do comportamento de jogo, é apresentado ao paciente, sendo ressaltados alguns aspectos principais da técnica para promover a melhora do quadro. A vontade ou o desejo de jogar são vistos como uma combinação de pensamentos, sentimentos e sensações físicas, os quais estão relacionados e influenciam um ao outro (**Fig. 29.1**).

### Registro semanal da vontade de jogar
O paciente deve ser orientado a realizar um registro semanal de sua vontade de jogar (**Quadro 29.2**). Ele precisa ser orientado a anotar seus pensamentos automáticos negativos, as situações em que ocorrem, ou seja, os desencadeantes (estímulos externos e internos), bem como as emoções resultantes e as consequências do comportamento de jogar. Com esse registro, o paciente aprende a identificar e substituir pensamentos disfuncionais por outros que o motivem a se comportar de maneira mais adequada (Quadro 29.2).

### Controle dos gatilhos ambientais
No modelo proposto, os fatores que funcionam como gatilhos para desencadear a vontade de jogar podem ocorrer também devido às situações de alto risco, como estar em locais próximos a casas de jogo ou a um banco.

O tipo de comportamento emitido pode aumentar a vontade de jogar ou, em contrapartida, auxiliar o paciente a lidar com seu desejo de jogar. Para lidar com isso, são realizadas sessões em que são propostos métodos de enfrentamento afetivo (i.e., *coping*, reação adaptativa a uma nova condição) e resolução de problemas.

### Pensamentos racionais e irracionais
Indivíduos com transtorno do jogo não são todos iguais; logo, as escolhas que realizam pelos tipos de jogos e seu estilo impulsivo de tomada de decisão podem dizer algo sobre os tipos de crenças errôneas que estabelecem durante suas apostas. Um estudo atual relacionou como melhores preditores da recuperação de indivíduos com transtorno do jogo, independentemente do tipo de tratamento recebido, a redução das distorções cognitivas do jogo e um melhor desempenho nas tomadas de decisão.[21]

Dessa forma, é fundamental que o paciente receba auxílio para reconhecer pensamentos distorcidos e padrões em seu dia a dia que geram sofrimento para ele próprio e para aqueles com os quais convive. Com essa finalidade, o

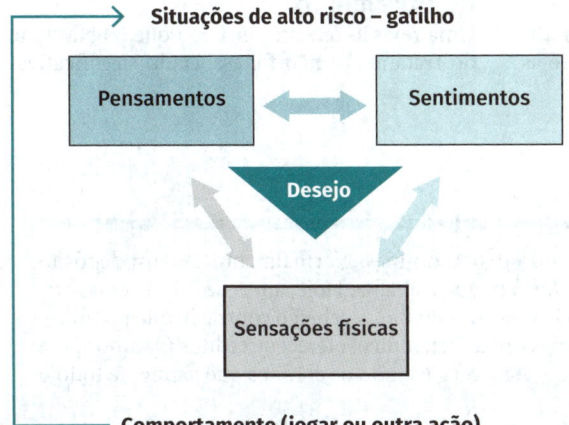

**Figura 29.1** | Modelo cognitivo-comportamental para transtorno do jogo.

**Quadro 29.2** | Registro semanal da vontade de jogar

| VONTADE DE JOGAR | DESENCADEANTE | | COGNIÇÃO/DIÁLOGO INTERNO | | | CONSEQUÊNCIAS | | |
|---|---|---|---|---|---|---|---|---|
| (0-10) | **Externo** Situação (onde, como, quando e com quem) | **Interno** Sensações corporais ou sentimentos | **Pensamentos** Enquanto estava com vontade/ou enquanto jogava | **Esses pensamentos são racionais?** Ilusão de controle? Sorte ou habilidade? | **Conversando com você mesmo** Qual a forma mais lógica de pensar este problema? Como evitar o jogo agora? | **Ação** O que você fez? (Se você jogou, anote quanto gastou.) | **Sentimentos** Como você se sentiu depois que tudo passou? | **Pensamentos** O que você pensou depois que tudo passou? |
| Segunda-feira | | | | | | | | |
| Terça-feira | | | | | | | | |
| Quarta-feira | | | | | | | | |
| Quinta-feira | | | | | | | | |
| Sexta-feira | | | | | | | | |
| Sábado | | | | | | | | |
| Domingo | | | | | | | | |

terapeuta fornece aos pacientes uma lista com vários tipos de distorções cognitivas com exemplos práticos de situações de jogo. As distorções são revisadas, e os pacientes são estimulados a refletir sobre os pensamentos que os motivaram a jogar. O objetivo é ajudar o paciente a identificar e reorientar seus pensamentos irracionais. O paciente deve realizar um registro diário (**Quadro 29.2**), no qual são anotados os pensamentos automáticos, as situações ativadoras, as emoções, os comportamentos e as consequências da ação. Assim, é possível, em análise posterior com o terapeuta, que os pensamentos disfuncionais sejam substituídos por outros mais adequados. Desse modo, o paciente será capaz de modificar valores, cognições, crenças e atitudes ante o transtorno do jogo.

## Comorbidades ao longo do tratamento

Uma revisão recente verificou que o abandono do tratamento não foi associado significativa-

### EXEMPLO CLÍNICO

M. recebe seu adiantamento de salário todo dia 10 do mês. Normalmente, faz um depósito na agência bancária que fica em frente à loja em que trabalha. Hoje, antes de sair de casa, brigou com o marido (gatilho) e, logo que chegou ao trabalho, recebeu o contracheque (gatilho). Uma casa de jogo clandestina, por meio de contato telefônico, ofereceu créditos (gatilho) para jogar na hora do almoço, e M. não hesitou. Acabou gastando os créditos que ganhou e todo o valor de seu adiantamento de salário.

mente a depressão comórbida ou a satisfação e motivação terapêuticas. Os resultados sugerem que, com exceção de um estudo, os níveis mais baixos de depressão foram consistentemente associados a um melhor resultado no tratamento. Além disso, a ansiedade e o uso de substâncias não foram relacionados aos resultados terapêuticos em vários períodos de avaliação.[22]

Devido a essa complexidade, quando os fatores de risco como comorbidades psiquiátricas são identificados em transtorno do jogo, como depressão, ansiedade e mesmo o consumo de álcool, analisar e estabelecer um planejamento terapêutico tornam-se ações mais complexas. Estudos que verificaram a eficácia de intervenções para transtorno do jogo e comorbidades psiquiátricas recomendaram identificar tratamentos efetivos e explorar a eficácia das intervenções sequenciais e integradas.[23]

Para os indivíduos com transtorno do jogo que procuram tratamento, o reconhecimento dos processos que os levam às sucessivas derrotas morais, financeiras e emocionais é um ponto crucial no programa de recuperação. No entanto, além da retomada do controle, a reconstrução da autoestima e o reconhecimento dos gatilhos e dos pensamentos automáticos negativos são fundamentais para se adquirir novas estratégias para lidar com as perdas e os ganhos da vida.

Devido às experiências vividas, o indivíduo com transtorno do jogo é naturalmente ansioso e apresenta a tendência de avaliar com exagero o risco de qualquer situação que não seja a do jogo. O jogo poderia ser uma estratégia para lidar com a ansiedade que fugiu ao controle. O importante é auxiliá-los a reconhecer as causas da ansiedade e promover maneiras mais eficientes de lidar com ela por meio de reestruturação cognitiva.

### Jogo e personalidade

Se comparados a pessoas que não apostam em jogos de azar, indivíduos com transtorno do jogo apresentam traços de personalidade marcantes, principalmente no que se refere à impulsividade, que é mais acentuada e está envolvida no início do estabelecimento do comportamento e no decorrer do desenvolvimento do jogo problemático.[22] Além disso, são destacados os estilos de enfrentamento de problemas e cognitivos, como inclinação a buscar regulação afetiva por meio do jogo e tendência a interpretar eventos casuais como consequência de uma lógica subjacente ou determinação de uma força maior.[24]

Transtornos da personalidade são frequentes em indivíduos com transtorno do jogo, o que pode representar um desafio adicional na construção do vínculo e na adesão ao tratamento, porque esses diagnósticos não são excludentes, manifestando-se em comorbidade em cerca de 61% das vezes.[25]

Estratégias voltadas para regulação da labilidade emocional, visando ao equilíbrio das tendências impulsivas e ansiosas, diminuem a vulnerabilidade aos riscos.

O modelo cognitivo-comportamental para transtorno do jogo propõe que o paciente lide com seu temperamento para obter conhecimento dos fatores que ativam a impulsividade e a ansiedade, com o objetivo de estabelecer metas de longo prazo e, posteriormente, verificar

---

### EXEMPLO CLÍNICO

M. apresenta os seguintes pensamentos irracionais:

- **Pensamentos e condutas irracionais:** superstição – ela cantarola uma música da igreja toda vez que fica esperando o número que está faltando para preencher sua cartela no bingo.
- **Pensamento racional:** cantar, dançar ou permanecer calada não interferem no sorteio, que é aleatório – "O resultado não pode ser controlado ou influenciado por nada que eu faça".

seu progresso, além de se manter afastado dos estímulos antecedentes ao jogo, lembrando sempre das consequências positivas de não apostar.

O paciente deve ser encorajado a buscar novas atividades, visando à exposição a estímulos causadores de afetos positivos que reforcem sua autoestima. Todavia, a elevação de afetos negativos deve ser contra-atacada com a identificação de seus desencadeadores específicos por meio do uso do registro em diário semanal. Técnicas de relaxamento também auxiliam no controle dos sintomas somáticos e na recuperação do senso de autocontrole.

### Resolução de problemas

Avaliando-se os prejuízos cognitivos de indivíduos com transtorno do jogo nas áreas de controle e planejamento, ou seja, nas funções executivas, e considerando-se sua vulnerabilidade aos estados afetivos negativos, como ansiedade e depressão, é imperativo para a consolidação dos ganhos terapêuticos iniciais que o paciente seja treinado em técnicas de solução de problema. Essas técnicas seguem um roteiro de cinco questões, com grau de escalonamento gradativo.

▶ **Os pacientes devem:**

1. identificar o problema
2. descrever suas partes
3. formular maneiras diferentes para lidar com o problema
4. analisar os prós e os contras de cada estratégia e escolher a mais promissora
5. colocar em prática a estratégia escolhida e avaliar o resultado[26]

### Prevenção de recaídas

De modo geral, assim como ocorre em transtornos por uso de substâncias, no tratamento de transtorno do jogo, as recaídas são muito frequentes. Desse modo, saber discriminar eventos e estímulos que podem causar uma recaída para o jogador é fundamental, principalmente no início do processo de recuperação, sendo a recaída uma ferramenta ou um sinal de alerta para o perigo iminente. Existem dois tipos de recaída: o deslize e a recaída total. No deslize, que é breve, ocorre um momento de crise que pode significar perigo e oportunidade. A recaída total é um retorno aos padrões de aposta do início do tratamento. Toda recaída total se inicia com um deslize, mas nem todo deslize necessariamente deve redundar em uma recaída total. Por isso, o paciente deve ser treinado a reconhecer essa diferença, evitando o risco da catastrofização após um deslize, que poderia conduzi-lo a uma recaída total.

Os desencadeantes de uma recaída podem ser divididos em fatores externos e internos. Fatores externos são o meio ou contexto em que e no qual se vive (p. ex., local em que está, períodos do dia, companhia, estresse profissional ou financeiro, etc.). Os fatores internos incluem mudanças de comportamento e pensamento

---

### EXEMPLO CLÍNICO

Um exemplo do modelo cognitivo de depressão pode ser verificado no caso M. Ao passar por um incêndio em seu apartamento não assegurado, o qual fora comprado com muito sacrifício, de forma automática, retornam a sua memória as lembranças de sua história pessoal (críticas do pai que a culpava pelos problemas da família). A perda de um objeto que a fazia se sentir com mais valor e importante promove o disparo de pensamentos automáticos, e, consequentemente, ela se deprime. Então, surgem sensações físicas, como aperto no peito, dor de estômago, cansaço e perda de energia. M. se retrai, e as consequências negativas ganham uma proporção significativa, pois o mundo passa a parecer particularmente difícil e desafiador, formando-se, assim, um círculo vicioso, no qual eventos negativos ocasionam perda de autoestima. Sua eficácia diminui, aumentando-se a sensação de incapacidade e perda de valor. Em decorrência dessa construção, M. busca em suas apostas o alívio imaginário para a sensação de perda experimentada, visando a recompensas nos possíveis prêmios da máquina de videobingo.

> **EXEMPLO CLÍNICO**
>
> Quando M. sente vontade de jogar, ela não pensa; apenas reage impulsivamente e joga. Em seguida, pressionada pela ansiedade de ter recaído e perdido dinheiro, aposta mais, tentando recuperar. Ela tenta se controlar, mas a impulsividade não deixa; vem uma nova recaída, que a deixa mais nervosa, e, assim, estabelece-se o círculo vicioso.

referentes ao transtorno do jogo, mudanças de humor desproporcionais e mudança de hábitos (abandonar estratégias de enfrentamento que auxiliavam a abstinência).

Técnicas que revisem mudanças de pensamentos e atitudes, para estabelecer estratégias de prevenção de recaídas, são fundamentais para indivíduos com transtorno do jogo. Nelas, a aquisição de habilidades de enfrentamento e autocontrole em situações estressantes pode promover a reestruturação de crenças, o que permite escolher de forma consciente os riscos envolvidos na atividade a ser realizada, em vez de apostar. Uma revisão do estilo de vida, com aumento do lazer e de atividades que ajudem a relaxar, que ampliem o repertório hedônico, é essencial, sendo que todas essas ações podem resultar em mudanças importantes no processo de recuperação. Para isso, o terapeuta pode auxiliar o paciente a criar uma lista de sugestões de alternativas possíveis adequadas para as situações de risco.[27,28]

## EVIDÊNCIAS DE EFICÁCIA

Uma metanálise conduzida sobre tratamentos farmacológicos para transtorno do jogo descreveu tamanho de efeito global de 0,78, um valor de efeito considerado médio de acordo com a proposta de Cohen para as ciências comportamentais (valor de referência entre 0,5 e 0,8). Apesar de esse impacto do tratamento farmacológico ser considerado relevante, em outra metanálise realizada pelo mesmo grupo, o tamanho estimado de efeito para os tratamentos psicológicos foi de 2,01, (valores superiores a 0,8 são considerados um efeito grande).[29,30] Tais resultados apontam para a necessidade do uso de modalidades psicoterápicas e abordagens

> **EXEMPLO CLÍNICO**
>
> **Reconhecendo o problema:**
>
> Terapeuta: "M. tente pensar em um problema que a esteja afligindo, sem solução óbvia, para que juntos possamos verificar quais são seus sinais."
> M.: "O relacionamento com meu namorado está péssimo. Ele não fala comigo, e, quando chego em casa, ele vira a cara, porque acha que eu estava fora jogando. Algumas vezes, eu estava mesmo, mas outras não."
>
> **Identificando o problema:**
>
> Terapeuta: "Por que o relacionamento com seu namorado está tão difícil? Quais são, então, os sinais?"
> M.: "O problema é que perdi a confiança dele e não tenho como provar que não estava jogando. Se ainda fosse droga meu problema, eu faria um exame e provaria para ele. Então, são dois problemas, um é parar mesmo, o outro é mostrar que eu estou parada."

psicossociais. Vários estudos, entre os quais duas metanálises, relataram a eficácia da TCC em curto e médio prazos em pacientes com transtorno do jogo. Além disso, alguns estudos mostraram que a TCC individual e a TCC em grupo apresentaram eficácia similar no tratamento do comportamento do jogo e na prevenção de recaídas.[18,31-33]

Mais recentemente, também foi estudada a eficácia da TCC em vários países, como China, África do Sul e Brasil. Um estudo nacional concluiu que TCC e tratamento psiquiátrico foram associados à recuperação do jogo. Verificou-se melhora de desempenho na tomada de decisões e nas distorções cognitivas como o melhor preditor de recuperação, independentemente do tipo de tratamento recebido.[21,34,35,]

## QUESTÕES EM ABERTO E ÁREAS DE PESQUISA

Ainda não existe número suficiente de estudos sobre o tratamento de transtorno do jogo. Assim, mais ensaios controlados, revisões e metanálises são necessários para guiar a prática clínica. Do mesmo modo, não há estudo que compare modalidades de tratamento diferentes. Ou seja: é uma questão ainda em aberto saber qual intervenção mais eficaz para cada paciente específico. Por fim, o potencial sinergismo entre a abordagem farmacológica e a intervenção psicoterápica precisa ser mais explorado.

## CONSIDERAÇÕES FINAIS

A maioria dos profissionais e clínicos que lidam com pacientes dependentes desconhece o diagnóstico de transtorno do jogo, apesar de esse transtorno ser a terceira dependência mais prevalente, atrás apenas da nicotina e do álcool, condições com as quais ele é frequentemente associado.

Atualmente, verifica-se uma atitude dúbia por parte da sociedade em relação às questões pertinentes aos jogos de azar, com movimentos cíclicos que alternam liberação e proibição do jogo de azar, ora validando-o como passatempo legítimo, ora apontando-o como contravenção.

Quanto maior a exposição ao jogo, maior o risco do desenvolvimento de problemas, principalmente para pessoas vulneráveis. Por esse motivo, é importante mobilização e organização social visando ao estabelecimento de estratégias de prevenção com vistas a tal público vulnerável (adolescentes, idosos solitários, pessoas desempregadas, indivíduos sob estresse e indivíduos com outros transtornos psiquiátricos). É necessária a discussão com especialistas de diversas áreas para a elaboração de regulamentação de todas as atividades que envolvem apostas, além de investimento na qualificação do profissional da saúde mental, para que se prepare para reconhecer e amparar o paciente com transtorno do jogo e seus familiares.

## REFERÊNCIAS

1. Tavares H, Carneiro E, Sanches S, Pinsky, Caetano R, Zaleski M, et al. Gambling in Brazil: Lifetime prevalences and socio-demographic correlates. Psychiatry Res. 2010;180(1):35-41.
2. Shaffer HJ, Kidman R. Shifting perspectives on gambling and addiction. J Gambl Stud. 2003;19(1):1-6.
3. American Psychiatric Association. Diagnostic and statistical of mental disorders. 5th ed. Arlington: American Psychiatric; 2013.
4. Petry NM, Stinson FS, Grant BF. Comorbidity of DSM-IV pathological gambling and other psychiatric disorders: results from the National Epidemiologic Survey on Alcohol and Related Conditions. J Clin Psychiatry. 2005;66(5):564-74.
5. Chamberlain SR, Derbyshire K, Leppink E, Grant JE. Impact of ADHD symptoms on clinical and cognitive aspects of problem gambling. Compr Psychiatry. 2015;57:51-7.
6. Tavares H, Martins SS, Lobo DS, Silveira CM, Gentil V, Hodgins DC. Factors at play in faster progression for female pathological gamblers: an exploratory analysis. J Clin Psychiatry. 2003;64(4):433-8.
7. Weinstock J, Ledgerwood DM, Modesto-Lowe V, Petry NM. Ludomania: avaliação transcultural do jogo de azar e seu tratamento. Rev Bras Psiquiatr. 2008;30(1):S3-10
8. Shead NW, Derevensky JL, Gupta R. Risk and protective factors associated with youth problem gambling. Int J Adolesc Med Health. 2010;22(1):39-58.
9. Palpacuer C, Laviolle B, Boussageon R, Reymann JM, Bellissant E, Naudet F. Risks and benefits of nalmefene in the treatment of adult alcohol dependence: a systematic literature review and meta-analysis of published and unpublished double-blind randomized controlled trials. PLoS Med. 2015;12(12).
10. Yip SW, Potenza MN. Treatment of gambling disorders. Curr Treat Options Psychiatry. 2014;1(2):189-203.
11. Johnson BA. Medication treatment of different types of alcoholism. Am J Psychiatry. 2010;167(6):630-9.
12. Crowley P. Long-term drug treatment of patients with alcohol dependence. Aust Prescr. 2015;38(2):41-3.

13. de Brito AM, de Pinto MG, Bronstein G, Carneiro E, Faertes D, Fukugawa V et al. Topiramate combined with cognitive restructuring for the treatment of gambling disorder: a two-center, randomized, double-blind clinical trial. J Gambl Stud. 2017;33(1):249-63.
14. Angelo DL, Tavares H, Zilberman ML. Evaluation of a physical activity program for pathological gamblers in treatment. J Gambl Stud. 2013;29(3):589-99.
15. Blume SB, Tavares H. Pathological gambling. In: Galanter M, Kleber HD, editors. The American Psychiatric Press Textbook of Substance Abuse. 3rd ed. Washington: American Psychiatric; 1999.
16. Tavares H, Zilberman ML, el-Guebaly N. Are there cognitive and behavioural approaches specific to the treatment of pathological gambling? Can J Psychiatry. 2003;48(1):22-7.
17. Rosenthal RJ. Psychodynamic psychotherapy and the treatment of pathological gambling. Rev Bras Psiquiatr. 2008;30(1):41-50.
18. Cowlishaw S, Merkouris S, Dowling N, Anderson C, Jackson A, Thomas S. Psychological therapies for pathological and problem gambling. Cochrane Database Syst Rev. 2012;11.
19. Hodgins DC, Peden N. Tratamento cognitivo-comportamental para transtornos do controle do impulso. Rev Bras Psiquiatr. 2008;30(1):S31-40.
20. Abbott M, Bellringer M, Vandal AC, Hodgins DC, Battersby M, Rodda SN. Effectiveness of problem gambling interventions in a service setting: protocol for a pragmatic randomised controlled clinical trial. BMJ Open 2017;7(3):e013490.
21. Rossini-Dib D, Fuentes D, Tavares H. A naturalistic study of recovering gamblers: what gets better and when they get better. Psychiatry Res. 2015;227(1):17-26.
22. Merkouris SS, Thomas SA, Browning CJ, Dowling NA. Predictors of outcomes of psychological treatments for disordered gambling: a systematic review. Clin Psychol Rev. 2016;48:7-31.
23. Dowling NA, Merkouris SS, Lorains FK. Interventions for comorbid problem gambling and psychiatric disorders: advancing a developing field of research. Addict Behav. 2016;58:21-30.
24. Oliveira MIS. Intervenção cognitivo-comportamental em transtorno de ansiedade: relato de caso. Rev Bras Ter Cogn. 2011;7(1):30-4.
25. Pagani LS, Derevensky JL, Japel C. Predicting gambling behavior in sixth grade from kindergarten impulsivity: a tale of developmental continuity. Arch Pediatr Adolesc Med. 2009;163(3):238-43.
26. Turner NE, Macdonald J, Somerset M. Life skills, mathematical reasoning and critical thinking: a curriculum for the prevention of problem gambling. J Gambl Stud. 2008;24(3):367-80.
27. Kadden R, Carroll K, Donovan D, Cooney N, Monti P, Abrams D, et al, editors. Cognitive-behavioral coping skills therapy manual: a clinical research guide for therapists treating individuals with alcohol abuse and dependence. Rockville: National Institute on Alcohol Abuse and Alcoholism; 1995. Project MATCH Monograph Series, v.3.
28. Magalhaes AC, Jungerman FS, Silva MC, Moraes MM, Tavares H. Post-therapy group for pathological gamblers: improvement beyond symptoms. Rev Bras Psiquiatr. 2009;31(2).
29. Pallesen S, Mitsem M, Kvale G, Johnsen BH, Molde H. Outcome of psychological treatments of pathological gambling: a review and meta-analysis.Addiction. 2005;100(10):1412-22.PMID:
30. Pallesen S, Molde H, Arnestad HM, Laberg JC, Skutle A, Iversen E, et al. Outcome of pharmacological treatments of pathological gambling: a review and meta-analysis. J Clin Psychopharmacol. 2007;27(4):357-64.
31. Larimer ME, Neighbors C, Lostutter TW, Whiteside U, Cronce JM, Kaysen D, et al. Brief motivational feedback and cognitive behavioral interventions for prevention of disordered gambling: a randomized clinical trial. Addiction. 2012;107(6):1148-58.
32. Carlbring P, Jonsson J, Josephson H, Forsberg L. Motivational interviewing versus cognitive behavioral group therapy in the treatment of problem and pathological gambling: a randomized controlled trial. Cogn Behav Ther. 2010;39(2):92-103.
33. Gooding P, Tarrier N. A systematic review and meta-analysis of cognitive-behavioural interventions to reduce problem gambling: hedging our bets? Behav Res Ther. 2009;47(7):592-607.
34. Wong DF, Chung CL, Wu J, Tang J, Lau P, Wan JP. A Preliminary study of an integrated and culturally attuned cognitive behavioral group treatment for Chinese problem gamblers in Hong Kong. J Gambl Stud. 2015; 31(3):1015-27.
35. Pasche SC, Sinclair H, Collins P, Pretorius A, Grant JE, Stein DJ. The effectiveness of a cognitive-behavioral intervention for pathological gambling: a country-wide study. Ann Clin Psychiatry. 2013;25(4):250-6.

# 30
# Dependência de internet

Dora Sampaio Góes
Cristiano Nabuco de Abreu

O uso da tecnologia vem se fazendo presente de maneira cada vez mais intensa nos últimos anos. Em virtude de um convívio, quase absoluto, efeitos colaterais começam a ser observados no comportamento de crianças, jovens e adultos, preenchendo os critérios de uma das mais novas propostas diagnósticas do século XXI: a dependência tecnológica. Ainda que a dependência de internet não seja reconhecida como um novo transtorno psiquiátrico, este capítulo se debruça sobre as implicações dessa condição e lança questões importantes de reflexão para construir uma massa crítica de conhecimento e, acima de tudo, consolidar-se como uma importante fonte de consulta e de reflexão dos riscos derivados do uso abusivo de tecnologia e de internet.

A dependência de internet surgiu como uma nova questão de saúde mental na década de 1990. Desde então, tornou-se assunto permanente entre as pessoas em geral. Não raro, as escolas incluem o tema em palestras de outras temáticas de grande preocupação, como sexualidade e drogas. O tema também é abordado cotidianamente nas famílias e até mesmo nas empresas, que, hoje, discutem a problemática como uma das grandes causas de perda de produtividade e ameaça ao sigilo profissional.

Muito embora a comunidade científica esteja ciente das questões que envolvem o uso abusivo das tecnologias, o fenômeno emergente ainda não é reconhecido como uma nova categoria diagnóstica em saúde mental. Para alguns, o uso abusivo de internet e das novas tecnologias ainda seria apenas um aspecto secundário a outros transtornos psiquiátricos primários – e, portanto, não passível de constituir uma nova categoria nosográfica de saúde mental.

Porém, ao longo da última década, estudos em todos os segmentos, como a pesquisa clínica, social, cognitiva, do desenvolvimento, entre outros, colaboraram de forma expressiva com muitos artigos e pesquisas.

Atualmente, a dependência de internet é conceitualizada como uma patologia pertencente aos transtornos do controle de impulsos, contemplando, assim, aspectos semelhantes àqueles observados no jogo patológico. Nesse sentido, a dependência de internet (e demais dependências tecnológicas) se apresenta em vários formatos, como, por exemplo, preocupações sexuais virtuais sem controle, jogos *on-line* e de *videogame* usados de forma descontrolada, compras compulsivas, envio excessivo de *e-mails* e uso abusivo de redes sociais (Facebook, Instagram e WhatsApp).[1]

Finalmente, após 20 anos e extensivas publicações em revistas científicas, o tema foi objeto de inclusão no apêndice da quinta edição do *Manual diagnóstico e estatístico de transtornos mentais* (DSM-5),[2] o que significa a inserção entre as muitas condições para "estudos futuros". Definido tecnicamente como *transtorno do jogo pela internet*, a referida seção descreve as características clínicas da nova psicopatologia. Ainda que o texto explicativo e a metodologia para identificação tenham recebido várias críticas – merecendo, inclusive, um artigo que relatou a experiência de composição dessa categoria diagnóstica experimental –, o resultado oficial foi a inclusão de jogos de *videogame* como um dos precursores dos problemas associados ao uso abusivo da tecnologia.[3] Acreditamos que a "dificuldade" em dar um contorno mais claro pode ter uma explicação simples: a tecnologia se tornou tão presente em nossas vidas que, apesar das centenas de publicações especializadas, determinar qual aspecto estudar não é uma tarefa fácil. De qualquer forma, felizmente essa condição já consta no DSM, o que nos possibilita um reconhecimento e um foco "mais definido", mesmo que incipientes.

A tecnologia foi ganhando sofisticação e, silenciosamente, entrando pela porta dos fundos de nosso dia a dia. Comparável à descoberta do fogo, a "Revolução Digital" definitivamente alterou nossa maneira de nos comunicar, de educar, de nos divertir e de nos comportar.

Com a popularização exponencial da internet e dos dispositivos móveis e seu uso permanente por parte da "geração digital" (jovens nascidos a partir de 1995, que, portanto, cresceram expostos a algum tipo de mídia virtual),[4] o impacto da tecnologia em nosso cotidiano tornou-se determinante.

Muito embora o uso diário da tecnologia tenha disponibilizado possibilidades infinitas, também os efeitos colaterais e demais problemas de ordem comportamental não demoraram a surgir. Em um estudo recente,[5] apenas para citar um exemplo, mais de um terço dos pais relatou conflitos com os filhos por conta do uso excessivo de telefone celular, ao passo que metade dos jovens e mais de um quarto de seus pais acreditam que são viciados em dispositivos eletrônicos.[6]

O que temos observado, portanto, é que a inclusão desordenada da tecnologia em nossas vidas estreitou, e muito, a linha divisória entre seu uso saudável e o patológico (dezenas de investigações já apontam o efeito negativo do uso excessivo).[4]

## O PROBLEMA

Segundo Rich, Tsappis e Kavanaugh,[5] crianças e adolescentes estão especialmente em risco de desenvolver uso problemático por serem os adeptos mais entusiasmados da tecnologia e contarem com a condescendência dos adultos. O problema é que, como ainda estão em fase de desenvolvimento de funções cerebrais, como o controle de impulsos (ou o chamado "freio comportamental"), a autorregulação emocional torna-se, desde cedo, prejudicada.

Em 2015, jovens de 13 a 18 anos de idade passaram, em média, nove horas por dia usando as mídias digitais, sendo que um terço deles usou dois ou mais dispositivos simultaneamente. Já entre os jovens de 8 a 12 anos, o uso da mídia digital era de aproximadamente seis horas por dia. Em relação ao uso de tecnologia entre as crianças, 9 entre 10 crianças de 5 a 8 anos de idade e mais da metade entre aquelas entre 2 e 4 anos usaram mídia de tela no último ano. Em crianças de 0 a 4 anos, 90% usaram dispositivos móveis, a maioria delas desde antes de 1 ano de idade.[5]

Uma pesquisa conduzida na América Latina,[7] em 2012, com quase 5.500 indivíduos maiores de 18 anos concluiu que 40% das pessoas com acesso à internet já haviam praticado *sexting* (o envio de imagens de conteúdo pessoal e sexual entre parceiros), obviamente sofrendo, muitas vezes, efeitos devastadores. Neste capítulo, abordaremos esses e outros assuntos relacionados ao uso excessivo da internet.

## DIAGNÓSTICO E EPIDEMIOLOGIA

Os diversos conceitos utilizados na literatura científica para entender e classificar o uso abusivo da internet emergiram das várias áreas que compreendem a saúde mental. Assim, diversas denominações já foram citadas na literatura, como dependência de internet, uso patológico da internet, transtorno de dependência de internet, uso compulsivo de internet, entre outras.

Observando a complexidade do assunto, Ivan K. Goldberg[8] cunhou, na década de 1990, a terminologia "transtorno de dependência da internet" (em inglês, *internet addiction disorder* [IAD]), cujos sintomas incluem abandono ou redução de atividades profissionais ou sociais importantes em virtude do uso da internet, fantasias ou sonhos sobre internet, movimentos voluntários ou involuntários de digitação dos dedos, entre outros aspectos. Posteriormente, a psicóloga americana Kimberly Young apresentou uma das primeiras pesquisas sobre vício em internet, intitulada "Dependência de internet: o surgimento de um novo transtorno".[9]

Young baseou-se inicialmente nos critérios diagnósticos do uso de substâncias para definir o novo conceito. Em uma segunda edição, publicada em 1998, a autora aprimorou sua proposta, utilizando 8 dos 10 critérios diagnósticos existentes no DSM-IV para jogo patológico, e, dessa forma, estabeleceu-se um novo conjunto de critérios para definir a dependência de internet.[2]

Segundo Young,[10] o paciente dependente deve apresentar pelo menos cinco critérios daqueles descritos no **Quadro 30.1**.

Todavia, ao tentar refinar os argumentos de Young,[10] Beard e Wolf[11] sugerem maior rigor ao realizar o diagnóstico. Em vez de considerar 5 dos 8 critérios de forma aleatória, os autores sugerem observar a existência dos cinco primeiros critérios associados a pelo menos um dos três últimos, pois estes se referem a formas de impedimento ou limitações sociais ou ocupacionais causadas pelo uso excessivo.

Outros critérios diagnósticos foram propostos por Shapira e colaboradores[12] por meio da denominação "uso problemático de internet" como forma de aprimoramento do diagnóstico e dos múltiplos aplicativos (p. ex., chats, compras, realidade virtual, entre outros). Para esse autor, a releitura do transtorno do jogo não era suficiente; portanto, entendeu que o uso abusivo de tecnologia deveria se basear nos critérios dos transtornos do controle de impulsos sem outra especificação, conforme descrito na versão resumida do DSM-IV, o DSM-IV-TR, por compartilhar de elementos comuns a tais casos (**Quadro 30.2**).

Portanto, adotando uma ou outra classificação, os estudos têm demonstrado repetidamente a dependência de internet como um fenômeno em franca ascensão na maioria dos países da Europa, das Américas e, mais intensamente, na China, na Coreia do Sul e em Taiwan, onde já exibe dimensões epidêmicas. Na Coreia do Sul, por exemplo, são registrados mais de 150 centros de tratamento.[13]

Sabe-se hoje que, conforme as tecnologias vão invadindo as rotinas de vida, o contato com o computador deixa de ser um acontecimento ocasional de uma população específica e passa a ser predominante nas atividades cotidianas (que são cada vez mais mediadas pela internet).

Assim, a dependência de internet pode ser encontrada em qualquer faixa etária, grau de escolaridade e estrato socioeconômico. As estimativas de prevalência da dependência de internet variam de 0,8 a 27,7% das amostras de populações adolescentes e de 1 a 22% da população adulta. Alguns autores contornam essas

**Quadro 30.1** | Critérios diagnósticos de dependência da internet

1. Demonstrar preocupação excessiva com a internet.
2. Precisar aumentar o tempo conectado (*on-line*) para ter a mesma satisfação.
3. Exibir esforços repetidos para diminuir o tempo de uso da internet.
4. Apresentar irritabilidade e/ou depressão.
5. Quando o uso da internet é restringido, apresentar labilidade emocional (a internet é vivida como uma forma de regulação emocional).
6. Permanecer mais tempo conectado (*on-line*) do que o programado.
7. Ter o trabalho e as relações familiares e sociais em risco pelo uso excessivo.
8. Mentir para os outros a respeito da quantidade de horas conectado.

**Quadro 30.2** | Critérios diagnósticos do uso problemático da internet

1. Preocupação desadaptativa com o uso da internet, conforme indicado por pelo menos um dos critérios abaixo:
   – Preocupações com o uso da internet descritas como incontroláveis ou irresistíveis.
   – Uso da internet é marcado por períodos mais longos do que o planejado.
2. Uso da internet ou preocupação com o uso, causando prejuízos ou danos significativos nos aspectos sociais, ocupacionais ou em outras áreas importantes do funcionamento.
3. O uso excessivo da internet não ocorre exclusivamente nos períodos de hipomania ou mania e não é mais bem explicado por outro transtorno do Eixo I.

amplitudes diferentes pela estimação de que aproximadamente 10% da população de usuários de internet já teria desenvolvido a dependência.[14]

Tais achados diferem por serem feitos por meio de instrumentos de avaliação distintos para rastrear a dependência de internet com diferentes notas de corte e nomenclaturas, além de metodologias de pesquisa distintas. Enquanto alguns estudos foram realizados com coleta de dados *on-line* (autopreenchimento), outros concentraram-se em uma população escolar ou acadêmica e outros, ainda, mesclam populações de idades, gêneros e outros critérios distintos. Além disso, a falta de uma dimensão temporal nos critérios diagnósticos também pode, imagina-se, superdimensionar tais estatísticas.[15]

▶ **Fatores psicossociais relacionados à dependência de internet:**

- Na população adolescente
  - baixa autoestima
  - intolerância à frustração
  - introversão
  - baixa estabilidade emocional
  - solidão
  - uso da internet para regular o humor e a baixa satisfação com a vida
- Na população adulta
  - impulsividade
  - estilo de apego inseguro
  - baixo autoconceito
  - escapismo
  - solidão
  - evitação de emoções negativas[13-17]

Em relação aos fatores familiares de adolescentes e adultos, destacam-se comunicação familiar insatisfatória, baixa orientação dos pais sobre o risco do uso adequado da internet (perigos, tipos de *site*, etc.), bem como falta de regras sobre o tempo de uso, história de maus-tratos, falta de amor quando crianças e, principalmente, falta de suporte familiar.[15,18]

Várias pesquisas apontam relação significativa entre dependência de internet e comorbidades psiquiátricas como depressão,[11,19] ansiedade,[20] transtorno de déficit de atenção/hiperatividade (TDAH),[21] insônia e abuso de álcool.[22]

## CONCEITUALIZAÇÃO TEÓRICA

Em 2001, Davis desenvolveu uma proposta dentro do modelo cognitivo-comportamental para o que denominou "uso problemático da internet" (em inglês, *problematic internet use* [PIU]). O modelo distingue entre PIU específico e PIU generalizado. No caso específico, o indivíduo tem uma finalidade discriminada para o uso problemático da internet, como, por exemplo, visualização de material pornográfico, atividades sexuais, jogos de azar, leilões *on-line*, entre outras. Ou seja, o uso está ligado a apenas um aspecto da internet e resulta de psicopatologia preexistente na vida do indivíduo, a qual se associou ao uso da internet.[23]

O PIU generalizado, por sua vez, envolve o uso multidimensional da internet, envolvendo tempo prolongado e sem um propósito definido. Está associado principalmente à falta de apoio social e familiar, assim como ao isolamento social. O contato e o reforço sociais obtidos por meio da experiência *on-line* parecem trazer o desejo de permanecer com a vida social virtual. O indivíduo passa horas em aplicativos, verificando insistentemente suas redes sociais e *e-mails* ou apenas assistindo a vídeos e jogos *on-line*. São pessoas com maior tendência à procrastinação e que utilizam a internet para adiar suas responsabilidades. Todo esse tempo gasto gera graves problemas na vida cotidiana do indivíduo e de sua família.

Segundo Davis, os indivíduos com PIU generalizado são mais problemáticos, pois provavelmente já sejam propensos a apresentar cognições desadaptativas e isolamento social. Como eles não conseguem encontrar formas de expressar suas angústias, a internet, com sua função social, produz um meio de comunicação.

Porém, o que Davis enfatiza nesse modelo são os fatores etiológicos, principalmente os fatores *distal* e *proximal*. Como fatores causais distais necessários, aponta as psicopatologias subjacentes, como depressão e ansiedade social, e a própria experiência com a internet como eventos catalisadores para o processo de desenvolvimento do PIU. A experiência positiva com a internet e as novas tecnologias atua como reforço positivo, fazendo o indivíduo buscar automaticamente, a cada nova situação estressante na vida, aquela experiência prazerosa para desviar o foco dos sentimentos de angústia.

Segundo Davis, o fator etiológico proximal inclui as distorções cognitivas. Elas são causas suficientes para o aparecimento dos sintomas de PIU. Tais distorções cognitivas podem ser em relação a si mesmo ou ao mundo. Normalmente, são guiadas por um estilo cognitivo ruminativo, favorecendo a busca constante do indivíduo em descobrir quem está *on-line* e o que acontece em seus aplicativos prediletos. Outras distorções cognitivas comuns envolvem dúvidas em relação a si mesmo, como, por exemplo, falta de amor próprio. O indivíduo tem uma visão negativa de si mesmo e utiliza a tecnologia para atingir respostas mais positivas a seu respeito. Tais pensamentos incluem "só sou bom quando estou *on-line*" ou "na vida *off-line*, sou um fracasso". Nas distorções cognitivas em relação ao mundo, o indivíduo generaliza eventos específicos, por exemplo, "só na internet consigo ser respeitado pelos amigos" ou "*off-line* não sou valorizado por ninguém". Os resultados dessas distorções ocasionam tanto o PIU específico quanto o PIU generalizado.

## ESTRATÉGIAS CLÍNICAS DO TRATAMENTO

A terapia cognitivo-comportamental (TCC) tem sido a mais estudada nos últimos anos para o tratamento da dependência de internet e/ou da dependência tecnológica como um todo. O número de sessões de psicoterapia varia entre 8 e 12. Os estudos apontam que a terapia de grupo para dependência de internet é bastante eficaz no que diz respeito ao aprendizado dos pacientes em como identificar os pensamentos e sentimentos que desencadeiam a busca pela tecnologia, assim como o aprendizado de novas habilidades de enfrentamento, habilidades sociais e prevenção de recaída, o que resulta, na maioria das vezes, em diminuição do tempo gasto *on-line*.[24,25,27-30]

Young,[28] uma das pioneiras nos estudos sobre dependência de internet, registra experiências e resultados significativos em seus tratamentos com base na TCC. Seus resultados apontam algumas estratégias de intervenção com ênfase na moderação e no uso controlado da internet, utilizando técnicas de gerenciamento de tempo e desenvolvendo metas racionais no uso, além da criação de atividades *off-line* prazerosas aos pacientes, bem como alguns outros métodos de enfrentamento, com o objetivo de capacitá-los a lidar com suas dificuldades.

Embora, até o momento, não existam estudos de metanálise e/ou randomizados que comprovem a eficácia da terapia familiar para dependências tecnológicas, o Ambulatório Integrado dos Transtornos do Impulso (AMITI), vinculado ao Instituto de Psiquiatria do Hospital das Clínicas da Faculdade de Medicina da Universidade de São Paulo (IPq-FMUSP), além de prestar atendimento psiquiátrico e psicoterapêutico aos pacientes com dependência de internet, também elaborou um programa de atendimento às famílias dos adolescentes com o objetivo específico de orientar e incluir os familiares no tratamento. A meta é favorecer a adesão dos familiares ao tratamento, a fim de se prestar orientações pontuais e específicas para melhorar a interação entre a família ante o uso abusivo da internet.

▶ **O programa tem o referencial da TCC e se propõe a:**

- identificar e descrever o comportamento do familiar relacionado à internet
- reforçar o comportamento associado ao uso adequado da rede
- diferenciar e analisar funcionalmente os comportamentos envolvidos
- buscar alternativas de ação, por meio de estratégias que visem à resolução de problemas
- identificar os efeitos no controle do uso da internet
- desenvolver repertório de suporte familiar para manutenção das mudanças realizadas

A cada tema abordado, tarefas para implemento na prática familiar são solicitadas. Assim, o processo estabelecido contribuiu para o desenvolvimento de uma relação mais empática entre a família, ampliando as possibilidades de resolução conjunta dos problemas associados ao uso excessivo da internet.[31]

Pesquisas futuras devem ser realizadas para implementar a adesão dos familiares ao tratamento, bem como desenvolver programas de apoio familiar na recuperação de adolescentes e adultos.

No programa estruturado para tratamento da dependência tecnológica[26] (Tab. 30.1) criado por nós, vários dos eixos teóricos e práticos da terapia cognitiva são utilizados. A intervenção, destinada ao atendimento de adolescentes e adultos, é fornecida nas modalidades em grupo e individual, com duração total de 18 semanas. Sempre que necessário, os pacientes são acompanhados por psiquiatras concomitantemente à psicoterapia para tratar as comorbidades associadas. Além disso, é fornecida intervenção familiar em grupo de maneira simultânea.[31]

## Fase inicial

Na fase inicial (sessões 1 a 5) de nosso tratamento, pouco abordamos os malefícios causados pelo contato com a tecnologia na vida de nossos pacientes, pois muito poucos chegam à psicoterapia com o desejo de modificar seu uso. Dessa forma, nas primeiras sessões, abordamos as facilidades e os benefícios decorrentes da vida virtual. Os relatos apresentados pelos pacientes demonstram o quanto a vida deles se restringe aos aplicativos utilizados e – o mais significativo – o quanto a vida deles é solitária, sem nenhum apoio social e, muitas vezes, sem nenhum apoio familiar. Na maioria dos pacientes, o único contato social é com os amigos dos jogos *on-line* ou das redes sociais, indivíduos que eles não conhecem pessoalmente.

Depois disso, abordamos o tema de "tudo tem sua consequência ou seu preço" e, nesse momento, utilizamos a técnica de "vantagens e desvantagens", na qual os pacientes podem buscar em suas experiências os prós e os contras desse uso e as queixas de familiares e amigos.

Na quarta e na quinta sessões, abordamos a necessidade de usar a tecnologia da maneira como estão fazendo, ou seja, exploramos as implicações pessoais do uso excessivo ("Vou para a internet, pois lá me sinto aceito", "Lá encontro uma vida mais digna", "Na internet, tenho uma parceira que me deseja de verdade", "Na internet me realizo como jamais conseguiria na vida real"). Tais falas emergem, na maioria das vezes, de maneira espontânea ao longo dos encontros do grupo, claramente demonstrando o aspecto compensatório que as experiências "na internet" exercem sobre a vida dessas pessoas.

Assim, os pacientes começam a perceber que a opção pela vida virtual nada mais é do que uma forma alternativa (embora desadaptativa) de enfrentar as situações desconfortáveis da vida, os problemas familiares, a falta de habilida-

Tabela 30.1 | Programa estruturado para tratamento da dependência tecnológica

| SEMANAS | TEMAS |
| --- | --- |
| 0 | Aplicação de inventários |
| 1 | Apresentação do programa |
| 2 | Análise dos "aspectos positivos" da rede |
| 3 | Tudo tem sua consequência ou seu preço |
| 4 e 5 | Gosto ou "preciso" navegar na rede? |
| 6 e 7 | Como é a experiência de "necessitar" |
| 8 | Análise dos *sites* mais visitados e as sensações subjetivas vivenciadas |
| 9 | Entendimento do mecanismo do gatilho |
| 10 | Técnica da linha da vida |
| 11 | Aprofundamento dos aspectos deficitários |
| 12, 13 e 14 | Trabalho com os temas emergentes |
| 15 e 16 | Alternativas de ação (habilidades de enfrentamento) |
| 17 | Preparação para o encerramento |
| 18 | Encerramento e nova aplicação de inventários |

de e a ansiedade social. É assim que o círculo vicioso que compõe a dependência passa a ser identificado.[31]

## Fase intermediária

Iniciamos a fase intermediária (6ª a 15ª sessões) já com a aliança terapêutica estabelecida e firmada entre os membros do grupo. Nessa etapa, introduzimos as intervenções psicoterápicas com o objetivo de alterar as respostas disfuncionais.

Pedimos para os pacientes, como tarefa de casa, fazerem um diário do uso da tecnologia, abordando a situação anterior ao uso, o aplicativo utilizado, o tempo, os pensamentos e os sentimentos, sobretudo aqueles relativos às necessidades emocionais que não são respondidas ou atendidas e acabam sendo satisfeitas apenas no mundo virtual. Na sessão, tentamos identificar todas as informações que os ajudem a mapear os gatilhos situacionais e a cadeia de comportamentos decorrentes.

Ao analisarmos todo o mecanismo de uso, em conjunto com os pensamentos e emoções vivenciados, é possível perceber que o uso excessivo nada mais é do que uma manifestação repetitiva de esquiva e fuga, tendo como consequência uma resposta evitativa.

Nesse momento da psicoterapia, utilizamos a "técnica da linha da vida". É traçada uma linha horizontal sobre a qual cada paciente deve escrever todas as experiências significativas de suas vidas e as respectivas idades desde o nascimento até a data atual. Abaixo de cada evento, eles devem indicar as emoções que sentiram em cada situação vivida. Esse gráfico em forma de paisagem permite a identificação das feridas emocionais e uma melhor visualização dos "problemas" (primeiro "P") enfrentados ao longo da vida.[31]

Dessa forma, os pacientes conseguem identificar como foram edificando suas atitudes ao longo da vida, principalmente nos relacionamentos mais próximos, e como uma repetição no modo de realizar suas trocas com o mundo foi se estabelecendo. Assim, torna-se mais fácil compreender por que a internet se tornou um grande refúgio e um melhor local de controle e manejo emocional.

O próximo passo é desenhar uma perspectiva de mudança para cada paciente, ou seja, uma perspectiva que permita aos pacientes explorarem a si próprios e suas relações, tendo nos terapeutas e nos membros do grupo uma base segura para encorajá-los no exame das situações e dos papéis e crenças por eles desenvolvidos, assim como de suas reações a tais situações.

No trabalho com os "temas emergentes", pacientes e terapeuta exploram juntos as situações e as crenças por eles desenvolvidas, tornando clara a interpretação que fazem sobre si mesmos e sobre o mundo a sua volta. Tendo nítido esse modelo disfuncional (seu *modus operandi* emocional e cognitivo) advindo de sua história de vida, os pacientes conseguem identificar o papel que a tecnologia tem nesse processo disfuncional de enfrentamento e, assim, reorganizar os padrões de resposta comportamentais e emocionais, diminuindo a necessidade de se refugiar na tecnologia.

Os aspectos inicialmente responsáveis pelo uso inadequado da tecnologia são pouco discutidos nesse momento. Com a segurança e o incentivo oferecidos pelos profissionais e pelos colegas do grupo, que proporcionam uma excelente ferramenta de intervenção para transmissão e entendimento dos significados e, assim, facilitam o processamento das novas informações, abordamos as perspectivas pessoais de enfrentamento dentro do espectro de possibilidades na vida de cada um.

## Fase final

Na fase final (16ª a 18ª sessões), as habilidades de enfrentamento desenvolvidas no decorrer das semanas continuam sendo monitoradas, e são introduzidas técnicas de prevenção de recaída. Na preparação para o encerramento, averiguamos com os pacientes: (1) melhor controle do uso da internet; (2) desenvolvimento de novas habilidades pessoais de manejo das situações de estresse e desafio; (3) exibição de um novo repertório de reações emocionais; e (4) restituição e/ou reparo do grupo social.

Estudos internos demonstraram melhora significativa (85%) em relação aos participantes dos grupos terapêuticos, muito embora nunca tenha sido utilizado um grupo de controle. Tal afirmativa se baseia na aplicação de inventários específicos de rastreio (p. ex., Teste de Dependência de Internet, Inventário de Depressão de Beck, entre outros). Os pacientes que não apresentam melhora expressiva são reencaminhados aos grupos para novo tratamento.

## EXEMPLO CLÍNICO

C. tem 16 anos e, desde os 10, joga *videogame*. No início, jogava de maneira recreativa, mas, com o passar dos anos, começou a se isolar e, progressivamente, se abster das atividades cotidianas normais para um jovem adolescente. Há dois anos, abandonou a escola, perdeu o contato com os amigos e apenas se relaciona com pessoas por meio das redes sociais. Hoje, dorme durante praticamente o dia inteiro e fica acordado durante a noite toda. Em virtude disso, não se alimenta corretamente, não exibe cuidado apropriado com a higiene pessoal e negligencia qualquer contato familiar. Nos fins de semana, quando todos estão presentes, recusa-se a sair do quarto e não acompanha a família em atividades sociais como viagens, churrascos ou festas. Fica isolado o tempo todo e se recusa a sair de casa, mesmo que seja para cortar o cabelo, por exemplo. Segundo a mãe, que é separada, as poucas saídas do filho ocorrem à base de algum tipo de "troca". Para concordar em ir ao dentista, ele pede um "teclado novo" ou "mais memória" para seu computador. Todas as tentativas de afastá-lo do jogo o deixam muito agressivo e violento. Ainda segundo a mãe, C. chega a "virar" várias noites e várias vezes já chegou a ficar conectado ininterruptamente por mais de 40 horas. Recusa-se a buscar qualquer tipo de ajuda especializada. Foi encaminhado para tratamento por sua mãe e, quando avaliado pela equipe, recebeu internação imediata, permanecendo por, aproximadamente, quatro dias, pois seu pai, ao saber de sua internação, exigiu que a alta terapêutica fosse dada. Em função da gravidade, a equipe tentou informar o pai do rapaz a respeito dos cuidados, mas o pai entrou com uma queixa na ouvidoria da instituição alegando "cárcere privado", e o paciente acabou sendo liberado, apesar da gravidade do transtorno.

▶ **Técnicas mais utilizadas:**

- Psicoeducação
- Questionamento socrático
- Registro de pensamentos
- Identificação de distorções cognitivas
- Vantagens e desvantagens
- Linha da vida
- Resolução de problemas
- Gerenciamento do tempo
- Prevenção de recaída

Vale dizer que, na terapia individual, é realizado um trabalho mais focal, ou seja, é possível envolver a família e o cônjuge de maneira mais intensa e contínua, o que auxilia expressivamente o processo de recuperação. Entretanto, diríamos que, de maneira geral, os passos descritos na terapia individual são, aproximadamente, os mesmos adotados na modalidade grupal, em que um dos aspectos mais centrais consiste na identificação das deficiências mais prevalentes na vida do paciente (depressão, fobia social, etc.). Tais problemas fazem da internet um local de "compensação", no mundo digital, dos problemas que, no mundo real, impedem uma vida mais plena.

A possibilidade de "melhorar" a imagem social veiculada nos grupos funciona com um elemento importante e definidor do que se denomina de *e-personalidade*, ou, dito de outra forma, da personalidade eletrônica.

A família normalmente se apresenta de maneira disfuncional, ou seja, quando o paciente passa a ter comportamentos que comprometem suas rotinas e passam a ser motivo de preocupação, como ficar muitas horas conectado, não dormir, não se alimentar de modo correto, é provável que não esteja sendo acompanhado de maneira adequada. Isso quer dizer que a "parentalidade" não é observada e exercida da maneira esperada, o que abre espaço, portanto, para que os pacientes troquem a vida real (frustrante e isolada) por uma vida virtual aparentemente mais rica de experiências e de parcerias.

## A FAMÍLIA E O PACIENTE COM USO PROBLEMÁTICO DE INTERNET

A família ou os cônjuges sempre são convidados a participar de maneira mais ativa no sentido de ajudar os pacientes a retornar a uma rotina mais estruturada de vida. Tal participação colabora para que os familiares sirvam de suporte e de exemplo de um uso saudável da tecnologia. É importante que os familiares estejam atentos no sentido de evitar os comportamentos indesejáveis ou de criar um ambiente que ofereça acolhimento e suporte emocional, pois é exatamente a existência de um espaço ou de relações hostis que colabora de modo direto para a fuga da vida real para a vida digital (pois, do lado de lá, "se tem o controle" [sic]).

## QUESTÕES EM ABERTO E ÁREAS DE PESQUISA

De fato, a dependência de internet como um todo e em todas as suas modalidades e plataformas mostra-se como um dos mais prevalentes problemas de saúde mental nos tempos atuais e futuros. Embora seu reconhecimento oficial ainda esteja em fase embrionária, nota-se sua presença em praticamente todos os países e em todas as faixas etárias e estratos socioculturais. Nesse sentido, embora muitas pesquisas já tenham discutido algumas implicações para a saúde, muito ainda precisa ser estudado para que um contorno mais claro possa ser delineado e, por fim, políticas públicas possam ser consideradas.

## CONSIDERAÇÕES FINAIS

Conforme exposto, a dificuldade de se obter o reconhecimento diagnóstico oficial da dependência de internet como um transtorno ajuda a criar outras dificuldades. Por exemplo, sabe-se que quando uma nova classificação é incluída nos manuais oficiais de saúde mental, ao ser referenciada, é alocada dentro de uma categoria já existente ou, ainda, como decorrente de determinada doença. Quando se cunhou o diagnóstico de jogo patológico, por exemplo, ele era visto como tecnicamente decorrente do uso abusivo de álcool e outras substâncias. Os modelos terapêuticos utilizados nas dependências químicas foram transferidos, com certas adaptações, para o jogo patológico, obtendo-se muito sucesso.

Como a dependência de internet ainda está em estudo, surgem muitas propostas advindas de diferentes classificações. Seria a dependência de internet decorrente de um modelo derivado do jogo patológico (i.e., um quadro típico de dependência comportamental) ou seria ela um quadro mais semelhante àqueles já existentes nos transtornos do controle de impulsos (como as compras compulsivas)? Enquanto houver perguntas desse tipo, não será possível afirmar de maneira categórica qual seria o modelo de maior eficácia terapêutica. Assim, com os estudos em andamento, são delineadas novas frentes de pesquisas que podem ajudar a criar uma massa crítica de conhecimento e, inevitavelmente, fornecer maior consolidação científica e o reconhecimento social de existência do quadro. Independentemente do momento, entendemos que os quadros de dependência de internet existem e, com eles, graves desafios são apresentados a nós a cada dia. Cuidar de nossas crianças e nossos adolescentes é, de fato, um dos maiores desafios, o qual enfrentaremos da melhor maneira possível – com toda a certeza. (Para saber mais, acessar http://dependenciadeinternet.com.br/.)

## REFERÊNCIAS

1. Young KS, Abreu CN. Internet addictions in children and adolescents: risk factors, treatment, and prevention. Nova York: Springer; 2017.
2. American Psychiatry Association. Diagnostic and statistical manual of mental disorders. 5th ed. Washington: American Psychiatric Association; 2013.
3. Petry NM, Rehbein F, Ko CH, O´brien CP. Internet gaming disorder in the DSM-5. Curr Psychiatry Rep. 2015;17(9):72.
4. Young KS, Abreu CN. Dependência de Internet: manual e guia de avaliação e tratamento. Porto Alegre: Artmed; 2011.
5. Rich M, Tsappis M, Kavanaugh JR. Problematic interactive media use among children and adolescents: addiction, compulsion or syndrome? In: Young KS, Abreu CN. Internet Addictions in children and adolescents: risk factors, treatment, and prevention. Nova York: Springer; 2017.
6. The 2016 Common Sense Media Awards. [Internet]. 2016 [capturado em: 18abr. 2018.] Disponível em: https://www.commonsensemedia.org/csma-2016
7. eCGlobal Solutions, eCMetrics. Sexting en America Latina, una amenaza desconocida [Internet]. 2012. [capturado em: 17 jan 2018]. Disponível em: https://es.slideshare.net/eCGlobalSolutions/report-sexting-latam.
8. Goldberg I. Internet addiction disorder. Diagnostic criteria. Internet Addiction Support Group (IASG) [Internet]. 1995. [capturado em: 17 jan 2017]. Disponível em: http://www.iucf.indiana.edu/~brown/hyplan/addict.html.

9. Wallis D. The talk of the town, "just click no" [Internet]. The New Yorker. January 1997. p.28.
10. Young KS. The emergence of a new clinical disorder. Paper presented at the 104th annual meeting of the American Psychological Association, Toronto, Canada, August 15.
11. Beard KW, Wolf EM. Modification in the proposed diagnostic criteria for Internet addiction. Cyberpsychol Behav. 2001;4(3):377-83.
12. Shapira NA Lessig MC, Goldsmith TD, Szabo ST, Lazoritz M, Gold MS, et al. Problematic Internet Use: proposed classification and diagnostic criteria. Depress Anxiety. 2003;17(4):207-16.
13. Whang L, Lee K, Chang G. Internet over-users' psychological profiles: A behavior sampling analysis on Internet addiction. Cyberpsychol Behav. 2003;6(2):143-50.
14. Ko CH, Yen JY, Yen CF, Chen CS, Wang SY. The association between Internet addiction and belief of frustration intolerance: the gender difference. Cyberpsychol Behav. 2008;11(3):273-8.
15. King DL, Delfabbro PH, Griffiths MD, Gradisar M. Cognitive-behavioral approaches to outpatient treatment of internet addiction in children and adolescents. J Clin Psychol. 2012;68(11):1185-95.
16. Kuss DJ, Griffiths MD, Karila L, Billieux J. Internet addiction: a systematic review of epidemiological research for the last decade. Curr Pharm Des. 2014;20(25):4026-52.
17. Yen JY, Yen CF, Chen CS, Tang TC, Ko CH. The association between adult ADHD symptoms and Internet addiction among college students: the gender difference. Cyberpsychol Behav. 2009;12(2):187-91.
18. Cao H, Sun Y, Wan Y, Hao J, Tao F. Problematic internet use in Chinese adolescents and its relation to psychosomatic symptoms and life satisfaction. BMC Public Health.2011;11:802.
19. Liu TC, Desai RA, Krishnan-Sarin S, Cavallo DA, Potenza MN. Problematic internet use and health in adolescents: data from a high school survey in Connecticut. J Clin Psychiatry. 2011;72(6):836-45.
20. Yen JY, Ko CH, Yen CF, Wu HY, Yang MJ. The comorbid psychiatric symptoms of Internet addiction: Attention deficit and hyperactivity disorder (ADHD), depression, social phobia, and hostility. J Adolesc Health. 2007;41(1):93-8.
21. Ho RC, Zhang MW, Tsang TY, Toh AH, Pan F, Lu Y, et al. The association between Internet addiction and psychiatric comorbidity: a meta-analysis. BMC Psychiatry. 2014;14:183.
22. Davis RA. A cognitive-behavioral model of pathological Internet use. Comput Hum Behav. 2001;17(2):187–95.
23. Hofmann SG, Asnaani A, Vonk IJJ, Sawyer AT, Fang A. The efficacy of cognitive behavioral therapy: a review of meta-analyses. Cognit Ther Res. 2012;36(5):427–40.
24. Du Y, Jiang W, Vance A. Longer term effect of randomized controlled group cognitive behavioral therapy for Internet addiction in adolescent students in Shanghai. Aust N Z J Psychiatry. 2010;44(2):129-34.
25. Young KS. Cognitive behavioral therapy with internet addicts: treatment outcome and implications. Cyberpsychol Behav. 2007;10(5):671-9.
26. Winkler A, Dorsing B, Rief W, Shen Y, Glombiewski JA. Treatment of internet addiction: a meta-analysis. Clin Psychol Rev. 2013;33(2):317-29..
27. Barossi O, Meira SV, Góes DS, Abreu CN. Internet Addicted Adolescents' Parents Guidance Program (PROPADI). Rev Bras Psiquiatria. 2009;31(4):387-95.
28. Young KS. Internet addiction: symptoms, evaluation, and treatment [Inernet]. 1999. [capturado em: 17 jan 2018]. Disponível em: http://www.netaddiction.com/articles/symptoms.pdf.
29. Abreu CN, Góes D. Psychotherapy for internet addiction. In: Young KS, Abreu CN. Internet addiction: a handbook and guide to evaluation and treatment. New Jersey: Wiley; 2011. p.155-71.
30. Abreu CN, Karam RG, Góes DS, Spritzer DT. Dependência de internet e jogos eletrônicos: uma revisão. Rev Bras Psiquiatria. 2008;30(2):156-67.
31. Young KS, Nabuco CA. Internet addiction in children and adolescents: risk factors, assessment, and treatment. New York: Springer;2017.

# LEITURAS RECOMENDADAS

va den Eijnden RJ, Spijkerman R, Vermulst AA, van Rooij AJ, Engels RCME. Compulsive Internet use among adolescents: Bidirectional parent-child relationships. J Abnorm Child Psychol. 2010;38(1):77-89.

Young KS. Internet addiction: the emergence of a new clinical disorder. Cyber Psychol Behav. 1998;1(3):237-44.

# Transtornos depressivos:
## terapias cognitivo-comportamentais

Carolina Blaya Dreher
Alice C. M. Xavier
Pedro Beria

Os transtornos depressivos caracterizam um grupo de patologias bastante prevalentes e que estão associadas a prejuízo significativo na qualidade de vida. Tanto os medicamentos quanto as psicoterapias se mostraram eficazes no tratamento desses transtornos. Entre as formas de psicoterapia, a terapia cognitivo-comportamental (TCC) é a abordagem mais bem embasada em evidências. Neste capítulo, é feita uma breve descrição do quadro clínico da depressão, dos conhecimentos atuais sobre sua epidemiologia, da evidência de eficácia e do uso de técnicas cognitivo-comportamentais em seu tratamento. Também são discutidos os alcances e limites da TCC na depressão, bem como as perspectivas futuras.

Os transtornos depressivos caracterizam patologias que compartilham sintomas comuns, como tristeza e anedonia, acompanhados de sintomas somáticos e cognitivos e que afetam significativamente o funcionamento do indivíduo. A depressão maior representa a condição clássica desse grupo e, em geral, é recorrente, associada a altos níveis de incapacitação funcional e prejuízo na qualidade de vida.

A depressão é uma importante questão de saúde pública, pois acomete de 5 a 15% da população em geral, e estima-se que em 2020 será a segunda causa de incapacitação no mundo. A depressão piora a saúde de forma mais impactante que outras doenças crônicas, como angina, artrite, asma e diabetes.[1] Além disso, o custo anual com tratamento de sintomas depressivos no Brasil supera os gastos com doenças crônicas, como osteoporose e esquizofrenia. Apesar da alta prevalência da depressão e de seu importante impacto, os tratamentos disponíveis são moderadamente eficazes, e, ainda hoje, a maioria dos pacientes com depressão não recebe um cuidado apropriado.[2]

## DIAGNÓSTICO

Segundo a quinta edição do *Manual diagnóstico e estatístico de transtornos mentais* (DSM-5),[3] o episódio depressivo maior é caracterizado pela presença obrigatória de um dos seguintes sintomas por um período de pelo menos duas semanas: predominância de (1) humor depressivo ou (2) perda de interesse ou prazer em quase todas as atividades. Adicionalmente, estão presentes outros sintomas, como: (3) mudança significativa no peso e/ou no apetite, sem estar fazendo dieta; (4) alteração no sono (insônia ou hipersonia); (5) modificação na atividade psicomotora (agitação ou retardo); (6) cansaço ou fadiga; (7) sentimentos de desvalia ou culpa; (8) dificuldades para concentrar-se ou tomar decisões; e (9) pensamentos recorrentes de morte ou ideação/plano suicida. Para o diagnóstico de depressão, é necessário que o paciente apresente pelo menos cinco sintomas e que eles gerem sofrimento significativo, com prejuízo da capacidade funcional. A depressão em crianças e adolescentes tende a manifestar-se por meio de humor irritável com maior frequência do que humor triste.

## EPIDEMIOLOGIA E CURSO DA DOENÇA

A depressão é bastante frequente no mundo. No Brasil, a prevalência estimada ao longo da vida é de aproximadamente 14% e, nos últimos 12 meses, de 8%.[4,5] A depressão é duas vezes mais comum em mulheres do que em homens. Apesar de ser um quadro prevalente, a depressão é subdiagnosticada.

> Segundo dados da Organização Mundial da Saúde (OMS), menos de 50% das pessoas com depressão recebem tratamento no mundo, passando para menos de 10% em alguns países. Entre pacientes com transtorno depressivo tratados em atenção primária no Brasil, cerca de apenas 9% são tratados de forma adequada com antidepressivos, e, após nove meses de tratamento, apenas 25% apresentam remissão dos sintomas. As barreiras ao cuidado efetivo incluem a falta de recursos, a falta de profissionais treinados e o estigma social associado aos transtornos mentais.

O curso da depressão maior é bastante variável, porém a recorrência dos sintomas é frequente. Por exemplo, cerca de metade dos indivíduos que atingiram remissão de um primeiro episódio depressivo terá um ou mais episódios adicionais durante a vida. Após o terceiro episódio depressivo, a recorrência é ainda mais comum, ocorrendo em cerca de 90% dos indivíduos.[6] Os pacientes apresentam em média de 5 a 9 episódios depressivos durante a vida.

Algumas variáveis já foram identificadas como preditoras de pior prognóstico nos transtornos depressivos, como a maior gravidade e duração do episódio, a ocorrência de sintomas ansiosos associados e a comorbidade com transtornos da personalidade. A depressão está relacionada a altas taxas de mortalidade, principalmente por suicídio. O risco de um paciente com depressão cometer suicídio é cerca de 20 vezes maior comparado com o da população em geral.[7] Os transtornos depressivos são comuns nos jovens, e aproximadamente 20% deles apresentam um episódio depressivo até os 19 anos.[4,5] Esses dados são de extrema relevância para saúde pública, pois essa é a faixa etária em que a mortalidade por suicídio mais aumentou nos últimos anos, tanto no Brasil[8] como em outros lugares do mundo.[9]

Dentro dessa perspectiva, alguns autores desenvolveram intervenções destinadas a jovens, aplicadas em escolas, faculdades ou na comunidade, com o objetivo de diminuir sintomas subsindrômicos de depressão.[10] As intervenções que utilizam técnicas cognitivo-comportamentais mostram-se as mais frequentes e são responsáveis pela redução de até 60% da sintomatologia.[10] A maior parte dessas intervenções aborda fatores que estão associados com o desencadeamento da depressão, como cognições negativas, atividades prazerosas restritas e déficit de habilidade social e de estratégias adequadas de solução de problemas.[11] O tempo de intervenção é bastante variável, oscilando de 1 a 10 sessões.[10]

## TRATAMENTO DA DEPRESSÃO

O tratamento da depressão pode ser feito com psicofármacos ou psicoterapia. O uso de fármacos no tratamento da depressão tem a mesma evidência de eficácia da TCC, porém apresenta como incômodos a ocorrência de efeitos colaterais, a dificuldade de adesão em longo prazo e o risco de abandono terapêutico precoce.[9] Entre as psicoterapias, a TCC é a técnica mais embasada em evidência, com 63 ensaios clínicos demonstrando sua eficácia. O tamanho de efeito dessa intervenção é considerado moderado (g = 0,75).[12] Quanto mais técnicas cognitivas são adicionadas a técnicas comportamentais, mais a TCC mostra-se eficaz, inclusive em longo prazo.[8] Poucos estudos avaliaram a eficácia de procedimentos específicos de TCC, pois a validade dessa abordagem é feita com um conjunto de técnicas. A técnica da ativação comportamental é uma das poucas abordagens que foi testada isoladamente. Essa é uma técnica que apresenta maior facilidade de ser aplicada, em virtude do menor treinamento necessário aos profissionais.[10] Um estudo recente comparou a ativação comportamental com a TCC e encontrou que a primeira, mesmo aplicada por um profissional sem muita experiência, não foi inferior à TCC-padrão.[13]

Existem poucos estudos que compararam a TCC com outras psicoterapias. A TCC se mostrou mais eficaz quando comparada com todas as outras terapias, embora não haja diferença de eficácia quando a comparação é isoladamente entre a TCC,[14] a terapia interpessoal (TIP)[14] e a terapia psicodinâmica.[15] No entanto, são poucos os estudos que compararam a eficácia das diferentes técnicas de psicoterapias, então esses resultados ainda são preliminares.

A indicação de psicoterapia e/ou farmacoterapia depende da gravidade do quadro e das preferências do paciente. Pacientes com depressão leve devem ser preferencialmente tratados com psicoterapia. Já para aqueles com depressão moderada, deve ser feita uma ponderação entre tratamento psicoterápico, farmacológico ou combinado. Em pacientes com depressão grave, é imperativo iniciar o tratamento farmacológico imediatamente, associado ou não a psicoterapia. A avaliação de um paciente com depressão sempre deve incluir a identificação minuciosa do risco de suicídio, de indicação de internação ou de outras abordagens, como a eletroconvulsoterapia (ECT) ou a neuroestimulação.[14]

### Modelo cognitivo-comportamental

A teoria cognitivo-comportamental nasceu justamente com o surgimento do modelo cognitivo da depressão. No início da década de 1960, Aaron Beck definiu que as cognições são um ponto-chave no início, na manutenção e na recorrência da depressão. Essas cognições influenciam como o indivíduo reage a novas informações, interferindo na atenção seletiva e na memória. Os pensamentos automáticos são aqueles que o indivíduo tem acerca de si, do mundo ou do futuro nas mais diversas situações. Os pensamentos automáticos têm uma relação muito clara com as crenças intermediárias e com as crenças centrais. Inicialmente, a terapia cognitiva baseia-se na análise desses pensamentos para avaliar de forma realista a importância e a validade deles. Ao longo do tratamento, a terapia cognitiva também aborda aspectos mais profundos, o que chamamos de crença central. A crença central que o paciente tem sobre si, sobre o mundo e as outras pessoas é a geradora dos pensamentos automáticos e também deve ser analisada, visto que sua mudança é capaz de produzir melhora duradoura. As estruturas cognitivas, ou "esquemas", se referem ao funcionamento de um indivíduo em relação a seus pensamentos mais superficiais e profundos e em relação às suas emoções. Essas estruturas são formadas ao longo das experiências da infância e do desenvolvimento do indivíduo, constituindo um viés negativo que influencia como o indivíduo passa a perceber as experiências subsequentes. A **Figura 31.1** ilustra o modelo cognitivo-comportamental.

As cognições do indivíduo com depressão costumam ser predominantemente negativas, e a visão é negativa em relação a si mesmo, ao futuro e ao mundo, caracterizando o que Beck chamou de **tríade cognitiva da depressão**. Como o viés é predominantemente negativo e rígido, com frequência a atenção fica voltada para os aspectos negativos, o que, por sua vez, reforça a lembrança cada vez maior de experiências negativas. Uma metanálise demonstrou que os pacientes com depressão apresentam um viés para os estímulos negativos quando comparados com sujeitos não deprimidos, particularmente quando avaliados por meio da Tarefa *Dot-Probe*.[16] Dessa forma, o indivíduo com depressão avalia o mundo de modo mais nega-

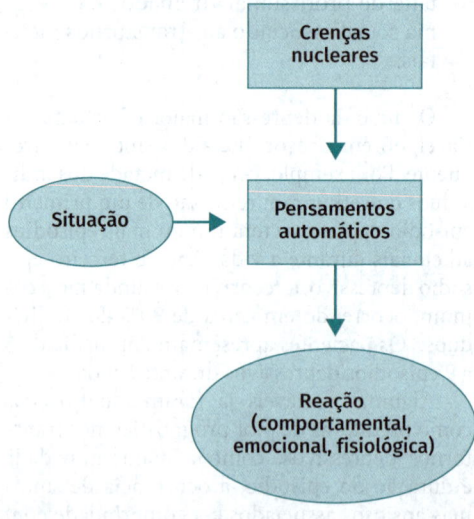

**Figura 31.1** | Modelo cognitivo-comportamental.

## EXEMPLO CLÍNICO

F., uma paciente com 46 anos, procurou atendimento psiquiátrico em um episódio depressivo após o divórcio. Estava morando com o marido nos Estados Unidos, onde trabalhava em uma empresa fundada pelo casal. Após a separação, precisou voltar para o Brasil e passou a morar na casa da mãe. A paciente apresentava anedonia e não tinha vontade de sair de casa para nada. Não procurou seus amigos, recusava os convites constantes de sua irmã para sair e somente ficava com a mãe, vivendo a vida de uma senhora de 76 anos. Seu isolamento nutria outras cognições negativas, do tipo "nunca vou encontrar ninguém na vida". O terapeuta apresentou para F. a ideia de que não eram as coisas que despertavam a tristeza, e sim o que pensamos a respeito dessas coisas. O terapeuta identificou com a paciente que o convite da irmã dela para jantar (situação) desencadeava a ideia de que ela não tem mais nada de interessante, já que está desempregada (pensamentos automáticos), o que leva à tristeza e ao isolamento social (comportamento). Se essa mesma situação (convite da irmã) levasse ao pensamento de que sua irmã gosta de sua companhia, provavelmente o sentimento seria outro. Logo, ao mudar a cognição, podemos mudar a emoção.

tivo, bem como percebe com maior relevância os eventos negativos, o que reforça ainda mais essas distorções cognitivas. Na depressão, geralmente os esquemas, ou seja, as crenças centrais que são ativadas, envolvem ideias de perda, inadequação, rejeição interpessoal e desvalia.[2] Quando o comportamento do indivíduo confirma ou amplifica as cognições, por exemplo, com o retraimento social, estabelece-se um círculo vicioso que reforça suas percepções negativas. A apresentação do modelo cognitivo-comportamental ao paciente costuma ser feita durante o processo de psicoeducação. Recomenda-se que o modelo seja preferencialmente contextualizado dentro do material clínico que o paciente apresenta, para que ele possa identificar o próprio modelo, como no exemplo clínico apresentado a seguir (Fig. 31.2).

Existe um papel fundamental para os desencadeadores dos episódios depressivos.[17] Geralmente, os esquemas ficam latentes até que sejam ativados por estímulos relevantes. Isso pode ocorrer quando o estímulo corresponde a um esquema já parcialmente ativado, ou seja, um fato novo que reforça determinada crença. Por exemplo, a paciente do exemplo de caso há pouco descrito teve o divórcio como desencadeante do episódio depressivo, que ativou um esquema de "não ser digna de amor". Como esse esquema já estava ativado, todas as experiências subsequentes, como a de não conhecer ninguém novo, reforçavam essa crença. Outra forma de ativação de esquemas disfuncionais envolve suas relações com outros esquemas ativados. Os esquemas ligam-se entre si em razão da semelhança de conteúdo. Por exemplo, uma paciente com história de não ter sido reconhecida por seu pai começou a mostrar sintomas depressivos após não ter sido selecionada para uma vaga profissional. Essa frustração acabou ativando o esquema de "não ser boa o suficiente", pela ligação do esquema de fracasso com o esquema de abandono.

No entanto, não é necessário um evento negativo de grande amplitude para que haja a ativação de esquemas disfuncionais. Algumas pessoas apresentam maior vulnerabilidade cognitiva que outras, isto é, quando expostas a algum estressor, por menor que seja, podem ativar suas crenças disfuncionais e desenvolver sintomas depressivos.[2] Isso é conhecido como a teoria de diátese e estresse, entendendo-se por diátese a vulnerabilidade individual.[18] Entre os fatores que tornam um indivíduo mais suscetível, encontram-se baixa autoestima, adversidades na infância e aspectos genéticos. Quando ativadas, cognições disfuncionais desencadeiam um padrão de processamento de informação negativamente tendencioso e autorreferente, que, em última instância, culmina na depressão. Dessa forma, fatos da vida cotidiana, como uma piada mal colocada, ou mesmo diferentes estressores, como mudança de emprego, podem servir de ativadores desses esquemas disfuncionais.

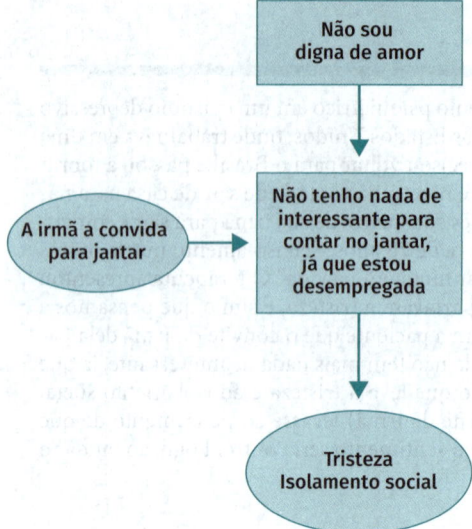

**Figura 31.2** | Modelo cognitivo-comportamental de F.

Nesse sentido, a TCC tem como objetivo modificar esse padrão mal-adaptativo de comportamento, bem como abordar as distorções cognitivas. Quando o paciente está muito sintomático, geralmente são instituídas técnicas mais comportamentais, como a ativação comportamental, no início da abordagem. A psicoeducação permeia várias fases do tratamento, mas também tem importância maior no início do tratamento. Conforme o paciente melhora um pouco da sintomatologia, as técnicas cognitivas são introduzidas. As técnicas mais comumente utilizadas estão descritas a seguir.

## Técnicas mais utilizadas

### Ativação comportamental

Pacientes deprimidos geralmente encontram-se desmotivados e bastante inativos, permanecendo grande tempo deitados e sentindo-se incapazes de praticar muitas das atividades que faziam antes do episódio depressivo. Motivá-los a tornarem-se mais ativos pode ser uma forma de melhorar o humor. É comum que esses pacientes se sintam incapazes de fazer diversas atividades, o que perpetua sua inatividade e, consequentemente, reforça a ideia de serem incapazes. Assim, a ativação comportamental trabalha com o fortalecimento do autocontrole e do domínio dos pacientes sobre sua vida, o que costuma reduzir cognições negativas e melhorar o humor depressivo. A atividade física produz uma sensação prazerosa, funcionando como reforço dessa mesma atividade.

O terapeuta pode iniciar o trabalho com uma avaliação das atividades que o paciente desenvolveu ao longo da semana e a monitoração do humor. Se for possível identificar melhora do humor quando o paciente estava envolvido em alguma atividade, isso já pode servir de motivador para que ele faça alguma atividade, mesmo que não tenha vontade. As atividades podem ser simples, dependendo do grau de comprometimento do paciente. Por exemplo, um paciente gravemente deprimido que ficava só na cama poderia ser estimulado a colocar uma roupa e sentar-se no pátio. Pacientes menos sintomáticos podem ser estimulados a desenvolver atividades mais complexas, como ler um livro, escutar música, caminhar ou ir à academia. Como o paciente muitas vezes não sente prazer em nenhuma atividade devido à depressão, o terapeuta pode buscar as atividades que antes eram prazerosas para o paciente, pois é mais fácil realizar aquilo que antes estava associado a algum prazer.

O terapeuta também deve avaliar o grau de exequibilidade das tarefas, a fim de promover a autoeficácia do paciente. Programar uma atividade que o paciente tenha pouca chance de realizar pode até piorar os sintomas depressivos. Logo, é importante adequar a tarefa aos sintomas do paciente. O paciente deve sair da sessão com uma lista de atividades que podem ser feitas, e nunca com o comando genérico de fazer alguma coisa. Por exemplo, o paciente pode sair com o propósito de fazer pelo menos uma atividade por dia da lista: passear com o cachorro, sentar na praça, ligar para um amigo, escutar música, ler um livro, assistir a uma série na TV. Muitas vezes, a elaboração de uma lista de atividades prazerosas pode durar uma sessão inteira, e é pouco provável que um paciente faça essa lista cada vez que pense que deveria fazer algo quando sua vontade é de fazer nada.[19] O terapeuta e o paciente podem planejar algumas atividades que serão a tarefa do paciente para a sessão seguinte, criando uma planilha da semana (**Tab. 31.1**).

Algumas frases motivacionais para iniciar a atividade mesmo sem ter vontade podem sur-

> **EXEMPLO CLÍNICO**
>
> A. havia sido demitida de seu emprego havia cerca de um mês quando iniciou a terapia. Relatava estar se sentindo muito triste e desmotivada, passando a maior parte do tempo na cama, levantando poucas vezes para comer algo ou ir ao banheiro. Sentia-se incapaz de sair para almoçar com amigos, pois temia que eles percebessem sua depressão e a julgassem como alguém inferior. Além disso, o fato de ter de contar aos demais que havia sido demitida a deixava preocupada e triste. Por isso, seguia os dias sozinha em casa, pensando que realmente não era capaz nem de sair para encontrar amigos.

tir um efeito de encurtar o tempo de resposta dessa técnica. Por exemplo, quando o paciente não tem motivação para cumprir alguma atividade colocada como tarefa, a frase "A ação precede a motivação" pode ser usada para enfatizar a importância de agir, mesmo sem a vontade, pois é justamente a ação que traz a motivação. Alguns pacientes podem ser incapazes de encontrar prazer em qualquer atividade, seja pela cronicidade do quadro depressivo, seja pelas distorções cognitivas. Esses pacientes provavelmente necessitarão de auxílio para buscar atividades com as quais normalmente as pessoas sentem prazer, por exemplo, nas artes (música, leitura, cinema, etc.), nas interações sociais ou nos esportes.[19] Para uma melhor avaliação e programação de atividades, o terapeuta e o paciente podem construir uma tabela de atividades (Tab. 31.1).

O terapeuta também pode explorar essa técnica para avaliar com o paciente quais os pensamentos disfuncionais envolvidos na situação. Em seguida, é planejado em conjunto um experimento comportamental em que o paciente se expõe a alguma atividade e testa suas cognições. Depois, o resultado obtido é avaliado, e, se favorável, o terapeuta ressalta o êxito do paciente, reconhecendo seu mérito.

No exemplo de caso de A., a paciente apresenta uma cognição negativa em relação a seu desempenho diante de um jantar com amigos, e o comportamento de manter-se em casa sozinha reforça sua crença de ser incapaz. Aqui, o terapeuta pode avaliar com a paciente quais as evidências que apoiam seu pensamento de ser inferior e quais evidências são contrárias. Além disso, é possível programar um jantar com amigos, construindo juntos uma forma para que isso seja o mais acessível possível (p. ex., escolhendo amigos com quem a paciente tenha mais intimidade). O terapeuta e a paciente também pensam juntos acerca das possíveis dificuldades que possam surgir e como enfrentá-las. Por exemplo, no caso de A., uma dificuldade presente foi o questionamento por parte de seus amigos sobre sua demissão, e a solução encontrada por ela foi evitar contar a eles esse fato. A seguir, a paciente realiza o experimento comportamental proposto e, após, avalia com o terapeuta os resultados. Com isso, a cog-

**Tabela 31.1** | Atividades programadas de A.

|  | SEGUNDA | TERÇA | QUARTA | QUINTA | SEXTA | SÁBADO | DOMINGO |
|---|---|---|---|---|---|---|---|
| MANHÃ |  |  |  | Passear com o cachorro |  |  |  |
| TARDE |  |  |  |  |  |  | Fazer um pudim |
| NOITE | Convidar amigos para jantar |  |  |  |  |  |  |

nição negativa de desvalia e incapacidade é gradualmente substituída pela ideia de que é capaz de sair de casa e encontrar seus amigos, o que aumenta sua autoeficácia e, consequentemente, melhora sua autoestima e seu humor.

### Psicoeducação

Os pacientes devem ser educados quanto ao seu transtorno, ao papel das cognições no desencadeamento e na manutenção dos sintomas, bem como quanto às ferramentas que podem auxiliar na melhora e na prevenção de recaída (PR). A TCC procura ajudar os pacientes a se tornarem seus próprios terapeutas, então o reconhecimento da sintomatologia como parte da depressão, e não como característica do paciente, auxilia na redução da culpa e na motivação para a mudança. A modificação das emoções a partir de habilidades aprendidas para mudar cognições é um dos pressupostos básicos da TCC. A psicoeducação também fornece recursos para que os pacientes possam retomar os passos da terapia quando estiverem diante de uma situação de risco de recaída, mesmo anos após o término da terapia. Recomenda-se que o paciente organize os exercícios escritos das sessões, as tarefas de casa, as apostilas, as escalas de avaliação, as anotações sobre *insights* importantes e outros materiais escritos ou impressos em um caderno para terapia.[19]

Diversas ferramentas são usadas para psicoeducação. Algumas aplicações possíveis incluem desenhar um diagrama do modelo cognitivo-comportamental ou fazer o registro de pensamentos automáticos. A visualização do método por escrito pode ajudar os pacientes a aprender o conceito rapidamente e retê-lo. O questionamento socrático, aliado à elaboração de diagramas cognitivos, tem como objetivo a ilustração de pensamentos disfuncionais e a consequente estruturação de ideias alternativas. Os pacientes aprendem que a base da depressão reside nas distorções cognitivas e que as cognições são "percepções" que podem estar corretas ou não.

Uma forma de exemplificar o papel das cognições pode ser a partir do exemplo trazido pelo paciente. No caso de A., o pensamento automático diante da situação de encontrar os amigos era o de que eles a julgariam incapaz porque foi demitida. Então, o terapeuta identifica com a paciente que esse pensamento leva à tristeza. É importante também mensurar o quanto de tristeza a paciente sentiria, pois, muitas vezes, não é possível modificar totalmente o humor, e sim diminuir a intensidade de alguns sintomas. A. respondeu que sentiria 90% de tristeza. O terapeuta sugeriu que ela fizesse um exercício de modificar seu pensamento e pensasse que eles poderiam ajudá-la a encontrar outro emprego. Nesse caso, como se sentiria? A. relatou que sentiria esperança, pelo menos 30%, o que mostra que o que sentimos tem relação direta com o que pensamos.

### Registro de pensamentos disfuncionais

O processo de identificar os pensamentos disfuncionais automáticos configura um importante aspecto da terapia cognitiva. Isso pode ser facilitado com o registro de pensamentos disfuncionais (RPD), pois a visão dos pensamentos escritos no papel geralmente dá início ao empenho espontâneo de rever ou corrigir cognições desadaptativas.[19] A habilidade de identificar o pensamento é a primeira etapa para a realização das intervenções específicas, que têm como propósito modificar os pensamentos automáticos.

O RPD normalmente é apresentado, de maneira simplificada, na fase inicial da terapia como parte do processo de psicoeducação, a fim de ajudar os pacientes a aprender sobre os pensamentos automáticos sem sobrecarregá-los com muitos detalhes. O RPD mais elaborado, incluindo características como nomear os erros cognitivos e gerar alternativas racionais, normalmente é adiado até que o paciente adquira experiência e confiança na identificação de pensamentos automáticos. Um método em geral usado no começo da terapia é pedir aos pacientes para usarem de 2 a 3 colunas para registrar seus pensamentos, primeiramente durante a sessão e, depois, como tarefa de casa. Um registro de três colunas poderia conter espaços para anotar situações, pensamentos automáticos e emoções (Tab. 31.2).

Nas sessões intermediárias, trabalha-se o questionamento dessas cognições. Tal processo pode ser feito pelo questionamento socrático ou no próprio RPD, com as colunas subsequentes. Por exemplo, o terapeuta convida a paciente a avaliar as evidências que apoiam aquele pensamento e as evidências que não apoiam para, depois, elaborar um pensamento alternativo e avaliar a emoção associada a esse pensamento (Tab. 31.3).

**Tabela 31.2** | Registro de pensamentos disfuncionais para A.

| SITUAÇÕES | PENSAMENTOS AUTOMÁTICOS | EMOÇÕES |
|---|---|---|
| Fazer compras no mercado. | Posso encontrar alguma pessoa conhecida. Vão descobrir que estou desempregada. | Tristeza, vergonha |
| Sair para almoçar com os amigos. | Vão perceber que estou deprimida. | Tristeza, preocupação |
| Recomeça a semana, e ainda não consegui um emprego. | Não tenho capacidade para encontrar um novo emprego. | Tristeza, raiva |

**Tabela 31.3** | Registro de pensamentos disfuncionais para A.

| SITUAÇÕES | PENSAMENTOS AUTOMÁTICOS | EMOÇÕES | RESPOSTA RACIONAL | RESULTADO |
|---|---|---|---|---|
| Fazer compras no mercado. | Posso encontrar alguma pessoa conhecida. Vão descobrir que estou desempregada. | Tristeza (90%) Vergonha (80%) | Estou exagerando. As pessoas estarão mais interessadas nas próprias vidas do que em julgar como pareço. | Tristeza (40%) |
| Sair para almoçar com os amigos. | Vão perceber que estou deprimida. | Tristeza (80%) Ansiedade (90%) | Estou melhorando. Meus amigos querem me ajudar. | Ansiedade (50%) |
| Recomeça a semana, e ainda não consegui um emprego. | Não tenho capacidade para encontrar um novo emprego. | Tristeza (80%) Raiva (90%) | Estou me esforçando para procurar um novo emprego. Já distribuí currículos em várias empresas. | Raiva (60%) |

Muitas vezes, o uso do questionamento socrático demanda uma habilidade técnica mais refinada. O propósito dessa técnica é convidar o paciente a pensar sobre seus pensamentos por meio de perguntas, estimulando-o a refletir sobre eles e a adotar novas alternativas de compreensão do seu significado, construídas conjuntamente com o terapeuta. O paciente não deve ser intimado ou pressionado a pensar da forma que o terapeuta está propondo, pois o propósito dessa estratégia não é mostrar que o paciente está pensando de uma forma estúpida ou que o terapeuta é um *expert*. O foco dessa técnica é tornar a forma de pensar mais flexível, e isso deve ser construído de modo colaborativo. Por exemplo, A. inicia a sessão dizendo ao terapeuta que não tem capacidade para encontrar um novo emprego. O terapeuta aceita empaticamente a colocação da paciente, mas pergunta de forma aberta quais as capacidades que ela pensou que seriam necessárias para conseguir um emprego. Ou seja, ao tentar definir os pontos em que os pensamentos estão ancorados, o terapeuta auxilia o paciente a flexibilizar suas cognições. Uma das razões pelas quais terapeutas iniciantes evitam essa técnica é o medo de se deparar com um déficit real do paciente ou ficar sem saída. Digamos que A. relate que precisaria mandar seu currículo, mas ela está tão desanimada que não consegue sequer olhar as vagas disponíveis no jornal. Nesse caso, não seria exatamente uma distorção cognitiva, e sim um problema. O terapeuta pode, então, lançar mão de outros recursos técnicos, como a técnica de solução de problemas.

### Solução de problemas

A técnica de solução de problemas tem como objetivo encontrar uma resolução eficaz para situações consideradas negativas pelo paciente.

Como a depressão muitas vezes compromete a capacidade de concentração e a resolução de problemas, essa técnica é bastante relevante no tratamento desse transtorno. Seguindo o exemplo anterior, foi identificado na sessão que, para conseguir um emprego, era necessário mandar o currículo. O terapeuta inicialmente propõe à paciente avaliar o problema de forma objetiva, para identificar todas as etapas que estão envolvidas na conceitualização do problema. Após identificar todos os entraves é que se foca na identificação de possíveis estratégias para solução.[19]

Essa estratégia pode ser empregada com o ensaio comportamental, no qual, junto à elaboração das estratégias, existe a avaliação do quanto a experiência confirma a previsão que o paciente havia feito. O exemplo está resumido na Tabela 31.4.

Incentiva-se que a paciente inicialmente evoque diversas ideias, mais ou menos lógicas, para posterior seleção das passíveis de execução (*brainstorming*). Caso a paciente não consiga identificar uma ideia, pode-se perguntar quais pontos ela acharia mais relevantes, por exemplo, em uma entrevista de emprego. Essa estratégia tem como objetivo a elaboração de um plano, que pode ou não dar certo, mas que a paciente está se propondo a testar. As colunas posteriores somente devem ser preenchidas após a experiência, com o acréscimo da avaliação de o quanto aquela experiência confirma a previsão (ou o pensamento) que estava sendo testada.

### Seta descendente

A identificação e o entendimento dos esquemas constituem um dos princípios básicos da abordagem cognitiva no tratamento da depressão. Segundo a hipótese diátese-estresse,[18] crenças nucleares desadaptativas podem ter pouco efeito negativo durante períodos de normalidade. No entanto, essas crenças podem ser ativadas por eventos estressantes, tornando-se desencadeadoras e mantenedoras dos pensamentos e dos comportamentos característicos da depressão. Revisar esquemas disfuncionais pode gerar benefícios positivos em duas áreas principais: alívio dos sintomas atuais e melhor resiliência a estressores no futuro.

Um método comumente usado para a identificação de esquemas, a técnica da seta descendente envolve questionamentos em sequência que têm como objetivo revelar níveis cada vez mais profundos de pensamento. Inicialmente, são abordados os pensamentos automáticos; entretanto, se o terapeuta infere que está presente um esquema subjacente, ele pode testar se as cognições do paciente estão mostrando uma representação precisa de si mesmo. A maioria das perguntas segue este formato geral: "Se esse pensamento que você tem sobre si mesmo é verdadeiro, o que isso diz sobre você?" ou "O que isso significa para você?" (Fig. 31.3).[19]

O estabelecimento de um vínculo terapêutico é essencial para o sucesso da técnica. O paciente deve estar totalmente ciente de que o propósito do questionamento é trazer à tona crenças nucleares que provavelmente precisarão ser modificadas e de que o terapeuta não está tentando convencê-lo da validade de esquemas problemáticos. Um tom gentil e empático de questionamento e, às vezes, um leve toque de humor podem exercer um efeito melhor.

### Terapia cognitiva baseada em *mindfulness*

A terapia cognitiva baseada em *mindfulness* (do inglês, *Mindfulness-Based Cognitive Therapy* [MBCT]) combina o treinamento em *mindfulness* com técnicas cognitivas e foi desenvolvida para o tratamento de depressão crônica. O termo *mindfulness* é frequentemente traduzido para o português como atenção plena e refere-se a uma "consciência de momento a momento e não julgadora". Essa técnica se demonstrou eficaz no alívio de sintomas depressivos residuais e na prevenção de recorrência de episódios depressivos.

Nessa modalidade de terapia, o paciente é estimulado a aceitar com curiosidade e sem julgamento seus pensamentos, comportamentos e sensações corporais com o foco no momento presente. O objetivo é criar uma postura não reativa, com possibilidade de trabalhar mais adaptativamente com a tristeza, o medo e a preocupação – emoções que são centrais para prevenir a depressão. A MBCT tem como objetivo ensinar os pacientes a reconhecer padrões ruminativos e desprender-se desse modo automático de pensar, identificando os pensamentos como eventos mentais, e não como representações verídicas da realidade. Dessa forma, em vez de questionar ou rejeitar os pensamentos, o indivíduo aprende a aceitá-los.

**Tabela 31.4** | Experimento comportamental para A.

| EXPERIÊNCIA | PREVISÃO | POSSÍVEIS PROBLEMAS | ESTRATÉGIAS PARA SOLUCIONAR OS PROBLEMAS | RESULTADO DA EXPERIÊNCIA | O QUANTO O RESULTADO APOIA O PENSAMENTO QUE FOI TESTADO (0-100%) |
|---|---|---|---|---|---|
| Mandar o currículo | Não sou capaz de conseguir um emprego. | 1. Atualizar o currículo | 1. Inserir minha experiência do último emprego e meu curso de pós-graduação que concluí no ano passado. | | |
| | | 2. Procurar no jornal as vagas disponíveis 3. Fazer o cadastro em *sites* de emprego. | 2. Comprar o jornal aos domingos. 3. Perguntar para meu irmão em qual *site* ele se cadastrou e fazer meu cadastro na quinta à tarde. | | |
| | | 4. Informar aos amigos que estou procurando emprego. | 4. Mandar uma mensagem para minhas amigas mais próximas dizendo que infelizmente fui afetada pela crise e estou procurando um emprego. Dar uma ideia de que isso é normal. | | |
| | | 5. Ir a uma entrevista. | 5. Pedir para minha mãe me dar uma carona no dia. Usar o terno preto e me maquiar. Se precisar, tomar o medicamento. | | |
| | | 6. Mostrar que sou uma boa opção para a vaga. | 6. Ressaltar como trabalho bem em equipe. Se conseguir, falar do projeto da gestão de que participei no ano passado. | | |

▶ **Entre as técnicas centrais da MBCT estão:**

- O *scanner* corporal, em que o indivíduo toma consciência do corpo como uma âncora proprioceptiva para o treinamento de atenção plena.
- O comer com atenção plena, em que o paciente presta atenção a todas as características do alimento e do ato de comer, sendo orientado a desengajar-se gentilmente de pensamentos automáticos que possam surgir durante a prática.
- A respiração, em que práticas de meditação são feitas focando a respiração como uma âncora para o treinamento da atenção plena.
- A meditação, que pode ser feita em repouso, na qual o paciente permanece sentado focado em sua respiração e na

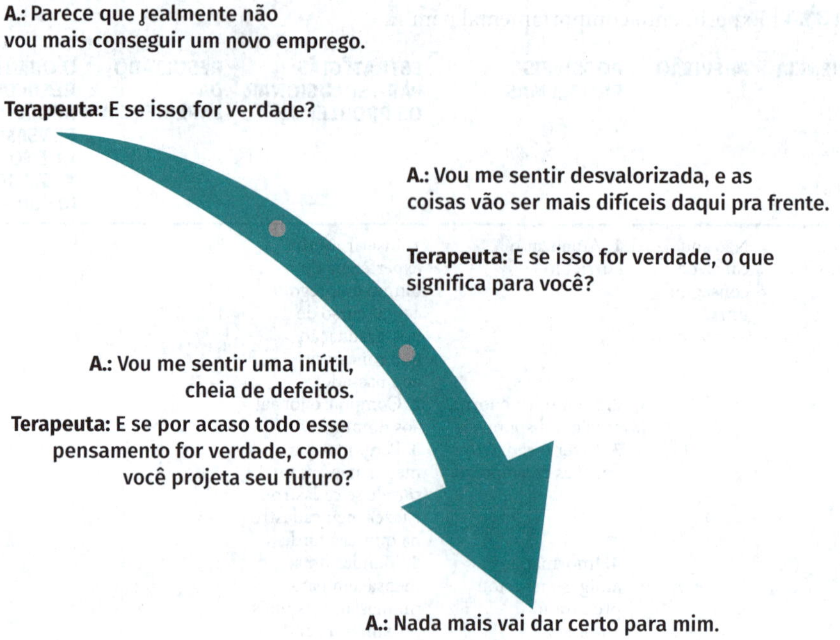

**A.:** Parece que realmente não vou mais conseguir um novo emprego.

**Terapeuta:** E se isso for verdade?

**A.:** Vou me sentir desvalorizada, e as coisas vão ser mais difíceis daqui pra frente.

**Terapeuta:** E se isso for verdade, o que significa para você?

**A.:** Vou me sentir uma inútil, cheia de defeitos.

**Terapeuta:** E se por acaso todo esse pensamento for verdade, como você projeta seu futuro?

**A.:** Nada mais vai dar certo para mim.

**Figura 31.3** | Uso da técnica da seta descendente para A.

aceitação de seus pensamentos sem julgá-los, ou em movimento, que envolve observar plenamente o momento e as atividade presentes.

As habilidades citadas auxiliam o paciente a adquirir maior regulação emocional e cognitiva por meio do treinamento atencional e da aceitação, aumentando, dessa forma, a consciência do engajamento em processos ruminativos e autodepreciativos. Geralmente, essa terapia tem duração de oito semanas e é aplicada em grupo, para que os participantes possam compartilhar suas experiências. Durante as práticas, os participantes são convidados a avaliar e refletir sobre a forma como lidam com os pensamentos e as sensações corporais. (Para mais informações, ver o Cap. 13.)

### Terapia do esquema

Essa terapia integra técnicas da TCC e alguns princípios da teoria psicodinâmica. Entende-se por esquema a estrutura cognitiva/emocional de uma pessoa, a qual é criada principalmente por influências da infância/adolescência e dos relacionamentos interpessoais, transformando-se em um padrão de cognição, emoções e forma como o indivíduo se relaciona. Esses esquemas são ativados diante de situações específicas. Pacientes deprimidos apresentam esquemas desadaptativos, com padrões emocionais e cognitivos autodepreciativos. Nesse modelo, o terapeuta e o paciente utilizam técnicas cognitivas, comportamentais e interpessoais para ajustar tais esquemas. Parte-se do princípio de que os comportamentos são consequências dos esquemas, podendo ser alterados por meio da criação de esquemas mais adaptativos.

Dessa forma, é preciso formular quais esquemas o paciente apresenta e que são ativados diante de situações do cotidiano (ver **Tab. 31.5**). Essa formulação baseia-se no conhecimento das experiências de vida do paciente, seu temperamento e suas relações interpessoais. Para a melhora desses esquemas, são aplicadas técnicas cognitivas, como análise de pensamentos disfuncionais que perpetuam um esquema; técnicas emocionais, como imagens mentais de situações que o paciente necessita confrontar; técnicas comportamentais, por meio tarefas e exercícios de comportamentos mais adaptativos diante de situações; e técnicas de manejo de

**Tabela 31.5** | Domínios dos esquemas desadaptativos

| | |
|---|---|
| Desconexão e rejeição | Expectativa de não ser satisfatoriamente aceito e compreendido. Origem familiar distante e rejeitadora. |
| Autonomia e desempenho prejudicados | Expectativa de incapacidade de funcionar e sobreviver de forma independente. Origem familiar superprotetora. |
| Limites prejudicados | Dificuldade de limites e responsabilidades. Origem familiar permissiva e com falta de orientação. |
| Direcionamento para o outro | Foco excessivo nas necessidades do outro e na omissão das próprias necessidades. Origem familiar com supervalorização dos desejos dos pais e omissão dos desejos da criança. |
| Supervigilância e inibição | Ênfase excessiva no cumprimento de regras e expectativas à custa da felicidade. Origem familiar severa e exigente. |

*Fonte:* Adaptada de Young.[20]

relacionamento interpessoal, iniciando-se pela relação terapeuta-paciente como um modelo de relacionamento mais saudável. Por meio da modificação de um esquema desadaptativo, consegue-se um padrão de cognição/comportamento mais saudável, o que reduz os sintomas depressivos.

O caso de P. ilustra um paciente com padrão de esquemas de "supervigilância e inibição" e de "direcionamento para o outro". Nesse caso, a formação familiar rígida com pouca ênfase nas necessidades de P. é um dos fatores responsáveis pela construção desse modelo. Além disso, suas experiências de vida, com dificuldade em constituir família, influenciaram para que acreditasse ser pouco merecedor de afeto, focando-se em cumprir responsabilidades como uma forma de sentir-se mais digno de afeto.

### Estrutura das sessões

O tratamento da depressão geralmente se desenvolve ao longo de 10 a 20 sessões. Ele se inicia com a psicoeducação sobre o transtorno e seus fatores mantenedores.[2] A psicoeducação é fundamental para introduzir o modelo cognitivo-comportamental da depressão, ao mostrar como a visão negativa de si mesmo, do mundo e do futuro (tríade cognitiva da depressão) e os esquemas disfuncionais da depressão influenciam diretamente o humor do paciente. O paciente, com o terapeuta, estabelece os objetivos do tratamento e é instruído quanto ao método da TCC.

No início do tratamento, o mais importante é estabelecer precocemente uma boa aliança de trabalho, baseada em empatia, colaboração, foco no paciente, modulação do afeto, encoraja-

### EXEMPLO CLÍNICO

P., 54 anos, é solteiro e não tem filhos. Foi criado por seus pais e tem um irmão mais novo, R. O pai foi militar durante muitos anos, uma pessoa bastante rígida e exigente. Sempre cobrou de P. boas notas na escola/faculdade e bom desempenho em seus estágios. A mãe era bastante submissa ao pai, sempre servindo muito ao esposo, mais que aos próprios filhos.

P. cresceu sempre tendo bom desempenho escolar e laboral, porém nunca conseguiu manter um relacionamento estável e constituir a própria família. É muito exigente consigo mesmo, não tolera falhas no trabalho e, muitas vezes, trabalha excessivamente, até mesmo cumprindo tarefas que seriam de colegas, pois, por vezes, acredita que, dessa forma, pode ser visto como alguém melhor e mais merecedor de afeto. P. procurou a terapia apresentando sintomas depressivos e ansiosos e relata que demorou para procurar tratamento (apenas aos 54 anos) porque nunca achou que seria necessário antes.

mento e resolução de problemas.²¹ Cada aspecto da estrutura da sessão de TCC é desenhado para maximizar a colaboração entre paciente e terapeuta.

▶ **O modelo de Beck e colaboradores (1979) de uma sessão típica pode ser resumido da seguinte forma:**

1. Revisar o humor
2. Fazer ponte com a última sessão
3. Revisar as tarefas
4. Fazer a agenda
5. Trabalhar itens da agenda
6. Fazer resumos periódicos e resumo final
7. Fornecer *feedback* da sessão

A agenda deve ser gentilmente introduzida após um período de aquecimento da sessão, em que o paciente fala livremente por alguns minutos. Espera-se que, nos pacientes mais sintomáticos, a agenda seja ainda mais necessária, uma vez que a desorganização do pensamento encontrada nos quadros depressivos pode comprometer o tratamento. O objetivo da agenda é organizar os assuntos que o paciente deseja abordar naquela sessão, bem como o terapeuta identificar se tem algum ponto que ele gostaria de acrescentar. Com o decorrer do tratamento, a agenda vai sendo naturalmente introduzida pelo paciente sem a necessidade de interferência do terapeuta. O equilíbrio entre a estruturação e a espontaneidade é um desafio terapêutico constante.¹⁹ Uma forma de estabelecer esse equilíbrio é partir inicialmente do material proposto pelo paciente. Por exemplo, após o período do aquecimento, o terapeuta pode perguntar: "Você gostaria de conversar mais sobre isso hoje?". Se o paciente se encontra mais quieto e não propõe espontaneamente um assunto, o terapeuta pode abrir a agenda, perguntando: "O que você gostaria de conversar hoje?".

A primeira fase do tratamento é focada no alívio dos sintomas, o que pode ser mais facilmente alcançado com a ativação comportamental.¹³ Os pacientes precisam ser orientados de que a anedonia é um sintoma da depressão que, muitas vezes, é o último a apresentar melhora.²² Dessa forma, o paciente deve ser orientado a fazer a ativação comportamental, focando principalmente atividades que antes eram prazerosas, mesmo sem ter vontade. Inicia-se por atividades que antes eram prazerosas por serem mais facilmente executadas, além de haver maior chance de serem prazerosas outra vez. Muitas vezes, os pacientes resistem a essa intervenção por pensarem que, se não estão trabalhando, não merecem nenhuma atividade de lazer, o que, na verdade, perpetua o ciclo da depressão. A psicoeducação, nessas ocasiões, é fundamental, pois, se o paciente não melhorar da depressão, é possível que não possa desempenhar sua atividade laboral. Então, para melhorar, ele precisa, sim, reintroduzir atividades de prazer. Frases motivacionais, do tipo "A ação precede a motivação", podem ter um impacto importante ao sumarizar essa intervenção. A avaliação do humor após a realização da ativação comportamental também costuma auxiliar na adesão do paciente a essa estratégia terapêutica.

A fase intermediária do tratamento aborda a mudança cognitiva. O paciente aprende o modelo e o papel dos pensamentos automáticos e que pensamentos são hipóteses que podem e devem ser testadas. É ensinado o questionamento socrático, bem como o uso do RPD, objetivando a identificação de pensamentos disfuncionais. O RPD pode ser desenvolvido ao longo de algumas sessões, primeiramente focando a habilidade de identificar os pensamentos disfuncionais, e, depois, o paciente é estimulado a desafiá-los. Nessa fase da terapia, são identificadas crenças subjacentes (pressupostos e regras). A prática de habilidades de assertividade deve ser incentivada durante as sessões, assim como a técnica de solução de problemas. Recomenda-se que o uso de cada um desses recursos terapêuticos seja adotado conforme o paciente apresenta a necessidade dele. É como se a técnica ficasse a serviço do paciente, e nunca o paciente a serviço da técnica.

A fase final do tratamento foca a manutenção dos ganhos da terapia e a prevenção da recaída. Nessa fase, os pacientes são estimulados a desafiar seus esquemas negativos com experimentos comportamentais para testar a veracidade dos esquemas, bem como o quão adaptativos eles são.² Devem ser trabalhados pensamentos automáticos e crenças relacionados ao término do tratamento, e o paciente é incentivado a identificar possíveis situações de risco a fim de prevenir o reaparecimento dos sintomas.

## TCC E FARMACOTERAPIA

A TCC pode ser utilizada como primeira linha no tratamento da depressão, uma vez que apresenta boa resposta, poucos efeitos colaterais e manutenção da remissão dos sintomas a longo prazo. Todavia, também é sabido que quadros depressivos graves apresentam riscos que devem ser manejados de forma mais imediata. Nesses casos, o uso de antidepressivos, associado ou não à TCC, é o mais adequado. Por promoverem o aumento de energia e concentração, os antidepressivos são importantes aliados à TCC.[23]

O tratamento farmacológico pode ou não ser associado à TCC. O tratamento da depressão com antidepressivos resulta em melhora sintomática mais rápida quando comparado ao uso isolado da TCC; contudo, após seguimento de seis meses, indivíduos tratados com TCC apresentaram maior taxa de remissão dos sintomas e menor risco de recaída quando comparados àqueles que receberam apenas antidepressivos. Dessa forma, a TCC é o tratamento com melhor custo-benefício para PR em pacientes deprimidos, estando eles medicados ou não, diminuindo taxas de recaída cumulativas de 47 para 29%.[23]

A TCC também é uma importante estratégia para pacientes refratários ao tratamento medicamentoso. Quando diferentes estratégias para o tratamento da depressão refratária – envolvendo tanto a mudança do antidepressivo, a mudança para a TCC ou a adição de TCC e medicamento – foram comparadas, todas apresentaram igual eficácia.[23]

A TCC também pode auxiliar na redução ou na retirada do antidepressivo. Muitos pacientes têm o desejo de parar o uso do medicamento e adquirir ferramentas para lidar com os sintomas depressivos. Nesses casos, a aplicação da TCC é uma boa estratégia para pacientes que fazem uso de antidepressivos, com boa resposta em longo prazo após a retirada do medicamento.[23]

## QUESTÕES EM ABERTO E PERSPECTIVAS FUTURAS

Embora a eficácia da TCC para depressão esteja bem documentada, pouco ainda se sabe sobre como a TCC funciona. Por exemplo, existe evidência de que pessoas deprimidas apresentam hiperativação da região da amígdala quando estão processando uma informação de valência negativa, o que explica o viés negativo clássico da depressão, bem como resposta neuronal mais intensa e duradoura a estímulos dessa valência.[24] Os 10 estudos que avaliaram o impacto da TCC com avaliações de neuroimagem demonstraram modificações de ativação do sistema límbico, bem como de estruturas neocorticais, semelhante à ação dos antidepressivos. A diferença dessas duas modalidades terapêuticas seria que a TCC agiria predominantemente na atividade tônica do córtex pré-frontal, propiciando um efeito *top-down* (i.e., de cima para baixo), enquanto os antidepressivos atuariam predominantemente por efeito *bottom-up* (i.e., de baixo para cima), inibindo, dessa forma, o sistema límbico. A alteração cerebral mais frequentemente descrita com a TCC é a ativação do córtex cingulado anterior, que é uma área envolvida na regulação do controle cognitivo.[24] No entanto, esses estudos ainda são preliminares e ainda carecem de estudos comparativos com antidepressivos.

Outra área que tem sido objeto de pesquisas atuais envolve o estabelecimento de uma "dosagem" de TCC que seja efetiva. Essas pesquisas incluem o estudo da TCC por meio da internet e o uso de protocolos breves ou de intervenções preventivas. Entre as medidas não farmacológicas para a prevenção de depressão e suicídio em adolescentes, a TCC foi a técnica mais estudada, embora sua eficácia ainda não esteja estabelecida.[25,26] Todas essas estratégias buscam popularizar a disponibilidade de tal recurso terapêutico. Por exemplo, o uso da internet possibilita o acesso à população que não teria oportunidade de encontrar terapeutas treinados no local onde moram; os protocolos breves permitem que um único terapeuta trate mais pacientes; e as abordagens preventivas geralmente são aplicadas a um grupo de pacientes e beneficiam um número maior de sujeitos por terapeuta.

Além da "dosagem" da TCC, alguns autores também estão se ocupando em identificar quais componentes, ou técnicas, da TCC são mais eficazes. Por exemplo, um estudo recente identificou que estratégias psicossociais, com psicoeducação e ativação comportamental, tiveram o mesmo efeito no tratamento da depressão que a TCC e a terapia psicodinâmica breve.²³ Se for possível identificar as técnicas que são mais efetivas, é provável que possamos desenhar protocolos de tratamento mais breves, pelo menos para pacientes com sintomatologia menos grave.

## CONSIDERAÇÕES FINAIS

Em resumo, a TCC para o tratamento da depressão é uma técnica de eficácia comprovada e eleita como tratamento de primeira linha. A TCC é tão eficaz quanto os antidepressivos para depressões leves a moderadas e não apresenta tantos efeitos colaterais e abandono terapêutico precoce.⁹ Para pacientes com depressão grave ou não respondedores ao tratamento farmacológico, a TCC é eficaz como técnica adjuvante tanto em curto quanto em longo prazo.²³

A TCC tem vantagem em relação aos antidepressivos por fornecer estratégias que são fundamentais para PR. Embora os antidepressivos sejam efetivos em suprimir os sintomas depressivos, não há evidência de que esse efeito se mantenha para reduzir o risco de recorrência dos sintomas. Já a TCC tem um efeito que perdura em longo prazo mesmo após o término da terapia. No entanto, os pacientes precisam ser orientados de que a TCC oferece uma oportunidade de aprendizagem, uma vez que essa é uma terapia focada no desenvolvimento de habilidades, e não apenas um local para falar dos problemas.²⁷

## REFERÊNCIAS

1. Moussavi S, Chatterji S, Verdes E, Tandon A, Patel V, Ustun B. Depression, chronic diseases, and decrements in health: results from the World Health Surveys. Lancet. 2007;370(9590):851-8.
2. Mor N, Haran D. Cognitive-behavioral therapy for depression. Isr J Psychiatry Relat Sci. 2009;46(4):269-73.
3. American Psychiatric Association. Manual diagnóstico e estatístico de transtornos mentais. 5. ed. Porto Alegre: Artmed; 2014.
4. Hankin BL, Abramson LY, Moffitt TE, Silva PA, McGee R, Angell KE. Development of depression from preadolescence to young adulthood: emerging gender differences in a 10-year longitudinal study. J Abnorm Psychol. 1998;107(1):128-40.
5. Lewinsohn PM, Rohde P, Seeley JR. Major depressive disorder in older adolescents: prevalence, risk factors, and clinical implications. Clin Psychol Rev. 1998;18(7):765-94.
6. Kessler RC, McGonagle KA, Zhao S, Nelson CB, Hughes M, Eshleman S, et al. Lifetime and 12-month prevalence of DSM-III-R psychiatric disorders in the United States. Results from the National Comorbidity Survey. Arch Gen Psychiatry. 1994;51(1):8-19.
7. Burcusa SL, Iacono WG. Risk for recurrence in depression. Clin Psychol Rev. 2007;27(8):959-85.
8. Alves VM, Francisco LC, de Melo AR, Novaes CR, Belo FM, Nardi AE. Trends in suicide attempts at an emergency department. Rev Bras Psiquiatr. 2017;39(1):55-61.
9. Bridge JA, Greenhouse JB, Sheftall AH, Fabio A, Campo JV, Kelleher KJ. Changes in suicide rates by hanging and/or suffocation and firearms among young persons aged 10-24 years in the United States: 1992-2006. J Adolesc Health. 2010;46(5):503-5.
10. Christensen H, Pallister E, Smale S, Hickie IB, Calear AL. Community-based prevention programs for anxiety and depression in youth: a systematic review. J Prim Prev. 2010;31(3):139-70.
11. Stice E, Shaw H, Bohon C, Marti CN, Rohde P. A meta-analytic review of depression prevention programs for children and adolescents: factors that predict magnitude of intervention effects. J Consult Clin Psychol. 2009;77(3):486-503.
12. Cuijpers P, Cristea IA, Karyotaki E, Reijnders M, Huibers MJH. How effective are cognitive behavior therapies for major depression and anxiety disorders? A meta-analytic update of the evidence. World Psychiatry. 2016;15(3):245-58.
13. Richards DA, Ekers D, McMillan D, Taylor RS, Byford S, Warren FC, et al. Cost and outcome of behavioural activation *versus* cognitive behavioural therapy for depression (COBRA): a randomised, controlled, non-inferiority trial. Lancet. 2016;388(10047):871-80.
14. Parikh SV, Quilty LC, Ravitz P, Rosenbluth M, Pavlova B, Grigoriadis S, et al. Canadian Network for Mood and Anxiety Treatments (CANMAT) 2016 Clinical guidelines for the management of adults with major depressive disorder: section 2. Psychological treatments. Can J Psychiatry. 2016;61(9):524-39.
15. Driessen E, Van Henricus L, Peen J, Don FJ, Kool S, Westra D, et al. Therapist-rated outcomes in a randomized clinical trial comparing cognitive behavioral therapy and psychodynamic therapy for major depression. J Affect Disord. 2015;170:112-8.
16. Peckham AD, McHugh RK, Otto MW. A meta-analysis of the magnitude of biased attention in depression. Depress Anxiety. 2010;27(12):1135-42.
17. Kendler KS, Karkowski LM, Prescott CA. Stressful life events and major depression: risk period, long-term contextual threat, and diagnostic specificity. J Nerv Ment Dis. 1998;186(11):661-9.
18. Belsky J, Pluess M. Beyond diathesis stress: differential susceptibility to environmental influences. Psychol Bull. 2009;135(6):885-908.
19. Wright JH, Basco MR, Thase ME. Aprendendo a terapia cognitivo-comportamental. Porto Alegre: Artmed; 2008. p.224.

20. Young JE. Terapia do esquema: guia de técnicas cognitivo-comportamentais inovadoras. Porto Alegre: Artmed; 2008.
21. Wampold BE. How important are the common factors in psychotherapy? An update. World Psychiatry. 2015;14(3):270-7. .
22. McMakin DL, Olino TM, Porta G, Dietz LJ, Emslie G, Clarke G, et al. Anhedonia predicts poorer recovery among youth with selective serotonin reuptake inhibitor treatment-resistant depression. J Am Acad Child Adolesc Psychiatry. 2012;51(4):404-11.
23. Wiles N, Thomas L, Abel A, Barnes M, Carroll F, Ridgway N,et al. Clinical effectiveness and cost-effectiveness of cognitive behavioural therapy as an adjunct to pharmacotherapy for treatment-resistant depression in primary care: the CoBalT randomised controlled trial. Health Technol Assess. 2014;18(31):1-167.
24. Franklin G, Carson AJ, Welch KA. Cognitive behavioural therapy for depression: systematic review of imaging studies. Acta Neuropsychiatr. 2016;28(2):61-74.
25. Hetrick SE, Cox GR, Witt KG, Bir JJ, Merry SN. Cognitive behavioural therapy (CBT), third-wave CBT and interpersonal therapy (IPT) based interventions for preventing depression in children and adolescents. Cochrane Database Syst Rev. 2016(8):CD003380.
26. Hetrick SE, Cox GR, Merry SN. Where to go from here? An exploratory meta-analysis of the most promising approaches to depression prevention programs for children and adolescents. Int J Environ Res Public Health. 2015;12(5):4758-95.
27. French LR, Thomas L, Campbell J, Kuyken W, Lewis G, Williams C, et al. Individuals' long term use of cognitive behavioural skills to manage their depression: a qualitative study. Behav Cogn Psychother. 2017;45(1):46-57.

# 32

# Psicoterapias nos transtornos depressivos: terapia interpessoal e terapia psicodinâmica

Guilherme Kirsten Barbisan
Cinthia D. A. Vasconcelos Rebouças
Marcelo Pio de Almeida Fleck
Neusa Sica da Rocha

Este capítulo aborda os fundamentos teóricos, a aplicação clínica e as evidências científicas de duas modalidades de psicoterapia utilizadas no tratamento da depressão: a terapia interpessoal (TIP) e a terapia psicodinâmica. Também são apresentadas as evidências de eficácia dessas técnicas e como elas podem ser utilizadas no manejo terapêutico da depressão.

No adulto, a depressão é uma ocorrência comum, permanecendo, apesar dos significativos avanços diagnósticos e terapêuticos, uma condição subdetectada e subtratada nos diferentes níveis de atenção à saúde. É duas vezes mais frequente em mulheres do que em homens, podendo manifestar-se em qualquer idade, mas com maior média de ocorrência em torno dos 25 anos.[1]

Dados recentes da Organização Mundial da Saúde[2] apontam que, entre 1990 e 2013, houve aumento de quase 50% no número de pessoas comprometidas por algum transtorno do humor, e perto de 10% da população mundial atual é afetada de alguma forma.

No que se refere aos tratamentos disponíveis, as evidências indicam que a combinação de farmacoterapia e manejo psicoterápico se mostra efetiva e possibilita melhora, ainda que muitas vezes parcial, para a maioria dos pacientes. Ao longo dos últimos anos, um maior investimento em estudos baseados em evidências demonstrou a eficácia das psicoterapias no manejo da depressão, mesmo que os tratamentos farmacológicos apresentem maior visibilidade.

As abordagens psicoterápicas para a compreensão da depressão reconhecem e entendem os transtornos do humor como influenciados fortemente por fatores genéticos, biológicos e ambientais. De fato, a doença depressiva serve como um modelo ideal para se estudar como os genes e o ambiente interagem, e essa interação acaba se manifestando sob a forma de sintomas clínicos. Agora, é possível reconhecer que a etiologia da depressão unipolar inclui, aproximadamente, fatores 40% genéticos e 60% ambientais.[3]

Neste capítulo, são apresentados o modelo interpessoal e o psicodinâmico dos transtornos depressivos, com uma revisão de conteúdos teóricos relacionados à prática psicoterápica. Também é abordado um panorama atual de estudos que se propuseram a avaliar a eficácia e a efetividade dessas psicoterapias e de que maneira essas técnicas podem se alinhar com outros métodos de intervenção, como, por exemplo, a farmacoterapia e o manejo psicossocial, no tratamento de pacientes com depressão maior.

## TRATAMENTO DA DEPRESSÃO NO MODELO DE TERAPIA INTERPESSOAL

Entre as abordagens psicoterápicas adotadas no tratamento do transtorno depressivo maior (TDM), a TIP vem demonstrando, por meio de estudos controlados e randomizados, sua eficácia no manejo de episódios depressivos agudos.

A TIP originalmente se desenvolveu como uma proposta de tratamento com eficácia comprovada no manejo de episódios de TDM. O referido tratamento foi detalhado em um manual de pesquisa escrito por Klerman e colaboradores.[4]

A TIP caracteriza-se por ser uma psicoterapia de curta duração cujo objetivo é proporcionar o alívio dos sintomas e o aprimoramento do funcionamento interpessoal do sujeito. É uma intervenção focada nas relações interpessoais, que exerce um suporte prático e emocional.

A TIP compreende os sintomas psiquiátricos como intimamente relacionados a disfunções no campo interpessoal do indivíduo. Cabe destacar que a TIP não se propõe a ser um modelo causal de depressão, mas uma forma pragmática de abordar o paciente deprimido. Assim, a TIP considera dois focos principais de intervenção. Primeiro, são considerados os conflitos, as transições e as perdas do paciente, estabelecendo-se como objetivo ajudá-lo a melhorar sua comunicação relacional, despertando um olhar mais realista sobre essas relações. Uma das tarefas fundamentais da TIP é auxiliar o paciente a comunicar suas necessidades e emoções mais efetivamente. O segundo foco de intervenção da TIP é ajudar o paciente a desenvolver e utilizar melhor sua rede de apoio social para que ela possa servir mais apropriadamente às necessidades de suporte interpessoal para o manejo das crises que precipitam os episódios depressivos.[5,6]

### O modelo interpessoal da depressão

O surgimento de tristeza ou qualquer equivalente depressivo em resposta aos diferentes problemas interpessoais, como disputas interpessoais, perda por morte ou separação, parece uma reação quase universal quando se examinam diferentes culturas em épocas distintas. Klerman e colaboradores[4] consideram a teoria do vínculo de Bowlby[7] e os estudos sobre o processo de luto[8] como centrais para a compreensão dessa relação. Bowlby propõe que a tendência a estabelecer vínculos é uma característica inata da espécie humana, e o vínculo primário com a mãe é o modelo inicial que garante a sobrevivência física e psicológica da criança. Freud, ao diferenciar o luto normal do luto patológico, em sua manifestação sintomática e compreensão dinâmica, enfatiza a importância da perda no desencadear de ambos os processos, destacando que a qualidade da relação com o objeto perdido é fundamental no desencadeamento do processo normal ou patológico.

Embora os rompimentos das relações interpessoais sejam acompanhados em geral por algum sintoma depressivo, eles não desencadeiam necessariamente uma síndrome depressiva completa. Os motivos que fazem algumas pessoas desenvolverem uma "tristeza normal" e outras uma "depressão clínica" ou, ainda, por que algumas pessoas em determinados momentos de suas vidas reagem de uma ou de outra forma são questões extremamente complexas e sem uma resposta definitiva no atual estágio do conhecimento.

Os norteadores teóricos das bases da TIP[9] foram os conceitos propostos por Sullivan, Myers e Bowlby. Os trabalhos de Sullivan destacaram os fatores interpessoais na compreensão da doença psiquiátrica, considerando que as relações interpessoais são significativamente relevantes por desencadearem respostas emocionais. Myers deu ênfase às relações dos pacientes com seu ambiente, e Bowlby afirmou que a ruptura dos vínculos afetivos, o seu não estabelecimento nos períodos críticos, as separações ou as ameaças de separação podem causar sofrimento emocional e depressão. Assim, os trabalhos de Sullivan, Myers e Bowlby tornaram-se relevantes para que os idealizadores da TIP pudessem desenvolver o entendimento de como a depressão poderia estar associada aos eventos da vida social dos sujeitos.

Segundo Klerman, a TIP se propõe a compreender a depressão como invariavelmente relacionada a falhas nas interações de comunicação e nos relacionamentos interpessoais, interferindo, consequentemente, na vida pessoal, na família, no trabalho e nas atividades sociais dos sujeitos, sendo estes (i.e., interações de comunicação e relacionamentos interpessoais) os pontos a serem trabalhados em psicoterapia.

Segundo Weissman,[10] a TIP tem como paradigma definir os problemas do paciente como um diagnóstico médico tratável, relacionando seu sofrimento afetivo às situações interpessoais, a fim de ajudar o paciente a melhor compreendê-las e manejá-las.

Embora o terapeuta que utiliza a TIP reconheça a importância de fatores inconscientes, suas intervenções são dirigidas a fenômenos conscientes e pré-conscientes. As técnicas usadas na TIP são comuns a outras psicoterapias de orientação analítica, no entanto existem diferenças na forma como são utilizadas. Na TIP, as técnicas são usadas para tratar um episódio depressivo, e não para atingir o *insight*, como na psicoterapia de orientação analítica (POA). O modelo teórico da TIP considera a depressão como um transtorno mental dentro de um modelo médico, legitimando o paciente como portador de uma doença e conferindo a ele o "papel de doente".

Assim, a abordagem interpessoal vê a psicopatologia e as relações sociais de forma interativa: a psicopatologia influencia e é influenciada pelas relações sociais. Aplicando esse princípio para as depressões, a TIP considera que as relações interpessoais passadas e presentes estão relacionadas com a depressão. No entanto, muitas vezes, não é possível estabelecer o que é causa ou efeito. Assim, ao lado da importância que fatores interpessoais têm no desencadeamento e na manutenção de um episódio depressivo, é importante salientar que o inverso, isto é, a interferência do episódio depressivo nas relações interpessoais, também tem consequências significativas no casamento, no trabalho e na adaptação social do paciente.

▶ Weissman, Markowitz e Klerman[11] entendem que a abordagem interpessoal aplicada à depressão tem componentes em três níveis:

1. **Sintomas**: o humor depressivo, bem como sintomas neurovegetativos (p. ex., alterações de sono e de apetite), podem ser precipitados por fatores tanto biológicos como psicológicos.
2. **Relações sociais e interpessoais**: o desempenho de papéis sociais de forma satisfatória é derivado de aprendizados precoces na infância, mas também de reforço social atual e de competência pessoal.
3. **Personalidade e caráter**: traços persistentes, como inibição da expressão de raiva ou culpa, comunicação psicológica pobre com pessoas significativas e dificuldades com a autoestima, são características que determinam as reações à experiência interpessoal. Padrões de personalidade fazem parte, junto com outros fatores, da predisposição individual para o desenvolvimento de episódios depressivos.

## A terapia interpessoal de manutenção

A depressão normalmente tem um curso crônico, em geral apresentando episódios recorrentes. Por isso, tem aumentado a importância do planejamento do tratamento de manutenção, que justamente visa evitar essas recorrências. A TIP de manutenção (TIP-M) é uma forma de intervenção que parte da ideia de que o paciente deprimido, além de ter vulnerabilidades biológicas e de personalidade, tem um contexto psicossocial e interpessoal que o predispõe à recorrência. A TIP-M foi desenvolvida para manter a recuperação e reduzir a vulnerabilidade em episódios futuros, focando o contexto interpessoal da depressão. Difere da TIP, pois esta, por ser um tratamento da fase aguda, focaliza o contexto interpessoal associado com o episódio. Já a TIP-M tem como objetivo reforçar o contexto psicossocial do estado de remissão, procurando atuar com os pressupostos da "medicina preventiva", ajudando o paciente nos problemas interpessoais que persistem após a recuperação ou, muitas vezes, na resolução daqueles que surgem com a recuperação.[12]

Dessa forma, o terapeuta que realiza a TIP-M deve estar atento para sinais de problemas interpessoais similares àqueles identificados como colaboradores para outros episódios depressivos. A TIP-M tem sido aplicada com uma frequência mensal, embora a frequência ideal para uma psicoterapia de manutenção ainda não esteja completamente definida. As áreas de problema definidas para a TIP são as mesmas abordadas pela TIP-M.

## Evidências de efetividade e eficácia da TIP no tratamento da depressão

O estudo colaborativo para tratamento da depressão do National Institute of Mental Health (NIMH), dos Estados Unidos, é considerado o

## EXEMPLO CLÍNICO

I., 65 anos, iniciou acompanhamento psiquiátrico há cerca de dois anos devido a sintomas depressivos moderados a graves, com humor triste, apatia, insônia global, isolamento social, aumento de peso e dores generalizadas. Após tentar diversos esquemas medicamentosos com antidepressivos, sem resposta satisfatória, foi indicado o tratamento por meio de TIP.

Durante as primeiras sessões de avaliação, I. falava muito da falta que sentia da filha, falecida há três anos em um acidente de carro, e do forte sentimento de culpa que sentia por não ter estado com ela no dia em que ela morrera. Após as sessões iniciais, foi estabelecido como foco abordar os sentimentos da paciente em relação à filha. Alimentava o pensamento de que, se estivesse com a filha, nada daquilo teria acontecido. Por muito tempo, repetia que seria melhor ela ter morrido do que a filha e falava que depois desse evento sua vida havia parado.

No decorrer do tratamento, foram utilizados e reforçados manejos técnicos típicos da TIP. Foi realizado um mapeamento da rede de apoio social que existia, mas que a paciente não acessava. I. frequentemente se queixava de que evitava sair de casa por sentir dores; então, foi realizado um trabalho com a paciente para incentivá-la a eleger alternativas na busca de auxílio na execução de certas atividades, motivando-a a estar mais próxima de suas outras filhas, por exemplo, que estavam dispostas a ajudar e demonstravam solidariedade ao momento de vida da mãe. Elegeram-se maneiras e possibilidades para a retomada gradual de atividades que davam prazer para I. antes do ocorrido, por meio de técnicas de exposição social e análise de comunicação. Gradualmente, a paciente foi se sentindo mais confortável para sair de casa, voltando a frequentar a igreja e um grupo da terceira idade e a acompanhar sua neta em atividades escolares, como apresentação de teatro.

Ao final do tratamento de 16 sessões, a paciente mostrou-se novamente desmotivada, manifestando seus sentimentos quanto à falta que sentiria do terapeuta pelo bom vínculo que haviam estabelecido, inclusive trazendo um presente como agradecimento por ele "ter devolvido sua vontade de viver". O terapeuta agradeceu e reforçou com a paciente o quanto ela tinha aprendido a continuar sua vida mesmo sem a presença da filha, elaborando melhor o luto, e que agora novamente estava passando por uma perda (a do terapeuta), mas os benefícios e as orientações do tratamento ficariam em sua memória, assim como as boas lembranças que tinha da filha.

estudo mais amplo e metodologicamente mais bem conduzido na avaliação de duas diferentes formas de tratamento da depressão, tornando-se referência aos demais estudos que se seguiram.[13] O NIMH selecionou, dentro de um programa colaborativo de pesquisa em três centros diferentes, 250 pacientes, dos quais 239 entraram no estudo, sendo aleatoriamente submetidos a quatro condições de tratamento, por 16 semanas: TIP; terapia cognitivo-comportamental (TCC); imipramina e manejo clínico (IMI e MC) – média de 185 mg/dia de imipramina após a segunda semana de tratamento –; e placebo e manejo clínico (PLA e MC). Houve uma ordem consistente de respostas, com IMI e MC manifestando o resultado mais satisfatório; PLA e MC, o pior; e as duas formas de psicoterapia, resultados intermediários, mais próximos aos resultados obtidos por IMI e MC.

Diferentes estudos controlados de metanálise mostraram resultados que avaliaram a eficácia da TIP no tratamento dos transtornos depressivos (**Tab. 32.1**).[14-18]

Em 2003, Baldwin, com o objetivo de desenvolver uma diretriz para o manejo da depressão na população idosa, revisou estudos com eficácia comprovada em técnicas recomendadas para o manejo da doença. Entre os resultados dessa revisão, destacou-se a indicação de tratamentos psicoterápicos de curta duração para os pacientes idosos deprimidos. A TCC, a TIP e a terapia psicodinâmica breve focal mostraram-se eficazes no tratamento da depressão em pacientes idosos que não responderam ou que ti-

**Tabela 32.1** | Descrição de estudos de metanálise que avaliaram a eficácia das intervenções de TIP em pacientes deprimidos

| ESTUDO | ANO | QUANTIDADE DE ESTUDOS INCLUÍDOS | POPULAÇÃO | GRUPOS |
|---|---|---|---|---|
| Baldwin e cols.[14] | 2003 | - | Depressão maior em idosos | Tratamento farmacológico vs. tratamento psicoterápico |
| Mello e cols.[15] | 2005 | 13 | Depressão | TIP vs. TCC vs. tratamento farmacológico |
| Van Hees e cols.[16] | 2013 | 8 | Depressão maior em adultos | Estudos randomizados em TIP |
| Weersing e cols.[17] | 2016 | 18 | Depressão em crianças e adolescentes | Estudos randomizados em TIP vs. TCC |
| Stephenset e cols.[18] | 2016 | 10 | Depressão pós-parto | Estudos randomizados de psicoterapias em depressão pós-parto |

TIP, terapia interpessoal; TCC, terapia cognitivo-comportamental.

veram resposta parcial em episódios de leves a moderados. Ainda de acordo com essa revisão, a TIP se mostrou eficaz na prevenção da recorrência dos episódios depressivos, sendo indicada como tratamento profilático quando combinada com medicamento antidepressivo.

Mello e colaboradores[15] realizaram uma revisão de estudos controlados que avaliaram a eficácia da TIP no tratamento dos transtornos depressivos. Fizeram uma busca desde 1974 até 2002, tendo encontrado 13 estudos que preencheram os critérios da metanálise. A TIP foi superior em nove estudos. A combinação de TIP com medicamento não mostrou um efeito aditivo comparada com o uso isolado do medicamento no tratamento agudo, no de manutenção, nem teve efeito profilático em comparação a medicamento ou TIP isolados. A TIP foi significativamente superior à TCC. Com essa revisão, os autores concluíram que a eficácia da TIP mostrou-se superior ao uso de placebo e similar ao uso de medicamento e não apresentou resultado superior quando combinada com farmacoterapia. Para os autores, esses estudos recentes apontam para a eficácia da TIP como técnica psicoterápica no tratamento da depressão maior, podendo obter resultados superiores aos encontrados no uso de outras técnicas de psicoterapia.

Van Hees e colaboradores[16] concluíram que os tratamentos psicoterapêuticos, como TCC e TIP, combinados ou não com farmacoterapia, são tratamentos de primeira linha recomendados para pacientes deprimidos. Os autores salientam a importância de estudos futuros focarem o manejo individual de cada técnica, considerando a possibilidade de ajuste no tratamento em função das particularidades e necessidades de cada paciente.

Weersing e colaboradores[17] realizaram revisão sistemática de estudos baseados em evidência para o tratamento da depressão em crianças e adolescentes. O estudo levou em consideração diferentes abordagens de tratamento – individual, familiar e em grupo –, avaliando os resultados obtidos em cada um desses manejos. Entre a população de adolescentes, evidenciou-se resultados consistentes, em formatos de grupo e individual. Ainda segundo essa revisão, estudos preliminares de adaptação das técnicas da TIP para o tratamento de crianças têm mostrado resultados positivos e que a TIP familiar em pré-adolescentes com depressão tem sido bem aceita pelas famílias, com alto índice de adesão e impacto significativo em comparação com terapias de suporte.

Stephenset e colaboradores[18] avaliaram a eficácia de manejos psicoterápicos para depressão pós-parto, mostrando que as psicoterapias são efetivas na redução de sintomas. Os resultados constataram que o uso da TIP foi efetivo para o tratamento da depressão pós-parto, enfatizando a relevância do uso dessa técnica. Além desse achado, houve forte evidência de que baixos níveis de suporte social são fator de risco para depressão pós-parto.

Uma revisão recente realizada pela Canadian Network for Mood and Anxiety Treatments[19] mostrou que a combinação de psicoterapia com farmacoterapia é mais efetiva que os tratamentos isolados para depressão grave.

Para Weissman e colaboradores,[20] a pressão econômica pela utilização de tratamentos de eficácia clinicamente comprovada e o interesse crescente por terapias de tempo limitado, com pesquisas publicadas, relatórios e manuais de tratamento, despertaram ainda mais o interesse clínico pela TIP, o que levou a sua incorporação na diretriz de tratamento da American Psychiatric Association[21] no manejo da depressão maior.

## TRATAMENTO DA DEPRESSÃO NO MODELO PSICODINÂMICO

### Teoria psicodinâmica da depressão

Freud foi pioneiro na tentativa de sistematizar o mecanismo do luto e suas possíveis consequências, como a melancolia. Em sua obra *Luto e melancolia*, considerou o luto uma reação à perda de um objeto significativo ou de alguma representação abstrata significativa, como um ideal ou uma posição social. Não considerou o luto uma condição patológica em si e admitiu como inútil, ou potencialmente danosa, qualquer tentativa de interferência no processo. No luto, ocorre inicialmente a perda do interesse no mundo externo e a parada momentânea da capacidade de investir afeto em um novo objeto ou ideal, concentrando-se toda a atividade mental em torno da perda, mesmo que a realidade indique que o objeto amado não existe mais. Em um luto normal, com a passagem do tempo, esses sintomas diminuem, e a pessoa volta a investir em novos objetivos ou relações.

Freud postulou que a melancolia, assim como o luto, é uma reação à perda real do objeto de amor, mas, além disso, ela está comprometida com uma condição que falta no luto normal ou que, quando ocorre, o converte em luto patológico. Segundo Freud, a perda do objeto de amor é uma oportunidade extraordinária para que entre em vigor e venha à luz a ambivalência das relações amorosas. Por isso, o conflito de ambivalência confere ao luto uma conformação patológica e o compele a se expressar na forma de autorrecriminações, de se sentir culpado pela perda do objeto do amor, isto é, de ter desejado sua morte, por exemplo.

Conforme destaca Machado,[22] Freud acredita em uma diferença de natureza qualitativa entre os aspectos saudáveis e patológicos do luto. A melancolia é caracterizada por Freud como um estado de desânimo profundo. Há desinteresse pelo mundo externo, perda da capacidade de amar, afastamento, inibição de todas as atividades, redução drástica da autoestima, tendência a autorrecriminações e expectativa delirante de punição. O melancólico sente-se empobrecido e depreciado, pois considera-se indigno de estima, incapaz de produzir e moralmente condenável. Dirige a si mesmo sentimentos de culpa e espera ser castigado.[8]

Os motivos que ocasionam a melancolia ultrapassam, na maioria das vezes, o claro acontecimento da perda por morte e abrangem todas as situações de ofensa, desprezo e decepção por meio das quais um conflito de amor e ódio pode invadir a relação ou uma ambivalência já existente pode ser reforçada. Esse conflito de ambivalência e culpa não deve ser desconsiderado entre os pressupostos da melancolia.

> Após os trabalhos pioneiros de Freud, diversos outros autores contribuíram para o entendimento das motivações inconscientes que podem estar presentes em um quadro depressivo. Hoje, ao longo de uma terapia, os terapeutas contam com essa ampla gama de conhecimento não só para avaliação e entendimento do quadro, mas também para dar suporte a intervenções terapêuticas de natureza psicodinâmica.

John Bowlby, em sua teoria do apego, descreveu como experiências precoces na infância poderiam desencadear depressões no adulto. Bowlby via o apego da criança a sua mãe como necessário para a sobrevivência, e, quando ele é perturbado pela perda de um dos pais ou por causa de um apego instável a um dos pais, as crianças veem a si mesmas como não dignas de receber amor e consideram suas mães ou cuidadores como pessoas com quem não podem contar e que abandonam. Consequentemente, na vida adulta, elas podem se tornar deprimidas sempre que vivenciarem uma perda, reativando os sentimentos de desamparo e de abandono, de ser um fracasso e de ser indigno de ser amado.

## Terapia psicodinâmica do paciente deprimido

A avaliação psicodinâmica do paciente deprimido não difere da avaliação psicodinâmica padrão. Portanto, deve, necessariamente, conter a coleta da história recente da vida do indivíduo, com o intuito de entender quando os sintomas se iniciaram, que relação guardam com estressores atuais e, em especial, com situações vividas na infância de perdas, separações, abuso, negligência ou desamparo. Essas vivências é que criam o terreno propício e que predispõem a depressões na idade adulta, fase em que são revividas, quando o indivíduo é confrontado com situações que as desencadeiam. Os desencadeadores podem ser diversos, desde conflitos conjugais, divórcio, dificuldades no cuidado com os filhos até problemas financeiros. Elas tendem a se manifestar na transferência, tornando sua identificação fácil e permitindo seu tratamento.

Outro elemento importante da avaliação do paciente deprimido é a coleta da história de vida, enfocando como foram as relações precoces e emocionalmente significativas do paciente com seus cuidadores. Quando o terapeuta se depara com um paciente que apresenta história de abandono ou negligência por parte dos pais, por exemplo, não é incomum que essa pessoa sofra de maneira muito intensa quando reexperimenta uma situação de abandono na vida adulta. A constituição da personalidade da criança no contexto de relações problemáticas com pais e outras figuras significativas poderá resultar, provavelmente, em dificuldades de relações na vida adulta. Assim, os adultos com esses antecedentes (abandono, negligência, abuso, agressividade, etc.) podem ter dificuldades em formar e manter relações e podem ser mais vulneráveis à perda e à ferida narcísica causadas por outros (p. ex., término de relacionamento).[23] É comum, nesse contexto, que se desenvolva uma vulnerabilidade narcisista ou uma autoestima frágil.

No entanto, a avaliação não se resume unicamente aos fatos concretos e recentes, pois não é incomum a presença de quadros crônicos ou que não manifestam necessariamente um desencadeante. Por isso, também é importante entender a maneira como cada pessoa interpreta seus problemas. Os clínicos devem ter em mente que o que pode parecer um estressor relativamente leve a um observador externo pode ter significados conscientes ou inconscientes poderosos para o paciente, os quais amplificam muito seu efeito,[23] podendo desencadear um quadro depressivo. Um exemplo é o paciente que entra em depressão após ser promovido no emprego; o que parece algo positivo visto de fora, para o paciente pode representar uma carga emocional muito grande, por ele se cobrar demais e achar que não irá dar conta da nova função, além de não se achar merecedor de uma promoção no trabalho.

A dificuldade de expressão de alguns sentimentos pode ser bastante comum na depressão, principalmente da raiva e da agressividade e sua conexão com a culpa e com a autodepreciação que elas produzem.

Em relação às características do superego do paciente deprimido, este, em geral, é exigente e perfeccionista, parece desempenhar um papel central e pode se tornar um tormento por causa de suas demandas sobre o indivíduo. Ainda, o indivíduo deprimido pode tentar compensar por meio da idealização de si mesmo ou de outra pessoa significativa, como um mecanismo de fuga da realidade. Essa idealização, contudo, apenas aumenta a probabilidade de um desapontamento, de raiva, que desencadeiam, então, a depressão, pois esses padrões não foram atingidos. O fracasso também leva à autodesvalorização e à raiva direcionada a si próprio, podendo desencadear condutas de autoagressão ou até suicídio.

A ampla matriz inconsciente, sumarizada aqui, expressa as diferentes fontes patogênicas, do ponto de vista psicodinâmico, da depressão. Dela, decorrem também as questões que devem ser buscadas no entendimento do paciente, das reações transferenciais, que envolvem conteúdos tanto do desenvolvimento precoce quanto da situação atual.

Os padrões transferenciais dos pacientes deprimidos podem ser variados. Alguns pacientes podem internalizar os sentimentos de raiva, ficando tristes e mais calados nas sessões, enquanto outros podem externalizá-los, atacando o terapeuta e acusando-o de negligente. Ao longo do tratamento, também pode-se compreender muito sobre como o paciente reage a eventos como férias do terapeuta ou cancelamento de consultas. Alguns pacientes interpretam esses fatos como falta de desejo do terapeuta em tratá-los, ou como indignos de receber atenção, podendo ficar deprimidos nesses períodos ou ansiosos por se sentirem desamparados, reexperimentando sentimentos de perda, como apontado anteriormente na teoria de Bowlby.

Os pacientes deprimidos geram sentimentos contratransferenciais, em geral de desespero, raiva, desejo de se livrar do paciente, fantasias de salvação. A identificação desses sentimentos é importante para a construção da relação terapêutica, bem como para entender como provavelmente se sentem as pessoas próximas ao paciente no contato com ele.

As intervenções psicoterapêuticas devem se centrar em alguns pontos importantes. Primariamente, é necessário fortalecer a relação terapêutica como elemento fundamental para o paciente compreender, no "aqui e agora", seu comportamento e, posteriormente, tentar modificar aquilo que o prejudica também fora da terapia. Ao terapeuta, cabe mostrar que esses padrões de relacionamento tendem a se repetir na relação do paciente com os outros fora da relação terapêutica e consigo mesmo. Ainda, é necessário que o paciente se dê conta de que apresenta interpretações distorcidas de sua realidade e, com o tempo, possa ressignificar essas experiências, dentro e fora da relação terapêutica.

## Indicações e contraindicações da terapia psicodinâmica para pacientes com depressão

Quanto à indicação do tratamento, as terapias psicodinâmicas se aplicam àqueles pacientes em que fica mais claro um padrão de comportamento repetitivo, com origem em problemas vivenciados na infância, como os já mencionados, e que, de alguma maneira, traz prejuízo ao indivíduo, mas que ele não consegue mudar – por exemplo, em pessoas que se envolvem em relacionamentos abusivos repetidamente. As terapias psicodinâmicas estão indicadas também nos casos em que há comorbidade com transtornos da personalidade, como *borderline* e histriônica, assim como em casos de luto patológico, em que, como citado anteriormente na obra de Freud, há predomínio de culpa e autorrecriminação após a perda de uma pessoa significativa do presente. Além dessas indicações, é necessário que a pessoa tenha visão crítica de seus problemas, capacidade de reflexão e introspecção e que tenha o desejo de mudar.

As terapias psicodinâmicas estão contraindicadas a pacientes deprimidos que apresentem déficits cognitivos significativos, como demências, assim como a pacientes com psicose. Pacientes com pouca capacidade de reflexão, que apresentam pouca motivação para mudar ou que vão para tratamento por algum ganho secundário também apresentam pouca chance de melhora com esse tipo de intervenção.

Recentemente, ocorreu uma mudança significativa na conceituação da depressão. As situações de luto não estão mais excluídas da consideração do diagnóstico do TDM, ou seja, o luto deixou de ser um critério de exclusão desse transtorno. Na quinta edição do *Manual diagnóstico e estatístico de transtornos mentais* (DSM-5),[24] é possível aplicar esse diagnóstico mesmo àqueles que passaram pela perda de um

### EXEMPLO CLÍNICO

D., 35 anos, foi encaminhada para avaliação psiquiátrica por seu pneumologista, que a acompanhava em virtude de uma doença autoimune descoberta há cerca de um ano. No encaminhamento, o médico assistente solicitava a avaliação por suspeita de um quadro depressivo associado ao diagnóstico recente da doença autoimune.

Nas primeiras avaliações, ficou claro que a paciente estava com sintomas depressivos moderados, como choro fácil, desânimo, fadiga e anedonia. Iniciou-se o uso de antidepressivos, porém sem resposta. Ao longo das primeiras consultas, a paciente passou a falar de como via sua doença atual como um castigo, uma punição pelos males que havia feito ao longo da vida. Quando questionada a respeito dessa crença, revelou que, desde pequena, tinha a fantasia de ter estragado a vida de sua mãe quando nascera, pois seus familiares sempre contaram que a mãe ficara impossibilitada de caminhar após seu parto, e isso acarretara consequências financeiras devastadoras para a família.

Apesar de sua mãe já ter falecido há 20 anos, a paciente seguia tendo sonhos e lembranças frequentes com ela e apresentava um discurso de culpa pela morte da mãe, por não ter conseguido estar com ela no dia em que faleceu no hospital. A paciente também apresentava histórico de relações conjugais abusivas, com dois casamentos "fracassados", segundo descrevia.

Ao longo da terapia, foi possível identificar como D. se relacionava com o terapeuta, sempre se desvalorizando, colocando-se em uma posição submissa, com dificuldade de fazer pedidos – por exemplo, quando estava passando mal em razão do problema pulmonar e estava proibida por seu pneumologista de caminhar, mesmo assim ia às consultas psiquiátricas (tinha de caminhar 20 minutos) para não desapontar o terapeuta. Durante dois anos de tratamento, foi abordado o tema da autodesvalorização, que estava associado a uma culpa generalizada por tudo de ruim que acontecia a sua volta. D. começou a apresentar melhora ao reconhecer esse comportamento e suas motivações, diminuindo a sensação de culpa e o comportamento submisso em relação aos outros, podendo, por exemplo, cobrar dívidas de pessoas que deviam a ela e não pagavam e pedir ao terapeuta para trocar o medicamento antidepressivo por causa de efeitos colaterais. Além disso, passou a não se ver mais como "merecedora" da doença pulmonar e começou a aderir melhor ao tratamento proposto por seu pneumologista.

ente querido. Assim, uma pessoa que está de luto por ao menos duas semanas pode ser diagnosticada com um transtorno depressivo.

## Evidências científicas de efetividade das terapias psicodinâmicas

Diretrizes recentes e de grande visibilidade, como as do National Institute for Health and Care Excellence (NICE)[25] e as da Canadian Network for Mood and Anxiety Treatments (CANMAT), têm colocado a terapia psicodinâmica como um tratamento de segunda e terceira linha dentro das psicoterapias para depressão (Tab. 32.2).

Claramente, pode-se interpretar, a partir dessas diretrizes, que a terapia psicodinâmica é um tratamento que tem menos evidência de eficácia que a TCC e a TIP. No entanto, há uma quantidade crescente de materiais publicados que contradizem essas diretrizes, não só demonstrando a eficácia da terapia psicodinâmica de curto prazo como também evidenciando que não há superioridade da TCC sobre essa técnica no tratamento da depressão.[23]

Uma metanálise recente conduzida por Driessen e colaboradores[26] confirmou a eficácia da terapia psicodinâmica para o tratamento da depressão, focando a terapia psicodinâmica de curto prazo. Foram incluídos 3.946 indivíduos. A terapia psicodinâmica de curto prazo foi significativamente mais eficaz do que as condições de controle no pós-tratamento para depressão, na psicopatologia geral e nas medidas de qualidade de vida. Não foram encontradas diferenças significativas entre a terapia psicodinâmica de curto prazo individual e outras psicoterapias no pós-tratamento. Em resumo, o estudo encontrou evidências claras de que a terapia psicodinâmica de curto prazo é eficaz no tratamento da depressão em adultos.

Abass e colaboradores[27] conduziram uma metanálise com pacientes que apresentavam diagnóstico de depressão maior e transtorno da personalidade, uma comorbidade frequentemente associada à depressão e que pode contribuir para que o tratamento não obtenha sucesso. Foram incluídos oito estudos, seis com depressão maior e dois com transtornos depressivos menores, incluindo 166 pacientes. A duração média do tratamento entre os estudos foi em geral inferior a 40 sessões (variando de 8 a 80 sessões). Os tamanhos de efeito pré e pós-tratamento foram grandes, sugerindo melhora dos sintomas durante a terapia psicodinâmica de curto prazo, e esses ganhos foram mantidos em *follow-ups* com média de 1,5 ano. Para a depressão maior, não foram encontradas diferenças entre terapia psicodinâmica de curto prazo e outras psicoterapias, e a terapia psicodinâmica de curto prazo foi superior a uma condição de lista de espera em um estudo. Essa revisão

**Tabela 32.2** | Classificação das psicoterapias como tratamento para depressão aguda segundo as diretrizes da Canadian Network for Mood and Anxiety Treatments e do National Institute for Health and Care Excellence

| | CANMAT | NICE |
|---|---|---|
| Primeira linha | • TCC<br>• TIP<br>• Ativação comportamental | • TCC<br>• TIP<br>• Ativação comportamental |
| Segunda linha | • Psicoterapia por computador e telefone | • Aconselhamento para depressão leve/moderada<br>• Terapia psicodinâmica |
| Terceira linha | • Terapia psicodinâmica de curto prazo | |

TCC, terapia cognitivo-comportamental; TIP, terapia interpessoal.

aponta a terapia psicodinâmica de curto prazo como uma opção de tratamento razoável para a depressão quando há comorbidade com transtorno da personalidade. Dentro dos limites de tal estudo, esses achados sugerem que a terapia psicodinâmica de curto prazo pode ser considerada como um tratamento de primeira linha para o transtorno da personalidade combinado e depressão.

O Estudo de Depressão em Adultos da Tavistock[28] realizou um ensaio clínico randomizado (ECR) que testou a eficácia da terapia psicodinâmica de longo prazo como um adjunto ao tratamento-padrão de acordo com as diretrizes nacionais do Reino Unido, em comparação com tratamento-padrão isolado, em pacientes com depressão grave de longa data que falharam em pelo menos duas intervenções diferentes e foram considerados com diagnóstico de depressão resistente ao tratamento. O tempo de duração do tratamento em terapia psicodinâmica de longo prazo foi em média de 18 meses (n = 129). Em resumo, esse estudo mostrou que a terapia psicodinâmica de longo prazo é uma boa alternativa terapêutica para depressões resistentes ao tratamento, e seus resultados são mais evidentes a longo prazo, o que mostra que os efeitos benéficos dessa terapia se mantêm mesmo após dois anos do final do tratamento.

## PERSPECTIVAS FUTURAS

Diversas terapias são efetivas no tratamento da depressão. Ainda assim, apenas uma pequena parcela da população com transtornos depressivos recebe tratamento para sua condição. Razões para esse déficit de tratamento incluem, por um lado, falta de recursos no sistema de saúde e, por outro lado, relutância em buscar tratamento por parte das pessoas afetadas pela doença.

Além disso, as pessoas com sintomas de depressão aguardam longos períodos até que o tratamento esteja disponível, e muitas vivem em locais com recursos de saúde escassos, sem profissionais da saúde mental disponíveis, especialmente terapeutas, sobretudo em serviços públicos.

Novos modos de realizar intervenções psicoterápicas são necessários para reduzir a espera e aumentar a oferta de tratamento para depressão, bem como para outros transtornos mentais, e o campo da tecnologia tem sido estudado como alternativa para atenuar tais problemas.

Há evidências fortes de que as psicoterapias pela internet são eficazes para a depressão. Nos últimos anos, o número de ECRs que avaliam as intervenções por meio da internet cresceu rapidamente, e várias metanálises confirmaram a eficácia das intervenções da internet para indivíduos com sintomas de depressão.[29]

Os recursos tecnológicos que vêm sendo explorados visando às intervenções em saúde mental não se restringem somente ao uso da internet. Métodos de inteligência computacional e artificial têm sido estudados para aumentar o engajamento dos usuários no tratamento e melhorar ainda mais o sistema com novos mecanismos para a oferta de terapia aos pacientes.[30]

Outro campo que começou a ser explorado recentemente e deve se expandir nos próximos anos é o da "psiquiatria de precisão", fundamentado no conceito da medicina de precisão, que basicamente é "uma abordagem emergente para tratamento e prevenção que leva em consideração a variabilidade de cada pessoa em genes, ambiente e estilo de vida".[31]

As chances de transformar esse ideal em realidade aumentaram consideravelmente com o desenvolvimento de ferramentas biológicas, métodos, imagens cerebrais e técnicas fisiológicas, ferramentas computacionais avançadas capazes de analisar grandes conjuntos de dados e avaliação de comportamentos e experiências de vida para caracterizar melhor os pacientes e identificar quais respondem de forma mais satisfatória a determinada modalidade de tratamento, entre elas as psicoterapias.[32]

## CONSIDERAÇÕES FINAIS

Atualmente, a TIP e a terapia psicodinâmica são alternativas importantes para o tratamento dos episódios de depressão maior. Elas não se propõem a tornarem-se "a melhor forma de tratamento para a depressão", mas a serem mais um recurso eficaz e disponível para que os clínicos as utilizem na tentativa de aliviar o sofrimento de pessoas com depressão. Cada uma delas, com suas particularidades e indicações, tem efetividade comprovada no alívio dos sintomas dos pacientes acometidos por esse transtorno tão prevalente.

Apesar de essas terapias já apresentarem evidências científicas que comprovam sua eficácia, mais estudos são necessários no intuito de compreender qual tipo de terapia pode ser mais adequado a cada paciente, individualizando o tratamento. Cada psicoterapia deve ser considerada como uma intervenção independente. Assim, deve-se levar em conta que cada modalidade, com suas características específicas, pode ser mais aplicável e mais efetiva em certos grupos de pacientes deprimidos do que em outros.[33]

## REFERÊNCIAS

1. Machado SCEP. Psicoterapia psicodinâmica das depressões e psicoterapia do luto normal e patológico. In: Cordioli AV, organizador. Psicoterapias: abordagens atuais. 3. ed. Porto Alegre: Artmed; 2008. p.399-411.
2. World Health Organization. Investing in treatment for depression and anxiety leads to fourfold return. Geneva: WHO; 2016.
3. Nemeroff CB, Heim CM, Thase ME, Klein DN, Rush AJ, Schatzberg AF. Differential responses to psychotherapy versus pharmacotherapy in patients with chronic forms of major depression and childhood trauma. Proc Natl Acad Sci U S A. 2003;100(24):14293-6.
4. Klerman GL, Weissman MM, Rounsaville BJ, Chevron ES. Interpersonal psychotherapy of depression. New York: Basic Books; 1984.
5. Stuart S, Robertson M. Interpersonal psychotherapy: a clinician's guide. 2nd ed. Boca Raton: Taylor and Francis Group; 2013.
6. Robertson M, Rushton P, Wurm C. Interpersonal psychotherapy: an overview. Psychotherapy Aust. 2008;14(3):46-54.
7. Bowlby J. Attachment. London: Hogarth; 1969. Attachment and loss; v.1.
8. Freud S. Luto e melancolia. In: Freud S. A história do movimento psicanalítico, artigos sobre metapsicologia e outros trabalhos. Rio de Janeiro: Imago; 1970. p.275-91. Obras psicológicas completas de Sigmund Freud; v. 14.
9. Weissman MM. A Brief history of interpersonal psychotherapy. Psychiatric Ann. 2006;36(8):553-7.
10. Weissman MM, Markowitz JC, Klerman GL. Clinician's quick guide to interpersonal psychotherapy. New York: Oxford University; 2007.
11. Weissman MM, Markowitz JC, Klerman GL. Comprehensive guide to interpersonal psychotherapy. New York: Basic Books; 2000.
12. Frank E, Kupfer DJ. Maintenance therapy in depression. Arch Gen Psychiatry. 1994;51(6):504-5.
13. Elkin I, Shea MT, Watkins JT, Imber SD, Sotsky SM, Collins JF, et al. National Institute of Mental Health Treatment of Depression Collaborative Research Program. General effectiveness of treatments. Arch Gen Psychiatry. 1989;46(11):971-82.
14. Baldwin RC, Anderson D, Black S, Evans S, Jones R, Wilson K, et al. Guideline for the management of late-life depression in primary care. Int J Geriatr Psychiatry. 2003;18(9):829-38.
15. Mello MF, de Jesus Mari J, Bacaltchuk J, Verdeli H, Neugebauer R. A systematic review of research findings on the efficacy of interpersonal therapy for depressive disorders. Eur Arch Psychiatry Clin Neurosci. 2005;255(2):75-82.
16. Van Hees ML, Rotter T, Ellermann T, Evers SM. The effectiveness of individual interpersonal psychotherapy as a treatment for major depressive disorder in adult outpatients: a systematic review. BMC Psychiatry. 2013;13:22.
17. Weersing VR, Jeffreys M, Do MT, Schwartz KT, Bolano C. Evidence base update of psychosocial treatments for child and adolescent depression. J Clin Child Adolesc Psychol. 2016;46(1):11-33.
18. Stephens S, Ford E, Paudyal P, Smith H. Effectiveness of psychological interventions for postnatal depres-

18. sion in primary care: a meta-analysis. Ann Fam Med. 2016;14(5):463-72.
19. Canadian Network for Mood and Anxiety Treatments. Clinical guidelines for the management of adults with major depressive disorder. Can J Psychiatry. 2016;61(9):524-39.
20. Weissman MM, Markowitz JC, Klerman GL. Clinician's quick guide to interpersonal psychotherapy. New York: Oxford University; 2007.
21. American Psychiatric Association. Practice guideline for the treatment of patients with major depressive disorder. 3rd ed. New York: The American Journal of Psychiatry; 2010;167(Oct. supplement):S1-152.
22. Machado SCEP. Luto em Freud e Melanie Klein. Rev Psiquiatria. 1987;9(3):187-89.
23. Gabbard G. Transtornos afetivos. In: Gabbard G, organizador. Psiquiatria psicodinâmica na prática clínica. Porto Alegre: Artmed; 2016. p.219-55.
24. American Psychiatric Association. Diagnostic and statistical manual of mental disorders. 5th ed. Washington: American Psychiatric Publishing; 2013.
25. National Institute for Health and Care Excellence. Depression in adults: recognition and management. Clinical Guideline. 2016.
26. Driessen E, Hegelmaier LM, Abbass AA, Barber JP, Dekker JJ, Van HL, et al. The efficacy of short-term psychodynamic psychotherapy for depression: A meta-analysis update. Clin Psychol Rev. 2015;42:1-15.
27. Abbass A, Town J, Driessen E. The efficacy of short-term psychodynamic psychotherapy for depressive disorders with comorbid personality disorder. Psychiatry. 2011;74(1):58-71.
28. Fonagy P, Rost F, Carlyle JA, McPherson S, Thomas R, Pasco Fearon RM, et al. Pragmatic randomized controlled trial of long-term psychoanalytic psychotherapy for treatment-resistant depression: the Tavistock Adult Depression Study (TADS). World Psychiatry. 2015;14(3):312-21.
29. Schröder J, Berger T, Westermann S, Klein JP, Moritz S. Internet interventions for depression: new developments. Dialogues Clin Neurosci. 2016;18(2):203-12.
30. D'Alfonso S, Santesteban-Echarri O, Rice S, Wadley G, Lederman R, Miles C, et al. Artificial intelligence-assisted online social therapy for youth mental health. Front Psychol. 2017;8:796.
31. National Research Council (US) Committee on A Framework for Developing a New Taxonomy of Disease. Toward precision medicine: building a knowledge network for biomedical research and a new taxonomy of disease. Washington: National Academies; 2011.
32. Fernandes BS, Williams LM, Steiner J, Leboyer M, Carvalho AF, Michael B. The new field of 'precision psychiatry'. BMC Med. 2017;15:80.
33. Karasu TB. Psychotherapy for depression. NewJersey: Jason Aronson; 1990.

# 33 Intervenções psicoterápicas para o tratamento do transtorno bipolar

Ives Cavalcante Passos
Karen Jansen
Luciano Dias de Mattos Souza
Flávio Milman Shansis

O transtorno bipolar (TB) acomete cerca de 2 a 4% da população mundial. As taxas de suicídio em pacientes com esse transtorno são de 7,8% para homens e de 4,9% para mulheres. Sabe-se que cerca de 30% dos pacientes com TB serão hospitalizados em algum momento da vida. Essas evidências demonstram a importância de um tratamento efetivo. Nesse sentido, o tratamento do transtorno inclui intervenções biológicas, como o uso de medicamentos, bem como o emprego de psicoterapias e estratégias de intervenção psicossocial. Neste capítulo, apresentamos os principais modelos de intervenções psicoterápicas que apresentam evidência empírica de eficácia no TB. Tais intervenções demonstraram eficácia na melhora da adesão ao tratamento farmacológico, na remissão dos sintomas maníacos e depressivos, na melhora do funcionamento social e na diminuição das taxas de recaída. Por fim, o capítulo apresenta perspectivas futuras para o manejo do transtorno.

O TB é uma doença mental grave e crônica, caracterizada por episódios de alterações do humor, entre os quais episódios depressivos, maníacos, hipomaníacos ou mistos. A prevalência do TB ao longo da vida varia de 2 a 4% na população mundial.[1] Segundo a Organização Mundial da Saúde (OMS), o TB é umas das principais causas de incapacidade no mundo, visto que pode acarretar perturbações no âmbito familiar, social e ocupacional.[2] Estudos evidenciam prejuízos significativos no funcionamento global, no desempenho cognitivo e na qualidade de vida de sujeitos com TB.[3] Além disso, o TB apresenta altas taxas de comorbidades com abuso de substâncias e transtornos de ansiedade, bem como elevadas taxas de mortalidade, sendo o suicídio uma das principais causas de morte.

▶ **Categorias diagnósticas propostas pela quinta edição do *Manual diagnóstico e estatístico de transtornos mentais* (DSM-5) para TB e transtornos relacionados:**

1. TB tipo I
2. TB tipo II
3. transtorno ciclotímico
4. TB e transtorno relacionado induzido por substância/medicamento
5. TB e transtorno relacionado devido a outra condição médica
6. outro TB e transtorno relacionado especificado
7. TB e transtorno relacionado não especificado

Os critérios diagnósticos para TB tipo I incluem a presença de pelo menos um episódio maníaco, que pode ser alternado com episódios depressivos ao longo da vida. Para o diagnóstico de TB tipo II, é necessária a presença de pelo menos um episódio hipomaníaco ao longo da vida e um ou mais episódios depressivos. O diagnóstico de transtorno ciclotímico é feito em adultos que têm pelo menos dois anos de períodos hipomaníacos e depressivos (um ano quando em crianças) sem jamais atender aos critérios para um episódio de mania, hipomania ou depressão maior. Algumas substâncias de abuso, medicamentos e condições médicas podem estar associados a um fenômeno semelhante ao episódio maníaco. Nesses casos, é feito o diagnóstico de TB e transtorno relacionado induzido por substância ou medicamento e TB e transtorno relacionado devido a outra condição médica.

Para o tratamento do TB, a intervenção farmacológica é fundamental. No entanto, sujeitos com TB apresentam adesão pobre ao tratamento farmacológico e altas taxas de recaída, e a remissão total dos sintomas é pouco frequente. Nesse sentido, as intervenções psicossociais são utilizadas como complementares à farmacoterapia, e há evidências de que o tratamento combinado pode estar relacionado a desfechos clínicos mais satisfatórios.[4] Estudos atuais sugerem que a psicoeducação e a terapia cognitivo-comportamental (TCC) podem atuar sobre a adesão à intervenção farmacológica e que, quando associadas, podem reduzir significativamente os sintomas maníacos e melhorar a funcionalidade dos pacientes.[4] Além disso, a terapia focada na família (TFF) pode reduzir o risco para recaída de novos episódios depressivos e maníacos.[4]

Intervenções psicossociais estão claramente associadas a melhor adesão ao tratamento farmacológico.

A seguir, apresentamos um exemplo de caso clínico e as principais técnicas de intervenção com evidências empíricas de sua eficácia para o tratamento do TB.

## PSICOEDUCAÇÃO

Em geral, o termo "psicoeducação" está associado à TCC e caracteriza a etapa inicial do tratamento. A palavra pode ser entendida também como uma técnica a ser realizada durante o processo terapêutico que visa ao fluxo de informações de terapeuta para paciente, e vice-versa. É importante salientar que todas as intervenções psicoterapêuticas para o TB apresentam componentes psicoeducativos. Assim, nesta seção do capítulo, a psicoeducação é con-

### EXEMPLO CLÍNICO

Paciente do sexo masculino, 30 anos, casado, advogado, foi diagnosticado com TB tipo I há 10 anos, quando foi internado após apresentar um episódio maníaco caracterizado por aumento de energia, euforia, diminuição da necessidade de sono, taquilalia, ideias grandiosas e distratibilidade. Na ocasião, envolveu-se em uma briga com o pai após tentar vender o carro deste com o intuito de montar uma empresa de publicidade, mesmo sem ter experiência na área. Apresentou também alguns episódios depressivos e, em um deles, há dois anos, tentou suicídio ingerindo medicamentos, mas logo foi socorrido e encaminhado à emergência médica. Tem um ritmo biológico alterado, com padrão alimentar e de sono irregulares. Está em uso de 1.200 mg de lítio e 750 mg de ácido valproico. Entretanto, ultimamente, tem consumido os medicamentos de maneira irregular. Refere que, em sua família, a mãe foi diagnosticada aos 25 anos com TB. Relata também que uma tia materna se suicidou ao pular do 13º andar de um prédio há aproximadamente 10 anos. Um primo materno tem diagnóstico de esquizofrenia; e um tio materno, de transtorno por uso de álcool. Na família paterna, aparentemente não há familiar com transtorno psiquiátrico.

siderada uma intervenção psicossocial exclusivamente pedagógica, independentemente de abordagens teóricas.

▶ **Entre os principais objetivos da psicoeducação para os pacientes diagnosticados com TB, estão:**

- Conhecer as definições de critérios diagnósticos para o transtorno, sua etiologia e as principais formas de tratamento.
- Elaborar estratégias de identificação e prevenção de episódios de alteração do humor.
- Aprender métodos de lidar com eventos potencialmente estressores.
- Aumentar a adesão ao tratamento farmacológico.

Embora a prática da psicoeducação como intervenção seja antiga na área da saúde mental, seu uso no tratamento do TB iniciou-se na década de 1990. Os estudos clínicos enfatizavam o automonitoramento do humor e a autorregulação farmacológica por meio de manuais de intervenção específicos.[5] Atualmente, estudos consistentes (nível de evidência 1A) sinalizam que a psicoeducação reduz a não adesão ao tratamento farmacológico e, quando combinada à TCC, melhora o funcionamento geral do paciente e reduz a ocorrência de sintomas de mania.[4] Além disso, a intervenção está relacionada com redução na probabilidade de recaídas e aumento do tempo entre episódios, bem como apresenta custo e incidência de efeitos adversos baixos.

Cabe sinalizar que os protocolos de intervenção de psicoeducação devem ir além de oferecer informações ao paciente sobre o TB. Sua meta é fazer do paciente um colaborador ativo em seu processo terapêutico, ampliando a eficiência da psicoeducação. Para tal, é relevante que o paciente esteja em fase de humor eutímico ou com poucos sintomas de depressão. Nesse período, o paciente está mais propenso a aceitar e conhecer a doença, perceber que pode executar comportamentos de automoderação e identificar a si mesmo como capaz de assumir um processo autorreflexivo e de mudança.

Em geral, tais protocolos têm número de sessões preestabelecido e utilizam uma forma estruturada para a sequência de conteúdos para as sessões a serem desenvolvidas. A postura do terapeuta deve ser diretiva, colaborativa e empática à resolução dos problemas enfrentados pelo paciente. Portanto, é necessário que o terapeuta tenha habilidades profissionais de lidar com situações ambivalentes para os pacientes em diversas situações de vida.

O *Psychoeducation Manual for Bipolar Disorder*[5] é um dos protocolos mais reconhecidos para o tratamento do TB. Sua aplicação pode ser tanto individual como em grupo, com número máximo de 12 participantes. Sua estrutura está disposta em cinco unidades: (1) conscientização do transtorno; (2) adesão ao tratamento farmacológico; (3) prevenção do uso de substâncias psicoativas; (4) detecção precoce de novos episódios; e (5) hábitos regulares e manejo do estresse. Essas unidades são abordadas de forma individualizada em uma intervenção – na qual o número de sessões pode variar entre 6 e 21 encontros e cada encontro pode ter duração variável entre 60 e 90 minutos. Foi demonstrado que o tratamento em grupo pode trazer mais vantagens aos pacientes, especialmente reduzindo o número de recaídas e aumentando o tempo entre hospitalizações.[6]

## Primeira unidade (sessões 1 a 6)

Em sua versão completa, a primeira unidade prevê seis encontros. O primeiro destina-se a apresentações e estabelecimentos de regras para o tratamento. Esse momento se faz necessário especialmente nas modalidades de intervenção de grupo, pois são previstas combinações sobre a frequência dos encontros e regras de sigilo e de comunicação. O segundo encontro trata da definição do TB, conceitos de humor, emoções, desmistificação de ideias distorcidas do paciente e reforço da natureza biológica do transtorno. O terceiro encontro tem como conteúdo os fatores etiológicos e desencadeantes do TB, possibilitando ao paciente compreender possíveis determinantes para sua condição. Aqui, são distinguidas as noções de causalidade do transtorno (caráter biológico) e de desencadeante (pode ter caráter tanto biológico como comportamental).

As sessões 4 e 5 lidam, respectivamente, com o refinamento sobre os sintomas de mania/hipomania e sobre os sintomas depressivos e mistos. Essas sessões são essenciais para a identificação de futuros sintomas iniciais de episódios de desregulação do humor. Na última sessão da unidade inicial, são debatidos aspectos relacionados à evolução e ao prognóstico do TB, com explicações relativas a recuperação, remissão, manutenção, resposta, recaída, recorrência e viragem. São enfatizadas as características crônicas e cíclicas do transtorno. Assim, espera-se que, ao final da primeira unidade, o paciente saiba definir o que faz ou não faz parte do TB e sua perspectiva longitudinal, tanto retrospectiva quanto prospectiva. Na prática clínica, ressalta-se que diversos métodos de aprendizagem (fôlderes elucidativos, livros acessíveis a leigos, livros técnicos e filmes) colaboram com a conscientização sobre o transtorno e podem ser utilizados nesse momento da psicoeducação. Também nessa etapa, é útil incluir técnicas para o gerenciamento de sentimentos de medo, ansiedade, estigma e baixa autoestima.

### Segunda unidade: os estabilizadores do humor (sessões 7 a 9)

A unidade seguinte do protocolo de Colom e Vieta contempla sete sessões.[5] As sessões 7, 8 e 9 dizem respeito aos medicamentos relacionados com frequência à farmacoterapia do transtorno: estabilizadores do humor, antipsicóticos e antidepressivos, respectivamente. Essas sessões são indicadas para ampliar a compreensão do paciente sobre a necessidade de intervenção medicamentosa, bem como da boa comunicação com os profissionais da saúde envolvidos no tratamento, para sinalização dos efeitos desejados e não desejados dos medicamentos. Além desses tópicos específicos, o profissional deve estar preparado para esclarecer dúvidas pontuais comuns nos processos de psicoeducação, conforme ilustrado no exemplo a seguir.

### Esquemas especiais de tratamento (sessões 10 a 13)

As sessões 10, 11 e 12 tratam de especificidades de alguns esquemas terapêuticos ou condições que frequentemente necessitam de atenção especial no tratamento de pessoas com TB – controle de níveis plasmáticos (litemia), gestação e aconselhamento genético, assim como realização de práticas terapêuticas alternativas. Essa unidade é encerrada com a sessão 13, completamente voltada para os riscos associados à retirada do tratamento medicamentoso, uma vez que a baixa adesão é um problema constante nesse contexto. Dessa maneira, ao final da segunda unidade, é esperado que o paciente se conscientize do papel da farmacoterapia e aperfeiçoe suas habilidades em colaborar com a proteção de seu humor. Tendo em vista que a adesão ao medicamento é objetivo primordial da psicoeducação, esses ensinamentos teóricos e práticos são vitais para motivar o paciente. No caso de tratamentos individuais, essas sessões podem ser adaptadas às necessidades de cada paciente. Informações sobre os conceitos de neuroprogressão e de deterioração cognitiva dos pacientes com TB sem tratamento podem ser relevantes nesse momento.[7]

### Terceira unidade: proteção neuroquímica (sessão 14)

Ainda, na direção de uma proteção neuroquímica do paciente com TB, a terceira unidade, sessão 14, envolve os riscos de substâncias psicoativas. É comum a comorbidade com abuso/dependência de substâncias (p. ex., álcool, maconha, cocaína, ácidos, etc.), e esse quadro está associado a piores condições de funcionamento e piores resultados no processo psicoeducativo.[6,7] Além disso, é discutido o uso de estimu-

---

### EXEMPLO CLÍNICO

**Paciente:** Eu terei que tomar este medicamento pelo resto de minha vida? Não tem cura?
**Terapeuta:** O TB é uma doença crônica. Isso quer dizer que a manifestação desses sintomas que conversamos é causada por uma alteração de funcionamento de parte do cérebro. E essas oscilações de humor podem ocorrer em qualquer período de sua vida. Isso não significa que você estará sempre com seu humor desregulado. Com o tratamento adequado, essas oscilações podem não mais acontecer ou ocorrer de maneira branda.

## EXEMPLO CLÍNICO

**Terapeuta:** O uso de substâncias pode interferir em seu humor e no efeito esperado de seu tratamento. Você já usou drogas alguma vez na vida?
**Paciente:** Sim. Há muitos anos, usei cocaína algumas vezes.
**Terapeuta:** Você lembra da última vez em que usou?
**Paciente:** Acho que foi em uma festa com amigos que eu tinha na época. Foi bem naquele período que mudei de cidade e estava passando por um momento difícil.
**Terapeuta:** Você notou alguma alteração em seu humor? Como foram os dias seguintes?
**Paciente:** Eu lembro que estava muito irritado na época com a mudança de cidade. Naquela festa, acabei me envolvendo em uma briga. No dia seguinte, eu estava muito angustiado e agitado. Alguns dias depois, pedi demissão para começar um empreendimento, mas não consegui levar adiante, porque estava muito agitado e desconcentrado. Pelo que conversamos nas outras sessões, acho que foi um dos momentos mais "pra cima" de minha vida.
**Terapeuta:** É bastante possível que o uso de cocaína tenha colaborado com a instabilidade de seu humor e causado ou agravado um episódio de mania.
**Paciente:** Ainda bem que não uso mais.
**Terapeuta:** Sim. Esse tipo de droga estimulante pode causar prejuízos importantes. Existe alguma outra substância ilegal ou legal que você perceba que altera seu humor dessa maneira?
**Paciente:** Minha esposa diz que, quando bebo muito café, fico muito agitado. Acho que é um pouco parecido.
**Terapeuta:** Como ela percebe isso?
**Paciente:** De vez em quando, ela sabe que exagerei no café, porque fico mais elétrico, não paro quieto e falo mais rápido. Também fico sem vontade de dormir à noite e mais tempo trabalhando em coisas da casa. Faço barulho, e ela não gosta, pois já está tarde.
**Terapeuta:** Sim, te entendo. É parecido com os momentos "pra cima"?
**Paciente:** Quase. Isso não costuma durar muito tempo... Algumas horas, 1 a 2 dias talvez.
**Terapeuta:** Ok. Acredito que seria bom monitorar o consumo do café e limitar a quantidade para evitar que isso colabore com alguma oscilação de humor. Você acha que é possível?
**Paciente:** Sim. Não sinto necessidade de tomar café todos os dias. Posso não tomar ou diminuir bastante.

---

lantes na alimentação (café, bebidas energéticas ou à base de cola) e de substâncias para tratamento de outras condições.

## Quarta unidade: sugestões de mudanças comportamentais a serem adotadas (sessões 15 a 17)

A quarta unidade visa à individualização de atitudes práticas para monitoramento dos sintomas relacionados ao TB. Aqui, destaca-se a importância de personalizar essa etapa para cada paciente, visto que a manifestação dos episódios de alteração de humor pode variar conforme o contexto clínico do indivíduo. Apesar da grande variabilidade na forma de manifestação dos episódios de desregulação do humor, seus sintomas iniciais duram período suficientemente longo para serem identificados: em torno de um mês. Por isso, as sessões 15 e 16 podem ser conduzidas por meio de três passos para a identificação precoce de sintomas iniciais. O primeiro passo é relembrar os conteúdos desenvolvidos nas sessões 4 e 5 (unidade 1) e se refere à informação dos sintomas potencialmente presentes em episódios de desregulação do humor. O segundo passo é chamado de individualização e se refere à personalização de cada tipo de episódio. O terceiro passo trata da especialização na identificação dos sintomas iniciais de cada episódio. Esses passos são

## EXEMPLO CLÍNICO

**Paciente:** Estou com dificuldades em realizar minha rotina. Sinto muita preguiça e não tenho vontade de fazer nada. Não estou conseguindo tomar os remédios de forma adequada.

**Terapeuta:** O que pode estar acontecendo? Como foi a última vez que você não tomou o medicamento?

**Paciente:** Nas últimas duas noites, não tomei o remédio. Cheguei mais tarde em casa. Eu estava cansado e fui deitar. Quando lembrei, fiquei com preguiça de levantar para tomar o medicamento. Eu não estou desregulado. Na verdade, isso aconteceu outras vezes na semana passada.

**Terapeuta:** Ok. Você deve tomar um comprimido de ácido valproico pela manhã e dois à noite, além de três comprimidos de lítio à noite. É isso?

**Paciente:** Sim. Estou há meses com meu humor estável.

**Terapeuta:** Você acredita que tomar o medicamento de maneira adequada é importante?

**Paciente:** Sim. Mas o remédio estava na minha bolsa... Longe... Eu estava sem água por perto.

**Terapeuta:** Ok. Por vezes, pode ser chato fazer essas coisas. Pelo que estou entendendo, o problema foi que você não estava com o medicamento por perto.

**Paciente:** Isso.

**Terapeuta:** Vamos fazer uma técnica chamada resolução de problemas. Agora que já identificamos que isso é algo necessário, que você quer fazer e o medicamento não estar por perto foi o problema, como você poderia facilitar sua rotina para tomar dois comprimidos pela manhã e um à noite? Vamos pensar em formas de resolver isso.

**Paciente:** Posso colocar um lembrete em meu celular. Posso deixá-los ao lado da cama. Posso comprar um organizador de medicamentos. Sempre ter água no meu quarto.

**Terapeuta:** Mais alguma forma?

**Paciente:** Acho que não.

**Terapeuta:** Ok. Agora temos várias maneiras de resolver esse problema. Entre esses jeitos de resolver o problema, qual a melhor forma?

**Paciente:** Hum... Acho que eu poderia deixar uma garrafa de água e um copo no meu quarto, ao lado da cama, no criado-mudo. E deixar a caixa desses dois medicamentos aí também.

**Terapeuta:** Então, neste momento, temos uma estratégia. Será importante colocá-la em prática e avaliar se dará o resultado esperado de melhor adesão ao medicamento.

---

elaborados didática e colaborativamente para que o paciente reconheça como foram seus episódios de mania/hipomania, depressivos e/ou mistos anteriores, especialmente seus sintomas iniciais. Portanto, esses encontros servem para a detecção precoce de episódios futuros. Assim, o paciente passa a ter papel ativo no tratamento ao reconhecer sintomas que venham a gerar uma possível recaída. O último encontro dessa unidade (sessão 17) trata sobre o que fazer em caso de um novo episódio. Nesse momento, são elaboradas estratégias de ação e são identificados pontos de apoio para cada situação. Tais aspectos são fundamentais para a melhora do curso clínico do transtorno.

## Unidade final: regulação de hábitos de vida, controle de estresse e solução de problemas (sessões 18 a 20)

A maioria dos pacientes com TB apresenta rupturas significativas na regulação de seu ritmo biológico e funcionamento. Aquisição de horários regulares de sono, alimentação e atividades físicas, bem como a estruturação de atividades sociais, são pontos-chave para manutenção do equilíbrio do humor. Técnicas de controle de estresse (sessão 19) são úteis, uma vez que situações estressoras podem desencadear novos episódios. Assim, nesta sessão, o terapeuta deve enfatizar o papel do estresse no desequilíbrio do humor; identificar, com o paciente, gatilhos estressores (passados e futuros); e ensinar técnicas de controle respiratório e de regulação de comportamentos impulsivos. A 20ª sessão trata da resolução de problemas. O processo de tomada de decisão dos pacientes com TB frequentemente sofre influência negativa do humor. Dessa forma, a aquisição de ferramentas para lidar com situações cotidianas é de grande importância (decisão a respeito de para quem contar sobre o diagnóstico, planejamento de férias, finanças, relacionamentos amorosos, etc.). Ao final, uma sessão de fechamento é incentivada para que sejam discutidos os benefícios da intervenção oferecida e identificadas as limitações e distorções ainda presentes no contexto.

É interessante sinalizar que, devido ao curso clínico do TB e às frequentes oscilações de motivação para o tratamento, sessões de acompanhamento após o término do protocolo são recomendáveis. Encontros trimestrais, semestrais ou anuais podem colaborar para a manutenção de humor eutímico e o reforço das aprendizagens da intervenção. Cabe ressaltar, ainda, a importância da comunicação congruente e coesa entre os membros da equipe de profissionais que lidam com pacientes com TB.

### Evidências de eficácia/efetividade do protocolo

A administração precoce dessa intervenção apresenta potencial benefício ao paciente,[8] pois um período longo de duração do TB não tratado está associado a pior curso clínico, como menor probabilidade de períodos de remissão completa de sintomas, maior ciclagem rápida e sintomas de ansiedade.[9] Contudo, estudos de acompanhamento de longa duração são necessários para avaliar os potenciais efeitos dessas intervenções.

### Psicoeducação da família do paciente com TB

A psicoeducação também pode ser realizada exclusivamente para familiares de pacientes com TB. Essa é uma estratégia considerada relevante como medida qualificadora dos cuidados prestados ao indivíduo diagnosticado com TB, bem como para prevenção da saúde desses cuidadores, frequentemente sobrecarregados.[10] Em adaptação ao modelo proposto por Colom e Vieta, familiares de pacientes com TB foram submetidos a um modelo psicoeducacional em grupo de 12 sessões. Essa modalidade demonstrou ser eficaz como tratamento adjunto ao prestado aos pacientes, reduzindo o risco de recorrências, particularmente de mania e hipomania,[10] e minimizando a percepção de sobrecarga nos cuidadores.[10]

> A psicoeducação é uma intervenção de caráter pedagógico eficaz, tanto para a saúde do paciente com TB como para seus familiares.

### Aplicativos para psicoeducação e monitoramento de sintomas do transtorno bipolar

O aperfeiçoamento de tecnologias levou à adaptação de protocolos de psicoeducação para aplicativos (iMoodJournal, SIMPLe, Daylio, etc.) e métodos de monitoramento de sintomas *on-line* (https://oxfordhealth.truecolours.nhs.uk/www/en/). Estudos iniciais sobre essas novas tecnologias sinalizam que elas são modalidades viáveis e bem aceitas pelos pacientes[11] e que os efeitos de intervenções autoadministradas podem ser similares aos de modelos presenciais de tratamento.[12]

## TERAPIA COGNITIVO-COMPORTAMENTAL

A TCC no TB tem como objetivo melhorar a adesão ao tratamento, tratar a depressão bipolar, evitar recaídas, melhorar o funcionamento social e reduzir as flutuações dos sintomas maníacos.[13] A TCC busca ensinar aos pacientes o mecanismo de autoperpetuação das cadeias de pensamentos, emoções e comportamentos que mantêm o TB, bem como estratégias para alterar esse padrão. O tratamento compreende principalmente intervenções informativas acerca do transtorno, reestruturação cognitiva e atribuição de atividades.

A reestruturação cognitiva foca a modificação de pensamentos disfuncionais de conteúdo negativo ou hiperpositivo e das crenças centrais. É baseada na premissa de que os sentimentos e comportamentos são influenciados pela percepção que o paciente tem de determinado evento. Na utilização dessa técnica, os pensamentos disfuncionais do TB são tomados como hipóteses, buscando-se confrontá-los com a realidade. A combinação de atividades com o paciente é realizada em conjunto com a reestruturação cognitiva, com o intuito de incluir atividades prazerosas na rotina do paciente deprimido, bem como promover um equilíbrio de atividades para ajudar na estabilidade do humor quando a eutimia é alcançada.

> A TCC associada à psicoeducação está relacionada a funcionamento social mais satisfatório, maior adesão ao tratamento e melhora dos sintomas de mania. Estudos sugerem que seu efeito sofre redução com o aumento do número de episódios de humor.

## Estruturação das sessões

▶ **As sessões de TCC são estruturadas em seis etapas sequenciais:**

1. No início da sessão, o terapeuta revisa os sintomas desde a última consulta, com o auxílio do afetivograma.
2. Em seguida, revisa as tarefas de casa e, com o paciente, faz um breve sumário da consulta anterior.
3. Então, a agenda da sessão é estabelecida, incluindo-se os problemas trazidos pelo paciente e os assuntos que o terapeuta deseja abordar naquela sessão.
4. Em seguida, os tópicos incluídos na agenda são discutidos.
5. Ao final dessa discussão, o terapeuta solicita ao paciente que faça um breve resumo com os principais pontos discutidos na sessão e, em combinação com o paciente, sugere algumas tarefas para serem realizadas em casa até a sessão seguinte.
6. Por fim, o terapeuta pede ao paciente que avalie a sessão.

## Técnicas utilizadas na terapia cognitivo-comportamental

Nas primeiras sessões, o terapeuta ensina o paciente a fazer o automonitoramento com o auxílio do afetivograma. O afetivograma provê uma avaliação sistemática de alterações diárias do humor, padrão de sono e adesão ao medicamento, bem como um registro de eventos estressores do dia (**Tab. 33.1**). Ele deve ser revisado no início de cada sessão e oferece uma perspectiva realista, tanto ao paciente quanto ao terapeuta, de como o paciente está evoluindo. Intervenções informativas acerca do TB, conforme já discutido na sessão sobre psicoeducação, também devem ser transmitidas ao paciente nas primeiras consultas.

Nas sessões seguintes, o terapeuta também apresenta ao paciente o formulário para registro de atividades, no qual ambos organizam as atividades combinadas ao final das sessões (**Tab. 33.2**).[13] Esse instrumento, assim como o afetivograma, pode ser abordado durante cada sessão. As atividades são planejadas com o paciente, respeitando-se suas limitações em razão do TB. O terapeuta deve encorajar um plano de atividades que seja equilibrado e que envolva diversas categorias, como, por exemplo, atividades sociais e recreacionais, exercício/esporte e relacionadas ao trabalho, no lugar de atividades apenas baseadas na culpa, que têm sido evitadas por um longo tempo. É importante esclarecer ao paciente, sobretudo àqueles que estão deprimidos, que é necessário cumprir as atividades mesmo que eles estejam sem motivação. Para tanto, enfatiza-se que a ação deve preceder a motivação. Naturalmente, conforme o paciente for aderindo e melhorando com a ativação comportamental, a motivação vai reaparecendo. (Para mais detalhes sobre ativação comportamental, ver Cap. 31.)

### Pensamentos automáticos: identificação, registro e exame de evidências

As próximas sessões devem ser dedicadas à reestruturação cognitiva.[13] O terapeuta leva o paciente a identificar e compreender as distorções cognitivas que podem estar associadas a seus pensamentos automáticos. O modelo ABC de Ellis e o Registro de Pensamentos Disfuncionais (RPD) podem ajudar o paciente a identificar pensamentos automáticos e suas consequências. É interessante o paciente ser treinado na identificação e no RPD ainda durante a consulta, para depois efetuá-los como tarefa de casa. De acordo com o modelo de Ellis, os eventos internos e externos são ativadores (A de *activating event*) de pensamentos automáticos (B de *beliefs*), por vezes distorcidos. Estes, por sua vez, influenciam as emoções e os comportamentos (C de *consequences*). Quando os pensamentos são disfuncionais, ativam emoções e comportamentos disfuncionais que resultam em sintomas.

**Tabela 33.1** | Exemplo de afetivograma

| Data | 10 de junho |
|---|---|
| Sintomas depressivos* | 0 |
| Elevação do humor* | 2 |
| Irritabilidade* | 0 |
| Ansiedade* | 2 |
| Sintomas psicóticos | Não |
| Eventos importantes | Recebeu elogio no emprego |
| Adesão aos medicamentos:<br>Carbonato de lítio, 3 comprimidos, noite<br>Ácido valproico, 1 comprimido, manhã<br>Ácido valproico, 2 comprimidos, noite | <br>Sim<br>Não<br>Sim |
| Efeitos adversos dos medicamentos | Não houve |
| Regularidade nas refeições:<br>Café da manhã<br>Almoço<br>Jantar | <br>8h<br>Não almoçou<br>20h |
| Horário em que foi dormir | 23h30min |
| Quanto tempo até adormecer | 2h |
| Horário em que acordou | 7h |
| Cor** | |

*0 = nenhum; 1 = leve; 2 = moderado; 3 = grave.
**A cor refere-se ao estado do humor naquele dia: verde para eutimia, vermelho para euforia, azul para depressão e preto para psicose.

As anotações e os registros são trazidos para as sessões e discutidos. A primeira tarefa do terapeuta é ajudar o paciente a compreender as relações entre o evento, o pensamento e a emoção. Então, passa-se a um segundo momento, quando o paciente é orientado a desafiar a veracidade do pensamento disfuncional, sendo confrontado com dados da realidade e com outras possibilidades de interpretação do mesmo evento. Todo esse processo é feito por meio do questionamento socrático, sendo avaliado o grau de crença do paciente em seu pensamento disfuncional. Após, ele é questionado acerca das evidências da realidade que confirmam o pensamento e das evidências que são contrárias. Após o questionamento, o paciente é encorajado a elaborar um pensamento alternativo, que corresponda mais à realidade. Ao final, o paciente pode ser questionado acerca do quanto ele acredita no pensamento automático e do quanto acredita no pensamento alternativo. Quando o paciente muda o pensamento, o sentimento negativo diminui de intensidade e deixa de gerar tantos prejuízos ou, ainda melhor, produz emoções positivas e comportamentos mais adaptativos.

### Crenças centrais

Conforme a reestruturação cognitiva progride, as crenças centrais devem ser abordadas. Em pacientes com depressão bipolar, geralmente a depressão gira em torno de temas como incompetência, desamparo ou não ser amado. A técnica da seta descendente pode auxiliar na identificação das crenças centrais. Alternativamente, pode-se questionar de modo direto o paciente se existe algum tema geral que permeia seus pensamentos disfuncionais. Deve-se demonstrar ao paciente que os pensamentos automáticos disfuncionais que ele apresenta emanam das crenças centrais. Em geral, as crenças centrais estão presentes há bastante tempo e moldam de maneira mais constante como o paciente se comporta. O próximo passo é utili-

**Tabela 33.2** | Exemplo de diário de atividades

| HORA | SEGUNDA (10 DE JULHO) | D* | P* | TERÇA (11 DE JULHO) | D* | P* | SÁBADO (15 DE JULHO) | D* | P* |
|---|---|---|---|---|---|---|---|---|---|
| 6-8 | Acordar<br>Tomar café da manhã | 2<br>3 | 2<br>1 | Acordar<br>Tomar café da manhã | 3<br>1 | 2<br>1 | Dormir | 4 | 4 |
| 8-10 | Ir trabalhar | 2 | 3 | Ir trabalhar | 2 | 3 | Fazer uma caminhada | 4 | 6 |
| 10-12 | Trabalhar em um novo projeto | 1 | 2 | Encontrar um cliente | 3 | 2 | Fazer um lanche com amigos | 4 | 6 |
| 12-14 | Almoçar | 4 | 5 | Almoçar | 5 | 4 | Capinar o jardim | 4 | 2 |
| 14-16 | Terminar um projeto antigo | 2 | 6 | Fazer seminário de treinamento | 2 | 2 | Tirar um cochilo | 5 | 6 |
| 16-18 | Ir para casa<br>Jantar | 4<br>5 | 5<br>3 | Ir para casa<br>Jantar | 5<br>5 | 2<br>5 | Tomar banho e arrumar-se | 3 | 3 |
| 18-20 | Limpar a casa | 3 | 4 | Banhar o cachorro | 3 | 3 | Sair com amigos | 4 | 5 |
| 20-22 | Assistir à TV<br>Ler | 5<br>2 | 1<br>3 | Sair com um amigo | 2 | 4 | Assistir à TV | 3 | 4 |
| 22-24 | Preparar-se para dormir | 4 | 5 | Preparar-se para dormir | 4 | 3 | Preparar-se para dormir | 3 | 4 |
| 0-6 | Dormir | 3 | 4 | Dormir | 3 | 2 | Dormir | 1 | 2 |

*D = domínio; *P = prazer. Varia de 1 a 10. Quanto mais próximo de 10, maior o prazer (ou domínio).

zar o questionamento socrático para desafiar as crenças centrais da mesma forma que o paciente fez com os pensamentos automáticos, gerando crenças mais realistas.

Duas ações importantes na TCC para TB é identificar e fazer a correção das distorções cognitivas relacionadas aos sintomas hipomaníacos.[13] Para tanto, pode-se utilizar o questionamento socrático e o RPD, como já mencionado. Também deve-se explicar ao paciente que uma estratégia para prevenir recorrências é identificar sinais precoces de um episódio hipomaníaco. O terapeuta precisa saber se o paciente notou que seus pensamentos se tornaram hiperpositivos antes de um episódio hipomaníaco, por exemplo. Na verdade, a detecção precoce é fundamental, uma vez que a reestruturação cognitiva é pouco efetiva durante um episódio maníaco pleno.[13] A **Tabela 33.3** ilustra alguns exemplos de distorções cognitivas relacionadas a episódios hipomaníacos.[13] Pacientes hipomaníacos podem também interpretar de maneira errônea certos eventos e reagir com irritabilidade.

## Evidências empíricas de eficácia da terapia cognitivo-comportamental

Um tradicional ensaio clínico randomizado (ECR) (nível de evidência 1B) com 103 sujeitos com TB e 12 meses de duração demonstrou que aqueles pacientes que realizaram TCC tiveram taxa de recaída de 43,8%, enquanto o grupo que recebeu apenas tratamento-padrão apresentou taxa de recaída de 75%.[14] Além disso, o mesmo estudo demonstrou que os pacientes que fizeram TCC apresentaram menos internações, melhor funcionamento social, menos sintomas depressivos e menos flutuação de sintomas maníacos.[14] Uma metanálise recente (nível de evidência 1A) com 176 estudos mostrou que a TCC reduziu a má adesão ao tratamento e melhorou os sintomas maníacos e o funcionamento psicossocial.[4] Houve uma tendência à prevenção de recaídas, mas não foi significativa – apenas as intervenções em membros da família foram relevantes para esse desfecho.[4] Uma revisão sistemática de ECRs anterior (nível de evidência 1A) havia sugerido que a TCC poderia ser efetiva para prevenção de recaídas.[15]

**Tabela 33.3** | Distorções cognitivas associadas aos sintomas hipomaníacos

| DISTORÇÃO COGNITIVA | EXEMPLO |
| --- | --- |
| Excesso de confiança na sorte | "Vou apostar tudo nessa jogada." |
| Subestimar o risco ou o perigo | "Vai dar certo de uma maneira ou de outra." |
| Avaliação excessivamente positiva do talento ou da habilidade | "Eu não faço nada errado." |
| Desconfiança ou paranoia | "Todo mundo está olhando para mim." |
| Interpretação errônea das intenções dos outros | Enxergar conteúdo sexual em situação na qual não existe ("Ele/ela me deseja") ou conteúdo agressivo ("Eles estão lá fora porque querem me pegar"). |
| Superestimação da gratificação imediata | "Quero o que gosto quando eu quiser." |

Um ECR (nível de evidência 1B) multicêntrico e controlado por placebo com 253 indivíduos com TB demonstrou que a TCC foi significativamente mais eficaz do que o tratamento-padrão em pacientes com menos de 12 episódios prévios, mas menos eficaz naqueles com mais episódios.[16]

## TERAPIA FOCADA NA FAMÍLIA

A TFF foi desenvolvida nos anos de 1980 como uma intervenção para pacientes com TB que haviam recebido recentemente alta de uma internação psiquiátrica devido a um episódio de mania ou de depressão e retornavam para casa para viver com seus pais, cônjuges ou cuidadores. Nesses 30 anos subsequentes, a maneira como as famílias lidavam com seus membros com TB e como tratavam esse transtorno dentro do contexto familiar foi sendo, gradativamente, mais estudada.[17]

> A TFF é uma abordagem psicoterapêutica que valoriza o papel da família como um dos pilares no tratamento de pacientes com TB.

A TFF surgiu como uma modificação do manejo comportamental familiar, uma abordagem psicoterapêutica concebida como um tratamento para indivíduos com esquizofrenia e seus familiares com duração de nove meses. Esse tratamento envolvia sessões de psicoeducação e treinamento de capacidades de comunicação e de soluções de problemas. Tal concepção de psicoeducação foi proposta e adaptada para o tratamento de outros transtornos recorrentes, como o TB. Os pacientes com TB ou esquizofrenia pouco a pouco não seriam mais vistos como vítimas de ambientes familiares disfuncionais, mas como indivíduos com transtornos geneticamente determinados que, com frequência, vivem em famílias com falta de acesso a informações sobre intervenções efetivas. O problema que houve, algumas décadas atrás, de se culpar os pais (como a "mãe esquizofrenizante") passou para outro extremo. Hoje, o foco de tratamento cai exclusivamente na farmacoterapia em si, sem consideração maior sobre o contexto familiar.[17]

O modelo da TFF foi inicialmente estruturado para 21 sessões de **psicoeducação** realizadas durante nove meses (com sessões semanais durante três meses), de **aprimoramento de comunicação** (semanal e, após, bissemanal por três meses, até 5 a 6 meses) e de **treinamento em resolução de problemas** (bissemanal e, após, mensal por até nove meses). O trabalho inicial foi conduzido em lares de famílias, e os pacientes eram recrutados quando internados geralmente por episódios de mania, os quais seriam considerados portadores de TB tipo I hoje. Os seis objetivos da TFF estão listados no **Quadro 33.1**.

### Módulos da terapia focada na família

#### Módulo psicoeducativo
Consiste em sessões didaticamente orientadas com os pacientes, seus pais ou cuidadores e quaisquer irmãos ou parentes disponíveis. O paciente é entendido como um *expert* em

**Quadro 33.1** | Objetivos da TFF em adultos jovens com transtorno bipolar tipo I

1. Integrar as experiências associadas aos episódios de mania e de depressão.
2. Aceitar a noção de vulnerabilidade para episódios futuros.
3. Aceitar a necessidade de estabilizadores do humor para controlar os episódios.
4. Distinguir entre a personalidade do paciente e seu transtorno bipolar.
5. Reconhecer e aprender a lidar com eventos estressantes na vida que podem desencadear recorrências de humor.
6. Restabelecer relações conjugais ou familiares funcionais após um episódio da doença.

descrever seus episódios de mania e de depressão, e os membros da família são encorajados a explicar, nas próprias palavras, o episódio mais recente do paciente: quando os primeiros sintomas se iniciaram, como e quando pioraram e em que determinado ponto foi solicitada ajuda externa. Ao final do módulo psicoeducativo, o paciente e a família devem desenvolver um plano de prevenção de recaídas. Esse plano envolve três componentes: uma lista de sintomas iniciais tanto de mania quanto de depressão; estressores associados a esses sintomas no passado; e uma lista de intervenções preventivas para reduzir a chance de episódios no futuro.

### Módulo de aprimoramento da comunicação

O aprimoramento da comunicação pode ser introduzido precocemente no tratamento, mas, em geral, inicia-se entre a 6ª e a 7ª das 21 sessões do protocolo da TFF, momento no qual o paciente já atingiu maior estabilidade. Os objetivos do aprimoramento da comunicação são o de melhorar as relações familiares por meio da interrupção de modelos negativos de interação, aumentar a escuta ativa e as declarações de empatia, refazer o balanço da expressão entre elogios e críticas e quando alguém está falando ter sempre um assunto claro e definido. Essa parte da TFF é similar aos modelos comportamental e cognitivo-comportamental da terapia de família ou de casal.

### Treinamento em resolução de problemas

O módulo de treinamento em resolução de problemas é normalmente conduzido nas 3 ou 4 últimas sessões. Esse módulo envolve identificar conflitos familiares específicos (p. ex., uso da TV, de *tablets* ou computadores, gastos, tarefas domésticas), gerar soluções de problemas como um grupo, avaliar vantagens e desvantagens de cada solução, escolher uma ou mais soluções e desenvolver e implementar um plano.

Os resultados de estudos empíricos realizados até o momento com TFF indicam que aqueles pacientes que receberam TFF e farmacoterapia apresentaram menores taxas de recaída, recuperação mais rápida de episódios e sintomas menos graves em 1 a 2 anos do que aqueles pacientes que haviam recebido psicoeducação breve ou psicoeducação individual e farmacoterapia.[18] Na maioria desses estudos, a duração da TFF foi de nove meses. Já em estudos mais recentes com jovens em alto risco ou adultos jovens, tem sido investigada a eficácia do tratamento com uma duração menor (de 4 a 6 meses com 12 sessões).[17]

Evidentemente, existem situações em que a disponibilidade da família não é possível. Alguns cuidadores se recusam a se envolver no tratamento do paciente, outros não vivem próximos aos pacientes. Algumas soluções vêm sendo testadas, nos dias atuais, em situações nas quais o paciente não tem acesso mais facilitado ao tratamento, como, por exemplo, correio eletrônico (*e-mail*), ferramentas de saúde a distância (como videoconferências), intervenções baseadas no contato por *smartphone*, entre outras. Essas abordagens podem, eventualmente, suplementar ou substituir tratamentos psicossociais face a face, embora o potencial para a perda de eficácia ou de manutenção dos efeitos ainda necessite ser mais bem investigado.[17]

### Intervenção focada no cuidador

A intervenção focada no cuidador utiliza técnicas como a psicoeducação, mas inclui somente o cuidador ou membro da família sem intervenção direta sobre o paciente. Esse modelo de intervenção está associado a redução significativa no risco de recaída para episódios depressivos e maníacos quando comparado à farmacoterapia-padrão.[4]

## TERAPIA DE RITMO INTERPESSOAL E SOCIAL

Sujeitos com TB apresentam dificuldades na manutenção do ritmo circadiano e problemas nas relações interpessoais. Em vista disso, a adição da terapia de ritmo social à TIP deu origem a uma nova proposta de intervenção individual projetada especificamente para o tratamento do TB: a terapia de ritmo interpessoal e social (TRIPS).

A TRIPS foi estabelecida a partir de um modelo cronobiológico do TB e postula que os indivíduos com esse transtorno têm predisposição genética a apresentar problemas na manutenção do ritmo circadiano e do ciclo sono-vigília, os quais podem ser responsáveis, em parte, pelas manifestações sintomáticas da doença. Nesse modelo, eventos de vida (tanto negativos como positivos) podem causar interrupções nos ritmos sociais dos pacientes que, por sua vez, perturbam os ritmos circadianos e os ciclos de sono-vigília, levando ao desenvolvimento de sintomas de alteração de humor. Como os demais modelos de intervenção para o tratamento do TB, essa abordagem deve ser combinada com a intervenção farmacológica. Dessa forma, a TRIPS combina os princípios básicos da TIP com técnicas comportamentais para ajudar os pacientes a regularizar suas rotinas diárias, diminuir problemas interpessoais e aderir a regimes medicamentosos. A terapia tem por objetivo modular fatores biológicos e psicossociais, a fim de diminuir as vulnerabilidades circadianas e do ciclo sono-vigília dos pacientes, melhorando o funcionamento geral e gerenciando de modo mais adequado o potencial caos decorrente dos sintomas de alteração de humor do TB.

▶ **A proposta de Frank e colaboradores[19] para a TRIPS está focada:**

1. na relação entre humor e eventos de vida
2. na importância da manutenção de ritmos diários regulares elucidados por meio da *Social Rhythm Metric* (instrumento projetado para categorizar as diferenças individuais na regularidade do ritmo social, bem como rastrear o declínio e a recuperação de um episódio afetivo)
3. na identificação e no manejo de potenciais preditores de desregulação do ritmo, com atenção especial aos desencadeantes interpessoais
4. na facilitação do luto pelo "eu-sadio" perdido
5. na identificação e no manejo dos sintomas de alteração de humor

O processo terapêutico é dividido em quatro fases: inicial, intermediária, preventiva e final.

### Fase inicial

Na fase inicial, o clínico coleta informações sobre a história da doença, conduz um inventário interpessoal, identifica uma área de problemas interpessoais, educa o paciente sobre o transtorno e aplica a *Social Rhythm Metric*. O tratamento pode ser iniciado enquanto o paciente estiver totalmente sintomático, subsindrômico ou eutímico. Como o tratamento dos sintomas agudos pode retardar o início das principais características da TRIPS, a duração da fase inicial pode variar de muitas semanas a diversos meses, dependendo da gravidade dos sintomas atuais do paciente. Durante esse período, o paciente e o terapeuta se reúnem semanalmente em sessões de 45 minutos.

### Fase intermediária

A fase intermediária do tratamento é realizada semanalmente ao longo de alguns meses. Durante esse período, o terapeuta ajuda o paciente a desenvolver estratégias para controlar os sintomas afetivos, estabilizar os ritmos diários e resolver a área de problema interpessoal selecionada. O terapeuta também fornece um espaço para o paciente lamentar o "eu-sadio" perdido, lutar contra a negação da doença e encontrar um equilíbrio entre a espontaneidade e a estabilidade.

### Fase preventiva

O principal objetivo da fase preventiva é evitar novos episódios de humor e melhorar o funcionamento durante períodos eutímicos. Nessa fase, a frequência do tratamento diminui para mensal e dura dois ou mais anos. O paciente tem a oportunidade de consolidar os ganhos terapêuticos e aumentar a confiança em sua capacidade de aplicar as técnicas da TRIPS fora das sessões.

### Fase final

Na fase final do tratamento, o terapeuta analisa os êxitos terapêuticos, bem como as potenciais vulnerabilidades do paciente, ajudando-o a identificar estratégias para o gerenciamento das dificuldades interpessoais futuras e do surgimento de sintomas. O término deve ser gradual, e o paciente deve ser encorajado sobre sua capacidade de exercer suas novas habilidades de forma independente. No final do tratamento, os pacientes podem ser felicitados pelo progresso que atingiram em seus relacionamentos interpessoais e na estabilidade do ritmo social durante o curso da TRIPS.

A TRIPS tem-se mostrado eficaz na remissão de sintomas e na prevenção de novos episódios em pacientes com TB.[20] Além disso, a TRIPS também melhora o funcionamento global, os relacionamentos interpessoais e a satisfação com a vida nos pacientes com o transtorno. Recentemente, um grupo norte-americano desenvolveu o MoodRhythm, um aplicativo que incorpora elementos de autorrelato existentes na TRIPS, como a verificação de humor e de atividades, e os combina com as medidas obtidas por meio dos sensores de *smartphones*.[21]

## QUESTÕES EM ABERTO E PERSPECTIVAS

Atualmente, o TB tem sido compreendido como uma condição sistêmica, em que a neuroprogressão ocorre com frequência. O termo "neuroprogressão" vem sendo utilizado para definir uma reorganização patológica do sistema nervoso central ao longo do curso da doença, que pode ser verificada por alterações inflamatórias, oxidativas e neurotróficas.[7] Essas alterações no substrato neuronal são mediadas por episódios de alterações de humor repetidos que, consequentemente, aumentam a vulnerabilidade ao estresse. Por sua vez, a vulnerabilidade ao estresse, somada a alterações neuroquímicas, aumenta o risco para novos episódios, e esse processo acelera o curso da doença, causando maior prejuízo no funcionamento global e pior desempenho cognitivo em pacientes com TB.[7]

Diferentes modelos de estadiamento têm sido propostos na tentativa de estratificar a neuroprogressão no curso do TB, identificando marcadores de cada estágio. Alguns autores também sugerem que o funcionamento global pode ser utilizado como uma medida de estadiamento da neuroprogressão do TB. Tomando o funcionamento como uma medida de neuroprogressão em sujeitos com TB, aspectos associados a pior funcionamento são candidatos a fatores de risco para a neuroprogressão. Nesse sentido, observou-se que a TCC, por exemplo, perde eficácia conforme o paciente vai progredindo para estágios mais tardios da doença com diversos episódios.[16]

A partir dessa perspectiva, foi proposta uma nova modalidade de intervenção, chamada de remediação funcional. O intuito da remediação funcional é diminuir os efeitos da neuroprogressão do TB sobre o funcionamento psicossocial dos pacientes. Um recente estudo randomizado, multicêntrico e controlado por placebo (nível de evidência 1B) com 239 pacientes mostrou que a remediação funcional é eficaz na melhora do funcionamento psicossocial.[22] No entanto, novos estudos são necessários para elucidar o papel benéfico de cada intervenção psicossocial de acordo com a progressão do TB.

## CONSIDERAÇÕES FINAIS

A farmacoterapia associada a intervenções psicossociais tem melhores resultados quando comparada à farmacoterapia isolada em relação à diminuição das taxas de recaídas, ao menor risco de não adesão ao tratamento medicamentoso, à redução dos sintomas maníacos e à melhora do funcionamento global. No entanto, em pacientes que apresentam muitos episódios de humor, observou-se queda na taxa de resposta à TCC. Nesse sentido, novos estudos devem buscar estratificar a resposta a uma intervenção psicossocial de acordo com o estadiamento do TB. Nos casos de estágio tardio, por exemplo, no qual o funcionamento psicossocial está prejudicado, uma nova modalidade de tratamento, a remediação funcional, está ganhando evidência.

## REFERÊNCIAS

1. Merikangas KR, Akiskal HS, Angst J, Greenberg PE, Hirschfeld RM, Petukhova M, et al. Lifetime and 12-month prevalence of bipolar spectrum disorder in the National Comorbidity Survey replication. Arch Gen Psychiatry. 2007;64(5):543-52.

2. Alonso J, Petukhova M, Vilagut G, Chatterji S, Heeringa S, Üstün TB, et al. Days out of role due to common physical and mental conditions: results from the WHO World Mental Health surveys. Mol Psychiatry. 2011;16(12):1234-46.
3. Jansen K, Magalhães PVS, Tavares Pinheiro R, Kapczinski F, Silva RA da. Early functional impairment in bipolar youth: a nested population-based case-control study. J Affect Disord. 2012;142(1-3):208-12.
4. Chatterton M Lou, Stockings E, Berk M, Barendregt JJ, Carter R, Mihalopoulos C. Psychosocial therapies for the adjunctive treatment of bipolar disorder in adults: network meta-analysis. Br J Psychiatry. 2017;210(5):333-41.
5. Colom F, Vieta E. Psychoeducation manual for bipolar disorder. Cambridge: Cambridge University; 2006. p.218.
6. Kallestad H, Wullum E, Scott J, Stiles TC, Morken G. The long-term outcomes of an effectiveness trial of group versus individual psychoeducation for bipolar disorders. J Affect Disord. 2016;202:32-8.
7. Passos IC, Mwangi B, Vieta E, Berk M, Kapczinski F. Areas of controversy in neuroprogression in bipolar disorder. Acta Psychiatr Scand. 2016;134(2):91-103.
8. Vieta E, Morilla I. Early group psychoeducation for bipolar disorder. Lancet Psychiatry. 2016;3(11):1000-1.
9. Medeiros GC, Senço SB, Lafer B, Almeida KM. Association between duration of untreated bipolar disorder and clinical outcome: data from a Brazilian sample. Rev Bras Psiquiatr. 2016;38(1):6-10.
10. Reinares M, Colom F, Sánchez-Moreno J, Torrent C, Martínez-Arán A, Comes M, et al. Impact of caregiver group psychoeducation on the course and outcome of bipolar patients in remission: a randomized controlled trial. Bipolar Disord. 2008;10(4):511-9.
11. Hidalgo-Mazzei D, Mateu A, Reinares M, Murru A, del Mar Bonnín C, Varo C, et al. Psychoeducation in bipolar disorder with a SIMPLe smartphone application: feasibility, acceptability and satisfaction. J Affect Disord. 2016;200:58-66.
12. Bilderbeck AC, Atkinson LZ, McMahon HC, Voysey M, Simon J, Price J, et al. Psychoeducation and online mood tracking for patients with bipolar disorder: A randomised controlled trial. J Affect Disord. 2016;205:245-51.
13. Otto MW, Reilly-Harrington NA, Kogan JN, Henin A, Knauz RO, Sachs GS. Managing bipolar disorder: a cognitive-behavioral approach. Oxford: Oxford University; 2009. p.241.
14. Lam DH, Watkins ER, Hayward P, Bright J, Wright K, Kerr N, et al. A randomized controlled study of cognitive therapy for relapse prevention for bipolar affective disorder: outcome of the first year. Arch Gen Psychiatry. 2003;60(2):145-52.
15. Beynon S, Soares-Weiser K, Woolacott N, Duffy S, Geddes JR. Psychosocial interventions for the prevention of relapse in bipolar disorder: systematic review of controlled trials. Br J Psychiatry. 2008;192(1):5-11.
16. Scott J, Paykel E, Morriss R, Bentall R, Kinderman P, Johnson T, et al. Cognitive-behavioural therapy for severe and recurrent bipolar disorders: randomised controlled trial. Br J Psychiatry. 2006;188:313-20.
17. Miklowitz DJ, Chung B. Family-focused therapy for bipolar disorder: reflections on 30 years of research. Fam Process. 2016;55(3):483-99.
18. Rea MM, Tompson MC, Miklowitz DJ, Goldstein MJ, Hwang S, Mintz J. Family-focused treatment versus individual treatment for bipolar disorder: results of a randomized clinical trial. J Consult Clin Psychol. 2003;71(3):482-92.
19. Frank E, Swartz HA, Kupfer DJ. Interpersonal and social rhythm therapy: managing the chaos of bipolar disorder. Biol Psychiatry. 2000;48(6):593-604.
20. Crowe M, Beaglehole B, Inder M. Social rhythm interventions for bipolar disorder: a systematic review and rationale for practice. J Psychiatr Ment Health Nurs. 2016;23(1):3-11.
21. Matthews M, Abdullah S, Murnane E, Voida S, Choudhury T, Gay G, et al. Development and evaluation of a smartphone-based measure of social rhythms for bipolar disorder. Assessment. 2016;23(4):472-83.
22. Torrent C, Bonnin C del M, Martínez-Arán A, Valle J, Amann BL, González-Pinto A, et al. Efficacy of functional remediation in bipolar disorder: a multicenter randomized controlled study. Am J Psychiatry. 2013;170(8):852-9.

## LEITURAS RECOMENDADAS

Miklowitz DJ, Otto MW, Frank E, Reilly-Harrington NA, Wisniewski SR, Kogan JN, et al. Psychosocial treatments for bipolar depression: a 1-year randomized trial from the Systematic Treatment Enhancement Program. Arch Gen Psychiatry. 2007;64(4):419-26.

Pacchiarotti I, Bond DJ, Baldessarini RJ, Nolen WA, Grunze H, Licht RW, et al. The International Society for Bipolar Disorders (ISBD) task force report on antidepressant use in bipolar disorders. Am J Psychiatry. 2013;170(11):1249-62.

Sachs GS, Nierenberg AA, Calabrese JR, Marangell LB, Wisniewski SR, Gyulai L, et al. Effectiveness of adjunctive antidepressant treatment for bipolar depression. N Engl J Med. 2007;356(17):1711-22.

# Terapia cognitivo-comportamental do transtorno de ansiedade social (fobia social)

Daniela Zippin Knijnik
Maria do Céu Salvador
Ligia Ito

Neste capítulo, são descritos os diversos modelos de conceitualização do transtorno de ansiedade social (TAS) no que se refere a genética, temperamento, neurobiologia e fatores psicossociais. Também são apresentados os fundamentos da terapia cognitivo-comportamental (TCC) no TAS e as estratégias e técnicas nos formatos individual e de grupo, incluindo as etapas de avaliação e psicoeducação que antecedem o tratamento. São discutidos, ainda, dentro de uma perspectiva de "terceira onda" dos modelos cognitivo-comportamentais, a terapia de aceitação e compromisso (ACT) e os aspectos do tratamento farmacológico do TAS. São abordados também as evidências de eficácia, questões em aberto, desafios e perspectivas futuras. Um caso de TAS e outros exemplos clínicos são apresentados ao longo do capítulo para ilustrar o conteúdo apresentado.

Milhares de pessoas sofrem de timidez e sentem-se retraídas em situações sociais, quando têm de se aproximar de indivíduos desconhecidos, iniciar uma conversa, receber elogios ou ser o centro das atenções em um grupo. Em geral, isso representa um aspecto da personalidade que tende a diminuir muito ou a se extinguir ao longo da vida. A timidez, em si, não é patológica e não requer necessariamente uma abordagem específica de tratamento. Somente quando existirem prejuízos significativos em áreas importantes do funcionamento (p. ex., social ou ocupacional) o diagnóstico de TAS ou fobia social deve ser considerado.[1]

O TAS é o medo e a ansiedade intensos que o indivíduo sente em situações de interação social (iniciar uma conversa), quando se percebe observado (comendo, bebendo ou escrevendo) ou em destaque (falando para um público). O principal temor é o de imaginar-se exposto a uma avaliação negativa de outras pessoas. Essas situações são evitadas ou enfrentadas com grande desconforto, causando prejuízo importante na qualidade de vida do indivíduo.[1] A quinta edição do *Manual diagnóstico e estatístico de transtornos mentais* (DSM-5) excluiu o especificador "generalizada" e adotou ansiedade "somente de desempenho" quando o medo ou a ansiedade se restringem a falar ou desempenhar alguma atividade em público.[1]

A expansão do conhecimento sobre a natureza e o tratamento do TAS ocorreu desde sua inclusão na terceira edição do DSM (DSM-III)[2] como uma categoria diagnóstica separada da fobia específica. O TAS representa um problema grave de saúde mental devido às suas características incapacitantes em suas diferentes formas de apresentação. A mais comum é o medo de ser humilhado ou ridicularizado em situações sociais por comportar-se de forma inadequada ou por demonstrar sinais visíveis de ansiedade, como tremor, rubor, taquicardia, sudorese excessiva e falta de concentração. As situações podem envolver um número pequeno ou grande de pessoas e se tornam mais temíveis se os sintomas vivenciados forem notórios (p. ex., tremor ao beber ou ruborizar em uma conversa informal).

Um artigo de revisão sobre TAS de McGinn[3] apresenta diversas informações referentes a dados epidemiológicos a respeito desse transtorno. O TAS é o terceiro transtorno psiquiátrico mais prevalente (em torno de 13%), com início geralmente na infância ou na adolescência (idade média de início: 13 anos), raramente surgindo após os 25 anos. Desse modo, o TAS gera prejuízo importante na qualidade de vida, podendo tornar-se crônico e não apresentar remissão dos sintomas se não tratado.

O TAS também pode apresentar efeitos adversos no curso de outros transtornos mentais – por exemplo, está associado a maior chance de persistência de abuso de substâncias e a um curso mais maligno da depressão, incluindo suicidalidade, e prejuízo no funcionamento social (produtividade no trabalho, estabelecimento de relações sociais e românticas).[4]

> O TAS é considerado um grande desafio para pesquisadores e profissionais da saúde mental.

## DIAGNÓSTICO DIFERENCIAL E COMORBIDADES

O TAS é frequentemente confundido com timidez, permanecendo tanto subdiagnosticado como subtratado. Entre os indivíduos com TAS, em torno de 46% também preenchem critérios diagnósticos para outro transtorno, sendo que o TAS habitualmente os precedeu. A presença de comorbidades representa maior gravidade e cronicidade e pior prognóstico. Os transtornos comórbidos mais comuns são: outros transtornos de ansiedade – fobia específica, agorafobia (medo e evitação de situações em que seja difícil ter ajuda ou sair), transtorno de pânico (ataque de ansiedade "do nada"), transtorno de ansiedade generalizada (preocupações com várias questões do cotidiano, não com a avaliação negativa); transtornos do humor – depressão maior, transtorno bipolar tipo I, distimia – que, muitas vezes, pode mascarar a presença do TAS –; e uso/abuso de álcool, como automedicamento para redução de ansiedade em situações sociais, embora pacientes com TAS evitem grupos como Alcoólicos Anônimos (AA).[5] Os indivíduos com TAS também apresentam prevalência elevada de comorbidade com transtornos da personalidade, mais comumente com transtorno da personalidade evitativa (60%), o qual reduz a chance de remissão do TAS.

> Pesquisas buscam oferecer mais informações e divulgação sobre a doença para que um maior número de pessoas possa reconhecer seu problema e buscar ajuda.

## MODELOS DE CONCEITUALIZAÇÃO DO TAS

O TAS pode ser tratado com psicoterapia (a TCC é a primeira escolha), farmacoterapia ou ambos. Diversos modelos psicológicos têm sido propostos em relação ao desenvolvimento e à manutenção do TAS. Esses modelos diferem no que se refere a genética, temperamento e neurobiologia *versus* fatores psicossociais (p. ex., eventos da vida, estilos parentais, relações com pares).

### Fatores genéticos e ambientais do TAS

Um modelo teórico plausível assume que fatores genéticos (em torno de 30%) afetam a vulnerabilidade biológica para TAS, mas fatores adicionais são necessários para seu desenvolvimento. No que se refere ao temperamento, uma área muito estudada é a relação entre inibição comportamental (que inclui introversão, timidez, esquiva e medo de pessoas e objetos estranhos) e risco aumentado de desenvolvimento de TAS. Esse cenário de esquiva comportamental pode criar, nas primeiras experiências de socialização do indivíduo, reações de negligência e distanciamento por parte dos outros, estabelecendo-se, assim, um afastamento de ambas as partes. A recusa escolar, por exemplo, pode ocorrer como resultado da aversão desenvolvida nesse contexto.[4] Os fatores ambientais que podem fazer parte do modelo etiológico do TAS são: experiências de vida negativas (separação ou morte dos pais, conflitos conjugais, violência familiar, abuso sexual ou físico, doença na infância), estilos parentais (pais superprotetores ou supercontroladores, reforço de respostas evitativas, valorização de informações sobre risco, expressão de dúvida sobre sua competência em situação social e padrões de vínculo inseguros) e relações com pares (menos amigos, menos intimidade e apoio, rejeição e *bullying*).[3]

## Neurobiologia do TAS

No campo da neurobiologia, estudos de neuroimagem funcional evidenciam uma disfunção em circuitos que envolvem a amígdala, a ínsula, o hipocampo e regiões orbitofrontais do cérebro e em áreas de regulação de serotonina. No entanto, existe a necessidade de futuros estudos.[5]

## Modelos cognitivo--comportamentais no TAS

Em termos cognitivo-comportamentais, vários modelos têm sido propostos ao longo do tempo, desde modelos mais comportamentais a modelos mais cognitivos: condicionamento clássico, condicionamento operante, aprendizagem por modelamento ou por transmissão de informação, déficit de habilidades sociais, esquemas disfuncionais e processamento cognitivo enviesado.[6] Uma vez que uma explicação exaustiva desses modelos ultrapassa o âmbito deste capítulo, vamos abordar apenas dois modelos de compreensão do TAS.

### Modelo cognitivo de Clark e Wells

Em relação aos modelos cognitivos para a compreensão do TAS, um dos mais consensuais, mais utilizado e com mais evidência empírica é o modelo de Clark e Wells.[7] Por meio desse modelo, os autores tentaram explicar a razão pela qual, na ausência de tratamento, o TAS se mantém durante anos, quando a exposição a estímulos sociais é uma constante na sociedade atual.

O modelo mantém o pressuposto básico da TCC em que os indivíduos não são perturbados pelas situações, mas por suas interpretações delas. A partir de crenças desenvolvidas ao longo de sua história de vida, os acontecimentos atuais são interpretados à luz de tais crenças ou suposições (que podem ser disfuncionais e não corresponder à realidade), podendo ocorrer erros em processos de atenção, interpretação e memória, denominados erros cognitivos ou distorções cognitivas (ver seção sobre reestruturação cognitiva).

Assim, segundo os autores, em consequência da interação entre predisposições inatas e experiências prévias, os indivíduos com TAS constroem uma série de crenças acerca de si e de seu mundo social, ativadas quando entram em situações sociais, que os faz acreditar que estão em perigo de se comportarem de forma inadequada e inaceitável, o que os conduzirá a consequências sociais desastrosas em termos de perda de *status* social e valor pessoal. Os aspectos centrais do modelo são apresentados a seguir.

### Suposições disfuncionais e regras rígidas

As suposições disfuncionais ativadas em situações sociais subdividem-se em: (a) crenças incondicionais que evidenciam uma vivência de defeito e inferioridade (p. ex., sou incapaz, sou desinteressante, sou anormal); (b) crenças condicionais (p. ex., se eu não disser alguma coisa interessante, vão achar que sou estúpido, se eu ruborizar, vão achar que sou anormal); e (c) regras rígidas (p. ex., tenho que dizer sempre alguma coisa interessante, não posso mostrar insegurança ruborizando).

Nesse sentido, o indivíduo acredita ser alvo de avaliação negativa por parte dos outros, e tal percepção de perigo ativa automaticamente um "programa de ansiedade complexo", com o intuito de lidar com o perigo percepcionado. Es-

---

### EXEMPLO CLÍNICO

L.S., 29 anos, acredita que é "chato" socialmente, que se as pessoas o conhecerem realmente o rejeitarão e que deverá sempre ser fluente e inteligente nas conversas.

se programa envolve sintomas cognitivos, comportamentais, afetivos e somáticos, como taquicardia, tensão muscular, tremores, rubor, sudorese ou bloqueios mentais. Tais sintomas, principalmente se o indivíduo acredita que são visíveis para os outros, tornam-se fonte adicional de perigo, pois são interpretados como sinais de fragilidade que desencadeiam uma avaliação negativa. Assim, uma vez que o perigo é mais imaginado do que real, as respostas de ansiedade tornam-se inapropriadas, assumindo a forma de novas fontes de perigo e colaborando para a manutenção ou a piora da ansiedade social.

### Atenção autofocada

Aqui, a atenção é deslocada para aspectos de si que possam ser alvo de avaliação negativa (somáticos, cognitivos ou comportamentais) – atenção autofocada – em detrimento de outros aspectos da situação ou da atividade que poderiam desconfirmar essas previsões. Tal processo intensifica a consciência de sinais de ansiedade, e o indivíduo utiliza a informação interoceptiva para construir uma imagem negativa de si que acredita ser a que os outros têm, mantendo e exacerbando a preocupação com a avaliação negativa dos outros.

### Comportamentos de segurança

Por fim, ainda na situação social, e como forma de reduzirem o risco de avaliação negativa, os indivíduos com TAS utilizam comportamentos de segurança. Esses comportamentos se constituem como importantes fatores de manutenção por meio de vários mecanismos: (a) podem exacerbar os sintomas fisiológicos que os pacientes temem (p. ex., manter os braços junto ao corpo para esconder as marcas de suor aumenta a sudorese); (b) mantêm a atenção autofocada (p. ex., focar-se em seus movimentos ao comer para não derrubar o alimento aumenta a atenção prestada a si próprio, e não ao ambiente); (c) impedem que pensamentos e crenças negativas sejam desconfirmados, atribuindo a não ocorrência de consequências negativas à utilização dos comportamentos de segurança (p. ex., não acharem que era anormal tremer porque esteve sempre com as mãos nos bolsos); (d) contaminam a situação social (p. ex., não falar para não correr o risco de dizer tolices pode ser interpretado como desinteresse).

### Processamento antecipatório e pós-situacional

Dois outros processos cognitivos contribuem para a manutenção do TAS. Por um lado, os indivíduos com TAS envolvem-se em um processamento antecipatório (i.e., antes da situação social), tentando prever o que de negativo irá acontecer, recordando situações anteriores de fracasso (enquanto memórias de sucessos são subestimadas) e antecipando desempenhos ne-

> **EXEMPLO CLÍNICO**
>
> F.M., 22 anos, ao apresentar um trabalho em sala de aula, sentindo-se nervoso e transpirando, pensa que todos estão percebendo seu nervosismo e sua transpiração e que pensam que ele não domina o conteúdo. No entanto, os colegas parecem atentos e satisfeitos com a apresentação, o que F.M. não consegue captar.

> **EXEMPLO CLÍNICO**
>
> B.S., 32 anos, ao participar de reuniões da empresa, fala pouco para não dizer disparates e os outros pensarem que é estúpido. No entanto, ao fazer isso, costuma terminar as reuniões sem ter dito quase nada, saindo preocupado com não ter contribuído com algo relevante para a reunião.

> **EXEMPLO CLÍNICO**
>
> P.J., 20 anos, antes de uma entrevista de emprego, vivencia ansiedade, repassando fracassos em entrevistas anteriores, lembrando que fica calado e não estabelece contato visual, antecipando, então, que não será capaz de causar uma impressão favorável. Ao voltar para casa, teve a certeza de que o entrevistador o achou inábil socialmente e incapaz de trabalhar na empresa.

gativos e rejeição social. Esse processo desencadeia ansiedade antecipatória e aumenta a probabilidade de evitação da situação social, um dos fatores de manutenção mais importantes, por não permitir que o que foi antecipado seja desconfirmado.

Por outro lado, depois da situação social, o indivíduo a revê em detalhes – processamento pós-situacional ou necropsia da situação – para tentar retirar conclusões acerca de como correu. Esse processo é dominado por informação interoceptiva resultante de atenção autofocada e percepções negativas, ficando a situação codificada como mais um fracasso e reforçando as crenças de inadequação do paciente.

### Modelos cognitivo-comportamentais de "terceira onda"

Mais recentemente, em uma perspectiva de "terceira onda" nos modelos cognitivo-comportamentais, a ACT[8,9] tem-se constituído como uma abordagem promissora da psicopatologia em geral e do TAS em particular. Essa abordagem está ancorada no contextualismo funcional, que destaca mais a função e o contexto de um comportamento do que sua forma, e na teoria das molduras relacionais, que ressalta a linguagem e a forma como ela nos permite fazer as relações que configuram a psicopatologia – os humanos ficam presos à linguagem (pensamentos) e baseiam-se nela para guiar seu comportamento, em vez de se basearem nas contingências do meio, razão pela qual o comportamento se torna rígido e inflexível. Por exemplo, embora vítima de violência familiar, razão para abandonar o casamento, uma mulher pode não o fazer por ter construído uma regra verbal de que "o casamento é para sempre".

Assim, o modelo salienta a inflexibilidade psicológica como elemento central da psicopatologia.

▶ **Seis fatores que contribuem para manter a inflexibilidade psicológica:**

- Fusão cognitiva, em que os pensamentos são tomados literalmente como verdades absolutas acerca da realidade (p. ex., se acho que os outros estão me julgando negativamente é porque estão mesmo).
- Evitação experiencial – indisponibilidade para permanecer em contato com a experiência interna desagradável (pensamentos e sentimentos negativos), tentando alterá-la ou evitá-la, mesmo quando isso causa sofrimento (p. ex., evitar situações sociais para não se sentir nervoso).
- Falta de contato com o momento presente – a mente constantemente divaga acerca do que de negativo aconteceu no passado (p. ex., em uma situação social anterior) ou poderá acontecer no futuro (p. ex., em uma situação social futura).
- Eu conceitualizado – definição do eu por meio de conceitos (p. ex., eu como "desinteressante").
- Falta de clareza de valores – perda da noção do que é realmente importante em sua vida (p. ex., ter amigos).
- Falta de ações comprometidas com os valores – o comportamento fica a serviço da evitação experiencial, e não da prossecução do que é importante[9] (p. ex., para não se sentir nervoso, o indivíduo com TAS evita situações sociais, em vez de se envolver nelas por ser a única forma de desenvolver amizades).

Um modelo de ACT aplicado ao TAS[10] especifica que, quando, em uma situação social, pensamentos e sentimentos negativos forem aceitos e não julgados negativamente, estratégias para controlar ou evitar não serão levadas a cabo (p. ex., evitação ou comportamentos de segurança) e o indivíduo não ficará limitado naquilo que pretende ou gostaria de fazer. Porém, se essa aceitação não existir, o indivíduo irá envolver-se nas referidas estratégias de evitação e controle (evitação experiencial), que não só estão destinadas ao fracasso (p. ex., quanto mais se tenta não pensar mais se pensa) como ainda limitarão a vida do indivíduo com TAS.

Se, na TCC clássica, as dificuldades psicológicas não são vistas como resultado de viés nos processos de pensamento, a ACT, por sua vez, as entende como resultado da luta do indivíduo para evitar ou controlar pensamentos, sentimentos e sensações desagradáveis, o que acarreta custos consideráveis (p. ex., não prosseguir nos estudos ou na carreira).

## COMO É O TRATAMENTO DO PACIENTE COM TAS

O TAS pode ser tratado com psicoterapia (a TCC é a primeira escolha), farmacoterapia ou ambos. A escolha do tratamento depende da preferência e da motivação do paciente, do julgamento clínico quanto à gravidade do transtorno (grau de ansiedade, medo e evitação), da presença ou não de comorbidades e de alguma experiência prévia positiva ou negativa com determinada abordagem terapêutica.

Para pacientes que sentem medo de fazer psicoterapia (devido à exposição à situação social temida), a farmacoterapia pode ser a primeira escolha, pelo menos até a redução inicial da ansiedade. O tratamento do TAS inicia-se com a avaliação do paciente, momento em que o diagnóstico é estabelecido. Posteriormente, são realizadas a psicoeducação e a indicação de tratamento: psicoterápico, farmacológico ou terapia combinada.

## AVALIAÇÃO E DIAGÓSTICO DO PACIENTE COM TAS

A avaliação é a etapa que antecede a terapia propriamente dita. Pode ser feita em 1 a 2 sessões de entrevistas semiestruturadas. Sua função é coletar a história clínica do TAS, confirmar o diagnóstico, fazer o diagnóstico diferencial, estabelecer o modo, a idade de início, o tempo de duração e a presença ou não de comorbidades, além de familiarizar o paciente com o transtorno e o tratamento.

A procura de ajuda por indivíduos com TAS é muito reduzida. Aqueles que procuram tratamento, queixam-se de condições comórbidas (p. ex., depressão) e, muitas vezes, evitam falar sobre sua ansiedade social.[5] Nesse sentido, durante as entrevistas de avaliação, é importante incluir um familiar para auxiliar na coleta de informações e nas dificuldades de interação social do paciente.

A avaliação deve incluir predisposição biológica, história familiar (influência de estressores para agravamento dos sintomas, como estilo de educação, cobrança por parte dos pais ou superproteção), experiências na escola (*bullying*, ansiedade muito alta diante de provas ou medo de falar em sala de aula, situação social geradora de sentimento de humilhação ou vergonha), padrão de relacionamentos sociais, sexuais e afetivos e habilidades sociais.[3]

No *screening* do TAS,[5] duas perguntas devem ser feitas: "Você sente medo ou vergonha em situações sociais?" e "Você se percebe evitando situações sociais ou atividades?". Além disso, a avaliação implica o levantamento de situações sociais (desempenho, interação e observação) geradoras de medo e ansiedade (grau de intensidade) e da frequência das evitações e da gravidade dos sintomas, o que pode ser aferido por meio de escalas diagnósticas. Em nosso meio, a escala validada e amplamente utilizada é a Escala de Ansiedade Social de Liebowitz (LSAS). De acordo com pontos de corte da LSAS, o TAS apresenta casos leves, moderados e graves.

Como exemplos de perguntas, podemos considerar: (1) em aspectos da vida acadêmica: "Você consegue ir às aulas diariamente?", "Se você chegar atrasado, consegue entrar em sala de aula quando os colegas já estiverem sentados?", "Você consegue responder à chamada?", "O que você faz nos intervalos?", "Você consegue iniciar uma conversa com um colega?" e "Como você se sente ao apresentar um trabalho em aula?"; (2) em aspectos da vida social/afetiva: "Você tem amigos/namorado(a)?", "Você costuma sair à noite?", "Você aceita convites para ir a bares ou festas?", "Em um restaurante, você consegue chamar o garçom e fazer o pedido?" e "Quando sua família recebe visitas, você consegue interagir?"; e (3) em aspectos da vida profissional: "Você consegue conversar com seus colegas de trabalho?", "E falar com seu chefe?", "Como você faz na hora das refeições?" e "Você consegue falar em reuniões?".

Na conceitualização do caso, os sintomas são avaliados do ponto de vista fisiológico, cognitivo e comportamental, levando-se em conta o modelo cognitivo do TAS. Informação mais específica depende do modelo conceitual escolhido. Todos os aspectos considerados importantes pelos modelos devem ser explorados colaborativamente com o paciente, com vistas à construção (também colaborativa) da formulação de caso e à intervenção.

## EXEMPLO CLÍNICO

H.M., 23 anos, estudante de *design*, sexto semestre, encaminhado para TCC após repetir dois semestres da faculdade por "faltas". Há quatro anos, após ler na internet sobre "fobia social", realizou tratamento farmacológico por um ano, apresentando remissão parcial dos sintomas. Na entrevista de avaliação, H.M. referia ansiedade intensa em situações sociais de desempenho (p. ex., entrar na sala de aula, apresentar trabalhos), de interação social (p. ex., falar com um colega no intervalo das aulas) e em ocasiões nas quais pode ser observado (p. ex., comer no refeitório da universidade). Os principais sintomas fisiológicos de ansiedade eram rubor facial, suor intenso na região axilar, voz trêmula, tremor, taquicardia e "brancos", acreditando que passava uma imagem de "atrapalhado e encolhido". Do ponto de vista cognitivo, referia medo de cometer um erro social qualquer (p. ex., dizer uma bobagem, não saber se expressar em sala de aula, deixar cair comida ou derramar bebida) e ser avaliado de modo negativo em diversas situações sociais do dia a dia. Tinha principalmente medo de que os colegas pensassem que é chato, estranho, inculto e anormal. Do ponto de vista comportamental, referia evitar diversas situações sociais (p. ex., ir às aulas, almoçar no refeitório, responder à chamada, apresentar trabalhos, sair com os colegas) e utilizar pequenos "truques" quando não conseguia evitar as situações (p. ex., sentar na última fila em sala de aula, estabelecer pouco contato com os colegas, ler as apresentações e falar pouco e rápido, evitar comer grãos, só beber em copos de vidro e segurar firmemente a bandeja).

H.M. também referia sentimentos de desânimo e tristeza; acreditava que, se os colegas percebessem sua ansiedade e "burrice social", o rejeitariam e não o convidariam para outras atividades e que os professores avaliariam suas faltas como desinteresse. Antes das situações sociais, costumava tentar prever em detalhes o que de negativo poderia acontecer, muitas vezes evitando essas situações. No fim das situações, sentia muita vergonha, por acreditar que seu desempenho fora ruim e que causara uma impressão desfavorável nos colegas e professores. Suas primeiras experiências de socialização na vida escolar foram marcadas por medo. A situação se agravou durante os anos de graduação. Passou a faltar às aulas na maioria dos períodos, conseguindo frequentar apenas uma cadeira, na qual não havia necessidade de interação com os colegas e professor.

**Informação de H.M. para o modelo de Clark e Wells**[7]

- *Processamento antecipatório:* prevê o que pode sair mal na situação, o que desencadeia ansiedade antecipatória e, por vezes, leva à evitação de situações.
- *Processamento situacional:* ativação de suposições disfuncionais: "sou diferente, inferior, desinteressante, burro social; os outros vão me rejeitar; não posso cometer erros".
- *Percepção de perigo social:* por exemplo, "vou dizer uma bobagem, vão achar que sou inculto".
- *Sintomas fisiológicos e cognitivos:* ansiedade, taquicardia, sudorese, rubor, "brancos".

- *Atenção autofocada:* a atenção fica voltada para si mesmo, criando-se uma imagem de si como "atrapalhado, encolhido, vermelho que nem um tomate, que treme como gelatina"; infere que os outros terão a mesma imagem.
- *Comportamentos de segurança:* falar pouco e sem pausas, ler as apresentações.
- *Processamento pós-situacional:* avalia-se com mau desempenho na situação social que levou os outros a criar uma imagem negativa de si.

**Informação de H.M. para o modelo de ACT**

- *Fusão cognitiva:* acredita que os colegas acham-no inculto.
- *Evitação experiencial:* evita ir às aulas ou, quando vai, senta-se na última fila, para não se sentir tão mal.
- *Falta de contato com o momento presente:* pensa em fracassos sociais ou de desempenho anteriores ou futuros.
- *Eu conceitualizado:* visão de si como diferente, inferior, desinteressante.
- *Falta de clareza de valores:* esta área pode não estar tão afetada, uma vez que identifica as relações sociais e a realização profissional como importantes.
- *Falta de ações comprometidas com os valores:* evitar situações sociais e de desempenho não permite ter mais amigos/namorada ou realizar-se academicamente.

Segundo o modelo de Herbert e Cardaciotto:[10] não é capaz de aceitar ter pensamentos e sentimentos negativos, tentando controlá-los por meio da evitação de várias situações, o que apresenta custos em sua qualidade de vida.

# TERAPIA COGNITIVO-COMPORTAMENTAL

## Estratégias de tratamento

Como explicitado anteriormente, um dos principais modelos cognitivos do TAS foi desenvolvido por Clark e Wells.[7] A partir desses modelos, foram desenvolvidos protocolos de TCC (individual ou em grupo) para TAS de 12 a 16 sessões. A abordagem cognitivo-comportamental é educativa e de natureza focal. Prioriza as experiências práticas realizadas na sessão e em tarefas de casa. O terapeuta tem uma postura colaborativa e ativa no tratamento. As técnicas cognitivas e comportamentais disponíveis para alterar tanto os sintomas quanto os padrões disfuncionais cognitivos do paciente são amplamente testadas e apresentam eficácia comprovada. O resultado do tratamento depende do número de comorbidades e da gravidade dos sintomas. No TAS com especificador "somente de desempenho", o componente principal da TCC é a exposição, e o tempo de tratamento é menor. Nos demais casos de TAS, moderados e graves, o prognóstico é mais reservado, e o tempo de tratamento pode ser mais longo.[11]

Diferentemente de outras abordagens cognitivo-comportamentais que utilizam diversas estratégias para aumentar o autocontrole (p. ex., relaxamento) e as habilidades sociais, Clark e Wells[7] sugerem que não deve ser dada muita relevância a técnicas de manejo da ansiedade e defendem que a maioria dos indivíduos com TAS não apresenta déficit de habilidades sociais. Assim, o foco da intervenção é a modificação das autoavaliações e crenças disfuncionais, para o que propõem um conjunto e sequência particular de estratégias terapêuticas, apresentados a seguir.

## Psicoeducação

A psicoeducação é primariamente direcionada ao ensino dos conceitos centrais do TAS segundo a TCC, mas também acrescenta à estruturação da terapia a utilização de métodos educacionais em cada sessão. Nessa etapa, é importante abordar a possível necessidade de associação de farmacoterapia e a importância da inclusão da família e da participação do paciente no tratamento.

O que é TAS? Alguns dados epidemiológicos, diagnóstico e modelo conceitual são apresentados para o paciente. Conceitos, como o que é uma situação social ou um pensamento automático, e a importância das interpretações das situações nas consequências fisiológicas (sintomas) e comportamentais (esquiva fóbica, comportamentos de segurança) também devem ser abordados nesse momento.

O que é a TCC para o TAS e quais seus objetivos? Explicar que a TCC é uma terapia estruturada que requer participação ativa do paciente e motivação. Explicitar que os objetivos da TCC são modificar cognições e comportamentos disfuncionais (o que diminui a ansiedade), sobretudo por meio da exposição gradual nesse processo, tratar comorbidades e melhorar a qualidade de vida.

### Reestruturação cognitiva

A reestruturação cognitiva visa identificar e corrigir as interpretações distorcidas das situações sociais geradoras de ansiedade em relação à probabilidade de se comportar de forma inadequada e da consequente avaliação negativa por parte dos outros. Esse processamento cognitivo tem início antes da situação social temida (processamento antecipatório), durante (processamento situacional) e após (processamento pós-situacional).

Após a identificação de pensamentos automáticos do paciente, na fase de avaliação, que refletem erros de processamento de informação, agora é possível utilizar o registro de pensamentos automáticos (RPA, Tab. 34.1), no qual o paciente assinala por escrito seus pensamentos automáticos sempre que perceber aumento de sua ansiedade em uma situação social. Já nessa etapa, é possível educar o paciente a observar esses pensamentos com distância, questioná-los, de modo a perceber suas distorções, e corrigi-los de maneira que se tornem mais realistas. O desafio dos pensamentos automáticos distorcidos é feito por meio da técnica de questionamento socrático. O questionamento socrático envolve questões feitas pelo terapeuta que permitem a revisão de evidências que confirmem ou desconfirmem as hipóteses negativas do paciente. O paciente, então, gera pensamentos racionais, e o nível de ansiedade é ve-

**Tabela 34.1** | Registro de pensamentos automáticos do caso clínico de H.M.

| SITUAÇÃO O QUE ESTAVA FAZENDO? | EMOÇÕES O QUE SENTIU? INTENSIDADE (0-100%) | PENSAMENTOS AUTOMÁTICOS QUANTO ACREDITOU (0-100%) | RESPOSTAS RACIONAIS QUANTO ACREDITOU (0-100%) | REAVALIAÇÃO DAS EMOÇÕES E DEPOIS, COMO SE SENTIU? INTENSIDADE (0-100%) |
|---|---|---|---|---|
| Responder a um colega quando convidado para um aniversário | Ansiedade, rubor facial, boca seca, taquicardia e perda da ação ("brancos") (90%) | "Me dará um branco e não saberei o que responder." (90%) "Ele perceberá que estou ansioso e pensará que sou estranho." (90%) "Ninguém fica paralisado ao ser convidado para algo." (85%) "Minha boca vai secar e não conseguirei dizer nada." (60%) | "Mesmo que me dê um 'branco', conseguirei retomar e aceitar o convite." "Estar sentindo sintomas de ansiedade não significa que ele esteja percebendo." (50%) "Sou tímido e isso não me diminui, tentarei sinalizar que sim nem que seja somente com o olhar." (60%) "Em outras ocasiões em que a minha boca secou, não me vi impedido de falar." (35%) | Um pouco menos ansioso (60%) |

rificado. Os pacientes praticam as técnicas de reestruturação cognitiva nas sessões e fora delas, identificando, analisando e relativizando suas interpretações negativas.[12]

Ao questionar os pensamentos e testar as evidências que mantêm ou não as hipóteses distorcidas, é possível determinar o tipo de erro cognitivo que o paciente está cometendo. Os erros mais comuns no TAS são: leitura mental ("ele me acha incompetente") adivinhação e catastrofização ("se eu tiver que assinar meu nome, não vou conseguir escrever") e personalização ("eles não estão me dando atenção, porque devo ter falado besteira").[13]

Uma vez identificados os pensamentos distorcidos, é possível encontrar a crença central que gerou e mantém tais pensamentos, bem como as crenças condicionais e as regras rígidas que o paciente utiliza para lidar com sua crença. Para isso, questiona-se o paciente a respeito do significado dos pensamentos que ele identificou: "O que significa esse pensamento para você?", "O que quer dizer a seu respeito?" e "O que você teme que irá acontecer?". A reestruturação cognitiva é conseguida tanto por meio de técnicas cognitivas verbais de reatribuição (p. ex., rotular as distorções cognitivas, ponto-contraponto, etc.), que extrapolam os objetivos deste capítulo, como por meio de técnicas comportamentais de reatribuição, algumas das quais serão abordadas em seguida e que são escolhidas de acordo com as características e os objetivos de cada caso.

### Exposição
A exposição às situações temidas é o procedimento mais eficaz na redução da ansiedade e na mudança do comportamento fóbico. Pode ser feita mediante confronto das situações *in vivo*, na imaginação ou por realidade virtual.[14] Requer o levantamento de todas as situações de exposição social consideradas pelo paciente como causadoras de ansiedade. Uma vez listadas essas situações, em geral evitadas, elas são classificadas de acordo com o grau de ansiedade que geram. Assim, terapeuta e paciente constroem uma lista hierárquica, desde situações que causam menos ansiedade até as mais difíceis de serem enfrentadas. A partir da lista, paciente e terapeuta programam os exercícios a serem executados nas sessões e no intervalo das sessões. O paciente é orientado a enfrentar as situações iniciais da lista sem o uso de comportamentos de segurança e atenção autofocada e a exercitar repetidamente o enfrentamento até desconfirmar suas crenças/suposições disfuncionais e sua ansiedade diminuir. Repete-se o procedimento para todas as situações da lista, conforme a escolha do paciente.

A utilização do RPA é útil para que o paciente avalie a ansiedade antes e depois do exercício de exposição, os pensamentos negativos na situação e os comportamentos. Dessa forma, possíveis erros na interpretação da situação podem ser corrigidos (ver seção sobre reestruturação cognitiva), e a exposição torna-se mais eficaz. O RPA é um instrumento que ajuda o paciente a ter uma ideia mais concreta dos progressos conseguidos com a exposição, reforçando o enfrentamento das demais situações.

A terapia de exposição pode também ser feita em grupo, facilitando a realização de alguns exercícios de exposição entre os membros do próprio grupo, os quais auxiliam na criação de situações geradoras de ansiedade sem o paciente ter que contar apenas com o acaso.

### Dificuldades nas técnicas de exposição no TAS
Diferentemente de outros quadros fóbicos nos quais as situações geradoras de ansiedade são bem definidas e previsíveis (p. ex., agorafobia), no TAS, as situações sociais que desencadeiam ansiedade são, muitas vezes, imprevisíveis. Expor uma opinião perante um grupo de pessoas ou conversar com convidados em uma festa depende de que essas oportunidades apareçam, e nunca se sabe como podem ocorrer. Outra dificuldade específica do TAS é a curta duração das situações temidas a serem enfrentadas. Se o exercício de exposição exigir que o paciente entre em uma loja para perguntar o preço de um produto, sem comprá-lo, é possível que ele gaste com isso não mais do que cinco minutos. Nesses casos, para garantir que a exposição dure o suficiente para produzir redução de ansiedade e alguma aprendizagem, paciente e terapeuta devem recorrer à criatividade. A duração da exposição pode ser aumentada se a tarefa de entrar em uma loja perguntando o preço de um produto for repetida em diferentes lojas de um *shopping center*. O cuidado na formulação da lista que define a hierarquia das situações de exposição pode facilitar a execução da tarefa. É possível, ao construir a hierarquia, agrupar diferentes situações que se refiram a

uma mesma categoria de medo. Por exemplo, pedir uma informação na rua, a ajuda um colega de trabalho ou um favor a um funcionário poderiam ser diferentes tarefas de exposição à situação-categoria "pedir ajuda aos outros".

### Experiências comportamentais

Um dos componentes terapêuticos essenciais no modelo de Clark e Wells[7] é a realização de experiências comportamentais. Na realidade, a dificuldade em controlar as exposições explicitadas anteriormente é ultrapassada com a utilização dessa estratégia. Assim, tais experiências não são simples repetições de exposições, uma vez que o pretendido é que o paciente teste previsões específicas relativamente às consequências que teme. Por essa razão, não é necessário que o paciente permaneça muito tempo em uma situação até que sua ansiedade baixe – basta que execute a experiência e registre a informação necessária, independentemente do grau de ansiedade inicial ou final. Assim, a experiência é cuidadosa e pormenorizadamente planejada, explorando todas as previsões do paciente definidas em âmbito operacional (p. ex., "vão olhar para mim e pensar que sou anormal": quantas pessoas vão olhar, como, durante quanto tempo, que expressão farão, o que dirão, como se comportarão, etc.), bem como os comportamentos de segurança que habitualmente utilizaria (p. ex., segurar a xícara de café com ambas as mãos, para o tremor não ser notado ou para não derrubar a xícara). Depois, a experiência é realizada sem comportamentos de segurança e com foco de atenção externo, utilizando-se uma manobra desconfirmatória (habitualmente paradoxal) para potenciar a experiência (p. ex., não basta ir a uma cafeteria se o que o paciente teme é tremer e derrubar o café; a experiência deve envolver essas ações para verificar se as previsões efetuadas se confirmaram). Na maior parte das vezes, tais experiências são efetuadas primeiro pelo terapeuta, enquanto o paciente observa. Depois, é a vez do paciente repetir a experiência, tanto com o terapeuta como depois em casa como tarefa. Se necessário, pode ser utilizada uma hierarquia de experiências comportamentais para facilitar a adesão.

### Utilização de vídeo e áudio como *feedback*

Uma vez que a maior fonte de evidência usada pelo indivíduo com TAS consiste no processamento que faz de si próprio aos olhos dos outros, a principal estratégia para alterar tal processamento é expor o paciente a sua verdadeira imagem. Isso é conseguido por meio de experiências comportamentais na sessão, nas quais o paciente não deve utilizar os comportamentos de segurança habituais e a atenção é colocada na tarefa, e não em si próprio. Essa experiência é gravada, em áudio ou vídeo, e depois é mostrada ao paciente para que ele possa ter uma visão mais realista da imagem que passa aos outros e consiga desafiar as avaliações que faz de si próprio.[15] Esse procedimento deve ser acompanhado pelo que os autores denominam "preparação cognitiva", de forma a potenciá-lo. Depois da experiência gravada, e antes de ela ser mostrada ao paciente, o terapeuta deve: (a) pedir ao paciente que faça um vídeo mental e relate como acha que pareceu aos outros; (b) operacionalizar o máximo possível (p. ex., gravando) essa imagem; (c) recomendar que, ao ver o vídeo, o paciente tente observar-se como se fosse um estranho e foque o que vê e ouve para avaliar-se. No final, o terapeuta mostra o vídeo ao paciente para comparação da imagem imaginada com a imagem real.

### Técnicas de modificação da atenção

A atenção autofocada aumenta a percepção dos sintomas de ansiedade e a crença de que os outros os percebem e não permite a busca por pistas no ambiente que não confirmem as cognições distorcidas e interfiram no desempenho social.[7] Assim, a modificação do foco de atenção interno para um foco externo, ou seja, para a situação e para a tarefa em questão (seja social, seja de desempenho), é um componente terapêutico importante. As técnicas de modificação da atenção devem ser utilizadas nas experiências comportamentais e na exposição como forma de prestar atenção em pistas da situação que potencialmente desconfirmem as previsões e as crenças negativas. Por esse motivo, a certa altura, a TCC para o TAS incorporou técnicas de controle da atenção como um componente de tratamento, a fim de ajudar o paciente a focar a atenção no exterior, e não em si mesmo.[16]

### Estratégias para reduzir os processamentos antecipatório e pós-situacional

Por meio de análise de custo-benefício, as vantagens e desvantagens dos processamentos antecipatório e pós-situacional são avaliadas para, posteriormente, se recomendar ao paciente que abandone esses processamentos.[7] Na realidade, uma previsão nunca é certa, e as conclusões catastróficas das situações não são fidedignas por se basearem na experiência interna resultante do deslocamento da atenção para si próprio.

Considerando o exposto, é apresentado a seguir o protocolo de intervenção para H.M., de acordo com o modelo de Clark e Wells.

- **Socialização de H.M. com o modelo**, orientando sua compreensão dos vários elementos e de como eles interagiam na manutenção do problema. O papel dos comportamentos de segurança e da atenção autofocada foi ilustrado por meio de experiências comportamentais na sessão. Por exemplo, em um primeiro momento, pediu-se a H.M. que falasse durante cinco minutos com a secretária da clínica, utilizando os comportamentos de segurança que empregava habitualmente (p. ex., falar pouco, não estabelecer contato visual) e com a atenção voltada para si próprio. Depois, H.M. classificou o quão nervoso se sentiu e o quão competente considerou seu desempenho. Em um segundo momento, o terapeuta pediu que ele voltasse a falar mais cinco minutos com a secretária, dessa vez sem utilizar nenhum comportamento de segurança e prestando atenção em outra pessoa e no que ela estava dizendo. No fim, H.M. voltou a classificar sua ansiedade e seu desempenho. Ao comparar as duas avaliações, H.M. verificou que, na primeira situação (que se assemelhava mais ao que costumava fazer), a ansiedade tinha sido igual ou superior à segunda situação, e seu desempenho, pior.
- **Modificação da autoimagem** resultante da atenção autofocada por meio de *feedback* em vídeo. Utilizando a situação anterior de conversa com um desconhecido, a interação foi gravada em vídeo, e o paciente foi instruído a abandonar os comportamentos de segurança e a prestar atenção na tarefa (foco de atenção externo, e não interno). No final da situação e antes de compartilhar o vídeo, o terapeuta pediu que o paciente fizesse um "vídeo mental" de como achou que correu a situação, solicitando uma descrição o mais objetiva possível (p. ex., H.M.: "Eu estava muito vermelho"; terapeuta: "Escolha um objeto que expresse o quão vermelho você estava", "Era na cara toda?"; H.M.: "Não se percebeu nada do que eu disse"; terapeuta: "De 0 a 10, quanto teria sido percebido?"). Antes ainda de passar o vídeo, o terapeuta pediu que H.M. tentasse olhar para o filme como se fosse de outra pessoa, prestando atenção no que ela disse e fez efetivamente. No fim da visualização, voltou a pedir que H.M. classificasse seu rubor e suas previsões. Sua imagem real foi muito mais positiva do que H.M. previu.
- **Utilização de técnicas verbais de reestruturação cognitiva.** H.M.: "Eles pensam que sou chato, inculto"; terapeuta: "Que evidência tem para pensar isso? Está utilizando fatos ou lendo a mente dos outros? Se uma pessoa pensar que você é chato e outra não, quem tem razão? Que evidências temos que não comprovam isso? Que respostas racionais podemos utilizar? (p. ex., 'Não tenho que ser perfeito todo o tempo; se alguém pensa que sou chato não quer dizer que eu seja')".
- **Revisão das vantagens e desvantagens dos processamentos antecipatório e pós-situacional para posteriormente abandoná-los.** Vantagens de H.M.: preparar/ensaiar o que fazer na situação negativa que antecipa e tirar conclusões da situação que passou para utilizar em situações futuras. Desvantagens: é impossível antecipar e ensaiar exatamente o que irá acontecer, uma vez que o comportamento do outro é imprevisível. Isso só aumentará a ansiedade antecipatória e a probabilidade de a evitar. As conclusões são imprecisas e altamente negativas (uma vez que são geradas com informação negativa resultante do autofoco); logo, só reforçam as crenças de inadequação social.
- **Experiências comportamentais.** Foram feitas predições acerca de aspectos observáveis da avaliação negativa dos outros e elas foram testadas sem a utilização de comportamentos de segurança, com foco de atenção externo e, por vezes, acrescentando-se manobras desconfirmatórias (estratégias paradoxais). Por exemplo, foi explorado o que H.M. previa que aconteceria se derrubasse os grãos do arroz que estava comendo: "Todos vão olhar, vão rir de mim, vão olhar com cara de nojo ('Como é uma cara de nojo?') e, demoradamente, vão apon-

tar em minha direção para mostrar para os outros que eu derrubei". Também foram explorados os comportamentos de segurança que H.M. costumava utilizar quando comia para que isso não acontecesse – por exemplo, prestar muita atenção no que estava fazendo, colocar muito pouca comida no garfo, colocar molho para os grãos ficarem menos soltos e não caírem, sentar-se em um canto do restaurante virado para a parede. Depois, foi executada a experiência (o terapeuta fez a experiência primeiro, enquanto H.M. observava, depois foi a vez de H.M. fazer o mesmo): os dois sentaram-se em uma mesa no meio do restaurante, virados para as pessoas, comendo arroz sem colocar molho, sem prestar muita atenção e, deliberadamente, deixaram cair o arroz do garfo, enquanto olhavam em volta para ver a reação dos demais. No fim, de volta ao consultório, discutiram o que aconteceu. A evidência foi a de que a maioria das outras pessoas nem reparou que os dois deixaram cair o arroz, e muito menos fizeram caras de nojo ou olharam demoradamente para algo tão banal.

- **Exposição/ultrapassar a evitação**, sugerindo-se que H.M. começasse a expor-se a situações que habitualmente evitava sem utilizar comportamentos de segurança e com foco de atenção externo, para processar a informação da situação e dispor de evidência desconfirmatória em relação ao comportamento dos outros – por exemplo, passar a almoçar no refeitório sem tentar esconder-se e sem evitar olhar as outras pessoas que também estão almoçando por lá. Foi elaborada a seguinte lista hierárquica de situações: (1) almoçar no refeitório, sentar-se sozinho, beber em copo plástico, comer devagar; (2) almoçar no refeitório, sentar-se sozinho, beber em copo plástico, comer de tudo um pouco e carregar a bandeja sem segurá-la tão firmemente; (3) almoçar no refeitório com um colega, comer e beber sem utilizar comportamentos de segurança e tentar iniciar uma conversa. H.M. pôde constatar que os outros estão mais interessados nos próprios almoços e nas próprias vidas do que na dele, que o que temia relativamente (i.e., deixar cair comida, derramar bebida ou derrubar a bandeja) não aconteceu, apesar de não ter utilizado comporta-mentos de segurança, e que foi capaz de iniciar e manter um diálogo com um colega.

## OUTRAS ESTRATÉGIAS DE TRATAMENTO

O treinamento de habilidades sociais (THS) e o treinamento de assertividade são utilizados para aumentar o repertório de respostas e facilitar as tarefas de exposição nos pacientes que, efetivamente, apresentem déficits de habilidades sociais, e não distorções cognitivas em sua avaliação.

Técnicas de manejo de estresse, como relaxamento e atenção plena (*mindfulness*), são estratégias úteis no tratamento do TAS.

### Treinamento de habilidades sociais e de assertividade

Alguns pacientes com TAS apresentam inibições e deficiências em relação a comportamentos requeridos em interações sociais. A consciência de tais dificuldades conduz ao isolamento, o qual, por sua vez, impede a aprendizagem e o treino das habilidades devidas. Dessa forma, o THS e o treinamento de assertividade têm como principal meta fornecer ao paciente um repertório amplo e variado de comportamentos sociais mais adaptativos, diminuindo a passividade e a sensação de impotência ou raiva e levando em conta as características do paciente e o grupo social no qual ele está inserido.

É importante ressaltar que não há um critério absoluto ou correto para habilidade social. A definição mais comum é uma resposta competente em uma situação social específica. Como uma forma de habilidade social, a assertividade envolve a expressão de sentimentos e direitos pessoais sem violação do direito alheio.

### Técnicas de manejo de estresse

**Relaxamento**
Durante muitos anos, o relaxamento foi efetivamente utilizado nos transtornos de ansiedade.[17] No entanto, essa abordagem foi sendo cada vez mais abandonada por se constatar que o relaxamento poderia ser considerado um comportamento de segurança, contribuindo, assim, para a manutenção do transtorno. Por exemplo, se o

indivíduo acreditar que os outros o verão ruborizado e pensarão que é anormal, diminuir a ansiedade por meio do relaxamento poderá levá-lo a acreditar que só não ficou tão ruborizado e os outros não o avaliaram negativamente por causa disso. Essa é a razão de a maioria das TCCs não incluir essa estratégia em suas propostas. Concordamos com tal visão e deixamos esse aviso ao leitor.

No entanto, considerando que para tudo existem exceções, consideramos também que, em algumas situações (excepcionais), o manejo do estresse pode constituir-se uma estratégia de *coping* que pode ser utilizada. Contudo, o terapeuta sempre deve estar atento à possibilidade de tal manejo poder se transformar rapidamente em um comportamento que reforça crenças negativas em vez de desconfirmá-las.

## Mindfulness

A prática de *mindfulness*, por sua vez, é definida como prestar atenção – de uma forma particular, com propósito, e sem julgamento – em nossa experiência momento a momento.[18] Assim, com pacientes com TAS, estar *mindful* inclui prestar atenção na multiplicidade das experiências do momento, e não apenas em como acham que estão se comportando (i.e., atenção autofocada). No caso de H.M., seria possível iniciar com um exercício de *mindfulness* focado na respiração, utilizando a respiração como âncora ao momento presente, empregando essa técnica quando percebesse que estava novamente se preocupando com eventos passados ou futuros.

## TÉRMINO DA TERAPIA E PREVENÇÃO DE RECAÍDA

A terapia em seu formato semanal deve ser encerrada quando a maioria dos sintomas predominantes reduzir significativamente em intensidade e causar grau de interferência mínimo na rotina de vida do paciente. Além disso, os objetivos traçados no início da terapia devem ter sido praticamente alcançados em plenitude. Nessa fase, é feita a revisão da lista de situações evitadas, das tarefas de casa e das técnicas aprendidas, e o paciente é orientado para a prática contínua dessas técnicas, garantindo-se, assim, a manutenção da melhora clínica.

É importante abordar a prevenção de recaída, esclarecendo-se de forma realista os possíveis desencadeantes para cada paciente e destacando-se o novo aprendizado para lidar e confrontar em uma situação eventual. As consultas podem ser espaçadas ao longo de um período até a alta propriamente dita.

## TERAPIA COGNITIVO-COMPORTAMENTAL EM GRUPO

A terapia em formato de grupo constitui um dos tratamentos disponíveis para o TAS. A modalidade mais estudada, de acordo com a literatura, é a terapia cognitivo-comportamental em grupo (TCCG), que consiste em técnicas de exposição, reestruturação cognitiva e tarefas de casa. O modelo de TCCG proposto por Heimberg[19] tem sido amplamente investigado e é considerado o padrão-ouro de TCCG para o TAS.[20] Em geral, as taxas de abandono são baixas e não estão associadas a nenhuma variável do paciente. Alguns critérios devem ser considerados, especialmente, para a composição do grupo. O grupo deve ser balanceado por sexo, idade e gravidade do TAS. Pacientes com depressão e ansiedade graves, com outro transtorno primário que não TAS, com transtorno da personalidade associado e que sejam excessivamente hostis e exigentes, com risco de desenvolver respostas de raiva em defesa ao medo da interação social, não se beneficiam com tal abordagem terapêutica e devem receber outro tipo de tratamento. O número ideal de pacientes para compor o grupo é em torno de seis, e o de terapeutas, dois, de preferência um do sexo masculino e outro do feminino. O tratamento deve conter 12 sessões semanais, cada uma com duração de 2 horas, e seguir uma programação estruturada para cada etapa da terapia.[19]

▶ **As vantagens da TCCG são:**

- compartilhar dificuldades
- promover exposição *in vivo*
- oferecer evidências contra distorções cognitivas
- estabelecer comprometimento público de mudança
- fornecer aprendizagem vicariante

Além das vantagens citadas, a TCCG é uma alternativa mais econômica para o paciente e diminui o tempo gasto do terapeuta.

Na TCCG, mais pacientes são atendidos por um terapeuta, o que reduz os custos do tratamento. Entretanto, se a ansiedade é intensa, de longa duração e há outros transtornos associados, não se observa o mesmo benefício dessa abordagem, sendo necessária uma terapia individualizada.

Algumas terapias que seguem o protocolo de Heimberg[19] de TCCG consideram componentes complementares, como treinamento de habilidades sociais, técnicas de modificação de atenção, imaginação ou prática de *mindfulness* e aceitação. Além disso, o modelo cognitivo de Clark e Wells[7] foi adaptado para o formato de grupo.[20]

## TCC: EVIDÊNCIAS EMPÍRICAS DE EFICÁCIA DAS DIFERENTES ESTRATÉGIAS

Diversos métodos de psicoterapia estão disponíveis em nosso meio. A TCC é a primeira escolha para o TAS. A TCC pode ser feita individualmente ou em grupo. Em uma revisão sistemática e em uma metanálise em rede sobre as intervenções psicológicas e farmacológicas para o TAS,[21] a TCC individual apresentou o maior tamanho de efeito (1,19). Desse modo, a TCC individual é considerada a primeira escolha entre as modalidades de psicoterapia[11,21] para o TAS.

A TCCG é considerada um tratamento eficaz para o TAS e apresenta tamanho de efeito equivalente (0,92) a outros formatos de tratamento, como exposição e treinamento de habilidades sociais (0,86). Em estudos recentes,[20,21] não foi estabelecida sua superioridade em relação ao formato individual. Todavia, as abordagens mais recentes, como a ACT e a prática de *mindfulness*, estão se revelando promissoras em relação à eficácia no TAS.[22,23]

No que se refere ao tratamento combinado, um estudo recente comparou a efetividade da farmacoterapia isolada (paroxetina e placebo) com terapia cognitiva e a efetividade da combinação das duas intervenções em relação a cada tratamento isolado em 102 pacientes com TAS. Os resultados apontam que a terapia cognitiva é o tratamento mais efetivo para TAS no curto e longo prazos em comparação à paroxetina. A terapia cognitiva foi superior também em comparação ao tratamento combinado no longo prazo. Desse modo, o tratamento combinado não promove benefícios em relação à farmacoterapia isolada (paroxetina) ou à terapia cognitiva apenas.[11] O tamanho de efeito controlado no curto e longo prazos foi respectivamente: paroxetina, 0,59/0,39; terapia cognitiva, 1,96/1,20; e tratamento combinado, 1,09/0,60.

A combinação de farmacoterapia com modalidades da TCC específicas para a predominância do sintoma de ansiedade social é um campo de pesquisa promissor e merece maior investigação.

A TCC não presencial é uma alternativa na ausência de possibilidade de TCC presencial. Resultados preliminares apontam para uma possível efetividade de protocolos de TCC de realidade virtual ou por internet devido ao maior acesso ao tratamento e ao melhor custo-benefício. Há quem questione a perda da relação terapeuta-paciente e/ou a percepção negativa dos pacientes acerca dos *softwares* de tratamento. No entanto, alguns estudos com TCC têm mostrado resultados promissores quanto à aceitação pelos pacientes.[23] Todos esses formatos de TCC apresentam eficácia comprovada.[4,21] A TCC pode ser associada em qualquer etapa do tratamento farmacológico.[21,24,25] Uma revisão sistemática recente de estudos que utilizaram terapias baseadas na prática de *mindfulness* e na aceitação e compromisso para o TAS aponta para eficácia igual ou ligeiramente inferior à TCC, porém mais estudos são necessários.[21]

## FARMACOTERAPIA

No TAS, a farmacoterapia e a TCC parecem ter eficácia semelhante no tratamento de curto prazo. As taxas de resposta e remissão com farmacoterapia no curto prazo são de 50 a 70% e de 20 a 30%, respectivamente.[24] Nesse sentido, um número considerável de pacientes não se beneficia com o tratamento farmacológico.

Os psicofármacos apresentam início de ação mais rápido com melhora mais imediata, e a TCC proporciona efeitos mais prolongados.

Em estudos de alta qualidade sobre a TCC no tratamento de curto prazo do TAS, as taxas de resposta ficaram entre 50 e 65%, e as taxas de remissão, entre 8,8 e 36%. Em estudos de seguimento, a TCC confere melhora de 1 a 6 meses após o tratamento.[4]

Muitos fármacos vêm sendo usados no tratamento do TAS. Os inibidores seletivos da recaptação de serotonina (ISRSs) são considerados o tratamento farmacológico de primeira linha. As taxas de resposta do inibidor seletivo da recaptação de serotonina e norepinefrina (ISRSN) venlafaxina são semelhantes às dos ISRSs.[4,27] As evidências disponíveis sugerem que o tratamento farmacológico seja mantido por pelo menos 3 a 6 meses depois que o paciente apresentar resposta, podendo, então, ser descontinuado gradualmente.[24]

O TAS com especificador "somente de desempenho" responde muito melhor à TCC, especialmente às técnicas de exposição, do que à farmacoterapia. Nesses casos, a utilização de β-bloqueadores (propranolol ou atenolol) está indicada em associação à TCC, pois eles diminuem os sintomas adrenérgicos, como taquicardia, rubor e tremor, facilitando, assim, a exposição às situações temidas e auxiliando na adesão ao tratamento. Outra alternativa é o uso da D-cicloserina (DCS), que pode aumentar o aprendizado nas terapias de exposição. Da mesma forma, o uso de benzodiazepínicos está indicado quando necessário, observando-se, porém, a dose e o uso esporádico de maneira a não causar sedação e a não prejudicar a terapia de exposição.[25]

## DIFICULDADES, QUESTÕES EM ABERTO E PERSPECTIVAS FUTURAS

Há, ainda, questões para serem resolvidas e investigadas no tratamento do TAS. Pacientes com TAS grave, de início precoce e com transtornos comórbidos apresentam resposta limitada à TCC. Para eles, mesmo o tratamento combinado com farmacoterapia pode ser insuficiente para a eliminação completa dos sintomas, restando um quadro residual que pode levar a recaídas. Nesses casos, os tratamentos baseados em evidência empírica não são efetivos, tornando-se necessário o uso alternado de variadas abordagens terapêuticas consideradas eficazes e por períodos prolongados. Assim, restam as questões: como o terapeuta pode adaptar a terapia às necessidades idiossincráticas do paciente? Se o tratamento-padrão não produz remissão completa, então que mudanças devem ser feitas?

Abordagens terapêuticas novas e eficazes têm sido aplicadas cada vez mais em larga escala. Manuais de autoajuda, intervenções via internet e realidade virtual facilitam o acesso a tratamentos para que mais pessoas aprendam a superar seus medos.

Antes de considerarmos o quadro do paciente como resistente ao tratamento, é importante analisarmos alguns aspectos. A reavaliação clínica e o diagnóstico diferencial podem ajudar em parte, com a modificação da abordagem farmacológica, que, por sua vez, pode facilitar a resposta à TCC. Também é comum subestimarmos as comorbidades e a influência de fatores familiares e ambientais na resposta ao tratamento. Esses aspectos devem ser reconhecidos e adequadamente encaminhados durante a fase de avaliação para não se tornarem um obstáculo ao tratamento. Alguns pacientes se sentem descrentes sobre a eficácia da terapia devido à história de insucesso em tratamentos prévios. O terapeuta deve identificar tais crenças e analisar em detalhes as abordagens utilizadas anteriormente, buscando melhorar a motivação. A atenção e a empatia com aspectos como traumas por humilhação e desmerecimento (*bullying*) em idade precoce podem facilitar a adesão à terapia. A não adesão aos procedimentos da TCC pode despertar sentimento de frustração no terapeuta. Perguntas como "O que esse sentimento de frustração me fala sobre esta pessoa?" ou "Que sentido tal resistência faz para este paciente?" podem ser uma fonte de informação mais relevante para o progresso do tratamento, desde que abordadas devidamente pelo terapeuta.

## CONSIDERAÇÕES FINAIS

O TAS é um transtorno de ansiedade prevalente, crônico e, até pouco tempo, considerado um transtorno altamente negligenciado. O abandono do tratamento costuma ser baixo no caso de TAS e não está associado a nenhuma variável do paciente. Formulações mais recentes de

TCC para o TAS objetivam eliminar, especificamente, alguns dos fatores centrais de manutenção do transtorno, como comportamentos de segurança e atenção autofocada. Os novos protocolos de TCC para o TAS proporcionam maior eficácia em relação aos protocolos mais tradicionais. Os componentes essenciais dessas intervenções são a reestruturação cognitiva e os experimentos comportamentais específicos, ambos elaborados para testar as expectativas de avaliação negativa.

## REFERÊNCIAS

1. American Psychiatric Association. Diagnostic and statistical manual of mental disorders. 5nd ed. Washington: American Psychiatric Association; 2013.
2. American Psychiatric Association. Diagnostic and statistical manual of mental disorders. 3nd ed. Washington: American Psychiatric Association; 1980.
3. McGinn LK, Newman, MG. Status update on social anxiety disorder. Int J Cognitive Therapy. 2013;6(2):88-233.
4. Leichsenring F, Leweke F. Social anxiety disorder. NEngl J Med. 2017;376(23):2255-64.
5. National Institute for Health and Care Excellence. Social anxiety disorder: recognition, assessment and treatment. NICE clinical guideline; 2013;159.
6. Salvador MC. Ser eu próprio entre os outros: um novo protocolo de intervenção para adolescentes com fobia social generalizada [Dissertação]. Coimbra: Faculdade de Psicologia e de Ciências da Educação. Universidade de Coimbra; 2009.
7. Clark DM, Wells A. A cognitive model of social phobia. In: Heimberg RG, Liebowitz DA, Hope A, Schneier FR, editors. Social phobia: Diagnosis, assessment and treatment. New York: Guilford; 1995; p.69-93.
8. Hayes SC, Strosahl KD, Wilson KG. Acceptance and commitment therapy: an experiential approach to behavior change. New York: Guilford; 1999.
9. Luoma JB, Hayes, SC, Walser, RD. Learning ACT: an acceptance and commitment therapy skills training manual for therapists. Oakland: New Harbinger; 2007.
10. Herbert JD, Cardaciotto L. An acceptance mindfulness-based perspective on social anxiety disorder. In: Orsillo SM, Roemer L, editors. Acceptance and mindfulness-based approaches to anxiety. New York: Springer; 2005. p.189-212.
11. Nordahl HM, Vogel PA, Morken G, Stiles TC, Sandvik P, Wells A. Paroxetine, cognitive therapy or their combination in the treatment of social anxiety disorder with and without avoidant personality disorder: a randomized clinical trial. Psychother Psychosom. 2016;85(6):346-56.
12. Picon P, Knijnik DZ. Terapia cognitivo-comportamental (TCC) na fobia social. In: Knapp P, organizador. Terapia cognitivo-comportamental na pratica psiquiatrica. Porto Alegre: Artmed; 2004. p.226-47.
13. Falcone EO. O processamento cognitivo da ansiedade na fobia social. Rev Psiq Clín. 2001;28(6):309-12.
14. Kampman IL, Emmelkamp PM, Morina N. Meta-analysis of technology-assisted interventiom for social anxiety disorder. J Anxiety Disord. 2016;42:71-84.
15. Clark DM. A cognitive perspective on social phobia. In: Crozier WR, Alden LE, editors. International handbook of social anxiety: concepts, research, and interventions relating to the self and shyness. New York: Wiley; 2001. p.405-30.
16. Rapee RM, Sanderson WC. Social phobia: clinical application of evidence-based psychotherapy. New Jersey: Jason Aronson; 1998.
17. Davis M, Eshelman AR, McKay M. Manual de relaxamento e redução do stress. São Paulo: Summus; 1996. p.121-52.
18. Kabat-Zinn J. Wherever you go, there you are: mindfulness meditation in everyday live. New York: Hyperion; 1994.
19. Heimberg RG, Dodge CS, Hope DA, Kenedy CR, Zollo LJ, Becker RE. Cognitive behavioral group treatment for social phobia: comparison with a credible placebo control. Cognitive Ther Res. 1990;14(1):1-23.
20. Barkowski S, Schwartze D, Strauss B, Burlingame GM, Barth J, Rosendahl J. Efficacy of group psychotherapy for social anxiety disorder: a meta-analysis of randomized-controlled trials. J Anxiety Disord. 2016;39:44-64.
21. Mayo-Wilson E, Dias S, Mavranezouli I, Kew K, Clark DM, Ades AE, et al. Psychological and pharmacological interventions for social anxiety disorder in adults: a systematic review and network meta-analysis. Lancet Psychiatry, 2014;1(5):368-76.
22. Craske MG, Niles AN, Burklund LJ, Wolitzky-Taylor KB, Vilardaga JC, Arch JJ, et al. Randomize Controlled Trial of CBT and ACT for social phobia: outcomes and moderators. J Consult Clin Psychol. 2014;84(6):1034-48.
23. Canton J, Scott KM, Glue P. Optimal treatment of social phobia: systematic review and meta-analysis. Neuropsychiatri Dis Treat. 2012;8:203-15.
24. Blanco C, Bragdon LB, Schneier FR, Liebowitz MR. The evidence-based pharmacotherapy of social anxiety disorder. International J Neuropsychopharmacol. 2013;16(1):235-49.
25. Knijnik DZ, De Paula Ramos F, Trachtenberg E. Transtorno de ansiedade social: diretrizes e algoritmo. In: Cordioli AV, editore. Psicofármacos: consulta rápida. 5. ed. Porto Alegre: Artmed; 2015.

# Terapia cognitivo-comportamental no transtorno de pânico

Gisele Gus Manfro
Elizeth Heldt
Carolina Blaya Dreher

O transtorno de pânico é uma condição crônica e recorrente que prejudica a qualidade de vida e o funcionamento psicossocial dos pacientes. Embora os medicamentos sejam considerados efetivos em bloquear os ataques de pânico, frequentemente não são eficazes em diminuir as complicações dessa condição, como a hipervigilância, os comportamentos evitativos e as interpretações distorcidas das sensações físicas. A terapia cognitivo-comportamental (TCC) tem sido eficaz no tratamento de tais sintomas residuais, tornando-se uma importante modalidade de tratamento para esse transtorno. Neste capítulo, é feita uma breve descrição do quadro clínico do transtorno de pânico, dos conhecimentos atuais sobre sua etiologia e do uso de técnicas cognitivo-comportamentais em seu tratamento. Também são discutidos os alcances e os limites da TCC no transtorno de pânico, as evidências de eficácia, bem como as questões em aberto, os desafios e as perspectivas futuras.

O transtorno de pânico caracteriza-se pela presença de ataques de pânico inesperados e recorrentes, de frequência variável (diários a mensais), seguidos de preocupações persistentes acerca dos ataques e mudanças desadaptativas no comportamento para minimizá-los ou evitá-los. O curso do transtorno de pânico tende a ser crônico em mais de 85% dos pacientes, e a presença de sintomas reduz a qualidade de vida e o funcionamento psicossocial.[1]

O transtorno de pânico geralmente se manifesta no final da adolescência ou no início da vida adulta, quando definições e escolhas de vida se processam e, devido à doença, podem ser afetadas. Embora o transtorno de pânico apareça na infância raras vezes, metade dos pacientes reporta dificuldades com sintomas ansiosos precocemente, seja sob a forma de ansiedade generalizada, de transtorno de ansiedade social (TAS), seja sob a forma de ansiedade de separação. Ele acomete 2 a 3 vezes mais as mulheres do que os homens e pode afetar até 3,5% da população ao longo da vida.[2]

O início do transtorno de pânico é, em geral, espontâneo, mas a maioria dos pacientes refere algum fator estressor no ano que antecedeu o primeiro ataque. Não é conhecido se os pacientes com transtorno de pânico apresentam mais eventos estressores ou se são mais suscetíveis a seus efeitos em virtude de características genéticas, temperamentais ou de condicionamento.[3]

As comorbidades são bastante frequentes no curso do transtorno de pânico. Segundo a classificação diagnóstica da quinta edição do *Manual diagnóstico e estatístico de transtornos mentais* (DSM-5), a agorafobia é atualmente categorizada como uma comorbidade (a mais frequente) do transtorno de pânico. Acredita-se que 95% dos pacientes tenham ao menos algum outro transtorno de ansiedade, 64% apresentem ao menos um transtorno do humor, 63% manifestem algum transtorno de controle dos impulsos e 31% sofram de abuso ou dependência de álcool e outras substâncias.[2]

O transtorno de pânico está associado a alto custo social, uma vez que esses indivíduos apresentam diminuição da produtividade e frequentemente fazem uso de serviços de saúde pública, como emergências, consultas médicas e exames.[4] Os pacientes também apresentam maior risco para desfechos cardiovasculares e qualidade de vida em geral reduzida.

Diversos estudos já confirmaram a efetividade do tratamento medicamentoso para o transtorno de pânico. Entre as opções farmacológicas utilizadas, os inibidores seletivos da recaptação de serotonina (ISRSs) e os inibidores da recaptação de serotonina e norepinefrina (IRSNs) são considerados fármacos de primeira linha, pois, além da eficácia no manejo dos sintomas ansiosos, também são efetivos no manejo das comorbidades psiquiátricas mais frequentes. Entre os ISRSs, a fluoxetina, a sertralina, a paroxetina, a fluvoxamina, o citalopram e o escitalopram têm eficácia semelhante e são recomendados para o uso em monoterapia no transtorno de pânico. Devido à inquietação que pode ser desencadeada por esses fármacos no início do tratamento, sobretudo por estarmos lidando com sujeitos especialmente sensíveis à ansiedade, procuramos iniciá-los com doses mais baixas. Os antidepressivos tricíclicos (ADTs) e os ansiolíticos também têm eficácia reconhecida, mas não são considerados de primeira linha em virtude do perfil de efeitos adversos no caso dos ADTs e da possibilidade de dependência no caso dos benzodiazepínicos (BZDs).[5] Os inibidores da monoaminoxidase (IMAOs) e os antipsicóticos atípicos, como a quetiapina, podem ser indicados em casos refratários com resposta inconsistente. No entanto, a maioria dos pacientes, apesar de estar utilizando medicamentos, segue sintomática, apresentando recaídas ou remissão apenas parcial dos sintomas. A presença de sintomas residuais está associada a maior risco de recaída.[5]

A TCC é uma alternativa terapêutica para o transtorno de pânico, com boa resposta em curto e longo prazos, principalmente no que diz respeito aos sintomas residuais e, muitas vezes, persistentes, como ansiedade antecipatória, esquiva fóbica e, sobretudo, agorafobia.[6] Estudos comprovam que a TCC pode modificar o curso do transtorno de pânico, não só por prevenir recaída, mas também por prolongar o intervalo entre elas.[6] Os estudos em curto prazo de TCC combinada à farmacoterapia relatam que 75% dos pacientes permanecem sem ataques de pânico. A eficácia nos estudos em longo prazo parece diferente, sugerindo que os resultados da TCC seriam superiores à farmacologia. O tratamento medicamentoso combinado com a TCC é mais eficaz do que cada qualquer uma das modalidades em monoterapia, tendo ambos um efeito que pode ser considerado aditivo. Além da melhora de desfechos em longo prazo, a TCC tem a vantagem de não oferecer riscos importantes em termos de efeitos adversos, podendo ser realizada individualmente ou em grupos, com eficácia semelhante.[5,7] Em geral, a TCC é realizada por profissional da saúde mental, mas há estudos também com a TCC aplicada por computador e via internet.[8]

Neste capítulo, descrevemos o uso da TCC para pacientes com transtorno de pânico, enfatizando as características do transtorno, as técnicas empregadas durante a TCC e a resposta esperada com essa modalidade terapêutica, segundo a literatura científica.

## CRITÉRIOS DIAGNÓSTICOS PARA TRANSTORNO DE PÂNICO

O transtorno de pânico é uma entidade nosológica distinta presente dentro dos quadros clínicos dos transtornos de ansiedade. Segundo o DSM-5,[9] o transtorno de pânico é caracterizado pela presença de ataques de pânico inesperados e recorrentes, seguidos por pelo menos um mês de preocupações acerca de ter um novo ataque, acerca das implicações que um ataque pode causar ou uma mudança de comportamento relacionada aos ataques. Essas preocupações podem ser físicas (p. ex., medo de doenças ameaçadoras à vida), pessoais (p. ex., constrangimento ou julgamento devido aos sintomas) e sobre o funcionamento mental (p. ex., medo de enlouquecer). As alterações decorrentes do transtorno de pânico, por sua vez, são mudanças desadaptativas no comportamento para minimizar ou evitar os ataques (p. ex., reorganização da vida para que haja sempre alguém disponível em caso de ataque, restrição das atividades diárias e esquiva de situações agorafóbicas e de esforço físico). Para o diagnóstico de transtorno de pânico, segundo o DSM-5, o paciente deve ter vivenciado ataques espontâneos, embora, com o desenvolvimento da doença, os ataques possam ser situacionais (Quadro 35.1).

Os ataques de pânico são caracterizados por temor, medo ou desconforto intensos com início abrupto que alcança um pico em minutos.

▶ **Quatro ou mais dos seguintes sintomas ocorrem durante o ataque de pânico:**

1. palpitação ou coração acelerado
2. sudorese
3. tremores ou abalos
4. sensação de falta de ar (dispneia) ou sufocamento
5. sensação de asfixia
6. dor ou desconforto torácico
7. náusea ou desconforto abdominal
8. sensação de tontura, instabilidade, vertigem ou desmaio
9. calafrios ou ondas de calor
10. parestesias (anestesia ou sensação de formigamento)
11. despersonalização ou desrealização
12. medo de enlouquecer ou perder o controle
13. medo de morrer

O paciente com transtorno de pânico pode passar a evitar as situações associadas com os ataques, adotando um comportamento fóbico e evitativo. Quando esse comportamento se acentua, o paciente torna-se agorafóbico. A agorafobia, na atual classificação diagnóstica, é considerada uma comorbidade. É caracterizada por medo ou ansiedade intensos desencadeados pela exposição real ou prevista a diversas situações, como multidões, espaços abertos, transporte público, locais fechados ou sair de casa sozinho. O indivíduo tem a crença de não poder escapar dessas situações ou não receber auxílio se necessário.

Segundo o DSM-5,[9] os ataques de pânico também podem ser classificados como um especificador, quando ocorrem na presença de outro transtorno psiquiátrico que não o transtorno de pânico, como no transtorno de estres-

**Quadro 35.1** | Critérios diagnósticos para transtorno de pânico segundo o DSM-5

1. Ataques de pânico recorrentes e inesperados.
2. Pelo menos um dos ataques foi seguido de um mês (ou mais) de uma ou de ambas as seguintes características:
   – Apreensão ou preocupação persistente acerca de ataques de pânico adicionais ou sobre suas consequências (p.ex., perder o controle, ter um ataque cardíaco, "enlouquecer").
   – Uma mudança desadaptativa significativa no comportamento relacionada aos ataques.
3. A perturbação não é consequência dos efeitos psicológicos de uma substância ou de outra condição médica.
4. A perturbação não é mais bem explicada por outro transtorno psiquiátrico.

se pós-traumático (TEPT), no transtorno obsessivo-compulsivo (TOC), no transtorno de ansiedade generalizada (TAG), no TAS ou em transtornos do humor. Entretanto, para o transtorno de pânico, a presença do ataque de pânico já está inclusa nos critérios diagnósticos; logo, o ataque de pânico não é considerado um especificador.

## ETIOLOGIA DO TRANSTORNO DE PÂNICO

A etiologia do transtorno de pânico, como ocorre em todas as psicopatologias, pode ser considerada o resultado de uma combinação complexa entre fatores genéticos e ambientais. Quanto aos fatores genéticos, estudos com gêmeos estimam que a herdabilidade do transtorno de pânico é de aproximadamente 43%.[10] Além disso, estudos de família demonstram que sujeitos com parente de primeiro grau acometido pelo transtorno de pânico têm mais chance de desenvolvê-lo do que sujeitos sem familiares acometidos pelo transtorno. Alguns polimorfismos genéticos já foram associados ao transtorno de pânico, embora os estudos nessa área ainda sejam inconsistentes. Modelos atuais sugerem que há muitos genes de pequeno efeito que determinam algumas características e processos mentais associados ao fenótipo. Além disso, está descrita uma série de interações complexas entre genes (interações gene vs. gene) e entre genes e o ambiente (interação gene vs. ambiente, correlação gene vs. ambiente e epigenética).[5]

## EXEMPLO CLÍNICO

AS., administrador de empresas, solteiro, 32 anos, veio à consulta porque, há uma semana, teve um ataque súbito de taquicardia, dor no peito, formigamento nas mãos, sensação de sufocação e tonturas que o deixaram muito apreensivo, pois acreditou estar sofrendo um ataque cardíaco, passando por sua cabeça a ideia de que poderia morrer. O ataque durou aproximadamente meia hora. Desde então, passou a ter muito receio de, a qualquer momento, sofrer novos ataques, embora os sintomas tivessem desaparecido, o que o deixa permanentemente apreensivo. Na ocasião, foi a um pronto-socorro, onde foi examinado por um médico que constatou taquicardia e realizou um eletrocardiograma que nada acusou, tendo prescrito diazepam, 5 mg, 2 vezes ao dia. Ainda inseguro, procurou um cardiologista, que o examinou minuciosamente e também nada constatou, recomendando que procurasse um psiquiatra, pois poderia ser transtorno de pânico.

Na verdade, AS. já havia tido um ataque semelhante há oito anos e outro muito intenso há dois anos. Nessas ocasiões, procurou o pronto-socorro, e nada físico foi constatado. Particularmente, depois do ataque que teve há dois anos, estava quase apreensivo permanentemente, passava a ter medo de ir a vários lugares e a evitá-los. Deixou de andar de ônibus e de ir a cinema, restaurantes, *shoppings* e igreja, temendo ter um ataque em algum desses lugares e não poder sair rapidamente. Tem evitado dirigir em rodovias, temendo afastar-se de sua cidade e de não ter a quem recorrer caso sofra uma crise. Também tem evitado viajar de avião, criando problemas em seu trabalho.

Quando criança, sofria muito todas as vezes em que seus pais viajavam e tinha muita dificuldade de ficar sozinho em casa. Sua adaptação na pré-escola foi muito difícil devido à dificuldade de se separar da mãe.

Parece que a herdabilidade do transtorno de pânico está mais associada a características temperamentais comuns aos pacientes que virão a desenvolver o transtorno. O neuroticismo (ansiedade, depressão, tensão, irracionalidade, emoção, tendência a sentimentos de desvalia e culpa) e a evitação de danos (tendência a evitar situações que representem perigo) são temperamentos associados ao transtorno de pânico, embora não possam ser considerados específicos.[11]

Vários marcadores biológicos têm sido associados ao transtorno de pânico, como alterações no eixo hipotalâmico-hipofisário-adrenal (HHS), frequência cardíaca e tônus vagal, potencial evocado e marcadores inflamatórios com resultados inconsistentes. Da mesma forma, os exames de neuroimagem têm sido utilizados para investigação da fisiopatologia do transtorno de pânico, mas não são úteis para fins diagnósticos.[8]

Entre os fatores ambientais associados ao surgimento do transtorno de pânico, podemos destacar o apego às figuras parentais e as experiências traumáticas, tanto na infância (abuso e negligência) quanto na vida adulta (mudança de papéis e perdas no ano precedente ao início dos sintomas).[3] Todavia, renda, etnia, estado civil e grau de escolaridade não parecem ser fatores ambientais relevantes nesse transtorno.[2]

De acordo com o modelo cognitivo-comportamental do transtorno de pânico (Quadro 35.2), o ataque de pânico inicial é um alarme falso que pode ser ativado quando ocorre a intensificação de eventos estressantes na vida de indivíduos com vulnerabilidades biológicas e/ou psicológicas. Dessa forma, um indivíduo suscetível a desenvolver o transtorno de pânico antecipa o próximo ataque de pânico, porém, como ele não consegue controlar ou prever o próximo ataque, a tendência é permanecer extremamente atento aos sintomas somáticos. A concepção de que um ataque de pânico representa uma ameaça pode fazer o indivíduo

**Quadro 35.2** | Modelo cognitivo-comportamental do transtorno de pânico

- Indivíduos predispostos a ter ansiedade (diátese), em situações de estresse ou por influência de diversos fatores, apresentam ataques de pânico.
- Locais ou situações (estímulos em geral neutros) nos quais ocorreram os ataques (pareamento) tornam-se estímulos condicionados a sensações físicas (p. ex., taquicardia, sudorese, tonturas, etc.) e passam a provocá-los caso o paciente entre em contato com eles.
- Tais sensações são acompanhadas por pensamentos automáticos catastróficos e interpretações distorcidas que agravam ainda mais os sintomas.
- Segue-se aumento da vigilância e da ansiedade antecipatória.
- A esquiva fóbica (agorafobia) é utilizada como estratégia para evitar o surgimento da ansiedade.

responder com um medo exagerado à situação que não representa perigo real (i.e., a um "alarme falso"). Com isso, o indivíduo rapidamente relaciona a emoção a um alarme falso, o que dificulta a discriminação das ameaças reais das imaginárias. Quando esses alarmes, verdadeiros ou falsos, são incorporados a aspectos internos e externos, são denominados "alarmes aprendidos".[12]

Com a repetição dos ataques, os indivíduos tornam-se cada vez mais sensíveis aos estímulos internos e às situações nas quais o ataque ocorreu, desenvolvendo uma vigilância constante de qualquer sensação física. Em conjunto, desenvolve-se a ansiedade antecipatória, ou seja, o medo de ter outro ataque. Com esse comportamento condicionado ao medo, eles passam a evitar tudo o que provoque alguma reação somática (p. ex., exercícios físicos) ou lugares associados com os ataques anteriores (p. ex., locais de difícil saída, como ônibus, *shopping center*, etc.). Como consequência, os pacientes passam a sofrer limitações e prejuízos em suas atividades habituais.[12]

## TERAPIA COGNITIVO-COMPORTAMENTAL PARA O TRANSTORNO DE PÂNICO

O transtorno de pânico apresenta um curso crônico, com períodos de agudização, remissão e recaídas, associado à presença de comorbidades, sofrimento, prejuízo e alto custo social. Nesse sentido, o tratamento deve visar ao bloqueio dos ataques de pânico, assim como da presença de ansiedade antecipatória e comportamentos evitativos em longo prazo. Para tanto, a TCC tem sido apontada como primeira escolha entre as terapias devido às evidências de boa resposta tanto em curto[13] como em longo prazo.[14]

A TCC é uma modalidade de tratamento que pode ser realizada individualmente ou em grupo e que vem sendo utilizada em diferentes transtornos psiquiátricos. Trata-se de uma terapia breve, com duração de 10 a 20 sessões estruturadas com objetivos bem definidos, prática e que se baseia em tarefas.

Nos pacientes com transtorno de pânico, a TCC é utilizada para corrigir a hipervigilância, as interpretações e crenças distorcidas e, sobretudo, os comportamentos evitativos que ocorrem na maioria dos pacientes e são responsáveis por incapacitação e prejuízo.[12] Essa modalidade de intervenção pode ser incluída em qualquer momento do tratamento, principalmente para prevenir a cronicidade da doença, uma vez que os psicofármacos não tratam o núcleo do medo subjacente aos ataques de pânico. O ideal é que a TCC seja iniciada concomitantemente aos medicamentos.[12,13]

▶ **São empregadas as seguintes técnicas de TCC:**

- psicoeducação
- técnicas de enfrentamento da ansiedade: relaxamento muscular e controle da respiração (respiração abdominal ou respiração diafragmática)
- exposição interoceptiva
- exposição gradual *in vivo*
- reestruturação cognitiva

As etapas especificadas de TCC para pacientes com transtorno de pânico são apresentadas no **Quadro 35.3**.

## Fase inicial

Nessa etapa, é importante conhecer em detalhes as características dos sintomas do transtorno de pânico no paciente em tratamento, como as características dos ataques (duração, frequência, intensidade e desencadeantes), a ansiedade antecipatória, a hipervigilância, as evi-

**Quadro 35.3** | Etapas da terapia cognitivo-comportamental para transtorno de pânico

| Fase inicial | • Psicoeducação<br>• Técnicas para enfrentamento da ansiedade: exercícios de relaxamento muscular e de respiração diafragmática |
|---|---|
| Fase intermediária | • Monitoramento e técnicas cognitivas e comportamentais:<br>– Exposição interoceptiva<br>– Listagem e hierarquização dos comportamentos evitativos<br>– Exposição gradual *in vivo* |
| Fase final | • Prevenção de recaída<br>• Alta |

tações e a dependência em relação aos familiares. Também são necessários o estabelecimento da relação terapêutica e a avaliação da motivação para a TCC.

## Psicoeducação

Compreende técnicas e estratégias educativas como o uso de recursos audiovisuais e material instrucional (p. ex., fôlderes, manuais, filmes, internet) e, sobretudo, explanações do terapeuta (**Quadro 35.4**). A psicoeducação é realizada nas sessões iniciais e repetida em qualquer momento durante o tratamento.[12]

**Quadro 35.4** | Tópicos para serem abordados na terapia cognitivo-comportamental para o transtorno de pânico

- O que é a ansiedade.
- Diferença entre ansiedade normal e patológica; os transtornos de ansiedade.
- O que é o transtorno de pânico: seus sintomas e possíveis causas, incidência e prevalência, desencadeantes.
- As complicações: hipervigilância, depressão, agorafobia, abuso de substâncias, dependência em relação aos familiares
- O modelo cognitivo: as interpretações catastróficas, a esquiva e o papel do medo na manutenção da doença; o ciclo da ansiedade; a avaliação distorcida dos riscos e dos recursos disponíveis (ver exemplo de explanação psicoeducativa no parágrafo seguinte).
- Os tratamentos existentes: medicamentos e TCC; o curso e o prognóstico.

A abordagem educativa sobre o transtorno de pânico é iniciada por meio do entendimento e desenvolvimento, com os pacientes, do ciclo induzido pelos ataques de pânico, introduzindo a compreensão cognitiva do medo (**Fig. 35.1**). Parte-se dos sintomas apresentados pelos pacientes, desde a reação de alarme até a interpretação catastrófica dos pensamentos, seguidos pelos comportamentos evitativos e pela hipervigilância. A seguir, é realizada uma explanação sucinta sobre os efeitos da respiração inadequada e sua influência no início do alarme falso, demonstrando, então, a forma adequada de respiração diafragmática ou abdominal. Logo após, explana-se sobre a tensão muscular que acompanha a ansiedade e a hipervigilância das sensações físicas e sobre o modo como essa tensão pode ser aliviada com uma técnica de relaxamento muscular progressivo. Praticam-se as técnicas de relaxamento muscular e de respiração diafragmática.[12]

## Técnicas para enfrentamento da ansiedade

### Respiração diafragmática

A respiração de quem está ansioso tende a ser superficial, rápida, ofegante, alternando tentativas de retenção do ar com inspiração de grandes volumes de ar. Os padrões inadequados de respiração conduzem à hiperventilação e aos sintomas fisiológicos decorrentes do aumento significativo de oxigenação sanguínea: tontura, parestesias, sufocação, taquicardia. Essas sensações são muito semelhantes às sentidas durante o ataque de pânico e podem ser controladas inicialmente por meio de respiração adequada, conforme a técnica descrita a seguir.

Orienta-se que a respiração deve partir do diafragma, inspirando-se pelas narinas e expirando-se pela boca. Os movimentos devem ser pausados para facilitar a desaceleração da respiração: inspiração, pausa, expiração e pausa para nova inspiração. Devem-se utilizar os músculos do abdome, sem movimentar o tórax (empurrando o abdome para fora enquanto inspira e contraindo-o para dentro enquanto expira). Para aprender essa nova forma de respirar, recomenda-se praticá-la várias vezes na ausência de sintomas de ansiedade, sentado ou deitado, para observar a movimentação abdominal, e concentrado na contagem dos movimentos.

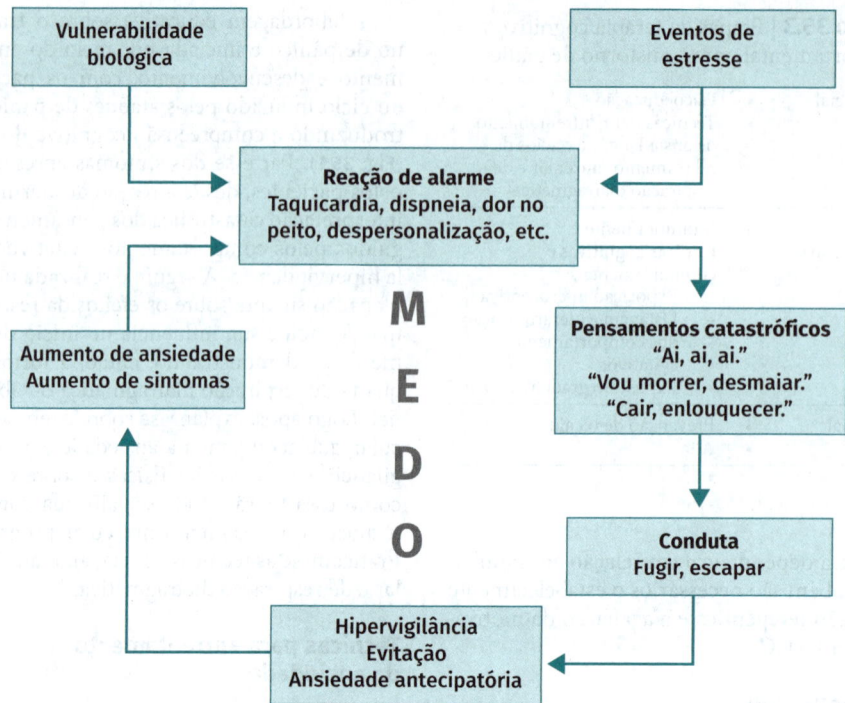

**Figura 35.1** | Ciclo cognitivo do medo para o transtorno de pânico.

**Relaxamento muscular**

O papel da tensão neuromuscular e sua relação com as reações emocionais e comportamentais foram descritos inicialmente por Jacobson em 1938.[12] O autor concluiu que o relaxamento muscular modifica as respostas mentais por melhorar as reações do estado afetivo negativo e aquelas associadas a elas. A técnica em si tem sofrido modificações e adaptações no decorrer do tempo com base em pesquisas ou experiências clínicas de pesquisadores dos transtornos de ansiedade.

O relaxamento muscular progressivo é um exercício que envolve a prática de tensão e relaxamento dos principais grupos musculares do corpo. Inicialmente, orienta-se o paciente para que adote uma postura confortável para a prática do exercício, devendo acomodar-se em uma cadeira ou uma cama. Para facilitar a concentração, convém fechar os olhos e focalizar a sensação de tensão, que deve iniciar pelos pés, passando pelas pernas, pelos quadris, pelo abdome, pelas mãos e pelos braços, pelos ombros e pelo pescoço até chegar à face. Deve-se manter essa tensão por um período de 5 a 10 segundos e, então, relaxar todos os músculos ao mesmo tempo. Deve-se liberar a tensão e permanecer assim por 10 a 15 segundos para obter progressivamente uma discriminação muscular entre contração e relaxamento. Deve-se induzir a descoberta das sensações de conforto que surgem após o relaxamento. Orienta-se o paciente a repetir várias vezes o exercício até que se sinta relaxado completamente. Se apenas algumas partes do corpo permanecerem tensas, pratica-se a técnica de tensão-relaxamento nessas áreas. Sugere-se ao paciente que procure relaxar também a mente, pensando em algo agradável e respirando lentamente. Após 1 a 2 minutos, o paciente pode abrir os olhos e alongar os músculos, movendo-os lentamente. É importante que se associe as palavras *relaxado* e *descontraído* com a expiração para que, no futuro, o paciente possa usá-las em um relaxamento rápido.

Ambas as técnicas – relaxamento e respiração abdominal – podem ser praticadas em sequência ou isoladamente. Os pacientes são orientados a perceber qual das técnicas controla mais efetivamente seus sintomas de ansiedade e a utilizá-las em situações nas quais ocorre ansiedade antecipatória.[12] É interessante que o paciente pratique as técnicas em momentos nos quais não está experienciando sintomas para que possa usá-las prontamente quando necessário.

## Fase intermediária

### Técnicas comportamentais

Os comportamentos evitativos, a hipervigilância e a dependência dos familiares são complicações comuns no transtorno de pânico. As técnicas comportamentais de exposição e, em particular, a exposição *in vivo* são efetivas para vencer tais sintomas. Existem duas formas de exposição: a exposição interoceptiva (Quadro 35.5) e a exposição *in vivo*.

### Exposição interoceptiva

Os sintomas interoceptivos são as sensações físicas internas sentidas pelo paciente em situações de ansiedade ou durante um ataque de pânico. Os pacientes com transtorno de pânico, em geral, têm sensibilidade à ansiedade, ou seja, são mais suscetíveis ao reconhecimento de pequenas alterações corporais. As mais comuns são aumento dos batimentos cardíacos, tonturas, despersonalização, parestesias, dores abdominais, dor no peito, entre outras. Como tais sensações ocorrem durante os ataques de pânico, há um pareamento com a ansiedade sentida na mesma ocasião, bem como com as interpretações catastróficas que são ativadas (condicionamento), de forma que sempre que a pulsação acelera (porque levou um susto ou correu) desencadeia o medo associado a tal alteração física, ou seja, ativa os pensamentos automáticos catastróficos associados aos ataques de pânico, isto é, morrer, cair, desmaiar.

O principal objetivo da exposição interoceptiva é corrigir a interpretação catastrófica dos sintomas físicos. No momento em que o paciente consegue perceber que a sensação física é só uma sensação, muitas vezes semelhante inclusive à experimentada por pessoas que não têm transtorno de pânico, e entende que a diferença é a interpretação catastrófica que faz quando sente algum sintoma físico, o medo diminui. Para isso, é importante que a exposição aos sintomas seja repetida para ocorrer a habituação. Após realizar os exercícios de exposição interoceptiva, o paciente está pronto para ser exposto às situações evitadas em razão da agorafobia.[12]

### Exposição *in vivo*

***Elaboração da lista de comportamentos evitativos.*** A exposição *in vivo* é o principal recurso de que se dispõe para vencer os diferentes comportamentos de esquiva presentes no transtorno de pânico e na agorafobia. Ao final da sessão de avaliação e ainda antes do início do tratamento, deve-se solicitar ao paciente que elabore uma lista o mais detalhada possível de todos os lugares ou situações que tem evitado em razão de seus medos: praças públicas, aglomerações e lugares fechados, como cinemas, automóvel, ônibus ou avião, elevador. Uma forma simples de elaborar a lista é solicitar ao paciente que mencione os lugares ou situações para os quais necessita de um acompanhante. Também é interessante que o paciente registre o que sente (grau de ansiedade, medo) e os pensamentos que passam por sua cabeça quando enfrenta tais circunstâncias.

***Hierarquização dos comportamentos de esquiva.*** Uma vez elaborada a lista, solicita-se ao paciente que classifique, nas diferentes situações e por meio de uma pontuação de 0 a 10, o grau de ansiedade que sentiria caso tivesse que enfrentá-las. Podem ser utilizados os seguintes critérios: 0 (nenhuma), 2,5 (fraca), 5 (média), 7,5 (forte) ou 10 (extrema). Uma forma mais simples de hierarquização é solicitar que o paciente classifique o grau de dificuldade para enfrentar as situações temidas de uma forma mais sim-

---

**Quadro 35.5** | Exposição interoceptiva

**Objetivo:** Aprender a reduzir a reação automática de medo das sensações físicas e a corrigir as interpretações distorcidas a ele associadas.

**Exercícios de indução de sensações (tipo taquicardia, tontura, dispneia, desrealização).** Por exemplo, girar a cabeça, fazer polichinelos, subir rapidamente um lance de escadas, respirar por um canudinho, olhar fixamente para a mão.

**Observação importante.** Avaliar a intensidade e a semelhança com as sensações que ocorrem durante o ataque e repetir os exercícios para ocorrer a habituação.

ples: extrema, muito grande, média, pequena ou nenhuma.

Após ter a lista hierarquizada, podem ser iniciados os exercícios de exposição *in vivo*. Deve-se começar pelos enfrentamentos mais fáceis e que o paciente de fato acredita ser capaz de realizar. Caso uma tarefa seja considerada muito difícil, deve-se sempre propor que a exposição seja realizada de forma gradativa, iniciando com um exercício mais fácil e considerado viável pelo paciente. Por exemplo, se o paciente se julga incapaz de ir até um supermercado, quem sabe concorde em ir ao supermercado acompanhado por um familiar e que este espere do lado de fora; ou, então, ir até o portão da casa; atravessar o portão e andar sozinho na frente da casa; dar a volta na quadra; ir até o mercado da esquina, etc. É muito importante que o paciente escolha e concorde com os exercícios. Os exercícios geralmente são prescritos para o intervalo de uma semana, devendo ser bem especificados (p. ex., locais, tempo de exposição, número de vezes, etc.).

Para conseguir seu objetivo, a exposição deve ser prolongada e repetida, isto é, o paciente precisa permanecer em determinada situação em torno de 90 minutos ou pelo menos até a ansiedade desaparecer completamente (habituação), com a maior frequência possível. Também é interessante realizar o automonitoramento da ansiedade. Para tanto, o paciente deve anotar em um diário o grau de ansiedade (0 a 10) experimentado antes, durante e após a realização do exercício de exposição. A cada sessão, são revisados os exercícios e estabelecidas novas tarefas, até que todos os comportamentos evitativos ou agorafóbicos tenham sido superados e o paciente tenha readquirido sua total independência em relação aos familiares.

***Habituação.*** A cada exercício, conforme o paciente enfrenta as situações e se expõe a elas, ocorre o fenômeno chamado de habituação. Ou seja, ao enfrentar uma situação evitada, em um primeiro momento, o paciente sente um grau de ansiedade elevado, que vai desaparecendo paulatinamente até desaparecer por completo. Em geral, esse fenômeno ocorre em minutos, mas eventualmente pode demorar até três horas, e é nele que se baseia a terapia de exposição. Com a repetição dos exercícios, a situação anteriormente temida passa a ser enfrentada de modo natural, levando, muitas vezes, ao esquecimento de que um dia, por exemplo, ir ao supermercado sozinho era impossível.

***Envolvimento da família.*** A dependência em relação aos familiares é um problema comum no transtorno de pânico e tem, como consequência, a perda de autonomia por parte do paciente, além do comprometimento de desempenho funcional e da diminuição da autoestima. Com muita frequência, os familiares são envolvidos nos comportamentos evitativos e têm dificuldade em não atender às solicitações do paciente, acomodando-se a elas. É importante que o paciente deixe de solicitar gradualmente a ajuda dos familiares para realizar os exercícios. Se necessário, pode ser feita uma entrevista em conjunto na qual essas mudanças de atitude podem ser combinadas com o familiar para cooperação nas tarefas de exposição.

## Técnicas cognitivas

### Familiarização do paciente com o modelo cognitivo

No transtorno de pânico, são comuns as interpretações distorcidas e catastróficas das sensações físicas da ansiedade, assim como crenças do paciente em relação ao desamparo e à incapacidade de sobreviver às crises. O objetivo da terapia cognitiva é a reestruturação de tais pensamentos catastróficos. Para tanto, é essencial, preliminarmente, familiarizar o paciente com alguns dos pressupostos básicos do modelo cognitivo e da terapia cognitiva – por exemplo, o de que os pensamentos influenciam as emoções e o comportamento, e vice-versa, ou o de que as emoções podem ser consequência dos pensamentos em razão da tendência a interpretar de forma distorcida as sensações físicas. É interessante familiarizá-lo com o conceito de pensamentos automáticos (catastróficos), utilizando exemplos do próprio paciente, e o de crenças distorcidas (nucleares ou intermediárias) – por exemplo, "sou incapaz de sair à rua sozinho", "se eu tiver uma crise, posso morrer ou ninguém irá me socorrer" ou "se estou sentindo uma dor no peito é porque vou ter um ataque cardíaco" – para, em um segundo momento, treinar o paciente na identificação de tais pensamentos e crenças (**Quadro 35.6**).

Um dos primeiros passos é treinar o paciente na identificação e no registro de pensamentos automáticos e crenças disfuncionais.

**Quadro 35.6** | Técnicas cognitivas para correção de pensamentos automáticos e crenças distorcidas

Existem diversas técnicas cognitivas que podem ser úteis na TCC para transtorno de pânico:
- Identificação e registro de pensamentos automáticos (RPA) distorcidos e crenças disfuncionais
- Questionamento socrático
- Seta descendente (descatastrofização)
- Cálculo de probabilidades
- Uso de lembretes

**Quadro 35.7** | Questionamento socrático

- Que evidências tenho de que os pensamentos que passaram por minha cabeça naquele momento ou de que os medos que senti na ocasião têm fundamento? (De fato, senti taquicardia e dor no peito. Já li que um infarto pode começar assim!)
- E que evidências são contrárias ao que pensei? (Foi constatado algum problema cardíaco nos vários exames que realizei? Os exames sempre foram normais! Já tive isso antes e nunca morri!)
- Existem explicações alternativas? (Estou tendo um ataque de pânico, e não um ataque cardíaco! Sei que o ataque de pânico dura um tempo e passa.)

Existem formulários (ABC, RPA) que podem ser utilizados com essa finalidade. Um modelo de registro pode ser encontrado no capítulo sobre terapia cognitiva (Cap. 12). A forma mais fácil de fazer tal identificação é, depois de um ataque de pânico, perguntar: "O que passou por minha cabeça naquela ocasião?" ou "Como interpretei o que estava sentindo?" (concentrado em determinado sintoma físico) e fazer o registro no caderno de exercícios, procurando lembrar todos os pensamentos que ocorreram e, ao mesmo tempo, quantificar o grau de ansiedade associado, a veracidade da crença e a distorção cognitiva envolvida.

## Questionamento socrático

Uma vez identificados (e registrados) os pensamentos automáticos e as distorções cognitivas envolvidos, é feita uma análise dos erros de lógica inerentes às interpretações catastróficas. Para tanto, é importante que o paciente considere tais pensamentos como meras hipóteses, ou no máximo crenças, e não fatos inquestionáveis.

A forma mais comum de corrigir tais erros de lógica é por meio do **questionamento socrático** (**Quadro 35.7**). Nessa técnica, o paciente e o terapeuta fazem um exame das evidências que apoiam/suportam o pensamento automático e das evidências que são contrárias a ele. Dessa maneira, é possível descobrir formas alternativas de interpretar as sensações físicas.

## Exercício da seta descendente ou de descatastrofização

O exercício da seta descendente ou de descatastrofização é útil para identificar os pensamentos automáticos e as crenças relacionadas aos sintomas físicos, permitindo a análise das possibilidades reais de que o pensamento catastrófico venha a acontecer de fato e, com isso, a correção das crenças distorcidas (catastrofizar, exagerar o risco, etc.). Também é útil para o exame de pensamentos alternativos e a análise das probabilidades de serem falsos ou verdadeiros. O exercício é iniciado a partir da identificação de um sintoma físico sobre o qual o paciente tem uma interpretação distorcida (**Fig. 35.2**). Explicitado o pensamento catastrófico, o terapeuta passa a questionar o paciente a respeito das chances de o pior ocorrer (**Quadro 35.8**), fazendo, por exemplo, as seguintes perguntas: "E se isso acontecer, qual será a consequência?" ou "E daí?" ou "O que de pior pode acontecer?" ou ainda "Se acontecer, o que você está pensando? Você tem chances de sobreviver?". As res-

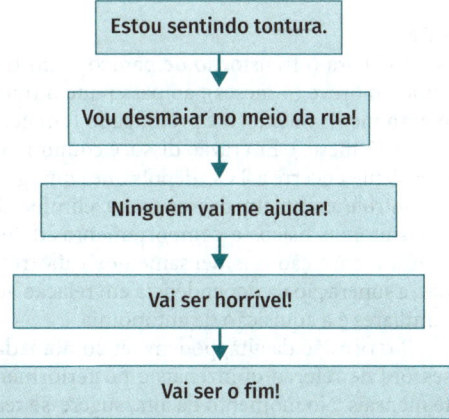

**Figura 35.2** | Exemplo de exercício da seta descendente ou de descatastrofização.

**Quadro 35.8** | Exemplo de exercício da técnica da seta descendente ou de descatastrofização: questionando o paciente a respeito das chances de que o pior aconteça

- Quais as chances de você desmaiar no meio da rua ao ter um ataque?
- Quantas crises você já teve e em quantas desmaiou ou foi constatado um problema cardíaco?
- Se por acaso ocorrer um desmaio, quais as possibilidades de ninguém o socorrer?
- Se nada for feito, caso você tenha uma tontura e desmaie, o que é mais provável que irá acontecer?
- Quais as chances de você sobreviver?
- O que se deve fazer quando se tem um ataque de pânico?

**Quadro 35.9** | Exemplo de lembrete usado por pacientes com transtorno de pânico

**LEMBRETE**
Caso sinta que está tendo um ataque de pânico, feche a boca, respire devagar pelo nariz e não faça mais nada: deixe a crise passar. O ataque dura no máximo 30 minutos.

postas às perguntas são utilizadas para o exercício seguinte: a correção dos cálculos errados de probabilidades.

**Correção das distorções envolvendo probabilidades**
As respostas do exercício da seta descendente (ver Quadro 35.8) podem ser usadas para corrigir um erro comum no transtorno de pânico: calcular de forma distorcida (exagerada) as chances de um evento desastroso ocorrer.

**Uso de lembretes**
Lembretes que o paciente escreve em um cartão e leva no bolso também são uma estratégia bastante útil em alguns casos de transtorno de pânico (Quadro 35.9).

**Fase final**

**Alta**
A TCC para o transtorno de pânico é um tratamento breve (4 meses), ao passo que o tratamento medicamentoso é prolongado (em geral de 8 a 12 meses). Em razão disso, é comum que o paciente encerre a TCC depois que conseguiu o controle completo das crises, a eliminação dos sintomas físicos e comportamentos de esquiva, a correção dos pensamentos catastróficos, a superação da dependência em relação aos familiares e a aquisição da autonomia.

Por ocasião da alta, podem ser combinadas sessões de reforço quinzenais e posteriormente mensais. No momento da alta, sugere-se realizar a revisão da lista hierárquica com orientação quanto a exercícios de reforço; dos sintomas físicos, sua interpretação, e o montante de ansiedade despertada; do medicamento e da orientação quanto ao tempo de manutenção e retirada; e da orientação em relação à conduta em caso de recaída.

## AS SESSÕES DE TCC

Normalmente, na TCC para o transtorno de pânico, as sessões são estruturadas seguindo-se o modelo básico proposto por Beck.[15]

▶ **Estrutura das sessões:**

- Avaliação dos sintomas e do humor
- Ligação com a sessão anterior: revisão das tarefas de casa
- Agenda da sessão (os tópicos a serem discutidos na sessão)
- Discussão dos tópicos da agenda
- Combinação de novas tarefas
- Resumo dos principais pontos examinados na sessão
- Avaliação da sessão pelo paciente.

As primeiras sessões são dedicadas à avaliação do paciente, à psicoeducação sobre o medo e a ansiedade, sobre o transtorno de pânico e seu tratamento e sobre a TCC em particular, dando uma ideia o mais clara possível de como é a terapia (duração, tarefas para casa, exercícios de exposição e exercícios cognitivos). Caso o paciente aceite fazer a terapia (está motivado), é feito um treinamento das técnicas para enfrentar a ansiedade (relaxamento muscular e respiração abdominal), bem como exercícios de exposição interoceptiva. O paciente elabora sua lista de situações de esquiva para, em seguida, iniciar as tarefas de exposição *in vivo*.

Nas sessões intermediárias, são introduzidas as técnicas cognitivas ao mesmo tempo em que são mantidos os exercícios de respiração controlada e relaxamento muscular e de exposição interoceptiva e *in* vivo. A lista de comportamentos evitados é revisada, e novas tarefas são introduzidas a cada sessão até tais comportamentos serem vencidos por completo.

Nas sessões finais, são reforçados o conhecimento sobre o uso de medicamentos (doses, duração, retirada), a psicoeducação relacionada ao transtorno de pânico (é um transtorno crônico, as causas não são conhecidas e, portanto, não foram removidas, e as possibilidades de recaída), as técnicas comportamentais essenciais para vencer o medo e a esquiva fóbica, assim como a importância de o paciente conquistar sua total autonomia. Da mesma forma, deve-se salientar ao paciente que os ganhos da terapia mantêm-se ao longo do tempo devido ao aprendizado e à aquisição de ferramentas para lidar com as situações ansiogênicas. Aborda-se a possibilidade de ocorrerem recaídas, relembrando as atitudes que devem ser adotadas na ocorrência de novos ataques. Também é fundamental combinar a manutenção do enfrentamento das situações fóbicas.

## EFETIVIDADE DA TCC E PREDITORES DE RESPOSTA

Uma metanálise avaliou diversas modalidades de tratamento estudadas em ensaio clínico randomizado (ECR) e encontrou tamanho de efeito na média de 1,55 no tratamento combinado de TCC e fármaco para transtorno de pânico. No estudo, a TCC apresentou tamanho de efeito de 1,81, e os fármacos, entre 0,82 e 2,61, o que sinaliza que a TCC é um tratamento altamente eficaz para o transtorno de pânico.[16]

Os estudos de longo prazo são mais escassos, e há controvérsia sobre a maior efetividade da TCC nesse sentido, que poderia apresentar uma vantagem sobre a farmacoterapia na manutenção dos ganhos após a alta.[16] Em estudo realizado na população brasileira, 60% dos participantes (n = 93) apresentaram remissão após um ano do tratamento com TCC em grupo mais medicamento, sendo que 39 (41%) mantiveram a remissão após dois anos.[14]

No entanto, alguns pacientes ainda são refratários a diferentes modalidades terapêuticas e de combinações entre elas. Uma revisão sistemática identificou que a agorafobia é o preditor mais consistente de pior resposta à TCC para transtorno de pânico, seguida de baixa expectativa de mudança, alto nível de prejuízo funcional e comorbidade com transtorno da personalidade do Grupo C.[17] Em outro estudo, a presença de sintomas residuais de ansiedade e a ocorrência de eventos estressantes recentes foram preditores de recaída do transtorno de pânico após dois anos de TCC em grupo.[14]

Novas estratégias para aprimorar a resposta terapêutica vêm sendo testadas. Por exemplo, um estudo avaliou a resposta ao acréscimo de quatro sessões de reforço com técnicas cognitivas de estratégias de *coping* e resiliência após a TCC em um ensaio clínico controlado. Os resultados apontaram melhora no domínio das relações sociais e na qualidade de vida, independentemente da diminuição dos sintomas. Todavia, os níveis de resiliência foram dependentes dos sintomas do transtorno de pânico, de ansiedade e de depressão, isto é, quanto menor foi a intensidade dos sintomas, maiores foram os níveis de resiliência.[18]

## TCC E MEDICAMENTO

Muitos autores sugerem que a TCC pode ser utilizada como primeira linha no tratamento do transtorno de pânico, uma vez que apresenta início de ação rápido, boa resposta e manutenção em longo prazo. Entretanto, também é sabido que pacientes graves respondem menos à TCC, e, nesse caso, o uso de tratamento combinado – medicamento e TCC – pode ser mais apropriado. A TCC também pode ser indicada para pacientes com transtorno de pânico refratários ao tratamento medicamentoso. O paciente é considerado refratário à farmacoterapia quando utilizou o medicamento em doses adequadas por pelo menos seis meses sem resolução completa dos ataques de pânico, da ansiedade antecipatória, das evitações e do funcionamento social. Mesmo seguindo o tratamento adequado, cerca de 50% dos pacientes seguem com sintomas subsindrômicos, e apenas 30% atingem a remissão completa.[19] Logo, a TCC está indicada para pacientes com transtorno de pânico como primeira linha, como estratégia para pacientes não respondedores a medicamentos e que apresentam sintomas residuais e para pacientes que desejam interromper a farmacoterapia.

Ainda permanece em aberto se o tratamento combinado apresenta superioridade sobre as intervenções isoladas. Estudos sugerem que a combinação de modalidades terapêuticas apresenta vantagens sobre as intervenções isoladas quando é avaliada a resposta aguda ao tratamento, entretanto não indicam que a combinação seja vantajosa para prevenir recaídas. Outros estudos sugerem que a combinação entre BZDs e TCC tem efeito aditivo na resposta em comparação ao uso isolado de BZDs. No entanto, a TCC perde parte de seu efeito com a descontinuação do BZD, sugerindo que o processo de extinção do medo sofra interferência do medicamento.[20] Em virtude disso, alguns autores recomendam que essa combinação não seja utilizada ou, quando for necessária, que a redução gradual dos BZDs esteja entre os objetivos da técnica de TCC.

Já em relação à combinação com antidepressivo, um ensaio clínico demonstrou superioridade do tratamento combinado de antidepressivo com TCC em comparação à TCC isolada no seguimento de médio prazo, embora essa diferença tenha desaparecido no seguimento de dois anos.[21] Os ganhos da TCC surgem mais lentamente que os da TCC associada a antidepressivo. Todavia, a TCC é uma abordagem mais breve que a farmacoterapia, que dura de 1 a 2 anos. Quando existe comorbidade com agorafobia de moderada a grave, o benefício de associar a TCC à farmacoterapia é bastante pronunciado.[21]

A TCC também pode auxiliar na redução do uso de antidepressivos. Muitos pacientes desejam realizar esse tratamento para poder lidar com a ansiedade e, assim, suspender o uso do medicamento.

## EVIDÊNCIAS DE EFICÁCIA, QUESTÕES EM ABERTO E ÁREAS DE PESQUISA

Sabe-se que a TCC é efetiva em pacientes com transtorno de pânico, sendo seus ganhos evidenciáveis em vários desfechos avaliados, inclusive na qualidade de vida. O tamanho de efeito encontrado para a resposta terapêutica varia de 0,6 a 2,3, dependendo da dimensão avaliada.[1,6,22] Por exemplo, quando consideramos a qualidade de vida e a impressão clínica global, o benefício da TCC é muito grande; já em relação à presença ou ausência de ataques de pânico, o benefício é modesto. Tal achado é compreensível, uma vez que essa modalidade de tratamento foi desenhada com o objetivo de fornecer ferramentas. O foco da TCC não é o desaparecimento das crises, mas a correção do comportamento disfuncional, do medo e das preocupações excessivas com a consequência das crises.

A eficácia da TCC para o transtorno de pânico já foi descrita no tratamento agudo e em estudos de seguimento. Nesse último caso, a TCC parece superior ao tratamento medicamentoso, ou seja, pacientes que realizaram TCC tendem a recair menos no acompanhamento em longo prazo em comparação a pacientes que fizeram uso somente de medicamento. Como a TCC objetiva, além da redução dos ataques de pânico, a diminuição dos sintomas residuais (ansiedade antecipatória, dependência de familiares e agorafobia), pode-se afirmar que ela foca a remissão completa do transtorno, sendo, então, um dos fatores responsáveis por sua eficácia substancial em longo prazo.[6]

Como muitos pacientes com transtorno de pânico apresentam recaída de sintomas após a melhora clínica, alguns autores vêm propondo a manutenção de sessões de reforço de TCC mensais. Um ensaio clínico demonstrou que as recaídas foram reduzidas de 18% para 5% no seguimento de quase dois anos com as sessões de reforço.[23] Outra estratégia que também busca diminuir as recaídas inclui as habilidades de solução de problemas. Os eventos estressores estão associados a recaídas após a TCC,[14] e as habilidades de solução de problemas dos pacientes com transtorno de pânico são mais escassas do que as dos controles.[18] No entanto, ainda resta saber se o desenvolvimento dessas habilidades na TCC apresenta impacto na prevenção de recaídas.

Outra questão em aberto é a identificação de preditores de resposta à TCC. Alguns autores já identificaram que pacientes com transtorno de pânico e comorbidade com depressão maior ou transtornos da personalidade apresentam pior resposta à TCC.[13] No entanto, os estudos atuais estão buscando a identificação de marcadores biológicos que sirvam como preditores. Por exemplo, embora a relação entre o pânico e as variações da respiração esteja estabelecida desde os primórdios desse diagnóstico, quando Donald Klein desenvolveu a teoria do alarme de sufocação, alguns autores estão buscando identificar qual mecanismo estaria envolvido no surgimento dessas crises e que implicações terapêuticas esses achados podem ter.

As pesquisas atuais também procuram identificar qual a "dose" mínima de TCC que é eficaz no tratamento do transtorno de pânico. A TCC está validada com um "pacote" de técnicas, mas se essa abordagem se mostrar efetiva em uma versão mais breve, isso poderia diminuir o custo e propiciar a oferta dessa modalidade para um grupo maior de pacientes. Por exemplo, um ensaio clínico comparou TCC com 14 sessões individuais, TCC com 14 sessões em grupo e TCC com 7 sessões individuais e identificou que todas as abordagens foram eficazes para o tratamento do transtorno de pânico, sem diferenças entre elas.[24] Também foi demonstrado que abordagens ainda mais breves, com cinco ou até mesmo uma única sessão, foram eficazes para pacientes com transtorno de pânico.

Outro ponto que tem sido estudado inclui a utilização de protocolos de TCC on-line, que tem maior impacto em áreas onde é mais difícil encontrar um terapeuta treinado nessa técnica. Tal recurso também pode ser utilizado com o objetivo de auxiliar o terapeuta, a fim de garantir que todo o "pacote" da técnica seja ofertado para o paciente. O maior estudo que foi realizado com esse recurso, o CALM trial, utilizou um computador para uniformizar a intervenção ofertada por terapeutas que haviam recebido um pequeno treinamento técnico. Esse protocolo foi efetivo em mais da metade dos pacientes.[8]

Embora a TCC mostre-se eficaz e seja o tratamento de primeira escolha nos diversos transtornos de ansiedade, a especificidade de cada protocolo voltado para a abordagem de um transtorno específico torna o treinamento nessa técnica um desafio. Com o objetivo de facilitar esse processo, alguns autores desenvolveram um protocolo de tratamento unificado, no qual as técnicas abordam a ansiedade com foco nas características comuns dos transtornos, e não nas particularidades específicas. Esses estudos ainda são iniciais, mas já há evidência de que a abordagem unificada foi eficaz para o tratamento do transtorno de pânico.[25]

Por fim, a última grande área de pesquisa envolve a descoberta de medicamentos que tenham um efeito aditivo à terapia, por interferirem na consolidação da memória. O principal agente estudado é a D-cicloserina, que se mostrou efetiva em alguns estudos iniciais, mas esses achados não foram replicados em outras amostras.[26] Outros candidatos, como, por exemplo, o canabidiol, também estão sendo estudados.[27]

## CONSIDERAÇÕES FINAIS

Pode-se concluir que a TCC é uma modalidade de tratamento eficaz para pacientes com transtorno de pânico, seja como primeira linha de tratamento, seja como uma estratégia para pacientes não respondedores à farmacoterapia. Esse tratamento pressupõe o desenvolvimento de alguns recursos para o manejo da ansiedade, como a mudança dos pensamentos automáticos, que predispõem à manutenção do medo, da ansiedade antecipatória e das evitações. A partir das estratégias de alívio da ansiedade (respiração diafragmática e relaxamento muscular), das modificações cognitivas e das exposições interoceptivas, o paciente encontra-se mais apto a se expor às situações evitadas, vencendo a agorafobia e a dependência, responsáveis pelo grande comprometimento do desempenho nas atividades diárias e em sua qualidade de vida.

## REFERÊNCIAS

1. Heldt E, Blaya C, Isolan L, Kipper L, Teruchkin B, Otto MW, et al. Quality of life and treatment outcome in panic disorder: cognitive behavior group therapy effects in patients refractory to medication treatment. Psychother Psychosom. 2006;75(3):183-6.
2. Kessler RC, Chiu WT, Demler O, Merikangas KR, Walters EE. Prevalence, severity, and comorbidity of 12-month DSM-IV disorders in the National Comorbidity Survey Replication. Arch Gen Psychiatry. 2005;62(6):617-27.
3. Manfro GG, Otto MW, McArdle ET, Worthington JJ, Rosenbaum JF, Pollack MH. Relationship of antecedent stressful life events to childhood and family history of anxiety and the course of panic disorder. J Affect Disord. 1996;41(2):135-9.
4. Roy-Byrne PP, Stein MB, Russo J, Mercier E, Thomas R, McQuaid J, et al. Panic disorder in the primary care setting: comorbidity, disability, service utilization, and treatment. J Clin Psychiatry. 1999;60(7):492-9.
5. Craske MG, Stein MB, Eley TC, Milad MR, Holmes A, Rapee RM, et al. Anxiety disorders. Nat Rev Dis Primers. 2017;3:17024.

6. Otto MW, Deveney C. Cognitive-behavioral therapy and the treatment of panic disorder: efficacy and strategies. J Clin Psychiatry. 2005;66(4):28-32.
7. van Apeldoorn FJ, Stant AD, van Hout WJ, Mersch PP, den Boer JA. Cost-effectiveness of CBT, SSRI, and CBT+SSRI in the treatment for panic disorder. Acta Psychiatr Scand. 2014;129(4):286-95.
8. Roy-Byrne P, Craske MG, Sullivan G, Rose RD, Edlund MJ, Lang AJ, et al. Delivery of evidence-based treatment for multiple anxiety disorders in primary care: a randomized controlled trial. JAMA. 2010;303(19):1921-8.
9. American Psychiatric Association. Diagnostic and statistical manual of mental disorders: DSM-5. 5th ed. Arlington: American Psychiatric Association; 2013.
10. Hettema JM, Neale MC, Kendler KS. A review and meta-analysis of the genetic epidemiology of anxiety disorders. Am J Psychiatry. 2001;158(10):1568-78.
11. Smoller JW, Gardner-Schuster E, Covino J. The genetic basis of panic and phobic anxiety disorders. Am J Med Genet C Semin Med Genet. 2008;148C(2):118-26.
12. Manfro GG, Heldt E, Cordioli AV. Terapia cognitivo-comportamental no transtorno de pânico. In: Cordioli AV, editor. Psicoterapias: abordagens atuais. Porto Alegre: Artmed; 2008. p.431-48.
13. Heldt E, Manfro GG, Kipper L, Blaya C, Maltz S, Isolan L, et al. Treating medication-resistant panic disorder: predictors and outcome of cognitive-behavior therapy in a Brazilian public hospital. Psychother Psychosom. 2003;72(1):43-8.
14. Heldt E, Kipper L, Blaya C, Salum GA, Hirakata VN, Otto MW, et al. Predictors of relapse in the second follow-up year post cognitive-behavior therapy for panic disorder. Rev Bras Psiquiatr. 2011;33(1):23-9.
15. Beck JS. Terapia cognitiva: teoria e prática. Porto Alegre: Artmed; 1997.
16. Bandelow B, Reitt M, Rover C, Michaelis S, Gorlich Y, Wedekind D. Efficacy of treatments for anxiety disorders: a meta-analysis. Int Clin Psychopharmacol. 2015;30(4):183-92.
17. Porter E, Chambless DL. A systematic review of predictors and moderators of improvement in cognitive-behavioral therapy for panic disorder and agoraphobia. Clin Psychol Rev. 2015;42:179-92.
18. Wesner AC, Gomes JB, Detzel T, Blaya C, Manfro GG, Heldt E. Effect of cognitive-behavioral group therapy for panic disorder in changing coping strategies. Compr Psychiatry. 2014;55(1):87-92.
19. Chen MH, Tsai SJ. Treatment-resistant panic disorder: clinical significance, concept and management. Prog Neuropsychopharmacol Biol Psychiatry. 2016;70:219-26.
20. Otto MW, Bruce SE, Deckersbach T. Benzodiazepine use, cognitive impairment, and cognitive-behavioral therapy for anxiety disorders: issues in the treatment of a patient in need. J Clin Psychiatry. 2005;66(2):34-8.
21. van Apeldoorn FJ, Timmerman ME, Mersch PP, van Hout WJ, Visser S, van Dyck R, et al. A randomized trial of cognitive-behavioral therapy or selective serotonin reuptake inhibitor or both combined for panic disorder with or without agoraphobia: treatment results through 1-year follow-up. J Clin Psychiatry. 2010;71(5):574-86.
22. Black DW. Efficacy of combined pharmacotherapy and psychotherapy versus monotherapy in the treatment of anxiety disorders. CNS Spectr. 2006;11(10-12):29-33.
23. White KS, Payne LA, Gorman JM, Shear MK, Woods SW, Saksa JR, et al. Does maintenance CBT contribute to long-term treatment response of panic disorder with or without agoraphobia? A randomized controlled clinical trial. J Consult Clin Psychol. 2013;81(1):47-57.
24. Marchand A, Roberge P, Primiano S, Germain V. A randomized, controlled clinical trial of standard, group and brief cognitive-behavioral therapy for panic disorder with agoraphobia: a two-year follow-up. J Anxiety Disord. 2009;23(8):1139-47.
25. Farchione TJ, Fairholme CP, Ellard KK, Boisseau CL, Thompson-Hollands J, Carl JR, et al. Unified protocol for transdiagnostic treatment of emotional disorders: a randomized controlled trial. Behav Ther. 2012;43(3):666-78.
26. Otto MW, Pollack MH, Dowd SM, Hofmann SG, Pearlson G, Szuhany KL, et al. Randomized trial of d-cycloserine enhancement of cognitive-behavioral therapy for panic disorder. Depress Anxiety. 2016;33(8):737-45.
27. Lee JL, Bertoglio LJ, Guimaraes FS, Stevenson CW. Cannabidiol regulation of emotion and emotional memory processing: relevance for treating anxiety-related and substance abuse disorders. Br J Pharmacol. 2017;174(19):3242-56.

# Terapia comportamental no tratamento das fobias específicas

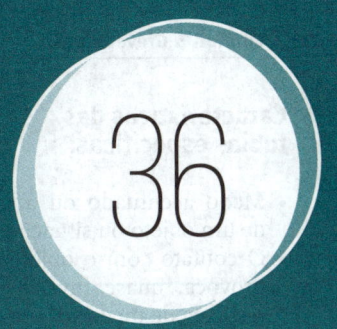

Aristides Volpato Cordioli
Cristiano Tschiedel Belem da Silva
Ilana Andretta

As fobias específicas figuram entre os transtornos psiquiátricos mais comuns. Caracterizam-se por início relativamente precoce e curso crônico, caso não sejam tratadas de modo adequado. Neste capítulo, são apresentados os aspectos epidemiológicos e as características gerais das diferentes fobias. Também são discutidos os diferentes modelos teóricos propostos para explicar a gênese e a manutenção das fobias e que embasam sua abordagem por meio da psicoterapia comportamental de exposição. Casos clínicos ilustram os distintos aspectos abordados. É descrita a terapia de exposição e são analisados os moderadores de resposta à psicoterapia comportamental, entre eles o uso de farmacoterapia adjuvante e dos potencializadores cognitivos. Ao final do capítulo, são discutidas as perspectivas futuras e questões em aberto.

As fobias são os problemas psiquiátricos mais comuns, sendo que a maioria das pessoas apresenta temporariamente algum subtipo que, por ser de grau leve, acaba não afetando seu dia a dia. Também é muito frequente que crianças, em determinado momento do desenvolvimento, apresentem alguma fobia, que, na maioria das vezes, desaparece de forma espontânea. Entretanto, cerca de 10% das pessoas têm sua vida comprometida, em maior ou menor grau, por esses medos irracionais.

As fobias específicas constituem um grupo de transtornos mentais em que ansiedade, desconforto ou medo são evocados única ou predominantemente por certas situações, lugares ou objetos externos ao indivíduo que, em geral, não são perigosos. São exemplos de fobias específicas o medo de alturas, de animais, de andar de avião, de elevadores, de dirigir automóveis, de ir ao dentista, de sangue/ferimentos ou de tomar injeções. O contato real ou mental com tais situações, lugares ou animais pode provocar uma crise de ansiedade intensa ou até um ataque de pânico, bem como o medo de vir a ter novamente tal ataque, caso venha a entrar em contato outra vez com tais situações. Como forma de evitar essa possibilidade, o indivíduo adota comportamentos evitativos, que podem causar prejuízo acentuado na vida da pessoa e até acarretar um grau significativo de incapacitação.

Os pacientes com fobia específica costumam ficar livres de seus sintomas quando não estão em contato ou não estão antecipando que irão entrar em contato com a situação fóbica. A ansiedade, quando presente, não é aliviada pelo conhecimento de que outros indivíduos não consideram a situação ameaçadora ou perigosa.

▶ **Características das fobias específicas:**[1]

- Medo acentuado ou ansiedade acerca de um objeto ou situação.
- O contato com o objeto ou a situação provoca, quase invariavelmente, uma resposta de medo ou ansiedade.
- O objeto ou a situação são sistematicamente evitados.
- O medo ou a ansiedade são desproporcionais ao perigo real representado pelo objeto ou pela situação.
- O medo, a ansiedade ou a esquiva são persistentes e com duração superior a seis meses.
- O medo, a ansiedade ou a esquiva causam sofrimento clinicamente significativo ou prejuízo no funcionamento do indivíduo.
- A perturbação não é mais bem explicada por outro transtorno.

Os indivíduos com fobias específicas geralmente apresentam outros transtornos associados, sobretudo os de ansiedade. Sintomas fóbicos também podem estar presentes em diversos outros transtornos: no transtorno de pânico, o paciente pode apresentar agorafobia, evitando lugares nos quais acredita que possa ter ataques; no transtorno obsessivo-compulsivo (TOC), o paciente evita tocar em objetos ou frequentar certos lugares por medo de contaminação; no transtorno de estresse pós-traumático (TEPT), o paciente evita o local ou a situação em que ocorreu o trauma; e na fobia social, o paciente evita situações que possam causar embaraço (p. ex., falar em público, conversar com estranhos, comer em frente a outras pessoas, etc.).

Os diferentes subtipos de fobias específicas guardam algumas especificidades que permitem agrupá-los em categorias.

▶ **Categorias de fobias específicas:**

- Animal: cães, cobras, lesmas, aves, ratos, baratas, aranhas
- Ambiente natural: altura, tempestade, água
- Situacional: dirigir automóveis, viajar de avião, estar em locais fechados
- Sangue/injeção/ferimentos: procedimentos médicos, dentista
- Outros: palhaço, vômito, barulho

A fobia de animais é caracterizada por uma resposta de medo mediada pelo sistema nervoso simpático e desencadeada pela presença de pequenos animais, como cães, pássaros, ratos, ou de grandes animais, como cavalos, ou por insetos. Já a fobia de sangue/injeção/ferimentos caracteriza-se por uma resposta autonômica difásica: inicialmente, há aumento na frequência cardíaca e na pressão arterial, mediado pelo sistema nervoso simpático, seguido por bradicardia e hipotensão, mediadas pelo nervo vago (podendo levar, inclusive, a síncope). Cognitivamente, observam-se preocupações com possíveis desmaios ou enjoo. A fobia situacional, por sua vez, caracteriza-se por forte componente cognitivo relacionado ao medo de perder o controle, enlouquecer ou sufocar, acompanhado por necessidade intensa de escapar, por

---

### EXEMPLO CLÍNICO

P., 10 anos, vem em busca de atendimento psicoterápico trazido por sua mãe, porque, há aproximadamente nove meses, vem apresentando dificuldades para dormir, choros excessivos e muito medo de escuro. Solicita que os familiares deixem as luzes acesas na casa toda, não entrando em peças com as luzes apagadas. Esse medo começou quando o menino assistiu a um filme de terror com primos mais velhos, ocasião em que um deles o assustou. Nesse incidente, perdeu o controle e "fez xixi nas calças". A escola entrou em contato para informar que seu desempenho caiu, solicitando que consulte um profissional para avaliar a possibilidade de transtorno de déficit de atenção/hiperatividade (TDAH).

exemplo, de ambiente fechado. Por último, as fobias do subtipo ambiente natural são caracterizadas por tontura (especialmente na acrofobia) e com frequência são acompanhadas por preocupações acerca do perigo potencial da situação (p. ex., a tempestade pode destruir minha casa, o raio pode incendiar minha casa). Em todas as modalidades, uma vez estabelecida a fobia, existe uma tendência intensa a evitar as situações que ativam os medos fóbicos.

## ETIOLOGIA DAS FOBIAS

Na etiologia das fobias, há evidências consistentes de que elas são adquiridas por processos de aprendizagem diferentes. Também é bastante evidente a existência de diferenças individuais no que se refere à vulnerabilidade dos indivíduos a desenvolver fobias. As evidências apontam para uma predisposição genética responsável pela herdabilidade de determinados traços de personalidade associados às fobias. Acredita-se, ainda, que o meio ambiente pode contribuir para o fortalecimento ou o enfraquecimento de tais traços, tornando certos indivíduos mais propensos a desenvolver fobias. Da mesma forma, é altamente notório o papel dos comportamentos evitativos na manutenção do transtorno. A seguir, vamos analisar esses diferentes modelos e fatores, bem como seu papel na gênese e na manutenção do transtorno.

### Freud e o modelo psicodinâmico das fobias

Freud descreveu o caso de um menino, chamado por ele de "pequeno Hans", que desenvolvera fobia de cavalos depois de ter presenciado um acidente, no qual um bonde puxado por cavalos virara e os animais se debatiam, presos às correias. Para Freud, os cavalos simbolizavam o pai, e a fobia de cavalos era uma expressão (projeção) do temor da retaliação (medo de castração) em decorrência dos desejos edípicos do menino pela mãe, característica da fase em que se encontrava. Os sintomas fóbicos teriam a importante finalidade de controlar impulsos agressivos, por meio do uso de mecanismos de defesa, como a projeção, o deslocamento, a repressão, a simbolização e a evitação.

A existência de conflitos inconscientes subjacentes aos sintomas fóbicos não foi comprovada. As psicoterapias de orientação analítica (POAs) não são tratamentos eficazes para as fobias se o paciente não fizer, ao mesmo tempo, exposições *in vivo*. Todavia, as evidências das

---

### EXEMPLO CLÍNICO

A., 65 anos, é casada e dona de casa. Procurou tratamento depois de ter ficado muito ansiosa e praticamente entrado em pânico ao assistir a um programa de televisão sobre a tentativa de preservação de uma espécie rara – a ararinha-azul. Ao ver a imagem do pássaro, de imediato sofreu uma reação que caracterizou como de grande aflição, com aumento dos batimentos cardíacos, suor nas mãos e medo, precisando desligar o aparelho e sair da sala. Tais sintomas só desapareceram por completo algumas horas depois.

Na verdade, sempre teve muito medo de pássaros: não pode chegar perto da gaiola e muito menos tocar neles. Esse medo se estende a galinhas, perus, etc. Jamais foi ao jardim zoológico, não frequenta galeterias ou restaurantes que sirvam pratos à base de frango, pois não come essa carne em hipótese alguma. Não pode tocar em penas ou em objetos que tenham algo a ver com aves, como espanadores, casacos ou travesseiros feitos de penas. Também não pode ver fotografias, folhear revistas ou assistir a filmes que tenham imagens ou que retratem cenas com aves.

Sente esse medo desde os 4 anos de idade. Lembra-se de sua mãe matando galinhas, torcendo o pescoço delas e atirando-as para o lado, no chão, onde ficavam se debatendo por vários minutos. Ficava chocada ao presenciar tais cenas. Desde então, tem medo de galinhas e, posteriormente, passou a sentir medo de pássaros em geral. Inclusive, em certas ocasiões, foi surrada pela mãe por se recusar a comer carne de galinha.

várias formas de aprendizagem subjacentes aos sintomas fóbicos, bem como o sucesso da terapia comportamental de exposição *in vivo* na eliminação dos sintomas em períodos muito breves, fizeram o modelo psicodinâmico das fobias ser abandonado.

## O modelo do condicionamento clássico (aprendizagem associativa) para a origem das fobias

O modelo comportamental considera a fobia específica um medo aprendido e atribui a diferentes formas de aprendizagem sua origem e manutenção.[2] Esse modelo tem a seu favor evidências empíricas de experimentos com animais e, inclusive, com seres humanos em laboratório, no desenvolvimento de fobias por meio do condicionamento clássico (aprendizagem associativa) e da aprendizagem por observação. A evidência mais forte a seu favor é o sucesso da terapia de exposição em eliminar os sintomas fóbicos. Por esses motivos, o modelo comportamental vem se impondo como modelo explicativo para a gênese das fobias, embora apresente algumas lacunas, como veremos mais adiante.

### Watson e o pequeno Albert

Watson, fundador do behaviorismo, ainda nos anos de 1920, comprovou a possibilidade de medos serem adquiridos por meio do condicionamento clássico (ou pavloviano) em experimentos com bebês. Um desses bebês ficou conhecido como "o pequeno Albert". Em um desses experimentos, Watson produziu um barulho forte e desagradável, batendo com um martelo em uma haste de metal, o que provocava medo e choro no bebê. Produziu esse barulho no mesmo momento em que a criança brincava com um rato branco. A partir desse emparelhamento, o bebê passou a apresentar medo do rato, o qual se generalizou para outros objetos com alguma semelhança, como animais de pelúcia, coelhos, cachorros e os cabelos brancos de Watson, como previa o modelo do condicionamento de Pavlov. Estava provada a gênese de fobias pelo condicionamento clássico. (Os experimentos com o pequeno Albert podem ser vistos em: https://www.youtube.com/watch?v=g4gmwQ0vw0A.)

### Joseph Wolpe

Na década de 1950, o psiquiatra sul-africano Joseph Wolpe se interessou pelo estudo de problemas clínicos: mais especificamente, as fobias. Com base nos princípios do condicionamento clássico, conseguiu desenvolver fobias artificiais em animais e criou, posteriormente, técnicas comportamentais para "tratá-los". Wolpe verificou que gatos que haviam desenvolvido medo de entrar em gaiolas após terem levado choques elétricos perdiam o medo quando eram alimentados em uma gaiola diferente daquela na qual haviam recebido os choques. Segundo o autor,[3] o desejo de comida era mais intenso e acabava prevalecendo sobre o medo dos choques elétricos (inibição recíproca).

Com base em sua teoria da inibição recíproca, Wolpe desenvolveu também uma técnica eficaz para o tratamento de fobias, que denominou de dessensibilização sistemática. Nessa técnica, o paciente é exposto a diversas situações que produziam medo ou ansiedade em graus crescentes, inicialmente na imaginação e depois *in vivo*, associando relaxamento muscular ou mantendo na mente imagens de natureza oposta aos sintomas (inibição recíproca) até que as emoções negativas desaparecessem. Por meio desse método, conseguiu tratar com sucesso pacientes com sintomas fóbicos. Na atualidade, a teoria da inibição recíproca não mais se sustenta. As evidências são de que o ingrediente crucial para o desaparecimento dos sintomas fóbicos é a exposição *in vivo* – seja por mecanismos de habituação, extinção ou de regulação emocional –, e não a inibição por um estímulo contrário, como propunha Wolpe. De qualquer forma, Wolpe foi um pioneiro na terapia comportamental das fobias. A dessensibilização sistemática deu origem à exposição (*in vivo*, na imaginação ou virtual), sem a preocupação de emparelhar com um estímulo agradável. É mais direta e mais breve, e seu fundamento é a habituação/extinção ou regulação emocional.

## O modelo comportamental das fobias

De acordo com o modelo comportamental, as fobias seriam adquiridas por dois fatores ou tipos de aprendizagem: **condicionamento clássico**, em razão do emparelhamento de diversos estímulos até então neutros (situações naturais, animais, sangue e ferimentos) com medo/ansiedade/nojo – os primeiros se tornam condicionados e passam a provocar tais respostas, as quais se generalizam para estímulos semelhan-

> **EXEMPLO CLÍNICO – A MOÇA DOS RATOS**
>
> M.S., 28 anos, foi passar um fim de semana em um sítio com os amigos, que fizeram uma brincadeira de mau gosto: colocaram um rato morto dentro de uma de suas botas. Ao calçá-las pela manhã, tocou no animal e entrou em estado de pânico. Gritava sem parar, descontrolada, tendo de ser levada a um pronto-socorro para se acalmar. Desde então, passou a ter medo intenso de ratos e a evitar lugares, como praças e mercados públicos, onde imaginava que pudessem existir ratos. Também não conseguiu mais entrar em sua casa depois que avistara um rato na entrada do prédio.

tes –, e **condicionamento operante**: em razão do alívio obtido com os comportamentos evitativos, esses comportamentos são reforçados (reforço negativo) e se perpetuam, interferindo na vida da pessoa. A evitação impede a exposição natural, a habituação/extinção e, por conseguinte, o desaparecimento dos medos fóbicos. O viés atencional e a hipervigilância contribuem para impedir a exposição.

A seguir, três exemplos de caso clínico ilustram a gênese e a manutenção de fobias por um mecanismo de aprendizagem associativa ou condicionamento clássico, bem como sua generalização e perpetuação mediante o uso de comportamentos evitativos.

### Limitações do modelo do condicionamento clássico para a gênese das fobias

Em aproximadamente metade das fobias, é possível identificar um evento a partir do qual os sintomas, como os citados nos exemplos clínicos, têm início. Outros exemplos são: a criança que passa a ter medo de entrar em uma piscina depois de um episódio no qual tomou muita água em um mergulho; náuseas e nojo de um tipo de comida depois de uma indisposição gástrica; medo de dirigir depois de uma batida; ou medo de tormentas depois de um grande vendaval. As críticas à teoria do condicionamento, no entanto, derivam do fato de que, muitas vezes, o paciente fóbico não se lembra de um evento estressante associado ao início da doença.[4] Outra evidência contra a teoria do condicionamento clássico reside na observação de que o medo, de modo geral, se estabelece de forma insidiosa e gradual pela repetição de experiências estressantes ou pela aprendizagem social (observação dos outros), muitas vezes a partir dos medos existentes na infância, ou pela transmissão de informações. Constata-se, ainda, que uma minoria dos indivíduos expostos a certos estímulos desenvolve sintomas fóbicos, enquanto muitos outros não vêm a apresentar a doença, o que pode indicar uma vulnerabilidade genética associada a traços do temperamen-

> **EXEMPLO CLÍNICO – A MENINA QUE TINHA MEDO DE CACHORROS**
>
> G., 7 anos, vem à consulta trazida pela mãe por apresentar medo excessivo de cães. Seus medos começaram quando, há seis meses, foi agradar um cão na rua e viu sua "boca cheia de dentes". Sentiu muito medo, pensando que ele iria mordê-la. A partir de então, passou a temer qualquer cão, inclusive o seu. Grita, chora e agarra-se aos pais quando um desses animais se aproxima. Não só deixou de brincar com seu cãozinho de estimação como também passou a temê-lo, mesmo quando ele se aproxima para receber um agrado, fazer festa ou brincar. Assusta-se muito e, se o cão insiste, começa a gritar. Inclusive, deixou de tocar em um cachorro de pelúcia com o qual costumava brincar. Não quer mais andar na rua com a mãe, pois tem medo de encontrar cães e ficar com muito medo.

> **EXEMPLO CLÍNICO – A MOÇA QUE TINHA MEDO DE LESMAS**
>
> M.L., 35 anos, tem medo de lesmas. Desde que assistira, aos 10 anos, em um dia de chuva, aos primos atirando as lesmas no fogo e se divertindo ao vê-las se contorcendo, passou a temer esses animais. Deixou de andar em gramados, de atravessar praças, de frequentar sítios de amigos, com medo de se defrontar com lesmas ou caramujos. Quando chove, lacra com fita crepe as janelas de seu quarto para evitar que as lesmas entrem, o que seria motivo para pânico. Não come ostras ou mariscos e não consegue tocar em conchas de caramujos marinhos grandes, mesmo que não contenham mais o animal. Não usa mais sandálias ou chinelos de dedo para andar na rua.

to ou um papel importante das experiências prévias. Por fim, um último argumento contra a teoria do condicionamento é o fato de a maioria das fobias ser resistente à extinção na ausência de intervenções específicas, mesmo que não ocorram novos emparelhamentos com o estímulo incondicionado. No condicionamento clássico, caso não haja mais emparelhamento com o estímulo incondicionado, a resposta condicionada rapidamente se extingue.[5] No sentido de superar as lacunas do condicionamento clássico, Rachman[2] incluiu mais outras duas formas de aprendizagem: a **aprendizagem por observação** e a **aprendizagem por instruções ou informação**.

## Aprendizagem por observação

De acordo com a teoria da aprendizagem por observação (aprendizagem vicariante ou aprendizagem social), as pessoas (e os animais) adquirem medos ao observarem outros indivíduos apresentando reações de medo em determinadas situações. O medo "contamina", ou se transmite, e, da mesma forma, pode ser desaprendido pela observação. Experimentos de laboratório clássicos apoiam essa teoria. Por exemplo, filhotes de macacos rapidamente desenvolvem medo de cobras ao observarem seus pais tendo reações de medo diante desses animais.

## Aprendizagem por instrução ou por informações – influências culturais

A favor do terceiro fator de Rachman, poderíamos mencionar a ocorrência de sintomas fóbicos em razão de instruções, costumes, cultura ou transmissão de informações muitas vezes não fundamentadas ou mesmo completamente erradas – por exemplo, esquimós podem conviver melhor com ursos polares, ou indianos com cobras; comer carne de porco pode provocar vômitos em pessoas de religião islâmica; gafanhotos, formigas, larvas ou escaravelhos podem ser pratos deliciosos para orientais e provocar nojo, náuseas, vômitos e evitação sistemática em ocidentais; e cobras e cães podem fazer parte do cardápio de chineses, mas repugnar os ocidentais. Em nosso meio, são comuns crendices de que a mistura de manga com leite pode fazer mal ou de uva com melancia pode provocar problemas graves.

### Diferenças individuais

Uma questão intrigante são as diferenças individuais, ou a maior suscetibilidade que certas pessoas aparentemente apresentam para adquirir medos e fobias, o que apontaria para uma predisposição constitucional hereditária ou biológica para vulnerabilidade ao medo. Dificuldades relacionadas com a habituação e traços de personalidade associados a fobias e genética poderiam explicar essas diferenças.

### Dificuldades relacionadas à aprendizagem não associativa

Outro modelo que tem sido proposto para explicar a origem das fobias, de certa forma complementar e oposto à teoria do condicionamento, é a teoria de falhas na aprendizagem não associativa. Um exemplo de aprendizagem não associativa é a habituação. De acordo com essa teoria, certos indivíduos apresentariam falhas no mecanismo da habituação, que seriam herdadas geneticamente e facilitariam o surgimento de fobias ao longo da vida. Elas representariam um fracasso de certos indivíduos em desenvolver a habituação em relação a medos evolutivos intrínsecos e próprios da espécie, e tais características seriam transmitidas geneticamente.

Resumidamente, a teoria da aprendizagem não associativa propõe que alguns indivíduos fracassam em superar certos medos relevantes no âmbito biológico (p. ex., medo de altura). Tal proposta preconiza que os indivíduos ou não tiveram exposição segura suficiente a estímulos relevantes precocemente na vida, ou, por serem "habituadores pobres" (i.e., por terem dificuldade em se habituar), têm dificuldade em aprender a não ter medo. Tais indivíduos não necessitariam de uma experiência de condicionamento para desenvolver fobias. O quanto tais características são de natureza biológica, geneticamente herdadas, ou consequência da interação com o meio ambiente ainda é uma questão a ser esclarecida (ver o modelo de diátese-estresse mais adiante).

## O modelo cognitivo

Esse modelo considera a ansiedade como consequência da avaliação errônea ou distorcida que as pessoas fazem da ameaça ou do perigo que as diferentes situações ou os diferentes estímulos representam (superestimam) e dos recursos de que dispõem para enfrentá-los (subestimam). Em virtude dessas distorções, tendem a perceber tais situações ou estímulos como ameaçadores, quando, na verdade, não existe um perigo real. Também são comuns as metacognições (pensamentos sobre os pensamentos e os medos), que acabam contribuindo para o aumento da ansiedade. O modelo cognitivo não se opõe ao modelo comportamental; ao contrário: é complementar a ele.

## O modelo de estresse/diátese

Vários casos de fobias se originam a partir de um evento desencadeante inicial, muitas vezes de pequena intensidade, que não provocaria o transtorno nos demais indivíduos. Em outros casos, tais experiências podem agravar sintomas até então leves. Muitas vezes, não se identifica uma situação desencadeante (aquisição de medos por aprendizagem não associativa). Uma das críticas ao modelo da aprendizagem é que ele não contempla as diferenças individuais por não incorporar os fatos trazidos pela biologia: a suscetibilidade diferente dos indivíduos a desenvolver quadros fóbicos, a herdabilidade e os mecanismos neurofisiológicos relacionados ao medo. Em uma tentativa de integrar as duas correntes de pensamento (interação biologia/ambiente e aprendizagem), foi proposto o chamado modelo diátese-estresse. De acordo com esse modelo, as fobias seriam mais bem entendidas se fossem vistas como resultado da interação entre uma vulnerabilidade (diátese) genético-constitucional a ter medos com uma experiência direta ou indireta com o objeto ou a situação fóbica.

## Fatores genéticos

Existem evidências de um componente genético para a aquisição de fobias: observa-se risco significativamente maior para desenvolver fobias simples entre parentes de primeiro grau de indivíduos com fobia simples do que em parentes de primeiro grau de pessoas que não apresentavam nenhum transtorno psiquiátrico. Além disso, estudos de herdabilidade das fobias com pares de gêmeos verificaram grau de concordância de 43% para qualquer tipo de fobia.

Traços da personalidade que fazem parte da herança genética do indivíduo, como a inibição comportamental e o neuroticismo, ou, ainda, ter como característica principal do temperamento a evitação de danos (*harm avoidance de Cloninger*) são fatores que predispõem o indivíduo para, em algum momento da vida, apresentar fobia específica. Controle parental e proteção excessiva por parte dos pais são fatores ambientais consistentemente encontrados como associados à presença de fobias.

## Neurofisiologia das fobias

Em termos neurofuncionais, a ativação da amígdala tende a desempenhar papel central na resposta ao medo, em conjunto com uma menor inibição por parte de áreas implicadas na regulação emocional, como o córtex cingulado subgenual anterior, o córtex cingulado dorsal anterior e o córtex pré-frontal lateral. Acredita-se que essas mesmas estruturas estejam envolvidas nas respostas de medo e ansiedade dos indivíduos com fobias específicas. De forma semelhante, o tratamento efetivo das fobias por meio da terapia comportamental de exposição está associado com uma ativação menos intensa de áreas amígdalo-hipocampais, possivelmente mediada por uma maior ativação do córtex pré-frontal inibitório.

## TERAPIA COMPORTAMENTAL DE EXPOSIÇÃO

Embora, como visto, não estejam ainda esclarecidas as causas pelas quais as pessoas adquirem medos e fobias, esses quadros podem ser tratados com sucesso por meio da terapia comportamental de exposição em intervenções relativamente breves, mesmo quando os sintomas são de longa data. Em razão de ser breve e altamente efetiva, essa modalidade de terapia vem se impondo como tratamento de escolha para as fobias específicas. Deve-se destacar que, no caso das fobias, os medicamentos não são efetivos em reduzir os sintomas. Dessa forma, o único tratamento efetivo conhecido na atualidade é a terapia comportamental, da qual faça parte a exposição, seja ela *in vivo*, seja na imaginação ou virtual. Também é acrescida à terapia a psicoeducação para aumentar o *insight* e a motivação do paciente e a correção de pensamentos disfuncionais, especialmente metacognições, quando presentes, mediante o uso de técnicas cognitivas.

O pressuposto básico da terapia comportamental é o de que o medo, da mesma forma que é aprendido, pode ser desaprendido e o de que é possível tratar o transtorno sem identificar suas causas, apenas removendo-se os fatores que o perpetuam (p. ex., os comportamentos evitativos, o viés atencional). Geralmente, o paciente tem receio de vir a apresentar níveis elevados de ansiedade e de ser incapaz de suportá-la. O desafio maior consiste em convencê-lo a suportar o aumento da ansiedade para se ver livre de um transtorno. Ou seja, não se vencem medos sem enfrentá-los. Da mesma forma, é fundamental tranquilizar o paciente de que não há riscos de perder o controle, enlouquecer ou ter problemas físicos (p. ex., ataque cardíaco, derrame cerebral) e de que vale a pena tentar, pois há grandes chances de obter sucesso, livrando-se de sintomas que interferem em seu dia a dia e que, muitas vezes, são incapacitantes.

### A habituação/extinção

A terapia comportamental se baseia no fenômeno da habituação, que é a diminuição natural das reações de ansiedade quando o indivíduo permanece em contato pelo tempo suficiente com um estímulo não nocivo. Eventualmente, usa-se o termo "extinção" para o desaparecimento do medo aprendido. Tal fenômeno ocorre quando, na gênese de uma fobia, houve uma experiência de condicionamento clássico. Com as exposições, o estímulo condicionado (animal, ambiente natural, situação) passa a provocar cada vez menos a resposta condicionada de medo (habituação), até que ela se extingue. Foge aos objetivos deste capítulo uma discussão mais profunda sobre a diferença entre esses dois termos. Por esse motivo, é utilizado preferencialmente o termo "habituação".

### A habituação é necessária para a extinção do medo?

Uma teoria mais recente propõe que a habituação não é necessária para a extinção do medo. Embora seja frequente a diminuição das respostas fisiológicas características (p. ex., frequência cardíaca, condutância da pele, reflexo de piscar) e do medo subjetivo ao final da terapia de exposição a estímulos aversivos, ainda não é claro o papel de tal diminuição (habituação) durante o processo. Frequentemente, observa-se extinção do medo na presença de altos níveis de ansiedade ao final da última sessão de terapia. Entretanto, exposições que não provocam medo elevado também podem ser eficazes. Por isso, vem sendo proposto, como alternativa à habituação, o conceito de tolerância ao medo. De acordo com essa proposta, indivíduos que obtêm sucesso na terapia de exposição o fazem, em parte, por aprenderem aspectos de *regulação emocional*, como a tolerância a níveis elevados de medo. Curiosamente, quando são administradas substâncias que ativam receptores adrenérgicos, os mesmos que estão presentes na resposta fisiológica ao medo, ocorreria aumento no aprendizado da extinção. Inversamente, quando os mesmos receptores são bloqueados por substâncias exógenas (p. ex., β-bloqueadores), pode haver diminuição da extinção do medo. Uma revisão dessa proposta pode ser encontrada em Craske e colaboradores.[6]

De qualquer modo, sendo a habituação um dos mecanismos causais da extinção do medo ou mero correlato (*epifenômeno*), ela tende a ser um parâmetro bastante útil para monitorar a resposta aos diferentes tipos de exposição. Por isso, a habituação é considerada elemento central nas intervenções propostas ao longo deste capítulo.

## Terapia comportamental de exposição: a técnica

A terapia comportamental é focada em objetivos definidos. Estratégias próprias são utilizadas para atingir cada um desses objetivos. Para vencer a evitação fóbica, a exposição *in vivo* é a técnica mais eficaz. Além da exposição *in vivo*, podem ser utilizadas a *exposição na imaginação* e a *exposição virtual*. A exposição, sempre que possível, é realizada de forma gradual, mas pode ser instantânea em situações nas quais não é viável ser gradual (p. ex., pular de um trampolim, viajar de avião). Nesse caso, é chamada de *inundação*. Associam-se, ainda, técnicas de relaxamento muscular e controle da respiração como estratégias de enfrentamento para reduzir os sintomas fisiológicos durante a exposição, embora tais estratégias isoladas não sejam recomendadas. Além disso, o uso dessas técnicas vai ao encontro aos racionais teóricos mais aceitos (p. ex., habituação, extinção e regulação emocional) como elementos subjacentes à resposta durante a terapia de exposição.

A psicoeducação e as técnicas cognitivas são utilizadas para corrigir as distorções cognitivas associadas. Acredita-se que elas favoreçam a adesão aos exercícios, uma vez que o paciente terá uma melhor compreensão dos mecanismos que perpetuam o transtorno e do aspecto racional do tratamento. Além disso, elas contribuem para a redução dos níveis de ansiedade por ocasião dos enfrentamentos. Todavia, até a presente data, a associação de elementos cognitivos à terapia de exposição não demonstrou benefício em comparação à terapia de exposição isolada. Entretanto, a reestruturação cognitiva pode ser útil em fobias que envolvam um componente cognitivo proeminente, como a claustrofobia, na qual predomina uma crença de que se possa ficar preso ou sem ar durante a exposição a ambientes fechados.

▶ **Níveis de evidência das técnicas utilizadas na terapia comportamental das fobias específicas**

- Exposição com psicoeducação (1B – Ensaio clínico randomizado [ECR])
- Terapia cognitiva associada à terapia de exposição (5 – Opinião de especialistas)
- Estratégias para enfrentamento e controle da ansiedade: relaxamento muscular (2C – Observação de evolução clínica) e controle da respiração (2B – ECR de menor qualidade), supressão de pensamento (2B – ECR de menor qualidade), distração (2B – ECR de menor qualidade), tensão aplicada (1B – ECR).

---

### EXEMPLO CLÍNICO

L. vem à terapia porque tem medo de aranhas há um bom tempo. Como namora um escalador, tem evitado acompanhá-lo nos fins de semana, pois ele monta acampamentos em lugares inóspitos, onde L. imagina que possa se deparar com aranhas. Iniciou a psicoterapia motivada e aderiu bem às estratégias de relaxamento para iniciar as exposições. Com sua terapeuta, criou uma lista de exposições cujo primeiro item seria colocar como proteção de tela em seu celular e em seu computador uma aranha ameaçadora. Depois de sua habituação, por sugestão sua, comprou uma aranha de plástico e colocou-a na bolsa para que houvesse o fator surpresa quando mexesse nela. Essa etapa foi um pouco mais difícil, e, em virtude disso, a paciente permaneceu mais tempo nela.

Na próxima etapa, estava previsto visitar o zoológico e observar aranhas atrás dos vidros de proteção. Pediu ajuda à mãe para que pudesse suportar, sendo tal tarefa repetida três vezes na semana. A última etapa seria encostar em uma aranha real em uma *petshop*. Antes de iniciar a tarefa, L. sentiu-se confiante e passou um fim de semana no acampamento. Referiu ter ficado muito ansiosa, mas realizou os diversos tipos de relaxamento que conhecia e conseguiu enfrentar a situação. Deparou-se com uma aranha ao vivo e conseguiu suportar sua ansiedade.

## Psicoeducação

Talvez a maior dificuldade da terapia comportamental seja a adesão do paciente aos exercícios de exposição, pois, geralmente, tais exercícios provocam sintomas de ansiedade que podem ser muito intensos. Idealmente, o paciente deve ser informado sobre o que são fobias, quais suas manifestações, o quão comuns são e o que as perpetua. Isso auxilia no entendimento de seu sofrimento e, consequentemente, de seu tratamento. Após essa primeira explanação sobre as fobias, o terapeuta explana a respeito do tratamento desses transtornos e, em especial, sobre a terapia comportamental. Em linguagem simples, explica os fundamentos da abordagem, esclarecendo, por exemplo, que a melhor maneira de vencer os medos é enfrentando-os e que, sem o enfrentamento (exposição), dificilmente os medos desaparecerão de modo natural, podendo durar a vida toda. O terapeuta deve esclarecer, ainda, que a exposição é gradual e empregada por meio de exercícios programados para serem feitos nos intervalos entre as sessões, assegurando ao paciente que nada será solicitado que ele mesmo não acredite ser capaz de fazer. O terapeuta também deve fornecer algumas informações práticas sobre a terapia: como são as sessões, o que será solicitado, as tarefas de casa, a exposição gradual às situações evitadas e a duração do tratamento. Ao final da explanação, o terapeuta deverá avaliar o grau de compreensão sobre o transtorno e a motivação para iniciar o tratamento. É indispensável que o paciente manifeste claramente sua disposição em iniciar o tratamento para, então, as primeiras tarefas de exposição serem propostas.

## O início da terapia

### Elaboração e hierarquização da lista dos comportamentos evitativos

Uma vez que o paciente tenha aceito fazer a terapia e as exposições, uma das primeiras tarefas a ser proposta é a elaboração de uma lista, o mais completa possível, de todos os locais, animais e situações que o paciente evita ou que consegue enfrentar somente acompanhado por outras pessoas. Uma vez elaborada a lista, o paciente deve atribuir um grau (de 0 a 10 ou de 0 a 100 pela Subjective Units of Distress Scale [SUDS]) para a aflição que imagina que sentiria caso se dispusesse a enfrentar cada um dos tópicos listados. Ou, então, pode simplesmente classificá-la como: muito intensa ou extrema (grau 4), intensa (grau 3), moderada (grau 2), leve (grau 1) ou nenhuma (grau 0). A seguir, é apresentada uma lista elaborada pela paciente do Exemplo clínico anterior.

### ▶ Hierarquização de ansiedade para fobia de aranhas

- Leve para ver imagens de aranhas no computador
- Leve a moderada para tocar em imagens ou fotografias de aranhas
- Moderada para manipular aranhas de brinquedo
- Moderada para cenas de filmes assustadores (p. ex., *Aracnofobia*)
- Grave ao ver aranhas na *petshop*
- Muito grave ao ver aranhas no acampamento
- Muito grave para tocar em uma aranha não venenosa (caranguejeira)

### Início das tarefas de exposição

A partir da lista hierarquizada das evitações, o terapeuta programa com o paciente uma sequência de exposições que este considere perfeitamente viável. Deve-se começar por situações em que o paciente avalie ter 80% ou mais de chances de levar adiante. Se o paciente considerar difícil iniciar por exposições *in vivo*, o terapeuta pode propor exposições na imaginação ou virtuais: observar ou tocar em fotografias do objeto fóbico, ver imagens, fotografias, assistir a filmes, tocar em brinquedos que simulem o objeto e, assim, ir aumentando paulatinamente o grau de aproximação e contato. Como regra, a exposição deve ser gradual, frequente, repetida e prolongada o suficiente para que a ansiedade evocada pelo contato com o objeto ou a situação diminua significativamente (habituação, extinção). Devem ser especificados com antecedência o tempo de contato, o número de vezes de prática do exercício e a exposição realizada. Nos primeiros exercícios, o paciente pode ser assistido pelo próprio terapeuta ou por um familiar. Ele deve fazer o automonitoramento (registro) dos níveis de ansiedade (grau da ansiedade de 0 a 10) antes, no início, durante e algum tempo depois da realização dos exercícios. O registro auxilia o paciente a identificar o fenômeno da habituação.

Precedendo a exposição gradual *in vivo* individual, o terapeuta pode realizar exercícios de demonstração no próprio consultório (modelação), como tocar em fotografias, objetos ou brinquedos que representem o objeto fóbico (p. ex., um rato, uma barata, uma aranha de brinquedo, uma fotografia de pássaros, um caramujo marinho). (Revisar a seção "Para saber mais", neste capítulo.)

## Estratégias complementares de enfrentamento e controle da ansiedade

### Controle da respiração e relaxamento muscular

Uma vez elaborada a lista, e antes mesmo da seleção das primeiras tarefas de exposição, o terapeuta pode ensinar alguns exercícios e técnicas de controle de ansiedade, como o relaxamento muscular e o controle da respiração (ou respiração diafragmática), especialmente para aqueles pacientes cujo contato com a situação ou o objeto fóbico provoca ansiedade intensa.

### Distração

O paciente com fobia tem sua atenção, com muita frequência, focada na possibilidade de contato com o objeto fóbico, particularmente em fobias de insetos ou animais de pequeno porte. Essa atenção pode dar origem a evitações de fotografias, revistas, restaurantes, praças, entre outros, e à hipervigilância. É importante que o terapeuta chame a atenção para o fato paradoxal de que essa preocupação aumenta a ansiedade, além de fazer o paciente encontrar os referidos objetos com muito mais frequência. Portanto, o terapeuta deve orientá-lo a abolir essa hipervigilância, evitando verificações e adotando o uso de técnicas de distração.

### Tensão aplicada

A tensão aplicada é especialmente útil como estratégia de enfrentamento durante as exposições na fobia de sangue, injeção e ferimentos. A ideia é contrabalançar a resposta vasovagal por meio da contração muscular e do aumento do tônus cardiocirculatório. Ensina-se o paciente a contrair os músculos dos braços, tronco e pernas até que sinta calor nesses locais (em geral, 10 a 15 segundos). Ele é, então, instruído a relaxar por 20 a 30 segundos e repetir o procedimento até que tenha aprendido a técnica.

Dominada a técnica, o paciente deve repeti-la sempre que sentir que sua pressão está diminuindo (p. ex., quando sentir-se tonto). Também é indicado o exercício de polichinelos, precedendo a exposição propriamente dita.

### Inundação

Consiste em exposição súbita e prolongada a estímulos ou situações que provoquem o máximo de ansiedade, com bloqueio dos comportamentos de evitação até a diminuição significativa da ansiedade. É menos utilizada do que a exposição gradual, porque provoca grande desconforto. Eventualmente, é impossível fazer a exposição gradual. Nesses casos, costuma-se recorrer à inundação. Alguns exemplos de inundação são: entrar em um avião para uma viagem de várias horas ou viajar de carro de uma cidade a outra sem que seja possível interromper o trajeto. A inundação pode ocorrer na imaginação ou *in vivo*, sendo assistida, ou não, pelo terapeuta. Como forma de reduzir a intensidade do desconforto, o paciente pode ser orientado a usar, antes e no início do exercício, as estratégias para enfrentamento da ansiedade: relaxamento muscular, controle da respiração e distração.

### Exposição virtual

A exposição à realidade virtual é uma alternativa ao uso da exposição *in vivo*, devendo ser considerada principalmente quando esta última for muito onerosa ou de difícil acesso para o paciente ou para indivíduos que têm grande dificuldade na realização de exercícios que utilizem a imaginação.

Na atualidade, existem técnicas de exposição com realidade virtual que consistem em produzir, em computador, situações fóbicas que provoquem sintomas de ansiedade. O paciente é exposto a tais situações, e, em consequência, pode haver diminuição em seus sintomas (p. ex., ambientes fechados com aranhas ou ratos se movendo). A exposição à realidade virtual tem sido utilizada com sucesso no tratamento de medo de altura (acrofobia). Nessa técnica, situações virtuais que simulam edifícios altos, sacadas ou pontes, às quais os pacientes são expostos por cerca de 35 a 45 minutos, são criadas em computador, sendo que o grau de exposição e o tempo podem ser controlados pelos próprios pacientes. Experiências semelhantes foram utilizadas para o tratamento de agorafobia, medo de escorpiões, aranhas, ratos, pássaros e medo de voar e de dirigir. Para pacientes com medo de altura, por exemplo, um exercício interessante é assistir repetidamente ao filme *A travessia*, de Robert Zemeckis. Para algumas situações, como na fobia de sangue, injeção e ferimentos, medo de voar, fobias de pequenos animais (aranhas, ratos, baratas, pássaros), altura, formas bastante simples de exposições virtuais são assistir repetidamente a filmes e desenhos animados, jogar *games* que contenham tais situações e se expor a objetos semelhantes aos temidos. (Revisar a seção "Para saber mais", neste capítulo.)

## TERAPIA COGNITIVA

Distorções cognitivas sob a forma de pensamentos automáticos catastróficos ou de crenças centrais disfuncionais são comuns em pacientes fóbicos, assim como metacognições de conteúdo negativo sobre os sintomas ou sobre o efeito das exposições (p. ex., "posso morrer" ou "posso ter um ataque cardíaco" ou "posso enlouquecer"). Quando presentes, essas cognições disfuncionais perpetuam o processamento negativo e distorcido dos medos. Embora o benefício da associação da terapia cognitiva à terapia de exposição para a eliminação dos sintomas fóbicos não tenha sido comprovado em ensaios clínicos, quando identificadas tais disfunções, pode ser vantajoso para alguns pacientes abordá-las com técnicas cognitivas habituais, o que gera diminuição da ansiedade dos medos e favorece a exposição. Entretanto, a redução da ansiedade em consequência da habituação na prática dos exercícios gera novas alternativas de interpretação dos fatos. A prática é um forte fator de correção de pensamentos automáticos catastróficos e de crenças de incapacidade ou de incompetência em suportar níveis elevados de ansiedade, o que favorece noções de autoeficácia.

O terapeuta, inicialmente, treina o paciente na identificação e no registro de tais pensamentos e crenças disfuncionais, a fim de, em momento posterior, utilizar as diferentes técnicas cognitivas – em particular o questionamento socrático (evidências a favor e contrárias à crença) e a seta descendente (descatastrofização) – para que consiga corrigir os pensamentos e as crenças. Também podem ser empregados experimentos comportamentais e lembretes.

## DURAÇÃO DO TRATAMENTO, ALTA E PREVENÇÃO DE RECAÍDAS

Os tratamentos são breves, de 1 a 3 meses, em geral, dependendo da adesão do paciente, da qualidade da relação terapêutica e da habilidade do terapeuta em propor situações que sejam enfrentadas com êxito, particularmente no início do tratamento.

Em situações fóbicas graves e incapacitantes que, mesmo à simples imaginação de tarefas mínimas, evocam ansiedade intensa, a exposição, nas fases iniciais, pode ser assistida por um familiar, um acompanhante terapêutico ou o próprio terapeuta. Estudos têm demonstrado que a exposição assistida pelo terapeuta é mais efetiva do que a exposição individual.[7]

Após as sessões de exposição, o objetivo é a eliminação completa dos itens da lista de evitações. Se necessário, é feito um reforço nas técnicas de controle de ansiedade e nos exercícios de exposição. Ao final das sessões, é feita a avaliação da sessão pelo paciente. No início, as sessões são semanais. Assim que o paciente obtém sucesso em realizar as tarefas programadas e a maioria dos itens da lista foi vencida, as sessões podem ser espaçadas para intervalos quinzenais e até mensais (sessões de reforço).

Por ocasião da alta, é importante fazer uma revisão da lista hierárquica de situações ou de objetos evitados e avaliar se ainda evocam algum grau de ansiedade, bem como estimular o paciente a continuar realizando seus enfrentamentos com todos os tópicos da lista, já que existe possibilidade de recaída. Para tanto, é fundamental que ele identifique sinais iniciais de alguma forma de esquiva (até mesmo formas encobertas), de alguma hipervigilância, bem como as falsas justificativas para tais comportamentos. Além disso, é fundamental que o paciente continue praticando os enfrentamentos sobre os quais tem domínio. Se passar algum tempo sem o contato ou sem os exercícios, é possível que venha a sentir algum grau de ansiedade quando se apresentar uma ocasião para exposição.

Quando as situações fóbicas são acidentais, como, por exemplo, viajar de avião, nem sempre é fácil fazer uma exposição ou mesmo uma hierarquia programada. Nesses casos, é importante aproveitar ao máximo as ocasiões que se apresentam. Ver, na **Figura 36.1**, o algoritmo para tratamento das fobias específicas.

## EVIDÊNCIAS DE EFICÁCIA

Diversos ECRs controlados por placebo ou lista de espera têm demonstrado a eficácia das terapias baseadas em técnicas comportamentais de exposição, associadas ou não a técnicas que não envolvam exposição (relaxamento muscular, controle da respiração, supressão de pensamento e distração), no tratamento dos diversos subtipos de fobia específica. Os tamanhos de efeito estão entre os maiores encontrados para qualquer intervenção no campo da psiquiatria (NNT = 2).[8]

Há poucas evidências de que o acréscimo da terapia cognitiva à terapia de exposição contribua significativamente para sua eficácia. No entanto, ainda existem poucos estudos em relação a esse aspecto.

### Moderadores de resposta às modalidades de tratamento das fobias específicas

De acordo com uma metanálise que incluiu 33 ECRs, o único fator que demonstrou moderar a resposta dos sintomas fóbicos às diferentes modalidades terapêuticas foi o número total de sessões, sendo que um maior número de sessões esteve associado à melhor resposta. Tipo de fobia, data da publicação do estudo e grau de envolvimento do terapeuta (exposição virtual vs. exposição *in vivo*) não pareceram modificar o efeito das diferentes intervenções nos desfechos considerados.[8]

## TRATAMENTO FARMACOLÓGICO

Os inibidores seletivos da recaptação de serotonina (ISRSs) e os benzodiazepínicos (BZDs) têm sido utilizados, com sucesso, no tratamento de diversos transtornos de ansiedade (transtorno de pânico, TOC, transtorno de ansiedade social [TAS], TEPT, transtorno de ansiedade generalizada [TAG]). Entretanto, sua eficácia não foi confirmada no tratamento de fobias específicas.

O tratamento com BZDs está associado a um nível de recaídas elevado em comparação com a intervenção psicoterápica. Um estudo mostrou que a utilização de alprazolam por ocasião do primeiro voo, em pacientes que apresentavam medo de voar, determinou níveis maiores de ansiedade no segundo voo em comparação com os de pacientes que não haviam utilizado o medicamento.[9] Balon[10] publicou um relato de caso de um menino de 11 anos com fobia de tempestades tratado com sucesso por meio de fluvoxamina. Benjamin e colaboradores[11] pesquisaram 11 indivíduos com fobia específica que foram randomizados ao tratamento de quatro semanas com placebo ou paroxetina na dose de 20 mg/dia. A paroxetina demonstrou superioridade significativa na redução da sintomatologia. Entretanto, esses estudos não têm sido replicados.

### Novos tratamentos: D-cicloserina

Acredita-se que a D-cicloserina, utilizada sem grande sucesso como tuberculostático na década de 1950, acelere os processos associativos de aprendizagem, favorecendo o aprendizado da extinção do medo por meio da ação inibitória do córtex pré-frontal em áreas como a amígdala, em um processo denominado potencialização cognitiva. Apesar de o resultado inicial ter sido animador, dois ECRs posteriores, um deles incluindo pacientes com acrofobia, e o outro, pacientes com fobia de animais (cobras), não demonstraram benefício da D-cicloserina com relação ao placebo.[12] No momento, portanto, não há evidências consistentes que nos permitam indicar o uso de D-cicloserina em associação à terapia de exposição no tratamento da fobia específica.

### Outros potencializadores cognitivos

Não apenas a D-cicloserina foi testada como adjuvante na terapia de exposição, mas também outros agentes farmacológicos possivelmente envolvidos na facilitação do processo de extinção do medo. Dois ECRs testaram a ioimbina, um antagonista dos receptores α2-adrenérgicos, como potencializador da terapia de exposição. O primeiro estudo incluiu pacientes com claustrofobia e evidenciou benefício da associação em comparação ao placebo na semana seguinte à terapia. Todavia, o segundo estudo, que investigou a associação do agente farmacológico com terapia de exposição virtual para fobia de aviões, não demonstrou benefício em comparação ao placebo. Entretanto, outra classe de potencializadores cognitivos – os glicocorticoides – demonstrou benefício consistente com relação ao placebo como adjuvante da terapia de exposição em três ECRs pequenos, um deles incluindo pacientes que apresentavam acrofobia, os outros dois, pacientes com aracnofobia.[12] Recentemente, outro potencializador cognitivo da terapia de exposição demonstrou benefício em ECR de pequeno porte comparado ao placebo no tratamento de pacientes com claustrofobia: o azul de metileno.[13] Embora seu mecanismo de ação específico seja ainda incerto, o azul de metileno parece favorecer as reações de oxidação que ocorrem nas mitocôndrias neuronais, processo de importância fundamental durante a consolidação da extinção do medo ao longo da terapia de exposição.[14]

Apesar de resultados um tanto animadores, a utilização dos medicamentos descritos ainda não é indicada rotineiramente, já que achados de alguns dos estudos citados indicam que, embora a extinção do medo pareça favorecida com o uso dos potencializadores cognitivos, o contrário também pode ocorrer: pacientes que pioram durante a terapia de exposição parecem "consolidar" melhor tal piora quando em uso dos agentes farmacológicos ativos.[13] Portanto, são necessários mais estudos para elucidar a real eficácia e o verdadeiro potencial para efeitos adversos dos potencializadores cognitivos.

## TERAPIA DE MODIFICAÇÃO DO VIÉS ATENCIONAL

Diversos estudos publicados sobretudo na última década sugerem que indivíduos com diferentes transtornos de ansiedade podem apresentar déficit no processamento de informações relacionadas a estímulos ameaçadores. Os pacientes com TAG, por exemplo, tendem a prestar mais atenção e a fixar mais o olhar em faces humanas com expressões ameaçadoras (p. ex., medo, raiva) do que neutras, o que é denominado pelos pesquisadores como viés atencional voltado a estímulos ameaçadores. Tal achado é consistente nos diferentes transtornos de ansiedade. Embora indivíduos com fobia específica apresentem o mesmo padrão dos demais transtornos de ansiedade quando o estímulo é face humana, o mesmo não pode ser afirmado para estímulos relacionados ao objeto da fobia. Indivíduos com aracnofobia, por exemplo, podem apresentar viés atencional tanto direcionado para como evitativo de figuras de aranhas. Considerando que o déficit no processamento de informações possa não apenas causar, mas também agravar os transtornos de ansiedade, pesquisadores têm buscado formas de modificar o viés atencional por meio da terapia de modificação do viés atencional (TMVA).[15] Na fobia específica, o viés pode ser direcionado tanto para focar a atenção em um objeto ou situação fóbica específicos como para evitar figuras relacionadas ao objeto da fobia. Os estudos com TMVA objetivam treinar os participantes a fixar seu olhar no estímulo oposto ao viés atencional inicial.

> Os achados dos estudos publicados são ainda iniciais e pouco robustos para que possamos indicar a TMVA rotineiramente, porém sugerem que essa abordagem possa ter um papel na terapêutica das fobias.

De qualquer forma, como já comentado, é importante que o terapeuta chame a atenção do paciente para a redução da hipervigilância, comum especialmente em indivíduos que têm fobias de pequenos animais (p. ex., ratos, aves, insetos).

## QUESTÕES EM ABERTO E PERSPECTIVAS FUTURAS

Uma das principais questões em aberto no que se refere às fobias, com repercussão em seu tratamento e sua prevenção, diz respeito a um esclarecimento mais completo de suas causas. Até o presente momento, é muito evidente o papel da evitação fóbica na manutenção do transtorno ao reduzir a ansiedade (reforço negativo). O papel das diferentes formas de aprendizagem, das vulnerabilidades individuais e da genética, em termos de diferentes capacidades de habituação, é uma questão ainda pouco esclarecida.

No que se refere à terapia cognitiva, as evidências até o momento são de que as cognições disfuncionais e sua correção têm um impacto modesto, tanto na manutenção quanto no tratamento do transtorno. Permanecem as dúvidas no que se refere ao tratamento medicamen-

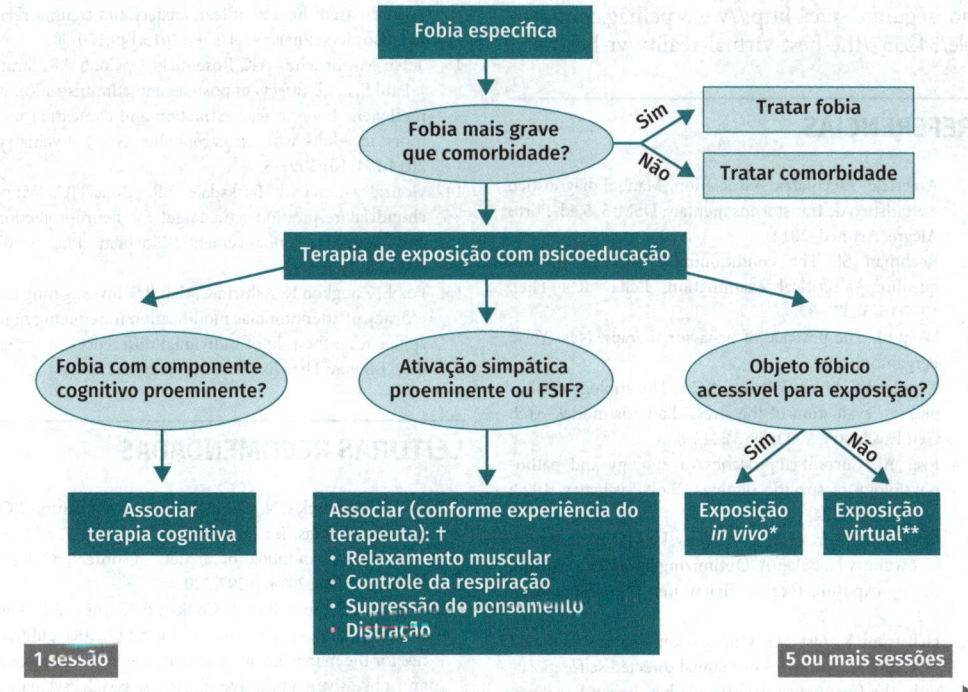

**Figura 36.1** | Algoritmo de tratamento para fobia específica.

FSIF: Fobia de sangue/injeção/ferimento; No caso da FSIF, associar tensão aplicada.

toso das fobias: os psicofármacos geralmente utilizados na prática clínica não dispõem de comprovação científica para seu uso, apesar do largo emprego nos consultórios médicos. Potencializadores cognitivos, como a ioimbina, os glicocorticoides e o azul de metileno, mostram-se promissores, pois não agem sobre os sintomas psiquiátricos, mas no processo de aprendizagem e extinção do medo, sendo necessários mais estudos para determinar sua real utilidade. Além disso, a TMVA, uma abordagem terapêutica voltada ao viés atencional, demonstra algum potencial e deve ser foco de novos estudos nos próximos anos.

## CONSIDERAÇÕES FINAIS

A forma mais eficaz de tratamento dos pacientes com fobia específica é a exposição *in vivo*. Pode ser ainda de grande utilidade a exposição virtual e na imaginação. Não existem evidências de alguma vantagem em associar medicamentos à terapia comportamental, apesar de ser a prática de muitos profissionais atualmente. A administração de BZDs ou ISRSs combinados com terapia de exposição para o tratamento de vários transtornos de ansiedade é comum, embora, geralmente, adicione ganhos questionáveis. Novas perspectivas, como a potencialização farmacológica da terapia de exposição e a TMVA, são promissoras e devem contribuir futuramente para o crescente arsenal terapêutico no tratamento da fobia específica.

### Para saber mais

Existem *sites*, como o http://www.safarinsetos.com.br/, que fornecem insetos para utilização em exercícios de exposição *in vivo*.

Há revistas especializadas que trazem boas revisões sobre os aparelhos de realidade virtual disponíveis. Uma delas pode ser encontrada no seguinte *site*: http://www.pcmag.com/article/342537/the-best-virtual-reality-vr-headsets.

## REFERÊNCIAS

1. American Psychiatric Association. Manual diagnóstico e estatístico de transtornos mentais: DSM-5. 5.ed. Porto Alegre: Artmed; 2014.
2. Rachman SJ. The conditioning theory of fear-acquisition: a critical examination. Behav Res Ther. 1977;15(5):375-87.
3. Wolpe J. The practice of behavior therapy. New York: Pergamon; 1990.
4. Kendler KS, Myers J, Prescott CA. The etiology of phobias: an evaluation of the stress-diathesis model. Arch Gen Psychiatry. 2002; 59(3):242-8.
5. Fyer AJ. Current approaches to etiology and pathophysiology of specific phobias. Biol Psychiatry. 1998; 44(12):1295-304.
6. Craske MG, Kircanski K, Zelikowsky M, Mystkowski J, Chowdhury N, Baker A. Optimizing inhibitory learning during exposure therapy. Behav Res Ther. 2008;46(1):5-27.
7. Hellström K, Ost LG. One-session therapist directed exposure vs two forms of manual directed self-exposure in the treatment of spider phobia. Behav Res Ther. 1995;33(8):959-65.
8. Wolitzky-Taylor KB, Horowitz JD, Powers MB, Telch MJ. Psychological approaches in the treatment of specific phobias: a meta-analysis. Clin Psychol Rev. 2008;28(6):1021-37.
9. Wilhelm FH, Roth WT. Acute and delayed effects of alprazolam on flight phobics during exposure. Behav Res Ther. 1997;35(9):831-41.
10. Balon R. Fluvoxamine for phobia of storms. Acta Psychiatr Scand. 1999;100(3): 244-6.
11. Benjamin J, Ben-Zion IZ, Karbofsky E, Dannon P. Double-blind placebo controlled pilot study of paroxetine for specific phobia. Psychopharmacology (Berl). 2000;149(2):194-6.
12. Singewald N, Schmuckermair C, Whittle N, Holmes A, Ressler KJ. Pharmacology of cognitive enhancers for exposure-based therapy of fear, anxiety and trauma-related disorders. Pharmacol Ther. 2015;149:150-90.
13. Telch MJ, Bruchey AK, Rosenfield D, Cobb AR, Smits J, Pahl S, et al. Effects of post-session administration of methylene blue on fear extinction and contextual memory in adults with claustrophobia. Am J Psychiatry. 2014;171(10):1091-8.
14. Gonzalez-Lima F, Barksdale BR, Rojas JC. Mitochondrial respiration as a target for neuroprotection and cognitive enhancement. Biochem Pharmacol. 2014;88(4):584-93.
15. Fox E, Zougkou K, Ashwin C, Cahill S. Investigating the efficacy of attention bias modification in reducing high spider fear: the role of individual differences in initial bias. J Behav Ther Exp Psychiatry. 2015;49(A):84-93.

## LEITURAS RECOMENDADAS

Adams TG, Sawchuk CN, Cisler JM, Lohr JM, Olatunji BO. Specific phobias. In: Emmelkamp P, Ehring T, editors. The Wiley handbook of anxiety disorders. Oxford: Willey & Sons; 2014. p.297-320.

Katzman MA, Bleau P, Blier P, Chokka P, Kjernisted K, Van Ameringen M, et al. Canadian clinical practice guidelines for the management of anxiety, posttraumatic stress and obsessive-compulsive disorders. BMC Psychiatry. 2014;14(1):S1.

Kessler RC, Petukhova M, Sampson NA, Zaslavsky AM, Wittchen HU. Twelve-month and lifetime prevalence and lifetime morbid risk of anxiety and mood disorders in the United States. Int J Methods Psychiatr Res. 2012;21(3):169-84.

Merikangas KR, He JP, Burstein M, Swanson SA, Avenevoli S, Cui L, et al. Lifetime prevalence of mental disorders in U.S. adolescents: Results from the National Comorbidity Survey Replication-Adolescent Supplement (NCS-A). J Am Acad Child Adolesc Psychiatry. 2010;49(10):980-9.

Nowakowski ME, Rogojanski J, Antony MM. Specific Phobia. In: Hofmann SG, editor. The Wiley Handbook of Cognitive Behavioral Therapy. First ed. Oxford: John Wiley & Sons; 2014. p. 979-999.

# Psicoterapias no tratamento de pacientes com transtorno de ansiedade generalizada

Marianna de Abreu Costa
Carolina Benedetto Gallois
Stefania Pigatto Teche

Este capítulo faz uma breve revisão do diagnóstico do transtorno de ansiedade generalizada (TAG), bem como da epidemiologia, das comorbidades e das indicações de tratamento dessa condição. Em seguida, o capítulo aborda a base teórica e as técnicas da terapia cognitivo-comportamental (TCC) e da psicoterapia de orientação analítica (POA) para o transtorno. Também são descritas de modo breve abordagens de populações especiais, bem como algumas técnicas propostas mais recentemente.

O TAG se caracteriza por ansiedade e preocupações excessivas relacionadas a diversas situações ou eventos da vida do indivíduo e que são percebidas como de difícil controle. De acordo com os critérios da quinta edição do *Manual diagnóstico e estatístico de transtornos mentais* (DSM-5), essas preocupações ocorrem na maior parte do tempo, por um período mínimo de seis meses, causando impacto significativo na qualidade de vida, gerando sofrimento importante e/ou prejuízo no funcionamento pessoal, social ou profissional. Além disso, ao menos três dos seguintes sintomas devem estar presentes: inquietação ou sensação de estar à flor da pele, fadiga, dificuldade de concentração ou sensações de "branco" na mente, irritabilidade, tensão muscular e perturbação do sono.

O TAG deve ser diferenciado de outros transtornos de ansiedade, transtorno de ansiedade de doença, transtorno obsessivo-compulsivo (TOC) ou até mesmo de ansiedade não patológica. No TAG, as preocupações são excessivas, disseminadas, intensas, costumam ser acompanhadas de sintomas físicos (p. ex., tremores, palpitações) e causam prejuízo ao paciente. Já na ansiedade da vida diária, as preocupações são mais manejáveis, focadas e não prejudicam o funcionamento normal do indivíduo. O transtorno de pânico apresenta como característica ataques de ansiedade recorrentes e inesperados, diferentemente da ansiedade do TAG, que é mais perene, sem "picos" tão marcados. No transtorno de ansiedade social (TAS), as preocupações são relacionadas exclusivamente a situações sociais, de exposição e de avaliação de desempenho, fazendo um contraponto com o TAG, no qual as preocupações aparecem também fora desse contexto. No transtorno de ansiedade de doença, o foco das preocupações é em ter ou contrair uma doença grave. No TOC, os pensamentos obsessivos são ideias intrusivas consideradas inadequadas, "fora de propósito" e diferenciam-se das preocupações do TAG, que são igualmente excessivas, porém relacionadas a problemas futuros da vida do indivíduo. Doenças relacionadas ao estresse, como cefaleias, fibromialgia ou síndrome do intestino irritável, costumam acompanhar o quadro de TAG. A principal comorbidade psiquiátrica associada ao TAG é a depressão, em mulheres, e o uso de substâncias, em homens. Transtornos da personalidade também estão frequentemente associados, dificultando a resposta ao tratamento.

A prevalência do TAG durante a vida é em torno de 5,7% segundo estudos norte-americanos[1] e varia entre 0,1 e 6,9% segundo estudos europeus.[2] O curso do transtorno tende a ser crônico ou intermitente, e a gravidade dos sintomas pode oscilar ao longo do tempo, variando entre a forma sindrômica e a subsindrômica. A remissão total espontânea dos sintomas é incomum. Pode ocorrer em qualquer faixa etária, no entanto a idade média de início do transtorno é ao redor dos 30 anos. É duas vezes mais prevalente em mulheres do que em homens.[1] Quanto mais precoce o início dos sintomas, mais grave tende a ser o transtorno e mais comorbidades costumam estar associadas, o que leva a pior prognóstico e maior prejuízo funcional.

A seguir, é apresentada uma vinheta clínica para ilustrar um caso de TAG, que será utilizado como exemplo ao longo do capítulo.

As opções de tratamento disponíveis para o TAG incluem psicofármacos e/ou psicoterapia. Considera-se como tratamento de primeira linha os inibidores seletivos da recaptação de serotonina (ISRSs), os inibidores seletivos da recaptação de serotonina e norepinefrina (IRSNs), a pregabalina e a TCC. A TCC é considerada como tratamento de primeira linha e diferencia-se dos demais tipos de psicoterapia por existirem diversos estudos que comprovam sua eficácia no TAG – tem taxa de remissão para o transtorno em torno de 70% e baixos índices de recidiva em longo prazo.[3-5] Existem poucos estudos disponíveis que compararam a associação do tratamento medicamentoso com a intervenção psicoterápica. Entretanto, como os dois tratamentos parecem efetivos e têm tamanhos de efeito comparáveis nos estudos isolados, recomendar a associação dos dois tem sido uma prática clínica comum.

Neste capítulo, abordaremos o tratamento psicoterápico do TAG, focando principalmente a TCC e a POA. Técnicas de *mindfulness* e terapia de aceitação e compromisso (ACT) também serão brevemente abordadas.

## AVALIAÇÃO DO PACIENTE COM TAG

Na avaliação inicial, deve-se fazer uma investigação apurada das preocupações excessivas (data de início, curso, conteúdo, gravida-

### EXEMPLO CLÍNICO

M., sexo feminino, 37 anos, casada, funcionária de uma empresa, procura atendimento por queixas de insônia, cefaleia, dor no peito, além de se sentir constantemente tensa e preocupada há pelo menos um ano. Já consultou cardiologista e neurologista, que a orientaram a procurar um psiquiatra. Também vem realizando tratamento com massagens para contraturas na musculatura cervical.

Em sua primeira avaliação, relata que sempre foi muito ansiosa e temerosa de que algo de ruim acontecesse com as pessoas de sua família, com ela mesma ou em seu trabalho. Esses sintomas se agravaram quando seu filho de 14 anos terminou o ensino fundamental e mudou de escola para ingressar no ensino médio. Tem medo de que ele seja assaltado na volta do colégio ou de que seja vítima de *bullying* por parte dos colegas. Não permite que o filho vá aos passeios do colégio, mesmo acompanhado pelos professores, por ter medo de que ocorra um acidente ou de que seja vítima de assédio sexual ou use drogas. Telefona para ele várias vezes ao longo do dia e fica extremamente ansiosa, com falta de ar, se ele se atrasa para chegar em casa depois das aulas. No trabalho, também teme constantemente que possa receber alguma repreensão de seu chefe e que possa ser demitida. Por isso, está constantemente preocupada com algum erro que possa ter cometido e passou despercebido, o que a leva a verificar de modo detalhado as tarefas de sua função, que são a emissão de notas e orçamentos para a empresa. Reconhece que suas preocupações são excessivas, mas não consegue controlá-las.

de, contexto em que aparecem, sintomas físicos associados, prejuízo, etc.), excluir os possíveis diagnósticos diferenciais (p. ex., TAS, TOC, ansiedade induzida por substância/medicamento ou problemas situacionais que possam estar desencadeando os sintomas) e pesquisar possíveis comorbidades psiquiátricas (p. ex., transtorno depressivo maior, transtorno da personalidade) ou médicas (p. ex., cefaleia, fibromialgia, síndrome do intestino irritável). Algumas doenças médicas devem ser avaliadas antes do diagnóstico do TAG, como, por exemplo, o hipertireoidismo, que pode mimetizar alguns sintomas do transtorno. Deve-se questionar se o paciente já procurou tratamento anteriormente e qual abordagem terapêutica já realizou (avaliar também a taxa de sucesso dos tratamentos anteriores). A avaliação do grau de *insight* e da motivação para psicoterapia do paciente também é de suma importância nessa análise inicial.

## TERAPIA COGNITIVO-COMPORTAMENTAL

A psicoterapia é um importante componente do tratamento do TAG, sendo a TCC considerada como tratamento de primeira linha para o transtorno.

### O modelo cognitivo-comportamental do TAG

Diferentemente do que ocorre com outros transtornos de ansiedade, o modelo cognitivo-comportamental do TAG ainda está sob investigação e construção. Sabe-se que o indivíduo com TAG vivencia ansiedade crônica em resposta a diversos estímulos internos e externos que também são alvo de preocupações de pessoas sem TAG. A seguir, são apresentados um breve resumo de alguns modelos e uma ilustração desenvolvida pelos autores deste capítulo na tentativa de unir os diferentes modelos (**Fig. 37.1**). Para maior entendimento e compreensão desses modelos, consultar Berhar e colaboradores.[6] O que há em comum, porém, nos diferentes modelos é que não são as situações em si que despertam a ansiedade, mas a forma como o indivíduo interpreta e se relaciona com essas situações.

Beck e Clark[7] entendem que as preocupações em pacientes com TAG não são ativadas de forma aleatória, mas em contextos de vida e metas e em razão de valores específicos do indivíduo. Esse contexto interage com um indivíduo vulnerável, que tem alto neuroticismo e esquemas cognitivos de baixa autoconfiança e de ameaça, desencadeando pensamentos intrusivos (pensamentos automáticos) de ameaça e incerteza (preocupação) com o futuro. Da mesma forma, indivíduos com TAG parecem ter um padrão de apego mais inseguro, que os faz enxergar o mundo como mais perigoso, a si mesmos como menos capazes e a ter preocupações focadas em suas relações interpessoais. Outros padrões de funcionamento defendidos em outros modelos são a intolerância à incerteza, que é uma das características que parece mais fortemente predizer o diagnóstico de TAG e diferenciá-lo de outros transtornos de ansiedade, a intolerância ao estímulo emocional e a dificuldade com experiências internas.[8] Sabe-se, ainda, que pacientes com TAG têm um viés atencional e de memória para ameaças, interpretam estímulos ambíguos como ameaçadores e se esforçam em vão em busca de segurança (comportamentos de checagem, busca por reasseguramento) para eventos incertos no futuro.

O papel da preocupação é visto de formas distintas nos diferentes modelos. Beck e Clark[7] entendem a preocupação como uma estratégia de esquiva cognitiva que visa reduzir a excitação emocional (modelo encontrado no livro *Terapia cognitiva para os transtornos de ansiedade*).[7] Borkoveck[9] entende a preocupação como um processo verbal-linguístico que serve como evitação de imagens temidas. Assim, ao se preocuparem, os indivíduos evitam as emoções e sensações que são despertadas por essas imagens. Também, no modelo de intolerância ao estímulo emocional, a preocupação é vista como uma estratégia inadequada de manejo das emoções e, no modelo com base na aceitação, é encarada como uma forma de evitação de conteúdos internos.[6] Já no modelo de intolerância à incerteza, a preocupação (na forma de pergunta: "E se...?") seria uma forma ineficaz de lidar com essa intolerância, como se "catastrofizando", hipervigiando e pensando em todas as possibilidades o indivíduo conseguisse eliminar a incerteza e impedir o acontecimento de desgraças.[6] Dessa forma, nos diferentes modelos, a preocupação é entendida como uma estratégia de esquiva e, portanto, ineficaz para lidar com ameaças e emoções temidas, conteúdos internos ou incertezas.

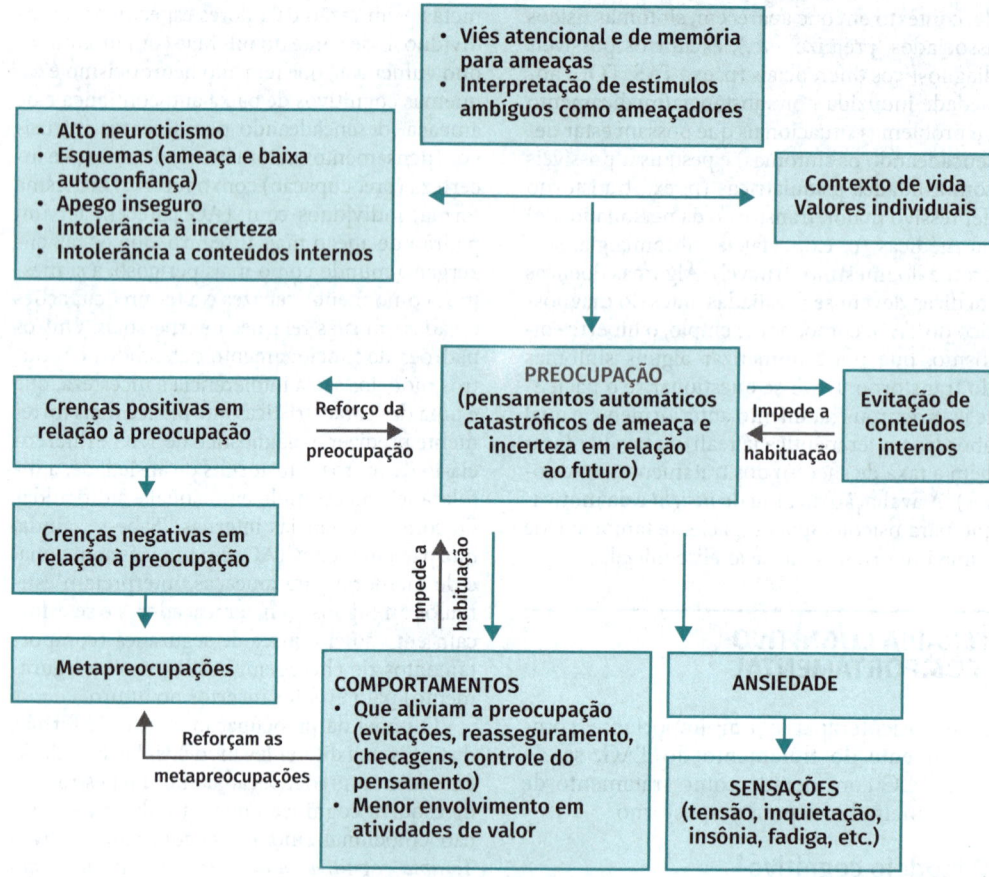

**Figura 37.1** | Modelos cognitivo-comportamentais do TAG.

Consequentemente, diferentes comportamentos de esquiva e tentativas de controle também são gerados de acordo com cada modelo. Indivíduos com TAG tendem a usar estratégias evitativas (como distração e supressão do pensamento) para lidar com a própria preocupação, o que acaba sendo um reforçador negativo da ansiedade, pois impede a habituação dos conteúdos.[6] Devido à dificuldade em lidar com as emoções e os conteúdos internos, indivíduos com TAG desenvolvem uma hipervigilância para ameaças e emoções e uma restrição comportamental, envolvendo-se menos com atividades significativas, como passar tempo com a família. Contribuindo com essa evitação, o fato de estarem cronicamente preocupados com possíveis ameaças futuras promove redução da atenção ao momento presente. Essa evitação experiencial reduz a ansiedade no momento, mas é responsável por mantê-la em longo prazo. Além dos comportamentos que evitam a habituação, também as crenças positivas associadas à preocupação (p. ex., "A preocupação me prepara para lidar com qualquer situação no futuro" e "Se eu me preocupar vou impedir que coisas ruins aconteçam") a reforçam, uma vez que os eventos temidos não ocorrem.

Outro modelo, o metacognitivo de Wells, propõe que o indivíduo tem dois tipos de preocupações: as preocupações do tipo I (preocupações com eventos não cognitivos, como situações externas e internas) e as do tipo II (medo da incontrolabilidade da preocupação ou de seu perigo, i.e., preocupação com a preocupação – a metapreocupação).[10] Estudos demonstram que o que diferencia o indivíduo com TAG é a presença de preocupações do tipo II, as quais desencadeiam estratégias ineficazes de lidar com a preocupação (p. ex., busca por reasseguramento, checagens, tentativas de controlar o pensamento, evitação de situações), impedindo o indivíduo de desconfirmar suas crenças do tipo II. Além disso, como suas estratégias de controle da preocupação são ineficazes, elas acabam por reforçar a crença de que as preocupações são incontroláveis e ameaçadoras.

## TERAPIA COGNITIVO-COMPORTAMENTAL DO TAG

▶ **Os principais componentes terapêuticos utilizados pela TCC para o TAG são:**

1. Psicoeducação sobre o transtorno e sobre a TCC
2. Automonitoramento das preocupações
3. Reestruturação cognitiva por meio da descatastrofização e do teste empírico de hipóteses (avaliação de probabilidades) dos pensamentos que promovem a ansiedade e a preocupação
4. Reestruturação de crenças positivas e negativas associadas ao ato de se preocupar, da metapreocupação e da intolerância à incerteza
5. Tempo da preocupação
6. Exposição à preocupação (ao evento mais temido)
7. Prevenção de resposta do comportamento preocupado
8. Resolução de problemas
9. Treinamento de relaxamento muscular

▶ **Outros componentes ainda podem ser incorporados ao tratamento:**

1. Manejo do tempo e definição de metas
2. Atividades de valores
3. Imaginação positiva
4. Respiração abdominal

## Técnicas psicoterápicas

### Psicoeducação

Após a fase de avaliação, o objetivo da primeira sessão é a psicoeducação. Deve-se instruir o paciente sobre o transtorno e o diagnóstico em si e sobre as opções de tratamento (tanto medicamentoso quanto os diferentes tipos de psicoterapia). Se a opção for a TCC, deve-se educar o paciente sobre o modelo cognitivo-comportamental do TAG e sobre o racional da TCC. A informação deve ser adequada ao nível educacional e cultural do paciente.

Em relação ao diagnóstico, é importante explicar ao paciente que o TAG é caracterizado por preocupações (**cognição**) excessivas e de difícil controle sobre possibilidades da ocorrência futura de eventos negativos. Embora algum grau de preocupação seja importante para a organização do cotidiano, pacientes com TAG costumam responder a diversas situações repetidamente de forma preocupada. Essas preocupações costumam ser mais invasivas, persistentes, incontroláveis, focadas em possibilidades futuras remotas e negativas, hipervalorizadas e exageradas em relação à ameaça. Tal forma frequente de responder às situações como se fossem ameaças gera alguns sintomas físicos (**sensações**), como cansaço, sentir-se no limite, tensão muscular, irritabilidade, alteração do sono e dificuldade de se concentrar. Alguns **comportamentos** também são desencadeados pelas preocupações excessivas, como procrastinação, checagens repetitivas, perfeccionismo e busca por reasseguramento em si e nos outros. A psicoeducação sobre o diagnóstico ainda pode ser enriquecida com alguns dados epidemiológicos e causas para o TAG, por exemplo.

Também é importante diferenciar medo de ansiedade e de preocupações. Medo é uma resposta emocional básica que todos apresentam diante de um perigo ou ameaça reais e que nos leva a adotar um comportamento de luta ou fuga. A ansiedade surge pela antecipação de um evento aversivo futuro que gera uma reação fisiológica no momento presente. Ela pode ser funcional, mas, quando em excesso, pode causar prejuízo. A preocupação, por sua vez, é o resultado da antecipação exagerada da possibilidade de um evento aversivo em relação ao qual o indivíduo se percebe como incapaz de lidar. No processo de preocupação, surge um pensamento do tipo "e se..." e tentativas mentais de solucionar um problema incerto. Uma das consequências é que a preocupação gera e mantém a ansiedade mesmo que o estímulo externo ameaçador seja apenas uma hipótese mesmo que remota.

Assim, no caso de M., pode-se perceber:

- As **sensações físicas**: tensão muscular, falta de ar, dor no peito.
- Os **comportamentos**: telefona para o filho diversas vezes, checa os orçamentos e notas diversas vezes, evita que o filho vá aos passeios.
- As **preocupações** na forma "e se": "E se meu filho for assaltado?", "E se ele sofrer um acidente no passeio da escola?", "E se eu cometer um erro no trabalho?" e "E se eu for demitida?".

Nessa fase inicial, também é útil ensinar o paciente a diferenciar a preocupação produtiva da não produtiva (patológica). Tal diferenciação já desperta o indivíduo para a compreensão de que não é a preocupação em si que o faz ter o transtorno, mas a forma como ele se relaciona com as preocupações, e ajuda na orientação do tratamento. As preocupações patológicas são aquelas focadas em problemas distantes e hipotéticos, sobre os quais o paciente tem pouco ou nenhum controle, cujo foco é o desfecho catastrófico imaginário e a procura maior por segurança do que por resolução. Quando as preocupações do paciente são predominantemente não patológicas, estratégias como resolução de problemas são mais valiosas do que a reestruturação cognitiva.

Em relação ao racional da TCC, é importante orientar sobre a relação entre pensamentos, emoções e comportamentos e estrutura das sessões. O objetivo específico no tratamento do TAG é aprender a lidar com a preocupação e com a ansiedade por meio de instrumentos que são fornecidos ao longo da terapia. É importante ressaltar que a ansiedade não desaparece por completo, visto fazer parte das reações normais do ser humano. O objetivo da TCC é normalizar a preocupação, transformando-a em um processo mais resolutivo e orientado ao problema, tornando o indivíduo mais autoconfiante para lidar com as preocupações e com maior senso de controle sobre elas. Ainda, vale ressaltar a importância da colaboração entre terapeuta e paciente e a adesão às tarefas de casa.

## TRATANDO O COMPONENTE COGNITIVO

### Conceitualização cognitiva

Esse processo se inicia com a realização da conceitualização do caso por meio da entrevista clínica e do registro dos pensamentos disfuncionais, com o objetivo de identificar os conteúdos principais das preocupações, os gatilhos para as preocupações e as crenças centrais relacionadas ao conteúdo das preocupações. Informações como metas e ambições do indivíduo podem também ser enriquecedoras nessa fase inicial, já que as preocupações do indivíduo costumam estar associadas a seu contexto de vida, assim como eventos ocorridos na infância, padrões de funcionamento dos pais, sentimentos predominantes em relação a eles, estilo de educação recebida no sentido de enfrentar ou de fugir de situações de risco, visão de mundo dos pais, etc. Todas essas informações permitem compor um quadro e formular uma conceitualização do quadro atual com base no modelo cognitivo ou cognitivo-comportamental que norteará a TCC.

### Monitoramento dos pensamentos disfuncionais

A reestruturação cognitiva começa com o treinamento do paciente na identificação e no registro dos pensamentos disfuncionais (RPD) relacionados ao TAG. Deve-se informar ao paciente que as preocupações geralmente vêm como uma pergunta na forma "e se...?" ("E se eu cometer um erro no trabalho? Serei demitida!") que antecipa a possibilidade de um evento negativo no futuro. Dessa forma, deve-se orientar o paciente a realizar um automonitoramento desses pensamentos e seus sintomas associados. O automonitoramento é introduzido sob a forma de exercícios feitos já nas sessões iniciais e persiste ao longo de todo o tratamento. A seguir, é apresentado um exemplo de RPD (**Tab. 37.1**).

A coluna "situação" indica os gatilhos dos episódios de preocupação, que podem ser sinais externos ou internos (p. ex., imagens, pensamentos ou sensações físicas). A segunda co-

**Tabela 37.1** | Exemplo de RPD de M.

| SITUAÇÃO | PENSAMENTOS OU IMAGENS ASSOCIADOS À PREOCUPAÇÃO | O QUE ESTOU PREVENDO DE PIOR? (0-100: O QUANTO ACREDITO) | EMOÇÃO (0-100) | SENSAÇÃO | COMPORTAMENTO (O QUE FIZ PARA LIDAR COM A PREOCUPAÇÃO?) |
|---|---|---|---|---|---|
| Liguei para meu filho, e ele não atendeu. | "E se aconteceu algo com ele?" | Ele foi assaltado, reagiu e deve ter-se machucado. (80) | Ansiedade (90) | Aperto no peito, tremores nas mãos, moleza nas pernas. | Repeti para mim mesma que não deveria pensar dessa forma. |

luna fornece informação sobre o principal conteúdo da preocupação, enquanto a terceira coluna fornece o resultado da catastrofização (do pior resultado temido). Já na última coluna é possível perceber quais comportamentos o indivíduo adota para lidar com a preocupação, o que permite ao terapeuta fazer uma avaliação do quão eficaz são esses comportamentos (discutidos mais adiante neste capítulo).

Ainda, neste início do tratamento, pode-se ensinar o paciente a reconhecer as distorções cognitivas que estão associadas a seu processo de preocupação. Esse exercício por si só pode favorecer a flexibilização das crenças. As principais distorções cognitivas no TAG são a superestimação da probabilidade de eventos negativos, o excesso de responsabilidade e a catastrofização. Outra questão ainda a ser explorada nessa fase inicial são as crenças centrais que estão por trás de cada pensamento automático preocupado e que, em geral, são de ameaça, vulnerabilidade e intolerância à incerteza.

## Reestruturação cognitiva

A reestruturação cognitiva visa à redução da ansiedade por meio do reconhecimento das distorções cognitivas e do encorajamento a uma avaliação empírica do conteúdo do pensamento, possibilitando o desenvolvimento de pensamentos alternativos. Essa técnica pode focar os pensamentos disfuncionais relatados no RPD, as crenças centrais ou, brevemente sumarizado a seguir, as crenças de intolerância à incerteza e metacognitivas.

Na superestimação da probabilidade de um evento negativo, o indivíduo deve aprender a tratar os pensamentos como uma entre muitas hipóteses, identificar alternativas, avaliar as probabilidades reais de ocorrência e as evidências a favor e contra cada uma das alternativas identificadas, exercícios que possibilitam normalizar a probabilidade ou o risco de um evento. Na catastrofização, o indivíduo tende a imaginar o pior desfecho possível e a subestimar sua capacidade de lidar com ele. Então, é importante o paciente perceber que alguns eventos podem ser enfrentados mesmo que sejam desconfortáveis. A partir dos pensamentos relatados no RDP, pode-se utilizar a técnica da seta descendente para descobrir o evento temido e a crença subjacente (p. ex., exagerar o risco: "O que de pior poderia acontecer?") e, depois, utilizar a descatastrofização por meio do exame de alternativas para esse pior cenário imaginado.

Outra possibilidade é tentar avaliar com o paciente o custo de se manter preocupado. No entanto, o terapeuta deve estar ciente de que tentar suprimir a preocupação é contraproducente e instruir o paciente sobre isso. Portanto, não se deve orientar o paciente a parar de pensar daquela forma ou tentar tranquilizá-lo dizendo que o evento temido nunca irá acontecer. O foco deve ser sempre na forma de relação com a ameaça, e não no conteúdo em si, capacitando-se o paciente a perceber que pode estar exagerando e a desenvolver alternativas mais realistas.

**Terapeuta:** Vejo, em seu automonitoramento, que o fato de seu filho não ter atendido ao celular gerou preocupação associada com ansiedade, tremores, aperto no peito e sensação de moleza nas pernas. Parece que o fato (situação) de ele não atender seu telefonema foi um gatilho para suas preocupações. O que de pior você pensa que poderia acontecer?

**M.:** Passou-me na cabeça que ele poderia ter sofrido um assalto.
**Terapeuta** (dois caminhos a serem explorados: o viés de interpretação ao estímulo neutro ou a distorção em forma de catastrofização): E o que poderia acontecer se ele fosse assaltado?
**M.:** Ele poderia ter reagido mal, tomado um tiro e estar gravemente ferido (pensamento catastrófico).
**Terapeuta:** Então, o fato de seu filho não ter atendido ao celular já a fez pensar que ele poderia estar gravemente ferido. Parece-me que você está focando o que de pior pode acontecer.
**M.:** Pois é... Pensando assim parece exagerado mesmo.

A partir daqui, pode-se avaliar a probabilidade de o evento temido acontecer ou as hipóteses alternativas:

**Terapeuta:** M., você teria alguma hipótese alternativa para seu filho não ter atendido ao telefone?

Ou realizar uma descatastrofização em relação ao evento:

**Terapeuta:** E o que de pior poderia acontecer se seu filho ficasse gravemente ferido? Você já passou por isso alguma vez? Algum amigo seu já passou por isso? Como você imaginaria lidar com essa situação? Você sobreviveria?

Após realizado o exercício em sessão, o terapeuta deve sugerir à paciente a realização desses questionamentos como tarefa de casa. Colunas do tipo "Quais as evidências a favor de que aconteça o que temo?", "Quais as evidências contra de que aconteça o que temo?", "O que poderia acontecer de menos catastrófico?" e "O que é mais provável que aconteça?" podem ser incluídas no automonitoramento ilustrado há pouco.

Ainda, pode-se focar a forma como a pessoa lida com o fato de se preocupar. Na última coluna do RPD descrito anteriormente, percebem-se as estratégias que o indivíduo utiliza para lidar com a preocupação. Sabe-se que tentar suprimir o pensamento ou a emoção, o autorreasseguramento (dizer a si que tudo irá sair bem), a busca de reasseguramento nos outros, checar e punir-se (autojulgamento por se preocupar) não são estratégias eficazes, pois dão alívio, mas não convencem, e as crenças centrais ou esquemas de crenças disfuncionais persistem. Substituí-las por estratégias mais adequadas, como permitir-se preocupar, distrair-se, questionar-se sobre a ameaça preocupante, realizar solução de problemas e fazer relaxamento, pode ser útil para aumentar a sensação de controle sobre as preocupações.

### Foco na intolerância à incerteza

Pacientes com TAG se envolvem em uma atividade mental intensa na tentativa de reduzir a incerteza ao considerar todas as possibilidades de um desfecho catastrófico ocorrer no futuro. Por meio do questionamento socrático, o terapeuta deve ajudar o paciente a compreender a associação entre a intolerância à incerteza e a preocupação, a reconhecer que situações que despertam a incerteza são inevitáveis e que a certeza absoluta é um objetivo impossível de se atingir. Resta, então, aprender a aceitar a incerteza. Ainda, é interessante perceber que os temores são mais frequentemente em relação a pessoas pelas quais o indivíduo se sente responsável do que a ele mesmo. Assim que o paciente estiver ciente do papel da intolerância à incerteza em sua vida, pode-se lançar mão da exposição às situações que despertam a incerteza de forma gradual.

Também pode ser interessante avaliar as crenças positivas que o indivíduo tem em relação à preocupação (p. ex., "A preocupação me ajuda a ser um bom profissional"), crenças sobre a incerteza, sua responsabilidade em evitar desgraças, crenças sobre a possibilidade de controle sobre a vida ou crença que o paciente tem de que a incerteza prediz um resultado negativo. Uma vez identificadas tais crenças, pode-se submetê-las à reestruturação. O terapeuta pode, ainda, avaliar as vantagens e as desvantagens de aceitar a incerteza, questionar como o paciente imagina que seria a vida se tivesse certeza de tudo e realizar exposições a situações que induzem incertezas.

### Foco na metacognição

As metacognições são os pensamentos sobre os pensamentos. Consequentemente, as metapreocupações são as preocupações com o ato de se preocupar. Esse modelo foca a modificação de fatores metacognitivos, como estratégias de controle contraproducentes do pensamento e preocupações do tipo I (preocupações com eventos cotidianos e internos não cognitivos) e do tipo II (preocupações com a incontrolabilidade da preocupação e o perigo das consequências físicas, psicológicas e sociais de se preocupar).

## Tempo da preocupação

Diferentemente dos outros transtornos de ansiedade, o foco da ansiedade no TAG – preocupação – está presente constantemente. O tempo da preocupação é uma técnica que possibilita transformar a preocupação em episódios limitados em vez de constantes para que o paciente consiga expor seu foco de ansiedade. Idealmente, o tempo de preocupação é uma técnica que deve ser realizada em um local de trabalho, distante do horário de dormir ou do ambiente familiar. Orientar o paciente a reservar um local e tempo específicos (ao redor de 30 minutos) de seu dia para se preocupar. Caso surjam preocupações ao longo do dia, deve-se orientar o paciente a anotá-las e a adiá-las para o período da preocupação, para focar a atenção do paciente ao momento presente. Pode-se sugerir ao paciente que escreva em um papel todas as preocupações e solicitar que traga as anotações para a sessão de terapia a fim de avaliar o quanto são razoáveis ou são excessivas por meio de exercícios já descritos. O terapeuta também pode orientar o paciente a finalizar a prática com algum exercício de relaxamento, com técnica de resolução de problemas ou com reestruturação cognitiva. Além disso, o paciente pode, ao longo do tempo de prática, revisar seus pensamentos ansiosos e perceber que muitos deles não se realizaram.

## Exposição imaginária às preocupações

Esta é uma técnica útil para aquelas preocupações resistentes ao tempo da preocupação. Ela parte da teoria de que as preocupações são um processo verbal que impede o paciente com TAG de entrar em contato com imagens do evento real temido, tornando a habituação impraticável. Pensa-se que o processo verbal desperta menos emoções e sensações do que o processo por meio de imagens.

Inicialmente, deve-se explicar o racional da técnica de exposição ao paciente e orientá-lo a selecionar o pior evento temido de uma preocupação específica. Se for necessário, pode-se lançar mão da técnica da seta descendente para chegar a essa imagem temida. Se forem muitas as preocupações, pode-se fazer uma lista e hierarquizá-las pela gravidade para, então, planejar a exposição gradual. O paciente é orientado a descrever essa imagem em detalhes durante a sessão por diversas vezes, enquanto observa sua reação emocional. Se estiver preparado, deve levar essa tarefa para casa e realizá-la em tempo e horário determinados, assim como no tempo de preocupação. Também, como no tempo de preocupação, o paciente pode finalizar a prática com algum exercício de relaxamento, com técnica de resolução de problemas ou com reestruturação cognitiva.

Espera-se que, além da habituação, essa técnica propicie ao paciente a possibilidade de questionar suas crenças negativas a respeito da preocupação, pois pode ser que ele perceba que suas preocupações não são assim tão incontroláveis, que ele não vai enlouquecer pela presença delas e que ele pode tolerar seus afetos negativos e a hiperatividade autonômica associada a eles.

## TRATANDO O COMPONENTE COMPORTAMENTAL

### Prevenção de verificações, busca de garantias e exposição às preocupações *in vivo*

Assim como em outros transtornos de ansiedade, pacientes com TAG costumam ter comportamentos que momentaneamente aliviam sua ansiedade, mas são responsáveis pela manutenção de seu transtorno. Os comportamentos de checagens e perfeccionismo, por exemplo, podem reduzir a ansiedade a curto prazo, mas servem para a manutenção do transtorno, visto que muitas pessoas passam a acreditar que se preocupar realmente evita a ocorrência de eventos negativos.

Dessa forma, deve-se realizar com o paciente a exposição às situações que são evitadas ou com as quais a pessoa se preocupa e checa em excesso. Inicialmente, pede-se ao paciente que realize uma lista hierárquica dos comportamentos que aliviam as preocupações e que os enfrente um a um de modo gradual (p. ex., chegar na hora em vez de chegar minutos antes, deixar os filhos dormir fora de casa, dizer não às solicitações, parar de ligar para conferir se os filhos estão bem). Pode-se, então, questionar o paciente sobre a manutenção da probabilidade do evento mesmo sem o comportamento preocupado.

No caso de M., por exemplo, o terapeuta orientou que ela se expusesse gradualmente às seguintes situações:

- Ligasse gradualmente menos vezes ao dia para seu filho até que chegasse a uma frequência de ligações parecida com a de mães de outros colegas do filho.
- Checasse apenas uma vez os orçamentos e notas da empresa antes de enviar a seu chefe.
- Permitisse a participação do filho nos passeios da escola, iniciando pelos que considera mais seguros.

### Resolução de problemas

Inicialmente, é importante relembrar ao paciente que muitas preocupações são improdutivas pelo tempo que tomam, por serem inúteis na prevenção de desgraças e por causarem muito sofrimento. O treinamento em resolução de problemas ajuda o indivíduo a focar as preocupações consideradas produtivas e dar atenção a elas.

▶ **Orienta-se o paciente a:**

1. definir qual é especificamente o problema
2. gerar diversas soluções alternativas, mesmo que pareçam absurdas (*brainstorming*)
3. avaliar os prós e os contras das alternativas
4. tomar a decisão
5. praticar a decisão
6. avaliar o resultado

### Manejo do tempo e definição de metas

É comum o paciente com TAG se preocupar com eventos futuros improváveis ou incontroláveis. A terapia se preocupa em ajudar o paciente a substituir essas metas irrealistas por objetivos realizáveis e que podem ser alcançados em um prazo razoável. É importante o paciente reconhecer as distorções cognitivas, as crenças e os esquemas de crenças que contribuem para uma gestão ineficiente do tempo. Depois desse reconhecimento, podem ser propostos exercícios nos quais o paciente vai aprender a delegar responsabilidades, a dizer "não" e a estabelecer prioridades. Além dos exercícios, técnicas cognitivas podem ser usadas para a correção de distorções cognitivas em relação à dificuldade de delegar responsabilidades (como preocupações perfeccionistas, pensamentos catastróficos ou dificuldade de abrir mão do controle) que foram identificadas.

### Atividades de valor

O fato de o paciente com TAG estar constantemente focado em suas preocupações faz ele não viver o momento presente e, com isso, se envolver menos em atividades que valoriza, como estar com amigos e com a família ou realizar atividades de lazer. O terapeuta deve auxiliar o paciente a se dar conta do quanto ele deixa de aproveitar o momento presente, a família, os amigos e atividades de lazer para viver um futuro imaginado e motivá-lo a incluir em seu cotidiano mais atividades que proporcionem prazer.

## TRATANDO O COMPONENTE FISIOLÓGICO

O paciente deve ser informado de que seus sintomas fisiológicos são resultado de um corpo que se prepara para lidar com os perigos previstos em seus pensamentos. Ou seja, tensão mental e corporal estão associadas. Tratar o componente fisiológico por si só já traz resultados, e tal aspecto parece ainda mais importante em indivíduos que experimentam sintomas somáticos intensos.

### Imaginação positiva

Como dito previamente, o paciente com TAG tem alterações fisiológicas de tensão secundárias a imagens catastróficas intrusivas que ele próprio cria sobre eventos ameaçadores no futuro. Partindo do mesmo racional, espera-se que imagens mentais positivas tenham o efeito contrário, de relaxamento e tranquilização. Pode-se orientar o paciente para que reserve alguns minutos de seu dia para se visualizar em um local seguro e relaxante e para que preste atenção nessa imagem positiva o mais detalhadamente possível, estimulando todos os sentidos (visão, olfato, sensações táteis, audição). Como qualquer habilidade, explica-se ao paciente a necessidade do treinamento diário. Após o treinamento, o paciente pode, então, lançar mão dessa técnica nos dias em que está mais tenso.

### Relaxamento muscular progressivo

Orienta-se o paciente a tensionar e relaxar diversos grupos musculares progressivamente, enquanto percebe a sensação do músculo tenso e relaxado. Pode-se iniciar o exercício com algumas respirações para tranquilização. Após, iniciar contraindo a musculatura por aproximadamente 5 segundos e relaxando por aproximadamente 10 segundos. O ideal é que o tempo de contração seja menor do que o tempo de relaxamento. Assim, o indivíduo deve prosseguir progressivamente pela mão e antebraço, braços, face, pescoço, peito, abdome, coxas, panturrilha e pés. O paciente pode também repetir para si mesmo algo do tipo "relaxe" ou "solte". Orienta-se o paciente a realizar essa técnica regularmente.

### Respiração diafragmática

Mais classicamente descrita para o controle das crises de pânico, a respiração diafragmática também pode ser ensinada ao paciente com TAG como um instrumento que pode se somar ao relaxamento muscular. Na respiração diafragmática, o abdome se desloca para fora na inspiração e para dentro na expiração. Pode-se exemplificar o movimento do abdome como uma bexiga de ar que infla e desinfla. Orienta-se o paciente a sentar-se ou deitar-se confortavelmente com uma mão sobre o peito e a outra no abdome (logo acima do umbigo) e a respirar pelo nariz, prestando atenção nos movimentos da respiração. O objetivo é que a mão sobre o abdome se mexa mais do que a mão sobre o peito. Ele deve treinar por alguns minutos algumas vezes ao longo do dia. Para mais detalhes sobre a técnica de relaxamento muscular progressivo e respiração diafragmática, consultar o Capítulo 35.

## PREVENÇÃO DE RECAÍDA

O TAG é um transtorno crônico, e as sessões finais são reservadas para discutir estratégias de prevenção de recaída. O paciente deve ser informado de que as preocupações, os sintomas ansiosos e os comportamentos que aliviam a preocupação sempre ocorrerão, visto que a ansiedade faz parte da vida normal. É importante entender que a recorrência desses sintomas não necessariamente significa uma recaída, e o indivíduo deve continuar monitorando e reinserindo as técnicas aprendidas durante as sessões para lidar com os sintomas que forem surgindo. Pode-se realizar uma lista específica para cada paciente com situações de risco para a recorrência de sintomas, bem como os sinais precoces de recaída.

> Para M., por exemplo, foram levantadas, com o terapeuta, as seguintes situações de risco para piora de sua ansiedade:
> 
> - Momentos de transições de papel do filho ao longo da vida
> - Balanceamento semestral de *performance* que ocorre em sua empresa
> - Os seguintes comportamentos foram apontados como sinais precoces para recaída:
> - Aumento da frequência de ligações para o filho
> - Aumento das checagens no trabalho
> - Proibição dos passeios no colégio do filho
> - Aumento do consumo de analgésico e relaxante muscular

## IDOSOS, CRIANÇAS E ADOLESCENTES

> Populações especiais, como idosos, crianças e adolescentes, podem requerer uma adequação da técnica de TCC.

As taxas de resposta da TCC para o TAG parecem menores em idosos do que em adultos mais jovens. A terapia em grupo pode aumentar a eficácia da TCC em populações com maior idade. Alguns reforços nas técnicas, como auxílio para registar os aprendizados (p. ex., acrônimos para memorização) e facilitações para registro de memória (p. ex., lembrança para tarefa de casa, revisão semanal das técnicas), podem ser úteis.[11]

Existem evidências que suportam a aplicação da TCC em crianças e adolescentes. A terapia de exposição é o eixo central em todo tratamento eficaz para transtornos de ansiedade na população pediátrica, envolvendo a exposição gradual ao fator ansiogênico com o objetivo de reduzir a ansiedade gerada e/ou promover o aprendizado de como manejar ou tolerar níveis esperados de ansiedade.[12]

## PSICOTERAPIA DE ORIENTAÇÃO ANALÍTICA

### Quando a POA é a escolha para pacientes com TAG?

Embora não seja a terapia de primeira escolha para pacientes com TAG, em algumas condições, a POA pode ser de grande benefício. Pode ser a primeira linha de tratamento quando a TCC não está disponível ou para pacientes cujos conflitos de natureza psicodinâmica sejam proeminentes. Esses conflitos são inconscientes, originários em situações vivenciadas ao longo da infância e adolescência e, em geral, envolvem questões de natureza emocional relacionadas com figuras importantes do passado, como os pais ou os irmãos. São considerados patológicos quando se manifestam na vida atual sob a forma de dificuldades e sintomas na interação com figuras importantes da vida atual – cônjuge, filhos, amigos ou pessoas que representam autoridade (p. ex., chefes, professores) – ou ainda permanecem ativos com os próprios pais. É possível que tais conflitos tenham um importante papel na origem e na manutenção dos sintomas de TAG, hipótese que pode ser esclarecida na avaliação inicial do paciente. Nessa etapa, o terapeuta deve explorar cuidadosamente a relação do paciente com figuras que tiveram importância em seu desenvolvimento pessoal, as emoções e os sentimentos negativos ou disfuncionais em relação a essas figuras que prevaleceram até hoje e como o paciente enfrentou os processos evolutivos.

São tópicos interessantes a serem investigados na história do paciente: situações de abuso emocional, abandono, perdas, separações ou superproteção, negligência por parte dos pais ou abuso físico, sexual e moral por familiares ou amigos, ou ainda se apresentou ansiedade de separação quando foi para a pré-escola ou para o colégio. Relatos de ter vivenciado seus pais como pessoas muito exigentes, controladoras, excessivamente preocupadas ou superprotetoras, negligentes ou punitivas são indício da existência de conflitos de natureza psicodinâmica. Geralmente, são uma certeza quando esses relatos agora, na vida adulta, são acompanhados por emoções como raiva, medo e culpa ou por comportamentos de submissão e dependência. É muito provável que tais conflitos tenham como consequência dificuldades para confiar nas pessoas e se envolver afetivamente com elas, influenciem em uma visão de mundo como um lugar muito perigoso, produzam baixa autoestima, falta de confiança em si mesmo, gerem uma visão de si mesmo como uma pessoa desamparada e acabem por formar esquemas de crenças subjacentes às preocupações e aos medos do TAG. Podem se manifestar como dificuldades em confiar no cônjuge e nos filhos, ser demasiadamente dependente ou ter excesso de preocupações em relação a eles ou a figuras que representam autoridade na vida atual, como, por exemplo, chefes.

Um exemplo desses conflitos pode ser visto no caso de M.:

> M. se descreve como reservada e, mesmo que tenha vontade de expressar suas ideias e seus sentimentos, prefere ficar calada. Sempre foi muito preocupada diante de situações que envolvem alguma incerteza ante os resultados e procura evitar tudo o que representa algum risco. Diz que sempre foi assim e acredita que, em grande parte, isso se deve ao fato de ter tido uma mãe superprotetora e permanentemente preocupada.

> M. apresentou nova piora dos sintomas quando seu chefe, pessoa que admirava e confiava, saiu da empresa. Temia que isso acontecesse, porque quando supera o medo e faz novas amizades expressando suas ideias, tem a crença de que sempre irá acontecer algo de ruim – o que acaba fazendo ela se afastar de suas relações sociais, e foi o que ocorreu de novo. A saída do chefe trouxe a lembrança de um fato muito negativo vivenciado por sua família quando era pequena. Nessa ocasião, seu padrinho levou a empresa da qual seu pai também era sócio à falência, traindo a confiança da família, além de fazê-los passar por um longo período de dificuldades. Ficou muito marcada por esse fato e, desde então, tem a certeza de que é mais seguro não fazer amiza-

des principalmente com pessoas desconhecidas, pois elas podem trair ou abandonar.

## Técnica da psicoterapia de orientação analítica com pacientes que apresentam TAG

Na POA, o foco não se restringe a descobrir imediatamente a causa da ansiedade, pois se admite o fato de ela ser multifatorial. A postura terapêutica inclui a ideia de conviver com a ansiedade para refletir o que está contribuindo para o estado ansioso. Os conteúdos abordados na POA para o TAG podem diferir de acordo com as características de personalidade e de caráter dos pacientes com esse diagnóstico. A POA em pessoas com TAG tem como objetivo identificar os potenciais conflitos que tenham relação com os sintomas típicos do transtorno: preocupações, medos e ansiedade excessivos. Procura-se entender o significado das preocupações por meio da descrição explícita de situações práticas do dia a dia (p. ex., angústia em perder o emprego, medo de abandono em uma relação amorosa), bem como o significado implícito que se relaciona com os conflitos dinâmicos (p. ex., perder o emprego também pode representar a experiência de desamparo em situações de perda ou de abandono que já foram vivenciadas na infância).

> A POA está indicada para o TAG quando os sintomas de preocupação excessiva que desencadeiam as reações físicas corporais estão relacionados a conflitos dinâmicos do paciente com ele próprio ou do paciente com suas relações pessoais.

O exame dos fenômenos transferenciais e a percepção dos próprios sentimentos contratransferenciais permitem ao terapeuta formular hipóteses sobre a existência de conflitos psicodinâmicos de natureza inconsciente e uma explanação psicodinâmica coerente sobre eles, o que ajuda a nortear a terapia. Com base na compreensão psicodinâmica, o terapeuta realiza interpretações com o objetivo de modificar mecanismos de defesa e fazer o paciente obter o *insight* necessário para elaborar uma nova narrativa sobre sua história pessoal, resolvendo os conflitos existentes e ainda ativos e eliminando os sintomas disfuncionais de ansiedade generalizada. O paciente com TAG se esforça para antecipar todos os possíveis desfechos negativos, acreditando que, assim, poderá evita-los. À semelhança do que ocorre na TCC, a POA convida o paciente a aceitar a incerteza e a abandonar o mecanismo de defesa do controle. Como consequência, surgem ansiedades e preocupações típicas do TAG. É possível planejar e executar planos com todo o empenho e cuidado possíveis, mas sempre os limites da realidade provam que não se pode ter certeza e controle total a respeito do que irá acontecer.

## Indicações e contraindicações da psicoterapia de orientação analítica

Como dito anteriormente, a POA é indicada para pacientes com conflitos psicodinâmicos, proeminentes nas relações interpessoais. Além disso, é necessário que o paciente apresente capacidade de pensar com subjetividade (abstração, metáforas e simbolismos) e introspecção e de produzir *insight* e motivação para explorar seus conflitos. A contraindicação de iniciar o tratamento com POA em pacientes com TAG ocorre quando há muita resistência do paciente em explorar seus conflitos de natureza psíquica e conhecer-se melhor ou quando apresenta baixa tolerância e desorganização em momentos de reflexão.

# EVIDÊNCIAS DE EFICÁCIA DAS PSICOTERAPIAS NO TAG

A literatura demonstra que a TCC é uma técnica eficaz tanto para o tratamento do TAG como um todo[13] quanto para seu componente principal – a preocupação.[3] A taxa de remissão do TAG na TCC é de aproximadamente 70%,[4] e os resultados parecem se manter ao longo do tempo.[3-5] Ainda não está claro quais componentes da TCC são os mais eficazes, e parece ainda controverso se o protocolo inteiro é mais eficaz do que seus componentes isoladamente.[8] Porém, sabe-se que algumas técnicas, como o treinamento de relaxamento e a terapia cognitiva, são eficazes por si só. Em relação a outros tipos de tratamento, há evidência de que a TCC é tão eficaz quanto a farmacoterapia, mas mais bem tolerada[14] que esta, mais eficaz do que a terapia de apoio[15] e mais eficaz para algumas dimensões sintomáticas do que a terapia psicodinâmica.[16] No entanto, a literatura que compara diferentes abordagens psicoterápicas ainda é escassa e limitada pelo tempo em que os indivíduos são acompanhados, pela dificuldade de unificar diferentes técnicas e pela dificuldade de aferição de resultados comparáveis.

> A resposta à TCC parece similar à resposta aos fármacos, mas mais bem tolerada que esta e com redução do principal componente do TAG – a preocupação.

Por meio de ensaios clínicos randomizados, a literatura também demonstra que a POA é uma técnica eficaz para o tratamento do TAG, apresentando nível A de evidências.[16-18] Quando seus componentes são estudados, a autocompreensão apresentou especificidade para a mudança positiva com a técnica de POA no TAG.[19] A terapia psicodinâmica de curto prazo, que foi conduzida em até 30 sessões semanais, também resultou em melhorias significativas e estáveis em relação aos sintomas de ansiedade generalizada.[16] Um estudo de *follow-up* destacou que a POA no TAG manteve resultados de melhora mesmo após 12 meses do tratamento.[20] Recentemente, pesquisadores alemães avaliaram 403 ensaios clínicos randomizados e publicaram *guidelines* sobre o tratamento de transtornos de ansiedade. Nesse estudo, os ensaios clínicos randomizados que avaliaram a terapia psicodinâmica foram marcadamente menores em número e de qualidade inferior àqueles que analisaram a TCC.[17] Portanto, a indicação de terapia psicodinâmica deve ser oferecida quando a TCC estiver indisponível ou tiver sido ineficaz previamente, respeitando-se também a preferência do paciente.[17] Estudos atuais não permitiram generalizar a duração necessária da POA, e a maioria dos ensaios foi realizada por períodos de 10 a 24 semanas, incluindo técnicas de TCC. A duração do tratamento deve ser planejada individualmente, dependendo da gravidade da doença, das comorbidades e da situação psicossocial global.[17]

> A POA é uma técnica eficaz para o tratamento do TAG, mesmo que apresente menor número de estudos com evidências científicas em relação à TCC.

## OUTRAS INTERVENÇÕES

Novas intervenções dentro das chamadas terapias contextuais (ou de terceira onda) têm sido alvo de estudo. Entre elas, as intervenções baseadas em *mindfulness* (MBIs) e a ACT têm sido atualmente especuladas como possíveis abordagens terapêuticas para pacientes com TAG. Pelo menos três ensaios clínicos[21-23] já avaliaram o efeito de protocolos com base em *mindfulness* para a redução de sintomas em pacientes com TAG. Esses estudos não encontram diferença em relação aos grupos de controle (TCC, controle de manejo de estresse e grupo de controle não especificado) na redução sintomática, exceto um estudo que detectou maior redução nos sintomas ansiosos avaliados pela Escala de Ansiedade de Beck nos indivíduos submetidos ao protocolo com base em *mindfulness*.[22] Em relação à ACT, alguns ensaios clínicos demonstraram redução significativa dos sintomas ansiosos e melhora de processos de regulação emocional em relação à lista de espera, mas aparentemente comparáveis ao relaxamento e com taxas de remissão a longo prazo semelhantes à TCC tradicional.[24] Porém, os estudos ainda são poucos e limitados por, entre outras razões, seu pequeno tamanho amostral ou falta de controle adequado.

## TCC via computador

Um metanálise recente analisou cinco estudos controlados de pacientes com TAG que utilizaram a TCC via computador guiada por terapeuta como forma de tratamento e comparou essa intervenção com TCC via computador não guiada por terapeuta, TCC face a face com terapeuta e grupo de controle da lista de espera. Os resultados são bastante favoráveis, revelando essa forma de terapia virtual como promissora no manejo do TAG e de outros transtornos de ansiedade.[25] A aceitação e a taxa de seguimento da TCC via computador tendem a ser altas, porém mais estudos são necessários para melhor respaldar seu uso e comparar o resultado dos diferentes tipos de terapia virtual (guiada ou não por terapeuta) entre si e com a terapia presencial com terapeuta.

## QUESTÕES EM ABERTO E ÁREAS DE PESQUISA

Compreende-se que o TAG tem sintomatologia complexa e comorbidades distintas. Soma-se a essa complexidade o fato de se tratar de um transtorno crônico cujo conteúdo está associado a diversas questões do cotidiano. Logo, a variabilidade genética e a história prévia do indivíduo e seu contexto de vida fazem o TAG ser um transtorno ainda mais variável em sua apresentação. Ainda não se compreende bem quais componentes do TAG respondem melhor a quais intervenções. Assim, uma área ainda aberta de pesquisa é a que busca compreender melhor que técnicas especificamente dentro dos protocolos de tratamento poderiam ser mais úteis para quais sintomas e indivíduos. Além disso, o fato de o TAG ser um transtorno bastante prevalente e com alta taxa de recaída também estimula a pesquisa de intervenções que reduzam custos e ampliem o acesso ao tratamento (p. ex., no caso da TCC via computador) e às intervenções cujos efeitos se mantenham a longo prazo.

## REFERÊNCIAS

1. Kessler RC, Berglund P, Demler O, Jin R, Merikangas KR, Walters EE. Lifetime prevalence and age-of-onset distributions of DSM-IV disorders in the National Comorbidity Survey Replication. Arch Gen Psychiatry. 2005;62(6):593-602.
2. Weisberg RB. Overview of generalized anxiety disorder: epidemiology, presentation, and course. J Clin Psychiatry. 2009;70(2):4-9.
3. Covin R, Ouimet AJ, Seeds PM, Dozois DJ. A meta-analysis of CBT for pathological worry among clients with GAD. J Anxiety Disord. 2008;22(1):108-16.
4. Dugas MJ, Brillon P, Savard P, Turcotte J, Gaudet A, Ladouceur R, et al. A randomized clinical trial of cognitive-behavioral therapy and applied relaxation for adults with generalized anxiety disorder. Behav Ther. 2010;41(1):46-58.
5. Cuijpers P, Sijbrandij M, Koole S, Huibers M, Berking M, Andersson G. Psychological treatment of generalized anxiety disorder: a meta-analysis. Clin Psychol Rev. 2014;34(2):130-40.
6. Behar E, DiMarco ID, Hekler EB, Mohlman J, Staples AM. Current theoretical models of generalized anxiety disorder (GAD): conceptual review and treatment implications. J Anxiety Disord. 2009;23(8):1011-23.
7. Beck AT, Clark TA. Terapia cognitiva para os transtornos de ansiedade. Porto Alegre: Artmed; 2012. p.640.
8. Borkovec TD, Newman MG, Pincus AL, Lytle R. A component analysis of cognitive-behavioral therapy for generalized anxiety disorder and the role of interpersonal problems. J Consult Clin Psychol. 2002;70(2):288-98.
9. Borkovec TD, Alcaine OM, Behar E. Avoidance theory of worry and generalized anxiety disorder. In: Heimberg RG, Turk CL, Mennin DS, editores. Generalized anxiety disorder: Advances in research and practice. New York: Guilford; 2004. p. 77-108.
10. Wells A, King P. Metacognitive therapy for generalized anxiety disorder: an open trial. J Behav Ther Exp Psychiatry. 2006;37(3):206-12.
11. Craske M. Psychotherapy for generalized anxiety disorder in adults [internet]. UpToDate; 2017. [capturado em: 06 mar 2017]. Disponível em: http://www.uptodate.com/contents/psychotherapy-for-generalized-anxiety-disorder-in-adults.
12. Alvarez E, Puliafico A, Glazier K, Albano AM. Psychotherapy for anxiety disorders in children and adolescents [internet]. UpToDate; 2017. [capturado em: 20 mar 2017]. Disponível em: http://www.uptodate.com/contents/psychotherapy-for-anxiety-disorders-in-children-and-adolescents.
13. Cuijpers P, Gentili C, Banos RM, Garcia-Campayo J, Botella C, Cristea IA. Relative effects of cognitive and behavioral therapies on generalized anxiety disorder, social anxiety disorder and panic disorder: a meta-analysis. J Anx Disord. 2016;43:79-89.27637075.
14. Mitte K. Meta-analysis of cognitive-behavioral treatments for generalized anxiety disorder: a comparison with pharmacotherapy. Psychol Bull. 2005;131(5), 785-95.
15. Brenes GA, Danhauer SC, Lyles MF, Hogan PE, Miller ME. Telephone-delivered cognitive behavioral therapy and telephone-delivered nondirective supportive therapy for rural older adults with generalized anxiety disorder: a randomized clinical trial. JAMA psychiatry. 2015;72(10):1012-20.
16. Leichsenring F, Salzer S, Jaeger U, Kachele H, Kreische R, Leweke F, et al. Short-term psychodynamic psychotherapy and cognitive-behavioral therapy in generalized anxiety disorder: a randomized, controlled trial. Am J Psychiatry. 2009;166(8):875-81.
17. Bandelow B, Lichte T, Rudolf S, Wiltink J, Beutel ME. The diagnosis of and treatment recommendations for anxiety disorders. Dtsch Arztebl Int. 2014;111(27-28):473-80.
18. Leichsenring F, Leweke F, Klein S, Steinert C. The empirical status of psychodynamic psychotherapy – an update: Bambi's alive and kicking. Psychother Psychosom. 2015;84(3):129-48.
19. Gibbons MB, Crits-Christoph P, Barber JP, Wiltsey Stirman S, Gallop R, Goldstein LA, et al. Unique and common mechanisms of change across cognitive and dynamic psychotherapies. J Consult Clin Psychol. 2009;77(5):801-13.
20. Salzer S, Winkelbach C, Leweke F, Leibing E, Leichsenring F. Long-term effects of short-term psychodynamic psychotherapy and cognitive-behavioural therapy in generalized anxiety disorder: 12-month follow-up. Can J Psychiatry. 2011;56(8):503-8.
21. Asmaee Majid S, Seghatoleslam T, Homan H, Akhvast A, Habil H. Effect of mindfulness based stress management on reduction of generalized anxiety disorder. Iran J Public Health. 2012;41(10):24-8.

22. Hoge EA, Bui E, Marques L, Metcalf CA, Morris LK, Robinaugh DJ, et al. Randomized controlled trial of mindfulness meditation for generalized anxiety disorder: effects on anxiety and stress reactivity. J Clin Psychiatry. 2013;74(8):786-92.
23. Wong SY, Yip BH, Mak WW, Mercer S, Cheung EY, Ling CY, et al. Mindfulness-based cognitive therapy v. group psychoeducation for people with generalised anxiety disorder: randomised controlled trial. Br J Psychiatry. 2016;209(1):68-75.
24. Roemer L, Orsillo SM, Salters-Pedneault K. Efficacy of an acceptance-based behavior therapy for generalized anxiety disorder: evaluation in a randomized controlled trial. J Consult Clin Psychol. 2008;76(6):1083-9.
25. Olthuis JV, Watt MC, Bailey K, Hayden JA, Stewart SH. Therapist-supported Internet cognitive behavioural therapy for anxiety disorders in adults. Cochrane Database Syst Rev. 2016;3:CD011565.

# Terapia cognitivo-comportamental no tratamento dos transtornos relacionados a trauma e a estressores

Saulo Gantes Tractenberg
Gustavo Ramos Silva
Christian Haag Kristensen
Rodrigo Grassi-Oliveira

Neste capítulo, são discutidos os critérios diagnósticos dos transtornos de estresse agudo (TEA) e estresse pós-traumático (TEPT), bem como as modificações que ocorreram no *Manual diagnóstico e estatístico de transtornos mentais*, quinta edição (DSM-5), em relação à quarta edição (DSM-IV). São apresentados os principais modelos teóricos explicativos desses transtornos, como a teoria do processamento emocional e o modelo cognitivo de Ehlers e Clark. As evidências de eficácia dos protocolos de terapia mais indicados (incluindo terapia de exposição, reestruturação cognitiva e dessensibilização e reprocessamento por movimentos oculares [EMDR]) são discutidas, e um protocolo de terapia cognitivo-comportamental (TCC) focada em trauma é exposto detalhadamente, com atenção para as particularidades do atendimento de crianças. São descritas outras intervenções focadas em trauma: EMDR e exposição com realidade virtual. Por fim, são debatidas as questões em aberto e áreas de pesquisa atuais.

Estudos internacionais sugerem que a prevalência de exposição a, ao menos, um evento estressor potencialmente traumático ao longo da vida – como assaltos, sequestros, guerras ou catástrofes naturais – é de 41 a 89%.[1,2] Reações adversas a essas experiências (p. ex., pesadelos ocasionais, lembranças angustiantes, aumento de ansiedade nos dias seguintes ao evento) não são incomuns. Em seu curso normal, essas reações tendem a diminuir e desaparecer com o tempo. Alguns indivíduos, porém, seguem um curso de adoecimento, apresentando um conjunto de sintomas intensos e persistentes após o trauma que gera prejuízos funcionais importantes ou mesmo desfechos de psicopatologia, como o TEA e o TEPT, conforme descritos no DSM-5.[3]

Em grandes centros urbanos brasileiros, em torno de 88% dos indivíduos passaram por um ou mais eventos traumáticos ao longo da vida, e aproximadamente 9% desenvolveram TEPT.[1] Essa taxa é semelhante à prevalência de TEPT ao longo da vida referida pelo DSM-5 para a população americana (8,7%).[3] Embora, na maioria dos casos, os sintomas pós-traumáticos em apresentação patológica surjam logo após o evento traumático, alguns indivíduos desenvolvem um transtorno relacionado ao trauma apenas depois de meses ou mesmo anos.

A maioria dos indivíduos passou ou irá passar por uma experiência potencialmente traumática, entretanto apenas uma parcela deles irá desenvolver quadros patológicos de TEA e TEPT.

Dependendo da natureza do trauma e de fatores sociodemográficos e culturais (p. ex., *status* socioeconômico mais baixo, exposição anterior a traumas, adversidades na infância, presença de estresse de aculturação em imigrantes), a chance de desenvolver um curso patológico após uma experiência traumática pode ser aumentada.[3] Por exemplo, entre cidadãos de centros urbanos brasileiros que passaram por eventos traumáticos, mulheres apresentam 15,9% de chance de desenvolverem TEPT, em comparação à chance de 5,1% para homens.[4] Traumas de ordem interpessoal (p. ex., estupro, assalto, sequestro, tortura) estão relacionados a maior chance de desenvolvimento do TEPT quando comparados a eventos de outra natureza (p. ex., acidentes, desastres naturais). Além disso, indivíduos com TEPT têm chance 80% maior de apresentarem diagnósticos comórbidos, principalmente transtornos do humor (p. ex., transtorno depressivo maior, transtorno bipolar), de ansiedade (p. ex., transtorno de pânico, transtorno de ansiedade generalizada) e relacionados ao uso de substâncias.[3]

## DIAGNÓSTICO

Entre os sintomas propostos para definição e diagnóstico do TEPT, as memórias recorrentes e involuntárias sobre um evento traumático são uma característica central, assim como sintomas de evitação e reatividade aumentada. Outros critérios diagnósticos têm sido amplamente discutidos e reformulados ao longo dos anos. A própria definição do que caracteriza a exposição a um evento traumático (critério A) é debatida e sofre alterações desde que o TEPT foi estabelecido como diagnóstico psicopatológico formal.

No DSM-5, o controverso critério A tornou-se mais restritivo. Assim, ficou especificado que o evento traumático deve envolver ameaça de morte, ferimento grave ou violência sexual. Além disso, a exposição repetida a detalhes aversivos de situações traumáticas durante o exercício profissional (como o caso de socorristas, policiais, bombeiros) passa a ser um possível fator desencadeante do transtorno, mesmo sem exposição direta à situação de ameaça. O critério A2 presente no DSM-IV foi excluído, referente à resposta subjetiva individual (i.e., medo, impotência ou horror) como definidora da experiência traumática.[5]

Quanto às mudanças nos agrupamentos de sintomas de TEPT, o modelo do transtorno passou de uma estrutura de três fatores para quatro fatores no DSM-5 (critérios B a E). O número total de sintomas diagnósticos passou de 17 para 20, e a presença de sintomas de despersonalização e desrealização foi incluída como especificador para o subtipo dissociativo. Comportamentos de risco e autodestrutivos (p. ex., comportamento sexual de risco, direção imprudente, comportamento suicida) foram incluídos como possíveis sintomas do TEPT.

▶ **O DSM-5 define os seguintes agrupamentos de sintomas:**

- **sintomas intrusivos**, incluindo pesadelos, *flashbacks* e lembranças recorrentes, involuntárias e angustiantes do evento (critério B)
- **evitação persistente** de estímulos externos (p. ex., pessoas, lugares, atividades) e internos (p. ex., memórias e sensações) associados ao trauma (critério C)
- **alterações negativas em cognições e humor** após o evento, evidenciadas por sintomas como incapacidade de experienciar emoções positivas e crenças negativas sobre si, sobre os outros e sobre o mundo (critério D)
- **alterações marcantes em excitação e reatividade**, como hipervigilância, comportamento irritadiço, problemas de concentração e resposta de sobressalto exagerada (critério E)

Todos os sintomas devem ter duração superior a um mês (critério F) e causar sofrimento e prejuízo significativos ao indivíduo (critério G). São descritas particularidades da apresentação desses sintomas em crianças acima de 6 anos de idade (p. ex., brincadeiras repetitivas que expressam o tema do evento traumático), e é proposto um conjunto específico de sintomas para crianças menores de 6 anos.[3]

Em relação à distinção entre TEPT e TEA, pode-se afirmar que as principais diferenças residem no curso de resposta a um evento traumático. Ambos compartilham o mesmo crité-

> **EXEMPLO CLÍNICO**
>
> M., 25 anos, foi vítima de um acidente automobilístico grave, em que um de seus amigos faleceu. Começou a ter sintomas de reatividade muito intensos ao apenas aproximar-se de um automóvel (tremores e sensação de ameaça iminente), junto com memórias do acidente que não consegue controlar (imagens do trauma que ocorrem de modo súbito e involuntário). Em face desses sintomas, M. passou a evitar cada vez mais a utilização de qualquer forma de transporte. Recentemente, essa dificuldade piorou, de forma que não consegue mais deslocar-se para o trabalho e está sob licença médica.

rio A (i.e., desenvolvem-se após o mesmo tipo de evento), porém o TEA é uma apresentação inicial, na qual os sintomas têm duração limitada de entre 3 dias a 1 mês após o evento traumático. Além disso, nove sintomas pós-traumáticos, no mínimo, são requeridos para o diagnóstico de TEA, considerando sintomas intrusivos, de humor negativo, dissociativos, evitativos e de excitação. Especificamente, os sintomas dissociativos podem apresentar-se de maneira acentuada no TEA, assim como pode haver reatividade emocional exacerbada. Sabe-se que aproximadamente metade dos indivíduos que desenvolvem TEPT evolui de um quadro anterior de TEA,[3] o que ressalta a importância de intervenções ainda no curso inicial de respostas patológicas a traumas. Ainda assim, observa-se que muitas pessoas buscam tratamento somente após muitos anos da experiência traumática principal ou após experienciarem repetidos eventos traumáticos, quando os sintomas já produzem sofrimento em nível incapacitante.

## MODELOS TEÓRICOS

Os tratamentos disponíveis para TEA e TEPT fundamentaram-se principalmente, em um momento inicial, em modelos teóricos de condicionamento (para uma revisão teórica, ver artigo de Brewin e Holmes).[6] Nas últimas décadas, houve maior questionamento sobre as limitações do paradigma de medo condicionado como o modelo para o TEPT, tendo em vista que o transtorno muitas vezes se caracteriza por emoções complexas, como raiva, vergonha e culpa. Elementos teóricos comportamentais e cognitivos foram introduzidos, sendo utilizados para explicar o desenvolvimento e a manutenção desses transtornos, além de formarem uma base teórica mais sólida para intervenções baseadas em evidências empíricas de eficácia. A seguir, são abordados os modelos teóricos mais relevantes para a compreensão clínica do TEPT e que sustentam os protocolos de tratamento apresentados posteriormente neste capítulo (à exceção da EMDR, descrita no Cap. 17).

Os modelos integrativos mais influentes sucederam os modelos de condicionamento e apoiaram-se em inúmeros estudos sobre processos e fenômenos psicofisiológicos envolvidos no TEPT (p. ex., memória, atenção, sistemas de crenças, regulação emocional, dissociação e alterações neurofisiológicas). Entre os modelos teóricos que representam a transição de uma compreensão estritamente comportamental para outra mais centrada no processamento cognitivo, destacam-se os trabalhos de Foa, Steketee e Rothbaum[7,8] e de Ehlers e Clark,[9] descritos a seguir.

### Teoria do processamento emocional

A proposta central que diferencia os modelos cognitivos dos modelos puramente comportamentais é a de que existem alterações no modo como as memórias (no caso do TEPT, as memórias traumáticas) são representadas e integradas em meio ao sistema de representações. Se o modo de integrar, armazenar e processar uma representação apresenta distorções, problemas ocorrem.

Foa e colaboradores[7] apoiaram-se no conceito de **rede associativa de medo**, proposta inicialmente por Lang e Cuthbert, para descrever a memória traumática por meio da relação complexa entre representações mentais. Essa relação é análoga a uma rede com nódulos (ou representações mentais) interconectados. Os nódulos contêm informações sobre **estímulos** (p. ex., imagens e sons do evento traumático), sobre as **respostas emocionais e fisiológicas** do indivíduo (p. ex., emoção de medo e frequência cardíaca elevada) e **informações semânticas**, como avaliações sobre o nível de ameaça envolvido e sobre a própria influência nos acontecimentos. Essa rede associativa em geral constitui um padrão adaptativo de funcionamento, em que a ativação de um nódulo facilita a ativação de respostas previamente aprendidas (que resultaram na sobrevivência do indivíduo).

Quando essa rede associativa é mais estável e coesa, os estímulos coerentes com um ou mais nódulos têm maior potencial de ativá-la, juntamente com as respostas emocionais/fisiológicas que a compõem. No caso de indivíduos com TEPT, uma rede de medo com associações mais fortes parece se formar e permanecer mais facilmente acessível, impondo sua ativação sobre a de outras redes possíveis. Isso se deve à extrema ameaça e relevância que são características da vivência traumática, as quais podem levar a um rompimento de percepções antigas sobre segurança. Assim, estímulos minimamente coerentes com a memória traumática passam a ser percebidos, sentidos e interpretados de forma análoga ao trauma – como se o evento estivesse acontecendo outra vez, mesmo em situações inofensivas.

De acordo com esse modelo,[8] portanto, a reintegração da memória traumática na história de vida do indivíduo exige a flexibilização da rede associativa de medo. Essa flexibilização é alcançada quando interpretações mais adaptativas e sensações menos desagradáveis têm associação com a memória traumática fortalecida (p. ex., por meio de novas experiências seguras ou positivas relacionadas à memória do trauma). Enquanto isso, interpretações catastróficas sobre o evento e sobre suas consequências (p. ex., "o trauma acabou com minha vida") apresentam associação com a memória traumática progressivamente enfraquecida. O mesmo deve ocorrer com a sensação de ameaça iminente.

Devido a seu conjunto de sintomas, indivíduos com TEPT dificilmente alteram a rede de medo com sucesso sem algum tipo de intervenção externa. Mesmo que seja apresentada evidência contrária à ativação de um nódulo (p. ex., "é improvável que estar em um carro desligado me leve a um novo acidente"), há associação dos estímulos contextuais (o carro desligado) com nódulos da rede de medo (imagens do acidente automobilístico). A força dessa associação faz a ativação da rede prevalecer e o impacto da evidência contrária ser insuficiente. Em outras palavras, a atenção para evidências contrárias e a utilização de interpretações adaptativas são prejudicadas por hiperativação da rede de medo. O sofrimento associado a essa ativação faz o indivíduo desenvolver um padrão evitativo ante novas situações (p. ex., andar de carro), o que reduz a chance de que entre em contato com novas evidências. Além disso, os comportamentos evitativos acabam sendo reforçados – uma vez que, como não foi preciso enfrentar o sofrimento, o indivíduo experimenta sensação de alívio. Trata-se (o alívio) de uma sensação poderosa de segurança, a qual é em especial desejável para indivíduos que se sentem constantemente sob ameaça.

Assim, expor o indivíduo à ativação de vários elementos da rede de medo conjuntamente é um primeiro passo importante para a promoção de reestruturação. Estando a rede inteiramente ativada, elementos dissonantes são mais facilmente integrados a ela, e pode-se alcançar resultados efetivos. Principalmente, a **habituação** da resposta de medo é uma potente informação corretiva a ser introduzida.

> Nessa abordagem, é central a exposição de forma gradual e prolongada à memória traumática repetidamente, levando o indivíduo a experienciar a diminuição da resposta de medo na presença dessa representação mental. Dessa forma, favorece-se uma nova aprendizagem – a de que a memória traumática não é mais tão temível assim.

Integrando-se essa evidência na rede, torna-se possível alterar cognições associadas, assim como reestruturar a memória como um todo. Ainda, se o relato do trauma é desorganizado, sem uma narrativa contextual clara, e marcado por sintomas dissociativos, relatá-lo repetidamente é um modo válido de organizar a memória traumática. Uma memória mais estruturada e contextualizada é mais facilmente integrada com as demais memórias autobiográficas.[8]

Ressalta-se, também, a influência das cognições do indivíduo antes, durante e após o trauma no desenvolvimento e na manutenção do TEPT. Por exemplo, indivíduos com crenças pré-traumáticas rígidas sobre si e sobre o mundo, mesmo que positivas (p. ex., "o mundo é um lugar extremamente seguro"), podem experienciar um rompimento completo com a coerência de suas representações mentais após passarem por um evento traumático. Essas crenças seriam modificadas por crenças pós-traumáticas rígidas relacionadas à rede associativa de medo (p. ex., "eventos horríveis podem acontecer a qualquer momento"). Outras cognições relevantes em relação a si e ao mundo incluem avaliações negativas sobre os próprios comportamentos durante o trauma e sobre os sintomas desenvolvidos posteriormente.[8] O papel do processamento cognitivo do trauma é aprofundado no modelo cognitivo de Ehlers e Clark.[9]

## Modelo cognitivo de Ehlers e Clark

Ehlers e Clark[9] interessaram-se pelos fatores que levam à manutenção do TEPT. O fator principal, nesse modelo, é o processamento do trauma de forma a gerar uma sensação de ameaça grave e atual (i.e., como se ocorresse agora). Essa sensação é resultante de dois elementos principais: (1) avaliações excessivamente negativas sobre o trauma e suas consequências e (2) prejuízo na memória autobiográfica, caracterizado por elaboração e contextualização insuficientes, forte memória associativa (conforme descrito na teoria do processamento emocional) e forte *priming* perceptual, ou seja, predisposição acentuada para acessar determinadas representações mentais (ligadas ao trauma) quando em contato com estímulos do ambiente. Além disso, o modelo trata de estratégias cognitivas e comportamentais disfuncionais (p. ex., evitação, uso de substâncias) que impedem a reestruturação das memórias e das cognições pós-traumáticas.

Outro avanço de entendimento desse modelo é a compreensão de diversos tipos de avaliações individuais negativas associadas ao trauma, as quais levam à variedade de emoções experienciadas no TEPT. Além de cognições sobre a própria capacidade (p. ex., "sou incapaz de lidar com o estresse") e sobre o mundo (p. ex., "nenhum lugar é seguro"), os autores sugerem a presença de várias outras, entre as quais cognições associadas com o fato de que o trauma aconteceu com o indivíduo (p. ex., "atraio coisas ruins"), com mudanças profundas provocadas pelo trauma (p. ex., "minha personalidade mudou para pior", "vou perder tudo o que tenho") e com sintomas pós-traumáticos como de entorpecimento emocional (p. ex., "estou morto por dentro"), intrusões e pesadelos (p. ex., "nunca vou superar isso") e dificuldades de concentração (p. ex., "fui permanentemente danificado"). Ainda, mesmo eventos em geral positivos, como demonstrações de suporte e apoio por parte de outras pessoas, passam a ser negativamente interpretados (p. ex., "eles acham que sou fraco demais para lidar com isso sozinho").

De acordo com o modelo,[9] existe um estado de subjugação ou "derrota mental" (i.e., *mental defeat*) em que o indivíduo se percebe incapaz de alterar o próprio destino. Experiências traumáticas e situações de desamparo prévias colocam o indivíduo em risco para desenvolvimento de tal estado mental. Assim, o indivíduo percebe-se vulnerável e ineficaz para lidar com as diferentes situações, enxergando-se como alvo inevitável da hostilidade alheia. Experienciar essa subjugação durante o trauma também influencia o desenvolvimento posterior de sintomas pós-traumáticos.

O conjunto de cognições pós-traumáticas mencionadas anteriormente leva a estados emocionais específicos. Por exemplo, se o indivíduo pensa que agir de determinada forma fez o evento traumático acontecer, possivelmente sentirá culpa; caso pense que o evento pode acontecer novamente a qualquer momento, terá uma resposta de medo (e hipervigilância); se avaliar que se comportou de maneira inaceitável (p. ex., sentir excitação sexual durante um estupro), pode ser que sinta vergonha; ou, ainda, caso pense que perdeu aspectos importantes da vida após o trauma, provavelmente sentirá tristeza e desesperança.

Nesse sentido, se considerarmos uma compreensão geral do modelo cognitivo, os estados emocionais experienciados pelo indivíduo após o trauma também serão capazes de influenciar e reforçar os tipos de cognição apresentada. Por exemplo, sentir-se constantemente ansioso estimula o pensamento de que **algo ruim pode ocorrer a qualquer momento**. Todavia, estar com o humor triste e deprimido leva ao pensamento de que é **inevitável que algo ruim venha a ocorrer**. A experiência constante e intensa de emoções desagradáveis, aliada ao estado mental de subjugação ou desamparo, pode cronificar uma alteração negativa no humor e nas cognições – o que é um aspecto central do TEPT (critério D).

Outro aspecto central do modelo de Ehlers e Clark[9] diz respeito à natureza particular da memória traumática. Indivíduos com TEPT costumam ter dificuldades para recuperar voluntariamente aspectos dessa memória, o que não é observado ante outros eventos centrais na história de vida. Essas dificuldades manifestam-se por meio de relatos de trauma desorganizados, fragmentados, com ausência de detalhes e com uma sequência temporal confusa, o que é acentuado quando ocorrem experiências dissociativas durante o evento traumático.

Além disso, quando a memória traumática vem à consciência, geralmente isso ocorre de maneira involuntária, vívida, desvinculada de contexto (ainda que provocada por gatilhos), focada em aspectos sensoriais do evento (p. ex., imagens, sons, padrões fisiológicos) e com intensa ativação emocional. A experiência sensorial e emocional do indivíduo não é a de que ele está se lembrando de como se sentiu durante o trauma, mas a de que o trauma está acontecendo novamente. Ehlers e Clark[9] nomearam esse tipo de ativação emocional de "emoções originais" do trauma. Ainda, o gatilho de emoções negativas não necessariamente é percebido de maneira consciente pelo indivíduo. Por exemplo, "emoções originais" do trauma podem ser ativadas por estímulos internos e externos (p. ex., apresentar respiração ofegante, ver uma pessoa parecida com um agressor), sem que o indivíduo perceba o traço da memória, isto é, sem que ele reconheça esses estímulos como ligados ao trauma.

Isso indica que existe um processamento preferencialmente implícito da memória do trauma, que favorece informações associativas sensoriais e fisiológicas, em vez de representações mentais com uma estrutura narrativa e contextualizada. De fato, a proposição de que os sintomas intrusivos do TEPT são influenciados por desequilíbrio de sistemas de memória implícita/descontextualizada *versus* explícita/contextualizada é apoiada por outros modelos, como o modelo de representação dual de Brewin, Dalgleish e Joseph.[10] Estudos neuropsicológicos recentes, inclusive, reforçam essa hipótese (ver Reiser e colaboradores),[11] demonstrando ativações díspares de regiões cerebrais distintas (associadas aos processamentos explícito e implícito) durante a visualização de estímulos aversivos. Essas ativações díspares estão associadas a um maior número de intrusões posteriores.

Por fim, as estratégias e os padrões de processamento desenvolvidos por indivíduos com TEPT para lidar com a sensação de ameaça iminente e com os demais sintomas pós-traumáticos tendem a manter ou agravar o quadro. A intensificação de um viés atencional para a ameaça, por exemplo, em vez de garantir a segurança do indivíduo, faz ele permanecer em estado de alerta constante e associar estímulos inofensivos com a memória traumática. Ainda, a tentativa de evitar pensamentos e memórias aversivas do trauma (p. ex., ao suprimir aspectos emocionais enquanto relata o evento) faz a pessoa não elaborar a memória do trauma adequadamente, o que priva essa memória de uma integração contextual, além de reforçar emoções e cognições negativas (p. ex., "se me lembrar do que ocorreu, não vou suportar", "se voltar a dirigir, vou sofrer outro acidente").

> **EXEMPLO CLÍNICO**
>
> M. relata à terapeuta que, se tivesse prestado atenção, o acidente não teria ocorrido e seu amigo ainda estaria vivo. Diz que deveria saber que era inexperiente demais para dirigir e que deveria ter deixado seu amigo dirigir. Seu amigo certamente teria evitado o acidente. Nunca mais conseguiu olhar nos olhos dos pais de seu amigo após o trauma e tem certeza de que, se voltasse a dirigir, iria ficar tão nervoso que não conseguiria suportar, ou pior: causaria outro acidente. Sente-se culpado, triste e com medo, sem esperança de que sua situação possa melhorar no futuro. De fato, parece que, para ele, sua situação só tende a piorar.

Entre as implicações clínicas do modelo integrativo de Ehlers e Clark,[9] ressalta-se a importância de estimular uma reelaboração estruturada e contextualizada da memória traumática (especialmente por meio da atualização da memória) e das cognições pós-traumáticas, o que pode facilitar sua reintegração junto às demais memórias autobiográficas. Entretanto, o caráter associativo das memórias implícitas do trauma leva à necessidade de reduzir a intensidade dessas associações, o que pode ser feito por meio de técnicas que se apoiam em modelos de condicionamento (p. ex., terapia de exposição). Há protocolos clínicos, como alguns dos descritos a seguir, que integram convenientemente os objetivos de reestruturar cognições, reorganizar a memória traumática e reduzir a ativação emocional de ameaça ligada a essa memória.

## TRATAMENTOS BASEADOS EM EVIDÊNCIAS

Há, atualmente, protocolos de tratamento para TEPT com extensas evidências de eficácia. Essas intervenções, estabelecidas principalmente nas últimas três décadas, visam à remissão sintomática e diagnóstica de diferentes formas – por exemplo, pela confrontação com estímulos ligados à memória traumática, promovendo-se a redução das respostas de ansiedade e de evitação (p. ex., terapia de exposição prolongada, terapia de exposição narrativa); por meio da alteração de interpretações negativas e duradouras relacionadas à experiência do trauma (p. ex., reestruturação cognitiva); ou pelo treinamento de estratégias de enfrentamento (*coping*) que auxiliam na redução de sintomas emocionais e fisiológicos do estresse (p. ex., inoculação do estresse, relaxamento muscular progressivo, respiração diafragmática). Diversos protocolos, ainda, unem elementos de diferentes abordagens, gerando os protocolos mistos de TCC focada no trauma (*Trauma-Focused Cognitive-Behavioral Therapy* [TF-CBT]), terapia do processamento cognitivo (*Cognitive Processing Therapy* [CPT]) e EMDR.

Em metanálises recentes sobre tratamentos para TEPT,[5,12] foram reportadas evidências consistentes em favor das TF-CBTs, incluindo protocolos mistos ou isolados de terapia de exposição (TE) e terapia cognitiva (TC). Além disso, evidências favoráveis já se acumulam em favor da EMDR para tratamento do TEPT. No estudo de Cusack e colaboradores,[5] por exemplo, que incluiu 64 ensaios clínicos randomizados com adultos, a TE apresentou nível de evidências superior aos demais tratamentos (p. ex., CPT, EMDR, protocolos mistos de TCC, hipnose, terapia psicodinâmica, terapia interpessoal) para a remissão de sintomas pós-traumáticos e de depressão. Em quase todos os estudos revisados, exceto em um, o protocolo de TE escolhido era de exposição prolongada, um protocolo que inclui exposição *in vivo*, em que o paciente enfrenta gatilhos da memória traumática em seu contexto real, fora do ambiente clínico, e exposição *in vitro* (por imagens mentais), em que a memória traumática é enfrentada em sessão, por meio de relato do paciente.

Os tratamentos com evidências em nível moderado para a remissão sintomática e diagnóstica foram os protocolos de TCC mistos e os de TC, incluindo a CPT. Na CPT, o trauma é relatado por escrito recorrentemente, de maneira semelhante à exposição prolongada. Além disso, são incluídas no relato interpretações e sensações do indivíduo associadas ao evento. Ao longo da terapia, o indivíduo é estimulado a reprocessar essas interpretações e sensações, associando novas cognições à memória do trauma.

A EMDR apresentou, também, nível moderado de evidências para remissão diagnóstica, apesar de algumas inconsistências nos estudos quanto à redução de sintomas pós-traumáticos. Estudos que compararam entre si diferentes protocolos de tratamento para TEPT não geraram evidências consistentes, exceto as comparações entre TE e TC (mesma efetividade) e entre TE e técnicas de relaxamento (maior eficácia da TE). Outros tratamentos – entre eles terapia psicodinâmica e protocolos de inoculação do estresse – não apresentaram evidências suficientes para sustentar sua eficácia, seja por resultados contrastantes, seja por número insuficiente de estudos ou por vieses metodológicos importantes.

> A TCC é o tratamento de primeira linha para TEA e TEPT, e os psicofármacos são considerados tratamentos adjuntos em casos mais graves e refratários.

De forma geral, as diretrizes disponíveis para o tratamento de TEPT (p. ex., da American

Psychiatric Association, do National Institute for Health and Clinical Excellence e da International Society for Traumatic Stress Studies) incluem os protocolos de TE, TC, TF-CBT e EMDR como tratamentos de primeira linha para o TEPT, graças às consistentes evidências favoráveis que apresentam. Há diretrizes que incluem, também, protocolos de inoculação de estresse (p. ex., da International Society for Traumatic Stress Studies).

Em comparação com essas formas de psicoterapia, consideradas de primeira linha, tratamentos farmacológicos para o TEPT demonstram resultados menos expressivos, menos duradouros e até conflitantes. Os inibidores seletivos da recaptação de serotonina (ISRSs) são os fármacos mais investigados e com mais evidências de eficácia. Duas metanálises[13,14] recentes sugerem que a paroxetina e a venlafaxina são consistentemente superiores a tratamentos com placebo para o TEPT. A sertralina (mais comumente utilizada pelos estudos revisados) e a fluoxetina, apesar de se mostrarem superiores a tratamentos com placebo, apresentam resultados inconsistentes entre os estudos revisados.

> Os ISRSs são o tratamento medicamentoso de escolha para quadros pós-traumáticos, enquanto o uso de benzodiazepínicos não é recomendado e pode, inclusive, ser prejudicial.

Embora as evidências da eficácia de psicofármacos para o tratamento de TEPT ainda sejam controversas, a maior parte dos estudos revisados indica que a farmacoterapia ocasiona uma resposta clínica relativamente rápida (dentro do primeiro mês). Para a manutenção e a maximização dos ganhos clínicos, são recomendados tratamentos prolongados (de duração superior a seis meses). Uma importante constatação, que merece atenção dos clínicos, diz respeito ao uso de benzodiazepínicos: nenhuma das metanálises identificou eficácia dessa classe farmacológica no tratamento do TEPT. Da mesma forma, essa classe de medicamentos vem sendo associada a resultados adversos e prejuízos clínicos quando utilizada logo após o trauma e durante o processo de terapia.[15]

## PROTOCOLO DE TCC FOCADA NO TRAUMA

Entre os diversos protocolos de intervenção para TEPT citados neste capítulo, é apresentado detalhadamente, a seguir, um protocolo misto de TF-CBT individual, que inclui elementos de psicoeducação, treinamento de estratégias de enfrentamento do estresse, exposição prolongada e reestruturação cognitiva. Esse protocolo tem sido extensivamente empregado no Ambulatório do Núcleo de Estudos e Pesquisa em Trauma e Estresse (NEPTE), na Pontifícia Universidade Católica do Rio Grande do Sul. O NEPTE é um centro de referência no Brasil para a atenção terciária em saúde mental, especializado no atendimento de casos de transtornos relacionados a trauma e a estressores. Com base na abordagem proposta inicialmente por Foa e Rothbaum,[8] o protocolo integra as abordagens com mais evidências de eficácia para tratamento do TEPT (a EMDR é descrita separadamente no Cap. 17). A estrutura geral do protocolo e a breve descrição dos objetivos de cada sessão são listados na **Tabela 38.1**. A seguir, é apresentado o que psicoterapeutas cognitivo-comportamentais que optarem pela TF-CBT devem ter em mente em cada uma das 16 sessões propostas.

▶ **O protocolo de intervenção, após a avaliação inicial, divide-se em três grandes blocos:**

1. sessões iniciais de psicoeducação e relaxamento
2. sessões intermediárias de exposição prolongada
3. sessões finais de reestruturação cognitiva e prevenção de recaída

Cada um desses blocos de sessões enfatiza uma estratégia de trabalho específica voltada aos sintomas pós-traumáticos. Cabe salientar que o número de sessões é uma sugestão baseada em estudos empíricos. Entretanto, sabe-se que adaptações podem ser realizadas de acordo com as particularidades de cada caso.

**Tabela 38.1** | Protocolo de TCC focada no trauma

| ETAPA | SESSÃO | OBJETIVOS E TÉCNICAS |
|---|---|---|
| Avaliação inicial | - | Avaliação diagnóstica e de sintomas pós-traumáticos, depressivos, de ansiedade e dissociativos (uso de questionários clínicos). Avaliação do histórico de eventos traumáticos (vários eventos ou evento único). |
| Sessões iniciais (psicoeducação e relaxamento) | 1 | Contrato terapêutico. Psicoeducação para TEPT e TCC. Avaliação do impacto dos sintomas na vida do paciente. Instrução de relaxamento por respiração diafragmática. Tarefas de casa: treino e registro de frequência da respiração diafragmática; escrever parágrafo "Como seria minha vida sem o TEPT". |
| | 2 | Expectativas e metas. Modelo cognitivo (pensamentos automáticos, distorções cognitivas e crenças). Apresentação da folha de Registro de Pensamentos Disfuncionais (RPD). Tarefas de casa: registrar situações e emoções no RPD; registrar frequência da respiração diafragmática. |
| | 3 | Discussão das situações que surgiram no RPD. Principais distorções cognitivas. Modelo cognitivo do TEPT. Sintomas intrusivos e de reatividade: o que são e como/quando ocorrem. Tarefas de casa: identificar gatilhos para intrusões/reatividade; RPD; registrar frequência da respiração diafragmática. |
| | 4 | Discussão de pensamentos disfuncionais (RPD). Sintomas de evitação: o que são e como/quando ocorrem. Apresentação da técnica de relaxamento muscular progressivo. Tarefas de casa: identificar gatilhos para sintomas de evitação; registrar frequência do relaxamento muscular progressivo; escrever relato detalhado sobre a situação traumática central. |
| Sessões intermediárias (exposição) | 5 | Leitura do relato da situação traumática. Psicoeducação sobre exposição *in vitro* e *in vivo*. Lista de hierarquia de exposição *in vivo*. Exposição *in vitro*. Tarefas de casa: ouvir diariamente a gravação da exposição *in vitro*; início da exposição *in vivo*. |
| | 6 | Manter a exposição *in vitro* em todas as sessões, buscando-se a descrição de mais detalhes a cada sessão. Tarefas de casa: ouvir diariamente a gravação da última sessão de exposição; avançar progressivamente na hierarquia de exposição *in vivo*. |
| | 7 | |
| | 8 | |
| | 9 | |
| | 10 | |
| Sessões finais (reestruturação cognitiva e prevenção de recaída) | 11 | Psicoeducação sobre padrões cognitivos disfuncionais. Retomar distorções cognitivas e associar com as mais comuns no TEPT. Tarefas de casa: RPD com pensamento alternativo (RPDA). |
| | 12 | Apresentação de técnicas cognitivas de correção de crenças distorcidas. Discussão a respeito das crenças negativas sobre si e de autorresponsabilização. Tarefas de casa: RPDA com enfoque nas crenças negativas sobre si e de autorresponsabilização. |
| | 13 | Prosseguir com a correção de crenças distorcidas. Discussão a respeito das crenças negativas sobre o mundo. Tarefas de casa: RPDA com enfoque nas crenças negativas sobre o mundo. |
| | 14 | Revisão da lista inicial de sintomas de TEPT. Discussão sobre sintomas esbatidos e sintomas residuais. Manejo dos sintomas residuais. Tarefas de casa: reavaliar por escrito o impacto atual do trauma na própria vida. |
| | 15 | Prevenção de recaída: "O que fazer caso meus sintomas retornem". Identificação de redes de apoio. Elaboração de lista de objetivos de vida atuais e futuros. |
| | 16 | Trabalho de prevenção de recaída: pensamentos e possíveis crenças associados ao processo de alta. Marcação de sessões de reavaliação e reforço (se necessário). Avaliação e *feedback* do processo terapêutico. Encerramento. |

## Avaliação inicial do paciente

Durante a avaliação inicial do paciente com sofrimento pós-traumático, questionários clínicos são ferramentas úteis para verificar quais sintomas são mais relevantes e qual é o nível de sofrimento que produzem. Comparar quantitativamente o sofrimento associado aos sintomas ao longo do tratamento é extremamente valioso aos objetivos da psicoterapia. Por exemplo, observar que os sintomas estão diminuindo em intensidade pode ser motivador para o paciente, facilitando sua adesão ao tratamento e a flexibilização de crenças disfuncionais. Já que sintomas ansiosos e de alterações negativas de humor são parte do diagnóstico de TEPT (e de outros diagnósticos comórbidos comuns), recomenda-se que sua gravidade seja investigada por questionários específicos. Os questionários devem ser reaplicados ao longo do tratamento (p. ex., ao final de cada bloco de sessões) ou, ao menos, no início e no final do tratamento, o que permite o acompanhamento da evolução da psicoterapia e sinaliza possíveis problemas (p. ex., aumento de sintomas específicos). Para uma revisão das consequências psicológicas da exposição a estressores traumáticos, dos aspectos clínicos que devem ser avaliados, dos instrumentos e dos procedimentos de avaliação, sugerimos literatura específica.[16]

## Sessões iniciais

Inicialmente, o objetivo central do terapeuta deve ser o de acolher a demanda do paciente, procurando estabelecer um vínculo seguro e de confiança, que dê suporte à relação terapêutica e ao sofrimento característico do TEPT. Esse suporte, promovido por meio de uma postura empática e da aceitação incondicional e do não julgamento do paciente, é fundamental para que o paciente se sinta apto a confrontar suas memórias e interpretações negativas sobre o trauma, o que será requerido ao longo da psicoterapia. Além disso, o enfoque das sessões iniciais é a psicoeducação do paciente em relação ao diagnóstico de TEPT, bem como a familiarização dele com o modelo cognitivo geral da TCC e o modelo cognitivo específico do TEPT. Recorrentemente, pacientes com TEPT procuram atendimento com pensamentos catastróficos (p. ex., "estou ficando louco", "minha vida foi arruinada após o trauma" e "nunca mais serei o mesmo"). A simples explicação de que o quadro apresentado consiste em um diagnóstico formal, com sintomas comuns a outros indivíduos sobreviventes de situações traumáticas, tem o potencial de reduzir o sofrimento associado a esses pensamentos e, inclusive, de flexibilizá-los.

Dessa forma, logo na primeira sessão, é fundamental realizar a psicoeducação sobre os sintomas que compõem o diagnóstico de TEPT, investigando como e com que intensidade eles se apresentam ao paciente. Os questionários clínicos utilizados durante a avaliação inicial auxiliam nessa psicoeducação. A partir dos itens dos questionários, terapeuta e paciente podem buscar exemplos de situações reais em que o paciente experiencia esses sintomas. Alternativamente, o terapeuta pode listar os sintomas pós-traumáticos conhecidos para o paciente, pedindo que ele identifique quais estão presentes em sua experiência.

Após identificar as particularidades do sofrimento pós-traumático do paciente e relacioná-las ao diagnóstico formal, inclusive fornecendo dados de prevalência do transtorno (apresentados no início deste capítulo), o paciente é apresentado ao modelo de TCC. O terapeuta explica que se trata de uma abordagem comprovadamente eficaz para casos como o do paciente, sendo inclusive recomendada internacionalmente por instituições especializadas em tratamento do TEPT. O terapeuta também esclarece que as cognições pós-traumáticas apresentadas pelo paciente têm influência em como ele se sente e se comporta, assim como seus comportamentos podem resultar em uma alteração – ou na manutenção – dessas cognições e emoções. O objetivo do tratamento, portanto, é o de dar ferramentas para que o paciente progressivamente altere as relações que mantém entre a memória do trauma, suas emoções aversivas (incluindo sintomas fisiológicos) e seus padrões comportamentais (p. ex., de evitação), para reduzir significativamente seu sofrimento.

O terapeuta deve deixar claro que a TCC requer a participação ativa do paciente nas técnicas utilizadas para que os resultados sejam alcançados, inclusive em tarefas fora do ambiente clínico ou que possam ativar emoções desagradáveis. O paciente deve saber, então, que o tratamento é composto por sessões de psicoeducação, exposição e reestruturação cognitiva, ressaltando-se a importância das sessões de exposição para a melhora dos sintomas pós-traumáticos. Convém explicar também a lógica da habituação ao paciente, ou seja, ao falar repetidamente sobre a situação traumática, ela deixa de produzir a intensidade de sofrimento que produz atualmente.

Então, os fundamentos do relaxamento por respiração diafragmática são ensinados ao paciente. Essa técnica consiste em direcionar o paciente a utilizar seu diafragma durante a respiração (i.e., "encher a barriga de ar"), a qual deve realizada em intervalos fixos (p. ex., 3 segundos para inspiração, 3 segundos de retenção do ar e 6 segundos de expiração), devendo ser encontrados os intervalos mais adequados para o paciente. Trata-se de uma técnica que pode auxiliar no controle de sintomas característicos de ansiedade (p. ex., frequência cardíaca elevada, agitação, respiração acelerada), os quais podem surgir ante estímulos que relembrem a situação traumática. O uso da técnica pode reduzir a intensidade dessa resposta emocional, diminuindo a experiência de ansiedade do paciente. De início, porém, a técnica deve ser treinada diariamente como tarefa de casa, sendo aplicada apenas para lidar com situações ansiogênicas depois de ter sido praticada e efetivamente compreendida pelo paciente.

Para instaurar esperança no tratamento e na remissão de sintomas, é solicitado ao paciente que escreva um parágrafo sobre como seria sua vida sem os sintomas de TEPT. Essa tarefa, aliada aos dados de efetividade do tratamento, pode iniciar a flexibilização de crenças rígidas do indivíduo sobre seu futuro, levando-o a aceitar a possibilidade de que possa mudar sua condição atual. Consequentemente, na segunda sessão, discutem-se as metas do tratamento e as expectativas do paciente em relação a elas. Essas tarefas serão retomadas ao final da psicoterapia.

O objetivo central das sessões seguintes (2ª a 4ª) é o de aprofundar com o paciente os sintomas presentes de cada um dos *clusters* (i.e., intrusões, evitação, alterações cognitivas e de humor e reatividade acentuada), além de explicar para o paciente o modelo cognitivo geral por meio da apresentação do Registro de Pensamentos Disfuncionais (RPD). Ressalta-se que com maior conhecimento dos sintomas e das situações em que esses sintomas ocorrem em sua vida, maiores são as oportunidades de intervenção.

É importante, também, checar como foi o treino e o registro de frequência da respiração diafragmática. A partir da segunda sessão, todos os encontros devem contemplar inicialmente uma revisão das tarefas de casa e ser encerrados com um resumo da sessão (de preferência, produzido pelo paciente) e com a solicitação de *feedback* pelo terapeuta sobre como o paciente experienciou cada nova sessão. Assim, consolida-se o que foi aprendido e investigam-se aspectos do vínculo terapêutico ou das intervenções realizadas que possam ser melhorados. A partir do RPD, são identificadas situações em que ocorre ativação emocional, o que, aliado à psicoeducação, deve levar o paciente a identificar gatilhos para seus sintomas pós-traumáticos intrusivos, de evitação e/ou de reatividade acentuada. Os gatilhos podem ser objetos, lugares, situações, pessoas ou pensamentos que se conectem de alguma forma à memória do trauma e ativem a rede associativa de medo do paciente.

A última sessão do bloco de sessões iniciais (quarta sessão) segue o modelo das demais. Contudo, tem duas especificidades que devem ser destacadas.

A primeira delas é a apresentação de uma nova técnica de relaxamento: o relaxamento muscular progressivo. O tensionamento voluntário dos músculos dos pés à face, progressivamente e com curta duração (p. ex., 5 segundos para cada grupo muscular), gera sensação de relaxamento e alívio da tensão.

A segunda especificidade é a introdução do que virá a ser o bloco seguinte de sessões. O terapeuta deve iniciar a psicoeducação sobre as sessões de exposição prolongada, explicando a importância de falar sobre a memória do trauma, confrontando-a, além dos possíveis efeitos adversos que esse relato pode trazer (p. ex., aumento inicial dos sintomas de ansiedade). Assim, a tarefa de casa que promove a transição para o próximo bloco de sessões é a de escrever um relato detalhado – em primeira pessoa – sobre a experiência traumática.

## Sessões intermediárias

O início do bloco de sessões de exposição ocorre a partir da quinta sessão com a leitura do relato escrito da experiência traumática. O terapeuta deve estar atento ao relato do trauma e avaliar os níveis de ansiedade antes, durante e depois da leitura, podendo pontuar partes mais críticas do relato nas quais haja maior ativação emocional. Mais uma vez, o terapeuta ressalta a importância da técnica de exposição, explicando que o combate aos sintomas de evitação, ou seja, entrar em contato ativamente com a memória traumática (em ambiente seguro), promove redução duradoura dos sintomas intrusivos e de reatividade acentuada.

O terapeuta explica que a experiência traumática será relatada integralmente em cada uma das próximas sessões por meio de imagens mentais (*in vitro*) – relato que será gravado integralmente em áudio durante a sessão. O paciente será solicitado a escutar diariamente essa gravação em casa, em todos os dias entre as sessões, até a 10ª sessão. Como se espera que o relato do trauma fique mais detalhado a cada sessão, convém que o paciente sempre esteja de posse da gravação mais atualizada (i.e., a que foi gravada na sessão mais recente). A mídia utilizada para registrar e reproduzir as gravações deve ser de fácil acesso e preservar com segurança o sigilo do relato do paciente (p. ex., um dispositivo móvel com senha). Além disso, o paciente será solicitado a entrar em contato ativamente com gatilhos da memória traumática fora do local de terapia (exposição *in vivo*).

As sessões seguintes (6ª a 10ª) têm estrutura e objetivos similares. O foco central dessas sessões é a continuidade da exposição por imagens mentais e o manejo das exposições *in vivo* (como tarefa de casa). Ao longo das sessões, espera-se que o paciente perceba que está ocorrendo a habituação da sensação de medo ante à memória traumática, o que pode ser a informação corretiva mais poderosa que será alcançada em sessão. O terapeuta pode explicar ao paciente que "o corpo dele está finalmente aprendendo que a memória do trauma pode não ser tão ameaçadora quanto sempre pareceu". Essa é uma forma de traduzir para o paciente que as evidências mais poderosas de ameaça (suas reações emocionais e fisiológicas) estão perdendo intensidade. A partir daí, flexibilizar ou "tirar a intensidade" de outros nódulos da rede de medo será muito mais fácil. É mais provável, considerando tais habituação e flexibilização, que o paciente altere com sucesso suas cognições sobre o evento traumático.

### Exposição por imagens mentais (*in vitro*)
Em sessão, o terapeuta pede que o paciente fique de olhos fechados e descreva o evento traumático na ordem cronológica dos acontecimentos, em primeira pessoa e no tempo presente. Pode-se solicitar ao paciente que narre o evento "como se estivesse acontecendo agora". É comum que o paciente tenha dificuldades em seguir essas instruções de início, por exemplo, descrevendo os acontecimentos no passado (p. ex., "[...] aí eu saí do carro, fui ver se alguém estava por perto e sinalizei com um galho para evitar outro acidente"). Nesse caso, o terapeuta deve ocasionalmente relembrar o paciente de narrar os eventos no tempo presente. Esse procedimento auxilia na recuperação de um maior número de elementos da memória traumática e na ativação efetiva da rede associativa de medo do paciente. É possível que um relato descontextualizado e/ou distante do evento não produza a ativação necessária para a reparação dessa rede, o que tornaria a exposição ineficaz.

Nos relatos iniciais (i.e., na primeira sessão de exposição), o terapeuta permite que a narrativa seja livre. Ao longo dos encontros, entretanto, é sugerido que o terapeuta questione o paciente sobre detalhes, percepções sensoriais e emoções ativadas, tentando organizar o relato cronologicamente e vinculá-lo a informações contextuais (p. ex., "Quando isto está ocorrendo?", "Onde você está neste momento?", "Quem mais está com você?"). Além da escuta dos relatos gravados, é sugerida a manutenção do treino e o registro da respiração diafragmática e/ou relaxamento muscular progressivo como tarefa de casa, ou como técnica que pode ser utilizada ao final das sessões de exposição, caso necessário. É importante que o paciente experiencie a redução natural de sua ativação emocional durante o relato do trauma, **sem o uso de técnicas de relaxamento durante o relato**. O aprendizado de que as emoções desagradáveis reduzem naturalmente em intensidade com o tempo, caso sejam suportadas em ambiente seguro, é importante para a flexibilização da rede de medo.

### Exposição *in vivo*
Para enfrentar gatilhos de memórias traumáticas fora do ambiente clínico, é necessário assegurar-se de que o paciente correrá o menor risco possível de não conseguir lidar com seus sintomas e, principalmente, de ser exposto a um novo evento traumático. Caso enfrentar situações reais ligadas ao trauma seja algo que coloque o paciente em risco considerável, a exposição *in vivo* não deve ser realizada.

Para garantir que a exposição seja tolerável, o terapeuta e o paciente elaboram uma lista hierárquica de gatilhos do trauma, com locais, pessoas ou situações em que o paciente identifica que seus sintomas se exacerbam. No nível mais baixo (p. ex., zero), estão situações em que o paciente não se ativa de forma significativa, como quando está em casa, em segurança; no nível mais alto (p. ex., 10), encontram-se as situações que o paciente consideraria insuportáveis e de grau máximo de sofrimento, como, talvez, voltar ao lugar em que o evento ocorreu. O processo de exposição *in vivo* envolve a progressão gradual pelos níveis hierárquicos dessa lista, sempre "de baixo para cima". É explicado para o paciente que, ao acostumar-se com as situações na parte inferior da lista (p. ex., até o nível 4), essas situações perdem sua intensidade e seu potencial de provocar sofrimento, "descendo" alguns níveis na lista. Além disso, as situações que estavam logo acima do nível que foi enfrentado também perderão em seu potencial ansiogênico, mesmo que não tenham sido enfrentadas diretamente. Trata-se de um dos pressupostos da técnica de dessensibilização sistemática. É interessante notar que o paciente sempre estará enfrentando situações de, no máximo, posições intermediárias da lista, até que nenhuma das situações citadas no início seja tão assustadora quanto parecia anteriormente.

### Sessões finais

O bloco final de sessões destina-se à **reestruturação cognitiva**, principalmente das crenças desenvolvidas ou intensificadas após o trauma, bem como à **prevenção de recaída** e ao preparo da alta do paciente. A reestruturação cognitiva tem por objetivo identificar e modificar pensamentos e crenças distorcidas. Nesse momento, paciente e terapeuta trabalham compreendendo os padrões cognitivos disfuncionais, procurando questionar e modificar crenças pós-traumáticas. É recomendado que se procure abordar e reestruturar crenças do paciente **sobre si** e **sobre o mundo** em sessões distintas. É comum que pacientes com TEPT apresentem crenças de autorresponsabilização (p. ex., "o evento aconteceu pela forma com que agi"), incapaci-

---

### EXEMPLO CLÍNICO

Durante as sessões de exposição prolongada, M. é solicitado a relatar seu evento traumático em detalhes, do início ao fim, sempre em primeira pessoa e no tempo presente (p. ex., "[...] ao olhar para o painel, vejo que há muito sangue. Penso que deve ser do meu amigo, então, olho ao redor para procurá-lo"). Quando M. mostra dificuldades em continuar, a terapeuta estimula-o com perguntas abertas (p. ex., "O que está acontecendo agora?", "O que está passando por sua cabeça neste momento?").

O relato, com duração aproximada de 30 minutos, é gravado na íntegra, e M. é solicitado a ouvi-lo diariamente. A terapeuta combina um horário em que isso será feito. M. decide que será no final da tarde, quando já tiver cumprido os compromissos do dia.

Além disso, a terapeuta solicita que M. permaneça por 5 minutos dentro do carro da família ao menos duas vezes até a próxima sessão, o que ele julga que será desagradável, mas que conseguirá fazer. Anteriormente, M. havia atribuído a essa tarefa o nível 4 de ansiedade (enquanto dirigir na estrada, no local do acidente, estaria no nível 10). Na sessão seguinte, M. explica que, apesar de não ter conseguido ouvir o relato na íntegra nos primeiros dias, conseguiu fazê-lo nos últimos três dias, e acabou recordando detalhes do evento que não havia lembrado quando relatara o trauma pela primeira vez. Conseguiu motivar-se a entrar no carro da família e ficou os 5 minutos combinados. Quando saiu do carro, sua ansiedade já não estava tão alta como quando havia entrado. M. se compromete a realizar a exposição *in vivo* em todos os dias até a próxima sessão, já que conseguiu fazê-la uma vez. Relata que a tarefa passou a ser de nível de ansiedade 2. Apesar de dirigir até o local do acidente ainda ser praticamente inimaginável, o paciente considera que, talvez, essa tarefa tenha decrescido para os níveis 8 ou 9 de ansiedade.

> **EXEMPLO CLÍNICO**
>
> Após terminar as sessões de exposição, M. consegue permanecer dentro de automóveis outra vez e até mesmo dirigir seu carro, ainda que pensamentos catastróficos ocasionalmente venham a sua consciência (p. ex., "um acidente pode acontecer a qualquer momento"), o que aumenta sua experiência de ansiedade. A terapeuta pede que o paciente continue a registrar pensamentos como esse em seu RPD, mas que inclua nesse registro, também, um ou mais pensamentos alternativos, com base nas evidências existentes. Nas sessões seguintes, são identificados pensamentos alternativos possíveis para as situações apresentadas, como "é improvável que um acidente grave ocorra nessa situação", "não estou em alta velocidade", "costumo pensar assim quando estou ansioso".
>
> Quando pensa estar sem saída ("jamais vou melhorar"), M. passa a buscar evidências contrárias a esse pensamento em sua experiência pessoal (p. ex., "estava muito pior antes da terapia", "consigo entrar em carros agora", "falar sobre o acidente já foi muito mais difícil", "meus familiares acreditam que eu possa melhorar"). A terapeuta pede que M. registre essas evidências em notas em seu celular, as quais devem ser acessadas quando se sentir sem saída novamente.

dade (p. ex., "não tenho o que é necessário para lidar com esse sofrimento"), vulnerabilidade (p. ex., "pode acontecer novamente a qualquer momento"), entre outras. Essas crenças são trabalhadas em sessão por meio de técnicas cognitivas, como questionamento socrático, checagem de evidências, seta descendente e uso de instrumentos como o RPD de sete colunas (RPDA) e cartões de enfrentamento.

Nas últimas sessões do bloco (14ª a 16ª), além dos objetivos anteriormente descritos, são abordadas questões visando ao encerramento do tratamento e à prevenção de recaídas. Por exemplo, na sessão 14, é sugerido que o paciente refaça a lista inicial de sintomas de TEPT a fim de verificar quais sintomas foram esbatidos e se há sintomas residuais. Em caso de presença de sintomas residuais, pode-se planejar adaptações do protocolo a fim de intervir diretamente nesses sintomas.

A reavaliação do impacto atual do trauma também é relevante e pode ser passada como tarefa de casa ao final da sessão. É importante que paciente e terapeuta consigam realizar comparações entre como estava o quadro clínico e as cognições do paciente quando procurou tratamento e como estão ao final, o que pode ser feito por meio da reaplicação dos questionários clínicos quantitativos. Convém atribuir a melhora percebida ao esforço ativo do paciente para romper com estratégias evitativas, de forma a incentivá-lo a manter esse esforço mesmo após o final do tratamento. As sessões 15 e 16 têm enfoque na prevenção de recaída. Devem ser reforçadas as estratégias de manejo de sintomas, no caso de esses sintomas novamente se intensificarem.

O paciente deve ser encorajado a lançar mão das diferentes técnicas aprendidas ao longo do processo de psicoterapia, bem como a procurar o terapeuta para sessões de reforço, se necessário. Além disso, o terapeuta deve estimular o paciente a identificar redes de apoio e a reformular metas e objetivos de vida. Em suma, o paciente deve entender que a causa direta de sua melhora foi seu esforço na difícil tarefa de enfrentar a memória traumática, aliado a sua disposição para buscar ajuda. Caso ache que esse enfrentamento está se tornando difícil novamente, convém que volte a buscar ajuda em sua rede de apoio (inclusive, do terapeuta). Ao final, é interessante realizar uma avaliação global e um *feedback* sobre o processo terapêutico.

## TCC FOCADA EM TRAUMA COM CRIANÇAS E ADOLESCENTES

Já que a apresentação do TEPT tem especificidades em crianças e adolescentes, protocolos de terapia devem ser adaptados para atender de modo mais adequado a essas demandas. Por exemplo, crianças podem ter dificuldades de compreender a razão e a probabilidade de que eventos desagradáveis aconteçam, o que favorece o desenvolvimento de crenças pós-traumáticas negativas. Crianças pequenas têm uma tendência natural de egocentrismo, generalizando e fornecendo explicações simplistas aos acontecimentos (p. ex., "Papai me bateu porque sou má"). Em sua tentativa natural de dar sentido ao mundo, e como consequência do desenvolvimento de seu sistema de crenças morais ("as coisas devem ser justas") e sociais ("atitudes erradas costumam ser punidas"), crianças que sofreram um trauma podem acreditar que mereceram isso ou que são causadoras da experiência traumática que vivenciaram. Nesse sentido, crenças de autorresponsabilização e vergonha são comumente desenvolvidas, podendo ser reforçadas pelo próprio agressor durante a experiência traumática (p. ex., "isso é culpa sua", "você gosta disso").

Um dos protocolos mais reconhecidos para tratamento de crianças com TEPT, descrito brevemente a seguir, denomina-se PRACTICE.[17] Esse protocolo tem diversos componentes: tratamento com os pais e desenvolvimento de habilidades parentais; psicoeducação; relaxamento e habilidade de manejo de estresse; habilidade de regulação emocional; habilidade de enfrentamento cognitivo; narrativa do trauma e processamento cognitivo da experiência traumática da criança; dessensibilizações *in vivo*; sessões conjuntas com pais; e promoção de segurança e desenvolvimento futuro. Como alguns desses componentes são comuns aos protocolos de tratamento em adultos, são descritos, a seguir, apenas os componentes específicos ao tratamento infantil, conforme são utilizados no ambulatório do NEPTE.

O componente de tratamento com os pais e o desenvolvimento de habilidade parentais é focado na psicoeducação e em técnicas de relaxamento, regulação emocional e *coping* cognitivo que são utilizadas ao longo do tratamento com a criança. É sugerido que, além de reforçarem a prática dessas técnicas com a criança, os pais as utilizem para manejo das próprias reações emocionais. O treino de pais é realizado, também, por meio de programas de reforço de contingência comportamental, elogio positivo e atenção seletiva.

Habilidades de regulação emocional e de *coping* cognitivo são estimuladas por meio de jogos e atividades lúdicas. A criança é encorajada a expressar suas emoções, identificar pensamentos e comportamentos disfuncionais e promover estratégias mais adaptativas. O terapeuta auxilia a criança a identificar as emoções mais difíceis de lidar e estratégias de manejo adequadas para as situações que ativam tais emoções. Nessa fase, algumas crianças podem inicialmente necessitar do auxílio dos pais para identificar emoções e aplicar estratégias adequadas. Técnicas para o trabalho com pensamentos alternativos incluem a realização de desenhos, a prática de *role-playing* (i.e., encenação) e analogias com filmes e seriados que são familiares para a criança.

A narrativa do trauma e o processamento cognitivo da experiência traumática têm início após a criança ter adquirido habilidades de manejo de estresse. Em crianças que sofreram vários traumas, pode ser feita uma narrativa única ou, alternativamente, histórias separadas para os diferentes traumas. Quando a criança conseguir descrever detalhadamente a situação traumática, inclusive expressando os pensamentos, sentimentos e sensações corporais envolvidos, o terapeuta estimula-a a examinar e avaliar esses pensamentos e a considerar interpretações alternativas.

Nas sessões finais, a narrativa do trauma é expressa pela criança diretamente aos pais. É importante que os pais já tenham ouvido os detalhes da situação traumática e que tenham sido treinados pelo terapeuta sobre como escutar e fornecer suporte à criança. Deve ser estimulada a comunicação aberta da criança com os pais sobre o trauma. Isso leva a criança a se sentir confortável ao discutir com os pais, no futuro, qualquer informação relevante de maneira espontânea, estando os pais também preparados para o manejo necessário. As sessões em conjunto podem ocorrer ao longo do tratamento, caso haja dificuldades ao abordar questões ou comportamentos problemáticos.

## OUTRAS INTERVENÇÕES FOCADAS EM TRAUMA

### EMDR

A EMDR é uma intervenção relativamente recente, desenvolvida por Shapiro, em 1987,[18] e extensamente utilizada para o tratamento de TEPT. Embora várias controvérsias tenham sido levantadas quanto aos fundamentos teóricos da EMDR, evidências recentes sugerem que essa intervenção tem nível de evidência de eficácia ao menos moderado no tratamento de sintomas pós-traumáticos e na remissão completa do TEPT em comparação a abordagens terapêuticas de controle.[5] No que se refere à comparação com intervenções em TCC, a EMDR apresentou evidências de eficácia equivalentes[19] ou até mais favoráveis,[20] principalmente para sintomas de intrusão e hiperatividade. O método e seu embasamento teórico são descritos em mais detalhes no Capítulo 17.

> Abordagens inovadoras como a EMDR e a terapia de exposição por meio de realidade virtual são opções interessantes, especialmente para casos em que há dificuldades com um protocolo-padrão de TCC.

## Terapia de exposição com realidade virtual

Apesar de a TE prolongada ser considerada uma das intervenções recomendadas e com maiores níveis de eficácia para o tratamento de TEPT, existe uma parcela de pacientes que tem dificuldades de engajamento emocional durante as sessões de exposição por imagens mentais. Esses pacientes comumente relatam dificuldade de imersão na cena traumática, e, por essa razão, estudos sugerem que tais dificuldades poderiam ser responsáveis pela ineficácia ou pelo abandono da terapia. Entre as alternativas aos protocolos de intervenção discutidos nas seções anteriores, abordagens com cenários de realidade virtual podem representar uma ferramenta útil para aqueles casos em que a exposição imagística não promove os resultados esperados.[21]

A TE por meio de realidade virtual facilita o envolvimento emocional de pacientes com TEPT durante as sessões de exposição, uma vez que possibilita a exposição a diversos estímulos sensoriais (ou gatilhos) presentes no ambiente virtual. Os ambientes costumam ser ricos em detalhes que podem ser relacionados à experiência traumática do paciente. Além disso, o ambiente virtual possibilita maior controle do terapeuta sobre a intensidade dos estímulos apresentados (i.e., os estímulos podem ser fornecidos de forma gradual). O uso desse tipo de intervenção é recomendado em situações nas quais há limitações de tempo, bem como em situações em que a exposição *in vivo* é ameaçadora ou impraticável (p. ex., em traumas relacionados a guerras ou catástrofes naturais).[22,23]

Ainda que esse formato de intervenção seja relativamente pouco utilizado e que os estudos nas últimas décadas sejam variáveis quanto aos métodos empregados, os resultados são favoráveis quanto à redução nos sintomas de TEPT. Assim, a TE com realidade virtual surge como uma alternativa promissora para pacientes refratários, que não se beneficiaram de intervenções tradicionais de TE.[21,22] No Brasil, país com elevada ocorrência de traumas ligados à violência urbana, cenários de realidade virtual podem recriar situações relativamente típicas (p. ex., assaltos em ônibus, ataques a banco) de maneira mais segura do que seria possível *in vivo*.[24]

## QUESTÕES EM ABERTO E ÁREAS DE PESQUISA

Enquanto intervenções novas para a remissão de sintomas e do diagnóstico de TEPT são desenvolvidas (a exemplo da recente TE com realidade virtual), são acumuladas evidências de eficácia para intervenções existentes por meio de estudos empíricos. Entre as dificuldades de avaliar a eficácia de tratamentos para TEPT, destaca-se a variedade de tipos de evento traumático experienciados pelos participantes de estudos clínicos. Essa heterogeneidade pode reduzir a confiabilidade das comparações entre tratamentos. Além disso, existe variabilidade considerável na aplicação dos protocolos de tratamento (p. ex., diferente número de sessões realizadas, formato das técnicas utilizadas, sequência de técnicas empregadas). Desse modo, estudos de revisão e metanálises sobre processos de tratamentos e tipos de trauma específicos são importantes para compreender a eficácia de intervenções para TEPT.

Além disso, a complexidade das possíveis experiências traumáticas e dos variáveis cursos de respostas disfuncionais não é contemplada pela descrição diagnóstica do TEPT. Por exemplo, traumas repetidos na infância podem estar ligados a uma resposta pós-traumática específica que perdura na idade adulta. Essa resposta apresenta o medo e a hipervigilância incluídos no diagnóstico de TEPT, assim como a desregulação emocional e o distúrbio da noção de *self* que são geralmente associadas ao diagnóstico de transtorno da personalidade *borderline* (TPB). Estudos recentes evidenciam que esse curso pós-traumático pode constituir um diagnóstico próprio, frequentemente nomeado TEPT complexo,[25] distinguível do TEPT, do TPB e da apresentação comórbida dos dois transtornos. São necessários estudos para compreender melhor esse curso pós-traumático e os tratamentos que devem ser indicados para indivíduos com tal resposta.

## CONSIDERAÇÕES FINAIS

Eventos traumáticos são extremamente frequentes e podem ocasionar o desenvolvimento de sintomas crônicos e incapacitantes, reconhecidos pelos diagnósticos como TEA e TEPT. Os tratamentos com evidências mais consistentes de eficácia para esses transtornos compartilham um objetivo: o reprocessamento de representações (i.e., cognições, imagens, sensações) ligadas ao evento traumático. Esse reprocessamento leva à reintegração da memória traumática junto às demais memórias autobiográficas do paciente, de maneira organizada e contextualizada. Dessa forma, traumas passados deixam de ser uma ameaça atual e constante e tornam-se eventos adversos na história individual. Há diversas formas possíveis para se alcançar esse objetivo. As formas descritas neste capítulo envolvem a confrontação direta do paciente com a memória do trauma e/ou com as interpretações associadas a ela. Para realizar esse confronto, o paciente precisa do apoio do terapeuta e de ferramentas para manejar seus sintomas pós-traumáticos e romper com padrões disfuncionais (p. ex., evitação, distorções cognitivas). Apesar de não existirem intervenções universalmente eficazes, as evidências acerca dos protocolos de tratamentos disponíveis são suficientes para incutir esperança em terapeutas e em indivíduos que sofrem patologicamente devido a situações traumáticas.

## REFERÊNCIAS

1. Ribeiro WS, Mari JJ, Quintana MI, Dewey ME, Evans-Lacko S, Vilete LMP, et al. The impact of epidemic violence on the prevalence of psychiatric disorders in Sao Paulo and Rio de Janeiro, Brazil. PLoS One. 2013;8(5).
2. Dückers MLA, Alisic E, Brewin CR. A vulnerability paradox in the cross-national prevalence of post-traumatic stress disorder. Br J Psychiatry. 2016;209(4):300-5.
3. American Psychiatric Association. Manual diagnóstico e estatístico de transtornos mentais: DSM-5. 5. ed. Porto Alegre: Artmed; 2013.
4. Luz MP, Coutinho ESF, Berger W, Mendlowicz MV, Vilete LMP, Mello MF, et al. Conditional risk for posttraumatic stress disorder in an epidemiological study of a Brazilian urban population. J Psychiatr Res. 2016;72:51-7.
5. Cusack K, Jonas DE, Forneris CA, Wines C, Sonis J, Middleton JC, et al. Psychological treatments for adults with posttraumatic stress disorder: a systematic review and meta-analysis. Clin Psychol Rev. 2016;43(290):128-41.
6. Brewin CR, Holmes EA. Psychological theories of posttraumatic stress disorder. Clin Psychol Rev. 2003;23(3):339-76.
7. Foa EB, Steketee G, Rothbaum BO. Behavioral/cognitive conceptualizations of post-traumatic stress disorder. Behav Ther. 1989;20(2):155-76.
8. Foa EB, Rothbaum BO. Treating the trauma of rape: Cognitive-behavioral therapy for PTSD. New York: Guilford; 1998.
9. Ehlers A, Clark D. A cognitive model of posttraumatic stress disorder. Behav Res Ther. 2000;38:319-45.
10. Brewin CR, Dalgleish T, Joseph S. A dual representation theory of posttraumatic stress disorder. Psychol Rev. 1996;103(4):670-86.
11. Reiser EM, Weiss EM, Schulter G, Holmes EA, Fink A, Papousek I. Prefrontal-posterior coupling while observing the suffering of other people, and the development of intrusive memories. Psychophysiology. 2014;51(6):546-55.
12. Watts B V, Schnurr PP, Mayo L, Young-Xu Y, Weeks WB, Friedman MJ. Meta-analysis of the efficacy of treatments for posttraumatic stress disorder. J Clin Psychiatry. 2013;74(6):e541-50.
13. Hoskins M, Pearce J, Bethell A, Dankova L, Barbui C, Tol WA, et al. Pharmacotherapy for post-traumatic stress disorder: Systematic review and meta-analysis. Br J Psychiatry. 2015;206(2):93-100.
14. Ipser JC, Stein DJ. Evidence-based pharmacotherapy of post-traumatic stress disorder (PTSD). Int J Neuropsychopharmacol. 2012;15(6):825-40.
15. Guina J, Rossetter SR, DeRhodes BJ, Nahhas RW, Welton RS. Benzodiazepines for PTSD: a systematic review and meta-analysis. J Psychiatr Pract. 2015;21(4):281-303.
16. Schaefer LS, Lobo BOM, Kristensen CH. Reações pós-traumáticas em adultos: como, por que e quais aspectos avaliar? Temas Psicol. 2012;20(2):459-78.
17. Cohen JA, Mannarino AP, Deblinger E. Treating trauma and traumatic grief in children and adolescents. New York: Guildford; 2006. p.256.
18. Shapiro F. Eye movement desensitization and reprocessing: basic principles, protocols, and procedures. New York: Guilford; 1995.

19. Seidler GE, Wagner FE. Comparing the efficacy of EMDR and trauma-focused cognitive-behavioral therapy in the treatment of PTSD: a meta-analytic study. Psychol Med. 2006;36(11):1515-22.
20. Chen L, Zhang G, Hu M, Liang X. Eye movement desensitization and reprocessing *versus* cognitive-behavioral therapy for adult posttraumatic stress disorder. J Nerv Ment Dis. 2015;203(6):443-51.
21. Powers MB, Emmelkamp PMG. Virtual reality exposure therapy for anxiety disorders: a meta-analysis. J Anxiety Disord. 2008;22(3):561-9.
22. Gonçalves R, Pedrozo AL, Coutinho ESF, Figueira I, Ventura P. Efficacy of virtual reality exposure therapy in the treatment of PTSD: a systematic review. PLoS One. 2012;7(12):1-7.
23. Rizzo AS. Virtual reality exposure therapy for PTSD and VR resilience training [Internet]. Youtube; 2014. Disponível em: <https://www.youtube.com/watch?v=nrgUP-VFY44o>. Acesso em: 09 jan. 2018.
24. Donat JC, Barbosa ME, Silva GR, Kristensen CH. Virtual reality exposure therapy for posttraumatic stress disorder of bank employees: a case study with the virtual bank. Context Clínicos. 2017;10(1):23-32.
25. Cloitre M, Garvert DW, Weiss B, Carlson EB, Bryant A. Distinguishing PTSD, complex PTSD, and borderline personality disorder: a latent class analysis. Eur J Psychotraumatol. 2014;5(1):0-10.

# Terapia cognitivo-comportamental no transtorno obsessivo-compulsivo

Aristides Volpato Cordioli
Analise de Souza Vivan
Daniela Tusi Braga

Neste capítulo, são apresentados o histórico e os fundamentos da terapia cognitivo-comportamental (TCC) do transtorno obsessivo-compulsivo (TOC). Também são descritas as questões a serem abordadas na avaliação inicial do paciente, a psicoeducação, o início da terapia e as técnicas comportamentais, entre elas a exposição e prevenção de respostas ou rituais (EPR) no tratamento do TOC. São debatidas as técnicas cognitivas utilizadas na abordagem de pensamentos de conteúdo repugnante, assim como a alta e a prevenção de recaídas. São discutidos, ainda, os alcances e os limites da TCC no TOC, as evidências de eficácia, as questões em aberto, os desafios e as perspectivas futuras.

O TOC é um transtorno caracterizado pela presença de obsessões, compulsões ou ambas, que causam ansiedade ou sofrimento, tomam boa parte do tempo ou causam prejuízo no funcionamento social ou profissional do indivíduo. O TOC, diferentemente do que se acreditava, é muito comum, com prevalência para toda a vida de 1,1 a 1,8% da população e de 1,2% para o período de 12 meses (*Manual diagnóstico e estatístico de transtornos mentais*, quinta edição [DSM-5]).[1] No entanto, um estudo com escolares do ensino médio em nosso meio encontrou prevalência de 3,3%.[2] O TOC é considerado um transtorno mental grave, situando-se entre as 10 maiores causas de incapacitação. Na maioria dos casos, o TOC inicia-se na infância e principalmente na adolescência. Costuma ser uma doença crônica para a maioria dos pacientes. Entretanto, em um percentual menor, em torno de 10%, é uma condição extremamente grave e incapacitante. A remissão espontânea é rara.

O TOC também costuma produzir grande impacto no funcionamento da família, que, na maioria das vezes, tende a se acomodar aos sintomas do paciente. Os familiares, com muita frequência, costumam apoiar o paciente na realização dos rituais ou em seus comportamentos evitativos, ou submeter-se às regras (rígidas) que ele impõe, como, por exemplo, não entrar com os sapatos dentro de casa, não sentar em determinada cadeira ou sofá ou não entrar em um cômodo específico da casa.

No DSM-5, o TOC foi excluído dos transtornos de ansiedade e incluído em uma nova categoria, intitulada "Transtorno obsessivo-compulsivo e transtornos relacionados", junto com transtornos como a tricotilomania, o transtorno dismórfico corporal, o transtorno de escoriação e o transtorno de acumulação, entre outros. A acumulação compulsiva, que até então fazia parte do TOC, aparece como um novo transtorno na versão atual do DSM. Além disso, os critérios do TOC sofreram algumas modificações, como o critério B (reconhecimento de que as obsessões são excessivas e não razoáveis), que foi abolido por ser subjetivo e difícil de operacionalizar. Também foram criadas duas categorias novas: TOC induzido por substâncias e TOC causado por doenças médicas. Foi prevista, ainda, a possibilidade do TOC com ausência de *insight* ou com convicções delirantes e TOC relacionado a tiques.

A TCC, na qual estejam incluídos exercícios de EPR, é considerada um dos tratamentos de primeira linha para o TOC, ao lado dos medicamentos antiobsessivos. Introduzida nos anos de 1970, continua sendo, até hoje, a terapia mais efetiva para o transtorno. Além dos exercícios de EPR, a TCC utiliza também técnicas cognitivas com o objetivo de modificar pensamentos e crenças disfuncionais de conteúdo negativo ou catastrófico subjacentes aos sintomas. As técnicas cognitivas são utilizadas sempre que crenças disfuncionais contribuem para o agravamento dos sintomas e, em especial, no tratamento de pacientes que apresentam obsessões indesejáveis ou repugnantes e ideias supervalorizadas sobre o conteúdo de suas obsessões, que impedem a adesão aos exercícios.

A TCC para o TOC é uma terapia breve, focal, com tarefas práticas para serem feitas em casa nos intervalos entre as sessões. Inclui essencialmente exercícios de EPR e exercícios cognitivos. É muito efetiva quando os sintomas são de intensidade leve ou moderada, com predomínio de rituais, verificações, repetições ou comportamentos evitativos, quando o paciente tem algum grau de *insight* sobre seus sintomas, está motivado e adere precocemente aos exercícios propostos. Para a terapia ser efetiva, o terapeuta tem de conhecer a fundo as características clínicas do TOC e o modelo cognitivo-comportamental que embasa a TCC, bem como saber utilizar as técnicas comportamentais e cognitivas mais apropriadas para cada paciente, como será abordado ao longo deste capítulo.

## O QUE É O TOC

O TOC, de acordo com o DSM-5, é um transtorno mental que se caracteriza pela presença de obsessões, compulsões ou ambas. Vejamos, então, o que são essas manifestações.

### Obsessões e compulsões

**Obsessões** são pensamentos, impulsos ou imagens recorrentes e persistentes, experimentados como intrusivos e indesejados, e que, na maioria dos indivíduos, causam ansiedade acentuada ou sofrimento. Tomam tempo (mais de 1 hora por dia) ou causam prejuízo no funcionamento social, profissional ou em outras áreas importantes da vida do indivíduo. O indivíduo tenta ignorar ou suprimir tais pensamentos, impulsos ou imagens ou neutralizá-los com algum outro pensamento ou ação.[1]

As obsessões mais comuns são os medos de contaminação e a preocupação com germes/sujeira; as dúvidas seguidas de verificações; e pensamentos, impulsos ou imagens indesejados e perturbadores de conteúdo violento ou agressivo (ferir outras pessoas), de conteúdo sexual impróprio (molestar uma criança) ou blasfemo (ofender a Deus). Pode haver, ainda, pensamentos supersticiosos relacionados a números, cores, datas ou horários; preocupação de que as coisas estejam alinhadas, simétricas ou no lugar "certo"; e em armazenar, poupar ou guardar coisas inúteis (acumulação compulsiva).

O modelo cognitivo-comportamental do TOC considera as obsessões como o sintoma

---

### EXEMPLO CLÍNICO

MT., 34 anos, ao passear no *shopping* com o filho, é atormentada pela dúvida de se está bem atenta e cuidando da forma adequada do menino. Para aliviar sua ansiedade, tem necessidade de repassar mentalmente, minuto a minuto, seu passeio com o filho para ter certeza de que, em nenhum momento, se distraiu e deixou de cuidar dele. Não dirige mais, porque, sempre que dirige o automóvel, é assaltada pela dúvida sobre se atropelou ou não um pedestre, seguida da necessidade de dar várias voltas na quadra para se certificar de que isso não aconteceu.

## EXEMPLOS CLÍNICOS

GF., 26 anos, grampeia várias vezes os documentos, para que o grampo esteja perfeitamente alinhado com as bordas das folhas de papel. Perde muito tempo organizando as maquiagens em seu banheiro, bem como as roupas e os sapatos em seu guarda-roupas.

EA., 52 anos, tem que lavar as mãos sempre que junta um objeto do chão ou imediatamente depois de tocar em dinheiro. Estragou seu celular ao lavá-lo com detergente, porque havia caído no chão. Lava a bolsa, o dinheiro e as roupas sempre que vem da rua. Chegou a ficar 17 horas no banho.

primário do transtorno. Segundo esse modelo, são as obsessões que induzem o indivíduo a adotar medidas destinadas a suprimi-las ou neutralizá-las. Entre essas medidas, estão a realização de compulsões ou rituais, as evitações, as neutralizações, a hipervigilância e a indecisão/lentidão obsessiva. Entre as consequências das obsessões, destacam-se as compulsões e as evitações.

**Compulsões**, rituais compulsivos ou simplesmente rituais são comportamentos repetitivos ou atos mentais que o indivíduo se sente compelido a executar em resposta a uma obsessão ou em virtude de regras que devem ser rigidamente aplicadas. Visam prevenir ou reduzir a ansiedade ou o sofrimento ou evitar algum evento ou situação temida. Não têm conexão realista com o que visam neutralizar ou evitar e são claramente excessivas.[1] Na maioria das vezes, o indivíduo não consegue resistir a executá-las – por exemplo, verificar as portas e janelas repetidas vezes antes de deitar; lavar repetidamente as mãos e o antebraço com álcool ou detergente até ficarem vermelhos; e lavar o celular, a carteira e as chaves do carro sempre que utiliza esses objetos. As compulsões são precedidas por um senso interno de pressão para agir, que pode ser decorrente de um pensamento catastrófico (verificar o gás, o fogão e os eletrodomésticos antes de sair para o trabalho, porque a casa poderia incendiar) ou de uma sensação de desconforto (alinhar os objetos porque eles não estão no lugar "certo"). Podem, ainda, ser atos mentais realizados em silêncio, como contar, repassar cenas acontecidas, repassar argumentos.

Algumas compulsões podem não ter conexão realística com o que pretendem neutralizar ou prevenir – por exemplo, não pisar nas juntas das lajotas da calçada ou alinhar os chinelos ao lado da cama antes de deitar para que não aconteça algo de ruim à família, dar três batidas em uma pedra da calçada ao sair de casa para que a mãe não adoeça, não usar roupa preta ou vermelha para que o marido não se acidente no trânsito. Nesses casos, subjacente a esses rituais, em geral existe um pensamento ou uma obsessão de conteúdo mágico, muito semelhante ao que ocorre nas superstições, em que a pessoa acredita poder agir a distância ou no futuro e prevenir desgraças.

### Comportamentos evitativos ou evitações

As evitações ou comportamentos evitativos têm uma função semelhante à das compulsões. São atos voluntários destinados a impedir o contato direto ou imaginário com objetos, locais, situações, pensamentos ou imagens percebidos como perigosos ou indesejáveis e que têm a propriedade de ativar as mais diversas obsessões. São executados com a finalidade de afastar ameaças, reduzir o medo e prevenir a ansiedade e o desconforto associados às obsessões.

As evitações mais comuns são as relacionadas ao medo de contaminação, sujeira ou nojo: evitar banheiros públicos, usar lenço ou papel para tocar nos objetos, usar luvas para cumprimentar as pessoas. Outras evitações incluem não usar uma roupa de determinada cor, não fazer coisa alguma em determinada data ou em determinado horário para não acontecer uma desgraça no futuro, evitar certos canais de TV ou ajustar o volume do som do carro em números específicos.

> **EXEMPLOS CLÍNICOS**
>
> LS., 23 anos, só usa o banheiro de sua casa e não usa dinheiro ou cartão de crédito porque considera "sujos". Embora saiba dirigir, obriga sua mãe a levá-la e buscá-la na faculdade para não ter que tocar em dinheiro ou cartão de crédito para pagar o estacionamento. Em razão disso, abandonou as aulas há três meses.
>
> AR., 30 anos, não abre as janelas de seu quarto para que não entrem germes da rua. Tem uma cadeira exclusiva para si na mesa, não senta no sofá da sala junto com os demais familiares, permanecendo a maior parte do tempo fechada em seu quarto.

## TERAPIA COGNITIVO-COMPORTAMENTAL

### Histórico e fundamentos da TCC do TOC

Joseph Wolpe, nos anos de 1950, com base nas teorias de aprendizagem, mais especificamente o condicionamento clássico, desenvolvia fobias em animais de laboratório que, depois, eliminava utilizando a exposição ao vivo. Com base nessas experiências, posteriormente, tratou fobias em humanos por meio do uso de uma técnica que denominou de dessensibilização sistemática. Influenciado por Wolpe, Meyer, em 1966, tratou com sucesso e em poucas semanas duas pacientes que apresentavam sintomas obsessivo-compulsivos graves, propondo que os enfrentassem e se expusessem aos objetos evitados (*exposição*) e que se abstivessem da realização dos rituais (*prevenção da resposta*). Entretanto, esses estudos não tiveram repercussão na época e só foram retomados na década seguinte.

No início dos anos de 1970, Röper, Rachman e Hogdson[3] realizaram vários experimentos com voluntários em laboratório e no próprio domicílio das pessoas que se tornaram clássicos. Resolveram verificar o que acontecia quando indivíduos que apresentavam sintomas obsessivo-compulsivos eram convidados a, espontaneamente, se abster de realizar verificações (p. ex., verificar o fogão depois de tê-lo acendido e apagado). Observaram que, depois de aumento instantâneo e acentuado da ansiedade e do desconforto subjetivo, essas sensações começavam a diminuir espontaneamente e que, após algum tempo, que podia variar de minutos até três horas, tais sensações desagradáveis desapareciam por completo. Se eram expostos de novo à mesma situação, o ciclo se repetia, mas em menor intensidade, e assim a cada novo exercício. Com a repetição, desaparecia de forma definitiva a ansiedade, bem como a necessidade de executar os rituais e o medo de tocar em certos objetos (**Fig. 39.1**).[4]

### Habituação

O fenômeno observado pelos pesquisadores ingleses é conhecido como **habituação**. Refere-se ao desaparecimento natural de reações de desconforto (frio, calor, cheiro desagradável) quando o indivíduo permanece em contato com sensações desagradáveis, mas não prejudiciais, pelo tempo necessário.[4,5] Fenômeno semelhante ocorre com o medo e a ansiedade. A habituação é a base da terapia comportamental do TOC. Com base no resultado desses primeiros experimentos, ainda em meados dos anos de 1970, foram feitos dois ensaios clínicos com 15 e 20 pacientes com TOC que utilizaram de forma intensiva, em ambiente hospitalar, a terapia que ficou conhecida como terapia de exposição e prevenção de respostas (EPR). Em um período de 1 a 3 meses, os pacientes estavam livres de seus sintomas. Acompanhados por períodos variáveis de até cinco anos, a maioria deles continuava assintomática. Devido ao resultado positivo, esses dois primeiros experimentos foram repetidos em vários países e com desfechos semelhantes. Ao final da mesma década, mais de 200 pacientes haviam sido tratados com sucesso por meio da terapia de EPR, que, desde então, passou a ser considerada o tratamento de primeira linha para o TOC, tanto como terapia isolada quanto associada a medicamentos antiobsessivos.

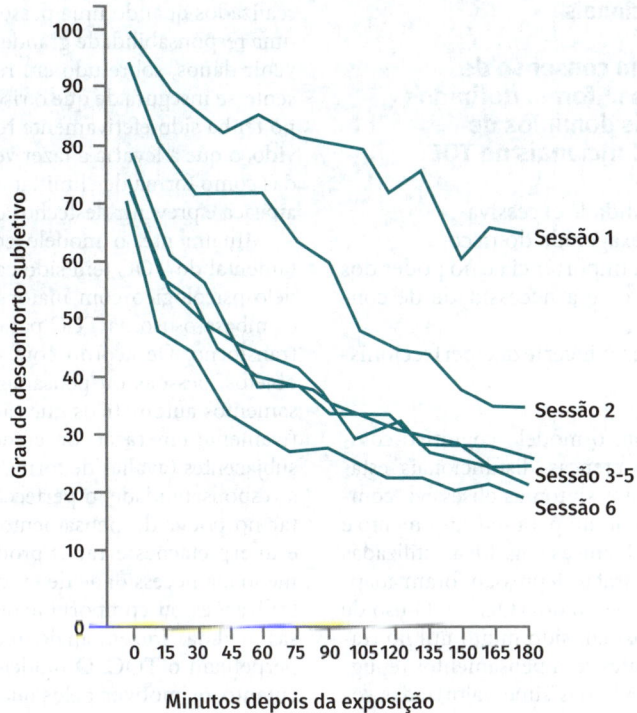

**Figura 39.1** | Desconforto subjetivo após a realização de exposição e em sessões sucessivas.
*Fonte:* Adaptada de Likierman e Rachman.[6]

## O modelo comportamental do TOC

Com base nas observações citadas, os autores formularam uma hipótese que oferecia uma nova compreensão para os fenômenos obsessivos: a de que existiria uma relação funcional entre os rituais e as obsessões. De acordo com esse modelo, compulsões e evitações são respostas comportamentais destinadas a prevenir e aliviar a ansiedade, o desconforto e o medo que acompanham as obsessões. Como têm sucesso nessa função, se tornam repetitivas, impedem a exposição e perpetuam o TOC (reforço negativo).[4,7]

## Crenças disfuncionais no TOC e o modelo cognitivo-comportamental

Não há dúvidas de que a terapia de EPR representou um grande avanço e é, até hoje, a intervenção mais efetiva para tratar o TOC. No entanto, ocorreram algumas dificuldades. Aproximadamente 30% dos pacientes abandonavam o tratamento ou não realizavam as tarefas solicitadas. A terapia também era difícil de ser aplicada em pacientes que apresentavam predominantemente obsessões, obsessões puras ou ruminações obsessivas. A hipótese levantada foi a de que pensamentos e crenças de conteúdo catastrófico e erros de avaliação e de interpretação estariam presentes em maior ou menor intensidade na maioria dos indivíduos com TOC e poderiam ser os responsáveis pelo elevado grau de ansiedade associado aos sintomas, pela baixa adesão ao tratamento e pela não realização das tarefas de EPR. Também foi levantada a hipótese de que sua correção, por meio de técnicas cognitivas, poderia reduzir os níveis de ansiedade e melhorar a adesão à terapia de EPR e, consequentemente, sua efetividade.

## Crenças disfuncionais

▶ **Com base em consenso de especialistas,[8] foram definidos os principais domínios de crenças disfuncionais no TOC:**

1. responsabilidade excessiva
2. avaliação exagerada do risco
3. exagero na importância e no poder dos pensamentos e a necessidade de controlá-los
4. intolerância à incerteza e perfeccionismo

De acordo com o modelo cognitivo-comportamental, tais crenças disfuncionais estariam subjacentes aos sintomas obsessivo-compulsivos e contribuiriam para seu surgimento e sua manutenção. Técnicas cognitivas utilizadas inicialmente para tratar depressão foram adaptadas para o tratamento do TOC.[7,9,10] O uso de técnicas cognitivas tem sido muito útil no tratamento de pacientes com pensamentos repugnantes e com convicções supervalorizadas sobre o conteúdo de suas obsessões.

## Modelo cognitivo para obsessões e compulsões

Rachman e de Silva[11] propuseram uma teoria (cognitiva) para explicar a origem das obsessões que ficou conhecida como a teoria do significado. Para esses autores, as obsessões se originam de pensamentos invasivos normais e se transformam em obsessões em consequência do significado negativo ou catastrófico a elas atribuído. Esse significado negativo é o responsável pela ansiedade e pelo medo e leva o indivíduo a adotar estratégias para neutralizar as obsessões (tentar afastá-las, repetir frases ou palavras, executar rituais, evitar objetos ou situações ativadores). São exemplos desses erros de avaliação e interpretação: "Se tenho esses pensamentos, posso cometê-los", "Se penso é porque desejo cometê-los", "Revelam um lado secreto e perverso de meu caráter" ou "Posso ser um abusador de crianças".[11,12] Rachman[13] propôs ainda uma hipótese explicativa para a origem das compulsões, envolvendo elementos cognitivos. Elas seriam atos repetitivos, estereotipados e intencionais realizados pelo paciente com o propósito de prevenir desastres futuros. Os rituais de verificação, por exemplo, seriam realizados quando uma pessoa que acredita ter uma responsabilidade grande e especial de prevenir danos, sobretudo em relação aos outros, sente-se insegura de que o risco do possível dano tenha sido efetivamente reduzido ou removido, o que a levaria a fazer verificações repetidas como forma de eliminar a dúvida, afastar a ameaça e prevenir desfechos catastróficos.

Atualmente, o modelo cognitivo-comportamental do TOC tem sido considerado o modelo psicológico com maior suporte empírico e embasa o uso da TCC para o tratamento do transtorno. De acordo com o modelo, locais, objetos, pessoas ou pensamentos ativam pensamentos automáticos que são avaliados negativamente em razão de crenças disfuncionais subjacentes (avaliar de forma excessiva o risco, a responsabilidade, o perfeccionismo e acreditar no poder do pensamento). Tais avaliações e interpretações erradas produzem ansiedade, medo e a necessidade de executar rituais, neutralizações ou comportamentos evitativos. Essas medidas trazem alívio, reduzem a aflição e perpetuam o TOC. O modelo não explica, no entanto, os motivos pelos quais muitas pessoas executam rituais sem que, necessariamente, sejam precedidos por alguma cognição (obsessão), o que é comum em indivíduos que têm compulsão por alinhar objetos, fazer as coisas em determinada sequência ou executar certos comportamentos repetitivos que lembram muito os tiques: estalar os dedos, olhar para os lados, dar batidas repetidamente, tocar, raspar.

## TERAPIA COGNITIVO-COMPORTAMENTAL DO TOC

O modelo cognitivo-comportamental do TOC propõe que os sintomas obsessivo-compulsivos são mantidos em razão do alívio obtido por meio dos rituais e das evitações, que, em razão desse efeito, reforçam tais comportamentos (**Fig. 39.2**). A supressão dessa função por meio das técnicas de EPR produz, em um primeiro momento, aumento da ansiedade e do medo ou aflição, que depois desaparece naturalmente pela habituação, que é a base da TCC.

A TCC associa ainda a identificação e a correção de pensamentos e crenças disfuncionais comuns no TOC, os quais contribuem para a gênese e a manutenção dos sintomas. O uso de estratégias cognitivas visa à correção dos pen-

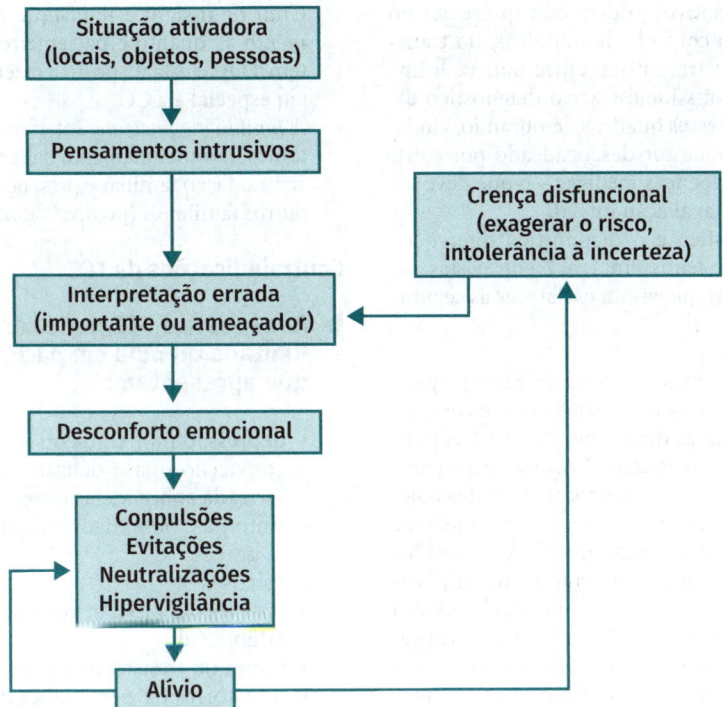

**Figura 39.2** | Modelo cognitivo-comportamental do TOC.

*Fonte:* Adaptada de Cordioli, Vivan e Braga.[14]

samentos automáticos, das percepções e avaliações erradas ou distorcidas e das crenças disfuncionais subjacentes aos sintomas, como propõe o modelo cognitivo-comportamental, e pode auxiliar tanto na adesão às tarefas comportamentais de EPR quanto na redução da intensidade dos sintomas.

A TCC inicia-se pela avaliação do paciente. Depois da avaliação inicial, e uma vez estabelecido o diagnóstico, são realizados a psicoeducação, a elaboração da lista de sintomas e o diário ou mapa do TOC. São aplicados instrumentos como a Escala de Sintomas Obsessivo-compulsivos de Yale-Brown (Y-BOCS) ou o Inventário de Obsessões e Compulsões (OCI-R) para avaliação da gravidade dos sintomas. Além disso, é feita a escolha das primeiras tarefas de casa. Na fase intermediária, as sessões obedecem a uma estrutura definida e se repetem até o desaparecimento completo dos sintomas. Seguem-se, então, a alta e a prevenção de recaídas. A seguir, é feita a descrição de cada uma dessas etapas.

## Fase inicial da terapia: avaliação do paciente, estabelecimento da relação terapêutica e escolha dos primeiros exercícios de EPR

### Tópicos a serem esclarecidos na avaliação inicial do paciente

A primeira preocupação do terapeuta é o estabelecimento do diagnóstico clínico e do diagnóstico diferencial, pois o TOC, embora apresente sintomas bem característicos, pode ser confundido com vários outros transtornos. Obsessões e/ou compulsões estão presentes nos transtornos relacionados com o TOC (transtorno dismórfico corporal, tricotilomania, transtorno de escoriação, transtorno de acumulação). As compulsões são comuns no comer compulsivo, nos transtornos relacionados a substâncias, no transtorno do jogo, nas preocupações excessivas do transtorno de ansiedade generalizada (TAG), nas ruminações de culpa em pacientes com depressão, etc. Comportamentos repetitivos podem estar presentes no transtorno do controle de impulsos, no transtorno do espectro autista, entre outros. É importante o profissional fazer o diagnóstico diferencial com esses quadros, lembrando, ainda, que o TOC pode ser desencadeado por substâncias e por doenças médicas – o que deve ser descartado na avaliação inicial.

O diagnóstico e o diagnóstico diferencial costumam ser feitos em 1 a 2 entrevistas semiestruturadas que visam esclarecer as seguintes questões:

- *Os sintomas atuais do paciente.* Fazer perguntas sobre a presença de obsessões e compulsões nas várias dimensões do TOC. Alguns exemplos de perguntas: "Você se lava ou limpa muito?", "Você evita tocar em certos objetos ou frequentar certos lugares por medo de sujeira ou de se contaminar?", "Você verifica ou confere demasiadamente as coisas?", "Você tem pensamentos que incomodam e dos quais gostaria de se livrar, mas não consegue?", "Você necessita repetir várias vezes a mesma coisa?" e "Você se preocupa em colocar as coisas em determinada ordem e fica muito perturbado se elas estão fora de lugar?".
- *Gravidade dos sintomas.* Grau de prejuízo no funcionamento social e profissional, com tempo gasto ao longo do dia com as obsessões e os rituais (mais de 1 hora por dia). Para avaliar a intensidade dos sintomas, tanto no início quanto ao longo do tratamento, podem ser usadas as escalas Y-BOCS ou OCI-R.[15]
- *Sintomas obsessivo-compulsivos ao longo da vida do paciente.* Se o início foi insidioso ou abrupto; se precoce (infância ou adolescência) ou tardio (idade adulta); se associado ou não a estressores, a traumatismo craniano, a doenças médicas ou ao uso de substâncias; o curso, flutuações.
- *Tratamentos realizados.* Adesão e resposta aos tratamentos, inclusive experiências anteriores com TCC ou terapia de EPR e uso de medicamentos (antiobsessivos).
- *Outros problemas psiquiátricos.* Quadros atuais e passados (comorbidades), como depressão, transtornos de ansiedade, psicoses, tiques ou transtorno de Tourette ou transtornos da personalidade (p. ex., *borderline*, esquizotípica), que poderiam contraindicar a TCC.
- *Grau de* insight *e motivação para o tratamento.* O quanto o paciente reconhece que tem TOC e está disposto a fazer tratamento, em especial a TCC.
- *A família e o paciente.* Interferência dos sintomas no funcionamento da família, grau de acomodação familiar e presença de TOC em outros familiares (possível fator genético).

## Contraindicações da TCC

▶ **A resposta à TCC pode ser limitada ou nula em pacientes que apresentam:**

- depressão moderada ou intensa
- convicção quase delirante ou supervalorizada sobre ideias obsessivas
- sintomas obsessivo-compulsivos muito graves
- psicoses
- transtorno bipolar com sintomas não estabilizados
- tiques ou transtorno de Tourette
- transtorno da personalidade esquizotípica ou *borderline*
- ausência de *insight*, falta de motivação para o tratamento
- não adesão às tarefas de casa

## Vínculo com o terapeuta

Para a TCC ter sucesso, é necessário que o paciente estabeleça um vínculo afetivo com o terapeuta e uma aliança de trabalho. Como em qualquer terapia, na TCC, também é crucial que o profissional proporcione, especialmente nos primeiros contatos, um clima de aceitação, cordialidade, empatia, calor humano, interesse genuíno e autenticidade, que demonstre conhecimento, experiência e familiaridade com os sintomas obsessivo-compulsivos e que consiga instilar esperança de que podem ser vencidos. São condições necessárias para que o paciente se vincule a ele e aceite fazer tarefas que até então pareciam impossíveis.

## Psicoeducação

Após a confirmação do diagnóstico de TOC, é iniciada a psicoeducação do paciente (e de seus familiares) sobre o transtorno, momento em que o terapeuta esclarece o que é o TOC e quais os seus sintomas (o que são obsessões, compulsões e evitações), as possíveis causas do transtorno (neurobiologia, genética, aprendizagens e crenças erradas), os tratamentos existentes – TCC e/ou medicamentos –, seus alcances e limites e por que a TCC é indicada.

Na psicoeducação, o segundo tópico é explicar ao paciente a TCC: seus fundamentos, como ela funciona e as tarefas para casa, que envolvem exposição às situações evitadas e prevenção da execução de rituais, atividades que produzirão um inevitável, mas passageiro, aumento da ansiedade. É tranquilizante para o paciente saber que as tarefas de casa serão sempre negociadas, que só será solicitado atividades que ele se sinta capaz de realizar, que serão respeitados os graus de dificuldade, que a terapia começará pelos exercícios mais fáceis e que a adesão precoce aos exercícios é o aspecto que melhor prediz uma resposta positiva ao tratamento. Depois das explanações psicoeducativas, o terapeuta deve dar oportunidade ao paciente de expressar suas dúvidas e o quanto está decidido a iniciar o tratamento.

Em pacientes pouco motivados, é interessante fazer uma entrevista motivacional a fim de avaliar o custo/benefício (balança decisional) de manter o TOC ou tratar seus sintomas. É necessário que o paciente expresse, de forma clara e explícita, sua decisão de iniciar a terapia para, só então, o terapeuta propor as primeiras tarefas de casa: a elaboração da lista de sintomas e do mapa ou diário do TOC e a escolha dos primeiros exercícios de EPR.

### Elaboração da lista de sintomas

Existem duas maneiras de elaborar a lista de sintomas: de uma forma mais livre e não estruturada ou por meio de um instrumento. Na forma não estruturada, o paciente anota, em uma folha de papel ou em seu caderno de exercícios, os sintomas que apresenta e que parecem ser sintomas do TOC (obsessões, compulsões e evitações). A lista pode começar pelos sintomas mais graves e prosseguir até os considerados menos graves, pontuando-os por meio de escalas subjetivas de desconforto, como a Subjective Units of Distress Scale (SUDS), desenvolvida por Joseph Wolpe, com escores que vão de 0 a 100, ou, então, de forma mais simples, atribuindo-se um escore de gravidade de 1 a 4 (leve, moderado, grave e muito grave).

A segunda forma de elaboração da lista é por meio do preenchimento da Lista de Sintomas, um formulário adaptado para pacientes de nosso meio e que pode ser baixado da internet. O formulário consiste em uma lista de afirmativas autorrespondidas sobre obsessões, compulsões e comportamentos evitativos que abrangem as diversas manifestações do TOC. O paciente preenche a Lista de Sintomas atribuindo notas de 0 a 4: 0 = ausente; 1 = leve; 2 = moderado; 3 = grave; e 4 = muito grave.*

Depois da elaboração da lista de sintomas, o terapeuta pode solicitar ao paciente que separe os itens da lista em três outras sublistas secundárias, contendo:

1. os sintomas de intensidade leve (gravidade 1 e 2)
2. os de intensidade moderada (gravidade 3)
3. os sintomas de intensidade grave ou muito grave (gravidade 4)

Nessas sublistas, os sintomas do paciente devem ser descritos de modo específico e detalhado, pois isso facilita muito a prescrição de exercícios de EPR. Naturalmente, os exercícios de EPR começariam pela lista dos sintomas leves. Esse cuidado favorece a adesão ao tratamento, pois, ao ter sucesso nas primeiras tarefas, o paciente adquire confiança para enfrentar os sintomas mais difíceis (autoeficácia). Entretanto, na presença de sintomas que interferem muito no funcionamento da família, ou no desempenho profissional, eles podem ser priorizados.

### Elaboração do diário ou mapa do TOC

A segunda tarefa após o início da terapia é o preenchimento do diário de sintomas ou mapa do TOC. Trata-se de um instrumento muito interessante para o planejamento das tarefas de EPR. No dia a dia do paciente, existem alguns horários, locais ou situações que são mais críticos, porque estão associados à ativação das obsessões e de comportamentos como os rituais e as evitações. São também chamados de "situações-gatilho" ou "situações ativadoras". O terapeuta deve solicitar ao paciente que escolha um ou mais dias da semana que considera o(s) pior(es) ou no(s) qual(is) apresenta o maior número de sintomas e faça um registro no fim do

---

* A lista dos sintomas está disponível em http://www.ufrgs.br/toc/index.php/profissional/instrumentos.html.[15]

dia.* Podem ser situações, locais e horários críticos – por exemplo, ao sair de casa: dúvidas e necessidade de verificar portas, fogão, eletrodomésticos, torneiras, documentos na carteira; ao chegar em casa: medo de contaminar a casa com germes trazidos da rua, necessidade de lavar as mãos, não entrar com os sapatos que usou na rua, não sentar no sofá sem tomar banho ou trocar as roupas antes de sentar na cama.

### Escolha dos primeiros exercícios de exposição e prevenção de resposta

Um dos segredos do sucesso da TCC é uma escolha bem feita dos primeiros exercícios de EPR. Como já abordado, ter êxito nessas primeiras tarefas aumenta a autoestima e a autoeficácia e é um forte elemento motivador para a realização de novos exercícios, considerados mais difíceis. Já o insucesso inicial pode provocar desânimo e contribuir para o abandono da terapia.

As primeiras tarefas devem ser bem negociadas com o paciente, levando em conta as garantias dadas de que elas serão sempre estabelecidas de comum acordo, de que serão sempre respeitados os níveis de dificuldade e de que nada será solicitado que ele mesmo não acredite (pelo menos 80%) ser capaz de realizar. Para a escolha propriamente dita, deve-se localizar, na lista de sintomas ou na sublista de sintomas leves, as compulsões e as evitações com níveis menores de ansiedade e escolher 6 a 8 tarefas para serem feitas em casa, na rua ou no trabalho, até a próxima sessão. Devem ser especificados o local ou a situação, o horário e o número de vezes, como, por exemplo, não verificar o fogão ou verificar se as janelas estão fechadas apenas uma vez antes de sair de casa pela manhã. Deve-se incentivar o paciente a realizar os exercícios até a aflição diminuir completamente ou pelo maior tempo possível. Quando todos os exercícios forem considerados muito difíceis, o terapeuta pode fazer os primeiros exercícios junto com o paciente no consultório, na rua ou no domicílio como demonstração (modelação/terapia assistida). Os exercícios de EPR devem ter entre 15 e 30 minutos de duração e podem durar até 3 horas (quando se trata de prevenção de rituais) ou até o paciente não sentir mais aflição ou impulso para executar os rituais.

> Os pacientes que têm sintomas leves ou moderados, que não apresentam comorbidades graves, que têm algum grau de *insight*, que têm boa qualidade de vida antes do início da terapia, que estejam motivados e que aderem precocemente aos exercícios são aqueles que apresentam boa resposta ao tratamento.

### Técnicas comportamentais

As técnicas comportamentais são as estratégias psicoterápicas mais efetivas quando estão presentes comportamentos evitativos e rituais. O TOC é um transtorno dimensional. A TCC se vale desse fato para propor exercícios que sejam coerentes com as dimensões dos sintomas. Exercícios de EPR são indicados para pacientes que têm obsessões de contaminação seguidas de lavações excessivas, para aqueles com compulsões de alinhamento e simetria, bem como para aqueles que apresentam dúvidas e intolerância à incerteza seguidas de verificações. Caso sejam identificados pensamentos automáticos catastróficos e crenças disfuncionais subjacentes, técnicas cognitivas podem ser utilizadas para corrigi-los. Por fim, para aqueles que são atormentados por pensamentos repugnantes, a ênfase situa-se na psicoeducação sobre tais pensamentos e no uso de técnicas cognitivas para corrigir crenças erradas, como acreditar no poder do pensamento, na fusão do pensamento e da ação, seguidas de exposição, se houver situações evitadas, e prevenção de rituais, se compulsões estiverem presentes. Vejamos, inicialmente, as técnicas comportamentais que são as mais importantes para o sucesso da terapia. Vamos ilustrar o uso de técnicas cognitivas no tratamento de pensamentos repugnantes.

### Exposição

A **exposição** exige o contato físico direto ou imaginário, proposto na terapia, com objetos, lugares, pessoas, situações ou, ainda, com pensamentos, cenas ou palavras indesejáveis, que são sistematicamente evitados em razão do medo, do desconforto, do nojo ou da repugnância que produzem. A exposição também pode ser proposta à incerteza em situações de dúvida e que induzem o indivíduo a querer ter certeza por meio de verificações, confirmações ou bus-

---

* O formulário está disponível em http://www.ufrgs.br/toc/index.php/profissional/instrumentos.html.

ca de garantias. Para que a exposição seja efetiva, é importante que o exercício desencadeie ansiedade ou desconforto e, inclusive, uma ativação fisiológica (p. ex., taquicardia, aumento da frequência respiratória, tensão muscular, apreensão). Se o exercício não provoca medo, desconforto e ativação fisiológica, provavelmente não produz efeito sobre os sintomas obsessivo-compulsivos.

Na exposição *in vivo*, há o contato direto com objetos, locais ou situações que, em regra, estavam sendo evitados – por exemplo, tocar em objetos manipulados por outras pessoas, como maçanetas, corrimãos, interruptores de luz, dinheiro; usar banheiros públicos; ir a um cemitério ou entrar em uma funerária; pronunciar determinada palavra (p. ex., "demônio", "inferno", "câncer" ou o nome de certa pessoa); usar roupas com cores que podem "dar azar", como preto ou vermelho; fazer certas coisas um determinado número de vezes que seja considerado de azar, etc.

A exposição pode ainda ser na imaginação, por meio da evocação intencional de pensamentos, impulsos, palavras, números, lembranças, cenas ou imagens ou outros estímulos cognitivos, considerados aversivos por serem provocadores de ansiedade e, por esse motivo, mantidos afastados da mente. Essa alternativa é utilizada quando não é possível a exposição direta, como no tratamento de obsessões de conteúdo repugnante (agressivo, sexual ou blasfemo). Nessas situações, solicita-se ao paciente que imagine, da forma mais vívida possível e com o máximo de detalhes, determinada cena que seja repugnante ou que escreva uma pequena história na qual "comete" o pensamento indesejado (p. ex., esfaquear o namorado, abusar sexualmente da filha) e leia depois repetidamente, ou, ainda, faça uma gravação e a ouça várias vezes. As histórias devem ser curtas, e são estimulados de 3 a 5 minutos de leitura diária, que deverá produzir ansiedade ou desconforto para ser efetiva. Deve-se repetir a leitura ou ouvir a gravação até não se sentir mais desconforto ou ansiedade. A exposição também pode ser a imagens virtuais, como fotografias de corpos estraçalhados, animais atropelados, de cães (medo de adquirir raiva), de ratos (medo de leptospirose), ou a filmes que contenham cenas violentas, imagens homossexuais (pacientes que têm obsessões de dúvida sobre orientação sexual), etc.

## Prevenção de respostas

A prática de prevenção de respostas, no TOC, envolve abster-se de executar atos realizados com a intenção de obter alívio da ansiedade ou do desconforto físico, como o nojo, e que são considerados respostas às obsessões. Esses atos incluem rituais motores visíveis, compulsões mentais e neutralizações (p. ex., rezar, contar, repassar argumentos, reassegurar-se). O resultado da prevenção da resposta é aumento da ansiedade, que depois desaparece de forma gradual e espontânea pela habituação. São exemplos de prevenção de resposta: abster-se de lavar as mãos, o celular ou as chaves do carro ao chegar em casa; abster-se de verificar o freio de mão, o alinhamento com o meio-fio da calçada e os vidros ao estacionar o carro; abster-se de verificar se a porta ficou trancada ao sair de casa.

## Modelação

Consiste na execução, pelo terapeuta perante o paciente, de exposições a objetos com alinhamento, ou da realização de rituais como forma de motivá-lo a fazer o mesmo, convidando-o, após, a repetir tais enfrentamentos. A modelação pode envolver, ainda, comportamentos (tarefas e tempo gasto) como lavar as mãos, escovar os dentes e tomar banho, para que sejam executados nos tempos considerados razoáveis. São exemplos de modelação: passar as mãos no sapato e levá-las ao rosto, tomar uma bebida diretamente do gargalo e oferecer a outra pessoa, andar descalço no piso do consultório, manipular objetos como seringas, chaves, dinheiro, material de limpeza e tocar na borda da cesta de lixo sem lavar as mãos em seguida.

## Técnicas cognitivas

As técnicas cognitivas são utilizadas com o objetivo de flexibilizar e modificar as crenças disfuncionais subjacentes aos sintomas obsessivo-compulsivos. A identificação e a modificação de pensamentos automáticos e crenças disfuncionais de conteúdo negativo ou catastrófico têm um papel importante na redução da ansiedade, na melhora do *insight* e, consequentemente, na melhor adesão aos exercícios de EPR. Elas são indicadas, também, para aumentar a motivação terapêutica. Um estudo verificou que a administração concomitante de terapia cognitiva à EPR, focando dificuldades relacionadas a sintomas específicos, melhorou a tolerância ao desconforto, diminuiu crenças disfuncionais relacionadas aos sintomas, melhorou a adesão terapêutica e minimizou os abandonos de tratamento.[16] Agora, vamos ilustrar o uso das técnicas cognitivas para tratar obsessões como as de conteúdo violento ou agressivo, blasfemo, sexual, indesejáveis, inaceitáveis ou repugnantes.

Entre as principais técnicas cognitivas, estão a psicoeducação sobre o modelo cognitivo; a identificação de pensamentos automáticos e crenças disfuncionais, incluindo o registro de pensamentos disfuncionais (RPD); o exame de evidências (questionamento socrático); a técnica das duas hipóteses ou duas alternativas; o exercício da *"pizza* da responsabilidade"; o recálculo das probabilidades e experimentos comportamentais.

A descrição de todas as técnicas extrapola o espaço disponível neste capítulo, mas pode ser vista no Capítulo 6 do *TOC: Manual da terapia cognitivo-comportamental para o transtorno obsessivo-compulsivo*.[17] Vamos exemplificar, no entanto, o uso de técnicas cognitivas no tratamento de obsessões de conteúdo repugnante.

## O uso de técnicas cognitivas no tratamento de obsessões de conteúdo indesejável ou repugnante

Obsessões de conteúdo violento, obsceno, sexual, indesejável, repugnante e perturbador são muito comuns e configuram sintomas difíceis de tratar utilizando apenas EPR. Exemplos dessas obsessões incluem: atacar violentamente um pedestre, esfaquear um familiar, molestar sexualmente crianças, inclusive bebês, violentar sexualmente uma pessoa, ter pensamentos sexuais com a Virgem Maria ou com Jesus Cristo, ter dúvida de ser ou não homossexual.

No início da terapia de EPR, os pacientes que apresentavam pensamentos de conteúdo repugnante ou perturbador eram orientados a tentar interromper tais obsessões com o uso de técnicas comportamentais ou emparelhar os pensamentos intrusivos repugnantes com um estímulo desagradável, como, por exemplo, um piparote com atilho de borracha no pulso (contracondicionamento). Tais técnicas, no entanto, se revelaram ineficazes. Medidas como vigiar e tentar afastar pensamentos ("pare de pensar") tinham o efeito paradoxal de incrementar a frequência e a intensidade deles e, atualmente, são contraindicadas. A partir da compreensão de que crenças distorcidas ou erradas, como exagerar a importância e o poder dos pensamentos (a chamada fusão do pensamento e da ação), a necessidade e a possibilidade de controlá-los, o pensamento mágico (agir a distância ou no futuro), erros de avaliação e de interpretação, além da hipervigilância, estão subjacentes aos pensamentos repugnantes, as estratégias de tratamento desses sintomas mudaram. Técnicas cognitivas, como a psicoeducação e o questionamento socrático, associadas aos exercícios de EPR, têm sido utilizadas com sucesso.

### Psicoeducação

O primeiro passo na TCC de pensamentos repugnantes é oferecer uma explicação lógica, bem fundamentada, do que são de fato tais intrusões, como a que segue, baseada no modelo cognitivo das obsessões (de Rachman): todas as pessoas, em algum momento, têm sua mente invadida por pensamentos invasivos de conteúdo indesejável. Como não dão importância a tais intrusões, elas são fugazes e desaparecem sem deixar vestígios. Em pessoas com TOC, pensamentos intrusivos normais de conteúdo indesejável transformam-se em obsessões em razão de interpretações erradas e catastróficas do que significam, como, por exemplo, "posso ser homicida", "tenho um lado secreto e violento em minha pessoa que pode se manifestar de repente" ou "estou condenado ao fogo do inferno". Em razão dessas interpretações, tais pensamentos produzem ansiedade acentuada, adquirem proeminência e levam o indivíduo a vigiá-los, a lutar contra ou tentar afastar, o que aumenta ainda mais sua frequência e intensidade e, por esse motivo, acabam se perpetuando (teoria do significado). Na verdade, vigiar, tentar afastar ou suprimir tais pensamentos produz o efeito paradoxal de aumentar frequência e intensidade deles (efeito urso branco). É fundamental aceitar as obsessões repugnantes como um sintoma um tanto bizarro de um transtorno – o TOC – e não dar importância a elas, pois são involuntárias. Além do mais, não se deve lutar contra, vigiá-las ou procurar afastá-las. Quanto mais rápido o paciente conseguir aceitar essa explicação e adotar tais medidas, mais rápido terá alívio da ansiedade, e as obsessões irão desaparecer de sua mente. Além da psicoeducação, pode-se usar o exame de evidências ou o questionamento socrático.

## Exame de evidências
Esse exame pode ser realizado por meio do questionamento de evidências no passado e no momento presente.

*No passado*
Identificado o pensamento repugnante, o terapeuta pode perguntar: "Que evidências em sua conduta passada, seus desejos, fantasias ou planos apoiam ou são contra a hipótese de você ser, por exemplo, homicida em potencial, uma pessoa violenta, molestador de crianças ou homossexual (dúvidas se é ou não homossexual)? Como é a conduta das pessoas que podem apresentar esses problemas? Você, em algum momento de sua vida, teve alguma dessas condutas, desejou ou sentiu prazer com a hipótese de praticar tais atos? Ou sentiu o contrário: medo, repugnância? Se não existe evidência a favor das hipóteses catastróficas, que hipótese alternativa poderia explicar a presença desses pensamentos?".

*No momento presente*

**Sentimento associado:** "O que você sente quando é perturbado por esses pensamentos que involuntariamente invadem sua cabeça: prazer ou ansiedade/medo?", "Como se sentiria caso praticasse o que passa por sua cabeça?"

**Planos:** "Planeja pôr em prática algum ato que passa por sua cabeça ou tem muito medo de que isso aconteça?"

**Desejo associado:** "Sente desejo de praticar o que passa por sua cabeça ou repugnância?"

**Egossintonia ou distonia:** "Tais pensamentos e impulsos são coerentes com seus valores morais e sua natureza ou não têm nada a ver com sua pessoa?", "Dão prazer ou provocam medo, culpa, depressão?", "Se não existe evidência a favor de seus medos, qual hipótese alternativa explicaria a presença desses pensamentos?"

### Testes comportamentais e exposições
Nos pensamentos ou impulsos de natureza repugnante e, em especial, nas obsessões e evitações de conteúdo supersticioso, o exame de evidências, em geral, não é suficiente para eliminar os sintomas. O paciente tende a reconhecer a irracionalidade de tais pensamentos ou crenças, compreender que são sintomas do TOC, mas, mesmo assim, não os desafia. Para vencê-los, é importante fazer exposições *in vivo* (p. ex., descascar uma fruta com uma faca segurando o filho no colo, andar em uma plataforma de trem ao lado das pessoas) ou exposições na imaginação (p. ex., repetir a palavra "demônio", escrever uma história na qual comete um homicídio ou abusa sexualmente e com violência de uma criança ou, ainda, ir até uma sauna frequentada por homossexuais para ver se confirma sua orientação homossexual – teste comportamental –, observando se a exposição o(a) deixaria excitado(a) ou o contrário).

## Continuação do tratamento

### Estrutura e formato das sessões de TCC

▶ **Depois de iniciada a terapia, as sessões obedecem à estruturação clássica da TCC:**

1. revisão do humor e dos sintomas
2. ponte para a sessão anterior: revisão das tarefas de casa; revisão da lista de sintomas, do mapa do TOC e das leituras (dúvidas)
3. demonstrações e exercícios práticos no consultório (modelação)
4. resumos breves ou sumários dos tópicos abordados com reforço na psicoeducação (função e consequência de fazer rituais ou das evitações; como funciona a terapia, crenças subjacentes aos sintomas, etc.)
5. escolha dos novos exercícios para casa a partir da lista hierarquizada, mantendo, de sessões anteriores, os que ainda não foram completamente vencidos
6. sumário da sessão pelo terapeuta, destacando os avanços feitos, a abordagem de dificuldades, as novas tarefas de casa e a sugestão de novas leituras
7. avaliação da sessão pelo paciente – o que ficou de mais importante, salientando a nova lista de tarefas para casa

A terapia costuma ser individual, mas pode ser em grupo ou familiar. Recomenda-se envolver a família ou pelo menos um membro, caso a acomodação familiar seja intensa e colabore para a perpetuação dos sintomas. Quando os sintomas são graves, as sessões podem ser mais frequentes (terapia intensiva) e assistidas com acompanhante terapêutico (na casa do paciente, com modelação) ou algum membro da família sensível e, ao mesmo tempo, firme, mas com boa relação com o paciente, que colabore de forma orientada na realização dos exercícios. Em casos muito graves, a terapia pode ser feita em ambiente hospitalar.

## Continuação das sessões

A meta da terapia é o desaparecimento completo dos sintomas. Enquanto persistirem sintomas na lista, a terapia deve prosseguir, mantendo-se a estrutura da sessão já descrita e os exercícios graduais de EPR. Em todas as sessões, é importante revisar a lista de sintomas e o diário ou mapa do TOC para identificar os sintomas que ainda persistem e programar novos exercícios até o desaparecimento completo da ansiedade e de todos os rituais e evitações da lista. Recomenda-se o uso periódico dos instrumentos Y-BOCS ou OCI-R para monitorar o andamento da terapia, se está havendo ou não redução na intensidade dos sintomas obsessivo-compulsivos e qual a intensidade dessa redução. Se estiverem sendo utilizadas técnicas cognitivas, deve-se seguir solicitando a elaboração de RPDs durante o intervalo das sessões e fazer exercícios cognitivos na sessão com base nos RPDs.

## Alta e prevenção de recaídas

Quando os sintomas são leves ou moderados e não existem comorbidades associadas, a TCC costuma ser breve, com duração de 10 a 20 sessões. Em casos graves, pode se prolongar por muitos meses. No início da terapia, as sessões costumam ser semanais, mas, à medida que os sintomas vão sendo eliminados, é habitual o espaçamento das sessões, que passam a ser quinzenais, mensais e até semestrais. No final das sessões, é importante orientar o paciente sobre o significado de eventuais lapsos, que devem ser diferenciados de recaídas, que são o retorno mais consistente dos sintomas e que demandam a retomada da terapia o mais breve possível. Especialmente se os sintomas forem muito graves, se já ocorreram recaídas e se existe ainda algum sintoma residual, é interessante, por algum tempo, planejar sessões de reforço ainda que em intervalos maiores (mensais, a cada 2 a 3 meses), durante um período mais longo. De qualquer maneira, as possibilidades de recaídas são sempre altas em pacientes com sintomas graves, que apresentam o quadro sintomático por longo tempo, com início ainda na infância e, em especial, para aqueles que, ao fim do tratamento, exibem sintomas residuais. Por esse motivo, a meta deve ser sempre a eliminação completa dos sintomas. A manutenção de alguma forma de tratamento no longo prazo tem-se revelado efetiva para impedir recaídas.

## Estratégias de prevenção de recaídas

Na fase final da terapia e antes da alta, deve ser reservado algum espaço na agenda, de uma ou mais sessões, para a discussão de estratégias que possam auxiliar o paciente a manter os ganhos terapêuticos e prevenir lapsos ou recaídas.

É importante o paciente ter claro as situações (lugares, objetos, horários) que ativam suas obsessões e o impelem a realizar rituais ou adotar comportamentos evitativos. É necessário preparar com antecedência estratégias de enfrentamento ("como vou me comportar") para o paciente lidar adequadamente com as situações-gatilho: por quanto tempo, onde, de que forma (p. ex., "Vou sentar na cama, durante 15 minutos, com a roupa da rua quando chegar em casa", "Não vou levar meu álcool quando sair para o trabalho"). É importante também estar atento para o autocontrole e não executar de forma automática os rituais a que estava habituado nas situações ativadoras. Procurar se distrair e se entreter durante as situações de risco com outros pensamentos ou com atividades práticas como forma de reduzir a aflição e o impulso de realizar rituais. Além disso, recomenda-se ao paciente tratar a depressão ou outros transtornos psiquiátricos associados, fazer revisões periódicas com o terapeuta, não interromper o uso de medicamentos sem combinar com o médico, participar das associações que congregam os indivíduos com TOC e saber tudo sobre o transtorno (ler sobre o assunto, acessar *sites*, assistir a palestras). O paciente pode, ainda, conversar consigo mesmo, dando ordens: "Você tem condições de se controlar!", "Não vá verificar se a torneira está fechada!", etc. O uso de lembretes também é útil: "A aflição não dura para sempre!", "Isso é o TOC!" ou "Cuidado com o TOC!".

## ASSOCIAR OU NÃO MEDICAMENTOS

Tanto a psicoterapia como os medicamentos apresentam limitações e, eventualmente, contraindicações. Embora haja controvérsias sobre se existem ou não vantagens em associar medicamentos à TCC, consensos de especialistas e *guidelines* sugerem que, sempre que possível, se associe a TCC a medicamentos.[18,19] É interessante, por exemplo, a observação de que a TCC parece eficaz mesmo em pacientes que não respondem ou respondem parcialmente ao tratamento com psicofármacos.[20,21]

Em alguns casos, entretanto, uma das duas modalidades terapêuticas pode ser a preferencial, pelo menos no início do tratamento. A TCC pode ser a escolha para pacientes nos quais predominam compulsões e comportamentos evitativos, cujos sintomas obsessivo-compulsivos são de intensidade leve a moderada, que não toleram os efeitos colaterais dos medicamentos ou não aceitam utilizá-los e que não apresentam comorbidades que exigem a adição de farmacoterapia. É, ainda, o tratamento de escolha para gestantes, indivíduos com TOC e transtorno bipolar comórbido (possibilidade de viradas maníacas com o uso dos antiobsessivos) ou outros pacientes para os quais possa existir alguma contraindicação para o uso de medicamentos. Os medicamentos são o tratamento de escolha quando os sintomas obsessivo-compulsivos são graves ou incapacitantes, quando há sintomas depressivos ou de ansiedade graves, convicções quase delirantes em relação ao conteúdo das obsessões, comorbidades associadas que exigem tratamento medicamentoso ou quando o paciente recusa ou não adere aos exercícios da TCC.

> O percentual de pacientes que respondem à TCC é bem maior do que o percentual dos que melhoram com o uso de medicamentos. A redução da intensidade dos sintomas também é maior e costuma se manter no longo prazo, enquanto, com os medicamentos, a redução dos sintomas, em geral, é parcial, e ocorrem recaídas se o tratamento é interrompido.

## EVIDÊNCIAS DE EFICÁCIA/EFETIVIDADE DA TCC NO TOC

A TCC com técnicas de EPR é a abordagem psicoterápica considerada de primeira escolha para o TOC e a que tem maiores evidências de efetividade no tratamento do transtorno. A eficácia foi verificada em diversos ensaios clínicos e metanálises, consolidando-se definitivamente como tratamento de primeira escolha para o TOC.[16,21-26] O tamanho do efeito é muito grande, de 1,31 na comparação com lista de espera e de 1,33 na comparação com placebo, e semelhante tanto no tratamento individual como no de grupo.[25] É um dos maiores tamanhos de efeito observados com as psicoterapias. A efetividade é maior quando predominam rituais (lavagens, verificações, ordenamento e simetria) e os sintomas são de intensidade leve ou moderada. A eficácia é superior à dos inibidores seletivos da recaptação de serotonina (ISRSs) (tamanho de efeito de 0,55). A TCC está associada a um índice menor de recaídas depois da alta do que o que se observa com a interrupção de medicamentos e, como já foi comentado, é eficaz mesmo em pacientes que não respondem ou respondem parcialmente ao tratamento com psicofármacos.[20,21]

> As principais desvantagens da TCC, no entanto, são seu custo inicial maior e a necessidade de um terapeuta treinado, que conheça bem a TCC e a psicopatologia do TOC, e que tenha experiência em tratar pacientes com o transtorno. Já os medicamentos antiobsessivos podem ser administrados por qualquer médico que conheça os ISRSs e a clomipramina, bem como seus efeitos colaterais, e saiba como administrá-los.

## TCC EM GRUPO

Diversos ensaios clínicos controlados e metanálises comprovaram uma eficácia da TCC em grupo[21,27] semelhante à da terapia de EPR individual[24] ou à da sertralina.[23] Seus efeitos se mantêm por até dois anos depois da alta.[28,29] A TCC em grupo apresenta uma relação custo/benefício mais favorável, com estimativa de custo cinco vezes menor do que os gastos com a terapia individual, além de disponibilizar o tratamento a um número maior de pessoas. É, portanto, um enfoque interessante para o uso em instituições com grande demanda de atendimento.

## QUESTÕES EM ABERTO E ÁREAS DE PESQUISA

Muitas questões no que diz respeito ao TOC e à TCC no TOC continuam em aberto. Eis algumas delas:

- Por que alguns pacientes têm sintomas muito graves, convicções delirantes ou quase delirantes sobre o conteúdo de suas obsessões e sobre a necessidade de executar rituais e são refratários tanto aos medicamentos como à terapia?
- Por que alguns pacientes, embora com sintomas graves, podem ter remissão completa e rápida dos sintomas, enquanto outros não aderem aos exercícios e não melhoram?
- Como conseguir a adesão desses pacientes ao tratamento e sua melhora com a TCC?
- A adição das técnicas cognitivas aumenta a eficácia da EPR? Ela reduz ou não as recaídas?

Restam alguns desafios que dependem de pesquisas e de políticas públicas de saúde. São eles:

- Aumentar o alcance da TCC para o TOC, modificando algumas de suas estratégias e técnicas para que um número maior de pacientes, atualmente refratários ou não aderentes, possa beneficiar-se.
- Ampliar a disponibilidade de TCC à população em serviços públicos. Esse objetivo exige treinamento de um número maior de profissionais e sua alocação em serviços públicos. Uma alternativa disponível, cujo protocolo está bem testado e com eficácia bem estabelecida, é o tratamento em grupo, formato que permite tratar um número maior de pacientes com uma relação custo/benefício bastante favorável.
- Desenvolvimento de instrumentos e estratégias para reconhecimento e tratamento precoces do TOC, especialmente em escolares, como forma de impedir a cronificação da doença.
- Educação e esclarecimento da população quanto às manifestações do TOC, para que as pessoas possam identificar precocemente as manifestações e buscar tratamento assim que perceberem o início dos sintomas.

## CONSIDERAÇÕES FINAIS

O TOC é um transtorno crônico; quando não tratado, dificilmente seus sintomas desaparecem de forma espontânea. Até há pouco, era considerado uma doença de difícil tratamento. Esse panorama mudou completamente. Os modelos comportamental e cognitivo-comportamental ofereceram uma compreensão da doença completamente nova e permitiram o desenvolvimento de técnicas comportamentais relativamente simples e altamente efetivas em reduzir e até em eliminar por completo os sintomas. O acréscimo de técnicas cognitivas possibilitou, ainda, tratar com sucesso pacientes com pensamentos e obsessões de conteúdo repugnante, indesejável e perturbador. Esses sintomas eram difíceis de ser abordados utilizando-se apenas as técnicas comportamentais. Apesar desses avanços, aproximadamente 30% dos pacientes que buscam a terapia não conseguem esse benefício, e as causas desse fracasso ainda não estão bem esclarecidas. É necessário desenvolver estratégias que possam englobar esses pacientes. É de grande importância, ainda, que os indivíduos com risco de vir a apresentar a doença sejam identificados precocemente na infância ou na adolescência para receberem as intervenções o mais cedo possível a fim de impedir a cronificação do transtorno.

## REFERÊNCIAS

1. American Psychiatric Association. Manual diagnóstico e estatístico de transtornos mentais: DSM-5. 5.ed. Porto Alegre: Artmed; 2013.
2. Vivan AS, Rodrigues L, Wendt G, Bicca, MG, Braga DT, Cordioli AV. Obsessive-compulsive symptoms and obsessive-compulsive disorder in adolescents: a population-based study. Rev Bras Psiquiatr. 2014;36(2):111-8.
3. Röper G, Rachman SJ, Hogdson R. An experiment on obsessional checking. Behav Res Ther. 1973;11(3):271-7.
4. Rachman SJ, De Silva P, Roper G. The spontaneous decay of compulsive urges. Behav Res Ther. 1976;14(8):445-53.

5. Röper G, Rachman SJ. Obsessional-compulsive checking: experimental replication and development. Behav Res Ther 1976; 14(1):25-32.PMID 938417
6. Likierman H, Rachman SJ. Spontaneous decay of compulsive urges: cumulative effects. Behav Res Ther. 1980;18(5):387-97.
7. Salkovskis PM, Forrester E, Richards C. Cognitive-behavioural approach to understanding obsessional thinking. Brit J Psychiatry. 1998; 173(35):53-63.
8. Obsessive Compulsive Cognitions Working Group (OCCWG). Cognitive assessment of obsessive-compulsive disorder. Behav Res Ther. 1997;35(7):667-81.
9. Van Oppen P, Arntz A. Cognitive therapy for obsessive-compulsive disorder. Behav Res Ther. 1994;32(1): 79-87.
10. Salkovskis, P. Understanding and treating obsessive-compulsive disorder. Behav Res Ther. 1999;37(1): 29-52.
11. Rachman S, de Silva, P. Abnormal and normal obsessions. Behav Res Ther. 1978;16(4):233-48.
12. Rachman SJ. A cognitive theory of obsessions. Behav Res Ther. 1997;35(9):793-802.
13. Rachman S. A cognitive theory of compulsive checking. Behav Res Ther. 2002;40(6):625-39.
14. Cordioli AV, Vivan AS, Braga DT. Vencendo o transtorno obsessivo-compulsivo: manual de terapia cognitivo-comportamental para pacientes e terapeutas. 3. ed. Porto Alegre: Artmed; 2017.
15. Universidade Federal do Rio Grande do Sul. Transtorno Obsessivo Compulsivo [Internet]. Porto Alegre: Faculdade de Medicina, 2017. [acessado em: 10 jan. 2018]. Disponível em: http://www.ufrgs.br/toc/index.php/profissional/instrumentos.html.
16. McKay D, Sookman D, Neziroglu F, Wilhelm S, Stein DJ, Kyrios M, et al. Efficacy of cognitive-behavioral therapy for obsessive-compulsive disorder. Psychiatry Res. 2015;227(1):104-13.
17. Cordioli AV. TOC: manual da terapia cognitivo-comportamental para o transtorno obsessivo-compulsivo. Porto Alegre: Artmed; 2014. p.117-35.
18. National Institute for Health and Care Excellence (NICE). Obsessive-compulsive disorder: core interventions in the treatment of obsessive-compulsive disorder and body dysmorphic disorder. Br Psychol Soc Royal College Psychiatr. 2006.
19. Koran LM, Hanna GL, Hollander E, Nestadt G, Simpson HB. Practice guideline for the treatment of patients with obsessive-compulsive disorder. Am J Psychiatry. 2007;164(7):5-53.
20. Simpson HB, Foa EB, Liebowitz MR, Ledley DR, Huppert JD, Cahill S, et al. A randomized, controlled trial of cognitive-behavioral therapy for augmenting pharmacotherapy in obsessive-compulsive disorder. Am J Psychiatry. 2008;165(5):621-30.
21. Cordioli AV, Heldt E, Braga DT, Margis R, Basso M, Tonello JF, et al. Cognitive-behavioral group therapy in obsessive-compulsive disorder: a randomized clinical trial. Psychother Psychosom. 2003;72(4):211-6.
22. Foa EB, Liebowitz MR, Kozak MJ, Davies S, Campeas R, Franklin ME, et al. Randomized, placebo-controlled trial of exposure and ritual prevention, clomipramine, and their combination in the treatment of obsessive-compulsive disorder. Am J Psychiatry. 2005;162(1):151-61.
23. Sousa MB, Isolan LR, Oliveira RR, Manfro GG, Cordioli AV. A randomized clinical trial of cognitive-behavioral group therapy and sertraline in the treatment of obsessive-compulsive disorder. J Clin Psychiatry. 2006;67(7):1133-9.
24. Rosa-Alcázar AI, Sánchez-Meca J, Gómez-Conesa A, Marín-Martínez F. Psychological treatment of obsessive-compulsive disorder: a meta-analysis. Clin Psychol Rev. 2008;28(8):1310-25.
25. Öst LG, Havnen A, Hansen B, Kvale G.Cognitive behavioral treatments of obsessive-compulsive disorder. A systematic review and meta analysis of studies published 1993-2014. Clin Psychol Rev. 2015;40:156-69.
26. Skapinakis P, Caldwell DM, Hollingworth W, Bryden P, Fineberg NA, Salkovskis P,et al. Pharmacological and psychotherapeutic interventions for management of obsessive-compulsive disorder in adults: a systematic review and network meta-analysis. Lancet Psychiatry 2016;3(8):730-9.
27. Jónsson H, Hougaard E. Group cognitive behavioural therapy for obsessive-compulsive disorder: a systematic review and meta-analysis. Acta Psychiatr Scand. 2009;119(2):98-106.
28. Braga DT, Manfro GG, Niederauer K, Cordioli AV. Full remission and relapse of obsessive-compulsive symptoms after cognitive-behavioral group therapy: a two--year follow-up. Rev Bras Psiquiatr. 2010;32(2):164-68.
29. Borges CP, Meyer E, Ferrão YA, Souza FP, Sousa MB, Cordioli AV. Cognitive-behavioral group therapy versus sertraline for obsessive-compulsive disorder: five-year follow-up. Psychother Psychosom. 2011;80(4):249-50.

## LEITURA RECOMENDADA

Vivan A. Prevalência do transtorno obsessivo-compulsivo alunos de escolas do segundo grau de Porto Alegre [Tese]. Porto Alegre: Universidade Federal do Rio Grande do Sul; 2013.

# 40 Psicoterapias no tratamento dos transtornos relacionados ao transtorno obsessivo-compulsivo

Lucas Lovato
Gabriela Lotin Nuernberg
Aristides Volpato Cordioli

Tricotilomania (TTM), transtorno de escoriação (TE), transtorno de acumulação compulsiva (TAC) e transtorno dismórfico corporal (TDC) são psicopatologias altamente prevalentes na população e que, até então, vinham recebendo pouca atenção na literatura. A partir do *Manual diagnóstico e estatístico de transtornos mentais*, quinta edição (DSM-5), essas condições passaram a fazer parte de um novo grupo diagnóstico: os transtornos relacionados ao transtorno obsessivo-compulsivo (TOC). Este capítulo descreve a apresentação clínica desses transtornos e o uso de psicofármacos e, em especial, de técnicas comportamentais e cognitivo-comportamentais em seu tratamento.

A partir do DSM-5, em 2013, o TOC foi retirado do grupo dos transtornos de ansiedade e ganhou um agrupamento próprio, TOC e transtornos relacionados (TRs). Esses "relacionados" incluem transtornos graves, que costumavam ser pouco reconhecidos e pouco estudados: TDC, TAC, TTM e TE.[1] Além destes, também estão incluídos transtornos que envolvem pensamentos obsessivos ou comportamentos compulsivos induzidos por substâncias ou desencadeados por condições clínicas, classificados como "outros TRs".

Guardadas as devidas diferenças entre esses transtornos, todos apresentam obsessões e/ou comportamentos repetitivos. As obsessões são definidas como pensamentos, ideias, dúvidas, impulsos ou imagens experimentados como intrusivos, indesejados, inaceitáveis ou sem sentido e que, na maioria dos indivíduos, produzem ansiedade ou desconforto acentuados. Os comportamentos repetitivos, ou compulsões, são executados com o objetivo de aliviar o desconforto provocado pelas obsessões, podendo ser rituais propriamente ditos, evitações ou neutralizações.

Nessa nova classificação, o TOC foi retirado dos transtornos de ansiedade e agrupado com o TDC (oriundo dos transtornos somatoformes) e com a TTM (originária dos transtornos do controle de impulsos). Também foram criados outros transtornos: o TAC e o TE.

▶ **Os motivos que nortearam a união desses transtornos em um mesmo grupo foram os seguintes:[2]**

- Os sintomas cardinais do TOC e dos TRs são pensamentos intrusivos e comportamentos repetitivos e a falha em inibi-los.
- Há entre esses transtornos sobreposição de idade de início, comorbidade e herdabilidade familiar.

- Há compartilhamento de circuitos cerebrais e anormalidades de neurotransmissores na fisiopatologia dos transtornos.
- Há semelhanças nas respostas a determinados tratamentos.

Alguns estudos e hipóteses apontam diferenças significativas entre os transtornos agrupados. Por exemplo, enquanto o TOC e o TDC apresentam como principal objetivo (ou até único) do comportamento evitar um "mal", os demais TRs (TTM, TE e TAC) podem manifestar intenções mais variadas, como aliviar emoções negativas, diminuir estresse ou obter gratificação. Também há diferenças e especificidades nas respostas aos fármacos, como veremos a seguir, o que possivelmente indica diferenças em vias de neurotransmissores de cada transtorno. Na TTM e no TE, não há uma obsessão definida, mas uma "vontade", um impulso de que o hábito de arrancar cabelos ou escoriar a pele deva ser realizado. É comum que a realização da compulsão seja precedida por uma "sensação" física desagradável, descrita por alguns pacientes como uma "coceira" ou uma "agonia", e não propriamente por uma cognição catastrófica, como ocorre comumente no TOC.

Há discussões a respeito do quanto esses transtornos têm em comum, bem como das possíveis diferenças que certamente existem entre eles. Todavia, é possível que esse novo agrupamento tenha dado destaque a transtornos de prevalência significativa, que estavam sendo pouco estudados, e que certamente trazem prejuízo significativo a um grande número de pessoas. Estudá-los e discutir suas semelhanças e diferenças vai trazer novas evidências e, com isso, avanço no conhecimento a respeito das doenças psiquiátricas.[2]

## TRICOTILOMANIA

A TTM caracteriza-se pelo comportamento de arrancar cabelos e/ou pelos do corpo, que resulta em perda e sofrimento significativos, assim como tentativas malsucedidas de interromper a compulsão (DSM-5).[1]

A ação de arrancar pelos e cabelos pode ser consciente ou inconsciente e atinge até 0,9% da população, predominantemente mulheres. Costuma causar sofrimento, isolamento social e baixa autoestima. Está frequentemente (cerca de 80% das vezes) associada com TOC, depressão e outros transtornos de ansiedade. Alguns indivíduos apresentam predileção por alguns tipos específicos de cabelos (grossos, finos, encaracolados ou lisos) ou por locais do corpo (couro cabeludo [mais comum], sobrancelhas, cílios ou pelos pubianos). O cabelo pode ser manipulado com os dedos, com a boca ou simplesmente descartado. Por vezes, o cabelo pode ser engolido, comportamento que se chama tricofagia. A idade de início do transtorno é em torno dos 13 anos.[2,3]

A possibilidade de a compulsão ser consciente ou inconsciente faz alguns autores dividirem o transtorno em dois subtipos: automático e focado.[3] No subtipo automático, a manipulação dos pelos e cabelos ocorre em paralelo a outras atividades, como ver TV, conversar com outra pessoa, dirigir ou qualquer atividade da rotina do paciente. No subtipo focado, o hábito é consciente e apresenta, muitas vezes, como objetivo a distração ou o alívio de emoções negativas ou pensamentos disfuncionais.

Estudos sugerem que a TTM pode estar envolvida com alterações no sistema de recompensa e em sistemas de controle ou inibição de impulsos.[3] Há evidências do envolvimento de vias de serotonina, dopamina e ácido γ-aminobutírico (GABA). Relacionar a TTM a esses diversos circuitos de neurotransmissores possivelmente reflete o pobre entendimento que há sobre esse transtorno na atualidade.

### Tratamento farmacológico da tricotilomania

Em relação ao tratamento da TTM, também pode-se dizer que há poucas evidências consistentes. Uma metanálise que incluiu 11 estudos com terapia comportamental e tratamento farmacológico com inibidores da recaptação de serotonina (IRSs), inibidores seletivos da recaptação de serotonina (ISRSs) e clomipramina evidenciou um tamanho de efeito grande para a terapia comportamental (tamanho de efeito = 1,41, $p < 0,001$) e moderado para os IRSs (tamanho de efeito = 0,41, $p = 0,02$).[4] Observou-se que o tamanho de efeito era maior para estudos com terapia comportamental mais prolongada.

Quando analisamos somente o tratamento farmacológico, quatro ensaios clínicos randomizados (ECRs) e dois ensaios abertos foram realizados com diferentes ISRSs para TTM. Entre eles, somente um pequeno ensaio aberto com citalopram foi efetivo. Um pequeno ECR mostrou vantagem da clomipramina em relação à desipramina, enquanto dois ECRs falharam em demonstrar benefícios da clomipramina.[5]

Outras classes de fármacos também foram estudadas. Alguns antipsicóticos, adjuvantes aos IRSs ou em monoterapia, também podem ser eficazes no tratamento da TTM, mas apresentam menos evidência disponível. A olanzapina e o aripiprazol demonstraram eficácia em ensaios abertos, e a olanzapina também apontou eficácia em um ECR.[6] A naltrexona falhou em dois ECRs. A N-acetilcisteína (fármaco modulador glutamatérgico) apresentou resultado positivo para TTM em dois ECRs e falhou em um, sendo uma possível candidata à farmacoterapia de primeira linha. Da mesma forma, um ensaio aberto com o agonista canabinoide dronabinol mostrou possibilidade de benefício.[5]

Em relação às psicoterapias, a terapia de reversão de hábitos (TRH) e outras técnicas comportamentais (terapia de aceitação e compromisso [ACT] e terapia comportamental dialética [DBT]) podem ser utilizadas, apresentando possivelmente os melhores resultados na literatura para o tratamento da TTM.[3,4,7]

## Terapia de reversão de hábitos para a tricotilomania e o transtorno de escoriação

A TRH é o tratamento clássico em termos de psicoterapia para a TTM, com fundamentos predominantemente comportamentais. Mais recentemente, com o crescimento das evidências em outras modalidades de psicoterapia da linha cognitivo-comportamental, alguns autores têm proposto a mescla dessa técnica com ferramentas da terapia dialética, *mindfulness* e ACT. Com essas "ferramentas", é possível que o paciente possa lidar melhor com a desregulação emocional e os sentimentos negativos que possam estar desencadeando o hábito. O **Quadro 40.1** exemplifica protocolos com essa proposta "mista" para a TTM.[3,4,7,8]

Na TRH, o objetivo terapêutico inicial é a possibilidade de obter consciência sobre a compulsão, seu automonitoramento com consequente controle dos fatores que precipitam (fatores condicionados) e mantêm o comportamento de arrancar cabelos ou de escoriar-se, a exposição às situações que provocam esses comportamentos, assim como a possibilidade de escolha de hábitos concorrentes e incompatíveis com a realização dos comportamentos e que sejam alternativas mais adaptativas.

A sequência de passos da TRH para a TTM e o TE é a seguinte:

**1) Identificação dos horários e locais nos quais o paciente apresenta o comportamento.** O primeiro passo da TRH é a realização de um "mapa/roteiro" completo de onde e como ocorre o hábito – em que locais (p. ex., dentro do carro ao dirigir, no quarto, na sala ao ver TV, ao usar o computador); em que horários o hábito ocorre (p. ex., final de tarde, antes de dormir, fins de semana, determinado dia da semana); que situações emocionais estão relacionadas ao hábito (p. ex., momentos de solidão, tristeza, diante de situações de ansiedade, antes de situações de desempenho como provas ou trabalhos, em situações de frustração); e em quais situações especiais ele ocorre (p. ex., conflitos interpessoais, conflitos familiares). Essa lista será parte integrante do tratamento, uma vez que irá direcionar a atenção a momentos e situações específicos nos quais as estratégias da TRH deverão ser utilizadas. Também permitirá identificar fatores desencadeantes, para que sejam evitados ou sejam criadas condutas alternativas.

**2) Realização de estatística ou quantificação do comportamento de arrancar cabelos. Deve ser feita uma estatística do hábito.** O tempo demandado no comportamento precisa ser contabilizado. Se o paciente apresenta TTM, pode realizar-se uma média de quantos fios de cabelos arranca por dia e por semana; no TE, o número de lesões. Essa estatística será utilizada para o acompanhamento do progresso do paciente, observando-se fatores associados a dias melhores ou dias piores, assim como para o estabelecimento de metas.

**3) Identificação dos movimentos que precedem o comportamento de arrancar cabelos.** O paciente precisa aprender a perceber os movimentos que iniciam o comportamento, assim como reconhecer as regiões-alvo de seu comportamento. Na TTM, deve reconhecer a mão que predominantemente arranca os cabelos e perceber como ela inicia o movimento em direção ao alvo (p. ex., cabeça, cílios, etc.); no TE, identificar se o hábito envolve ir ao espelho observar a pele, passar a mão na pele buscando por saliências, desabotoar a blusa para que a mão chegue às costas ou preparar materiais (p. ex., pequenas agulhas, estiletes, objetos cortantes).

4) **Desenvolvimento de atividades que dificultem o comportamento.** Sabendo os momentos críticos, horários, desencadeantes e entendendo como ocorre o hábito, é necessário desenvolver estratégias que incompatibilizem o comportamento ou que o tornem mais fácil de ser identificado. Pacientes com TTM podem realizar atividades que ocupem as duas mãos (p. ex., segurar bolinhas de silicone enquanto assiste à TV, segurar objetos com as duas mãos, usar luvas do tipo "saco", sem os dedos) ou usar um boné em determinada hora do dia. Ao largarem as bolinhas ou retirarem o boné, devem identificar que estão se aproximando do comportamento e adotar estratégias alternativas. Se o paciente sabe que vai manipular seus cabelos e talvez arrancá-los quando está sozinho em casa e seus sentimentos de solidão estão aumentados, deve combinar com a família que façam mais atividades juntos ou programar antecipadamente com amigos alguma atividade em momentos críticos.

5) **Manobras reparatórias.** Manobras reparatórias podem ser utilizadas após algum dano ou como estratégia alternativa. Pacientes com TTM podem, em vez de arrancar, pentear os cabelos, passar creme, fazer massagem no couro cabeludo (isso também pode ser feito com o auxílio de um familiar ou pessoa próxima) ou manipular os cabelos de uma boneca, os pelos de um urso de pelúcia ou de uma mascote. Pacientes com TE podem também massagear ou passar creme em sua pele.

6) **Treino de relaxamento muscular e respiração abdominal.** O paciente pode ser ensinado a realizar movimentos de relaxamento ou respiração abdominal para aliviar os momentos de tensão e a vontade/o "impulso" do comportamento.

7) **Treino de exposição e a prevenção do impulso.** Conforme as etapas anteriores ocorrem

**Quadro 40.1** | Protocolos mistos para tratamento da TTM[7-10]

**Protocolo de Woods**
- Sessão 1: Psicoeducação da TTM
- Sessão 2: Identificação de valores
- Sessão 3: Identificação e desafio de tentativas de controle dos impulsos de arrancar cabelos e experiências internas desagradáveis
- Sessão 4: Introdução ao conceito de aceitação
- Sessões 5-6: Desfusão cognitiva
- Sessão 7: Incorporação de TRH (simulação de apalpamento do cabelo/impulso) para permitir a prática de estratégias de aceitação
- Sessão 8: TRH (treinamento de conscientização, treinamento de resposta concorrente) e incorporação de suporte social
- Sessão 9: TRH (controle de estímulo)
- Sessão 10: Revisão do tratamento e prevenção de recaídas

**Protocolo de Keuthen**
- Sessão 1: Psicoeducação da TTM, entrevista motivacional, TRH (treinamento de automonitoramento/conscientização)
- Sessão 2: TRH (treinamento de resposta concorrente, controle de estímulo)
- Sessões 3-5: *Mindfulness*
- Sessões 6-8: Treinamento de habilidades de regulação emocional (dialética)
- Sessões 9-10: Treinamento de habilidades de tolerância de estresse (dialética)
- Sessão 11: Treinamento de prevenção de recaídas
- Sessões 12-15: Sessões de reforço com foco na revisão do tratamento e na prevenção de recaídas

de forma mais sistemática e com segurança, pode-se organizar atividades de exposição e prevenção de respostas (EPR). Na TTM, pode-se estender os braços acima da cabeça, segurar por 10 segundos (exposição), depois ir aproximando as mãos dos cabelos, fazendo-se três paradas de 10 segundos, mas resistindo ao impulso de tocá-los (prevenção da resposta), repetindo-se o exercício até diminuir a aflição. Técnicas semelhantes, que, muitas vezes, dependem da imaginação do terapeuta e do paciente, podem ser adaptadas.

8) **Reconhecimento de progressos.** O progresso deve ser reconhecido e gratificado. Técnicas que utilizam a obtenção de pontos, conforme as metas são atingidas, também podem ser empregadas.

9) **Prevenção de recaídas.** A prevenção de recaídas deve ter como referência aqueles momentos inicialmente listados como facilitado-

> **EXEMPLO CLÍNICO**
>
> MT., 24 anos, sexo feminino, estudante universitária. Está em tratamento com terapia cognitivo-comportamental (TCC) para sintomas de TOC leves a moderados desde seus 22 anos. Na consulta de hoje, relata ao terapeuta que apresenta, desde os 14 anos, o hábito de manipular os cabelos – passa os dedos nos fios de cabelo buscando aqueles que considera "grossos" e os arranca. Esse comportamento aparecia em algumas épocas mais "estressantes" da vida de MT. e depois diminuía. No último ano, o comportamento se tornou um problema maior. A paciente se percebe buscando os cabelos "grossos" e os arrancando "desde a raiz" (que considera o modo certo) em diversas situações, como quando está distraída assistindo à TV, no trajeto de ônibus para ir para a faculdade ou quando está estudando. Há algumas semanas, amigas perceberam uma área com menos cabelos na parte occipital e perguntaram para a paciente o que era. Ela ficou assustada, pois havia uma falha nos cabelos, causada por esse hábito. A paciente tentou conter-se, mas sentia uma vontade grande de manipular os cabelos ou, "quando via", já estava arrancando os fios. O médico fez o diagnóstico de TTM (com predomínio de hábito automático) e propôs o uso de técnicas de TRH.

res, críticos ou desencadeadores do comportamento.

É possível que técnicas que auxiliem na regulação do humor e no manejo de afetos negativos tenham um papel significativo no tratamento da TTM, especialmente no subtipo focado, em que há relação clara e direta entre o afeto desencadeado e a compulsão. O papel dessas técnicas, assim como o de técnicas cognitivas que reestruturem o pensamento e as interpretações disfuncionais, ainda não está bem estabelecido. Apesar de os resultados serem iniciais, estudar, pesquisar e pensar em alternativas é uma tendência nos rumos do tratamento da TTM.

## TRANSTORNO DE ESCORIAÇÃO

É o comportamento de beliscar a pele de forma recorrente, resultando em lesões. Também ocorrem tentativas repetidas de reduzir ou parar o referido comportamento, que causa sofrimento clínico significativo (DSM-5).[1] Indivíduos com TE apresentam manipulação frequente e repetitiva da pele, que resulta em lesões e até cicatrizes. A preocupação com a pele ou a necessidade de beliscá-la são descritas como intrusivas, podendo haver aumento da ansiedade, sensação de tédio e tensão crescente precedendo o comportamento, que é seguido por sensação de alívio ou prazer e que pode preencher horas do dia, causar prejuízo social e profissional e baixa autoestima. São comuns complicações decorrentes de lesão da pele, como infecções que podem se generalizar, além do prejuízo estético. A face é o local mais comum, mas o comportamento pode correr em outras partes do corpo. Dorso, pernas e braços também são locais frequentes, uma vez que são de fácil acesso das mãos.

O TE passou a ser reconhecido a partir do DSM-5, e sua prevalência encontra-se ao redor de 1,4% na população em geral. No entanto, ela pode ser bem maior como comorbidade com transtornos específicos, como o TOC, a TTM e o TDC. Ocorre predominantemente em mulheres e pode apresentar também prevalência elevada em subgrupos de pacientes de clínicas de dermatologia ou de procedimentos estéticos.

De modo semelhante à TTM, o TE pode ser do tipo automático ou focado. Neste último, podem ser utilizados instrumentos para manipular a pele, como agulhas, estiletes ou pinças. O TE é possivelmente um transtorno heterogêneo, e a classificação atual o considera com semelhanças suficientes com o TOC para colocar ambos em um mesmo grupo de transtornos. No entanto, alguns autores defendem teorias de que o TE poderia também ser parecido com transtornos aditivos, em que há "fissura" que antecede o comportamento e sentimentos de alívio e gratificação ao realizá-lo. As teorias da adição e obsessivo-compulsiva não são ex-

## EXEMPLO CLÍNICO

RB., 27 anos, sexo feminino, administradora, vem encaminhada por seu dermatologista devido a lesões de pele de causa psicológica no rosto, no dorso e nas pernas. A paciente relata que, desde a adolescência, percebe protuberâncias e "bolinhas" na pele e se sente "compelida a manipular, com os dedos, unhas e, às vezes, objetos pontiagudos como agulhas". Esse hábito acaba causando lesões maiores e perceptíveis que a paciente tenta esconder com maquiagem. Há marcas na pele, em especial das costas e pernas, decorrentes de excessiva manipulação e infecções das lesões. A paciente percebe que esse hábito traz certa sensação de satisfação e alívio, sobretudo quando está preocupada ou triste, e aumenta significativamente quando apresenta sentimentos de frustração e angústia. Foi feito o diagnóstico de TE (com predomínio do subtipo focado) e foi proposta TRH com intervenções cognitivas para algumas crenças centrais que foram identificadas como desencadeadoras de sentimentos de desvalia relacionados ao hábito.

cludentes, e a proposta de se pensar em subgrupos com características específicas de sintomas pode ser uma ideia.[11]

### Tratamento farmacológico para o TE

Os ISRSs são a classe farmacológica mais estudada no TE, e há estudos disponíveis com fluoxetina,[12] citalopram,[13] escitalopram,[14] fluvoxamina[15] e sertralina.[16] Também há estudos com a lamotrigina,[17] um agente glutamatérgico, e com a N-acetilcisteína.[18] Além disso, existem estudos que avaliaram intervenções psicoterápicas como a TCC, a ACT, a TCC com aceitação e a TRH. Foi demonstrada a eficácia dos tratamentos comportamentais no TE, em especial as técnicas de reversão de hábitos, descritas anteriormente para a TTM no Quadro 40.1 (as mesmas técnicas são utilizadas e adaptadas para o TE).

Assim, em 2016, foi publicada uma metanálise que levantou todos os estudos que empregaram avaliações antes e depois dos tratamentos disponíveis para o transtorno. Essa metanálise concluiu que os tratamentos têm eficácia importante de maneira geral ($g = 1,13$; 95% CI: 0,98, 1,28; $p < 0,001$). Além disso, de acordo com os resultados da metanálise, observou-se que as intervenções comportamentais (quatro estudos; intervenções avaliadas: TRH, ACT, TCC e terapia comportamental on-line) foram eficazes na redução dos sintomas e apresentaram tamanho de efeito grande ($g = 1,19$; 95% CI: 1,00, 1,39; $p < 0,001$). Em relação às intervenções farmacológicas, os ISRSs também demonstraram eficácia ($g = 1,09$; 95% CI: 0,80, 1,39; $p < 0,001$), assim como a lamotrigina ($g = 0,98$; 95% CI: 0,61, 1,35; $p < 0,001$).[17]

## TRANSTORNO DISMÓRFICO CORPORAL

O TDC foi inicialmente classificado (em 1980) como transtorno somatoforme na terceira edição do DSM (DSM-III). No DSM-5, passou a fazer parte do grupo TOC e TRs. Sua prevalência situa-se em torno de 1,7 a 2,4% da população (mas pode chegar a 24% em amostras específicas de pacientes de cirurgia estética ou dermatologia). Seu sintoma central é a preocupação com um ou mais defeitos ou falhas percebidas na aparência física que não são observáveis ou que parecem leves às pessoas. Tais preocupações costumam ser acompanhadas por atos repetitivos de olhar-se no espelho, arrumar-se excessivamente e beliscar a pele ou atos mentais como comparar-se às demais pessoas. Há sofrimento significativo, com prejuízo funcional, social e profissional.[1]

> No TDC, o paciente preocupa-se de modo desproporcional e disfuncional com pequenas assimetrias ou características físicas. Muitos pacientes apresentam pensamento de características delirantes, e a presença de conduta suicida é frequente.

Os "defeitos" são assimetrias normais da anatomia, percebidos de modo desproporcional. Até um terço dos casos não apresenta crítica de que a preocupação é desproporcional e tem origem emocional, podendo haver um pensamento com características delirantes (p. ex., a pessoa achar-se hedionda, um monstro). Comportamento suicida é relativamente frequente, mais presente que no TOC. O TDC costuma iniciar-se na adolescência, apresenta alta taxa de comorbidade com depressão, fobia social e TOC e tende a ter características graves e crônicas.

O indivíduo com TDC apresenta pensamentos intrusivos e recorrentes a respeito de sua percepção de "feiura", e, a partir desses pensamentos, são geradas verificações, tentativas de camuflar, esconder ou corrigir o "problema". Pessoas, locais ou situações são frequentemente evitados em virtude dos sintomas. As áreas corporais mais comuns de preocupação são pele, cabelo e nariz, mas qualquer parte do corpo pode ser percebida como problema. Preocupações em mais de um local são bem menos comuns. Os homens tendem a se preocupar com genitais, presença de pelos no peito ou queda de cabelo, enquanto as mulheres preocupam-se com a pele, a barriga, os seios, as nádegas ou o excesso de pelos.

Uma questão importante no TDC é o número significativo de indivíduos com pensamento de características delirantes. Embora não se tenha evidenciado diferença na abordagem terapêutica, os indivíduos com TDC são pacientes mais graves e necessitam de tratamento mais complexo. Outro dado já mencionado é o alto índice de suicidalidade. Estudos apontam prevalência de até 80% de ideação suicida e de até 25% de tentativas de suicídio nesse grupo. Quando indivíduos com TDC são comparados àqueles com TOC, a presença de TDC pode estar associada a maior morbidade: ser solteiro, ser desempregado, apresentar mais comorbidade com depressão maior e fazer uso de substâncias.

## Tratamento do transtorno dismórfico corporal

As principais possibilidades de tratamento para o TDC são a farmacoterapia com IRSs e ISRSs e a TCC.

### Tratamento farmacológico

Em relação ao tratamento farmacológico,[19] o citalopram (ensaio aberto), a fluoxetina (ECR), a fluvoxamina (ensaio aberto), o escitalopram (ensaio aberto) e a clomipramina (comparada à desipramina) mostraram redução dos sintomas de 50 a 70%. Quando a clomipramina foi comparada com a desipramina (antidepressivo não IRS), a primeira mostrou-se mais efetiva. Esse achado corrobora a hipótese de que nem todos os antidepressivos são efetivos; possivelmente há maior benefício com aqueles de ação serotonérgica. Embora as evidências sejam frágeis, a clomipramina e os ISRSs seriam os potenciais medicamentos de primeira linha para a doença, possivelmente em doses mais elevadas e por períodos prolongados. De modo semelhante ao TOC, o tempo de resposta para início da percepção de melhora seria mais longo do que o da depressão. Outro ponto relevante no tratamento farmacológico são os pacientes que apresentam pensamento de características delirantes. A literatura mostra que eles responderiam da mesma forma aos IRSs que os não delirantes, de modo que especialistas indicam que pacientes com TDC com características delirantes sejam tratados preferencialmente em monoterapia com IRSs em vez de com antipsicóticos.[20]

### Terapia cognitivo-comportamental para o transtorno dismórfico corporal – evidências de eficácia

Em termos de tratamento não farmacológico, a TCC é a modalidade terapêutica mais estudada.

Dois estudos recentes contribuem com a compilação de evidência disponível sobre psicoterapia do TDC. Uma metanálise avaliou ECRs com TCC e evidenciou que a TCC é eficaz no tratamento do TDC (com tamanho de efeito grande) e na melhora do quadro de sintomas depressivos e falta de *insight*/pensamento delirante que o acompanha (com tamanho de efeito moderado).[21] Além disso, nessa metanálise, a melhora foi mantida pelo menos no período de 2 a 4 meses após o tratamento. Uma revisão sistemática que avaliou intervenções farmacológicas e/ou psicológicas no tratamento do TDC apontou que TCC, terapia metacognitiva e farmacoterapia com ISRSs mostraram potencial benefício. Foram avaliados nove estudos, seis com tratamento psicológico e três com tratamento farmacológico. Os autores declaram que esses achados positivos podem ter limitações, uma vez que há poucos estudos e com qualidade questionável (uma vez que muitos dados não são reportados). Além

## EXEMPLO CLÍNICO

SF., 30 anos, sexo masculino, motorista de táxi. Vem à consulta encaminhado por um cirurgião plástico. Relata que buscou o cirurgião por achar seus olhos muito separados e assimétricos, um maior que o outro. Acha-se "muito feio" por esse "defeito" e acha que isso interfere em suas relações sociais, porque está sempre preocupado com essa característica de seu rosto. Procura trabalhar de óculos escuros ou boné, pois acha que as pessoas logo reparam em seu rosto e no "defeito" em seus olhos. Tem dificuldade em aproximar-se de pessoas para qualquer tipo de relacionamento, acha que seria rejeitado por ser feio. Quando se olha em um espelho, logo percebe que a assimetria dos olhos se destaca e entende que é assim que as pessoas o percebem. Já fez consultas com cirurgiões plásticos e em clínicas de estética, procurando algum procedimento que diminua o "defeito", mas sempre escuta a resposta de que não há anormalidade anatômica e alguma assimetria é normal na face das pessoas. Procurou o psiquiatra por achar que talvez seu problema possa ser emocional, mas não tem muita certeza disso.

disso, outro estudo que avaliou os resultados da TCC em longo prazo (1 a 4 anos de seguimento) mostrou que a melhora persiste de maneira geral.[19,22]

Além da TCC tradicional, que é presencial, outra possibilidade que alguns estudos levantam é a TCC via internet orientada pelo terapeuta (TCC-IOT).[23] No entanto, é necessário fazer uma avaliação clínica completa, uma vez que esse tipo de tratamento é contraindicado para pacientes com ideação suicida, transtornos graves (transtorno bipolar ou psicoses) ou transtornos da personalidade ou em pacientes cujo quadro clínico possivelmente interfira no tratamento (p. ex., transtorno da personalidade *borderline* com automutilação). Um ECR que comparou a TCC-IOT à terapia de apoio *on-line* evidenciou que a TCC-IOT foi superior na redução dos sintomas do TDC (diferença na Yale-Brown Obsessive Compulsive Scale modified for Body Dysmorphic Disorder [BDD-YBOCS] entre os grupos de -7,1 pontos; 95% IC: -9,8 a -4,4) e em medidas de depressão e qualidade de vida.[23] No *follow-up*, 56% dos pacientes que receberam TCC-IOT apresentaram resposta ao tratamento (redução de mais de 30% dos sintomas na avaliação pela BDD-YBOCS). Além disso, a satisfação com o tratamento foi elevada.

### Terapia cognitivo-comportamental para o TDC

A estrutura básica de uma TCC para o TDC inclui psicoeducação, entrevista motivacional, reestruturação cognitiva, exercícios de EPR, retreinamento de percepções no espelho e prevenção de recaídas. A seguir, são apresentados alguns exemplos dessas abordagens.

- *Psicoeducação*: informações sobre o TDC e formulação de um modelo cognitivo-comportamental do funcionamento do paciente. Listagem de comportamentos que contribuem e mantêm os sintomas.
- *Entrevista motivacional*: razões para tratar o transtorno e tomada de decisões diante das possibilidades de tratamento.
- *Reestruturação cognitiva*: entender as avaliações e crenças distorcidas sobre os defeitos imaginários e questioná-las por meio de técnicas cognitivas, objetivando interpretações mais adaptativas.
- *EPR*: elaboração de uma lista de situações que geram rituais ou evitações.
- *Exposição gradual às situações evitadas* (p. ex., andar de calção na praia ou sem camisa).
- *Identificação dos rituais ou compulsões* (p. ex., checar-se no espelho, tocar com as mãos, interrogar as pessoas) e abster-se de realizá-los.
- *Treinamento no espelho*: o paciente observa-se em um espelho em distâncias relativamente curtas, descrevendo sua aparência de modo objetivo e sem julgamentos.

## TRANSTORNO DE ACUMULAÇÃO COMPULSIVA

A característica do TAC é a dificuldade persistente de descartar ou de se desfazer de pertences, independentemente do valor real deles. Essa dificuldade deve-se a uma necessidade percebida de guardar os objetos e ao sofrimento associado ao descartá-los. A dificuldade de descartar resulta em acúmulo de itens que acabam obstruindo espaços da casa e comprometendo substancialmente a utilização dos cômodos.[1] É comum o acúmulo dos mais variados objetos: revistas e jornais velhos, recortes, notas fiscais antigas, embalagens vazias, cadernos e trabalhos escolares antigos, bonecas e brinquedos infantis, muitos deles quebrados, sacolas, listas de compras, cartões de endereço, quinquilharias eletrônicas sem utilidade ou quebradas, bem como roupas e sapatos sem perspectiva de uso.

Alguns indivíduos com TAC chamam a atenção pela absoluta inutilidade dos objetos que guardam, como lâmpadas queimadas, palitos de fósforo queimados, cartões telefônicos descarregados, canetas esferográficas sem tinta ou quebradas, caixas de fósforo ou carteiras de cigarro vazias, aparas de lápis, caixas de creme dental vazias, papéis de balas, ferramentas ou aparelhos elétricos danificados e sem possibilidade de conserto, entre outros. Não raro, tais quinquilharias são guardadas amontoadas, em cima de mesas, prateleiras, armários ou no chão. Muitas vezes, comprometem a utilização de cômodos importantes da casa, como a sala de estar, o escritório, a garagem ou, até mesmo, os corredores, dificultando a circulação das pessoas, impedindo as atividades domésticas, comprometendo o funcionamento social e ocupacional, além de acumularem poeira e favorecerem a proliferação de ratos e insetos. Eventualmente, até atividades habituais, como cozinhar, lavar roupa, movimentar-se na casa ou dormir, tornam-se de execução difícil. A interferência nessas funções pode tornar o acúmulo de objetos perigoso, colocando as pessoas em risco de incêndio e quedas (especialmente idosos), comprometendo as condições sanitárias e a saúde. Com o tempo, o próprio paciente perde o controle dos objetos acumulados, não sabe mais o que tem e nem onde pode encontrar o que procura, e isso, por sua vez, torna-se motivo de muita aflição ou de conflitos substanciais com os familiares.[1,24]

O paciente pode justificar seu hábito com pensamentos de que "vai precisar" ou "haverá utilidade" para determinado objeto ou parte de um objeto ou demonstrar um sentimento de apego ou "valor emocional" excessivo. Alguns pacientes apresentam certa gratificação diante dos objetos acumulados.

O TAC também pode manifestar-se como a acumulação excessiva de lixo eletrônico (arquivos de computador ou em celulares) ou, até mesmo, de animais. Alguns autores sugerem que juntar animais pode ser uma manifestação especial do TAC. Efetivamente, é muito comum que certas pessoas, em razão de compaixão, recolham animais, como gatos ou cães abandonados nas ruas, sem possibilidades de oferecer alimentação e assistência veterinária adequadas. Os animais acabam vivendo em condições deterioradas de higiene, mau cheiro, acúmulo de lixo, dejetos, o que torna o ambiente insalubre, além de interferir drasticamente no funcionamento da casa. É comum os vizinhos serem obrigados a denunciar a situação aos órgãos públicos de controle do meio ambiente. A pessoa revela, ainda, apego excessivo aos animais, aos quais são atribuídas qualidades humanas.[25]

Por vezes, o diagnóstico diferencial entre o TOC e o TAC pode ser um desafio, mas algumas características clínicas do sintoma sugerem que ele seja considerado uma manifestação do TOC quando:[25]

- Estão presentes obsessões e/ou compulsões de outras dimensões típicas do TOC (p. ex., simetria, contaminação e limpeza, obsessões com pensamentos inaceitáveis ou violentos, etc.).
- O comportamento de acumular está claramente relacionado a uma obsessão e/ou se destina a reduzir ou neutralizar algum medo obsessivo ou afastar uma ameaça (p. ex., medo de contaminação, pensamentos supersticiosos, necessidade de "completude") ou existe "para não acontecer algo de ruim". O paciente acumula sabonetes e produtos de limpeza porque realmente os utiliza muito em virtude de compulsões com a intenção de descontaminar objetos, por exemplo, ou compra imagens de santos por medo de que se "os rejeitar" pode ser punido.

- O comportamento de acumular é resultado de indecisão (ter de decidir o que vai fora, medo de errar) e está associado a crenças disfuncionais, como necessidade de ter certeza e medo de descartar um documento importante, ações que podem acarretar graves consequências.
- O acúmulo de novos itens é emocionalmente associado a emoções negativas, medo e ansiedade (egodistônica).
- Há desinteresse pelos itens acumulados.

Quando a acumulação compulsiva é um sintoma do TOC, a resposta à terapia tradicional de EPR é semelhante à das demais dimensões.

Geralmente, o caráter de uma compulsão típica de acumulações não está claro no TAC. As compulsões, no sentido estrito, são comportamentos repetitivos, estereotipados, realizados com o objetivo de aliviar o desconforto associado às obsessões. No TAC, o comportamento de acumular não está relacionado a outros sintomas do TOC, não é precedido por uma obsessão, não é estereotipado como nas compulsões em geral, e o desconforto está, na verdade, associado ao descarte dos objetos.

## Tratamento do transtorno de acumulação compulsiva

### Farmacoterapia – evidências de eficácia

Os sintomas de acumulação, até então, são avaliados como preditores de má resposta aos tratamentos tradicionais do TOC, inclusive o medicamentoso. Entretanto, um fato significativo é que o TAC é um transtorno "novo", com critérios diagnósticos próprios, e, portanto, talvez seja necessário testar novas hipóteses nesse novo cenário. Uma revisão recente encontrou três ensaios abertos com medicamento especificamente para TAC – um com paroxetina (32 pacientes), um com venlafaxina (24 pacientes) e um com metilfenidato (4 pacientes). Os dois primeiros fármacos apresentaram resultados um pouco melhores, enquanto o terceiro foi modesto. Os três estudos demonstraram limitações importantes, mantendo-se a necessidade de evidências específicas e consistentes para o TAC.[26]

### Terapia cognitivo-comportamental

Pacientes com TAC são muito difíceis de tratar. Dificilmente procuram tratamento de modo espontâneo, e, quando o fazem, é devido à pressão de familiares pelos problemas que a acumulação vem acarretando para o funcionamento da família, não raro culminando em divórcios e separações. Indivíduos com TAC geralmente têm pouco ou nenhum *insight* sobre a natureza de seu transtorno e pouca consciência do impacto da doença e da desordem em sua vida. Costumam negar a natureza psicopatológica de seus sintomas, mesmo quando graves, resistindo às sugestões dos familiares de buscar ajuda, justificando com racionalizações e novas aquisições. Em geral, são egossintônicos aos sintomas: manifestam apego emocional aos objetos, com os quais se sentem confortáveis, seguros, e têm até certo prazer ao lado do amontoado de coisas. Essa característica, aliada à falta de *insight* e ao desconforto que sentirão com o descarte, são responsáveis por recusa, falta de adesão, abandono e resultados pobres do tratamento psicológico, mesmo quando há pressão da família e até das autoridades. Na maioria das vezes, a situação está cristalizada há muitos anos, e, se não for por alguma razão externa (mudança de residência, necessidade por razões de saúde, nascimento de filho), o paciente dificilmente fará algum movimento em direção à busca de tratamento e à mudança.

A TCC é a psicoterapia mais estudada até o momento para o TAC. Os primeiros ensaios com EPR focavam o descarte do maior número possível de itens, o mais rapidamente possível, abstendo-se o paciente de inspecionar de forma minuciosa os objetos descartados. Esse método apresentou problemas com a adesão e, consequentemente, pouca resposta ao tratamento. Diversos autores propuseram modificações na terapia de EPR habitual para o TOC na abordagem do TAC. Ensaios clínicos iniciais têm apresentado resultados positivos. Steketee e Frost[27] desenvolveram um método de tratamento que inclui entrevistas motivacionais (esforços para aumentar a motivação para a mudança e a adesão ao tratamento); sessões no consultório e na casa do paciente; treino de habilidades (organizar, planejar, tomar decisões e solucionar problemas usando questionamentos desafiadores); exposição a classificar, descartar e a não adquirir; reestruturação cognitiva (identificar e corrigir padrões mal-adaptativos de pensamento); e treinamento para a organização (praticar o manejo e alocação adequada dos itens a serem mantidos com o objetivo de reduzir a acumulação na casa – monitoramento mediante escalas específicas; visitas domiciliares e fotografias). Os resultados aparentemente são promissores, desde que seja abordado o problema da adesão aos exercícios. Essa abordagem originalmente tem duração longa – o primeiro estudo sobre tal tratamento apresentava duração de 20 semanas e era seguido de terapia individual. No entanto, os estudos subsequentes demonstraram duração menor.

### Como é a TCC para o transtorno de acumulação compulsiva na prática

Os passos e técnicas descritos a seguir demonstram como pode ser a TCC para o TAC na prática clínica.[28]

**Motivando o paciente para o tratamento: psicoeducação.** O primeiro problema a ser enfrentado, portanto, é a falta de *insight* e a motivação para o tratamento. As estratégias a serem utilizadas são a psicoeducação sobre os fatores responsáveis pela origem e manutenção dos sintomas (conceitualização cognitivo-comportamental da acumulação compulsiva); a análise de vantagens e desvantagens da aquisição excessiva, do acúmulo compulsivo e da desordem doméstica; e a avaliação do grau de interferência no funcionamento da casa e do quanto os cômodos foram desviados do projeto inicial. É crucial que o paciente aprenda a visualizar seu problema em termos de compulsão por acumular e dificuldade em descartar, as razões (motivos, crenças, excitação) que acarretam o comportamento, o desconforto associado ao descarte, os déficits no processamento de informação e o impacto no funcionamento diário, familiar e social.

**Estabelecimento das metas de tratamento.** Uma vez que o paciente tenha compreendido a natureza de seu problema e aceito iniciar o tratamento, é importante estabelecer um acordo sobre os objetivos terapêuticos, que foca as consequências da acumulação compulsiva e a eliminação dos reforçadores positivos e negativos.

▶ **Metas que têm sido propostas para o tratamento, que devem ser estabelecidas em comum acordo com o paciente:**

- Reduzir a desordem doméstica, criando um ambiente organizado e que aumente a sensação de bem-estar.
- Melhorar o uso apropriado do espaço, criando locais adequados para trabalho, lazer, alimentação, sono e descanso.
- Definir a finalidade e qual o uso a ser dado a cada cômodo da casa.
- Estabelecer uma moratória para novas aquisições desnecessárias, substituindo esse comportamento por outras atividades prazerosas.
- Reduzir o lixo por meio do descarte de pertences desnecessários ou sem propósito de uso futuro.
- Organizar os pertences para torná-los mais acessíveis.
- Melhorar a capacidade de tomar decisões, diminuindo a indecisão e a procrastinação.
- Diminuir a vigilância, o controle e os medos obsessivos relacionados ao descarte de objetos.
- Melhorar a capacidade de organizar a casa e a administração do tempo.

**Metas para o descarte.** Antes de iniciar o descarte, deve-se solicitar ao paciente que tire fotografias que mostrem o atravancamento e a desordem existentes em cada um dos cômodos da casa, as quais servirão como referência para avaliar a evolução do tratamento. Com base nessas fotografias, o terapeuta solicita ao paciente que imagine como seria sua casa ideal e como seria cada um dos cômodos. O terapeuta pode, ainda, questionar o paciente a respeito da quantidade de pertences que deverá ser removida a fim de atingir esse ideal. Essa quantidade será rememorada ao longo tratamento como uma meta a ser atingida, junto à visualização das fotografias, para se ter sempre em mente o quanto de desordem já foi eliminado e o quanto terá de ser eliminado a fim de transformar a casa no ambiente ideal com o qual o paciente sonhou.

**Realização do descarte.** O descarte é a etapa mais crítica e envolve algumas decisões que antecedem sua realização propriamente dita, como a tomada de decisão em relação ao destino a ser dado aos objetos – o que será doado, vendido, colocado no lixo ou guardado de forma organizada; por onde começar o descarte –

se por determinado item ou por um cômodo da casa; organização da logística necessária; e agendamento da realização. O terapeuta pode, ainda, programar visitas regulares ao domicílio para acompanhamento *in loco* da evolução do tratamento. Algumas sessões da terapia podem ser feitas na casa do próprio paciente, eventualmente com a participação dos familiares.

Algumas regras devem ser seguidas para o planejamento e a realização do descarte:

- O paciente é a pessoa que tomará todas as decisões sobre o que será feito com seus pertences.
- O terapeuta, assim como os familiares, não deve tocar ou remover nenhum objeto do paciente, a não ser que ele solicite ajuda.
- Os familiares (pessoas de confiança) poderão auxiliar depois que o paciente tiver tomado suas decisões e desde que elas sejam respeitadas.
- Uma vez decidido o destino a ser dado aos pertences, deve-se providenciar o que é necessário para o descarte: sacos de lixo grandes, caixas de papelão, uma pessoa ou alguma instituição que poderá receber os itens que o paciente pretende doar, quem irá auxiliar (p. ex., porteiro, zelador, empregada, amigo) e quem fará o transporte.
- Decidir se o descarte será iniciado por cômodo ou por item. Deve-se esvaziar e organizar um cômodo, um armário ou uma estante de cada vez, e não ficar se movimentando de um cômodo para outro ou de um tipo de objeto para outro. Deve-se completar inteiramente o descarte planejado para, depois, iniciar outro.
- Ao colocar os objetos nas caixas ou nos sacos, o paciente não deve voltar a olhar para eles. Deve-se interromper quaisquer ruminações sobre dúvidas em relação ao descarte (se foi correto ou não, se vai fazer falta ou não no futuro) e de forma alguma deixar o paciente acariciar os objetos antes ou mesmo depois de descartá-los.
- O paciente pode pensar em voz alta enquanto classifica seus pertences. Isso permite que compreenda as crenças e emoções que determinam o comportamento de adquirir, guardar, organizar ou descartá-los, bem como o racional para armazená-los.
- Relaxar. Depois de realizar o descarte, o paciente deve procurar uma distração, co-

mo, por exemplo, ouvir música, ler, usar o computador ou organizar, no espaço liberado, os objetos que irão permanecer e tomar posse dele. Se a aflição for muito grande, o paciente pode sair de casa para realizar alguma atividade que seja prazerosa.

### Evidências de eficácia da TCC para o transtorno de acumulação compulsiva

Uma metanálise publicada em 2015 avaliou estudos que utilizaram a TCC como tratamento para o TAC e demonstrou que a TCC é uma abordagem eficaz, com tamanho de efeito grande ($g = 0,82$; 95% IC: 0,64 a 1,00; $p < 0,001$).[24] O impacto da TCC foi maior na dificuldade para descarte de objetos e menor na acumulação e na aquisição de objetos. Além disso, um maior número de sessões na casa do paciente está associado a uma melhora mais pronunciada na dificuldade de descarte. Isso provavelmente se deve ao fato de praticar-se o descarte de itens em seu contexto mais difícil. Essas sessões são chamadas de "maratonas" (mutirões), com duração de mais de duas horas, nas quais o terapeuta comparece à casa do paciente para auxiliá-lo a classificar, organizar e descartar objetos. Outro achado interessante é que o tratamento em grupo se mostrou tão efetivo quanto o tratamento individual.

Uma revisão sistemática comparou a eficácia de diferentes técnicas de TCC para o tratamento do TAC, sobretudo a TCC que é tradicionalmente usada para tratamento do TOC e a que foi desenvolvida especialmente para abordar o colecionismo.[29] Os resultados demonstram que ambas as técnicas são eficazes, mas eles são inconclusivos em relação à superioridade delas. A eficácia da TCC em grupo também foi comprovada quando se utilizou um protocolo adaptado de 12 semanas, na comunidade, em um estudo observacional.[30] Em casos mais graves e refratários ao tratamento, uma abordagem mais agressiva, envolvendo internação hospitalar e adoção do enfoque denominado "multimodal", com o uso de ISRSs e TCC intensiva, mostrou-se eficaz.

## QUESTÕES EM ABERTO E ÁREAS DE PESQUISA

- Melhorar o conhecimento da fisiopatologia desses transtornos.

> **EXEMPLO CLÍNICO**
>
> ES., 52 anos, sexo masculino, construtor. É trazido ao psiquiatra por seus dois filhos adultos. Ele está um tanto insatisfeito de vir à consulta, diz que os filhos "exageram". Os filhos relatam que o pai é dono de uma empresa de reforma de casas e apartamentos. Realiza bem seu trabalho e tem boa relação com a família. No entanto, desde que eram crianças, viam o pai "guardar" objetos que retirava das reformas ou ferramentas que iam quebrando durante o trabalho: janelas e portas usadas, restos de azulejo, pás quebradas, latas de tinta vazias, carro de mão sem roda e tudo que se possa imaginar que sobre de uma obra e ferramentas de construção. O paciente interrompe: declara que, muitas vezes, utilizou as peças usadas para consertar alguma mais nova que quebrara ou utilizou as sobras de obra em alguma reforma. Um dos filhos rebate que, embora isso tenha ocorrido algumas vezes, a quantidade de material acumulado é desproporcional e está causando transtornos para a família e os vizinhos. Uma garagem com churrasqueira que existe nos fundos da casa não pode mais ser utilizada, e boa parte do pátio também não. Os objetos estão amontoados, em completa desordem. O paciente está dormindo no sofá da sala, porque seu quarto de dormir está completamente cheio de latas de tinta velhas, lixas, pincéis, jornais velhos e outros materiais sem utilidade. A consulta foi motivada porque, no mês passado, houve uma denúncia dos vizinhos para a Vigilância Sanitária, pois há muitos locais de acúmulo de água da chuva, e os mosquitos estavam se proliferando.

- Melhorar as definições a respeito das reais semelhanças e diferenças entre os transtornos relacionados ao TOC e o TOC.
- Realizar estudos que apresentem melhores evidências a respeito das possibilidades de tratamento farmacológico.
- Para alguns transtornos, modificações da técnica original da TCC, como as intervenções em grupo e a TCC-IOT, têm ganho espaço na literatura, mostrando-se alternativas efetivas e de menor custo.
- Realizar estudos que enfoquem tratamentos específicos (e que sejam mais eficazes) para alguns subgrupos, como os subtipos focado ou automático da TTM ou do TE. Quais técnicas de TCC ou quais tratamentos farmacológicos podem ser mais eficazes para cada subtipo?

## CONSIDERAÇÕES FINAIS

Os TRs ao TOC compreendem principalmente o TDC, o TAC, a TTM e o TE. Os sintomas cardinais dos TRs são a presença de pensamentos intrusivos e comportamentos repetitivos e a falha em inibi-los.

A TTM caracteriza-se pelo comportamento de arrancar cabelos e/ou pelos, com tentativas malsucedidas de interromper o hábito. Já o TE caracteriza-se pelo comportamento de beliscar a pele de forma recorrente, resultando em lesões. Em linhas gerais, o tratamento da TTM e do TE é fundamentado no uso de IRSs (ISRSs e clomipramina), que, na literatura, evidenciou efeitos moderados na TTM e grandes na TE, e, principalmente, nas terapias comportamentais, em especial a TRH. A TRH visa à obtenção de consciência sobre a compulsão, seu automonitoramento, à exposição às situações que produzem os comportamentos de arrancar cabelos e de escoriar-se, assim como à escolha de hábitos concorrentes/alternativas mais adaptativas.

O TDC caracteriza-se pela preocupação recorrente com defeitos percebidos na aparência física que geralmente não são observáveis ou que parecem leves aos demais, além de comportamentos para tentar escondê-los. Alguns pacientes podem ter pensamento com características delirantes, e há taxas elevadas de ideação suicida. As principais alternativas de tratamento para o TDC são os IRSs (ISRSs e clomipramina) e a TCC. Há um ECR com fluoxetina que demonstrou resultados positivos. A TCC no TDC tem como pilares a psicoeducação, a entrevista motivacional, a reestruturação cognitiva, os exercícios de EPR, o retreinamento de percepções no espelho e a prevenção de recaídas. Uma nova alternativa é a TCC-IOT, que tem demonstrado bons resultados.

O TAC caracteriza-se pela dificuldade persistente de descartar ou de desfazer-se de pertences e por seu consequente acúmulo, produzindo prejuízo significativo. O tratamento baseia-se em fármacos, como a fluoxetina e a venlafaxina, e principalmente na TCC, que foi avaliada em estudos como um tratamento eficaz, com tamanho de efeito grande.

Assim, conclui-se que os TRs apresentam como alternativas o tratamento farmacológico, com o uso principalmente de ISRSs, e o tratamento psicoterápico, em especial a TCC, com o emprego de técnicas comportamentais direcionadas para cada transtorno.

Em linhas gerais, as evidências disponíveis favorecem as psicoterapias comportamentais, como a TRH, em relação aos tratamentos farmacológicos. No entanto, o mais recomendável, levando em conta o conhecimento disponível, é a combinação das duas modalidades de tratamento, especialmente no TE e no TDC.

## REFERÊNCIAS

1. American Psychiatric Association. DSM-5: manual diagnóstico e estatístico de transtornos mentais. 5. ed. Porto Alegre: Artmed; 2014.
2. Abramowitz JS, Jacoby RJ. Obsessive-compulsive and related disorders: a critical review of the new diagnostic class. Annu Rev Clin Psychol. 2015;11:165-86.
3. Franklin ME, Zagrabbe K, Benavides KL. Trichotillomania and its treatment: a review and recommendations. Expert Rev Neurother. 2011;11(8):1165-74.
4. McGuire JF, Ung D, Selles RR, Rahman O, Lewin AB, Murphy TK, et al. Treating trichotillomania: a meta-analysis of treatment effects and moderators for behavior therapy and serotonin reuptake inhibitors. J Psychiatr Res. 2014;58:76-83.
5. Johnson J, El-Alfy AT. Review of available studies of the neurobiology and pharmacotherapeutic management of trichotillomania. J Adv Res. 2016;7(2):169-84.
6. Van Ameringen M, Mancini C, Patterson B, Bennett M, Oakman J. A randomized, double-blind, placebo-controlled trial of olanzapine in the treatment of trichotillomania. J Clin Psychiatry. 2010;71(10):1336-43.
7. Morris SH, Zickgraf HF, Dingfelder HE, Franklin ME. Habit reversal training in trichotillomania: guide for the clinician. Expert Rev Neurother. 2013;13(9):1069-77.
8. Keuthen NJ, Rothbaum BO, Falkenstein MJ, Meunier S, Timpano KR, Jenike MA, et al. DBT-enhanced habit reversal treatment for trichotillomania: 3-and 6-month follow-up results. Depress Anxiety. 2011;28(4):310-3.
9. Woods DW, Wetterneck CT, Flessner CA. A controlled evaluation of acceptance and commitment therapy plus habit reversal for trichotillomania. Behav Res Ther. 2006;44(5):639-56.
10. Woods DW, Houghton DC. Diagnosis, evaluation, and management of trichotillomania. Psychiatr Clin North Am. 2014;37(3):301-17.
11. Odlaug BL, Grant JE. Pathologic skin picking. Am J Drug Alcohol Abuse. 2010;36(5):296-303.
12. Simeon D, Stein DJ, Gross S, Islam N, Schmeidler J, Hollander E. A double-blind trial of fluoxetine in pathologic skin picking. J Clin Psychiatry. 1997;58(8):341-7.
13. Arbabi M, Farnia V, Balighi K, Mohammadi M, Nejati-Safa A, Yazdchi K, et al. Efficacy of citalopram in treatment of pathological skin picking, a randomized double blind placebo controlled trial. Acta Med Iranica. 2008;46(5):367-72.
14. Keuthen NJ, Jameson M, Loh R, Deckersbach T, Wilhelm S, Dougherty DD. Open-label escitalopram treatment for pathological skin picking. Int Clin Psychopharmacol. 2007;22(5):268-74.
15. Arnold LM, Mutasim DF, Dwight MM, Lamerson CL, Morris EM, McElroy SL. An open clinical trial of fluvoxamine treatment of psychogenic excoriation. J Clin Psychopharmacol. 1999;19(1):15-8.
16. Kalivas J, Kalivas L, Gilman D, Hayden CT. Sertraline in the treatment of neurotic excoriations and related disorders. Arch Dermatol. 1996;132(5):589-90.
17. Selles RR, McGuire JF, Small BJ, Storch EA. A systematic review and meta-analysis of psychiatric treatments for excoriation (skin-picking) disorder. Gen Hosp Psychiatry. 2016;41:29-37.
18. Grant JE, Chamberlain SR, Redden SA, Leppink EW, Odlaug BL, Kim SW. N-Acetylcysteine in the Treatment of excoriation disorder: a randomized clinical trial. JAMA Psychiatry. 2016;73(5):490-6.
19. Phillipou A, Rossell SL, Wilding HE, Castle DJ. Randomised controlled trials of psychological & pharmacological treatments for body dysmorphic disorder: a systematic review. Psychiatry Res. 2016;245:179-85.
20. Fang A, Matheny NL, Wilhelm S. Body dysmorphic disorder. Psychiatr Clin North Am. 2014;37(3):287-300.
21. Harrison A, Fernández de la Cruz L, Enander J, Radua J, Mataix-Cols D. Cognitive-behavioral therapy for body dysmorphic disorder: a systematic review and meta-analysis of randomized controlled trials. Clin Psychol Rev. 2016;48:43-51.
22. Veale D, Miles S, Anson M. Long-term outcome of cognitive behavior therapy for body dysmorphic disorder: a naturalistic case series of 1 to 4 years after a controlled trial. Behav Ther. 2015;46(6):775-85.
23. Enander J, Andersson E, Mataix-Cols D, Lichtenstein L, Alstrom K, Andersson G, et al. Therapist guided internet based cognitive behavioural therapy for body dysmorphic disorder: single blind randomised controlled trial. BMJ. 2016;352:i241.

24. Tolin DF, Frost RO, Steketee G, Muroff J. Cognitive behavioral therapy for hoarding disorder: a meta-analysis. Depress Anxiety. 2015;32(3):158-66.
25. Pertusa A, Frost RO, Fullana MA, Samuels J, Steketee G, Tolin D, et al. Refining the diagnostic boundaries of compulsive hoarding: a critical review. Clin Psychol Rev. 2010;30(4):371-86.
26. Thompson C, Fernández de la Cruz L, Mataix-Cols D, Onwumere J. A systematic review and quality assessment of psychological, pharmacological, and family-based interventions for hoarding disorder. Asian J Psychiatr. 2017;27:53-66.
27. Steketee G, Frost RO. Compulsive hoarding and acquiring: therapist guide. New York: Oxford University; 2007.
28. Cordioli AV. TOC: manual de terapia cognitivo-comportamental para o Transtorno Obsessivo-Compulsivo. 2. ed. Porto Alegre: Artmed; 2014.
29. Williams M, Viscusi JA. Hoarding disorder and a systematic review of treatment with cognitive behavioral therapy. Cogn Behav Ther. 2016;45(2):93-110.
30. Moulding R, Nedeljkovic M, Kyrios M, Osborne D, Mogan C. Short-term cognitive-behavioural group treatment for hoarding disorder: a naturalistic treatment outcome study. Clin Psychol Psychother. 2017;24(1):235-44.

# Psicoterapias dos transtornos alimentares

Miriam G. Brunstein
Andressa S. Behenck
Júlia Medeiros Huber
Katiúscia Gomes Nunes

Os transtornos alimentares são um grupo de condições clínicas caracterizadas por alterações no comportamento alimentar, associadas a diversas questões de natureza inter e intrapsíquicas e cujo tratamento inclui necessariamente psicoterapia. Neste capítulo, serão apresentadas as diversas abordagens psicoterapêuticas indicadas atualmente. Será feita uma descrição de cada abordagem, com indicações e limitações, e serão fornecidas algumas ilustrações clínicas.

Os transtornos alimentares (TAs) são condições psiquiátricas que geralmente surgem na adolescência ou no início da idade adulta e cursam com graves complicações psicológicas e clínicas, graves prejuízos na qualidade de vida e alta mortalidade. Esses transtornos representam **estratégias disfuncionais emocionais**, **cognitivas** e de **comportamento** para lidar com questões de desenvolvimento, alterações de humor, relações interpessoais e conflitos intrapsíquicos. Uma vez desencadeados, geralmente tendo como gatilho perda de peso por dieta, se tornam doenças autossustentadas em um contexto sociocultural que promete benefícios para magreza e alteração de forma do corpo.

A **psicoterapia** é fundamental no tratamento dos TAs devido ao importante componente emocional e comportamental e à baixa resposta aos fármacos disponíveis.[1] Os psicofármacos têm demonstrado resultados limitados nos TAs. Os melhores resultados são com inibidores seletivos da recaptação de serotonina (ISRSs) ou antipsicóticos atípicos para bulimia nervosa (BN), em especial nos sintomas relacionados ao controle dos impulsos ou quando há comorbidades. Contudo, em quadros de anorexia nervosa (AN) e transtorno de compulsão alimentar (TCA), sua eficácia tem apresentado menor relevância clínica.[2]

Embora tenha havido substancial avanço nas pesquisas de tratamento por meio de psicoterapia para TAs, evidências de eficácia/efetividade de qualidade permanecem escassas, em especial para AN. As limitações se referem a número de estudos, problemas metodológicos, alto índice de abandono e foco no alívio de sintomas, e não na recuperação. A adesão ao tratamento continua sendo um desafio para muitos pacientes e limita a participação nas pesquisas clínicas. Devido a isso, as principais *guidelines* internacionais para tratamento de TAs incluem o consenso de especialistas para indicação das diversas abordagens terapêuticas.[1,3]

Do ponto de vista clínico, o tratamento dos TAs continua sendo um grande desafio devido a diversas questões, como a dificuldade diagnóstica, a ambivalência dos pacientes e o obstáculo de acesso a terapias especializadas adaptadas aos TAs, como a terapia cognitivo-comportamental direcionada a TAs (TCC-TA).

As abordagens devem ter enfoque motivacional. É importante lembrar que os pacientes mais restritivos apresentam características egossintônicas. Por exemplo, pacientes desnutridos podem referir estar se sentindo bem mesmo quando estão sob riscos médicos graves. Já pacientes com predomínio de sintomas compulsivos e purgativos tendem a ser mais egodistônicos e, portanto, mais dispostos a receber tratamento.

Tratamentos psicoterápicos específicos devem incluir, ao longo de todo o processo, psicoeducação, apoio e forte ênfase na construção e manutenção da aliança terapêutica e só devem iniciar uma vez que o paciente esteja clinicamente estável e melhor das dificuldades cognitivas causadas pela desnutrição.[1] Além disso, opções de tratamento devem ser discutidas com o paciente e, quando apropriado, com a família. Os familiares devem receber apoio e psicoeducação para colaborar ou, ao menos, não interferir negativamente. Excesso ou falta de envolvimento podem ser prejudiciais. Em crianças e adolescentes, as abordagens familiares são as mais estudadas e as que apresentam resultados mais satisfatórios.[4]

Em conjunto à psicoterapia, na maior parte das situações, devido à complexidade dos casos, a abordagem interdisciplinar é fundamental, sendo recomendável profissionais especialistas em TAs – uma equipe interdisciplinar treinada aumenta as chances de recuperação completa. É importante que o psicoterapeuta esteja atento, pois vários níveis de atenção médica podem ser necessários: manejo pelo médico de família, ambulatório, hospital-dia, emergências, internações clínicas, internações psiquiátricas ou internações em serviços especializados em TAs.[5]

Segundo amplo estudo de revisão sobre a efetividade de intervenções psicossociais em TAs, a TCC foi o tratamento mais efetivo e, por esse motivo, será abordada de forma mais extensa e detalhada, principalmente para BN e TCA. Para AN, a abordagem familiar apresentou maior efetividade, em especial para adolescentes. Outras abordagens também foram efetivas, como terapia interpessoal (TIP), terapia comportamental dialética (DBT), terapia de apoio e manuais de autoajuda. Técnicas de entrevista motivacional são indicadas no início do tratamento, mas também como estratégias para manter a continuidade e o engajamento.[1] Entre os principais desfechos encontrados estão: remissão de sintomas alimentares, distorção cognitiva e de imagem corporal, comorbidade psiquiátrica, funcionamento psicossocial e satisfação do paciente.[4]

> Diferentes tipos de intervenção podem ser realizados de forma sequencial ou de forma combinada ao longo do tempo. Por exemplo, após melhora sintomática com TCC, o paciente pode seguir em psicoterapia de orientação analítica (POA) ou terapia de remediação cognitiva (TRC) concomitante ao tratamento de TCC.[2]

Este capítulo apresenta uma revisão sobre os TAs e as diversas psicoterapias adaptadas para esses transtornos, apontando a situação clínica mais indicada para cada técnica.

## DIAGNÓSTICO, EPIDEMIOLOGIA E COMORBIDADES

A avaliação do paciente busca diagnosticar o TA, fazer o diagnóstico diferencial e avaliar comorbidades, tratamentos anteriores, *insight*, motivação, grau de sofrimento e intensidade dos sintomas para definir a abordagem terapêutica.

A recente quinta edição do *Manual diagnóstico e estatístico de transtornos mentais* (DSM-5) apresentou diversas alterações nas descrições dos quadros clínicos no intuito de representar de modo mais adequado os comportamentos e sintomas apresentados pelos pacientes com TAs.

▶ **As principais alterações introduzidas no DSM-5 se referem:**

1. à diminuição no limiar para diagnosticar AN, com a retirada do critério de amenorreia, a não indicação de um valor de índice de massa corporal (IMC) como referência para o diagnóstico e a inclusão de comportamento persisten-

te que interfere no ganho de peso mesmo estando desnutrido
2. à diminuição da frequência de episódios de compulsão alimentar ou comportamentos compensatórios inadequados na BN
3. à inclusão do TCA como um diagnóstico independente e específico

Com essas alterações, são esperadas mudanças na prevalência dos TAs, promovendo maior acurácia e diminuindo os diagnósticos inespecíficos.

Tendo ainda como referência os critérios diagnósticos da quarta edição do DSM (DSM-IV), a prevalência de AN, ao longo da vida, é em torno de 1% em mulheres e menos de 0,5% em homens; a de BN, 2% em mulheres e 0,5% em homens; e a de TCA, 3,5% em mulheres e 2% em homens.[1] O pico de incidência de AN é no início ou no meio da adolescência; da BN, no final da adolescência ou no início da idade adulta – ambos mais frequentes em mulheres –; e do TCA, na meia-idade, com prevalências similares entre homens e mulheres. No entanto, deve-se estar atento ao fato de que os TAs podem iniciar em qualquer idade e em ambos os sexos.[1] Ainda, ao longo da vida, as manifestações clínicas dos TAs podem variar, e é relativamente comum o fenômeno da migração diagnóstica[5] – por exemplo, o início do quadro na adolescência com predomínio de sintomas restritivos e desnutrição, uma progressiva perda de controle sobre a alimentação e a adoção de métodos purgativos ou, ainda, o abandono da purgação, mesmo com episódios de compulsão, podendo ocasionar obesidade.

Além disso, é muito comum que os pacientes não sejam diagnosticados e tratados nos primeiros anos do quadro e que adultos se apresentem para tratamento muitos anos após o início, inclusive em idade avançada.[1] Isso pode ocorrer porque os TAs apresentam sintomas como ansiedade, humor depressivo ou irritável, ideias obsessivas e compulsões, que podem fazer os sintomas específicos desses transtornos passarem despercebidos por longo tempo e fazer os pacientes receberem diagnósticos e tratamentos diversos não específicos para TAs.

Em muitos casos, os sintomas associados são intensos ou relevantes o suficiente para serem realmente diagnosticados como entidades clínicas específicas. Portanto, em tal situação, o paciente apresenta transtornos comórbidos. As comorbidades mais frequentes são: transtornos do humor, transtornos de ansiedade, transtorno obsessivo-compulsivo (TOC), transtornos relacionados ao uso de substâncias, transtorno de déficit de atenção/hiperatividade (TDAH) e transtorno da personalidade *borderline* (TPB). Nesses casos, o tratamento concomitante é fundamental, pois alguns sintomas de TAs agravam os sintomas das comorbidades. Um exemplo disso é o fato de que a desnutrição pode **causar** ou intensificar sintomas obsessivo-compulsivos.[5]

# TERAPIA COGNITIVO-COMPORTAMENTAL

A TCC para TAs vem sendo estudada desde a década de 1980, propondo um trabalho com enfoque na psicoeducação, na adesão ao tratamento, em técnicas para redução da ansiedade, no desenvolvimento de um padrão alimentar adequado, no automonitoramento, na recuperação de peso quando necessário e na correção de distorções cognitivas, especialmente distorções de imagem corporal. É uma terapia considerada breve, colaborativa, geralmente desenvolvida em 20 sessões, cujo papel do terapeuta é ativo e empático.

## Fundamentos da TCC para os TAs: modelo transdiagnóstico

Embora existam características específicas de cada transtorno e possa haver grande variabilidade em certos aspectos, chama a atenção que há mais características em comum do que diferenças na psicopatologia dos diversos diagnósticos de TA. Isso levou ao desenvolvimento de um modelo transdiagnóstico de compreensão, que foca o núcleo da psicopatologia.

▶ **O núcleo da psicopatologia dos TAs:**

1. a supervalorização do peso ou da forma corporal como critério fundamental da autoestima
2. a sensação de perda de controle sobre a alimentação – incluindo restrição alimentar, baixo peso e desnutrição, medo mórbido do aumento de peso e uso

## EXEMPLO CLÍNICO

Abordagem motivacional e de psicoeducação em uma paciente com TA ambivalente com relação ao tratamento

**Paciente**: Não sei, acho que, na verdade, meu problema maior é que tenho medo de comer e passar mal. Acho que não tenho transtorno alimentar porque não tenho medo de engordar.
**Terapeuta**: Mas como seria para você se precisasse aumentar os 6 quilos necessários para se recuperar de sua desnutrição?
**Paciente**: Ah, quando eu tinha mais peso, eu detestava meu corpo, tinha muita vergonha de sair, ficava mais retraída. Não consigo me imaginar tendo novamente aquele peso. Eu era muito infeliz. Estava sempre fazendo dietas e me sentindo gorda e muito culpada de comer.
**Terapeuta**: Mas, pelo que você me contou, sua vida, neste momento, está muito limitada. Você não sai de casa, porque se sente sem energia, não participa de eventos sociais, em especial se envolvem comida, e quase todos os eventos sociais envolvem comida. E segue não se sentindo bem com seu corpo.
**Paciente**: Mas é que tenho medo de ter que comer, perder o controle e comer sem parar. Aí, acabo tendo dor de estômago e preciso vomitar. Além disso, não tenho vontade de sair, ver pessoas, me sinto muito deprimida. Acho que meu problema maior é depressão, me sinto muito sem vontade de fazer as coisas, não me sinto capaz. Também fico muito insegura e com muitas dúvidas, não sei que roupa vestir, não tenho assunto para falar com as pessoas, me sinto muito por fora de tudo.
**Terapeuta**: Bem, mas essas coisas de que você está se queixando – dificuldade com a comida, vômito, depressão, inseguranças e dúvidas – podem ser sintomas de seu TA e sua desnutrição, como já conversamos. Com o tratamento, esses sintomas podem melhorar.
**Paciente**: Mas esse tem sido meu jeito desde minha adolescência, acho que as pessoas não me entendem.
**Terapeuta**: É verdade, você já tem essas dificuldades há tanto tempo que fica difícil se imaginar sendo diferente. Mas com isso que você chama de seu "jeito de ser", você acabou tendo vários prejuízos, como esses que acabou de falar. (...) E como você imaginaria sua vida daqui a cinco anos?
**Paciente**: Ah, em cinco anos, me imagino formada, trabalhando na minha área, morando sozinha ou quem sabe com um namorado.
**Terapeuta**: Ah, parecem bons planos. E do jeito que as coisas têm sido na sua vida nesses últimos anos, você imagina que vai ser possível realizar esse seu projeto?
**Paciente**: (Silêncio.) É, talvez eu tenha que mudar algumas coisas para conseguir isso.

---

de métodos extremos para o controle do peso, como comportamentos purgativos, uso de laxantes ou diuréticos
3. a tentativa de regulação do humor por meio dos sintomas

Esse modelo promove implicações na abordagem terapêutica, pois tem como enfoque o tratamento dos sintomas nucleares nas diferentes categorias diagnósticas.[5]

## Terapia cognitivo-comportamental direcionada a TAs

A TCC foi adaptada para tratamento ambulatorial dos TAs, tendo por base o modelo transdiagnóstico, focando o trabalho nas dificuldades nucleares – relação com o corpo e com a comida e – na regulação do humor por meio dos sintomas alimentares. Foi nomeada, em inglês, como Cognitive Behaviour Therapy – Enhanced (CBT-E). A TCC-TA, além de abordar o núcleo da psicopatologia em sua forma focada de 20 sessões, também foi adaptada para diversos contextos clínicos. Na forma estendida de 40 sessões, pode incluir módulos adicionais, com foco em perfeccionismo excessivo, baixa autoestima e dificuldades interpessoais. Há também versões para tratamento de indivíduos com baixo peso, adolescentes, pacientes internados ou em grupo. Tanto a TCC tradicional quanto a TCC-TA são adequadas para o tratamento de TAs; no entanto, o tratamento com base no modelo transdiagnóstico mostrou-se mais efetivo para pacientes com maior gravidade e, por esse motivo, será descrito a seguir.[5]

### Fase 1: sessões iniciais

A TCC-TA padronizada desenvolve-se em quatro etapas ou estágios ao longo de 20 semanas, sendo que as primeiras oito sessões, que estabelecem as bases do tratamento, ocorrem duas vezes na semana. Nessa etapa, são introduzidas ferramentas para mobilizar as mudanças necessárias para a superação dos problemas alimentares. Na primeira sessão, que costuma durar 1 hora e 30 minutos, a partir de uma avaliação detalhada dos sintomas específicos do paciente, é construída, de forma colaborativa, uma formulação. A formulação é um diagrama que mapeia os diversos sintomas e estabelece uma relação entre eles, com o contexto de vida atual, auxiliando a compreender como se relacionam e se mantêm. Ainda nessa sessão, discute-se com o paciente o processo do tratamento dentro de uma postura motivacional, enfatizando-se que é fundamental que o paciente tenha um papel ativo para a superação de seu problema. A seguir, é explicado como é feito o automonitoramento, que consiste em um registro, *em tempo real*, de todos os alimentos e líquidos ingeridos e o contexto em que ocorrem. São entregues as orientações e relatórios para o automonitoramento a serem preenchidos até a próxima sessão.

A partir do encontro seguinte, as sessões passam a durar em torno de 50 minutos e ter uma estrutura semelhante. Iniciam-se com a pesagem do paciente em um procedimento chamado de "pesagem colaborativa", na qual o peso é aferido e discutido dentro de um contexto de psicoeducação. Após 3 ou 4 aferições, é construído um gráfico de peso que será analisado ao longo da terapia. É feita a revisão do automonitoramento e definida uma agenda de temas a serem trabalhados na sessão. Nessa etapa, os temas referem-se à psicoeducação sobre TAs. No final da sessão, são combinadas quais serão as tarefas a serem desenvolvidas pelo paciente até o encontro seguinte e feito um resumo da sessão.

Nesse primeiro estágio, também é combinado com o paciente o estabelecimento de uma alimentação com intervalos regulares, ainda sem preocupação com a quantidade ou qualidade das refeições. A alimentação regular é a estrutura sobre a qual as demais modificações na alimentação serão trabalhadas.

De acordo com o contexto do paciente, no final dessa primeira etapa, familiares ou pessoas significativas da vida do paciente podem ser convidados a participar de uma sessão para que possam ser ouvidos e orientados em questões relacionadas ao tratamento.

### Psicoeducação

Alguns temas de psicoeducação são particularmente importantes nessa etapa. São eles:

- *Peso e checagem do peso*. Alguns pacientes evitam se pesar ou se pesam em excesso; ambas as situações são problemáticas e reforçam crenças errôneas a respeito das variações ponderais. Por exemplo, oscilações de até 2 quilos podem refletir apenas o grau de hidratação, e não o aumento de gordura corporal, que costuma ser a interpretação dos pacientes.
- *"Estilo alimentar"*. Pular refeições ou evitar determinados alimentos e instituir comportamentos alimentares rígidos – por exemplo, não comer massas e pães após as 18 horas ou comer alguns alimentos em excesso ("detox" de suco verde), que são reforçados pelas dietas da moda, favorecendo a perpetuação de tabus alimentares e sintomas restritivos.
- *Compulsões e purgações*. Compulsões alimentares, frequentemente consequência de períodos de restrição alimentar ou jejum, geram intensa culpa e estimulam comportamentos compensatórios inadequados, como vômitos ou abuso de laxantes, que alteram o peso por desidratação sem diminuir a gordura corporal.
- *Sensação de "sentir-se cheio"*. A irregularidade alimentar e as dietas restritivas levam à

lentificação do trânsito intestinal e à distensão abdominal pós-prandial, que costuma ser interpretada como gordura.
- *Atividade física em excesso*. É outro comportamento compensatório comum na busca pela perda de peso e que pode levar a lesões osteomusculares.

### Fase 2: avaliação do andamento e planejamento do tratamento

A partir da segunda fase, as sessões passam a ser semanais. Na etapa 2, são avaliados os progressos, revistas as dificuldades encontradas até o momento, revisada a formulação e desenhado o restante do tratamento. Também é definido se o tratamento será feito na forma padrão, de 20 sessões, ou estendida, de 40 sessões com algum módulo adicional.

### Fase 3: tratamento dos sintomas nucleares do TA

Durante o estágio 3, são trabalhadas as questões relacionadas a hipervalorização da forma corporal e do controle do peso, dietas restritivas e regulação do humor pelos sintomas alimentares conforme a formulação de cada paciente. A seguir, é apresentado um exemplo de como é abordada a distorção da imagem corporal.

### Fase 4: alta e prevenção de recaídas

Por fim, na fase 4, são revistos os progressos obtidos, reforçadas as estratégias sadias desenvolvidas ao longo da etapa anterior e definidos quais pontos devem seguir como foco de atenção do paciente após o término do tratamento. Não é necessário que o paciente esteja assintomático na alta, mas que tenha desenvolvido estratégias e ferramentas alternativas para lidar com suas dificuldades.

### Eficácia da TCC

A eficácia da TCC para a BN é evidenciada em estudos;[4] no entanto, para a AN, os dados são inconclusivos e divergem quanto à eficácia. Embora estudos realizados por especialistas demonstrem resultados positivos,[6] geralmente apresentam limitações devido a pequeno número de pacientes, má adesão e abandono do tratamento, o que prejudica, sobretudo, estudos de seguimento. Além disso, alguns preditores de resposta à TCC também já foram levantados e associados a pior resposta, como maior

---

### EXEMPLO CLÍNICO

Abordagem cognitivo-comportamental da distorção de imagem corporal

**Terapeuta:** Quando você fica checando seu corpo, alguma vez olha para as partes de que gosta?
**Paciente:** Em geral, olho para minha barriga. Não gosto dela, é muito grande.
**Terapeuta:** O que você imagina encontrar quando fica apertando sua barriga?
**Paciente:** Fico checando para ver se ela cresceu!
**Terapeuta:** E você acha que checando tantas vezes consegue realmente perceber se algo mudou?
**Paciente:** Ah, sim, depois que eu como, ela fica enorme! Parece que vou explodir!
**Terapeuta:** Mas a barriga de todas as pessoas fica maior depois da alimentação, e isso não quer dizer que você engordou. E, como conversamos, sempre que fazemos um hiperfoco em algo, por exemplo, sua barriga, temos a impressão de que aquela parte do corpo fica ainda maior. A percepção que você tem fica distorcida, amplificada pelo escrutínio. Alguma vez você se sentiu melhor depois dessas checagens?
**Paciente:** Não, em geral fico péssima, sempre fico me sentindo mal com meu corpo.
**Terapeuta:** Então, podemos combinar de você experimentar parar de apertar sua barriga ao longo do dia, em especial após as refeições, para vermos como você se sente?
**Paciente:** Acho difícil... Mas posso tentar.

tempo de doença e hipervalorização da forma corporal.[7]

## Indicações e contraindicações à TCC-TA

A TCC-TA é indicada para pacientes com TAs, em especial para BN e TCA, ambulatoriais e com motivação para o tratamento. As contraindicações à realização da TCC são saúde clínica gravemente comprometida, por exemplo, desnutrição grave com exames clínicos alterados, risco de suicídio, depressão de moderada a grave ou uso de substâncias psicoativas.[2]

## PSICOTERAPIA DE ORIENTAÇÃO ANALÍTICA

Do ponto de vista psicodinâmico, os TAs são considerados entidades complexas com origem psíquica e cujos sintomas costumam ser a manifestação de diversos conflitos que levam a pessoa a tentar resolvê-los por meio de comportamentos patológicos com o próprio corpo e com a alimentação.[8] Assim, por trás de cada sintoma alimentar existe um significado, uma história pessoal a ser contada, estando o senso de continuidade do *self* comprometido. Nesses indivíduos, a identidade é fugaz, e o ego revela-se frágil, resultado de experiências e relações deficitárias do passado.[9] As falhas ou os déficits no senso de identidade e autonomia dos pacientes com anorexia sugerem o envolvimento de aspectos pré-edípicos. Desse modo, a origem da doença estaria na perturbação precoce da relação mãe-bebê. De acordo com a psicologia do *self*, os sintomas alimentares são uma tentativa de lidar com um *self* doente devido à falta de empatia e cuidado por parte das figuras parentais.[8] Essas relações arcaicas pouco supridoras das necessidades do bebê são substituídas por relações com objetos "não humanos" no começo da adolescência, como imagem corporal e ambivalência em relação às experiências com a alimentação.[10]

A POA ajuda o paciente a compreender o significado das manifestações dos sintomas por meio da análise da contratransferência, da transferência e das resistências, auxiliando o paciente a tornar-se consciente da ligação entre os sintomas alimentares e a vulnerabilidade de seu *self*.[10] A abordagem psicodinâmica refere-se a uma compreensão do psiquismo em seus processos dinâmicos, orientando o trabalho em direção ao *insight*, considerando o cenário interno do paciente, a dinâmica familiar e suas relações interpessoais. O campo transferencial é de grande relevância para o avanço no tratamento, pois os conflitos resultantes das relações infantis expressam-se na relação com o terapeuta. Os psicoterapeutas devem escutar cuidadosamente para ajudar os pacientes a processar de modo mais efetivo as memórias e os sentimentos conflitantes, visto que, em geral, eles apresentam habilidade limitada para acessar e tolerar emoções. Interpretações no início do processo terapêutico de conteúdo ou de significado dos sintomas alimentares devem ser evitadas, pois são sentidas pelo paciente como repetições de vivências passadas intrusivas. Na vivência do paciente, o terapeuta, como seus pais, em vez de ouvi-lo, irá incutir-lhe ideias preconcebidas de seus sentimentos, necessidades e pensamentos.[8]

## Eficácia da terapia de orientação analítica

Um estudo longitudinal randomizado examinou 60 pacientes do sexo feminino com o diagnóstico de BN que receberam tratamento por meio de POA ou TCC. Ao comparar os resultados entre as duas abordagens, a conclusão foi a de que ambas se mostraram efetivas em promover a recuperação e a remissão dos sintomas. Além disso, uma metanálise, que avaliou 10 estudos com 599 indivíduos com diagnóstico de AN, sugeriu que a POA é mais eficaz quando comparada a tratamento não psicoterápico realizado por psiquiatra não especialista em TAs.[11] Ainda, outro estudo randomizado e controlado avaliou a efetividade de três psicoterapias específicas para pacientes com AN: 84 pacientes do sexo feminino em quatro grupos, comparando terapia psicanalítica focal, TCC, terapia de família e tratamento de "rotina". A terapia psicanalítica focal e a terapia de família foram significativamente superiores ao grupo-controle.

## Indicações e contraindicações

A POA é indicada em fases mais avançadas do tratamento, quando o paciente se encontra bem clinicamente, tem conhecimento de seu transtorno e tem capacidade de introspecção, bem como curiosidade para explorar seu mundo psíquico. Além disso, apresenta o desejo de refletir sobre suas relações interpessoais, melhorar sua capacidade de controlar os impulsos e motivação e capacidade para o *insight*. É uma abordagem especialmente útil quando são identificados conflitos nas relações interpessoais que envolvem temas como a separação/individuação, a conquista da autonomia e independência e o estabelecimento de uma identidade própria, focos problemáticos relacionados aos TAs.

Entretanto, a POA não é indicada para pacientes com quadros graves de TCA, muito impulsivos, com tendência suicida ou com outras comorbidades psiquiátricas importantes. Ainda, deve-se sempre levar em consideração outras formas de tratamento, como abordagem motivacional, psicoeducação e reabilitação nutricional, e integrá-las conforme a necessidade apresentada pelo paciente.[10] A POA pode durar de meses a anos, e há consenso de que os objetivos do tratamento psicodinâmico não devem ter foco limitado ao ganho de peso. Contudo, o peso não pode ser negligenciado; a restituição nutricional é um pré-requisito para a eficácia da POA, embora não seja sinônimo de cura.

Para suportar e enfrentar a dor emocional, os pacientes com TAs geralmente lançam mão de mecanismos de defesa, como, por exemplo, negação, *splitting*, dissociação, projeção e identificação projetiva.[8] Assim, lidar com a profunda resistência desses pacientes é um dos aspectos mais difíceis no que se refere aos sentimentos contratransferenciais. Tais respostas defensivas provocam, no terapeuta, sentimentos de esgotamento, raiva e derrota, que precisam ser compreendidos e contidos. Os dilemas contratransferenciais devem ser trabalhados e resolvidos pelo reconhecimento de alguns aspectos do processo terapêutico: as tendências masoquistas dos pacientes, o desejo onipotente de controlar o terapeuta ou colocá-lo de "objeto mau", a propensão do paciente em identificar-se com o agressor e a necessidade que o terapeuta tem de modificar o paciente, particularmente em relação ao comportamento alimentar. Todavia, não é raro ocorrer a idealização do terapeuta, que geralmente surge como uma reação de alívio e de gratidão do paciente por alguém que reconhece e valida suas experiências subjetivas. Em termos de desenvolvimento, o paciente precisa de uma figura idealizada que possa oferecer tranquilidade e apoio quando necessário. Porém, o terapeuta encontrará frequentemente mais dificuldade nessa situação do que nos casos de desvalorização ou hostilidade.[12]

De acordo com a abordagem da psicologia do *self* de pacientes com TAs, o progresso da terapia ocorre quando o paciente abandona a preferência patológica pela comida como objeto do *self* e passa a confiar nas pessoas como provedores de um *self* seguro, a começar pelo terapeuta. É importante ressaltar que mesmo em outras abordagens psicoterápicas, como a TCC, conceitos psicodinâmicos podem ser integrados e úteis no processo de tratamento.

## TERAPIA INTERPESSOAL PARA TRANSTORNOS ALIMENTARES

A TIP foi desenvolvida inicialmente para o tratamento de transtorno depressivo, com o objetivo de melhorar o funcionamento interpessoal do paciente ao relacionar os sintomas depressivos a problemas interpessoais e elaborar estratégias para lidar com eles. Tendo em vista que a maioria dos pacientes com TAs inicia os sintomas em uma idade na qual as relações interpessoais estão se desenvolvendo, é comum os conflitos interpessoais serem fatores mantenedores dos sintomas alimentares. Dessa forma, a TIP foi proposta como tratamento para TAs por Fairburn, em 1993,[5,13] objetivando remover esse fator de perpetuação dos sintomas alimentares e auxiliar na recuperação do paciente.[6]

Algumas adequações foram realizadas para a aplicação dessa abordagem nos TAs. A TIP para transtornos alimentares (TIP-TA) é dirigida para uma condição crônica e considera a dificuldade interpessoal como consequência do transtorno, e não sua causa. Logo, o terapeuta costuma não focar o tratamento no início dos sintomas alimentares. É importante na TIP-TA: (1) traçar metas de vida, visto que o início dos sintomas na juventude pode acarretar prejuízos em etapas relevantes do desenvolvimento, como relacionamentos e profissão; (2) auxiliar o paciente a melhorar sua autoestima, pois grande parte dos comportamentos alimentares alterados está relacionada à preocupação excessiva com o peso e a forma do corpo e à autoavaliação depreciativa.[13]

A TIP-TA é uma terapia breve que dura em torno de 4 a 5 meses. O número de sessões varia entre 16 e 20 encontros. O terapeuta deve ser o mínimo diretivo possível, para permitir que o paciente se torne ativo e com sensação de liderança, porém deve ficar atento para manter o foco na associação dos sintomas alimentares com as dificuldades interpessoais.

O tratamento é subdividido em três fases com metas específicas.[13] A primeira fase consiste em avaliar o paciente, analisar as relações passadas e atuais, conhecer o problema interpessoal e engajá-lo no tratamento. A segunda fase inicia-se a partir do momento em que paciente e terapeuta entram em acordo sobre a área problemática a ser trabalhada e envolve a compreensão da relação das dificuldades interpessoais com os sintomas alimentares. Por fim, a terceira fase foca a manutenção das mudanças realizadas e a prevenção de recaídas. São feitas considerações do que foi alcançado até então e discutidas possíveis dificuldades futuras que possam colocar o paciente em risco novamente. É importante que seja destacado que as melhorias alcançadas foram em virtude das atitudes do paciente, e não do terapeuta, para que o paciente sinta-se capaz de manter-se estável sozinho após o término do tratamento.

### Eficácia da TIP-TA

Estudos clínicos que compararam os efeitos da TCC e da TIP em pacientes com BN mostram que ambas as terapias produzem mudanças. No entanto, os pacientes que foram tratados com TIP permaneceram por mais tempo sintomáticos.

### Indicações e contraindicações

A TIP-TA é recomendada para tratamento ambulatorial de BN ou TCA, ou seja, nos quadros em que há compulsão alimentar, e não é indicada para tratamento de pacientes com peso significativamente baixo.

## TERAPIA DE MENTALIZAÇÃO

A terapia de mentalização (TM) é uma abordagem psicodinâmica baseada na teoria do apego de Bowlby e tem como meta a identificação e a expressão dos afetos e a promoção da resiliência por meio da aliança formada entre paciente e terapeuta. Tradicionalmente, foi muito estudada como tratamento para o TPB. Devido à incapacidade que os indivíduos com TA apresentam em reconhecer e lidar com seus sentimentos e emoções – dificuldade no processo de mentalização –, usando o corpo como expressão de seu estado mental, foi proposta a aplicação da TM em indivíduos com AN.[14]

Ainda não há uma adaptação específica da TM para pacientes com TAs, entretanto existem alguns aspectos a serem abordados em indivíduos com AN: a distinção entre as sensações corporais e as representações (alexitimia) e a identificação de sentimentos, pensamentos e impulsos, a fim de colocá-los em palavras e auxiliar na capacidade de simbolização.[14] Isso é particularmente importante, pois, nos TAs, há hiperfoco no peso e na forma do corpo e dificuldade de discernir o estado mental das sensações corporais, o que produz uma maneira concreta de sentir e agir.[14]

Destaca-se que a posição do terapeuta é de valor essencial no processo de mentalização do paciente com AN. A relação terapeuta-paciente é associada às relações passadas, e o estado do terapeuta é considerado um "espelho das respostas de seus cuidadores". Contudo, deve-se focar os estados mentais atuais a fim de compreender como eles são influenciados por acontecimentos passados, e as experiências passadas são importantes quando associadas à situação emocional presente.

A postura do terapeuta deve ser investigativa, pouco julgadora e proporcionar uma atmosfera de compreensão e acolhimento. Quando há divergência em relação a alguma perspectiva dos estados mentais, essa situação deve ser verbalizada e explorada de maneira não interpretativa, destacando-se alternativas e evitando-se assumir qual ponto de vista é mais correto. Por exemplo, frequentemente, os pacientes com AN são ambivalentes em relação aos aspectos positivos e negativos dos sintomas alimentares: o terapeuta deve estimular o paciente a pensar sobre as diferentes funções dos sintomas do TA, mostrando que é possível haver dúvidas e hesitações em relação aos prós e contras de manter-se com AN. Essa atitude empática reforça a aliança terapêutica e estimula o processo de mentalização do paciente.

### Eficácia da TM

Um estudo multicêntrico randomizado comparou a TM ao manejo clínico de apoio feito por especialista (MCAFE) em 68 pacientes com TA e TPB. Os resultados mostraram que o número de desistência por parte dos pacientes foi maior no MCAFE, apesar de não haver diferença significativa. Em relação à melhora clínica, os pacientes tratados com TM apresentaram diminuição na preocupação com o peso e a forma do corpo, porém, após 18 meses de tratamento, ambos os grupos manifestaram melhora clínica significativa.[15] Da mesma forma, Balestrieri e colaboradores compararam a eficácia de TM com terapia psicodinâmica de curta duração aplicada em pacientes com AN e BN e concluíram que ambos os grupos apresentaram melhora significativa dos sintomas, sem diferenças sustentáveis nas respostas aos tratamentos propostos.[16]

## TERAPIA FAMILIAR E DE CASAL

A terapia familiar é a psicoterapia mais bem estabelecida para tratamento de TAs em crianças e adolescentes, especialmente AN. No entanto, em adultos, a inclusão dos familiares e a terapia familiar vêm sendo cada vez mais estudadas. O modelo mais difundido de terapia familiar para TAs foi desenvolvido no Hospital Maudsley, a partir dos anos de 1980, e inclui intervenções específicas que visam ao treinamento dos familiares, em geral os pais, em estratégias psicológicas e comportamentais para modificação dos comportamentos disfuncionais alimentares e relacionados ao peso e ao corpo.

As famílias são incentivadas a criar um contexto favorável à mudança, de forma colaborativa, que mobilize os próprios recursos. Nesse processo, os familiares são orientados a identificar possíveis fatores mantenedores, que antes eram associados ao desenvolvimento dos transtornos, mas hoje são vistos como relacionados a adaptações da família ao problema.[2]

Embora existam particularidades de cada família, geralmente questões relacionadas a comida, alimentação e peso passam a ser centrais nas relações e geram intenso estresse. Devido à intensidade da ansiedade e dos conflitos, há um estreitamento do foco temporal, que leva à dificuldade de tolerar incertezas e riscos, o que promove um foco apenas nos fracassos de curto prazo e dificulta a disposição para tentar novas formas de funcionamento. Com isso, as rotinas familiares se tornam inflexíveis e os papéis familiares preexistentes ficam mais rígidos, levando a dificuldades em evoluir nas etapas de desenvolvimento em direção à autonomia. É importante assinalar que famílias com altos níveis de emoção expressa (comentários e atitudes críticas) podem exibir pior resposta a abordagens familiares.[2]

### Fundamentos da terapia familiar para TAs

A estrutura conceitual da terapia familiar foca em conhecer a forma habitual de funcionamento da família – regras, papéis e limites – e como ela foi se modificando em torno do problema alimentar. Um bom contexto de observação seria a refeição em família, quando podem ser observadas as dificuldades e potencialidades de flexibilidade e resiliência. O terapeuta, idealmente, adota uma postura colaborativa, evitando um papel de especialista e detentor das soluções. Ajuda a criar um ambiente de apoio e confiança, a partir do qual a família consiga assumir a responsabilidade de buscar formas alternativas de lidar com o TA. As narrativas dos diferentes membros da família ajudam a elucidar as crenças e os significados do problema, em especial aqueles que reforçam a sensação de impotência e desesperança. Uma abordagem frequente é a "externalização": o TA é referido metaforicamente como uma "força" ou "voz" externa à pessoa que influencia de modo intenso o seu comportamento. É necessário ter cautela para que a linguagem seja compreensível e faça sentido para todos. Essa pode ser uma estratégia muito útil para aliviar a ideia de que os comportamentos do TA são um capricho ou birra da pessoa afetada, passando a ser compreendidos como algo que requer um esforço conjunto da família para ser combatido.[2]

### A terapia familiar e de casal na prática

A terapia familiar considera a AN em adolescentes uma condição psiquiátrica grave, com riscos físicos – inclusive de vida –, que leva a prejuízos no pensamento e no comportamento. Assim, há grande foco na recuperação nutricional e no encorajamento dos pais para tomarem o controle, temporariamente, sobre a alimentação do paciente. A terapia se desenvolve em três etapas. Na primeira, o papel dos pais é revigorado na direção de estimular as mudanças comportamentais. As famílias são estimuladas a buscar soluções e a assumir a responsabilidade para a restauração do peso. Na segunda fase, uma vez que as famílias estejam conseguindo resultados em relação à melhora dos sintomas alimentares e os conflitos estejam menos em evidência, passa-se a examinar as questões sobre alimentação, peso e corpo relacionadas à adolescência. Ao mesmo tempo, o paciente é estimulado a cada vez mais assumir responsabilidades sobre sua alimentação. Na terceira etapa, o foco passa para questões de autonomia, papéis dos pais e desenvolvimento do adolescente e da família.

Como dificuldades interpessoais têm um papel muito importante na manutenção do TA e o apoio familiar geralmente é referido como fundamental na recuperação, a terapia familiar, em especial de casal, vem sendo estudada também para tratamento de adultos.[17] A terapia de casal pode ser um contexto muito propício para trabalhar questões de interação interpessoal, dificuldades de comunicação, segredos em torno dos comportamentos de TA, impulsividade, perda de controle e dificuldades na vida íntima e sexual. Os cônjuges referem dificuldades em compreender os sintomas, se sentem perdidos e impotentes diante dos comportamentos e, por vezes, adotam atitudes que acabam exacerbando os conflitos. Em um contexto de trabalho multidisciplinar, o modelo nomeado "unindo casais no tratamento da AN" propõe trazer benefícios por potencializar mecanismos de mudança e desvelar segredos, que costumam ser um fator encobridor e perpetuador dos sintomas. O trabalho em conjunto ajuda a superar os comportamentos disfuncionais e a melhorar o funcionamento interpessoal.[17,18]

Os **grupos de terapia multifamiliar** são uma abordagem que busca potencializar os recursos e mecanismos adaptativos de cada família por meio da troca de experiências e do apoio mútuo. Ajudam a diminuir o isolamento das famílias e a diluir tensões pela oportunidade de observar dinâmicas familiares disfuncionais ou potencialmente adaptativas em outras famílias acometidas. Pode ser uma técnica utilizada em paralelo a outras formas de tratamento, inclusive terapia familiar.[2]

### Evidências de eficácia da terapia familiar

As evidências indicam que a terapia familiar está associada a resultados persistentemente positivos em parâmetros físicos e psicológicos no tratamento de jovens com AN, em especial com menos de três anos de doença.[1] Em dois estudos de revisão sistemática da Cochrane, pacientes adolescentes com AN que receberam terapia familiar do modelo Maudsley mantiveram redução dos sintomas 12 meses após a intervenção, em comparação ao tratamento não especializado.[4] Já em adultos, as evidências são menos conclusivas. Entretanto, as *guidelines* apontam que a terapia familiar segue sendo indicada mesmo que as evidências não sejam tão consistentes.[3]

## MANEJO CLÍNICO DE APOIO FEITO POR ESPECIALISTA

O MCAFE (do inglês, *Specialist Supportive Clinical Management* [SSCM]) é uma abordagem utilizada no tratamento ambulatorial de pacientes com AN com baixo peso. Foi inicialmente desenvolvido para um ensaio clínico como grupo de comparação com TCC e TIP. Envolve a combinação de aspectos de manejo clínico e psicoterapia de apoio para abordar sintomas nucleares da AN. O manejo clínico inclui cuidado de qualidade realizado por clínico treinado sem um regime específico de tratamento, enfatizando-se o papel dos profissionais da saúde em não causar danos, garantir segurança, prover educação, cuidado e suporte. Explora os elementos não específicos das intervenções clínicas e sua relevância em promover mudanças com ênfase na relação terapêutica e na psicoeducação. A psicoterapia de apoio auxilia o paciente com suporte, encorajando-o a fazer mudanças e explorar os diversos aspectos delas.[2]

Em um ensaio clínico de comparação entre TCC, TIP e MCAFE, o MCAFE mostrou-se superior aos tratamentos especializados.[1] No entanto, esse resultado não se confirmou em estudos posteriores. Em ensaio clínico que comparou MCAFE e TM, as perdas de seguimento mostraram-se tão significativas que os resultados foram inconclusivos.[15]

O MCAFE foca a facilitação de uma alimentação normal e a recuperação de peso por meio da utilização intensa da psicoeducação e da abordagem de outras questões que o paciente julga como relevantes para seu contexto pessoal. Adotar uma postura de respeitar as defesas psicológicas sem desafiá-las pode favorecer a efetividade dessa abordagem.[19]

## TERAPIA COMPORTAMENTAL DIALÉTICA

A DBT foi desenvolvida originalmente como um tratamento ambulatorial para o TPB e integra princípios comportamentais com a filosofia dialética e estratégias de autoconsciência – *mindfulness*. Busca o desenvolvimento de habilidades e foca a efetividade interpessoal, a regulação emocional, a tolerância ao estresse e o *mindfulness*.[18] Em TAs, a DBT vem sendo estudada como tratamento para BN em formato individual e para TCA em grupo, incluindo um módulo específico relacionado à alimentação, em especial em quadros com sintomas purgativos.[2,18]

A DBT trabalha a vulnerabilidade emocional e a desregulação do humor, que se refere ao aumento da sensibilidade aos estímulos emocionais, às respostas intensas a estes e à dificuldade de retornar a uma linha basal de estabilidade emocional. Nos TAs, por exemplo, a compulsão como resposta ao estresse acarreta purgação, e ambas pioram a autoestima, aumentam a sensação de ineficácia, pioram o humor e elevam a instabilidade emocional. A DBT auxilia o paciente a desenvolver recursos, habilidades e estratégias mais construtivas para enfrentar a desregulação do humor.[2,20]

A estrutura da DBT envolve psicoterapia individual, psicoterapia em grupo, consultoria entre os terapeutas e um médico clínico para questões de saúde física. O modelo Stanford foi o mais estudado para TAs. A terapia-padrão se realiza em 20 sessões, após sessões iniciais de avaliação e motivação para o tratamento, mas pode durar de 6 meses a 1 ano ou se prolongar.

▶ **Na adaptação para TAs, o foco principal está em reduzir os comportamentos alimentares disfuncionais:**

1. parar o comer compulsivo
2. eliminar o comer sem consciência
3. diminuir a fissura, as urgências e a preocupação com a comida
4. reduzir os lapsos
5. minimizar comportamentos aparentemente irrelevantes

Essas metas são buscadas por meio do treinamento em diversas técnicas, por exemplo, análise em cadeia dos comportamentos disfuncionais, registros diários de autoavaliação, técnicas de solução de problemas, abstinência dos comportamentos de compulsão-purgação, prevenção de recaídas, práticas de *mindfulness* para um comer consciente, que são treinadas como tema de casa e na sessão. As abordagens podem ser potencializadas quando realizadas em grupo.[2,20]

### A eficácia da DBT

A eficácia da DBT para TAs foi avaliada em nove estudos, sendo que oito encontraram que a DBT diminuiu os sintomas dos transtornos. As taxas de abstinência de comportamentos purgativos variaram de 29 a 89%, sendo que o início mais precoce dos sintomas se associou a maiores taxas de lapsos em seis meses pós-tratamento. Para sintomas de AN, os índices de remissão foram de 83% em um dos estudos. Em outros quatro estudos, foi avaliada a eficácia da DBT para o tratamento de TA e TPB comórbidos. Esses estudos evidenciaram que 54% dos pacientes com BN e TPB e 33% dos pacientes com AN e TPB ainda estavam em remissão dos sintomas 15 meses após o tratamento. Além disso, todos esses estudos (no total 13) observaram melhora em sintomas gerais, como automutilação e transtornos do humor.[20] É possível que a eficácia e os menores índices de desistência que os artigos referem estejam associados ao fato de que a DBT aborda sistematicamente a adesão como parte do tratamento.[20]

## TERAPIA DE REMEDIAÇÃO COGNITIVA

O estudo da neuropsicologia pode contribuir com o entendimento da etiologia, das estratégias de manutenção e da recuperação dos TAs.[21] Déficits no funcionamento neurocognitivo contribuem para o desenvolvimento e a perpetuação da patologia. A maioria dos déficits ocorre nas funções executivas, que são um conjunto de funções relacionadas aos processos de manipulação complexa de outras funções cognitivas e comportamentos direcionados a um objetivo.

Diversas metanálises realizadas contribuíram para identificar as principais funções cog-

> **EXEMPLO CLÍNICO**
>
> Abordagem de remediação cognitiva
>
> **Terapeuta:** Como vimos em sua avaliação neuropsicológica, você teve dificuldade em funções que estão relacionadas ao planejamento e à organização do pensamento. Você observa isso em sua vida diária?
> **Paciente:** Sim. Tenho muita dificuldade em organizar meu horário, acabo me perdendo e deixo de fazer coisas, inclusive, às vezes, esqueço de fazer as refeições.
> **Terapeuta:** Então, o que você acha de fazermos juntos, na sessão, uma agenda com seus compromissos e seus horários de alimentação?
> **Paciente:** Acho que podemos tentar.

nitivas alteradas: dificuldade na flexibilidade cognitiva, na coerência central (hiperfoco em pequenos detalhes e habilidade pobre em integrar informações – Gestalt) e na memória de trabalho.[22]

O circuito neuronal nos TAs envolve controle inibitório, regulação emocional e funções executivas.[23] Os TAs têm perfil executivo similar; entretanto, nos diferentes diagnósticos, sempre há predomínio de alguma disfunção: AN, rigidez cognitiva; e BN e TCA, desregulação no controle inibitório.[23] Sabe-se que essas dificuldades cognitivas são persistentes e que o simples ganho de peso não melhora o funcionamento cognitivo dos pacientes – é necessário que novas *performances* cognitivas sejam estimuladas e treinadas. Essas características são observadas em parentes de pacientes com TAs, o que sugere um componente genético.

A TRC tem como objetivo principal melhorar os processos cognitivos e promover um aprimoramento no funcionamento global. A TRC não aborda diretamente características centrais dos TAs, e sim o processo do pensamento, em especial a capacidade pobre de coerência central, trabalhando no aumento do processo global e na capacidade de adaptação ao contexto e flexibilidade.[24,25] Desse modo, deve sempre estar aliada a outro tipo de psicoterapia para que seus resultados se mantenham a longo prazo. Esse tratamento tem resultados mais eficazes em adultos e é uma modalidade que pode ser utilizada tanto de forma individual quanto em grupo.

A intervenção combina exercícios cognitivos de reflexão sobre os estilos e estratégias de pensamento (metacognição) e tradução desses processos na vida diária (implementação).[25]

## MODELO MAUDSLEY PARA TRATAMENTO DE ANOREXIA EM ADULTOS

O modelo Maudsley para tratamento de AN em adultos (do inglês, MANTRA) é uma abordagem cognitivo-interpessoal para adultos com AN que integra aspectos biológicos, neuropsicológicos, estudos de neuroimagem e de cognição social, fatores e estratégias intra e interpessoais e é implementada em uma hierarquia de procedimentos definidos junto ao paciente.

Os focos principais do MANTRA são: ajudar no desenvolvimento de motivação para a mudança; construir uma formulação do caso para auxiliar no planejamento do tratamento; incentivar a mudança do perfil neuropsicológico, que influencia na forma de se alimentar e se relacionar socialmente; e trabalhar com foco nas emoções, que permeiam o funcionamento do TA. Além disso, o MANTRA tem alguns diferenciais, como técnicas de autocompaixão, estratégias de prevenção de recaída e seguimento para acompanhar a manutenção dos resultados.

Esse tratamento engloba de 20 a 40 sessões semanais individuais, dependendo da gravidade da doença, e entre 4 e 5 encontros mensais de seguimento. Geralmente, há o envolvimento dos familiares no tratamento.

O MANTRA tem evidências de efetividade na melhora da flexibilidade mental, da motivação e do engajamento e contribui para uma maior aceitação das dificuldades e um menor julgamento crítico do paciente.[2,19,26]

## OUTRAS TERAPIAS

### Terapia integrativa cognitivo-afetiva

Considerando que as principais TCCs não incluíam a emoção como principal foco de tratamento, surgiu uma nova "onda" de terapias cognitivas que colocam como fundamental a regulação emocional na abordagem terapêutica, como a DBT, a **terapia de aceitação e compromisso (ACT)**, a **terapia focada em emoções**, entre outras.

Nesse contexto, foi desenvolvida a **terapia integrativa cognitivo-afetiva**, que contém elementos-chave da TCC para o tratamento da BN integrados à importância das emoções e do comportamento interpessoal.

▶ **Focos da abordagem da terapia integrativa cognitivo-afetiva:**

1. aumentar a motivação no tratamento
2. estipular um sistema de planejamento comportamental orientado às refeições
3. promover atenção cuidadosa nas respostas emocionais e exposições às emoções, por exemplo, emoções associadas à comida, ao corpo e ao peso
4. promover estratégias para identificar padrões interpessoais e autodiretivos de comportamento

Essa abordagem é baseada em um modelo de tratamento multifatorial que inclui fatores emocionais, interpessoais, cognitivos e comportamentais, levando em conta aspectos biológicos que estão por trás dessa psicopatologia e aumentam o risco do desenvolvimento e da manutenção dos sintomas.[18]

Intervenções de meditação, entre elas *mindfulness*, têm efetividade comprovada na redução do estresse psicológico, com resultados positivos na redução de sintomas depressivos e ansiosos. Na técnica de *mindfulness*, é cultivada a consciência da experiência no momento presente, com uma atitude não julgadora e objetiva, para promover a autorregulação e a melhora de hábitos alimentares. Estudos têm sido realizados principalmente em pacientes obesos e com TCA, nos quais o foco é a autorregulação e o controle dos impulsos. Ainda há limitação nas evidências, particularmente na manutenção de longo prazo, mas há indicativos de que as intervenções baseadas em *mindfulness* melhorem o comportamento alimentar.[18]

A **terapia do esquema** (TE) é considerada um tipo de abordagem terapêutica da "terceira onda" das TCCs. O foco é a modificação de esquemas mal-adaptativos em um repertório adaptativo. A TE para TAs envolve identificar, mudar e reestruturar esquemas desadaptativos que geram pensamentos automáticos negativos e comportamentos disfuncionais relacionados à comida, ao comer, à forma do corpo e ao peso. Quando foi estudada a adaptação para os TAs, as experiências iniciais de vida e o desenvolvimento e manutenção dos problemas alimentares foram levados em conta.[27]

A **terapia de exposição e prevenção de resposta** foi baseada no modelo para tratamento de TOC. Na BN, envolve a exposição ao alimento seguida de estratégias psicológicas de prevenção de comportamentos disfuncionais para controle de peso, como vômitos, até o ponto em que o impulso para compulsão ou vômito ceda. Na AN, envolve a exposição aos alimentos temidos evitando-se comportamentos como pesagem excessiva para diminuir a ansiedade e, com isso, aumentar a ingestão alimentar. Até o momento, não há evidências significativas que deem suporte para a indicação.[18]

Os **manuais de autoajuda** têm demonstrado resultados interessantes para BN e TCA, embora possam ser arriscados para pacientes com AN, sobretudo com baixo peso. Podem ser utilizados estritamente como autoajuda ou com monitoramento de profissional que auxilie na implementação. Os resultados dos estudos têm apontado que esses manuais podem ser alternativas úteis em situações nas quais os pacientes não tenham acesso a tratamento presencial.[3]

## QUESTÕES EM ABERTO E ÁREAS DE PESQUISA

Mesmo com os grandes avanços no desenvolvimento de novos métodos de tratamento, com o aumento do número e da qualidade dos estudos, ainda carecemos de evidências mais consistentes para uma indicação mais precisa e efetiva das abordagens terapêuticas em TAs. A realização de estudos colaborativos e multicêntricos vem se mostrando uma tendência na busca para aumentar o número de sujeitos e, por conseguinte, o poder dos resultados.

## CONSIDERAÇÕES FINAIS

Nos TAs, as psicoterapias são a base dos tratamentos, mesmo em situações médicas mais delicadas ou quando psicofármacos são utilizados. Embora existam evidências que apoiem abordagens como TCC-TA para BN, TCC para TCA e terapia familiar para adolescentes com AN, as respostas aos tratamentos são bastante variáveis, e ainda há espaço para a adaptação ou o desenvolvimento de novos modelos terapêuticos.

O tratamento realizado por profissionais treinados, em especial em equipes interdisciplinares, costuma ter os melhores resultados; no entanto, pode ser implementado com bons resultados por não especialistas, desde que orientados adequadamente. Como centros especializados em TAs ainda são escassos, é desejável que cada vez mais centros de formação de profissionais da saúde (psiquiatria, psicologia, nutrição, enfermagem, etc.) incluam treinamento em diagnóstico e tratamento dos TAs.

Intervenções preventivas, em especial em populações de risco, como adolescentes, devem ter como enfoque a promoção da autoestima e da aceitação do corpo. Abordagens que contemplam fatores de risco individuais, familiares e sociais também estão em ascensão, sendo consideradas promissoras para o desenvolvimento da autoimagem positiva e da autoeficácia.

> Apesar da gravidade e da cronicidade de muitos casos, os pacientes podem apresentar melhora consistente com o tratamento,[5] e mesmo que alguns protocolos limitem o número de sessões, os tratamentos podem se prolongar por meses ou anos.

## REFERÊNCIAS

1. Hay P, Chinn D, Forbes D, Madden S, Newton R, Sugenor L, et al. Royal Australian and New Zealand College of Psychiatrists clinical practice guidelines for the treatment of eating disorders. Aust N Z J Psychiatry. 2014;48(11):977-1008.
2. Grilo CM, Mitchell JE. The treatment of eating disorders: a clinical handbook. New York: Guilford; 2010. p.625.
3. Yager J, Devlin MJ, Halmi KA, Herzog DB, Powers P, Zerbe KJ. Guideline watch (august 2012): practice guideline for the treatment of patients with eating disorders. 3rd ed. Focus. 2012;12(4):416-31.
4. Costa MB, Melnik T. Effectiveness of psychosocial interventions in eating disorders: an overview of Cochrane systematic reviews. Einstein (São Paulo). 2016;14(2):235-77.
5. Fairburn CG. Cognitive behavior therapy and eating disorders. New York: Guilford; 2008.
6. Fairburn CG, Cooper Z, Doll HA, O´Connor MEO, Palmer RL, Dalle GR. Enhanced cognitive behaviour therapy for adults with anorexia nervosa : A UK e Italy study. Behav Res Ther. 2013;51(1):2-8.
7. Cooper Z, Allen E, Bailey-Straebler S, Basden S, Murphy R, O'Connor ME, et al. Predictors and moderators of response to enhanced cognitive behaviour therapy and interpersonal psychotherapy for the treatment of eating disorders. Behav Res Ther. 2016;84:9-13.
8. Eizirik CL, Aguiar RW, Shestatasky SS. Psicoterapia de orientação analítica: fundamentos teóricos e clínicos. Porto Alegre: Artmed; 2008.
9. Zerbe K. The crucial role of psychodynamic understanding in the treatment of eating disorders. Psychiatr Clin North Am. 2001;24(2):305-13.
10. Di Luzio G. Considerations on self-psychology and eating disorders. Eat Weight Disord. 2015;20(4):427-33.
11. Pj H, Am C, Touyz S, Abd Elbaky G. Individual psychological therapy in the outpatient treatment of adults with anorexia nervosa. Cochrane Database Syst Rev. 2015;(7).
12. Nunes MA. Transtornos alimentares e obesidade. Porto Alegre; Artmed; 2006.
13. Murphy R, Straebler S, Basden S, Cooper Z, Fairburn CG. Interpersonal psychotherapy for eating disorders. Clinl Psychol Psychother. 2012;19(2):150-8.
14. Skarderud F. Eating one ' s words: part III. Mentalisation-based psychotherapy for anorexia nervosa: an outline for a treatment and training manual. Eur Eat Disord Rev. 2007;15(5):323-39.
15. Robinson P, Hellier J, Barrett B, Barzdaitiene D, Bateman A, Bogaardt A, et al. The NOURISHED randomised controlled trial comparing mentalisation-based treatment for eating disorders (MBT-ED) with specialist supportive clinical management (SSCM-ED) for patients with eating disorders and symptoms of borderline personality disorder. Trials; 2016;17(1):549.
16. Balestrieri M, Zuanon S, Pellizzari J, Zappoli-Thyrion E, Ciano R. Mentalization in eating disorders: a preliminary trial comparing mentalization-based treatment (MBT) with a psychodynamic-oriented treatment. Eat Weight Disord. 2015;20(4):525-8.
17. Kirby JS, Runfola CD, Fischer M, Baucom DH, Bulik CM. Couple-based interventions for adults with eating disorder. EatDisord. 2015;234):356-65.

18. Berg KC, Wonderlich SA. Emerging psychological treatments in the field of eating disorders. Curr Psychiatry Rep. 2013;15(11):404.
19. Hay P. A systematic review of evidence for psychological treatments in eating disorders: 2005-2012. Int J Eat Disord. 2013;46(5):463-9.
20. Bankoff S, Karpel M, Forbes H, Pantalone D. A systematic review of dialectical behavior therapy for the treatment of eating disorders. Eat Disord. 2012;20(3):196-215.
21. Lindvall Dahlgren C, Ro O. A systematic review of cognitive remediation therapy for anorexia nervosa – development, current state and implications for future research and clinical practice. J Eat Disord. 2014;2(1):26.
22. Lang K, Treasure J, Tchanturia K. Acceptability and feasibility of self-help Cognitive Remediation Therapy For Anorexia Nervosa delivered in collaboration with carers: A qualitative preliminary evaluation study. Psychiatry Res. 2015;225(3):387-94.
23. Fagundo AB, de la Torre R, Jiménez-Murcia S, Agüera Z, Granero R, Tárrega S, et al. Executive functions profile in extreme eating/weight conditions: from anorexia nervosa to obesity. PLoS One. 2012;7(8).
24. Kass AE, Kolko RP, Wilfley DE. Psychological treatments for eating disorders. Curr Opin Psychiatry. 2013;26(6):549-55.
25. Danner UN, Dingemans AE, Steinglass J. Cognitive remediation therapy for eating disorders. Curr Opin Psychiatry. 2015;28(6):468-72.
26. Schmidt U, Wade TD, Treasure JL. The maudsley model of anorexia nervosa treatment for adults (MANTRA): development, key features, and preliminary evidence. J Cognitive Psychotherapy. 2014;28(1):48-71.
27. McIntosh VVW, Jordan J, Carter JD, Luty SE, Carter FA, McKenzie JM, et al. Assessing the distinctiveness of psychotherapies and examining change over treatment for anorexia nervosa with cognitive-behavior therapy, interpersonal psychotherapy, and specialist supportive clinical management. Int J Eat Disord. 2016;49(10):958-62.

# Terapia cognitivo-comportamental no tratamento do transtorno de insônia

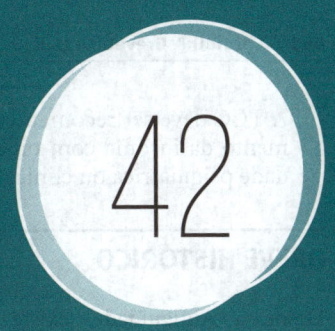

Regina Margis

> O transtorno de insônia é o transtorno de sono mais frequente, e a terapia cognitivo-comportamental (TCC) é uma abordagem efetiva para seu tratamento. Assim, este capítulo aborda tópicos relacionados ao uso da TCC no tratamento da insônia. São apresentados fundamentos teóricos e diferentes abordagens e técnicas, como a higiene do sono, o controle de estímulos, a restrição de sono, a terapia cognitiva e a técnica de intenção paradoxal.

A insônia é o transtorno de sono mais frequente. Ela pode se apresentar como um transtorno isolado ou estar associada a condições clínicas e psiquiátricas. As condições que podem atuar como fatores predisponentes e precipitantes são muitas. Por exemplo, a insônia pode ser desencadeada por situações médicas, por estressores sociais ou familiares (problemas profissionais ou financeiros, conflitos nas relações interpessoais) e ser perpetuada por hábitos disfuncionais.

Na investigação clínica, devem ser questionados aspectos relacionados a insônia, padrão atual e anterior de sono, hábitos e atividades do indivíduo nos dias de semana e fins de semana, uso de substâncias (lícitas e ilícitas), bem como a história psiquiátrica e clínica, incluindo-se exames complementares quando necessário. A avaliação diagnóstica adequada e a identificação dos fatores associados são fundamentais. A partir dessas informações, o profissional poderá formular hipóteses a respeito dos fatores relacionados à insônia e estabelecer o plano terapêutico.

O tratamento da insônia pode ser realizado por meio de abordagens farmacológicas ou não farmacológicas. Evidências baseadas em ensaios clínicos randomizados (ECRs), revisões sistemáticas e metanálises apontam a TCC como uma intervenção efetiva no tratamento da insônia.[1]

Considerando a prevalência da insônia e as evidências de efetividade da TCC como abordagem terapêutica, este capítulo traz como foco alguns dos modelos teóricos propostos para a compreensão da ocorrência e da perpetuação desse quadro, assim como diferentes técnicas cognitivas e comportamentais para indivíduos adultos. No entanto, merece destaque o fato de que a utilização da TCC nos transtornos de sono não se limita à insônia. Há um crescente número de estudos que utilizam a TCC no tratamento do transtorno do pesadelo, e seu emprego também tem sido demonstrado na habituação ao aparelho de pressão de ar positiva contínua (CPAP), bem como para promover maior adesão terapêutica de indivíduos com apneia do sono que necessitam fazer uso do CPAP.

A TCC deve ser recomendada para tratamento da insônia com ou sem comorbidade psiquiátrica ou clínica.

## BREVE HISTÓRICO

Desde a Antiguidade, existe interesse em compreender o sono. No entanto, foi no último século que diversas contribuições para o desenvolvimento da pesquisa e do conhecimento nessa área ocorreram: estudos eletrencefalográficos durante o sono, identificação do sono REM (*rapid eye movement*), desenvolvimento e publicação de manuais com normas para definição dos estágios do sono e eventos registrados nos exames de polissonografia, classificações dos distúrbios do sono, além de pesquisas nas áreas de neurofisiologia, bioquímica, genética, neuroimagem e estudos epidemiológicos. Todos eles propiciaram maior compreensão dos mecanismos associados ao sono e suas consequências. Da mesma forma, o tratamento dos transtornos do sono tem recebido crescente atenção nas últimas décadas, tanto no que se refere aos fármacos quanto a técnicas e abordagens psicoterápicas.

O interesse pelas possíveis razões envolvidas na ocorrência da insônia já tem longa data. Há mais de 40 anos, têm sido propostos diferentes modelos teóricos visando compreender a ocorrência da insônia e consequentemente embasar abordagens para seu tratamento. Ainda na década de 1970, foram desenvolvidas as instruções de controle de estímulos,[2] as quais se tornaram um componente de intervenção em insônia muito estudado. Da década de 1980, destaca-se a intervenção comportamental de restrição do sono.[3] Também já foi proposto que pacientes insones sentem-se ansiosos e alertas à noite e que isso pode ser decorrente do fato de eles se preocuparem e terem ruminações quanto a não serem capazes de adormecer. Foram desenvolvidos estudos que avaliaram tal enfoque, cujos resultados apontam para a importância de atribuições e expectativas quanto aos sintomas de insônia.[2] De fato, diferentes modelos, como o modelo de controle de estímulos, o modelo dos três fatores (3Ps), o modelo neurocognitivo, o modelo de inibição psicobiológica e o modelo cognitivo, têm sido propostos (ver a seção "Conceitualização e técnicas"), e muitos deles servem como fundamentação teórica para as abordagens psicoterápicas. Mais recentemente, a eficácia de intervenções baseadas em *mindfulness* para tratamento de insônia também passou a ser alvo da atenção de diferentes profissionais.

## INSÔNIA

O transtorno de insônia, de acordo com a quinta edição do *Manual diagnóstico e estatístico de transtornos mentais* (DSM-5), caracteriza-se por queixas de insatisfação predominantes com a quantidade e/ou a qualidade do sono associadas à dificuldade de conciliá-lo e/ou mantê-lo (diversos despertares ou problemas para voltar a dormir após esses despertares); e/ou despertar precoce pela manhã (sem que a pessoa consiga retomar o sono). Essas alterações do sono causam sofrimento clinicamente significativo ou comprometimento em áreas importantes do funcionamento do indivíduo e devem ocorrer ao menos três noites por semana e estar presentes, no mínimo, durante três meses. Tais dificuldades ocorrem apesar de adequada oportunidade para dormir.

> Segundo o DSM-5, para ser estabelecido o diagnóstico de transtorno de insônia, a insônia não deve ser mais bem explicada ou não deve ocorrer exclusivamente durante o curso de outro transtorno do sono-vigília, nem deve ser atribuída aos efeitos fisiológicos de alguma substância.

Além disso, a coexistência de transtornos mentais e de condições médicas não deve explicar adequadamente a queixa predominante de insônia.[4]

Os critérios propostos na terceira edição da *Classificação internacional dos distúrbios de sono* (CIDS-3)[5] assemelham-se aos apresentados no DSM-5 quanto a alteração do sono à noite e frequência e duração mínimas. Incluem, ainda, a necessidade de ocorrência de alguma das seguintes manifestações associadas à dificuldade de iniciar ou manter o sono:

- fadiga
- déficit de concentração, memória e atenção
- prejuízo no desempenho social, familiar, ocupacional ou acadêmico
- irritabilidade ou alteração do humor

- sonolência diurna
- problemas comportamentais (hiperatividade, impulsividade, agressividade)
- redução de iniciativa, motivação ou energia
- propensão a erros/acidentes
- insatisfação ou preocupação com o sono

Pelos critérios propostos na CIDS-3, para ser considerada transtorno de insônia, a dificuldade de sono-vigília não pode ser mais bem explicada por outro transtorno do sono.

## Insônia e outros transtornos psiquiátricos

É frequente a ocorrência de insônia associada a diferentes transtornos psiquiátricos. Logo, essa associação deve ser investigada em todos os pacientes, tanto na presença de queixa inicial de insônia quanto na vigência de transtorno psiquiátrico. Também deve-se realizar a avaliação da presença de problemas médicos, assim como pesquisar por diferentes fatores ambientais (p. ex., luminosidade, ruídos, calor ou frio exagerados), sociais e comportamentais que potencialmente atuem produzindo alterações do sono ou insônia ou agravando tais manifestações. Quando a insônia é secundária a tais condições, a remoção delas muitas vezes por si só é suficiente para melhorar o sono.

## Insônia: avaliação do paciente

Ante uma queixa de insônia, devem ser avaliados diferentes aspectos.

**Aspectos relacionados à insônia:**

- Quando a insônia começou?
- Como se apresentava no início? E agora?
  - Momento da noite que ocorre?
  - Duração da vigília depois de deitar para dormir?
- Qual é a frequência dos episódios de insônia ao longo da semana/do mês?
- Há fator desencadeante identificado?
- Quais são os fatores percebidos que pioram e melhoram a insônia?
- Qual é o impacto da insônia na vida do paciente e de seus familiares?
- Quais são as preocupações relacionadas à insônia?*
- O que costuma fazer quando não consegue conciliar o sono?*
- Quais os tratamentos já realizados? Quais deles obtiveram êxito?
- O que considera dormir bem?*
- Quando ocorria o dormir bem?

**Aspectos relacionados a ambiente de dormir, comportamentos e hábitos:**

- Como é o ambiente onde dorme (p. ex., luminosidade, temperatura, nível de ruído, cama, percepção de conforto do ambiente, presença de televisão ou equipamentos eletrônicos)?
- Qual horário vai para cama (nos dias de semana e nos fins de semana)?
- Qual horário adormece?
- Ocorrem despertares durante a noite (frequência, duração e fator desencadeante)?
- Qual horário de acordar pela manhã? E de levantar (nos dias de semana e nos fins de semana)?
- Ronca?
- Ocorrem movimentos anormais durante o sono?
- O sono é agitado?
- Já se machucou durante o sono? Ou já machucou o companheiro de cama durante o sono?
- Tem pesadelos?
- Como se sente ao despertar?
- Como se sente ao longo do dia?
  - Apresenta sonolência diurna, irritabilidade, fadiga, redução de iniciativa, déficit de concentração, memória e atenção; prejuízo no desempenho social, familiar, ocupacional ou acadêmico; propensão a erros ou acidentes?
- Tem algum hábito antes de dormir?
- Usa dispositivos como celular, computador, televisão (horário e local)?
- Pratica atividade física (quais atividades, horário e frequência)?
- Quais atividades exerce ao longo do dia?
- Qual horário realiza seu trabalho?
- Qual o tipo e o horário das refeições?
- Consome café, chá, álcool, chocolate, energéticos, cigarro (quantidade, frequência e horários)?
- Usa drogas ilícitas?
- Qual o momento do dia em que se percebe mais sonolento? E mais desperto?
- Em qual turno prefere realizar suas atividades?

Acabamos de citar alguns dos questionamentos que devem ser feitos na avaliação do paciente com insônia. Questionar sobre hábitos relacionados ao sono e à vigília permite uma maior compreensão de sua rotina. Além dos tópicos citados, deve-se investigar a ocorrência prévia e atual de doenças médicas, transtornos psiquiátricos (depressão, transtornos de ansiedade, abuso de substâncias) e medicamentos em uso, bem como problemas situacionais (p. ex., conflitos familiares ou no trabalho, etc.). Além disso, é importante avaliar o padrão de relacionamento social e familiar e obter informações sobre antecedentes familiares e pessoais quanto a alterações no sono.

Logo, conhecer o paciente contempla, além de estar ciente de seus sinais e sintomas (obtidos pela anamnese e pela utilização de escalas, questionários, diário do sono, exame físico e testes complementares), saber como eles são percebidos e avaliados pelo próprio paciente. Já na anamnese inicial, podem ser identificados alguns pensamentos e comportamentos disfuncionais. Tais informações podem ser obtidas por uma escuta atenta ao serem expressas espontaneamente pelo paciente ou por meio de perguntas diretas (como as assinaladas anteriormente com asterisco). Esses dados são úteis para a compreensão de potenciais fatores perpetuadores do transtorno de sono.

Portanto, é necessário investigar diferentes manifestações prévias relacionadas ao sono e obter dados de observações feitas pelos familiares ou parceiro de cama. Também é válido conhecer as impressões do indivíduo quanto às relações que estabelece (consigo e com os outros) abrangendo sua avaliação do passado, presente e futuro. Assim, a partir das informações quanto ao modo como o paciente percebe a si, o meio, os outros e sua história, associadas aos sintomas e aos significados estabelecidos, é possível o terapeuta ter subsídios para estruturar a conceituação cognitiva (ver seção "Terapia cognitiva"). É o somatório desses aspectos que auxiliará o profissional a propor o tratamento adequado para cada paciente.

## Epidemiologia

A insônia crônica, clinicamente significativa, ocorre em cerca de 10% da população.[6] No entanto, podem ser observadas diferenças nos índices entre os estudos, seja pelos critérios de avaliação e diagnóstico utilizados, pela população estudada ou por características metodológicas do levantamento.

## Conceitualização e técnicas

### Modelos

Diferentes modelos teóricos têm sido propostos para a compreensão da ocorrência e/ou perpetuação da insônia, como, por exemplo, o modelo de controle de estímulos, o modelo dos três fatores (3Ps), o modelo dos 4Ps, o modelo microanalítico, o modelo neurocognitivo, o modelo dos dois fatores, o modelo da inibição psicobiológica e o modelo cognitivo.

Tais modelos estão embasados em conceitos distintos, como, por exemplo, o conceito do estresse-diátese, o de não controle de estímulos e condicionamento clássico; o de interação entre o alerta basal e a necessidade de sono; o da duração do sono e a incompatibilidade entre habilidade e oportunidade para dormir; o de processamento de informação e sensorial alterado e uma atenuação da amnésia mesógrada normal do sono; o do papel da atenção, intenção e esforço para o sono; o de avaliação do indivíduo para sua percepção do sono/insônia; e o do papel dos prejuízos diurnos, da percepção de ameaça relacionada ao sono e do comportamento de segurança. Ter em mente os conceitos que fundamentam tais modelos contribui para a sua compreensão e para entendimento das diferentes técnicas psicoterápicas da abordagem cognitivista e comportamental. A seguir, os aspectos de alguns desses modelos são destacados de modo resumido.

### Controle de estímulos

O modelo de controle de estímulos está fundamentado no princípio comportamental de que determinado estímulo pode propiciar diferentes respostas, que dependem do condicionamento realizado. Logo, no contexto sono-vigília, é esperado que a cama se torne um estímulo condicionado para o adormecer. Ou seja, a cama deve ser pareada ao sono, e não a música, TV, leitura, uso de computador, comida ou planejamento de atividades. Assim, o objetivo é que seja estabelecido um condicionamento cama e sono. Uma resposta diferente pode ser identificada em indivíduos com insônia, para os quais a cama, ou os comportamentos relacionados a deitar-se na cama para dormir, podem se tornar estímulos condicionados a um estado de maior alerta e vigilância. Esse modelo teórico serve de base para a abordagem comportamental, muito utilizada e de eficácia comprovada no tratamento da insônia.

### Modelo dos três fatores

O modelo de Spielman, ou dos três fatores, ou 3Ps,[3] é estruturado na interação de três fatores: **predisponentes, precipitantes** e **perpetuantes**.

Com base nesse modelo, os fatores predisponentes podem ser entendidos como os fatores de risco do indivíduo para o desenvolvimento da insônia, considerando aspectos biológicos, psicológicos e sociais. Os fatores precipitantes são as ocorrências "agudas" que interferem no sono. Diferentes eventos podem atuar como fatores precipitantes, como conflitos no trabalho, divórcio, mudança de residência, ansiedade por realização de um concurso ou desenvolvimento de uma doença. Os fatores predisponentes e precipitantes se referem ao conceito de estresse-diátese. Já os fatores perpetuantes correspondem a fatores que podem ser compreendidos por pensamentos ou comportamentos adotados pelo indivíduo a fim de compensar ou lidar com a insônia, mas que geralmente reforçam o problema, levando à cronicidade. Podem ser exemplificados por mudanças comportamentais, como, por exemplo, permanecer um longo período na cama na expectativa de conseguir dormir, criando-se, assim, incompatibilidade entre a oportunidade e a habilidade para dormir, e por comportamentos como assistir à televisão deitado na cama ou fazer refeições na cama ou lanches durante a noite. Destaca-se que mudanças cognitivas também podem agir como fatores perpetuantes, como ruminações ao longo do dia sobre a necessidade de dormir, expectativas (em relação ao sono) que não correspondem à realidade, medo adquirido de dormir pelo temor de não conseguir adormecer e supervalorização das consequências negativas da insônia. Esses aspectos, por sua vez, tendem a exacerbar a condição de hiperalerta.

Na insônia de curta duração, geralmente se identifica o fator precipitante relacionado. No entanto, na insônia crônica, essa relação pode ser menos óbvia, em virtude de o fator precipitante ter ocorrido vários meses, ou mesmo anos, antes da avaliação e não mais existir e nem mesmo ser relevante para o paciente.

Fatores perpetuantes da insônia também podem ser observados associados a outros transtornos do sono. Por exemplo, indivíduos com síndrome das pernas inquietas e insônia podem apresentar as mesmas alterações cognitivas e comportamentais relacionadas ao sono identificadas nos pacientes com transtorno de insônia.

### Modelo neurocognitivo

O modelo neurocognitivo está fundamentado no modelo dos 3Ps, no qual a insônia aguda é entendida como associada a fatores predisponentes e precipitantes, e a insônia crônica, a fatores perpetuantes. Nesse modelo, é proposto que o condicionamento clássico atue como fator perpetuante para a insônia crônica.

Ele tem como base alguns pontos. Entre eles, é destacado o papel do estado de hiperalerta (que abrange o alerta cortical, o alerta cognitivo e o alerta somático) nos quadros de insônia[7] e enfatizado o alerta cortical como central na etiopatologia da insônia. Além disso, o modelo ressalta que o alerta cortical na insônia crônica também é decorrente do condicionamento clássico e é permissivo a processo cognitivo que não ocorre no sono normal. É sugerido que dificuldades em iniciar e manter o sono decorram do processamento de informação e sensorial elevado no início e durante o sono não REM (NREM).

Esse modelo propõe que a má percepção do sono é resultado do processamento de informação e sensorial aumentado no sono NREM ou da diminuição da amnésia mesógrada normal do sono.

### Modelo microanalítico

Nesse modelo, é proposto que quatro fatores bidirecionais se unem para a perpetuação da insônia.

▶ **Fatores bidirecionais que se unem na perpetuação da insônia:**

- Alerta: avaliado nos componentes emocional, cognitivo e fisiológico.
- Cognições disfuncionais: considerado em termos de preocupações, ruminações e expectativas não realistas a respeito do sono.

- Consequências: refere-se a resultados psicossociais negativos que decorrem da insônia, como alteração de humor, fadiga e prejuízo no desempenho de tarefas.
- Hábitos mal-adaptativos: considera comportamentos como tempo excessivo na cama e horários irregulares para o sono.

Assim, é ressaltado que cada ocorrência de insônia tem consequências que resultam na ativação de cognições e comportamentos que prolongam a insônia ou aumentam a probabilidade de um próximo evento.

### Modelo dos dois fatores
Com base no conceito de que cada pessoa tem a própria necessidade de sono e nível basal de alerta, o modelo propõe que na insônia idiopática ou na psicofisiológica estão presentes um alerta basal elevado e uma condição para o sono baixa.

### Modelo de inibição psicobiológica
O modelo defende que o bom sono é propiciado pela automaticidade e plasticidade.[8] De modo simplificado, entende a automaticidade como a natureza involuntária de iniciar e manter o sono – regulada por processos como o homeostático e o circadiano –, e a plasticidade como a habilidade do sistema de conciliar circunstâncias do meio. O modelo foca como a insônia pode ser perpetuada pela inibição do "não despertar" relacionado ao sono e atenção, intenção ou esforço aumentados. Esse modelo leva em conta que, em situações normais, não há necessidade de atenção, intenção ou esforço para o sono ocorrer.

### Modelo cognitivo
No modelo cognitivo, destacam-se o papel da preocupação relacionada ao sono, a atenção seletiva e o monitoramento e a detecção de ameaças relacionadas ao sono que perpetuam o alerta fisiológico que interfere no início e na manutenção do sono. O indivíduo passa a se preocupar com o sono, desenvolvendo pensamentos e ruminações sobre a duração do sono, o momento para dormir, a qualidade do sono e as consequências da insônia. Ao aumentar o monitoramento, ocorre aumento na detecção de ameaças relacionadas ao sono (quanto a estímulos internos e externos), efeitos diurnos da insônia e atribuição de prejuízos diurnos (atrasos, erros, pior desempenho nas tarefas) ao sono ruim. Assim, o indivíduo passa a se envolver em comportamentos identificados por ele como de segurança – que visariam compensar o sono ruim, como, por exemplo, aumentar a oportunidade de tempo de cama – ou a desenvolver comportamentos evitativos, como cancelar compromissos no turno da manhã. Tais comportamentos, por sua vez, reforçam a hipervigilância e a preocupação com o sono.

Em suma, assim como os pensamentos intrusivos indesejáveis, diversos outros processos cognitivos, como expectativa, preocupação, atenção e percepção, parecem exercer um papel no desenvolvimento e na manutenção da insônia.[9]

## Tratamento da insônia: técnicas
No tratamento da insônia, podem ser utilizadas diferentes técnicas terapêuticas, assim como algumas associações entre elas. Sob o termo TCC, é identificada a abordagem que utiliza a combinação do método de tratamento que, em geral, envolva ao menos uma intervenção do componente comportamental e uma do componente cognitivista. A abordagem que envolve diferentes componentes da terapia comportamental sem o emprego da terapia cognitiva é denominada terapia comportamental multicomponente.

### Terapia cognitivo-comportamental
No tratamento da insônia, a TCC visa abordar fatores comportamentais e cognitivos que possam atuar exacerbando ou perpetuando a insôgicos e cognitivos) que possam atuar exacerbando ou perpetuando a insônia, como, por exemplo, horários inadequados de dormir, maus hábitos relacionados ao sono, estados de hiperalerta, condicionamentos, crenças disfuncionais relacionadas ao dormir e preocupação excessiva com o sono. Tal como descrito previamente, diversos fatores e eventos de vida podem precipitar a insônia, mas, quando ela se torna persistente, os aspectos psicológicos, tanto comportamentais como cognitivos, estão frequentemente envolvidos em perpetuá-la e devem ser alvo do tratamento. De fato, a insônia persistente é a principal indicação da TCC (ver seção "Evidências de eficácia").

A TCC para o tratamento da insônia é conhecida como TCC-I e é amplamente utilizada em diferentes contextos clínicos, no formato individual e em grupo. As intervenções mais comumente empregadas e validadas para o tratamento da insônia incluem educação quanto à higiene do sono, restrição de sono, terapia de controle de estímulos, técnicas de relaxamento, terapia cognitiva, intervenção baseada em *mindfulness*, TCC e terapia comportamental multicomponente.

### Higiene do sono

A intervenção de higiene do sono está baseada na noção de que determinados comportamentos prejudicam o sono e de que a modificação deles pode minimizar a insônia. É uma abordagem educacional que visa orientar sobre hábitos e fatores ambientais que possam interferir no sono.

▶ **As orientações fornecidas ao paciente para higiene do sono são:**

- Manter o ambiente de dormir adequado para o sono (silencioso, escuro, confortável, temperatura adequada).
- Ter horários regulares de sono (horário para deitar-se e levantar-se).
- Não dormir com fome e nem jantar próximo ao horário de deitar.
- Evitar cafeína/xantinas a partir do final da tarde.
- Evitar uso de álcool, principalmente próximo ao horário de dormir.
- Não usar computador, dispositivos eletrônicos ou telefone celular na cama.
- Não deitar pensando nos acontecimentos do dia ou do dia seguinte.
- Praticar atividade física regularmente.

É recomendado que o profissional avalie os hábitos relacionados ao sono do paciente e, entre os potencialmente prejudiciais, selecione de 1 a 3 itens a serem abordados, bem como enfatize a mudança deles em um primeiro momento. Progressivamente, outros aspectos da higiene do sono devem ser abordados, e a mudança de tais hábitos, estimulada.

Contudo, apesar de a educação para higiene do sono ser útil para a insônia leve, ela raramente é suficiente para quadros mais graves.

### Terapia de restrição de sono

É comum as pessoas com insônia permanecerem maior tempo na cama na tentativa de descansar e criar uma maior oportunidade para dormir. No entanto, esse comportamento com frequência resulta em um sono fragmentado e de baixa qualidade.

A terapia de restrição de sono (TRS) consiste em adequar o tempo de permanência na cama ao tempo em que o indivíduo dorme, com o objetivo de obter um sono mais consolidado e eficiente. Ou seja, o tempo na cama é ajustado ao tempo em que a pessoa realmente dorme, baseando essa correção na eficiência do sono atingida.

A eficiência do sono é obtida a partir da razão do tempo total de sono pelo tempo na cama multiplicado por 100%. Por exemplo, um indivíduo informa que dorme sete horas por noite e que permanece na cama por nove horas. Para essa pessoa, pode-se orientar que, inicialmente, seu período de cama (período entre o horário em que se deita na cama e o momento no qual se levanta pela manhã) seja de sete horas. Periodicamente, esse intervalo na cama poderá ser ajustado de acordo com a eficiência de sono que for desenvolvida (tal ajuste do tempo para oportunidade de cama pode ser feito por semana): pode ser combinado um aumento no período de cama em 15 ou 20 minutos quando a eficiência do sono exceder a 85%. No entanto, se a eficiência do sono for inferior a 80%, o paciente é orientado a reduzir em 15 ou 20 minutos o período de cama. Caso a eficiência do sono mantenha-se entre 80 e 85%, o intervalo fica inalterado.

A TRS pode produzir privação do sono. Para evitar sonolência diurna excessiva, é recomendado que seja mantido um período mínimo de cinco horas de cama por noite. Os pacientes devem ser alertados de que podem apresentar sonolência no dia seguinte e de que devem ter cuidado ao exercer atividades nas quais a sonolência possa oferecer perigo para si ou para os outros, tanto que se recomenta evitar a TRS (ou, caso seja utilizada, fazer com extrema cautela) em indivíduos que necessitem dirigir ou operar equipamentos pesados.

A restrição de sono deve ser evitada em pacientes com história de convulsão, episódio de mania ou hipomania (transtorno bipolar) e algumas parassonias (p. ex., sonambulismo), pois a privação de sono pode reduzir o limiar ou exacerbar essas condições.

### Terapia de controle de estímulos

A terapia de controle de estímulos objetiva propiciar a associação de estímulos do momento e do ambiente de dormir (cama e quarto) com o sono, proporcionando, assim, menor tempo para iniciar o sono e estabelecendo um ritmo circadiano de sono-vigília regular. Está baseada no princípio comportamental de que um estímulo pode trazer à tona diferentes respostas que dependem de condicionamentos anteriores.

O processo de condicionamento pode instalar-se lentamente e não ser reconhecido pelo indivíduo. Uma pessoa que tenta adormecer por diversas vezes e não consegue pode desenvolver apreensão em relação ao momento de dormir e associar esse momento do dia e o ambiente de dormir com frustração e incômodo. Ao longo do tempo, o quarto e os procedimentos que antecedem o adormecer podem atuar como um gatilho para um estado de maior apreensão e alerta. Da mesma forma, determinados comportamentos/hábitos realizados na cama, como, por exemplo, fazer as refeições, assistir à televisão, usar telefone celular ou computador, e o deitar sem sono podem interferir na associação esperada entre cama e dormir e, assim, agravar o problema do sono.

▶ **De modo geral, o paciente é instruído a:**

- Ir para a cama apenas quando estiver com sono
- Sair da cama quando não conseguir dormir (p. ex., após 20 minutos) e ir para outro ambiente, retornando para a cama apenas quando estiver com sono (a fim de favorecer a associação entre a cama e o adormecer rápido).
- Utilizar a cama apenas para dormir (e fazer sexo). Na cama, deve-se evitar realizar atividades incompatíveis com o sono, como, por exemplo, assistir à televisão, fazer refeições e utilizar computador e outros dispositivos eletrônicos (jogos, telefone celular), bem como fazer planejamento para o dia seguinte ou ter pensamentos ruminativos sobre atividades passadas.
- Manter regularidade no horário de levantar pela manhã (independentemente da duração do sono da noite anterior).
- Evitar cochilos durante o dia.

Tais instruções são simples, no entanto há o desafio de manter a adesão do paciente ao que é recomendado. De fato, observa-se que muitos indivíduos insones, na busca de lidar com a insônia, podem desenvolver hábitos não favoráveis, como fazer (ou tentar fazer) cochilos em diferentes momentos do dia, ou ficar longo período na cama para forçar a ocorrência do sono, agravando, assim, o transtorno.

As abordagens de controle de estímulos e de restrição de tempo de permanência na cama são frequentemente associadas. Um ajuste foi sugerido para quando essas intervenções forem propostas a idosos, pois indivíduos nessa faixa etária, por características fisiológicas, podem ter dificuldade para não cochilar ao longo do dia. Assim, pode ser considerada a possibilidade de cochilo durante o dia, mas deve ser combinado que tenha duração inferior a 60 minutos e comece no início da tarde.

### Técnicas de relaxamento

Muitos dos pacientes com insônia apresentam um nível de alerta fisiológico e cognitivo elevado. Como a tensão e a ansiedade são fatores que frequentemente interferem no sono, as intervenções baseadas no relaxamento podem auxiliar a reduzir o estado de hiperalerta ao longo do dia e permitir que o paciente lide melhor com seu estresse diurno e, assim, facilitar o adormecer.

As técnicas de relaxamento incluem diferentes procedimentos, como relaxamento muscular progressivo, exercícios de respiração, *biofeedback* e técnica de visualização, entre outros. É importante que o profissional e o paciente, juntos, identifiquem qual a melhor modalidade de relaxamento, considerando a preferência do paciente e o subtipo predominante de alerta (somático ou mental) que interfere no sono, e realizem treinamento adequado.

Independentemente da técnica escolhida, ela deve ser primeiramente dominada para, então, ser aplicada no momento de adormecer. Uma proposta consiste em selecionar determinada técnica e praticá-la durante o dia por, no mínimo, 2 a 4 semanas, tendo como principal foco a redução do alerta (mais do que a indução do sono). O clínico deve monitorar o progresso durante o treinamento do relaxamento, tanto para garantir que seja realizado corretamente como para propor o momento de ser aplicado à noite. O método de relaxamento deve ser feito fora da cama, sobretudo se o indivíduo também estiver realizando a terapia de controle de estímulos.

Ressalta-se que as técnicas de relaxamento podem ser combinadas com outras abordagens comportamentais, e essa associação pode ser considerada no tratamento do indivíduo.

### Terapia cognitiva

Na terapia cognitiva, o paciente é orientado a identificar os pensamentos automáticos disfuncionais associados à insônia. Desde o início do tratamento, deve-se buscar formular a conceituação cognitiva.

▶ **Aspectos a serem identificados:**

- Como o paciente desenvolveu o transtorno?
- Quais pensamentos automáticos, imagens e comportamentos contribuem para a manutenção do transtorno?
- Que estratégias o paciente usa para lidar com as crenças negativas?
- Quais são os pressupostos, expectativas, regras e atitudes do paciente?
- Quais são as crenças que o paciente tem sobre si mesmo, o mundo e os outros?

Expectativas e crenças que compõem cognições perturbadoras sobre o sono e os processos cognitivos mal-adaptativos, como preocupação e automonitoramento excessivo, são alvo da abordagem cognitiva no tratamento da insônia.[9,10] Sabe-se que a manutenção da insônia pode estar associada a crenças distorcidas sobre o sono[10] e que a preocupação excessiva com o sono e os danos que potencialmente podem ocorrer por não conseguir dormir podem, por sua vez, aumentar o alerta e, assim, exacerbar a insônia, formando um círculo vicioso.

A insônia também pode ser mantida pelo automonitoramento, ou seja, por atitudes como, por exemplo, ficar monitorando o passar das horas no relógio à noite, o não adormecer e o tempo que ainda teria para dormir. Essas ações prolongam o período desperto e intensificam a apreensão por perceber-se incapaz de dormir.

A partir do exemplo clínico, pode-se identificar que a pessoa apresenta diferentes distorções cognitivas que se reforçam e produzem emoções negativas, como ansiedade excessiva, gerando maior alerta. Esse processo dificulta o adormecer e, dessa forma, reafirma a expectativa distorcida.

Os diferentes pensamentos disfuncionais relacionados ao sono e à insônia devem ser identificados e abordados, como os descritos no exemplo: as expectativas distorcidas a respeito do sono ("Preciso dormir oito horas todas as noites; todos precisam dormir, no mínimo, oito horas a cada noite"), a amplificação das consequências da insônia ("Se eu não dormir oito horas, não vou conseguir trabalhar amanhã e precisarei cancelar todos os meus compromissos"), as falsas ideias sobre as causas da insônia e o baixo reconhecimento da capacidade de conciliar o sono.

### Intervenções cognitivas

Diferentes intervenções e técnicas da terapia cognitiva podem ser usadas como ferramen-

---

**EXEMPLO CLÍNICO**

A situação ocorreu no momento em que a pessoa está se deitando, às 21h, para dormir à noite:

"Preciso dormir antes das 22h, porque amanhã terei que levantar às 6h. Preciso dormir no mínimo oito horas todas as noites; todos precisam dormir, no mínimo, oito horas a cada noite. Se eu não dormir por oito horas, o dia de amanhã será um desastre, não vou conseguir trabalhar e precisarei cancelar todos os meus compromissos. Por isso, preciso dormir agora! Se eu precisar cancelar compromissos durante o dia, ficarei sobrecarregada amanhã à noite e, daí, também não conseguirei dormir às 22h e, assim, terei problemas durante toda a semana. Preciso dormir! Que horror! Eu não estou conseguindo dormir logo!"

tas de identificação e avaliação de pensamentos disfuncionais e crenças, assim como para sua mudança. Entre elas, destacam-se o registro de pensamentos disfuncionais, o questionamento socrático, a técnica da flecha descendente e experimentos comportamentais. Assim, é estimulado que o paciente identifique seus pensamentos automáticos negativos e emoções associadas e possa avaliar a veracidade e a probabilidade de ocorrência de tais pensamentos e consequências que atribui à ocorrência. Nessa etapa, os experimentos comportamentais contribuem significativamente para tal confrontação.

Por meio dessa abordagem, o paciente pode desenvolver expectativas mais realistas a respeito do sono, avaliar se existe evidência para que as situações interpretadas de forma catastrófica venham a acontecer, conseguir não amplificar os desconfortos relacionados a um sono ruim e não atribuir à insônia a responsabilidade/culpa de todos os problemas ocorridos durante o dia.

Outra intervenção da terapia cognitiva que pode ser utilizada é a técnica de intenção paradoxal. A indicação dessa técnica está baseada na premissa de que muitas pessoas pioram sua insônia devido à preocupação de não serem capazes de adormecer. Assim, qualquer tentativa de controlar ou induzir o sono voluntariamente gera aumento de ansiedade e, com isso, retarda o adormecer. Por vezes, apenas a proximidade com o horário de dormir desencadeia

### EXEMPLO CLÍNICO

A seguir, fragmento de uma sessão da paciente citada no exemplo clínico anterior.

**Terapeuta**: Você está me dizendo que não consegue dormir. Deita às 21 horas e acorda às 6 horas. Está me dizendo que não consegue pegar no sono e que isso a deixa ansiosa.
**Paciente**: Sim, porque preciso dormir oito horas por noite e, quando vejo que está chegando perto das 22 horas, e eu ainda estou acordada, fico muito ansiosa.
**Terapeuta**: Que pensamento vem a sua mente?
**Paciente**: Que se eu não adormecer até as 22 horas, não vou conseguir dormir as oito horas que preciso.
**Terapeuta**: E caso isso ocorra – de não dormir as oito horas –, o que pode acontecer?
**Paciente**: Eu não vou conseguir trabalhar no dia seguinte.
**Terapeuta**: O quanto acredita nisso?
**Paciente**: Muito, uns 80 a 90%.
**Terapeuta**: Quais são as evidências que apoiam essa ideia?
**Paciente**: Tenho medo de não conseguir trabalhar.
**Terapeuta**: Tem alguma evidência de que não conseguirá?
**Paciente**: Na verdade... Não.
**Terapeuta**: Então, tem medo de não conseguir trabalhar, mas nenhuma evidência de que não conseguirá. Tem alguma evidência contrária?
**Paciente**: Pensando bem, sim. Na semana passada, dormi depois das 23 horas e acordei às 6 horas, mas, mesmo assim, consegui trabalhar.
**Terapeuta**: Está dizendo que mesmo quando dormiu menos de oito horas o que tem medo de que aconteça não aconteceu?
**Paciente**: Sim.
**Terapeuta**: E o quanto acredita agora que se não dormir oito horas por noite não conseguirá trabalhar?
**Paciente**: (Suspiro.) Muito menos. Talvez uns 20%.
**Terapeuta**: Então, qual o efeito de acreditar nesse pensamento (se não dormir oito horas por noite não conseguirá trabalhar)?
**Paciente**: Não me ajuda, apenas me deixa ansiosa.

ansiedade antecipatória intensa. Com a técnica de intenção paradoxal, os pacientes são orientados a ir para a cama, mas permanecer acordados, desistir de dormir e não realizar esforço para adormecer. Essa técnica reduz a ansiedade relacionada ao medo de não conseguir dormir, e, assim, os pacientes adormecem. Tal técnica é também fundamentada na constatação de que entre os indivíduos que não sofrem de insônia não é necessário qualquer esforço para adormecer, nem sequer a preocupação de que precisarão se esforçar para adormecer. Ainda, considerando o exemplo de caso anterior, a técnica de intenção paradoxal pode ser aplicada na paciente.

### Intervenções baseadas em *mindfulness*

O termo *mindfulness* faz referência a uma consciência plena no momento presente e não julgadora. Essa intervenção é abordada no Capítulo 13.

O programa identificado como redução de estresse baseado em *mindfulness* (*Mindfulness-Based Stress Reduction* [MBSR]) tem sido empregado em diferentes condições de saúde para reduzir sintomas e melhorar a qualidade de vida. Tal abordagem foi adaptada e integrada a técnicas de TCC e aplicada em diferentes transtornos, inclusive em quadros relacionados ao dormir.[11] Utilizado no tratamento da insônia, o MBSR visa à redução do estresse e do alerta psicofisiológico.

As técnicas de *mindfulness* estimulam a observação, sem julgamento, de pensamentos como eventos mentais. Os princípios da *mindfulness* complementam as abordagens utilizadas para tratamento da insônia. Pode ser observado, por exemplo, que a proposta no sentido de não forçar o sono é compatível com o ato de abandonar o desejo de controlar ativamente o sono.

## EVIDÊNCIAS EMPÍRICAS DE EFICÁCIA

### Eficácia da TCC no tratamento da insônia

Na análise de respostas propiciadas pela TCC no tratamento da insônia, deve-se ter em mente os critérios diagnósticos utilizados, os instrumentos de avaliação, o tempo de tratamento e seguimento, a modalidade de tratamento utilizada, as características da amostra, além do delineamento do estudo que foi realizado. Destaca-se que deve ser dada atenção às características e às propriedades psicométricas das diversas ferramentas de avaliação disponíveis e àquelas escolhidas para cada pesquisa. Além das mudanças em parâmetros de sono-vigília, alguns estudos também têm demonstrado que a TCC possibilita melhora em desfechos como medidas de percepção de qualidade de sono, qualidade de vida, fadiga, crenças relacionadas ao sono, entre outros.

As intervenções que há mais de uma década apresentam evidências para serem propostas como tratamento psicológico para insônia são: TCC, TRS, terapia de controle de estímulos, relaxamento e intenção paradoxal.[12]

Os estudos têm demonstrado a eficácia da intervenção comportamental no tratamento da insônia, tanto a curto prazo como nos estudos de seguimento,[13,14] bem como do uso associado de abordagem comportamental e cognitiva.[15,16]

Ao se comparar a eficácia relativa de terapias isoladas, foi identificado que as terapias de controle de estímulos e de restrição de sono são mais efetivas do que relaxamento isolado, o qual, por sua vez, é mais efetivo do que a educação para higiene do sono.[17,18]

Diferentes metanálises[1,11,13,15,16] e revisões sistemáticas[11,12] avaliaram a eficácia da TCC para o tratamento da insônia. Estudos demonstraram que cerca de 70 a 80% dos pacientes com insônia se beneficiam da TCC, sendo constatado grande tamanho de efeito para aspectos como latência para sono, tempo desperto após início do sono e qualidade de sono. Em uma metanálise publicada recentemente, a TCC-I mostrou-se efetiva para o tratamento da insônia, sendo observado efeito significativo na melhora do Índice de Gravidade de Insônia, da eficiência do sono, da latência para início do sono e da qualidade do sono.[1] Quanto à manutenção dos resultados, há um número considerável de ensaios clínicos demonstrando que a melhora do sono obtida com a TCC permanece após o término do tratamento.[12,17] Aqui, deve-se ressaltar que a maioria dos estudos tem tempo de seguimento de até seis meses.

Evidências comprovam a eficácia da TCC em idosos, assim como seu emprego no formato individual ou em grupo, na presença de comorbidades e em associação a psicofármacos. A seguir, será debatido a respeito do emprego da TCC em idosos, quanto à abordagem individual ou em grupo, ao uso em comorbidades e em associação com psicofármacos.

### Idosos

Um ECR com 79 idosos (idade média de 71,7 anos) comparou terapia comportamental breve para insônia com condição de controle, que se baseava em disponibilizar informações impressas. Os pacientes foram avaliados por escalas, actigrafia e polissonografia. A terapia comportamental breve para insônia forneceu melhor resultado na avaliação subjetiva do sono (self-report), no diário do sono e na actigrafia, sendo a melhora mantida no seguimento por seis meses. Os autores concluíram se tratar de uma intervenção simples e eficaz para tratamento de insônia crônica em idosos.[18] Um estudo que comparou grupo de controle (lista de espera) e TRS, terapia de controle de estímulos e a combinação de ambas em uma intervenção multicomponente em idosos (idade média de 68,9 anos) com insônia crônica identificou que as três intervenções terapêuticas proporcionavam melhora significativa e sustentada do sono, sendo que a intervenção multicomponente alcançou a maior taxa de remissão.[19]

A eficácia da TCC em idosos foi verificada em estudo de metanálise.[14]

### Abordagem individual ou em grupo

Além do tipo de abordagem psicoterápica e população na qual é aplicada, também é relevante o meio pelo qual uma intervenção é realizada, como, por exemplo, se individual ou em grupo, se presencial ou via internet.

Foi comparada a eficácia do tratamento do transtorno de insônia por meio da TCC-I em abordagem individual (20 indivíduos) ou em grupo (25 indivíduos; 3 a 5 participantes por grupo) composta pelas seguintes intervenções: terapia de controle de estímulos, TRS, terapia cognitiva e higiene do sono. A TCC-I foi efetiva na melhora do sono avaliada por parâmetros objetivos e subjetivos. No entanto, a TCC-I individual apresentou melhora superior em relação ao tratamento em grupo em diferentes medidas, como latência para início do sono (medida objetiva e subjetiva), eficiência do sono (avaliação objetiva) e percepção de qualidade e duração do sono.[20]

Em uma metanálise[21] de estudos de terapia comportamental em grupo para tratamento da insônia comparada a grupo de controle, foram considerados desfechos qualitativos e quantitativos relacionados ao sono, gravidade de dor e depressão. Os dados foram avaliados previamente e no pós-tratamento, assim como no seguimento (3 a 12 meses após o tratamento). Evidenciou-se tamanho de efeito de médio a grande para latências para início do sono, eficiência do sono e tempo desperto após adormecer e tamanho de efeito pequeno para desfechos relacionados à dor. Os tamanhos de efeito permaneceram significativos nas avaliações de seguimento.

Há também crescente evidência dos benefícios da intervenção baseada na internet para o tratamento da insônia. Abordagens de autoajuda em material impresso e vídeos também são meios a serem considerados e que podem mostrar-se úteis.

### Comorbidades

Estudos em populações com transtorno psiquiátrico identificaram que o uso de TCC para tratamento de insônia é efetivo para melhora do sono em pacientes com comorbidades como transtorno por uso de substâncias, ansiedade, transtorno de estresse pós-traumático (TEPT) e depressão.[16,22] Foi identificado que o quadro comórbido também melhora após TCC para insônia em alguns casos. Estudos controlados têm demonstrado que a TCC é efetiva para tratar também a insônia comórbida com doenças físicas.[16]

### TCC e medicamentos

Os medicamentos e a TCC podem ter papéis complementares no manejo da insônia.[23,24] No ano de 2012, uma revisão sistemática[25] de ensaios randomizados e controlados que compararam TCC e medicamentos no tratamento da insônia incluiu cinco estudos para análise e concluiu que a TCC-I é um tratamento efetivo para a insônia. O estudo identificou, com baixo a moderado grau de evidências, que a TCC-I apresentou maior efetividade em relação aos medicamentos (benzodiazepínicos e não benzodiazepínicos) no tratamento da insônia em longo prazo (seis meses após o término do tratamento) e, com muito baixo grau de evidência, que os benzodiazepínicos são mais efetivos a curto prazo.

Pesquisas têm apontado que a TCC usada isoladamente ou combinada com medicamento produz melhora significativa na latência do sono, no tempo acordado após adormecer e na eficiência do sono no tratamento inicial.[23] O tratamento farmacológico associado à TCC fornece melhora do sono mais rápida, sendo alcançada boa resposta após uma semana de tratamento comparada àquela observada em 2 a 3 semanas quando a TCC é empregada isoladamente.[24] Em suma, o medicamento produz alívio sintomático em curto prazo, mas deve-se considerar que o benefício pode se perder ao interromper o uso do fármaco, enquanto a TCC oferece benefícios mais duradouros mesmo após a interrupção do tratamento – observado em estudos de seguimento, com duração em média de seis meses.[24] Em virtude desses achados, a seguinte proposta para a sequência do tratamento foi sugerida: iniciar com uma abordagem combinada e seguir com TCC.[23] Decisões quanto à terapêutica devem, no entanto, ser consideradas segundo o objetivo específico do tratamento, a ocorrência de comorbidades, a resposta terapêutica prévia, a viabilidade, a segurança, a preferência do paciente e o custo.

Resumindo, a TCC é recomendada aos indivíduos insones. Da mesma forma, deve ser considerada a complementação da TCC e da farmacoterapia no manejo da insônia.

## QUESTÕES EM ABERTO

Diferentes modelos teóricos têm sido propostos com o objetivo de esclarecer a ocorrência e a manutenção da insônia, mas ainda há muito por compreender, tanto no que se refere a tais aspectos como a formas de manifestação desse quadro.

Em relação ao tratamento da insônia, a abordagem cognitivo-comportamental tem-se mostrado efetiva, e tem sido observado que, em uma perspectiva de custo-efetividade, há vantagens da abordagem em grupo. No entanto, ainda é necessário ampliar as comparações sistemáticas de custo-efetividade e custo-benefício entre as abordagens individual e em grupo e nas diferentes populações.

Também é uma questão em aberto identificar e utilizar marcadores bioquímicos e moleculares de respostas terapêuticas que possam contribuir para a identificação de potenciais respondedores ao tratamento.

## CONSIDERAÇÕES FINAIS

A insônia não tratada deve ser entendida como fator de risco para a ocorrência de acidentes (domésticos, de trabalho ou automobilísticos, seja por desatenção, seja por sonolência), para o surgimento de problemas sociais e para a redução da saúde global e da qualidade de vida, acarretando, assim, elevado custo direto e indireto. Apesar de tais achados e relevância, a insônia ainda é subdiagnosticada e nem sempre tratada adequadamente.

É tarefa do profissional da saúde estar atento ao sono de seu paciente e interrogá-lo sobre esse aspecto. Uma avaliação detalhada e o reconhecimento dos sinais e sintomas relacionados a qualidade e quantidade de sono, assim como de fatores associados, são valiosos para o planejamento e o encaminhamento do tratamento.

Diversas abordagens cognitivas e comportamentais podem ser consideradas para o tratamento da insônia, como educação quanto a higiene do sono, restrição de sono, terapia de controle de estímulos, TRS, técnicas de relaxamento, terapia cognitiva, técnica de intenção paradoxal, intervenção baseada em *mindfulness*, TCC e terapia comportamental multicomponente. A abordagem pode ser realizada individualmente ou em grupo, em formato presencial ou a distância (via internet). Logo, ferramentas efetivas para o tratamento da insônia existem. Cabe aos profissionais da área buscar o conhecimento a respeito de tais abordagens e o treinamento adequado para sua utilização.

## REFERÊNCIAS

1. van Straten A, van der Zweerde T, Kleiboer A, Cuijpers P, Morin CM, Lancee J. Cognitive and behavioral therapies in the treatment of insomnia: a meta-analysis. Sleep Med Rev. 2017;9.
2. Harvey AG, Tang NK, Browning L. Cognitive approaches to insomnia. Clin Psychol Rev. 2005;25(5):593-611.
3. Spielman AJ, Saskin P, Thorpy MJ. Treatment of chronic insomnia by restriction of time in bed. Sleep. 1987;10(1):45-56.
4. American Psychiatric Association. Desk reference to the diagnostic criteria from DSM-5. Airlington: American Psychiatric Association; 2013.
5. American Academy of Sleep Medicine. International Classification of Sleep Disorders. 3 ed. Darien: American Academy of Sleep Medicine; 2014.

6. Lichstein KL, Taylor DJ, McCrae CS, Petrov ME. Insomnia. Epidemiology and risk factors. In: Kryger MH, Roth T. Principles and practice in sleep medicine. 6. ed.. Philadelphia: Elsevier; 2017. p,761-8.
7. Perlis ML, Giles DE, Mendelson WB, Bootzin RR, Wyatt JK. Psychophysiological insomnia: the behavioural model and a neurocognitive perspective. J Sleep Res. 1997;6(3):179-88.
8. Espie CA. Insomnia: conceptual issues in the development, persistence, and treatment of sleep disorder in adults. Annu Rev Psychol. 2002;53:215-43.
9. Harvey AG: A cognitive model of insomnia. Behav Res Ther. 2002;40(8):869-93.
10. Eidelman P, Talbot L, Ivers H, Bélanger L, Morin CM, Harvey AG. Change in dysfunctional beliefs about sleep in behavior therapy, cognitive therapy, and cognitive-behavioral therapy for insomnia. Behav Ther. 2016;47(1):102-15.
11. Ong JC, Manber R, Segal Z, Xia Y, Shapiro S, Wyatt JK. A randomized controlled trial of mindfulness meditation for chronic insomnia. Sleep. 2014;37(9):1553-63.
12. Morin CM, Bootzin RR, Buysse DJ, Edinger JD, Espie CA, Lichstein KL. Psychological and behavioral 'treatment of insomnia: update of the recent evidence (1998-2004). Sleep. 2006;29(11):1398-414.
13. Morin CM, Culbert JP, Schwartz SM. Nonpharmacological interventions for insomnia: a meta-analysis of treatment efficacy. Am J Psychiatry. 1994;151(8):1172-80.
14. Irwin MR, Cole JC, Nicassio PM. Comparative meta-analysis of behavioral interventions for insomnia and their efficacy in middle-aged adults and in older adults 55+ years of age. Health Psychol. 2006;25(1):3-14.
15. Trauer JM, Qian MY, Doyle JS, Rajaratnam SM, Cunnington D. cognitive behavioral therapy for chronic insomnia: a systematic review and meta analysis. Ann Intern Med. 2015;163(3):191-204.
16. Wu JQ, Appleman ER, Salazar RD, Ong JC. Cognitive behavioral therapy for insomnia comorbid with psychiatric and medical conditions: a meta-analysis. JAMA Intern Med. 2015;175 (9):1461-72.
17. Morin CM, Hauri PJ, Espie CA, Spielman AJ, Buysse DJ, Bootzin RR. Nonpharmacologic treatment of chronic insomnia. An American academy of sleep medicine review. Sleep. 1999;22(8):1134-56.
18. Buysse DJ, Germain A, Moul DE, Franzen PL, Brar LK, Fletcher ME, et al. Efficacy of brief behavioral treatment for chronic insomnia in older adults. Arch Intern Med. 2011;171(10):887-95.
19. Epstein DR, Sidani S, Bootzin RR, Belyea MJ. Dismantling multicomponent behavioral treatment for insomnia in older adults: a randomized controlled trial. Sleep. 2012;35(6):797-805.
20. Yamadera W, Sato M, Harada D, Iwashita M, Aoki R, Obuchi K, et al. Comparisons of short-term efficacy between individual and group cognitive behavioral therapy for primary insomnia. Sleep Biol Rhythms. 2013;11(3):176-184.
21. Koffel EA, Koffel JB, Gehrman PR. A meta-analysis of group cognitive behavioral therapy for insomnia. Sleep Med Rev. 2015;19:6-16.
22. Taylor DJ, Pruiksma KE. Cognitive and behavioural therapy for insomnia (CBT-I) in psychiatric populations: a systematic review. Int Rev Psychiatry. 2014;26(2):205-13.
23. Morin CM, Vallières A, Guay B, Ivers H, Savard J, Mérette C, et al. Cognitive behavioral therapy, singly and combined with medication, for persistent insomnia: a randomized controlled trial. JAMA. 2009;301(19):2005-15.
24. Morin CM, Beaulieu-Bonneau S, Ivers H, Vallières A, Guay B Savard J, et al. Speed and trajectory of changes of insomnia symptoms during acute treatment with cognitive-behavioral therapy, singly and combined with medication. Sleep Med. 2014;15(6):701-7.
25. Mitchell MD, Gehrman P, Perlis M, Umscheid CA. Comparative effectiveness of cognitive behavioral therapy for insomnia: a systematic review. BMC Fam Pract. 2012;13:40.

# 43

# Psicoterapia das disfunções sexuais

Carmita H. N. Abdo

Este capítulo descreve a evolução das intervenções psicoterapêuticas para as disfunções sexuais do século XX até os modelos atuais. Apresenta a classificação das disfunções sexuais femininas e masculinas e a avaliação do paciente com disfunção sexual, com vistas à escolha da técnica psicoterápica mais adequada a cada tipo de disfunção e a cada caso. Além disso, diferentes modelos de terapia sexual são detalhadamente descritos e exemplos de intervenção são apresentados, com suas respectivas indicações. Dois exemplos clínicos ilustram os aspectos teóricos do capítulo e sua aplicação prática. O capítulo confirma que a psicoterapia das disfunções sexuais mostra-se, hoje, uma abordagem de primeira linha e parte integrante da perspectiva biopsicossocial para o tratamento das dificuldades sexuais de indivíduos, parceiros e casais.

Do início do século XX até a década de 1960, as disfunções sexuais foram tratadas predominantemente por terapias de base psicanalítica, para as quais os problemas sexuais se originavam de situações não resolvidas que remontavam à infância. O tratamento era focado em esclarecer conflitos intrapsíquicos, muitas vezes inconscientes, determinantes do bloqueio do funcionamento sexual saudável. Portanto, os sintomas não eram abordados diretamente, e a psicoterapia era de longo prazo.

Em 1970, Masters e Johnson introduziram um método de tratamento breve para as disfunções sexuais, inaugurando uma nova área de estudo e clínica, que passou a ser conhecida como terapia sexual.[1] Esta, por sua vez, era diretiva, focada em problemas e usava predominantemente uma perspectiva comportamental. Tal perspectiva considera que as reações emocionais e os comportamentos são aprendidos, em vez de enraizados em conflitos infantis inconscientes. Consequentemente, é possível ajudar os pacientes a compreender como a alteração de comportamento pode significar adaptação. Assim, os comportamentos sexuais que suscitam reações de ansiedade podem ser substituídos por comportamentos sexuais (prescritos pelo terapeuta sob a forma de exercícios sexuais direcionados) que resultam em experiências prazerosas.

Nos anos de 1970, Helen Kaplan apresentou sua versão da terapia sexual, que combinava o modelo psicanalítico tradicional e o modelo comportamental contemporâneo: quando a abordagem do problema sexual com as intervenções comportamentais resultasse positiva, a terapia terminaria. No entanto, quando essa abordagem falhasse no resultado esperado, o manejo psicanalítico seria empregado na sequência.[2,3]

No final do século XX, com base em dados empíricos, Barlow levantou a hipótese de que cognições de distração (pensamentos) interagem com emoções negativas (p. ex., ansiedade) para o desenvolvimento das disfunções sexuais.[4] Segundo ele, a disfunção sexual resultaria, em parte, do foco de atenção sobre pensamentos e desfechos negativos relacionados ao próprio desempenho. Então, os terapeutas comportamentais passaram a compreender melhor as dificuldades do paciente, ao avaliarem o papel dos pensamentos conscientes, e não apenas o comportamento em si.

Essa combinação de disciplinas ensejou a terapia cognitivo-comportamental (TCC), que, no tratamento das disfunções sexuais, ajuda os pacientes a desafiar suas expectativas não realistas sobre a sexualidade e, ao mesmo tempo, a iniciar mudanças comportamentais que conduzam a maior satisfação sexual. É pressuposto subjacente à perspectiva cognitiva da terapia sexual que o comportamento sexual é influenciado pelas percepções e crenças sobre ele.

Durante a década de 1980, outro modelo de psicoterapia, conhecido como sistêmica, deslocou o foco da terapia sexual do paciente para o relacionamento, considerando que o problema sexual não pode ser efetivamente tratado caso se concentre apenas em um dos parceiros, visto que as dificuldades sexuais dizem respeito ao casal.[5] A terapia sexual sistêmica, concebida por Weeks, se baseia em dinâmicas interpessoais e padrões de interação com os outros, a fim de tratar de maneira eficaz as disfunções sexuais. É a relação entre os parceiros, e não as características individuais, o foco da atenção do tratamento.

Em 1998, com o advento dos inibidores da fosfodiesterase tipo 5 (PDE-5), agentes eficazes e seguros para o tratamento da disfunção erétil, vários *experts* em medicina sexual passaram a defender uma terapia combinada, que contemplasse questões biológicas/médicas e psicossociais, as quais influenciam a função sexual. Intervenções farmacológicas e psicoterápicas passaram, em muitos casos, a se complementar mutuamente, para um tratamento mais eficiente.[6]

Na atualidade, a terapia sexual é uma forma específica de psicoterapia que associa intervenções cognitivo-comportamentais, sistêmicas/de casal e, algumas vezes, psicanalíticas. Tais intervenções são frequentemente combinadas com tratamento medicamentoso, em uma perspectiva biopsicossocial. O objetivo do tratamento é a recuperação da função sexual.

A Tabela 43.1 resume a evolução do tratamento psicoterápico para as disfunções sexuais.

## O PASSADO E O FUTURO DA TERAPIA SEXUAL

Os estudos sobre resultados da terapia sexual (anos de 1970 e 1980) foram questionados devido a:

1. restrito tamanho de amostras
2. não inclusão de grupos de controle
3. não randomização dos sujeitos para diferentes condições
4. falta de definições claras e de critérios diagnósticos para permitir a replicação
5. não inclusão de avaliação de resultados em longo prazo
6. falta de descrição adequada do método de terapia utilizado
7. ausência de um manual para orientação das intervenções terapêuticas
8. não utilização de questionários validados[7]

**Tabela 43.1** | Evolução do tratamento psicoterápico para as disfunções sexuais

| PERÍODO | TIPO DE ABORDAGEM |
|---|---|
| Até a década de 1960 | Terapia de base psicanalítica |
| 1970 | Masters e Johnson: pioneiros na terapia sexual de base comportamental |
| Década de 1970 | Kaplan: combina modelo psicanalítico tradicional e modelo comportamental contemporâneo |
| Década de 1980 | Barlow: propõe modelo cognitivo-comportamental |
| Década de 1980 | Weeks: desenvolve modelo de terapia sexual sistêmica |
| A partir de 1998 | Abordagem biopsicossocial: associa intervenções cognitivo-comportamentais, sistêmicas/de casal e psicanalíticas, frequentemente combinadas com tratamento medicamentoso |

É difícil combinar requisitos de pesquisa baseados em evidências para as psicoterapias, visto que a avaliação do sucesso em ensaios clínicos pode ser bastante diferente do êxito na terapia, mais preocupada com a melhora do prazer, da confiança sexual e da intimidade do que com a frequência sexual, o grau de rigidez da ereção ou o tempo de latência ejaculatória, por exemplo.

Apesar dessas limitações, a terapia sexual evoluiu, gerando pesquisas e inovações clínicas promissoras. Após o advento dos inibidores da PDE-5, dada sua eficácia e segurança robustas, imaginou-se que a terapia sexual, pelo menos para homens com disfunção erétil, deixaria de fazer sentido. Esse não foi o caso. Mesmo quando um problema sexual, como disfunção erétil, é essencialmente de etiologia orgânica, a terapia sexual tem papel crítico no sucesso da intervenção médica.[6]

▶ **Áreas em que se concentram as inovações recentes no campo da terapia sexual:**

1. a combinação de terapia sexual e farmacológica
2. a incorporação de técnicas de "atenção plena" para mulheres com queixas de baixo desejo sexual e baixa excitação
3. o uso da internet para intervenção psicoterapêutica
4. a reconceitualização dos transtornos de dor genital e respectivas intervenções para mulheres[6]

Essas recentes aquisições serão detalhadas mais adiante.

## CLASSIFICAÇÃO DAS DISFUNÇÕES SEXUAIS

Publicada em 2013, a quinta edição do *Manual diagnóstico e estatístico de transtornos mentais* (DSM-5)[8] apresentou uma nova classificação das disfunções sexuais (**Tab. 43.2**).

## CONCEITO ATUAL DE TERAPIA SEXUAL

Terapia sexual é uma forma específica de psicoterapia que se baseia em uma série de intervenções para tratar as disfunções sexuais masculinas e femininas, entre outros transtornos da sexualidade. Pode ser desenvolvida em formato individual, de casal ou em grupo, dependendo do problema inicial, da avaliação do terapeuta, da motivação do paciente e de particularidades práticas de paciente e terapeuta.

As técnicas da terapia sexual compreendem intervenções comportamentais e cognitivas, bem como psicodinâmicas, sistemáticas, de relacionamento e educacionais (p. ex., leituras, vídeos, ilustrações e modelos anatômicos). Ao empregar técnicas tradicionais (suporte, interpretação, confronto, reestruturação cognitiva e tarefas em casa), a terapia sexual incorpora intervenções técnicas específicas (p. ex., foco sensorial para diminuir a ansiedade de desempenho, *stop-start* e *squeeze* para ejaculação preco-

**Tabela 43.2** | Classificação das disfunções sexuais femininas e masculinas, conforme o DSM-5

| DISFUNÇÕES SEXUAIS FEMININAS | | DISFUNÇÕES SEXUAIS MASCULINAS | |
|---|---|---|---|
| 302.72 | Transtorno do interesse/excitação sexual feminino | 302.71 | Transtorno do desejo sexual masculino hipoativo |
| 302.73 | Transtorno do orgasmo feminino | 302.72 | Transtorno erétil |
| 302.76 | Transtorno da dor genitopélvica/penetração | 302.74 | Ejaculação retardada |
| | Disfunção sexual induzida por substância/medicamento | 302.75 | Ejaculação prematura (precoce) |
| | Outra disfunção sexual específica | | Disfunção sexual induzida por substância/medicamento |
| | Disfunção sexual não especificada | | Outra disfunção sexual específica |
| | | | Disfunção sexual não especificada |

*Fonte*: American Psychiatric Association.[8]

ce, masturbação dirigida para anorgasmia e inserção de dilatadores associada ao relaxamento para vaginismo). O tratamento mais abrangente pode envolver a colaboração de outros especialistas, como urologistas, ginecologistas, psiquiatras, médicos de família, internistas, cardiologistas, neurologistas, endocrinologistas e fisioterapeutas.

As técnicas específicas serão descritas em detalhes, bem como as respectivas indicações, adiante neste capítulo.

## FATORES PREDISPONENTES, DESENCADEANTES E MANTENEDORES DA DISFUNÇÃO SEXUAL

Frequentemente, constituição (doenças e deficiências), experiências de vida, vínculos patológicos, pais negligentes ou críticos, educação rígida e abuso físico e sexual estão associados aos problemas psíquicos e às disfunções sexuais na idade adulta.[9] Não é comum que um evento isolado conduza a um quadro disfuncional. Entretanto, experiências diversas, repetidas ou traumáticas, abalam a autoconfiança e levam a disfunções sexuais, mesmo entre os mais resistentes. A resistência e a vulnerabilidade aos estressores que predispõem às disfunções sexuais variam de indivíduo para indivíduo. Também não é previsível quais os elementos e as circunstâncias que terão impacto sobre o desejo e a satisfação sexual de cada pessoa.[10] Os quadros disfuncionais costumam ser precipitados por separação (conflituosa ou litigiosa), experiências sexuais insatisfatórias, incapacidades resultantes de acidentes ou cirurgias mutiladoras.[10]

▶ **Fatores mantenedores das disfunções sexuais:**[10]

- conceitos equivocados
- ansiedade de desempenho
- estímulos sexuais inadequados
- transtornos psiquiátricos
- medo de intimidade
- culpa
- discórdia e conflitos relacionais
- ressentimentos com o parceiro
- perda da atração
- preliminares insuficientes
- comunicação precária
- falta de privacidade
- dor à relação
- aspectos ambientais, entre outros

A distinção entre os fatores que predispõem, que desencadeiam ou que mantêm as disfunções sexuais nem sempre é evidente. A ansiedade, por exemplo, pode agir como predisponente (aumentando a vulnerabilidade do indivíduo à disfunção sexual) e pode manter a disfunção, uma vez que inibe a excitabilidade, conduzindo à evitação sexual.

## AVALIAÇÃO DO PACIENTE COM DISFUNÇÃO SEXUAL

A elucidação diagnóstica deve anteceder a intervenção, seja qual for o tipo de tratamento a ser administrado. Investigar a disfunção exige: avaliação da função sexual atual (inclusive sentimentos e receptividade), de comorbidades e de possíveis fatores causais e mantenedores. A partir desses parâmetros, os objetivos e o plano de tratamento devem ser definidos e comunicados ao paciente e seu parceiro.[9]

O ideal é ouvir o paciente individualmente, bem como com o parceiro. Esse procedimento explicita que a dificuldade sexual está sendo entendida como assunto do casal. Além disso, esse procedimento permite avaliar o grau de conflito entre os parceiros, a interação verbal/não verbal e os pontos de discordância.[11]

Entrevistas em separado com cada componente do casal (paciente e parceiro) são recomendadas, com o intuito de investigar possíveis relacionamentos extraconjugais, fantasias ou práticas sexuais alternativas (p. ex., sexo virtual), os quais podem estar contribuindo para a disfunção que motivou a busca por tratamento.[9]

A coleta dos dados de identificação inicia a investigação diagnóstica: idade, estado civil, grau de instrução, raça, religião, profissão, filhos e relacionamentos anteriores. Além de reconhecer possíveis focos de desentendimento, essa coleta serve para descontrair a entrevista, tornando-a menos "persecutória".

A investigação diagnóstica deve avaliar a dificuldade sexual quanto a seu começo (desde a iniciação sexual ou após algum tempo de atividade sexual satisfatória), duração, frequência, satisfação sexual, gravidez e fases do ciclo de resposta sexual acometidas (desejo e/ou excitação e/ou orgasmo).[12]

As peculiaridades do relacionamento (quem inicia, de que se compõe o repertório sexual, fantasias sexuais) e o que deflagrou a dificuldade (p. ex., uso de medicamentos, novidade do relacionamento, perda de familiar, desemprego) devem ser investigados, bem como o impacto que representam para a função sexual do paciente, no momento de sua queixa.[11]

Fazem parte da história psicossexual: crenças, conceitos errôneos, repressões, preconceitos, experiências sexuais negativas, abuso físico e/ou emocional, violência doméstica e sexo não desejado. Tais fatores contribuem para o desenvolvimento de dificuldades sexuais.[11]

Como a resposta sexual é dependente do sistema nervoso central e periférico, endócrino e circulatório, de medicamentos e/ou de doenças que afetem esses sistemas, esses aspectos devem ser investigados.

As comorbidades psiquiátricas também devem compor o repertório de investigação tanto no paciente quanto no parceiro (p. ex., depressão, ansiedade, pânico, fobia, psicoses, entre outras), assim como o tipo de tratamento medicamentoso que vem sendo administrado para esses quadros (vários são passíveis de provocar e/ou manter a disfunção sexual). Esclarecer ao paciente que esses efeitos sobre a esfera sexual são reversíveis é de extrema importância para consolidar a adesão ao tratamento psiquiátrico.[9]

Eventos estressantes da vida (p. ex., problemas financeiros, falecimento ou doença de um familiar ou amigo próximo, fadiga, filhos pequenos, etc.) devem ser pesquisados. As mulheres são, em geral, mais vulneráveis sexualmente do que os homens ante essas situações.[9]

A insatisfação com aspectos não sexuais do relacionamento também pode contribuir para o desencadeamento e/ou a manutenção de disfunções sexuais. A qualidade geral do relacionamento é um fator preditivo da evolução da terapia sexual.[13]

## OBJETIVOS DO TRATAMENTO

A terapia sexual tem como meta, mais do que a melhora do desempenho sexual, o incremento do conforto e do prazer no relacionamento. O **Quadro 43.1** destaca esses objetivos.

**Quadro 43.1** | Objetivos da terapia sexual

- Aprender técnicas de controle
- Obter ou recuperar a confiança no desempenho sexual
- Superar a ansiedade de desempenho
- Modificar repertórios sexuais rígidos
- Superar barreiras para a intimidade
- Solucionar questões interpessoais
- Identificar e resolver sentimentos negativos
- Aumentar a comunicação interpessoal

*Fonte*: Adaptado de Althof.[14]

O sucesso terapêutico depende da superação das questões emocionais e interpessoais que acompanham a queixa sexual. Para que se atinja essa meta, é fundamental a habilidade do terapeuta em não julgar, ser sensível às particularidades culturais e de gênero e valorizar as necessidades de cada paciente.

## TÉCNICAS

Em casos de desconhecimento ou conceitos errôneos por parte do paciente, fornecer informações e sugestões é uma estratégia terapêutica eficaz. Também é essencial estimular a comunicação, para que os parceiros informem suas preferências.[12] Violência sexual e experiências traumáticas, para serem superadas, devem ser dessensibilizadas e processadas, no sentido de se eliminar os bloqueios que se estabeleceram. A reestruturação cognitiva averigua e modifica comportamentos negativos, corrigindo distorções cognitivas e favorecendo fantasias mais positivas. A psicoterapia psicodinâmica identifica a origem das inibições e de atitudes negativas em relação ao sexo, esclarecendo os mecanismos de defesa e de adaptação disfuncional utilizados. É um modelo de tratamento orientado para o *insight*.[11]

A **Tabela 43.3** destaca as estratégias psicoterapêuticas para superar os fatores predisponentes ou mantenedores das dificuldades sexuais.

## MODELOS DA TERAPIA SEXUAL

A terapia sexual consiste em uma forma específica de tratamento com foco em um aspecto do amplo espectro de problemas masculinos e

**Tabela 43.3** | Estratégias psicoterapêuticas para dificuldades sexuais

| FATORES PREDISPONENTES OU MANTENEDORES | ESTRATÉGIAS |
| --- | --- |
| Influências no desenvolvimento sexual, mitos, tabus, conceitos errôneos | Educação, reestruturação cognitiva, psicoterapia psicodinâmica |
| Emoções negativas (p. ex., ansiedade, medo, aversão, culpa, raiva) | Educação, dessensibilização (p. ex., leituras, exercícios de "toques" sensuais, masturbação), psicoterapia psicodinâmica |
| Ansiedade de desempenho | Exercícios de "toques" sensuais, reestruturação cognitiva |
| Imagem corporal negativa | Dessensibilização e reestruturação cognitiva |
| Conflitos no relacionamento | Terapia de casal |
| Conflitos (quanto a orientação sexual, relacionamentos extraconjugais, história de abuso sexual, comportamentos não convencionais) | Tratamento específico para cada caso, psicoterapia psicodinâmica |
| Fatores externos (p. ex., estresse, cansaço, filhos, pouco tempo para o relacionamento) | Esclarecimento e organização das prioridades, educação, comunicação |
| Traumas e comorbidades, abuso, violência sexual ou experiências negativas, ansiedade, depressão, dependência química, compulsão sexual | Terapia cognitiva, terapia específica para abuso de substâncias, dessensibilização, psicoterapia psicodinâmica |

*Fonte*: Adaptada de Leiblum e Wiegel.[11]

femininos: a dificuldade sexual. Esse é seu diferencial, mas também sua limitação. Se aplicada por um terapeuta não qualificado, pode focar excessivamente a atividade mecânica, excluindo o indivíduo e o relacionamento. A terapia sexual não é um exercício de "manual de instrução" sobre intervenções para cada disfunção. Em vez disso, representa uma alquimia única para cada paciente, casal e terapeuta, sendo influenciada por "eventos fortuitos", motivação, componentes contextuais e momento favorável.[5]

A seguir, são apresentados alguns dos modelos mais comuns à prática clínica.

## Terapia sexual de base cognitivo-comportamental

É pressuposto dessa modalidade de terapia que reações emocionais negativas a determinado estímulo resultam de certos comportamentos. Dessa forma, quando associada a sentimentos negativos (culpa, medo), a excitação sexual leva à inibição aprendida da resposta sexual. Portanto, para provocar reações emocionais positivas, é necessário modificar os comportamentos não adaptados (p. ex., evitação ou desconforto sexual). Na sequência, o comportamento que provoca emoções positivas e recompensas provavelmente será continuado e repetido, enquanto o comportamento que suscita emoções negativas será inibido.[2] Explicando melhor, se uma mulher evita a atividade sexual por medo, a terapia vai trabalhar essa reação fóbica, dessensibilizando-a, como descrito a seguir.

Os aspectos comportamentais dessa terapia incluem especialmente dois tipos de intervenções amplas. Uma se dá por meio da prescrição de tarefas comportamentais estruturadas que o paciente realiza sozinho ou com o parceiro em casa. Um exemplo é a sugestão de que o paciente anote e reflita sobre aquilo que o estimulou sexualmente, ao longo da semana, nas diversas situações que viveu, inclusive circunstâncias não sexuais. A outra intervenção envolve experiências comportamentais, que visam ajudar o paciente ou o casal a identificar, analisar e modificar comportamentos que tenham influência negativa nos encontros sexuais. Essa estratégia é menos diretiva do que a descrita anteriormente. A seguir, são detalhadas algumas atribuições comportamentais estruturadas geralmente adotadas na terapia sexual.

### Foco sensorial

O foco sensorial é utilizado em situações nas quais a ansiedade de desempenho é a principal causa da disfunção sexual. Inclui etapas sucessivas de comportamentos sexuais específicos a serem realizados (em casa) pelo paciente e seu parceiro. No paciente disfuncional, o intercurso gera ansiedade, o que, por sua vez, mantém a disfunção sexual e pode levar à evitação da atividade.

A tarefa de foco sensorial restaura o prazer, substituindo a relação sexual por outras atividades sexuais mais seguras e prazerosas. Por essa razão, o intercurso e o toque genital são inicialmente coibidos, enquanto o paciente e o parceiro apenas massageiam seus corpos mutuamente. Conforme respondem a essas tarefas com tranquilidade e prazer, as atividades sexuais vão sendo gradualmente acrescidas até atingir relações sexuais completas. O foco sensorial foi originalmente desenvolvido por Masters e Johnson e apresenta etapas específicas.[1] Entretanto, ao longo do tempo, o formato foi modificado. Na atualidade, os pacientes costumam realizar tais tarefas durante 1 hora, algumas vezes por semana.

### Dessensibilização sistemática

É aplicada nos casos em que há resposta fóbica evidente a um estímulo sexual, como no vaginismo e nos medos generalizados de penetração, além de dificuldade para o orgasmo.

Essa intervenção começa com o treino de habilidades de relaxamento. Posteriormente, o terapeuta ajuda o paciente a desenvolver uma hierarquia, listando o nível de sofrimento em vários tipos de exposição a situações sexuais. Começando com a situação menos angustiante, os pacientes são encorajados a se expor. Em cada etapa da progressão, usam habilidades de relaxamento. O medo se extingue gradualmente, quando os pacientes percebem que nada de ruim está acontecendo. Um exemplo de dessensibilização sistemática é o usado para o vaginismo: inserção gradual de objetos de calibre cada vez maior na vagina até que a mulher consiga receber a penetração peniana. Só é possível avançar de um estágio a outro quando o anterior não mais suscite resposta de ansiedade.[1]

### Técnicas *stop-start* e *squeeze*

As técnicas *stop-start* e *squeeze* (parar-recomeçar e pressionar a glande do pênis) são intervenções que ajudam o paciente a aprender a controlar o momento da ejaculação. Essas técnicas comportamentais são usadas para ensinar homens com ejaculação precoce a se concentrar em sua excitação e a identificar níveis intermediários desta. O objetivo é que aprendam a identificar o momento em que a ejaculação se torna inevitável para, a partir dessa percepção, reduzir os níveis de excitação e desenvolver um melhor controle ejaculatório.[1,2]

### Técnicas de estimulação guiada

As técnicas de estimulação guiada são úteis para ejaculação retardada e visam distrair o homem de seu controle excessivo e aumentar a excitação necessária para que alcance o orgasmo.[12] Ajudam a identificar a estimulação física efetiva e, com o auxílio das fantasias sexuais, aumentam a excitação subjetiva. São inicialmente aplicadas durante a masturbação, na ausência do parceiro. Gradualmente, a presença do parceiro é acrescida, e, enfim, a relação sexual é proposta.

### Masturbação direcionada

É uma técnica mais utilizada no tratamento de mulheres com anorgasmia primária. Muitas experimentam o orgasmo pela primeira vez por meio da masturbação. Entretanto, há mulheres que são efetivamente orgásmicas mais com a masturbação do que na relação sexual. Essa técnica começa com o autoexame geral. Prossegue com autoexame genital, técnica de Kegel (exercícios diários de contração e relaxamento dos músculos do introito vaginal, para maior controle da musculatura durante o ato sexual), estimulação dos órgãos genitais com os dedos e estimulação guiada; uma vez que a mulher consiga o orgasmo, ela é encorajada a transferir esse conhecimento para a relação sexual.[15]

### Experiência comportamental e modificação

A modificação do comportamento envolve o paciente e o parceiro (quando possível), identificando o que eles fazem ou não fazem e o que têm impacto negativo nos encontros sexuais. Posteriormente, o casal é encorajado a pensar em comportamentos alternativos e a tentar substituir os anteriores por outros potencialmente mais úteis.[16] Por exemplo, uma mulher com baixo desejo sexual é levada a entender que a relação sexual sem motivação só aumenta suas experiências sexuais negativas. Então, ela é estimulada a manter apenas práticas sexuais que sejam prazerosas. Dessa forma, começará a vivenciar sucessivamente experiências sexuais positivas, o que, por sua vez, facilitará mudanças de comportamento que lhe propiciem maior prazer.

## Aspectos cognitivos da terapia sexual

Ao longo da vida, os indivíduos desenvolvem certas crenças sobre sua própria sexualidade e a de outras pessoas. Algumas dessas crenças são fundamentais. Vários pensamentos e crenças automáticas distinguem indivíduos sexualmente funcionais daqueles disfuncionais, bem como pensamentos e crenças associados a emoções negativas (durante a atividade sexual) e função sexual problemática. Ou seja, pensamentos automáticos negativos durante a atividade sexual estão associados com respostas emocionais negativas durante o ato sexual e menos excitação.[17] Receio de falhar no ato sexual, por exemplo, pode gerar ansiedade maior do que aquela que seria positiva para o desempenho e o prazer. Consequentemente, a falha se torna repetitiva em virtude do pensamento automático instalado, o qual se sobrepõe à excitação e à sensação de prazer.

As intervenções cognitivas envolvem técnicas para tornar os pensamentos mais conscientes e modificá-los quando eles são distorcidos ou inúteis. Usa-se a razão e a evidência para substituir padrões de pensamento distorcidos por outros mais precisos e funcionais.

▶ **Três etapas básicas dessas intervenções cognitivas:**[16]

1. identificação dos pensamentos ou crenças que estão provocando a emoção perturbadora
2. avaliação da utilidade, usando-se lógica e evidência
3. modificação, para tornar os pensamentos mais precisos e úteis

### EXEMPLO CLÍNICO

S., 52 anos, casada há 30 anos, mãe de dois filhos homens (com 23 e 20 anos), secretária, procura um psicoterapeuta, queixando-se de desinteresse por sexo há mais de três anos.

Conta que, aos 18 anos, iniciou sua vida sexual e sempre foi muito ativa, conseguindo obter prazer e satisfação na maioria dos relacionamentos, com os diferentes namorados que teve. A atividade sexual sempre foi gratificante, pois tinha desejo, se excitava e chegava ao orgasmo sem dificuldade. Teve três namorados muito atraentes e sexualmente experientes.

Aos 22 anos, casou-se com o terceiro, com quem desenvolveu profunda intimidade física e emocional. O repertório sexual do casal sempre foi amplo e diversificado. A paciente refere que não tinha inibições nem dificuldades, realizando também várias fantasias sexuais.

Ao atingir o climatério e a menopausa, a frequência de relações sexuais diminuiu, mas ela ainda se sentia interessada. O marido é seis anos mais velho que ela, e ambos estavam em sintonia. Entretanto, sem conseguir identificar uma causa, S. foi perdendo gradualmente o interesse por sexo.

Consultou alguns médicos, que prescreveram diferentes medicamentos, inclusive terapia de reposição hormonal, mas que não recuperaram seu desejo.

O psicoterapeuta pesquisou se ela apresentava doenças físicas ou psiquiátricas (que poderiam prejudicar a libido) e se usava medicamentos que inibem a função sexual. Nada encontrou nesse sentido.

Foi recomendada terapia sexual (de base cognitivo-comportamental), em sessões semanais, para trabalhar as mudanças próprias da idade e a necessidade de adaptação à nova condição sexual.

S. obteve resultado positivo a partir da sétima semana de tratamento psicoterápico.

O prognóstico deste caso é bom, visto que a paciente não tem comorbidades, seu estado de saúde é satisfatório, não há conflitos conjugais, e seu parceiro não apresenta queixa de disfunção sexual.

O terapeuta se abstém de assumir que os pensamentos do paciente estão distorcidos. Ambos questionam a explicação errônea e chegam à explicação mais razoável. Os pacientes também são encorajados a se envolver nesse processo por conta própria, no intervalo entre as sessões, usando exercícios escritos e planilhas especializadas. Um paciente pode, por exemplo, responder a questionários (com alternativas de certo ou errado) em aplicativos que tratem de temas sexuais. Então, traz para a sessão o resultado obtido para discutir com o terapeuta.

Na prática, as mudanças cognitivas são combinadas com modificações comportamentais e emocionais. Essas três dimensões estão inter-relacionadas, e qualquer modificação em uma delas afeta as demais, como preconiza a TCC.

## Aspectos sistêmicos da terapia sexual

As intervenções sistêmicas (ou relacionais) se concentram na interação dinâmica entre os indivíduos envolvidos na relação sexual. Cada parceiro traz à interação sexual um conjunto de experiências familiares e sociais. Essas experiências influenciam os significados que cada um atribui ao comportamento do outro parceiro. Portanto, problemas não sexuais de relacionamento podem influenciar o funcionamento sexual.[5]

Clinicamente, os problemas sexuais às vezes são a causa e às vezes a consequência de relações disfuncionais ou insatisfatórias. Os conflitos de relacionamento podem ser a fonte primária da dificuldade sexual ou podem servir para exacerbar e manter a disfunção. Falta de comunicação, baixa satisfação no relacionamento, hostilidade, raiva e pouco carinho são apenas alguns dos fatores associados a disfunções sexuais.[18]

Muitas vezes, a terapia de casal é acrescida à terapia sexual e se concentra em questões próprias do relacionamento. Quando um casal tem problemas de relacionamento importantes, estes devem ser o foco antes do problema sexual.

A seguir, são apresentados os conceitos sistêmicos utilizados como ferramentas em terapia:[5]

**Interdependência.** Como os componentes de um sistema estão inter-relacionados, o comportamento de cada um afeta todos os demais. Essa influência mútua é chamada de interdependência, noção útil para se entender a resistência dos casais à mudança em resposta à terapia sexual. Por exemplo, embora a falha de ereção possa ser um problema para o casal, também pode ajudar a manter o equilíbrio. A disfunção do homem pode fazê-lo sentir-se menos seguro, e, como resultado, ele pode ser menos assertivo. Se a disfunção sexual for tratada com sucesso, o homem pode tornar-se mais assertivo, alterando, assim, o equilíbrio no relacionamento conjugal. Logo, a compreensão da interdependência entre os diferentes aspectos do relacionamento do casal facilita o êxito da terapia sexual.

**Feedbacks.** Referem-se a um processo circular, no qual a entrada (*input*) é transformada pelo sistema em saída (*output*), e a saída é trazida de volta ao sistema como entrada. Os laços de *feedback* negativo servem para manter o estado do sistema dentro de certos limites. Em contrapartida, o *feedback* positivo serve para promover mudanças no sistema. Assim, se uma atividade sexual é bem-sucedida, ela "alimenta" futuras atividades exitosas, da mesma forma que falhas sexuais se cronificam. Logo, se um paciente obtém êxito em uma relação sexual (após um período de falhas), esse fato pode ser o início de uma fase de êxitos sucessivos.

## Aspectos psicanalíticos da terapia sexual

Na terapia psicanalítica, a ênfase não está na supressão de sintomas, mas em trabalhar os conflitos que conduziram a eles. O conteúdo simbólico e a utilidade funcional dos sintomas são explorados. Outras características incluem explorar e recuperar memórias de experiências da primeira infância nos relacionamentos, identificar e trabalhar a resistência à mudança na terapia e atender aos aspectos de transferência e contratransferência da relação terapêutica. Esse tipo de terapia, de longo prazo e que requer sessões mais frequentes em comparação com métodos cognitivos, comportamentais e sistêmicos, pode ser uma opção quando outros métodos não foram bem-sucedidos e fatores de natureza psicodinâmica foram identificados, como conflitos infantis não resolvidos (envolvendo a relação com os pais) e situações de abuso ou negligência na infância que possam estar contribuindo para a gênese e a manutenção da disfunção sexual.[12]

## Aspectos psicodramáticos da terapia sexual

Uma das modalidades psicodramáticas da terapia sexual é a psicoterapia de grupo tematizada e de tempo limitado (PGTTL).[19] Esse modelo aproxima-se das psicoterapias breves quanto a planejamento prévio do atendimento, focalização e flexibilização do terapeuta.

A PGTTL é desenvolvida em 16 a 20 sessões de frequência semanal, com 90 minutos de duração, previamente planejadas, com eventuais adaptações a populações específicas (p. ex., mulheres na transição menopáusica, homens com disfunção erétil ou ejaculação precoce, vítimas de abuso sexual) e sessões abertas para abordagem de temas emergentes do grupo.

> Nas sessões de PGTTL, são trabalhados os conteúdos trazidos pelos integrantes do grupo, com foco nas questões relacionadas às disfunções sexuais, estabelecendo-se possíveis paralelos com a experiência relacional vivenciada no grupo.

A maioria dos grupos é mista (homens e mulheres), e seus integrantes têm queixas de diferentes disfunções sexuais. Os grupos são fechados (não é permitida a entrada de novos componentes uma vez iniciado o processo) e homogêneos (a dificuldade sexual é o foco), e os pacientes devem ter um nível de desenvolvimento emocional compatível com o processo. Horário de início e término das sessões, assiduidade, sigilo e participação devem ser rigidamente observados, uma vez que o bom resultado dessa terapia depende desses aspectos.

▶ **Quatro fases do trabalho do grupo de PGTTL:**

1. preparação da unidade funcional e dos participantes para o grupo
2. constituição/integração do grupo
3. abordagem de temas relevantes para o grupo
4. encerramento

Esse formato favorece uma experiência com início e fim, tanto em cada sessão como no programa completo.

A PGTTL enfatiza a manutenção do foco em aspectos psicossociais e culturais relevantes à função sexual, beneficiando também a ampliação do conhecimento sobre a sexualidade. Os principais focos temáticos são: identificação de parâmetros individuais e grupais para avaliação da saúde sexual, processo de comunicação, autonomia e intimidade.[19]

Na PGTTL, o potencial de apreensão de temas específicos (entendimento da resposta sexual em mulheres e homens, orientações básicas sobre a função sexual, o papel da depressão e da ansiedade, a elucidação de mitos e tabus) é amplificado nos atendimentos grupais pela maior possibilidade de troca de vivências e experiências sexuais.

### Mindfulness

A prática de *mindfulness* (atenção plena) é uma técnica das chamadas terapias contextuais, já bastante estudada no controle da dor crônica e na redução da ansiedade e do estresse (ver Cap. 13).

Três sessões de psicoeducação em atenção plena, em comparação com a *baseline*, conduziram a melhora significativa na excitação sexual fisiológica de mulheres (medida pela amplitude do pulso vaginal) e na satisfação com o relacionamento.[20] O treinamento em *mindfulness* parece ter especial relevância para mulheres com queixas de excitação e desejo sexual, depressão e sobreviventes de abuso sexual na infância.[21] Porém, são necessários mais estudos randomizados com grupo-controle sobre esse tipo de intervenção terapêutica, bem como a inclusão de parceiros nos estudos, para verificar se esse procedimento promove ainda mais mudanças.

### Terapia sexual via internet

A terapia sexual via internet ainda é controversa, com desafios éticos e profissionais a serem superados. As vantagens da internet para os pacientes incluem: fácil acessibilidade, anonimato, praticidade, redução de constrangimento ou humilhação, superação do isolamento geográfico e das restrições de tempo e disponibilidade de atendimento psicológico especializado em comunidades nas quais não há profissionais treinados. A terapia via internet tem sido utilizada com sucesso para tratar transtorno de pânico, fobia social, depressão e cefaleia recorrente.[22]

Alguns dos desafios para os terapeutas que realizam esse tipo de intervenção incluem preocupações com a honestidade do paciente, perda de elementos visuais e auditivos sutis (identificados na psicoterapia presencial), questões relativas a responsabilidade e consentimento para tratar e fornecer esse tipo de terapia aos pacientes em localidades nas quais não está licenciada/regulamentada e preocupações quanto à confidencialidade e à segurança das conexões virtuais. Além disso, as agências reguladoras e as sociedades de profissionais de saúde mental precisam abordar as questões legais e éticas da prestação de cuidados por meio da internet, visto que a normatização não acompanhou o ritmo das mudanças tecnológicas.[23]

Vale salientar que, no Brasil, essa modalidade terapêutica, apesar de já contar até com literatura internacional a respeito,[23] só é permitida com finalidade de pesquisa.[24]

## Combinação de tratamento médico e psicológico

Muitas vezes, os tratamentos médicos para disfunção sexual (aprovados e *off-label*) são direcionados à mecânica da função e não contemplam os aspectos psicossociais. Do mesmo modo, a intervenção psicológica isolada pode ser dispendiosa e não produzir melhora rápida dos sintomas.

A terapia combinada aborda as questões físicas/médicas relevantes, bem como questões psicossociais que predispõem, precipitam e mantêm a disfunção sexual. Utiliza-se o poder de ambos os tratamentos (médico e psicológico) para aumentar a eficácia e a satisfação relacional/sexual, diminuindo o abandono terapêutico precoce pelo paciente. A combinação dessas duas modalidades também proporciona melhora mais rápida dos sintomas, encurtando, assim, o processo.[25]

Os inibidores da PDE-5 são eficazes em 70% dos homens com disfunção erétil. Entretanto, 60 a 70% dos pacientes interrompem o tratamento.[26] Em resposta ao índice elevado de descontinuação, urologistas passaram a implementar "estratégias de otimização", visando educação, adequação de dose e acompanhamento. Contudo, essas propostas não abordam questões psicossociais cruciais, como reiniciar a vida sexual após um longo período de abstinência, resistência ou preocupações/disfunção de parceiros, falta de confiança, ansiedade de desempenho, depressão, conflitos no relacionamento, sexo não convencional e expectativas pouco realistas. A terapia combinada inclui as recomendações de otimização médica, ao mes-

### EXEMPLO CLÍNICO

Após obter diagnóstico de câncer de próstata, F., 55 anos, foi submetido a prostatectomia radical, que resultou em dificuldade de ereção. Seu urologista prescreveu um inibidor da PDE-5 para tratamento da disfunção erétil, mas sem sucesso. Em seguida, F. recebeu injeções intracavernosas de medicamentos vasoativos, que resultaram em ereções suficientes para a relação sexual.

Transcorridos três anos da cirurgia, F. e sua parceira decidiram consultar um terapeuta sexual, pois o casal não mantinha relações sexuais havia mais de dois anos. Esse fato não era decorrente da disfunção erétil (ainda tratada com sucesso por meio de injeções intracavernosas), mas porque a parceira descobrira a infidelidade de F., alguns meses após a cirurgia. A partir de então, ela estava ressentida, magoada, com baixa autoestima e desejo sexual diminuído em virtude da traição, ocorrida assim que o marido recuperou a capacidade de ereção. Queixava-se, também, de que ele passara a focar apenas a própria capacidade erétil, estando desatento às necessidades dela. F., por sua vez, sentia-se constrangido e culpado (pela traição), além de humilhado por não proporcionar prazer à esposa na relação. Afirma que sente desejo por sua parceira, mas está desanimado porque "as coisas" (*sic*) não são mais como antes.

A intervenção medicamentosa, que devolveu a capacidade de ereção a F., não conseguiu superar os obstáculos psicossexuais. Implementada a psicoterapia, foram sendo elucidados e trabalhados os ressentimentos e as perdas de parte a parte, bem como as responsabilidades, e o casal resgatou a satisfação sexual. Este caso ilustra a necessidade de tratamento combinado (farmacológico e terapia sexual).

mo tempo que aborda as barreiras psicossociais que dificultam a eficácia, a satisfação e a continuidade do tratamento, bem como identifica problemas do parceiro que possam impedir o sucesso terapêutico.

A maioria das pesquisas sobre terapia combinada se concentra em disfunção erétil, o que demonstra que os tratamentos médicos e psicológicos combinados resultam em melhora da eficácia das intervenções médicas, diminuição dos índices de abandono do tratamento, tratamento otimizado e maior satisfação sexual em comparação com a intervenção médica isolada.[27] As intervenções psicológicas mais utilizadas nesses estudos incluem: grupo psicopedagógico, tratamento semanal de grupo, aconselhamento individual semanal e uso de manual informativo associado a assistência telefônica por um terapeuta.[6]

## Terapia sexual para disfunções sexuais masculinas

Dificuldades sexuais adquiridas tendem a evoluir melhor em psicoterapia do que dificuldades que sempre existiram ao longo da vida.

A terapia sexual para disfunção erétil compreende: dessensibilização sistemática, foco sensorial, terapia interpessoal (TIP), comunicação e treino de habilidades sexuais, designação de tarefas, educação sexual e exercícios masturbatórios. O resultado é tanto melhor quanto mais regular for a atividade sexual, a confiança e o prazer consequentes a essa atividade.

Associa-se inibidor da PDE-5 nos casos em que se percebe que a pronta recuperação da ereção pode ajudar a melhorar a autoestima, o que reverte em benefício emocional para o paciente.[9]

A recaída é frequente, em geral porque o tratamento é abandonado precocemente, logo que a sintomatologia remite, ou quando não é seguido um período de manutenção, no qual o paciente continue comparecendo ao consultório de tempos em tempos para reforço e manejo das dificuldades inerentes à retomada da atividade sexual.[28]

Para a ejaculação precoce, desde os anos de 1970, a terapia individual ou a grupal, empregando estratégias comportamentais (*stop-start* ou *squeeze*), vêm sendo aplicadas.[14] Entretanto, os excelentes resultados apontados por Masters e Johnson, combinando *squeeze* com foco sensorial e TIP, não foram replicados.

Na atualidade, é utilizada TCC para ejaculação precoce, com resultados satisfatórios, desde que o paciente compareça regularmente às sessões e realize as tarefas recomendadas para a semana. Associa-se inibidor seletivo da recaptação de serotonina (ISRS), especialmente para os casos de ejaculação precoce ao longo da vida, o que ajuda na adesão à terapia sexual, ao mesmo tempo que minimiza a sintomatologia.[9]

## Terapia sexual para disfunções sexuais femininas

A resposta sexual feminina, diferentemente da masculina, costuma ser menos genital e mais influenciada por aspectos de intimidade, sensualidade e afeto.

O desejo sexual hipoativo é a queixa feminina mais prevalente no envelhecimento. Essa disfunção, quando tratada, atinge melhores resultados em 56% dos casos nos quais o casal é tratado.[29] O seguimento de longo prazo é raro, e a evolução costuma ser pior quando o parceiro também manifesta pouco desejo. O planejamento terapêutico deve incluir estratégias para melhorar a comunicação do casal, reduzir a ansiedade de desempenho e ampliar as habilidades sexuais de ambos.

Frequentemente, a dificuldade para o orgasmo e a anorgasmia estão associadas a receio de perda de controle, ciúmes, menor assertividade e atitudes negativas em relação à atividade sexual e à masturbação. O diagnóstico de anorgasmia ou dificuldade para o orgasmo deve ser feito com muito cuidado, para que a diminuição do desejo e/ou da excitação não seja subdiagnosticada, comprometendo o resultado do tratamento instituído.

A abordagem terapêutica difere conforme o tipo de anorgasmia, ou seja, ao longo da vida ou adquirida. O treinamento de masturbação é mais eficaz quando a dificuldade é ao longo da vida e generalizada (autoestimulação para identificar o tipo de estímulo que aumenta a excitação e o prazer). Então, o parceiro é orientado e incluído, dada a importância do tratamento do casal nesses casos.[30] Já o tratamento da anorgasmia adquirida deve combinar educação sexual, treinamento de habilidades sexuais, masturbação, exercícios de "toques" (sem finalidade de cópula) e exercícios que trabalhem a imagem corporal e as atitudes sexuais negativas.

Nos casos de dor genitopélvica (dispareunia de causa psicogênica e vaginismo), a terapia sexual tem conseguido bons resultados, especialmente com a técnica de dessensibilização sistemática e a prática de *mindfulness*. É necessário profissional treinado para realizar a terapia de modo adequado e eficaz.

Há mulheres que referem insatisfação sexual (falta de prazer, de entusiasmo e de recompensa no sexo) ainda que desenvolvam por completo o ciclo de resposta sexual. Essa situação também deve ser abordada no processo terapêutico a fim de identificar a causa e tratá-la. Um quadro depressivo, por exemplo, pode ser a base dessa insatisfação.[9]

## EVIDÊNCIAS DE EFICÁCIA DAS INTERVENÇÕES PSICOTERÁPICAS NAS DISFUNÇÕES SEXUAIS

A abordagem psicoterápica das disfunções sexuais já se confirmou na prática como medida de extremo valor e como tratamento de primeira linha dessas condições, sejam elas psicogênicas ou de etiologia orgânica complicada pelo comprometimento emocional ou secundárias a problemas de relacionamento.

Há escassez de dados dos resultados de estudos de terapia sexual, sobretudo em comparação com o grande número de estudos de intervenções medicamentosas para disfunções sexuais.

Para disfunções sexuais femininas, a maioria dos estudos tem níveis de evidência 2, 3 e 4.[16] Nos transtornos de desejo e excitação, TCC, e exercícios comportamentais, como foco sensorial e prática de *mindfulness* têm mostrado resultados promissores. Para o tratamento de transtornos do orgasmo, intervenções comportamentais (exercícios de masturbação ou combinação com TCC) se mostraram altamente efetivas. Quanto à dor na relação sexual (dispareunia), exercícios de dessensibilização e TCC apresentaram resultados positivos, enquanto TCC combinada a exercícios de relaxamento demonstrou ser útil no vaginismo. Quando os problemas de relacionamento são simultâneos à disfunção sexual, é benéfico incluir intervenções que solucionem tais dificuldades.

Níveis de evidência 2, 3 e 4 também são observados nos estudos de intervenção psicoterápica nas disfunções sexuais masculinas.[16] Para a disfunção erétil, a combinação de exercícios comportamentais (foco sensorial e exercícios de masturbação), bem como TCC e intervenções psicodinâmicas, têm conduzido a resultados positivos. No caso da ejaculação precoce, técnicas comportamentais (*stop-start* e TCC) são úteis, mas o resultado em longo prazo frequentemente não se sustenta. Tanto para disfunção erétil como para ejaculação precoce, diferentes abordagens, como educação sexual, redução da ansiedade orientada a objetivos e terapia sexual, podem ser úteis. Quanto ao transtorno do desejo sexual masculino hipoativo, são raros os estudos, o que não permite análise do nível de evidência.

Um aspecto importante para o tratamento das disfunções sexuais femininas e masculinas é lidar com os problemas de relacionamento. Há evidências de níveis 3, 4 e 5 quanto à correlação de funcionamento sexual e funcionamento do relacionamento.[16] A literatura sugere melhores resultados em longo prazo quando problemas de relacionamento são tratados e superados.

A terapia combinada, física e psicológica, é um conceito que tem potencial para avançar significativamente. Entretanto, há poucos estudos bem desenhados com níveis de evidência 2, 3 e 4.[16] A maioria dos estudos refere-se ao tratamento da disfunção erétil, dada a pesquisa diversificada em opções medicamentosas orais, injeções intracavernosas, dispositivos a vácuo e cirurgias. Tais estudos sugerem que combinar tratamentos médicos e psicológicos melhora a eficácia do tratamento farmacológico, promove maior satisfação com o tratamento e diminui os índices de interrupção do que o tratamento farmacológico isolado. No caso das disfunções sexuais femininas, a terapia combinada é uma área a ser desenvolvida, uma vez que farmacologia específica foi desenvolvida apenas recentemente.

Em geral, os níveis de evidência de tratamentos para disfunções sexuais variam de revisões sistemáticas de estudos de coorte (nível 2) a opiniões de especialistas sem avaliação crítica explícita (nível 5). Isso mostra que há grande lacuna de estudos em ampla escala, randomizados e controlados, utilizando instrumentos validados e seguimento de longo prazo. Apesar dessas limitações, resultados de estudos sobre intervenções psicoterápicas, isoladas ou combinadas, apoiam a importância das abordagens psicossexuais. Além disso, há maior experiência clínica hoje, e novos métodos de diagnóstico e tratamento continuam em desenvolvimento.

## QUESTÕES EM ABERTO E ÁREAS DE PESQUISA

Resultados consistentes nos desafiam a ultrapassar os paradigmas tradicionais e a aplicar novas descobertas. Estudos futuros de terapia combinada devem envolver populações maiores e mais heterogêneas, bem como comparar essa modalidade com a farmacoterapia isolada. As intervenções devem pautar-se em manuais para que possam ser replicadas. Esses estudos precisam, também, empregar medidas validadas para avaliar os resultados psicossociais e reportar pelo menos seis meses de seguimento após o término da terapia. Por fim, seria interessante saber o impacto da terapia combinada nos parceiros.[27]

> Embora pesquisas nessa área sejam de desenho e seguimento difíceis, mais estudos são necessários para comprovar o nível de eficácia dos diferentes métodos de psicoterapia, bem como para identificar quando e em que medida combinações psicoterápicas e farmacológicas são eficientes para tratar as disfunções sexuais.

## CONSIDERAÇÕES FINAIS

As influências complexas a que estão submetidos o paciente, seu parceiro e o relacionamento exigem um modelo integrado para tratar as disfunções sexuais femininas e masculinas de fato. Isso requer conhecimento, tempo e atenção aos fatores predisponentes, desencadeantes e mantenedores da disfunção. Portanto, algumas recomendações devem ser seguidas. São elas:[31]

1. São necessários profissionais de diferentes disciplinas para avaliar, orientar e tratar pacientes com disfunção sexual.
2. Em muitos casos, só a psicoterapia ou só o medicamento é insuficiente para resolver o problema.
3. Os fatores predisponentes, desencadeantes e mantenedores devem ser investigados.

4. O tratamento para disfunções ao longo da vida ou crônicas é diferente do tratamento para disfunções adquiridas ou recentes.
5. Mais estudos são necessários para identificar combinações eficientes e tratamentos integrados para disfunções sexuais.

A eficácia da terapia sexual depende de focar o prazer, reduzir a ansiedade, diminuir a ênfase no intercurso e tomar consciência das sensações sexuais. Os elementos que podem otimizar os resultados são: vínculo terapêutico, motivação/suporte do parceiro e estabelecimento de metas para o paciente e seu parceiro.

## REFERÊNCIAS

1. Masters W, Johnson V. Human sexual inadequacy. Boston: Little, Brown & Co; 1970.
2. Kaplan HS. The new sex therapy. New York: Brunner; 1974.
3. Kaplan HS. Disorders of sexual desire. New York: Brunner; 1979.
4. Barlow D. Causes of sexual dysfunction: the role of anxiety and cognitive interference. J Consult Clin Psychol. 1986;54(2):140-8.
5. Jurich JA, Myers-Bowman KS. Systems theory and its application to research on human sexuality. J Sex Res. 1998;35(1):72-87.
6. Althof S. What's new in sex therapy. J Sex Med. 2010;7(1):5-13.
7. Heiman J, Meston C. Empirically validated treatment for sexual dysfunction. Annu Rev Sex Res. 1997;8:148-94.
8. American Psychiatric Association. Manual diagnóstico e estatístico de transtornos mentais. 5. ed. Porto Alegre: Artmed; 2013.
9. Abdo CHN. Abordagem psicoterápica das disfunções sexuais. In: Rhoden EL, Barros E, organizadores. Urologia no consultório. Porto Alegre: Artmed; 2009. p.441-55.
10. Graziottin A, Leiblum S. Biological and psychosocial pathophysiology of female sexual dysfunction during the menopause transition. J Sex Med. 2005;2(3):133-45.
11. Leiblum S, Wigel M. Psychotherapeutic interventions for treating female sexual dysfunction. World J Urol. 2002;20(2):127-36.
12. Leiblum S, editor. Principles and practice of sex therapy. 4th ed. New York: Guilford; 2007.
13. Hatzichristou D, Kirana PS, Banner L, Althof SE, Lonnee-Hoffmann RA, Dennerstein L, et al. Diagnosing sexual dysfunction in men and women: Sexual history taking and the role of symptom scales and questionnaires. J Sex Med. 2016;13(8):1166-82

14. Althof S. Treatment of rapid ejaculation: psychotherapy, pharmacotherapy and combined therapy. In: Leiblum S, editor. Principles and practice in sex therapy. New York: Guilford; 2006. p.212-40.
15. Nairne KD, Hemsley DR. The use of directed masturbation training in the treatment of primary anorgasmia. Br J Clin Psychol. 1983;22(4):283-94.
16. Kirana E. Psychosexual treatment methods in sexual medicine. In: Porst H, Reisman Y, editors. ESSM syllabus of sexual medicine 2012. Amsterdam: Medix; 2012. p.381-98.
17. Nobre P, Pinto-Gouveia J. Cognitions, emotions, and sexual response: analysis of the relationship among automatic thoughts, emotional responses, and sexual arousal. Arch Sex Behav. 2008;37(4):652-61.
18. Brotto L, Atallah S, Johnson-Agbakwu C, Rosenbaum T, Abdo C, Byers ES, et al. Psychological and interpersonal dimensions of sexual function and dysfunction. J Sex Med. 2016;13(4):538-71.
19. Abdo CHN. Terapia sexual de grupo e de curta duração para disfunções sexuais. In: Abdo CHN, editor. Sexualidade humana e seus transtornos. 5. ed. São Paulo: Leitura Médica; 2014. p.353-67.
20. Brotto L, Heiman J, Goff B, Greer B, Lentz G, Swisher E, et al. A psychoeducational intervention for sexual dysfunction in women with gynecologic cancer. Arch Sex Behav. 2008;37(2):317-29.
21. Brotto L, Basson R, Luria M. A mindfulness-based group psychoeducational intervention targeting sexual arousal disorder in women. J Sex Med. 2008;5(7):1646-59.
22. Hedman E, Ljótsson B, Lindefors N. Cognitive behavior therapy via the Internet: a systematic review of applications, clinical efficacy and cost-effectiveness. Expert Rev Pharmacoecon Outcomes Res. 2012;12(6):745-64.
23. Connaughton C, McCabe M. Internet-based sex therapy. In: Peterson ED, editor. The Wiley handbook of sex therapy. Oxford: John Wiley & Sons; 2017. p.483-502.
24. Conselho Federal de Psicologia. Resolução CFP nº 011/2012. Brasília: Conselho Federal de Psicologia; 2012. [capturado em: 27 jul. 2017]. Disponível em: http://site.cfp.org.br/resolucoes/resolucao-cfp-no-0112012/.
25. Althof S. Sex therapy in the age of pharmacotherapy. Annu Rev Sex Res. 2006;17:116-32.
26. Rosen RC, Fisher WA, Eardley I, Niederberger C, Nadel A, Sand M. The multinational Men's Attitudes to Life Events and Sexuality (MALES) study: prevalence of erectile dysfunction and related health concerns in the general population. Curr Med Res Opin. 2004;20(5):607-17.
27. Perelman M. Combination therapy for sexual dysfunction: Integrating sex therapy and pharmacotherapy. In: Balon R, Segraves R, editors. Handbook of sexual dysfunction. New York: Taylor and Francis; 2005. p.13-41.
28. McCarthy BW. Relapse prevention strategies and techniques with erectile dysfunction. J Sex Marital Ther. 2001;27(1):1-8.
29. Hawton K. Treatment of sexual dysfunctions by sex therapy and other approaches. Br J Psychiatry. 1993;161(3):307-14.
30. Kilmann P, Mills KH, Caid C, Davidson E, Bella B, Milan R, et al. Treatment of secondary orgasmic dysfunction: an outcome study. Arch Sex Behav. 1986;15(3):211-29.
31. McCabe M, Althof SE, Assalian P, Chevret-Measson M, Leiblum SR, Simonelli C, et al. Psychological and interpersonal dimensions of sexual function and dysfunction. J Sex Med. 2010;7(1-2):327-36.

# Transtornos de sintomas somáticos e transtornos relacionados

Alexandre Annes Henriques
Maria Cristina Garcia Vasconcellos
Sandra Machado Wolffenbüttel

Neste capítulo, são apresentadas as principais abordagens psicoterápicas para os transtornos de sintomas somáticos e transtornos relacionados (TSSTR): a psicoterapia de orientação analítica (POA) e a terapia cognitivo-comportamental (TCC). Além disso, é descrita a forma como cada uma dessas abordagens compreende o funcionamento psíquico desses pacientes, embasando, assim, sua técnica, bem como as evidências clínicas que respaldam o emprego dessas modalidades psicoterapêuticas. Também são apresentados casos clínicos para ilustrar as diferentes perspectivas de tais modalidades.

Queixas físicas sem uma aparente causa orgânica são frequentes nos serviços de saúde, mas a medicina ainda apresenta bastante dificuldade em conceituá-las e classificá-las.

A categoria da quinta edição do *Manual diagnóstico e estatístico de transtornos mentais* (DSM-5)[1] compreendida pelos TSSTRs buscou uma sistematização mais clara das situações clínicas psiquiátricas em que sintomas somáticos perturbadores estejam entre as principais queixas do paciente. Nesses transtornos, os sintomas somáticos, com maior ou menor grau, estão associados a pensamentos (cognições), sentimentos/emoções e/ou comportamentos desadaptativos. Tais sintomas também causam sofrimento e prejuízo significativos ao paciente e, por vezes, a seus familiares.

Os pacientes que apresentam TSSTR comumente buscam atendimento em serviços clínicos gerais, em que os tratamentos oferecidos não são focados na saúde mental. Contudo, diagnosticar e manejar esses pacientes é um desafio, tanto para profissionais da saúde em geral quanto para profissionais da saúde mental.

Nas edições anteriores do DSM, essa categoria era composta pelos transtornos somatoformes (terminologia criada na terceira edição [DSM-III]). As modificações na edição atual consistem em uma mudança não apenas de nomenclatura, mas de critérios diagnósticos. Houve tanta polêmica sobre o assunto, durante o desenvolvimento do DSM-5, que foi até mesmo sugerida a exclusão dessa categoria diagnóstica.

Atualmente, diferenciando-se das edições anteriores do DSM, não é necessária a ausência de comprovação etiológica para os sintomas físicos; o mais importante é a perturbação em termos de pensamento, sofrimento e comportamento que esses sintomas provocam. Além disso, no estabelecimento dos diagnósticos dos TSSTRs, agora é necessário um menor número de sintomas por um período menor de tempo.

▶ **Os TSSTRs incluem:**[1]

1. transtorno de sintomas somáticos (TSS)
2. transtorno de ansiedade de doença (TAD)
3. transtorno conversivo (transtorno de sintomas neurológicos funcionais)
4. fatores psicológicos que afetam outras condições médicas
5. transtorno factício
6. outro transtorno de sintomas somáticos e transtorno relacionado especificado
7. transtorno de sintomas somáticos e transtorno relacionado não especificados

Foi reduzido o número de transtornos e subcategorias, diminuindo-se as sobreposições. O transtorno doloroso foi removido e "reduzido" como um "especificador" do TSS; o transtorno dismórfico corporal mudou de categoria diagnóstica; a hipocondria mudou de nome (para uma terminologia psiquiátrica menos pejorativa) e foi subdividida em duas subcategorias; o transtorno conversivo foi reorganizado; e o transtorno factício agora faz parte dessa categoria (com o claro objetivo de reduzir sua estigmatização).

A integração dos componentes afetivos, cognitivos e comportamentais aos sintomas somáticos possibilita uma compreensão mais abrangente, não se limitando somente às queixas somáticas. Essa nova abordagem torna evidente a consideração da influência do "mental" no "orgânico" (e vice-versa) e que fatores psicológicos podem desempenhar um papel significativo no surgimento, na manutenção e/ou na terapêutica do sintoma somático, em vez de colocá-los em oposição.[2]

Neste capítulo, analisamos as principais compreensões e abordagens psicoterápicas aos TSSTRs, bem como suas efetividades, níveis de evidência e aplicabilidades na prática clínica.

## CONTEXTO CLÍNICO

Os TSSs podem ser tão debilitantes quanto "doenças físicas".[3] Os pacientes que experienciam somatização em geral são incorretamente diagnosticados, sendo expostos a testes diagnósticos e tratamentos desnecessários. Esses pacientes permanecem, em média, 2,2 dias/ano em um hospital em comparação à média geral da população (0,9 dias).

Os TSSTRs podem se iniciar em qualquer faixa etária, da infância à terceira idade, com prevalência na população em geral entre 5 e 7%,[3] e são uma das categorias mais frequentes de transtornos mentais. Há ocorrência maior em mulheres em comparação aos homens, com taxa de 10 para 1. A etiologia desses transtornos não é clara, porém estudos determinaram como fatores de risco: negligência infantil, abuso sexual, somatização dos pais, ambiente familiar disfuncional, estilo de vida caótico e história de abuso de álcool e outras substâncias.

Em geral, esses transtornos são crônicos, e os sintomas oscilam durante sua evolução. Contudo, alguns pacientes podem se recuperar: 50 a 70% mostram melhora, e 10 a 30% deterioram.[3] Em quadros de hipocondria, a taxa de recuperação é de somente 30 a 50%.

## MODELO PSICANALÍTICO

Desde os primórdios da teoria psicanalítica, há a noção da relação entre os sintomas físicos e a mente, seja como consequência de conflito psíquico, seja como consequência de trauma.

### Sigmund Freud

Freud, desde os estudos com Charcot, associou os sintomas conversivos à expressão simbólica de conflitos inconscientes. Ainda nessa época, descreveu as neuroses atuais (1895), que incluíam a neurastenia, a neurose de ansiedade e a hipocondria, como expressões de uma condição de estresse que não podia ser representada psiquicamente, manifestando-se, portanto, por meio de sintomas somáticos.

O psiquismo está intimamente relacionado com o corpo, uma vez que provém deste, passando por um período inicial em que tal diferenciação não é possível. A partir de um estado "fusional" do bebê com a mãe, quando ainda não há distinção eu/não eu, vai ocorrendo uma diferenciação progressiva que estabelece o sujeito do ponto de vista psíquico. É preciso considerar que, nesse momento, o bebê vive as sensações de todas as experiências de forma excessiva, uma vez que ele não tem ainda condições de desenvolvimento para compreender e lidar com essas sensações dando sentido a elas. Assim, é necessário que a mãe volte seu interesse para o bebê, mais especificamente, que se envolva emocionalmente com ele, o suficiente para auxiliá-lo a dar conta desse excesso em que vive, para que possa realizar a transformação de sensações que vêm tanto do exterior quanto do interior do corpo e que são desconhecidas e, portanto, reconhecidas como ameaçadoras. A impossibilidade dessa transformação torna-se traumática, pois gera excesso de pulsão* não ligada, constituindo o trauma precoce, pois ainda não há um aparelho psíquico que seja capaz de dar conta disso. A transformação desses estímulos é fundamental para, dessa forma, o indivíduo poder suportar as experiências vividas sem adoecer. É esse trabalho que vai promover a expansão do psiquismo. Tal desenvolvimento faz parte do psiquismo de todos nós; entretanto, naqueles casos em que não se constitui a possibilidade de ligar esse excesso, o sujeito passa a necessitar de outros mecanismos psíquicos para dar conta de tal demanda, que se constitui como um trauma para o psíquico. Um desses mecanismos é a descarga sobre o corpo.

Como esse processo ocorre em etapas muito iniciais do desenvolvimento, nas quais os recursos psíquicos ainda são escassos, é necessário considerar que as falhas ocorridas nos colocam diante de um sujeito que usará mecanismos defensivos muito primitivos para lidar com o sofrimento, principalmente a clivagem, em que uma parte do psiquismo fica inacessível a ele. Não havendo representação mental da situação traumática inicial, não há possibilidade de estabelecer-se a repressão, que origina o conflito psíquico, o qual, por sua vez, levaria o sujeito à neurose, que seria um destino mais saudável. Como consequência dessa falha, o funcionamento psíquico apresenta uma insuficiência simbólica, derivando para expressões mais primitivas do sofrimento psíquico, entre elas as somatizações – por exemplo, um paciente que expressa seu sofrimento e suas dificuldades em relação à sexualidade por meio do desenvolvimento de um quadro de cegueira temporária quando se vê confrontado com alguma expressão de seu desejo. O reconhecimento da origem emocional desse sintoma promove angústia no paciente, pois significa, para ele, reconhecer em si a existência do desejo que, de alguma forma, lhe é proibido e, portanto, resulta em um conflito psíquico insuportável.

Aqui, podemos encontrar um dos aspectos que diferencia a somatização da conversão. Para Freud, a conversão seria uma forma encontrada pelo sujeito para expressar conflitos inconscientes intoleráveis por meio de sintomas físicos. Dessa maneira, o sintoma físico em pacientes com sintomas conversivos seria compreendido pelo modelo psicodinâmico como uma forma de representar o conflito, que, por ser intolerável, precisou ser reprimido e, portanto, convertido.[4] Ou seja, haveria já uma estrutura psíquica capaz de representar o desejo, bem como a necessidade de reprimi-lo, existindo a possibilidade de conectar o sintoma físico com o conflito inconsciente. Cabe salientar que, embora exista, nos transtornos conversivos, uma estrutura que contenha representações, ainda estamos diante de pacientes com funcionamento muito regressivo, uma vez que necessitam do uso do corpo para expressar seu sofrimento, que não pode ser manifestado por meio das palavras. No caso da somatização, estamos diante de patologias decorrentes de falhas mais precoces, em que, não havendo ainda a representação e, portanto, a possibilidade de repressão, não temos conflito, mas uma evitação do sofrimento mediante a clivagem, passando o sujeito a ignorar a base psíquica de seu sofrimento, o qual, então, é descarregado no corpo.[5]

## Escola psicossomática de Paris

Partindo dessas ideias sobre o desenvolvimento do psiquismo e as falhas precoces que resultam nas somatizações, outros autores fizeram contribuições complementares. Inicialmente considerados dissidentes da Sociedade Psicanalítica de Paris, Pierre Marty, Michel de M'Uzan e Christian David fundaram a Escola Psicossomática de Paris. Entre suas ideias, destacam-se os aportes dos dois primeiros sobre o pensamento operatório.[6] O pensamento operatório constitui-se em um pensamento consciente, que não está conectado com os significados emocionais daquilo que foi vivido, compreendendo as experiências de forma desvinculada dos aspectos históricos que poderiam oferecer-lhes sentido. É um pensamento que considera apenas o atual, aquilo que está ligado à materia-

---

* Fonte energética interna, oriunda do corpo, da estrutura mental, que, ao requerer um trabalho, funda o psiquismo.

lidade dos fatos e à utilidade dos objetos, não permitindo considerar outra ordem da experiência, essencialmente aquela ligada às emoções, ao onírico. Como não há um pensamento que estabeleça associações, não há expressão simbólica, sendo as palavras usadas como forma de descarga de tensão, sem a possibilidade de constituir-se como expressão de processos inconscientes.

Associada ao pensamento operatório, Marty[7] descreve a existência de uma dinâmica afetiva que chama de depressão essencial. Na depressão essencial, predomina o desinvestimento objetal, o que a diferencia dos estados melancólicos e do luto, bem como das depressões neuróticas. O tônus libidinal é reduzido, não sendo possível encontrar desejo. O desamparo é profundo, ainda que não seja vivenciado pelo sujeito. Não há queixas por parte do paciente, mesmo que ele experimente fadiga profunda e perda de interesse global. Essa depressão essencial facilita a desorganização somática do sujeito, resultando no que Marty denomina desorganização progressiva. Nesse processo, há desestruturação da organização libidinal, associada a um funcionamento mental menos complexo, ocorrendo estreitamento do pré-consciente. Isso acarreta prejuízo da elaboração mental das excitações, promovendo aumento de angústia que deriva para a via somática (somatização).

Esse tipo de situação clínica é ilustrado no exemplo clínico de L., descrito mais adiante, em que, além da expressão de sofrimento da paciente em sintomas somáticos, ocorre empobrecimento global de suas capacidades psíquicas diante da dificuldade de lidar com a dor provocada pela relação conflituosa com a mãe.

### André Green

André Green (1973, 1993) apresenta um olhar sobre a psicossomática que coloca a centralidade da função desobjetalizante da pulsão de morte nesses fenômenos psicossomáticos, o que resulta na impossibilidade de qualquer investimento significativo. A função desobjetalizante diz respeito a uma busca do sujeito por desligar-se dos objetos e das relações e experiências emocionais mais profundas e significativas, evitar sentir a necessidade de ligar-se afetivamente, afastando, dessa forma, a dor do desamparo, que é inerente ao desejo, ao reconhecimento da importância do outro. Tais estados advêm de falhas precoces na relação com o objeto primordial, que resultam em um psiquismo perturbado por excesso de energia inicial, desorganizada, caótica, que gera dor e angústia, permitindo a instalação de fragmentos de morte psíquica, ou seja, falhas importantes na constituição do psiquismo que busca livrar-se desses excessos mediante outras formas de descarga, entre elas as somatizações. Para Green, essa superadaptação que pode ser observada nos pacientes com funcionamento operatório esconde uma "loucura peculiar" que consiste em um sinal de uma "demência total", a qual expressa uma dimensão de morte psíquica.[8] Assim, estamos diante do que pode ser considerado o polo destrutivo da negatividade. Isso pode ser observado naqueles pacientes em que o sintoma somático passa a ocupar um lugar significativo em sua vida emocional, capturando-o e impedindo seu envolvimento com qualquer situação ou pessoa que possa, de alguma maneira, tornar-se objeto de desejo. O sintoma ocupa o lugar do desejo, passando a ser tudo o que importa.

Podemos identificar esse tipo de situação clínica em um paciente que apresenta vários tipos de alergia, que agudizam em situações nas quais se depara com o próprio desamparo, que denuncia falhas em uma fantasia onipotente de superpoderes. Assim, a cada frustração vivida, o excesso de angústia, diante do reconhecimento da falha impensável, é descarregado por meio de um ataque ao corpo, mediante crises alérgicas. O sujeito desvia-se da dor emocional mediante o uso excessivo de medicamentos e atendimentos médicos.

## MODELO COGNITIVO-COMPORTAMENTAL

Mesmo que o termo "somatização" tenha suas origens no modelo psicanalítico, outros modelos atuais, baseados na medicina comportamental e nos modelos cognitivo-comportamentais, surgiram com novas hipóteses.

Na perspectiva cognitivo-comportamental, postula-se que os sintomas somáticos são o resultado da interação entre fatores biológicos (p. ex., alterações do eixo hipotalâmico-hipófise-suprarrenal [HHS], excitação fisiológica persistente, etc.), cognitivos (p. ex., viés atencional, processos atribucionais, etc.), emocionais e comportamentais (p. ex., evitação de atividade física, verificação de sintomas corporais, etc.), também influenciados por fatores ambientais (p. ex., políticas de incapacidade e de benefícios, etc.) e interpessoais (sociais).

Abordagens translacionais sugerem que fenômenos psicobiológicos, em especial os processamentos sensorial e interpretativo (cognitivo e afetivo), contribuem para os TSSTRs,[9] possivelmente como consequência de adversidades precoces na vida. A desregulação emocional, associada a essas experiências precoces adversas, também parece ter um papel substancial na patogênese dos sintomas somáticos. Tais tipos de experiências são um dos fatores de risco bem documentados para indivíduos desenvolverem TSSTRs. A resposta psicobiológica ao estresse é um dos mecanismos implicados nesse contexto. Ainda sob tal perspectiva, o estilo de vínculos também seria um dos fatores de risco para desenvolver sintomas somáticos (apego inseguro está presente em 30% dos casos).

Nessa concepção, o aprendizado por modelagem (p. ex., observação, imitação, etc.) também exerce influência, como comportamentos de pais superprotetores e comportamentos de doença perante crianças. Uma parte do desenvolvimento de sintomas sem explicação médica está associada a condicionamento clássico (pareamento entre dois estímulos – o incondicionado e o condicionado –, com aprendizagem de uma nova resposta – a resposta condicionada).

Neurobiologicamente, há amplificação da percepção sensorial-somatovisceral que se integra com a circuitaria neural cognitivo-afetiva.[10] A amplificação é a tendência de experimentar sensações corporais de modo intenso, nocivo e perturbador. Esse conceito se aplica, particularmente, à anteriormente denominada hipocondria.

Outro modelo psicobiológico sustenta um desequilíbrio entre os sistemas simpático e parassimpático, podendo levar a disfunções no sistema imune. Isso estaria associado a uma desinibição da circuitaria associada a emoções e afetos (hipoativação do córtex pré-frontal), acarretando estresse crônico e hiperatividade do sistema de luta ou fuga. Há também um efeito *top-down* de fatores, que influencia a percepção das sensações somáticas (p. ex., o estresse), associado a baixa capacidade de percepção correta das sensações corporais, inclusive processos autonômicos e táteis.

A catastrofização refere-se à tendência em interpretar exageradamente as sensações somáticas, como indícios de alguma doença grave ou da ocorrência de consequências desproporcionalmente negativas. Ela costuma estar associada a ruminação, magnificação e desesperança. Cognições catastróficas estão associadas a menor tolerância à dor e outros sintomas, bem como a maior grau de incapacidade. Outros exemplos de distorções cognitivas são a pressuposição rígida de que saúde é definida como a ausência total de quaisquer sensações físicas, o autoconceito de que o corpo é frágil e a intolerância ao estresse. Os pacientes com TSSTR apresentam crenças relacionadas à saúde diferentes de controles saudáveis.

Boa parte das técnicas empregadas na TCC objetiva, especificamente, modificar as respostas fisiológicas, o viés atencional negativo (mais associado à hipocondria), o viés de atribuição, o viés de memória (implícita e explícita) e as distorções cognitivas (p. ex., catastrofização, antecipação negativa, etc.), entre outros objetivos, os quais estão envolvidos na perspectiva cognitivo-comportamental para esses transtornos.

Técnicas de distração comprovadamente influenciam a interpretação cognitiva das sensações, bem como reduzem a amplitude do estímulo sensorial, mesmo nas terminações sensoriais periféricas. As psicoterapias baseadas em *mindfulness* também atuam em alguns desses mecanismos alterados de amplificação sensorial-somatovisceral, como a hipervigilância às sensações somáticas e a competição atencional.

## AVALIAÇÃO DO PACIENTE

A variabilidade, adicionada à imprecisão e à ambiguidade das apresentações clínicas, torna a avaliação e o tratamento desses transtornos um desafio complexo (por vezes frustrante) ao profissional de saúde mental. Os pacientes com quadros somáticos são frequentemente rotulados como "pacientes difíceis", "poliqueixosos" ou simplesmente "chatos".

O estabelecimento da abordagem terapêutica mais adequada ao paciente com sintomas somáticos requer uma avaliação pormenorizada que inclui: a anamnese detalhada da história de vida atual e pregressa, o que motivou a procura por tratamento nesse momento, a história dos sintomas e sua apresentação, os antecedentes médicos e problemas presentes, o uso de medicamentos e histórico familiar e o quanto o paciente aceita a hipótese de seus sintomas serem de natureza psicológica e poderem estar associados a conflitos pessoais, estresses ambientais (p. ex., problemas de relacionamento) ou mesmo depressão. É essencial investigar o início dos sintomas, como se desenvolveram e se estão associados com algum fator desencadeante ou estresse. Ainda na avaliação, é importante investigar as consultas e os exames médicos realizados, para o terapeuta ter tranquilidade de que eventuais doenças ou problemas físicos foram afastados efetivamente. A comunicação e a troca de informações com o clínico do paciente são primordiais.

Devido à percepção de problemas de saúde, até 18% dos pacientes com TSSTRs apresentam dificuldades graves em manter suas atividades laborais, o que acarreta potenciais problemas financeiros e familiares.

▶ **Relatos sugestivos de TSSTRs são:**

- longo histórico de múltiplos sintomas físicos confusos ou sem diagnóstico
- consultas a diferentes médicos, submetendo-se a diversos procedimentos diagnósticos com achados inconsistentes
- relato do paciente de que os médicos, os familiares e os amigos não o compreendem ou estão fartos dele
- relato de sintomas físicos descritos gráfica e/ou dramaticamente

Consideramos importante destacar que o diagnóstico de TSS se aplica na presença de qualquer número de sintomas somáticos, desde que acompanhados por pensamentos, sentimentos ou comportamentos excessivos relacionados aos sintomas somáticos ou a preocupações associadas com a saúde. A justificativa para isso é o fato de que alguns indivíduos podem sofrer significativamente apenas com um único sintoma, enquanto outros podem lidar de modo adequado com vários sintomas.

A ênfase dada aos pensamentos e aos comportamentos que acompanham o sintoma permite o diagnóstico mesmo na presença de uma doença física.[11] Por exemplo, após infarto do miocárdio não complicado, o paciente é orientado a reassumir suas atividades habituais, porém ele está constantemente preocupado com o possível retorno de sintomas como tontura, falta de ar e palpitações. Mesmo que tais sintomas não ocorram, inclusive na presença de esforço físico, o paciente restringe suas atividades diárias, verifica o pulso a cada hora e envia mensagens a cada dois dias para seu cardiologista. Nesse caso, o diagnóstico é fundamentado mais na expressão dos sintomas (cognitivos, emocionais e comportamentais) do que na "falta de explicação para o sintoma somático".

Atribuir um sintoma físico a um transtorno psiquiátrico tem muitas implicações; portanto, além de não encontrar uma causa física demonstrável ou um mecanismo patológico conhecido que o explique, é importante que a avaliação estabeleça que esses sintomas estão associados a fatores psicológicos ou a estresse. Dificuldades na relação médico-paciente são frequentes nessas circunstâncias, em que os comportamentos do paciente são focados, concretamente, na busca de esclarecimentos de ordem somática (p. ex., consultas frequentes aos clínicos, busca contínua por reasseguramento e evitação de atividade física).

### Diagnóstico diferencial

Algumas doenças multissistêmicas ou autoimunes, como esclerose múltipla, lúpus eritematoso e algumas condições endócrinas, podem inicialmente apresentar sintomas indefinidos, que farão parte do diagnóstico diferencial.[12] Ao mesmo tempo, esses indivíduos comumente se submetem a numerosos exames médicos, procedimentos diagnósticos, uso de medicamentos e hospitalizações, que os expõem a maior risco de morbidade decorrente dessa dinâmica.[13]

Os profissionais reconhecem os TSSTRs, porém dificilmente os consideram como diagnóstico primário do paciente. Os quadros clínicos de TSSTRs devem ser diferenciados de transtorno depressivo maior (TDM), transtorno de pânico, outros transtornos de ansiedade e transtornos relacionados a substâncias.

Os transtornos depressivos e os transtornos de ansiedade são as comorbidades psiquiátricas mais frequentes nesse cenário, seguidos pelo transtorno obsessivo-compulsivo (TOC). Os transtornos da personalidade histriônica, *borderline* e antissocial são os mais comumente associados nesses contextos clínicos.[1] Hierarquizar e tratar especificamente as diferentes condições de modo adequado é essencial.[14] Os TSSTRs não tratados podem desencadear transtornos depressivos e/ou de ansiedade.

> **EXEMPLO CLÍNICO**
>
> Paciente de 43 anos refere longa história de múltiplas queixas somáticas, com início na adolescência, de dor torácica não cardíaca e cefaleia, que evoluiu para um espectro maior de sintomas (dor lombar, distensão e desconforto abdominais, artralgias, fadiga, fraqueza e tontura). Nos últimos 20 anos, ele consulta regularmente o médico, em média, a cada duas semanas, e é internado em hospitais para realizar "*check up*" 1 ou 2 vezes ao ano. Além de alguns diagnósticos menores, sem quaisquer indícios patológicos, nenhuma explicação biomédica para os sintomas foi estabelecida.

No plano psicoterapêutico proposto ao paciente, esses diferentes quadros devem ser observados e abordados simultânea e/ou sequencialmente.

## TRATAMENTOS DOS TRANSTORNOS DE SINTOMAS SOMÁTICOS E TRANSTORNOS RELACIONADOS

### Uso de medicamentos

O manejo dos TSSTRs é multifacetado e composto por intervenções tanto psicoterapêuticas[15] quanto psicofarmacológicas. A efetividade dos medicamentos é limitada. Os antidepressivos são a classe farmacológica mais benéfica nesses casos (evidência de moderada qualidade), além de uma combinação de antidepressivos serotonérgicos com antipsicóticos também ter demonstrado alguma efetividade (evidência de baixa qualidade).[16] Quando os sintomas de preocupação e/ou medo são mais proeminentes do que os sintomas somáticos, o medicamento pode ter uma função mais significativa, bem como quando há comorbidades psiquiátricas que respondem à farmacoterapia.

### Psicoterapias

Comparativamente, as psicoterapias apresentam maior efetividade (ainda que limitada) do que a psicofarmacoterapia nos TSSTRs. Pacientes com TAD (o antigo subgrupo de hipocondria com *insight*) apresentam maior propensão para aceitar tratamentos psicoterápicos do que medicamentosos e, quando comparados a pacientes com outros TSSs, aceitam mais facilmente a participação em tratamentos psicoterápicos. Entretanto, a maioria dos pacientes com TSSTR costuma relutar ou ter baixa adesão aos dois tratamentos (50 a 80% de recusa a atendimentos em saúde mental). Da mesma forma, não há estudos randomizados que tenham testado a efetividade da associação de medicamento e psicoterapia em TSSTR. Em regra, esses pacientes referem alto nível de insatisfação com os tratamentos oferecidos.

O terapeuta precisa estar ciente de que fatores psicológicos, sociais e culturais modulam a expressão de sintomas somáticos. Há alto grau de sobreposição de apresentações clínicas dos TSSTRs, e isso influencia o planejamento e a prestação do atendimento psicoterápico.

▶ **Algumas condutas terapêuticas essenciais são:**

- estabelecer uma aliança terapêutica colaborativa
- realizar consultas regulares
- reconhecer e legitimar determinados sintomas (empatia), desde que tenham sido avaliados pelo clínico
- ter um clínico de confiança ao qual o paciente possa recorrer sempre que os sintomas físicos se modificam ou indiquem a possibilidade de uma doença física, para afastar qualquer dúvida
- limitar a realização de testes diagnósticos
- reassegurar o paciente de que doenças mais graves foram descartadas
- educar o paciente sobre seus sintomas físicos
- demonstrar aceitação e respeito pelo paciente
- promover uma comunicação efetiva e clara

- estabelecer alguns objetivos funcionais do tratamento (mais do que focado na "cura")

É importante enfatizar a "conexão" mente-corpo, evitando-se comentários do tipo "Não há nada médica ou fisicamente errado com você".

Estudos empíricos de terapia familiar são praticamente inexistentes nesse contexto.[17]

## Psicoterapia psicodinâmica

### Evidências de eficácia

Em uma revisão sobre a efetividade da terapia psicanalítica e psicodinâmica (nível de evidência 2C), Leichsenring[18] discute o quanto os estudos clínicos randomizados são metodologicamente adequados para avaliar essa abordagem terapêutica, uma vez que esse tipo de estudo, por seu modelo, não verificaria como tal método de tratamento ocorre na heterogeneidade da prática clínica. Ou seja, a principal razão para que esse tipo de estudo não seja adequado para avaliar a eficácia/efetividade dos tratamentos psicoterápicos, segundo o autor, deve-se ao fato de que a psicoterapia não trabalha igualmente sob diferentes condições, e o modelo de estudo aplicável a tratamentos de doenças médicas não se aplica à complexidade dos tratamentos psicoterápicos para a doença mental. Foram avaliados 22 artigos de ensaios clínicos randomizados (ECRs) para psicoterapia psicodinâmica de duração curta e média em patologias específicas. Eles indicaram melhora significativa na sintomatologia dos pacientes que foram submetidos à psicoterapia, quando comparados a pacientes submetidos apenas a tratamento medicamentoso ou terapia suportiva. Em médio e longo prazos, também foi observada melhora mais duradoura do que nos controles. O estudo para síndrome do colo irritável mostrou que, no seguimento, houve redução significativa dos custos do tratamento para os pacientes submetidos à psicoterapia psicodinâmica. O autor ainda sustenta que os estudos de efetividade (naturalísticos) são mais adequados para a avaliação da eficácia da terapia psicanalítica.

Quatro estudos de efetividade apontam para melhora significativa dos pacientes tratados com terapia psicanalítica, em comparação a pacientes não tratados ou submetidos a psicoterapias psicodinâmicas breves, em indivíduos com sintomas somáticos. O estudo de Rudolph e colaboradores[19] destacou melhor evolução dos pacientes tratados com terapia psicanalítica, justificada pelas mudanças estruturais de personalidade alcançadas.

Abass e colaboradores,[20] em uma revisão sistemática e metanálise de testes clínicos para psicoterapia psicodinâmica de curta duração para transtornos somáticos (nível de evidência 1A), analisaram 23 artigos, incluindo 13 de ECRs e 10 de *follow-up* terapêutico. Os resultados sugerem que a terapia psicodinâmica de curta duração apresenta-se promissora no tratamento combinado ou único para pacientes com transtornos somáticos, pois parece reduzir sintomas físicos e psicológicos, bem como melhorar a adesão ao tratamento e o funcionamento social e ocupacional, além de diminuir a procura de atendimento no sistema de saúde. Kaplan[21] refere que as terapias dinâmicas de curta duração podem ser úteis para pacientes que relutam em aderir a psicoterapias sem um fim preestabelecido. Além disso, a autora, referindo uma metanálise realizada por Koelen e colaboradores,[22] encontrou que os pacientes submetidos a terapias psicodinâmicas de longa duração alcançam melhora maior no funcionamento geral do que aqueles submetidos a psicoterapias de curta duração, bem como a psicoterapias comportamentais e focadas no corpo. Salienta-se, entretanto, que melhora no funcionamento geral não é o mesmo que melhora em sintomas específicos.

### Abordagem e técnicas

Ao receber cada paciente com TSSTRs que busca psicoterapia, é necessário mostrar uma atitude receptiva e empática com seu sofrimento. Nos pacientes com TSSTRs, essa atitude é particularmente importante, pois eles vivenciam sua angústia como física, e é difícil envolvê-los em tratamentos psicoterápicos. Habitualmente, esses pacientes são encaminhados por seus clínicos e questionam a origem emocional de seu adoecimento, o que torna fundamental o reconhecimento de seu sintoma físico e seu sofrimento como legítimos. Como relacionam seus sintomas à origem orgânica, atribuem um rápido encaminhamento ao psicólogo/psiquiatra como rejeição do clínico. Uma sugestão de comunicação clara e ponderada é a seguinte: "Eu vou encaminhar você a um psicólogo para avaliar se há algum aspecto emocional ou de seu estilo de vida que dificulte ainda mais esse sintoma físico. Não queremos deixar de lado nenhuma ferramenta que possa nos ajudar a diminuir esse problema". A flexibilidade e a empatia por parte do terapeuta são fatores essenciais para o estabelecimento de uma aliança terapêutica a fim de, assim, levar o tratamento adiante.[13,21]

Segundo Kaplan,[21] os objetivos do tratamento com pacientes com TSSTRs incluem: melhora ou remissão dos sintomas somáticos, melhora do funcionamento nas atividades da vida diária, na capacidade de lidar com as emoções, na qualidade subjetiva do viver, nos sintomas comórbidos de ansiedade e depressão, no estabelecimento de suporte social e redução do uso de serviços médicos. Em outro nível, referente à ampliação da capacidade psíquica, também são metas terapêuticas: o desenvolvimento da função reflexiva, a identificação e conscientização dos conflitos psíquicos subjacentes ao sintoma físico, a construção de uma narrativa acerca de si próprio, na qual possa ser estabelecido um significado para a presença dos sintomas físicos (uma hipótese sobre sua natureza emocional/psicodinâmica), bem como a capacidade para a introspecção ou o pensar psicológico (autoanálise).

A escuta do terapeuta durante a sessão e o tipo de intervenção a ser realizado são norteados pelo nível de funcionamento mental do paciente. O terapeuta deve lembrar-se de que está diante de um paciente que apresenta falhas na capacidade de representação e simbolização e de que disso decorre o sintoma somático, bem como de que há um conflito psíquico que está sendo convertido no corpo.

Nos casos em que o sintoma é identificado como expressão de um conflito reprimido entre o desejo e a oposição a ele, a abordagem inicial é buscar a conexão do sintoma ao conflito psíquico subjacente, mediante o uso de interpretações que explicitam seus elementos constituintes (desejo e defesa), ou seja, tornar consciente o inconsciente por meio do *insight*. O objetivo é conseguir que o paciente modifique sua narrativa sobre os sintomas somáticos e passe a considerar a possibilidade de seu quadro ser de origem emocional. O próximo passo é a identificação de sentimentos ou emoções reprimidas, das formas patológicas e de como elas são manejadas (defesas desadaptativas) e o desenvolvimento de formas mais maduras e adaptativas, em razão da obtenção de *insight*. Em uma situação na qual o paciente se queixa de dores articulares durante as sessões, que o impedem de realizar atividades físicas com as quais está acostumado, o terapeuta deve trabalhar no sentido de ir, no decorrer das sessões, identificado com o paciente o sentimento de estar "amarrado" na vida, sem poder expressar seus desejos e raiva. Com o avançar do tratamento, diante do exame sistemático com o paciente de seus desejos, bem como da raiva provocada pela impossibilidade de levá-los adiante, vai ocorrendo um deslocamento do diálogo psicoterápico do somático para o psíquico, que vai adquirindo novos significados e, assim, a possibilidade de ampliar a capacidade do paciente em lidar com tais aspectos de sua vida.

Já nos casos em que o sintoma somático é a expressão de traumas precoces que não possibilitaram a integração da experiência vivencial, carecendo de significado simbólico,[23] é necessário outro tipo de escuta. Aqui, o trabalho psicoterapêutico se fundamenta na transformação de afetos cindidos em representações, retirando o caráter de realidade insuportável das experiências. O terapeuta empresta seu psiquismo ao paciente, para dar continência e contorno ao seu mundo mental, mediante sua função imaginativa. Esse contexto permite a (re)construção de narrativas, que proporciona o desenvolvimento de um processo de historização. Tal processo fortalece as ligações dos significados necessárias para a constituição da subjetividade e o crescimento emocional do indivíduo. Não se trata de interpretar conteúdos inconscientes, mas de expandir o aparelho psíquico para que as experiências emocionais recebam representação.[24] Tal tipo de situação pode ser observado no exemplo clínico apresentado a seguir.

É possível compreender o funcionamento mental de L. como correspondente ao pensamento operatório. Por exemplo, na situação descrita, a paciente não consegue associar seus sintomas dolorosos e a insônia àquilo que vivenciou com a mãe no dia anterior. Coube à terapeuta representar essa violência por meio da cena do filme surgida em sua mente e tentar ajudar L. a fazer as associações que permitiriam a ela dar um sentido emocional àquela experiência. Nem mesmo a gravidade de seus sintomas era vinculada a essa vivência crônica de uma relação abusiva que provocava limita-

## EXEMPLO CLÍNICO

L., 28 anos, foi encaminhada para tratamento psicoterápico pelo clínico que a acompanhava há alguns anos, devido a cefaleia e dores no corpo constantes. Ainda que tivesse aceito buscar tratamento psicoterápico, não conseguia compreender o motivo do encaminhamento, uma vez que seus sintomas eram físicos. Depois de muito tempo, tinha recebido o diagnóstico de fibromialgia. Entretanto, aceitou a proposta, pois confiava em seu médico, mas os analgésicos não surtiam mais efeito, e o uso frequente de anti-inflamatórios havia provocado sintomas gástricos. Foi difícil coletar a história da paciente, pois ela passava as sessões descrevendo suas dores e os procedimentos que realizava para encontrar alívio (p. ex., acupuntura, ginástica, massoterapia). Com o decorrer do tempo, foram surgindo algumas informações sobre sua história. Os pais eram separados desde quando L. tinha 2 anos de idade, e ela não convivia com o pai. Morava com a mãe, que vivia de uma pensão e não saía de casa, ficando a paciente encarregada do cuidado de todos os aspectos de vida prática das duas. A mãe era uma mulher queixosa, sempre cansada e indisposta. L. foi descrevendo situações abusivas por parte da mãe em relação a ela, sem que tivesse noção desse abuso. Por exemplo, houve um dia em que chegou em casa, e a mãe tinha feito um bolo para ela. Sentia-se indisposta, com dores estomacais, e a mãe passou a queixar-se de que L. não era sensível ao esforço que ela havia feito ao preparar o bolo, de que era mal-agradecida por não querer comer, e ficou muito brava com a filha, tendo um acesso de raiva. O relato desse episódio chamou a atenção da terapeuta, uma vez que a paciente descreveu essa cena logo depois de ter contado que tinha piorado das dores, sem encontrar explicação para tal. Quando a terapeuta buscou associar a piora da dor com aquele fato, L. passou a descrever que não tinha comido o bolo da "pobre da mãe" por estar com muita dor de estômago, que não a deixou dormir por toda a noite. Passou, em seguida, a descrever as dores no estômago que sentiu, todos os procedimentos para melhorar e seu desconforto, sem conseguir conectar a dor com o fato ocorrido com a mãe. A angústia pela situação e a raiva foram compreendidas pela terapeuta, que se lembrou, imediatamente, de uma cena semelhante, no filme *Cisne negro*, em que a mãe da protagonista oferece uma enorme fatia de torta para comemorar a conquista do papel principal pela filha no *ballet* Lago dos cisnes. Diante da recusa da filha em comê-la, pois era excessivamente grande, a mãe reage com um acesso de descontrole emocional, e a filha acaba aceitando o bolo, lambendo o dedo da mãe como submissão diante da reação dela. Assim, a terapeuta, mediante o trabalho de figurabilidade,[25] ou seja, utilizando as imagens que surgem em sua mente a partir das emoções que são despertadas na sessão, dá um sentido àquela situação que L. não conseguia experimentar emocionalmente. Situações como essa eram frequentes, e a paciente não conectava seus sintomas com a dor provocada por essa relação intrusiva, que impedia que ela tivesse uma vida social e profissional adequadas a seu momento de vida, mantendo-a em casa ligada à mãe.

ções substanciais em sua vida ao longo de todo o seu desenvolvimento. A expressão dos afetos era empobrecida, ficando a terapeuta encarregada de sentir as emoções correspondentes às situações relatadas. É mediante esse trabalho de simbolização, realizado pela terapeuta que experimenta as emoções de L., que se torna possível a construção de representações da dor física transformando-a em psíquica. Ao se fortalecer as capacidades de enfrentamento psíquico e efetuar uma mudança qualitativa, as situações traumáticas podem ser revividas e, aos poucos, compreendidas. Por meio da relação psicoterápica, os afetos primitivos, anteriormente descarregados no corpo, puderam ganhar um novo caminho de expressão dentro do psiquismo, e a paciente começou a reconhecer essas situações de abuso, os sentimentos que causavam, constituindo-se novas possibilidades de lidar com as emoções. Isso permitiu a L. sair de casa para morar com o namorado e investir mais em sua vida, e as queixas físicas reduziram-se significativamente.

## Terapia cognitivo-comportamental

### Evidências de eficácia

Nos últimos 15 anos, a TCC tem sido a modalidade de psicoterapia com maior evidência de efetividade, comprovada por diversos ECRs, no tratamento de TSSTRs. A efetividade dos protocolos não é a mesma entre os diferentes TSSs. Em geral, o tamanho de efeito da TCC nos TSSTRs é menor do que aqueles comumente encontrados em outros transtornos mentais (p. ex., depressão, ansiedade, etc.).[22]

Em geral, os protocolos demonstram redução em comportamentos de doença, intensidade dos sintomas físicos, utilização de serviços de saúde, estresse, ansiedade e depressão, mas uma mudança específica, total, nos sintomas somáticos é menos comum. Tanto a modalidade individual quanto a em grupo propiciam essas melhoras. O atendimento em grupo costuma ser mais custo-efetivo. Um estudo randomizado, em grupoterapia, para o transtorno de somatização mostrou tamanho de efeito de 0,80, com manutenção dos ganhos terapêuticos por até um ano e meio.

A TCC também é efetiva em TSSTRs graves, exceto hipocondria, em atendimento de saúde secundário ou terciário, como demonstra a metanálise de Koelen e colaboradores,[22] na qual a melhora dos sintomas físicos e da funcionalidade ocorre mais em pacientes jovens do que em idosos. Esse estudo indica uma relação de dose e efeito, na qual, para ocorrer uma melhora significativa, a duração da psicoterapia deve ser de ao menos seis meses. Tal achado vem ao encontro da cronicidade desses transtornos. Uma das conclusões dessa metanálise é que, além da TCC, outras formas de psicoterapia seriam potencialmente efetivas em TSSTRs graves, indicando que há diferentes mecanismos associados à mudança terapêutica nesses casos.

Seguimentos de 24 meses após o término do tratamento indicam que o efeito positivo do tratamento ainda persiste. A reestruturação cognitiva mostrou-se significativa, e necessária, nesse efeito de médio a longo prazo. Contudo, seguimentos maiores ainda não foram analisados.

Cooper e colaboradores,[26] por meio de uma metanálise com 14 estudos, indicaram que a resposta terapêutica à TCC é alta (tamanho de efeito entre 0,77 e 1,25) no transtorno de ansiedade de doença (i.e., hipocondria); já nos demais TSSTRs, a resposta é de baixa a média. No TSS, em especial nas apresentações com diversos sintomas, as intervenções psicoterápicas demonstram, ainda que estatisticamente significativo, baixo tamanho de efeito. Incorporar adequadamente o conhecimento sobre alguns mecanismos de doença aos protocolos terapêuticos é uma forma de melhorar essa efetividade. Alguns protocolos psicoterápicos, testados em ECRs, após a conceitualização de que a hipocondria é principalmente devida à ansiedade, demonstraram efetividade inclusive em versão breve (seis horas) e por internet (com tamanho de efeito de até 2,09). Outros protocolos, também empiricamente validados, comprovam a efetividade da terapia de exposição no TAD.

A terapia de aceitação e compromisso (ACT) em grupo mostrou-se eficaz em um estudo-piloto com um protocolo de 10 consultas no tratamento do TAD e seguimento de seis meses.[26]

As terapias cognitivas baseadas em *mindfulness* são efetivas em alguns aspectos dos TSSTRs, com maior evidência no TAD. Um estudo de tratamento para hipocondria que comparou TCC associada à prática de *mindfulness* (16 consultas) e terapia psicodinâmica de curta duração (16 consultas) demonstrou a superioridade da TCC em diferentes aspectos. É preciso lembrar que o modelo psicodinâmico geralmente propõe um tempo de intervenção maior do que o empregado nesse ensaio.

Um dos aspectos fundamentais para incrementar a taxa de sucesso psicoterapêutico é o desenvolvimento de diretrizes clínicas que identifiquem quais pacientes se beneficiam mais de intervenções focadas na exposição e/ou TCC tradicional e/ou prática de *mindfulness* e/ou terapias focadas na aceitação.

### Técnicas

Com o objetivo de abordar os aspectos cognitivos, afetivos, comportamentais e somáticos envolvidos nos TSSTRs, são empregados protocolos de variadas combinações de técnicas cognitivo-comportamentais, mais ou menos direcionados a determinadas manifestações sintomatológicas. Por exemplo, em alguns transtornos (como o TAD ou a hipocondria), a ansiedade é um dos componentes principais a ser tratado; em outros, o descondicionamento dos sintomas físicos é o foco.

A primeira etapa é estabelecer a formulação individual do caso, com base nos princípios cognitivo-comportamentais, por meio das histórias atual e passada do paciente. Reasseguração e reestruturação cognitiva também fazem parte dos protocolos de TCC, sendo efetivas na redução de preocupações, medos e catastrofização, quadros relacionados a sintomas somáticos. Outras técnicas utilizadas são manejo de estresse, relaxamento e respiração, emprego de imagens mentais, exposição interoceptiva, treino de assertividade, ativação comportamental e procedimentos paradoxais.[17]

Nos pacientes com pouca capacidade de consciência emocional, as intervenções reforçam o desenvolvimento da autopercepção. Psicoeducar o paciente sobre a existência e a diferenciação dos diversos tipos de estados emocionais, encorajando a experimentação desses estados e incrementando novas habilidades, como redirecionamento atencional, é essencial na modificação do ciclo patológico do transtorno.

Um tópico importante é explorar com o paciente a possível relação de seus sintomas físicos com estressores ambientais, situações de conflito ou problemas de relacionamento. A existência dessa associação e sua identificação pelo paciente são aspectos que representam um passo importante para o reconhecimento da natureza psicológica (cognitiva e emocional) desses problemas, tornando possível uma abordagem mais efetiva da etiologia do transtorno.

## O uso de técnicas comportamentais e cognitivas

Pacientes com TSSTRs apresentam alguma semelhança com aqueles com TOC, uma vez que há pensamentos intrusivos repetitivos e persistentes sobre a possibilidade de apresentarem uma doença física e checagens por meio da repetição de exames, de aferição de temperatura e de pressão arterial (PA) ou de observação e apalpação do corpo em frente ao espelho inúmeras vezes ao longo do dia. Identificados tais comportamentos e evitações, o terapeuta pode propor exercícios graduais de exposição (ao que o paciente evita) e de abstenção da execução de rituais (checagens).

A identificação de pensamentos automáticos e crenças distorcidas, bem como de avaliações e interpretações errôneas, nos pacientes com TSSTR, possibilita o emprego da TCC. São comuns pensamentos e crenças de natureza catastrófica, avaliações errôneas sobre o significado dos sintomas físicos, etc. Uma vez identificadas tais distorções, o terapeuta pode utilizar também intervenções cognitivas clássicas, como o questionamento socrático, o exame das evidências, a técnica da seta descendente, entre outras.

Ainda no TAD, a TCC emprega técnicas que auxiliam o questionamento de crenças equivocadas, por meio da exposição gradual de situações e sensações corporais que o paciente evita pelo medo de doença. Nessas exposições, o paciente aprende a tolerar a incerteza quanto a determinadas sensações via habituação. Estudos mais recentes evidenciaram equivalência na efetividade de terapia cognitiva e terapia de exposição no tratamento do TAD.

Já no transtorno conversivo, pouco se conhece sobre a efetividade de tratamentos focados nos sintomas. Reforços comportamentais, manejo de estresse e técnicas de resolução de problemas apresentam maior utilidade nesses casos.

Uma parte significativa da TCC foca mais as consequências do que os sintomas somáticos em si, proporcionando uma oportunidade de tratar os sintomas físicos sem o aprofundamento em discussões infrutíferas de suas causas.

Nos protocolos validados, o número habitual de sessões é de 10 a 20 encontros semanais. Nas consultas em grupo, a média é de 8 a 10 consultas, com duração maior (2 a 3 horas).[17]

A adição de outras intervenções psicoterápicas aos protocolos específicos para TSSs pode ser necessária e vantajosa. Por exemplo, um paciente com diabetes que também apresente algum TSSTR, além das estratégias de enfrentamento aos sintomas somáticos, necessita de intervenções para interpretar corretamente as sensações somáticas (diferenciar hipoglicemia de tontura inespecífica), aderir ao uso de medicamentos e à prática de exercício físico, reduzir o medo de desenvolver condições tratáveis (p. ex., cegueira), entre outros aspectos.

Como muitos dos pacientes com TSSTRs se recusam a consultar profissionais da saúde mental, alguns protocolos foram desenvolvidos para serem aplicados por médicos clínicos ou enfermeiros. Uma dessas modalidades psicoterapêuticas é a terapia explanatória, uma intervenção menos complexa e mais fácil de ser

> **EXEMPLO CLÍNICO**
>
> Durante a consulta de avaliação com o psiquiatra, A., 42 anos, referiu uma dor contínua em seu ombro esquerdo, com irradiação para o peito, acompanhada por palpitações. Ele já apresenta esses sintomas há cinco anos e, desde a primeira ocasião, acredita estar sofrendo um ataque cardíaco. Consultou diversos especialistas sobre esse quadro, e não foram detectadas causas orgânicas. Durante esses anos, a intensidade dos sintomas pouco oscila. No ano passado, um cardiologista identificou uma "arritmia leve" (prolapso da válvula mitral), que estaria sob controle por meio de medicamentos, porém a dor permanece. O internista confirmou que essa dor não está relacionada à arritmia.
>
> A. teve uma carreira profissional no atletismo. Atualmente, trabalha como representante de uma confecção de roupas esportivas em tempo integral. É divorciado e tem a guarda de seus dois filhos, um de 5 e outro de 8 anos. A dor no ombro causa sofrimento e limita suas atividades do dia a dia. Por causa da dor, ele raramente pratica algum esporte e tem evitado participar de atividades sociais.

executada, cuja base se situa nos fundamentos da TCC. A terapia explanatória, realizada por meio de sessões com duração de 30 minutos, mostrou evidência positiva no tratamento da hipocondria.

Muitas vezes, o diagnóstico não é explicado aos pacientes pelos médicos, por causa da dificuldade em esclarecer a correlação entre os fatores psicossociais e os sintomas.

No caso de A., no início do tratamento, devem ser investigadas as percepções da doença e a motivação para as abordagens psicoterapêuticas. Aqui, o foco inicial da terapia é a psicoeducação, incluindo o efeito do estresse persistente no corpo. Aplicar técnicas de habilidades de comunicação é importante para reposicionar a relação médico-paciente com os demais profissionais, para a socialização e para a própria terapia. Como há fatores estressantes continuados (divórcio, paternidade de duas crianças, isolamento social e trabalho em período integral), técnicas de manejo de estresse são essenciais, como o preenchimento de um diário da relação entre eventos estressantes e sintomas físicos por algumas semanas, o relaxamento muscular progressivo, a priorização e a resolução de problemas. A identificação de pensamentos e crenças rígidas é realizada por meio de técnicas de reestruturação cognitiva. Por exemplo, A. referia crenças de perfeccionismo, como "só consigo deixar uma boa impressão se eu fizer as minhas tarefas perfeitamente". A mudança atencional é abordada via exercícios imaginados, alternando o foco, conscientemente, para diferentes partes do corpo. A distração modifica a sensação dolorosa. A correlação entre pensamentos, emoções e comportamentos é outro aspecto a ser abordado, na prática, com o paciente, via reestruturação cognitiva combinada com atividades comportamentais. Por exemplo, orientou-se que A. subisse e descesse alguns lances de escada diversas vezes seguidamente, para estimular a ocorrência de taquicardia e taquipneia, relacionando-se isso aos pensamentos que ele apresentou. Os comportamentos de doença também foram examinados em curto, médio e longo prazos. A. identificou comportamentos de doença que seriam positivos em curto prazo, mas não em longo prazo (p. ex., isolamento social, mudança frequente de médicos). Desse modo, as visitas aos médicos e as verificações somáticas foram reduzidas a um nível adequado.

A **Figura 44.1** ilustra o modelo cognitivo-comportamental para transtornos somatoformes.

## QUESTÕES EM ABERTO E ÁREAS DE PESQUISA

O debate sobre a nosologia dos TSSTRs tem sido considerável na última década, fato expresso nas modificações do DSM-5. Ao mesmo tempo que isso representa um movimento ao aperfeiçoamento da compreensão (em níveis bioló-

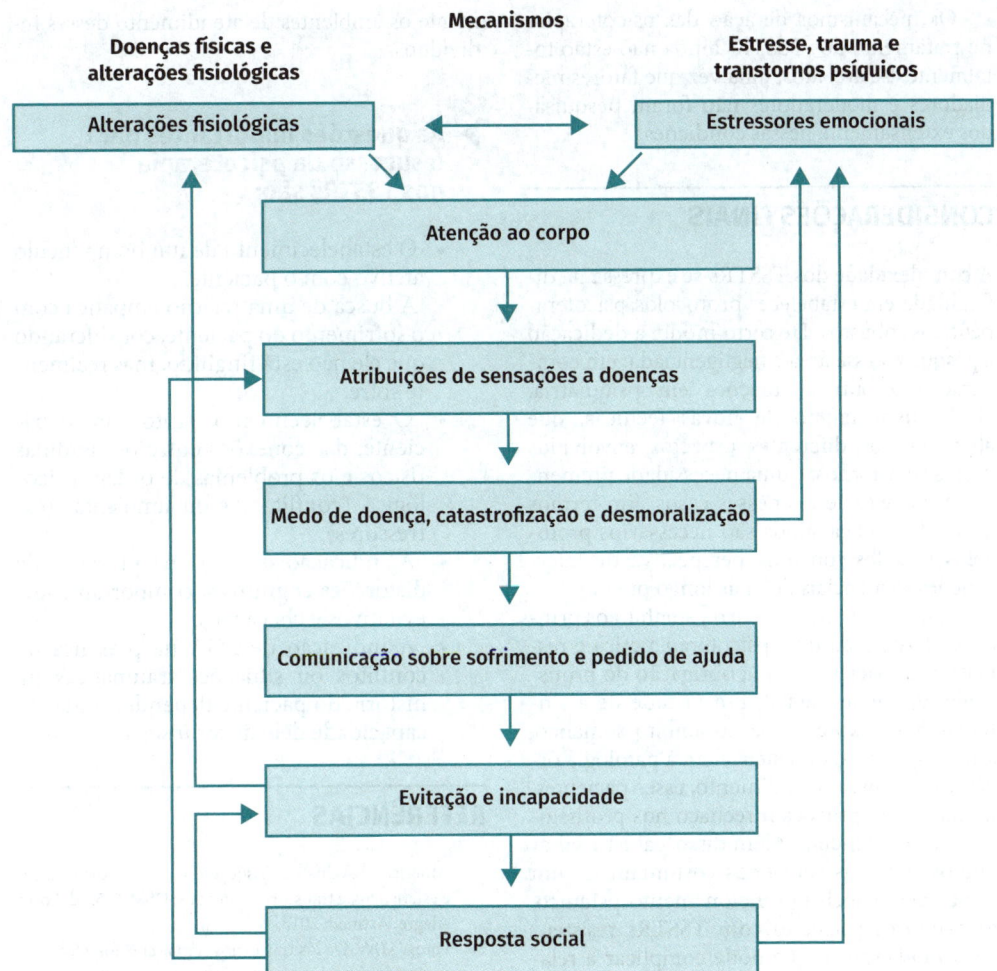

**Figura 44.1** | Modelo cognitivo-comportamental para transtornos somatoformes.
*Fonte*: Rief e colaboradores.[27]

gico, psíquico e ambiental) desses transtornos, acarreta um desafio ao acompanhamento no emprego e na efetividade das modalidades psicoterapêuticas em tais casos. Alguns protocolos utilizados em hipocondria (DSM-IV) necessitam de modificações significativas para serem aplicados em pacientes com transtorno de ansiedade de doença (DSM-5), já outros protocolos podem ser aplicados de forma praticamente inalterada nessa situação.

Como a maioria dos pacientes com TSSTRs apresenta-se geralmente em ambientes de atendimento primário ou para médicos clínicos, ainda não estão claras quais são as estratégias mais efetivas para realmente motivar essas pessoas a consultar profissionais da saúde mental. Entre esses pacientes, 50 a 90% não seguem tal encaminhamento.

Outros dois aspectos a serem transpostos, tanto pelos pacientes quanto pelos profissionais da saúde, são a mudança do dualismo excludente da relação mente-corpo para uma perspectiva mais integrada e complementar e o cuidado em evitar rótulos pejorativos a esses pacientes.

Os mecanismos de ação das psicoterapias no tratamento dos TSSTRs ainda não estão totalmente esclarecidos, uma vez que fatores mediadores e moderadores não foram pesquisados extensamente nessas condições.

## CONSIDERAÇÕES FINAIS

A complexidade dos TSSTRs se expressa na dificuldade em estabelecer protocolos psicoterapêuticos robustos. De certo modo, a dedicação à pesquisa nessa área é negligenciada, em comparação a outras situações em psiquiatria. O desenvolvimento de novas técnicas, que abarquem os diferentes aspectos envolvidos nesses transtornos, é uma necessidade premente no manejo efetivo desses casos. Em termos de saúde pública, ainda são necessários protocolos testados sob uma perspectiva de intervenções sequenciais de mais longo prazo.

Enquanto isso não ocorre, atentar aos princípios básicos da uma psicoterapia ética e respeitosa ao paciente é uma obrigação do profissional de saúde mental. Em virtude de a sintomatologia expressar-se no âmbito somático, sem uma correspondência clara à patologia orgânica, ao buscar atendimento, esses pacientes, muitas vezes, provocam rechaço nos profissionais que os atendem. Além disso, cabe ressaltar que os sintomas somáticos costumam ter um importante papel no funcionamento psíquico, tornando os pacientes com TSSTRs resistentes a mudanças, o que pode complicar a relação médico/psicólogo-paciente. Portanto, destacamos a importância de compreender o sofrimento do paciente, que está expresso na única maneira de que ele dispõe para pedir auxílio.

Como diferentes modelos psicoterapêuticos apresentam-se aplicáveis no tratamento dos TSSTRs, na prática, a indicação de um tipo específico de psicoterapia ainda não é baseada unicamente nas evidências de efetividade disponíveis.

Desse modo, a disponibilidade de profissionais capacitados nessa ou naquela modalidade psicoterápica, na localidade onde o paciente se encontra, é um dos principais fatores determinantes no acesso desses indivíduos ao tratamento. Esperamos que, neste capítulo, ao abordar as duas principais modalidades psicoterapêuticas aos TSSTRs, possamos contribuir para que esse conhecimento alcance mais facilmente os ambientes de atendimento desses indivíduos.

▶ **As questões importantes para o sucesso da psicoterapia nos TSSTRs são:**

- O estabelecimento de um bom vínculo afetivo com o paciente.
- A busca de uma relação empática com o sofrimento do paciente, considerando que ele não está fingindo, mas realmente sofre.
- O estabelecimento, junto com o paciente, das conexões entre os sintomas físicos e os problemas de ordem psicológica (conflitos) e/ou ambiental (estressores).
- A indicação de TCC na presença de distorções cognitivas, comportamentos evitativos e checagens.
- A indicação de POA na presença de conflitos ou situações traumáticas na história do paciente depende, ainda, da capacidade dele de ter *insight*.

## REFERÊNCIAS

1. American Psychiatric Association. Manual diagnóstico e estatístico de transtornos mentais: DSM-5. 5. ed. Porto Alegre: Artmed; 2013.
2. Pareja MAV. De los trastornos somatomorfos a los trastornos de síntomas somáticos y trastornos relacionados. C Med Psicosom. 2014;110(24):75-8.
3. Kurlansik SL, Maffei MS. Somatic symptom disorder. Am Fam Physician. 2016;93(1):49-54.
4. Freud S. Estudios sobre la histeria. In: Freud S. Obras completas. v. II. Buenos Aires: Amorrortu; 1893.
5. Freud S. Tres ensayos de teoría sexual. In: Freud S. Obras completas. v. VII. Buenos Aires: Amorrortu; 2007.
6. Marty P, M'Uzan M. O pensamento operatório. Rev Bras Psican. 1994;XXVIII(1):165-74.
7. Marty P. A psicossomática do adulto. Porto Alegre: Artes Médicas; 1993.
8. Aisenstein M, Smadja C. A função desobjetalizante na obra de André Green: um modelo para a psicossomática. Rev Psic SPPA. 2013;20(1):89-101.
9. Stein DJ. Understanding somatic symptom disorder: the role of translational neuroscience. Biol Psychiatry. 2013;74(9):637-8.
10. Perez DL, Barsky AJ, Vago DR, Baslet G, Silbersweig DA. A neural circuit framework for somatosensory am-

plification in somatoform disorders. J Neuropsychiatry Clin Neurosci. 2015;27(1):e40-50.
11. Araújo AC, Neto FL. A nova classificação americana para os transtornos mentais: o DSM-5. J Psican. 2013;46(85):99-116.
12. Pascual PP, Pérez MJC. Somatización o síntomas somáticos y trastornos relacionados. AMF. 2015;11(5):281-6.
13. Guillermo HG. Trastornos disociativos y somatomorfos. Depto Psiquiatr Salud Mental Sur. Universidad de Chile. 2009;1-14.
14. Roberts LW, Louie AK. Guia de estudo para o DSM: 5. Porto Alegre: Armed; 2017.
15. van Dessel N, den Boeft M, van der Wouden JC, Kleinstäuber M, Leone SS, Terluin B, et al. Non-pharmacological interventions for somatoform disorders and medically unexplained physicalsymptoms (MUPS) in adults. Cochrane Database Syst Rev. 2014;(11):CD011142.
16. Kleinstäuber M, Witthöft M, Steffanowski A, van Marwijk H, Hiller W, Lambert MJ. Pharmacological interventions for somatoform disorders in adults. Cochrane Database Syst Rev. 2014;(11):CD010628.
17. Sharma MP, Manjula M. Behavioural and psychological management of somatic symptom disorders: an overview. Int Rev Psychiatry. 2013;25(1):116-24.
18. Leichsering F. Are psychodynamic and psychoanalytic therapies effective? A review of empirical data. Int J Psychoanal. 2005;86(3):841-68.
19. Rudolf G, Dilg R, Grande T, Jakobsen T, Keller W, Krawietz B, et al. Effektivität und Effizienz psychoanalytischer Langzeittherapie: die Praxisstudie Analytische Langzeitpsychotherapie. In: Gerlach A, Springer A, Schlösser A, editors. Psychoanalyse des glaubens. Gießen: Psychosozial Verlag; 2004.
20. Abass A, Kisely S, Kroenke K. Short-term psychodynamic psychotheapy for somatic disorders. Systematic review and meta-analysis of clinical trials. Psychother Psychosom. 2009;78(5):265-74.
21. Kaplan MJ. A Psychodynamic perspective on treatment of patients with conversion and other somatoform disorders. Psychodynamic Psychiatry. 2014;42(4):593-616.
22. Koelen JA, Houtveen JH, Abbass A, Luyten P, Eurelings-Bontekoe EH, Van Broeckhuysen-Kloth SA, et al. Effectiveness of psychotherapy for severe somatoform disorder: meta-analysis. Br J Psychiatry. 2014;204(1):12-9.
23. Beutel ME, Michal M, Subic-Wrana C. Psychoanalytically-oriented inpatient psychotherapy of somatoform disorders. J Am Acad Psychoanal Dyn Psychiatry. 2008;36(1):125-42.
24. Pereira da Silva MC. The analyst's narrative function: Inventing a possibility. Int J Psychoanal. 2017;98(1):21-38.
25. Botella C, Botella S. Figurabilidade e regrediência. Rev Psic SPPA. 2003;10(2):249-341.
26. Cooper K, Gregory JD, Walker I, Lambe S, Salkovskis PM. Cognitive behaviour therapy for health anxiety: a systematic review and meta-analysis. Behav Cogn Psychother. 2017;45(2):110-23.
27. Rief W, Martin A. How to use the new DSM-5 somatic symptom disorder diagnosis in research and practice: a critical evaluation and a proposal for modifications. Annu Rev Psychol. 2014;10:339-67.

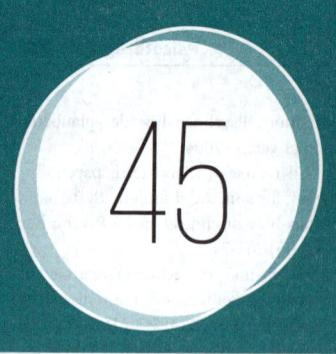

# Psicoterapia psicodinâmica nos transtornos da personalidade

Sidnei S. Schestatsky

Este capítulo aborda a complexidade dos transtornos da personalidade (TPs) no que se refere a questões sobre identificação, diagnóstico e classificações atuais – reconhecendo o aspecto provisório presente de todas essas dimensões. Enfatiza uma dessas compreensões parciais, a psicodinâmica, para examinar alguns modelos etiológicos psicossociais implicados na gênese dos TPs, sempre reconhecendo os fatores multidimensionais envolvidos em sua etiologia. De forma sumária, examina duas abordagens terapêuticas de inspiração psicanalítica, já testadas, validadas e descritas em manuais, a terapia focada na transferência (TFT) e a psicoterapia baseada na mentalização, assim como discute os limites atuais e as questões em aberto sobre toda a área dos TPs e seus tratamentos.

Percebidos como "intratáveis", os TPs estiveram afastados por longo tempo dos principais interesses da psiquiatria moderna. No entanto, o crescente reconhecimento de sua prevalência e o importante sofrimento e incapacitação que produzem passaram a preocupar os sistemas de saúde devido ao alto índice de ocupação que esses pacientes demandavam, sem que houvesse programas organizados e adequados, tampouco pessoal treinado para atendê-los. Embora o estudo dos TPs seja uma área ainda em desenvolvimento na psiquiatria, nos últimos anos, esse panorama experimentou uma mudança substancial: pesquisas se multiplicaram, várias formas de abordagem terapêutica foram desenvolvidas, e as publicações científicas vêm mostrando inusitado vigor – o que faz pensar que, finalmente, esses transtornos tenham sido reconhecidos como "filhos legítimos" da área da saúde mental.

Pacientes com TPs têm sido tradicionalmente considerados "difíceis", e seus tratamentos, complicados. Raramente se consideram "doentes" e responsabilizam os outros por seus problemas. Quando chegam a tratamento, o fazem pressionados, e, em geral, sua busca ocorre na vigência de comorbidades com outras psicopatologias, como transtornos do humor ou por uso de substâncias, dificultando ainda mais seu manejo. A maior dificuldade encontrada por pacientes com TPs, no entanto, é a forma como expressam seu sofrimento psíquico, predominantemente dentro de contextos interpessoais, justificando sua descrição por Kurt Schneider, em 1923, como indivíduos que "sofriam pelas anormalidades de suas personalidades e faziam sua comunidade sofrer por causa delas".

Atualmente, os TPs são definidos como padrões estáveis, duradouros, generalizados e inflexíveis de comportamentos e percepção subjetiva do mundo, com início na adolescência ou no começo da idade adulta, com sofrimento pessoal ou incapacitação psicossocial significativos.[1] A *Classificação internacional de doenças e problemas relacionados à saúde* (CID-10) os descreve como graves alterações do caráter e de tendências do comportamento, envolvendo diversas áreas da personalidade, associadas a perturbações pessoais e sociais consideráveis.[2]

Pacientes com TPs, especialmente o *borderline* (TPB), ocasionam acúmulo desproporcional na demanda de recursos dos sistemas de saúde, e sua frequente comorbidade com outras psicopatologias torna seus tratamentos mais complexos, piora sua evolução e reduz os níveis de readaptação social e profissional.[3]

No final do século XX e início do século XXI, houve crescimento substancial no interesse pelos TPs, desde a introdução do Eixo II na terceira edição do *Manual diagnóstico e estatístico de transtornos mentais* (DSM-III) específico para TPs (e retardo mental), o que aumentou seus diagnósticos. Cloninger e Svrakic[4] também sugeriram que a maior visibilidade dessas psicopatologias se deveu ao fato de produzirem suscetibilidades aumentadas a outros problemas médicos e psiquiátricos e de constituírem a "arena clínica mais provável em que a psiquiatria psicodinâmica e a psiquiatria biológica poderiam se reconciliar".

Embora em desenvolvimento, o estudo dos TPs ainda apresenta dificuldades em seus critérios diagnósticos, classificatórios e de validação, nos modelos etiológicos subjacentes e em seu tratamento. Todavia, tem ocorrido uma modificação positiva quanto à percepção de sua "intratabilidade" – apesar de continuarem "difíceis", pois raramente os pacientes se tratam por iniciativa própria e apresentam adesão problemática às normas e prescrições terapêuticas. Vários estudos sobre intervenções psicoterápicas[5] e farmacológicas evidenciaram que ambas, de forma associada, têm-se mostrado relativamente bem-sucedidas no tratamento desses transtornos, com alguns quadros apresentando melhoras sintomáticas significativas em longo prazo. O maior otimismo se refere aos TPs *borderline*, evitativa, dependente e obsessivo-compulsiva. O pessimismo se mantém quanto aos TPs antissocial e narcisista e aos do Grupo A (esquizoide, esquizotípica e paranoide). Essas evidências contribuíram para atenuar, em parte, o tradicional pessimismo terapêutico que acompanhou os portadores dessas patologias por décadas.

Este capítulo pretende discutir algumas questões relativas ao diagnóstico dos TPs e aos modelos etiológicos, bem como descrever algumas das abordagens terapêuticas psicodinâmicas mais mencionadas na literatura.

## DIAGNÓSTICO E CLASSIFICAÇÃO DOS TRANSTORNOS DA PERSONALIDADE

### Definição de termos: personalidade, temperamento e caráter

A personalidade se desenvolve a partir da interação bidirecional de disposições genéticas e variáveis ambientais. *Personalidade* seria o resultado final dessa interação entre variáveis neurobiológicas inatas, ou *temperamento*, e experiências psicossociais precoces, sobretudo relações com a família da infância, além de traumas e outros estressores ambientais, que contribuiriam para a construção do "caráter" do indivíduo. Gabbard[6] também especifica, dentro do conceito de caráter, uma constelação mental própria de representações de relações de objeto internas – ligadas a estados afetivos específicos, externalizadas nos relacionamentos interpessoais –, um conjunto característico de mecanismos de defesas e um estilo cognitivo próprio. A combinação única de fatores biológicos, experienciais e ambientais constituiria a personalidade da pessoa, seu jeito único de ser, experimentar e reagir diante de si mesma e do mundo, de forma estável e duradoura. Mais tarde, Cloninger e Svrakic[4] acrescentaram o fator *inteligência* à estrutura da personalidade, intervindo tanto nos traços constitucionais quanto nos psicológicos e sociais e modificando as funções mais gerais da personalidade.

*Traços de personalidade*, como timidez, desconfiança ou manipulação, se referem ao estilo peculiar que cada pessoa traz para seu relacionamento interpessoal e social, sendo expressado nesse contexto. Quando tais traços se tornam exagerados, mostrando-se rígidos e desadaptados, bem como causando sofrimento e disfunção social, pessoal ou profissional significativos, considera-se que passaram a constituir um TP.[1]

### Diagnóstico e classificação dos transtornos da personalidade de acordo com o DSM-5

Os TPs podem ser classificados por sistemas categóricos ou dimensionais. O sistema categórico, ainda característico na quinta edição do DSM (DSM-5),[1] é coerente com a perspectiva neokraepeliniana das doenças mentais, que presume que cada transtorno seja uma entidade clínica discreta e descontínua em relação a todas as outras, com descontinuidade entre normalidade e patologia, ou saúde e doença. Essa discussão é muito relevante no caso dos TPs, pois os pontos de corte que distinguem a normalidade da patologia (em geral de 7 a 9 critérios e um mínimo de cinco em cada categoria diagnóstica) são arbitrários (emanados de comitês de especialistas) e com pouco ou nenhum suporte empírico (exceto para os TPs esquizotípica, antissocial e *borderline*).

Sistemas dimensionais, ao contrário, admitem que as características da personalidade se distribuam em um *continuum* entre normalidade e doença, representando extremos da variabilidade normal, o que também é compatível com a concepção freudiana da psicopatologia, considerada uma variação apenas quantitativa em relação ao desenvolvimento normal. O DSM-5 não conseguiu resolver inteiramente esse problema dos TPs, propondo apenas para futura discussão uma classificação híbrida entre categorias e dimensões que segue controversa. Manteve a classificação categórica e os 10 tipos de TPs* – dificilmente vistos de modo isolado na vida real, pois os pacientes raras vezes se encaixam em apenas um deles. Sustentou a tentativa de distinguir essas diferentes populações de pacientes por meio de um sistema de "agrupamentos", que os ordena em três grupos diferentes: o *Grupo A* (estranhos e excêntricos), o *Grupo B* (dramáticos, emotivos e imprevisíveis) e o *Grupo C* (ansiosos e assustados).

## Classificação psicodinâmica dos transtornos da personalidade

Entre as ressalvas aos critérios diagnósticos do DSM-5 (assim como aos dos anteriores DSM-III e DSM-IV), está sua proposta apenas descritiva e "não teórica", com o objetivo de evitar inferências sobre etiologias ou modelos de funcionamento da mente. Os critérios apresentam, portanto, boa confiabilidade para pesquisas, mas pouca utilidade para o planejamento e a tomada de decisão de tratamento.

▶ **Críticas mais frequentes que psicanalistas estudiosos da área fazem ao DSM:**

1. A ênfase na definição de problemas mentais a partir de sintomas observáveis, comportamentos e traços, relegando a segundo plano o funcionamento da personalidade como um todo e seus níveis de adaptação.
2. Pacientes experimentam padrões sintomáticos que se superpõem com frequência, sendo que o uso de definições fixas e critérios estritos força uma separação artificial de patologias que podem estar relacionadas entre si, criando um grande número de comorbidades (potencialmente falsas).
3. O motivo de o paciente se tratar é seu sofrimento subjetivo, não havendo espaço no DSM-5, ou na CID-10, para a descrição mais detalhada da experiência emocional do paciente em relação a seus sintomas.
4. Há uma tensão saudável entre os objetivos de apreender a complexidade dos fenômenos clínicos (entendimento funcional) e o de desenvolver critérios confiáveis para a pesquisa (entendimento descritivo), e essa tensão deveria ser mantida, sem prejuízo ou exclusão de nenhum dos dois objetivos.[7]

Como resultado do esforço colaborativo de várias sociedades psicanalíticas, foi publicado, em 2006, o *Psychodynamic Diagnostic Manual* (PDM),[7] como proposta para complementar o DSM-IV-TR e a CID-10 na formulação de casos e no planejamento de tratamentos psicodinâmicos. A edição do PDM foi adaptada ao DSM-5. Usando uma abordagem multidimensional para "descrever o funcionamento global do paciente e as formas como se engaja no processo terapêutico",[7] o PDM apresenta uma "classificação inicial do espectro de transtornos e padrões da personalidade" (dimensão I – eixo P), oferece um "perfil de funcionamento

---

* TP esquizoide, TP esquizotípica e TP paranoide no Grupo A; TP antissocial, TPB, TP histriônica e TP narcisista no Grupo B; e TP dependente, TP evitativa e TP obsessivo-compulsiva no Grupo C. A CID-10 classifica apenas nove TPs, pois considera o TP esquizotípica como parte do espectro das esquizofrenias.

mental" (dimensão II – eixo M) e finaliza com a "descrição de padrões sintomáticos, em especial quanto à experiência subjetiva por parte do paciente" (dimensão III – eixo S). A tipologia dos TPs que o PDM lista inclui vários transtornos e seus subtipos, os quais, segundo os psicoterapeutas, são vistos com frequência na prática clínica, mas não estão contemplados nas classificações psiquiátricas atuais. O **Quadro 45.1** mostra como os TPs são diagnosticados nessa classificação psicodinâmica. É digno de nota o fato de que o TPB, originalmente um construto psicanalítico, não seja considerado aqui como um TP separado, mas um nível de funcionamento (e gravidade) encontrado nos TPs em geral, variando entre normal, neurótico, *borderline* e psicótico. Essa é uma conceituação adotada por Kernberg ao descrever a organização *borderline* da personalidade (OBP), mas sem excluir o TPB de seu esquema. A OBP será discutida mais adiante neste capítulo.

## MODELOS ETIOLÓGICOS

Os TPs constituem fenômenos mentais, comportamentais e sociais complexos, e nenhuma teoria, por si só, pode abrangê-los como um todo. Gabbard,[8] do ponto de vista psicodinâmico, afirma que, além de conhecimentos psicológicos, o psiquiatra que trata TPs precisa também estar "biológica e geneticamente bem informado". Respeitando-se as especificidades de cada modelo, é heuristicamente útil considerar propostas de modelos integradores.[9] Aspectos "temperamentais" da personalidade, biologicamente herdados, estão presentes desde o nascimento, apesar de sua atualização necessitar da interação com o meio ambiente. Diferenças genéticas contribuem com 50% da variabilidade da maioria dos traços de temperamento distribuídos normalmente.[10] Dos outros 50%, 25 a 30% seriam explicados por efeitos não partilhados do meio ambiente (experiências únicas para o indivíduo), e 15 a 20%, por erros de mensuração.[4] Variáveis dependentes de experiências na interação com o meio ambiente familiar, ou da ocorrência de eventos singulares no desenvolvimento (situações traumáticas), determinam a dimensão *caracterológica* dessa "equação". Paris[9] propõe um *modelo de diátese-estresse* para apreender o fenômeno. Genes não são causas diretas de doenças mentais,

**Quadro 45.1** | Dimensão I – eixo P do *Psychodynamic Diagnostic Manual*

1. Transtorno da personalidade esquizoide
2. Transtorno da personalidade paranoide
3. Transtorno da personalidade psicopática (antissocial)
   3.1 Passivo/parasitário
   3.2 Agressivo
4. Transtorno da personalidade narcisista
   4.1 Arrogante/grandioso
   4.2 Depressivo/vazio
5. Transtorno da personalidade sádica e sadomasoquista
   5.1 Manifestação intermediária: transtorno da personalidade sadomasoquista
6. Transtorno da personalidade masoquista (autodestrutiva)
   6.1 Masoquismo moral
   6.2 Masoquismo relacional
7. Transtorno da personalidade depressiva
   7.1 Introjetiva
   7.2 Anaclítica
   7.3 Manifestação inversa: transtorno da personalidade hipomaníaca
8. Transtorno da personalidade somatizadora
9. Transtorno da personalidade dependente
   9.1 Versões passivo-agressivas
   9.2 Manifestação inversa: transtorno da personalidade contradependente
10. Transtorno da personalidade fóbica (evitativa)
    10.1 Manifestação inversa: transtorno da personalidade contrafóbica
11. Transtorno da personalidade ansiosa
12. Transtorno da personalidade obsessivo-compulsiva
    12.1 Obsessiva
    12.2 Compulsiva
13. Transtorno da personalidade histérica (histriônica)
    13.1 Inibida
    13.2 Exibicionista/dramática
14. Transtorno da personalidade dissociativa (transtorno da personalidade dissociativa de identidade/transtorno da personalidade múltipla)
15. Mistas/outras

apenas modelam a variabilidade individual de traços e temperamentos: algumas das variantes temperamentais podem vir a se constituir em vulnerabilidade para psicopatologia, mas só se tornam desadaptativas sob o impacto de condições ambientais adversas. A interação é bidirecional, pois a variabilidade genética influencia a forma como as pessoas respondem a seu ambiente, e as variáveis ambientais determinam como, e se, os genes se expressam.[9]

Fatores genéticos que influenciam traços de personalidade têm sido apoiados por estudos familiares em outras psicopatologias. Familiares de primeiro grau de pacientes do Grupo A evidenciam anormalidades dentro do espectro da esquizofrenia; familiares de pacientes do Grupo B tendem a ter mais transtornos do controle de impulsos e transtornos do humor; e familiares de pacientes do Grupo C geralmente têm história de transtornos de ansiedade. Mesmo sem estabelecer relações diretas de causalidade, há um amplo conjunto de evidências que apoia a percepção de que *adversidades na infância* sejam fatores de risco importantes para os TPs.[11,12] Histórias de abuso sexual, físico e emocional – assim como de negligência emocional – na infância têm sido repetidamente documentadas na vida de pacientes com TPB.[12,13]

Raramente eventos traumáticos únicos causam sequelas patológicas de longo prazo. Ao contrário, circunstâncias adversas constantes é que causam efeitos cumulativos associados à sintomatologia futura,[9] o que implica considerar seu impacto em um contexto desenvolvimental. Schestatsky[12] encontrou diferenças significativas entre a quantidade em excesso de eventos traumáticos a que estiveram expostos pacientes com TPB, na infância e adolescência, quando comparados a controles saudáveis, em todas as faixas etárias examinadas (0 a 6 anos, 7 a 12 anos, 13 a 16 anos e dos 17 anos em diante). Além disso, as adversidades ocorreram em contextos familiares percebidos como cronicamente disfuncionais.[12] Pode-se concluir que as adversidades na infância, e mesmo posteriores, são um dos fatores cruciais que afetam o desenvolvimento dos TPs, uma vez que amplificam, de modo considerável, vulnerabilidades temperamentais previamente presentes.[9]

> Adversidades na infância (abusos sexuais, físicos e emocionais, negligência e abandono) são importantes fatores de risco para o desenvolvimento dos TPs na idade adulta e contribuem negativamente para seu prognóstico.

Tanto fatores genético-temperamentais como psicossociais são condições necessárias para o desenvolvimento dos TPS, mas nenhum deles é suficiente. Efeitos de fatores psicológicos, sociais, intrapsíquicos e relacionais são maiores em pessoas com temperamentos predispostos à psicopatologia; pessoas que não apresentam esse tipo de temperamento provavelmente manifestam maior *resiliência* aos impactos. O transtorno específico que emergir dessas interações dependerá de perfis inatos de temperamento peculiares a cada indivíduo.

O modelo de estresse-diátese no desenvolvimento dos TPs tem implicações importantes para o tratamento, sugerindo que nem sempre uma abordagem puramente biológico-farmacológica ou puramente psicoterapêutica será suficiente no manejo continuado desses casos.

## Modelos psicodinâmicos

Os modelos psicodinâmicos mais relevantes à compreensão dos TPs incluem os das teorias das relações de objeto, da psicologia do *self* e da teoria do apego. Abordaremos a teoria das relações de objeto e algumas de suas variantes. Essa teoria é a mais tradicional na abordagem dos TPs e oferece modelos mais bem-acabados de tratamento, incluindo o desenvolvimento de manuais terapêuticos, como o da TFT[14] e o da terapia baseada na mentalização.[15]

> Os modelos psicodinâmicos supõem existir uma estrutura afetivo-cognitiva básica subjacente a todos os TPs (identidade difusa e mecanismos de defesa primitivos, conforme a TFT, e déficit na função reflexiva da mente, conforme a terapia baseada na mentalização), variando apenas em gravidade e disfunções adaptativas consequentes, que podem ser abordadas com intervenções psicossociais.

### As relações de objeto

As teorias de relações de objeto[16] consideram que os impulsos básicos ("instintivos"), descritos por Freud, são sempre experimentados em relação a outra pessoa ("objeto"). Esses blocos básicos na construção das estruturas psíquicas são constituídos por díades de *representações de si mesmo* (*self*), ligadas por um *estado afetivo* (ou representação do impulso) a uma *representação do outro* (o objeto do impulso). As internalizações dessas representações são chamadas de *díades de relações objetais*.[17] O *self* e o objeto dessas díades raramente são reproduções exatas da realidade externa: são representações de si mesmo e do outro conforme vivenciadas em diversos momentos específicos do desenvolvimento e em estados afetivos contrastantes.

Exemplo de uma dessas díades é a representação do *self* percebido como um bebê gratificado e tranquilo, se vinculando, por meio de um afeto prazeroso, à representação de uma mãe nutridora e bondosa. Alternativamente, outra díade internalizada pode ser, em um momento diferente, a da representação de si mesmo (*self*) vivenciada como um bebê faminto ou com cólicas, se relacionando com raiva e desespero à representação da mãe como má e negligente.

Quanto mais vulnerável for o temperamento da criança e mais perturbador seu ambiente familiar, mais prováveis serão as distorções das percepções de si mesmo e dos outros, que poderão conduzir, no futuro, a comportamentos interpessoais distorcidos. Supõe-se, todavia, que, no desenvolvimento normal dessas díades, haja a tendência a se tornarem mais integradas, permitindo combinações mais realísticas de afetos e percepções positivas e negativas, além de maior tolerância com a ambivalência e com as diferenças em si mesmo e nos outros.[17]

Kernberg[18] sugere que o grau de diferenciação e integração das díades, associadas às suas valências afetivas, constitui a base da organização da personalidade. Dessa forma, o substrato dos sintomas e comportamentos dos TPs se encontraria na presença de uma organização estável de personalidade subjacente, dividida em três níveis de psicopatologia (organização neurótica, organização *borderline* e organização psicótica da personalidade), além do nível da normalidade. No *nível neurótico da personalidade*, com a preservação do teste de realidade, há integração do senso de identidade e predominância de mecanismos defensivos mais maduros, baseados na repressão. No *nível psicótico*, perturbações na identidade e predomínio de mecanismos primitivos se associam com grave comprometimento do teste de realidade (ver **Tab. 45.1**).

A OBP*, estrutura comum ao amplo espectro dos TPs (como esquizoide, esquizotípica, histriônica, narcisista, antissocial, dependente, etc.), se caracteriza por uma *síndrome de difusão da identidade*, predomínio de mecanismos de defesa primitivos e manutenção relativa do teste de realidade. O principal conflito psíquico dos pacientes com OBP provém da dificuldade de manejarem sua agressão intensa, que pode ser de origem inata e/ou exacerbada pelo predomínio de experiências negativas no meio ambiente precoce. Devido à abundância de impulsos agressivos modulados pobremente, há incapacidade de sintetizar introjeções negativas e positivas em imagens coerentes do próprio *self* e dos objetos. Para manter esses estados mentais contraditórios separados, são exigidos grande atividade e gasto de energia por parte do ego, o que contribui para seu enfraquecimento e vulnerabilidade no teste de realidade, assim como para sua tendência a recair em formas mágicas de pensamento. Uma das consequências desses processos seria o estabelecimento da *síndrome de difusão de identidade*.[19]

A *difusão da identidade* é uma estrutura psicológica construída pela fragmentação das representações de si mesmo e dos outros, internalizadas ao longo do desenvolvimento. Ela confere à pessoa falta de sentido de coerência e consistência próprias, além de dificuldades para avaliar seus valores, motivações, comportamentos e interações pessoais, fazendo o indivíduo não perceber as motivações e os estados mentais das demais pessoas. A síndrome contribui para grande parte das relações caóticas que os pacientes apresentam, suas dificuldades interpessoais crônicas e a falta de empatia com as necessidades dos outros.[15]

A difusão do sentido de identidade decorre do uso intenso de mecanismos primitivos de defesa**,[16] especialmente os de cisão ou dissociação (*splitting*), que tentam preservar o aparelho mental da angústia, separando, umas das outras, as experiências contraditórias de si mesmo e das pessoas significativas. Enquanto esses estados mentais antagônicos estiverem dissociados um do outro, o ego poderia ser poupado dos conflitos e da sensação catastrófica de que "bons objetos" possam ser "destruídos" ou "controlados" pelo contato com os "maus objetos". A manifestação clínica mais clara da cisão dos objetos internos é a divisão persistente dos objetos externos em "totalmente bons" e "totalmente maus". Com isso, o paciente experimenta alternâncias rápidas e imprevistas de todos os seus sentimentos e conceitos em relação a de-

---

* Não confundir a organização *borderline* de personalidade (OBP) com o TPB, que é apenas um dos tantos TPs que compartilham desse mesmo tipo de estrutura de personalidade básica.

** Cisão, negação, idealização, identificação projetiva e controle onipotente.

terminada pessoa (de "boa" para "má", e vice-versa), de um momento para outro.[14]

A *idealização e desvalorização primitivas* acentuam a tendência do *splitting*, aumentando de forma patológica a qualidade de "bondade" ou "maldade" dos objetos externos. Criam-se imagens pouco realistas de objetos totalmente bons e poderosos, que, rapidamente, se revertem para imagens totalmente desprezadas e desvalorizadas quando qualquer expectativa é frustrada.

A *identificação projetiva*[16] é uma forma primitiva de projeção: o paciente vivencia expulsar para fora de sua mente aspectos parciais dos próprios impulsos, de representações de si mesmo e de seus objetos internos, mas continua vivenciando estar ligado a eles. Sente-se, então, ameaçado pela pessoa sobre a qual atribuiu suas projeções e tem a necessidade de controlar suas projeções "dentro" da outra pessoa, para que não o ataquem de volta.

Essas complexas operações inconscientes têm, além da origem intrapsíquica, um importante *componente interpessoal*, por meio do qual o paciente induz, no outro, comportamentos compatíveis com a parte dissociada de si mesmo, confirmando que continua controlando externamente suas "partes expulsas". Em um primeiro momento, os afetos parecem menos ameaçadores enquanto percebidos "fora" do paciente e mantidos sob controle "dentro" do outro. Porém, em momentos de maior tensão, sensações intensas de estar reintrojetando as projeções podem levá-lo a ansiedades psicóticas de perseguição e aniquilação internas.

É a onipresença das identificações projetivas nos pacientes com OBP que torna essencial ao terapeuta manter-se atento a sua *contratransferência*: por meio dela, o terapeuta poderá perceber em si mesmo aspectos dissociados e negados do mundo interno do paciente e, assim, compreendê-lo melhor.[18]

Quanto à *negação*, ela permite ao paciente negar o impacto de experimentar, ao mesmo tempo, duas áreas da consciência que lhe parecem emocionalmente independentes entre si e que expressam os dois lados de sua cisão interna.[14] Ele se dá conta da existência simultânea de emoções e percepções antagônicas e oscilantes, sem sentir surpresa ou desconforto. Mostra-se indiferente às contradições, embora cognitivamente ciente delas. É a *negação afetiva* e alternada de um desses estados em relação ao outro que permite ao paciente tolerar sua coexistência sem manifestar maior ansiedade.

O *teste de realidade*, relativamente conservado na OBP, é a capacidade de distinguir o que é o eu do não eu, diferenciar a origem dos estímulos e percepções internas das externas e de avaliar, realisticamente, os próprios afetos, comportamentos e conteúdos do pensamento em relação às normas sociais comuns. No âmbito clínico, o teste preservado se expressa pela ausência de delírios e alucinações, de pensamentos ou condutas grosseiramente bizarros e pela capacidade de construir explicações aceitáveis, em um contexto social adequado, sobre o que as outras pessoas estão achando de estranho em seus comportamentos, pensamentos e emoções.[14]

# ABORDAGEM PSICOTERAPÊUTICA DOS TRANSTORNOS DA PERSONALIDADE (ESPECIALMENTE FOCADA NAS OBPs)

As diversas formas de psicoterapia testadas e consideradas moderadamente efetivas seguem sendo a principal indicação no tratamento dos TPs. Entre elas, estão as psicoterapias psicodinâmicas e as cognitivo-comportamentais.

Uma das principais controvérsias na abordagem dos pacientes com OBP se dá entre as hipóteses da *etiologia conflitual e intrapsíquica*,[18,19] por um lado, e, por outro, a hipótese da origem *deficitária e interpessoal* e do fracasso precoce das provisões ambientais no TP futuro.[20] No modelo conflitual, o objetivo da psicoterapia é desenvolver maior integração das representações cindidas do *self* e dos objetos por meio do *insight* sobre as operações mentais dissociadas.

No caso dos déficits interpessoais, o objetivo seria permitir a retomada do processo da introjeção emocional de "objetos bons e tranquilizadores" cuja representação mental é precária ou ausente devido a falhas ambientais na infância. Os modelos tendem também a uma polarização sobre suas abordagens técnicas, tradicionalmente divididas entre predominância *expressivo/compreensiva* e predominância *de apoio*.

**Tabela 45.1** | Níveis de organização da personalidade

|  | ORGANIZAÇÃO *BORDERLINE*\* | ORGANIZAÇÃO NEURÓTICA | ORGANIZAÇÃO NORMAL |
|---|---|---|---|
| Identidade | Percepção incoerente de si mesmo (*self*) e dos outros. | Percepção coerente de si mesmo e dos outros; investimento em trabalho e lazer presentes. | Sentimento integrado de si mesmo e dos outros; investimento em trabalho e lazer presentes. |
| Defesas | Defesas primitivas. | Defesas mais maduras, mas usadas com rigidez. | Defesas mais maduras, usadas com flexibilidade. |
| Teste de realidade | Empatia variável e oscilante com os critérios sociais da realidade; falta de tato e sutileza. | Percepção acurada do *self* vs. não *self*; interno vs. externo; empatia estável com os critérios sociais da realidade. | Percepção acurada do *self* vs. não *self*, interno vs. externo; empatia estável com os critérios sociais da realidade. |
| Agressão | Agressão contra si e contra os outros; ódio exacerbado nos casos mais graves. | Agressão inibida; crises de raiva seguidas de culpa. | Modulação da raiva; autoafirmação adequada. |
| Valores internalizados | Sistema de valores contraditório; incapacidade de viver de acordo com os próprios valores; ausência significativa de certos valores. | Excessivos sentimentos de culpa; rigidez ao lidar consigo mesmo. | Estáveis, independentes, individualizados. |
| Relações de objeto | Relações interpessoais perturbadas; relações sexuais ausentes ou caóticas; modelos mentais confusos sobre relacionamentos; interferência grave nas relações amorosas. | Algum grau de inibição sexual ou dificuldades em integrar sexualidade com amor; relacionamentos profundos com os outros; conflitos específicos e focais com algumas pessoas significativas. | Relações profundas e duradouras com os outros; intimidade sexual combinada com ternura; modelos operacionais de relacionamento coerentes. |
| Transtornos da personalidade (DSM-IV-TR) | Antissocial, *borderline*, esquizoide, esquizotípica, narcisista e paranoide. | Evitativa, dependente e obsessivo-compulsiva. | Nenhum |
| PDM | Ciclotímica, hipocondríaca, hipomaníaca, narcisista, sádica, sadomasoquista. | Depressivo-masoquista e histérica. |  |

PDM, *Psychodynamic Diagnostic Manual*.
Fonte: Adaptada de Clarkin e Levy.[14]

## Predominância do conflito e a importância do conteúdo das intervenções

A TFT[14] recomenda interpretações precoces da transferência negativa e da positiva, priorizando o exame dos estados afetivos mais imediatos e presentes na relação terapêutica. Em geral, as interpretações são precedidas por um trabalho sistemático de confrontações das contradições do discurso e condutas do paciente e de esclarecimentos dos seus afetos, momento a momento. O objetivo principal é ajudar o paciente a mudar de um estado de identidade difusa para outro, de integração.[17]

Nesse enfoque, o terapeuta identifica as principais díades de relações objetais que vão se atualizando na relação transferencial, as assinala para o paciente e investiga as motivações inconscientes que mantêm as díades separadas. A elaboração dos conflitos se dá pelo *insight* crescente do funcionamento mental e pela progressiva correção das distorções das relações de objeto patológicas internalizadas, primeiro na relação atual com o terapeuta e, depois, nas relações extratransferenciais e nas relações do passado do paciente.

## A predominância do déficit, o *holding* e a importância do processo

Ao supor a psicopatologia *borderline* repousando sobre o fracasso do paciente em desenvolver a introjeção de objetos internos com funções de tranquilização e continência emocional, o objetivo da psicoterapia é menos o de desfazer ou corrigir introjeções precoces distorcidas e mais o de ajudar a criar introjeções positivas que não puderam ser feitas e que, portanto, nunca existiram como tal.

Em contraste com as teorias conflituais, o principal fator curativo nesse enfoque seria a experiência interpessoal com um terapeuta capaz de, simbolicamente, exercitar as funções de *holding* e tranquilização, compensando a função parental deficiente da infância.

A ênfase está em evidenciar ao paciente a existência do terapeuta como alguém preocupado, interessado e estável, diferente das introjeções hostis e ambíguas que o paciente projeta e reintrojeta continuamente em sua vida atual. Embora aceitando a necessidade de integração de representações mentais dissociadas, pensa-se que isso deva ser adiado até que um "introjeto" tranquilizador e permanente tenha sido internalizado. Em oposição à percepção (e interpretação) do ataque primário ao terapeuta na transferência, acredita-se que as reações de raiva do paciente sejam secundárias ao fracasso empático do meio ambiente e que a transferência seja inundada por vivências de frustrações e falências parentais precoces a serem, basicamente, reconhecidas, aceitas e toleradas.

O aspecto decisivo não seria o *conteúdo das interpretações*, mas a *presença constante, consistente, cuidadosa e não punitiva do terapeuta* durante o processo. Sua principal atividade terapêutica seria sobreviver aos ataques (verbais e imaginários) do paciente, desempenhar suas funções de objeto continente e introduzir uma tranquilização progressiva em meio ao caos emocional presente. A ênfase em prover ativamente experiências emocionais corretivas ao paciente fez Adler[20] introduzir o conceito de *validação*. A função de *holding* faz parte da teoria da técnica psicodinâmica tradicional e é expressa tanto pela estabilidade do *setting* e constância do terapeuta quanto pela compreensão cuidadosa e reflexiva oferecida por suas intervenções. O que aqui extrapolaria a técnica tradicional seria a provisão concreta e real do *holding*, por meio de apoio excessivo ao paciente, confissões contratransferenciais, consultas extras rotineiras, longos atendimentos por telefone ou em horários não convencionais, fornecimento do endereço nas férias do terapeuta ou envio de cartões-postais.[20]

## Psicoterapia baseada na mentalização

Uma versão mais atual de psicoterapia que também acentua mais o processo psicoterápico do que o conteúdo das intervenções é a *psicoterapia baseada na mentalização*. Aqui, mentalização é definida como a capacidade de perceber e identificar os próprios estados mentais e os de outras pessoas (também chamada de função reflexiva da mente).[15] O núcleo do trabalho em psicoterapia seria o de ajudar o paciente a entender suas reações emocionais intensas no contexto da relação terapêutica, solicitando, continuamente, que considere quem da dupla está produzindo os sentimentos e como está fazendo isso, por meio de questionamentos do tipo: "Que sentimentos posso ter causado em alguém, mesmo sem estar consciente disso, e que estejam causando o jeito como a pessoa está agindo comigo?".[15]

## Convergência das controvérsias

Boa parte da oposição entre modelos pode se atenuar se levarmos em conta que os pacientes com TPs não constituem populações homogêneas em relação a quadros sintomáticos, traços de personalidade, gravidade de incapacitação e comorbidade, tampouco quanto à importância dos fatores etiológicos presentes. Além disso, presume-se que as etiologias sejam multifatoriais, envolvendo pesos diversos de fatores genéticos, epigenéticos, bioquímicos, interpessoais e ambientais nas diferentes populações clínicas consideradas. E não há evidências de que tratamentos efetivos para TPs se desenvolvam sem que as intervenções terapêuticas se distribuam, em diferentes momentos, ao longo de todo o espectro que vai das técnicas expressivo-interpretativas aos processos de *holding*, mentalização e apoio. Por fim, não se considera haver mais espaço para a defesa de tratamentos únicos para todos os pacientes com TPs (ou de qualquer outro tipo), mas procura-se descobrir qual abordagem é mais adequada para determinado tipo de paciente e como elas podem ter de ser readequadas dependendo da evolução da terapia.

## AVALIAÇÃO DO PACIENTE PARA PSICOTERAPIA PSICODINÂMICA

Pacientes que se encaixam no Grupo A (TPs esquizoide, esquizotípica e paranoide) dificilmente buscam tratamento de forma espontânea. Quando pressionados a se tratar, suas taxas de atrito e desistência são altas em qualquer forma de psicoterapia. O mesmo ocorre, no Grupo B, com o TP antissocial. No Grupo B, o TP mais estudado é o TPB, para o qual foram desenvolvidas e testadas diferentes formas de psicoterapia, inclusive a psicodinâmica. Entretanto, a efetividade da abordagem psicodinâmica nesse transtorno (assim como nos TPs histriônica e narcisista) depende, principalmente, de seu grau de gravidade: quanto mais intensos os traços e sintomas básicos do transtorno, e maiores os comportamentos antissociais associados, menos acessíveis os pacientes serão à abordagem psicodinâmica. Contudo, os pacientes do Grupo C (TPs dependente, evitativa e obsessivo-compulsiva) costumam se beneficiar das terapias psicodinâmicas.

Duas características importantes devem fazer parte da avaliação inicial do TPB. Em primeiro lugar, devido a sua alta comorbidade com transtornos do humor, transtornos por uso de substâncias, transtornos de ansiedade ou transtornos alimentares, essas condições devem ser identificadas e tratadas (com frequência, por meio de farmacoterapia), sequencial ou conjuntamente à psicoterapia do TP. Depois, em virtude dos sintomas nucleares dos pacientes com TPB (instabilidade afetiva, descontrole de impulsos e hipersensibilidade interpessoal), deve-se considerar, na avaliação inicial, se eles apresentam ou não capacidade de entender e se estão dispostos a manter a *estrutura* do tratamento, por meio de um "contrato terapêutico" acordado desde o início. Caso o paciente não se interesse em cumprir certas regras básicas de relacionamento terapêutico (assiduidade, pontualidade, pagamento de honorários, respeito aos limites da hora terapêutica, agressividade acentuada nas sessões, não invasão da privacidade do terapeuta), não é possível a indicação de psicoterapia psicodinâmica. Além de comportamentos antissociais disfuncionais, estariam igualmente contraindicados pacientes em uso corrente e abusivo de álcool e outras substâncias (e que não queiram interromper), com quadros de anorexia e/ou bulimia graves (que resistem em reconhecer e tratar) ou que se recusam a assumir qualquer responsabilidade por seus comportamentos autodestrutivos.

## AS TÁTICAS PSICOTERAPÊUTICAS

Consideram-se *táticas* as tarefas às quais o terapeuta deve atentar, em cada sessão, para assegurar que a psicoterapia se desenvolva. Muitas delas são comuns a diferentes abordagens dos TPs.

▶ **Táticas comuns no caso de OBPs segundo Waldinger:**[21]

- Construção de um *setting* estável e estruturado.
- Maior atividade do terapeuta.
- Tolerância das transferências negativas.
- Transformação dos comportamentos autodestrutivos em egodistônicos.
- Limites para as atuações (*acting outs*).
- Estabelecimento de conexões entre as ações e os sentimentos do paciente com a situação presente.
- Foco dos esclarecimentos, confrontações e interpretações no aqui e agora.
- Monitoramento cuidadoso da contratransferência.

Em nosso ponto de vista, essas características podem ser agrupadas, independentemente da teoria considerada, nos dois únicos problemas realmente importantes e distintivos da abordagem psicoterapêutica dos TPs: (1) do ponto de vista tático, a capacidade e a viabilidade de se estabelecer limites para o descontrole de impulsos e as atuações autodestrutivas presentes; e (2) em relação à técnica, a capacidade de tolerar e trabalhar terapeuticamente com as reações contratransferenciais perturbadoras despertadas. Todos os demais problemas são mais simples de equacionar: (a) a capacitação necessária para se atender pacientes com TPs; (b) as vantagens e desvantagens de serem atendidos por um único profissional ou por mais de um; (c) a utilização de um único paradigma teórico e técnico ou a aplicação de modelos multidimensionais; (d) envolvimento da família; e (e) uso de medicamentos, atendimentos nas emergências, hospitalizações, etc.

O estabelecimento de limites para o paciente inclui boa parte dos requisitos necessários, como um terapeuta mais ativo, um *setting* estruturado e o manejo firme das atuações. A capacidade de tolerar terapeuticamente a contratransferência envolve a outra parte: suportar transferências negativas, sobreviver às tempestades emocionais, trabalhar nas manifestações transferenciais do momento e tentar, na medida do possível, estar atento aos significados das próprias emoções durante a interação com o paciente.

## O contrato terapêutico

Várias situações estão quase sempre presentes nos tratamentos de pacientes com TPs – entre elas, as peculiaridades do contrato terapêutico e, depois, o enfrentamento de suas infrações (abuso de substâncias, comportamentos promíscuos, tentativas de suicídio, automutilações, abandono precoce do tratamento). Devota-se mais atenção aos procedimentos iniciais (p. ex., número de sessões, sessões extras, telefonemas entre sessões, assiduidade, pontualidade nos pagamentos, honestidade nas comunicações, ausências, férias) do que em psicoterapias com pacientes sem TP ou com TP com uma *organização neurótica* de personalidade. Parte importante da estruturação do *setting* se ancora nesses "acordos contratuais", que definem os objetivos da dupla terapeuta-paciente, os métodos para alcançá-los e as providências para preservar a continuidade e a integridade do processo. Dificilmente há discordância sobre a necessidade de algum tipo de contrato: o que se discute é a forma de introduzi-lo, a qualidade das combinações e como lidar com as inevitáveis "infrações".

Kernberg e colaboradores[22] advogam um cuidadoso, detalhado e (conforme alguns) inflexível conjunto de regras para a TFT.[14] Com base nos dados obtidos na avaliação do paciente, o terapeuta identifica a presença de comportamentos que possam predizer ameaças à continuidade do tratamento (p. ex., tentativas de suicídio, crises alimentares graves, abuso de substâncias, automutilações, mentiras ou omissão de informações). Deve ficar claro que a emergência dessas manifestações deve ser controlada por meio de combinações mutuamente acordadas antes de a psicoterapia ter início. Ou seja, discute-se com o paciente, de forma franca e objetiva, as condições consideradas mínimas para que a psicoterapia se desenvolva e sem as quais o tratamento nem sequer começará.

Por exemplo, é o paciente que deve assumir a responsabilidade pela própria segurança: tentativas de suicídio não são atendidas pelo terapeuta (e sim por um serviço de emergências, chamado pelo paciente ou por familiar), nem o paciente é atendido pelo terapeuta em eventual hospitalização. No caso de crises de angústia emergenciais, o paciente pode telefonar para o terapeuta. Entretanto, no caso de crises habituais e recorrentes, causadas por separações e afastamentos, deve-se esperar pelos dias de consulta. Espera-se que, nas sessões, o paciente não faça silêncios muito longos nem traga assuntos triviais e irrelevantes (o que, obviamente, não vale para os TPs esquizoide e esquizotípica). O terapeuta também deve advertir o paciente de que ele deve exercer alguma atividade produtiva (estudo ou trabalho) antes do início do tratamento ou em seus primeiros meses. Aguardar que primeiro a psicoterapia "resolva" seus problemas facilitaria ao paciente usar a terapia para prolongar ganhos secundários e reforçar estilos de vida parasitários. Iniciada a psicoterapia, torna-se prioritário, em relação a qualquer outro tema, o exame imediato das quebras do contrato estabelecido.

▶ **Lista sugerida de temas prioritários, em ordem decrescente de importância:**

1. ameaças de suicídio ou homicídio
2. ameaças à continuidade do tratamento
3. desonestidade ou omissão deliberada de informações nas sessões
4. atuações dentro das sessões (p. ex., gritar, jogar objetos, recusar-se a sair no fim da sessão, etc.)
5. atuações graves entre as sessões
6. preenchimento das sessões com temas triviais, despidos de afeto

Outros autores[8,23] sugerem atitudes mais flexíveis, para que o tratamento não se inicie já em um clima de enfrentamento e hostilidade. Da mesma forma, reconhecem a necessidade da construção de limites, mas preferem estabelecê-los depois de desencadeado o processo psicoterápico e conforme situações que testem as fronteiras do *setting* forem surgindo. Combinações prévias são necessárias, mas com ênfase menos impositiva. Esclarece-se o que se espera que a terapia venha a ser e o que se espera que ela não seja, a necessidade de as sessões terminarem na hora aprazada, a pontualidade nos pagamentos, a política das ausências nas sessões e a expectativa de que o paciente seja um colaborador ativo do processo.

No manejo da suicidalidade, são também propostas alternativas mais flexíveis quanto à disponibilidade do terapeuta e sua acessibilidade. Solicita-se ao paciente que telefone para o terapeuta sempre que sentir que um impulso suicida possa sair de controle para que, juntos, decidam as providências a serem tomadas (p. ex., antecipação da sessão, sessões extras, ajuste de medicação, convocação de um familiar, hospitalização). Além disso, admite-se que contatos telefônicos breves, ou mesmo sessões por Skype, em períodos de afastamento prolongado (p. ex., férias, feriados mais longos), sejam realizados por pacientes com ansiedade de separação proeminente.[5]

Mesmo sabendo que a patologia de personalidade torna os pacientes incapazes de cumprir os "contratos", é importante que estes sejam feitos e que suas combinações (p. ex., limites, regras de relacionamento) sejam examinadas sempre que corrompidas, a fim de reinstituí-las assim que possível. Embora o paciente vá, por sua psicopatologia, violar muitas das "cláusulas", estabelece-se também um espaço para que comece a refletir sobre seus significados, mas cabendo sempre ao terapeuta a responsabilidade de assegurar os limites acordados. Serão inevitáveis, por parte do terapeuta, atitudes mais firmes em relação a algumas infrações, mesmo compreendendo o significado inconsciente do controle, da manipulação ou da sedução que possam estar motivando o cruzamento repetido das fronteiras terapêuticas. Não é incomum tomar decisões que modifiquem ou interrompam o tratamento, se essas violações se tornem excessivas, frequentes e potencialmente perigosas tanto para o terapeuta como para o paciente.

## Intervenções do terapeuta

Gabbard classifica as intervenções psicoterapêuticas em sete categorias. No polo compreensivo, estariam a *interpretação*, a *confrontação* e o *esclarecimento*. Conforme se aproxima o polo de apoio, entram o *encorajamento* (ao paciente para ampliar suas comunicações), a *validação empática*, os *conselhos* e *elogios* e a *reafirmação* de comentários e condutas do paciente. De todas, *apenas as interpretações são específicas e únicas das terapias psicodinâmicas*, podendo ter um foco transferencial ou extratransferencial. Na psicoterapia com pacientes com OBP, embora todas as intervenções acabem sendo usadas, comentaremos, ilustrativamente, apenas as *interpretações e confrontações*, por um lado, e a *validação empática*, por outro.

Aceitando-se a estrutura psicológica da presença de díades *self*-objeto dissociadas nesses pacientes, as interpretações devem poder: (a) esclarecer como as atuações servem para defender o paciente dessas percepções internas; (b) detalhar qual díade de relações de objeto está em atividade; e (c) evidenciar qual a relação de objeto subjacente para a qual a presente relação de objeto serve como defesa.[14] Kernberg descreve várias dessas díades, comumente reencenadas na transferência (criança má/pais sádicos; criança rejeitada/pais negligentes; criança carente/pais egoístas; criança raivosa/pais impotentes, criança excitada/pais sedutores, etc.).[22]

## Confrontações

As confrontações *não são* enfrentamentos com o paciente. O objetivo delas é evidenciar que suas comunicações envolvem material dissociado e não integrado, isto é, visam trazer à percepção as incongruências do que está sendo dito e juntar o material que o paciente experimenta separadamente. Trazem, portanto, à atenção consciente do paciente contradições que não percebe ou que acha naturais, mesmo que inteiramente discrepantes em relação a outras ideias, sentimentos ou ações que também experimenta.

▶ **Exemplos de confrontações:**

- "Você diz que só aguenta os maus-tratos do companheiro por não ter condições financeiras de separar-se, mas me relata, com indiferença, que recusou um bom emprego, com uma remuneração adequada, 'porque não queria acordar muito cedo'. O que você acha disso?"

- "Você tem dito que não sente nada a meu respeito, nem acha importante o tratamento, mas, quando avisei que não poderia atendê-lo na semana que vem, começou a me acusar de negligente e irresponsável. O que essa contradição parece para você?".

### Validação empática

A *validação empática*, principal intervenção de apoio e *holding*, evidencia a sintonia do terapeuta com os estados internos do paciente. Envolve reforçar ativamente a realidade das percepções do paciente e identificar funções adaptativas de seus comportamentos e defesas, tentando manter o equilíbrio entre escutar, com simpatia, relatos de maus-tratos na infância, reconhecer as experiências injustas e traumáticas às quais o paciente foi eventualmente exposto, mas não assumir, sem adequado exame crítico, *a responsabilidade total do meio ambiente* passado na situação atual do paciente.[23] Intervenções típicas são as que admitem que "Não deve ter sido fácil passar pelo que você passou" ou "Entendo que você se deprima quando relembra o abandono que sentiu quando a mãe foi embora". Também são comentários empáticos os que antecipam ao paciente que o terapeuta entende que, às vezes, não é fácil ouvir o que é preciso examinar: "Sabemos como você se sente criticado quando abordamos este assunto e receio que você vá ficar magoado com o que vou dizer, mas preciso te assinalar que...". Igualmente importante é validar as observações *corretas* que o paciente faz sobre o terapeuta (p. ex., irritação, aborrecimento, sono) ou equívocos contratransferenciais que ocorrerem (p. ex., atrasos repetidos do terapeuta, bocejos frequentes, olhares contínuos para o relógio, término das sessões mais cedo ou comentários irônicos que magoam o paciente).

## CONTRATRANSFERÊNCIA NA ABORDAGEM PSICODINÂMICA

Os três TPs mais estudados e pesquisados na literatura são: esquizotípica, antissocial e *borderline*. Entre eles, o paciente com TPB, apesar das dificuldades, é o que mais consegue se comprometer com os tratamentos e alcançar resultados mensuráveis em longo prazo. Por isso, boa parte da literatura e da experiência clínica, inclusive a do autor, se concentra nesse tipo de paciente. (Para uma discussão mais detalhada, ver Schestatsky.)[24]

Adaptar-se e desenvolver respostas terapêuticas adequadas às emoções intensas, frequentemente caóticas e dolorosas, despertadas pela interação com os pacientes com OBP, constitui o principal desafio técnico das psicoterapias. Isso não ocorre apenas nas terapias psicodinâmicas, *pois as terapias cognitivas também já reconhecem a importância do fenômeno*: Young e Klosko,[25] por exemplo, introdutores da psicoterapia cognitiva dos esquemas, acentuam que os pacientes com TPs "apresentam sérias dificuldades de estabelecer e manter uma aliança terapêutica: dado que problemas interpessoais são centrais nesses pacientes, a própria relação terapêutica deve ser a arena principal do tratamento". Dependendo das intrincadas díades de relações objetais reproduzidas no campo terapêutico, o terapeuta pode se ver exposto a contrastantes sentimentos de ódio, excitação, inveja, desejo, pena, horror, desespero, impotência, desamparo, incerteza, insegurança, pânico, desesperança, abandono e rejeição. Além disso, pode se sentir permanentemente pressionado a se conduzir de acordo com esses estados afetivos durante a interação com o paciente, o que pode motivar os frequentes impasses, interrupções, insucessos e atuações entre paciente e terapeuta durante as sessões.

### Considerações sobre o exemplo clínico

O exemplo clínico ilustra parte das dificuldades de se lidar com a chamada matriz transferencial-contratransferencial em pacientes com TPs, mais complicada ainda quando predominam traços paranoides, narcisistas e antissociais em suas personalidades. O exemplo permite também a compreensão da necessidade do estabelecimento de limites no contrato terapêutico (no caso, a atuação de comportamentos muito agressivos) e a disposição de interromper os tratamentos quando isso não for possível.

Gabbard e Wilkinson[26] listam outras reações comumente encontradas por parte dos terapeutas na prática clínica com esses pacientes: (a) culpa por odiá-lo e desejar que vá embora; (b) responsabilidade pelas pioras do paciente; (c) fantasias de salvar e resgatar o pacien-

## EXEMPLO CLÍNICO

Uma paciente de 43 anos, com quadro depressivo crônico associado a TPB, com traços paranoides proeminentes, apresentava história de ter sido brutalmente espancada durante a infância e a adolescência pelo pai alcoolista e violento. Revoltava-se com a omissão da mãe, fraca e assustada, por não ter se separado, deixando os filhos expostos à violência paterna. A paciente vinha, há três anos, internando-se várias vezes em uma unidade psiquiátrica devido a repetida exacerbação da ideação suicida e comportamentos agressivos com familiares (apesar do uso de estabilizadores do humor). As altas se davam com remissão parcial e encaminhamento à psicoterapia no ambulatório, onde a paciente mantinha os jovens terapeutas (médicos-residentes em treinamento) angustiados e assustados com suas ameaças de se matar e sua agressividade nas sessões.

Em uma entrevista de reavaliação do tratamento, confrontada por um terapeuta mais experiente sobre seus comportamentos contraditórios (desejava ajuda, mas ameaçava quem a oferecia), a paciente foi ficando cada vez mais irritada até dizer, em tom exaltado e apontando para a bolsa: "Você é um idiota e não quero mais conversa, vou pegar meu revólver e te queimar [sic] a cara". Os sentimentos despertados em todos na sala, especialmente no entrevistador, foram de impotência e medo diante da ameaça de iminente violência, que paralisaram a mente do terapeuta por intermináveis segundos. Nesse breve e traumático período, surgiu a imagem de uma criança e sua mãe, abraçadas, encolhidas e aterrorizadas (como ele se sentia), ameaçadas e espancadas por um pai violento e sádico (que a paciente encenava).

A compreensão, penosa e difícil, da reativação dessa díade internalizada da paciente (criança aterrorizada e mãe enfraquecida vs. pai sádico e torturador), naquele momento da relação terapêutica, permitiu um espaço mínimo de lucidez ao terapeuta, que disse: "Não sei se você tem realmente um revólver na bolsa, nem se pretende usá-lo. O que posso dizer é que não pretendemos ficar omissos e assustados ante suas ameaças, como reclama que sua mãe ficava diante da violência do pai. Assim, vamos encerrar a entrevista, pode pegar a bolsa, e amanhã, na consulta, você vai examinar com o terapeuta se tem ou não condições de seguir em tratamento conosco, porque comportamentos ameaçadores como este não serão mais aceitos". Murmurando "idiota", a paciente levantou-se, pegou a bolsa e foi embora.

te quando percebido como vítima desamparada, assim como pressão para fazer alguma coisa para aliviá-lo; (d) raiva e ressentimento por se sentir usado ou manipulado; (e) impotência, autodepreciação e fracasso porque o paciente não melhora ou abandona o tratamento; (f) ansiedade de que o paciente vá se suicidar a qualquer momento; e (g) transgressões das fronteiras profissionais.

## FRONTEIRAS PROFISSIONAIS E SUAS TRANSGRESSÕES

Quando, em vez de serem violadas pelo paciente, as fronteiras profissionais forem cruzadas pelo terapeuta, configura-se uma *transgressão das fronteiras*. Dependendo do grau da transgressão (p. ex., confidenciar dados íntimos e pessoais ao paciente, marcar consultas em horários incomuns, atender o paciente por mais tempo do que o habitual, não cobrar honorários, fazer negócios com o paciente ou aproveitar informações do paciente para fazer negócios, aceitar presentes valiosos, etc.), as fronteiras poderão ser restauradas a partir da compreensão que o terapeuta obtenha do que está ocorrendo e de como as transgressões do *setting* se articulam com a psicopatologia do paciente e questões pessoais do terapeuta. Em geral, a busca de supervisão do caso pode ser o que falta para recolocar o tratamento no rumo. Contudo, por exemplo, se uma paciente experimentou negligência e abuso na infância (até 60% das pacientes com TPB apresentam essa história), ela pode desejar que o terapeuta supra o amor não recebido. Alguns terapeutas entram em sintonia inconsciente com esses desejos, engajando-se em fantasias próprias de resgate e recuperação das perdas afetivas da paciente. Esse conluio inconsciente pode levar a contatos físicos crescentes, chegando a interações sexuais, a mais catastrófica de todas as transgressões do contrato terapêutico. Terapeutas que trabalham com pacientes com OBP têm de estar, portanto, atentos a essa dinâmica transferencial-contratransferencial e buscar orientação, supervisão ou tratamento psicoterápico próprio sempre que se configurar um risco grave de ruptura das normas éticas e técnicas do tratamento.

## FARMACOTERAPIA DOS TRANSTORNOS DA PERSONALIDADE

Não há tratamento farmacológico específico para os TPs, e nenhuma agência reguladora, como a Food and Drug Administration (FDA), nos Estados Unidos, ou o National Institute for Health and Care Excellence (NICE), na Inglaterra, aprovaram qualquer medicamento para esses casos. O principal argumento para as abordagens medicamentosas dos TPs é o de que os traços comportamentais associados aos transtornos podem estar relacionados a anormalidades bioquímicas do sistema nervoso central (SNC). A hipótese mais influente a esse respeito foi proposta por Siever e Davis,[27] com base nos primeiros estudos sobre fármacos para TPs, durante a década de 1990. Parecia haver evidências de que algumas dimensões da personalidade eram mediadas por variações na fisiologia dos neurotransmissores e, como tal, poderiam responder aos efeitos dos medicamentos. O pressuposto da abordagem é o de que a biologia dos neurotransmissores transcende as definições dos antigos Eixos I e II. Assim, sintomas proximamente relacionados podem compartilhar uma fisiopatologia em comum, independentemente das definições categoriais do DSM, e tal fisiopatologia implicaria a possibilidade de resposta compartilhada aos medicamentos. Usando uma definição dimensional dos domínios de sintomas, Soloff[28] desenvolveu algoritmos de tratamentos para *sintomas cognitivo-perceptuais, de desregulação afetiva, ansiedades inibitórias e de descontrole impulsivo-comportamental* para pacientes com TP. Essas dimensões atravessariam todas as categorias diagnósticas desses transtornos – e deveriam ser, portanto, os alvos dos tratamentos (em vez de agrupamentos de sintomas isolados ou classes diagnósticas). Fármacos ativos nos neurotransmissores que regulam a cognição, a percepção, os afetos e os impulsos no SNC poderiam, por sua vez, modular a expressão dos traços de personalidade e permitiriam, por meio das psicoterapias, uma reaprendizagem de comportamentos interpessoais inadequados.

A farmacoterapia é considerada intervenção coadjuvante no tratamento de algumas dimensões sintomáticas dos TPs – mas não existe, ainda, um fármaco aprovado como específico para os TPs.

A farmacologia dos TPs se basearia na capacidade dos medicamentos de modificarem funções neurotransmissoras que intermedeiam a expressão de sintomas/estado e de vulnerabilidades/traços relacionados às dimensões da personalidade.[28]

O tratamento farmacológico dos TPs seria "sintoma-específico" e teria por objetivo modular funções dos neurotransmissores em três domínios principais: cognitivo, afetivo e impulsivo-comportamental. Tanto estados sintomáticos agudos (como raiva ou pânico) como vulnerabilidades/traços mais estáveis (impulsividade ou desregulação afetiva) seriam alvos legítimos para o tratamento.

## AS DIMENSÕES SINTOMATOLÓGICAS

A *desregulação afetiva*, comum nos pacientes com TPB, inclui sintomas de labilidade do humor, hipersensibilidade a rejeições, raiva intensa e inadequada, "colapsos depressivos" e crises de agitação. *O descontrole impulsivo-comportamental* se expressa por meio de agressão impulsiva, automutilações ou comportamentos autodestrutivos (sexo promíscuo, uso de substâncias, gastos exagerados). E as *distorções cognitivo-perceptuais* abrangem sintomas como desconfiança, ideias de referência, ideação paranoide, ilusões, desrealização, despersonalização ou sintomas semelhantes a alucinações.

## EFICÁCIA DOS TRATAMENTOS PSICOTERÁPICOS

A *terapia comportamental dialética* (DBT)[29] foi o primeiro tratamento a mostrar evidências de bons resultados no TPB. Três ECRs que envolveram DBT[30] relataram redução significativa das tentativas de suicídio em comparação ao tratamento padrão (risco relativo: -1,38; 95% IC: 1,13 a 1,69).

Um estudo randomizado e controlado de tratamento para TPs em hospital-dia, associado à psicoterapia psicodinâmica baseada na mentalização, individual e em grupo, evidenciou mudanças significativas e estáveis nos estados de humor e no funcionamento interpessoal dos pacientes, dentro de um programa de 18 meses (tamanho de efeito: -2,36; 95% IC: -3,18 a 1,54). Clarkin e colaboradores[31] realizaram um estudo em que compararam a TFT com a DBT e a psicoterapia de apoio em TPB. Houve melhora significativa nos sintomas de impulsividade, nas medidas do humor e no relacionamento interpessoal em todas as três intervenções (variando apenas os níveis de atrito e interrupções, maiores na DBT), e os resultados dependeram da duração das terapias.

Outro estudo, com três anos de seguimento,[32] comparou a terapia focada em esquemas[25] com a TFT e constatou que ambas foram efetivas na redução da psicopatologia *borderline* e na melhora da qualidade de vida dos pacientes.

Uma revisão sobre o impacto das psicoterapias no TPB[33] mostrou que as psicoterapias psicodinâmicas e cognitivo-comportamentais apresentaram resultados positivos com seus pacientes. O TPB foi o mais estudado, respondendo favoravelmente a vários tipos de intervenções terapêuticas. Também, o TP evitativa e o TP obsessivo-compulsiva responderam positivamente aos tratamentos. A mais recente metanálise realizada, que incluiu 33 ECRs e 2.256 pacientes,[34] ratificou essas conclusões.

Ainda assim, considera-se que todas as psicoterapias para os TPs permanecem experimentais e que os estudos ainda são poucos e com pequeno número de sujeitos para que se possa confiar em seus resultados, havendo necessidade de replicar os achados em amostras maiores e em condições de efetividade no "mundo real".

## QUESTÕES EM ABERTO E PERSPECTIVAS FUTURAS

As principais categorias dos TPs, embora tradicionais, continuam insatisfatórias, devido à frequente superposição de critérios. Tanto o sistema de classificação como a validade dos critérios diagnósticos dos TPs seguem em discussão, tendo sido objeto de controvérsias em sua elaboração no DSM-5[1] e estando em desenvolvimento na CID-11.[35]

Ainda são poucas as pesquisas sobre a etiologia dos TPs, e a maior parte dos modelos atuais se baseia mais em especulações do que em evidências empíricas. Apesar de encorajadora, a busca de marcadores genéticos e neurobiológicos ainda está no início. Achados mais recentes de estudos de neuroimagem sobre o TPB, por exemplo, apoiam a hipótese de uma disfunção frontolímbica nesse quadro, mas a natureza molecular exata de tal disfunção permanece obscura.[5] Pesquisas futuras sobre as causas dos TPs devem investigar como fatores genéticos e psicossociais interagem com funções neurotransmissoras de forma a produzir regulações cognitivas e emocionais e traços específicos de personalidade.[35] Ainda se sabe pouco sobre precursores na infância e na adolescência dos TPs no adulto, assim como sobre o funcionamento dos TPs na velhice.[5]

Resultados do Collaborative Longitudinal Personality Disorders[36] sugerem a reconceituação dos TPs como híbridos de traços de personalidade estáveis, associados a comportamentos sintomáticos intermitentes, que seriam tentativas para lidar ou se defender desses traços patológicos. Mais estudos são necessários para uma melhor compreensão a respeito da relação dos TPs com o funcionamento da personalidade como um todo.

No que se refere ao tratamento, a quantidade de estudos realizados é pequena, tanto na área das psicoterapias como, especialmente, na da farmacoterapia. Mais pesquisas são necessárias para verificar se há formas específicas de psicoterapias e farmacoterapias mais adequadas para tipos específicos de TP. Da mesma forma, é mandatório desenvolver e aplicar melhores instrumentos que mensurem, nos resultados, modificações nas chamadas psicopatologias nucleares dos TPs. Outra demanda necessária para entender esses transtornos é a realização de estudos de seguimento maiores, embora já pareça claro que melhoras substanciais nos TPs sejam observadas após pelo menos um ano de psicoterapia, e mais acentuadas ainda, com dois ou mais anos de tratamento. Vários pacientes, ainda assim, precisaram de um tempo maior de acompanhamento para os ganhos terapêuticos se estabilizarem.

## CONSIDERAÇÕES FINAIS

Elementos permanentes no manejo de pacientes com TP incluem, por parte do terapeuta, a disponibilidade para responder às frequentes situações de crises, monitorar os comportamentos de risco e a segurança dos pacientes, manejar as "infrações" do contrato terapêutico, educar o paciente e sua família sobre a natureza do transtorno, coordenar equipes multiprofissionais no atendimento, além de estar atento para problemas decorrentes de fenômenos como "tempestades transferenciais" e a violação constante das fronteiras profissionais.

Por se tratarem de pacientes difíceis, o terapeuta que decida atendê-los deve ter experiência clínica suficiente, treinamento adequado e alguns traços de personalidade compatíveis.

Considera-se uma boa experiência clínica aquela que envolva de 2 a 3 anos de contato intensivo com pacientes com TPs, em diversos contextos terapêuticos, como internações, hospital-dia, emergências e ambulatorial. Treinamento adequado implica a supervisão de vários casos por igual período de tempo. Levando-se em conta a intensidade e o desgaste das emoções mobilizadas (e a volatilidade com que se alternam nas sessões), é desejável que os próprios terapeutas estejam ou tenham estado em tratamento psicoterápico.

A respeito das qualidades pessoais, elas se distribuem entre firmeza e confiança para estabelecer limites, sentir-se relativamente à vontade com a própria agressividade (poder tolerar e não retaliar de forma intensa ou automática a agressividade frequente dos pacientes), mostrar-se consistente nas combinações e decisões estabelecidas, ter maior atividade e participação nas sessões, poder conviver com a incerteza gerada por pacientes altamente manipulativos (ou cronicamente suicidas), ser capaz de trabalhar em equipe, de aceitar supervisões e de acreditar e confiar que os pacientes podem melhorar. Além disso, e não sem alguma razão, alguns autores sugerem que terapeutas que lidem com pacientes com TPs sejam bem-humorados, sintam-se confortáveis com desafios e estejam dispostos a enfrentar alguma aventura em suas vidas.[23]

## REFERÊNCIAS

1.  American Psychiatric Association. Diagnostic and statistical manual of mental disorders. 5. ed. Arlington: American Psychiatric Association; 2013.
2.  Organização Mundial de Saúde. Classificação de transtornos mentais e de comportamento da CID-10. Porto Alegre: Artmed; 1993.
3.  Skodol AE. Manifestations, clinical diagnosis, and comorbidity. In: Oldham JM, Skodol AE, Bender DS, editors. Textbook of personality disorders. Washington: American Psychiatric Publishing; 2005. p.57-88.
4.  American Psychiatric Association. Diagnostic and statistical manual of mental disorders. 3. ed. Arlington: American Psychiatric Association; 1980.
5.  Leichsenring F, Leibing E, Kruse J, New AS, Leweke F. Borderline personality disorder. Lancet. 2011;377(9759):74-84.
6.  Gabbard GO. Psiquiatria psicodinâmica: baseado no DSM-IV. 2. ed. Porto Alegre: Artmed; 1998.
7.  Alliance of Psychoanalytic Organizations. Psychodynamic diagnostic manual. Silver Spring: Interdisciplinary Council on Developmental and Learning Disorders; 2006.
8.  Gabbard GO. Psychoanalysis and psychoanalytic psychotherapy. In: Livesley WJ, editor. Handbook of personality disorders. New York: Guilford; 2001. p. 344-58.
9.  Paris J. A current integrative perspective on personality disorders. In: Oldham JM, Skodol AE, Bender DS, editors. Textbook of personality disorders. Washington: American Psychiatric; 2005. p.119-28.
10. Plomin R, Asbury K, Dunn J. Why are children in the same family so different? Nonshared environment a decade later. Can J Psychiatry. 2001;46(3):225-33.
11. Paris J. Childhood trauma as an etiological factor in the personality disorders. J Pers Disord. 1997;11(1):34-49.
12. Schestatsky SS. Fatores ambientais e vulnerabilidade ao Transtorno de Personalidade Borderline: estudo caso-controle de traumas psicológicos precoces e vínculos parentais percebidos, em uma amostra brasileira de pacientes mulheres [Tese]. Porto Alegre: Universidade Federal do Rio Grande do Sul; 2005.
13. Zanarini MC. Role of sexual abuse in the etiology of borderline personality disorder. Washington: American Psychiatric; 1997

14. Clarkin JF, Levy KN. Psychotherapy for patients with borderline personality disorder: focusing on the mechanisms of change. J Clin Psychol. 2006;62(4):405-10.
15. Bateman A, Fonagy P. Mentalization-based treatment for borderline personality disorder: a practical guide. Oxford: Oxford University; 2006.
16. Klein M. Notas sobre alguns mecanismos esquizóides. In: Klein M, Isaacs S, Rivière J, editors. Desarrolos en psicoanalisis. 2. ed. Buenos Aires: Hormé; 1967. p.252-76.
17. Yeomans FE, Clarkin JF, Levy KN. Psychodynamic therapies. In: Oldham JM, Skodol AE, Bender DS, editors. Textbook of personality disorders. Washington: American Psychiatric; 2005. p. 275-87.
18. Kernberg OF. Severe personality disorders: psych therapeutic strategies. New Haven: Yale University; 1984.
19. Kernberg OF. Borderline conditions and pathological narcissism. New York: Jason Aronson; 1975
20. Adler G. Borderline psychopathology and its treatment. New York: Jason Aronson; 1975.
21. Waldinger RJ. Intensive psychodynamic therapy with borderline patients: an overview. Am J Psychiatry. 1987;144(3):267-74. PMID:
22. Kernberg OF, Selzer MA, Koenigsberg HW, Carr AC, Appelbaum AH. Psicoterapia psicodinâmica de pacientes borderline. Porto Alegre: Artmed; 1991.
23. Gunderson JG. Psychodynamic psychotherapy for borderline personality disorder. In: Gunderson JG, Gabbard GO, editors. Psychotherapyof personality disorder. Washington: American Psychiatric; 2000. p. 33-64.
24. Schestatsky SS. Abordagem psicodinâmica do paciente borderline. In: Eizirik CL, Aguiar RW, Schestatsky SS, editors. Psicoterapia de orientação analítica: fundamentos teóricos e clínicos. 2. ed. Porto Alegre: Artmed; 2005. p.606-27.
25. Young J, Klosko J. Schema therapy. Textbook of personality disorders. Washington: American Psychiatric; 2005. p.289-306.
26. Gabbard GO, Wilkinson SM. Management of countertransference with borderline patients. Washington: American Psychiatric; 1994.
27. Siever LJ, Davis KL. A psychobiological perspective on the personality disorders. Am J Psychiatry. 1991;148(12):1647-58.
28. Soloff PH. Somatic treatments. In: Oldham JM, Skodol AE, Bender DS, editors. Textbook of personality disorders. Washington: American Psychiatric; 2005. p.387-404.
29. Lineham MM, Armstrong HE, Suarez A, Allmon D, Heard HL. Cognitive-behavioral treatment of chronically suicidal borderline patients. Arch Gen Psychiatry. 1991;48(12):1060-4.
30. Lieb K, Zanarini MC, Schmahl C, Linehan MM, Bohus M. Borderline personality disorder. Lancet. 2004;364(9432):453-61.
31. Clarkin JF, Levy KN, Lenzenweger MF, Kernberg OF. The personality disorders Institute/Borderline Personality Disorder Research Foundation randomized control trial for borderline personality disorder: rationale, methods, and patient characteristics. J Pers Disord. 2004;18(1):52-72.
32. Giesen-Bloo J, van Dyck R, Spinhoven P, van Tilburg W, Dirksen C, van Asselt T, et al. Outpatient psychotherapy for borderline personality disorder: randomized trial of schema-focused therapy vs transference-focused psychotherapy. Arch Gen Psychiatry. 2006;63(6): 649-58.
33. Leichsenring F, Leibing E. The effectiveness of psychodynamic therapy and cognitive behavior therapy in the treatment of personality disorders: a meta-analysis. Am J Psychiatry. 2003;160(7):1223-32.
34. Cristea IA, Gentili C, Cotet CD, Palomba D, Barbui C, Cuijpers P. Efficacy of psychotherapies for borderline personality disorder: a systematic review and meta-analysis. JAMA Psychiatry. 2017;74(4):319-28.
35. Coccaro EF, Siever LJ. Neurobiology. In: Oldham JM, Skodol AE, Bender DS, editors. Textbook of personality disorders. Washington: American Psychiatric; 2005. p.155-69.
36. McGlashan TH, Grilo CM, Sanislow CA, Ralevski E, Morey LC, Gunderson JG, et al. Two-year prevalence and stability of individual DSM-IV criteria for schizotypal, borderline, avoidant, and obsessive-compulsive personality disorders: toward a hybrid model of axis II disorders. Am J Psychiatry. 2005;162(5):883-9.

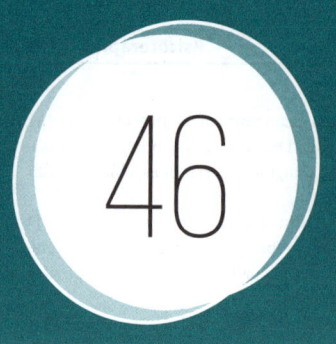

# Transtornos da personalidade:
## terapia dos esquemas e terapia comportamental dialética

Diego dos Santos Alano
Andressa Henke Bellé
Nathália Janovik da Silva
Felix Kessler

Inicialmente, este capítulo apresenta dados gerais e epidemiológicos sobre os transtornos da personalidade (TPs), trazendo dados recentes a partir de uma ampla revisão da literatura com foco nas abordagens terapêuticas disponíveis. A seguir, são abordadas duas das principais intervenções utilizadas na prática clínica para o tratamento desses transtornos: a terapia dos esquemas (TE) e a terapia comportamental dialética (DBT), com suas respectivas características e indicações.

Sabe-se que a estruturação da personalidade do indivíduo é o resultado da interação entre variáveis neurobiológicas inatas, como o temperamento, e experiências psicossociais e emocionais precoces, especialmente as relações parentais na primeira infância e os estressores ambientais. A personalidade corresponde a uma organização interna e dinâmica que determina o modo de relacionamento da pessoa consigo mesma e com o mundo que a cerca, por meio de padrões persistentes e estáveis de comportamentos, pensamentos e emoções.

Na última versão do *Manual diagnóstico e estatístico de transtornos mentais* (DSM-5), os TPs são definidos como padrões duradouros, generalizados e inflexíveis de comportamento e de experiência pessoal interna, com início na adolescência ou na idade adulta jovem, com sofrimento pessoal significativo ou incapacitação psicossocial.[1]

Uma grande novidade no DSM-5 é a inclusão de um modelo alternativo para os TPs que apresenta uma concepção acerca do funcionamento da personalidade e lista traços de personalidade patológica que podem estar presentes em cada transtorno, com uma lógica mais dimensional da personalidade, e não categorial, com o objetivo de sanar diversas deficiências presentes no modelo atual.[2] Cabe destacar, no entanto, que tal modelo não é bem-aceito por muitos acadêmicos que se dedicam ao estudo dos TPs.[3]

Estudos genéticos comportamentais mostram que cerca de metade da variância que afeta os traços de personalidade, bem como os próprios TPs,[4] é explicada por fatores genéticos enraizados em traços herdados correspondentes ao temperamento.[5]

Apesar de não haver ainda um medicamento específico aprovado pela Food and Drug Administration (FDA) que possa abarcar e amenizar de forma mais global a sintomatologia apresentada por indivíduos com TP, uma série de estudos aponta que é possível, avaliando-se cada caso individualmente, tentar alguma resposta terapêutica dirigida a sintomas específicos. A principal linha de estudo para indivíduos com TPs tem sido o uso de antidepressivos, anticonvulsivantes e antipsicóticos, com a hipótese de que o aumento da transmissão e da circulação de neurotransmissores em vias serotonérgicas e dopaminérgicas poderia ter alguma implicação na redução de sintomas de conduta agressiva ou lesiva sem intencionalidade suicida e de tentativas de suicídio, especialmente nos casos que envolvem algum componente depressivo.

Em relação a abordagens não farmacológicas, embora haja evidências de resultados relativamente bem-sucedidos no tratamento dos TPs, sobretudo dos TPs *borderline* (TPB), dependente e evitativa,[6] muitos estudos permanecem limitados pela falta de randomização e de controles adequados, pelo tratamento associado a pacientes internados, pela possibilidade de eventos de vida terem sido responsáveis por algumas das modificações de comportamento observadas, entre outros fatores possivelmente contribuintes.

No entanto, as conclusões de estudos controlados e não controlados de psicoterapia para TPs parecem promissoras. Ao que tudo indica, alguns dos principais sintomas podem ser tratados de maneira eficaz por meio de habilidades sociais e técnicas cognitivo-comportamentais. Por exemplo, pacientes deprimidos com TP antissocial e dependência de substâncias podem ser muito mais tratáveis pela psicoterapia do que se pensava anteriormente;[7] os pacientes com TPB que receberam terapia individual semanal e de grupo seguindo o modelo de DBT aparentemente demonstraram redução na gravidade, na frequência de comportamento parassuicida e na necessidade de hospitalização.[8]

Recentemente, foi publicado um artigo de revisão[9] que identificou 33 ensaios clínicos abertos (ECAs) que avaliaram a eficácia de várias psicoterapias. Entre esses estudos, 19 concentraram-se no tratamento do TPB e sugeriram que existem vários métodos terapêuticos eficazes – TE, terapia psicodinâmica – e um tratamento bem-estabelecido para esse transtorno – a DBT. Em contraste, apenas cinco ECAs examinaram a eficácia dos tratamentos para os TPs do Grupo C, e nenhum deles testou a eficácia dos tratamentos para os TPs do Grupo A.

Houve também resultados encorajadores para cada uma das intervenções psicoterapêuticas não abrangentes investigadas em termos de patologia central e associada. Não havia dados disponíveis para efeitos adversos de nenhuma psicoterapia. Existem indícios de efeitos benéficos para as psicoterapias abrangentes, bem como intervenções psicoterapêuticas não abrangentes para o tratamento dos TPs, com ou sem outra patologia mental associada. No entanto, nenhum dos tratamentos tem uma base de evidência muito robusta, além das preocupações quanto à qualidade dos estudos.

Assim, neste momento, as terapias cognitivo-comportamentais (TCCs) parecem ser as melhores formas validadas de intervenção psicológica para uma variedade de TPs. Embora a TCC pareça promissora no tratamento de TPs, um número considerável de pacientes não responde completamente à intervenção e/ou os resultados não são completamente convincentes. A maioria dos estudos é focada no TPB, e apenas alguns deles nos demais, de modo que as conclusões são apresentadas aqui com esse cuidado em mente. Estudos futuros também devem explorar o papel das intervenções preventivas de TCC para os TPs, focalizando a patologia e/ou os traços da criança e do adolescente.

Para fins didáticos, este capítulo abordará de forma mais aprofundada duas dessas técnicas (a TE e a DBT) consideradas atuais e efetivas para alguns dos principais TPs.

## TERAPIA DOS ESQUEMAS

### Breve história da terapia dos esquemas

A TE iniciou-se nos anos de 1990, alcançando evidência entre as teorias dirigidas à prática clínica.[10] Influenciada pelo modelo construtivista, surge como uma tentativa de melhorar o tratamento oferecido para os TPs, com a proposta de realizar alguns avanços em relação ao modelo cognitivo clássico. Seus precursores, Jeffrey E. Young, Janet Klosko e Marjorie Weishaar, desenvolveram um modelo integrativo de psicoterapia, que objetivou trabalhar um nível mais profundo de cognição, chamado de *esquema*.[11-13]

Um esquema pode ser definido como uma estrutura que filtra, analisa e transforma em códigos os estímulos que entram em contato com o organismo. Permite, principalmente, que o indivíduo categorize a experiência,[14] atribuindo sentido a ela. Os esquemas se formam desde os primeiros anos de vida, sendo que alguns são adaptativos e outros desadaptativos.[14] Os esquemas desadaptativos estão fortemente associados aos TPs e, em geral, são primitivos por surgirem na infância, sendo, portanto, chamados de *esquemas iniciais desadaptativos* (EIDs).[13]

O construto tem relação com aspectos emocionais e cognitivos bastante rígidos, disfuncionais e duradouros. Geralmente, iniciam-se e constituem-se a partir de repetições de padrões familiares e de outras relações iniciais em combinação com o comportamento inato da criança. Estão relacionados com crenças e sentimentos do indivíduo sobre ele próprio, sendo resistentes à mudança, além de envolverem níveis bastante elevados de afeto,[13] os quais geralmente se intensificam diante do processo de ativação do esquema.

Apesar de, inicialmente, a TE ter enfatizado de forma mais evidente os TPs, sua aplicação se expandiu ao longo dos anos. Atualmente, é usada também para o tratamento da ansiedade crônica e do transtorno depressivo, além de transtornos alimentares, conflitos conjugais e prevenção de recaída em uso de substâncias. Geralmente sua utilização é dirigida aos problemas mais crônicos e rígidos.[15]

## O que é a terapia dos esquemas?

A TE apresenta forte ênfase na origem dos problemas psicológicos, bem mais do que a terapia cognitiva inaugurada por Aaron Beck. Outro fator diferencial é o destaque para técnicas que ativam as emoções. A abordagem também dá importância aos estilos de enfrentamento e à relação terapêutica. Assim, o terapeuta, nessa abordagem, precisa modular aspectos relacionais de acordo com o esquema identificado em cada cliente, buscando trabalhar com algo que a abordagem identifica como reparação parental limitada. Ou seja, o terapeuta deve dar conta das demandas infantis do cliente. Nesse sentido, torna-se fundamental que os terapeutas percebam seus próprios esquemas.[14,15]

Trata-se de uma terapia que integra aspectos cognitivos, aspectos comportamentais, construtivismo, *gestalt* e modelos psicodinâmicos em um único modelo conceitual.[15] De forma mais específica, destacam-se a influência da teoria do apego de Bowlby, a abordagem dos esquemas pessoais de Harowitz e a terapia focada na emoção. Além das influências teóricas iniciais, a TE passa a integrar práticas de *mindfulness* e até práticas religiosas tradicionais.[14]

Mesmo com esses aspectos diferenciais, percebe-se a manutenção de características fundamentais das abordagens cognitivo-comportamentais, como sistematização, estrutura e uso de diferentes inventários que permitem verificar os resultados das práticas terapêuticas realizadas. O *Young Schema Questionnaire* é um dos instrumentos mais frequentemente utilizados nessa mensuração e tem o objetivo de mapear os principais esquemas do paciente, assim como sua intensidade, orientando o tratamento a ser realizado.[11,14]

Tais elementos estruturais fortalecem a intenção de seus desenvolvedores de que essa prática terapêutica, apesar de densa e complexa, seja também bastante simples e específica. Um dos pontos fortes para essa simplicidade é a categorização dos esquemas.

## ▶ Cinco domínios fundamentais dos esquemas:[14,15]

- Domínio I: Desconexão e rejeição
- Domínio II: Autonomia e desempenho prejudicados
- Domínio III: Limites prejudicados
- Domínio IV: Direcionamento para o outro
- Domínio V: Supervigilância e inibição[16]

A partir das ideias de Young, foi elaborada uma breve explicação de cada um dos domínios (**Quadro 46.1**).

## Operações, estilo de enfrentamento e modos do esquema

Além da classificação em domínios, as operações associadas aos esquemas também devem ser consideradas. São elas: (1) perpetuação dos esquemas e (2) cura dos esquemas. A primeira se refere a tudo que o paciente faz que mantém seu funcionamento e sua homeostase. A segunda geralmente envolve modificações comportamentais, cognitivas, emocionais e fisiológicas, que ocorrem por meio do emprego de técnicas usadas nas psicoterapias. A ideia não é que os esquemas deixem de existir totalmente, mas que sua frequência e sua intensidade sejam reduzidas,[14] uma vez que a rigidez dos esquemas é bastante elevada.

Interessa também para a TE como os indivíduos enfrentam os esquemas. Assim como lidamos com as respostas cotidianas de ameaça lutando, fugindo ou nos paralisando, ocorre

**Quadro 46.1** | Os cinco domínios fundamentais dos esquemas

**Desconexão e rejeição.** Este domínio envolve dificuldades com afeto, pertencimento, estabilidade e segurança, em virtude de necessidades primordiais não atendidas. As famílias geralmente são instáveis, duras, e rejeitam o indivíduo, além de apresentarem isolamento do mundo exterior. Estão associados os seguintes esquemas: (1) abandono/instabilidade; (2) desconfiança/abuso; (3) privação emocional; (4) defectividade/vergonha; e (5) isolamento social/alienação.

**Autonomia e desempenho prejudicados.** Este domínio se refere às dificuldades de um indivíduo com diferenciação, independência e realização de tarefas. Geralmente, aparece em famílias bastante protetoras e que atribuem pouco crédito às crianças, sobretudo no que diz respeito a sua capacidade no ambiente externo às famílias. Neste domínio, os esquemas que surgem são: (1) dependência/incompetência; (2) vulnerabilidade ao dano e à doença; (3) emaranhamento/*self* subdesenvolvido; e (4) fracasso.

**Limites prejudicados.** Neste domínio, ocorrem dificuldades de responsabilidade em relação aos outros, aos limites e ao planejamento, sobretudo em longo prazo. Pessoas sob tal domínio apresentam dificuldade em respeitar os outros, comprometer-se com terceiros e estabelecer objetivos praticáveis. Nesse caso, geralmente as famílias são permissivas, falhando em regras e controle de seus filhos. Os esquemas mais frequentes nesta categoria são: (1) arrogo/grandiosidade; e (2) autocontrole/autodisciplina insuficientes.

**Direcionamento para o outro.** Este domínio se refere a excesso de foco em outras pessoas, com prejuízo dos próprios sentimentos e vontades, no sentido de evitar confrontos. Tem como característica a dificuldade do indivíduo de perceber as próprias emoções negativas, como a raiva. As famílias de origem terão aceitação condicional, voltada às ações do indivíduo. A criança deverá ter atos no sentido de buscar amor e aprovação de seus pais ou pessoas do ambiente. A família de origem típica caracteriza-se por estabelecer uma relação de amor condicional, na qual a criança só recebe atenção e aprovação se suprimir importantes aspectos de si mesma, como a livre expressão, e se comportar da maneira desejada. São esquemas de direcionamento ao outro: (1) subjugação; (2) autossacrifício; e (3) busca de aprovação/reconhecimento.

**Supervigilância e inibição.** Este domínio contempla uma supressão da espontaneidade, que se expressa por meio de metas irrealistas e rígidas. A família costuma ser exigente e punitiva, com padrões perfeccionistas que se manifestam em detrimento de emoções positivas. Os indivíduos costumam estar sempre vigilantes para evitar a ocorrência de consequências mais drásticas. Os esquemas que podem ser categorizados como supervigilância e inibição são: (1) negativismo/pessimismo; (2) padrões inflexíveis/postura crítica exagerada; e (3) postura punitiva.

algo semelhante com os esquemas. Pessoas ativadas por esquemas mentais podem simplesmente se resignar a eles, evitá-los ou hipercompensá-los.[16] Por exemplo, alguém com esquema de abandono poderia buscar relacionamentos com padrões de reprodução de abandono, resignando-se a sua veracidade sem questionar. Poderia, ainda, evitar se relacionar para não ter que se deparar com seu esquema ou poderia fazer o oposto de seu estilo parental, mediante, por exemplo, a escolha de um parceiro bastante atencioso para se relacionar. Entretanto, quando a hipercompensação do esquema se torna desproporcional, a escolha pode se tornar disfuncional, ocasionando um resultado diferente do esperado. Nesse caso, a pessoa poderia escolher alguém excessivamente ciumento, que monitorasse todos os seus passos, ultrapassando os limites de um comportamento atencioso.

Por fim, a TE tem utilizado cada vez mais os modos mais comuns da manifestação do esquema. Os modos geralmente se referem a um conjunto de esquemas, adaptativos ou não, que é ativado em um momento ou uma situação específica. O trabalho com os modos pressupõe um padrão de respostas emocionais, fisiológicas, cognitivas e comportamentais, como se essa manifestação pudesse ter uma identidade bem marcada.[16,17]

▶ **De forma bastante resumida, os modos de manifestação de esquemas podem se dividir em:**

1. modos criança: criança vulnerável, criança zangada, criança impulsiva-indisciplinada, criança feliz
2. modos pais disfuncionais: pai-mãe punitivo-crítico, pai-mãe exigente
3. modos estilos de enfrentamento: capitulador complacente, protetor desligado, hipercompensador
4. modo adulto saudável
5. modo criança feliz

Geralmente, o trabalho com os modos auxilia na terapia quando há poucos avanços ou quando o paciente é muito autocrítico.[14,16,17]

Ainda que seja apresentado por seus criadores de forma didática e simples, o tratamento em TE envolve aspectos abrangentes e que não poderão ser discutidos detalhadamente aqui, sobretudo em virtude dos limites deste capítulo. Portanto, as definições sobre o tratamento descritas a seguir são resumidas e têm como objetivo apresentar a abordagem genericamente.

Independentemente do transtorno ou da população a que se destina, a TE costuma se dividir em duas etapas centrais: (1) fase de avaliação e educação quanto aos esquemas; e (2) fase de mudança.[14] Essas fases serão explicadas e relacionadas ao exemplo clínico apresentado a seguir.

Aqui, sempre é válido utilizar recursos didáticos, não somente leituras, mas também metáforas que auxiliem o paciente na compreensão do significado de um esquema. Nessa fase, eles também aprendem a entender seus estilos de enfrentamento, conseguindo perceber o que é mais habitual para eles: resignar-se ao esquema, evitá-lo ou hipercompensá-lo. O objetivo dessa etapa inicial é que o terapeuta e o paciente desenvolvam uma conceitualização do caso baseada no modelo teórico dos esquemas, definindo não somente um plano de tratamento, mas também o que deve ser abordado na relação terapêutica.[14]

No caso de A., a relação terapêutica precisava ser fundamentada em ações de acolhimento, em oposição ao abandono. Adicionalmente, o paciente precisa ser validado e reforçado em suas capacidades e autonomia, buscando reparar o estilo parental materno bastante crítico. A mãe o considerava pouco capaz de gerir as principais áreas de sua vida, por isso tomava várias decisões por ele.

Já na segunda fase, que tem como objetivo a mudança, técnicas diversificadas foram utilizadas conforme o plano terapêutico elaborado. Entretanto, destaca-se a flexibilidade no uso das técnicas, sobretudo em virtude dos aspectos relacionais e das necessidades momentâneas de cada paciente.[13,14] As técnicas cognitivas foram empregadas com o objetivo de enfraquecer os esquemas de abandono e de dependência/incompetência. As técnicas vivenciais permitiram o desencadeamento de esquemas na sessão. Em uma das sessões, A. escreveu uma carta ao pai. Ao transferir as palavras da carta para o cenário de seus relacionamentos amorosos, o paciente conseguiu entender o quanto ainda procurava a questão do abandono em suas relações. Com foco em reparação parental, qualquer ausência do terapeuta ou férias eram comunicadas previamente, ou, se não fosse possível, era fornecida uma explicação abrangente acerca das razões para tal. Todavia, buscou-se uma relação baseada em reforço e valorização das conquistas e potencialidades do paciente. As técnicas utilizadas na TE serão descritas com mais detalhes a seguir.

### EXEMPLO CLÍNICO

A. tem 40 anos e procurou atendimento devido à dificuldade de estabelecer vínculo e manter relacionamentos amorosos. Estava vivenciando simultaneamente duas relações afetivas e sentia-se insatisfeito com isso. Aos 8 anos de idade, foi abandonado pelo pai, que deixou a família e nunca mais o procurou. O motivo foi a descoberta de que A. não era seu filho de sangue, mas fruto de uma traição da mãe. Atualmente, vive com a mãe e transita entre dois relacionamentos: o primeiro com uma mulher da mesma idade que a sua, bastante afetiva e que se preocupa com ele e suas necessidades, o segundo com uma pessoa que o trai e por quem diz sentir mais atração, e até mesmo amor, o que o deixa bastante em dúvida sobre os próprios sentimentos.

Ao iniciar o tratamento, A. passou por uma fase de avaliação. Por meio de escalas específicas, entrevistas, automonitoramento e exercícios, seus esquemas foram identificados, e ele recebeu orientação em relação ao modelo de esquemas.[16] A. apresentava os esquemas de abandono e de dependência/incompetência. Um dos eventos que mais ilustrava esses esquemas era um sonho recorrente que tinha e do qual acordava muito angustiado. Sonhava que seu pai estava se afogando e que, quando ia salvá-lo, recusava sua ajuda dizendo que ele não era capaz de ajudar. Esse sonho era relembrado na sessão de forma bastante emotiva.

## Principais técnicas utilizadas na terapia dos esquemas

### Técnicas cognitivas

As técnicas nessa abordagem estão focalizadas em fazer o paciente compreender o quanto seus esquemas podem ter pouca validade. Por meio delas, os pacientes aprendem a encontrar argumentos contra o próprio esquema para invalidá-lo de maneira racional. Na maioria dos casos em que se realiza um exame de evidências, é possível perceber que ele não é verdadeiro, porque o conteúdo dos esquemas é genérico e não sintetiza o paciente. Por exemplo, ninguém será completamente incompetente, como determinam os esquemas em que o conteúdo da crença do paciente se remete à incompetência.[16]

▶ **Exemplos de técnicas cognitivas:**

1. revisar evidências que apoiam o esquema
2. examinar criticamente as evidências comprobatórias
3. revisar as evidências que contradizem o esquema
4. ilustrar como o paciente descarta as evidências contraditórias
5. utilizar cartões de enfrentamento que contradizem o esquema[13]

### Técnicas vivenciais

Essas técnicas podem ocorrer não somente a partir de vivências práticas ou *role-playing*, mas também por meio de imaginação e diálogos que evidenciem aspectos emocionais da infância. A partir delas, é possível que o paciente consiga falar sobre necessidades não satisfeitas, podendo ocorrer conversas imaginárias ou via dramatização com o pai e com a mãe. Algumas das técnicas mais utilizadas na perspectiva experiencial são: (1) diálogos imaginários com os pais e imagens mentais; e (2) catarse emocional-carta aos pais.[13,16]

### Técnicas relacionais (relação terapeuta-paciente)

A relação terapêutica é um destaque nessa técnica, de modo que a literatura mais recente a nomeia de relação terapêutica. Muitas vezes, os esquemas do paciente são ativados na relação com o terapeuta, e é essencial abordar esses aspectos. Destacam-se aqui dois construtos: *confrontação empática* (usar empatia para confrontar o esquema) e *reparação parental limitada* (buscar reparar o estilo parental dentro dos limites colocados pelo *setting* terapêutico).[14,16] O terapeuta deve ser representado como um adulto saudável, que não aceita completamente os próprios esquemas. Busca-se reparar as necessidades básicas infantis do paciente.[14]

### Técnicas comportamentais (ruptura de padrões)

Essas técnicas auxiliam no rompimento e na modificação de padrões comportamentais desadaptativos, o que pode ser realizado por meio de tarefas e exercícios. Os novos comportamentos podem ser ensaiados na sessão, permitindo que o paciente aprenda novos modos de enfrentamento. Muitas vezes, podem ser sugeridas, inclusive, mudanças ambientais.[13,14] Por exemplo, no caso do paciente A., seria indicado sair da casa da mãe, pois ela reforçava seu esquema de dependência/incompetência.

▶ **A sistematização da mudança de comportamento pode se dar mediante:**

1. análise das vantagens e desvantagens de continuar com o comportamento
2. elaboração de cartão-lembrete
3. ensaio comportamental saudável em imagens mentais
4. tarefas de casa, entre outras estratégias[14]

### Evidências de eficácia da terapia dos esquemas

A TE é relativamente recente, portanto ainda carece de evidências empíricas, sobretudo quanto aos modelos de tratamento aplicados em diferentes públicos e contextos clínicos. Entre as intervenções TE, uma das mais investigadas e comprovadas empiricamente é voltada ao TPB. Em estudo conduzido por Maciel e colaboradores,[18] a partir de revisão sistemática da literatura, evidenciou-se redução dos sintomas dos pacientes avaliados, tanto nas intervenções de grupo quanto nas individuais, demonstrando sempre superioridade em relação aos grupos-controle investigados. Outro estudo similar foi realizado por Sempertegui,[19] em que questionou a força dos resultados encontrados em relação à eficácia do modelo de Young e evidenciou a presença de resultados mistos. Entretanto, apesar do pequeno número de estudos encontrados, a autora sugere que a TE é um tratamento promissor, especialmente para o TPB. De fato, apesar dos poucos e limitados estudos, a TE tem evidências moderadas de eficácia na divisão 12 da American Psychological Association.[20]

Ainda no que se refere à investigação da eficácia da TE para TPs, um estudo evidenciou resultados positivos. Avaliou-se o resultado da prática da TE nas personalidades paranoide, histriônica e narcisista. Os resultados apontaram uma proporção significativamente maior de pacientes que apresentaram melhoras em relação ao grupo-controle. Além disso, pacientes tratados com TE manifestaram menos transtorno depressivo e melhor funcionamento geral e social.[21] Entretanto, apesar de ser um estudo relativamente bem conduzido, ainda serão necessários novos estudos que ampliem as evidências da TE em relação a esses TPs.

Ante o exposto, as evidências já encontradas trazem indícios de uma prática que é, de fato, promissora, mas com poucas e metodologicamente limitadas investigações. Em contrapartida, o modelo teórico adquire cada vez mais ramificações, havendo ensaios clínicos com diferentes públicos e contextos e uma literatura que se demonstra diversificada. Contudo, para se justificar na prática, é preciso investimento para fortalecer as evidências da abordagem.

## TERAPIA COMPORTAMENTAL DIALÉTICA

### Breve história da terapia comportamental dialética

O início da DBT ocorre no período de treinamento em psicoterapia de sua criadora Marsha Linehan. Durante as décadas de 1970 e 1980, Marsha Linehan estava estudando intervenções em TCC para mulheres cronicamente suicidas e com comportamentos de automutilação não letal (AMNL).

Nesse mesmo período, percebeu que a maioria das pacientes apresentava critérios diagnósticos para TPB.[22] Após uma série de observações clínicas, Linehan e sua equipe avaliaram três problemas importantes durante a intervenção de TCC-padrão: (1) o enfoque em estratégias de mudança é percebido como invalidação pelas pacientes; (2) as pacientes (sem intencionalidade) reforçavam seletivamente as intervenções menos eficazes dos terapeutas; e (3) como as pacientes sofrem crises emocionais em grande frequência e em diversos contextos de sua vida, os terapeutas tinham grandes dificuldades em manter o foco na terapia e ensinar habilidades para lidar com as crises.[23]

A partir desse momento, Marsha Linehan e sua equipe selecionaram as técnicas mais eficazes para tal tipo de pacientes e incluíram elementos de práticas do *zen* budismo para incentivar a aceitação durante a psicoterapia e algumas técnicas paradoxais utilizadas em outras práticas psicoterápicas.[22]

### Características da terapia comportamental dialética

A DBT é um tratamento guiado por princípios terapêuticos, ou seja, não tem uma estrutura passo a passo, mas hierarquias norteadoras de comportamentos a serem analisados (à luz da análise comportamental) e intervenções conhecidamente mais eficazes para cada tipo de comportamento.[24]

Entretanto, é esperado que se use protocolos passo a passo durante o período de tratamento, uma vez que de 30 a 50% dos pacientes com TPB têm comorbidade com transtorno de estresse pós-traumático (TEPT). Logo, em uma segunda etapa do tratamento, é indicado o uso do protocolo de exposição prolongada para esses pacientes.[25] Resumidamente, a DBT é um tratamento para auxiliar pacientes com desregulação emocional.[22] Assim, Linehan[22] apresenta o conceito de modelo psicossocial da desregulação emocional.

Segundo a autora,[22] pacientes com TPB apresentam biologicamente *vulnerabilidade emocional* (i.e., sensibilidade aumentada a estímulos, com alta intensidade e retorno lento ao estado de calma). Também manifestam déficit de habilidades, que se estabelece por conta da relação transacional entre a vulnerabilidade e *ambientes invalidantes*. Podemos entender como invalidantes aqueles ambientes que punem, minimizam ou desconsideram as experiências internas da criança, seja por meio de castigos, deboche, seja por meio de negligência em auxiliá-la a lidar com suas emoções. Consequentemente, elas não aprendem a lidar com suas emoções, o que resulta em uma condição que chamamos de desregulação emocional.[23]

Segundo Linehan,[22] situações de abuso físico, psicológico e sexual são os maiores graus de invalidação, lembrando a alta relação de história de abuso sexual em pacientes com TPB.

A autora acrescenta que muitos dos problemas do paciente com TPB são ocasionados por uma falha dialética. A filosofia dialética é um dos três pilares teóricos da DBT.[24] Teorias sobre o funcionamento da personalidade e seus transtornos geralmente se baseiam em visões de mundo, e, para a DBT, essa visão de mundo é a dialética.[22] Usada para melhorar a capacidade lógica por filósofos gregos, a dialética foi empregada por filósofos modernos – Hegel foi o primeiro – e, assim, saiu do campo da filosofia para auxiliar na explicação de muitos campos de conhecimento, como a economia e a ciência, por exemplo.[24]

Uma definição mais clara seria "o conceito de contradição de opostos (tese e antítese) e sua resolução contínua (síntese)".[26] Para a DBT, a visão de realidade é inter-relacionada e interconectada, não é estática, ou seja, está sob mudança contínua, e a verdade pode ser encontrada na síntese de opostos.[22,24,27]

Na prática, significa que, quando o paciente apresenta padrões de pensamentos do tipo "ou oito ou oitenta" (p. ex., ou sou uma pessoa muito boa, ou sou muito má), isso representa uma falha na habilidade de avançar em uma síntese e aceitar alguns paradoxos da existência. Linehan[22] compara esse tipo de pensamento dicotômico com o conceito psicanalítico de "clivagem". Assim, a psicoterapia deve auxiliar a (1) reconhecer a polaridade e (2) mergulhar no paradoxo para promover a síntese. Isso implica dois princípios terapêuticos propostos pela DBT: os pacientes estão fazendo o melhor que podem ao mesmo tempo que podem melhorar mais.[22,27]

O segundo pilar da DBT é a prática *zen*, a qual está intimamente relacionada com duas habilidades ensinadas aos pacientes: *mindfulness* e tolerância ao mal-estar. Isso porque, no início de seus estudos com pacientes com TPB, Linehan percebeu que intervenções com direcionamento maciço a mudanças são inerentemente invalidantes para esses pacientes. Então, passou a utilizar recursos da prática *zen* para promover aceitação.[23,24]

É importante ressaltar que, para a DBT, não é obrigatório que os terapeutas sejam praticantes da filosofia *zen*, mas o uso de técnicas de aceitação da realidade é extremamente necessário.[24]

Apesar de seus primeiros manuais a intitularem como um tratamento cognitivo-comportamental, a DBT pertence epistemologicamente às ciências comportamentais, configurando-se como uma das chamadas terapias de "terceira onda" ou contextuais (ver Cap. 13).[28] As terapias de "terceira onda" reexaminam a aplicabilidade da teoria da aprendizagem em comportamentos verbalmente mediados.[24]

Dessa forma, é necessário o conhecimento do condicionamento clássico e operante para as intervenções orientadas à mudança.[22] O condicionamento clássico – quando um estímulo neutro é repetidamente emparelhado com um estímulo incondicionado, passa a provocar (ou eliciar) a resposta incondicionada, tornando-se um estímulo condicionado – é importante sobretudo para o tratamento de situações traumáticas na vida dos pacientes, pois a exposição sem reforço é o principal recurso para tais problemas.[24] Já o condicionamento operante – aquele que é mantido por suas consequências – está presente na tomada de decisão em diversas situações de manejo de contingências. Por exemplo, o envio de uma quantidade excessiva de mensagens de texto para o terapeuta (não vinculadas a pedidos de ajuda para comportamentos de risco) pode ser reforçado positivamente à medida que o terapeuta "responde" às mensagens com outras mensagens de texto. Uma possível solução para extinguir esse comportamento é o terapeuta não responder a mensagens não vinculadas a pedidos de ajuda, o que é explicado posteriormente para o paciente, inclusive de forma didática.

## Evidências empíricas e de eficácia do modelo

Desde a década de 1990, a DBT se destaca no campo das terapias baseadas em evidências para TPB.[20] Segundo Dornelles e Alano,[23] as evidências para o tratamento sempre foram um elemento importante, pois muitas equipes de DBT utilizam essas informações para auxiliar os pacientes a se comprometer em seus programas.

Dornelles e Alano[23] encontraram evidências robustas ao longo de 18 ensaios clínicos randomizados (ECRs) realizados em diferentes grupos de pesquisas em localizações distintas no mundo. Nesses estudos, houve redução em comportamentos suicidas, AMNLs, ideação suicida, sintomas dissociativos e sintomas de estresse pós-traumático.[29,30] Também é importante destacar que a DBT tem demonstrado evidências para outros transtornos mentais, como transtorno por uso de substâncias, transtornos alimentares, transtorno depressivo maior e transtorno bipolar em adolescentes.[20,31]

## Como funciona o modelo de tratamento

A DBT é um modelo psicoterapêutico com evidências empíricas consideráveis para pacientes com TPB e com desregulação emocional.[20] Apesar de ser manualizada, como já mencionado, ela não é um protocolo passo a passo, e sim um tratamento baseado em princípios. Logo, é necessário que o terapeuta conheça uma hierarquia de comportamentos que devem ser abordados nas sessões e nos estágios de tratamento em que a pessoa se encontra.[32]

Quanto à hierarquia, os primeiros comportamentos a serem abordados são os que configuram risco à manutenção da vida. Assim, tentativas, ideações e ameaças suicidas, quando ocorrem na semana de terapia, tornam-se o principal tópico de abordagem.[22]

Em segundo lugar entre os comportamentos-alvo da DBT estão os chamados "comportamentos que interferem na terapia". Ausências, atrasos ou mesmo a falta de disposição de falar sobre determinados assuntos de relevância para o processo terapêutico são analisados por meio de uma análise em cadeia, e, em seguida, uma solução de problemas é proposta. Aqui também podemos incluir comportamentos do paciente que cansem ou desmotivem o terapeuta, como ligações fora de horários combinados ou inadimplência com pagamentos, e até mesmo de caráter interpessoal, como, por exemplo, um comentário ofensivo.[22]

Por último na hierarquia de comportamentos estão aqueles que Linehan[22] chama de "comportamentos que afetam a qualidade de vida". O terapeuta deve ficar atento a comportamentos como uso de substâncias, práticas sexuais de risco,* problemas de moradia, etc.[23]

---

* Apesar de o uso de substâncias e comportamentos sexuais resultarem em problemas clínicos que levam ao óbito, eles ficam hierarquicamente atrás de comportamentos suicidas, pois estes últimos podem levar à morte quase imediatamente após o comportamento. É necessário avaliar o grau de letalidade e o tempo para contextualizar o comportamento com a hierarquia da DBT.

## Estágios de tratamento

Na DBT, podemos considerar pelo menos cinco estágios de tratamento. Levando em conta toda a pluralidade de sintomas do transtorno e a singularidade de cada paciente, é importante ressaltar que esses estágios não são rígidos. As pessoas podem avançar os estágios e até retornar a estágios anteriores em qualquer momento do tratamento. A seguir, é apresentada uma descrição de cada estágio da DBT.

### Pré-tratamento

A primeira etapa é nada mais do que preparar o terreno para o tratamento. Nesse momento, é necessário que o terapeuta determine se a DBT é o tratamento apropriado para aquele tipo de paciente (avaliar) e se está disposto a trabalhar com o paciente.[22] Posteriormente, o foco é comprometer o paciente com o tratamento. Aqui, percebe-se que o comprometimento é com o tratamento, e não com permanecer vivo.

Para pacientes cronicamente suicidas, comprometer-se com a ideia de permanecer vivo pode ser angustiante, já que, na DBT, entende-se o comportamento suicida como uma tentativa de solução de problemas pouco eficaz para a dor psíquica.[22] Dessa forma, é importante que o terapeuta converse com o paciente sobre uma *vida que vale a pena ser vivida*,[32] buscando que este se comprometa a permanecer em tratamento a fim de aprender as habilidades necessárias a uma *vida que valha a pena ser vivida*.[22,32]

### Estágio 1 – Fornecendo novas habilidades

Após o terapeuta obter o comprometimento do paciente com o tratamento, é necessário ensinar a ele habilidades para lidar com seus problemas. É importante que o terapeuta, logo no início do tratamento, monte um plano geral de crises para os momentos em que o paciente se sentir suicida ou próximo de um comportamento de automutilação.[22,33] Nessa fase, o terapeuta também deve encaminhar o paciente para um treino de habilidades, que será mais bem explicado adiante neste capítulo. Entretanto, podemos adiantar que as habilidades a serem ensinadas são: *mindfulness*, habilidades interpessoais, habilidades de regulação emocional e habilidades de tolerância a mal-estar.[33]

### Estágio 2 – Lidando com o estresse pós-traumático

Após a diminuição dos comportamentos de tentativas de suicídio e automutilação, o paciente entra no estágio 2 do tratamento. No entanto, é necessário que o terapeuta avalie como estão as habilidades aprendidas no estágio anterior, pois, no estágio 2, são tratados os sintomas de estresse pós-traumático por meio de protocolos formais de tratamento de TEPT, como o de exposição.[25]

Além dos procedimentos de exposição, é importante auxiliar o paciente a aceitar o fato de que o trauma ocorreu e diminuir a estigmatização e os sentimentos de culpa em relação a ele.[23] É comum que ocorram retrocessos de estágios durante esse período de tratamento, sendo necessário que o terapeuta foque em ensinar novamente habilidades como as de tolerância a mal-estar do estágio 1 para, então, voltar ao estágio de tratamento dos traumas.[22]

### Estágio 3 – Alimentando o respeito do *self*

Passando pelas etapas anteriores, espera-se que o paciente já tenha aprendido e generalizado algumas habilidades em seu dia a dia e trabalhado a aceitação de seus traumas anteriores.[22] Como referem Dornelles e Alano,[23] é o momento de aumentar a capacidade de confiar nas próprias autoavaliações (emocionais, cognitivas e comportamentais), diminuir as autoinvalidações – por exemplo, pensar que não é digno de viver ou que não deveria ter nascido – e valorizar-se como ser humano.

### Estágio 4 – Incompletude

Os métodos de tratamento desse estágio são os menos definidos na literatura, mas dependem da teoria e da prática de *mindfulness*.[32] Seus objetivos são bem definidos: manter o trabalho realizado até o momento e expandir a consciência e a realização espiritual.[32] Em suma, entende-se que o quarto estágio é para os pacientes que apresentam baixo comprometimento funcional, têm preocupações existenciais básicas e buscam crescimento pessoal.[34]

### Módulos de tratamento

Ao longo de suas pesquisas, Linehan[22] encontrou alguns problemas no tratamento de pacientes com TPB. Entre eles, observou a dificuldade que os terapeutas encontram para manter as metas, visto que os pacientes apresentam crises que os levam a abandoná-las. Outro problema é que os terapeutas comumente têm *burnout* durante o tratamento desse grupo de pacientes.[22,33]

A partir dessas demandas, foram pensados módulos de tratamento que auxiliassem a aquisição de habilidades dos pacientes a fim de que o terapeuta pudesse focar as metas terapêuticas e evitar o *burnout*.[22] São eles:

- **Terapia individual**. Em uma equipe de DBT, o terapeuta é o gerente do caso. Isso significa que trabalha no comprometimento do paciente com o tratamento e lhe dá suporte telefônico e é o responsável por gerenciar as metas do caso e construir a conceitualização de caso.
- **Grupo de treino de habilidades**. Com o objetivo de ensinar técnicas para lidar com a desregulação emocional e não sobrecarregar os terapeutas individuais, foi criado o grupo de treinamento de habilidades. Ele necessita de um treinador de habilidades e um cotreinador, que não precisa ser a mesma pessoa da terapia individual. Nesse grupo, o ideal é ter de 8 a 10 pacientes, e são ensinadas as seguintes habilidades: *mindfulness*, habilidades interpessoais, habilidades de regulação emocional e habilidades de tolerância ao mal-estar. (Para mais detalhes, ver a obra de Linehan.[33])
- **Consultoria por telefone**. As ligações telefônicas na DBT têm três objetivos: estreitar a relação terapêutica, auxiliar a generalizar habilidades usadas no treino de habilidades e auxiliar em crises de desregulação emocional, como comportamentos suicidas e de automutilação.[22] Dornelles e Alano[23] definem dois tipos de pacientes: os que nunca ligam para seus terapeutas e os que ligam demais.

Para o primeiro tipo de paciente, é importante trabalhar o aspecto de seu comportamento que o impede de ligar para o terapeuta – por exemplo, alguma crença de que não deve pedir ajuda ou simplesmente falta de habilidades para ver sinais que antecedem a crise. Dependendo da resposta, o terapeuta usa intervenções de solução de problemas para cada uma delas.[23] Para o segundo tipo de paciente, é importante fazer um contrato de limites pessoais, como o número de ligações o terapeuta está disposto a atender ao longo da semana e os horários em que está disponível para isso.[23] (Para mais detalhes, ver a obra de Linehan.[22])

## Grupo de consultoria para terapeutas

Aqui é importante ressaltar que a DBT é um tratamento em equipe. A equipe de consultoria objetiva que uma comunidade de terapeutas atenda uma comunidade de pacientes.

### ▶ As seis funções de uma equipe de DBT são:

1. monitorar a adesão aos princípios da DBT
2. aumentar a adesão aos princípios da DBT em cada membro da equipe
3. monitorar o progresso do paciente e avaliar problemas que surjam no curso do tratamento
4. aumentar e/ou manter a motivação do terapeuta
5. consultar comportamentos efetivos com a rede de saúde (DBT e não DBT)
6. dar apoio quando os limites são flexibilizados (e mesmo quando não são flexibilizados)[23]

A equipe auxilia os terapeutas a manter esses comprometimentos. Dessa forma, há papéis estabelecidos na equipe, que são: o *líder*, responsável por conduzir as reuniões e organizar materiais necessários; o *observador*, que, como o nome já diz, observa se a equipe está mantendo os pressupostos da DBT e sinaliza quando não o estiver fazendo; o *anotador*, que é responsável por anotar o conteúdo da reunião para que o líder retome na semana seguinte; e, por fim, uma pessoa responsável por conduzir uma prática de *mindfulness* no início das reuniões.[22,23]

## Principais técnicas

O tratamento apresenta um manual com metas, estágios e alvos de prioridades, protocolos, diversas habilidades a serem ensinadas e, pelo menos, 80 estratégias diferentes.[32] A seguir, são descritas algumas habilidades básicas para um terapeuta iniciante em DBT.

### Estratégias de comprometimento

Essas estratégias podem ser necessárias em qualquer momento na terapia, porém são mais utilizadas na fase de pré-tratamento. Nessa fase, é necessário obter o comprometimento com acordos, por exemplo, objetivos e metas da terapia, e compromisso com os módulos do programa e com a aquisição de habilidades.[24] Cabe ressaltar que as estratégias não são formas de persuadir os pacientes a fazer o que o terapeuta prescreve, mas de obter um compromisso com a mudança que o programa oferece.[24] Assim, o terapeuta pode usar como recursos *metáforas* para explicar o programa de DBT ou mesmo listas de *prós e contras*.

Outras estratégias utilizadas da psicologia social são comuns, como o "pé na porta", que consiste em, após ter obtido um pequeno compromisso (vir na próxima sessão), orientar para que se comprometa com um maior (manter-se vivo para isso). Há também a estratégia oposta, chamada de "porta na cara": após se comprometer com um grande compromisso (p. ex., de ter uma vida que valha a pena ser vivida), parte-se para um compromisso menor (p. ex., comprometer-se a diminuir os comportamentos de automutilação).[22,24]

Segundo Swales,[24] a combinação dessas estratégias com o método "advogado do diabo" auxilia bastante na orientação e no comprometimento com o programa de DBT. "Advogado do diabo" é uma estratégia que consiste em o terapeuta argumentar contra o compromisso (por isso advoga para o diabo), enquanto o paciente acaba argumentando a favor do comprometimento. Em resumo, é necessário mostrar aos pacientes que eles têm *liberdade de escolha, mas ausência de alternativas*. (Para mais detalhes sobre como usar essas estratégias, ler o manual original de Linehan.[22])

### Análise em cadeia

Como já mencionado, diferentemente da TCC padrão, o terapeuta não parte da premissa de que o que leva o paciente a se engajar em um comportamento-problema são seus pensamentos ou crenças subjacentes. A visão da DBT parte da ciência comportamental, ou seja, para saber o que antecede ou mantém determinado tipo de comportamento, o terapeuta deve realizar uma análise funcional do comportamento.[22]

Dessa forma, a análise em cadeia tem a função de auxiliar na formulação de caso e ajudar o paciente a se engajar na mudança de comportamentos-alvo.[35] Assim, por meio de uma série de perguntas em relação ao que ocorreu antes e depois do comportamento-alvo, o terapeuta é capaz de identificar e controlar variáveis e pensar nas alternativas que seriam mais funcionais ou habilidosas para aquele determinado evento.[35]

### Validação
A validação é uma das principais estratégias de aceitação na DBT. Com a validação, comunica-se que o ponto de vista do paciente faz sentido.[35] É necessário o terapeuta ter em mente que, ao trabalhar com pacientes suicidas, nem tudo deve ser validado. Um terapeuta de DBT nunca deve validar uma tentativa de suicídio como uma solução, por exemplo.[22]

É importante ressaltar que as estratégias de validação não são exclusivas da DBT. Outros modelos de tratamento também as utilizam.[22] Todavia, há três elementos que são exclusivos da DBT, a saber: a constante procura por aquilo que é válido no comportamento do paciente, a comunicação explícita (verbal) ou implícita (de maneira funcional) e a validação em seis níveis diferentes descritos a seguir.[23]

▶ **Os diferentes níveis de validação são:**

1. escutar com plena atenção
2. refletir corretamente sobre o que a pessoa está dizendo
3. verbalizar expressões não verbais do indivíduo
4. comunicar que o comportamento atual do paciente faz sentido por conta de seu passado
5. comunicar que o comportamento atual faz sentido levando-se em conta o contexto atual
6. ser radicalmente genuíno com o paciente[24]

### Estratégias dialéticas
As estratégias dialéticas são elementos importantes para quando o paciente se encontra preso em uma forma de pensar rígida do tipo preto e branco.[22] O objetivo dessas estratégias é modelar o pensamento flexível e dialético nos pacientes.[23] Podemos citar algumas estratégias, como usar metáforas, adotar aceitação de paradoxos, avaliar dilemas dialeticamente ou procurar respostas por meio do conceito da "mente sábia". (Para mais detalhes, ler o manual original de Linehan.[22])

### Treino de habilidades
Inicialmente, Linehan[22] percebeu a dificuldade que os terapeutas encontravam em manter o foco em metas terapêuticas, devido às sucessivas crises de desregulação emocional, e, por conta disso, propôs um grupo com treino em habilidades. Dessa forma, o terapeuta individual tem a responsabilidade de generalizar as habilidades aprendidas no grupo para o ambiente do paciente.[22] Conforme já mencionado, as quatro habilidades ensinadas pelo treinador e pelo cotreinador de DBT são: *mindfulness*, habilidades interpessoais, regulação emocional e tolerância ao mal-estar.

O grupo de treinamento de habilidades tem como característica a rotatividade, já que cada habilidade é um módulo. Ainda, é importante ressaltar a presença de um cotreinador para auxiliar no equilíbrio dialético entre o treinador primário e os pacientes.[32]

Nesse trecho, é possível observar como o terapeuta de DBT procura se manter na hierarquia de comportamentos de maneira empática e como conduz uma análise em cadeia do comportamento-problema. Aqui, é possível notar também qual foi o evento desencadeante (grito da mãe) e os *links* que levam ao comportamento-problema, como emoções de medo, raiva e o pensamento de se cortar.

É importante identificar as consequências do comportamento que têm como efeito reforçá-lo (reforço negativo) como, por exemplo, produzir alívio, e que contribuem para perpetuá-lo. Para a complementação da topografia da análise em cadeia, valeria a pena investigar se havia acontecido algum evento que tinha vulnerabilizado emocionalmente a paciente em momento anterior, como falta de sono ou alimentação ou uso de substâncias.

Em seguida, o terapeuta apresenta uma análise de soluções, questionando a paciente sobre em que momento, naquela cadeia de eventos, ela deveria interferir para mudar o curso e não realizar o comportamento de autolesão. Posteriormente, as habilidades de tolerância ao mal-estar ou o plano de emergência para ligar para o terapeuta devem ser revisados e treinados.

## EXEMPLO CLÍNICO

B. é uma mulher de 22 anos de idade que reside com os pais, que são divorciados, mas moram em casas diferentes no mesmo terreno. B. tem diagnóstico de TPB e de TEPT decorrente de um estupro há cerca de quatro anos. A paciente está interditada após ter cometido diversas tentativas de suicídio e autolesões não letais.

A paciente foi encaminhada à terapia, pois havia uma frequência de sete comportamentos de automutilação sem intenção suicida e três tentativas de suicídio por semana. Em algumas sessões voltadas a estratégias de comprometimento, concordou em iniciar a terapia e o treino de habilidades com a meta de encontrar uma pessoa que a ame e ser mais independente. B. concordou também que, para isso, diminuiria as tentativas de suicídio e os comportamentos de autolesões.

A seguir, é apresentado um trecho de uma sessão após B. ter voltado a cortar-se depois de ter diminuído significativamente a frequência de seu comportamento de automutilação.

**Terapeuta**: Então, B., estou vendo aqui, em seu automonitoramento, que você voltou a cortar seus braços com a lâmina. O que aconteceu?
**Paciente**: Para variar, minha mãe brigou comigo e me senti mal, mas foi só uma recaída, agora estou melhor de novo. Preciso que você me ajude a arrumar um namorado, não aguento mais me sentir sozinha. Ontem à noite, conheci um cara novo no Facebook.
**Terapeuta**: Desculpe, B., mas fica muito difícil eu continuar conversando sobre outro assunto, sendo que, nesta semana, você correu um risco enorme. Podemos verificar esse episódio e depois trabalhamos para que você encontre alguém. O que acha? (Aqui, o terapeuta tenta voltar ao foco do comportamento de risco à vida, necessitando avaliar os antecedentes e as consequências desse comportamento e se ele está funcionalmente ligado com a busca de B. por namorados no Facebook.)
**Paciente**: Ok.
**Terapeuta**: Ok. Então, esclarece para mim. Você falou antes que o que provocou o comportamento foi sua mãe ter brigado com você, é isso?
**Paciente**: Sim.
**Terapeuta**: O que estava acontecendo naquele momento?
**Paciente**: Ela tinha chegado em casa, e eu a chamei para ficar no quarto comigo, então ela gritou para mim: "Chega! Me dá um tempo, eu estou cansada de trabalhar como uma louca para te sustentar e quero um pouco de paz quando chego em casa!".
**Terapeuta**: E como foi escutar isso?
**Paciente**: Na hora, me deu vontade de me cortar.
**Terapeuta**: Ela gritou com você, e você pensou em se cortar. Isso?
**Paciente**: Isso.
**Terapeuta**: Logo após ela gritar com você, antes de pensar em usar a lâmina, sentiu alguma coisa?
**Paciente**: Sim, desespero.
**Terapeuta**: Como fica seu corpo quando está desesperada? Muda algo na respiração, por exemplo?
**Paciente**: Me dá um aperto no peito, falta de ar.
**Terapeuta**: Logo após sua mãe gritar com você, você sente essas sensações no peito; são como as sensações de medo que lemos juntos no manual de habilidades?
**Paciente**: É. Mas depois vira raiva!
**Terapeuta**: Deixa eu ver se entendi. (Começa a escrever em forma de esquema em uma prancheta, mostrando à paciente.) Sua mãe gritou com você; a primeira sensação que você percebeu foi de aperto no peito, falta de ar e medo, certo?

> **Paciente:** Uhum.
> **Terapeuta:** De 1 a 5, qual era o tamanho desse medo?
> **Paciente:** Acho que quatro. Depois virou uma raiva mil!
> **Terapeuta:** (Acenando com a cabeça e desenhando o que a paciente acabou de dizer.) Ok, medo quatro e depois raiva mil. E depois disso?
> **Paciente:** Pensei na lâmina que estava no banheiro e fui direto para lá.
> **Terapeuta:** E o que aconteceu depois?
> **Paciente:** Aí você já sabe, me cortei!
> **Terapeuta:** E como você se sentiu depois do corte?
> **Paciente:** Aliviada.

## QUESTÕES EM ABERTO E ÁREAS DE PESQUISA

A American Psychiatric Association tem revisto os diagnósticos de TPs, abandonando a abordagem com critérios definidos e partindo para um modelo dimensional.[3] A falta de amostragens clínicas para determinados transtornos levanta a questão de haver mesmo um diagnóstico ou um traço de personalidade.[2]

Um possível reflexo da atual situação é a falta de evidências em tratamentos para outros TPs que não o TPB. Assim, o capítulo debruçou-se em dois modelos que já mostraram evidência para esse transtorno.

Quanto à TE, apesar de ter um corpo teórico já bastante vasto e de existirem algumas evidências empíricas de sua eficácia, há a necessidade de uma efetiva comprovação por meio de estudos com metodologia mais consistente.

Apesar de haver um grande número de ECRs mostrando que a DBT é eficaz no tratamento de pacientes com TPB, ainda carecemos de informações para a população brasileira, uma vez que o País ainda está formando os primeiros terapeutas com especialidade nesse tipo de tratamento.

## CONSIDERAÇÕES FINAIS

Levando em consideração a discussão no DSM-5 sobre o modelo de critérios e o dimensional para os TPs, essa ainda é uma área de muita divergência em relação às evidências empíricas. Tal divergência se apresenta em relação aos modelos de tratamento, sendo que aquele com o maior número de estudos robustos é direcionado para o TPB.

Neste capítulo, destacaram-se dois modelos de tratamento: a TE e a DBT, que, segundo a divisão 12 da American Psychological Association,[20] apresentam evidências moderadas e fortes, respectivamente, para o tratamento do TPB.

A TE é abrangente e integrativa e incorpora aspectos de diferentes modelos teóricos. Todavia, é prática, sistemática e apresenta medidas estruturadas que permitem verificar sua legitimidade. Seus autores fazem questão de trazer um modelo de tratamento estruturado, em linguagem clara, e, portanto, possível de ser replicado.

Embora, originalmente, a TE tenha surgido para superar as dificuldades da psicoterapia cognitiva clássica para os TPs, verificam-se, ao longo de sua utilização prática, diferentes possibilidades de aplicação. Em geral, os problemas enfocados pela abordagem têm natureza crônica, rígida e duradoura.

Já a DBT é uma terapia que, há mais de duas décadas, se mostra eficaz para pacientes com TPB.[23] Apesar de ser manualizada, ela é um modelo terapêutico baseado em princípios, com hierarquia e estágios bem definidos.[32]

Esse modelo terapêutico exige que o terapeuta aprenda uma série de habilidades e estratégias.[32] É necessário que sua aplicação ocorra em equipe, na qual uma comunidade de terapeutas atende uma comunidade de pacientes.[22,23] Esse apoio permitirá que os terapeutas não entrem em *burnout* durante o processo e que, concomitantemente, os pacientes recebam um tratamento que não só diminua os comportamentos autolesivos e as tentativas de suicídio, mas que os auxilie a obter uma vida que valha a pena ser vivida.²²

## REFERÊNCIAS

1. American Psychiatric Association. Manual diagnóstico e estatístico de transtornos mentais: DSM-5. 5. ed. Porto Alegre: Artmed; 2014.
2. Esbec E, Echeburúa E. New Criteria for personality disorders in DSM-V. Actas Esp Psiquiatr. 2011;39(1):1-11.
3. Gunderson J. Revising the Borderline Diagnosis for DSM-V: alternative Proposal. J Pers Disord. 2010;24(6):694-708.
4. McMain S, Pos AE. Advances in psychotherapy of personality disorders: a research update. Curr Psychiatry Rep. 2007;9(1):46-52.
5. Weinstein L, Perez-Rodriguez MM, Siever L. Personality disorders, attachment and psychodynamic psychotherapy. Psychopathology. 2014;47(6):425-36.
6. Piper WE, Ogrodniczuk JS. Psychotherapy of personality disorders. Curr Psychiatry Rep. 2001;3(1):59-63.
7. Frankenburg FR, Fitzmaurice GM, Zanarini MC. The use of prescription opioid medication by patients with borderline personality disorder and axis II comparison subjects: a 10-year follow-up study. J Clin Psychiatry. 2014;75(4):357-61.
8. Town JM, Abbass A, Hardy G. Short-Term psychodynamic psychotherapy for personality disorders: a critical review of randomized controlled trials. J Pers Disord. 2011;25(6):723-40.
9. Lundh LG, Petersson T, Wolgast M. The neglect of treatment-construct validity in psychotherapy research: a systematic review of comparative RCTs of psychotherapy for Borderline Personality Disorder. BMC Psychol. 2016;4(1):44.
10. Callegaro MM. A neurobiologia da terapia do esquema e o processamento inconsciente. Rev Bras Ter Cogn. 2005;1(1):20-9.
11. Cazassa MJ, Oliveira MDS. Terapia focada em esquemas: conceituação e pesquisas. Rev Psiquiatr Clin. 2008;35(5):187-95.
12. Young JE, Behary WT. Schema-focused therapy for personality disorders. In: Tarrier A, Wells GH, editors. Treating complex cases: the cognitive behavioural approach. New York: John Wiley & Sons; 1998.
13. Young JE, Klosko JS, Weishaar ME. Schema therapy: a practitioner´s guide. New York: Guilford; 2003.
14. Young JE, Klosko JS, Weishaar ME. Terapia do esquema: guia de técnicas cognitivo-comportamentais inovadoras. Porto Alegre: Artmed; 2008.
15. Martin R, Young J. Schema therapy. In: Dobson K. editor. Handbook of cognitive-behavioral therapies. New York: Guilford; 2010. p.317-46.
16. Young JE, Klosko JS, Weishark, ME. Terapia de esquemas: guía práctica. Bilboao: Desclée de Brouwer; 2015.
17. Wainer R, Rijo D. O modelo teórico: esquemas iniciais desadaptativos, estilos de enfrentamento e modos esquemáticos. In: Wainer R, Paim K, Erdos R, Andriola R, organizadores. Terapia cognitiva focada em esquemas. Porto Alegre: Artmed; 2015.
18. Maciel LZ, Tractenberg SG, Habigzang LF, Wainer R. Esquemas iniciais desadaptativos no transtorno por uso de álcool. Rev Bras Ter Cogn. 2013;9(2):101-7.
19. Sempértegui GA, Karreman A, Arntz A, Bekker MHJ. Schema therapy for borderline personality disorder: a comprehensive review of its empirical foundations, effectiveness and implementation possibilities. Clin Psychol Rev. 2013;33(3):426-47.
20. American Psychological Association. Boderline personality disorder: psychological treatments [Internet]. Society of Clinical Psychology. 2017. [capturado em: 23 jan 2018]. Disponível em: http://www.div12.org/psychological-treatments/disorders/borderline-personality-disorder/.
21. Bamelis LL, Evers SM, Spinhoven P, Arntz A. Results of a multicenter randomized controlled trial of the clinical effectiveness of schema therapy for personality disorders. Am J Psychiatry. 2014;171(3):305-22.
22. Linehan MM. Terapia cognitivo comportamental para transtorno de personalidade borderline. Porto Alegre: Artmed; 2010.
23. Dornelles VG, Alano DS. Terapia comportamental dialética. In: Neufeld CB, Falcone EMO, Rangé B, organizadores. PROCOGNITIVA Programa de Atualização em Terapia Cognitivo-Comportamental: Ciclo 3. Porto Alegre: Artmed; 2016. p.9-51. Sistema de Educação Continuada a Distância. v.1.
24. Swales MA, Heard HL. Dialectical behavior therapy distictive features. New York: Routledge; 2008.
25. Harned MS, Korslund KE, Foa EB, Linehan MM. Treating PTSD in suicidal and self-injuring women with borderline personality disorder: development and preliminary evaluation of a dialectical behavior therapy prolonged exposure protocol. Behav Res Therapy. 2012;50(2012):381-6.
26. Webster N. Webster's new world dictionary of the American language: college edition. New York: The World Company; 1964. p.404.
27. Dijk SV. DBT Made to simple: a step by step guide to dialectical behavior therapy. Oakland: New Harbinger; 2012.
28. Hayes SC, Follette VM, Linehan MM. Mindfulness and acceptance: expanding the cognitive-behavioral tradition. New York: Guilford; 2004.
29. Bendics JD, Atkins DC, Comtois KA, Linehan MM. Treatment differences in the therapeutic relationship and introject during a 2-year randomized controlled trial of dialectical behavior therapy versus nonbehavioral psychotherapy experts for borderline personality disorder. J Consult Clin Psychol. 2012;80(1):66-77.
30. Lieb K, Zanirini MC, Schmahl C, Lineham MM, Bohus, M. Borderline personality disorder. Lancet. 2004;364(9432):453-61.
31. Harned MS, Chapman AL, Dexter-Mazza ET, Murray A, Comtois KA, Linehan MM. Treating co-occurring Axis I disorders in recurrently suicidal women

with borderline personality disorder: a 2-year randomized trial of dialectical behavior therapy versus community treatment by experts. J Consult Clin Psychol. 2008;76(6):1068-75.
32. Swenson CR. Principles in action: acceptance, change and dialectics. New York: Guilford; 2016.
33. Linehan MM. Skills training manual for treating borderline personality disorder. New York: Guilford; 2015.
34. Pederson LD. Dialectical behavior therapy: a contemporary guide for pratitioners. West Sussesx: Wiley Blackwell; 2015.
35. Koerner K. Doing dialectical behavior therapy: a practical guide. New York: Guilford; 2012.

# LEITURA RECOMENDADA

Linehan MM, Armstrong HE, Suarez A, Allmon D, Heard HL. Cognitive-behavioral treatment of chronically parasuicidal borderline patients. Arch Gen Psychiatry. 1991;48:1060-4.

# Índice

Números de páginas seguidos pelas letras *f*, *q* e *t* indicam, respectivamente, figuras, quadros e tabelas

**A**

ABC de Ellis, 416q
Abstinência, 99-100
ACT e fobias, 598
Administração de contingências, 180
Adolescência, 347-361, 595-596
    avaliação, 348-351
        entrevista com o adolescente, 349-350
        entrevista com os pais, 351
        instrumentos, 350-351
        primeiro contato, 348-349
    *bullying*, 351-353
    comportamento suicida, 354-358
        TCC, 356-357
        terapia baseada na mentalização, 357-358
        terapia comportamental dialética, 357
    sexualidade e gestação, 353-354
    socialização e relações virtuais, 354
    TAG, 595-596
    uso de substâncias, 358-360
        entrevista motivacional, 360
        TCC, 359-360
        terapia de família, 359
Adultos, 363-380, 423-425
    casamento, 375-376
        conflito conjugal, 375
        divórcio, 375-376
    "crise da meia-idade", 372
    desenvolvimento da mente e da capacidade de se relacionar, 365-366
    doenças crônicas, limitações e morte, 377-379
    jovens e desenvolvimento, 366-372
        casamento, 367-368
        filhos, 368-369
        independização, 367
        transtornos mentais, 369-372, 423-425
            depressão e gênero, 370-371
            TDAH, 371-372, 423-425
            trauma, 371
    luto, 376-377, 378q
    trabalho, 372-375
        desemprego, 375
        escolha profissional, 373-374
        transtornos mentais relacionados, 374
Afetivograma, 530t
Aliança terapêutica, 88-89, 97-99, 228, 626
    conceito e evolução, 97-98
    manifestações da, 98
    na TCC, 98
    obstáculos, 116-117
    pesquisas sobre, 98-99
Alucinações auditivas e TCCp, 450-452
    abordagem, 450-451
        avaliação, 450-451
            caracterização do sintoma, 450-451

de crenças e cognições, 451
identificação de enfrentamentos desadaptativos e comportamentos de segurança, 451
identificação de gatilhos, 451
intervenções, 451-452
abordagem das crenças delirantes, 451-452
abordagens comportamentais, 451
normalização, 451
psicoeducação, 451
Análise(s), 258-259, 407
da comunicação, 258
de tomada de decisão, 258-259
do comportamento aplicada (ABA), 407
Andolfi, 301-302
André Green, 699
Anorexia nervosa ver Transtornos alimentares
Ansiedade, 396, 453, 559-561
e sintomas negativos, 453
em idosos, 396
técnicas para enfrentamento da, 559-561
Aposentadoria, 387-388
Aprendizagem, 176-177, 293, 338-339
social e autoeficácia, 176-177
dificuldades de, 338-339
interpessoal, 293
Aquisição e extinção de medos, 174-175
Assertividade, 549
Associação livre, 290
Atenção autofocada, 540
Ativação comportamental, 181, 498-500
Atividade(s), 389, 594
de valor, 594
física, e idosos, 389
Autismo na infância, 328
Autoajuda, grupos de, 293-296, 468
Autoavaliação, 417, 419f
Autobiografia, elaboração da, 431-432
Autocuidado, desenvolvimento de comportamentos de, 406-407
Autoinstrução, 416-417
Automonitoramento, 417, 419f

## B

B. F. Skinner, 175-176
Betty Carter, 301
Bioética, 151-167
confidencialidade, 160-165
exceções, 163-165
preservação das informações, 162
preservação institucional de informações, 162-163
quebra de, 161-162
ética, 151-155
bioética e responsabilidade, 154
bioética, humildade e competência intercultural, 154-155
direitos humanos, 154
ética dos princípios, 152-153
fronteiras terapêuticas e tecnologias digitais, 165-167
nas psicoterapias, 155-159
autonomia e autodeterminação, 158-159
bioética, determinantes e processo psicoterápico, 156
erros profissionais, 157-158
exercício profissional, 156-157
privacidade, 160
processo de consentimento informado, 159-160
componente de consentimento, 160
componente de informação, 159-160
violações graves, 165
Birras, 334-335, 405-406
intervenções para, 405-406
Bulimia nervosa ver Transtornos alimentares
Bullying, 340-341, 351-353
na adolescência, 351-353
na infância, 340-341
Busca, 257, 593-594
direta de material, 257
de garantias, 593-594

## C

Carl Whitaker, 299-300
Casais, terapia, 311-312 ver também Terapia familiar e de casal
Casamento, 367-368, 375-376
conflito conjugal, 375
divórcio, 375-376
Cibernética, 299
Clarificação, 258
Cloé Madanes, 300
Coesão grupal, 293
Cognições, 449, 450, 451, 453-454
Comorbidades, 82-83
Comportamento(s), 119, 334-335, 354-358, 404-407, 540, 621-622
agressivo, 334-335

comportamentos estereotipados
  e explosões de raiva e
  agressividade, 405
crises de birra, 405-406
desenvolvimento de comportamentos
  de autocuidado, 406-407
treino de habilidades sociais, 406
treino de pais, 406
de segurança, 540
disfuncionais, intervenções para, 404-407
evitativos, 621-622
regressivos, risco de, 119
suicida na adolescência, 354-358
  ver também Suicídio, risco de
  TCC, 356-357
  terapia baseada na
    mentalização, 357-358
  terapia comportamental dialética, 357
Conceitualização cognitiva, 590-591
Condicionamento, 172-173, 175-176
  clássico ou pavloviano, 172-173
  operante, 175-176
Confidencialidade, 160-165
  exceções, 163-165
  preservação das informações, 162
  preservação institucional de
    informações, 162-163
  quebra de, 161-162
Conflito conjugal, 375
Confrontações, 723-724
Consentimento informado,
processo de, 159-160
  componente de consentimento, 160
  componente de informação, 159-160
Consultório(s) ver Settings psicoterápicos
Construcionismo social, 302-303
Construtivismo, 302-303
Contrato terapêutico, 113-114, 722-723
Contratransferência, 103-105, 227, 724-725
  conceito e evolução, 103-104
  manifestações da, 104-105
    tipos de, 102q
  pesquisas sobre, 105
Controle, 90, 329-330, 579, 670-671
  da respiração, 579
  de estímulos, 670-671
  de impulsos, 90
  dos esfíncteres, 329-330
Crenças, 415, 449, 450, 451, 530-531, 624
  alternativas, 450
  centrais ou nucleares, 415, 530-531
  delirantes, 450, 451-452

disfuncionais, 624
intermediárias, 415
subjacentes, 449
Crianças e adolescentes, 131-132
ver também Infância
setting das psicoterapias, 131-132
Cuidadores de idosos, 388-389
Curso da psicoterapia, 114-117
  importância do tratamento
    pessoal e da supervisão, 117
  motivação para a terapia, 115-116
  obstáculos da realidade externa, 117
  obstáculos na aliança terapêutica, 116-117
  obstáculos do paciente, 115-116
  obstáculos do terapeuta, 115

## D

D-cicloserina, 581
David Epston, 303
De Shazer, 300
Deficiência(s) intelectual(ais),
339-340, 401-410
  abordagem farmacológica, 407
  eficácia das intervenções, 407-409
  intervenções para comportamentos
    disfuncionais, 404-407
    comportamentos estereotipados
      e explosões de raiva e
      agressividade, 405
    crises de birra, 405-406
    desenvolvimento de comportamentos
      de autocuidado, 406-407
    treino de habilidades sociais, 406
    treino de pais, 406
  intervenções precoces, 403-404
  na infância, 339-340
  psicoeducação da família, 403
Delírios e TCCp, 448-449
  abordagem dos delírios, 448-449
  avaliação, 449
    de crenças subjacentes, 449
    de evidências usadas para
      comprovar delírios, 449
    de sintomas e cognições, 449
  conceitualização do caso, 449
  identificação das distorções
    cognitivas, 449
  identificação de gatilhos
    delirantes, 449

identificação de respostas emocionais
e comportamentais evocadas por
interpretações delirantes, 449
    identificação do foco delirante, 449
intervenções, 449-450
    construir e consolidar crenças
        alternativas, 450
    exposição gradual, 450
    normalização, 449-450
    psicoeducação, 449-450
    questionar evidências, 450
    trabalhar com crenças nucleares
        não delirantes, 450
Demências *ver* Transtornos
neurocognitivos maiores
Dependência de internet, 484-492
    conceitualização teórica, 487-488
    diagnóstico, 485-487
    epidemiologia, 485-487
    família do paciente, 491-492
    tratamento, 488-491
Depressão, 57-60, 259-261, 370-371, 394-395,
453 *ver também* Transtornos depressivos
    e eficácia da TIP, 259-261
    e gênero, 370-371
    e sintomas negativos, 453
    em idosos, 394-395
Descontroles de impulsos graves, 313
Desemprego, 375
Dessensibilização e reprocessamento
por movimentos oculares (EMDR),
265-274, 279-280, 615-616
    fundamentos teóricos, 267-270
        modelo de processamento adaptativo
            da informação (PAI), 267-269
        reconsolidação da memória, 269-270
    histórico, 266-267
    indicações e contraindicações, 273-274
    na prática clínica, 270-273
        fase 1 – história clínica, 270-271
        fase 2 – preparação, 271
        fase 3 – avaliação, 271-272
        fase 4 – dessensibilização e
            reprocessamento, 272
        fase 5 – instalação da
            crença positiva, 272
        fase 6 – checagem corporal, 272-273
        fase 7 – fechamento, 273
        fase 8 – reavaliação, 273
Dessensibilização sistemática, 687
Diário, 531t, 627-628
    de atividades, 531t
    do TOC, 627-628

Dificuldades de aprendizagem
na infância, 338-339
Direitos humanos, 154
    coletivos, 154
    individuais, 154
    transpessoais, 154
Disfunções sexuais, 681-694
    avaliação do paciente, 684-865
    classificação, 683
    eficácia das intervenções, 693-694
    fatores predisponentes, desencadeantes
        e mantenedores, 684
    objetivos do tratamento, 685
    técnicas, 685, 686t
    terapia sexual, 682-684, 685-693
        conceito atual, 683-684
        modelos, 685-693
        passado e futuro, 682-683
Distorções cognitivas, 449, 532t
Distração, 579
Distúrbios do sono na infância, 323-325
    manejo, 324-325
    terror noturno e sonambulismo, 324
Divórcio, 375-376
Doenças crônicas, 377-379
Doenças físicas e dor psicogênica, 83
Don Jackson, 300
DSM-5, 713-714


# E

E. L. Thorndike, 175
EMDR *ver* Dessensibilização e
reprocessamento por movimentos
oculares (EMDR)
Encenações ou dramatizações, 305-306
Entrevista motivacional, 87,
360, 461-463, 476-477
Envelhecimento saudável, 389-391
*ver também* Idosos
    atividade física, 389
    nutrição, 389-390
EPR, exercícios de, 628
Erros profissionais, 157-158
    imperícia, 157
    imprudência, 157-158
    negligência, 158
Escola e TDAH, 421-422
Escola psicossomática de Paris, 698-699
Escolha da terapia, 78-94
    avaliação do paciente, 79-80

capacidade de *insight* e de
  pensar psicológico, 89-90
condições pessoais e técnica
  psicoterapêutica mais indicada, 91
diagnóstico e comorbidades, 81-84
    aspectos sadios do paciente, 84
    comorbidades, 82-83
    doenças físicas e dor psicogênica, 83
    funções psíquicas e exame do
      estado mental, 83-84
    história da doença atual, 82
    história passada, 82
    por onde começar, 83
diagnóstico e técnica terapêutica
  preferencial, 84-86
diagnóstico, condições de realidade
  e terapia preferencial, 91-94
    indicações e contraindicações das
      principais psicoterapias, 92-94t
motivação e *insight* sobre a doença, 86-87
    entrevista motivacional, 87
    psicoeducação, 87
motivos da procura do tratamento, 80
relação com o terapeuta, 87-89
    capacidade de estabelecer boa
      aliança terapêutica, 88-89
    vínculo, 88
sintomas/problemas e sofrimento
  psíquico/prejuízos, 81
tolerância à frustração e
  controle de impulsos, 90
Escolha profissional, 373-374
Esquemas, terapia dos *ver*
Terapia dos esquemas
Estabilizadores de humor, 525
Estimulação, 430-431, 687
  cognitiva, 430-431
  guiada, 687
Ética, 151-155 *ver também* Bioética
  bioética e responsabilidade, 154
  bioética, humildade e competência
    intercultural, 154-155
  direitos humanos, 154
    coletivos, 154
    individuais, 154
    transpessoais, 154
  ética dos princípios, 152-153
    princípio da autonomia, 153
    princípio da beneficência e da
      não maleficência, 153
    princípio da justiça, 153
Evan Imber-Black, 301
Evidências em psicoterapia, 135-149

eficácia *versus* efetividade, 143-144
futuro da pesquisa, 147-148
hierarquia, 144
limitações, 146-147
medidas de desfecho, 142-143
    calendário de avaliação, 143
    escolha da medida, 142-143
    utilidade clínica, 143
pesquisa qualitativa, 140-141
pesquisa quantitativa, 141-142
pesquisa sobre desfecho, 138-140
pesquisa sobre processo, 137-138, 138q
    estudos de construção teórica, 138
    estudos de teste de hipótese, 138
    estudos descritivos, 137
    macroprocesso, 138
    microprocesso, 138
tipos de delineamento, 144-145
    ensaio clínico randomizado, 145
    outros ensaios, 145
    revisão sistemática e
      metanálise, 144-145
Evitações, 621-622
Exame do estado mental, 83-84
Exercício(s), 156-157, 208-210, 563-564, 628
  da seta descendente, 563-564
  da uva-passa, 208-209
  de EPR, 628
  de *mindfulness* da respiração, 209-210
  de *mindfulness* dos sons e pensamentos, 210
  profissional, 156-157
Experiências comportamentais, 547, 687-688
  e modificação, 687-688
Exploração não diretiva, 257
Explosões de raiva e agressividade, 405
  manejo, 405
Exposição, 177, 450, 546-547, 579-
580, 593, 594, 612-613, 616
  gradual, 450
  imaginária às preocupações, 593
  *in vivo*, 593-594, 612-613
  por imagens mentais (*in vitro*), 612
  virtual, 579-580, 616
Expressão de afeto, encorajamento da, 257-258
Extinção (aprendizagem
inibitória), 173-174, 576


# F

Famílias, terapia *ver* Terapia familiar e de casal
Fármacos *ver* Medicamentos

Fatores comuns aos modelos
de psicoterapia, 71-75
    da dupla terapeuta-paciente, 74-75
    do paciente, 72-73
    do terapeuta, 73-74
*Feedback* na POA em grupo, 290
Filhos, 368-369
*Floortime,* 409
Fobia(s), 569-583
    etiologia das, 571-575
        aprendizagem por instrução ou
            por informações, 574-575
            diferenças individuais, 574
            dificuldades relacionadas
                à aprendizagem não
                associativa, 574-575
        aprendizagem por observação, 574
        fatores genéticos, 575
        Freud e o modelo
            psicodinâmico, 571-572
        modelo cognitivo, 575
        modelo comportamental, 572-574
        modelo de estresse/diátese, 575
        modelo do condicionamento
            clássico, 572
        neurofisiologia das fobias, 575
    social *ver* Transtorno de ansiedade social
    terapia cognitiva, 580
    terapia comportamental de
        exposição, 576-580
        alta e prevenção de recaídas, 580-581
        duração do tratamento, 580-581
        eficácia, 581
        estratégias complementares, 579-580
            controle da respiração e
                relaxamento muscular, 579
            distração, 579
            exposição virtual, 579-580
            inundação, 579
            tensão aplicada, 579
        habituação/extinção, 576
        início da terapia, 578-579
            elaboração e hierarquização da lista
                de comportamentos evitativos, 578
            início das tarefas de
                exposição, 578-579
        psicoeducação, 578
        técnica, 577
    terapia de modificação do
        viés atencional, 582
    tratamento farmacológico, 581-582
Focalização, 306

Foco sensorial, 686-687
Funcionamento cerebral e psicoterapias, 46-61
    ação da psicoterapia e exames
        de imagem, 49-60
            depressão, 57-60
            no transtorno de estresse pós-
                traumático, 55-57
            no transtorno de pânico, 53-55
            no transtorno obsessivo-
                compulsivo, 50-52
    perspectiva integralista, 47-49, 50f
    relação entre mente e cérebro, 47
Funções psíquicas e exame do
estado mental, 83-84

# G

Gatilhos, 449, 451
Genograma(s), 301, 310
Gestação na adolescência, 353-354
Gregory Bateson, 300
Grupo de consultoria para terapeutas, 740
Grupos, psicoterapia *ver* Psicoterapia de grupo

# H

Habilidades sociais, treino de,
178, 406, 441-446, 549
Habituação, 176, 576, 622
Harlene Anderson, 302
Harold Goolishian, 302
Hexaflex, 214f
Higiene do sono, 673
Hipnose, 274-280
    aspectos éticos, 279
    contraindicações, 279
    evidências de eficácia, 277-278
    histórico, 274-275
    indicações, 278-279
    na prática clínica, 275-277
        discussão, 277
        entrevista inicial, 276
        indução, 276-277
        integração com a rotina diária, 277
        reorientação e sugestões pós-
            hipnóticas, 277
Histórico, 5-23
    psicoterapias modernas, 18-23

explosão no século XX, 19
fatos históricos relevantes, 18
modelo cognitivo e TCC, 22
modelo interpessoal, terapia sistêmica
  e terapia de grupo, 22-23
modelo psicodinâmico ou
  psicanálise, 19-21
origens do termo, 19
terapia comportamental, 21
terapia existencial/humanista
  e centrada na pessoa, 21
raízes filosóficas, 5-18
  Antiguidade, 5-8
  Idade Média, 8-9
  Idade Moderna, 9-18

# I

Idosos, 382-397, 595-596, 678
  e TAG, 595-596
  mudanças decorrentes do
    envelhecimento, 383-389
      aspectos cognitivos, 384-385
      aspectos físicos e sensoriais, 383-384
      aspectos psicossociais, 385-388
      cuidadores, 388-389
      sexualidade, 385
  psicoterapia, 391-397, 678
    promoção e manutenção
      da saúde, 389-391
    TCC, 392-397, 678
      aspectos gerais, 392-394
      evidências de eficácia, 396-397
      papel do terapeuta, 392
      saúde mental, 394-397
Imaginação positiva, 594-595
imperícia, 157
Imprudência, 157-158
Inconsciente, 227
Independização, 367
Infância, 321-345, 411-426, 595-596
  autismo, 328
  avaliação, 321-323
    entrevista com a criança, 322-323
    entrevista com pais ou responsáveis, 322
  birras e comportamento agressivo, 334-335
  *bullying*, 340-341
  controle dos esfíncteres, 329-330
  deficiência intelectual, 339-340
  dificuldades de aprendizagem, 338-339
  distúrbios do sono, 323-325
    manejo, 324-325
    terror noturno e sonambulismo, 324
  intervenções psicoterápicas, 342-344
    intervenção pais-bebê, 344
    POA, 342-343
    TCC, 343
    terapia familiar, 344
  maus-tratos, negligência e abuso, 328-329
  medos e fobias, 331-334
  obesidade, 327
  recusa escolar, 338
  TAG, 595-596
  TDAH, 340, 411-426
  transtorno de oposição desafiante, 336-338
  transtornos de eliminação, 331
  transtornos do humor, 335-336
  transtornos relacionados à
    alimentação, 325-327
  uso problemático de tecnologia
    e da internet, 341-342
Início da psicoterapia, 109-114
  confirmação diagnóstica, 110
  contrato terapêutico, 113-114
  hipótese explicativa dos sintomas, 110-111
  identificação dos motivos da
    busca do tratamento, 110
  psicoeducação, 111
  psicofármacos, 113
  relação terapêutica, 111-113
*Insight*, 68, 86-87, 89-90
Insônia *ver* Transtorno de insônia
Institucionalização de idosos
Internet, 341-342
  dependência *ver* Dependência de internet
  uso problemático na infância, 341-342
Interpretação, 228
Intervenção(ões), 342-344, 407,
408-409, 429-432, 675-677
  baseadas em modelos de teoria
    da mente (ToM), 409
  cognitivas, 429-432, 675-677
    estimulação cognitiva, 430-431
    reabilitação cognitiva, 431-432
    treino cognitivo, 431
  comportamental intensiva precoce, 407
  físicas para desenvolvimento motor de
    crianças com deficiência intelectual, 408
  precoces mediadas pelos pais, 408-409
  psicoterápicas na infância, 342-344
    intervenção pais-bebê, 344
    POA, 342-343

TCC, 343
  terapia familiar, 344
 sensoriais, 409
Inundação, 579
Isolamento social e envelhecimento, 386-387

**J**

Jay Haley, 300
Jogo, transtorno do ver Transtorno do jogo
John B. Watson, 174
John Weakland, 300
Joseph Wolpe, 174-175

**K**

Karl Tomm, 302
Kenneth Gergen, 302

**L**

Limitações, 377-379
Lista de sintomas do TOC, 627
Livre associação, 227
Luto, 376-377, 378q, 385-386
  em idosos, 385-386
Lynn Hoffman, 302

**M**

Má prática profissional, 165
Mary Cover Jones, 174
Masturbação direcionada, 687
Maurizio Andolfi, 301-302
Maus-tratos, negligência e abuso
 na infância, 328-329
Medicamentos, 407, 453, 474, 565-566, 632, 641, 642, 678-679, 702
  e deficiência intelectual, 407
  e fobias, 581-582
  e sintomas negativos, 453
  e TDC, 642
  e TOC, 632
  e transtorno de escoriação, 641
  e transtorno de insônia, 678-679

 e transtorno de pânico, 565-566
 e transtorno do espectro autista, 407
 e transtorno do jogo, 474
 e tricotilomania, 637-638
 e TSSTR, 702
Medos e fobias na infância, 331-334
Memória, reconsolidação da, 269-270
Mentalização, psicoterapia baseada na ver
 Psicoterapia baseada na mentalização
Michael White, 303
*Mindfulness*, 37-38, 205-211, 468, 502, 503-504, 550, 598, 677, 690, 739
  descrição da técnica, 208-210
    práticas de atenção focada, 208
    práticas de monitoramento
     aberto, 208-210
    práticas formais, 208
    práticas informais, 208
  fundamentos teóricos, 205-207
  indicações e contraindicações, 210-211
  mecanismos de funcionamento, 207-208
  terapia cognitiva baseada em, 502, 503-504
Modelação, 629
Modelagem, 182
Modelo(s), 267-269, 408, 459-461, 468-469, 477-478, 496-507, 515-519, 539-542, 571-572, 575, 587-589, 605-607, 623, 624, 663-664, 671-672, 697-700
  cognitivo, 539-572, 575, 605-607, 624, 672
    das fobias, 575
    de Clark e Wells, 539-542
      atenção autofocada, 540
      comportamentos de segurança, 540
      processamento antecipatório e
       pós-situacional, 540-541
    de Ehlers e Clark, 605-607
    do transtorno de insônia, 672
    para obsessões e compulsões, 624
    suposições disfuncionais e
     regras rígidas, 539-540
  cognitivo-comportamental(ais), 477-478, 496-507, 541-542, 587-589, 699-700
    da TAG, 587-589
    de "terceira onda", 541-542
    dos TSSTR, 699-700
    na depressão, 496-507
      estrutura das sessões, 505-507
      técnicas mais utilizadas,
       498-502, 503t, 504f
      terapia cognitiva baseada em
       *mindfulness*, 502, 503-504
      terapia do esquema, 504-505
  comportamental, 572-574, 623

das fobias, 572-574
do TOC, 623
de inibição psicobiológica, 672
de processamento adaptativo da
informação (PAI), 267-269
Denver de intervenção de
início precoce, 408
dos dois fatores, 672
dos três fatores, 671
Matrix, 468-469
Maudsley para tratamento
de anorexia, 663-664
microanalítico, 671-672
neurocognitivo, 671
psicanalítico dos TSSTR, 697-699
psicodinâmico, 515-519, 571-572
    das fobias, 571-572
    e depressão, 515-519
        efetividade, 518-519
        indicações e contraindicações, 517-518
        teoria psicodinâmica, 515
        terapia psicodinâmica, 516-517
transteórico de mudança, 459-461
    ação, 460
    contemplação, 460
    manutenção, 460-461
    pré-contemplação, 460
    preparação, 460
Modificação, 179-180, 547
    da atenção, 547
    de hábitos, 179-180
Monica McGoldrick, 301
Morte, 377-379
Mudança em psicoterapia, 66-71
    fatores cognitivos, 67-68
        *insight*, 68
        psicoeducação, 67
        reestruturação cognitiva, 67-68
    fatores comportamentais:
        aprendizagens, 68-70
    fatores sociais, grupais ou sistêmicos, 70-71
Murray Bowen, 299
Musicoterapia, 408

# N

Narrativismo, 302-303
Nathan Ackerman, 299
Negligência, 158
Neutralidade, 99-100, 227-228
Normalização, 449-450, 451
Nutrição, 389-390
    e idosos, 389-390

# O

Obsessões e compulsões, 620-621 *ver também* Transtorno obsessivo-compulsivo
O. H. Mowrer, 176
Obesidade na infância, 327

# P

Paul Watzlawick, 300
Pensamentos automáticos (PAs), 415, 529-530
Pergunta(s), 310
    conversacionais, 310
    relacionais, 310
Personalidade, transtornos *ver* Transtornos da personalidade
Pesquisa em psicoterapia *ver* Evidências em psicoterapia
*Picture Exchange Communication System* (PECS), 408
Preocupação(ões), 593-594
    tempo da, 593
    exposição imaginária às, 593
    exposição *in vivo*, 593-594
Prevenção, 119-120, 181, 593-594, 629
    de recaídas, 119-120
    de respostas, 181, 629
    de verificações, 593-594
Privacidade, 160
Processamento antecipatório e pós-situacional, 540-541, 547-549
Proteção neuroquímica, 525-526
Psicanálise, 28-30, 222-234 *ver também* Teoria psicanalítica, psicoterapias baseadas na
    conceitos, 227-229
        aliança terapêutica, 228
        contratransferência, 227
        inconsciente, 227
        interpretação, 228
        livre associação, 227
        neutralidade, 227-228
        resistência, 227
        transferência, 227
    condições, 29-30
    contraindicações, 30

evidências de eficácia, 232-233
evolução da teoria psicanalítica, 224-227
    campo analítico e elementos não verbais, 226-227
    Melanie Klein, 225-226
    Wilfred Bion, 226
fundamentos teóricos, 28
indicações, 29, 230-232
    análise versus POA, 230
    condições do paciente, 231-232
    patologias específicas, 230-231
mecanismos de defesa, 229-230
origem da, 223-224
técnica, 28-29
Psicoeducação, 67, 87, 111, 293, 403, 414-415, 429, 430q, 449-450, 451, 500, 523-528, 544-545, 559, 560f, 578, 589-590, 626-627, 630, 646
    da família, 403
    e alucinações auditivas, 451
    e delírios, 449-450
    e fobias, 578, 589-590
    e TAG, 589-590
    e TAS, 544-545
    e TDAH, 414-415
    e transtorno bipolar, 523-528
    e transtorno de pânico, 559, 560f
    e transtornos depressivos, 500
    e transtornos neurocognitivos maiores, 429, 430q
Psicofármacos, 113
Psicoterapia baseada na mentalização, 236-248, 357-358, 720
    desenvolvimento da capacidade de mentalizar, 238-239
        base teórica, 238-239
            *alien self*, 239
            contingência e marcação, 238-239
    dimensões da mentalização e estados pré-mentalísticos, 239-243
        automática versus controlada, 240
        cognitiva versus afetiva, 241
        com foco em si versus com foco no outro, 241
        com foco interno versus com foco externo, 240-241
        confiança epistêmica, 242-243
        modos de funcionamento pré-mentalísticos, 241-242
    evidências de eficácia, 247-248
    mentalização e resiliência, 237
    na adolescência, 357-358
    princípios da, 243-247
        atitude do terapeuta, 244-245
        autenticidade, 245-246
        avaliação, 244
        em contextos clínicos e interdisciplinares, 247
        estrutura, 243-244
        intervenções, 245
        mente do terapeuta *versus* mente do paciente, 245
        relação terapeuta-paciente, 246-247
Psicoterapia de grupo, 42-44, 132-133, 282-296
    contraindicações, 43-44
    fatores terapêuticos, 42, 283-285
    formação de grupos, 285-286
    grupos de autoajuda, 293-296
        eficácia, 294-296
        estrutura das sessões, 294
        indicações e contraindicações, 294
        papel do coordenador, 294
        planejamento, 294
    histórico, 282-283
    indicações, 43
    POA, 289-293
        contraindicações, 292
        eficácia e efetividade, 292-293
        indicações, 291
        papel do terapeuta, 290-291
        planejamento e enquadramento, 291
        técnicas, 290
            associação livre, 290
            *feedback*, 290
            foco no aqui e agora, 290
            interpretação, 290
    *setting*, 132-133
    TCC, 286-289
        contraindicações, 287-288
        eficácia e efetividade, 288-289
        indicação, 287
        papel do terapeuta, 286-287
        planejamento e enquadre, 287
    técnica, 42-43
Psicoterapia de orientação analítica (POA), 28-30, 126-129, 342-343, 289-293, 596-597, 657-658 ver também Teoria psicanalítica, psicoterapias baseadas na; Psicanálise
    condições, 29-30
    contraindicações, 30
    em grupo, 289-293
        contraindicações, 292
        eficácia e efetividade, 292-293
        indicações, 291
        papel do terapeuta, 290-291
        planejamento e enquadramento, 291
        técnicas, 290

evidências de eficácia e efetividade, 30
fundamentos teóricos, 28
indicações, 29
na infância, 342-343
na TAG, 596-597
nos transtornos alimentares, 657-658
*setting*, 126-129
    mundo digital na constituição, 127-129
técnica, 29
Psicoterapia psicodinâmica, 703-706, 712-728
    nos transtornos da personalidade, 712-728
    nos TSSTR, 703-706

## Q

Questionamento socrático, 563

## R

Reabilitação cognitiva, 431-432
    elaboração da autobiografia, 431-432
    treino de uso de apoios externos, 432
Recaídas, prevenção de, 119-120
Reconsolidação da memória, 269-270
Recusa escolar, 338
Reestruturação cognitiva, 67-68, 415-416, 545-546, 591-593
Registro de pensamentos disfuncionais, 500-501
Regras rígidas, 539-540
Relação(ões), 87-88, 97-99, 105-106, 111-113, 258, 313, 354
    real, 88, 105-106
    terapêutica, 87-89, 97-99, 111-113, 258
        aliança terapêutica, 88-89, 97-99
        contratransferência, 103-105
        neutralidade e abstinência, 99-100
        relação real, 88, 105-106
        transferência, 100-103
        uso na TIP, 258
    violência nas, 313
    virtuais na adolescência, 354
Relaxamento, 549-550, 560-561, 579, 595, 674-675
Resistência, 227
Resolução de problemas, 594
Respiração, 182, 208-210, 559, 579, 595
    controle da, 579
    diafragmática, 559, 595

Resultados em psicoterapias, 64-66
Risco, 119
    de comportamentos regressivos, 119
    de suicídio *ver* Suicídio, risco de
*Role-playing*, 177-178, 259
Rupturas familiares graves, 312-313

## S

Salvador Minuchin, 300-301
Segredos familiares, 301
Seta descendente, 502, 504f, 563-564
*Settings* psicoterápicos, 122-133
    aspectos arquitetônicos, 123-129
        inespecíficos à técnica, 123-126
            cores, 124
            decoração, 125
            iluminação, 124-125
            isolamento acústico, 124
            recepcionista, secretária
                eletrônica, telefone, 125-126
        relacionados à técnica, 126-131
            na POA, 126-129
            nas TCCs, 129-131
        para crianças e adolescentes, 131-132
        para grupos e famílias, 132-133
Sexo, disfunções *ver* Disfunções sexuais
Sexualidade, 353-354, 385 *ver também* Disfunções sexuais
    de idosos, 385
    na adolescência, 353-354
Sheila McNamee, 302
Sigmund Freud, 697-698
Sintomas, 449, 450-451
Sintomas negativos e TCCp, 452-455
    avaliação, 453-454
        aspectos ambientais, 453
        cognições, 453-454
        efeito colateral de medicamentos, 453
        estigma, 453
        secundários a depressão
            ou ansiedade, 453
        secundários a sintomas positivos, 453
    conceitualização de caso, 454
    intervenções de TCCp, 454-455
        baixa expectativa de sucesso, 455
        pouca expectativa de prazer, 454-455
        secundários a sintomas positivos, 454
Sistema de recompensas, 417, 419-420
Socialização na adolescência, 354
Sofrimento psíquico, 81

Solução de problemas, 179, 416, 418, 501-502, 503t
Sonambulismo, 324
Sono, 323-325
    distúrbios na infância, 323-325
    transtorno *ver* Transtorno de insônia
*Squeeze*, técnica, 687
*Stop-start*, técnica, 687
Substâncias, uso de *ver* Transtornos por uso de substâncias; Uso de substâncias
Suicídio, risco de, 395-396 *ver também* Comportamento suicida na adolescência
    em idosos, 395-396
Supervisão, 117
Suposições disfuncionais, 539-540

## T

TCC *ver* Terapia cognitiva e terapia cognitivo-comportamental
Técnicas(s), 549-550, 559-564, 626-631, 735
    cognitivas, 562-564, 626-627, 629-631, 735
        correção das distorções de probabilidades, 564
        exame de evidências, 631
        exercício da seta descendente, 563-564
        familiarização do paciente com o modelo cognitivo, 562-563
        psicoeducação, 626-627, 630
        questionamento socrático, 563
        testes comportamentais e exposiçoes, 631
        uso de lembretes, 564
    comportamentais, 561-562, 628-629, 735
        exposição, 561-562, 628-629
            *in vivo*, 561-562
            interoceptiva, 561
        modelação, 629
        prevenção de respostas, 629
    de manejo de estresse, 549-550
        *mindfulness*, 550
        relaxamento, 549-550
    para enfrentamento da ansiedade, 559-561
        relaxamento muscular, 560-561
        respiração diafragmática, 559
    relacionais, 735
    terapêutica preferencial *ver* Escolha da terapia
    vivenciais, 735
Tecnologia, uso problemático na infância, 341-342

Tensão aplicada, 579
Teoria(s), 28-30, 298-299, 515-519, 603-605
    da comunicação humana, 298-299
    do processamento emocional, 603-605
    geral dos sistemas, 299
    psicanalítica, psicoterapias baseadas na, 28-30, 515-519
        psicanálise e psicoterapia de orientação analítica, 28-30
    psicodinâmica da depressão, 515
Terapia aversiva (contracondicionamento), 181
Terapia cognitiva (TC), 34-36, 129-131, 191-197, 343, 502, 503-504, 580, 675-677 *ver também* Terapia comportamental;
Terapia cognitivo-comportamental
    baseada em *mindfulness*, 502, 503-504
    condições do paciente, 35
    contraindicações, 36
    dessensibilização e reprocessamento por movimentos oculares, 36
        fundamentação teórica e técnica, 36
        indicações, 36-37
    eficácia e efetividade, 35
    evidências de eficácia, 196-197
    fase final e alta da terapia, 196
    indicações, 35-36
    na infância, 343
    nas fobias, 580
    no transtorno de insônia, 675-677
    principais conceitos, 192-193
    princípios básicos, 192
    processo terapêutico, 193-196
    técnica, 34-35
    teoria, 34
Terapia cognitivo-comportamental (TCC), 129-131, 191-197, 286-289, 343, 356-357, 359-360, 392-397, 409, 411-426, 446-455, 484-492, 495-507, 528-532, 544-549, 550-551, 554-567, 587-590, 598, 607-615, 622-632, 633-634, 642-643, 645-647, 653-657, 672-675, 678-679, 706-708, 709f *ver também*
Terapia cognitiva; Terapia comportamental
    e idosos, 391-397
        aspectos gerais, 392-393
        evidências de eficácia, 396-397
        papel do terapeuta, 392
        saúde mental, 394-397
            ansiedade, 396
            depressão, 394-395
            risco de suicídio, 395-396
            transtornos neurocognitivos, 396
    em grupo, 286-289, 550-551, 633-634
        contraindicações, 287-288

eficácia e efetividade, 288-289
indicação, 287
papel do terapeuta, 286-287
planejamento e enquadre, 287
na adolescência, 356-357, 359-360, 614-615
na dependência de internet, 484-492
na infância, 343, 614-615
na TAG, 587-590, 598
no TAC, 645-647
no TAS, 544-549, 550-551
no TDAH, 411-426
no TDC, 642-643
no TEA, 607-615
no TEPT, 607-615
no TOC, 622-632, 633-634
no transtorno bipolar, 528-532
no transtorno de insônia, 672-675, 678-679
no transtorno de pânico, 554-567
nos transtornos alimentares, 653-657
nos transtornos depressivos, 495-507
nos transtornos psicóticos, 446-455
nos TSSTR, 706-708, 709f
setting, 129-131
TCC pela internet, 130-131
Terapia comportamental, 32-34, 171-185, 215-219, 357, 432-437, 466, 576-580
de exposição, 576-580
dialética (DBT), 38-39, 215-219, 357, 466
descrição da técnica, 216
fundamentos teóricos, 215-216
grupo de treinamento de habilidades, 218-219
indicações e contraindicações, 219
metas de tratamento, 216
na adolescência, 357
terapia individual, 217-218
e transtornos neurocognitivos maiores, 432-437
evidências de eficácia, 184
fundamentos, 32-33, 172-177
aprendizagem social e autoeficácia, 176-177
aquisição e extinção de medos: a Escola Comportamental, 174-175
condicionamento clássico ou pavloviano, 172-173
condicionamento operante, 175-176
extinção (aprendizagem inibitória), 173-174
habituação, 176
prática, 182-183
etapas do tratamento, 183
indicações e contraindicações, 183

técnicas, 33-34, 177-182
administração de contingências, 180
ativação comportamental, 181
exposição, 177
modelagem, 182
modificação de hábitos, 179-180
prevenção de respostas, 181
*role-playing*, 177-178
solução de problemas, 179
terapia aversiva (contracondicionamento), 181
treino de assertividade, 178-179
treino de habilidades sociais, 178
treino de relaxamento e controle da respiração, 182
Terapia comportamental dialética (DBT), 38-39, 215-219, 662-663
Terapia de aceitação e compromisso, 39, 211-215
descrição da técnica, 214, 215
fundamentos teóricos, 211-214
indicações e contraindicações, 215
Terapia de controle de estímulos, 673-674
Terapia de exposição com realidade virtual, 616
Terapia de integração auditiva (AIT), 409
Terapia de mentalização, 659-660
Terapia de modificação do viés atencional, 582
Terapia de restrição de sono, 673
Terapia de reversão de hábitos (TRH), 638-640
Terapia de ritmo interpessoal e social (TRIPS), 534-535
no transtorno bipolar, 534-535
Terapia do esquema, 197-201, 504-505
estratégias de tratamento, 200-201
evidências de eficácia, 201
modelo conceitual, 197-200
nos transtornos depressivos, 504-505
Terapia familiar e de casal, 40-42, 298-299, 344, 359, 465-466, 660-661
contraindicações, 41-42, 312-313
descontroles de impulsos graves, 313
rupturas familiares graves, 312-313
segredos irreveláveis, 313
violência nas relações, 313
diagnóstico em, 304-305
evidências de eficácia, 315-316
famílias multiproblemáticas, 313-315
fundamentos teóricos, 40-41
histórico, 299-304
construtivismo, construcionismo social e narrativismo, 302-303
modelos integrativos, 303-304

segredos familiares e genograma, 301
trigeracionalidade, 301-302
indicações, 41, 312
modelo estratégico e suas técnicas, 309-311
  genograma e perguntas relacionais, 310
  técnicas de intervenção construcionistas sociais e narrativistas, 310-311
na adolescência, 359
na infância, 344
no uso de substâncias, 465-466
nos transtornos alimentares, 660-661
paradigmas da abordagem
  sistêmica, 298-299
    cibernética, 299
    teoria da comunicação humana, 298-299
    teoria geral dos sistemas, 299
  principais técnicas, 305-309
    baseadas na complementariedade, 307
    baseadas no desequilíbrio, 307
    busca pelos lados fortes, 309
    criação de intensidade, 306
    definição de fronteiras, 306-307
    encenações ou dramatizações, 305-306
    focalização, 306
    intervenções paradoxais, 308-309
    utilizando construtos cognitivos, 308
  *setting*, 132-133
Terapia focada na compaixão, 219
Terapia focada na família, 532-533
  no transtorno bipolar, 532-533
Terapia integrativa cognitivo-afetiva, 664
Terapia interpessoal (TIP), 30-32, 250-263, 511-515, 658-659
  adaptações, 261-262
    para transtorno bipolar, 261
    para transtorno da personalidade *borderline*, 262
    para transtorno de estresse pós-traumático, 261-262
  contraindicações, 31
  de manutenção, 259
  em grupo, 262-263
  evidências de eficácia, 31
  fases do tratamento, 253-256
  fundamentos, 30, 252-253
  histórico, 250-252
  indicações, 31
  na depressão, 259-261, 511-515
    eficácia, 259-261
  nos transtornos alimentares, 658-659
  técnicas, 30-31, 257-259
    análise da comunicação, 258

clarificação, 258
de mudança de comportamento, 258-259
  análise de tomada de decisão, 258-259
  *role-playing*, 259
  técnicas diretas, 258
exploratórias, 257-258
  busca direta de material, 257
  encorajamento da expressão de afeto, 257-258
  exploração não diretiva, 257
uso da relação terapêutica, 258
Terapia metacognitiva, 219
Terapia psicodinâmica da depressão, 516-517
Terapia racional-emotivo-comportamental (TREC), 187-191
  concepção de ser humano, 188
  consolidação das mudanças filosóficas, 191
  debate das crenças irracionais, 191
  eficácia, 191
  modelo ABC, 188-190
  processo terapêutico, 190-191
Terapia sexual, 682-684, 685-693
  conceito atual, 683-684
  modelos, 685-693
    aspectos cognitivos, 688-689
    aspectos psicanalíticos, 689
    aspectos psicodramáticos, 690
    aspectos sistêmicos, 689
    combinação ao tratamento médico, 691-692
    de base cognitivo-comportamental, 686-688
    *mindfulness*, 690
    para disfunções femininas, 692-693
    para disfunções masculinas, 692
    via internet, 690-691
  passado e futuro, 682-683
Terapias contextuais comportamentais, 37-40, 204-220
  eficácia, 39-40
  indicações, 40
Término da psicoterapia, 117-120
  avaliação dos ganhos e aprendizados, 118-119
  decisão conjunta, 117-118
  indicadores clínicos, 118
  prevenção de recaídas, 119-120
  risco de comportamentos regressivos, 119
Terror noturno, 324
Tolerância à frustração, 90
Tom Andersen, 302

Trabalho, 372-375
   desemprego, 375
   escolha profissional, 373-374
   transtornos mentais relacionados, 374
Transferência, 100-103, 227
   conceito e evolução, 100-101
   manifestações da, 101-103
Transtorno bipolar, 261, 522-535
   psicoeducação, 523-528
      1ª unidade, 524-525
      2ª unidade, 525
      3ª unidade, 525-526
      4ª unidade, 526-527
      aplicativos para monitoramento
         de sintomas, 528
      da família, 528
      eficácia/efetividade, 528
      esquemas especiais de tratamento, 525
      unidade final, 527-528
   TCC, 528-532
      eficácia, 531-532
      estruturação das sessões, 529
      técnicas, 529-531, 532t
   TFF, 532-533
      intervenção focada no cuidador, 533
      módulos, 533
         psicoeducativo, 533
         treinamento em resolução
            de problemas, 533
   TIP, 261
   TRIPS, 534-535
      fase final, 535
      fase inicial, 534
      fase intermediária, 534
      fase preventiva, 534-535
Transtorno da personalidade *borderline*, 262
   e TIP, 262
Transtorno de acumulação
compulsiva (TAC), 644-647
   farmacoterapia, 645
   TCC, 645-647
      eficácia, 647
      estabelecimento das metas, 646
      metas para o descarte, 646
      psicoeducação, 646
      realização do descarte, 646-647
Transtorno de ansiedade
generalizada (TAG), 585-599
   ACT, 598
   avaliação do paciente, 586-587
   eficácia das psicoterapias, 597-598
   idoso, crianças e adolescentes, 595-596

   *mindfulness*, 598
   POA, 596-597
      contraindicações, 597
      indicações, 597
      quando escolher, 596-597
      técnica, 597
   prevenção de recaída, 595
   TCC, 587-590, 598
      conceitualização cognitiva, 590-591
      exposição imaginária às
         preocupações, 593
      modelo cognitivo-comportamental
         da TAG, 587-589
      psicoeducação, 589-590
      reestruturação cognitiva, 591-593
      tempo da preocupação, 593
      via computador, 598
   tratando o componente cognitivo, 590-593
   tratando o componente
      comportamental, 593-594
      atividades de valor, 594
      busca de garantias, 593-594
      exposição às preocupações
         *in vivo*, 593-594
      imaginação positiva, 594-595
      manejo do tempo e definição
         de metas, 594
      prevenção de verificações, 593-594
      relaxamento muscular progressivo, 595
      resolução de problemas, 594
      respiração diafragmática, 595
   tratando o componente fisiológico, 594-595
Transtorno de ansiedade social (TAS), 537-553
   avaliação e diagnóstico, 542-544
   comorbidades, 538
   diagnóstico diferencial, 538
   farmacoterapia, 551-552
   modelos de conceitualização, 538-542
      fatores genéticos e ambientais, 538-539
      modelo cognitivo de Clark
         e Wells, 539-542
      modelos cognitivo-comportamentais
         de "terceira onda", 541-542
      neurobiologia, 539
   prevenção de recaída, 550
   TCC, 544-549, 550-551
      em grupo, 550-551
      eficácia, 551
      experiências comportamentais, 547
      exposição, 546-547
      modificação da atenção, 547
      psicoeducação, 544-545

redução dos processamentos
  antecipatório e pós-
  situacional, 547-549
reestruturação cognitiva, 545-546
utilização de vídeo e áudio, 547
técnicas de manejo de estresse, 549-550
*mindfulness*, 550
relaxamento, 549-550
término da terapia, 550
treinamento de habilidades
  sociais e assertividade, 549
Transtorno de compulsão alimentar
*ver* Transtornos alimentares
Transtorno de déficit de atenção/
hiperatividade (TDAH), 340, 371-372, 411-426
  avaliação e plano de tratamento, 411-412
  em adultos, 371-372, 423-425
  farmacoterapia, 412-413
  intervenções na escola, 421-422
  TCC, 413-420
    autoinstrução, 416-417
    automonitoramento e
      autoavaliação, 417, 419f
    estudos de eficácia, 425
    planejamento e organização
      de agenda, 420
    protocolos, 422-425
      para adultos, 423-425
      para crianças, 422-423
    psicoeducação, 414-415
    reestruturação cognitiva, 415-416
    sistema de recompensas, 417, 419-420
    solução de problemas, 416, 418
    término do tratamento e sessões
      de seguimento, 425
  treinamento de pais e familiares,
    420-421, 423q
Transtorno de escoriação, 640-641
Transtorno de estresse agudo
(TEA) *ver* Transtornos relacionados
à trauma e a estressores
Transtorno de estresse pós-traumático
(TEPT), 55-57, 262, 739 *ver também*
Dessensibilização e reprocessamento por
movimentos oculares (EMDR); Transtornos
relacionados à trauma e a estressores
e TIP, 262
Transtorno de insônia, 667-679
  avaliação do paciente, 669-670
  conceitualização e técnicas, 670-672
    controle de estímulos, 670-671
    modelo cognitivo, 672

modelo de inibição psicobiológica, 672
modelo dos dois fatores, 672
modelo dos três fatores, 671
modelo microanalítico, 671-672
modelo neurocognitivo, 671
e outros transtornos psiquiátricos, 669
epidemiologia, 670
evidências de eficácia da TCC, 677-679
  abordagem individual ou em grupo, 678
  comorbidades, 678
  e medicamentos, 678-679
  idosos, 678
histórico, 668
tratamento: técnicas, 672-677
  TC, 675-677
  TCC, 672-675
Transtorno de oposição desafiante, 336-338
Transtorno de pânico, 53-55, 554-567
  critérios diagnósticos, 555-556
  etiologia do, 556-558
  TCC, 558-567
    alta, 564
    e medicamento, 565-566
    efetividade e preditores de resposta, 565
    evidências de eficácia, 566-567
    psicoeducação, 559, 560f
    sessões, 564-565
    técnicas cognitivas, 562-564
    técnicas comportamentais, 561-562
    técnicas para enfrentamento
      da ansiedade, 559-561
        relaxamento muscular, 560-561
        respiração diafragmática, 559
Transtorno dismórfico corporal
(TDC), 641-643
  TCC, 642-643
  tratamento farmacológico, 642
Transtorno do espectro autista, 401-410
  abordagem farmacológica, 407
  eficácia das intervenções, 407-409
  intervenções para comportamentos
    disfuncionais, 404-407
      comportamentos estereotipados
        e explosões de raiva e
        agressividade, 405
      crises de birra, 405-406
      desenvolvimento de comportamentos
        de autocuidado, 406-407
      treino de habilidades sociais, 406
      treino de pais, 406
  intervenções precoces, 403-404
  psicoeducação da família, 403

Transtorno do jogo, 471-482
　avaliação do paciente, 472-473
　diagnóstico, 472
　eficácia, 481-482
　tratamento, 473-481
　　comorbidades, 478-480
　　medidas iniciais, 473-474
　　prevenção de recaídas, 480-481
　　psicoterapia, 474-478
　　　entrevista motivacional, 476-477
　　　modelo cognitivo-
　　　　comportamental, 477-478
　　　TCC, 476
　　resolução de problemas, 480
　　uso de medicamentos, 474
Transtorno obsessivo-compulsivo
(TOC), 50-52, 619-649
　comportamentos evitativos, 621-622
　medicamentos, 632
　obsessões e compulsões, 620-621
　TCC, 622-632, 633-634
　　alta, 632
　　avaliação inicial do paciente, 625-626
　　continuação das sessões, 632
　　contraindicações, 626
　　crenças disfuncionais, 624
　　eficácia/efetividade, 633
　　elaboração da lista de sintomas, 627
　　elaboração do diário ou mapa
　　　do TOC, 627-628
　　em grupo, 633-634
　　estrutura e formato das sessões, 631-632
　　exame de evidências, 631
　　exercícios de EPR, 628
　　exposição, 628-629
　　habituação, 622
　　histórico e fundamentos, 622, 623f
　　modelação, 629
　　modelo cognitivo para obsessões
　　　e compulsões, 624
　　modelo comportamental do TOC, 623
　　prevenção de recaídas, 632
　　prevenção de respostas, 629
　　psicoeducação, 626-627, 630
　　testes comportamentais e
　　　exposições, 631
　　vínculo com o terapeuta, 626
　transtornos relacionados, 636-649
Transtornos alimentares, 651-665
　comorbidades, 652-653
　DBT, 662
　　eficácia, 662

diagnóstico, 652-653
epidemiologia, 652-653
manejo clínico de apoio feito
　por especialista, 661
modelo Maudsley para tratamento
　de anorexia em adultos, 663-664
POA, 657-658
　eficácia, 657
　indicações e contraindicações, 657-658
TCC, 653-657
　alta e prevenção de recaídas, 656
　avaliação e planejamento, 656
　eficácia, 656-657
　indicações e contraindicações, 657
　modelo transdiagnóstico, 653-654
　sessões iniciais, 655-656
　tratamento dos sintomas nucleares, 656
terapia de mentalização, 659-660
　eficácia, 659-660
terapia familiar e de casal, 660-661
　eficácia, 661
　fundamentos, 660
　prática, 660-661
terapia integrativa cognitivo-afetiva, 664
TIP, 658-659
　eficácia, 659
　indicações e contraindicações, 659
TRC, 662-663
Transtornos da personalidade, 712-744
　psicoterapia psicodinâmica, 712-728
　　abordagem psicoterapêutica, 718-721
　　avaliação, 721
　　contratransferência, 724-725
　　diagnóstico e classificação, 713-715
　　dimensões sintomatológicas, 726
　　eficácia dos tratamentos, 727
　　farmacoterapia, 726
　　fronteiras profissionais e
　　　transgressões, 725-726
　　modelos etiológicos, 715-718
　　táticas psicoterapêuticas, 721-724
　　　confrontações, 723-724
　　　contrato terapêutico, 722-723
　　　intervenções do terapeuta, 723
　　　validação empática, 724
　terapia comportamental dialética, 736-743
　　breve história, 736
　　características, 736-737
　　eficácia, 737-738
　　estágios de tratamento, 738-739
　　　fornecimento de novas
　　　　habilidades, 738

incompletude, 739
lidando com o TEPT, 739
pré-tratamento, 738
respeito pelo *self*, 739
grupo de consultoria para
terapeutas, 740
modelo de tratamento, 738
módulos de tratamento, 739-740
consultoria por telefone, 739
grupo de treino de habilidades, 739
terapia individual, 739
principais técnicas, 740-743
análise em cadeia, 740-741
estratégias de comprometimento, 740
estratégias dialéticas, 741
treino de habilidades, 741
validação, 741
terapia dos esquemas, 731-736
breve história, 731-732
definição, 732-734
eficácia, 735-736
principais técnicas, 735
cognitivas, 735
comportamentais, 735
relacionais, 735
vivenciais, 735
Transtornos de eliminação, 331
Transtornos de sintomas somáticos e
transtornos relacionados (TSSTR), 696-710
avaliação do paciente, 700-702
diagnóstico diferencial, 701-702
contexto clínico, 697
modelo cognitivo-
comportamental, 699-700
modelo psicanalítico, 697-699
André Green, 699
escola psicossomática de Paris, 698-699
Sigmund Freud, 697-698
tratamento, 702-708
psicoterapias, 702-708
psicoterapia psicodinâmica, 703-706
TCC, 706-708, 709f
uso de medicamentos, 702
Transtornos depressivos, 494-520
curso da doença, 495
diagnóstico, 494-495
epidemiologia, 495
modelo psicodinâmico, 515-519
evidências de efetividade, 518-519
indicações e contraindicações, 517-518
teoria psicodinâmica da depressão, 515
terapia psicodinâmica, 516-517

TCC, 495-507
modelo cognitivo-
comportamental, 496-507
TIP, 511-515
de manutenção, 512
evidências de efetividade
e eficácia, 512-515
modelo interpessoal da
depressão, 511-512
Transtornos do humor, 335-336
Transtornos neurocognitivos
maiores, 396, 428-439
eficácia das psicoterapias, 437
em idosos, 396
limitações das psicoterapias, 438
técnicas mais utilizadas, 429-437
intervenções cognitivas, 429-432
psicoeducação, 429, 430q
terapia comportamental, 432-437
intervenção nos comportamentos
difíceis, 434-437
intervenção nos desencadeantes,
434, 435q
Transtornos por uso de substâncias, 457-469
avaliação do paciente, 458-459
descrição e evidências das técnicas, 461-469
entrevista motivacional, 461-463
grupos de autoajuda, 468
manejo de contingências, 466-468
*mindfulness*, 468
modelo Matrix, 468-469
prevenção de recaída, 463-465
terapia comportamental dialética, 466
terapias de família, 465-466
terapia comportamental familiar, 466
terapia multidimensional
familiar, 465-466
histórico, 458
modelo transteórico de mudança, 459-461
ação, 460
contemplação, 460
manutenção, 460-461
pré-contemplação, 460
preparação, 460
Transtornos psicóticos, 440-456
abordagens psicoterápicas, 441-455
TCCp, 446-455
evidências, 446
modelos cognitivos de
psicopatologia, 446-447
particularidades, 447-455
princípios gerais, 447

treinamento de habilidades
    sociais, 441-442
treinamento de habilidades
    sociais em grupo, 442-446
    indicações, 442
    contraindicações, 442
    estrutura das sessões, 444-445q
    formação do grupo, 442
ambiente psicoterápico, 440-441
formulação de caso e planejamento
    do tratamento, 441, 442f
Transtornos relacionados à
alimentação, 325-327
Transtornos relacionados à trauma
e a estressores, 601-617
    diagnóstico, 602-603
    modelos teóricos, 603-607
        modelo cognitivo de Ehlers
            e Clark, 605-607
        teoria do processamento
            emocional, 603-605
    outras intervenções, 615-616
        EMDR, 615-616
        terapia de exposição com
            realidade virtual, 616
    TCC, 607-615
        com crianças e adolescentes, 614-615
        protocolo, 608-614
    tratamentos baseados em evidências, 607
Tratamento, 408
    da resposta pivotal (PRT), 408
    e educação de crianças com autismo e
        com dificuldades de comunicação, 408
Trauma, 371
Treino, 178-179, 182, 406,
431, 432, 441-446, 549
    cognitivo, 431
    de assertividade, 178-179

de habilidades sociais, 178,
    406, 407, 441-446, 549
    para indivíduos com autismo
        entre 6 e 21 anos, 407
    para pacientes com transtornos
        psicóticos, 441-446
de pais, 406
de relaxamento e controle
    da respiração, 182
de uso de apoios externos, 432
Tricotilomania, 637-640
    tratamento farmacológico, 637-638
    TRH, 638-640
Trigeracionalidade, 301-302

# U

Universalidade, 293
Uso de substâncias, 358-360 ver também
Transtornos por uso de substâncias
    na adolescência, 358-360
    entrevista motivacional, 360
    TCC, 359-360
    terapia de família, 359

# V

Validação empática, 724
Verificações, prevenção de, 593-594
Vida familiar de idosos, 386
Vínculo, 88 ver também Aliança terapêutica
Violência nas relações, 313
Vozes ver Alucinações auditivas e TCCp